CHIRURGIE INFANTILE

A. BROCA

Professeur à la Faculté de médecine de Paris,
Chirurgien de l'Hôpital des Enfants-Malades.

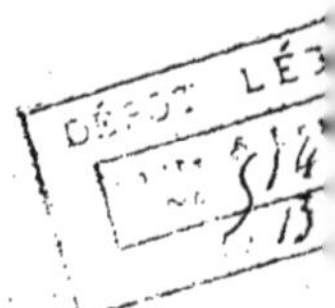

CHIRURGIE INFANTILE

Avec 1259 figures

PARIS
G. STEINHEIL, ÉDITEUR
2, RUE CASIMIR-DELAVIGNE, 2

1914

PRÉFACE

Je me suis avant tout attaché, en ce livre, aux études pratiques, et je serais heureux que l'on y trouvât ce que j'ai appris par vingt ans d'exercice dans des services extrêmement actifs. Car dès 1892, au vieil hôpital Trousseau, j'ai été responsable des salles dont Lannelongue était éloigné par ses devoirs politiques. Les descriptions cliniques, dont j'ai élagué les fastidieuses énumérations du diagnostic différentiel, ont été le principal objet de mes soins. En thérapeutique, je n'ai presque jamais insisté que sur les méthodes et procédés de ma pratique personnelle ; je ne méconnais pas la valeur des autres, mais je n'en ai pas l'expérience, et dès lors je me suis borné à les indiquer sommairement, à signaler les sources où ils pourront être étudiés par les lecteurs curieux.

Mais un clinicien ne peut acquérir quelque finesse dans ce métier, de nos jours trop négligé, s'il ne possède sur l'anatomie pathologique, la pathogénie, les travaux de laboratoire, des données multiples et précises ; à leur exposé est consacré un petit texte, réduit aux notions indispensables pour que soient logiquement déduits le diagnostic et le traitement. Le plus souvent possible, j'ai remplacé le texte proprement dit par des légendes expliquant des figures schématiques. De même pour quelques techniques que j'ai cru utile de préciser : mais en règle générale, on trouvera ici des indications thérapeutiques plutôt que de la médecine opératoire.

J'ai désiré que l'illustration fût copieuse, en particulier pour la première partie, où l'on verra : 1° des schémas sur les procédés d'exploration des jointures ; 2° des radiogrammes très nombreux, venant de ma collection personnelle. D'aucuns s'étonneront peut-être que j'aie préféré le dessin à la reproduction directe des clichés par des « similis ». Car, seule, dit-on, celle-ci donne des documents irréfutables, tandis qu'un dessin est toujours plus ou moins inexact, même s'il est consciencieux. L'objection est sans valeur, car tout auteur un peu au courant de ces questions sait qu'une « simili » est facile à truquer ; on peut même rendre sa virginité apparente au document original, maquillé avant reproduction. Simili, dessin sont aussi bien l'une que l'autre honnête ou malhonnête, selon la moralité de l'auteur. Et le dessin a l'avantage d'être beaucoup plus clair si on sait le schématiser, de pouvoir être plus petit, de pouvoir être tiré sur un papier ordinaire : il m'eût été impossible, par un autre procédé, de multiplier ainsi les figures. Ces radiogrammes sont au tiers du cliché original.

Mon vieil ami Steinheil a subi sans se plaindre les irrégularités de mon travail et mes exigences de mise en pages. Il faut être du métier pour savoir quels remaniements souvent sont nécessaires pour que les figures soient en regard du texte auquel elles correspondent. En quelques endroits, je me suis heurté à des impossibilités matérielles, et le lecteur aura à tourner une page.

Les notes contiennent la bibliographie et les détails d'intérêt accessoire en pratique courante. La bibliographie est développée de façon fort inégale ; en particulier je n'ai pas reproduit celle qui documente mes articles (face, lèvres, langue, corps thyroïde, etc.) du *Traité de chirurgie*. Une bibliographie, en effet, a pour but de faire connaître à quelques rares chercheurs soit la documentation personnelle de l'auteur, soit la manière de se documenter. Aussi ai-je fait attention surtout à son exactitude. Il y reste des fautes, sans doute, mais relativement peu, j'espère, grâce à la complaisance avec laquelle M. Fouassier, surveillant de notre Bibliothèque, a procédé à de nombreuses vérifications.

Je remercie M. Feindel pour la table analytique des matières.

MALADIES DES OS ET DES ARTICULATIONS

CHAPITRE PREMIER

LA CROISSANCE

Parmi les faits les plus caractéristiques de la pathologie chirurgicale infantile, parmi ceux qui sont le plus gros de conséquences pratiques et qui impriment à la chirurgie de l'enfance son véritable cachet de spécialité, nous devons mettre au premier rang ceux qui sont en connexion avec l'accroissement du sujet, de son squelette en particulier (1).

Si, d'une manière générale, nous envisageons les fonctions physiologiques chez l'enfant et chez l'adulte, nous comprenons tout de suite que la grande différence entre les deux est dans la croissance : l'adulte n'a plus qu'à s'entretenir, l'enfant doit, en outre, faire les frais de modifications incessantes, à la fois qualitatives et quantitatives ; il doit se développer en volume et de plus passer par des étapes successives fort différentes les unes des autres.

Comment marquer les limites de ces diverses étapes? Par le *système dentaire*. Il est certain, en effet, que de l'alimentation dépendent à la fois entretien et accroissement. Dans toutes les espèces animales, la fonction de digestion est primordiale, sans elle les autres n'ont pas leur raison d'être ; et dans la classe des mammifères, du système dentaire les naturalistes déduisent les mœurs d'un animal. Ils nous ont appris que, pourvus d'incisives, de canines, de molaires, nous sommes des omnivores. Mais ce n'est vrai que pour l'homme adulte ; avant d'en arriver là — par les étapes que je vais énumérer — nous avons été des édentés: et jamais on ne rappellera trop, aux médecins comme aux profanes, que nos sucs digestifs sont chimiquement propres à élaborer les aliments que notre bouche est mécaniquement propre à mastiquer.

Voici d'abord le *nourrisson* qui, jusqu'à l'âge de 18 mois à 2 ans, est organisé physiquement, c'est-à-dire digestivement, pour être une sorte d'annexe de sa mère qui l'allaite ; il naît sans dents, commence à mettre les premières vers l'âge de 6 à 8 mois et n'a complète sa première denture que vers 24 à 30 mois.

(1) Comme articles généraux sur la croissance, voy. Dally, *Dict. encycl. des sc. méd.* Paris, 1879, art. Croissance ; Springer, Th. de doct., Paris, 1889-90, n° 89 ; Comby, *Traité des maladies de l'enfance* (Grancher et Comby), 2° éd., 1904, t. I, p. 981. Pour les tables e croissance en Allemagne, surtout chez le nourrisson, voyez W. Camerer, *Jahrb. f.Kinderheilk.*, 1901, t. 53, fasc. 4, p. 381.

Pour le dire tout de suite et dans ces généralités, puisque c'est un fait dont la connaissance est à tout instant utile aux médecins d'enfants, voici les *âges auxquels ont coutume de faire éruption les vingt dents de la première dentition* (1):

Incisives, de 6 à 12 mois, dans l'ordre suivant :

Médianes inférieures ;
Médianes supérieures ;
Supérieures latérales ;
Inférieures latérales.

Premières molaires, de 12 à 18 mois.

Canines, de 18 à 24 mois.

Deuxièmes molaires, de 24 à 30 mois.

A partir de 24 à 30 mois, l'enfant possède donc au complet un système dentaire caractérisé, avec lequel il va vivre pendant plusieurs années. Mais il ne faut pas attendre jusque-là pour qu'il ne soit plus à proprement parler un nourrisson. Quand les premières molaires sont sorties, la mastication est possible et de là s'étend, jusqu'à l'issue de la vingtième dent, une période spéciale, celle du *sevrage*, période intermédiaire à l'allaitement et à l'alimentation commune; période de surveillance délicate et de pathologie assez spéciale, comme nous le fera voir l'étude du rachitisme.

Avec 20 dents, où sont représentés les trois types utiles à la mastication de tous les aliments, l'enfant a de quoi vivre et s'accroître pendant la *première enfance*, jusqu'à l'âge de 7 à 8 ans et alors commence une deuxième période de transition, celle de la *seconde enfance*, pendant laquelle il va changer de système dentaire :

1° En remplaçant par 20 dents définitives de même type, mais plus solides, celles de sa première dentition.

2° En leur adjoignant à 7 ans, à 12 ans, à 18 ans, trois groupes successifs de nouvelles molaires, celles-là du premier coup définitives, sans chute ni mutation.

Mais dans cette division de la vie humaine, le système dentaire ne doit servir de base que jusque vers 12 ans. D'abord parce que, dans notre race blanche, civilisée, l'évolution de la dernière molaire est, dans le temps, d'une variabilité extrême ; ensuite et surtout parce que vers l'âge de 12 ans commence une nouvelle période dans la vie de l'homme. Jusque-là, il n'a songé qu'à manger ; il va maintenant se préparer à la fonction par laquelle et pour laquelle il a été créé, la fonction de *reproduction*. D'où une nouvelle et capitale période de transformation, celle de la *puberté*, où d'enfant il va devenir adolescent, puis homme.

Les étapes que je viens de marquer répondent donc à des remaniements profonds de l'organisme, et cela ne saurait aller sans des actions et adaptations spéciales de tous nos viscères. De ces conditions physiologiques propres à la période de croissance nous ne connaissons pas encore grand chose : nous voyons,

(1) On trouvera des documents statistiques sur ce point dans l'article DENT, par MAGITOT, dans le *Dictionnaire encycl. des sciences méd.*, Paris, 1882. Je citerai, parmi les travaux plus récents, deux thèses de doctorat de Paris: J. CHÉROT, 1898-99, n° 31 ; J. MARTIN, 1903-1904, n° 547.

par exemple, comment les épithéliums génitaux se mettent à évoluer au moment de la puberté; nous prenons, encore, grossièrement sur le fait une modification viscérale propre à la période de croissance lorsque nous constatons la disparition du thymus chez l'animal parvenu à l'âge adulte ; mais des faits analogues se passent, sans doute, un peu partout, sans que nous puissions les déceler par nos moyens actuels d'investigation.

De ces faits physiologiques spéciaux, connus ou inconnus, de cette suractivité évidente d'organes qui doivent travailler à la fois à l'entretien et à l'accroissement du sujet, résultent des réactions spéciales vis-à-vis des maladies, des infections, des intoxications. Mais ces maladies ne sont presque jamais par elles-mêmes spéciales, et nos voisins d'outre-Manche ont été bien inspirés lorsqu'ils ont fondé une société pour l'étude des *maladies chez les enfants* et non pour l'étude des *maladies des enfants*.

Ces considérations physiologiques générales intéressent avant tout les médecins d'enfants. Pour nous, chirurgiens, elles sont moins importantes. Par contre, nous devons mettre au premier rang l'étude de certains phénomènes locaux, parmi lesquels d'abord tous ceux qui concernent l'accroissement du squelette.

Accroissement du squelette.

Le tissu osseux se forme dans l'organisme par substitution à deux tissus préalables:

Le tissu conjonctif pour les os de la voûte du crâne et de la face, pour la clavicule ;

Le tissu cartilagineux pour les os du tronc, des membres et de la base du crâne.

Cette différence est intéressante à noter, pour certaines systématisations pathologiques auxquelles j'aurai à faire allusion. Mais on peut dire que, pour le chirurgien, les seuls phénomènes vraiment importants à étudier sont ceux de l'ossification et de l'accroissement dans les os préalablement cartilagineux, où se constitue et où persiste jusqu'à l'âge adulte un organe spécial, le *cartilage de conjugaison*. Il ne sera pas question ici d'une étude histologique qui sera faite — très rudimentaire — à propos du rachitisme ; mais je vais me borner à résumer quelques données élémentaires d'anatomie et de physiologie chirurgicales.

Un os long est à l'origine un cylindre cartilagineux renflé à ses deux extrémités. A un moment donné, pendant la vie intra-utérine pour presque toutes les diaphyses, pendant la vie extra-utérine pour presque toutes les épiphyses, des points osseux apparaissent dans le cartilage. Ceux des diaphyses acquièrent vite une grande longueur et ils arrivent au contact de l'épiphyse, ossifiée ou non ; et là ils s'arrêtent, séparés de l'os épiphysaire par une couche cartilagineuse, le *cartilage conjugal*, qui persistera pendant toute la période de croissance du sujet (1).

(1) Le plus important travail que je connaisse sur l'anatomie de l'ossification est celui de Rambaud et Renault, *Origine et développement des os*, Paris, 1864, avec un remarquable atlas où beaucoup d'auteurs français et étrangers ont puisé à pleines mains, sans toujours le dire. C'est à cet atlas que j'ai emprunté les figures d'anatomie normale qui servent à faire comprendre les décollements épiphysaires. Dans les travaux modernes sur la pathologie des os

A l'état normal, une fois développé le point épiphysaire correspondant, le cartilage conjugal apparaît, sur une coupe longitudinale de l'os, sous forme d'une bande grise translucide, large de 1 à 3 millimètres, séparée par une ligne nette, droite, courbe ou brisée selon l'os et selon la coupe, du tissu osseux opaque et vasculaire. Depuis que nous possédons la radiographie, nous pouvons déterminer le siège et l'épaisseur exactes de ces lignes cartilagineuses, transparentes sur l'épreuve.

Dans l'étude anatomique de ces cartilages et de leurs rapports avec les parties constituantes de la jointure voisine, deux points sont importants à préciser :

1° Le siège des insertions ligamenteuses sur l'épiphyse ou sur la diaphyse ;

2° Les rapports avec la synoviale.

On trouvera ces détails et les figures correspondantes dans l'étude pathologique à laquelle ils sont intimement liés : les décollements épiphysaires pour les insertions ligamenteuses (voy. p. 48) ; les arthrites de l'ostéomyélite pour les rapports de la synoviale.

A côté de ces épiphyses, importantes parce qu'elles sont articulaires, une place doit être faite à certaines *apophyses*, à connexions articulaires éloignées ou nulles, se développant par des points osseux spéciaux qu'un cartilage de conjugaison sépare pendant plus ou moins longtemps de la diaphyse, toujours il est vrai avec une durée relativement courte, bien moindre que celle des vrais cartilages épiphysaires. Le type de ces cartilages apophysaires sans connexions articulaires est celui du grand trochanter du fémur. Au contraire, les cartilages de l'épitrochlée, de la tubérosité antérieure du tibia sont en continuité temporaire avec ceux de la trochlée humérale, du plateau tibial, d'où possibilité de propagations inflammatoires.

Ces cartilages apophysaires servent au développement de l'apophyse correspondante, mais non à l'accroissement de l'os (1) en longueur : ce rôle est dévolu aux cartilages dia-épiphysaires, tandis que le périoste est l'organe d'accroissement en épaisseur. Étudions ces deux processus.

(en particulier pour la main dans le volume de Poland sur les décollements épiphysaires, voy. p. 44), on trouvera des *documents radiographiques* sur l'évolution normale des points d'ossification aux divers âges ; il y en a de nombreux exemples dans ce volume. Comme études spéciales dans les recueils chirurgicaux (en mettant à part les recueils d'anatomie), je citerai CORSON, *Ann. of Surg.*, 1900, t. 32, p. 621 (épiphyses normales à 13 ans) ; WILMS, *Centr. f. Chir.*, 1901, n° 28, p. 711 ; LUDLOFF, *Beitr. z. klin. Chir.*, 1903, t. 38, p. 64 (genou) ; MORIN, *Rev. d'orthop.*, 1902, n° 4, p. 274.

(1) Pour tout ce qui concerne les propriétés ostéogéniques du périoste et des cartilages conjugaux, et les conséquences chirurgicales qui en résultent, je renvoie aux deux ouvrages réellement monumentaux d'OLLIER, *Traité expérimental et clinique de la régénération des os*, 2 vol., Paris, 1867 ; *Traité des résections*, t. I, Paris, 1885. Il est incontestable que ce maître fut à vrai dire le créateur de toute cette chirurgie expérimentale, et à lui surtout nous devons d'avoir définitivement anéanti la théorie de l'accroissement interstitiel des os, malgré les efforts inverses de Virchow, Volkmann, J. Wolff. Avant les travaux d'Ollier, cependant, les faits les plus importants avaient été vus par Duhamel, par Flourens. Je rappellerai que le premier travail complet sur l'ossification par le cartilage conjugal est celui de P. BROCA, *Bull. de la Soc. anat.*, Paris, 1852, pp. 141, 183, 542, dont nous aurons à parler à propos du rachitisme (voy. p. 136). On y trouvera nettement énoncée la loi sur l'épiphyse la plus fertile des os longs des membres, et l'auteur y formule la proposition suivante, aujourd'hui banale, alors à peu près ignorée : « Il est très probable que les maladies des os, si communes chez les enfants, et pourtant si peu étudiées, sont influencées dans leur marche et peut-être aussi dans leur étiologie par les conditions de l'accroissement local. »

Le *rôle du périoste* dans la formation des cylindres concentriques par lesquels une diaphyse s'accroît en épaisseur — à la manière d'un arbre que fait grossir son écorce — a été mis en évidence depuis longtemps par la célèbre expérience de Duhamel sur les jeunes porcs nourris avec de la garance. Depuis, Ollier et Sédillot ont discuté à perte de vue pour déterminer s'il fallait attribuer le pouvoir ossifiant à la couche profonde du périoste ou à la couche superficielle de l'os.

En ce débat théorique, c'est Ollier qui a chirurgicalement raison.

La *couche ostéogène* sous-périostée n'est, à vrai dire, qu'une partie de la moelle osseuse, continue avec celle des canaux de Havers, y compris ce gigantesque canal de Havers qu'est le canal médullaire central ; et il est établi, d'autre part, que, durant une période de l'existence, toute moelle osseuse possède, à un certain degré, le pouvoir ostéogène. Entre les diverses régions de la moelle, il n'y a qu'une différence dans ce degré, le maximum étant pour la couche sous-périostée. Mais chirurgicalement, si nous décollons à la rugine la membrane périostique, c'est à elle que reste adhérente la couche ostéogène, capable de s'ossifier secondairement ; et si ce périoste est décollé par un processus pathologique, il en est de même. Nous verrons tout l'intérêt de ce fait pour les régénérations osseuses, en particulier au cours de l'ostéomyélite.

Ce pouvoir ostéogène du périoste bat son plein pendant l'enfance et l'adolescence. Une fois achevée la croissance, il se ralentit au point de devenir à peu près nul chez le sujet âgé. Mais il n'est pas, chez l'adulte, absolument annulé, et surtout il est susceptible de reprendre quelque vigueur sous l'influence de certaines actions locales, physiologiques ou pathologiques. A tous les âges, peut-on dire, les fractures en os sain se consolident ; sur l'adulte jeune et vigoureux, certaines résections sous-périostées sont susceptibles d'un excellent résultat. De plus en plus, à mesure que le sujet vieillit, l'ostéogénèse sous-périostée diminue donc, elle ne s'arrête pas complètement : elle se réduit au faible degré nécessaire pour réparer l'usure d'un os qui ne grossira plus.

Le *cartilage conjugal*, au contraire, est un organe dont l'existence est essentiellement transitoire ; tant qu'il existe, l'os peut s'accroître en longueur, mais à un moment donné il s'ossifie en entier, et la continuité osseuse s'établit entre la diaphyse et les épiphyses d'un os dont la longueur est dorénavant immuable.

Il est aujourd'hui démontré, à la fois par l'expérimentation et par l'histologie, que l'allongement d'un os se fait par strates horizontales successives qui s'ossifient sur la face diaphysaire du cartilage conjugal et se trouvent, chacune par la suivante, repoussées vers la diaphyse. La vieille expérience du clou de Duhamel en est la preuve physiologique, vérifiée par la pathologie, quand nous assistons à la migration vers la diaphyse de certaines productions anormales : exostoses, cals ou abcès, dont l'origine fut juxta-épiphysaire. Nous savons, en outre — donnée capitale pour la pratique des résections — que, dans un os long, un des deux cartilages est beaucoup plus fertile que l'autre. On peut remarquer que les cartilages les moins fertiles sont ceux vers lesquels se dirige le trou nourricier principal des diaphyses ; ceux, en outre, qui correspondent aux épiphyses dont le point d'ossification apparaît le plus tard et se soude le plus tôt à la diaphyse, en sorte que la vie du cartilage conjugal correspondant est raccourcie par les deux bouts.

Les cartilages conjugaux les plus fertiles sont : *Au membre supérieur*, ceux qui sont *loin du coude*, en haut de l'humérus, en bas du radius et du cubitus.

Au membre inférieur, ceux qui sont *près du genou*, en bas du fémur, en haut du tibia.

De ceux-là le point osseux épiphysaire paraît de bonne heure, le premier étant, sur le fœtus à terme, celui du fémur en bas. Pendant d'assez longues années il va rester indépendant, mais lui aussi n'a qu'une existence passagère : aux environs de la vingtième année chez la femme, un peu plus tard chez l'homme, seulement vers la vingt-cinquième année, il sera en continuité osseuse avec le point diaphysaire correspondant, les os ne pourront plus s'allonger, l'adolescent sera devenu un adulte qui ne grandira plus.

Les conséquences chirurgicales de ces données physiologiques sont nombreuses et de haute portée. Mais ce n'est pas le lieu de les développer dans une étude générale : elles doivent être étudiées à propos des cas particuliers auxquels elles s'appliquent, à propos des troubles d'accroissement consécutifs aux décollements épiphysaires, à propos des diverses déviations ostéogéniques, à propos des localisations pathologiques inflammatoires ou néoplasiques, à propos des résections dans le traitement des ostéo-arthrites tuberculeuses, etc.

La croissance du squelette — avec, évidemment, accroissement parallèle de tous les viscères — se fait par poussées, pendant lesquelles le sujet est en état d'opportunité morbide, et parmi les troubles fonctionnels dont il souffre, nous avons à noter une fatigue générale, un défaut de résistance plus ou moins marqué, des céphalalgies plus ou moins tenaces, de l'inaptitude au travail, des palpitations cardiaques, des irrégularités de l'appétit, des poussées de fièvre plus ou moins prolongées, et avec cela — ce qui nous ramène à notre sujet, — des douleurs osseuses et articulaires variant, sans cause connue, et de siège et d'intensité. Ces douleurs ont pour siège de prédilection les membres inférieurs, les tibias surtout; elles se localisent assez volontiers sur certaines apophyses à fortes insertions musculaires et à cartilages de conjugaison indépendants (tubérosité tibiale antérieure, quelquefois talon, plus rarement grand trochanter), en sorte qu'on doit alors étudier leurs relations possibles avec un léger degré d'ostéomyélite (voyez le chapitre consacré à cette maladie), et on a expliqué ainsi la *fièvre de croissance*. Quel que soit en cela le rôle possible de l'infection osseuse atténuée, on remarque en tout cas que chez d'assez nombreux de ces sujets, après ces accidents fébriles, la taille a subi un allongement notable, assez rapide pour que des vergetures transversales marquent, autour du genou, des éraillures de la profondeur du derme, et il est, en outre, d'observation courante que toute maladie infectieuse accidentelle, la fièvre typhoïde surtout, s'accompagne de poussées de croissance, avec douleurs juxta-épiphysaires. Mais il est à noter aussi que, par contre, certains enfants souffrent d'états fébriles continus, sans localisation spéciale, pouvant durer des mois avec une température vespérale entre 38° et 39°, la taille restant stationnaire pendant toute cette période. C'est à propos de la syphilis héréditaire, de la tuberculose ostéo-articulaire, de l'ostéomyélite, qu'il convient d'exposer les considérations diagnostiques auxquelles prêtent les *douleurs de croissance*, avec ou sans fièvre. (On trouvera les éléments de cette étude dans Bouilly, *Revue mens. de méd. et chir.*, 1881, p. 707; Guillier, *Gazette des hôpitaux*, Paris, 1883, p. 1034; A. Lowry, Thèse de doct., Paris, 1883-84, nº 195; Petit, Thèse de doct., Paris, 1886-87, nº 30; Barbillion, *Rev. mens. des mal. de l'enfance*, 1892, p. 1. — Pour l'influence des maladies aiguës, voyez les thèses de : Auboyer, Lyon, 1881, nº 100; Chanal, Paris, 1906-1907, nº 334.)

Des *causes locales* très variées, traumatiques, irritatives, infectieuses ou vasculaires, *peuvent troubler l'accroissement* dans le cartilage conjugal voisin, soit en l'augmentant, soit en le diminuant, ou même en le supprimant. De là des *inégalités de longueur* entre les deux membres correspondants (ce qui a des conséquences sérieuses aux membres inférieurs). Si dans les *segments à deux os accouplés* (avant-bras, jambe), l'un des deux os pousse plus ou moins que son congénère, il en résulte que la main ou le pied se portent en valgus où en varus, par refoulement du côté de l'os resté le plus court, que l'os le plus long peut se luxer : on observe le fait comme conséquence, d'exostoses ostéogéniques (voy. p. 112), de décollements traumatiques (voy. p. 55 et suiv.). Sur un os donné, le trouble en plus ou en moins peut porter sur une partie seulement du cartilage conjugal, et de là une obliquité de la diaphyse sur l'épiphyse, avec inclinaison sur le côté qui s'allonge le moins (voyez *genu valgum*, tumeur blanche du genou, ostéomyélite). On a observé des allongements à la suite de l'irritation due à un ulcère de jambe (P. BROCA, *Bull. de la Soc. de Chir.*, mai 1859, p. 451), à une ostéite syphilitique (Guibout), à la circulation exagérée par anévrysme cirsoïde ou par angiome (DUZÉA, Th. de doct., Lyon, 1885-86, n° 337). Dans la paralysie infantile, il y a presque toujours diminution de longueur, mais par exception allongement, il est vrai avec gracilité de l'os (SEELIGMULLER, *Centr. f. Chir.*, 1879, n° 29, p. 465); je rappellerai les expériences d'Ollier sur le rôle de la section du sciatique chez le lapin, celles plus récentes de Kassowitz, de GHILLINI (*Zeit. f. orthop. Chir.*, 1898, t. V, p. 274); pour Kassowitz, il s'agit d'une action vaso-dilatatrice; pour Ghillini, d'une simple absence de pression, l'animal ne marchant plus sur le membre paralysé.

Ollier a depuis longtemps proposé d'utiliser chirurgicalement les propriétés du cartilage conjugal, en supprimant par la chondrectomie celui qui pousse trop, en excitant par des traumas variés, par des corps étrangers implantés plus ou moins près de lui, celui qui ne pousse pas assez; il a fait à la fois des expériences sur l'animal et des opérations sur l'homme. Des études analogues sont dues, depuis lui, à d'assez nombreux auteurs (Cf. SÉZARY, Th. de doct., Paris, 1870, n° 72; CARIVENC, Th. de doct., Paris, 1872, n° 479; F. BUSCH, *Deut. Zeit. f. Chir.*, 1878, t. X, p. 59; MAX SCHULLER, *Berl. kl. Woch.*, 14 et 21 janvier 1889, pp. 20 et 50; HELFERICH, *Deut. Ges. f. Chir.*, Berlin, 1887, p. 249). Je citerai à ce propos quelques expériences récentes de LE DAMANY (*Bull. de la Soc. scient. et méd. de l'Ouest*, 8 novembre 1901, t. X, p. 301) sur les troubles de développement des os après destruction de leur point d'ossification; des essais de transplantation des cartilages conjugaux ont été faits par Helferich, Enderlin, Zoppi. (Cf. ZOPPI, *Arch. di Ortop.*, 1902, p. 335; 1903, p. 34)

Une conséquence assez rare, mais importante, de l'accroissement des os en lon-

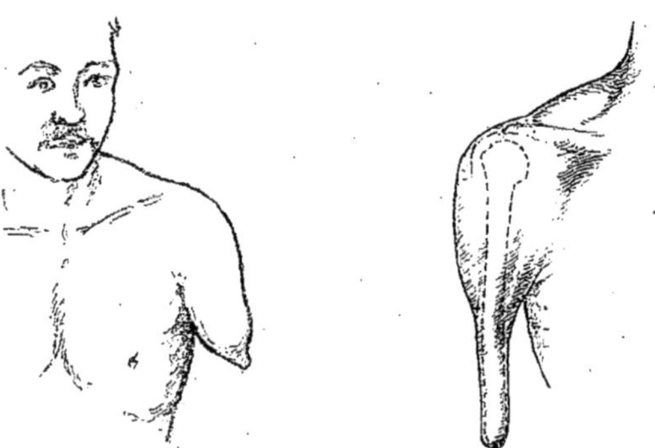

FIG. 1 et 2. — Conicité physiologique d'un moignon de bras; la figure 2 représente le degré extrême (cas de A. PONCET, publié par CHAINTRE).

gueur est la **conicité physiologique des moignons**. On l'observe presque exclusivement après les amputations pratiquées, chez des sujets jeunes, au bras ou à la jambe : l'épiphyse utile (humérus en haut, tibia en haut) fait allonger l'os au-dessous d'elle et de là, au bout de quelques années, une saillie quelquefois remarquablement longue sous la cicatrice distendue. Cela peut causer des douleurs, des ulcérations et exiger une résection de l'extrémité osseuse (DENONVILLIERS, GUERSANT, *Bull. de la Soc. de chir.*, Paris, 1853, p. 421 ; CHASSAIGNAC, *Ibid.*, 1859, p. 449) [disc. MARJOLIN, P. BROCA, BOUVIER]; VERNEUIL, *Mémoires de chirurgie*, Paris, 1880, t. II, p. 830 ; KIRMISSON, *Bull. de la Soc. de chir.*, 1884, p. 521 ; BLAND SUTTON, *Lancet*, London, 8 décembre 1888, t. II, p. 1113 ; E. OWEN, *Ibid.*, 3 oct. 1891, t. II, p. 768 ; CHAINTRE, *Rev. d'orthop.*, 1895, n° 1, p. 49 ; CH. A. POWERS, *Med. Rec.*, N.-Y., 1890, t. XXXVII, p. 641 et *N. Y. Med. Journ.*, 1890, t. LI, p. 443). J'ai observé le fait deux fois au bras, une fois à la jambe.

BIBLIOGRAPHIE DES PRINCIPAUX TRAITÉS GÉNÉRAUX D'ORTHOPÉDIE

V. ANDRY, *L'Orthopédie, ou l'art de prévenir et de corriger les difformités du corps*, Paris, 1741. — JALADE-LAFONCE, *Recherches pratiques sur les principales difformités du corps humain et les moyens d'y remédier*, Paris, 1827. — DELPECH, *De l'Orthomorphie*, Paris, 1828. — MAISONNABE, *Orthopédie clinique*, Paris, 1834. — GERDY, *Maladies des organes du mouvement*, Paris, 1834. — BOUVIER, *Maladies chroniques de l'appareil locomoteur*, Paris, 1858. — E. KIRMISSON, *Leçons cliniques sur les maladies de l'appareil locomoteur*, Paris, 1890 ; *les Difformités acquises de l'appareil locomoteur*, Paris, 1902. — P. REDARD, *Traité d'orthopédie*. — NOVÉ-JOSSERAND, *Précis de chirurgie orthopédique*, Paris, 1906. — BERGER et BANZET, *Chirurgie orthopédique*, Paris, 1904. — A.-H. TUBBY, *A Treatise on orthopedic Surgery*, London, 1896. — E.-H. BRADFORD et R.-W. LOWETT, *Treatise on orthopedic Surgery*, London, 1900. — R. WITHMAN, *Treatise on orthopedic*, New-York, 1902. — HOFFA, *Lehrbuch der orthopädischen Chirurgie*, 5e édition, 1905. — Le traité moderne le plus volumineux, dû à la collaboration des principaux orthopédistes allemands est celui qui est dirigé et en partie rédigé par JOACHIMSTHAL, Iéna, 1906. — Pour tout ce qui concerne les actions musculaires, on se reportera aux deux livres *capitaux*, de DUCHENNE (de Boulogne), sur l'*Électrisation localisée* et sur la *Physiologie des mouvements*.

CHAPITRE II

LÉSIONS TRAUMATIQUES

Ces lésions peuvent porter soit sur les articulations, soit sur les os.

Celles des articulations sont les entorses et les luxations, dont les particularités chez l'enfant sont médiocrement importantes, mais qui sont intéressantes par quelques points de détail.

Celles des os sont les contusions et les fractures, celles-ci contenant une variété spéciale aux sujets en période de croissance, les décollements épiphysaires.

A tous les âges, mais chez les enfants surtout, contusions et entorses sont souvent invoquées dans l'étiologie des inflammations et néoplasies ostéo-articulaires : questions qui peuvent avoir un intérêt réel pour le diagnostic aussi bien que pour la pathogénie, et qui seront discutées à chacun de ces chapitres spéciaux.

Ici, il ne sera donc traité que de l'accident traumatique immédiat : très brièvement pour les entorses et luxations ; de façon plus complète pour les fractures et décollements épiphysaires (1).

I. — ENTORSES

L'entorse est une lésion traumatique produite dans les articulations par un mouvement forcé.

On a beaucoup discuté sur les *lésions* ainsi engendrées, et en fait le problème est insoluble, car on ne meurt pas d'une entorse, et quand d'un accident on périt avec une entorse, celle-ci passe inaperçue. Quant aux résultats expérimentaux, ils sont dépourvus de toute valeur probante, les ruptures ligamenteuses interstitielles, avec épanchement sanguin, ne pouvant ainsi être reconnues.

Mais il est cliniquement certain qu'il se fait dans les ligaments, presque exclusivement tout contre leur insertion au squelette, de petites ruptures de ce genre,

(1) Je ne donnerai aucune bibliographie sur les entorses et luxations, sauf sur les luxations du radius seul ; on la trouvera dans les traités généraux et spéciaux, en particulier dans nos deux grands *Traités de chirurgie*. Celle des luxations anciennes du coude est surtout à prendre dans l'article de Cahier (*Traité* de Le Dentu et Delbet, t. III, p. 182, Paris, 1896). Sur leur traitement, voyez Ollier, *Traité des résections*, t. II, pp. 253, 273, Paris, 1889.

souvent sans doute avec de minuscules arrachements osseux ou plutôt périostiques, d'où l'ecchymose ; et ainsi l'entorse entre en série, parmi les lésions traumatiques articulaires, avec les fractures par arrachement des apophyses à insertions ligamenteuses, avec les luxations si les ligaments se rompent dans la continuité au lieu d'être plus solides que les os qu'ils arrachent.

En pratique, *deux types* d'entorse doivent être distingués, selon que les lésions sont *extra-articulaires*, ou *intra-articulaires*. Le premier est le type réalisé par la banale entorse tibio-tarsienne ; le second, par l'entorse du genou.

Entorse tibio-tarsienne. — Les mouvements forcés de flexion et d'extension n'ont, pour l'entorse, aucune importance pratique. Les mouvements d'abduction pas beaucoup plus : ils produisent une rare entorse interne, à la pointe de la malléole tibiale. La seule entorse vraiment importante est l'*entorse par adduction*, le pied étant tordu en varus dans une chute, dans un faux pas.

Les enfants un peu rachitiques, à ligaments faibles, sont prédisposés aux petites entorses : les mères disent qu'ils se tordent facilement le pied.

Le *symptôme initial* est une *douleur très vive*, capable de faire tomber le sujet, parfois même syncopale, qui paraît due à la distension des ligaments externes de la tibio-tarsienne et de la médio-tarsienne. Cette douleur est une cause d'impotence fonctionnelle : mais cette impotence est moins complète que pour une fracture même légère et les sujets peuvent marcher un peu.

Très vite survient un gonflement, parfois considérable et rapide, au point qu'il faut couper la chaussure pour la retirer. L'ecchymose est inconstante et, quand elle existe, en général légère. La douleur bientôt devient nulle, ou à peu près, si le sujet reste au repos.

L'exploration par la pression localisée est le seul moyen d'arriver au diagnostic, que par elle, au contraire, il est facile de préciser.

Du premier coup d'œil, on doit avoir soupçonné une entorse externe, et on commence l'examen en constatant que les mouvements communiqués de flexion et d'extension sont presque indolents. De même l'abduction ; mais l'adduction, c'est-à-dire le mouvement qui a produit l'entorse, est mal supportée. Puis on exerce des pressions avec la pulpe de l'index sur le dos du pied, sur les côtés du tendon d'Achille, on arrive ensuite à la pointe de la malléole interne : là existe souvent, juste à l'insertion ligamenteuse, un point un peu douloureux.

A la région de la malléole externe, on trouvera le symptôme caractéristique : la douleur à la pression, très vive, indéfiniment reproduite par la répétition de la manœuvre. Elle a pour siège de prédilection la pointe de la malléole, à l'insertion du ligament péronéo-calcanéen, celui-ci étant au contraire rarement douloureux à son insertion calcanéenne. Un peu moins souvent, elle occupe le bord antérieur, à l'insertion du ligament péronéo-astragalien antérieur ; rarement enfin, au bord postérieur de la pointe, l'insertion du ligament péronéo-astragalien postérieur.

Isolées ou associées à l'entorse tibio-tarsienne, deux autres entorses sont fréquentes et souvent méconnues, faute d'un examen suffisant :

1° L'entorse péronéo-tibiale antérieure par distension du ligament interosseux, démontrée par une douleur à la pression sur une mince bande verticale du péroné à sa jonction avec le tibia ;

2° L'entorse médio-tarsienne, avec son point douloureux dans l'excavation astragalo-calcanéenne.

Le seul *diagnostic* important est de différencier cette entorse de la *fracture du péroné* : chose très facile pour la fracture transversale de la base, car à son niveau existe une ligne douloureuse caractéristique ; chose difficile pour les arrachements de la pointe ou du bord antérieur (fracture marginale antérieure de L. Le Fort). Mais en réalité, la distinction dans ce dernier cas est d'importance pratique nulle : les discussions dont elle est encore l'objet sont plutôt affaire de doctrine individuelle, car dans les deux cas tout le monde est d'accord que le *massage est le seul traitement* à recommander.

Le *pronostic* est, dans le jeune âge, d'une bénignité parfaite : au bout de trois ou quatre jours, le sujet recommence à marcher ; au bout d'une dizaine, il est guéri sans traces. Une seule réserve est à formuler : sur la possibilité d'une localisation tuberculeuse chez un prédisposé, mais de cela on a beaucoup abusé.

Entorse du coude. — On observe avec assez grande fréquence, chez les enfants de 8 à 10 ans surtout, *l'entorse du coude par abduction*, c'est-à-dire par distension du ligament latéral interne dans une chute sur la paume de la main. C'est une entorse extra-articulaire, avec gros gonflement œdémateux rapide, presque aussi gros parfois que celui d'une fracture, mais sans ecchymose, ce qui est un signe diagnostique important. Le mouvement communiqué douloureux est l'abduction, c'est-à-dire celui qui a produit l'entorse.

Le *diagnostic* est à établir avec le *décollement épiphysaire de l'épitrochlée*, ce qui est très facile pour les arrachements osseux avec déplacement, et à peu près impossible sans radiographie dans le cas inverse, malgré la distinction théorique du siège de la douleur à la pression localisée sur la pointe de l'épitrochlée en cas d'entorse, à sa base en cas de décollement. Peu importe, car le massage convient aux deux cas.

Parfois il y a entorse plus étendue à l'insertion humérale du ligament antérieur et ce que je viens de dire sur le décollement de l'épitrochlée s'applique alors au décollement partiel ou total de l'épiphyse intra-articulaire du coude (voy. p. 82 et 83).

Entorse du poignet. — Par chute sur la paume ou sur le dos de la main, l'entorse du poignet est fréquente chez les enfants un peu âgés. Elle porte quelquefois sur les ligaments latéraux, mais a pour lieu d'élection l'*articulation radio-cubitale inférieure*. Elle se manifeste alors par une vive douleur à la pression en ligne verticale, en avant et en arrière, entre les deux os, surtout à leur face antérieure, douleur provoquée également par la supination forcée. Le gonflement est moins intense qu'au coude ou au cou-de-pied ; il n'y a pas d'ecchymose. L'articulation radio-carpienne n'est distendue par aucun épanchement.

Le diagnostic est à établir avec l'*entorse juxta-épiphysaire* décrite par Ollier (voy. p. 45), due à une sorte d'amorce de décollement épiphysaire du radius en bas, sous l'influence d'une traction ligamenteuse exagérée. On ne s'y trompe pas si l'on étudie avec soin le siège de la douleur à la pression, sur une ligne horizontale, environ à un travers de doigt au-dessus de l'apophyse styloïde radiale : assez souvent il y a en même temps douleur à la pression sur la base de l'apophyse styloïde cubitale, par entorse interne à ce niveau.

Une erreur de diagnostic n'a d'ailleurs, dans l'espèce, aucune importance, car dans les deux cas il faut seulement entourer d'ouate pendant peu de jours le poignet douloureux, le sujet continuant à se servir des doigts.

On a parfois attribué à une entorse du poignet la pronation douloureuse des enfants du premier âge (voy. p. 27). Je n'ai jamais rencontré de cas où ce diagnostic fût justifié, car toujours j'ai trouvé le poignet normal, tandis qu'il y a une lésion douloureuse au coude.

Je n'ai jamais observé l'*entorse de l'épaule*. Celle des *articulations métacarpo-phalangiennes* est possible.

Entorse de la hanche. — L'entorse de la hanche, au contraire, n'est pas rare chez les enfants du premier âge, au cours des chutes si nombreuses qu'ils font en apprenant à marcher. A la suite d'une de ces chutes, où la mère a quelquefois remarqué soit l'abduction de la cuisse, soit la torsion d'un membre inférieur pris sous le corps, les cris sont plus vifs que de coutume, et l'enfant refuse obstinément de poser le pied par terre ; il crie dès qu'on touche au membre. Et si parfois alors on peut trouver de la douleur et du gonflement au pied ou au genou, la plupart du temps on constate quelque chose à la hanche seulement : abduction limitée et douloureuse, souffrance provoquée par pression au pli de l'aine. Ces signes sont ceux d'une coxalgie au début; en dehors du commémoratif de trauma, souvent suspect, le diagnostic est établi quand on constate que tout guérit après quelques jours de repos.

Jusque-là, on restera sur la réserve: car on sait avec quelle fréquence les familles attribuent à une entorse ou une contusion récentes une coxalgie en réalité ancienne, tout au plus rendue appréciable à leurs yeux par l'accident. Aussi est-il indispensable, avant de conclure à l'entorse, d'étudier avec grand soin s'il n'y avait pas quelques troubles fonctionnels préalables, un peu de gêne, un peu de fatigue le soir, tous les symptômes légers que les familles négligent trop souvent. Une atrophie musculaire constatée tout de suite après l'accident est un signe plus que suspect. De même l'engorgement des ganglions inguinaux du côté malade.

La profondeur de l'articulation, sous d'épaisses masses musculaires, empêche d'avoir des données précises sur le siège exact des distorsions ligamenteuses, sur l'existence ou l'absence d'un épanchement intra-articulaire.

Entorse du genou. — L'entorse du genou appartient à un type clinique très distinct des précédentes; ici intervient en effet un phénomène spécial, l'*hémarthrose*, c'est-à-dire l'épanchement de sang à l'intérieur de l'articulation.

Il y a des hémarthroses du genou par causes diverses : contusions, piqûres lésant un vaisseau profond, fractures juxta-articulaires. Leur description se déduira de ce que je vais dire sur le seul cas vraiment intéressant, l'hémarthrose par entorse.

Au moment de l'examen, on relève les signes ordinaires, physiques et fonctionnels, d'une distension de la synoviale du genou. La jointure est demi-fléchie, en position dite de Bonnet, douloureuse à la pression et surtout au moindre mouvement; le membre repose sur sa face externe. Dans son ensemble, la région est globuleuse, avec une tuméfaction supérieure, ovoïde, qui dessine la forme du cul-de-sac sous-tricipital, avec deux petites bosselures arrondies, une sur chaque côté du tendon rotulien. Ces saillies sont, selon leur degré de tension, rénitentes ou fluctuantes. Le liquide est presque toujours trop abondant pour qu'on puisse obtenir le choc rotulien.

Ces signes sont ceux d'un épanchement abondant à l'intérieur du genou : par quel liquide est constitué cet épanchement? Question à débattre, car une entorse ou une contusion peuvent tantôt provoquer la rupture d'un vaisseau dans la cavité séreuse, tantôt irriter simplement la synoviale, d'où production d'un épanchement d'hémo-hydarthrose, ou même d'hydarthrose.

Ce diagnostic est facile à établir en précisant la *chronologie des accidents* : l'écoulement de sang remplit l'articulation brusquement ; en deux ou trois heures après l'entorse, il est constitué, tandis que l'hémo-hydrarthrose, où intervient un exsudat d'ordre inflammatoire, est bien plus lentement progressive, ne bat son plein qu'au bout de douze, souvent vingt-quatre heures. Le sujet a pu souvent marcher après l'accident et ne s'aperçoit du gonflement du genou que le lendemain matin. Quant à trouver des signes physiques spéciaux dans la consistance d'un épanchement sanguin, il n'y faut pas trop compter. A diverses reprises, toutefois, lorsque l'accident avait quelques jours de date, j'ai senti que la tuméfaction était pâteuse et, quoique la réalité de ce signe ait été contestée, qu'on obtenait par pression sur certains points une crépitation spéciale, par écrasement de caillots sanguins, crépitation passagère, ne se reproduisant qu'au bout de plusieurs heures, quand le sang avait eu le temps de se coaguler de nouveau : cette question de la coagulation est discutée et a une certaine importance pour la thérapeutique. Il n'y a en général pas d'ecchymose et en tout cas, quand elle se produit, c'est tardif, par imbibition lente de la synoviale. Une ecchymose précoce est un signe de contusion et non d'entorse.

Si l'enfant est examiné dans les vingt-quatre premières heures, l'hémarthrose est vite reconnue. Reste à déterminer qu'elle est due à une entorse ou à une contusion : ce qui est aisé si on se souvient du *mécanisme* de l'hémarthrose par entorse.

D'abord, on interroge sur le mode exact du trauma. L'entorse du genou se produit la plupart du temps au moment d'une chute en flexion forcée, avec arrachement ligamenteux en dedans ou en dehors selon qu'il y a abduction ou adduction concomitante : adduction et rotation en dedans si le talon vient en dedans de l'axe de la cuisse; abduction et rotation en dehors s'il vient en dehors de cet axe. Dans le premier cas, la tension porte sur le faisceau par lequel l'aponévrose fascia lata s'insère sur la partie supérieure et externe de la tubérosité tibiale antérieure, tout près de l'interligne; dans le second, sur les ligaments croisés. Et en ces points se font de petits arrachements osseux, source du sang qui s'épanche dans l'articulation.

D'où la possibilité de reconnaître une entorse, même s'il y a contusion concomitante, quand on note une douleur à la pression, vive, renouvelable, non seulement au niveau de points contus, mais surtout en des points spéciaux : ceux des arrachements osseux précités.

Je n'ai pas observé, chez l'enfant, que de cette distorsion ligamenteuse pussent résulter dans le genou des mouvements anormaux de latéralité.

Si l'enfant est examiné au bout de deux ou trois jours seulement, et surtout si à ce moment la synoviale irritée a sécrété un peu de liquide séreux, le problème clinique se pose de façon un peu différente. On peut, si le commémoratif du trauma n'est pas très net, se demander s'il est réel et s'il ne s'agit pas d'une hydrarthrose subaiguë d'origine tuberculeuse (voyez cet article).

D'autre part, il est certain qu'un épanchement sanguin dans une grande synoviale peut être une cause de fièvre aseptique et dès lors, en présence d'une articulation distendue, douloureuse, chez un fébricitant capable de monter jusqu'à 39° de température, on peut être tenté d'admettre une *arthrite aiguë*, suppurée même.

En précisant la nature de l'accident, sa date et celle de l'épanchement, en notant l'absence des signes habituels de l'infection concomitante (langue saburrale, anorexie, etc.), on évite cette erreur, que j'ai commise au début de ma pratique, qu'aujourd'hui je ne commets plus. Elle est surtout difficile à éviter pour les hémo-hydrarthroses consécutives à une petite plaie par instrument piquant, par chute sur une aiguille par exemple, car, en ce cas, une porte d'entrée pour l'infection existe, et j'ai vu plusieurs genoux suppurer dans ces circonstances (1).

Dans le doute, la pratique doit être de recourir à la ponction exploratrice, pour examiner le liquide à l'œil nu, histologiquement et bactériologiquement ; de faire même l'arthrotomie immédiate si les accidents sont notables et si le liquide est seulement louche. C'est en effet le seul traitement pour l'arthrite suppurée : et certains chirurgiens en sont même partisans en principe pour l'hémarthrose.

Car on a remarqué que les articulations, le genou en particulier, supportent mal, dans bien des cas, la distension par épanchement sanguin. En quelques jours, en quelques heures presque, l'atrophie fait pour ainsi dire fondre le quadriceps fémoral ; et la persistance de cet état, jointe à une raideur plus ou moins grande de l'articulation, rend volontiers les malades plus ou moins infirmes. D'où cette notion qu'il faut évacuer le sang aussi vite que possible, pour masser et mobiliser rapidement.

Donc, deux méthodes en présence : la ponction, l'arthrotomie. On a soutenu, en effet, que la ponction est insuffisante, incapable qu'elle est d'évacuer les caillots sanguins. Mais d'autres auteurs en restent partisans, parce que, prétendent-ils, le sang épanché dans une synoviale articulaire y reste liquide, au lieu de se coaguler.

Je crois, pour ma part, que des caillots se forment dans un épanchement sanguin articulaire, et que dès lors, si l'on veut vider la jointure, on doit s'adresser à l'incision. Mais le débat perd tout intérêt en pathologie infantile.

Est-il exact que, chez l'adulte, il soit nécessaire de tout évacuer, que le massage précoce et bien fait soit impuissant à prévenir les impotences définitives plus ou moins graves, où l'atrophie du quadriceps joue le rôle principal ? Je ne veux pas prendre part à cette discussion : ce dont je suis certain, c'est que chez l'enfant ponction et incision sont toutes deux inutiles ; que par la compression pour faire résorber l'épanchement et le massage pour rendre aux muscles leur

(1) A. Broca, *Leçons clin. de chir. infantile*, t. I, Paris, 1902, Leçons 2, 3 et 4.

vigueur, une entorse du genou avec hémarthrose guérit en quinze jours à trois semaines sans laisser de traces — toutes réserves faites sur *l'hémarthrose des hémophiles*.

En effet, chez un enfant atteint d'hémarthrose du genou, il convient de s'enquérir des commémoratifs possibles d'hémophilie personnelle ou héréditaire, surtout si l'épanchement sanguin s'est produit sous l'influence d'un trauma, qui paraît trop faible pour être en rapport avec la lésion produite. La question est importante, car d'abord il faut se garder même d'une ponction chez un hémophile : on en a vu être mortelles ; ensuite, on saura que les hémarthroses d'hémophiles, faussement qualifiées d'arthrites, sont sujettes à répétition, d'où à chaque atteinte une perte plus grande de la vigueur tricipitale et de la souplesse articulaire. C'est évidemment pour la première atteinte seulement que ce diagnostic est à éclaircir. Après plusieurs hémarthroses surviennent des phénomènes sub-inflammatoires définitifs, en raison desquels l'erreur souvent commise consiste à croire à une tumeur blanche avec poussée consécutive à une entorse ; mais nous nous trouvons ainsi fort loin des considérations cliniques propres à l'entorse telle que nous l'étudions en ce chapitre.

II. — LUXATIONS

Les luxations sont, dans leur ensemble, très rares chez les enfants : on observe à leur place certaines fractures et les décollements épiphysaires.

Les variétés que je n'ai jamais observées et qui, de l'aveu de tous, sont d'une rareté extrême, sont celles du rachis, de la clavicule, de l'épaule, du poignet, du genou, du cou-de-pied. Celles dont j'ai recueilli quelques observations sont celles de l'*articulation temporo-maxillaire* (1 cas), de la hanche (4 cas), des *doigts* (1 cas), en accordant toutefois un peu plus d'importance à la luxation métacarpo-phalangienne du pouce (1). Mais ces faits sont trop exceptionnels, de même que ceux relatés par divers auteurs pour les jointures où mon expérience personnelle est nulle, pour que je leur consacre autre chose qu'une mention ; et pour cette étude je renvoie aux traités généraux, d'autant plus que de l'âge ne résulte ici rien de spécial, sauf la grande rapidité du retour des fonctions articulaires (2).

Les seules luxations du coude vont donc m'arrêter un instant, à la fois parce qu'elles sont assez fréquentes chez l'enfant, et surtout parce qu'il est fort important pour le praticien de ne pas les confondre avec les fractures de l'extrémité

(1) Cette luxation métacarpo-phalangienne de l'index est publiée par A. MOUCHET, *Gaz. hebd. de méd. et chir.*, 17 mars 1898, p. 253.

(2) On observe quelquefois chez les sujets jeunes, surtout dans le sexe féminin, des *luxations sterno-claviculaires* produites par des causes légères, comme des contractions musculaires dans un accès de toux, comme l'acte de porter brusquement les épaules en arrière. Ces luxations, auxquelles sont prédisposés les cyphotiques et scoliotiques, se font la plupart du temps en avant et, faciles à réduire, sont à peu près impossibles à maintenir; ou tout au moins, mal fixée par des ligaments trop lâches, la tête se déboîte à tout instant. Comme la tête saillante en avant est fort disgracieuse, il peut y avoir là indication à l'arthrodèse. (Voy. un mémoire récent de REDARD et ZENTNER, *Rev. d'orthop.*, 1er septembre 1906, p. 431.)

inférieure de l'humérus. Encore ne trouvera-t-on ici qu'un très court résumé. Pour la luxation du pouce, je m'en tiendrai à quelques figures avec légendes.

§ 1. — Luxations du coude.

Au coude, on observe deux ordres de luxations : des deux os de l'avant-bras à la fois ; d'un seul de ces os. Comme, dans chacune de ces catégories, les déplacements sont possibles aux quatre points cardinaux, il en résulte un nombre considérable de variétés, que l'on peut résumer en tableau :

Luxations des deux os de l'avant-bras (Complètes ou incomplètes ; avec ou sans fracture).	en arrière	directes	
		latéralisées	en dedans en dehors
	en dehors		
	en dedans		
	en avant		
Luxations isolées du radius (complètes ou incomplètes)	en arrière	directes	
		latéralisées en dehors	
	en avant	directes	
		latéralisées en dehors	
	par élongation		
Luxations isolées du cubitus (complètes ou incomplètes)	en arrière	directes	
		latéralisées	en dedans en dehors
Divergentes	cubitus en arrière, radius en avant		
	cubitus en avant, radius en arrière		

Mais la plupart des variétés mentionnées dans ce tableau sont des raretés, dont l'histoire est établie sur quelques observations éparses et pour lesquelles l'énumération suffit. Deux formes, au contraire, méritent chez l'enfant un peu d'attention : les luxations des deux os en arrière ; les luxations isolées du radius.

A. — Luxations récentes du coude en arrière.

On se luxe le coude en tombant directement sur la région, sur le bras, ou sur la paume de la main, membre dans l'extension. Dans ce dernier cas, il s'agit avec évidence d'une violence indirecte ; dans les deux autres, il est difficile de faire la part qui revient aux actions directes ou indirectes, même dans le cas assez rare où l'on a quelques renseignements précis sur le mode d'application du trauma.

La luxation directe est prouvée par quelques observations où elle a été produite par choc d'avant en arrière sur les os de l'avant-bras ou d'arrière en avant sur l'extrémité inférieure de l'humérus, mais l'expérimentation nous apprend que l'on réussit surtout, sur le cadavre, par l'*extension forcée* qui rompt les ligaments antérieurs et latéral interne ; et avec cela un peu d'adduction rompt le ligament latéral externe, un peu de torsion permet de dégager l'apophyse coronoïde et de faire passer les os de l'avant-bras en arrière.

Ce mécanisme se trouve réalisé dans la chute sur la paume, coude étendu ; et la traction qui en résulte sur les ligaments latéraux se manifeste par ce fait qu'au lieu de la rupture de ces ligaments on peut observer l'arrachement épiphysaire de l'épitrochlée (voy. p. 91), quelquefois en même temps celui de l'épicondyle (fig. 5 et 6) (1). Comme l'a dit fort justement Kocher, l'arrachement de l'épitrochlée est, chez l'enfant, la préparation à la luxation (voy. p. 90). Les ligaments ainsi rompus, l'articulation bâille en avant, en hyperextension, et l'humérus, poussé par le poids du corps, peut glisser en avant. Selon que l'extension sera directe, ou associée à un peu d'abduction ou d'adduction, le glissement aura lieu directement en avant ou à la fois en avant et latéralement, ce qu'on exprime, en considérant que ce sont les os de l'avant-bras qui se déplacent, sous le nom de luxation en arrière (extension directe), en arrière et en dehors (avec adduction), en arrière et en dedans (avec abduction).

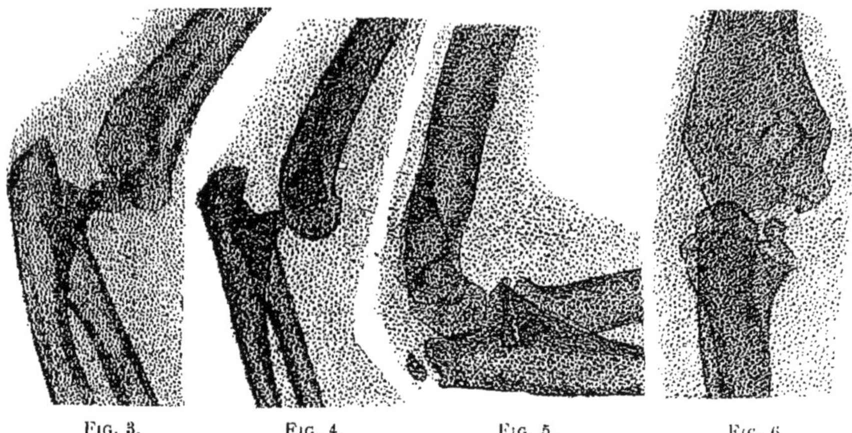

FIG. 3. FIG. 4. FIG. 5. FIG. 6.

FIG. 3, luxation incomplète (garçon de 9 ans); FIG. 4, luxation complète en arrière (adulte). Les fig. 5 et 6 sont les radiogrammes d'un cas où, après réduction, l'épreuve de face démontre l'arrachement des éminences latérales ; on ne voit pas l'épitrochlée, mais on voit sur la cupule radiale le fragment épicondylien (garçon, 12 ans 1/2).

Que se passe-t-il dans les chutes sur le coude ? Probablement pas une action directe, mais, comme je le dirai pour les fractures humérales, l'olécrâne et la face postérieure du cubitus appuyant sur le sol, il se produit par inclinaison de l'humérus en dedans ou en dehors des arrachements ligamenteux comparables à ceux des malléoles dans l'entorse ou les fractures du péroné.

Le fait certain est qu'en tout cas la rupture ligamenteuse antérieure et latérale se complète sous l'influence du déplacement des os, une fois l'humérus sorti par la boutonnière initiale, et les luxations du coude ont coutume d'être à déchirure ligamenteuse presque totale, fait important à retenir pour la réduction. En règle générale, le ligament annulaire est conservé : par exception, il peut se rompre ou laisser sortir de son anneau la tête radiale, et nous verrons l'intérêt pratique de cette lésion.

La luxation une fois produite, les os de l'avant-bras se fixent ordinairement en luxation complète (fig. 4) où le bec coronoïdien se loge, ou à peu près, dans la cavité coronoïdienne de l'humérus, tandis que la cupule radiale passe franchement au-

(1) A. BROCA, *Concours médical*, 1906, p. 373.

dessus de l'épicondyle; quelquefois en luxation incomplète (fig. 3), où le bec coronoïdien reste au contact de la partie postérieure de la trochlée, une partie seulement de la cupule radiale perdant toute connexion avec la petite tête humérale. Les latéralisations, jusques aux luxations franchement latérales, en dehors ou en dedans, se comprennent d'elles-mêmes. Je crois que la luxation complète en arrière et en dedans est la plus fréquente.

Étude clinique. — J'entrerai dans les détails sur la manière d'examiner le coude et sur l'analyse des signes et symptômes quand j'établirai le parallèle diagnostique entre cette luxation et la fracture supra-condylienne (voy. p. 85).

Rien à dire sur l'attitude et l'impotence du membre.

Les *mouvements communiqués* nous apprennent qu'il y a limitation de la flexion, possibilité d'hyperextension, et surtout mouvements de latéralité très marqués, aisément constatés en portant la main en abduction, le bras pendant le long du corps.

Le membre est raccourci dans la *luxation complète*, le diamètre antéro-postérieur du coude est à peu près doublé (toute question de gonflement mise à part). *En avant*, on sent *au-dessous du pli du coude* une saillie mousse, transversale, plus accentuée en dedans, au-dessous de laquelle les parties molles sont anormalement dépressibles. *En arrière*, on trouve le sommet de l'olécrâne à la fois très saillant et remonté, dépassant la ligne horizontale déterminée par l'épicondyle et l'épitrochlée, et reconnaissable aux mouvements qu'on lui communique par flexion et extension alternatives de l'avant-bras; au-dessus de cette saillie est un méplat dépressible, divisé en deux par le tendon relâché du triceps; en dehors on sent rouler la tête radiale dans les mouvements alternatifs de pronation et de supination, et dans tout ou partie de sa cupule, selon que la luxation est complète ou incomplète, on loge la pulpe de l'index.

Certaines *luxations incomplètes* peuvent, dans un gros gonflement, être méconnues et prises pour une contusion ou pour une entorse : la constatation des mouvements de latéralité permet d'affirmer qu'il y a luxation ou fracture.

La *complication de plaie* avec issue de l'humérus en avant ou de l'olécrâne en arrière est tout à fait rare; de même les lésions vasculo-nerveuses (1). D'autre part, la réduction est presque toujours très facile, et au bout de quelques jours l'articulation a retrouvé ses fonctions. Une réserve est à faire à cause des ossifications secondaires, qui ne sont pas ici exceptionnelles, en raison de l'étendue possible du décollement périostique (2). Malgré cela, on peut dire qu'une luxation récente du coude est, d'une manière générale, bénigne et, dans les cas d'infirmité plus ou moins grave que j'ai observés, il y avait eu fracture concomitante.

(1) J'ai observé récemment un cas où une paralysie incomplète du nerf cubital a succédé à une luxation très probable du coude en arrière, réduite sitôt après l'accident. Mais sur la radiographie on constate qu'il y a sûrement eu un arrachement concomitant de l'épitrochlée.

(2) Sur les ostéomes consécutifs aux lésions traumatiques du coude, voyez en particulier une discussion récente de la *Société de Chirurgie* de Paris, 1907, *Bulletin*, p. 55 et 119. Une observation sur un enfant de 9 ans est publiée par Rabère, *Soc. anat. et phys.* de Bordeaux, 14 janvier 1907 (*Gaz. hebd. de méd.*, Bordeaux, nº 3, p. 35). Je reproduis ci-joint une radiographie montrant un début d'ossification à distance chez une fille de onze ans, dont la luxation a été réduite immédiatement après l'accident (fig. 7 et 8).

Réduction. — On a toujours reconnu que cette réduction était d'ordinaire aisée, avec tous les procédés, assez nombreux, qui ont été imaginés à l'époque où l'anesthésie était inconnue. Cela se conçoit, puisque la déchirure ligamenteuse est, en général, totale, ou à peu près.

L'enfant étant endormi au bromure ou au chlorure d'éthyle, dont la courte action est pour cela suffisante, un aide exerce sur l'avant-bras une extension modérée, puis le chirurgien croise ses doigts en avant de l'humérus qu'il refoule en arrière, tandis qu'avec le pouce il presse sur l'olécrâne en bas et en avant ; l'aide termine par un mouvement de flexion. Les massages sont commencés après huit à dix jours d'immobilisation à angle droit dans un bandage ouaté.

Irréductibilité primitive (1). — Cette irréductibilité existe, quoique exceptionnelle. Elle peut être totale ou partielle, et dans les deux cas est due à une interposition ligamenteuse ou osseuse.

Totale, je l'ai observée deux fois : elle provenait de ce que les éminences épitrochléenne et épicondylienne pendaient comme des pois au bout des ligaments, qui les avaient arrachées, et étaient tombées sur les surfaces cubitale et radiale, entre elles et les parties humérales correspondantes. D'autres auteurs ont vu des interpositions musculaires ou ligamenteuses.

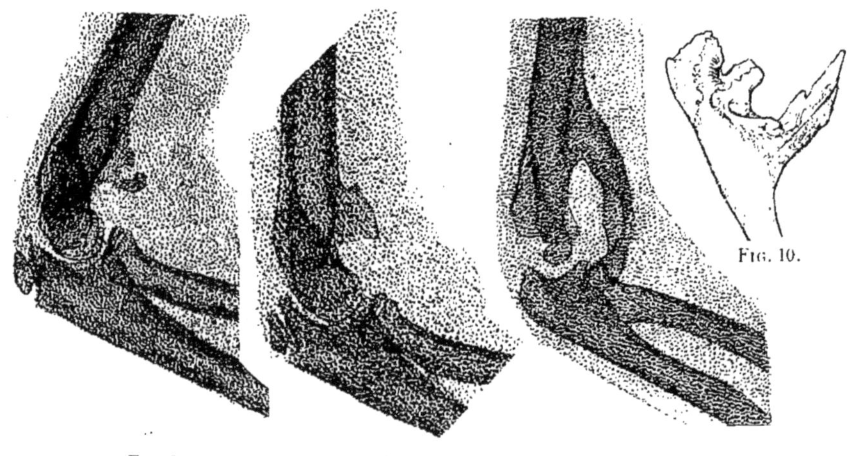

Fig. 7. Fig. 8. Fig. 9. Fig. 10.

Ostéomes du brachial antérieur. Fig. 7, fille de 11 ans ; réduction immédiate, ostéome huméral un peu opaque six semaines après l'accident. Fig. 8, même sujet, trois mois après l'accident. Fig. 9, pont osseux complet, après un hématome chez un hémophile de 4 ans et demi ; obs. personnelle, publiée par mon élève Jardry (*Rev. d'orthop.*, 1904, p. 553). Fig. 10, ossification de l'apophyse coronoïde, d'après Malgaigne.

Dans ces cas, il faut aborder l'articulation par incision latérale interne et réduire après avoir désenclavé le fragment osseux ou ligamenteux interposé.

Partielle, elle est un peu moins exceptionnelle et porte sur le radius. Elle

(1) A. Broca, *Leç. clin. de chir. infant.*, t. I, p. 191 et thèse de mon élève Buthaud, Paris, 1896-97, n° 95 ; Muller, Th. de doct., Lille, 1903-1904, n° 34 (donne quelques observations étrangères).

provient de ce que le ligament annulaire, au lieu d'être conservé et tombé sur le col radial, après rupture du ligament latéral externe, est, soit déchiré, soit intact, resté adhérent au ligament externe non rompu et remonté au-dessus de la tête, d'où interposition entre elle et le condyle huméral. Cela encore nécessite l'arthrotomie par incision externe. Je reviendrai sur cette lésion à propos de la luxation isolée du radius.

B. — Luxations anciennes du coude.

Ces luxations s'observent dans deux conditions : 1° Il y a eu irréductibilité primitive que l'on n'a pas attaquée chirurgicalement ; 2° la luxation a été méconnue et mal traitée, ou bien (et cela n'est pas rare chez les enfants) elle s'accompagnait d'une fracture rendant la contention difficile.

On essaye d'abord la *réduction par manœuvres externes*, plus ou moins violentes, selon les principes bien régularisés par Farabeuf : assouplir, luxer à vrai dire la néarthrose, par des mouvements alternatifs et plus ou moins violents de flexion et d'extension d'abord, puis de pronation et de supination ; et la mobilité ainsi obtenue, on pratique la réduction proprement dite, par les mêmes mouvements (plus violents) que pour une luxation récente, c'est-à-dire par une extension avec des moufles sur l'avant-bras à angle droit, puis par flexion brusque au moment où l'on fait cesser l'extension.

Ce procédé — ou d'autres — a réussi sur des adultes jusqu'à 5 à 6 mois après l'accident. Mais pour ma part, chez l'enfant, je n'ai jamais réussi passé 5 à 6 semaines et encore pas toujours ; et d'ailleurs il est classique que les modifications ostéo-fibreuses qui rendent l'irréductibilité définitive, c'est-à-dire surtout les modelages osseux et les ossifications sous le périoste décollé autour de l'humérus, soient bien plus intenses et plus rapides chez l'enfant.

Quelquefois alors, sur des sujets traités avec une incurie toute spéciale, la plupart du temps par des rebouteurs, on peut observer des *ankyloses vraies*, par jetées osseuses plus ou moins fortes sous le périoste, dans les ligaments ou dans les muscles ; et si le coude est ainsi fixé dans la rectitude ou à peu près, il est évident qu'une intervention chirurgicale s'impose. Mais *d'ordinaire il faut savoir que dans le jeune âge l'assouplissement progressif et à peu près spontané est la règle* et que chez les sujets au-dessous de 15 ans le traitement opératoire n'est que rarement de mise.

Si l'articulation est en *position utilisable*, avec persistance de *quelques mouvements*, on se bornera à favoriser ceux-ci par une gymnastique réglée, par un massage attentif, au besoin par quelques séances de mobilisation sous le chloroforme suivies d'une courte immobilisation alternativement en flexion et en extension forcées.

Si l'articulation a perdu tous les mouvements par *soudure fibreuse*, on *brisera l'ankylose sous le chloroforme* : et c'est indispensable si l'ankylose est en mauvaise position. L'intervention consiste à mobiliser par flexion d'abord, par extension ensuite, comme il a été dit pour le premier temps de la réduction.

Dans certains cas, on constate alors que par la flexion forcée, on produit une *fracture* — ou un arrachement épiphysaire — *de l'olécrâne* et qu'après le craquement révélateur de cet accident la flexion peut s'effectuer. De là de bons résultats fonctionnels, si bien que le procédé a été régularisé, comme procédé de choix, surtout à Lyon par Daniel Mollière, par Ollier. Dans les cas que j'ai observés jusqu'à présent, j'ai obtenu la mobilisation sans fracturer l'olécrâne, mais le cas échéant je recourrais sûrement à ce procédé.

Une fois la mobilisation obtenue, l'enfant est traité comme il vient d'être dit pour les cas où il reste à l'avance quelques mouvements.

Si l'on échoue, même en fracturant l'olécrâne, dans ces tentatives de mobilisation, il reste la ressource de l'arthrotomie ou de la résection.

L'arthrotomie permet en effet quelquefois la réduction, après libération des ligaments rétractés, après ablation des ostéophytes, des productions fibreuses qui épaississent l'humérus, qui comblent les cavités olécranienne, coronoïdienne, sigmoïde. Mais il faut savoir que les succès de cette opération sont relativement rares, une fois passé le délai où la réduction par manœuvres externes est devenue impossible. C'est parfois à tenter, mais avec l'idée que la plupart du temps on sera forcé d'aboutir à la *résection*.

Celle-ci est en principe une bonne opération et lorsque la lésion abandonnée à elle-même cause une infirmité grave, ou bien — par suite de fractures concomitantes sans doute — s'accompagne de complications nerveuses, elle peut rendre au malade de réels services. On devra alors chercher à obtenir une néarthrose solide et mobile.

Souvent, il suffira de réséquer la palette humérale (Ollier) ou le crochet cubital (Jalaguier) (1); mais Ollier insiste sur ce fait que, pour la résection partielle aussi bien que pour la totale, il est indispensable, chez le sujet jeune, d'enlever l'os sur une longueur d'environ 5 centimètres et de supprimer à ce niveau une bague de périoste, sans quoi la reproduction osseuse est considérable et l'ankylose se reproduit.

Le bénéfice est grand, il est vrai, si on a remplacé une ankylose en mauvaise position par une ankylose en bonne position et dès lors on s'attaquera par ce moyen aux ankyloses en extension qui auront résisté aux mobilisations sous le chloroforme, au besoin avec fracture de l'olécrâne.

Et s'il y a ankylose à angle droit? La question est discutable. Cependant jusqu'à présent, sur le sujet au-dessous de 15 ans, je n'ai pas encore eu recours à la résection et Ollier n'est pas, au total, bien loin de cette conclusion. Dans la clientèle aisée, où le bras aura dans l'avenir besoin de plus d'adresse que de force, de pareils cas — conséquences d'erreurs formidables de diagnostic et de traitement — sont fort rares : je n'en ai pas observé. Dans la classe ouvrière, un traitement post-opératoire prolongé pendant plusieurs mois — et indispensable à un bon résultat fonctionnel — n'est pas facile à réaliser à l'hôpital, sur un enfant plus ou moins indocile. Le mieux me paraît être alors de laisser les choses en l'état, le sujet étant libre de se soumettre à la résection lorsque, jeune adulte, il saura exactement dans quelles conditions il a besoin de se servir du bras.

(1) ALGRET, Thèse de doct., Paris, 1904-1905, n°. 327 (Bibliographie).

Mais je répète en terminant que *chez l'enfant* presque toutes les luxations non réduites du coude aboutissent, soit d'elles-mêmes, soit après une ou plusieurs séances de mobilisation brusque, à un état fonctionnel très convenable, supérieur à celui de la plupart des résections.

C. — Luxations isolées du radius.

Les luxations isolées de la cupule radiale (1) sont impossibles en haut et en dedans ; on les observe en avant, en arrière et en dehors, la variété en avant étant la plus fréquente, la variété franchement en dehors étant exceptionnelle. Ces luxations sont complètes ou incomplètes selon que la cupule a ou non perdu tout contact avec le condyle huméral. Après avoir étudié ces luxations proprement dites, je consacrerai un petit chapitre à la subluxation par élongation qui me paraît seule capable d'expliquer la « pronation douloureuse ».

Sommairement décrites par les auteurs de l'antiquité, ces luxations sont tombées dans l'oubli, et au milieu du dix-huitième siècle, lorsque florissait l'Académie de chirurgie, il était classique de nier leur existence, démontrée depuis sans discussion possible, même avant la radiographie.

Luxation récente en avant. — Cette luxation, plus fréquente dans le sexe masculin, s'observe chez l'enfant aussi souvent que chez l'adulte, exceptionnellement par choc direct, rarement par traction violente en extension et supination (voy. p. 28), en général par chute sur la main, avant-bras en extension. C'est ce dernier mécanisme qui a été réalisé expérimentalement, avec facilité plus grande sur les cadavres d'enfant : le bras étant fixé, l'avant-bras étant en extension et en supination, on donne un choc fort et brusque sur la paume de la main, poignet étendu ; la luxation se fait alors en avant et en dedans avec déplacement secondaire possible en dehors. Le nerf radial peut se trouver compromis, mais le fait est rare.

D'après Kölliker, la luxation peut se produire par pronation forcée, le radius à sa partie moyenne s'arc-boutant sur le cubitus.

La rupture porte sur le ligament annulaire et quelquefois sur le latéral externe.

Une variété assez spéciale, connue depuis les recherches de Malgaigne, est celle où il y a *association* de la luxation en avant *à une fracture*, en général par choc direct en arrière, *de la diaphyse cubitale* (2) presque toujours au-dessus de la partie moyenne.

(1) J.-M. de Moraes Barros, Th. de doctorat, Genève, 1886 ; Le Dentu, *Leç. de clin. chir.*, 1892, p. 107 ; Conner, *Journ. of the Amer. med. Ass.*, 12 mars 1892, t. XVIII, p. 319 ; Carrey, Th. de doct., Lyon, 1894-95, 1re série, n° 964 ; A. Broca, *Leç. clin.*, t. I, p. 200, Paris, 1902 et Th. de mon élève Pascal, Paris, 1906-1907, n° 200 ; A. Dreifuss, *Zeit. f. orth. Chir.*, 1906, t. XVII, p. 257. Luxation en dehors, Graille, Th. de doct., Montpellier, 1900-1901, n° 65.

(2) Doerfler, *Deut. Zeit. f. Chir.*, 1886, t. XXIII, p. 338 ; Stanciulescu, Th. de doct., Paris, 1889-90, n° 271 ; Williamson, *Journ. of the Amer. med. Ass.*, 1892, t. II, p. 936 ; Kirmisson, *Bull. méd.*, Paris, 1903, n° 28, p. 327 ; Loison, *Marseille médical*, 25 août 1903, p. 481 ; Albertin et Tavernier, *Soc. chir. de Lyon*, 1er décembre 1904, t. VII, p. 339 ; Capron, Th. de Lille, 1906-07, n° 1. J'ai observé chez l'enfant trois cas de ce genre, dont le premier est publié par de la

Les fragments sont déplacés en avant et en dehors et il y a probablement propulsion directe du radius par la cause vulnérante, après fracture du cubitus. On n'admet plus aujourd'hui l'opinion de Dumreicher et Albert, pour qui la luxation radiale précède la fracture. Dans quelques cas de chute sur la main, le cubitus se fracture au tiers supérieur et le radius, portant seul le poids du corps, subit une luxation indirecte. Je signale encore la possibilité d'une luxation graduelle, étudiée par Desprès et son élève Grenier, par cal vicieux ou par pseudarthrose du cubitus. Des troubles dans le territoire du radial compliquent assez volontiers cette luxation.

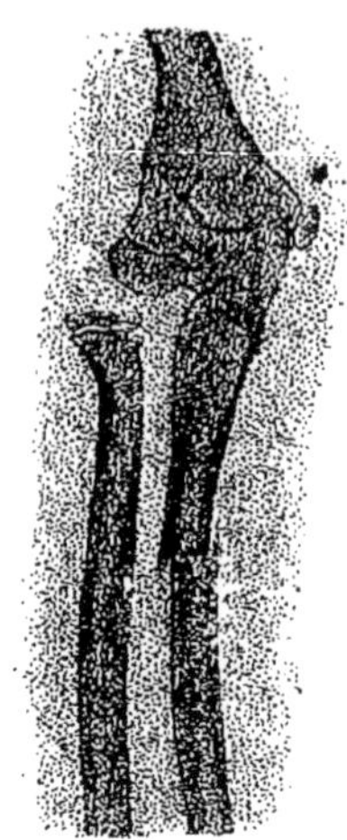

Fig. 11. — Luxation du radius en avant et en dehors avec fracture du cubitus (Garçon de 12 ans).

Diagnostic. — Les signes physiques sur lesquels on établit le diagnostic sont : une diminution du diamètre transversal du coude et une augmentation de la moitié externe du diamètre antéro-postérieur ; la limitation de la flexion à l'angle droit, par contact osseux ; la douleur très vive à la supination et à la pronation ; l'existence en avant d'une saillie qui roule sous les doigts pendant les mouvements de pronation et supination et qui s'exagère dans le mouvement d'extension ; sous l'épicondyle est au contraire une dépression anormale.

D'après le degré de la saillie anormale, on reconnaît la luxation incomplète, plus fréquente chez les enfants. Mais le gonflement immédiat met souvent obstacle à un diagnostic précoce.

Luxation en arrière. — La luxation en arrière, plus rare que la précédente, mais plus particulière aux enfants, s'observe dans des conditions étiologiques assez obscures de choc direct, de chute sur la paume de la main, de flexion forcée du coude en pronation. Ce dernier mouvement et le choc direct ont seuls permis à Streubel, à Moraës Barros la reproduction expérimentale.

La saillie anormale postérieure, avec cupule sentie par la pulpe de l'index, est beaucoup plus facile à constater que dans le cas précédent, car elle n'est pas cachée sous des masses musculaires. Le mouvement le plus limité est la supination.

Luxation en dehors. — La luxation en dehors est exceptionnelle et d'un mécanisme difficile à comprendre ; mais elle mérite d'être signalée ici parce qu'elle est relativement fréquente chez les sujets au-dessous de 15 ans (1). La saillie anormale externe, très superficielle, est d'exploration très facile (2).

Le pronostic de toutes ces luxations, même quand par exception elles sont incomplètes, est assez sérieux, car si, par propulsion directe, le coude étant mis en

Fouchardière (Th. de doct., Paris, 1902-1903, n° 41). Dans certains cas rares, différents de ceux-ci, la luxation radiale est progressive, par discordance de longueur entre le radius et le cubitus raccourci par une consolidation angulaire des fragments chevauchant et refoulés vers l'espace interosseux (A. Desprès ; voyez Frigaux, Th. de doct., Paris, 1897-98, n° 22 ; étude assez complète des diverses variétés de luxations du radius en avant). Herman (*Journ. de Chir.*, Bruxelles, 1907, p. 517) a publié un cas associé à une fracture des deux os de l'avant-bras.

(1) Cependant trois cas de Wagner concernent des luxations en dehors avec abrasion d'un éclat au bord interne de la cupule chez des hommes de 19, 26 et 28 ans (*Arch. f. klin. Chir.*, Berlin, 1886, t. XXXIV, p. 341).

(2) Pour la comparaison avec la fracture du col du radius, Cf. p. 96.

flexion, la réduction apparente est facile, il est fréquent que la contention soit impossible et que la tête radiale revienne en touche de piano dès qu'on cesse la pression. Cela tient à ce que — rompu ou intact et abandonné par la tête — le ligament annulaire s'interpose entre la tête radiale et le condyle huméral. Il convient alors de pratiquer l'arthrotomie, mais en sachant qu'après réduction la reconstitution du ligament annulaire ne sera pas toujours possible et qu'on sera parfois amené à réséquer la tête radiale définitivement privée de son moyen normal de contention.

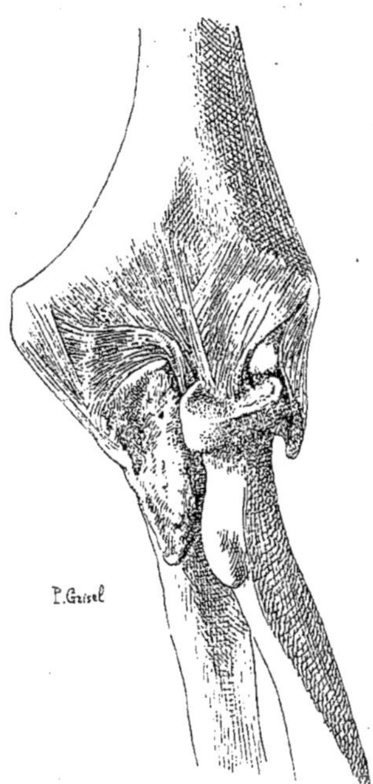

FIG. 12. — On voit le ligament antérieur adhérent à la cupule radiale. Cette figure a été reconstituée à l'aide : 1° de la radiographie; 2° des constatations faites au cours de l'opération; 3° de l'examen de la tête réséquée. (A. BROCA, *Leç. clin.*, t. I, p. 210.)

La coexistence d'une *luxation du radius* en avant aggrave le pronostic de la *fracture de la diaphyse cubitale* : en raison de l'ascension de la tête, en effet, le radius ne fait plus attelle et de là une plus grande tendance à la déviation angulaire des fragments vers l'espace interosseux ; d'où non seulement des cals volumineux, gênant la pronation et la supination, irritant les nerfs médian et cubital (Kirmisson), mais encore de véritables synostoses radio-cubitales (Loison). Dans 3 de ses 5 cas, Kirmisson a constaté une pseudarthrose cubitale. Aussi convient-il de réduire d'abord la luxation radiale, car cela peut suffire à amener une réduction convenable de la fracture. Quelquefois, on sera conduit à réduire la fracture à l'aide d'une incision postérieure, le long de la crête cubitale.

Luxations anciennes. — Les luxations anciennes de la tête radiale (1) sont relativement nombreuses pour deux motifs : la méconnaissance de la lésion au début à cause du gonflement initial ; l'irréductibilité primitive par interposition dont je viens de parler.

Il est fréquent que chez l'enfant elles soient compatibles avec un retour excellent des fonctions, surtout si l'on a pris soin de masser et de manipuler le membre. Mais parfois il se produit des déformations de la tête, des adhérences capsulaires (fig. 12) ; il en résulte une gêne considérable de tous les mouvements, surtout de la pronation et de la supination. D'où l'indication de recourir à la résection de la tête, car la réduction et surtout la contention sont impossibles. Delorme a eu l'idée de maintenir la tête en remplaçant le ligament annulaire par un fil d'argent, mais sa tentative a échoué.

La résection de la tête radiale chez l'enfant a l'inconvénient, d'ailleurs peu important, d'être suivie d'un certain degré de cubitus valgus (voy. p. 82), mais surtout elle ne donne pas toujours un résultat fonctionnel supérieur à celui de

(1) F. LEJARS, *Rev. d'orthop.*, 1898, n° 2, p. 93 (Bibliogr.).

l'abstention, et dès lors elle ne doit être conseillée que si la gêne est notable, ce qui est rare.

Dans les luxations anciennes, de l'ascension du radius peut résulter au poignet une descente relative du cubitus sur le carpe, avec subluxation en arrière, très accentuée en particulier (mais sans troubles fonctionnels) chez une malade d'Albertin et Tavernier.

D. — Subluxation du radius par élongation.

Description clinique. — *A la suite d'une traction* brusque et vive sur la main chez un enfant presque toujours au-dessous de 5 ans, on observe assez souvent la symptomatologie suivante :

Instantanément, le membre est frappé d'impotence : il pend le long du corps, le poignet tourné en demi-pronation, et quoique la mobilité y soit conservée au moins en partie, ainsi qu'en témoignent de petits mouvements partiels des doigts, l'enfant refuse de s'en servir. Cet enfant en *souffre*, car il a poussé un cri au moment de l'accident, car il en pousse d'autres dès qu'on le touche.

Par exception, de cette traction intempestive peuvent résulter des entorses, articulaires ou juxta-épiphysaires, du poignet ou de l'épaule, reconnaissables à leurs points douloureux à la pression localisée. Mais on n'est pas en droit de tenir compte de ces raretés et l'on doit toujours chercher le *point douloureux* à la même place : au-dessous de la partie externe de l'interligne articulaire du coude, *vers la tête radiale*.

Un léger gonflement est quelquefois observé en cette région, mais rarement ; et l'on peut dire qu'en général les signes physiques sont nuls, à l'inspection comme à la palpation.

Au premier abord, les *mouvements communiqués* paraissent d'amplitude normale. Cependant, à une observation plus attentive, on note que l'extension et surtout la supination ne sont pas tout à fait libres : elles sont arrêtées à un moment donné par la douleur, et l'enfant se met à crier, mais si l'on force un peu, en même temps qu'avec le pouce on appuie d'avant en arrière sur la tête radiale, on complète brusquement la supination et on sent un claquement se produire sous le pouce.

Il suffit alors de porter vivement le coude en flexion pour que tous les troubles prennent fin, et cette manœuvre de supination extrême suivie de flexion constitue le *traitement toujours instantanément efficace* de cette petite lésion ; sitôt que le claquement a été perçu, l'enfant se sert de son bras comme si de rien n'avait été et la pression sur l'interligne radio-huméral devient indolente.

Étiologie. — La traction vive qui cause la lésion se produit dans diverses circonstances : enfant que l'on tient par la main dans la rue et auquel on veut faire monter un trottoir, faire franchir un ruisseau, ou bien qui tombe en suivant sa mère par derrière ; enfant tombé que l'on relève ; enfant à qui on passe une manche d'habit. Les femmes ont coutume de donner dans la rue la main droite à l'enfant, et de là une plus grande fréquence de la lésion à gauche (80 contre 50 dans mes relevés). Les enfants ainsi atteints sont presque tous âgés de moins de 3 ans, et je n'en ai jamais vu au-dessus de 8 ans. Les filles sont nettement prédisposées (137 contre 70 garçons) sans doute en raison d'une laxité ligamenteuse qui explique d'autre part la fréquence assez grande des récidives.

Explication anatomique. — D'après l'étude clinique (début instantané, douleur limitée à la pression, guérison instantanée après claquement brusque), je crois impossible d'admettre autre chose qu'une subluxation de la tête radiale (1), très probablement en avant; d'autant mieux que certaines luxations vraies peuvent se produire par élongation. Mais il faut reconnaître que la preuve directe est impossible, même depuis que nous possédons la radiographie, ici impuissante à cause de la transparence sur une très grande hauteur de la région huméro-radiale, cartilagineuse chez les enfants jeunes. Le claquement après sensation d'un obstacle léger peut s'expliquer, il est vrai, dans l'hypothèse, peu probable, d'un accrochement de la tubérosité bicipitale ayant passé, par pronation forcée, derrière le bord du cubitus (Gardner, Rendu, Bourguet d'Aix) ; mais il ne saurait s'expliquer si l'on admet, avec Maurice Denucé, un pincement de la synoviale dans l'hiatus laissé entre le ligament carré de Denucé père et le ligament annulaire. L'instantanéité de la cure a empêché Malgaigne de croire longtemps à une fracture du col du radius.

Je n'ai *jamais* rencontré de cas où fissent défaut les signes physiques locaux sur lesquels j'ai insisté, en sorte que je ne puis admettre qu'il s'agisse de torpeur douloureuse (Chassaignac), de paralysie radiculaire atténuée (Bezy), de paralysie par inhibition (Brunon) (2). Théorie utile à réfuter, car elle conduit à attendre pendant plusieurs jours, dans un bandage ouaté, une guérison que l'on doit obtenir instantanément par le procédé que j'ai indiqué plus haut.

Dans quelques cas *exceptionnels*, les tractions brusques peuvent produire des *entorses de l'épaule ou du poignet*, ou même une *subluxation* de l'*extrémité inférieure du cubitus* (3). Le diagnostic de ces raretés s'établit d'après le siège de la douleur à la pression. L'impotence fonctionnelle est semblable à celle du cas précédemment décrit. J'en dirai autant pour l'*entorse juxta-épiphysaire du radius*, lésion très rare chez l'enfant du premier âge, et à laquelle je pense qu'Ollier (4) a tort d'attribuer les cas ordinaires de pronation douloureuse. Je crois aussi que Til-

(1) A. Broca, *Leçons cliniques*, t. II, p. 325 ; Lefebvre, Th. de doct., Lille, 1903-1904, n° 18 ; Halipré, *Normandie méd.*, 1896, p. 279 ; 1897, p. 237 ; 1899, p. 613 et 615 ;M. Denucé, *Bull. de la Soc. chir.*, Paris, 1902, p. 8. Cette opinion est, à l'étranger, celle de J. Hutchinson, *Ann. of surg.*, 1885, t. II, p. 91 ; de Van Arsdale, *Ibid.*, 1889, t. IX, p. 401. — Sur les luxations par élongation, complètes ou incomplètes, déjà nettement signalées par Duverney, Cf. Pingaud, art. Coude, du *Dict. encycl. des sc. méd.*, Paris, 1878, p. 575 ; Cuniot, Th. de doct., Lyon, 1892-93, n° 827 ; Frigaux, Th. de doct., Paris, 1897-98, n° 22.

(2) Chassaignac, *Arch. gén. de méd.*, 5e série, t. III, p. 653 ; J. Simon, *Gaz. des hôp.*, Paris, 1874, p. 993 ; Lebard, Th. de doct., Paris, 1877, n° 222 ; Brunon, *Normandie médicale*, 1892, p. 118 ; 1893, p. 77 ; *Presse méd.*, 29 juin 1895, p. 241 et thèse de son élève Bertrand, 1898-99, n° 132 ; Bézy, *Traité des mal. de l'enf.* (Grancher et Comby), 2e éd., Paris, 1905, t. IV, p. 626 ; D. Galeatti, *Anjou médical*, mai 1903, p. 65. Je passe sous silence, naturellement, les auteurs qui, avec West, considèrent cette lésion comme une forme de paralysie infantile.

(3) Courtin, *Gaz. hebd. des sc. méd.*, Bordeaux, 8 novembre 1905, n° 41, p. 481.

(4) Ollier, *Rev. de chir.*, Paris, 1881, t. I, p. 785.

laux (1) a commis une faute d'interprétation en admettant une subluxation du radius en bas sur le ligament triangulaire.

§ 2. — Luxation métacarpo-phalangienne du pouce.

Cette luxation est intéressante par la facilité avec laquelle elle devient irréductible sous l'influence d'une fausse manœuvre, dont les figures ci-jointes font facilement comprendre l'action. La luxation incomplète est fréquente et liée à une conformation spéciale de la tête métacarpienne (crête entre le champ phalangien et le champ sésamoïdien); presque jamais elle ne se fixe, et les enfants s'amusent impunément à mettre leur pouce « en chien de fusil » par simple contraction musculaire.

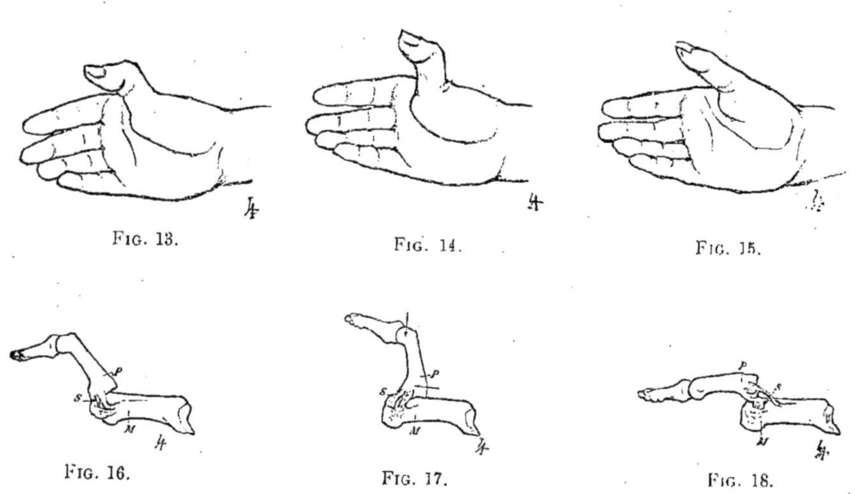

FIG. 13. FIG. 14. FIG. 15.

FIG. 16. FIG. 17. FIG. 18.

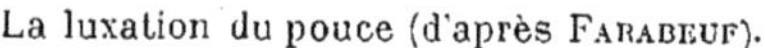

La luxation du pouce (d'après FARABEUF).

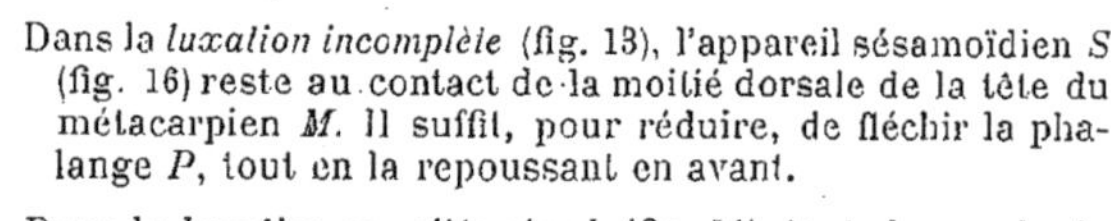

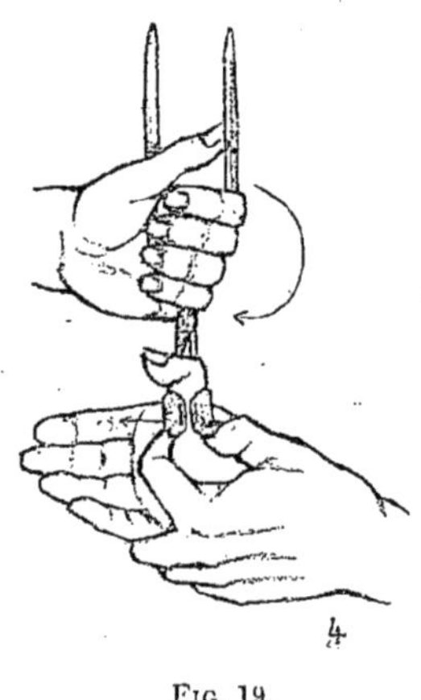

FIG. 19.

Dans la *luxation incomplète* (fig. 13), l'appareil sésamoïdien *S* (fig. 16) reste au contact de la moitié dorsale de la tête du métacarpien *M*. Il suffit, pour réduire, de fléchir la phalange *P*, tout en la repoussant en avant.

Dans la *luxation complète simple* (fig. 14), toute la cupule de la phalange *P* (fig. 17) repose sur le dos du métacarpien *M*, et avant de fléchir la phalange, il faut avec elle refouler l'appareil sésamoïdien en avant, dans la direction de la flèche, en appuyant sur le métacarpien (flèche verticale). Si l'on tire parallèlement à l'axe du membre, on obtient la *luxation complexe* (fig. 15) qui est moins difforme, mais qui est irréductible, l'appareil sésamoïdien redressé comme un battant de table étant interposé entre la phalange *P* et le métacarpien *M* (fig. 18). Il faut alors saisir la phalange dans une pince, la renverser en arrière (flèche demi-circulaire) sur le métacarpien pour la faire repasser derrière l'appareil sésamoïdien, puis avec elle, en appuyant sur le métacarpien comme il a été dit, refouler l'appareil sésamoïdien devant la tête du métacarpien (flèche) et la faire fléchir (fig. 19).

(1) TILLAUX, *Chir. clinique*, t. I, p. 662, Paris, 1894.

III. — FRACTURES

Les fractures sont fréquentes chez l'enfant, mais il est difficile de traduire en chiffres cette assertion. Pour ces appréciations arithmétiques, il faut d'abord étudier les tables de population, et ce n'est qu'en connaissant la densité de la population à chaque âge qu'on peut déterminer la fréquence relative des fractures pour un âge déterminé. Dix fractures sur des individus de 80 ans constituent une fréquence relative autrement grande que 10 fractures sur des sujets de dix ans, car il y a plus d'enfants de dix ans que de vieillards de 80 ans (1). Toutefois, cette donnée importe peu au praticien ; ce qui l'intéresse, c'est qu'il aura très souvent à soigner des fractures chez les enfants au-dessous de 15 ans, et il ne se demandera pas si cette fréquence absolue constitue à proprement parler une rareté relative.

Cette fréquence absolue, qui seule doit nous occuper, est également difficile à déterminer, car pour l'enfant, encore plus que pour l'adulte, nombre de fractures du membre supérieur n'entraînent pas l'admission à l'hôpital, indispensable au contraire pour la plupart des fractures de jambe et pour toutes les fractures de cuisse. Le dépouillement des statistiques hospitalières conduirait donc à des conclusions erronées, car, chez nous tout au moins, le dénombrement des malades non hospitalisés est toujours très défectueux.

Parmi ces questions secondaires, une assertion de Malgaigne me paraît bonne à relever : d'après cet auteur, avant l'âge de 5 ans, les filles fournissent à peu près deux fois autant de fractures que les garçons, pour lesquels, au contraire, passé 5 ans la fréquence des fractures serait trois fois plus grande. Je crois cette opinion inexacte. Tant que l'enfant ne marche pas, les différences sexuelles sont évidemment nulles. Je ne pense pas que l'un des sexes prédomine dans les *fractures intra-utérines* que l'on observe, très rarement d'ailleurs, à la clavicule ou au niveau de la jambe, à la suite, dit-on, de chocs sur le ventre de la mère ou même de simples contractions utérines. Plus fréquentes sont les *fractures obstétricales* que les versions, les tractions produisent parfois sur l'humérus ou sur le fémur, et qui au crâne résultent des applications de forceps ou, dans certains

(1) Malgaigne, dépouillant 2.377 fractures dans les registres de l'Hôtel-Dieu, en trouve chez l'enfant, 15 de 2 à 5 ans et 101 de 5 à 15 ans ; mais cette deuxième période de 5 à 15 ans correspond à un cinquième de la population, et seulement à un vingt-troisième des fractures. Ces chiffres, il est vrai, sont tous sujets à caution, comme venant d'un hôpital d'adultes. Quant à la fréquence selon les années dans l'enfance, Malgaigne a fait un relevé de 4 années à l'hôpital des Enfants-Malades et sur 75 cas, il en a trouvé : de 2 à 3 ans, 20 ; de 3 à 4 ans, 21 ; de 4 à 5 ans, 6 ; de 5 à 6 ans, 13 ; de 6 à 7 ans, 15. Ce qui fait ressortir un minimum inexpliqué de 4 à 5 ans, et un maximum de 2 à 4 ans, celui-ci semblant correspondre à une période d'éducation de la marche. Quant à la fréquence selon les saisons, Malgaigne note qu'elle est nettement plus grande en été, époque de jeux, tandis que, pour le vieillard, elle est plus grande en hiver, époque où l'on glisse ; et pour l'ouvrier adulte, la saison est indifférente.

D'après la statistique de Bruns (*Die Lehre von den Knochenbrüchen*, Stuttgart, 1886 [fasc. 27, de la *Deutsche Chirurgie* de Billroth et Lücke], p. 10), statistique qui porte sur 40.277 cas, observés tant à l'hôpital qu'aux consultations externes, et en tenant compte du chiffre de la population aux divers âges, on constate que le plus faible contingent est fourni par les enfants de 1 à 10 ans (5,9 p. 100) ; de 10 à 20 ans, cette population s'élève à 8,1 p. 100.

cas d'angustie pelvienne, de contractions de la matrice. Pour cette dernière catégorie de fractures — si l'on y fait, comme on le doit, rentrer le céphalhématome, lequel est une véritable fracture du crâne —, on constate que le sexe masculin est plus souvent atteint ; c'est que les enfants mâles sont plus gros et que les grosses têtes se trouvent plus exposées.

Ces cas particuliers mis à part, arrivons aux nourrissons : la nourrice ne laisse pas tomber plus souvent par terre les garçons que les filles, et ici l'indifférence sexuelle est complète. Mais dès que l'enfant sait marcher, la polissonnerie du garçon se manifeste, ou tout au moins les parents ont-ils moins tendance à réprimer dès ses premières manifestations la turbulence qui bien vite caractérise le sexe fort. Cette turbulence évidemment s'aggrave peu à peu, et passé la première enfance vous voyez des fractures à l'occasion des bourrades à l'école, des escalades de murs et d'arbres, des descentes à califourchon sur les rampes d'escalier, des promenades sur l'essieu des fiacres, tous exercices peu habituels aux filles. Cette étiologie explique pourquoi les fractures s'observent avec plus de fréquence aux jours où l'école chôme, le dimanche, le jeudi et pendant les vacances.

Les fractures traitées en pratique courante (1) chez l'enfant sont celles de la clavicule, de l'extrémité inférieure de l'humérus, de l'avant-bras, de la cuisse, de la jambe. Quelle est la fréquence relative de ces diverses variétés ? Les statistiques sont assez discordantes sur ce point, et cela se conçoit, étant donné ce que j'ai dit sur la non-hospitalisation pour les fractures du membre supérieur. Au reste, la sanction pratique de ce débat est nulle, et toutes ces fractures s'observent quotidiennement. Avec ce que les livres classiques enseignent sur les fractures similaires chez l'adulte, une étude d'ensemble me permettra de mettre en relief les principales particularités utiles à connaître ; seules les fractures du coude mériteront description individuelle, et les autres vont me servir chacune de type dans les paragraphes successifs d'une étude générale.

Les *particularités des fractures chez l'enfant* relèvent des quelques faits suivants : anatomiquement, l'os est flexible, pourvu de cartilages de conjugaison, entouré d'un périoste épais et facile à décoller ; physiologiquement, l'ostéogénèse est intense et rapide, les jointures conservent leur souplesse avec une facilité remarquable.

L'*os est flexible* : c'est-à-dire qu'il peut sans se briser subir des *inflexions*, des courbures redressées dès que la violence cesse d'agir. Toutefois, dans les seg-

(1) Il n'y a presque point d'os qui ne puissent se fracturer chez l'enfant, et dans les traités généraux ou spéciaux on lit des observations relatives au calcanéum, au rachis, à l'omoplate, aux métacarpiens et métatarsiens, au bassin, à l'extrémité inférieure du fémur avec trait uni ou bicondylien, à la rotule, aux côtes. D'autres variétés un peu moins exceptionnelles concernent l'olécrâne (j'en ai vu plusieurs, dont un où l'écartement était suffisant pour que j'aie suturé), les os propres du nez (tout en sachant qu'on leur attribue souvent à tort des déviations de la cloison), les maxillaires supérieur ou inférieur (coup de pied de cheval, écrasement, chute de bicyclette). Je passe ces faits sous silence parce qu'ils ne tirent pas de l'âge du sujet une physionomie spéciale. Ils sont suffisamment indiqués dans les traités classiques de Malgaigne, Gurlt, Hamilton, dans les articles de Rieffel, de Ricard et Demoulin. Pour certaines fractures juxta-articulaires, voyez le paragraphe relatif aux décollements épiphysaires de la région (épaule, p. 59, hanche, p. 65, poignet, p. 63).

ments de membre à deux os, si l'un des os se fracture, le second peut rester courbé. Au point de vue pratique, ces faits n'ont d'importance que pour faire comprendre comment l'élasticité protège, en somme, le squelette.

Mais si l'action traumatique va plus loin, on observera une fracture spéciale, la *fracture en bois* vert, dont l'*avant-bras* est le siège de prédilection (1). Souvent on nous présente des enfants qui, à la suite d'une chute sur la paume, plus rarement sur le dos de la main, ont l'avant-bras déformé, douloureux et relativement impotent. L'impotence, en effet, n'est pas absolue : le blessé peut soulever sa main, tenir presque sans soutien l'avant-bras horizontal, et nous voyons alors une incurvation à concavité le plus souvent postérieure. Cette déformation est nettement fixée et elle permet le soulèvement volontaire de la main, pourvu que la convexité regarde en bas, c'est-à-dire, dans le cas habituel, en attitude de pronation (fig. 25).

Faites l'examen local et vous constaterez qu'il y a une fracture : vous pouvez exagérer la courbure et dans ce sens provoquer une mobilité anormale en charnière caractéristique, sans crépitation, indolente si vous procédez à cet examen avec douceur. Mais quand vous essayez de redresser la courbure, vous ne le pouvez pas et vous éveillez une douleur, dont il vous est aisé de préciser le siège, au sommet de la convexité, à l'aide de la pression localisée.

L'expérimentation explique très bien tous ces symptômes. Après avoir saisi au coude et au poignet un avant-bras d'enfant jeune, imprimez un mouvement qui tende à donner aux os une courbure à concavité postérieure : les os se courbent, puis à un moment donné ils se brisent, comme une baguette de bois vert qu'on casse sur le genou. Au sommet de la courbe, les lames osseuses se fracturent du côté convexe, tandis que du côté concave est conservée une lame infléchie ; le périoste est sinon intact, du moins peu déchiré et, d'autre part, l'engrènement des dentelures sur les surfaces fracturées fixe le déplacement (fig. 26).

(1) On trouvera dans le traité de Malgaigne (t. I, p. 47) quelques renseignements historiques sur ces fractures en bois vert, longtemps méconnues, puis considérées comme de simples inflexions. Le premier travail que Malgaigne connaisse est la thèse de Thierry (Paris, an XIII, n° 349). Puis on a retrouvé un fait remontant à 1771 et à propos duquel Jurine (de Genève) a envoyé une note au *Journal de Corvisart et Boyer* (1820, t. XX, pp. 278 et 499). Jurine constate la difficulté de la réduction, qu'il conseille d'obtenir progressivement, par une attelle sur la concavité et un bandage circulaire. Pour Jurine, dont l'assertion étonne un peu Malgaigne, cette fracture est fréquente, bien que la plupart des autres auteurs (voyez bibliographie ancienne dans Malgaigne, p. 47) n'en aient observé que quelques cas épars. Mais Malgaigne en a produit expérimentalement sur divers os, et il montre qu'il s'agit non de simples courbures, mais de fractures incomplètes. De ces fractures de l'avant-bras, il en rapproche d'autres de l'humérus, du fémur, de la jambe : en ces points, je n'en ai jamais vu. Malgaigne considère encore qu'il peut s'en produire par action directe, ce que je ne crois pas.

On peut observer à l'avant-bras, assez exceptionnellement d'ailleurs, des fractures complètes des deux os, avec déplacements semblables à celles de l'adulte. De même des fractures isolées du radius ou du cubitus (voy. p. 33 et 64). Je signale ces faits pour mémoire. Certaines *fractures indirectes des deux tiers inférieurs du cubitus* seraient assez spéciales à l'enfant et à l'adolescent : *par chute sur l'éminence hypothénar*, on aurait, au-dessous de 8 ans, un trait haut situé ; de 8 à 15 ans, une fracture supérieure en biseau postéro-interne, quelquefois accompagné d'un décollement radial inférieur incomplet et transversal ; de 15 à 20 ans, une fracture incomplète et transversale commençant par la face postérieure, chez l'adulte, un trait complet, transversal, au quart inférieur ; par *supination forcée*, fracture transversale, moyenne, un peu au-dessous du point d'appui fourni au cubitus à l'endroit où il croise le radius ; Poncet, *Lyon méd.*, 1883, t. 42, n° 8, p. 273 ; Brossaud, Th. doct., Lyon, 1883-84, n° 229. Pour les fractures du tiers supérieur avec luxation du radius, voyez p. 24.

Ces fractures incomplètes, souvent appelées *infractions*, ne s'observent pas exclusivement au niveau des os longs des membres. Certains enfoncements craniens relèvent du même mécanisme.

Si la lésion est abandonnée à elle-même, la difformité tend à se corriger. Mais ne vous fiez pas à un redressement spontané, toujours incomplet ; sous l'anesthésie au bromure d'éthyle — et même au besoin sans anesthésie — redressez brusque-

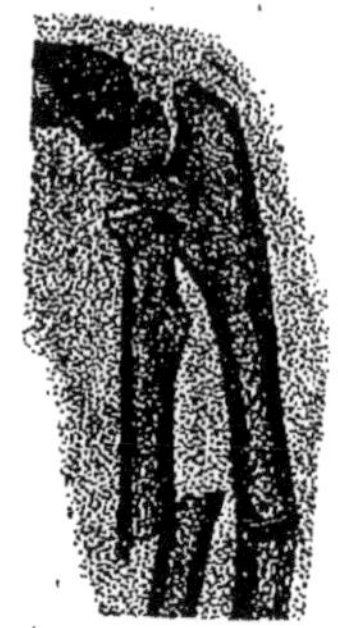

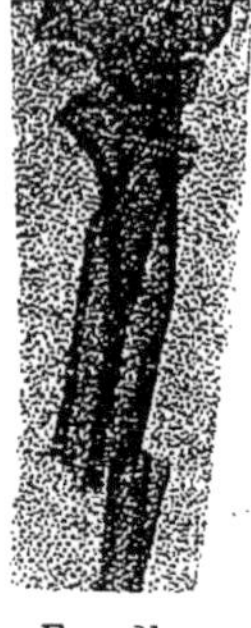

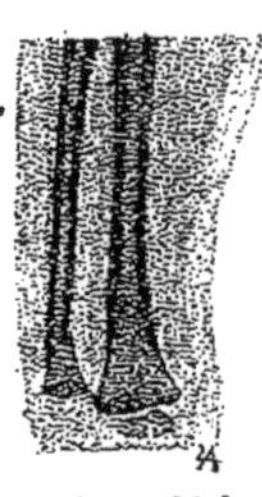

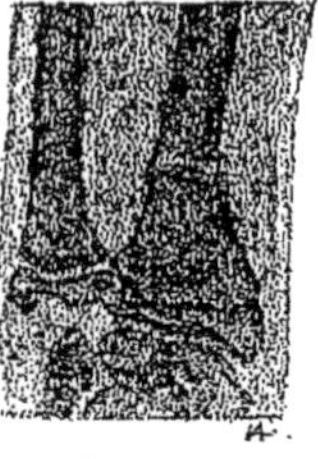

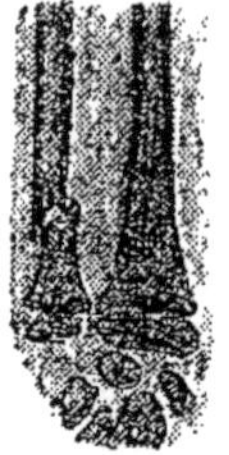

Fig. 20. Fig. 21. Fig. 22. Fig. 23. Fig. 24.

Fig. 20 et 21, fracture de l'avant-bras avec déplacement, face et profil ; Fig. 22, fracture en rave des deux os en bas ; Fig. 23, fracture isolée du radius en bas ; Fig. 24, fracture isolée du cubitus en bas.

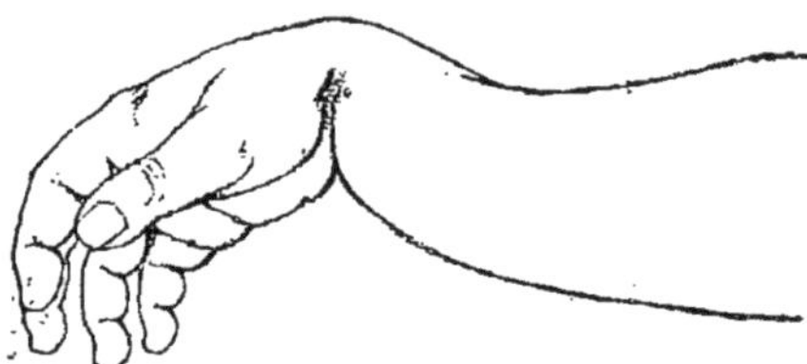

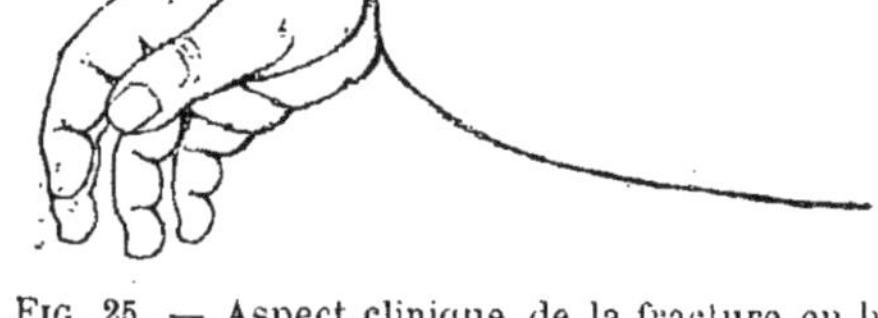

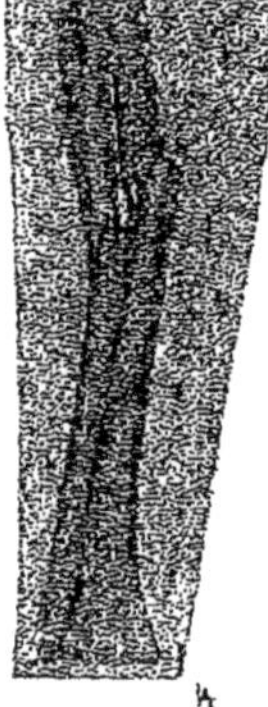

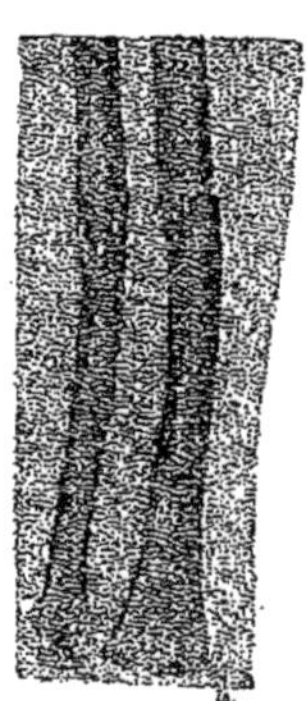

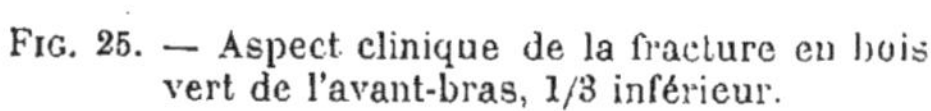

Fig. 25. — Aspect clinique de la fracture en bois vert de l'avant-bras, 1/3 inférieur.

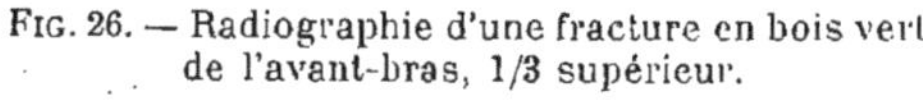

Fig. 26. — Radiographie d'une fracture en bois vert de l'avant-bras, 1/3 supérieur.

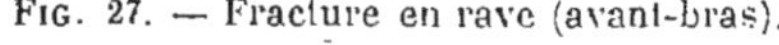

Fig. 27. — Fracture en rave (avant-bras).

ment en fracturant la lame conservée et, les fragments étant ainsi mis bout à bout, appliquez un appareil plâtré sur l'avant-bras en supination. Le mieux est, pour moi, de tailler une gouttière ouverte en dehors, maintenue pendant qu'elle sèche à l'aide de deux attelles posées exactement à plat sur les faces antérieure et postérieure de l'avant-bras en supination (1). Assez souvent la fracture siège vers la partie moyenne des os, de sorte qu'on peut laisser libres le poignet et le coude.

Je viens de signaler la conservation relative du périoste ; elle est plus grande encore dans les *fractures sous-périostées*, où l'os se casse, la gaine périostique restant intacte ou à peu près, tout comme se brise sous l'écorce épaisse et facile

(1) Quoi qu'en ait dit Panzacchi, *Arch. di ortop.*, 1903, p. 321, cette attitude en supination est bien supportée. On aura soin de ne pas trop serrer l'appareil et de retirer la bande mouillée sitôt le plâtre pris, car on a observé en cette région beaucoup plus qu'ailleurs des gangrènes par striction (19 cas sur 21, Nepveu) et des paralysies ischémiques (voy. p. 43).

à décoller un morceau de bois en sève. D'où des fractures avec *peu* ou *pas de déplacement* (fig. 22, 23, 24, 27, 29, 34, 35, 36).

Cette absence de déplacement est-elle une preuve absolue de l'intégrité parfaite du périoste ? On le conteste parfois, et de là une discussion sur la fréquence plus ou moins grande des fractures sous-périostées réellement dignes de ce nom. Discussion byzantine, car une petite éraillure au périoste n'a aucune importance et, au point de vue clinique, il est certain que très souvent la continuité de l'étui périostique est respectée. Elle semble l'être complètement et avec une fréquence toute particulière dans les fractures quasi-spontanées des os rachitiques (1), et les recherches radiographiques de Brun prouvent que, dans certains cas, l'analogie de ces *fractures méconnues* peut être grande avec les lésions du scorbut infantile (voy. p. 153).

Or, cette méconnaissance n'est pas spéciale aux fractures des rachitiques ; elle est fréquente pour diverses fractures sous-périostées sans déplacement, et celles-ci se présentent sous des aspects divers, dont certaines *fractures du tibia* vont nous offrir un premier type (fig. 28 à 36).

Si vous lisez dans vos livres classiques la description des fractures de la diaphyse tibiale, vous y trouvez une discussion sur l'existence de la vraie *fracture transversale* ou *en rave*, à trait rectiligne et parfaitement uni. En pratique, nous n'en sommes pas à quelques dentelures près, et le fait est que cette fracture en rave, douteuse peut-être chez l'adulte, doit être admise chez l'enfant. Presque toujours, cependant, la radiographie nous montre l'obliquité assez considérable d'un trait que le clinicien croyait transversal. Peu importe, car avec un trait semblable, lorsque le périoste est conservé, le déplacement sera nul et la symptomatologie habituelle des fractures va se trouver ici réduite à la portion congrue.

L'impotence du membre existe, mais elle n'est que relative : si le sujet ne peut appuyer le pied sur le sol, au moins peut-il, parfois, le soulever encore. Quelquefois, il n'y a point de mobilité anormale ; néanmoins, la plupart du temps, surtout par des mouvements antéro-postérieurs, vous provoquerez des secousses irrégulières de crépitation. Cela aussi peut faire défaut, mais alors vous aurez un signe précieux dans la douleur à la pression, douleur que vous éveillerez, exquise et constante, sur une ligne bien déterminée.

Quand vous constaterez ces signes chez un sujet qui a subi un trauma de la jambe, choc ou torsion du pied en dedans, vous serez en droit d'affirmer l'existence d'une fracture ; et une huitaine de jours plus tard vous trouverez sur la face interne, accessible, de l'os un petit bourrelet transversal, celui du cal, qui confirmera votre diagnostic. Donc, avec un examen clinique bien conduit, vous vous tromperez rarement si l'enfant vous est amené immédiatement après l'accident. Mais quelquefois, même dans ces conditions, vous pourrez être induits en erreur, et le diagnostic peut être délicat à établir d'avec l'ostéomyélite à ses divers degrés.

Le trauma initial ne nous est, en effet, pas toujours signalé avec netteté, et

(1) Voyez, par exemple, des autopsies de Coulon, *Traité clin. et prat. des fract. chez les enfants*, Paris, 1861, pp. 7 et 10.

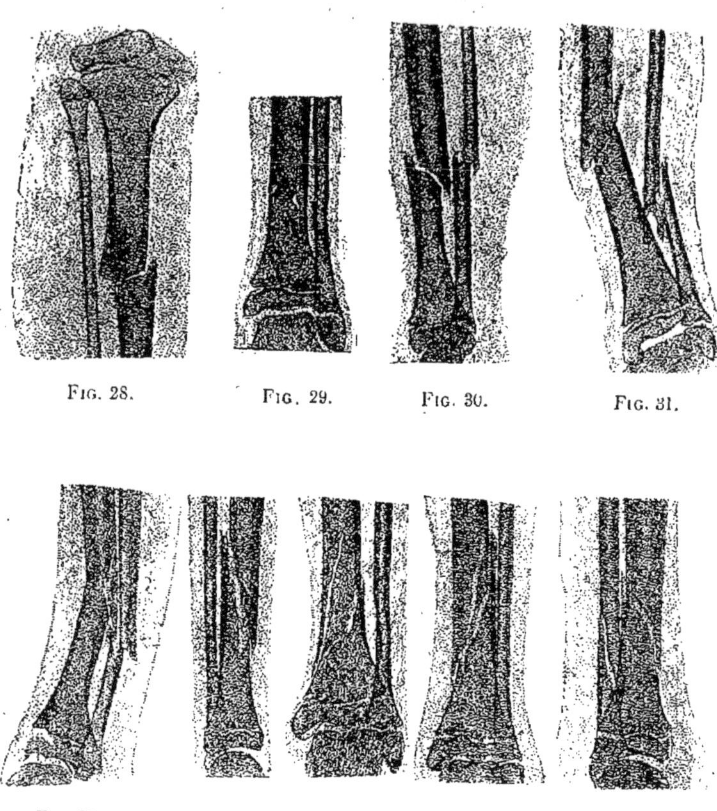

Fig. 28. Fig. 29. Fig. 30. Fig. 31.

Fig. 32. Fig. 33. Fig. 34. Fig. 35. Fig. 36.

Les figures 28 à 36 reproduisant celles qui illustrent les observations sur lesquelles mon élève Bridoux (1907-08) a établi sa thèse, montrent bien que le type habituel des fractures de jambe, même quand elles sont sans déplacement et qu'on les croit cliniquement en rave, est le même que celui de l'adulte : fracture spiroïde au-dessous de la partie moyenne. On voit, sans doute (fig. 28), une fracture à mi-hauteur du tibia seul, brisé transversalement et presque net, sauf une saillie interne en marche d'escalier ; le péroné est intact. La figure 29 représente une fracture sans déplacement, sûrement sous-périostée, à trait en A, c'est-à-dire à l'envers du trait habituel. Sur la figure 30, il y a fracture presque transversale, mais en marche d'escalier, des deux os. L'obliquité est médiocre, mais avec très forte déviation des fragments inférieurs en dehors (fig. 31), ou en dedans (fig. 32) dans les deux cas suivants. Enfin sur les figures 33 à 36 on peut étudier la fracture spiroïde classique, à pointe sur le fragment supérieur, avec péroné normal ou fracturé, avec tendance à la production d'un troisième fragment par éclatement de la pointe du fragment supérieur dans la torsion de la jambe (fig. 34, 35). Même quand le trait est très bas situé (fig. 34), il s'arrête au-dessus du cartilage conjugal, qui met obstacle à la pénétration dans l'articulation. Dans ces fractures, un déplacement notable est possible, jusqu'à la classique perforation de la peau. Mais la plupart du temps il ne s'en produit pas ; souvent même on ne trouve que difficilement mobilité anormale et crépitation, celle-ci étant toutefois d'ordinaire constatée en imprimant aux deux fragments des mouvements inverses dans le sens antéro-postérieur et non dans le sens latéral. Lorsque l'obliquité du trait est notable, on le diagnostique assez bien d'après la ligne de douleur à la pression sur la face interne du tibia. La guérison a lieu en un mois, comme pour les fractures transversales.

bien souvent on attribue à une contusion, à une chute imaginaire des ostéites en réalité spontanées. D'autre part, une ostéomyélite peut éclater à la suite d'une entorse juxta-épiphysaire. Enfin parfois l'enfant, pour cacher une espièglerie, d'autres fois aussi des parents brutaux, pour éviter la police correctionnelle, dissimuleront avec persistance un trauma.

Je me souviens qu'un jour un de mes collègues, fort instruit mais peu coutumier de chirurgie infantile, a conseillé de m'apporter à l'hôpital Trousseau, comme atteinte d'ostéomyélite, une fillette chez laquelle j'ai tout de suite diagnostiqué une fracture du tiers inférieur du tibia. Mais supposez une de ces fractures à symptomatologie locale fruste et accompagnée d'un gonflement et d'une fièvre notables : l'erreur ne serait-elle pas excusable si la douleur était juxta-épiphysaire ?

Beaucoup de fractures, en effet, et à tous les âges, provoquent chez le blessé une réaction fébrile. Cette fièvre est en général légère, si bien qu'elle est d'ordinaire méconnue ; et c'est la règle à peu près sans exception chez l'adulte. Mais chez l'enfant les hyperthermies dépassant 38°, 38°,5 ne sont pas rares ; et j'ai vu plusieurs fractures fermées où la température a monté entre 39° et 40°. J'ai souvenir, en particulier, d'une fracture de l'extrémité inférieure du fémur avec hémarthrose du genou — celle-là ne m'a pas embarrassé un instant — et de deux fractures, l'une de l'extrémité supérieure du fémur, l'autre du coude, où j'ai été sur le point d'inciser (1).

Pourquoi donc n'ai-je pas opéré ? Parce que dans ces conditions l'atteinte de l'état général ne va pas de pair avec l'élévation thermique ; la langue n'est pas saburrale, l'œil n'est pas égaré, la respiration est normale ; rien en somme ne révèle, hormis le thermomètre, un état fébrile que souvent on ne songe même pas à rechercher. L'ostéomyélite ne nous accoutume malheureusement pas à semblable bénignité. Mis en garde par ce fait anormal, j'ai pu me rendre compte que les réponses relatives à la question du trauma — les deux fois il s'agissait d'enfants en bas âge — manquaient de franchise, de netteté ; et j'ai différé une intervention qui certainement n'était pas urgente. Bien m'en a pris, puisque le lendemain j'ai pu, sous le chloroforme (2), provoquer la crépitation caractéristique.

En raison de l'impotence du membre, une fracture sous-périostée et transversale de la jambe, du fémur, de l'humérus sera toujours soumise au médecin de bonne heure, à la période aiguë pour ainsi dire ; chez l'enfant qui marche seul, tout au moins, car pour le nourrisson porté sur les bras la question change, comme vous allez le voir tout à l'heure.

Mais que la fracture intéresse un os dont le rôle de levier est peu important, et la période aiguë passera la plupart du temps inaperçue ; c'est ce qui a souvent

(1) A. Broca, *Mercredi méd.*, Paris, 1895, p. 49 ; *Gaz. hebd.*, 1895, p. 110 ; *Leçons cliniques*, t. I. p. 41. C'est une fièvre aseptique probablement due à la résorption du sang.

(2) On dit parfois que chez l'enfant il faut recourir à l'anesthésie pour établir un diagnostic précis, pour trouver mobilité ou crépitation. C'est très exagéré. Un enfant bien examiné, avec douceur, est en général sage et répond bien aux questions ; et les manœuvres brutales pour chercher la crépitation sont presque toujours inutiles. Mieux vaut lever les doutes par la radiographie, elle aussi presque toujours possible sans anesthésie.

lieu pour la *clavicule* (1). En pareille occurrence, vous êtes consultés du huitième au quinzième jour, pour une « grosseur qui pousse » (2) sur l'os de l'enfant, et vous constatez au milieu de la clavicule une bosse à peu près régulièrement sphérique, grosse comme une noisette, un peu douloureuse à la pression. Trop souvent on déclare alors qu'il s'agit d'une exostose, et on va même jusqu'à soumettre l'enfant au traitement antisyphilitique.

Or, cette bosse siégeant au milieu de la clavicule est toujours, chez l'enfant, le résultat d'une fracture sous-périostée ou d'une infraction : à l'aide de deux ou trois questions bien posées vous apprendrez que l'enfant est tombé sur l'épaule une dizaine de jours auparavant, que durant quelques heures il a refusé de se servir de son bras, que pendant quelques jours il a été maladroit, qu'en particulier il criait quand on lui passait la manche de ses habits (3).

Ce que je viens de vous dire de la clavicule, levier peu utile chez l'enfant, s'applique encore mieux aux *os des membres chez le nourrisson*. Les membres supérieurs étant hors des vêtements, la mère s'aperçoit vite quand ils cessent de remuer normalement, et cela nous rappelle l'histoire des pseudo-paralysies syphilitiques. Mais les membres inférieurs sont enfouis sous les langes et les maillots, et dès lors une mère, même assez attentive, peut méconnaître leur impotence fonctionnelle. Elle s'aperçoit que le bébé crie pendant qu'on fait sa toilette, pendant qu'on l'emmaillote. Cela suffit pour attirer l'attention après un trauma bien connu, une chute évidente, par exemple. Mais lorsque ce commémoratif fait défaut, la mère ne s'inquiète que lorsqu'elle voit grossir un os, le fémur d'ordinaire.

On vous présente alors un enfant qui offre au niveau du fémur un gonflement fusiforme ou demi-fusiforme, douloureux à la pression, quelquefois très volumineux. Il en est de même chez certains rachitiques plus âgés, et j'ai souvenir d'un enfant chez lequel cette lésion occupait l'humérus. Vous pourrez croire à un

(1) Quoi qu'en dise Hamilton, je crois que ces fractures de la clavicule sont plus souvent sous-périostées, engrenées, qu'en bois vert, c'est-à-dire incomplètes, avec conservation d'une lame sur le côté concave ; la confusion, sur laquelle Malgaigne déjà attirait l'attention, est assez souvent faite. La fracture en bois vert n'est d'ailleurs pas rare ; on trouvera dans Malgaigne deux cas (un de lui, un de Pelletan), où on a observé la réduction par pression sur la saillie antérieure et en sentant avec évidence un craquement par fracture de la partie conservée. J'en donne ici une radiographie.

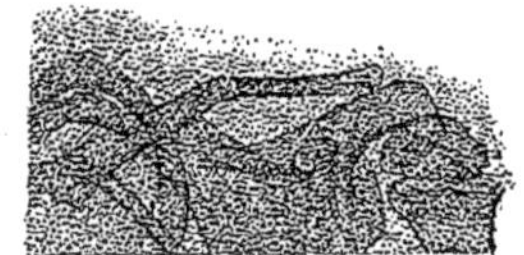
FIG. 37. — Fracture en bois vert de la clavicule ; fille, 5 ans.

La fracture de la clavicule appartient pour environ la moitié de ses cas à l'enfance, et, d'après Packard, elle constituerait 30 p. 100 des fractures de l'enfant, ce que je crois exagéré. Elle est consécutive presque toujours à une chute sur le moignon de l'épaule et siège à la partie moyenne, exceptionnellement vers l'acromion ; je ne l'ai jamais vue à l'extrémité interne. Pauli l'a observée bilatérale chez une fille de 5 ans. La fracture obstétricale n'est pas très rare. Devergie aurait trouvé une fracture en voie de consolidation chez un nouveau-né dont la mère avait reçu un coup sur le ventre à 6 mois de grossesse. Deux fois, j'ai constaté des déplacements semblables à ceux de l'adulte et suffisants pour que j'aie cru bon de suturer. Ollier a noté un cas de compression nerveuse, temporaire, par cal exubérant, mais ces compressions vasculo-nerveuses sont exceptionnelles. Je n'en ai jamais vu.

(2) Malgaigne nous apprend que déjà Monteggia a signalé ce fait.

(3) A cette période initiale, le diagnostic saute aux yeux pourvu qu'on songe à explorer la face antéro-supérieure de la clavicule où l'on voit, le creux sus-claviculaire étant un peu gonflé, une saillie douloureuse à la pression.

ostéosarcome, à une ostéomyélite chronique d'emblée, à de la syphilis osseuse. Je vous conseille d'écarter l'hypothèse d'ostéosarcome, affection tellement rare à cet âge que vous ne devez y songer qu'en désespoir de cause. Mais pour les deux autres diagnostics, l'erreur est facile si l'on ne parvient pas à établir avec précision le commémoratif traumatique. Cependant, en cas de fracture, il est bien rare qu'avec l'épaississement sous-périosté (qui n'a guère de valeur), on ne voie pas à la radiographie (fig. 38) une déviation angulaire de la diaphyse. Si cela aussi est en défaut, vous instituerez le traitement antisyphilitique, et, tout en appréciant ses effets, vous aurez soin de prendre matin et soir la température rectale du petit malade, pour ne pas méconnaître de petites ascensions vespérales, révélatrices de l'ostéomyélite. Et si vous voyez le gonflement augmenter encore, le membre étant immobilisé, ne tardez pas trop à trépaner l'os, dans lequel vous trouverez du pus.

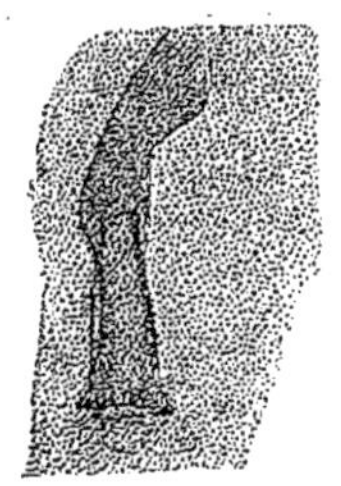

Fig. 38. — Fracture méconnue et consolidée (fémur), chez un rachitique de 16 mois.

Je n'ai pas vu de cas où la tuberculose osseuse diaphysaire simulât une fracture, ou inversement.

C'est surtout de ces considérations anatomiques et diagnostiques que les fractures des enfants tirent leur intérêt. Car le *pronostic* est particulièrement bénin et le *traitement* presque toujours très aisé.

De l'intensité de l'ostéogénèse à cet âge résulte la *rapidité de la consolidation :* En quinze jours une fracture de l'avant-bras est guérie; de même une fracture de jambe en vingt à vingt-cinq jours. Et dès que l'appareil est enlevé, la fonction ne tarde pas à redevenir parfaite : atrophie musculaire, raideur des jointures voisines, thrombose et embolie, troubles trophiques divers, autant de phénomènes à peu près inconnus chez les enfants.

Les fractures du fémur nous montrent avec une netteté parfaite cette bénignité des suites de l'accident. Elles sont chez l'enfant d'une fréquence considérable (1), et tandis que chez l'adulte elles nécessitent deux mois d'immobilisation et souvent plus encore de soins consécutifs, elles sont ici solides en un mois, et quelques jours de convalescence suffisent. Les muscles reprennent très vite leur vigueur, et surtout le genou, dans lequel l'épanchement est la règle aussi bien que chez l'adulte, redevient facilement souple. La plupart du temps on n'a même pas à s'en occuper; quand par hasard on le voit rester raide, il suffit de le mobiliser en une séance, par une flexion brusque et totale.

La même bénignité se remarque pour les *fractures compliquées*, dont on observe quelques exemples un peu sur tous les os, avec grande prédilection pour la jambe (2). Même à l'époque où sévissait la septicémie, où l'on pansait ces plaies avec des cataplasmes et du cérat, où une fracture compliquée faisait courir à l'adulte des chances de mort considérables, on voyait dans la plupart des cas les

(1) C'est la fracture ordinaire, à la partie moyenne, avec déplacement angulaire, convexe en avant et en dehors, avec relativement peu de chevauchement.

(2) Il s'agit alors (en dehors des écrasements) de la classique fracture en V, assez fréquente chez l'enfant. Le cartilage conjugal inférieur arrête le trait de fracture irradié, en sorte qu'il n'y a pas à cet âge de participation articulaire. (Voy. les fig. de la p. 35.)

accidents rester locaux chez l'enfant, se borner à une ostéite plus ou moins intense et aboutir à la guérison après élimination de quelques séquestres (1). A l'heure actuelle il n'est même plus question de tout cela, pas plus que chez l'adulte d'ailleurs, pourvu que l'on intervienne à temps, qu'immédiatement on débride le foyer en le désinfectant, qu'on réduise les fragments ; et sous un pansement sec, avec un appareil plâtré, la guérison a lieu exactement comme pour une fracture simple.

Si vous êtes appelés alors que déjà la fracture suppure, n'hésitez pas à drainer largement, et cette ostéomyélite, toujours fort traînante sans doute, ne présentera souvent pas la même durée et les mêmes rechutes que l'ostéomyélite spontanée.

Les fractures, qu'elles soient simples ou compliquées, ne donnent *presque jamais de pseudarthrose* chez l'enfant. De relevés faits par D'Arcy Power (2) il résulte que ces pseudarthroses, rares en France, seraient plus fréquentes en Angeterre; mais cet auteur est le premier à conclure que cela tient à la défectuosité des appareils. En réalité, on n'observe de retards de consolidation que pour les fractures en pleine évolution du rachitisme (3), et encore ne résistent-elles que chez les cachectiques à quelques semaines de traitement médical.

La conclusion pratique est que le traitement chirurgical doit être bien dirigé. Or, c'est presque toujours très facile, si l'on met à part les fractures du coude.

La plupart du temps, il n'y a pas de réduction à faire, et quand elle est nécessaire, comme pour la fracture en bois vert de l'avant-bras, elle s'effectue très aisément et se maintient avec grande facilité.

Aux fractures de la clavicule il suffit d'opposer une simple écharpe; en dix à douze jours le membre reprend sa liberté, et au bout de quelques mois la saillie du cal devient insignifiante. Humérus, avant-bras, jambes seront immobilisés pendant quinze jours à un mois, dans un appareil plâtré.

Quant aux fractures de cuisse, elles exigent l'extension continue (4) : même chez l'enfant, en effet, elles tendent à se consolider en crosse, avec un raccourcissement notable, et j'ai vu quelques sujets chez lesquels j'ai dû pratiquer ensuite

(1) Cette bénignité est notée par Coulon, par de Saint-Germain. Voyez un travail de MANLEY, *Med. Rec.*, New-York, 16 juillet 1892, t. II, p. 67.

(2) D'ARCY POWER (*Proc. of roy. med. a. surg. Soc.*, London, 1891-92, p. 34) donne des faits relatifs à l'avant-bras (1), la clavicule (6), l'humérus (9), le fémur (12), la jambe (44). CHARET dit CHALET (Th. de doct., Lyon, 1899-1900, n° 167) a réuni 35 observations. Il conclut que la cause est habituellement une ostéite ou une malformation congénitale, et je crois à cette dernière cause pour deux cas (où je n'ai pas soigné l'enfant au début), que j'ai observés. Un cas traumatique est publié par FRÖLICH, *Rev. méd. de l'Est*, 1908, p. 376.

(3) J. COURTIN (*Gaz. hebd. des sc. méd.*, Bordeaux, 17 septembre 1905, p. 445) a observé que chez des sujets relativement âgés (11 ans, 20 ans), dont les fractures se consolidaient lentement et qui avaient été rachitiques dans l'enfance, la médication thyroïdienne est efficace contre les retards de consolidation, tandis qu'elle est inefficace chez les non-rachitiques (Cf. la thèse de doct. de son élève LEVEL, Bordeaux, 1904-1905, n° 105; voy. aussi GAUTHIER (de Charolles), *Lyon méd.*, 1897, t. 85, p. 296 et 359; SER, Th. de doct., Lyon, 1899-1900, n° 71; CHAPPELIER, Th. de doct., Lyon, 1900-1901, n° 83). On connaît les expériences de Hofmeister, de Hanau et Steinlen sur les altérations analogues au rachitisme et sur les retards de consolidation des fractures chez les animaux éthyroïdés.

(4) LEGUEU a présenté à la *Société de chirurgie* (1904, p. 118) quelques cas traités par des appareils de marche; c'est une pratique à laquelle je ne vois aucun avantage chez l'enfant.

l'ostéotomie du fémur. Ceux-là avaient été mal soignés, avec des appareils à attelles, et dans ma pratique personnelle je n'ai jamais rien observé de semblable (1).

A cette extension suffit le simple appareil ancien, en bandes de diachylon, maintenant le membre dans la rectitude. Chez l'enfant, j'ai obtenu de la sorte d'excellents résultats, des guérisons avec des raccourcissements nuls ou insignifiants; et si, pour l'adulte, je suis partisan déclaré de l'appareil de Hennequin, je crois que chez l'enfant on peut s'en passer sans inconvénient; mais, dans mon service, je m'en sers.

Chez les nourrissons, on dit parfois que l'extension continue dans le lit est inapplicable, et, il y a quelques années, je le croyais aussi. J'ai appris depuis que c'est erroné. C'est seulement chez les nouveau-nés qu'on sera réduit à se servir d'attelles de bois, fixées par des tours de bandes protégées du mieux que l'on peut contre l'urine et les matières fécales par du taffetas chiffon ou de la gutta-percha laminée. Les consolidations plus ou moins vicieuses sont difficiles à éviter dans ces conditions s'il y a déplacement, ce qui est rare, il est vrai.

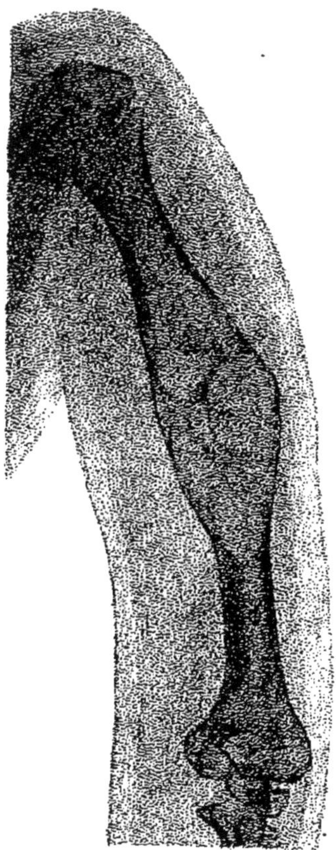

Fig. 39. — Cal soufflé.

Heureusement, elles n'ont pas tendance à se produire pour les fractures de jambe, rares d'ailleurs dans le premier âge; car ici encore, et pour le même motif, les appareils seront forcément imparfaits : une feuille de gutta-percha ramollie dans l'eau chaude et moulée sur le membre est ce qu'il y a de mieux.

Au membre supérieur, vous n'avez plus à compter avec ces souillures naturelles. Mais le plâtre ne pourra pas être employé, parce qu'il ulcère vite la peau des enfants. Aussi pour les fractures de l'humérus, et en particulier pour les fractures obstétricales, je vous conseille de faire un petit appareil léger et efficace en moulant autour du bras, avec une bande de flanelle, une feuille de carton un peu mince, ramollie dans l'eau chaude.

Fractures itératives ; gros cals. — Le cal se fait vite, en sorte que l'on a parfois tendance à rendre la liberté à l'enfant sitôt la consolidation obtenue. Or il en abuse volontiers et comme d'autre part il semble que ces cals vite constitués restent quelque temps assez fragiles, ces deux motifs font que les *fractures itératives* ne sont pas rares; aux enfants appartiennent (pour les cals récents) un tiers des cas relevés par Gurlt. Le lieu de prédilection pour cet accident est l'avant-bras.

(1) Ces cals vicieux sont traités avec succès par l'ostéotomie suivie d'extension continue (A. Broca, *Tribune méd.*, 1907, p. 197). Je crois inutile le procédé un peu compliqué de Vincent (de Lyon) : ostéotomie en escalier et suture osseuse après extension extemporanée par la vis de Lorenz (Ponte, Th. de doct., Lyon, 1900-1901, n° 164).

J'ai observé un garçon qui, par indocilité, s'est fracturé trois fois l'extrémité supérieure de l'humérus en deux ans. De là est résulté un cal volumineux, avec atrophie musculaire et impotence notable du membre. Ce cal, très près de l'épiphyse au début (sans que je puisse préciser, puisque c'est antérieur à la radiographie), a migré vers la diaphyse sous l'influence de l'accroissement en longueur qui n'a pas été troublé, et il donne à la radiographie un aspect tout à fait néoplasique (1). J'ai publié ce fait à la *Société de chirurgie* (1900, p. 377), à propos d'un malade que Delbet croyait atteint d'ostéosarcome et dont l'aspect radiographique (comme l'histoire clinique) était identique (*Ibid.*, p. 371). Pour E. KUMMER (*Rev. de chir.*, décembre 1906, t. XXXIV, p. 806), les kystes simples des os sont souvent un degré extrême de ces cals soufflés, à résorption centrale exagérée.

A propos de la consolidation dans le jeune âge, je rappellerai qu'en 1854 Baïzeau, ayant produit chez de jeunes lapins des fractures avec chevauchement, a pu observer qu'une suractivité des cartilages conjugaux compense le raccourcissement. Mais je pense, avec Ollier, que si c'est réel, c'est insuffisant pour corriger un raccourcissement de quelque importance. Des faits cliniques sont dus à Herpin (de Genève), à Baizeau, à WEINLECHNER et SCHOTT (*Jahrb. f. Kinderh.*, 1869, p. 271). Plus récemment, FR. KÖNIG (*Arch. f. kl. Chir.*, 1908, t. 83, p. 187) a étudié l'adaptation des enfants aux cals difformes.

Paralysie radiale (Cf. VENNAT, th. de doct., Lyon, 1900-1901, n° 51). — On peut observer chez l'enfant, aussi bien que chez l'adulte, des paralysies radiales immédiates (rupture de nerf) ou secondaires (compression par le cal) par fracture de l'humérus à hauteur de la gouttière de torsion : je n'en ai observé qu'un cas, où la paralysie, secondaire, a peu à peu guéri spontanément. Quelquefois on doit aller libérer le nerf. COURTIN (*Gaz. hebd. sc. méd.*, Bordeaux, 5 mai 1901, p. 208) a opéré de la sorte un mois après l'accident et guéri en 2 mois un enfant de 20 mois.

Cette complication est même possible par la fracture obstétricale de la diaphyse (VINCENT, *Soc. chir.*, Lyon, 6 janvier 1898, t. I, p. 41) et ici aussi on a pu être conduit à opérer (GANGOLPHE, *ibid.*, 7 décembre 1897, t. I, p. 27). — VOGT (*Deut. Zeit. f. Chir.*, 1873, t. VII, p. 144) a vu cette paralysie accompagner la fracture du col chirurgical. Je signalerai ici pour mémoire un cas présenté par SPITZY à la *Soc. all. d'orthop.* (Compte rendu *Rev. d'orthop.*, 1906, p. 464) comme une paralysie radiculaire (5e, 6e et 7e paires) consécutive à une fracture obstétricale de la tête humérale : cette origine de la paralysie radiculaire (de même que la luxation invoquée comme cause fréquente par Duchenne) est plus que douteuse. J'étudierai à part les complications nerveuses des fractures de l'extrémité inférieure de l'humérus (Voy. p. 93).

Fractures intra-utérines et obstétricales. — J'ai signalé ces faits dans l'étude clinique précédente et d'autre part je parlerai plus loin des décollements épiphysaires; il est cependant utile d'ajouter ici quelques mots.

On peut observer des *fractures intra-utérines* dues à une violence dans le ventre de la mère et *peut-être* aux contractions utérines, ces derniers faits étant, il est vrai, parfois confondus avec des fractures pathologiques. Sur 24 fractures intra-utérines consécutives à un traumatisme extérieur, Rembold a trouvé : 9 fractures de jambe, 2 de cuisse, 3 de l'avant-bras, 2 du bras, 4 de la clavicule, 4 du crâne. En général, ces fractures se consolident spontanément *in utero*, mais en position souvent vicieuse.

Les *fractures obstétricales* sont moins rares. Je mettrai à part celles du crâne (céphalématomes, fractures proprement dites) dont l'étude vient mieux avec celle de la région correspondante et je m'en tiens ici à une mention sur les *fractures de membres et de la clavicule*. Voici, d'abord, la statistique établie par Fœrsterling, d'après les accouchements faits en 10 ans (1887-1897) à la clinique de Fehling.

(1) Sur ces *cals soufflés*, voyez TRUCY, Thèse de doct., Lyon, 1905-1906, n° 86. On trouvera aussi dans cette thèse des documents sur les *tumeurs du cal*.

I) *Accouchements faits à la Clinique.*

1° *Accouchements par le siège*, 182 . . { 36 spontanés, sans un seul cas de fracture; 146 ayant nécessité des manœuvres obstétricales, avec 11 cas de fractures, savoir :
- 5 fractures de l'humérus ;
- 1 décollement épiphysaire de l'extrémité humérale supérieure ;
- 2 fractures de la clavicule;
- 2 fractures du crâne ;
- 1 fracture de la mâchoire.

2° *Accouchements par la tête* 3.800 . . { 3.683 spontanés : 7 céphalématomes, 8 aplatissements (impression) ; 117 forceps : sans une seule lésion crânienne.

II) *Accouchements du service de la Policlinique.*

1° *Accouchements par le siège* 989 . . . { 26 spontanés avec 1 seul cas de fracture (fracture de la mâchoire chez un fœtus de 8 mois macéré). 963 ayant nécessité des manœuvres obstétricales avec 65 cas de fractures, savoir :
- 28 fractures de l'humérus ;
- 2 décollements épiphysaires de l'extrémité supérieure de l'humérus ;
- 19 fractures de la clavicule ;
- 5 fractures du fémur ;
- 2 décollements épiphysaires de la tête fémorale ;
- 1 infraction du tibia ;
- 1 fracture malléolaire ;
- 1 fracture du crâne (pariétal) ;
- Plus 5 aplatissements du crâne (impression) ;
- 6 arrachements du rachis.

2° *Accouchements par la tête* 5.182 . . { 4.556 spontanés : 1 fracture du crâne (fissuraire), 5 aplatissements (impression); 626 forceps avec 5 fractures du crâne, 5 céphalématomes et 6 aplatissements (impression).

Si nous prenons dans ces chiffres ce qui concerne les membres, nous remarquerons la rareté des décollements épiphysaires : je reviendrai sur ce point. Nous remarquerons encore la rareté des fractures de l'accouchement spontané : elles sont possibles cependant, lorsqu'il y a angustie pelvienne ou position vicieuse du fœtus. Presque toutes les fractures obstétricales sont la conséquence des accouchements par le siège avec ou sans version. Pour les faits précis concernant le mécanisme, je renvoie aux traités d'accouchements.

De ces faits, je rapprocherai ceux où l'on a décrit des *luxations* obstétricales. Pour l'épaule, malgré l'opinion de Duchenne (de Boulogne) qui attribuait à sa luxation les paralysies radiculaires, les faits sont douteux. D'après Ricdinger, Narath a publié deux cas de luxation de la hanche. Nous verrons que certains auteurs ont cherché, mais à tort, à interpréter ainsi la luxation congénitale de la hanche.

On trouvera des renseignements sur les diverses lésions traumatiques obstétricales dans les travaux suivants : PAJOT, th. agrég., Paris, 1853; AUJAY DE LA DURE, th. de doct., Paris, 1888-89, n° 340 ; POTTIER, *id.*, 1906-7, n° 41; FŒRSTERLING, diss. inaug., Halle, 1898 ; KÜSTNER, *Handb. der Geburtshilfe*, de Muller, 1889, t. III et *Enzyklop. der Geburtsh. u. Gynäk.*, de Sänger et de V. Herff (1900) ; BIMBAUM, *Samml. klin. Vortr.*, 1906, sér. XV, fasc. 9, n° 429. Sur certaines fractures en particulier, voyez KUMMEL, *Berl. kl. Woch.*, 1882, n° 4, p. 52; DOLLINGER, *Deut. Zeit. f. Chir.*, 1902, t. LXV, fasc. 5-6, p. 570 ; P. BOSSI, *Arch. di. ortop.*, t. XIX, p. 436 (fémur) : DELBECQUE, th. de doct., Paris, 1902-1903, n° 478 (clavicule); REMBOLD, diss. inaug. Stuttgart, 1887 (crâne). Les fractures du crâne au cours de l'accouchement spontané ont donné lieu à de nombreuses discussions médico-légales au sujet de l'infanticide.

Paralysie ischémique. — Des accidents fort curieux, signalés dès 1872 par VOLKMANN (*Handb. von* PITHA *und* BILLROTH, maladies de l'appareil locomoteur, t. II, p. 846; puis *Centr. f. Chir.*, Leipzig, 24 décembre 1881, p. 801), peuvent résulter, surtout chez l'enfant (d'après les observations de Schram, 27 cas au-dessous de 21 ans, dont 23 au-dessous de 16 ans), de l'application d'un appareil trop serré pour fracture de l'avant-bras ou, plus rarement, du coude. Le membre devient œdémateux, cyanosé et presque aussitôt s'y installe au-dessous du point serré une rétraction avec main en griffe, l'extension ne pouvant porter simultanément sur le poignet et sur les doigts; il peut se produire en même temps des eschares, des phlyctènes. La cause des accidents est la striction, non la fracture, car on peut les observer, quoique rarement, après des appareillages pour autres causes (1). Cette *paralysie ischémique* avec contracture est suivie de rétraction et d'atrophie et son pronostic est très défectueux; même on l'a crue à peu près incurable. Cependant, depuis quelques années, on a obtenu des succès par le massage et la mécanothérapie, aidés au besoin par des opérations chirurgicales, où certains chirurgiens ont cherché, soit à raccourcir par résection le squelette de l'avant-bras (HENLE, *Zeit. f. orth. Chir.*, 1903, t. XI, p. 147), soit à allonger les muscles par ténoplastie.

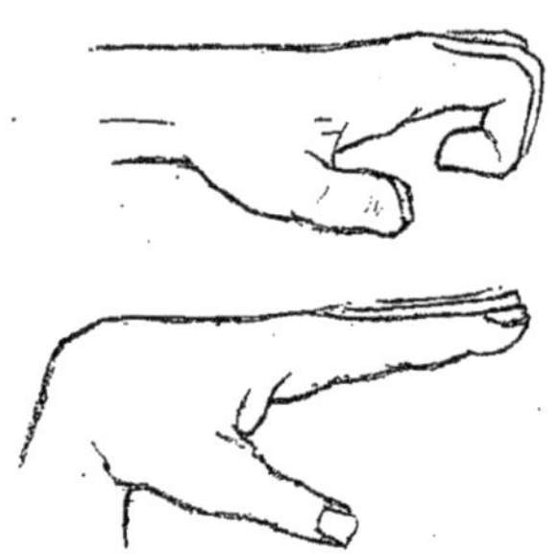

FIG. 40 et 41. — Contracture ischémique de Volkmann. — L'extension du poignet impose la flexion des doigts, dont l'extension impose la flexion du poignet.

Ces troubles doivent être différenciés des paralysies par lésions nerveuses, qui s'en distinguent par leur lenteur plus grande d'installation, par la coexistence de troubles de sensibilité et par la réaction de dégénérescence des muscles à l'exploration électrique. J'ai observé de ces accidents nerveux après les fractures de l'humérus en bas (voy. p. 93), mais je n'ai jamais vu la contracture ischémique. Pour la bibliographie, voyez *Cheinisse, Sem. méd.*, Paris, 14 novembre 1906, p. 541 ; HILDEBRAND, *Samml. klin. Vortr.*, N. F. n° 437, Leipzig, 1906 ; M. DENUCÉ, *Rev. d'orthop.*, janvier et mars 1909, p. 1 et 97; VIVICORSI, th. de Paris, 1908-9, n° 176.

(1) D'après E.-W. HEY GROVES (*Lancet*, London, 16 mars 1907, t. I, p. 611), les arthropathies hémophiliques peuvent aboutir au même résultat ; mais il me semble que, dans ses observations, il s'agit surtout d'atrophie musculaire ; je ne suis pas convaincu que l'hémophilie soit une prédisposition. — Les travaux lyonnais, faits en particulier sous l'inspiration de Nové-Josserand, sont consacrés aux « rétractions isolées des muscles fléchisseurs des doigts ». — MOUCHET (*Soc. de Péd.*, Paris, 1909, p. 89) a publié un cas intéressant de brièveté peut-être congénitale des fléchisseurs des doigts médius et annulaire. Il est vrai que la difformité n'a été reconnue que 4 mois après une chute (à 4 ans), mais l'enfant n'a jamais cessé de se servir de son bras, et il n'y a eu aucun appareil.

IV. — DÉCOLLEMENTS ÉPIPHYSAIRES (1)

§ 1. — Étude générale.

Lorsqu'on étudie les solutions de continuité chez les sujets dont les cartilages de conjugaison ne sont pas encore ossifiés, on constate que souvent, sur tout ou partie de leur trajet, les traits des fractures juxta-articulaires empruntent cette ligne conjugale. L'aspect à l'œil nu ne laisse pas place au doute : la surface diaphysaire est à mamelons, les uns lisses et blancs, d'aspect cartilagineux, les autres roses et rugueux ; la surface épiphysaire, en cupule régulière, est sans doute souvent hérissée, en plus ou moins grande partie, de trabécules osseux qui la rendent rouge à l'œil et au toucher râpeuse comme une langue de chat, mais il est fréquent aussi que, sur une étendue variable, on trouve à nu du cartilage lisse.

Cette fracture est-elle un *vrai* « décollement » épiphysaire ? D'abord, il est certain que mieux vaudrait parler de *décollement diaphysaire*, puisque l'épiphyse reste intacte : mais le mot est usuel et on s'entend sur ce qu'il veut dire. En outre, sur le siège exact de la fracture on a beaucoup discuté et on discute encore.

Deux ordres de faits sont à distinguer :

1° Toute la surface de diérèse passe par la ligne conjugale (décollement pur) ;

2° Une partie seulement est conjugale, sur l'autre partie restant fixé un fragment osseux plus ou moins volumineux, appartenant à la diaphyse (décollement avec fracture). Cette forme est plus fréquente sur les sujets plus âgés.

Mais dans un cas comme dans l'autre, il faut déterminer *dans quelle couche de la zone conjugale se fait la division :* cartilage vrai, sérié, calcifié ou trabécules de vrai os spongieux (voy. p. 136).

Dès 1860, Foucher a soutenu que 3 cas sont possibles :

1° La *divulsion épiphysaire*, en plein cartilage sérié, avec deux surfaces onctueuses au toucher ; s'observe surtout dans la 1re année ;

2° La *fracture épiphysaire*, dans la couche de cartilage calcifié, avec deux surfaces finement grenues ; s'observe surtout de 1 à 5 ans ;

3° La *fracture pré épiphysaire*, de règle après 5 ans, où le trait passe contre le cartilage mais dans le tissu spongieux jeune de la diaphyse (1) ;

Depuis, on a cherché à préciser encore davantage, et des travaux histologiques récents sont dus en particulier à des élèves d'Ollier, Bret et Curtillet, Nové-Josserand, plus près de nous à Cornil et Coudray. D'après Bret et Curtillet, même quand à l'œil nu on se croit en plein cartilage, au microscope on se trouve en couche spongoïde, c'est-à-dire, au vrai, dans de l'os encore imparfait, d'autant plus vers la diaphyse que le sujet est plus âgé, en sorte qu'histologiquement c'est une vraie fracture juxta-conjugale de la diaphyse. Cornil et Coudray, sans doute, ont provoqué expérimentalement des divisions intra-cartilagineuses vérifiées au

(1) Outre quelques rares articles spéciaux cités au cours de cette description, on trouvera une bibliographie complète des décollements épiphysaires en général et en particulier dans quelques travaux récents : POLAND, *Traumatic Separation of the epiphyses*, London, 1898 (énorme monographie de 925 p. et 337 fig.) ; JOÜON, *Revue d'orthop.*, 1902, pp. 217, 291, 379, 495 ; KIRMISSON, *Rapport au Congrès français de chirurgie*, Paris, 1904, t. XVII, p. 572 et discussion.

microscope. Mais c'est une forme rare, comme déjà le soutenait P. Broca (1851) et on peut accorder à Curtillet que sa proposition est presque toujours scientifiquement exacte. C'est, toutefois, une discussion sans portée pratique et il faut conserver un nom spécial pour une lésion à tous égards très spéciale (1).

Malgaigne, sans doute, nous disait, autrefois : « Je range parmi les fractures cette sorte de lésion, que quelques modernes ont voulu distinguer parce qu'elle reconnaît les mêmes causes, présente les mêmes symptômes, réclame le même traitement, et enfin que la disjonction n'est pas toujours si exacte qu'elle ne se joigne à une fracture proprement dite. » Son opinion fut pendant quelque 30 ans acceptée de presque tous. Or elle est reconnue erronée en pratique (2).

Car, quelles que soient les conclusions des histologistes, il n'en reste pas moins que ces disjonctions sont particulièrement intéressantes en chirurgie infan-

(1) Ollier un des premiers a étudié les lésions des décollements incomplets et sans déplacement dus aux mouvements forcés des jointures. Dans ces *entorses juxta-épiphysaires*, il y a sur la face diaphysaire du cartilage un tassement du tissu spongieux, par fractures

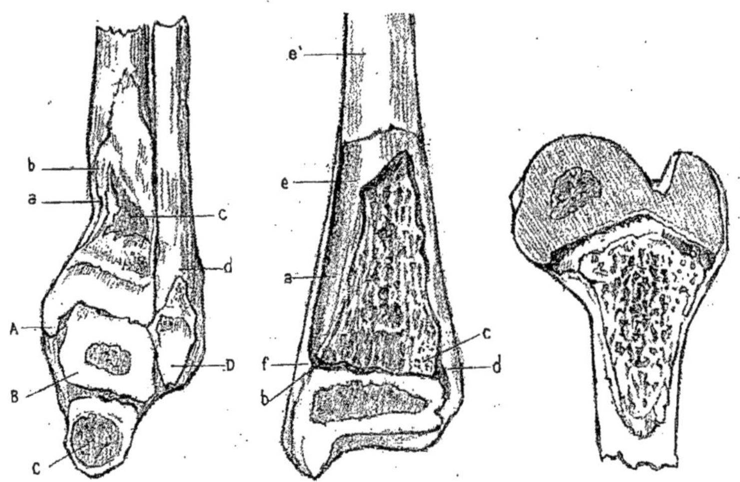

Fig. 42, 43, 44. — *Entorses juxta-épiphysaires* (expériences d'Ollier).

Fig. 42, A, B, C, D, tibia, astragale, calcanéum, péroné ; — *a*, dépression sus-épiphysaire, sous-périostée; *b*, os intact; en *c*, fractures trabéculaires ; en *d*, inflexion du péroné (*lésions par adduction forcée*). — Fig. 43, tibia en bas, enfant de 2 ans ; — *a*, périoste interne conservé ; la diaphyse est décollée sur le tiers de la largeur, en *b*, avec épanchement sanguin sous-périosté jusqu'en *e* et *e'*; *c*, écrasement du tissu spongieux; *f*, continuité entre le périoste et le cartilage conjugal (*lésion par adduction forcée*). — Fig. 44, fémur en haut, début de décollement en dedans, sous la tête ; écrasement léger sous le trochanter (*lésions par abduction forcée*, enfant de 22 mois).

trabéculaires, du côté où se fait le mouvement forcé; du côté opposé, l'interligne ostéo-cartilagineux tend à bâiller ; de là des inflexions, des épanchements sanguins interstitiels. C'est le premier degré de la véritable luxation de la diaphyse qui caractérise le décollement complet.

(2) Cruveilhier, après avoir montré avec raison que beaucoup de cas anciens sont impossibles à admettre si l'on étudie l'anatomie normale avec précision, soutenait lui aussi que la différenciation du décollement et de la fracture « n'a pas d'importance pratique » (*Anat. path.*, Paris, t. I, p. 100). Après lui vint Malgaigne, et dans une discussion à la Société de chirurgie (1865, p. 524 et 527), deux chirurgiens d'enfants, Marjolin et Guersant, allèrent jusqu'à considérer les décollements comme rares, au point d'être douteux. P. Broca soutint, au contraire, leur réalité anatomique ; en 1851 déjà il avait montré que souvent le cartilage reste entier à l'épiphyse et que la fracture se fait dans le tissu spongieux.

tile, en raison de leur mécanisme, de leurs complications immédiates et tardives, de leur traitement. Fracture si l'on veut, mais fracture très spéciale pour le clinicien, même quand la lésion est mixte, partie fracture, partie décollement.

Ces cas mixtes appellent tout de suite une remarque, dont on concevra l'importance quand on aura compris le mécanisme des lésions : tantôt il s'agit d'une disjonction dia-épiphysaire qui s'est compliquée en un point d'un arrachement osseux; tantôt, à l'inverse, il y a une fracture initiale, qui va rejoindre le cartilage. Mais en pratique, peu importe : l'intéressant, pour le développement ultérieur de l'os, c'est que le cartilage participe à la lésion.

Un des points capitaux à retenir est, en effet, que *la lésion traumatique compromet la fonction ostéogénique du cartilage conjugal*, même quand la lésion est médiocre et sans déplacement, même quand elle est en tissu spongieux. Le fait clinique est connu depuis longtemps, et je le signalerai pour chaque siège particulier ; le fait histologique est étudié depuis quelques années seulement.

Il ne me paraît donc pas difficile, pour les praticiens, de s'entendre sur cette question, où l'examen à l'œil nu concorde, pour la classification, avec l'étude clinique. Il n'en reste pas moins que toutes ces discussions théoriques ont eu pour conséquence des obscurités assez nombreuses : pour certains auteurs, les décollements sont rares, parce qu'ils les contestent s'il y a fracture concomitante ; pour d'autres, ils réclament presque toutes les fractures juxta-articulaires des enfants, et on leur attribue — nous le verrons pour le coude — des cas où leur production est anatomiquement impossible. Encore faut-il qu'il y ait un cartilage conjugal quelque part pour qu'il puisse se décoller : et j'aurai soin, pour chaque région en particulier, de montrer quelle en est l'anatomie normale, aux divers âges.

Quant à la fréquence selon les âges, il est exact que plus le sujet est jeune et plus il est exposé au décollement pur. D'où le désaccord, par exemple, entre Follin (maximum de 1 à 4 ans) et Colignon (maximum de 12 à 13 ans). En réalité, si, en principe, la lésion pure est d'autant plus facile que le sujet est plus jeune, en pratique, elle s'observe surtout vers l'adolescence, parce qu'elle exige toujours un trauma relativement violent, rare chez l'enfant en bas âge. De là aussi la bien plus grande fréquence chez les garçons, plus nette encore que pour les fractures ordinaires parce que la violence doit être plus forte. Poland fait remarquer que les cas observés chez les filles concernent presque tous des sujets avant la puberté : après, elles ne participent ni aux jeux ni aux travaux des garçons.

Dans quelles limites d'âge le décollement est-il possible ? Il n'y a pas de limite inférieure ; peu nous importe que dans le bloc cartilagineux articulaire il y ait ou non de noyau osseux, il existe une jonction ostéo-cartilagineuse, et c'est celle-là qui peut se disjoindre (1). Mais entre 18 et 25 ans, les diverses épiphyses se soudent

(1) D'après P. Vogt (*Arch. f. klin. Chir.*, Berlin, 1878, t. XXII, p. 343), lorsque l'épiphyse est encore entièrement cartilagineuse (chondro-épiphyse), elle résiste en raison de son élasticité et se laisse moins facilement décoller que lorsqu'elle est en voie d'ossification (ostéo-épiphyse).— Les décollements d'épiphyses entièrement cartilagineuses s'observeraient, a-t-on dit, sur le fœtus et le nouveau-né. Gueretin (*Presse méd.*, Paris, 1837, pp. 45, 289, 297, 305), dans un mémoire intéressant surtout par une partie expérimentale très soignée, a étudié en particulier les os du fœtus et a conclu à la valeur plus que douteuse des décollements observés sur le fœtus *in utero* et même au moment de l'accouchement. Les premiers sont

successivement aux diaphyses correspondantes, et dès lors le décollement devient impossible, sauf persistance anormale des cartilages conjugaux (voy. p. 99).

Pour toutes ces discussions, la radiographie nous a, depuis 10 ans, rendu de grands services, car grâce à elle il est facile de voir : 1° si sur un sujet l'épiphyse symétrique est soudée ou non ; 2° si, le cartilage conjugal existant, son trait transparent et typique existe à côté de celui de la fracture.

Mécanisme. — Le mécanisme des décollements épiphysaires est un des points sur lesquels on a émis le plus de propositions erronées, anatomiquement inadmissibles. Cela tient à ce que leur production accidentelle, sur le vivant, exige l'intervention de violences considérables, où l'on ne peut déterminer avec exactitude la part des chocs directs, des tractions ligamenteuses, des actions de levier. Ainsi, j'ai décrit autrefois un décollement fémoral inférieur par écrasement, avec plaie : c'est bien en principe une lésion directe, mais l'effilement de l'artère poplitée sans hémorragie démontrait que l'arrachement aussi était entré en jeu (1).

D'une manière générale, on peut dire que les causes indirectes sont de beaucoup les plus fréquentes (2) et que pour la plupart des jointures la luxation dia-épiphysaire remplace la vraie luxation articulaire, rare chez l'enfant : les ligaments déchirent le périoste puis arrachent la ligne de soudure plutôt que de se déchirer, et on peut dire qu'il y a luxation de la diaphyse sur l'épiphyse (3). Mais, comme pour les ruptures ligamenteuses, la résistance de cette ligne à la traction simple, dans l'axe, est considérable, d'autant plus que l'enfant est plus âgé; il faut ajouter un *mouvement forcé*, inclinaison ou torsion, c'est-à-dire faire porter la tension sur un ligament déterminé et multiplier la force par action de levier en lui donnant appui sur un point où les surfaces articulaires soient en contact. La gaine périostique passant de l'épiphyse à la diaphyse est la cause principale de résistance; tant qu'elle est intacte, il faut une force considérable. Si on la sectionne circulairement à l'origine de la diaphyse, le décollement devient facile.

Cela dit sur les principes généraux, il me reste à faire voir comment le mécanisme des décollements épiphysaires est étroitement régi par des dispositions anatomiques faciles à comprendre si l'on veut regarder les figures ci-après.

des cas anciens, sûrement pathologiques. Les seconds, eux aussi anciens, sont en grande partie douteux : de nos jours, on n'en observe plus, peut-être parce qu'on a renoncé aux manœuvres brutales pour la version. Voy. sur ce sujet la *Thèse d'agrégation* de Pajot, Paris, 1853. Quant aux endroits, souvent loin de ce qui sera plus tard l'épiphyse, où le décollement est possible chez le nouveau-né, voy. les figures pour chaque os en particulier.

(1) A. Broca, *Bull. de la Soc. anat.*, Paris, 1885, p. 228.

(2) Je sais que, dans un mémoire récent, O. Wolff soutient que les causes directes sont les plus fréquentes (*Deut. Zeit. f. Chir.*, Leipzig, 1901, t. LIV, p. 273). C'est, je crois, une grosse erreur, même si on admettait la seconde proposition — non moins erronée — de l'auteur : que les fractures de l'extrémité inférieure de l'humérus sont presque toutes des décollements épiphysaires.

(3) On a parfois attribué une importance notable à la *contraction musculaire*, question sur laquelle je reviendrai en particulier pour l'extrémité supérieure du fémur, pour l'épitrochlée. Ainsi on a incriminé cette traction pour certains cas relatifs à la tête du péroné, à la tête humérale ; de même pour certaines apophyses (calcanéum, tubérosité tibiale, grand et petit trochanters, épines iliaques). Avec Nélaton, avec Gross (de Philadelphie), je reste dans le doute sur beaucoup de ces faits, dont la plupart, en tout cas, pour les épiphyses proprement dites tout au moins, relèvent de mouvements forcés avec arrachement ligamenteux. D'autre part, certains faits (par exemple, celui de Foucher pour la tête humérale) sont sûrement relatifs à des ostéomyélites suppurées.

En principe, deux mécanismes sont possibles : l'épiphyse est décollée par un choc directement appliqué sur elle ; ou bien, elle est arrachée par une traction ligamenteuse. Regardez les figures 45 à 48 ; elles expliquent bien, je crois, ces deux actions. *D*, *C*, *E* représentent respectivement des schémas de diaphyse, de cartilage conjugal, d'épiphyse, un des os étant immobilisé par un point fixe *F*. Les figures 45 et 46 montrent comment agit un choc transversal (*Ch*), appliqué sur l'épiphyse *E* ; il est alors indifférent que les ligaments s'insèrent au-dessous (fig. 45) ou au-dessus (fig. 46) de la ligne conjugale. Mais si l'on prend les figures 47 et 48, où, par mouvement forcé, par traction (*trac*) sur un des leviers osseux, un ligament est tendu (*LT*) d'un côté et relâché, au contraire (*LR*), du côté de la traction, le ligament tendu ne peut arracher la ligne conjugale (*Ar*, fig. 47) que s'il s'insère en *E*, au-dessous d'elle ; s'il s'insère sur la diaphyse (fig. 48), il ne peut agir par arrachement (*Ar*) que sur celle-ci, la participation du cartilage conjugal étant alors secondaire et accessoire.

L'action directe est possible partout, mais est, en règle générale, assez rare. Quant à l'action indirecte, c'est elle qui est régie par les dispositions anatomiques (1).

Dans certaines jointures, les ligaments s'insèrent exclusivement sur les épiphyses, dont l'arrachement primitif et complet est alors possible. Le type nous en est fourni par le poignet, dont les figures 49 et 50 nous montrent les faces postérieure et antérieure, avec insertion de tous les ligaments sur l'épiphyse *E*, au-dessous de la ligne *C*.

Le mécanisme de l'arrachement épiphysaire du radius est alors facile à comprendre : traction ligamenteuse antérieure dans une chute sur la paume de la main et déplacement de la diaphyse en avant (fig. 51 et 53) ; à côté (fig. 52), est représentée une fracture du radius en bas, du cubitus un peu plus haut, relevant du même mécanisme et identique à celle de l'adulte (2), au-dessus d'une ligne conjugale dont le trait transparent est conservé.

Même disposition au cou-de-pied, où les ligaments latéraux (*lig*) s'insèrent sur les malléoles, en pleine épiphyse, comme le montrent les figures 54, 55 et 56, empruntées, comme les autres analogues, au remarquable atlas de Rambaud et Renaut. Et l'on voit par les figures 57 et 58 comment, pendant la période de croissance, la fracture du péroné par abduction (fracture de Dupuytren) se complique d'un arrachement de l'épiphyse tibiale, déplacée transversalement en dehors (3).

(1) La division anatomique de Rognetta (*Gaz. méd.*, Paris, 1834, p. 433 et suiv.) en épiphyses médiates et immédiates est sans aucune valeur scientifique ou pratique.

(2) La plupart du temps le siège de la fracture est chez l'enfant notablement plus élevé que chez l'adulte (fig. 22, 23, 24, 106, 107).

(3) Cette forme, qui peut se produire avec inflexion simple du péroné non fracturé, n'est pas la seule, étant mises à part les violences directes, avec ou sans plaie. Dans certains cas, il y a arrachement par hyperextension (par exemple chute en arrière, le pied pris contre les barreaux d'une échelle), d'où déplacement partiel en avant de la diaphyse, dont on sent la saillie en marche d'escalier (Cf. Monod, *Rev. d'orthop.*, et Lièvre, Th. de doct., Paris, 1902-1903, n° 297 ; Blanc, Th. de doct., Lyon, 1903-1904, n° 174). Ce décollement est surtout observé de 11 à 18 ans ; après 19 à 20 ans, l'épiphyse est soudée. Les décollements obstétricaux sont douteux. L'arrêt de développement consécutif est léger (épiphyse peu fertile), mais capable de déjeter le pied en varus.

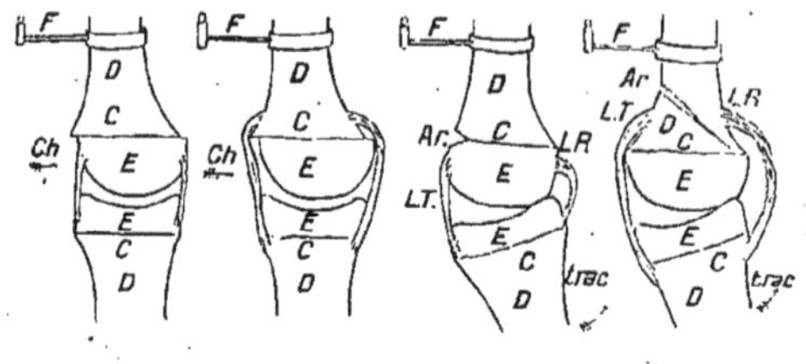

FIG. 45. FIG. 46. FIG. 47. FIG. 48.

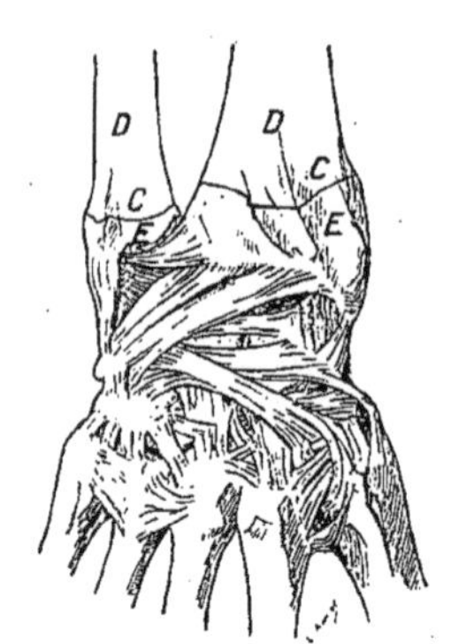

FIG. 49.

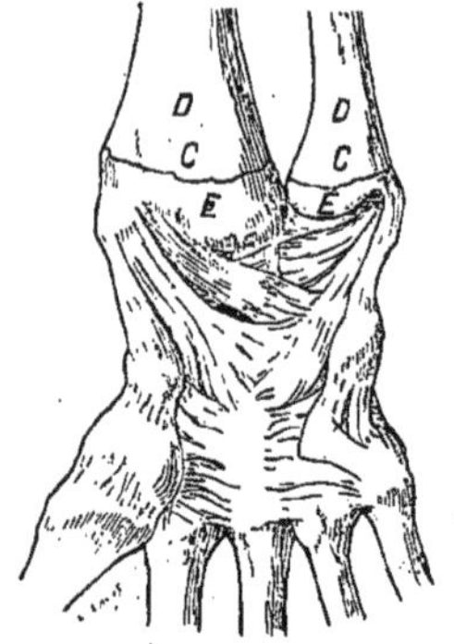

FIG. 50.

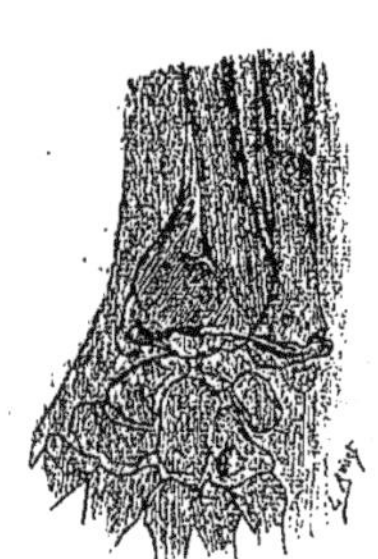

FIG. 51.

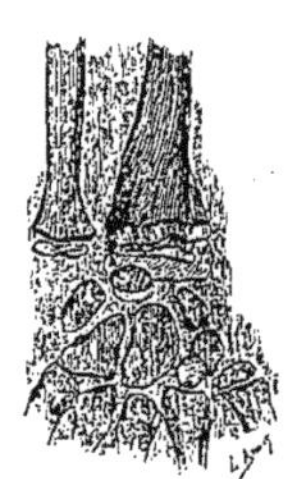

FIG. 52.

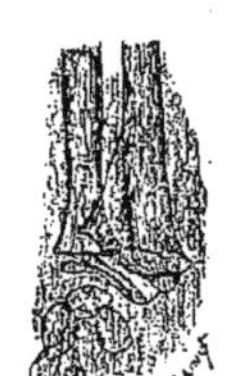

FIG. 53.

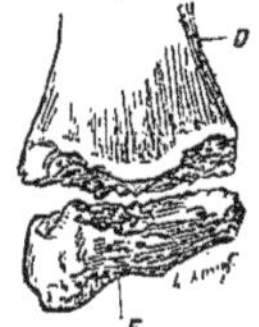

FIG. 54.

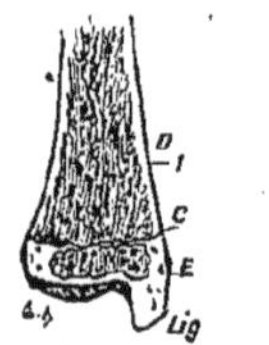

FIG. 55.

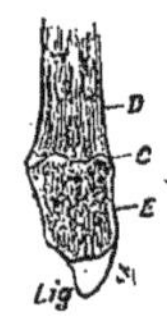

FIG. 56.

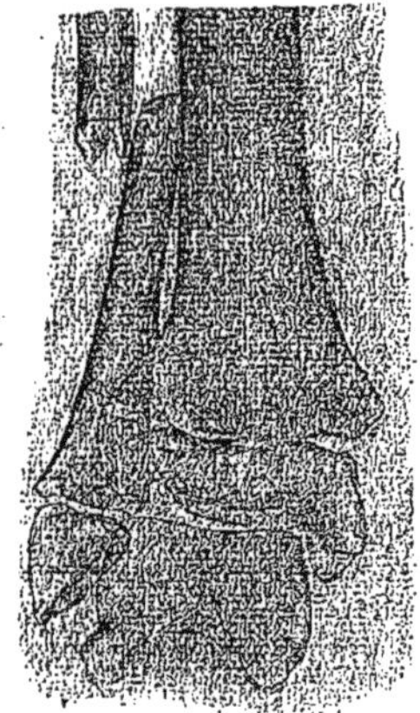

FIG. 57.

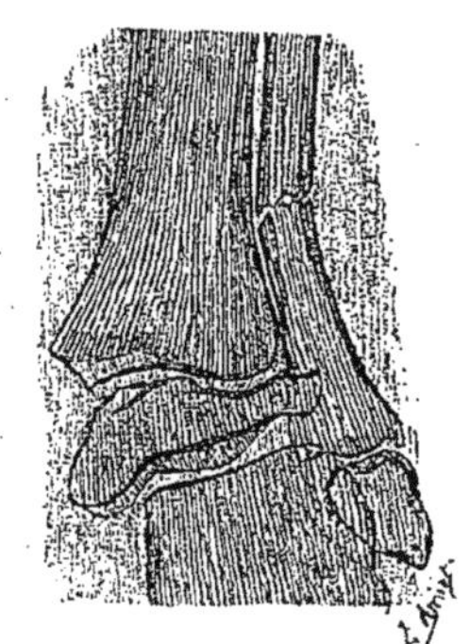

FIG. 58.

Avec le genou, nous entrons parmi les articulations mixtes, car les insertions se font à la fois sur la diaphyse et sur l'épiphyse. L'épiphyse fémorale inférieure (dont la figure 61 montre l'aspect avant toute ossification) est bien représentée vue en avant (fig. 59) et en arrière (fig. 60), et l'on voit (fig. 62) la ligne conjugale écartée. Sur l'épiphyse exclusivement s'insèrent les ligaments latéraux ou croisés, représentés sur la figure 63. Mais au tibia, seuls les ligaments croisés

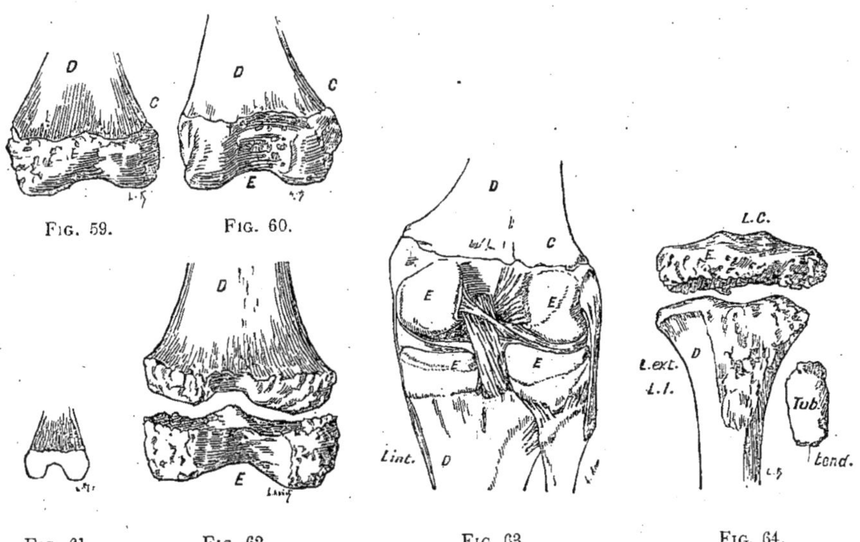

FIG. 59. FIG. 60. FIG. 61. FIG. 62. FIG. 63. FIG. 64.

(*LC*) s'insèrent sur le plateau, représenté décollé sur la figure 64 ; le ligament latéral externe s'insère sur le péroné ; l'interne en pleine diaphyse (fig. 63). Donc, l'arrachement par les ligaments latéraux est impossible. Il y a quelques exemples d'arrachement de la tubérosité antérieure (montrée décollée sur la figure 64) par le tendon rotulien qui s'y insère (voy. p. 58).

L'observation clinique est d'accord avec ces considérations anatomiques : le décollement du plateau tibial est exceptionnel : celui du fémur en bas est, au contraire, un des plus fréquents, et presque toujours produit — dans les cas où le trauma n'est pas un écrasement impossible à analyser — par une action d'arrachement. Très souvent, par exemple, il s'agit d'un enfant qui, monté derrière une voiture en marche, veut descendre ; sa jambe se prend entre deux rayons de la roue, et elle se trouve ainsi fixée, tandis que le poids du corps, violemment rejeté en arrière et latéralement, fait levier sur les ligaments latéraux. D'où arrachement dia-épiphysaire, puis, la violence continuant son action, véritable luxation de la diaphyse hors de la cupule épiphysaire. Les décollements par choc direct sont sûrement très rares ; par action musculaire, ils semblent ne pas exister.

Dans l'articulation scapulo-humérale, seule l'extrémité humérale nous intéresse au point de vue des décollements épiphysaires. Or cette épiphyse est à la fois intra et extra-capsulaire, selon une disposition facile à comprendre par l'examen des figures 65 à 68.

Sur elle, en effet, la calotte céphalique (fig. 65) donne insertion au muscle sus-épineux (fig. 66, *S E*) et au fort faisceau sus-gléno-sus-huméral (fig. 66, 1), la ligne conjugale *C* étant ainsi extra-capsulaire en dehors. Mais en dedans, les faisceaux sus-gléno-pré-huméral et pré-gléno-pré-huméral (fig. 66, 2 et 3) sont diaphysaires. L'arrachement est donc possible lorsque, dans l'adduction forcée, le ligament à insertion épiphysaire (fig. 65, *lig. épiph.*) est tendu (fig. 67, *L T*), le reste de la

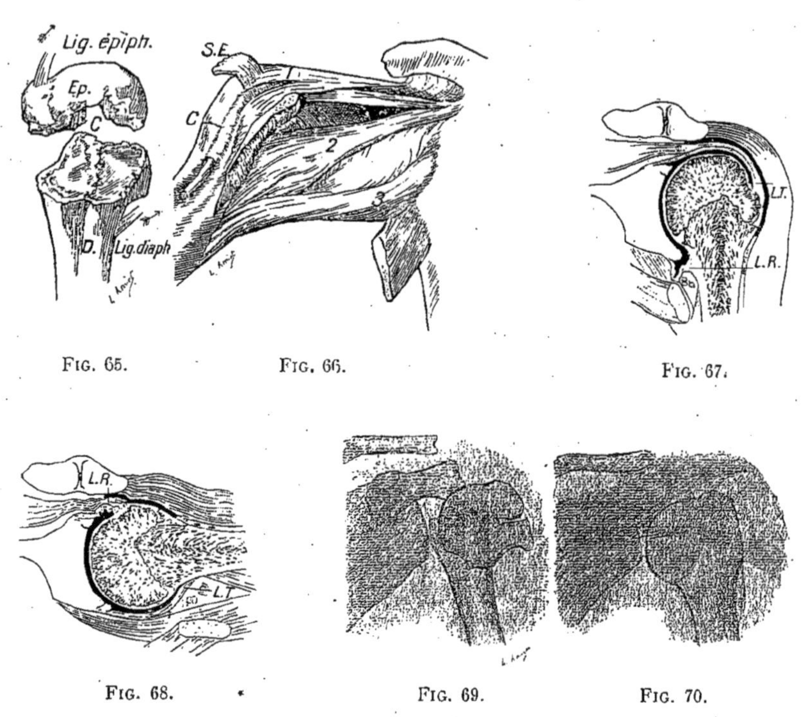

Fig. 65. Fig. 66. Fig. 67.

Fig. 68. Fig. 69. Fig. 70.

capsule étant relâché (fig. 67, *L R*) ; mais, quand ils sont tendus par l'abduction (fig. 68, *L T*), les faisceaux axillaires à attache diaphysaire (*lig. diaph.*, fig. 65) sont incapables d'arracher l'épiphyse, dont les ligaments propres sont relâchés (fig. 68, *LR*). Or le mouvement d'adduction forcée est un trauma rare ; aussi le choc direct est-il ici plus important (chute sur le moignon de l'épaule). Mais je ferai remarquer que le décollement vrai, pur, est rare. La radiographie donne presque toujours (abstraction faite du sens du déplacement) une image comme celle de la figure 69 ; la partie postérieure du cartilage est peut-être décollée secondairement, mais il est sûr qu'en avant le trait est une vraie fracture du col chirurgical, puisqu'au-dessus de lui apparaît la ligne claire, tout à fait normale, du cartilage conjugal. La figure 70 reproduit le même cas après réduction, radiographié à travers le plâtre.

Ce cas est celui dont j'ai, il y a quelques années, entretenu la *Société de chirurgie* et où j'ai obtenu la réduction par traction sur le bras et refoulement direct du fragment en dehors, le sujet étant anesthésié, alors que l'application de l'appareil de Hennequin par extension continue avait échoué. Une radiographie intermédiaire, que l'on trouvera plus loin (p. 61, fig. 102), avait démontré que l'extension avait corrigé le chevauchement, mais que le fragment diaphysaire, descendu, était resté déplacé en dedans.

Avec le haut du fémur, nous arrivons à une épiphyse exclusivement intra-ligamentaire : aucun muscle, aucun ligament ne s'y insère sur la calotte céphalique (fig. 71 et 73, T), sauf le ligament rond (*R*). Pour les deux trochanters (fig. 71 et 73, *Pt* et *Gt*), l'arrachement musculaire est parfaitement possible, mais je n'en connais pas d'exemple. Sur le nouveau-né, avant ossification cervicale, un arrachement en masse est *possible* d'après la figure 72; je n'en connais pas non plus d'exemple. On voit, sur la coupe représentée figure 74, la situation tout à fait intra-ligamentaire du cartilage céphalique *C*; et sur les figures 75 et 76 on voit la tension du ligament ischio-sus-cervical (*i*) dans l'adduction avec rotation interne, son relâchement dans l'abduction; il n'a rien à voir avec la ligne *C*. Donc, le décollement par arrachement est *impossible*. Et si l'on regarde les figures 77 (fille de douze ans) et 78 (garçon de cinq ans), on remarque la correspondance entre le trait de fracture et le trait du condyle, comme si, dans une chute sur les pieds, ce rebord avait guillotiné la tête, ainsi déplacée en bas, d'où coxa vara : et celle-ci s'aggrave ensuite, sans doute par inflexion secondaire du cal, puis par défaut d'ossification, le col s'allongeant mal parce que la tête fémorale est au-dessous de son axe (fig. 77 et 78).

A l'extrémité inférieure de l'humérus, l'épitrochlée (fig. 83, *épitr.*) donne insertion au ligament latéral externe, qui, en effet, l'arrache souvent quand il se tend sous l'influence d'un mouvement exagéré d'abduction. Mais la vraie épiphyse, celle du condyle et de la trochlée, ne donne insertion à aucun ligament : la ligne conjugale (fig. 79, ligne non écartée; fig. 80, ligne écartée) est tout entière au-dessous des fosses coronoïdienne et olécranienne, et les coupes 82 et 83 montrent avec netteté que rien ne s'insère sur l'épiphyse, sauf un tout petit faisceau condylien (fig. 87), qui, en effet, est resté adhérent sur une pièce que j'ai obtenue par résection (fig. 81, *lig.*), mais est d'une minceur rendant invraisemblable l'arrachement par lui. La fracture supra-condylienne par arrachement n'est pas un décollement épiphysaire, et le décollement primitif par arrachement est même impossible pour le condyle externe. Sur l'enfant au-dessous de trois ans, quand tout le bas de l'humérus est un bloc cartilagineux (fig. 84), l'arrachement de ce bloc est possible expérimentalement (fig. 85) et cliniquement. Mais, à partir de trois ans, il devient impossible. La figure 87 représente le décollement intra-articulaire quelquefois observé sur l'enfant de 10 à 15 ans et produit expérimentalement par Farabeuf à l'aide du *choc radial* : la paume de la main appuyant sur le sol, le coude à angle droit, un coup de maillet est appliqué sur l'humérus (fig. 86); dans cette position, la cupule radiale sert de billot au condyle huméral, dont le décollement par choc direct, avec déplacement en arrière, est alors possible. La figure 81 représente une pièce semblable à celle de la figure 87, obtenue sur le vivant par arthrotomie; il y a en *fr.* une fracture insignifiante.

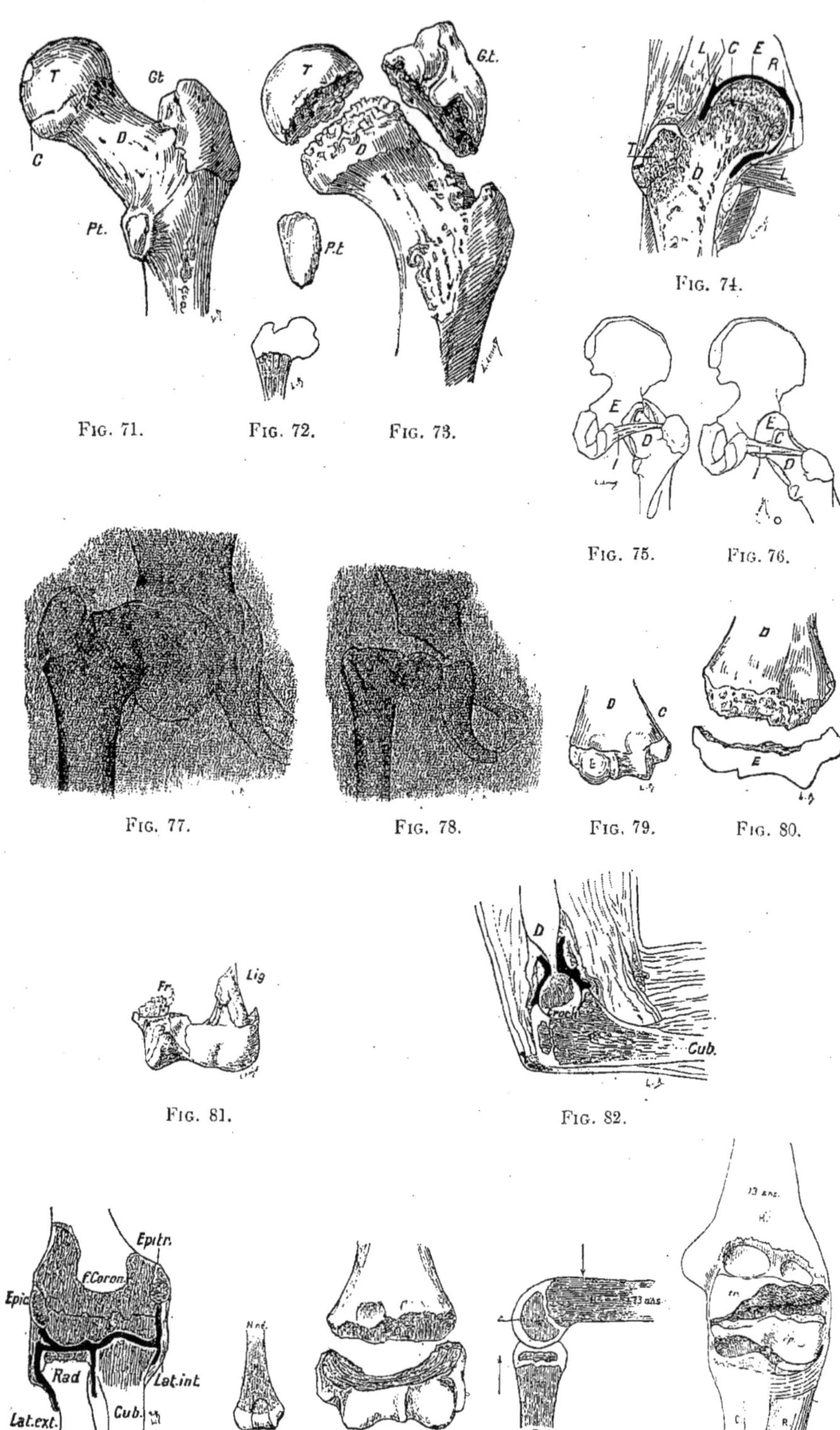

FIG. 71. FIG. 72. FIG. 73. FIG. 74. FIG. 75. FIG. 76. FIG. 77. FIG. 78. FIG. 79. FIG. 80. FIG. 81. FIG. 82. FIG. 83. FIG. 84. FIG. 85. FIG. 86. FIG. 87.

Dans les décollements par arrachement ligamenteux, les lésions périostiques sont toujours très étendues. Elles sont nulles sur l'épiphyse, mais il se produit *sur la diaphyse, du côté vers lequel se déplace l'épiphyse*, un *décollement périostique* très étendu ; le périoste est déchiré de l'autre côté, et, par cette déchirure, se luxe la diaphyse (1). Les radiographies faites après le quinzième ou vingtième jour, quand la face profonde du périoste décollé est ossifiée, donnent de cette lésion une idée nette (fig. 89, fémur en bas). Mais c'est lié au mécanisme et non au siège conjugal de la solution de continuité. Sur la figure 88, on en voit autant pour une fracture supra-condylienne de l'humérus, où il est évident que le trait n'a rien à voir avec le cartilage conjugal, dont la ligne transparente apparaît au-dessous de lui. De même pour le radius en bas, où la figure 53 représente un décollement épiphysaire et la figure 51 une fracture. Cette ossification secondaire est importante en ce qu'elle reconstitue la diaphyse, dont la pointe luxée s'émousse souvent peu à peu, ce qui diminue la difformité extérieure. Mais elle ne suffit pas à reconstituer entre l'os nouveau et l'épiphyse un cartilage conjugal véritablement actif.

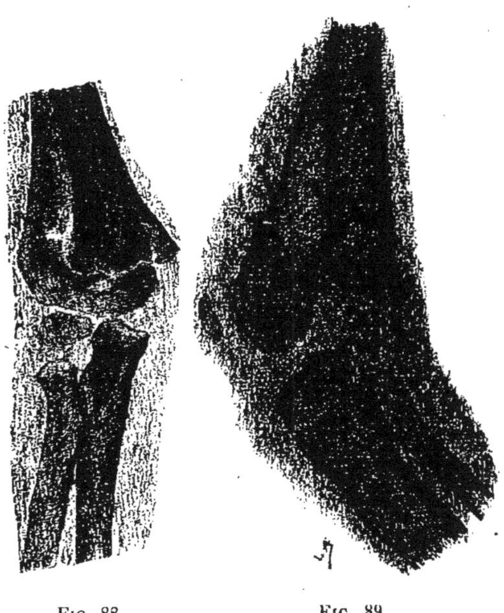

FIG. 88. FIG. 89.

Tout ce qui précède permet de comprendre les affinités mécaniques entre les décollements par arrachement, les luxations indirectes, les entorses ; et tout le monde sait que, chez l'adolescent, certains décollements épiphysaires incomplets, en tout cas sans déplacement, constituent ce qu'Ollier a appelé l' « entorse juxta-épiphysaire » (voy. p. 45).

L'hémarthrose est une complication obligatoire des décollements intra-articulaires. Dans les extra-articulaires, elle exige, au contraire, la production d'une lésion surajoutée, telle que la fracture du fragment épiphysaire. Cette complication n'est pas rare à l'extrémité inférieure du fémur, dont on connaît, en outre, les connexions étendues avec le cul-de-sac sous-tricipital, facilement déchiré. Avec le décollement du radius, au contraire, l'hémarthrose est exceptionnelle.

Un fait important à mentionner dans l'histoire générale des décollements épi-

(1) Il me paraît que Rieffel, dans son article si documenté, commet une erreur notable quand il dit que « le décollement périostique est surtout marqué du côté où la solution de continuité a commencé à se produire ».

physaires est la possibilité de *raccourcissements progressifs*, soit par insuffisance d'ostéogénèse dans le cartilage lésé et cependant remis en bonne place (1), soit encore plus par défaut de coaptation entre le cartilage et la diaphyse mal réduite (fig. 89). Le raccourcissement est d'autant plus à craindre que l'épiphyse est plus fertile. Une statistique exacte sur ce point est difficile à établir (2), car les raccourcissements légers échappent pour la plupart à l'observation. J'entrerai dans le détail des faits à propos de chaque os en particulier. Lorsque le décollement n'atteint qu'une partie de la surface épiphysaire d'un os, ou un seul os à l'avant-bras ou à la jambe, il en peut résulter des déviations latérales par inégalité d'accroissement (3).

Les statistiques ne sont pas tout à fait d'accord sur l'ordre de fréquence à donner aux divers décollements épiphysaires. Nous ferons d'abord abstraction de celles qui mettent en tête, ou à peu près, l'extrémité inférieure de l'humérus : c'est un point sur lequel nous aurons à nous expliquer. Quant aux autres, elles donnent la première place qui à l'humérus en haut, qui au fémur en bas, qui au radius en bas. Je dirai que pour l'humérus il y a peut-être d'assez nombreuses confusions avec des fractures du col chirurgical. Quant au fémur en bas, il me semble moins souvent lésé que le radius en bas, mais dans les statistiques faites avec des cas épars, il prend une prédominance apparente parce qu'on publie volontiers ces cas difficiles et graves. En tout cas, en y ajoutant l'épiphyse fémorale supérieure dont on commence depuis peu à reconnaître les lésions, ces trois extrémités osseuses sont sûrement les plus sujettes au décollement, puis vient l'extrémité inférieure du tibia, elle aussi appartenant à la catégorie de celles dont on reconnaît surtout l'atteinte à l'aide de la radiographie. Il est certain que l'emploi de ce moyen d'investigation a modifié nos idées : 1° en nous faisant diagnostiquer certains décollements à déplacement léger ou nul; 2° en nous faisant restituer aux fractures certains cas autrefois attribués aux décollements.

Étude clinique. — Je crois inutile d'insister sur une étude clinique générale. Cependant quelques faits sont à énumérer.

1° Les *décollements partiels*, ou tout au moins *sans déplacement*, ont surtout

(1) D'après Nové-Josserand, l'arrêt de croissance résulte : 1° d'un ralentissement ou même d'un arrêt d'ossification au niveau de la ligne d'érosion, avec trouble d'évolution des cellules cartilagineuses pouvant s'étendre au cartilage entier; 2° de la production d'un véritable clou ossifié allant de la diaphyse à l'épiphyse à travers le cartilage (Thèse de doct., Lyon, 1893-94, n° 850; *Rev. de chir.*, Paris, 1894, p. 385). Cornil et Coudray (*Arch. de méd. expér.*, Paris, mai 1904, p. 257) ont insisté sur l'arrêt d'évolution des boyaux de rivulation où les cellules ne s'ouvrent plus et où la substance fondamentale s'épaissit, même lorsque le décollement est sans déplacement et même lorsqu'il est partiel. On trouvera dans ce mémoire une étude précise des fractures trabéculaires qui constituent l'entorse juxta-épiphysaire (voy. p. 45; d'après Ollier, *Rev. de chir.*, 1881, t. I, p. 785).

(2) Celle de Bruns (*Arch. f. klin. Chir.*, Berlin, t. XXVII, 1882, p. 240) donne 13 raccourcissements sur 100 cas. Poland, dans sa monographie de 1898, en trouve 56 cas sur 700.

(3) Peut-être certains raccourcissements progressifs d'un os sont-ils le résultat d'un trauma de ce genre, remontant à la naissance, ou à la première enfance, mais il est naturel que dans ces cas il persiste souvent quelque obscurité : ainsi dans une observation de Vincent (*Soc. chir.* de Lyon, 1899-1900, t. III, fasc. 2, p. 10), où il s'agit d'un humérus; dans une autre de Nicoladoni, où il s'agit du fémur et du tibia. Il y a, en effet, des cas semblables où on ne remonte à aucun trauma. — Je crois, avec la plupart des chirurgiens modernes, que ce trouble d'ostéogénèse doit être pris en très sérieuse considération et doit en principe faire rejeter le traitement du genu valgum par l'épiphyséolyse (voy. p. 197).

l'aspect clinique d'entorses, comme ils en ont le mécanisme. Ils constituent *l'entorse juxta-épiphysaire* d'Ollier et se reconnaissent, s'ils sont extra-articulaires, au siège précis de la douleur à la pression. Complets, ils peuvent s'accompagner sinon de mobilité anormale, au moins d'une sorte de flexibilité. Intra-articulaires, ils ont comme symptomatologie celle d'une *hémarthrose*, dont souvent la radiographie seule permettra d'apprécier la cause. Pour ces cas légers, il faut examiner par comparaison les clichés symétriques du côté opposé, pour déceler soit un léger déplacement soit un simple élargissement de la ligne conjugale. Nous aurons à étudier leur rôle possible pour la localisation de la tuberculose ou de l'ostéomyélite.

2° Les *décollements à grand déplacement* sont fréquents, et cela résulte de leur mécanisme : action indirecte violente et véritable luxation. C'est à eux seuls que s'appliquent les signes par lesquels, avant l'emploi de la radiographie, on les différenciait des fractures juxta-articulaires : mobilité anormale étendue, avec spéciale crépitation douce des fragments non engrenés, saillie anormale moins lisse qu'une tête luxée, mais plus lisse qu'une surface de fracture, *fréquence des atteintes vasculo-nerveuses* et même de la *perforation de la peau* par le fragment diaphysaire déplacé. Pour chaque région, seront énumérés les fractures et luxations qui peuvent prêter à l'erreur.

Le fait important est de songer au décollement dans les conditions d'âge du sujet, de siège et de signes qui ressortent de l'examen des figures ci-dessus.

La complication de plaie assombrit le pronostic par les accidents septiques généraux ou locaux (ostéomyélite, nécrose) auxquels elle expose. Quant à la suppuration grave, ou même mortelle, du foyer sous-cutané, on ne saurait en contester la possibilité, mais pour la plupart des observations publiées, on est en droit de se demander s'il ne s'agit pas d'une ostéomyélite localisée par un trauma avec décollement épiphysaire consécutif.

Dans le pronostic, il faut encore tenir compte de ce fait que, la violence causale étant d'ordinaire intense, il y a souvent des lésions concomitantes plus ou moins graves soit du membre lui-même, soit du reste de l'organisme. Ces derniers accidents, sans doute, n'ont guère vu leur pronostic amélioré par l'antisepsie. Il n'en est pas de même des accidents septiques : autrefois, un nombre considérable de sujets mouraient ou devaient être amputés ; aujourd'hui la plupart guérissent, en conservant leur membre. Je parlerai à propos de l'humérus et du fémur en haut de certains déplacements secondaires progressifs (voy. pp. 60 et 68).

Traitement. — Les décollements *sans déplacement* devront être traités pendant une période variable par l'immobilisation dans certaines régions où une *déviation secondaire* est à craindre ; dans d'autres, par le massage immédiat.

Le *déplacement* est souvent fort difficile à réduire et les auteurs anciens y insistent tous. J'estime pourtant qu'on limite le nombre des échecs si on analyse bien le mécanisme et si, comme pour les luxations, on pratique l'extension et la coaptation après avoir replacé le membre dans la position où a eu lieu l'accident — ce que permet de juger le sens du déplacement — l'extrémité luxée se trouvant alors en face de la boutonnière périostique relâchée. L'emploi du chloroforme doit être systématiquement conseillé.

Si on échoue, il faut recourir à la *méthode sanglante*, pour éviter, dans la mesure du possible, par une bonne réduction, le raccourcisssement progressif. Aussi doit-on avoir pour but de réduire, en ne réséquant le fragment luxé que si c'est absolument nécessaire, et en évitant la suture osseuse, qui compromet encore plus les fonctions du cartilage conjugal. D'ailleurs, l'emboîtement est presque toujours solide. Même conclusion pour les *décollements avec plaie.* Pour ceux-ci, les lésions vasculo-nerveuses concomitantes peuvent être une indication à l'amputation.

Parfois on est appelé à agir *après consolidation vicieuse.* On aura d'assez nombreux succès si on a soin d'évider largement l'os nouveau formé dans la gaine périostique, après quoi la réduction de la diaphyse est possible sans résection ou avec peu de résection (voy. p. 72).

§ 2. — Décollements des divers os en particulier.

Pour la plupart des régions, on peut, sans description spéciale, appliquer au cas particulier les généralités qui viennent d'être étudiées. Quelques faits, toutefois, méritent d'être indiqués avec plus de détails, surtout pour les épiphyses de l'humérus en haut, du radius en bas, du fémur en haut et en bas. Une étude complète sera consacrée aux fractures et décollements de la région du coude. Les autres décollements ne seront pas décrits : il suffira, pour les comprendre, de quelques notes annexées à des figures d'anatomie normale montrant le siège des lignes épiphysaires et par conséquent celui des décollements possibles.

A. — Décollements divers et rares.

Rachis. — Poland cite, d'après des pièces de musée, deux cas de décollement de plateaux épiphysaires de vertèbres dorsales. J'ai publié (*Bull. de la Soc. anat.*, 1884, p. 334) un cas d'arrachement de la face supérieure du corps de la cinquième dorsale. Joüon (*Rev. d'orthop.*, 1906, p. 39) a publié un cas (12e dorsale) qu'il croit être le premier.

Os de la jambe (1). — On a vu, exceptionnellement, le décollement des épiphyses du *péroné* :

1° L'épiphyse supérieure, en même temps que celle du fémur et du tibia, dans des traumas violents et complexes ; une seule fois (Hilton, d'après Poland) on aurait diagnostiqué ce décollement isolé ;

2° L'épiphyse inférieure, par arrachement dans l'adduction forcée du pied ; cette lésion, à un degré léger et sans déplacement, n'est peut-être pas très rare, mais on

(1) **Ages d'ossification.** — *Extrémité supérieure du tibia.* A la naissance, l'épiphyse, cartilagineuse, se prolonge en avant, sur la tubérosité antérieure. Dans la deuxième moitié de la première année, l'ossification du plateau articulaire commence. Vers 8 à 10 ans, quelquefois seulement de 12 à 14 ans, apparaît un point dans le prolongement tubérositaire antérieur. La fig. 90 montre les traits épiphysaires sur une coupe antéro-postérieure. La fig. 64 montre les épiphyses séparées. La soudure a lieu de 20 à 24 ans. — *Extrémité inférieure du tibia.* L'ossification y débute à 18 mois. Elle est achevée à 18 ans. — *Extrémité supérieure du péroné.* L'ossification y commence de 4 ans et demi à 5 ans ; le point n'est formé nettement que de 5 ans et demi à 6 ans. La soudure a lieu de 22 à 23 ans. — *Extrémité inférieure du péroné.* Début de l'ossification, de 18 à 20 mois, quelquefois plus tard. Soudure, de 20 à 22 ans.

ne la différencie guère de l'entorse. J'ai parlé (p. 48) de l'association possible de la fracture du péroné au décollement de l'épiphyse inférieure du tibia.

L'épiphyse supérieure du tibia (pour l'anatomie, voy. p. 50) est trop mince pour donner facilement prise aux violences directes; les actions indirectes qui l'arrachent sont les mêmes que pour l'extrémité inférieure du fémur qui peut être décollée en même temps. Son décollement est relativement rare, quoique Poland ait pu en réunir 24 observations. L'âge de prédilection semble être de 6 à 10 ans. La plupart du temps, le prolongement de la tubérosité antérieure est décollé avec le plateau. Le déplacement, presque toujours incomplet, porte la diaphyse en arrière, soit directement, soit plus ou moins sur le côté; il peut être nul; quand il est accentué, les vaisseaux et nerfs poplités peuvent être lésés, d'où indication possible à l'amputation secondaire pour gangrène. L'hémarthrose du genou est à peu près constante.

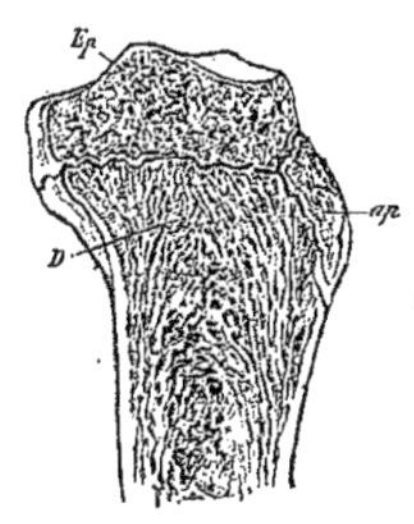

FIG. 90. — Extrémité supérieure du tibia.
Ep, Épiphyse ; — ap, tubérosité antérieure ; — D, diaphyse.

Le diagnostic est évident quand il y a déplacement; quand il n'y a pas déplacement, la mobilité anormale et la crépitation permettent seules, sauf radiographie, d'établir la différence avec l'entorse. Rien de spécial pour les complications de plaie et d'infection. Après guérison, on a pu observer des raccourcissements de 3 à 5 centimètres.

Apophyse antérieure du tibia. — Dans 9 cas sur 10 réunis par Poland, cet arrachement a eu lieu par *contraction brusque du triceps* au moment du saut chez des gymnastes ou d'une chute (8 fois) ou par hyperflexion du genou (1 fois). Les sujets ont tous de 16 à 18 ans; tous sont masculins. La lésion se caractérise par l'impossibilité d'étendre le genou, par l'existence d'un petit fragment osseux triangulaire, mobile latéralement avec crépitation ; l'hémarthrose est habituelle. Si l'on prend bien les points de repère osseux, la confusion avec une fracture de rotule (possible quoique exceptionnelle chez les adolescents) n'est guère possible. S'il n'y a que peu d'ascension du fragment, on obtient la consolidation par simple immobilisation en extension dans un appareil plâtré; s'il y a grand écartement, on encloue le fragment (Cf. MÜLLER, *Beitr. z. klin. Chir.*, 1888, p. 257 ; DEMMERMANN, th. inaug., Berlin, 1895 ; SCHLATTER, *Beitr. z. kl. Chir.*, 1908, t. LIX, fasc. 3, p. 518; DOWSER et THOMSON, *Edinb. med. Journ.*, 1908, t. II, n° 3, p. 248; JENSEN, *Arch. f. kl. Chir.*, 1907, t. 83, p. 30).

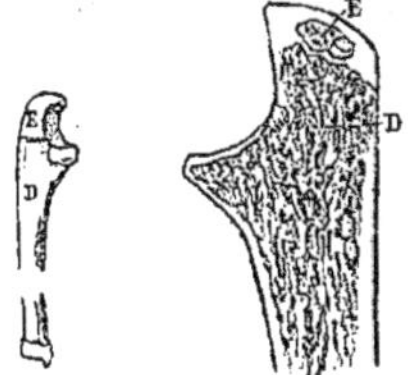

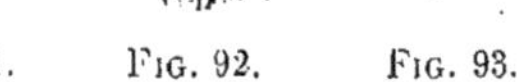

FIG. 91. FIG. 92. FIG. 93.

Extrémité supérieure du cubitus. — L'apophyse coronoïde tout entière et presque toute la hauteur de l'olécrâne seront formées par des prolongements de la diaphyse. De 14 à 18 ans apparaît un point osseux au sommet de l'olécrâne, en forme de plaque isolée capable d'être décollée (action directe ; arrachement par le triceps), jusqu'au moment de la soudure, vers 20 ans.

Extrémité inférieure du cubitus. — On peut voir quelques grains osseux vers la 9e année. De 9 à 10 ans, on voit une véritable plaque qui peu à peu s'étend vers l'apophyse styloïde. Soudure de 22 à 24 ans.

Clavicule. — L'ossification diaphysaire y commence à la fin de la 4e semaine de la vie intra-utérine. A la naissance, l'os a sa forme, avec, à chaque extrémité, une masse cartilagineuse, l'interne renflée, l'externe aplatie de haut en bas.

Vers 18 ans, apparaît une plaque épiphysaire interne dont la soudure a lieu vers 25 ans. Verchère en a vu le décollement (*Soc. anat.*, Paris, 1886, p. 424).

J'ai vu le décollement entre le corps de l'os et le bloc cartilagineux, lequel ne sera jamais une épiphyse séparée, mais doit être peu à peu envahi par la diaphyse (*Soc. an.*, 1884, p. 334).

B. — Extrémité supérieure de l'humérus (1).

Étiologie. — Les *causes relevées* sont : 1° souvent des *chocs* ou *chutes* sur le moignon de l'épaule ; 2° rarement des *chutes sur le coude* ; 3° des mouvements forcés de torsion (bras pris dans les rais d'une roue ou dans une courroie de transmission, torsion à la main par jeu, inadvertance ou querelle) ou d'abduction. Quant à la fréquence relative de ces actions, on n'est pas d'accord ; tandis que Gurlt, Bergès invoquent surtout les indirectes, pour Albertin les directes sont 49 sur 54 ; pour Rieffel, il y a égalité. *Expérimentalement*, c'est par abduction forcée avec rotation en dehors que Collignon, Gurlt ont réussi.

Or, il est certain que dans ce mouvement l'arrachement conjugal *primitif* est impossible (voy. p. 51, fig. 68) : il faut donc alors invoquer une fracture par arrachement, se faisant de dehors en dedans et dont le trait, en même temps oblique en haut, atteint plus ou moins vite le cartilage conjugal. Poland compte 85 garçons contre 19 filles.

Anatomie pathologique. — Le fait est que si le *décollement pur* est possible — surtout avant l'âge de 10 ans — il est relativement rare, et le *décollement avec fracture* est la règle ; le fragment diaphysaire cunéiforme existe plus souvent en dedans que sur les autres diamètres de l'épiphyse. A cela correspond d'ordinaire en avant et en dedans une boutonnière périostique, à travers laquelle sort avec plus ou moins de chevauchement la diaphyse luxée, tandis qu'il y a décollement périostique en arrière.

Ce sens du déplacement est la règle, soit que le fragment inférieur ait été luxé par violence directe, soit que dans l'abduction il soit sorti en bas pour remonter

(1) A la naissance, la diaphyse humérale, qui commence à s'ossifier au 35e jour de la vie intra-utérine, prend contact par emboîtement réciproque avec l'épiphyse supérieure, cartilagineuse, très nettement au-dessous de l'articulation. Selon cette ligne transversale pourrait se faire un décollement obstétrical (?) (fig. 94).

A partir du 4e mois, la surface diaphysaire supérieure devient convexe, envoyant dans

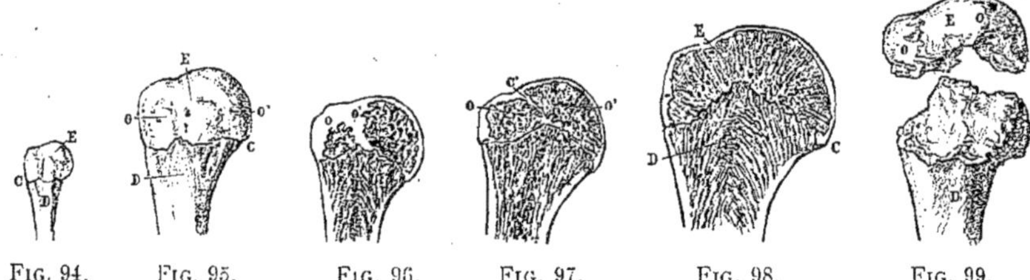

Fig. 94. Fig. 95. Fig. 96. Fig. 97. Fig. 98. Fig. 99.

l'épiphyse une saillie dirigée en haut et en dedans, comme un col de fémur. Vers le 6e mois, apparaissent dans l'épiphyse de petits grains osseux qui, à partir de la 3e année, se groupent en trois centres (tête, grosse et petite tubérosités) (fig. 95 et 96), mais ne commencent à être exactement selon la forme de l'épiphyse définitive que vers la 6e année (fig. 97). Encore, à cet âge, ne sont-ils pas soudés. A 3 ans, ils sont très distants les uns des autres (fig. 95 et 96). Le cartilage conjugal affleure en dehors le col anatomique. A partir de 6 ans, l'épiphyse est constituée, et le décollement pur prend la forme anatomique représentée fig. 99 et 100. (Garçon de 14 ans.)

La soudure, qui commence par le centre, n'est achevée que de 25 à 26 ans.

quand le bras est retombé, comme cela a lieu pour les luxations antéro-internes de l'épaule ; je ne crois pas, quoi qu'on en ait dit, que l'action musculaire (coraco-brachial et grand pectoral) y soit pour grand'chose. Ce déplacement est le plus souvent incomplet (Moore, Bardenheuer), les trois quarts environ de la diaphyse restant sous la calotte céphalique, laquelle, ainsi soulevée en dedans, expose en dehors une partie de sa face articulaire. Quand il est complet, la pointe diaphysaire se fiche dans le deltoïde et peut même faire saillie dans l'aisselle comprimant les nerfs (Frölich), déchirant l'artère (Clarke), perforant la peau. Le fragment supérieur peut alors subir, sous l'influence des muscles de la grosse tubérosité, une rotation qui lui fait tourner sa face décollée en dehors.

Les autres déplacements possibles de la diaphyse, eux aussi complets et incomplets, ont été observés assez rarement en dehors, exceptionnellement en arrière. La perforation de la peau serait plus fréquente en dehors (5 cas) qu'en dedans (3 cas).

Les *décollements obstétricaux* peuvent être dus aux tractions avec rotation pour dégager le bras dans les présentations du siège ou de l'épaule (Küstner, Karewski). D'après Pajot, il suffirait chez le nouveau-né d'une traction de 35 kilogrammes, ce qui pour tous les autres auteurs est tout à fait insuffisant; autrefois même, Salmon, Petit-Radel n'ont jamais réussi dans leurs expériences. D'après Küstner, le déplacement consiste en une rotation du fragment supérieur en dehors et du fragment inférieur en dedans et dès lors il faut, pour le traitement, immobiliser le bras en rotation externe (O. Küstner, *Arch. f. klin. Chir.*, 1885, t. 31, p. 310). La plupart des cas autrefois publiés concernent la syphilis héréditaire ou l'ostéomyélite.

Poland signale quelques *complications*, rares; on a vu la *fracture concomitante de la tête*; il n'a trouvé qu'un seul cas, dû à H.-E. Clarke, de *lésion de l'artère axillaire*, avec gangrène consécutive; il en relate deux, de Middledorpf, où il y a eu troubles nerveux passagers par *compression du plexus brachial.*

Étude clinique. — Dans les cas *sans déplacement*, on croira souvent à une *contusion* ou à une *entorse*. Cependant l'intensité de la souffrance et du gonflement (quoique dans la contusion simple l'hématome sous-deltoïdien puisse être considérable), la douleur à la pression au-dessous de l'articulation (à un doigt environ au-dessus de l'acromion), quelquefois une légère flexibilité anormale dans les mouvements d'abduction permettront de conclure à une solution de continuité du squelette. Ce diagnostic est de quelque intérêt, parce que ces décollements méconnus sont quelquefois suivis d'un *déplacement secondaire* de la diaphyse en avant et en dedans (Lannelongue, Poland, Jetter) se produisant du cinquième au quinzième jour, probablement sous l'influence de l'action musculaire, et justiciable pendant quelques jours de l'extension continue.

Dans les *cas avec déplacement* en haut, en avant et en dedans, la diaphyse fait sous la coracoïde ou dans l'aisselle une saillie anormale plus ou moins volumineuse tandis qu'en dehors, sous l'acromion, on trouve soit une encoche, soit une véritable dépression en coup de hache, avec attitude du bras en abduction et rétropulsion. Le diagnostic porté est alors souvent *luxation de l'épaule*. Cette erreur est facile à éviter, d'abord en partant de ce principe que *la luxation de l'épaule est une rareté négligeable chez l'enfant* (1). En outre, les signes physiques

(1) Poland n'en connaît que deux cas dus à Mayo Robson (*Lancet*, 26 juillet 1890, t. II, p. 172) et à Fraser (*Am. Journ. of med. sc.*, 1869, t. 57, p. 372).

ne prêtent guère à l'erreur: la saillie anormale, qui suit les mouvements imprimés au coude, n'a pas la régularité de la tête luxée; sous l'acromion on trouve que la tête est en place et que la dépression anormale n'existe qu'à un travers de doigt environ plus bas; au niveau de cette dépression on éveille de la douleur à la pression, de la mobilité anormale par abduction du coude et souvent de la crépitation par rotation; on provoque encore de la douleur par pression selon l'axe de l'os, une main sur l'acromion, l'autre sous le coude; au bout de 24 à 48 heures apparaît la grosse ecchymose antéro-interne de la fracture.

Ces signes sont ceux d'une fracture. Mais peut-on aller plus loin et différen-

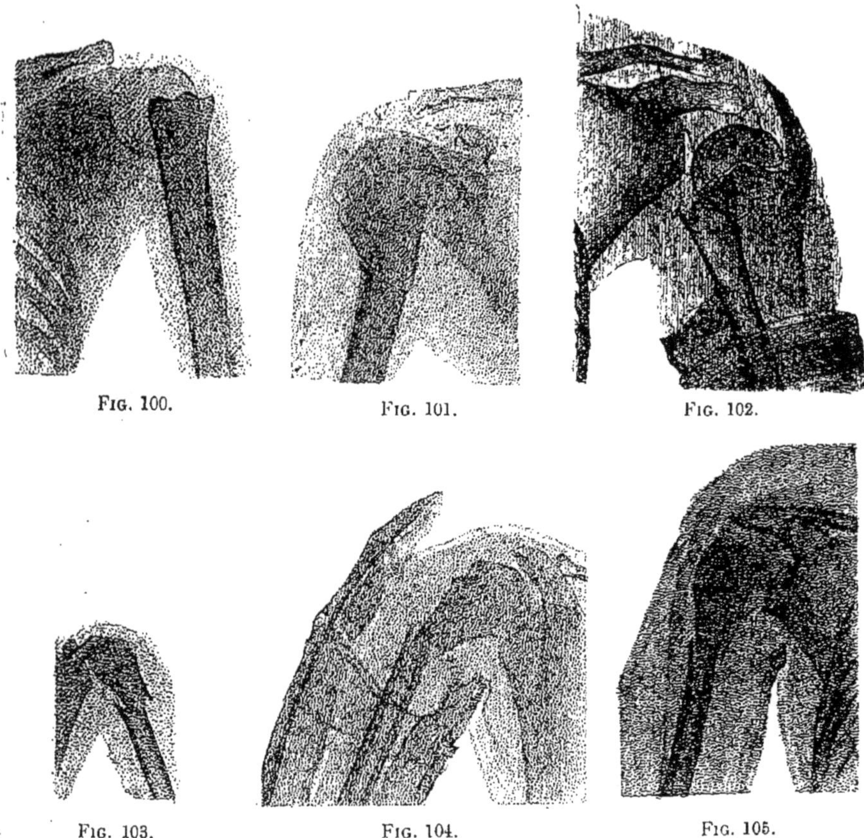

Fig. 100. Fig. 101. Fig. 102.

Fig. 103. Fig. 104. Fig. 105.

Aspect radiographique typique d'un décollement pur (Fig. 100) et de fractures du 1/3 supérieur (Fig. 103 et 104). Sur les fig. 102 et même 101, où il est certain qu'en avant le trait de fracture est distinct de la ligne conjugale, il est impossible de dire si en arrière il y a ou non décollement. La fig. 102 représente le résultat obtenu par application de l'appareil de Hennequin, avec simple extension continue; il y a abaissement suffisant, mais le déplacement en dedans n'est pas corrigé ; voy. fig. 69 et 70, p. 51, l'état primitif et la réduction sous le chloroforme. Mêmes remarques pour la fracture des fig. 104 et 105, en ajoutant que sur la fig. 104 on voit un appareil à attelles qui sûrement permet la bascule des fragments bien plus que celui de Hennequin.

cier la fracture proprement dite du décollement épiphysaire? Oui par la radiographie, mais c'est difficile par la clinique seule, le siège très élevé de la douleur à la pression étant alors à peu près le seul signe distinctif du décollement vrai. Pour certains auteurs, la conclusion au décollement résulte de ce que pour eux la fracture extra-capsulaire du col chirurgical (entre la tête et l'insertion du grand rond et du grand pectoral) n'existe à peu près pas chez l'enfant. C'était l'opinion de Malgaigne, d'après qui A. Cooper commet une « complète erreur » en les considérant comme plus fréquentes chez l'enfant que chez le vieillard. Or, j'ai observé, avec démonstration radiographique, d'assez nombreuses de ces fractures chez l'enfant (1), avec ou sans déplacement, celui-ci, quand il existe, étant le plus souvent en avant et en dedans; j'ai vu aussi une fissure interne incomplète avec conservation de la lame externe incurvée. J'ajouterai même que radiographiquement je n'ai jamais vu le décollement vrai, mais toujours un trait fort au-dessous du cartilage, marqué par sa ligne transparente normale : cela ne prouve pas, d'ailleurs, que derrière ce rideau opaque, antéro-interne, le cartilage épiphysaire ne soit pas intéressé par la fracture, ce qui est démontré quelquefois par certaines opérations sanglantes ou par des troubles progressifs de l'accroissement en longueur.

Pronostic. — Le pronostic est sérieux. On a parlé de pseudarthroses dont Poland n'a pas trouvé un exemple certain. La *consolidation en crosse* n'est pas rare (qu'il s'agisse de décollement ou de fracture) et il en résulte une gêne notable de l'abduction et de la rotation en dehors. Enfin, c'est l'épiphyse la plus fertile de l'humérus (2), et on a vu des *raccourcissements progressifs* allant à 6 centimètres et demi (Hoffa), à 13 centimètres (Vogt); à 14 centimètres même (Bruns), d'autant plus que le sujet est plus jeune et que la réduction a été plus imparfaite.

Traitement. — La réduction est donc encore plus importante que pour la fracture, pour laquelle le raccourcissement n'est pas progressif. Mais le succès en est assez aléatoire, car on n'a aucune prise sur le fragment supérieur.

Une méthode de *réduction sans anesthésie* est celle de Hennequin. Le sujet étant assis, un lacs fixé en haut à une potence faisant contre-extension en passant en anse sous l'aisselle, on exerce l'extension sur l'avant-bras à angle droit, à l'aide d'un poids fixé à un lacs passant en 8 de chiffre autour du coude et tirant ainsi sur la face antérieure de la partie antibrachiale du pli du coude. Pendant que cette extension agit, on prépare et on applique l'appareil plâtré.

Je crois qu'on n'a pas ainsi d'aussi bonnes réductions que par les *manœuvres directes, sous anesthésie.* Pour les déplacements incomplets, on réussit en général bien, par traction sur le coude porté en forte abduction, presque dans la verticale au besoin, en même temps que le chirurgien refoule l'extrémité diaphysaire en dehors et en arrière (méthode de Moore). De la même manière — très rationnelle pour remettre l'os déplacé en face de la boutonnière périostique par laquelle il s'est luxé — on obtient assez souvent la réduction de déplacements complets.

Les fractures proprement dites du col chirurgical sont en général plus faciles à réduire que les décollements épiphysaires. Ici aussi, pourtant, je préfère l'extension sous l'anesthésie et la coaptation par pression directe.

Mais cela dit sur la méthode de réduction, le meilleur *appareil de conten-*

(1) Judet, *Bull. méd.*, 1906, p. 1007 et 1031. — Bertrandon, th. de doct., Paris, 1905-6, n° 397.
(2) D'après Vogt, de l'humérus du nouveau-né (7 centimètres), à celui de l'adulte (32 centimètres), il y a un accroissement de 25 centimètres, dont 18 par le cartilage supérieur.

tion est l'attelle plâtrée en H, taillée selon le modèle indiqué par Hennequin. R. Whitman conseille d'immobiliser en abduction, ce que je crois inutile.

Lorsque réduction ou contention sont médiocres par ces procédés, ce que nous prouve la radiographie, on peut recourir à l'extension continue par les appareils spéciaux de Bardenheuer (sujet au lit) ou de Heitz-Boyer (sujet debout et marchant) mais cela ne peut concerner la pratique courante, sans intervention d'un spécialiste.

L'irréductibilité est une indication à *l'opération sanglante immédiate* : on doit avoir pour but d'exciser le périoste interposé (Helferich) ou d'agrandir la boutonnière musculo-périostée, mais on évitera de réséquer la pointe diaphysaire. Si l'*opération* a été *retardée*, cette résection devient souvent utile, et en outre il faut abraser l'os nouveau produit dans la gaine périostique déshabitée (Walther).

Rien de spécial sur l'ostéotomie, la résection, la suture, la ligature, l'enchevillement pour les vieux cals angulaires gênant les fonctions (1).

C. — Extrémité inférieure du radius.

Étiologie et pathogénie. — J'ai sûrement vu le décollement en bas du radius plus souvent que celui de l'épiphyse fémorale inférieure : mais il est certain que depuis l'emploi de la radiographie nous diagnostiquons les cas légers naguère méconnus. Les sujets sont presque tous au-dessus de 10 ans (2) ; les garçons y sont 79 contre 10 filles dans la statistique de Poland, et personnellement je n'ai pas souvenir de la lésion chez une fille. Ce décollement est quelquefois bilatéral, par chute les deux mains en avant.

On le produit expérimentalement par arrachement ligamenteux (voy. p. 48, fig. 49 à 53) en flexion ou surtout extension forcée avec plus ou moins de torsion. On l'observe cliniquement à la suite d'une chute, en général violente, sur le dos ou, bien plus souvent, sur la paume de la main, quelquefois après des torsions énergiques, exceptionnellement après des chocs directs intenses.

Anatomie pathologique. — Le décollement vrai, avec intégrité de la diaphyse, est fréquent ; quand la diaphyse est fracturée, le fragment attaché à l'épiphyse est d'ordinaire postérieur ou postéro-interne. Le plateau épiphysaire peut être brisé (en 4 morceaux, dans un cas de Smith), d'où hémarthrose. La diaphyse se luxe presque toujours en avant, avec décollement du périoste en arrière ; les déplacements en avant et en dehors ne sont pas rares. Poland a réuni 14 cas d'issue de l'extrémité diaphysaire à travers les parties molles, le plus souvent en avant ; je ne l'ai jamais observée, non plus que la déchirure ou la compression des artères radiale ou cubitale, du nerf médian.

Le cubitus reste parfois intact, mais il peut, lui aussi, subir un décollement épiphysaire (3) ou une fracture en bas de la diaphyse, ou un arrachement de la

(1) Lejars, *Revue de chir.*, 1894, t. 14, p. 632.

(2) *Extrémité inférieure du radius.* — A la naissance, la ligne dia-épiphysaire est à peu près à la même hauteur que plus tard. L'ossification ne débute dans l'épiphyse que vers 5 ans. La plaque osseuse y forme une grosse masse dès l'âge de 10 ans. Soudure de 24 à 25 ans.

(3) La disjonction isolée de l'épiphyse cubitale inférieure a été observée par Hutchinson, par Poncet. On a pu voir, comme conséquence ostéogénique, la déviation de la main en dedans.

pointe styloïdienne, ou une luxation en avant. Il peut y avoir fracture concomitante en bois vert des deux os de l'avant-bras.

Étude clinique. — *Les décollements sans déplacement* se reconnaissent radiographiquement à un élargissement de la ligne conjugale, avec quelquefois une très faible translation latérale de l'épiphyse, de préférence en dehors (fig. 110). Dans les cas les plus légers, le diagnostic avec l'*entorse* s'établit par la douleur à la pression sur une ligne transversale à 5 ou 6 millimètres au-dessus de l'interligne sans rien à la pointe des styloïdes. A un degré de plus, on constate un peu de flexibilité.

Dans le déplacement habituel (diaphyse en avant), la ressemblance est grande avec la *fracture du radius*, rare, mais réelle chez l'enfant. Dans le décollement, la

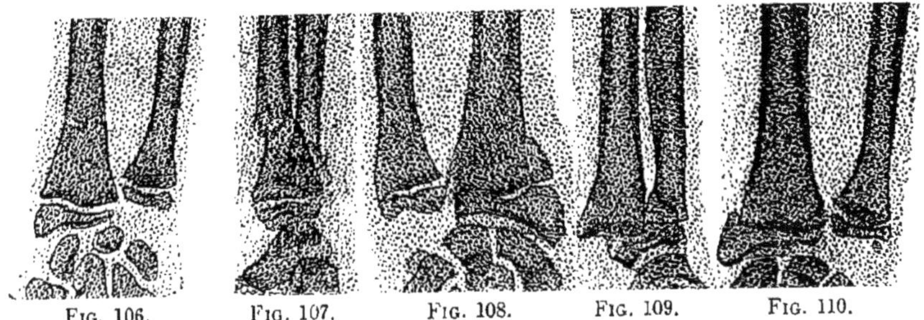

Fig. 106. Fig. 107. Fig. 108. Fig. 109. Fig. 110.

Radiographies comparées de fractures bas situées et de décollements épiphysaires.

douleur à la pression est plus bas située (5 à 6 millimètres au lieu de 15 à 20 millimètres de l'interligne), le déjettement de la main sur le bord radial est moindre; on trouve quelquefois la mobilité anormale et la crépitation, souvent nulles dans la fracture où il y a pénétration de la diaphyse dans la partie postéro-externe du fragment inférieur. Il est d'ailleurs à remarquer que chez l'enfant la fracture du radius (fig. 22, 23, 24, 106, 107) est en général plus haut située que chez l'adulte (1).

Dans les *décollements avec plaie*, l'aspect cartilagineux de l'extrémité diaphysaire a parfois fait croire à une *luxation* : erreur facile à éviter pour peu que l'on regarde de près la surface mamelonnée et que de plus on constate que les apophyses styloïdes sont restées en place.

Pronostic. — Poland a réuni 18 cas de raccourcissement progressif, pouvant atteindre jusqu'à 5 centimètres. Si le cubitus est resté intact, il devient relativement trop long et il peut s'incurver, se luxer ou dévier la main en dehors (2). D'après un cas douteux de Freeman, l'irritation traumatique aurait pu provoquer un allongement du radius.

Traitement. — La réduction s'obtient, sous l'anesthésie, d'ordinaire avec plus de facilité, par la même manœuvre que pour la fracture ordinaire du radius, en refoulant avec les pouces l'épiphyse en bas et en avant, tandis qu'avec les index on appuie d'avant en arrière sur la diaphyse. Dans un cas autopsié par Hartmann,

(1) D'après quatre observations de A. Cooper, H. Hollis, T.-H. Morton et J. Hossack, Poland étudie le diagnostic avec la luxation du poignet. Ces faits concernent des enfants de 13 à 16 ans. Je remarquerai que tous sont antérieurs à l'usage de la radiographie.

(2) Cette déformation est parfois analogue à celle du *radius curvus* (voy. p. 210 en particulier le mémoire de Putti. — Walther, *Rev. d'orthop.*, 1905, p. 38).

toutefois, elle eût sans doute été rendue difficile, peut-être impossible, par l'interposition du tendon fléchisseur profond du médius. La contention est aisée ; on immobilise pour 20 jours dans un appareil plâtré, en supination, en laissant les doigts libres. Rien de spécial pour les décollements avec plaie.

Les cals vicieux du radius seront traités par l'ostéotomie. En cas de raccourcissement du radius seul, on peut rétablir l'accord avec le cubitus par une résection diaphysaire (Gill, G. Marchant), ou par une chondrectomie de ce dernier os (1).

D. — Extrémité supérieure du fémur.

D'après Rambaud et Renaut, des noyaux osseux apparaissent vers la fin de la 1re année dans la tête fémorale, à hauteur du pôle à peu près, et dans le grand trochanter. Mais c'est vers la fin de la 2e année seulement que la diaphyse osseuse pénètre dans le col cartilagineux, et c'est à 3 ans que ce col, encore gros et court, est presque complètement osseux. A partir de ce moment, la tête se développe en

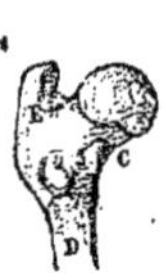

Fig. 111. — Fœtus de 7 mois.

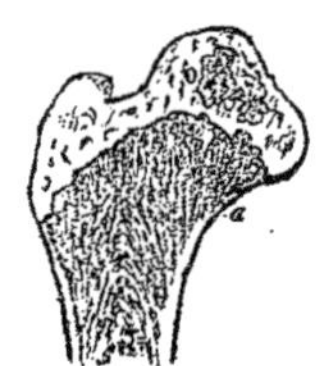

Fig. 112. — 2 ans.

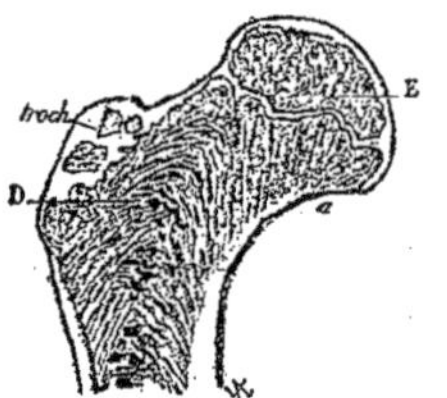

Fig. 113. — 4 à 5 ans.

haut et en dedans et se pédiculise. La soudure a lieu de 18 à 20 ans (2). C'est l'épiphyse peu fertile du membre.

De là résulte qu'avant l'âge de 2 à 3 ans on peut observer le détachement en masse, y compris le grand trochanter, de l'extrémité supérieure encore cartilagineuse (3), mais rien qui ressemble à la lésion intra-articulaire que je vais décrire.

Étiologie et mécanisme. — Le décollement de l'épiphyse céphalique, vu à partir de 4 ans et demi (Kredel) à 5 ans (Kirmisson), est rare avant 7 à 8 ans ; la moitié des sujets ont de 14 à 18 ans. Par exception, les filles sont ici assez souvent atteintes, probablement parce qu'un trauma léger suffit à produire la lésion. Quelquefois, sans doute, on note une chute violente, l'écrasement par une voiture (Bous-

(1) G. Marchant, *Rev. d'orthop.*, 1899, n° 4, p. 262. Comme travaux modernes et d'ensemble sur ce décollement (depuis Poland), consultez Helmann, Th. de doct., Montpellier, 1903-1904, n° 51 ; Bonta, Th. de Paris, 1905-1906, n° 394 ; Méténier, Th. de Paris, 1906-1907, n° 349.

(2) Le décollement a cependant été vu et vérifié opératoirement, par Jeannel, chez un homme de 22 ans ; on avait diagnostiqué une fracture du col.

(3) Malgré Pajot et malgré un cas récent de Royal Whitman, le décollement par manœuvres obstétricales est douteux. Il existe un cas que David Wallace (*Brit. med. Journ.*, London, 1892, t. II, p. 421) interprète comme une coxa vara, observée chez une fille de 11 ans, consécutivement à un décollement épiphysaire survenu à 9 mois. Cela aussi est douteux.

seau (1) ; mais le plus souvent il s'agit d'une chute simple, jambes écartées, ou bien sur le trochanter, ou bien sur les talons en dansant en rond, en sautant de quelques marches de haut, en sautant à la corde. Le trauma initial peut être assez léger pour passer inaperçu et il faut le reconstituer rétrospectivement. Cela correspond-il alors à une prédisposition anatomique, pathologique ou non (2) ? La question n'est pas résolue.

Pour les chutes sur les talons, j'ai dit qu'à mon sens il fallait admettre comme un coup de guillotine donné par le cotyle (voy. p. 52, fig. 77 et 78). Mais il faut tenir compte des chutes jambes écartées, d'autant plus qu'expérimentalement c'est par abduction forcée qu'on produit le décollement (Collignon) (3). Quoiqu'on en ait dit, arrachement ligamenteux ou action musculaire sont anatomiquement impossibles. Le mécanisme probable est alors celui de la fracture intra-capsulaire des vieilles femmes : abaissée par l'abduction, la tête vient se fixer contre le ligament inféro-interne tendu et le col peut se décalotter si le mouvement d'abduction continue. Il est d'ailleurs possible qu'il s'agisse alors à vrai dire d'une fracture (R. Whitman).

Étude clinique. — Dans une première forme, il y a *impotence fonctionnelle immédiate*, avec signes physiques atténués semblables à ceux de la fracture intra-capsulaire du col chez l'adulte : raccourcissement léger de 1 à 2 centimètres (quoique Hoffa l'ait vu de 6 centimètres), rotation en dehors (dans un cas, rotation en dedans), saillie du grand trochanter qui dépasse — en proportion avec le raccourcissement — la ligne ilio-ischiatique de Nélaton (voy. p. 67, fig. 114), crépitation sourde (parfois perçue seulement sous le chloroforme) pendant les mouvements de flexion et de rotation.

Le *diagnostic* est alors à établir avec la *fracture intra-capsulaire*, dont Royal Whitman a démontré l'existence chez l'enfant (4) ; et cet auteur soutient même que presque tous les cas dont la symptomatologie est celle que je viens de résumer sont des fractures, non des décollements ; Hoffa est de l'opinion juste inverse. Quoique R. Whitman (5) y trouve un grand intérêt pour le pronostic et le traitement, il me semble que c'est affaire de doctrine surtout et qu'il s'agit d'une lésion mixte, d'un décollement avec fracture — ce qui ne peut être jugé par la radiographie, pour le même motif qu'à l'épiphyse humérale supérieure — qu'on interprète comme on veut pour l'origine osseuse ou conjugale du trait.

Dans une *seconde forme* (6), celle où la cause est un trauma insignifiant,

(1) Dans le cas de Bousseau, le sujet ayant succombé quelques heures après l'écrasement, on a constaté un décollement complet, entre les couches spongoïde et chondroïde ; il ne restait qu'une petite bande de périoste, en haut.

(2) Sur des pièces obtenues en opérant pour coxa vara, Sprengel n'a trouvé aucune lésion histologique de rachitisme ou d'ostéomalacie. Mais dans deux cas de pseudarthrose (sur 9 cas), après fracture du col chez deux enfants, Kotzenberg (*Arch. f. klin. Chir.*, 1906, t. LXXXII, p. 191) d'après l'aspect radiographique croit à un trouble de nutrition. Est-ce primitif ?

(3) Ce fait est utile à retenir, car on produit quelquefois le décollement de la tête dans les manœuvres dites de Lorenz, pour réduction de la luxation congénitale de la hanche.

(4) Voyez une autopsie de Wilson et Rugh, *Am. Journ. of orthop. surg.*, février 1904, p. 247.

(5) Royal Whitman, *Med. News*, New-York, 24 septembre 1904, t. LXXXV, n° 13, p. 584; *Ann. of surg.*, février 1900, t. XXXI, p. 144 et nov. 1902, t. XXXV, p. 736; *Med. Rec.*, N. Y., 2 janvier 1909, t. I, p. 2.

(6) Les cas de ce genre ont été déterminés, soit par la radiographie, soit par des opérations précoces ou tardives (pour coxa vara), pratiquées par Kocher, Sprengel, Poland, Clarke. On a constaté que la tête descend sur le col, son bord inférieur dépassant le cotyle ; quel-

l'aspect clinique est d'abord celui d'une contusion ou d'une entorse banale, parfois même fort légère. Si l'on est consulté au début, on constate de la limitation de l'abduction et de la douleur à la pression sur la tête fémorale, en dehors des vaisseaux fémoraux (voy. *Coxalgie :* exploration de la hanche). L'enfant boite, mais souvent peut marcher. Quelquefois même les troubles sont tellement insignifiants qu'on ne consulte pas, et les occupations habituelles sont reprises pour ainsi dire immédiatement.

Mais peu à peu, au bout d'un temps variable, on voit apparaître et *s'aggraver*

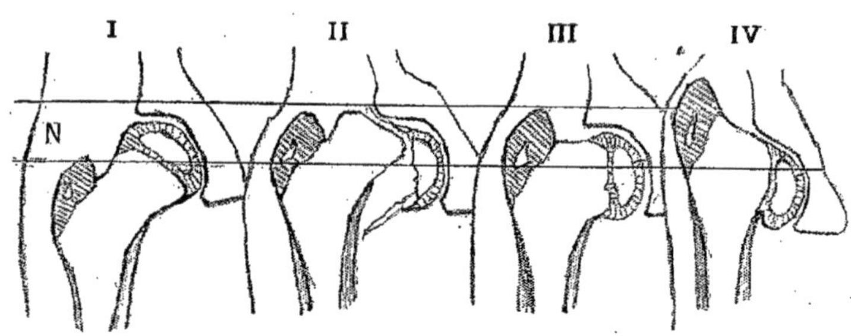

Fig. 114. — I, État normal à 5 ans ; N, ligne de Nélaton; II, décollement épiphysaire avec luxation du col en haut; III et IV, degrés de la coxa vara après fracture et affaissement du col. (R. Whitman.)

progressivement les signes et symptômes de la *coxa vara traumatique* (1). Celle-ci s'observe d'ailleurs aussi dans les cas d'impotence fonctionnelle immédiate, soit dès les premiers essais de marche, soit plus ou moins tardivement.

Le raccourcissement — avec élévation relative égale du grand trochanter — s'accroît peu à peu, jusqu'à atteindre 4 centimètres au bout de 2 ans (Sprengel), le membre se met en abduction avec rotation externe modérée, la flexion et l'abduction sont limitées. Ascension compensatrice du bassin, claudication avec plongeon analogue à celui de la luxation de la hanche mais sur le côté sain, fatigue rapide et douloureuse à la marche et même à la station assise, tous ces signes sont fort analogues à ceux de la coxa vara de l'adolescence.

C'est à propos de celle-ci (voy. p. 202 et 203) que j'exposerai le diagnostic différentiel avec la coxalgie (2) — erreur souvent commise — avec la luxation congénitale de la hanche; de même pour le diagnostic de la variété étiologique de coxa vara, une fois déterminé l'état anatomique des parties. Je dirai seulement ici que, outre le commémoratif du trauma, on tiendra compte de ce que ces cas trauma-

quefois, en outre, sa surface décollée regarderait en dehors, en haut et en avant. Le tissu spongieux cervical peut être plus ou moins entamé ; quelquefois, le col pénètre, au contraire, dans la calotte céphalique (en bas dans un cas de Kredel). Le périoste peut être décollé très loin sur le col. Kocher a constaté la consolidation par cal seulement fibreux.

(1) On trouvera sur ce sujet les renseignements bibliographiques dans : Joachimsthal, *Arch. f. klin. Chir.*, 1899, t. LX, fasc. I, p. 71 ; Hoffa, *Zeit. f. orth. Chir.*, 1903, t. XI, p. 528 ; B. Robinson, *Brit. med. Journ.*, 1903, t. II, p. 900 ; C. Rammstedt, monographie analysée dans *Zeit. f. orth. Chir.*, 1901, t. VIII, p. 403 ; L. Quesnot, Th. de doct., Paris, 1903-1904, n° 536 ; A. Valençon, Th. de doct., Paris, 1903-1904, n° 272.

(2) Jaboulay a publié un cas de coxalgie évoluant sur une couxa vara traumatique ancienne (*Province méd.*, 1907, p. 527).

tiques sont plutôt des *coxa adducta* que des coxa vara vraies ; que d'autre part on peut parfois sentir à la base du triangle de Scarpa une voussure anormale du col fracturé. Mais il convient d'ajouter que peut-être une différenciation nette entre cette coxa vara et celle de l'adolescence n'est pas toujours de mise. Car si la traumatique est due, pour une bonne part, au fléchissement sous le poids du corps d'un cal encore trop peu solide, par un déplacement secondaire analogue à celui que nous avons indiqué pour les décollements de la tête humérale, il paraît probable aussi que cette lésion, à exagération progressive pendant la période de croissance, tient, pour une bonne part, à des troubles dans l'ossification conjugale comme ceux de la coxa vara de l'adolescence et qu'à leur genèse semble suffire un trauma insignifiant, avec décollement incomplet, à vrai dire une simple entorse juxta-épiphysaire.

Avec la coxa vara de l'adolescence, pourtant, existe, dans les cas typiques, une différence anatomique dont la radiographie rend compte ; il y a bien abaissement du bassin parce que la tête s'est abaissée sur le col, en sorte que l'angle a diminué entre l'axe du corps fémoral et celui qui va de la base du col au centre de la tête, mais il n'y a pas de différence dans l'angle compris entre l'axe du fémur et celui du col.

Traitement. — Si l'on reconnaît un décollement épiphysaire, même léger et partiel, on ne laissera donc pas marcher trop tôt le malade, soumis pendant 5 à 6 semaines à l'extension continue. D'autre part, on se méfiera des entorses au premier abord simples de la hanche et on les soumettra à la radiographie. Dans les *formes graves*, avec déplacement complet et immédiat, Surroch a conseillé l'enchevillement ; l'extension continue me paraît suffisante.

La coxa vara sera traitée au début par l'extension continue, dans l'appareil de Hennequin de préférence, avec un poids de 2 à 5 kilogrammes suivant l'âge du sujet. Dans les cas graves, on redressera le membre par une ostéotomie sous-trochantérienne, et je crois excessive la résection, quoiqu'elle ait été pratiquée par Kocher, par Sprengel, par Poland.

E. — Extrémité inférieure du fémur.

Le décollement épiphysaire de l'extrémité inférieure du fémur n'est pas très rare, surtout chez le garçon (83 sur 96, Poland) au-dessus de 10 ans.

On le produit expérimentalement par extension forcée avec plus ou moins de torsion, ou plutôt d'inclinaison latérale : le puissant ligament postérieur, plus ou moins aidé par un ligament latéral, arrache l'épiphyse. En clinique, il est rarement direct (7 sur 60, Poland) par choc d'avant en arrière (O. Wolff), passage d'une roue ou chute d'un corps pesant : encore ai-je déjà dit que dans ces écrasements des actions indirectes mal déterminées interviennent. Parmi les causes indirectes, un cas typique et fréquent est celui où, l'enfant étant monté derrière une voiture en marche, la jambe se trouve prise entre les rais de la roue, d'où chute où le poids du corps bascule en arrière et arrache par hyperextension avec torsion. Un autre mécanisme est celui où, en courant, l'enfant met la jambe dans un trou et tombe en avant, en sorte que le poids du corps arrache par hyperextension

Ce décollement est quelquefois employé en thérapeutique pour redresser le genu valgum par traction sur le ligament latéral externe, soit qu'on appuie sur le côté externe du genou portant à faux, soit qu'on agisse en levier sur le bas de la jambe, la cuisse fixée. C'est d'ailleurs une méthode que les troubles ultérieurs d'ossification doivent rendre suspecte, quoiqu'on en ait dit (voy. p. 197).

Dans une épiphyse saine, le décollement exige une grande force. Il n'en est pas de même quand le membre a été longtemps immobilisé dans un appareil plâtré (voyez *Luxation congénitale de la hanche*).

Anatomie pathologique. — On se rend compte des lésions à la fois par l'expérimentation, par l'examen des cas compliqués de plaie, par les autopsies ou les amputations immédiates, par les radiographies.

Le *décollement pur*, quelquefois à travers le cartilage, n'est pas rare ; mais plus souvent il y a *fracture diaphysaire concomitante* par arrachement du côté opposé à celui où a agi la violence : il y a d'abord eu décollement, puis fracture pour

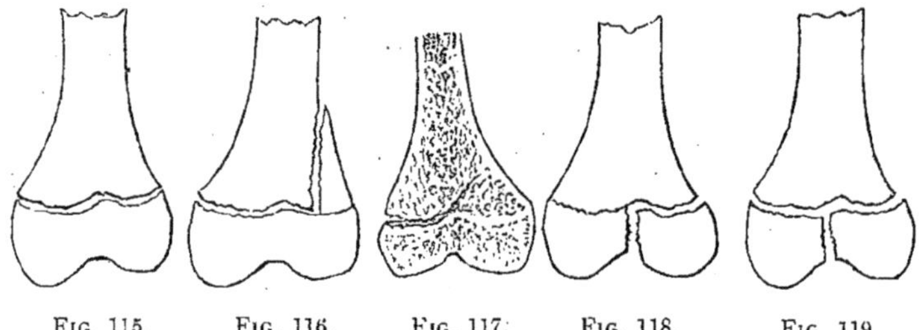

FIG. 115. FIG. 116. FIG. 117. FIG. 118. FIG. 119.

FIG. 115, ligne épiphysaire et décollement pur ; fig. 116, décollement du condyle interne et fracture du condyle externe ; fig. 117, montrant la succession des deux traits ; fig. 118 et 119, décollement d'un des condyles, ou des deux, avec fracture intercondylienne.

finir, soit en dehors, soit en dedans. Le décollement du périoste se produit du côté opposé à celui où se déplace la diaphyse et est très étendu ; je l'ai vu remonter jusqu'au grand trochanter. Le bloc épiphysaire peut être fracturé par un trait intercondylien (Fig. 115 à 119).

Si l'on met à part l'épiphyséolyse chirurgicale, on peut dire que dans les cas accidentels le *déplacement* est constant et grave, quoique le plus souvent incomplet. Malgré Lossen, pour qui la diaphyse se porte plus souvent en avant, le cas le plus habituel est celui où, l'épiphyse étant arrachée par les ligaments postérieur et latéral interne, la diaphyse se luxe en arrière et en dedans ; quelquefois elle se luxe en arrière et en dehors, ou bien directement en arrière : dans ce mouvement, elle atteint souvent les vaisseaux poplités et le sciatique poplité interne, comprimés, effilés, rompus, et souvent même elle perfore la peau. L'épiphyse portée en avant subit parfois une sorte de bascule, face postérieure devenant inférieure, probablement par traction des jumeaux (voy., p. 72, les aspects radiographiques).

Dans le déplacement inverse, plus rare, l'épiphyse passe dans le creux poplité et menace moins les vaisseaux et nerfs, qui se logent dans l'échancrure intercondylienne.

L'articulation est le siège d'une grosse hémarthrose.

Étude clinique. — S'il y a une plaie par laquelle fait issue l'extrémité diaphysaire, l'aspect cartilagineux de la surface fait établir tout de suite le diagnostic.

Dans le décollement sans plaie avec déplacement de la diaphyse en arrière, on voit en bas de la cuisse une forte dépression en coup de hache au-dessus d'un genou globuleux, distendu par un volumineux épanchement sanguin qui soulève la rotule. Le diamètre antéro-postérieur du membre est doublé. La palpation précise est très gênée par le volumineux gonflement intra et péri-articulaire. Cependant, on peut sentir la diaphyse dans le creux poplité, où parfois on perçoit les battements de l'artère soulevée. Quand le fragment épiphysaire a basculé et qu'il n'y a pas une trop grosse hémarthrose, on sent la surface lisse des condyles. Si le déplacement est plus ou moins latéralisé, on s'en rend compte plutôt parce que la cupule déshabitée est plus ou moins accessible aux doigts sur un des côtés que parce que l'on détermine avec précision la place de la pointe diaphysaire. Ces renseignements anatomiques sont utiles pour en déduire le mécanisme probable et le traitement convenable.

En cas de déplacement en avant, on reconnaît la lésion à la forme de la surface osseuse (extrémité de la diaphyse) qui fait saillie au-dessus du genou.

On explorera toujours avec grand soin l'état de la circulation (couleur du membre, battement des tibiales au cou-de-pied) et de l'innervation de la jambe, car il peut en résulter d'importantes indications thérapeutiques.

Deux *erreurs de diagnostic* seulement sont en principe possibles :

1° Avec la *luxation du genou* en avant ou en arrière. Théoriquement, on la différencie en appréciant par la palpation la forme des surfaces, en constatant l'hémarthrose. Pratiquement, il faut savoir que la luxation du genou n'existe pas chez l'enfant, où précisément le décollement épiphysaire la remplace;

2° Avec les *fractures supra-condylienne ou condylienne* du genou, variétés qui, très exceptionnellement, peuvent s'observer chez l'enfant. L'analyse minutieuse du siège de la douleur à la pression, de la crépitation et de la mobilité anormale, de la forme des surfaces osseuses accessibles, permet d'établir à peu près le diagnostic, qui, d'ailleurs, devra toujours être vérifié par deux radiographies, l'une de face, l'autre de profil.

Le pronostic est grave. L'infection de la plaie par laquelle le fragment diaphysaire fait quelquefois issue peut causer la mort ou conduire à l'amputation. Des lésions vasculo-nerveuses on a vu résulter la gangrène; d'autres ont exigé l'amputation immédiate. En cas de réduction imparfaite, on a observé des douleurs par compression permanente du sciatique poplité interne ; ou bien l'artère contuse a donné origine ultérieurement à un anévrysme. Sans être aussi grave, la difformité permanente du membre en varus et en valgus — selon le sens du déplacement latéral — est cependant sérieuse. D'autant plus qu'après les réductions imparfaites, le raccourcissement ostéogénique progressif peut être considérable : jusqu'à 9 centimètres et demi dans un cas de Delens, après résection diaphysaire, il est vrai. La réduction imparfaite aggrave l'arrêt de développement, mais on en observe même quand la réduction est bonne.

D'après Nicoladoni, d'après Poland, certains raccourcissements d'un membre inférieur sont dus à une chute survenue dans le jeune âge avec décollement fémoral méconnu. Dans un cas de ce genre, Poland a constaté par radiographie la soudure prématurée de cette épiphyse. Avant que la radiographie ne fût connue, j'ai observé un fait que j'interprète ainsi.

Traitement. — J'ai mentionné, à propos du pronostic, les principales indications à l'amputation immédiate ou secondaire : elles étaient fréquentes à la période pré-antiseptique, puisqu'en 1884 Delens réunissait 28 cas dont 17 avec amputation de cuisse et une désarticulation coxo-fémorale; et depuis, sur 13 cas publiés, Rieffel compte 10 amputations. Cette statistique me paraît erronée, parce qu'on ne publie pas les cas simples. Lorsque j'étais interne, j'ai observé deux cas graves (écrasement par tramway) avec amputation immédiate et mort (1); dans ma pratique personnelle, qui date de 1892, je n'ai jamais fait l'amputation ; une seule fois il y eut thrombose de la poplitée et gangrène sèche de l'avant pied, complication que j'ai vue également dans une fracture sus-condylienne.

Dans les décollements avec plaie, on débride pour désinfecter, réduire et drainer. Malgré le conseil déjà ancien de Delens, on ne réséquera la diaphyse dénudée que si c'est indispensable à la réduction.

Dans les décollements sans plaie, l'*extension continue* est en général insuffisante. On doit tenter la *réduction par manœuvres externes*, et on la réussira en général si on agit selon les mêmes principes que pour une luxation. S'il y a déplacement de la diaphyse en arrière, on met le membre, tiré hors de la table, en hyperextension et après quelques instants de traction en cette attitude, la cuisse étant bien fixée, on fait abaisser brusquement en flexion, en même temps qu'on refoule l'épiphyse en bas et en arrière avec les pouces, et qu'au besoin un aide, avec un lacs en anse, tire de bas en haut dans le creux poplité. C'est ainsi que l'on a des chances de relâcher la boutonnière périostée et d'y faire rentrer la diaphyse. La réduction a lieu avec claquement, comme pour une luxation (fig. 120 à 123).

Si le déplacement postérieur est incomplet, on peut agir tout de suite par flexion forcée avec coaptation directe.

En cas de déplacement en avant, on tire sur la jambe en flexion et on refoule la diaphyse d'avant en arrière.

Aussi conçoit-on que l'étude des épreuves radiographiques soit indispensable pour préciser les manœuvres.

Malgré l'avis d'Hutchinson et Barnard (2), j'immobilise en extension et non en flexion, et je n'en ai pas vu d'inconvénient.

Si la réduction par manœuvres externes échoue, on agit *à ciel ouvert*, par incision longitudinale externe; on peut ainsi débrider le périoste, saisir et guider le fragment à réduire, et l'on doit réussir sans résection.

Lorsque la lésion est vieille de plus de 8 à 10 jours, l'opération est différente (fig. 124 à 127) : il faut, avant de réduire la diaphyse ancienne, réséquer largement l'os nouveau formé dans la gaine périostique, décollée du côté opposé au déplacement. Cela se fait encore assez bien au bout de six semaines à deux mois.

Si l'on constate que la circulation artérielle est interrompue au-dessous du

(1) A. Broca, *Bull. de la Soc. Anat.*, 1884, p. 407 ; 1885, p. 278.
(2) Hutchinson et Barnard, *Med. chir. trans.*, 1899, t. LXXXII, p. 77.

foyer de fracture, on ne doit pas sur ce seul symptôme amputer la cuisse : on commencera par réduire le déplacement et s'il ne s'agit que d'une compression on peut fort bien voir le cours du sang se rétablir. Si l'oblitération artérielle persiste,

DÉCOLLEMENT DU FÉMUR EN BAS, AVANT ET APRÈS RÉDUCTION

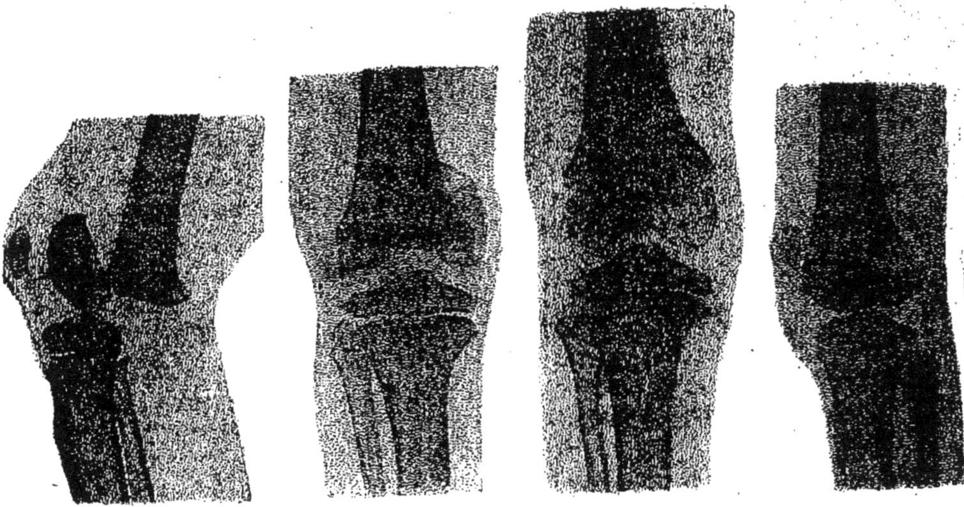

FIG. 120. FIG. 121. FIG. 122. FIG. 123.

Fig. 120 et 121, radiographies (face et profil) d'un décollement de l'extrémité inférieure du fémur; fig. 122 et 123, radiographies après réduction immédiate.

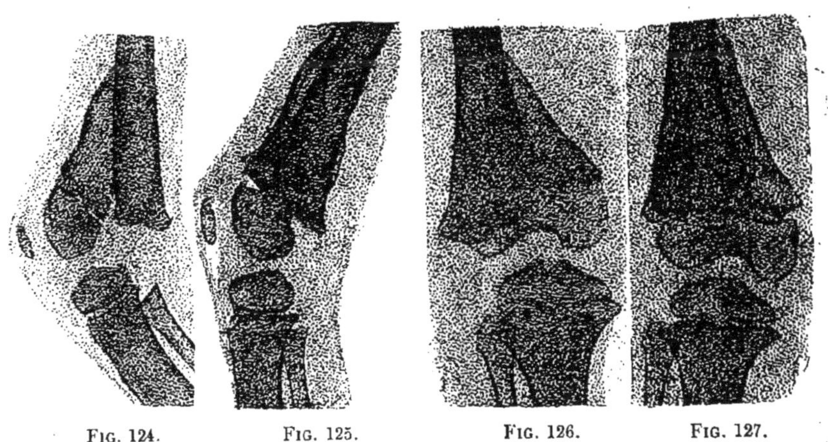

FIG. 124. FIG. 125. FIG. 126. FIG. 127.

Fig. 124 et 126, radiographies (face et profil) au 30e jour d'un décollement de l'extrémité inférieure du fémur; fig. 125 et 127, radiographies (face et profil) après résection du fragment déplacé et réduction secondaire.

on attendra que la gangrène se produise, car presque toujours elle sera limitée, et on régularisera plus tard le moignon.

F. — Fractures et décollements épiphysaires du coude.

Variétés. — Les lésions traumatiques du coude sont, chez l'enfant, d'une fréquence toute particulière, et parmi elles les plus importantes, par le nombre et par la gravité, sont les fractures de l'extrémité inférieure de l'humérus. Si l'on étudie ces fractures dans les livres qui ne sont pas consacrés à la seule chirurgie de l'enfance, on en trouve 65 sur 84 au-dessous de 21 ans, dont 44 au-dessous de 11 ans (Gurlt) et même 19 sur 26 au-dessous de 11 ans (Senftleben); et sur 122 radiographies pour lésions du coude (dont 101 chez l'enfant) A. Mouchet a établi la statistique suivante : fractures de l'extrémité inférieure de l'humérus, 103; de l'olécrâne, 6; du col du radius, 5; de la coronoïde, 1; luxations sans fracture, 7. Ce que j'ai observé depuis confirme ces données. Je crois seulement que Mouchet exagère la rareté de la luxation vraie, sans fracture, pour deux motifs : 1° parce que ces luxations sont souvent réduites par l'interne de garde et ne sont pas radiographiées; 2° parce que, comme je l'expliquerai, l'arrachement concomitant de l'épitrochlée ne doit pas à vrai dire faire établir une différence entre cette variété et la luxation simple.

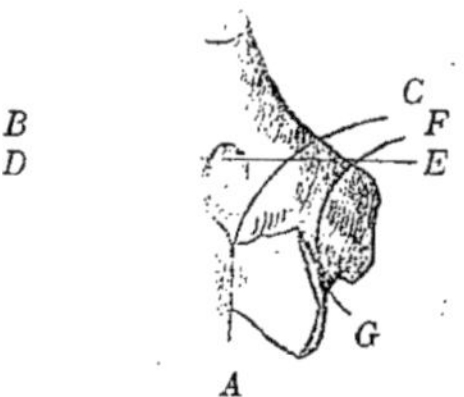

Fig. 128. — Schéma des fractures de l'extrémité inférieure de l'humérus.

AB, fracture du condyle externe; *AC*, fracture de la trochlée; *BAC*, fracture en Y; *DE*, fracture supra-condylienne; *FG*, fracture de l'épitrochlée.

On peut observer, à l'extrémité inférieure de l'humérus, des traits de fracture très variés, dont la nomenclature est donnée par le schéma ci-joint. Quant à la fréquence relative de ces traits, voici le relevé des cas observés dans mon service par Mouchet, en 1897 (1) :

Condyle externe	39	Fracture en T, V, Y.		1
Supra-condylienne . . .	37	Condyle interne		0
Épitrochlée	22	Portion articulaire	diacondylienne . .	0
Épicondyle	2	Portion articulaire	condyle	0
Décollement épiphysaire .	2	Portion articulaire	trochlée	0

Depuis, j'ai confirmé cette statistique dans ses grandes lignes. Cependant, j'ai observé deux ou trois fois, d'après la radiographie, et une fois avec certitude, puisque j'ai eu la pièce entre les mains, une fracture par décollement épiphysaire intra-articulaire (diacondylienne de Kocher). J'ai continué à ne voir ni l'éclatement intra-articulaire du condyle (Hahn) ni celui de la trochlée (Laugier).

Toutes ces variétés ont quelques caractères spéciaux, mais aussi de nombreux caractères communs qui rendent leur diagnostic fort délicat pour les débutants; il n'est même pas toujours aisé de savoir s'il y a ou non une fracture.

(1) La bibliographie de ce chapitre sera très réduite : on en trouvera les détails dans la thèse où A. Mouchet a repris la question dans son ensemble au moment où cela a été rendu possible par la radiographie. Pour les publications ultérieures, je renvoie à la monographie de Destot, Vignard et Barlatier. Les fractures du coude chez l'enfant, Paris, 1909.

Caractères généraux des lésions traumatiques du coude. — Le sujet se présente à peu près toujours de la même manière : le membre supérieur est impotent, l'avant-bras fléchi de 120 à 130°, en position intermédiaire à la pronation et à la supination, le bras au corps, le poignet soutenu à la ceinture par la main du côté opposé. Un fait des plus importants est qu'il se produit presque toujours un gonflement rapide et considérable, gagnant plus ou moins sur le bras et sur l'avant-bras, qui n'est pas proportionnel à la gravité des lésions osseuses sous-jacentes et qui est très gênant pour l'exploration. La tension des tissus, avec peau luisante et un peu bronzée, avec ecchymoses intenses et des plus visibles au bout de 24 à 48 heures, est un indice de fracture importante; mais, le soulèvement de phlyctènes sur la région gonflée est bien plus rare qu'après les fractures de jambe. Le gonflement est dû à la fois à une infiltration diffuse de sang et d'œdème autour de l'articulation et à la collection habituelle d'une hémarthrose plus ou moins volumineuse, avec saillie et mollesse des culs-de-sac juxta-olécraniens.

Dans ce gonflement, les saillies normales de la région, celles de l'épitrochlée, de l'épicondyle et de l'olécrâne, ne sont plus appréciables à l'œil, et le sont très malaisément au toucher. On se tire cependant presque toujours d'affaire si, après avoir marqué ces saillies d'un point à l'encre sur le côté sain pour servir de comparaison, on déprime doucement l'œdème aux points à peu près symétriques, en des godets au fond desquels on arrive à sentir assez bien le squelette. Par de petits mouvements alternatifs de flexion et d'extension, on détermine la place de la pointe de l'olécrâne ; de même, on sent, par des mouvements de supination et de pronation, la tête radiale rouler entre le pouce et l'index qui pincent la région externe du coude.

Les détails de la palpation et de la pression localisée pour l'étude des saillies anormales, de la mobilité anormale, de la crépitation, de la douleur localisée ne peuvent être indiqués ici : ce sont nos éléments de diagnostic différentiel entre les diverses lésions que j'ai énumérées. De même pour la recherche, qui toujours doit être faite avec soin, de l'amplitude des mouvements communiqués : flexion et extension ; pronation et supination.

A l'aide de ces moyens cliniques à la portée de tous les médecins, on arrive la plupart du temps à un diagnostic précis. Mais les lésions du coude sont de celles où la radiographie nous est le plus utile, surtout pour nous permettre d'étudier de façon complète le déplacement des fragments et de contrôler les résultats obtenus par nos manœuvres de réduction. Il est indispensable de prendre deux épreuves, une de face et une de profil. Il est de règle que, même chez l'enfant jeune, grâce aux courts temps de pose aujourd'hui nécessaires, on puisse obtenir de bons clichés sans anesthésie. On n'hésitera toutefois pas trop à endormir au besoin le sujet, ce qui est parfois utile pour la palpation précise, et ce qui est indispensable lorsque la réduction d'un déplacement est indiquée.

Un précepte général est de toujours explorer avec soin dès les premiers jours les fonctions des nerfs à l'avant-bras et à la main. Pour la motricité, les troubles sont masqués par l'impotence due à la fracture elle-même ; mais la sensibilité peut être étudiée à l'épingle. En effet, des lésions nerveuses immédiates sont possibles, et si on ne les constate pas séance tenante, on est exposé à en voir accuser un appareillage mal fait. On avertira même les intéressés que certaines complications nerveuses tardives sont possibles (voy. p. 93).

Pronostic. Traitement. — *Les fractures du coude sont graves :* elles compromettent souvent le fonctionnement du membre, avant tout par gêne mécanique due au déplacement des fragments et un peu par raideur articulaire due à l'hémarthrose suivie d'arthrite plastique ; à cela s'ajoutent des cals volontiers volumineux, exubérants, où une bonne part revient à des ossifications sous-périostées qui se produisent parce que dans ces fractures par arrachement le décollement périostique est souvent fort étendu. Aussi doit-on se méfier de l'ankylose en mauvaise position, c'est-à-dire en rectitude, incompatible, sauf en certaines conditions professionnelles spéciales, avec les fonctions du membre supérieur ; si on prévoit l'ankylose, il faut l'obtenir en flexion à angle droit, avec position intermédiaire de la main entre la pronation et la supination.

Cette question de la *raideur articulaire* définitive a pendant longtemps dominé le pronostic et les indications thérapeutiques. De nos jours, elle est moins intéressante car nous savons mieux, sinon empêcher tout à fait, au moins limiter la perte des mouvements à la suite des fractures articulaires — dont nous avons ici le type — depuis que nous employons avec régularité le massage et la mobilisation.

Mais depuis une quinzaine d'années, la réaction contre les immobilisations prolongées — pendant 5 à 6 semaines — de nos devanciers, me semble avoir dépassé le but, et nombre de praticiens, exagérant une doctrine déjà excessive de Lucas Championnière, systématisent presque le *massage immédiat* pour toutes les fractures du coude. Or, c'est, je crois, une lourde faute. Il est certain qu'il peut exister des consolidations assez difformes à l'inspection extérieure avec cependant un fonctionnement très convenable du coude. Mais il est non moins certain qu'il est des déplacements incompatibles avec une étendue suffisante des mouvements, de la flexion surtout. *Il convient donc de n'être pas systématique*, mais d'étudier avec grand soin le déplacement par l'exploration clinique, et par la radiographie qui nous rend ici les plus grands services : et si nous sommes en droit de masser tout de suite quelques fractures sans déplacement, nous devons pour les autres obtenir une réduction aussi exacte que possible, la maintenir par 10 à 12 jours d'immobilisation en appareil plâtré et commencer alors la mobilisation. Encore faut-il savoir que chez l'enfant, où l'ostéogénèse est très active, nombreux sont les cals diffus, assez douloureux, que le massage irrite et fait proliférer, ce qui nous oblige à agir tard et avec modération, après avoir laissé les mouvements revenir d'eux-mêmes et petit à petit.

La *manière d'obtenir la réduction* est propre à chaque variété de fracture. Mais pour toutes se pose la question de savoir si la réduction doit être immédiate, ou au contraire différée de quelques jours, pour laisser diminuer le gonflement. Ici, en effet, il ne nous arrive presque jamais d'être appelés avant l'entrée en jeu du gonflement, lequel est gênant pour la réduction et peut aussi compromettre la contention lorsque le membre diminué de volume prend du jeu dans l'appareil. Mais si l'on attend, on risque de ne plus pouvoir rien faire en raison de la rapidité avec laquelle se forme le cal. Aussi ai-je coutume d'obtenir tout de suite autant de réduction que possible sur le sujet endormi et d'appliquer un appareil plâtré au travers duquel la radiographie nous permet de vérifier le résultat, quitte à faire deux, au besoin trois appareils successifs, comme je le dirai pour les fractures supra-condyliennes. La position à donner au coude dans ces appareils est commandée par le déplacement à corriger : nous ne devons plus, je le répète, systématiser la flexion à angle droit, par crainte de l'ankylose.

Je ne parlerai pas ici d'un traitement régularisé par Bardenheuer : l'*extension continue*. Il exige plusieurs semaines de repos au lit et des appareils spéciaux, ce qui est incompatible avec les exigences de la pratique courante et même, étant donnés nos services, avec les exigences de notre pratique hospitalière.

Des attelles spéciales, à extension continue progressive permettant d'obtenir peu à peu, par action d'un ressort, la réduction des fragments, ont été imaginées, par Pierre Delbet et son élève Heitz Boyer. Elles sont compatibles avec la levée et la marche du sujet, mais ne se trouvent pas dans l'arsenal courant.

Les troubles fonctionnels permanents consécutifs aux fractures du coude sont dus à plusieurs causes, déjà énumérées plus haut : raideur articulaire, atrophie musculaire, déplacement des fragments, volume du cal.

L'*atrophie musculaire* n'est pas ici, chez l'enfant, de bien grand intérêt. Je me suis déjà expliqué sur la manière de prévenir la raideur, surtout avec attitude vicieuse : sur un malade mal soigné où elle est déjà réalisée, elle est aisée sinon à assouplir définitivement, au moins à rectifier comme position par mobilisation et redressement sous anesthésie, avec massages ultérieurs, pourvu, naturellement, que les lésions ne soient pas trop anciennes, avec arthrite sèche et rétractions ligamenteuses. Les phénomènes d'arthrite peuvent aller jusqu'à la soudure osseuse complète, très exceptionnelle il est vrai, et c'est alors que, pour l'ankylose en rectitude, peut se poser la question de la résection orthopédique. On peut recourir à la résection vraie, franche, d'autant plus large qu'il s'agit d'enfants, chez lesquels la richesse de l'ostéogénèse doit faire craindre la récidive de l'ankylose; je connais pourtant un cas où par une ostéotomie trochléiforme Defontaine a obtenu une excellente mobilité, avec jointure solide. L'interposition musculaire peut aussi, exceptionnellement, être associée à une résection économique (1). Ces résultats parfaits sont rares chez l'enfant, qui ne subit pas sans résistance les séances de mobilisation, fort douloureuses au début, indispensables pour y parvenir.

Cette ankylose intra-articulaire nécessitant une opération est exceptionnelle, tandis que les *limitations de mouvements par réduction mauvaise ou cal exubérant* (2) sont fréquentes : à un degré léger, on peut dire qu'elles sont la règle; à un degré accentué, elles ne sont pas rares, même entre les mains du chirurgien le plus expert, qui doit toujours obtenir une flexion allant facilement à l'angle droit, c'est-à-dire un membre très utilisable, mais qui doit toujours faire ses réserves sur la possibilité d'un résultat meilleur. Pour les trois fractures où les

(1) Huguier, th. de Paris, 1904-1905, n° 206.

(2) Outre les travaux cités à propos des complications nerveuses (p. 93), on consultera sur ce point spécial la thèse de Compayré (Paris, 1905-1906, n° 57), et surtout celle de Muller (Lyon, 1904-1905, n° 59), où sont réunies les nombreuses observations de Bérard et de Nové-Josserand. Cantenot (Th. de doct., Lyon, 1904-1905) étudie les cas divers (fractures de la tête du radius, des os de l'avant-bras), où sont compromis définitivement les mouvements de pronation et de supination.

consolidations vicieuses s'observent, la sus-condylienne transversale, celle du condyle externe, celle de la tête du radius, je reviendrai sur les détails anatomiques précis qui commandent la technique de l'opération osseuse nécessaire : voici les préceptes généraux.

Il ne faut pas se hâter d'intervenir pour supprimer la saillie osseuse qui met obstacle mécanique au mouvement, car il n'est pas facile de déterminer tout de suite la part qui, dans cette saillie, revient au cal exubérant ou à la réduction défectueuse. A la palpation, on sent autour de l'humérus un gros manchon où

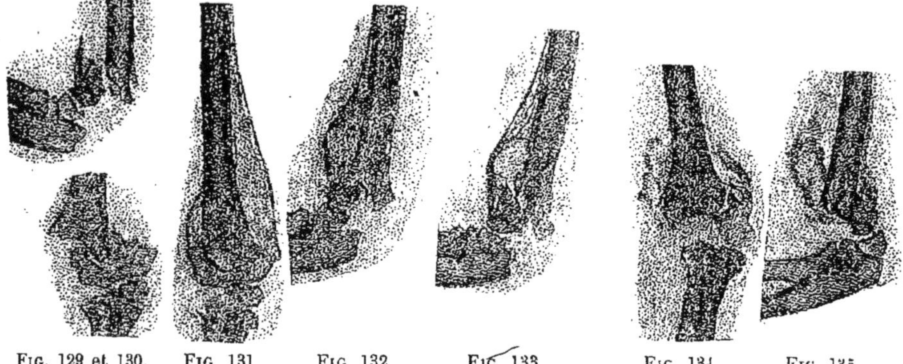

FIG. 129 et 130. FIG. 131. FIG. 132. FIG. 133. FIG. 134. FIG. 135.

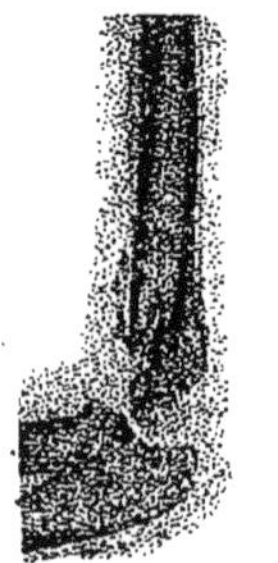

FIG. 136.

FIG. 129 et 130. — Fille de 8 ans 1/2. Fracture par flexion, avec épiphyse déplacée en avant et en dehors. — Réduction sanglante; puis gros cal sous-périosté (fig. 131 et 132) qui au bout de 2 mois se résorbe (éclaircissement considérable de la radiographie).

FIG. 134 et 135. — Garçon de 9 ans. Grosses ossifications périphériques plus gênantes que le cal. — FIG. 136. — Ossification sous-périostée mince, mais remontant très haut après une fracture sus-condylienne sans déplacement.

tout se trouve noyé, mais qui est destiné à se résorber de lui-même peu à peu ; et la radiographie pendant les premières semaines nous renseigne mal, car si l'os ancien est opaque, l'os nouveau du cal reste longtemps transparent ou tout au moins ne se marque que sous forme d'un estompage diffus. En règle générale, quand on opère, on trouve plus de cal qu'on ne le croyait, et il faut l'abraser avec soin : encore doit-on attendre assez pour que le travail de résorption spontanée ait eu lieu, surtout parce que jusque-là il faut se méfier d'une reprise exubérante de l'ossification sous-périostée. Tant que le cal n'est pas organisé, sa résorption est possible, d'où amélioration du résultat fonctionnel. En outre, un cal qui met obstacle à la flexion peut remonter vers la diaphyse sous l'influence de l'ostéogénèse et dès lors devenir moins gênant.

Une fois le cal organisé et opaque aux rayons X, le diagnostic précis de l'accident initial peut devenir difficile, car il est fréquent que, même pour une fracture limitée du condyle externe, l'os nouveau soit venu empâter et déformer toute la face antérieure de la palette humérale. A la palpation, il est même malaisé, à un moment donné, de différencier une fracture ancienne d'une luxation ancienne :

saillies et dépressions sont noyées, ce qui gêne pour chercher les points de repère de mensuration, les épaississements huméraux par ossification sous le périoste décollé s'observant assez souvent après les luxations. Pour apprécier le déplacement de l'avant-bras, la radiographie nous fournit des renseignements très nets; mais elle peut fort bien se trouver en défaut pour nous faire savoir si avec la luxation s'est produite une fracture, et quelle fracture. Aussi devra-t-on toujours, si l'on opère, être prêt à parer aux nécessités du moment, en ayant pour règle générale d'abraser très largement tout ce qui gêne les mouvements, cal ou os déplacé et d'obtenir sur l'opéré endormi une grande mobilité, car toujours on perdra sur l'amplitude acquise à ce moment : comme pour la résection orthopédique, il faut compter avec l'indocilité d'un enfant qui comprend mal la nécessité de souffrir pendant les massages; souvent même on sera forcé de pratiquer, sitôt la plaie cicatrisée, plusieurs séances de mobilisation sous le chloroforme.

Pendant la période de cicatrisation, certains chirurgiens conseillent de n'immobiliser le membre que par un simple pansement. Je préfère appliquer un appareil plâtré, en position maxima de flexion et de supination, les deux mouvements les plus compromis. Mais cet appareil sera de très courte durée : les huit jours nécessaires à la réunion.

a) *Fracture du condyle externe.*

La fracture du condyle externe atteint presque toujours les sujets au-dessous de 15 ans (27 cas sur 29 dans la statistique de Hamilton). Elle présente trois *variétés anatomiques* :

1° La *fracture ordinaire*, dont le trait est oblique en bas et en dedans, commençant sur la diaphyse de 5 à 15 millimètres au-dessus de l'épitrochlée pour aller se terminer soit entre le condyle et la trochlée, soit, dans la forme typique, entre les deux lèvres de la trochlée. Il est aisé de voir que ce trait ne correspond pas à celui d'un décollement épiphysaire : il emprunte plus ou moins, en dedans le trajet conjugal, mais dans toute sa partie externe il en est indépendant, comme le prouve l'examen des radiographies (fig. 137 à 145).

2° Le *décollement épiphysaire vrai*, à trait horizontal, tout entier intra-articulaire;

3° Le *décollement intra-articulaire du cartilage du condyle*, observé par Hahn (femme de 63 ans), par Kocher (4 sujets de 14 à 19 ans), consécutif à une chute sur la paume de la main, coude fléchi.

Dans cette fracture, que je n'ai jamais observée, le capuchon cartilagineux se déplace généralement en arrière. L'avant-bras incomplètement étendu est en légère abduction, d'où saillie en dedans de l'épitrochlée. Le gonflement extérieur est à peu près nul, sans ecchymose, mais l'hémarthrose est constante. La tête radiale, saillante en dehors, pourrait paraître luxée, si on ne la sentait bien rouler sous le condyle. Derrière ce condyle on sent, dans l'extension, un fragment un peu mobile et crépitant, qui disparaît dans la flexion en même temps que le sujet ressent une vive souffrance. La supination et l'extension sont limitées et douloureuses. Dans les mouvements communiqués, on constate des alternatives brusques de liberté et de gêne, qui sont caractéristiques. La ressemblance est grande avec la fracture de la tête du radius, mais dans celle-ci la supination est toujours arrêtée. Le traitement consiste à extirper la calotte décollée, ce qui a donné de bons résultats à Kocher, à Steinthal.

Il me reste à décrire les deux premières variétés.

Fracture proprement dite. — Cette fracture se produit exceptionnellement

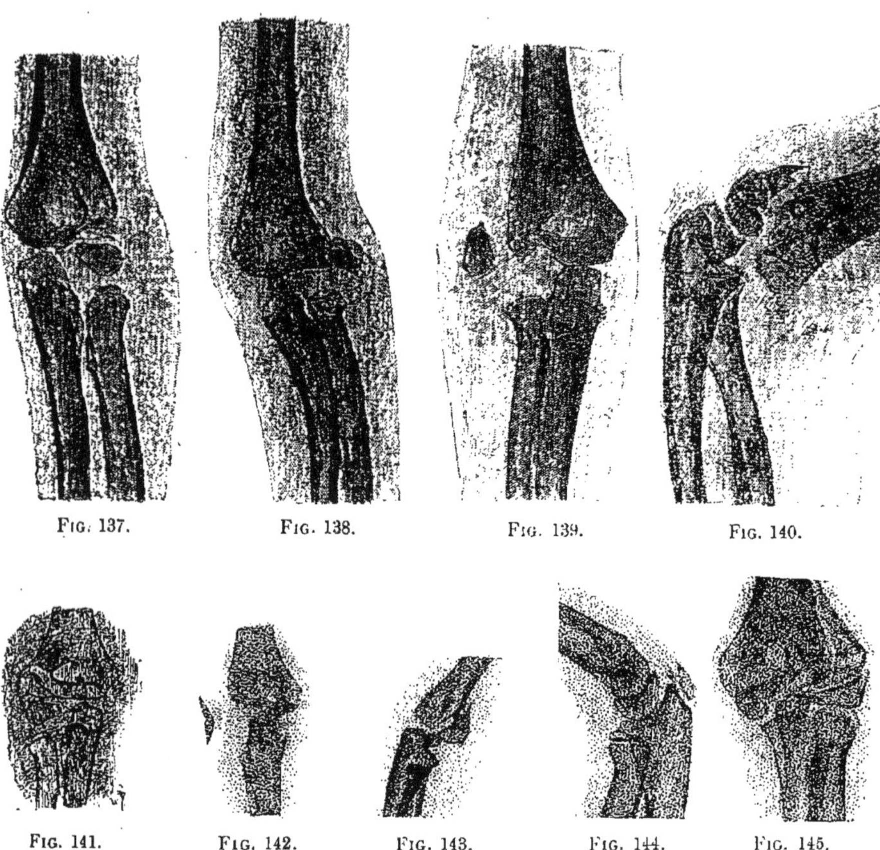

Fig. 137. Fig. 138. Fig. 139. Fig. 140.

Fig. 141. Fig. 142. Fig. 143. Fig. 144. Fig. 145.

Fig. 137 à 145, formes du fragment et du déplacement dans quelques variétés de fracture du condyle externe. (La réduction est de 1/2 pour les fig. 137 à 140.) — Fig. 140 et 143 montrant des fractures très obliques ressemblant, à l'examen superficiel, à une fracture sus-condylienne. — Fig. 142, rotation du fragment à 90°. — Fig. 140, fracture du condyle externe avec luxation en arrière ; fig. 145, avec luxation en dehors ; à noter que dans ce dernier cas la radiographie de profil (fig. 144) semblerait celle d'un squelette normal.

par une violence directe, d'ordinaire par une violence indirecte, dont une forme assez fréquente est la *chute sur la main*. Quel est alors le mécanisme? A mon sens, il faut le rapprocher de celui que nous enseigne l'expérimentation, quand nous produisons la fracture sur le cadavre par un *mouvement d'hyperextension avec adduction* ; il se fait alors un *arrachement* par les fibres coronoïdiennes du ligament latéral externe et les fibres externes du ligament antérieur. La tension ligamenteuse est la même dans la chute sur la paume de la main, coude en extension, s'il y a tendance à l'adduction de l'avant-bras, sans quoi la tension portera sur le latéral externe seul. D'autres auteurs pensent que dans l'extension du coude il y aurait, par chute sur la paume, transmission directe soit par le radius, soit par le cubitus, d'un choc qui ferait sauter le condyle. Par le radius : c'est impossible dans l'extension : dans la flexion, ce choc radial est possible ; il agit peut-être ici quelquefois, il agit sûrement pour le décollement intra-articulaire. Par le cubitus : l'appui de la crête sigmoïdienne sur la gorge de la trochlée est réel, mais je crois que le rôle principal revient à l'arrachement ligamenteux, avec trait formé de dehors en dedans, du bord diaphysaire à la gorge de la trochlée, le choc cubital, oblique en même sens ayant pour rôle d'imprimer à la fracture sa direction typique et de la faire aboutir dans la gorge de la trochlée. Je crois qu'il en est de même dans la *chute sur le coude*, la partie de crête qui appuie étant alors l'olécranienne au lieu de la coronoïdienne, mais la tension ligamenteuse se produisant, comme l'a soutenu Pingaud, une fois l'olécrâne à plat sur le sol, coude à angle droit, sur le côté externe si le bras s'incline en dedans, sur le côté interne s'il s'incline en dehors. Ce choc peut produire une fracture concomitante de l'olécrâne, comme je l'ai vu sur trois des malades dont Mouchet a publié l'observation.

Ces quelques notions mécaniques expliquent plusieurs des *particularités cliniques* que je vais maintenant résumer. Passons sur le maximum en dehors du gonflement et de l'ecchymose, d'ailleurs souvent presque aussi diffus que dans les fractures supra-condyliennes. L'hémarthrose est constante en raison de la pénétration dans l'article au niveau de la gorge de la trochlée. Le bras pendant verticalement, on peut noter tout de suite un peu de varus, facile à exagérer par adduction communiquée à l'avant-bras. La douleur à la pression est nettement au maximum sur la moitié externe de la palette humérale. En prenant cette région entre le pouce et l'index, on constate la mobilité anormale et, en refoulant le fragment en haut et en dedans, la crépitation ; ces deux signes manquent dans les fractures sans déplacement, ou tout au moins exigent alors des manœuvres brutales, à proscrire.

Le *déplacement* a lieu en bas et en dehors (fig. 138 et 139), avec bascule, en sorte que la surface fracturée peut regarder directement en dehors, par rotation à 90° (fig. 142) ; on a même observé la rotation à 180°, surface fracturée en bas. On reconnaît là la traction par le ligament latéral externe. De là résulte l'*élargissement transversal* de l'articulation du coude. Avec cela peut se produire un déplacement en arrière, plus rarement en avant. Mais ces déplacements accentués ne sont pas la règle : il n'y a même assez souvent qu'un peu de glissement du fragment condylien en dehors (fig. 137, 141).

Dans les *mouvements communiqués*, la pronation et l'extension sont peu gênées ; la flexion souvent ne peut guère dépasser l'angle droit, la supination est limitée, et douloureuse surtout si on tente de lui associer un peu d'abduction, ce qui comprime l'une contre l'autre les surfaces fracturées. Cette gêne fonctionnelle est en partie mécanique, due au déplacement.

Lorsque le déplacement est accentué, le radius suit naturellement le condyle, et une erreur de *diagnostic* est alors possible avec une *luxation isolée du radius*.

Cependant, on ne s'y trompe pas si on palpe attentivement, ce qui permet de sentir en cas de luxation : 1° la forme de la cupule radiale où l'on met la pulpe de l'index; 2° la transmission à cette cupule de petits mouvements alternatifs de pronation et de supination. La luxation complète des deux os ne ressemble qu'à la fracture supra-condylienne (voy. p. 86).

Pour juger avec précision l'importance du déplacement et le degré de bascule imprimé au fragment, la *radiographie*, prise de face, est indispensable. De même pour certains cas complexes où avec la fracture existe une luxation soit du radius seul, soit du cubitus en arrière ou en dehors, à la suite du radius resté en connexion avec le condyle déplacé (fig. 140 et 145).

La seule *complication immédiate* observée est, exceptionnellement, une lésion du nerf radial.

La majorité des fractures du condyle externe sont à *faible déplacement* et guérissent dès lors sans laisser de traces par le *massage précoce*, d'autant plus indiqué ici à cause de l'hémarthrose, obligatoire. Mais quand il y a déplacement accentué, la réduction est indispensable, car tous les mouvements sont compromis par cette saillie anormale du condyle, surtout la flexion et la supination.

Cette *réduction*, qui doit se faire par propulsion directe, le coude en flexion, est parfois impossible à obtenir complète, et elle est surtout difficile à maintenir. On discute sur la meilleure position à donner au membre dans la gouttière plâtrée qui va l'immobiliser pour 10 à 12 jours. Je préfère la flexion à angle droit, qui relâche le ligament antéro-externe, à l'extension qui le tend et le fait tirer sur le condyle; à la flexion on joindra la supination, ce mouvement étant le plus compromis. La flexion aurait l'inconvénient de favoriser un peu de varus : c'est, je crois, facile à surveiller, et d'ailleurs sans dommage fonctionnel.

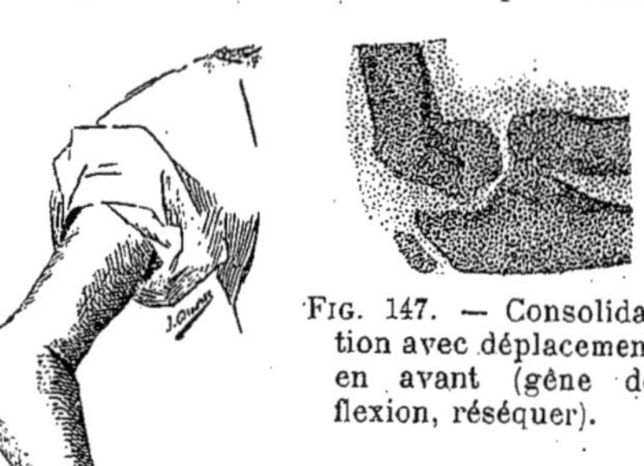

FIG. 146. — Consolidation avec déplacement en dehors; attitude du membre (thèse de MOUCHET).

FIG. 147. — Consolidation avec déplacement en avant (gêne de flexion, réséquer).

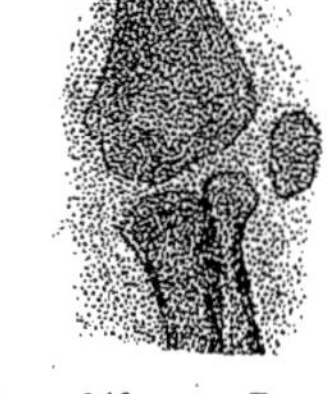

FIG. 148. — Pseudarthrose (gêne fonctionnelle presque nulle.)

Pour un très grand déplacement irréductible, on peut tenter de voir ce qu'on obtiendra par le massage, mais mieux vaut peut-être recourir tout de suite à l'*intervention sanglante* : on a recommandé la suture osseuse après réduction, mais je crois plus simple d'enlever le fragment condylien, ce qui donne une bonne fonction et n'a, chez l'enfant, que l'inconvénient de prédisposer au cubitus valgus ostéogénique (voy. p. 82).

Cette opération est encore indiquée pour les fractures anciennes avec consolidation vicieuse; le cas le plus gênant est celui du déplacement en avant (fig. 147). (Pour les gros cals sous-périostés, en avant, voy. p. 77.)

On a quelquefois noté la pseudarthrose du condyle externe, sans trouble fonctionnel bien marqué (1).

Le décollement vrai du condyle est une *lésion directe*, dont le *choc radial* (voy. p. 52) est la seule explication plausible. Si, dans quelques cas, il est *cliniquement* net, lorsque le fragment condylien se déplace en arrière, lorsque l'on perçoit une crépitation en lui imprimant des mouvements antéro-postérieurs, si alors il peut y avoir limitation des mouvements communiqués, de la supination surtout, la plupart du temps les signes se bornent aux deux suivants : une douleur à la pression au-dessous et en dedans de l'épicondyle; une hémarthrose. Le gonflement péri-articulaire est médiocre, l'ecchymose souvent nulle. Dans ces cas, le *diagnostic* avec la contusion ou avec l'entorse est impossible à établir avec certitude par les moyens cliniques ordinaires : on ne peut que le soupçonner si l'on n'a recours à la *radiographie* qui, prise de face et de profil, permettra de comparer l'épaisseur et la direction des lignes conjugales du côté sain et du côté blessé (fig. 149 et 150). Sauf rare déplacement accentué, le *pronostic* est excellent; avec des massages, la guérison sans trace s'obtient en 12 à 15 jours. Une *raideur* plus ou moins grave est toutefois possible, surtout quand l'hémarthrose est prononcée, d'où la nécessité d'une mobilisation attentive. Il est probable que les raideurs parfois crues consécutives aux contusions et entorses simples dérivent, en réalité, d'un décollement intra-articulaire avec hémarthrose.

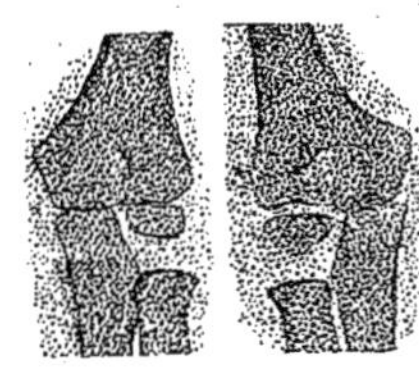

FIG. 149. Normal. FIG. 150. Décollé.

Déviations ostéogéniques tardives (cubitus varus et cubitus valgus). — A l'état normal, l'axe de l'avant-bras n'est pas sur le prolongement rectiligne de celui du bras, mais il fait avec lui un angle obtus, ouvert en dehors, de 170° en moyenne : il existe donc un *cubitus valgus physiologique* (fig. 151). Le mécanisme de la fracture du condyle externe nous explique pourquoi le redressement de cet angle est habituel parmi les symptômes immédiats de cette fracture; on peut même observer du cubitus varus (fig. 152), et j'ai dit que la consolidation en cette attitude est possible, lorsque le fragment condylien est très abaissé.

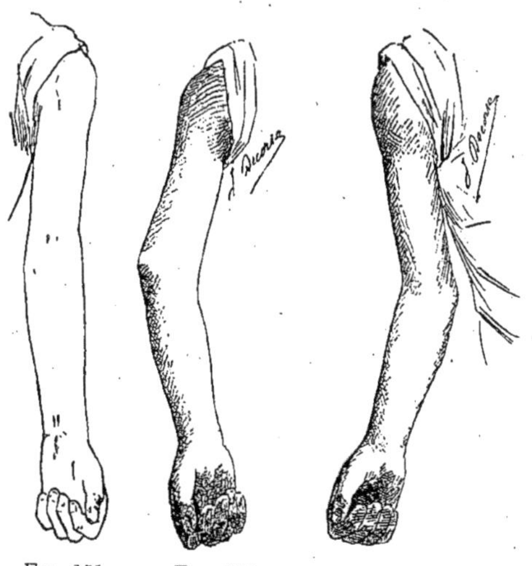

FIG. 151. Normal. FIG. 152. Varus. FIG. 153. Valgus.

A côté de cette déviation purement traumatique, immuable à partir du moment où elle est constituée, nous devons signaler des cas, rares il est vrai, où l'inclinaison de l'axe antibrachial sur l'axe brachial se trouve modifiée peu à

(1) J'en ai fait publier une observation, par A. BASSETTA, *Rev. d'orthop.*, 1908, p. 81.

peu, en vertu des *troubles de l'ossification du cartilage conjugal.* Il est évident que si, à l'extrémité inférieure de l'humérus, l'ossification est plus active en dedans qu'en dehors, cette région interne descendra plus bas, d'où un interligne oblique en bas et en dedans, avec inclinaison en bas et en dehors de l'avant-bras, en cubitus valgus exagéré. Au contraire l'allongement plus grand en dehors aura pour résultat l'effacement du cubitus valgus physiologique et même, à un degré de plus, la création d'un cubitus varus. Ces *déviations ostéogéniques* ont pour caractère principal d'être *tardives* et *progressives*, peu à peu accrues tant que l'os continue à s'accroître en longueur. Le *cubitus valgus* (fig. 153) est rare : le trait de fracture ne touche pas, en effet, toute la ligne épiphysaire. Mais il l'atteint, vers la gorge de la trochlée, sur une plus ou moins grande étendue, et il peut se faire que cette partie du cartilage conjugal devienne relativement paresseuse tandis que l'ossification reste normale dans la partie externe, d'où *cubitus varus,* puisque la partie externe du condyle devient plus basse que l'interne.

Ces déviations ne sont pas fréquentes. Elles ont l'inconvénient de prédisposer à des lésions nerveuses tardives.

b) Fracture supra-condylienne.

Dans la *fracture supra-condylienne*, le trait est à peu près transversal et il passe au-dessus des deux éminences latérales, épitrochlée et épicondyle. On a dit — et même assez récemment encore — qu'il s'agit alors d'un décollement épiphysaire : et depuis longtemps déjà Farabeuf a démontré qu'anatomiquement c'est impossible à admettre. Que, sur une plus ou moins grande étendue, la solution de continuité fasse des emprunts à la ligne conjugale, comme nous l'avons vu pour la fracture du condyle externe, rien de mieux ; mais cela ne saurait prévaloir sur ce fait qu'à partir de 3 à 4 ans, lorsqu'a débuté l'ossification de l'épiphyse humérale, le cartilage épiphysaire est tout entier situé au-dessous des éminences latérales. Ce que j'ai dit pour le condyle externe peut être répété ici, avec cette condition aggravante que toujours la diaphyse envoie une sorte de cap entre le point trochléen et le point épitrochléen. Sur l'enfant jeune, au-dessous de 3 à 4 ans, l'anatomie normale permet le décollement en bloc entre le bas de la diaphyse et la cupule de la masse cartilagineuse épiphysaire (voy. p. 52) ; à partir de l'âge de 12 à 13 ans, devient possible un décollement intra-articulaire (voy. p. 52 et fig. 87) dont on voit sur la fig. 154 l'aspect radiographique. Dans la fig. 155 (frac-

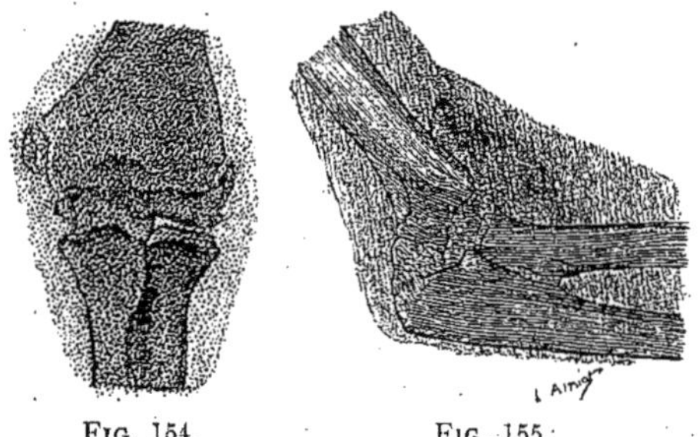

Fig. 154. Fig. 155.

Fig. 154. — Écartement léger et déplacement en dedans de toute l'épiphyse (lésion intra-articulaire ; garçon de 14 ans). — Fig. 155. — Fracture diacondylienne (voy. aussi fig. 81).

ture dia-condylienne de Kocher) l'épiphyse déplacée en arrière est celle que j'ai réséquée et représentée fig. 81.

Cela dit, arrivons à la vraie fracture supra-condylienne. Je ne parlerai pas de son obliquité, variable, dans le sens transversal; mais elle présente *deux variétés anatomiques* importantes, de par son obliquité dans le sens antéro-postérieur et le déplacement qui en résulte.

Dans l'une, de beaucoup la plus fréquente, il y a *biseau taillé de haut en bas et d'arrière en avant*, et tandis que le fragment diaphysaire se termine ainsi, en

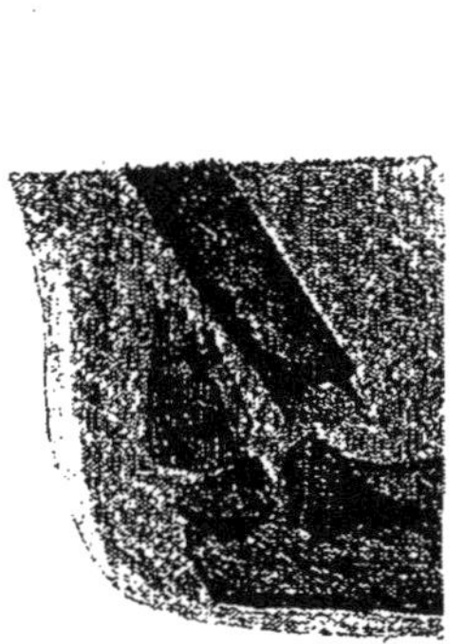

Fig. 156. — Déplacement en arrière du fragment inférieur.

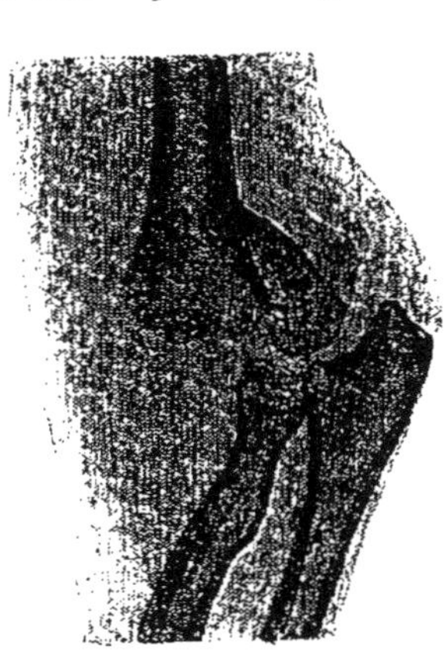

Fig. 157. — Fragment inférieur déplacé en arrière et basculé de bas en haut.

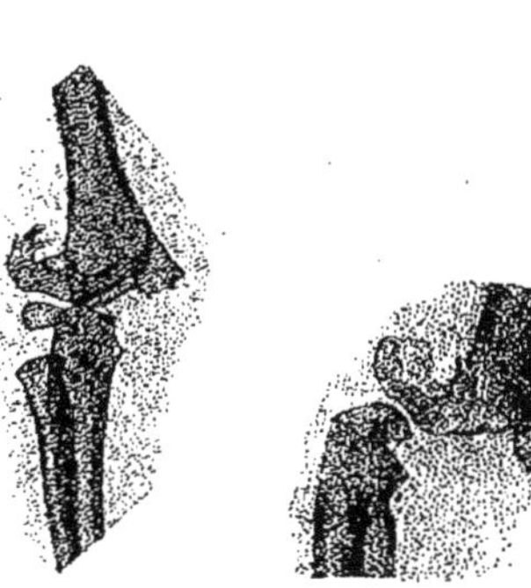

Fig. 158 et 159. — Déplacements latéralisés.

avant, en une sorte de pointe plus ou moins déviée latéralement, le fragment inférieur remonte en arrière et de plus tend à basculer, face postérieure en haut, bord supérieur en avant. Avec cela il est plus souvent qu'on ne l'a dit déplacé latéralement, peut-être plus fréquemment en dedans qu'en dehors. Ce déplacement latéral, souvent difficile à apprécier à la palpation, est bien mis en évidence par les radiographies prises d'avant en arrière, tandis que l'autre, le déplacement classique en arrière, se voit sur les épreuves prises de profil (fig. 156 à 159).

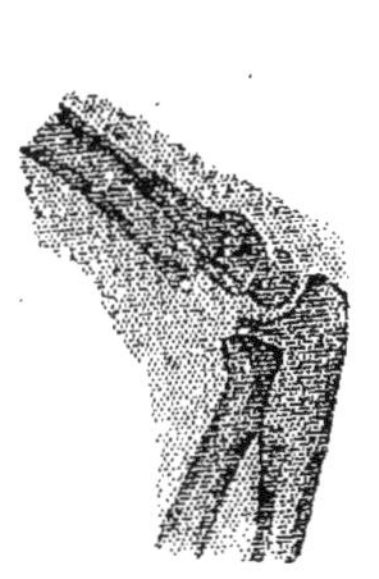

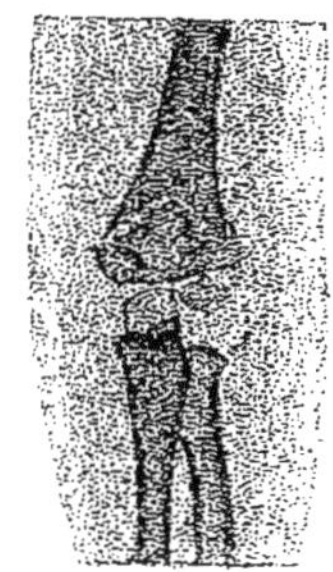

Fig. 160. Fig. 161.

Fracture sans déplacement. Le trait bâille un peu en avant sur le profil ; sur la vue de face, une légère ligne claire le marque. Fracture probablement sous-périostée.

On a dit que ce déplacement en arrière, favorisé par l'obliquité du biseau, est dû à l'action du triceps tirant sur l'olécrâne. En réalité, il est dû à la violence causale. *Expérimentalement*, on produit cette fracture par hyperextension du coude en supination, le bras dans un étau, comme la luxation en arrière par conséquent ; et dans ce mouvement, on voit que le bas de l'humérus est arraché par le ligament antérieur tendu, que le trait dès lors commence par la face antérieure et bâille en avant à mesure qu'il gagne en haut et en arrière. Sur le *vivant*, nous confirmons cette donnée quand nous voyons, chose fréquente, la fracture se produire par *chute sur la main*, coude dans l'extension, c'est-à-dire, elle aussi, comme l'entorse ou la luxation ; et l'on peut observer la fracture incomplète, avec trait bâillant en avant et incurvation en bois vert de la lame postérieure (fig. 160 et 161). La règle, c'est la fracture complète ; et alors, sous l'influence du poids du corps, la pointe diaphysaire descend en avant du biseau inférieur, par le même mécanisme que dans la fracture en V du tibia. Tel est le mode de production de cette *fracture par extension*, comme l'appelle fort justement Kocher. De là encore résulte un fait anatomique, bien connu seulement depuis l'emploi de la radiographie : rompu en avant, là où le ligament antérieur arrache, le périoste est seulement décollé à la face postérieure, sous l'influence du déplacement du fragment inférieur, et on s'en rend compte par la lame qui s'ossifie à sa face profonde et apparaît à la radiographie après une quinzaine de jours (fig. 88, 176 et 179). J'ai déjà parlé de faits de ce genre à propos des décollements épiphysaires, en montrant qu'ils ne leur sont pas spéciaux, quoi qu'on ait parfois eu l'air d'en penser.

Assez souvent, la fracture de ce type anatomique a lieu par *chute sur le coude*. On a alors voulu faire intervenir l'éclatement de la palette humérale par appui violent de la crête sigmoïdienne dans la gorge trochléenne, en en donnant comme preuve la fréquence d'un trait en V ou en Y, partant de cette gorge pour aller rejoindre par deux obliques le bord huméral. Or, il est certain que, chez l'enfant tout au moins, ce trait n'apparaît pour ainsi dire jamais sur la radiographie prise de face ; je crois cette fracture à trois fragments très exceptionnelle, et d'autre part elle aussi peut être produite expérimentalement par hyperextension après qu'on a réséqué l'olécrâne. Je pense, comme je l'ai dit pour la fracture du condyle externe, que Pingaud a raison d'admettre, même en cas de chute sur le coude, la possibilité d'un arrachement ligamenteux (voy. p. 80).

Mais dans cette chute, cependant, un choc direct d'arrière en avant peut atteindre l'extrémité humérale ; et alors se produit l'assez rare *fracture par flexion* de Kocher, où le trait commence en arrière (j'ai pu, radiographiquement, de profil, le voir incomplet), se porte en haut et en avant, et s'accompagne d'un glissement en avant du fragment inférieur (fig. 129, 162 et 163).

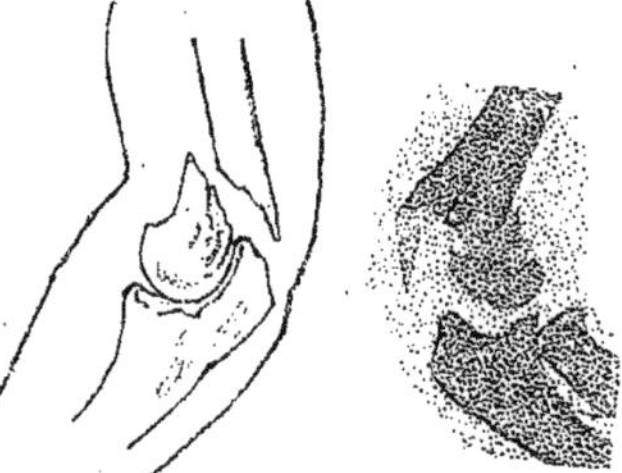

FIG. 162. FIG. 163.

Fracture par flexion. Schéma et radiographie (celle-ci, comme celle de la fig. 129, a été prise avant essai de réduction ; ce n'est donc pas un déplacement secondaire comme ceux dont parle Vignard.

Si nous prenons, comme type de notre *étude clinique*, la *fracture par extension à grand déplacement*, on constate d'abord qu'il se produit un *gonflement énorme et étendu* (les 2 tiers de chaque segment du membre), avec ecchymose large et rapide, quelquefois avec hématome fluctuant au-dessous du pli du coude. Que l'avant-bras soit soutenu à la ceinture ou qu'il pende le long du corps, ce qui frappe d'abord, c'est, sur la face postérieure, au-dessus du point où l'on devine l'olécrâne, un véritable coup de hache entre l'axe du bras et l'axe prolongé de l'avant-bras; l'aspect (fig. 164) est, au premier abord, celui d'une *luxation du coude en arrière*, et cette *erreur de diagnostic* est fréquemment commise. Elle est très préjudiciable, parce qu'on laisse persister ce déplacement osseux quand on croit avoir réduit la luxation, et à la levée de l'appareil il est trop tard pour obtenir la correction. Or, ce diagnostic n'est pas très difficile, même sans le secours de la radiographie. D'abord, dans le doute, il faut croire à la fracture, bien plus fréquente que la luxation, et souvent on fait juste l'inverse. Ensuite, les signes physiques sont assez aisés à interpréter. Dans les deux cas, l'épaisseur de la région est presque doublée, avec une saillie osseuse en avant et une en arrière. Mais la saillie antérieure est *au-dessus* du pli du coude; elle est irrégulière, souvent même plus ou moins pointue, et elle n'a pas les formes arrondies du condyle et de la trochlée luxés. Fracture ou luxation, la saillie postérieure est constituée par l'olécrâne, auquel on transmet de petits mouvements alternatifs de flexion et d'extension imprimés à l'avant-bras ; mais en cas de fracture, cette pointe de l'olécrâne a conservé ses *rapports normaux avec les éminences latérales*, difficiles il est vrai à chercher dans le gonflement (voy. p. 74). C'est-à-dire qu'en position d'extension, l'olécrâne est un peu au-dessus de la ligne épicondylo-épitrochléenne, la hauteur normale du triangle sur le sujet examiné étant facile à mesurer sur le côté sain ; en cas de luxation, au contraire, *l'olécrâne est fortement remonté au-dessus de cette ligne*. De plus, en palpant cette saillie postérieure, en cas de luxation, on y sent l'olécrâne plus nettement détaché ; et à 2 centimètres environ au-dessous de sa pointe, contre son bord externe, *on met la pulpe de l'index dans la cupule radiale*, qui roule sous le doigt quand on imprime au poignet des mouvements alternatifs de pronation et de supination. La mensuration précise entre l'acromion et l'épicondyle serait caractéristique, mais elle est à peu près impossible. La *mobilité anormale* se constate d'abord, l'avant-bras pendant, en imprimant à la main un déplacement en dehors ; on voit alors au coude un mouvement de latéralité, aussi bien en cas de luxation qu'en cas de fracture, peut-être même plus accentué en cas de luxation. La mobilité caractéristique de la fracture s'obtient soit par déplacement latéral de l'épiphyse saisie de l'épitrochlée à l'épicondyle, soit par flexion du coude à angle droit avec refoulement de l'olécrâne en avant ; et de plus on perçoit alors une grosse crépitation. Ces signes ne font presque jamais défaut ; la mobilité a coutume d'être telle qu'on a l'impression de réduire le déplacement, qui se reproduit dès qu'on cesse d'appuyer, tandis que la luxation, une fois réduite, a coutume de tenir assez solidement. A moins qu'il n'y ait une fracture concomitante de l'apophyse coronoïde ou du condyle externe, cas auquel on ne peut guère établir un diagnostic précis que par la radiographie.

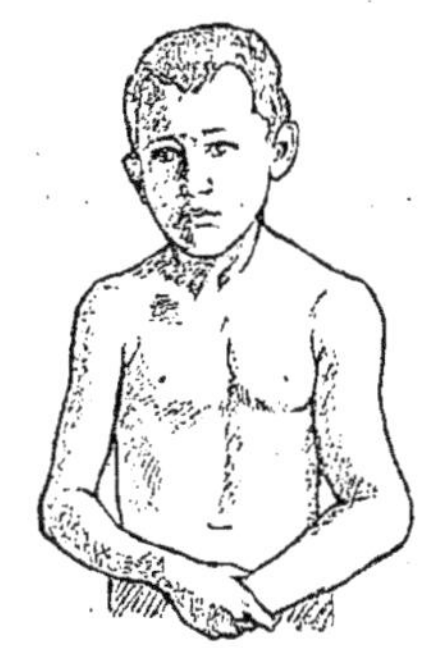

FIG. 164. — Aspect d'une fracture supra-condylienne.

Après avoir différencié fracture et luxation, il convient de *reconnaître* la *variété de fracture* : en effet, certaines fractures du condyle externe à gros fragment et à fort déplacement en arrière peuvent ressembler à certaines fractures supra-condyliennes peu graves. Dans la fracture supra-condylienne, la pronation et la supination sont conservées, l'extension est d'amplitude anormale, la flexion ne peut pas dépasser l'angle droit; il y a mouvement anormal de latéralité dans les deux sens et pas seulement en dedans comme dans la fracture du condyle externe. La *douleur à la pression* est très importante : on l'obtient en dehors et en dedans, en avant et en arrière, à un bon travers de doigt au-dessus du pli du coude, non pas seulement en dehors et au-dessus de l'épicondyle. Je rappelerai la manière d'obtenir la mobilité anormale et la crépitation en prenant le condyle externe entre le pouce et l'index lorsque ce condyle seul est fracturé.

Il existe des fractures supra-condyliennes où un *trait en V, en T, en Y* pénètre dans l'articulation, d'où division en deux (et quelquefois plus) du fragment inférieur; la symptomatologie est alors celle des fractures supra-condyliennes graves, avec énorme gonflement par infiltration et par hémarthrose. Sauf radiographie, on ne porte le diagnostic que si, prenant de chaque main une des saillies humérales entre pouce et index, on fait crépiter condyle et trochlée l'un contre l'autre.

Dans toutes ces fractures à déplacement notable, mobilité anormale et crépitation sont d'ordinaire faciles à obtenir, avec peu de souffrance, mais elles ne sont pas indispensables au diagnostic et mieux vaut s'en passer que de recourir à des manœuvres brutales, douloureuses. Pour les cas habituels, c'est inutile; pour les cas complexes, la radiographie est indispensable.

Le *décollement épiphysaire vrai et total* de l'enfant jeune ressemble plus encore à la luxation. Cependant on ne sent pas, comme dans celle-ci, la tête radiale à un doigt environ au-dessous du sommet olécranien.

Dans les *fractures supra-condyliennes à déplacement léger ou nul*, et mieux encore dans les *fractures incomplètes*, la discussion diagnostique n'est plus la même. Il faut d'abord établir s'il y a fracture ou seulement contusion, entorse. Sauf la chance de trouver un peu de crépitation, nous n'avons que deux éléments de diagnostic : le gonflement en moyenne plus accentué en cas de fracture, la douleur à la pression en ligne transversale. Quant à différencier entre elles les *variétés de ces fractures*, il n'y faut guère compter sans la radiographie, faite avec soin à la fois de face et de profil. On peut apprécier, s'il y a léger déplacement, un peu de saillie olécranienne pour la fracture par extension, un peu de saillie au pli du coude pour la fracture par flexion. Mais ces signes sont bien peu nets. A plus forte raison pour la fracture diacondylienne, laquelle me paraît être un décollement épiphysaire intra-articulaire (voy. p. 83); elle se caractérise par une hémarthrose, avec douleur bas située, à la pression juste au-dessus de l'interligne en avant, par le refoulement de l'olécrâne en arrière. Ces principes de diagnostic, intéressants pour étudier des mécanismes et interpréter des radiographies, sont d'ailleurs d'intérêt pratique médiocre, car toutes ces fractures appartiennent aux formes bénignes, à traiter par massage et mobilisation immédiats.

Le pronostic des fractures supra-condyliennes est grave, même pour celles qui sont à déplacement initial faible ou nul et peuvent cependant être suivies d'une gêne notable de la flexion par formation d'un cal exubérant qui déforme la palette humérale et comble la fossette coronoïdienne (fig. 129 à 136). Mais on peut dire, en règle générale, que la gravité de ces fractures est en rapport avec le déplacement du fragment inférieur. Les déplacements latéraux ont pour résultat une consolidation rarement en valgus, assez souvent en varus (fig. 152 et 153) : difformité extérieure, causant peu de gêne fonctionnelle. Mais le déplacement en arrière a deux inconvénients : un médiocre, la formation d'un cal volumineux par ossification, en arrière, du voile périostique décollé ; un grave, la saillie en avant de l'extrémité diaphysaire. De là en effet un butoir, contre lequel le cubitus s'arrête d'autant plus vite que la fracture est plus basse, ce qui limite la flexion, l'empêche même souvent d'arriver à plus de 160° (fig. 176 et suiv.). C'est encore ce butoir qui, par soulèvement comme sur un chevalet, par pincement, par irritation constante, est l'origine possible de certaines lésions vasculaires ou nerveuses, immédiates ou éloignées (v. p. 93). Au contraire, après réduction, on obtient le retour complet des fonctions. Le schéma 165 montre comment le déplacement en arrière diminue, sans butoir osseux, l'amplitude utile de la flexion.

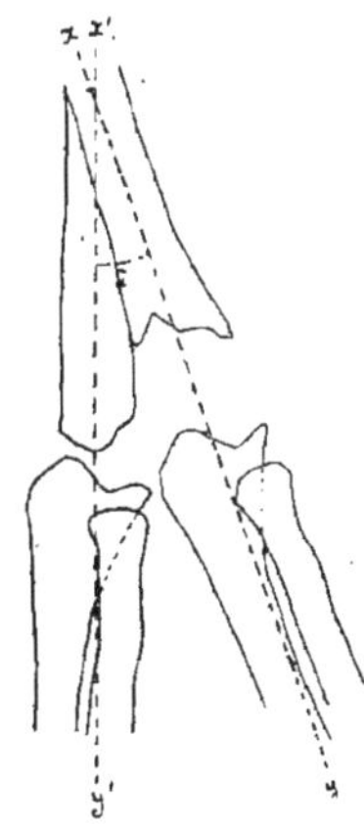

FIG. 165. — L'axe primitif du membre supérieur est xy. Par le déplacement en arrière du fragment huméral inférieur, il devient $x'y'$. Il est évident que si la flexion reste dans les deux cas la même, dans le second cas son effet utile, c'est-à-dire le rapprochement de la main à l'épaule aura perdu l'angle α qui mesure l'écart entre l'axe ancien et l'axe nouveau.

Traitement. — *Ces fractures doivent donc être réduites et immobilisées* pendant 10 à 12 jours s'il y a déplacement, ce dont on juge sans la radiographie la plupart du temps, par la radiographie lorsque le déplacement est net mais médiocre.

La *réduction du déplacement antéro-postérieur* s'obtient, un aide fixant solidement le bras, un autre pratiquant l'extension sur l'avant-bras ; puis le chirurgien fait exécuter une flexion brusque en refoulant avec les deux pouces la diaphyse en arrière, au pli du coude, avec les deux index l'olécrâne en bas et en avant, tandis que l'aide continue à tirer, sur l'avant-bras à angle droit. En même temps, on corrige par pression transversale le déplacement latéral, s'il y a lieu. L'anesthésie générale est indispensable.

Certaines réductions sont très faciles et très complètes. Il en est, au contraire, qu'il est impossible de réussir complètement. On fait descendre le fragment, on redresse sa bascule, mais on ne peut le refouler en avant. C'est

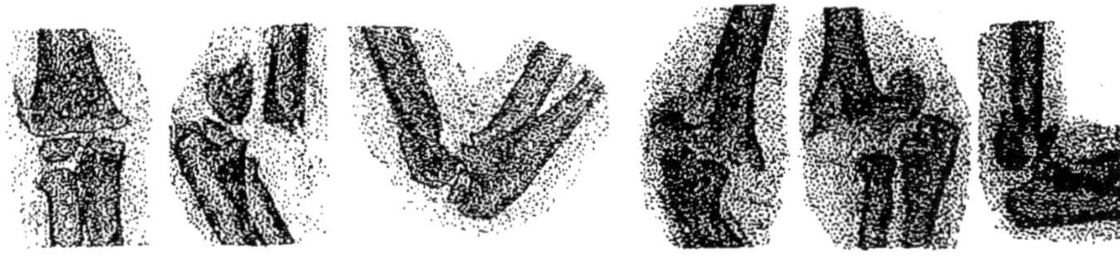

FIG. 166. FIG. 167. FIG. 168. FIG. 169. FIG. 170. FIG. 171.

Résultat immédiat d'une réduction pour fracture par extension à grand déplacement postérieur (garçon de 6 ans 1/2, fig. 166, 167 et 168) ou postérieur et interne (fig. 169 à 171).

d'ailleurs beaucoup déjà, pour la fonction. Quelquefois on réussit en agissant en plusieurs séances à 5 ou 6 jours d'intervalle, après avoir, chaque fois, vérifié le résultat par deux radiographies de face et de profil. Un peu d'ossification sous-périostée n'est pas un obstacle au succès; j'ai réussi jusqu'au douzième jour des réductions complètes, sur des fractures jusque-là négligées.

Pour les fractures impossibles à réduire par les manœuvres ordinaires, on aura recours à l'extension continue, et nous avons un excellent appareil dans celui de Pierre Delbet et de son élève Heitz-Boyer.

On a beaucoup discuté sur la meilleure attitude à donner au membre pour la

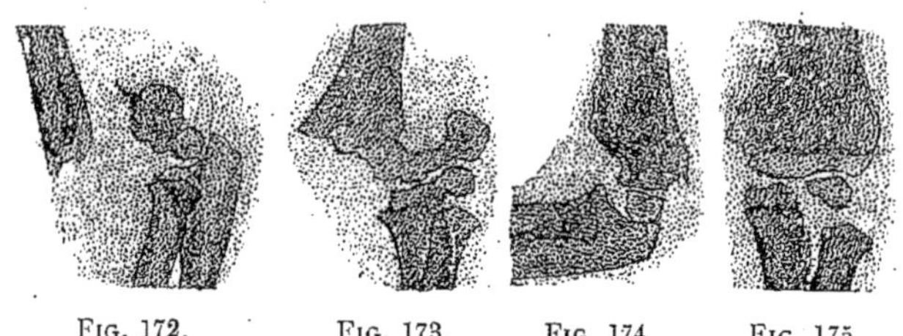

FIG. 172. FIG. 173. FIG. 174. FIG. 175.

Ce qu'on peut obtenir par réduction non sanglante dans une fracture par extension à grand déplacement de l'épiphyse en arrière et en dehors (garçon, 8 ans). Résultat au bout de 3 mois.

contention en flexion ou en extension. Cela dépend du sens du déplacement, et il faut, comme pour une luxation, immobiliser dans la position inverse de celle où s'est produite la solution de continuité. La question ne se pose pas à vrai dire pour le déplacement en avant, toujours négligeable, de la fracture par flexion, presque toujours à masser tout de suite. Mais pour la fracture par extension, les résultats sont sûrement meilleurs si on met une gouttière plâtrée *en flexion*, à angle droit ou même à angle aigu. Laroyenne et son élève Berthomier ont préconisé l'extension, pour se servir comme d'une attelle du périoste antérieur décollé mais continu : ce point de départ est une erreur anatomique, puisque le périoste est au contraire déchiré en avant et décollé en arrière. Quand on applique des appareils successifs, soit après dégonflement pour contention plus exacte, soit pour réduction par étapes, il peut être indiqué d'alterner la flexion et l'extension pour assurer mieux l'intégrité ultérieure des mouvements.

Les indications à l'*opération sanglante immédiate* m'ont toujours paru exceptionnelles. Elles nous sont fournies par la complication de *plaie* avec issue de la pointe diaphysaire, par les lésions nerveuses ou vasculaires immédiates. Il faut alors réséquer la partie osseuse saillante, lier l'artère si elle est déchirée, suturer le nerf, le libérer s'il est comprimé. On n'imitera jamais Velpeau, qui a sectionné le nerf médian soulevé. Quant à l'intervention à ciel ouvert pour obtenir la réduction, en dehors de toute autre complication, je n'en suis guère partisan même pour les fractures en Y, malgré les faits récents de Vignard et Barlatier. Je crois que le mieux est de réduire aussi bien que possible et d'attendre quelques semaines pour juger du résultat fonctionnel (1).

Lorsqu'un cal vicieux gêne la flexion par butoir mécanique ou comprime et

(1) Sur l'intervention précoce, voy. aussi P. FLINT (*Med. Rec.*, N.-Y., 21 septembre 1907, t. II, p. 465; bibliogr.) Fractures avec plaie, HAGENBACH-BURCKHARDT, *Rev. d'orthop.*, 1908, p. 97.

irrite les nerfs médian ou radial, il faut, par une *opération secondaire*, réséquer tout ce qu'on peut du cal à la face antérieure de l'humérus et abraser au ciseau et au maillet la pointe diaphysaire. Cette opération, bien réglée depuis que nous

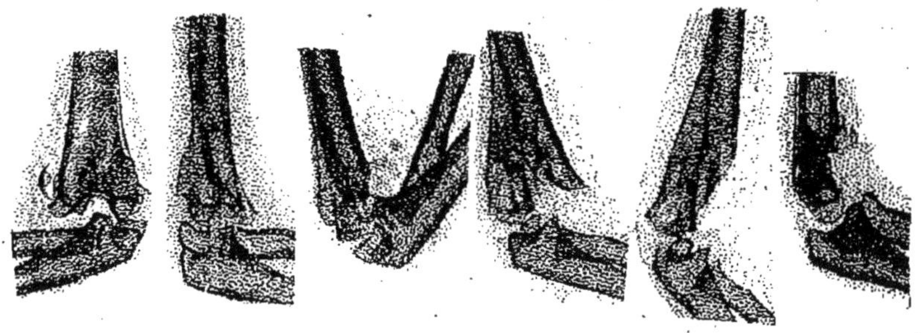

FIG. 176. FIG. 177. FIG. 178. FIG. 179. FIG. 180. FIG. 181.

Fig. 176, cale basse d'une fille non opérée. Fig. 177, cale gênant beaucoup la flexion, d'un garçon dont la radiographie 178 donne le résultat immédiat. Fig. 179 et 180, cale haute, moins gênante et résultat immédiat de la résection. Fig. 181, cas où la gêne de la flexion est considérable sans qu'il y ait saillie diaphysaire; obstacle dû au cal périphérique transparent; cas à ne pas opérer et à ne pas masser.

sommes renseignés par la radiographie (prise de profil), se pratique facilement par une incision longitudinale externe, un peu en avant de l'épitrochlée. Je répète que l'on doit attendre pour opérer que le cal exubérant se soit résorbé (fig. 176 à 181). C'est alors seulement qu'il convient d'étudier avec précision par la radiographie quelle est la forme exacte du butoir osseux qui gêne mécaniquement la flexion : plus il sera bas situé, et plus l'indication opératoire sera nette. La résection doit être largement pratiquée, ainsi que l'on s'en rend compte sur les figures ci-jointes et elle donne presque toujours d'excellents résultats fonctionnels (sur la résorption du cal sous-périosté, voy. p. 77) (1). Le membre sera immobilisé pendant les premiers jours en flexion à angle aigu.

c) *Arrachement des épiphyses latérales.*

La fracture de l'épitrochlée par choc direct est possible, mais très rare, chez l'adulte, après ossification complète de la région. Au contraire, l'*arrachement par traction ligamenteuse de l'épiphyse épitrochléenne*, avec plus ou moins de l'os sous-jacent, est fréquent chez l'enfant de 7 à 15 ans, c'est-à-dire pendant la période où existe le cartilage conjugal, le maximum de fréquence ayant lieu de 10 à 13 ans.

La *cause habituelle* est une chute sur la paume de la main, l'avant-bras en hyperextension et en abduction, ce qui est facile à réaliser expérimentalement par traction latérale sur le poignet, le bras étant pris dans un étau. Quand la cause

(1) J'ai étudié ces indications opératoires, en contestant qu'elles doivent être précoces, dans un rapport à la *Société de Chirurgie* (1909, p. 1201), sur des observations de M. Silhol (de Marseille).

est une chute sur le coude, une traction ligamenteuse est encore plus probable qu'un choc direct (voy. p. 80). On voit donc que cette lésion entre en série, par son mécanisme : 1° avec l'entorse par abduction, où il n'y a qu'arrachement ostéo-ligamenteux interstitiel ; 2° avec la luxation du coude en arrière par hyperextension et abduction, où il y a large déchirure ligamenteuse. En fait, l'arrachement de l'épitrochlée est fréquemment associé à la luxation du coude, pour laquelle il est un temps préparatoire aussi bien que la rupture du ligament latéral externe, et il n'est pas rare qu'on amène le matin à l'hôpital, avec cette fracture, des enfants auxquels on a réduit un déboîtement la veille au soir : le diagnostic rétrospectif est assez souvent certain pour que vous ne soyez jamais autorisés à le révoquer en doute.

Le fragment arraché est ordinairement *déplacé en bas* (traction du ligament), avec un peu de déviation en avant ou en arrière : déplacement presque toujours peu étendu et sans importance fonctionnelle.

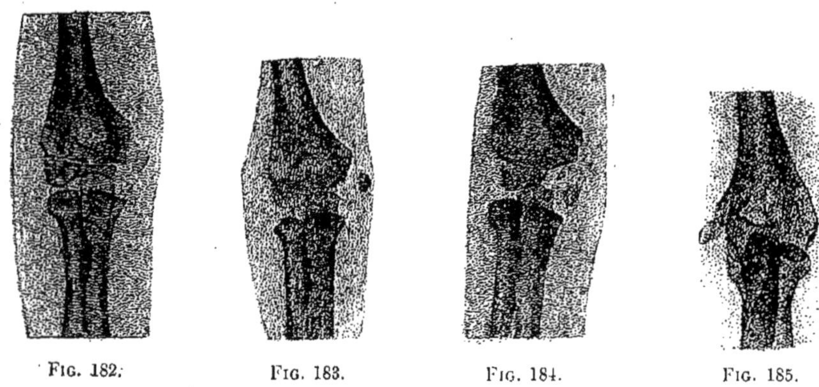

Fig. 182. Fig. 183. Fig. 184. Fig. 185.

Degrés du déplacement en bas et en dehors de la fracture de l'épitrochlée.

Dans la forme typique, la *symptomatologie* suivante évite toute erreur de *diagnostic*. A la place de la saillie épitrochléenne, on voit un gonflement assez vite ecchymotique, quelquefois avec hématome localisé fluctuant ; l'abduction en extension est douloureuse ; la flexion et la supination communiquées sont gênées, mais peu ; en prenant la région d'avant en arrière entre le pouce et l'index, le coude en flexion et pronation, on éveille une vive souffrance par pression localisée et on saisit parfois un petit fragment osseux auquel on imprime de la mobilité anormale, avec crépitation si on le refoule un peu en dehors de façon à le faire frotter contre la diaphyse.

Dans l'arrachement sans déplacement, ce dernier symptôme, seul pathognomonique, fait défaut, et la différenciation (d'importance pratique nulle) avec l'*entorse du coude* n'est possible que par la vivacité et la localisation de la douleur à la pression à la base de l'épitrochlée : on voit alors à la radiographie prise de face, en comparant les deux coudes, que la ligne épiphysaire est plus large. Le degré le plus léger est l'*entorse juxta-épiphysaire* d'Ollier.

La seule complication possible de cette fracture est la *paralysie du nerf cubital*, paralysie par contusion directe au moment de l'accident (sans qu'on puisse dire

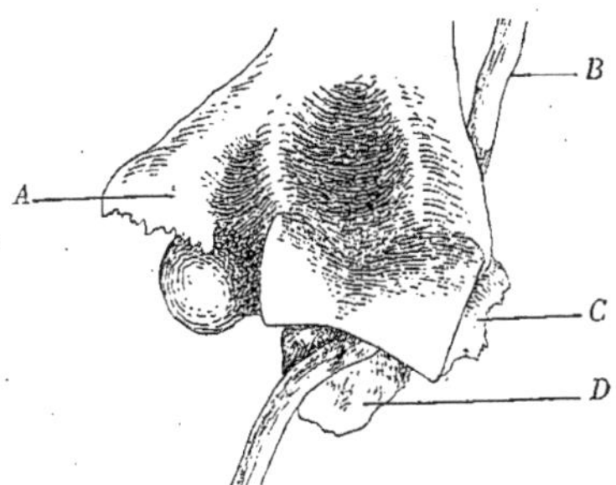

Fig. 186. — Vue d'arrière en avant.

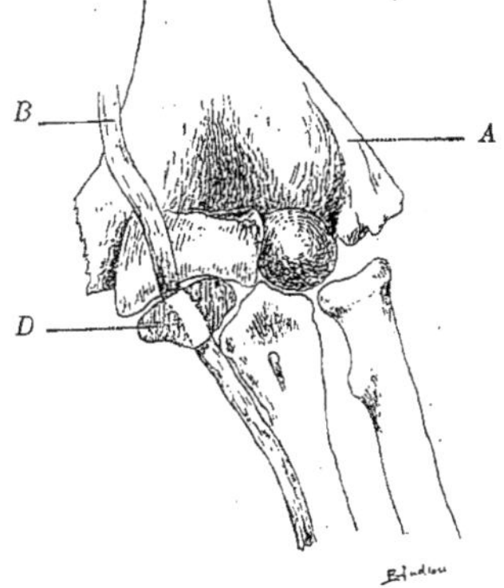

Fig. 187.— Vue d'avant en arrière.

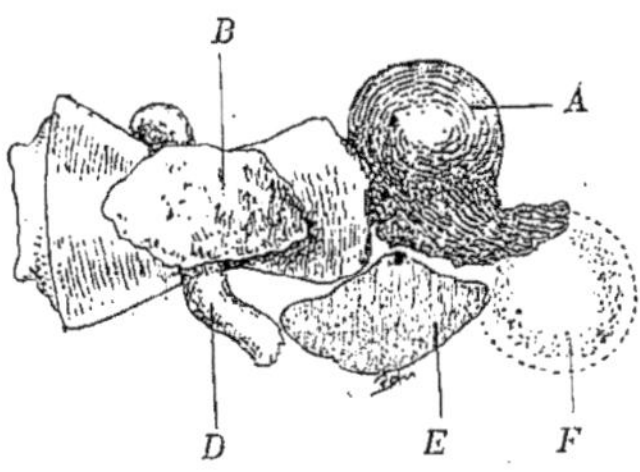

Fig. 188. — Vue de bas en haut.

Cas de Payr, luxation incomplète en dehors avec arrachement de l'épitrochlée, qui s'est logée entre la trochlée et la cavité sigmoïde, en comprimant le nerf cubital contre le squelette. *A*, trait de fracture condylienne; *B*, nerf cubital appliqué contre la face antérieure de la trochlée par *D*, fragment épitrochléen détaché de *C*. Sur la fig. 188, *E* et *F*, sont les coupes de cubitus et de radius. Guérison après ablation du fragment.

si la compression par le fragment déplacé en est toujours la cause), ou par enclavement du nerf dans le cal, qu'il faut abraser.

Malgré l'autorité de Kocher, je crois tout à fait superflue l'*ablation systématique du fragment épitrochléen*. Elle sera pratiquée sur indication spéciale : soit la paralysie que je viens de mentionner, soit une gêne des mouvements par enclavement du fragment en avant ou arrière entre le crochet sigmoïdien et la trochlée, enclavement sans doute produit à la faveur d'un bâillement de l'interligne, étape de plus vers la luxation. Sauf ces cas, le seul *traitement immédiat* consiste dans la protection du coude avec un appareil ouaté, le sujet se servant peu à peu de la main. On gagne du temps avec le massage, mais on peut s'en passer, pourvu qu'on ne favorise pas la raideur par l'application d'un appareil plâtré. Quelquefois le fragment ne se soude que par un cal fibreux, mais cela n'a pas d'inconvénient. Je crois que l'extension continue, prônée par Bardenheuer, est tout à fait inutile.

La gêne fonctionnelle persistante a toujours été nulle chez les malades que j'ai observés : il n'y a, parfois, qu'un peu de saillie anormale de l'épiphyse qui fut fracturée. Je signale, sans le comprendre, un cas, mal soigné au début, où Sprengel a cru devoir réséquer tardivement le coude pour ankylose à angle droit. Je ne comprend guère plus les déviations ostéogéniques dont on a cité un cas en varus (Lesser), un autre en valgus (Berthomier).

La *fracture de l'épicondyle* doit être mise en pendant avec celle de l'épitrochlée ;

de 12 à 16 ans, période où elle est indépendante, cette épiphyse peut être arrachée par le ligament antéro-externe, tendu par hyperextension en adduction, mais c'est tout à fait exceptionnel : il n'y en avait que deux cas dans la série de Mouchet. Certains auteurs croient cette fracture plus fréquente, mais ils commettent certainement des confusions avec celles du condyle externe : la chose est sûre pour les cas qu'on aurait observés à 3 ou 4 ans, époque à laquelle le point osseux épicondylien n'existe pas. La symptomatologie est, en dehors, celle de la fracture de l'épitrochlée en dedans. Sauf secours de la radiographie, le diagnostic, soit avec l'entorse, soit avec la fracture du condyle sans déplacement, me paraît très obscur, et d'ailleurs sans intérêt pratique.

Je mentionnerai, pour terminer, la fracture du condyle interne qui fait, en dedans, pendant clinique à la fracture du condyle externe. Je ne l'ai jamais observée. E. Blanchet (thèse de Lyon, 1906-07, n° 123) en donne 7 cas avec radiographie, de Vignard et Destot (Bibliographie).

d) *Complications nerveuses des fractures de l'extrémité inférieure de l'humérus.*

Les complications nerveuses des fractures de l'extrémité inférieure de l'humérus (1) sont des *paralysies* qui peuvent porter soit sur un seul des trois nerfs de la région (sur 11 cas que j'ai publiés avec Mouchet en 1899, 2 radial, 3 médian, 4 cubital), soit sur les trois à la fois (un cas). Elles sont provoquées presque exclusivement par les fractures supra-condyliennes et, moins souvent, par celles du condyle externe. Elles sont rares, malgré l'intensité fréquente du déplacement.

Elles sont de deux ordres : *primitives*, survenant au moment de l'accident, ou *secondaires*, et dans ce dernier cas elles peuvent être précoces ou tardives.

Les *paralysies primitives* peuvent être dues soit à l'attrition directe du nerf par les fragments, soit à la contusion par le choc causal. Le fragment supérieur, en biseau, d'une fracture supra-condylienne a quelquefois, dans son chevauchement en avant, coupé complètement le nerf radial ou médian, mais le fait est rare, et il s'agit la plupart du temps d'une déchirure partielle, d'une attrition, d'un embrochement par une pointe, d'un soulèvement avec distension.

Mais plus souvent le nerf est seulement *contus* soit par un fragment, soit au moment de l'accident, et c'est ainsi qu'il faut probablement expliquer les paralysies primitives portant sur les trois nerfs à la fois, ainsi que j'en ai observé quelques cas heureusement rares, ainsi que Robert, Brun en ont présenté des exemples à la Société de chirurgie. La contusion directe par chute sur le coude semble être la cause ordinaire de la paralysie du nerf cubital que Granger, d'après deux cas, a crue fréquente par fracture de l'épitrochlée et que pour mon compte je n'ai observée qu'une fois dans ces conditions (2).

Ces paralysies primitives, prenant tantôt la totalité, tantôt une partie du territoire d'un nerf, doivent être recherchées avec soin dans le premier examen, pour

(1) A. Broca et A. Mouchet, Complications nerveuses des fractures de l'extrémité inférieure de l'humérus. *Rev. de chir.*, Paris, 10 juin 1899, n° 6, p. 701, et thèse de notre élève Vacquerie, Paris, 1901-1902, n° 486. — Roumagnoux, th. de doct., Montpellier, 1902-1903, n° 12. — Natier, th. de doct., Lille, 1903-1904, n° 39.

(2) J'ai publié un cas où il y avait soudure du fragment épitrochléen au bord de la coronoïde ; résection ; guérison de la paralysie (*Arch. méd. enf.*, 1908, p. 193).

que le médecin ne soit pas accusé de les avoir produites par des manœuvres trop brutales de réduction ou par un mauvais appareillage. Dans les premiers jours, le gonflement, la douleur, l'impotence du membre rendent difficile l'exploration de la mobilité, mais la recherche de la sensibilité à la piqûre d'épingle donne des résultats forts utiles.

Lorsque la paralysie est immédiate et complète, et lorsqu'en outre la radiographie démontre un grand déplacement, il est sage d'aller tout de suite à la recherche du nerf pour voir s'il ne faut pas le suturer, le délivrer d'un fragment qui le comprime ou le dilacère. Mais si la réduction de la fracture doit alors être tentée, il faut savoir que dans certains cas, heureusement très rares il est vrai, l'opération ne sert à rien, une névrite continuant à évoluer après la contusion, et c'est en particulier ce qui a lieu dans les paralysies primitives portant sur les trois nerfs à la fois : quelques opérations, finalement inutiles — ont été pratiquées et ont permis de constater que les nerfs n'étaient ni soulevés ni englobés, et elles n'ont pas empêché l'infirmité définitive, avec névrite et troubles trophiques (1).

Ces paralysies par contusion, avec névrite consécutive, ne sont pas toujours dès le premier jour au maximum. Elles s'aggravent parfois peu à peu — quoique assez rapidement — et nous conduisent ainsi aux *paralysies secondaires* dues, selon les cas, au soulèvement, à l'irritation, à l'enclavement soit par un cal exubérant, soit par le chevalet d'un fragment déplacé. La paralysie est alors partielle et progressive, annoncée par des fourmillements ; en palpant, on sent le cordon nerveux gros et douloureux au toucher. Si l'on croit qu'il faut incriminer l'action nocive d'un fragment déplacé, il convient d'agir aussi vite que possible pour abraser cette pointe dangereuse ; c'est ce que l'on voit en particulier pour la pointe diaphysaire des fractures supra-condyliennes. Au contraire, si l'on constate un cal exubérant et, à la radiographie, un déplacement n'expliquant pas les phénomènes nerveux, on attendra, car chez l'enfant il est fréquent que ces gros cals se résorbent, et je répète que dans ces conditions il ne faut pas insister sur le massage local ; on entretiendra plutôt les muscles par l'électrisation galvanique. L'abrasion du cal ne sera tentée qu'assez tard, en surveillant avec soin jusque-là les moindres indices de réaction de dégénérescence, car elle peut ne pas servir à grand'chose, et surtout on est exposé chez l'enfant plus que chez l'adulte à la reproduction post-opératoire d'une ossification exubérante.

La plupart du temps, ces phénomènes nerveux — où l'on ne sait souvent pas ce qui revient à la contusion initiale ou à l'irritation précoce par le cal — guérissent d'eux-mêmes et assez vite. Au bout de 3 à 4 mois, on peut juger s'il faut ou non persister dans le traitement non opératoire : von Zœge Manteuffel me paraît exagérer beaucoup en conseillant d'attendre 1 an et demi.

Je signalerai enfin la possibilité de *paralysies tardives* : j'en ai observé une 22 ans après le trauma. Dans les quelques faits publiés par Sengesse, Panas,

(1) Pour le diagnostic différentiel, je renvoie à la mention (voy. p. 43) que j'ai consacrée aux *paralysies ischémiques*, par altérations musculaires et non plus nerveuses, dues à l'application d'appareils trop serrés.

Mouchet et moi, il s'agit du nerf cubital, et dans nos deux cas étudiés complètement la fracture avait porté sur le condyle externe et s'était accompagnée de cubitus valgus ostéogénique (voy. p. 82), d'où effacement de la gouttière du nerf cubital qui, délogé, est soumis à des contusions répétées (1). Sans préciser la fracture, Sengesse note le cubitus valgus, et Panas l'effacement de la gouttière.

Le *diagnostic* est important, en ce sens que parfois, chez ces malades, on peut attribuer à la paralysie et à l'atrophie musculaire une origine spinale, comme cela eut lieu chez le malade que j'ai opéré, après avoir établi le lien entre sa névrite et son ancienne fracture en constatant que le nerf était gros, douloureux, soulevé, accessible au niveau de la gouttière épitrochléenne effacée.

Dans ces cas, il convient de creuser derrière l'humérus une gouttière assez profonde pour que le nerf ne puisse plus en être délogé et n'y soit pas soulevé, tiraillé, dans tous les mouvements de flexion. Chez mon malade, j'ai obtenu ainsi un bon résultat : mais 18 mois plus tard, il y a eu une reprise légère des accidents à la suite d'un entraînement exagéré à l'aviron. M. Roux (de Lausanne) vit alors le malade et crut raisonnable de faire une opération ayant pour but de loger définitivement le nerf en avant de la trochlée. Le résultat fut parfaitement nul, et l'évidement de la gouttière me paraît bien plus rationnel.

e) Décollement et fracture de l'olécrâne.

Vers l'âge de 12 ans, pour se souder vers 17 ans, un point osseux apparaît dans l'olécrâne, dont il va former environ un quart à un demi de la hauteur, la base dépendant de la diaphyse cubitale ; l'os qui en dépend est plus haut en arrière qu'en avant.

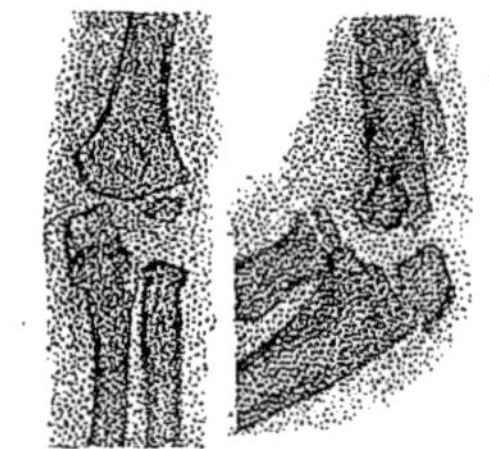

Fig. 189. Fig. 190.

Fractures à la base de l'olécrâne.

Poland décrit une pièce, tout à fait exceptionnelle, où chez un enfant de 3 ans il y a eu décollement en masse de l'olécrâne encore cartilagineux, associé à une luxation compliquée qui a exigé l'amputation ; une autre concerne un enfant de deux ans.

Sur les sujets de 10 à 17 ans, le décollement de l'épiphyse ossifiée est possible, mais rare, à la suite de chocs directs, de flexion forcée, ou d'extension forcée. Plus souvent on observe la vraie fracture à la base. Dans l'extension forcée, l'olécrâne vient buter par sa pointe contre la face postérieure de l'humérus. Dans la flexion forcée, l'accident (qui peut être voulu, voy. p. 23) est dû à l'arrachement par le tendon du triceps.

Je m'en tiens à cette mention anatomique. En clinique, la description est semblable à celle d'une fracture de l'olécrâne, en général à faible écartement, à ne traiter par la suture que s'il y a complication de plaie.

(1) Je me permettrai de faire remarquer à M. Peltesohn (*Zeit. f. orth. Chir.*, 1906, t. XVII, p. 246, bibliogr. allemande) que j'ai publié sur ce point avec Mouchet en 1899 un mémoire dont il semble ignorer l'existence.

f) *Fractures et décollements du col du radius.*

La fracture du col du radius, associée ou non au décollement de l'épiphyse correspondante, sans être très fréquente, s'observe toutefois assez souvent chez l'enfant, presque toujours chez le garçon, d'ordinaire entre 9 et 12 ans (1).

La violence notée comme cause est la plupart du temps une chute sur le coude, quelquefois une chute ou un choc sur la paume de la main. Le mécanisme est très probablement indirect (2), mais on ne peut le préciser, y faire la part exacte soit de la supination, soit de la pronation forcées, malgré quelques essais expérimentaux de Gallois, de Gazet et de Latarget.

La fracture est tantôt transversale, tantôt oblique en bas et en dehors. Tandis que pour Hoffa elle est ordinairement un décollement épiphysaire de la cupule radiale, pour Mouchet cette hypothèse est ruinée par les radiographies, où l'on voit le trait de fracture tout à fait indépendant du trait conjugal, à un bon centimètre au-dessous de lui, en plein col. La vérité, d'après ce que j'ai vu en opérant quatre sujets, est qu'il s'agit souvent d'une *lésion mixte*, avec un gros coin fracturé antéro-externe et un décollement épiphysaire en dedans, sans que nous puissions dire, dans l'ignorance où nous sommes du mécanisme, si la fracture est initiale (ce qui toutefois est probable) ou consécutive. Il ne faut pas trop se fier pour ces constatations aux radiographies, où le fragment osseux cache souvent la ligne décollée, comme je l'ai dit pour l'extrémité supérieure de l'humérus.

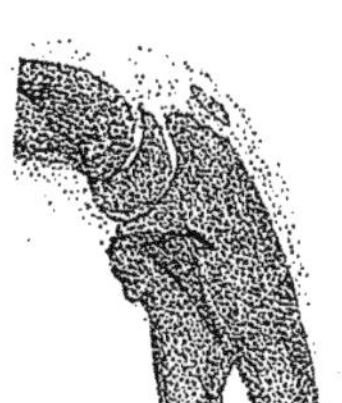
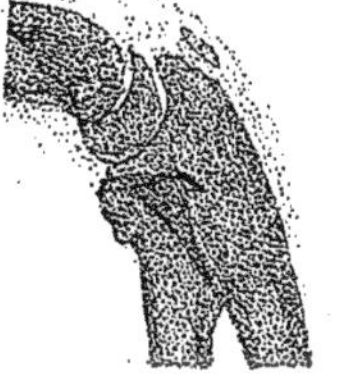

FIG. 191. FIG. 192.

Décollement épiphysaire de la cupule avec fracture; début du déplacement, fig. 191; déplacement complet, fig. 192.

Le déplacement typique (léger, fig. 191 ; complet, fig. 192) est celui où la tête bascule en dehors, quelquefois un peu en avant.

D'autres fractures (épitrochlée, olécrâne, condyle externe) peuvent se trouver associées à celle du col radial.

(1) A. MOUCHET, Les fractures du col du radius, *Rev. de chir.*, Paris, 10 mai 1900, n° 5, p. 597. — A. BROCA La fracture de l'olécrâne et du col du radius, *Gaz des hôp.*, Paris, 1901, p. 697 ; et *Leçons clin. de chir. infantile*, Paris, 1902, p. 176.— GAZET, th. de doct., Lyon, 1902-1903, n° 169. — FONZES, th. de doct., Montpellier, 1904-1905, n° 84. — TABUTIN, th. de doct. Lyon, 1906-07, n° 134. — Une étude de ces fractures chez l'adulte est faite par T. T. THOMAS, *Univ. of Penn. med. Bull.*, Philadelphie, octobre 1905, t. XVIII, p. 184 et 221 (Bibliogr). — Je regrette beaucoup que mes observations de celles de Mouchet n'aient pas eu l'heur de convaincre M. Destot (*Soc. chir.* de Lyon, 1902-3, t. VI, p. 304); mais les déplacements que j'ai vus et que je reproduis ici me paraissent incontestables.

(2) Mouchet pense que le mécanisme est souvent musculaire. J'ai cité cette opinion, sans la faire mienne, et cependant on me l'a attribuée à tort. Je la crois même erronée.

Signes et diagnostic. — Dans l'attitude du membre, la pronation est souvent plus marquée que dans les autres fractures du coude. Un gonflement notable se voit à la région antéro-externe de l'avant-bras en haut, étant mis à part naturellement les cas où il existe d'autres fractures concomitantes, avec gonflement diffus et intense de tout le coude. L'ecchymose est tardive et parfois même absente. En général, il n'y a pas d'hémarthrose.

Le seul *diagnostic* à établir est avec la *fracture du condyle externe*, et encore est-il en général aisé, même sans radiographie.

1° La douleur à la pression est nulle sur l'épicondyle, nette au contraire au-dessous du pli du coude, sur le haut du radius.

2° Les mouvements d'extension et de flexion sont à peu près normaux et indolents, mais la moindre tentative pour augmenter la pronation et surtout pour provoquer un peu de supination est extrêmement douloureuse.

La subluxation du radius par élongation est une lésion des enfants au-dessous de 4 ans et je renvoie à sa description (voy. p. 27).

Quant à spécifier la variété exacte de la fracture radiale, c'est à peu près impossible sans le secours de la radiographie.

Je renverrai, pour le parallèle symptomatique, à la description (voy. p. 24) de la *luxation isolée du radius*.

Pronostic. Traitement. — Souvent dans ces fractures le déplacement est léger et les fonctions se rétablissent bien lorsque la douleur cesse ; il en est même parfois ainsi avec un déplacement notable. Aussi convient-il au début d'attendre et d'instituer un massage léger, car il est évident que la réduction par manœuvres externes est impossible. S'il y a gêne persistante, on réséquera la tête radiale.

CHAPITRE III

LÉSIONS DYSTROPHIQUES

Certaines altérations portant sur l'ensemble du squelette relèvent de causes générales, qui d'ailleurs sont loin de nous être toutes connues. Elles sont les unes congénitales, les autres acquises. Dans un cas comme dans l'autre, elles sont liées à des troubles de nutrition, où l'on cherche depuis quelques années à mettre en évidence le rôle des glandes vasculaires sanguines; j'exposerai donc cette question avant d'entrer dans la description des divers types cliniques.

La croissance du squelette et les glandes vasculaires sanguines.

La croissance d'un sujet est avant tout régie par l'alimentation et l'assimilation correspondante, c'est-à-dire par la qualité et la quantité de la nourriture, de l'aération, de l'hygiène. Ce fait, reconnu par tous les éleveurs, est aussi vrai pour l'homme que pour les autres animaux (1), et nous aurons à étudier quelques-unes de ses conséquences pathologiques. Mais tout en mettant ainsi les fonctions digestives à l'origine des choses, il faut accorder à d'autres fonctions de l'organisme, en première ligne au système nerveux, un rôle régulateur d'importance capitale ; et pour le point spécial qui nous occupe en ce moment, c'est-à-dire pour la croissance en général et pour celle du squelette en particulier, nous commençons à entrevoir l'action de tout un groupe d'organes glandulaires, les glandes vasculaires sanguines (2).

(1) Variot surtout, dans une série de communications à la *Société de Pédiatrie* (1906, p. 127, 153, 276; 1905, p. 186, 189, 191), a insisté sur le rôle de l'insuffisance alimentaire dans l'*hypotrophie* des enfants, et en particulier sur les stagnations de poids associées à une petitesse de taille pouvant aller jusqu'au nanisme avec retard remarquable dans l'ossification épiphysaire, sans que l'on puisse vraiment dire que le sujet soit un *malade*. Cela est comparable, jusqu'à un certain point, au nanisme imputable à diverses dystrophies générales, à l'insuffisance de développement des rejetons de syphilitiques et d'alcooliques, au nanisme possible dans certains cas de rétrécissement mitral (Gilbert et Rathery, *Presse méd.*, 7 mai 1900, p. 225; M. Labbé, *ibid.*, 5 août 1908, p. 497 ; G. Minet et R. Pierret, *Écho méd. du Nord*, 1908, p. 519). — C'est surtout par la taille du sujet qu'on apprécie la croissance du système osseux; Variot et son élève Chaumet (*Soc. de Péd.*, 1906, p. 49; Chaumet, th. de doct., Paris, 1905-1906, n° 173) ont établi des tables de croissance, d'après mensuration des enfants parisiens, à comparer aux anciennes tables de Quetelet. — Blandin, th. de doct., Bordeaux, 1901-1902, n° 32 (rapports avec l'hygiène; mensuration du thorax en particulier).

(2) Pour tout ce qui concerne la bibliographie antérieure à 1904 sur les relations entre les glandes génitales ou vasculaires sanguines et la croissance du squelette, je renvoie à l'importante monographie de P.-E. Launois et P. Roy, *Etudes biologiques sur les géants*, Paris, Masson et Cie, 1904. Cependant, ces auteurs ne s'occupent pas des relations possibles des capsules surrénales et du gigantisme : voy. P. Linser, *Beitr. z. klin. Chir.*, Tubingue, 1903, t. XXXVIII,

Depuis les recherches retentissantes de Brown Sequard, nous savons que les glandes génitales ont une fonction importante de sécrétion interne (1), et si cela a

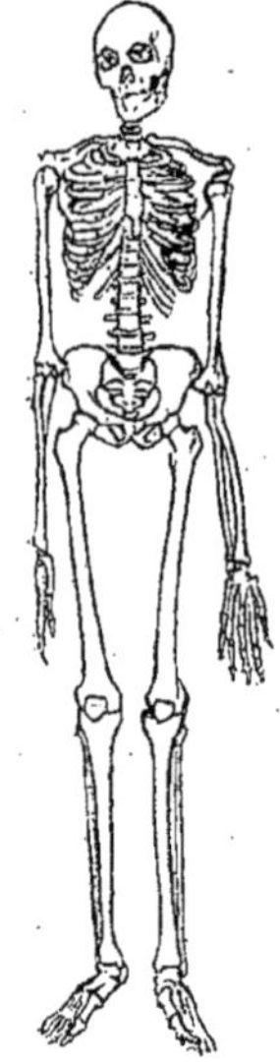

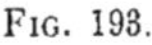

Fig. 193.

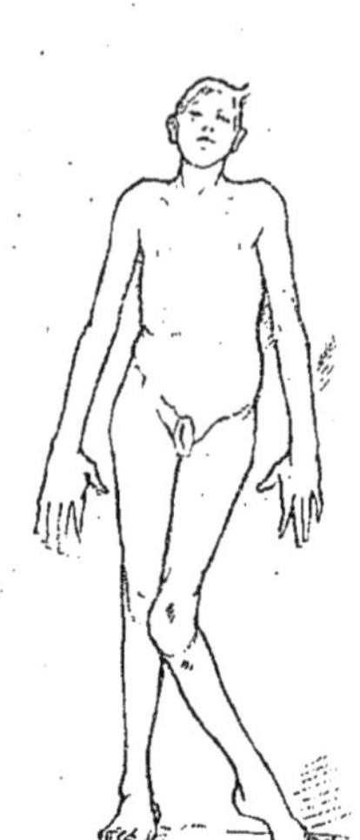

Fig. 194.

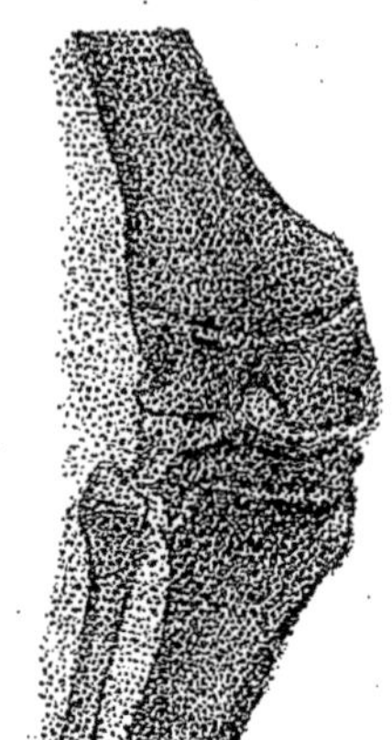

Fig. 195.

Fig. 193. Disproportion des membres inférieurs chez un eunuque (Lortet). Fig. 195. Le grand Charles, 1 m. 99, géant infantile âgé de 27 ans, porte encore des épiphyses non soudées (fig. 196 et 197).

été mis en relief par des expériences faites avec le suc testiculaire, cela n'a guère fait que confirmer et expliquer certaines données fort anciennes établies par l'observation des castrats, hommes ou animaux. Les eunuques châtrés dans l'enfance sont de haute stature, avec prédominance disgracieuse des membres inférieurs ; il en est de même des chapons, et

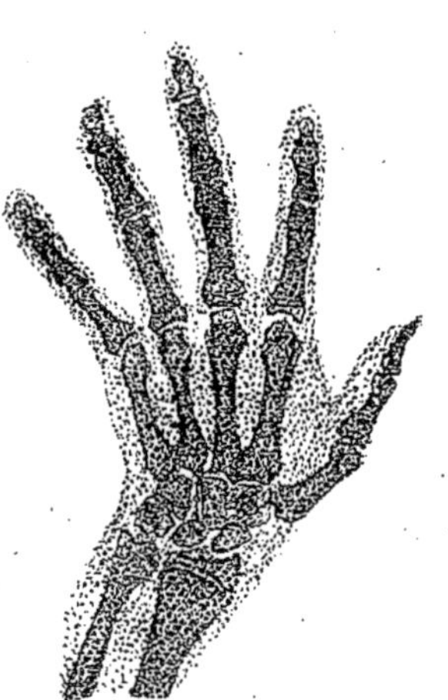

Fig. 196.

fasc. 1.-2, p. 282. Observation d'un garçon de 5 ans et demi mort après opération exploratrice pour adénome surrénal gauche. Taille, 1 m. 38; aspect et voix d'un homme. A rapprocher d'un cas de gigantisme observé par E. Sacchi (*Arch. di ortop.*, 1895, fasc. 2, p. 65) chez un garçon de 9 ans (poids, 44 kilos; taille, 1 m. 43; barbe et poils) qui redevint normal (poids et voix) après castration pour épithélioma du testicule. — Sur l'infantilisme des cryptorchides, comme travaux récents, voyez W. Voltz (*Zeit. f. orth. Chir.*, 1904, t. XII, fasc. 4, p. 801); Richon et Jeandelize (*Province méd.*, 23 juin 1906, n° 25, p. 305 ; Bibliogr.). On trouvera, en outre, des renseignements importants dans la Bibliographie du rapport cité plus loin de Porak et Durante sur les dystrophies osseuses congénitales. — Voyez aussi quelques notes bibliographiques sur les connexions possibles du rachitisme vrai (p. 141) ou tardif (p. 153) avec les capsules surrénales et la thyroïde. — Sur les *dystrophies du cartilage de conjugaison*, voy. Caruette, th. de doct., Paris, 1903-1904, n° 137. — Sur le rôle des tumeurs de l'hypophyse : H. Cushing, *Journ. of nerv. and ment. dis.*, nov. 1906, t. XXXIII, n° 11, p. 704; A. Nazari, *Policlinico*, part. méd., 1906, t. XIII, n° 10, p. 445. — Rôle de la thymectomie : M. Lucien et G. Parisot, *Rev. Méd. de l'Est*, 1908, p. 757.

(1) L'état actuel de la question est exposé par H. Alamartine dans une revue générale documentée (*Gaz. des hôp.*, Paris, 1er décembre 1906, p. 1635).

dès 1877 cela a été étudié expérimentalement par A. Poncet (de Lyon). Même observation chez certains sujets infantiles par atrophie testiculaire, continuant à grandir bien après la vingt-cinquième année, au point de devenir de véritables géants, et dans les os desquels Launois et Roy ont démontré par la radiographie une persistance anormale des cartilages conjugaux (1).

Les observations sur la castration ovarienne chez les sujets jeunes, sont bien moins nombreuses, d'autant qu'elles n'existent pour ainsi dire pas dans l'espèce humaine. Mais sur les femmes dont la croissance est achevée, l'histoire de l'ostéomalacie et de son traitement, dans certains cas, par la castration ovarienne, nous fait saisir avec netteté une action trophique des glandes génitales femelles sur le système osseux.

Sur les vraies glandes vasculaires sanguines, capsules surrénales, corps thyroïde, hypophyse, thymus, l'observation clinique et l'expérimentation nous ont fourni, de même, quelques documents très précieux.

L'expérimentation peut se faire de deux façons : soit par injection d'extrait de la glande considérée, soit par extirpation de cette glande ; et de là une plus grande clarté des résultats lorsque, les deux séries d'expériences étant conduites parallèlement, on peut comparer les effets d'une action soit accrue (opothérapie), soit supprimée (extirpation). Mais l'opothérapie à elle seule peut prêter à discussion, et par exemple il ne me semble pas qu'elle ait réussi, malgré les efforts de Heubner et de ses élèves, à nous faire attribuer aux capsules surrénales un rôle prépondérant dans la nutrition des os (2) ; attendons d'avoir des animaux ayant survécu pendant longtemps à l'extirpation pratiquée avant la croissance achevée.

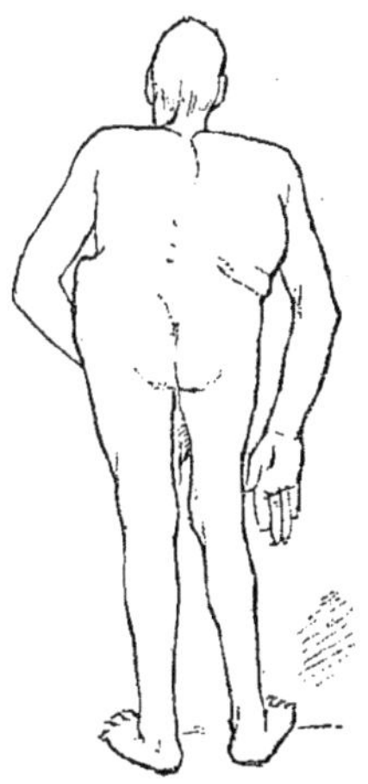

Fig. 197. — Le géant de Montastruc (acromégalique ; Brissaud et Meige).

Or ces animaux, nous les avons depuis quelque vingt ans pour le corps thyroïde ; ce furent d'abord des hommes, opérés pour goitre, puis des espèces plus viles : et parmi les méfaits de la thyroïdectomie totale chez les enfants et adolescents, on a noté, outre l'idiotie myxœdémateuse, le nanisme par arrêt d'accroissement des os en longueur. Confirmation de ce fait anciennement connu que les crétins goitreux à corps thyroïde dégénéré sont de toute petite taille; de ce fait nouvellement établi qu'une forme d'infantilisme avec nanisme provient de l'insuffisance thyroïdienne par atrophie ou agénésie de l'organe (3). Ici dépose dans le même sens l'action favorable de l'opothérapie thyroïdienne dans certains retards de consolidations des fractures (voy. p. 39).

Pour l'hypophyse, nous n'avons à notre disposition que l'observation clinique, mais elle est tout particulièrement intéressante. Dès 1886, dans une maladie remarquable, l'acromégalie, caractérisée par une hypertrophie des os des extrémités, Pierre Marie a fait voir que la lésion causale était une tumeur du corps pituitaire. Et depuis, sur les géants infantiles à

(1) Joachimsthal, il est vrai (*Deut. med. Woch.*, 1899, nos 17 et 18, pp. 269 et 288) note chez quelques nains aussi un retard dans la soudure conjugale.

(2) Depuis peu de temps, Bossi (*Policlinico* et *Morgagni*, 14 janvier 1906; *Riv. veneta di sc. med.*, 31 décembre 1906; *Zentr. f. Gyn.*, 1907, n° 6, p. 172) s'attache à démontrer (en particulier par guérison d'un cas avec l'adrénaline) que les capsules surrénales peuvent jouer un rôle dans la genèse de l'ostéomalacie. — A rapprocher de l'opothérapie surrénale du rachitisme : Königsberger, *Münch. med. Woch.*, 1901, n° 16, p. 627; L. Langstein, *Jahrb. f. Kinderh.*, 1901, 3e sér., t. III, p. 465; Stoeltzner, *ibid.*, pp. 516 et 672. — Thymus, voy. p. 141.

(3) Par contre, dans la *maladie de Basedow* où il semble y avoir hyperthyroïdisme, Holmgren (*Hygiea*, févr. 1906, p. 126) a constaté que, chez tous les sujets atteints avant achèvement de la croissance, la taille est supérieure (de 3 à 13 cm.) à celle des sujets normaux de même âge. En outre, la radiographie montre qu'il y a, malgré cela, soudure prématurée des épiphyses, ce qui est une différence avec les cas de gigantisme signalés ci-dessus.

épiphyses non soudées, Launois et Roy, développant une idée de Brissaud, ont constaté que l'évolution secondaire vers l'acromégalie est fréquente, que l'on trouve alors, à l'autopsie, une tumeur de l'hypophyse ; en outre, parfois, une hypertrophie du corps thyroïde, dont les physiologistes ont d'ailleurs étudié les connexions fonctionnelles avec l'hypophyse.

Ces connexions des diverses glandes vasculaires sanguines entre elles et avec les organes génitaux sont, au reste, de connaissance banale et ancienne : elles sont signalées, en particulier, pour l'ovaire et le corps thyroïde, dans tous les articles où l'on s'occupe du goitre ; nous venons de voir que chez certains géants, à croissance prolongée par persistance des cartilages conjugaux, les testicules sont atrophiés en même temps qu'existe une tumeur pituitaire. D'où cette conception de Brissaud, puis de Launois et Roy, que le trouble dans la fonction pituitaire provoque la taille exagérée, morbide, lorsque les cartilages conjugaux ne sont pas encore ossifiés, qu'il provoque, si cette soudure est effectuée, l'acromégalie proprement dite, par reprise pathologiquement exagérée de l'ossification sous-périostée.

Les faits relatifs au corps thyroïde, au corps pituitaire, aux glandes génitales sont, de beaucoup, les plus importants. Pour terminer cette revue, je signalerai les résultats obtenus par K. Basch en extirpant, à de jeunes animaux, un organe transitoire, le thymus ou en le détruisant *in situ* par une injection de paraffine. L'élimination des phosphates urinaires est quadruplée. Les os deviennent flexibles, faciles à fracturer, et le cal de ces fractures est beaucoup moins volumineux que sur l'animal normal ; mais ces phénomènes sont au maximum au bout d'un mois ou deux et non immédiatement. Les phénomènes sont nuls si on fait dans le péritoine une greffe de thymus. On constate au microscope que les os sont plus richement vascularisés ; la ligne épiphysaire est plus large, plus irrégulière que dans les os sains ; la cavité médullaire est plus large, les lamelles osseuses sont moins denses ; en un mot, ces os subissent un retard dans leur évolution et leur calcification. Au niveau des fractures, on ne constate qu'un mince cal périostique et dans la cavité médullaire le travail de réparation est à peine ébauché.

I. — DYSTROPHIES OSSEUSES CONGÉNITALES

§ 1. — Rachitisme congénital ; dysplasie périostale et fractures multiples ; achondroplasie.

Jusqu'en 1851, date où parut un important mémoire de Depaul, le rachitisme intra-utérin était admis sans discussion, et on lui attribuait à peu près toutes les dystrophies osseuses observées sur le fœtus. Depaul, en donnant une première description de ce que plus tard on appela achondroplasie, contesta l'existence du rachitisme congénital, et malgré les assertions de divers auteurs à des époques diverses (P. Broca, Lafont-Marron, Tripier, Winkler, Guéniot, etc.), son opinion devint dominante. Depuis quelques années pourtant, elle est battue en brèche et si l'on ne peut suivre certains auteurs modernes dans leurs conclusions exagérées, il n'en reste pas moins que la question, fort complexe, mérite d'être reprise : ce que je vais faire brièvement, car l'intérêt du débat est plus théorique que pratique (1).

(1) Je ne citerai, au cours de cet article, que peu de mémoires à consulter. On trouvera tous les éléments d'une étude approfondie et d'une bibliographie étendue dans les rapports faits à la *Société obstétricale de France* en 1905, sous la direction de Porak et Durante, sur les *dystrophies osseuses congénitales : rachitisme* (par Nau), *syphilis* (Theuveny), *achondroplasie et dysplasie périostale* (Porak et Durante).

Après la négation pour ainsi dire à peu près absolue à laquelle on était arrivé, en France surtout, certains auteurs, pour la plupart allemands, ont eu tendance à adopter, avec un peu plus de modération toutefois, des idées que Kassowitz soutient depuis 1882. Pour Kassowitz (1), à peu près tous les fœtus seraient rachitiques. Mais son critérium est exclusivement histologique et il lui suffit de trouver dans un seul os une lésion légère (vascularisation accrue, irrégularités de la ligne d'érosion, insuffisance de calcification), pour qu'il conclue au rachitisme (2).

C'est aller bien vite en besogne, et il semble qu'il soit prudent de ne conclure que d'après des lésions multiples et nettement accentuées ; qu'il soit prématuré, aussi, de déclarer un nouveau-né rachitique seulement parce qu'il a un peu de retard dans l'ossification des fontanelles. En fait, il est aujourd'hui établi anatomiquement que le rachitisme congénital existe, mais je crois, avec Tschistowitsch, avec Escherich qu'il est rare.

Comment se produit-il, sous quelle influence étiologique? Nous n'en savons trop rien, malgré des faits expérimentaux observés par Erachrewski sur des fœtus de mères éthyroïdées, par Charrin et Gley, par Charrin et Le Play (3) après intoxication microbienne de la mère. D'autant plus que certaines lésions syphilitiques, souvent méconnues, ne sont caractérisées que par des altérations histologiques, des troubles de l'ossification et de la calcification où le processus réellement spécifique ne semble pas entrer en jeu : ces os de syphilitiques ne sont pas spécifiquement syphilitiques, et la vérole n'a marqué son empreinte héréditaire que par une dystrophie pouvant, dit par exemple Tchistowitsch, être aisément confondue avec celle du rachitisme.

Et sans doute la syphilis, par son action dystrophiante à mécanisme mal connu, peut être l'origine de certains rachitismes intra-utérins, de même que de certaines achondroplasies ou aplasies périostales.

Je reviendrai, à propos du rachitisme pratiquement important, le rachitisme extra-utérin, sur ces notions, sur les rapports de cette maladie avec une prédisposition congénitale, avec la syphilis. Je me borne à constater ici que le rachitisme congénita existe, quoique encore assez mal connu.

Il a été confondu avec certains faits, rares, de *fractures intra-utérines multiples*, observées sur des fœtus mal développés, à membres courts et boudinés, à diaphyses amincies, flexibles et incurvées, à voûte crânienne incomplètement ossifiée, quelquefois presque entièrement membraneuse. Dans ces cas, tout opposés à l'achondroplasie dont je vais parler dans un instant, le tissu eompact des diaphyses — os longs des membres, clavicules, petits os longs de la main et du pied, côtes — est remplacé par du tissu spongieux et il s'agit d'une *dysplasie périostale*, sans troubles de l'ossification chondrale.

Il est remarquable que ces fractures, en général multiples sur le même os (un fœtus étudié par Chaumier en portait 113), ont grande tendance à la consolidation, d'où Durante conclut qu'il y a destruction secondaire de l'os par résorption exagérée, et non perte de la faculté d'ossification du périoste.

Cette systématisation des troubles sur l'ossification périostique est curieuse, et d'ailleurs inexpliquée. J'en dirai autant d'une altération systématisée, non moins inconnue dans sa nature, qui porte sur l'ossification d'origine conjonctive : je signalerai ici pour mémoire cette *dysostose cléido-cranienne* (4), dont l'intérêt chirurgical est nul,

(1) Sur 36 fœtus arrivés vers le 6e mois, 4 normaux, 32 rachitiques dont 22 gravement; 28 mort-nés, 2 normaux ; 30 nouveau-nés, 2 normaux.

(2) On trouvera les éléments de cette discussion dans un article fort documenté de MARFAN, *Sem. méd.*, 10 octobre 1906, p. 481.

(3) CHARRIN et GLEY, *Soc. de Biol.*, Paris, 1896, p. 161, 220, 409, 682 et 1031 ; *Arch. de phys.*, 1896, 4e sér., t. VIII, p. 225. — CHARRIN et LE PLAY, *C. R. de l'Acad. des sc.*, Paris, 1905, t. 140, p. 327.

(4) Voyez la bibliographie dans un mémoire de VILLARET et FRANCOZ, *Nouv. Icon. de la Salpêtrière*, Paris, 1905, p. 303.

mais qu'il est bon de faire entrer en série. Le fait constant est l'aplasie, presque toujours bilatérale, de la clavicule, avec persistance d'un rudiment parasternal et quelquefois d'un rudiment paracromial. De là possibilité des attitudes bizarres dont les figures ci-contre donnent une idée. Avec cela tête grosse, bosses frontales saillantes, développement insuffisant des écailles du temporal et de l'occipital, persistance remarquable (on l'a vue à 47 ans) des espaces membraneux de la voûte du crâne, fontanelles et sutures ; mais les sujets sont intelligents, et il ne saurait être question d'hydrocéphalie. La santé est bonne, les fonctions autres que l'ossification conjonctive sont normales : et l'hérédité est là pour nous prouver qu'il s'agit d'un trouble d'évolution, qui parfois peut marquer sa trace par d'autres vices de conformation concomitants.

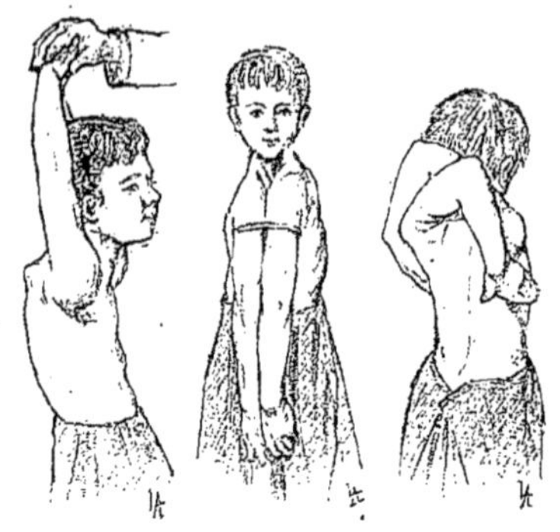

FIG. 198. FIG. 199. FIG. 200.

Dysostose cléido-cranienne. Attitudes que rend possible l'absence de clavicule (Carpenter).

Cela dit sur ces diverses lésions, mentionnées pour remplir un cadre, je vais avoir à décrire, sommairement d'ailleurs, les troubles de l'ossification conjugale qui constituent l'achondroplasie, maladie utile à connaître pour la différencier du rachitisme, avec lequel on a parfois le tort de la confondre.

L'**achondroplasie** est une maladie, d'origine inconnue, qui diminue et raccourcit la fertilité des cartilages conjugaux, mais respecte : 1° l'ossification directe par le tissu conjonctif; 2° l'ostéogénèse sous-périostée. De là résulte un *nanisme* spécial, dont l'aspect clinique est caractéristique.

Les premiers faits ont été observés sur des *fœtus*, mort-nés ou nés avant terme : sujets à taille courte (30 à 38 centimètres), à peau épaisse et plissée, à membres courts, à tête grosse, à tronc normal. Ces caractères sont, en résumé, ceux que l'on relève, sur l'*adulte*, lorsque les lésions osseuses sont définitivement constituées.

Parmi ces phénomènes, les trois fondamentaux sont : le *nanisme* avec *brièveté des membres*, le *volume de la tête*.

Le *nanisme* est tel que la taille peut ne pas dépasser 1 m. 20, 1 m. 07 même. Mais une observation même superficielle révèle que *le tronc est normal*, tandis que *les membres sont courts*; le supérieur se termine par une main courte, charnue, carrée où les trois doigts du milieu, à peu près égaux en longueur, s'écartent « en trident », selon l'expression de P. Marie. Sur le sujet debout, la main ne descend pas au-dessous du grand trochanter. Si on analyse de plus près la déformation, on trouve carpe et tarse normaux, tandis que phalanges, métacarpiens et métatarsiens sont courts ; et surtout il apparaît à la mensuration que bras et cuisses (segment proximal) sont plus courts qu'avant-bras et jambes (segment distal) alors qu'à l'état normal ce doit être l'inverse. La brièveté anormale est donc surtout *rhizomélique* ; ce caractère, d'après des mensurations d'Apert et de Peloquin, ne serait pas marqué sur le fœtus. L'omoplate est atrophiée, mais la clavicule (os métaplastique) est de longueur normale, ou même supérieure à la moyenne. Quelquefois, mais c'est inconstant, les membres inférieurs peuvent être incurvés en parenthèse, ou il peut exister un peu de genu valgum.

La tête est *grosse*, et surtout elle paraît grosse sur un corps aussi petit. Le crâne cependant subit des modifications de forme assez nettes : il est fortement brachycéphale, avec bosses frontales et pariétales saillantes. Parfois, il prend la forme d'une poire renversée, parce que seule la voûte (ossification conjonctive) est de dimensions normales, tandis que la base (ossification cartilagineuse) est rétrécie. Au-dessous du crâne, la face est large, le nez aplati.

Lorsque le sujet est debout, on note une ensellure lombaire, par bascule du sacrum. Le bassin est rétréci.

Ces nains peuvent avoir tendance à l'obésité. Toujours, ils sont musculairement très vigoureux : quelques-uns de ces petits athlètes sont clowns dans les cirques. Organes et fonctions génitaux, système pileux sont normaux.

La maladie causale semble tuer assez souvent le fœtus pendant la vie intra-utérine, mais une fois passée cette période dangereuse, la santé est bonne.

Jusqu'aux recherches de Depaul, de Parrot, et souvent encore depuis, l'achondroplasie a été confondue avec le rachitisme, aussi bien sur le fœtus que sur l'enfant ou l'adulte. L'étude des rapports avec le rachitisme congénital constitue une discussion d'anatomie et de pathogénie (1). Quant au rachitisme de l'enfant, l'erreur de diagnostic est quelquefois difficile à éviter : certains achondroplasiques, en effet, marchent tard et ont les jambes assez torses, ce qui tient peut-être à une association avec le rachitisme, notée, par exemple, dans une observation de Comby. Mais l'achondroplasie vraie survient sans troubles digestifs préalables ; souvent, les enfants paraissent d'abord normaux à tous égards, quoique un peu petits, jusqu'à ce que, vers cinq ou six ans, on s'aperçoive que, décidément, ils sont trop petits. Et le nanisme, une fois constitué, diffère de celui du rachitisme par la vigueur des sujets, par l'intégrité du tronc, par la micromélie rhizomélique, par la médiocrité des incurvations diaphysaires.

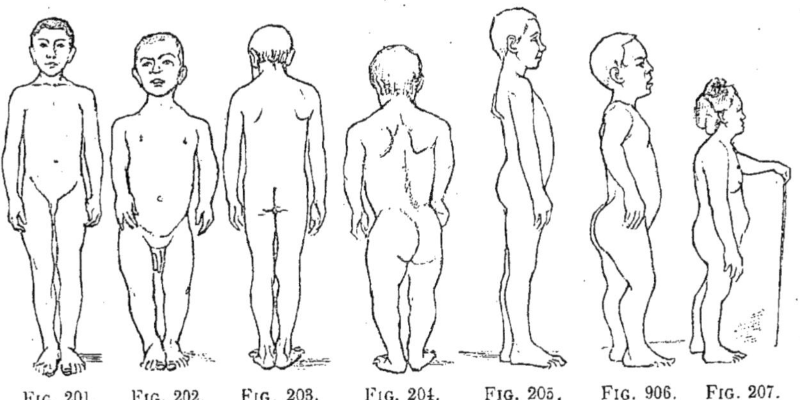

FIG. 201. FIG. 202. FIG. 203. FIG. 204. FIG. 205. FIG. 906. FIG. 207.

Fig. 202, 204, 206. Achondroplasique comparé à un enfant de même âge (14 ans) dans les mêmes profils (P. Marie) et à une naine rachitique (fig. 207).

On peut se rendre compte, jusqu'à un certain point, des lésions sur le sujet vivant par la radiographie, et l'on voit alors, chez l'enfant, que le fait fondamental est l'absence d'ossification épiphysaire ; chez l'adulte, on voit des os gros, courts, à épiphyses renflées, à saillies d'insertion musculaires développées au point de ressembler à des exostoses. La soudure épiphysaire est, selon les cas, précoce, normale ou tardive, sans que nous sachions la cause de ces différences, qui tiennent peut-être à ce que nous interprétons mal certains cas ; par exemple, je crois maintenant qu'une observation publiée par moi est relative plutôt à un cas de nanisme thyroïdien (2).

Quand il existe des coudures, elles diffèrent des rachitiques en ce qu'elles sont brusques et tout à fait juxta-articulaires.

Ces faits se vérifient à l'autopsie, laquelle permet, en outre, de constater semblables altérations à la base du crâne, avec une synostose précoce du basi-occipital et du corps du sphénoïde, avec une brièveté remarquable de la partie inférieure de

(1) L. RONDEAU, th. de doct., Paris, 1905-1906, n° 65.

(2) A. BROCA et J. DEBAT-PONSAN, *Soc. de Péd.*, Paris, mars 1907, p. 91.

l'écaille, beaucoup plus courte que la partie supérieure, au lieu de lui être égale comme à l'état normal.

Par des autopsies de fœtus, Cestan, Spillmann, Durante ont constaté histologiquement le bouleversement profond de l'ossification conjugale : les cellules cartilagineuses se disposent sans ordre, le cartilage sérié fait défaut ainsi que les autres zones si régulières de l'ossification normale. Il se fait une calcification de rapidité exagérée, sans formation, à vrai dire, d'un cartilage conjugal, et des îlots de cartilage persistent au milieu du tissu osseux. Mais ce cartilage conjugal aminci, à zone de rivulation étroite, à colonnes cellulaires peu nettes, ne ressemble pas à celui du rachitisme, et malgré l'assertion de certains auteurs, Porak et Durante concluent avec netteté que l'achondroplasie ne peut pas être considérée comme un rachitisme fœtal parvenu à la période de guérison.

Mais si le rachitisme n'est pas en jeu, quelle est la cause de la maladie ? Nous l'ignorons.

Le seul fait étiologique établi est l'influence nette de l'hérédité (1), ascendante ou collatérale : si bien que, d'après quelques auteurs, les chiens bassets sont une race d'achondroplasiques fixée par sélection. Il est certain, d'ailleurs, que l'achondroplasie existe chez les animaux.

Aussi, l'achondroplasie nous apparaît-elle avant tout comme une dystrophie remarquable par sa systématisation sur les cartilages d'ossification, avec intégrité de l'ossification conjonctive. Mais nous sommes incapables de remonter, actuellement, à la cause première de cette dystrophie.

En général, rien de suspect n'apparaît dans la grossesse ou l'accouchement. Les renseignements sur la santé préalable des ascendants, de la mère surtout, ne permettent aucune conclusion. De ce que, dans des cas de Durante, la mère fut une fois tuberculeuse, une fois syphilitique, cela ne prouve rien, car, souvent, tout commémoratif de ce genre fait défaut. Parrot a voulu généraliser le rôle de la syphilis héréditaire, mais, sûrement, il a eu tort.

Les autopsies, d'autre part, ne nous ont rien appris sur des lésions viscérales, que l'on a cherchées surtout du côté des glandes vasculaires sanguines. Malgré les différences cliniques avec le myxœdème (2), on a étudié le corps thyroïde et on n'y a rien trouvé ; dans le système nerveux, pas davantage, pour la grande majorité des cas.

Nous savons donc que l'ossification cartilagineuse est déréglée, nous ne savons pas pourquoi, et notre ignorance en thérapeutique est aussi grande qu'en pathogénie. Dans un cas de Méry, l'opothérapie thyroïdienne aurait fait gagner 5 centimètres de taille en 6 mois ; l'influence fut favorable aussi dans mon observation. Mais celle-ci, à la réflexion, m'a paru d'un diagnostic douteux ; et quoique les autres succès s'expliquent peut-être de même, c'est à tenter, tout en sachant que, la plupart du temps, le résultat est nul, et que ces sujets sont destinés à rester nains et difformes (3).

(1) D'après Poncet et Leriche (*Rev. de chir.*, 1903, n° 12, p. 657), ces cas héréditaires constituent un *nanisme ancestral*, physiologique, ethnique, continuant celui de la race des pygmées. A côté d'eux existent les cas isolés de l'*achondroplasie maladie*, de cause d'ailleurs inconnue : hypothèse curieuse, mais hypothèse. Voy. aussi G. Leriche, *Gaz. des hôp.*, 1904, p. 195.

(2) Certains auteurs ont confondu l'achondroplasie avec l'infantilisme et le nanisme myxœdémateux. L'aspect et les proportions du corps, l'intégrité des téguments et des poils, l'absence de toute débilité musculaire ou mentale, l'absence également de toute modification thyroïdienne locale constituent autant de différences faciles à apprécier. Reste l'action quelquefois efficace de l'opothérapie thyroïdienne chez les achondroplasiques. Voy. sur ce rapport une discussion (Variot, J. Voisin, Souques), à la *Société Méd. des hôp.*, Paris, janvier et février 1907.

(3) Par opposition à l'achondroplasie, Marfan (*Bull. de la Soc. méd. des hôpitaux de Paris*, mars 1896; observation de la même malade complétée par Méry et Babonneix, *ibid.*, 4 juillet 1902, p. 67) a décrit une *hyperchondroplasie*, avec allongement et amincissement des os.

§ 2. — Ostéopsathyrosis ou fragilité osseuse dite essentielle.

Les fractures nécessitent en général, pour se produire, une violence de quelque importance. Dans certains cas, cependant, elles peuvent être déterminées par des causes tellement insignifiantes que l'on parle parfois alors de « fractures spontanées », caractérisées, suivant la définition de P. Simon, « par le faible traumatisme qui les détermine et qui serait insuffisant à les provoquer dans les conditions ordinaires ».

On conçoit dès lors qu'il doive s'agir, dans ces cas, d'os rendus moins résistants que normalement par une altération pathologique préalable.

Le nom de fractures *spontanées* est donc mauvais ; on doit le remplacer par celui de fractures *pathologiques*, et notre étude de ces cas doit consister à déterminer l'altération pathologique qui diminue la résistance des os.

Deux grandes divisions sont à établir, selon que la lésion osseuse est localisée ou diffuse.

Fragilité dite symptomatique. — Supposons d'abord un os atteint en un point déterminé d'une lésion localisée. Celle-ci est capable, dans certaines formes anatomiques, de diminuer en ce point la résistance de l'os. C'est ce que l'on observe, en particulier, par le fait de gommes syphilitiques, d'ostéomyélites avec nécrose, de kystes hydatiques, d'ostéo-sarcomes primitifs, ou de cancers secondaires des os, etc. Dans tous ces cas, la fracture se fera à l'endroit malade; et on comprend aisément qu'un trauma même minime puisse la déterminer. Il arrive même qu'un simple mouvement suffise et certains malades se font une fracture en se retournant dans leur lit. Dans de pareils cas, il s'agit de lésions osseuses bien localisées en un point précis. Elles peuvent atteindre, dans le squelette, plusieurs os ou plusieurs points d'un os; mais elles restent caractérisées par ce fait qu'autour d'elles le tissu osseux est sain, de résistance normale. Dans d'autres cas, au contraire, il s'agit de lésions diffuses, étendues au squelette tout entier, parfois à quelques os seulement, ou même à un seul, mais caractérisées par ce fait qu'il n'y a pas de différence anatomo-pathologique entre le point fracturé et les autres os du squelette, ou les autres parties du même os. Les lésions de cette famille sont sans doute fort différentes les unes des autres ; mais elles ont un caractère commun sur lequel nous venons d'insister : il y a une fragilité diffuse de l'os, et non au seul point rompu. Le rachitisme, l'ostéomalacie sont les types de ces maladies générales, où se trouve compromise la solidité du squelette tout entier.

C'est dans le même ordre de faits qu'il faut citer les troubles trophiques osseux qui surviennent au cours de nombreuses maladies nerveuses. Depuis Charcot, on connaît très bien le retentissement du système nerveux sur le système osseux, les fractures spontanées qui en sont la conséquence. Elles se voient surtout dans le tabes, dans la sclérose en plaques, dans la syringomyélie, dans la paralysie générale, dans diverses formes d'aliénation mentale. Dans tous ces cas, le squelette entier peut être atteint et un os quelconque fracturé. Dans les hémiplégies, dans les paraplégies, dans certaines paralysies infantiles (1), mêmes troubles trophiques, et même résultat : fragilité osseuse ; mais seulement au niveau des os situés dans le domaine de la région malade. Pathogénie semblable pour les os qui, au voisinage d'une arthrite tuberculeuse, se laissent parfois facilement casser. On peut incriminer jusqu'à un certain point l'immobilité prolongée à laquelle le membre a été soumis (2), mais la part principale revient aux troubles trophiques osseux, conséquence de l'affection tuberculeuse, et marchant de pair avec l'atrophie musculaire.

Fragilité dite essentielle. — A côté de ces fractures spontanées, où la pathogénie de la fragilité osseuse correspondante est bien connue, il en existe un autre groupe, où la fragilité osseuse, remarquablement généralisée, étant démontrée par la clinique, nous ignorons quelle est la nature réelle de la maladie causale (3). Chez ces malades, la santé apparente est parfaite; l'examen minutieux des points non fracturés ne décèle aucune lésion osseuse. Et cependant les os se brisent sous l'influence des causes les plus insignifiantes. Par opposition à la fragilité des cas précédents qu'on a surnommés « symptomatiques », on a rangé ces faits sous le vocable suivant : *fragilité idiopathique* ou *essentielle* ou encore *fragilité constitutionnelle des os.* Termes à peu près dénués de sens, car il y a une cause; donc ce n'est pas « idiopathique »; et, s'il est à peu près certain que cette cause est « constitutionnelle », cette dénomination ne nous apprend rien sur sa nature. Depuis Lobstein, en 1825, on a rangé ces faits sous l'étiquette *Ostéopsathyrosis* ; traduction grecque du mot fragilité osseuse, mais ayant pour nos relations avec les profanes l'avantage d'une apparence scientifique (4).

Il va sans dire que de pareils cas ont depuis longtemps attiré l'attention des cliniciens. Mais avant le mémoire de Lobstein, toutes les fragilités osseuses étaient confondues, et nous devons reconnaître que ces confusions n'ont pas cessé complètement depuis, même dans les travaux publiés il y a quelques années seulement. Nathan, entre autres, fait mention dans une revue récente de plusieurs cas qu'il rattache à l'ostéopsathyrosis, et qui, en réalité, ressemblent à des cas de rachitisme ou d'achondroplasie, ou d'ostéomalacie; or, nous croyons qu'entre ces divers états une distinction s'impose.

Les observations d'ostéopsathyrosis vraie ne sont certainement pas très fréquentes, et, d'autre part, sur le fond des choses — c'est-à-dire sur l'anatomie pathologique et l'étiologie — notre ignorance est complète. Mais, d'après ce que

(1) Dans la paralysie infantile, la fragilité osseuse du membre malade est relativement rare. Cf. th. de doct. de Mesbourian, Paris, 1903-1904, n° 3. Cf. une observation de fractures multiples dont quelques-unes avec pseudarthrose, chez un hydrocéphale, par L. Dufour, de Fécamp (*Soc. de Péd.*, Paris, 1907, p. 260).

(2) Sur l'*atrophie par inaction*, voy. Sudeck, *Arch. f. klin. Chir.*, 1900, t. LXII, fasc. 1, p. 147 (radiographie); O. Reis, *Pester med. chir. Presse*, janvier 1899, p. 30, 49, 80. — Pillet, th. de doct., Paris, 1906-1907, n° 19 (fragilité des os sains immobilisés pour luxation congénitale de la hanche). — A. Paquet, th. de Lille, 1907-8, n° 31 ; R. Le Fort, *Rev. d'Orthop.*, 1908, p. 201.

(3) Voyez la bibliographie dans la thèse récente de Poirrier, Paris, 1906-1907, n° 377. J'y ajoute Langton, *Clin. Soc. Trans.*, London, 1897, t. XXIX, p. 36. — Dent, *Trans. of the med. Soc.*, London, 1896, t. XX, p. 349. — J.-S. Wight, *Ann. of Surg.*, 1893, t. XVIII, p. 662. — Trendelenburg, *Deut. med. Woch.*, Leipzig, 1903, annexes, p. 305.

(4) Quelles sont les relations entre cette fragilité, certainement congénitale, et celle qui, à un degré bien plus grand, caractérise la dysplasie périostale que j'ai mentionnée parmi les troubles congénitaux de l'ossification (voy. p. 102)? Nous n'en savons rien.

j'ai observé, il me semble que l'ostéopsathyrosis constitue un tout clinique bien net (1).

Il est inutile de revenir sur l'insignifiance habituelle du trauma causal, sur la multiplicité des fractures successives, sur l'atteinte à peu près exclusive des os longs des membres, et la prédominance aux membres inférieurs. Un enfant que je soigne de temps à autre ne peut tomber sans se casser quelque chose; on a vu des sujets se fracturer l'avant-bras, en mettant leurs gants ou en boutonnant leur corsage. Gurlt a publié l'observation d'un adulte, prédisposé de naissance aux fractures, qui plusieurs fois se brisa l'avant-bras en donnant des gifles. Et, quant à la multiplicité, rappelons que Blanchard a vu une fille de dix ans en être à sa 41e fracture.

De l'insignifiance du trauma résultent, chez l'enfant surtout, quelques considérations anatomo-pathologiques; et l'on s'explique qu'il s'agisse presque toujours de fractures sous-périostées, sans aucun déplacement, où l'ecchymose et le gonflement sont généralement peu marqués. Le diagnostic de la fracture doit s'établir d'après la douleur localisée, la mobilité anormale, la crépitation. Vu aux rayons X le trait de fracture n'a rien de spécial; il affecte une direction variable suivant les cas; on ne peut guère formuler de règles, même quand il s'agit du même os; dans certains cas on a observé, à l'avant-bras, la fracture en bois vert.

Cela correspond-il à une maladie spéciale du système osseux? Malgré notre ignorance de la cause réelle, certains faits étiologiques secondaires nous permettent de l'affirmer.

Le sexe ne paraît pas avoir d'influence; mais le climat et la race semblent d'une certaine importance; et il n'est peut-être pas sans intérêt de remarquer que les observations sont plus nombreuses en Allemagne du Nord, en Angleterre, en Amérique du Nord, comme cela se voit pour l'hémophilie. Un autre caractère étiologique, que nous trouvons aussi dans l'hémophilie, est l'hérédité directe ou collatérale (2).

La notion de l'âge est certainement capitale. L'ostéopsathyrosis est avant tout une maladie de l'enfance. Il semble qu'elle se manifeste surtout de deux à douze ans; mais elle se rencontre encore assez souvent avant cet âge. Dans bien des cas, tout à fait typiques, le nourrisson (3) est en cause et ces faits sont particulièrement probants, car les nourrissons ne sont guère exposés aux violences extérieures. Ce début si précoce est loin d'être exceptionnel, mais il n'est pas obligatoire, tandis que le début dès l'enfance me paraît l'être pour l'ostéopsathyrosis vraie; et si Gurlt avec le premier âge signale la vieillesse, comme des causes prédisposantes à la

(1) A. BROCA et HERBINET, *Rev. de chir.*, Paris, 1905, t. XXXII, p. 770.

(2) Erckmann mentionne le cas d'une famille, dont les membres, pendant trois générations, souffrirent d'une fragilité extrême des os, fracturés sous l'influence des causes les plus minimes. Goddart cite l'observation d'un enfant de 12 ans, qui avait eu 14 fractures; la mère 6; et les sœurs également un grand nombre. Greenish rapporte un exemple d'hérédité collatérale, père, fils et cousins. Dans le cas de Shields, il s'agit d'un père et de son fils. Sur mes quatre malades, je compte deux sœurs; mais, chez elles, aussi bien que chez mes deux autres sujets, l'hérédité ascendante est nulle. Je noterai toutefois, pour un de mes malades, des accidents ostéomalaciques probables chez sa mère pendant sa première grossesse; de cette grossesse résulta une fille rachitique.

(3) De mes deux garçons, le premier eut sa fracture initiale à 6 mois, le second à 15 mois. Schulze cite le cas d'un enfant de 9 mois; Shields, celui d'un enfant de 16 mois.

fragilité osseuse, il me paraît certain qu'il fait confusion avec l'ostéoporose sénile, caractérisée par l'augmentation des cavités osseuses, par l'amincissement des travées et de la substance compacte, comme on le voit surtout chez les vieilles femmes, au col du fémur, à l'extrémité inférieure du radius.

Il est certain, au contraire, que la maladie osseuse causale tend à s'atténuer, lorsque le sujet devient adulte; en particulier, j'ai observé à plusieurs reprises deux sœurs qui, âgées en 1905 de vingt et un an et de vingt-trois ans, n'ont plus eu aucune fracture depuis l'âge de treize et seize ans, alors que jusque-là elles s'en étaient fait respectivement huit et onze. Nous ignorons quel est exactement le processus de ce raffermissement osseux.

De l'anatomie pathologique, d'ailleurs, nous ne savons en réalité rien, sauf en ce qui concerne la disposition matérielle du trait de fracture. On a beau fouiller les résultats d'autopsies (1), qui, il est vrai, sont assez rares dans la littérature médicale, aucune ne mentionne l'existence de lésions spéciales d'ostéite.

Sur l'épreuve radiographique, l'os comparé aux os normaux d'un sujet d'un même âge, prend une teinte plus pâle, comme si l'os était raréfié, et anormalement transparent aux rayons X. Le fait a été observé par Trendelenburg, et je l'ai vérifié.

A l'œil nu, il semble que les os soient généralement atrophiés, quant à leur longueur, quant à leur épaisseur. On a signalé que dans certains cas la cavité médullaire était amoindrie ou même absente. On a cité des observations où les os longs étaient recourbés, bosselés, aplatis, soudés entre eux, tels le tibia et le péroné, avec épiphyses volumineuses; mais il est probable que de tels cas rentrent dans les manifestations du rachitisme et non pas dans le cadre de l'ostéopsathyrosis. Sans doute, on a parfois rattaché la fragilité osseuse, tantôt à l'ostéomalacie, tantôt au rachitisme. Mais, outre les conditions spéciales d'étiologie et d'évolution, il faut observer, même vis-à-vis des fractures, que les os de l'ostéopsathyrosis ne ressemblent pas à ceux de ces deux maladies. Dans celles-ci, en effet, il y a avant tout ramollissement des os par une lésion bien déterminée; et les fractures ne sont que le résultat ultime d'une flexibilité anormale. Dans l'ostéopsathyrosis, au contraire, les os se brisent comme du verre ; aucun ne s'incurve.

Nous concluons donc qu'il s'agit d'une altération constitutionnelle spéciale; et pour expliquer sa venue, on a invoqué toutes les diathèses catégorisées, scrofule, syphilis, goutte. Mais on a reconnu que, si de là peuvent résulter des lésions locales aboutissant à des fractures dites spontanées, l'influence étiologique de ces maladies générales est nulle sur la genèse de la fragilité osseuse vraie, celle que nous appelons idiopathique, parce que nous ignorons sa cause.

Lorsque l'on eut élucidé les faits de fragilité osseuse par lésion trophique d'origine nerveuse, à la suite surtout des études de Charcot sur les fractures dans

(1) Ollivier (d'Angers), à propos d'expertises médico-légales, a eu l'occasion d'autopsier plusieurs enfants ayant présenté un grand nombre de fractures ; jamais il ne découvrit dans les os une particularité de structure. Linck, après plusieurs examens histologiques, conclut, lui aussi, à l'absence de lésion, aussi bien dans le système nerveux que dans le système osseux. Gürlt arrive aux mêmes affirmations.

le tabes, la sclérose en plaques, la paralysie générale, on s'est demandé si une lésion nerveuse centrale ne devait pas expliquer les faits qui nous occupent (1).

Mais cela n'est pas sorti du domaine de l'hypothèse; et cela ne nous avance pas non plus à grand'chose de savoir que Gurlt compare l'ostéopsathyrosis à l'hémophilie, car au fond nous ne savons pas du tout ce que c'est que l'hémophilie.

Le *pronostic local* est bénin. A part quelques rares exceptions, ces fractures se consolident vite et ne laissent à leur suite aucune déformation, pas de gros cal, aucune pseudarthrose; certains enfants, que j'ai observés ont guéri de leurs fractures, sans qu'il soit aujourd'hui possible de déceler par le palper ou même par la radiographie un des anciens foyers de cassure, sauf chez une des deux sœurs étudiées par Moreau et par moi, qui présente encore actuellement au niveau du tibia droit quelques bosselures. Celles-ci sont le résultat des fractures multiples survenues à ce niveau, et dont les fragments n'auront pas été parfaitement réduits. Par exception, Wight signale un cas de cal vicieux traité avec succès par l'ostéotomie.

Le traitement se réduit forcément à peu de chose. L'essence même de l'affection nous échappant, il est difficile de lui appliquer un traitement rationnel et pathogénique. On se contentera, dans l'état actuel de la question, de faire prendre à l'enfant des fortifiants du système osseux : phosphate de chaux sous une forme quelconque, huile de foie de morue, extrait de corps thyroïde. Hygiène rigoureuse, grand air, séjour à la campagne, à la mer ou à la montagne, sont encore des modificateurs d'ordre général, qui peuvent entrer en ligne de compte pour un traitement curatif, somme toute, bien problématique.

Le traitement local des fractures importe, bien entendu; c'est celui des fractures en général, avec cette donnée spéciale que les déplacements sont exceptionnels : ce qui supprime les manœuvres de réduction.

§ 3. — **Exostoses ostéogéniques.**

On donne le nom d'exostoses à toutes les tumeurs osseuses limitées implantées sur les os : cette limitation les différencie des hyperostoses dues à la production diffuse du tissu osseux, en particulier sous le périoste irrité. Les exostoses ainsi comprises sont de nature très variée, la plupart du temps irritative ou in-

(1) Ce fut, par exemple, l'opinion de Lancereaux et celle que soutint Moreau dans sa thèse parce que ses deux malades (les deux que j'ai aussi observés) étaient filles d'une aliénée. Il se demande dès lors si les faits d'ostéopsathyrosis ne seraient pas comparables à ce qu'on entend pour les muscles sous le nom de myopathie atrophique. Il y aurait, au niveau de l'os, ce qui se passe au niveau du muscle, qui s'atrophie progressivement. Et comme ces cas de myopathie sont, d'après Charcot et Talamon tout au moins, sous la dépendance d'une trophonévrose centrale, ayant comme substratum anatomique une lésion des cornes antérieures de la moelle, Moreau croit pouvoir conclure de là, toujours par analogie, que, ainsi entendue, « l'ostéopsathyrosis devient un cas particulier de l'influence du système nerveux sur le système osseux ». Ce n'est que de l'hypothèse.

flammatoire, et nous pouvons énumérer celles qui sont dues à des contusions professionnelles répétées, au rhumatisme, à la syphilis surtout, etc.

Une catégorie toute spéciale est constituée par des exostoses dites ostéogéniques, parce qu'elles sont en relation évidente avec l'ostéogénèse ; et deux formes y sont à considérer, selon qu'il s'agit des os à ébauche cartilagineuse ou des os de la face.

A. — Exostoses ostéogéniques des os a ébauche cartilagineuse (1).

Définition. — Sur les os des membres, du tronc, de la base du crâne, on observe quelquefois des tumeurs caractérisées par :

1° *Leur siège*, à la face diaphysaire des cartilages conjugaux : elles y apparaissent avant la soudure de l'épiphyse et si on les trouve, à un moment donné, sur la diaphyse, cela est dû à une migration secondaire par apposition de couches d'ossification successives entre le cartilage conjugal et la diaphyse ;

2° *Leur structure* : elles sont formées d'un noyau osseux central, spongieux, compact ou même éburné, entouré d'une couche cartilagineuse ;

3° *Leur évolution* tout à fait parallèle à celle du squelette, en ce sens qu'après avoir subi, tant que les épiphyses ne sont pas soudées, une augmentation variable de volume, elles deviennent stationnaires à partir du moment où le sujet cesse de grandir et elles s'ossifient alors complètement, la couche de cartilage périphérique disparaît. Elles n'ont donc pas le caractère des vraies tumeurs, c'est-à-dire l'accroissement indéfini.

C'est en raison de ces caractères que, depuis 1857, P. Broca (2) a considéré comme une néoformation très spéciale ces exostoses de croissance, ou ostéogéniques, dont on peut trouver dans la littérature ancienne des observations plus ou moins nettes, mais mal interprétées. Les travaux publiés depuis ont confirmé cette donnée et ont servi à préciser certains points dans l'histoire, encore obscure, de ces curieuses productions.

Nature. Pathogénie. — Les exostoses répondant à cette déposition se présentent à nous sous deux formes : 1° multiples ; 2° solitaires.

1° Exostoses multiples. — Lorsque les tumeurs sont multiples, il est d'abord à noter qu'elles sont presque toujours très nombreuses : il est rare d'en trouver cinq à six sur un squelette ; en règle, ou bien il n'y en a qu'une seule, ou bien il y en a (et souvent plusieurs par os) sur presque tous les os, avec prédilection marquée pour les

(1) Comme travaux récents contenant la bibliographie, consultez : Auvray et Guillain, *Arch. gén. méd.*, mai 1901, nouv. s., t. V, p. 525. — Mailland-Gonon, th. de doct., Lyon, 1901-1902, n° 41. — Sterin, th. de doct., Lille, 1901-1902, n° 82. — Aglot, th. de doct., Montpellier, 1902-1903, n° 85. — Hoffa, *Fortschritte auf dem Gebiete der Röntgenstrahlen*, 1901, t. III, fasc. 4, p. 127 ; thèse de son élève E. Meyer, Wurzburg, 1903. — Beduschi, *Arch. di ortop.*, 1902, t. XIX, p. 226. — Aievoli, *Arch. di ortop.*, 1903, t. XX, p. 338. — Voy. aussi des observations de Lippert (*Deut. Arch. f. klin. Med.*, 1903, t. LXXVI, fasc. 1, p. 63) ; de G. Marro (*Arch. di ortop.*, 1903, t. XX, p. 208) ; de G. Fasoli (*ibid.*, 1906, t. XXIII, p. 112). Sur les *vraies et fausses exostoses ostéogéniques*, voy. Reubsaet, th. de Paris, 1908-9, n° 208.

(2) P. Broca, art. Tumours de *the Cyclopedia of practical surgery*, t. IV, p. 484, Lond., 1861 ; *Bull. de la Soc. de chir.*, Paris, 1865, p. 200 ; 1866, p. 295 ; thèse de Soulier, Du parallélisme parfait entre le développement du squelette et celui de certaines exostoses, Paris, 1864.

os longs des membres. Chiari en a compté jusqu'à mille à l'autopsie sur un individu ; et la radiographie nous permet aujourd'hui d'en mettre en évidence sur le vivant que la palpation ne révèle pas.

Ces exostoses multiples, qui ont pour le sexe masculin une prédilection inexpliquée (1), sont un exemple remarquable de *maladie héréditaire familiale* : on en a des exemples remontant à 5 générations (2). Avec cela s'accorde la constatation possible de ces exostoses dès la naissance dans des observations de Dupuytren et Ribell, Hutchinson, Reulos (3). Cette *congénitalité* est exceptionnelle, mais le début chez l'enfant relativement jeune est fréquent, vers 4 à 5 ans ; en sorte que bien probablement il y avait depuis longtemps des phénomènes préparatoires méconnus. On peut noter une poussée au moment de la puberté.

Un autre fait mérite d'être tiré hors de pair : chez les sujets atteints d'exostoses multiples, *il est de règle que les os correspondants aient subi un trouble grave dans leur évolution*. Ils présentent des incurvations anormales, des inclinaisons vicieuses par irrégularités dans l'ossification conjugale (genu valgum) et surtout un arrêt remarquable dans leur développement en longueur. D'une manière générale, les sujets sont petits pour leur âge, et, sur un sujet de 16 ans, Hoffa a constaté par la radiographie une soudure épiphysaire prématurée. Il semble même que souvent les os les plus atteints par les exostoses soient les plus compromis : de là des inégalités entre les membres symétriques, et surtout entre les deux os accouplés de l'avant-bras et de la jambe. Il en peut résulter des déviations du pied en valgus (4) ou en varus, des déviations de la main ; un des cas les plus fréquents est celui où, par raccourcissement relatif du cubitus (fig. 208), le radius s'incurve, tandis que sa tête se luxe sur le condyle huméral. J'insiste sur ce fait particulier parce qu'il est parfois interprété comme une luxation congénitale concomitante du radius.

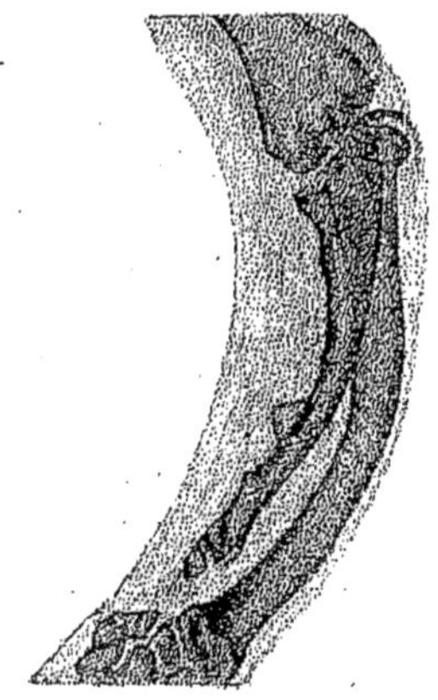

Fig. 208. — Exostoses multiples ; arrêt du développement du cubitus.

Ce ralentissement d'ossification, comme si le cartilage conjugal, doué d'une fertilité déterminée, n'en pouvait communiquer sans déchet pour la diaphyse une partie à ses bourgeonnements latéraux, est fort important : depuis longtemps Volkmann l'avait noté, mais nous en devons l'étude précise à Helferich et ses élèves, à Bessel-Hagen (5) en particulier. Ce dernier auteur a même été jusqu'à l'ériger en loi : d'après lui, c'est un caractère fondamental, et l'on peut même dire que le défaut d'allongement est proportionnel à l'importance des exostoses implantées sur l'os considéré. Poncet entre dans ces vues, et il élimine du cadre des exostoses ostéogéniques les cas, — même celui de Pic où sont frappés tous les os, — où l'ossification diaphysaire n'est pas ainsi entravée. Toutefois, il y a là quelque exagération : c'est un caractère important, mais pas *sine qua non*. Le raccourcissement peut être léger, inaperçu, nul même,

(1) Statistique de Reinecke : 121 cas masculins ; 42 féminins ; 13 sexe non spécifié. Dans une observation de Fischer, en 4 générations 12 sujets atteints, tous masculins et un seul mâle a échappé, tandis que 5 filles restaient indemnes.

(2) Ce fait est connu depuis longtemps (Stanley, 1849). Il a été spécialement étudié par A. Reinecke, *Beitr. z. klin. Chir.*, 1890, t. VII, p. 657 ; il est noté, depuis, dans un nombre considérable d'observations.

(3) Reulos, *Progrès méd.*, Paris, 1er août 1885, t. II, p. 71.

(4) Dans un cas E. Schwartz (*Rev. d'orthop.*, 1900, t. XI, p. 338) a remédié à un pied valgus par une résection cunéiforme sus-malléolaire.

(5) Bessel-Hagen, *Arch. f. klin. Chir.*, 1890, t. XXXXI, p. 420, 504, 748 ; bibliogr. récente dans Grosse, *Rev. d'orthop.*, 1899, p. 166 ; dans Lenormant, *ibid.*, 1905, p. 193.

et surtout la proportionnalité rigoureuse admise par Bessel-Hagen est inexacte ; il y a même des cas inverses.

Je passe sous silence l'opinion de A. Lane (1), attribuant le raccourcissement d'un membre supérieur à la compression du paquet vasculo-nerveux axillaire par une exostose humérale : il est évident qu'il s'agit d'une dystrophie générale du squelette. Mais quelle est cette dystrophie ?

D'après deux observations — et depuis Nové-Josserand et Destot en ont relaté une autre — Ollier a décrit en 1899, à la *Société de chirurgie* de Lyon, une *dyschondroplasie* (2), frappant des sujets jeunes, de bonne santé, non rachitiques, se manifestant sans cause connue par des arrêts d'accroissement partiels du squelette, d'où genu varum ou valgum, pied valgus, carpus curvus; d'où aussi claudication par inégalité des membres inférieurs. Avec cela les os présentent des courbures analogues à celles du rachitisme ; ils sont flexibles et boursouflés, ainsi qu'on le constate surtout aux phalanges, aux métacarpiens et métatarsiens. A la radiographie, on se rend compte que c'est dû à la persistance de masses cartilagineuses, claires sur les épreuves radiographiques, permettant sur le vivant la pénétration d'une épingle, comparables à de petits chondromes irrégulièrement disséminés. En outre, sur les grands os, des exostoses ostéo-cartilagineuses se forment au niveau des cartilages conjugaux.

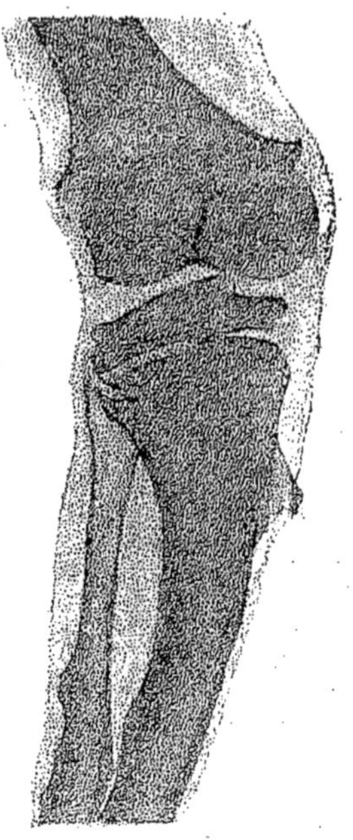

Fig. 209. — Exostoses sur le tibia et le péroné d'un garçon de 14 ans, atteint de rachitisme infantile avec nanisme (sujet des radiographies 230 à 232). Les autres os sont incurvés mais sans exostoses.

Ollier considère cette dyschondroplasie comme étant en relation avec le processus des exostoses ostéogéniques, lesquelles résultent, elles aussi, d'une aberration de l'ossification cartilagineuse. Mais à supposer que cette hypothèse soit exacte, ce qui n'est pas démontré, cela ne nous apprendrait rien sur la nature du processus.

Après avoir, le premier, constaté l'association des exostoses à des incurvations diaphysaires, Volkmann en a conclu que le rachitisme était en jeu, comme l'avait pensé Vix dès 1858 ; et cette opinion a été admise par Laget, plus près de nous par A. Pic., par Kirmisson et ses élèves Grosse et A.Weil (3), par Boinet. A mon sens elle est erronée ; le rachitisme est une maladie spéciale, d'origine alimentaire, et n'est pas une dystrophie héréditaire et familiale (4). Certaines analogies d'aspect extérieur et de structure (fig. 209) ne suffisent pas à faire identifier des maladies, et cela s'applique également à l'idée de Virchow — auquel nous devons d'ailleurs la première étude anatomique complète sur le sujet — qu'il y a analogie avec le rhumatisme noueux.

(1) A. Lane, *Lancet*, Lond., 9 mars 1895, t. I, p. 612.

(2) Molin, th. de doct., Lyon, 1900-1901, n° 77.

(3) Albert-Weil, *Progrès méd.*, 7 juin 1902, t. I, p. 369.

(4) D'ailleurs on a démontré par l'histologie que l'ossification dans les exostoses ne présente aucunement les modifications propres au rachitisme (Sonnenschein, diss. inaug., Berlin, 1878); comme l'a dit Virchow dès 1859, la structure de l'exostose ostéogénique est celle de l'os normal, non seulement quant à ses éléments constitutifs, mais encore quant à leur disposition réciproque. Ainsi, ses canaux de Havers se dirigent parallèlement à son axe, comme dans une apophyse normale, tandis qu'ils lui sont perpendiculaires dans les exostoses inflammatoires. Le travail d'ossification est régulier lui aussi. On trouve au-dessous du cartilage qui la revêt les couches normales de cartilage sérié, cartilage calcifié, zone ossiforme, etc.

On a parlé d'une origine inflammatoire, de nos jours on a dit infectieuse, et souvent on s'appuie pour cela sur des expériences de Dor (1) : or, dans le mémoire où il étudie les lésions — en particulier des exostoses périostiques — provoquées chez le lapin à l'aide d'un microbe spécial, le *Bacillus cereus citreus*, cet auteur est le premier à déclarer que cela n'a aucun rapport avec les exostoses ostéogéniques (2). Il y a peu de temps, Frölich (de Nancy) a cru tenir la preuve parce que, dans une exostose par lui réséquée, il a trouvé le staphylocoque doré, et cela entre en série avec son opinion sur le rôle du staphylocoque blanc dans le « rachitisme tardif » (voy. p. 166). Il doit y avoir là-dessous quelque erreur d'observation, car je ne conçois pas, avec cette opinion, l'influence héréditaire et familiale. Sans doute, Lannelongue a édifié une théorie analogue parce que le père d'un des enfants par lui observés avait eu, étant jeune, une ostéomyélite : le fait est resté isolé, et une hirondelle ne fait pas le printemps.

Après avoir invoqué la syphilis héréditaire comme cause sinon spécifique au moins dystrophiante, on a vite dû y renoncer ; mais dans ces dernières années, on s'est demandé — Lejars en particulier — si une prédisposition tuberculeuse héréditaire ou personnelle ne pourrait pas être la cause adjuvante permettant la dystrophie squelettique (3) : on a cherché, en effet, à établir que chez ces sujets et leurs ascendants les lésions tuberculeuses, pulmonaires surtout, sont d'une fréquence anormale.

Mais là encore il n'y a, à vrai dire, rien de prouvé, et, d'après ce que j'ai vu, j'ajouterai rien de probable. En sorte que nous arrivons à conclure (comme pour bien d'autres maladies familiales) que nous ignorons complètement la cause du mal. Il est possible que ce soit d'ordre tératologique, et par exemple Tixier et Bourguignon (4) ont noté la coexistence possible de malformations proprement dites, de la polydactylie par exemple : je mets à part la luxation radiale, sur laquelle je me suis expliqué. Mais cela encore n'est pas une explication ; c'est, avec une allure plus scientifique, « l'aberration dans la distribution du suc osseux » de Dupuytren (1823), la « dyscrasie ossifiante » de Paget (1853). On se met plus ou moins à la mode du jour, à un moment donné on incrimine, comme Tordeus, le système nerveux ; à un autre on met en avant l'infection : notre ignorance de l'origine des choses reste la même.

2° Exostoses solitaires. — Des tumeurs de même siège et de même structure, de même évolution, peuvent s'observer à l'état isolé, en un point du squelette, et il est à remarquer qu'alors il n'y en a qu'une seule : on ne rencontre guère le cas intermédiaire d'exostoses en petit nombre. Ces exostoses ne sont pas héréditaires, elles

Sur une coupe parallèle à l'axe, on voit à l'œil nu les trois parties suivantes : 1° le périoste continu avec la gaine de l'os normal, et ne présentant pas de modifications ; 2° il s'arrête en collerette autour d'une couche de cartilage variable suivant l'âge du sujet, d'autant moins épaisse qu'il est plus près du terme de son développement ; 3° un centre osseux formé parfois de tissu spongieux, et présentant même à une période avancée un canal médullaire en communication avec celui de l'os, disposition d'une importance capitale, au point de vue du traitement, à l'époque de la chirurgie septique.

(1) L. Dor, *Arch. prov. de chir.*, janvier 1895, p. 13, et thèse de son élève Latour, Lyon, 1899-1900, n° 139.

(2) Launois et Roy (*Soc. méd. hôp.*, Paris, 1902, p. 552) ont publié un cas curieux d'exostoses multiples à tendance suppurative. Mais le début connu est à 23 ans et le sujet est syringomyélique.

(3) Voyez sur ce point les thèses de Brun (Paris, 1892-1893, n° 35), de Poumeau (Paris, 1894-1895, n° 236), de H. Laisney (Paris, 1902-1903, n° 414) ; Lortat-Jacob et Sabareanu, *Rev. de méd.*, 1908, p. 1009. On trouvera dans la thèse déjà citée de Mailland-Gonon une observation d'exostoses multiples *périostiques* chez un phtisique, probablement par infection atténuée ; Mailland cite quelques cas analogues. Il en rapproche un cas d'exostose sous-unguéale du pouce et de l'index observé par Poncet au cours d'une grossesse chez une femme de 28 ans. Le rôle de la tuberculose va mal avec ce fait que les exostoses ostéogéniques ont été vues chez divers animaux par Grognier, Otto et Bricon. — Ritter (*Med. Klin.*, 1908, p. 418) croit qu'il s'agit peut-être d'une influence thyroïdienne.

(4) Tixier, *Soc. de chir.*, Lyon, janvier-février 1900, t. III, fasc. 2, p. 67 ; Bourguignon, th. de doct., Lyon, 1899-1900, n° 158.

n'entravent pas de façon sensible l'évolution de l'os qui les porte; d'autre part, elles ont certains sièges de prédilection, tels que la partie interne des épiphyses fertiles du fémur et du tibia. On a dit, mais à tort, qu'elles seules existaient à l'omoplate (1), au creux sus-claviculaire ; c'est presque vrai pour les exostoses sous-unguéales, pour celle du gros orteil en particulier, que très rarement on a comptées parmi les exostoses multiples héréditaires.

D'où l'on a conclu, pour celle-ci surtout, qu'il ne s'agit pas de la même maladie, et jusqu'à un certain point c'est peut-être exact (2). Mais les caractères de siège, d'âge, de structure, d'évolution doivent être mis au premier rang : jusqu'à nouvel ordre nous devons considérer qu'il y a identité dans la lésion envisagée en soi. Si les causes originelles sont différentes, ce ne serait pas la première fois que des causes différentes engendreraient des lésions identiques, mais dans l'ignorance où nous sommes pour les deux cas il serait imprudent d'émettre une opinion.

Étude clinique. — Caractères physiques. — Lorsque, pour des motifs étudiés plus loin, on est amené à explorer une région occupée par une exostose ostéogénique, on trouve une tumeur de volume très variable — depuis un pois jusqu'à une tête de fœtus — de forme tantôt irrégulièrement arrondie et mamelonnée (fig. 211), tantôt spiculaire plus ou moins pointue (fig. 210); tantôt l'exostose, sessile, s'implante sur une large base, tantôt au contraire elle se renfle et s'incurve au bout d'un pédicule plus ou moins étroit; deux exostoses voisines peuvent se fusionner en pont et l'on conçoit la gêne qui en résulte si elles partent de deux os voisins (3); l'extrémité libre, pointue ou en massue, a toujours tendance à se diriger vers la diaphyse. Cette tumeur fait corps avec l'os, dont elle a la consistance et sur lequel elle est immobile; elle siège sur la ligne diaphyso-épiphysaire mais est repoussée vers la diaphyse à mesure que le sujet avance en âge. Je rappelle pour mémoire les déviations, raccourcissements et incurvations, qui accompagnent les exostoses multiples.

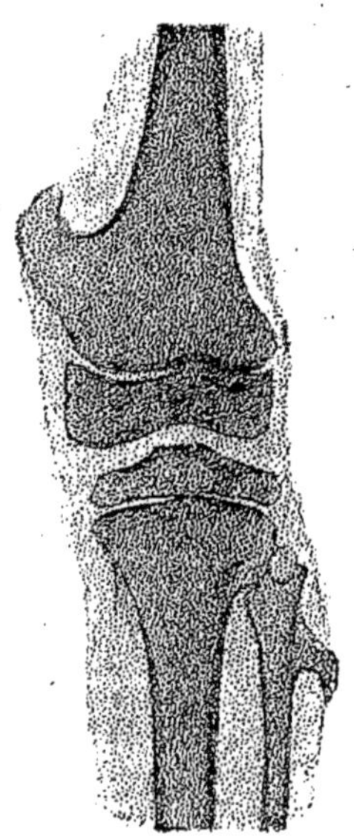

Fig. 210. — Exostoses à pointe dirigée vers la diaphyse.

Tout cela s'apprécie aisément par l'inspection et la palpation; cela se vérifie de manière indiscutable par la radiographie. De là un diagnostic facile. Les exostoses multiples de la syphilis, du rhumatisme, de la puerpéralité sont diaphysaires, non épiphysaires, et nous avons encore pour nous guider l'hérédité, le mode de développement; la seule erreur possible est avec certains cas de rachitisme où il se forme de véritables exos-

(1) Sur les exostoses de l'omoplate, voy. les thèses de Gantcheff, Lyon, 1900-1901, n° 163; de Ferbos, Bordeaux, 1905-1906, n° 99.

(2) On ne saurait, cependant, établir une démarcation absolue, car l'exostose isolée de l'extrémité inférieure du fémur s'accompagnait de raccourcissement du membre (2 cm. 5, dont, il est vrai, moitié sur le tibia) dans un cas de Curtillet (*Rev. d'orthop.*, 1907, p. 409) et était familiale dans un cas de P. Teissier et R. Bénard (*Soc. méd. hôp.*, Paris, 5 mars 1909, p. 436).

(3) Seidel (*Centr. f. Chir.*, 1885, p. 12) en cite un exemple pour le radius et le cubitus, un pour le tibia et le péroné.

toses juxta-épiphysaires (fig. 209), mais l'étiologie, les autres stigmates sont là pour nous renseigner. On peut dire qu'il suffit d'avoir observé avec soin un cas typique d'exostoses multiples pour reconnaître du premier coup, ensuite, la maladie, et que seules certaines exostoses solitaires prêtent à la confusion. Encore est-ce rare, et possible seulement dans des conditions spéciales à quelques cas particuliers dont il va être question maintenant.

Symptômes fonctionnels. — La tumeur est par elle-même indolente, spontanément ou à la palpation, et on peut dire qu'elle n'attire l'attention que par son volume ou par des accidents surajoutés, d'ordre mécanique surtout. D'après quelques auteurs, elle pourrait être douloureuse au début, pour devenir indolente ensuite : je ne crois pas que ce soit exact et il semble que les douleurs, parfois temporaires en effet, à l'occasion desquelles l'exostose est reconnue, soient dues à des compressions ou inflammations du voisinage.

Un premier cas est celui où on explore la région à propos d'une *contusion* ; et quelquefois dans ces circonstances on constate les signes d'une *fracture* sans que la continuité de la diaphyse soit interrompue : le pédicule de l'exostose s'est brisé. Presque toujours il se consolide sans incidents, mais la pseudarthrose est possible (1).

Un autre cas assez spécial est celui où, autour de la saillie osseuse, le frottement anormal transforme le tissu conjonctif en une *bourse séreuse de glissement*, d'où un *hygroma* aigu, subaigu, ou chronique sous lequel il n'est pas toujours facile de sentir la tumeur si elle est petite, de la soupçonner si elle est solitaire. Dans quelques cas un hygroma chronique de cette nature a été pris pour un abcès froid : le diagnostic est affaire de palpation précise, d'exploration des autres os. Quand la tumeur est accessible à la palpation, on reconnaît l'hygroma un peu enflammé à la sensation de crépitation amidonnée qu'il donne sous les doigts. L'inflammation peut aboutir à la suppuration, à la fistulisation : et quelquefois l'articulation voisine suppure en même temps.

Il est connu, en effet, que la poche séreuse de cette *exostosis bursata* communique parfois avec l'articulation (2). Cela s'observe surtout — c'est même le seul endroit où je l'aie observé — pour les exostoses siégeant au-dessus du condyle interne du fémur; d'où, à un degré léger d'inflammation propagée, un peu d'hydarthrose du genou. Lorsque l'exostose est très petite, elle se perd dans la paroi épaissie de l'hygroma et on diagnostique, jusqu'au moment où on la sent, une tumeur blanche du genou.

L'articulation, sans être prise d'arthrite, peut subir une gêne mécanique : je

(1) Morestin, *Bull. de la Soc. anat.*, Paris, 1894, p. 987 ; Dupouy, *Gaz. des hôp.*, Paris, 1904, p. 617.

(2) Rindfleisch et Fehleisen ont admis que cette forme tenait à une exostose partie du cartilage diarthrodial et se coiffant de la synoviale en s'accroissant : hypothèse bien peu vraisemblable avec ce que nous savons sur la nullité du pouvoir ossifiant de ce cartilage. Il est bien plus vraisemblable que l'exostose part, comme les autres, d'un cartilage conjugal, dont nous connaissons les connexions plus ou moins étendues (par exemple le cul-de-sac supérieur du genou et le cartilage fémoral) avec les synoviales articulaires avoisinantes. Dans cette bourse séreuse enflammée on a trouvé des corps étrangers ostéo-cartilagineux, semblables à ceux des articulations. (Voyez, sur l'*exostosis bursata*, Reboul, *Marseille méd.*, 1892, p. 491 ; Dalle Vedova, *Policlinico*, 1905, p. chir., p. 23. L'arthrite chronique de voisinage n'est pas spéciale au genou : Mauclaire l'a notée à la hanche par exostose du pubis (*Bull. Soc. anat.*, Paris, 1894, p. 196).

rappellerai la luxation de la tête radiale par défaut de la longueur du cubitus; l'arrêt de la supination et de la pronation par synostose des deux os de l'avant-bras; la limitation des mouvements du coude (Poncet), de la hanche, du genou par une ou plusieurs exostoses formant butoir; l'écartement et la maladresse des doigts par les tumeurs des phalanges.

Une production semblable ne saurait grossir sans *soulever, dévier les organes voisins*, muscles, nerfs et tendons, et si quelquefois il n'en résulte aucun dommage, souvent par contre irritation et compression deviennent fort gênantes.

C'est relativement rare pour les *tendons*. Cependant en un siège assez spécial, Gérard Marchant, Chifoliau et moi-même, avons vu l'exostose tibiale interne, en haut, sous la patte d'oie, accrocher au retour le tendon du droit interne passé en arrière d'elle dans la flexion, d'où arrêt de l'extension, et quelquefois chute du sujet dans la course un peu rapide (1). Par exception, la contracture d'un muscle irrité pourra exiger la myotomie (2); j'ai observé le fait pour les muscles cervicaux postérieurs soulevés par une exostose de l'angle interne de l'omoplate (3).

La souffrance possible des *paquets vasculo-nerveux* a des conséquences plus sérieuses encore.

Non seulement les *artères* peuvent être *comprimées*, d'où petitesse du pouls sans grande importance, d'où parfois oblitération, lente il est vrai ; en sorte que la circulation collatérale s'établit bien, et je ne connais pas d'observation de gangrène; mais, chose plus grave, elles sont exposées à la perforation, d'où *anévrysme diffus*. Cette complication a été vue par Roux à l'artère axillaire, par exostose humérale supérieure, au pli de l'aine par G. Michel; elle est moins rare, d'après des faits de Boling, H. Hartmann, Bauby, au creux poplité, par des exostoses soit du fémur, soit même de la tête du péroné. Cela peut conduire à l'amputation du membre. Je signalerai aussi *l'œdème par compression veineuse*.

Les *compressions nerveuses* se manifestent par des névralgies plus ou moins vives, par des paralysies plus ou moins accentuées, soit de la sensibilité, soit du mouvement. Les rapports anatomiques normaux nous expliquent comment les exostoses situées autour du coude (4) menacent les nerfs médian, cubital et radial; celles du grand trochanter, le tronc du sciatique (Kirmisson); celles de la tête du péroné, le sciatique poplité externe; celles du creux sus-claviculaire (5), les nerfs du plexus brachial.

Les *exostoses du pied* sont la source d'ennuis assez grands : celles de la face infé-

(1) G. Marchant, *Rev. d'orthop.*, 1er mars 1895, n° 2, p. 106; M. Chifoliau, *ibid.*, 1899, n° 2, p. 101; A. Broca, *Journ. méd. et chir. prat.*, Paris, 1900, 4e s., t. LXXI, p. 451. Faits analogues pour l'exostose fémorale inférieure interne. Vedrène, *Soc. Chir.*, Paris, 1879, p. 800.

(2) Le Dentu, *Bull. de la Soc. de chir.*, Paris, 1879, p. 408.

(3) Iribarne, th. de doct., Paris, 1899-1900, n° 238.

(4) Poulet, *Bull. de la Soc. de chir.*, Paris, 1881, p. 151; 1882, p. 119; 1883, p. 467. Guérison de la névrite après ablation. Observation quelquefois attribuée à tort à Poncet.

(5) Mesnard, th. de doct., Paris, 1883-1884, n° 350. Ces exostoses siègent sur le tubercule de Lisfranc, sur l'extrémité interne de la clavicule (dans un cas cité par Boyer, le clinicien a fait confusion avec une luxation), sur le haut de l'omoplate, sur les apophyses transverses cervicales. A ce dernier siège, Mesnard relate un cas de douleurs très vives dans le membre supérieur correspondant et dans la moitié de la face. Dans les observations anciennes, il y a des confusions certaines avec les côtes cervicales supplémentaires.

rieure du calcanéum rendent douloureux l'appui sur le sol ; celles de l'astragale sont une cause de déviation en valgus (1) ; presque toutes ne tardent pas à gêner la marche, à empêcher le port de chaussures.

Une de leurs localisations spéciales est l'*extrémité unguéale du gros orteil*, en dedans de préférence, d'où une saillie qui soulève, puis use la partie correspondante de l'ongle, perfore le derme sous-unguéal ulcéré, se complique de douleurs et d'accidents inflammatoires plus ou moins accentués (2).

Les *exostoses des cavités viscérales* menacent les organes correspondants, et, sans qu'il soit besoin d'insister, je mentionnerai la compression du cerveau par celles du *crâne* (Auvray et Guillain), de la moelle par celles du *rachis*, l'intrication de celles des côtes inférieures dans le péritoine, qu'il faut alors ouvrir pour les réséquer (VAUTRIN, *Rev. méd. de l'Est*, 1907, p. 427), les avortements ou la dystocie parfois très grave (basiotripsie, symphyséotomie, césarienne), entraînés par celles du bassin (voyez une revue critique de C. DANIEL, *Ann. de Gyn. et d'Obst.*, 1903, 2e semestre, p. 100 et 196). Ces dernières ont pour lieu d'élection soit le fond du cotyle (cartilage en Y), soit le voisinage du promontoire et la bordure des symphyses sacro-iliaques. Je rappellerai l'exostose pelvienne ayant perforé la vessie et en ayant imposé pour un calcul de la vessie (J. Cloquet). En cas d'exostose solitaire, le diagnostic avec une tumeur proprement dite, avec une hyperostose, avec un cal, n'est pas toujours aisé ; il n'a d'ailleurs ordinairement pas d'importance pratique.

Certaines de ces exostoses, tantôt par accroissement continu, tantôt à la suite d'une poussée plus ou moins brusque, acquièrent, sans qu'on sache pourquoi, un *volume considérable*, d'où possibilité exceptionnelle d'une perforation de la peau (3), d'où aussi, lorsque l'évolution est rapide, un diagnostic difficile avec un néoplasme (4). C'est surtout lorsque l'exostose était solitaire et jusque-là inconnue que l'erreur a été commise, mais l'hésitation est permise même pour une exostose prenant un développement anormal, tandis que les autres restent stationnaires, car, dans ces conditions, la dégénérescence sarcomateuse a été observée, ce qui, d'ailleurs, n'est pas plus étrange que la production d'un sarcome dans un os quelconque. Mais nous devons ajouter que presque toutes les transformations néoplasiques publiées concernent des *chondromes* (5), et je ne suis pas certain que les observations soient toutes exactement interprétées.

Il ne suffit pas, en effet, qu'il y ait du tissu cartilagineux en amas dans ces exostoses pour conclure au chondrome, pour prononcer un mot associé à l'idée de néo-

(1) Sur les exostoses du pied et leurs conséquences mécaniques, cf. J. FAUVEL, th. de doct., Paris, 1898-99, n° 608 ; F. STAMPA, *Arch. di ortop.*, 1905, t. XXII, p. 279 (astragale) ; R. GIANI, *ibid.*, 1904, t. XXI, p. 35 (calcanéum). Je signale à ce propos deux exostoses symétriques des scaphoïdes sans troubles fonctionnels, vues par FÉRÉ et DENIKER (*Rev. de chir.*, Paris, 10 avril 1904, t. I, p. 544).

(2) Comme ces exostoses ne sont presque jamais associées aux exostoses multiples (voy. cependant le cas d'Auvray et Guillain), comme elles seraient plus fréquentes chez les filles (ce que je n'ai pas observé), comme l'épiphyse phalangienne est postérieure et non antérieure, on a dit qu'il ne s'agissait pas de vraies exostoses de croissance, mais d'irritations traumatiques (chocs, chaussures serrées) ; cf. MIRAMON, th. de Lyon, 1894-95, n° 978. Je crois cette opinion erronée, en raison de l'âge du sujet, de la structure presque toujours ostéo-cartilagineuse (et quand elle est ostéofibreuse, on se souviendra du mode d'ossification du bout de la phalangette, LONGE et MER, *Gaz. méd.*, Paris, 1875, p. 188). — Des exostoses semblables peuvent s'observer soit aux autres orteils, soit aux doigts. J'ai publié un cas d'exostose d'un doigt avec radiographie (*Rev. d'orthop.*, 1907, p. 607).

(3) BAUBY, *Congr. franç. de chir.*, 1896, p. 774.

(4) F. SCHÆFER, *Beitr. z. klin. Chir.*, 1901, t. XXXI, p. 228. Garçon de 11 ans, père exostosique. Développement énorme, en un an, d'une exostose de la tête du péroné (voy. sur la radiographie, fig. 211, l'aspect boursouflé néoplasique, de cette tête dans un cas d'exostoses multiples). Impotence du membre, paralysie du sciatique poplité externe. Amputation de cuisse (sarcome soupçonné) ; on trouve une énorme exostose à cavités kystiques. L'auteur cite des cas analogues de Paget, de Houston (exostoses solitaires).

(5) LENORMANT et LECÈNE, *Rev. d'orthop.*, 1906, p. 202.

plasme, bénin ou malin, susceptible ou non de généralisation, mais néoplasme au sens propre du terme (1). Toujours ces « exostoses cartilagineuses », comme les a justement dénommées Virchow, sont en partie cartilagineuses, et précisément un de leurs caractères est de ne s'ossifier qu'une fois la croissance achevée. Je pense donc que, dans bien des cas étiquetés « ostéo-chondrome (2) », il n'y a guère qu'une question de degré, et de même s'expliquent, sans doute, certains faits, encore assez fréquents, où, à côté d exostoses typiques, on observe des formes purement cartilagineuses, dont les doigts sont le siège de prédilection ; celles-ci se reconnaissent, soit à la radiographie, soit, cliniquement, à la possibilité d'y faire pénétrer une épingle. L'analogie est grande avec les masses cartilagineuses radiographiquement observées par Ollier dans la dyschondroplasie (voyez p. 113).

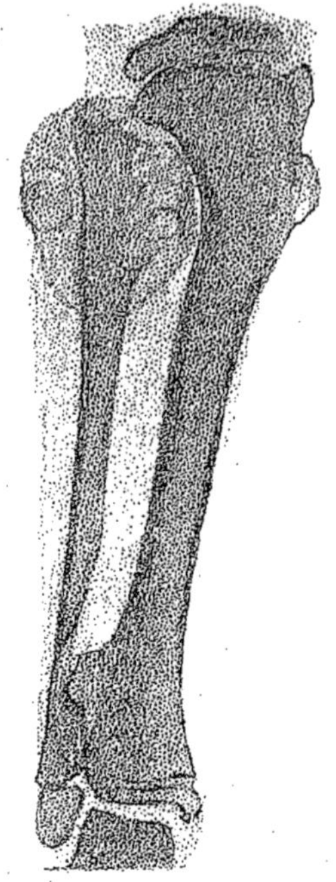

Fig. 211. — Exostose très forte et très cartilagineuse de la tête du péroné.

Dans cette dernière maladie, de même que dans les cas d'exostoses généralisées, ces blocs cartilagineux ont pour siège de prédilection les phalanges, mais souvent les métacarpiens, quelquefois aussi les petits os du pied : et cela m'amène à mentionner les *chondromes multiples des doigts* (3) quelquefois observés chez l'enfant, avec ou sans exostoses sur le reste du squelette.

Or, dans les cas habituels, ces chondromes ne se comportent pas comme de vrais néoplasmes. Certes, ils se différencient des exostoses par une capacité d'accroissement bien plus grande et plus prolongée, mais il est remarquable de constater que, parmi les cas de généralisation de chondromes osseux, presque aucun ne concerne les chondromes des doigts et parmi ceux-ci presqu'aucun n'est relatif aux chondromes multiples des doigts chez l'enfant.

C'est qu'à mon sens ces chondromes multiples quelquefois congénitaux de l'enfant, formés histologiquement de cartilage pur, normal (où l'on a pu voir des cellules ramifiées comme celles des céphalopodes), sont un trouble de développement, non une tumeur ; sont, si l'on veut, des exostoses cartilagineuses sans os. Comme elles, ils s'accompagnent parfois d'arrêts d'accroissement des os correspondants (4) ; comme elles ils sont bénins, et s'ils sont, par exception, exposés aux dégénérescences néoplasiques, on peut dire, d'une manière générale, qu'ils ne récidivent pas après évidement à la curette.

(1) Chiari, Communication à la *Soc. centr. de méd. de Bohême*, d'après *Bulletin méd.*, Paris, 1892, p. 1293. Dégénérescence d'une exostose et métastase pulmonaire.

(2) Gangolphe, *Soc. de chir.*, Lyon, 1906, n° 9, p. 283 ; *Rev. d'orthop.*, 1907, p. 201. — Vautrin, *Rev. méd. de l'Est*, 1907, p. 427.

(3) Bachmann, th. de doct., Paris, 1901-1902, n° 344.

(4) Aubert, th. de doct., Lyon, 1882, n° 114 ; M. Pollosson, *Lyon méd.*, 1884, t. XLVI, p. 589 (notent l'arrêt d'allongement du cubitus). — Margery (élève de Poncet), *Gaz. hebd. de méd. et chir.*, 21 mai 1892, p. 246 (14 cm. de différence entre les deux jambes). — Nasse, *Samml. klin. Vortr.*, 1895, n° 124. — Læwen, *Deut. Zeit. f. Chir.*, 1904, t. LXXV, p. 14. — Lenormant, *Rev. d'orthop.*, mai 1905, p. 193. — A cause de ces déformations osseuses, Boinet (*Arch gén. de méd.*, Paris, 1903, n° 8, p. 449 et 25 octobre 1904, t. II, p. 2689) parle de rachitisme tardif, d'enchondroses rachitiformes. Dans son cas, il y avait association à des exostoses. Un enchondrome du calcanéum ayant récidivé après évidement, il fallut amputer la jambe. Le sujet a succombé à un « enchondrome (?) » du sphénoïde que l'auteur considère comme secondaire, mais qui peut fort bien n'être qu'une exostose cartilagineuse dangereuse par son siège. — Haberer, *Wien. klin. Woch.*, 1907, n° 23, p. 711.

Les *chondromes de la main* constituent à eux seuls un tiers au moins des chondromes des os. Ils atteignent le médius plus souvent que les autres doigts; le minimum est pour l'auriculaire, et surtout pour le pouce. Le siège à la phalangette est rare, le plus habituel est à la phalange ; les métacarpiens sont pris quelquefois, le carpe jamais. La multiplicité est la règle; la bilatéralité est fréquente.

Au début d'un chondrome central, l'os subit un gonflement fusiforme, dont le maximum est contre l'épiphyse; il s'accroît lentement et à un moment donné se détache, rarement vers la paume, une tumeur lisse, arrondie, tantôt bilatérale et à peu près symétrique par rapport à l'axe du doigt, tantôt unilatérale et déjetant alors du côté opposé le doigt qu'elle peut même subluxer quand elle devient volumineuse.

Les doigts, ressemblant à des marrons enfilés, subissent des déviations mécaniques qui défient toute description. Les articulations restent saines, même quand autour de l'une d'elles deux chondromes voisins se fusionnent en manchon. La peau est distendue, mais saine. La consistance est dure, mais plus élastique cependant que celle de l'os; on constate quelquefois que la tumeur est translucide, ce qui évite toute erreur de diagnostic. La translucidité complète est tardive et assez rare : elle est l'indice d'un ramollissement qui, après des douleurs variables, aboutit à une évacuation au dehors et à une ulcération de la tumeur, qui subit alors un accroissement assez rapide.

D'une manière générale, les chondromes restent stationnaires ou grossissent très lentement pendant des années avant d'en arriver là. Chassaignac a noté, comme pour les vraies exostoses ostéogéniques, une corrélation entre le développement des chondromes et la croissance du sujet.

Les phénomènes de ramollissement que je viens de signaler sont mal connus dans leur nature; ils ne semblent pas d'ordre néoplasique.

Traitement. — La plupart des exostoses multiples seront respectées : on n'attaquera chirurgicalement que celles qui gênent, et les indications opératoires résultent des complications et accidents précédemment énumérés.

Quand l'indication existe, le seul traitement consiste dans l'ablation de la tumeur, après section du pédicule au ciseau et au maillet. Les connexions anatomiques que j'ai décrites, avec les vaisseaux et nerfs, rendent l'opération assez délicate. Avant l'ère antiseptique, on redoutait l'infection de la diaphyse voisine ou de l'articulation, et on a imaginé de fracturer d'abord le pédicule, puis d'enlever la tumeur après cicatrisation de sa base d'implantation : ce procédé en deux temps n'a plus sa raison d'être.

Une exostose solitaire sera en principe enlevée.

L'amputation du membre peut être rendue nécessaire par le volume de la tumeur, par les altérations vasculaires, par la dégénérescence néoplasique. Un médecin attentif ne laissera jamais un malade en arriver là, s'il est consulté à temps.

Les chondromes des doigts seront traités par l'évidement; exceptionnellement par l'amputation du doigt. Nous donnons en particulier (fig. 212 et suivantes) l'aspect d'un garçon chez lequel, au bout de 18 mois, des évidements limités avaient fourni un excellent résultat définitif.

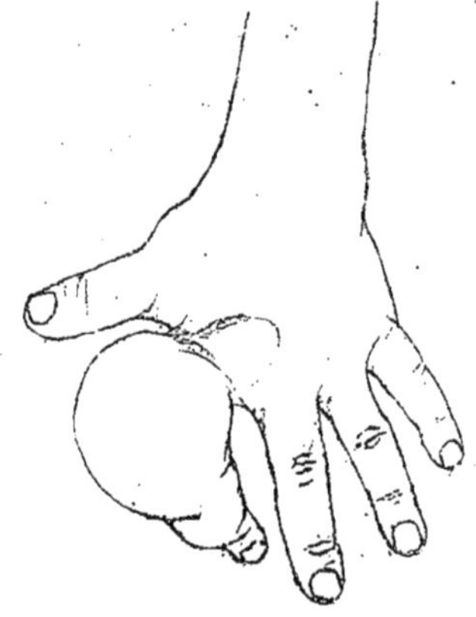

Fig. 212.

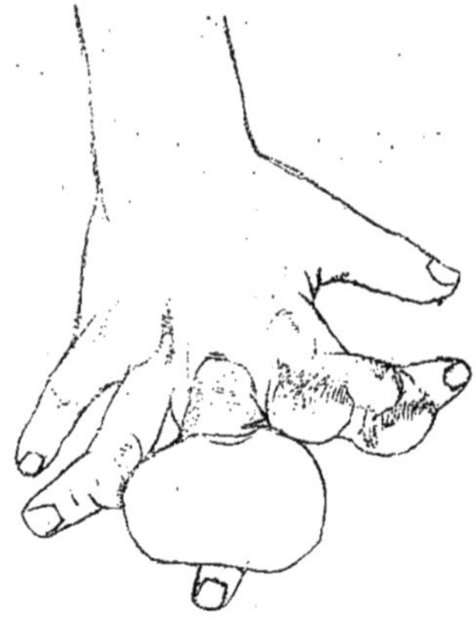

Fig. 213.

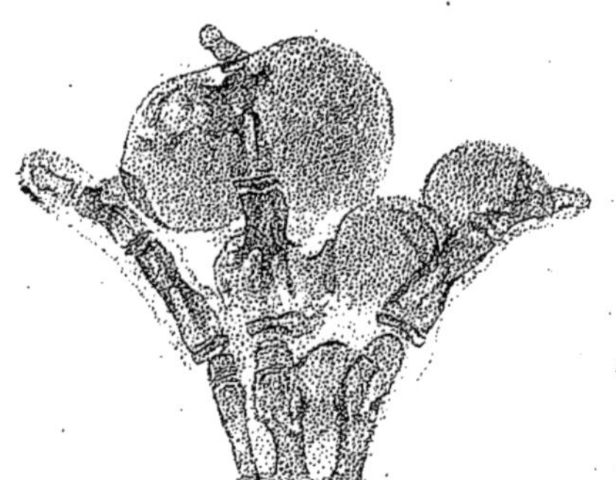

Fig. 214.

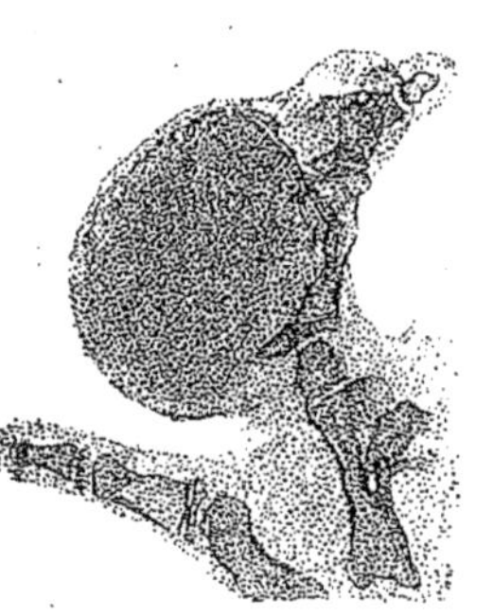

Fig. 215.

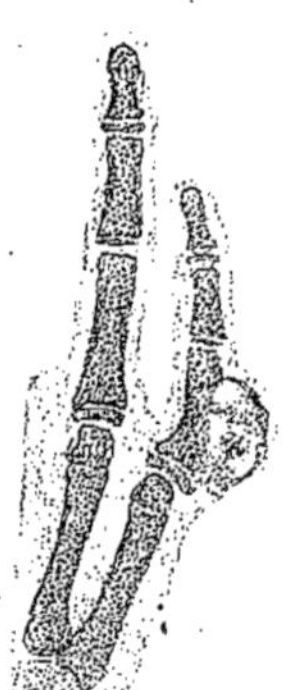

Fig. 216.

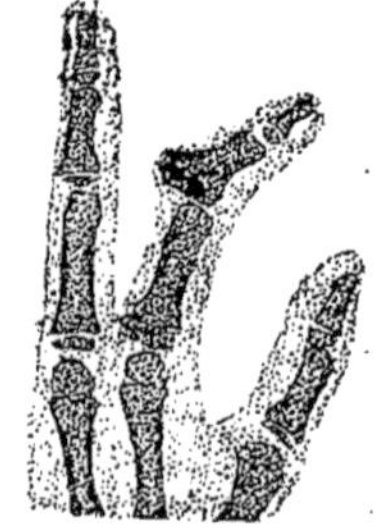

Fig. 217.

Chondromes multiples des doigts. Les quatre premières figures sont celles d'un malade de 14 ans dont nous avons publié l'histoire dans la thèse de Bachmann ; amputation des index gauche, index et médius droits avec leurs métacarpiens ; évidement des autres tumeurs des phalanges de l'annulaire droit et du premier métacarpien gauche. — Au bout de 18 mois la guérison se maintenait et peut-être aurions-nous pu moins amputer. Fig. 216, chondrome isolé d'une phalange ; aspect radiographique à comparer à l'exostose de la fig. 217.

B. — Exostoses ostéogéniques des os a ébauche conjonctive
(*Face, fosses nasales et sinus annexés.*)

Chez les sujets en croissance, les os de la face sont atteints d'exostoses rares, et survenant la plupart du temps (ou tout au moins étant reconnues) à un âge relativement avancé, au-dessus de 15 ans. Je les signalerai très brièvement ici, malgré leur peu d'intérêt en chirurgie infantile proprement dite, parce qu'elles entrent en série avec les précédentes (1).

Une fois, j'ai observé un garçon d'une dizaine d'années, chez lequel une grosse *tumeur de l'os malaire* descendait à gauche dans le vestibule buccal; je l'ai traitée par l'extirpation et j'ai trouvé du tissu osseux normal. En l'absence de toute lésion causale appréciable, j'ai conclu à quelque chose d'analogue aux exostoses ostéogéniques.

Les faits classiques concernent les *fosses nasales et les sinus annexés.*

Ces exostoses sont des masses tantôt éburnées et formées de strates concentriques, tantôt spongieuses, tantôt éburnées à la périphérie et spongieuses au centre; elles se développent entre la surface osseuse et la fibro-muqueuse périostique correspondante. Leur début est indolent, leur accroissement est très lent, en sorte qu'on ne peut savoir au juste quand elles ont commencé. Elles se manifestent à nous, après des mois ou des années, par des phénomènes mécaniques en relation avec leur volume, à partir du moment où, devenues trop grosses, elles se trouvent à l'étroit dans la cavité où elles ont pris naissance et poussent au dehors d'elle des prolongements de forme variable, séparés de la masse principale par un étranglement.

Après une période quelquefois très longue d'enchifrènement, de tendance aux épistaxis, les *ostéomes des fosses nasales* causent des névralgies plus ou moins vives, de la céphalalgie, puis de l'obstruction nasale, avec perte de l'odorat et gêne de la respiration, et enfin ils soulèvent la joue en effaçant le sillon naso-génien, en même temps qu'ils se prolongent dans le naso-pharynx ; ils ulcèrent la muqueuse qui les recouvre, ils abaissent la voûte palatine, et surtout ils envahissent l'orbite, chassent l'œil au dehors en élongeant le nerf optique. On les diagnostique en voyant par la rhinoscopie antérieure et postérieure une tumeur dure, qui au doigt, au stylet, à l'acupuncture donne une résistance osseuse : la seule confusion possible est avec les rares *rhinolithes ;* encore ceux-ci laissent-ils presque toujours pénétrer l'aiguille.

Les *ostéomes des sinus* eux aussi sont latents pendant leur période intra-cavitaire; puis ils causent des névralgies des nerfs sous-orbitaire et dentaire (sinus maxillaire), du nerf frontal (sinus frontal) ; puis ils déforment la face par distension de la cavité qui les contenait d'abord, et enfin ils perforent cette cavité et

(1) Dolbeau, *Acad. de méd.*, Paris, 1866, t. XXXI, p. 1076; rapport de A. Richet, 1871, t. XXXVI, p. 564. — Badal (rapport de Chauvel), *Soc. de chir.*, Paris, 1884, p. 603. — Panas, *Cong. franç. de chir.*, 1885, p. 51. — Martin, Th. de doct., Paris, 1888-89, n° 318. — F. Kammerer, *Ann. of Surg.*, 1889, t. X, p. 98. — Poppert, *Münch. med. Woch.*, 1892, n° 3, p. 35. — Lagrange, *Traité des tumeurs de l'œil, de l'orbite et des annexes*, t. II, p. 316, Paris, G. Steinheil, 1904.

se dirigent soit vers la peau, soit vers les cavités voisines. Les ostéomes du sinus maxillaire se développent volontiers vers l'orbite. Ceux du sinus frontal et de l'ethmoïde de même, et en outre ils peuvent pénétrer dans la cavité cranienne, jusqu'au contact des méninges.

Ce fait est important — quoique moins depuis l'antisepsie — au point de vue thérapeutique.

Le *traitement* de ces exostoses consiste dans leur ablation, et celle-ci ne peut être menée à bien que si on a quelques *notions anatomo-pathologiques.*

Lorsque la tumeur est diagnostiquée, presque toujours elle est volumineuse, elle occupe toute la cavité du sinus malade, elle la dépasse même.

Dolbeau a soutenu que les exostoses du sinus frontal : 1° sont toujours dures, donc impossibles à morceler; 2° sont toujours indépendantes de l'os sous-jacent, d'où la conclusion qu'il est facile de les extraire pourvu qu'on ait ouvert largement au-devant d'elles la paroi antérieure du sinus. Dans son rapport sur ce mémoire, Richet a fait voir que cette opinion n'est pas toujours exacte et que : 1° il y a des exostoses possibles à morceler à la gouge ou à la cisaille; 2° que dans assez bon nombre de cas il faut sectionner une implantation osseuse très dure.

Lorsque l'orbite est envahi et que l'œil est en exophtalmie, on a conseillé d'énucléer d'abord l'œil : c'est une erreur, car même après une distension notable, le nerf optique peut récupérer ses fonctions. L'ablation de ces tumeurs est très laborieuse, et elle a causé, autrefois surtout, de nombreux décès par méningite, en raison de l'envahissement cranien que je viens de mentionner. Aussi les auteurs, oculistes pour la plupart, qui s'en sont occupés, ont-ils souvent proposé d'abraser seulement le plus possible de la saillie orbitaire. La vraie conduite chirurgicale consiste à ouvrir largement le sinus comme il vient d'être dit, par sa face frontale, et à enlever la tumeur en entier. Le prolongement orbitaire est alors assez facile à aborder et à enlever d'une pièce, tandis que sa dureté le rend souvent impossible à morceler; s'il y a un prolongement intra-cranien, on le voit de même, et la méningite n'est plus pour nous arrêter.

C. — Leontiasis ossea.

La *leontiasis ossea* (1), ou hypertrophie diffuse des os de la face, est une affection très rare, que je mentionne pour mémoire. Elle débute presque toujours chez des enfants ou des adolescents, de cinq (2) à dix-huit ans, quelquefois à la suite d'un trauma (dont le rôle reste d'ailleurs douteux), en général sans cause connue.

Une légère tuméfaction apparaît sur la partie latérale du nez, puis en un point symétrique du côté opposé ; le début sur le maxillaire inférieur ou sur la voûte du crâne est exceptionnel. Peu à peu tous les os de la face et du crâne sont envahis de proche en proche, se tuméfient : de là une physionomie repoussante, d'énormes bosses maxillo-malaires qui masquent et parfois enfouissent le nez, d'énormes bosses

(1) Virchow, *Path. des tumeurs*, trad. franç., 1867, t. II, p. 20 et 27. — Le Dentu, *Rev. mens. de méd. et chir.*, Paris, 1879, t. III, p. 871 ; *Soc. de chir.*, Paris, 1888, p. 166 ; Poulet, *Ibid.*, 1886, p. 755 ; Guinard, *Ibid.*, 1887, p. 438. — E. Millot, *Gazette des hôp.*, Paris, 27 août 1892, n° 98, p. 921 (Revue critique). — Guigues, Th. de doct. Montpellier, 1903-1904, n° 31.

(2) A deux ans dans un cas de E. G. Frank (*Nederl. Tijdsch. v. Geneesk.*, 28 nov. 1908, p. 1873); cite un cas congénital de Breschet.

frontales aussi ; et la tête entière forme une masse noueuse, dure et volumineuse, surmontant un corps de dimensions normales (1). Le malade ne souffre pas.

L'envahissement par le tissu osseux a pour conséquences mécaniques la chute des dents, la difficulté de la mastication et de la phonation, l'oblitération des fosses nasales, la surdité, la production de fistules lacrymales, la cécité par compression du nerf optique, l'exophtalmie, la suppuration destructive des globes oculaires.

Diverses théories ont été mises en avant pour expliquer cette périostose diffuse, envahissante : après avoir invoqué syphilis, scrofule, rachitisme, après avoir parlé d'inflammation, d'éléphantiasis des os ou de troubles trophiques, on est arrivé à conclure que nous ne savons rien ; et sans doute y a-t-il à l'origine de tout cela un trouble inconnu dans l'évolution des os à ébauche conjonctive. Mais une grande différence existe avec les exostoses ostéogéniques : la lésion est progressive, ne s'arrête pas une fois achevée la croissance des sujets. Elle aboutit, au bout d'assez longues années, à la mort, avec des accidents où les troubles cérébraux sont importants : pendant longtemps, l'intelligence est conservée, mais à un moment donné surviennent la dépression morale, le délire, quelquefois une brusque hémorragie cérébrale. Pour expliquer ces faits, il faut tenir compte peut-être de divers facteurs : compression du cerveau et irritation des méninges, inanition par gêne mécanique de l'alimentation, déchéance mentale de sujets désœuvrés et qui sont des objets de répulsion.

Le *pronostic* est fatal, et nous ne sommes pas capables de le modifier par certaines opérations partielles, entreprises pour abraser quelques masses plus saillantes et plus gênantes que d'autres.

II. — RACHITISME

§ 1. — Rachitisme des nourrissons.

Définition. — Le rachitisme est une *maladie des nourrissons* : elle est intimement liée à des troubles gastro-intestinaux qui surviennent pendant l'allaitement et le sevrage, au-dessous de deux ans, et ne débute guère avant la fin de la première année (2). Cela correspond, en somme, à la période de la première dentition. D'après cette définition, et malgré des affinités anatomo-pathologiques incontestables, j'élimine donc de la description actuelle les rachitismes fœtal ou au contraire tardif, aussi bien que l'ostéomalacie : étiologie, marche, thérapeutique nous ordonnent, en effet, d'individualiser le *rachitisme vrai*, *maladie générale qui aboutit à des troubles dans le développement des os dont les épiphyses se gonflent, dont les diaphyses s'incurvent et se ramollissent même souvent au point de*

(1) Dans un cas de Le Dentu, il se produisait au début des nouures assez élastiques, violacées, devenant plus tard dures et de consistance osseuse. En général, la consistance osseuse est constatée dès le début.

(2) Il convient de s'entendre sur la manière de fixer l'époque de début. Nous ne pouvons guère la marquer que par les signes extérieurs appréciables, et en particulier par l'apparition des modifications squelettiques. Mais il est certain que la maladie causale a précédé de plus ou moins longtemps ces modifications : la description de cette phase « prérachitique » appartient aux traités de médecine. Comme articles généraux, voyez surtout ceux de Marfan, *Traité de médecine*, de Brouardel et Gilbert, t. III, de Comby, *Traité des maladies de l'enfance*, de Grancher et Comby, 2e éd., 1904, t. I, p. 920. Les thèses de Delcourt (Bruxelles, 1899), de L. Spillmann (Nancy, 1899-1900) constituent des monographies très importantes où l'on trouvera tous les renseignements désirables.

subir des fractures spontanées. C'est par ces lésions osseuses que le rachitisme intéresse le chirurgien, et je ne m'occuperai que d'elles.

Description clinique. — A la *période d'état*, dont il est utile de donner, avant tout, une description clinique complète, il n'est pas de pièce du squelette qui ne porte la marque du mal.

Le rachitique confirmé, dans la forme cachectique du mal, est un enfant triste, chétif, pâle (1), maigre, à peau sèche se mouillant parfois de sueurs profuses, petit pour son âge et même parfois très petit. Endolori, il préfère la position couchée, crie quand on le déplace, même si c'est pour téter, encore plus si c'est pour le mettre debout (2). Son aspect extérieur est caractéristique (fig. 218).

Vous serez d'abord frappés par le *volume et la forme globuleuse de la tête* (3) dont tous les diamètres sont augmentés, par bascule des os de la voûte autour de ceux de la base, d'où aplatissement en haut du vertex élargi, saillie en avant, sur les côtés, en arrière, des bosses frontales, pariétales, occipitale. Dans sa partie supérieure, cette tête est grosse, parfois très grosse ; en bas, elle se rétrécit, d'où contraste avec la face, de dimensions normales ou diminuées, ou plutôt mince et vieillote comme celle des enfants souffreteux. Mettez la main au sommet de cette tête, et vous y sentirez la fontanelle anormalement large si elle doit encore exister, persistante si elle doit être fermée. La *persistance de la fontanelle* chez un enfant de dix-huit mois est, à elle seule, un signe de rachitisme ou d'hydrocéphalie. A voir ce crâne, on a l'impression qu'il a été renversé excentriquement, comme si son squelette, trop mou (4), n'avait pas eu la force de résister à la poussée intérieure que lui fait constamment subir le cerveau. Ce développement plus facile du cerveau n'aurait-il pas quelque avantage ? On l'a dit et l'on a prétendu que ces malingres avaient une apparence triste, parce que leur précocité intellectuelle leur permettait d'apprécier leur insuffisance physique. Donnée plus poétique que réelle : et si plus tard ces sujets se cultivent volontiers l'esprit parce que leur faiblesse corporelle leur crée des loisirs, pendant la première enfance et

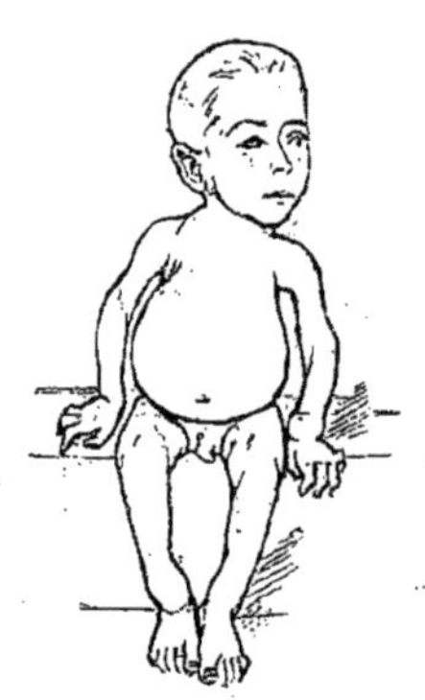

FIG. 218.

(1) L'examen du sang dans le rachitisme a été pratiqué par divers auteurs, qui ont constaté une anémie avec leucocytose proportionnelle à la gravité du cas et semblable à celle des gastro-entérites des nourrissons. Il est naturel que cette anémie ne soit pas plus spécifique que la lésion concomitante des organes hématopoiétiques (Cf. L. SPILLMANN, *loc. cit.*, p. 130).

(2) Dans certains cas graves, la douleur aux mouvements d'un ou de plusieurs membres est telle que l'impotence fonctionnelle rappelle celle de la pseudo-paralysie de Parrot, d'où le nom parfois donné (et que mieux vaut, je crois, éviter) de pseudo-paralysie rachitique (DELÉARDE, *Echo méd. du Nord*, 3 mars 1907, p. 100 ; PONTHIEU, th. de doct., 1905-1906, n° 39).

(3) Voyez sur ce sujet REGNAULT, th. de doct., Paris, 1888-89, n° 19 ; BONNIFAY, *Rev. mens. mal. enf.*, Paris, mars, 1899, p. 97. Pour Regnault, il n'y a qu'augmentation apparente de volume, à cause de la petitesse de la face ; voyez aussi REGNAULT, Le facies rachitique, *Rev. mens. mal. enf.*, novembre 1896, p. 513. Je crois, au contraire, que le crâne est réellement gros, relativement au reste du corps. Voy. ESCHBACH, *Sur les rapports du rachitisme et de la plagiocéphalie*, th. de Paris, 1906-1907, n° 346.

(4) Cette mollesse des os du crâne est importante pour l'étude du *craniotabes* et de ses relations avec le spasme de la glotte. Question médicale que je me borne à signaler. Voy. AUCOUTURIER, th. de doct., Paris, 1905-1906, n° 463.

tant que le mal évolue, ils sont d'ordinaire en déchéance intellectuelle aussi bien que physique (1).

Peu d'altérations des os de la face. Mais faites ouvrir la bouche, et tout de suite vous saute aux yeux un *trouble grave dans l'évolution dentaire*, retardée (2) — même supprimée dans les cas graves — à partir du moment où le rachitisme a commencé. Les dents poussent tard, lentement, avec douleur, de travers (3), et déjà Glisson a remarqué qu'une fois poussées, elles se carient avec facilité. De cela vous trouverez la trace définitive sur les dents de deuxième dentition : car à cette époque elles en sont, dans le fond des gouttières alvéolaires, à leur période adamantine (voy. *Syphilis*), et leur émail se forme mal, irrégulièrement, d'où des couronnes crénelées, cannelées, piquetées, souvent petites et mal plantées (4). Nous savons, en effet, que les couronnes se forment d'abord, avec leurs dimensions futures, puis sont, comme d'une pièce, poussées au dehors par les racines qui s'allongent sous elles : période coronaire, puis période radiculaire. Et la précocité de la période coronaire nous explique comment nous voyons sortir à partir de sept ans des dents qui furent altérées par le rachitisme chez le nourisson. C'est tout à fait comparable aux cannelures transversales qui inscrivent sur les ongles, à tous les âges, la date d'une maladie aiguë, et la marque, une fois faite, persiste jusqu'à ce que l'organe soit tombé. Pour le système dentaire, diverses maladies en sont là, à un léger degré : le rachitisme est, avec la syphilis héréditaire, celle qui agit le plus gravement (5).

La tête vue, regardez le tronc : au-dessus d'un gros ventre flasque, qui s'étale sur les côtés d'une ligne blanche distendue, vous voyez un thorax élargi au niveau des fausses côtes éversées, aplati latéralement sous les aisselles, avec un sternum saillant en avant, avec des nouures « en chapelet » sur la ligne oblique des jonctions chondro-costales, principalement au niveau des côtes inférieures. Ce thorax « en carène » nous donne l'idée que, grâce à la mollesse de son squelette, il a subi dans sa partie costale un affaissement latéral dû à la pression atmosphérique au moment de l'inspiration et à l'action constante de l'élasticité pulmonaire, d'où propulsion en avant du sternum au bout des côtes redressées et fixées en arrière au rachis, tandis que le diaphragme et le rebord cartilagineux se sont laissés refouler par les viscères abdominaux trop développés. Car foie et rate (6) sont gros ; en même temps que l'intestin est météorisé, parce qu'il digère mal et parce qu'il est mal maintenu par les muscles avachis de ses tuniques propres et

(1) Renault, *Idiotie et Rachitisme*, th. de doct., Paris, 1902-1903, n° 42. Le rachitisme est relativement fréquent chez les idiots et arriérés du service de Bourneville, et il est probable qu'il tient à ce que, dans les formes graves, la gastro-entérite causale provoque, en même temps des lésions cérébrales.

(2) G. Labbey, th. de doct., Paris, 1903-1904, n° 566.

(3) Vève, *Malformations et lésions dentaires chez les rachitiques*, th. de Paris, 1901-1902, n° 373.

(4) Ces irrégularités de position tiennent aux déformations des maxillaires, surtout sur l'inférieur, qui tend à devenir polygonal par aplatissement du menton.

(5) Pour la description des difformités des dents et leur valeur séméiologique, voyez *syphilis héréditaire*.

(6) Il ne faut cependant pas abuser de cette hypertrophie viscérale, en mettant à part, naturellement, les cas où il y a syphilis héréditaire concomitante. Cf. V. Starck, *Deut. Arch. f. klin. Med.*, 1896, t. LVII, p. 265. Cet auteur a trouvé la rate cliniquement grosse chez 68 rachitiques sur 100 ; à l'autopsie, chez 53 sur 93 ; mais aussi, à l'autopsie, chez 77 sujets sur 148 qui n'étaient ni rachitiques, ni syphilitiques.

de la paroi abdominale ; de plus, il résulte des recherches de Marfan que chez ces enfants, souvent gros mangeurs au moins au début du mal, le tube intestinal est anormalement long (1).

La faiblesse des muscles, la mollesse et la sensibilité des os, l'étroitesse transversale du thorax mettent gravement obstacle à la respiration costale supérieure, et le gros ventre mou des petits rachitiques ballotte pour ainsi dire à chaque mouvement anormalement ample d'une respiration diaphragmatique exagérée.

A ce corps « en gourde », où un thorax étroit unit les deux boules du crâne et et de l'abdomen, sont appendus des *membres* grêles et déformés : grêles, parce que leur musculature a subi une grave atrophie ; déformés, à la fois par certaines productions pathologiques et par diverses actions mécaniques. Les *épiphyses* sont globuleuses, *nouées* comme on dit en langue vulgaire, et leur hypertrophie apparaît surtout aux régions où elles sont superficielles, aux poignets, aux cous-de-pied, aux genoux ; les articulations correspondantes sont d'une singulière laxité, car muscles et ligaments, qui devraient les maintenir, sont à la fois défaillants.

Les déformations sont de même ordre, de même nature que celles du thorax et du crâne ; elles portent sur les *diaphyses* et surtout sur les *jonctions dia-épiphysaires* incapables de supporter soit les tractions musculaires, soit le poids du corps. Aux membres supérieurs, elles sont, avant tout, de cause musculaire, et dès lors leur type habituel est d'exagérer la courbure en avant, normale, de l'avant-bras et du bras (2) ; de même que, par courbures accrues, les clavicules perdent de leur longueur, d'où un rapprochement transversal des épaules et dans les cas extrêmes une saillie en avant de la clavicule en son milieu.

Toutes ces déformations se produisent sous l'influence de fonctions indispensables : on les observe sur les enfants qui, rachitiques de bonne heure, n'ont jamais marché. Celles des membres inférieurs, au contraire, se produisent sous l'influence du poids du corps, dans la marche et la station debout. Aussi J. Guérin a-t-il eu tort de soutenir que toujours celles-là sont les premières en date, thorax et membres supérieurs étant pris ensuite : c'est vrai pour les enfants qui deviennent rachitiques au sevrage, après avoir déjà marché ; c'est l'inverse pour les autres.

Les types de déviation aux membres inférieurs sont assez nombreux (3). Un des principaux est le type en varus, avec incurvation à peu près symétrique des

(1) A.-B. Marfan. Le gros ventre des nourrissons dyspeptiques et l'augmentation de longueur de l'intestin, *Rev. mens. des mal. de l'enf.*, février 1895, n° 2, p. 57. L. d'Astros, *Ibid.*, décembre 1894, n° 12, p. 669 ; l'estomac de l'enfant, sa dilatation (analyse de la thèse de son élève Zuccarelli). Cette distension du ventre et cette faiblesse des tissus font que chez ces sujets les hernies ombilicales et inguinales sont fréquentes ; de même le prolapsus rectal. Je reviendrai sur ces faits à propos de ces lésions en particulier. Ici, je ne m'occupe que du squelette. Bien souvent le gros ventre des rachitiques a été confondu, autrefois surtout, avec le « carreau ».

(2) R. Neurath (*Wien. klin. Woch.*, 4 juin 1903, p. 668) insiste sur le renflement des phalanges des doigts à leur partie moyenne ; quelquefois la phalange et la phalangine forment un cône avec renflement de la phalangette, d'où aspect d'une quille ; quelquefois la phalangette est déformée en baguette de tambour. Cette altération serait propre au rachitisme et en indiquerait une forme grave. Déjà Fischl a signalé ces phalanges « en forme d'olives ».

(3) Pour les détails, voyez à la fin de cet article, p. 147 et suiv., les déformations figurées et les conséquences opératoires qu'il convient d'en tirer.

deux membres inférieurs « en parenthèses » : cols des fémurs presque horizontaux, d'où coxa vara rachitique (fig. 228), fémurs et tibias concaves en dedans; la démarche est alors tout à fait disgracieuse, en canard. Un autre type, bien plus important pour le chirurgien, est le genu valgum, c'est-à-dire la déviation de la jambe en dehors, au-dessous d'un genou saillant en dedans, avec un tibia plus ou moins tordu en dehors ou en dedans, aplati transversalement, à crête saillante, obliquant à partir de la tubérosité antérieure, avec, enfin, un degré variable de pied plat valgus. Dans d'autres cas, au tiers inférieur surtout du tibia existe la courbure, à convexité tantôt antérieure et tantôt externe. Il n'est pas rare, enfin, qu'il y ait genu valgum d'un côté et genu varum de l'autre ; cela s'observe surtout sur les enfants qui, marchant peu, sont d'ordinaire portés, les deux genoux serrés ensemble entre le tronc maternel et l'avant-bras sur lequel ils sont assis. (Pour la nomenclature, voy. fig. 219 à 224 ; pour les détails, voy. p. 147 et suiv.)

Et chez ceux-là, qui peuvent s'asseoir et ne peuvent guère marcher, le *rachis* subit plus que tout autre segment du squelette l'action de la pesanteur, en sorte qu'il s'incurve en *cyphose* dorso-lombaire ou même en *scoliose* (1). Mais celle-ci, amorcée sans doute de la sorte, s'observe surtout chez l'enfant plus âgé, qui marche. Elle s'accompagne de *difformités thoraciques* intenses, en carène et quelquefois en entonnoir. Elle a coutume d'avoir une évolution fâcheuse, avec tendance à l'aggravation progressive, même après guérison du processus rachitique, la colonne vertébrale ne pouvant résister à l'équilibre vicieux une fois que celui-ci lui a été imposé.

La scoliose rachitique a coutume de commencer par une cyphose dorso-lombaire, le rachis se laissant fléchir en avant lorsque l'enfant est assis dans son lit ou sur les bras de sa mère. Mais le plan sur lequel repose le bassin est d'ordinaire plus ou moins incliné et non horizontal, d'où une tendance très précoce, et vite aggravée, à l'inclinaison latérale. La scoliose toutefois ne s'accentue d'ordinaire nettement que lorsque l'enfant commence à marcher, et son début est noté presque toujours avant l'âge de trois ans, souvent même vers deux ans. Il faut alors, je crois, plus que pour la scoliose de l'adolescence, tenir compte des attitudes imposées à la colonne vertébrale par l'inclinaison pelvienne due aux inégalités de longueur résultant, aux membres inférieurs, des inflexions diaphysaires (coxa vara, genu valgum ou varum, courbures tibiales) qui sont volontiers bilatérales mais non égales ; on n'exagérera pas toutefois cette donnée, car cet équilibre vicieux n'existe que sur le sujet debout, et l'origine de ces déviations est plutôt dans la station assise. D'après Lorenz, sur les enfants de deux à trois ans la forme la plus fréquente est une convexité dorso-lombaire gauche, mais d'une manière générale on peut dire que le sens de la courbure ne présente pas une prédominance marquée d'un côté ou de l'autre. Le point culminant principal est plutôt au-dessus du milieu de la région dorsale. L'évolution de cette scoliose est grave, souvent rapide, avec déformation intense vite fixée par le modelage des os. La gibbosité costale y est très marquée, accentuée surtout sur la partie inférieure du thorax. Le triangle lombaire est très fortement excavé. Du siège souvent assez inférieur de l'incurvation initiale résulte qu'une compensation dorso-cervicale inverse n'est pas rare, d'où élévation de l'épaule de ce côté et non, comme dans la scoliose ordinaire de l'adolescence, du côté de la gibbosité costale.

Cette scoliose est aussi fréquente chez les garçons que chez les filles quoiqu'on ait

(1) Mentionnons aussi le *torticolis rachitique*. PHOCAS, *Rev. d'orthop.*, 1894, t. V, p. 38.

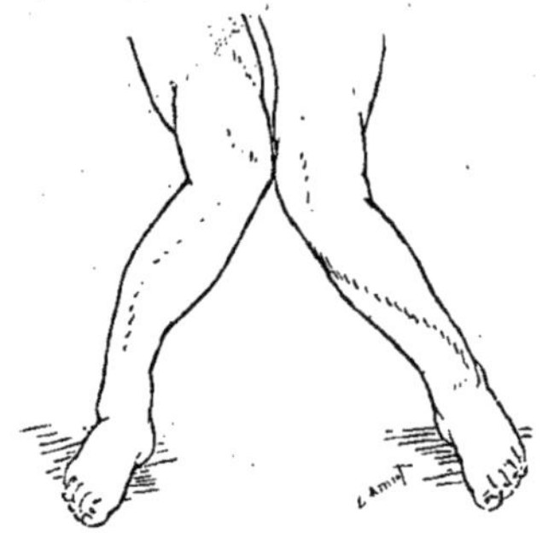

FIG. 219. — Genu valgum bilatéral.

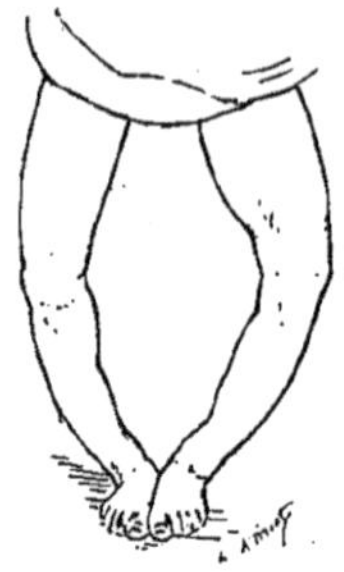

FIG. 220. — Genu varum bilatéral.

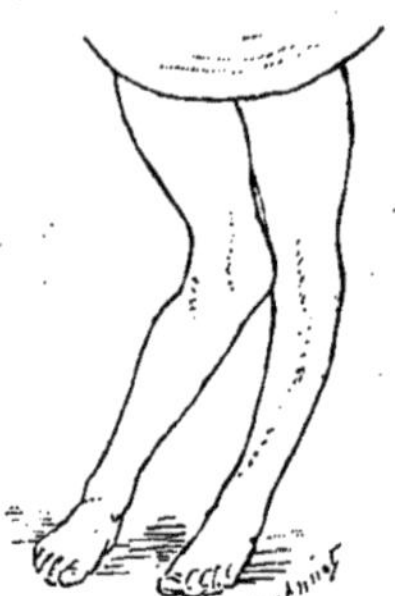

FIG. 221. — Genu valgum à droite, varum à gauche.

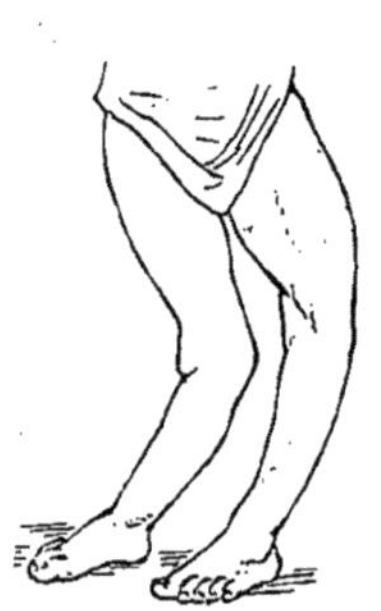

FIG. 222. — Genu recurvatum.

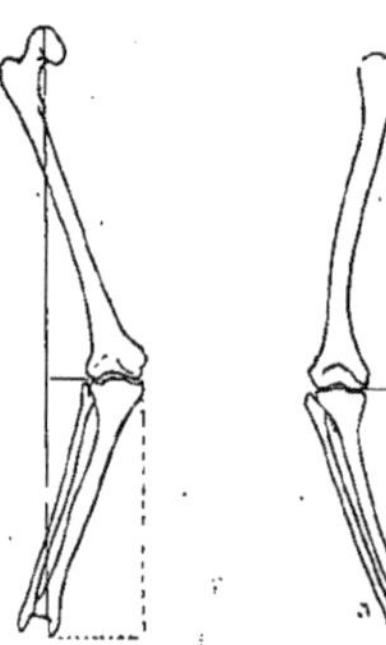

FIG. 223.

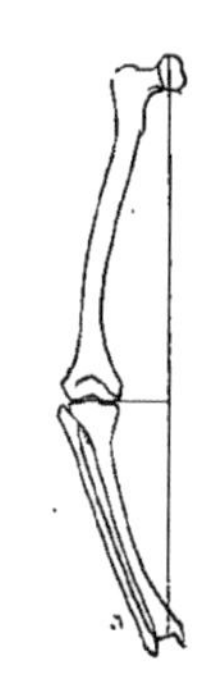

FIG. 224.

Sur les fig. 223 et 224 on voit la déviation du squelette par rapport à la verticale passant par la tête fémorale dans le genu valgum (fig. 223) et varum (fig. 224). On voit aussi par quelles projections horizontales se mesure la difformité.

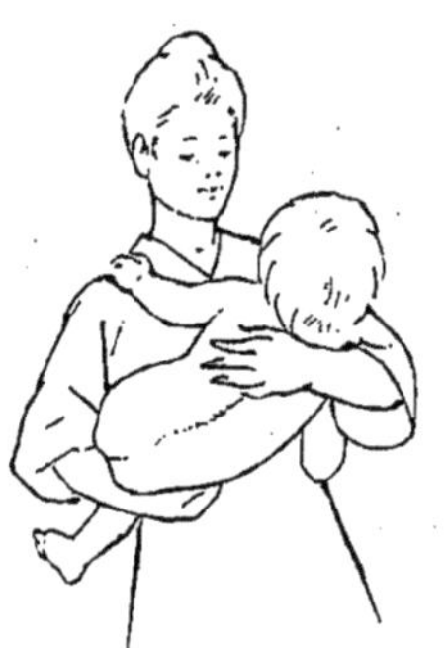

FIG. 225.

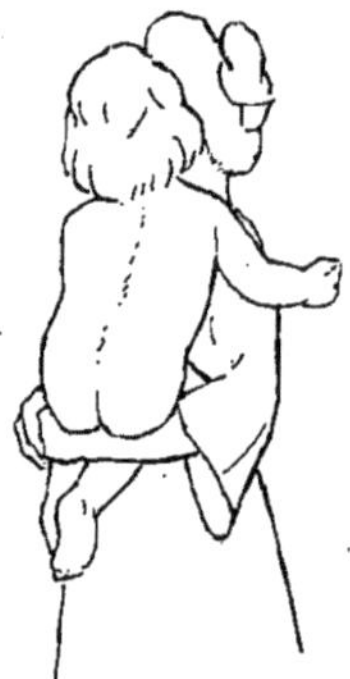

FIG. 226.

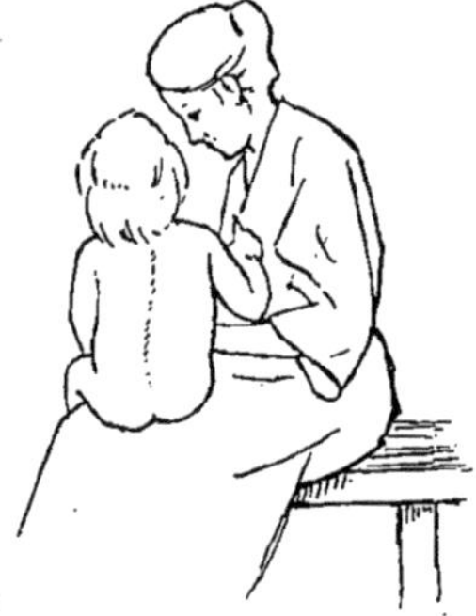

FIG. 227.

Les déviations rachitiques par port sur les bras et les genoux. Cypho-scoliose (fig. 225, 226 et 227.) Genu valgum à gauche et varum à droite (fig. 226) (Nageotte-Wilbouchewitch).

prétendu, à tort je crois, que d'une manière générale le sexe féminin est prédisposé au rachitisme (R. Marjolin, Dufour).

Troublé secondairement dans son équilibre par les déviations des membres inférieurs et du rachis, le bassin se déforme, en outre, pour son propre compte. Par suite de la poussée des viscères abdominaux, par suite des tractions que leur font subir le grand et le moyen fessier, les ailes iliaques sont refoulées en bas et en dehors. Les tubérosités ischiatiques se tassent sous l'influence du poids du tronc, elles sont attirées en dehors par l'effet des tractions ligamenteuses et musculaires. Chose plus grave, si l'on se place au point de vue obstétrical, le promontoire se trouve projeté en avant, soit que la portion sous-jacente du sacrum ait basculé en arrière et de bas en haut, soit que l'os tout entier se soit, pour ainsi dire, coudé de haut en bas, l'extrémité supérieure se rapprochant du coccyx. Il en résulte un rétrécissement plus ou moins considérable du diamètre antéro-postérieur du détroit supérieur, avec, pour l'avenir, ses si graves conséquences obstétricales.

Diagnostic. — Ce beau rachitique, pour lequel aucune discussion diagnostique n'est de mise, vous le verrez souvent à nos consultations d'hôpital ; vous le rencontrerez aussi à la campagne où, victime de préjugés absurdes, l'enfant, parfois de belle apparence, se déforme sous l'œil attendri de sa mère ou de sa nourrice. En clientèle aisée et éclairée, ce n'est pas à lui que vous aurez affaire, mais à des types incomplets, à des ébauches, à des localisations limitées, assez tardives et légères : un

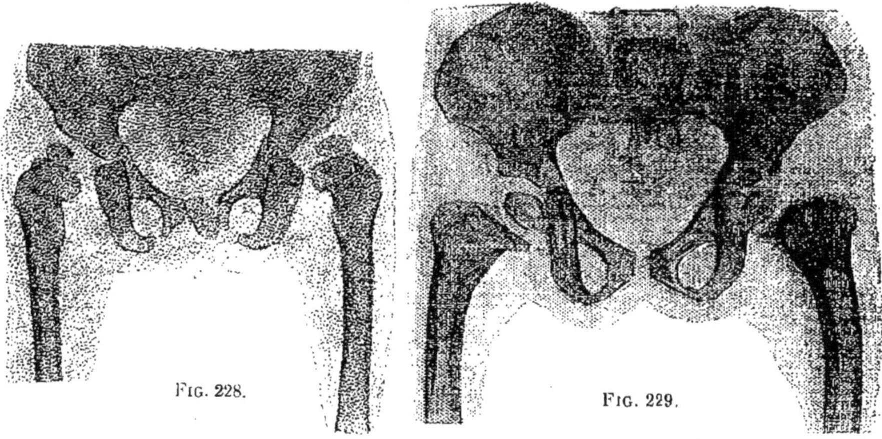

FIG. 228.

FIG. 229.

Fig. 228 et 229. — Aspects radiographiques comparés de la coxa vara rachitique (fig. 229) et de la luxation congénitale (fig. 228).

peu de genu valgum avec pied plat, un peu de cyphose, d'asymétrie thoracique avec saillie en avant d'un rebord costal. Il est à remarquer que dans ces cas localement légers l'*enfant est souvent gras* et rose, en sorte que le médecin ne songe pas facilement au rachitisme, que les parents jettent les hauts cris quand on prononce ce nom devant eux. Ces cas sont d'autant plus importants que pour eux seuls, à vrai dire, se posent parfois certains problèmes de *diagnostic différentiel* (1).

Soit, par exemple, une coxa vara, surtout unilatérale, ou tout au moins asymétrique : comme dans une *luxation congénitale de la hanche*, l'enfant a marché tard, toujours en se dandinant. Il ne vous sera pas toujours facile de sentir, chez un enfant jeune, s'il existe ou non un début de déboîtement de la tête fémorale ; et parfois vous serez obligés, au fond d'une province, de vous passer de la certitude physique donnée par la radiographie (fig. 228 et 229).

Soit encore un petit, ne marchant pas encore, dont le dos s'affaisse en cyphose : n'est-il pas atteint de *mal de Pott* ? Ce que vous déterminerez presque toujours sans peine par l'étude de la souplesse du rachis. Mettez l'enfant sur le ventre, et le dos rachitique s'aplatit : il passe même à la lordose si, dans cette position, vous soulevez les membres inférieurs.

Les cas particuliers, dont voilà deux exemples, ne peuvent être étudiés en détail que parallèlement aux lésions qu'ils sont capables de simuler. Mais pour tous le clinicien doit suivre la même marche, et, soupçonnant qu'une lésion isolée est rachitique, il se tire d'affaire en recherchant avec grand soin tous les *stigmates du rachitisme au début* : ventre gros et mou de batracien chez un petit constipé, avec alternances diarrhéiques, enfant grognon, n'aimant pas qu'on le remue, ne demandant pas à marcher, épiphyses noueuses aux poignets, front olympien par saillie légère des bosses frontales, chapelet de la ligne chondro-costale sur le thorax regardé à jour frisant, persistance de la fontanelle (2), retard de la dentition, faiblesse musculaire générale. Et, dans une famille soigneuse, ces signes et symptômes sont précisément ceux qui attirent l'attention de la mère, ceux qui, bien étudiés, permettent au médecin instruit d'enrayer immédiatement le mal. Méfiez-vous surtout des enfants qui ne marchent pas aux environs de leur douzième mois ; chez ceux qui, ayant marché, semblent ne plus le désirer, regardez attentivement s'il n'y a pas un peu de genu valgum, un peu de pied plat avec laxité tibio-tarsienne : *et que le moindre de ces signes fasse tout de suite diriger votre enquête du côté de l'alimentation.*

Étiologie. — Car tout notre diagnostic, notre traitement sont régis par cette *notion étiologique* : que *le rachitisme est un trouble de nutrition* (3) *par entérite relevant d'une alimentation vicieuse, à l'allaitement et au sevrage.*

Le premier vice d'alimentation que vous ayez à chercher est *l'élevage au biberon*, dont la critique générale n'est plus à faire. Du biberon mal dirigé, parlons à peine ; quoiqu'il soit utile de vous mettre en garde contre l'idée, si répandue dans le peuple des campagnes, qu'on peut donner à un enfant autant de lait qu'il en

(1) Sur le rachitisme fruste et son diagnostic, voy. SAUZE, th. de doct., Montpellier, 1898-99, n° 39.

(2) De la naissance au 9e mois, la fontanelle se rétrécit vite ; puis plus lentement du 9e au 15e ou 18e mois, date normale de sa soudure. Un souffle est souvent entendu à son niveau chez les rachitiques, mais on peut l'observer dans tous les états anémiques. Je ne parle ici que de la fontanelle antérieure, ou grande fontanelle. Les postérieures se soudent peu après la naissance. Dans certains cas où le crâne surtout est atteint, cet état peut simuler l'hydrocéphalie.

(3) A côté de l'alimentation proprement dite, il faut tenir compte jusqu'à un certain point des conditions d'humidité, d'aération, d'hygiène générale, dont les défectuosités vont d'ailleurs de pair, en général, avec celles de la nourriture. Mais tout cela, de même que le rôle du climat, est encore mal déterminé. C. PFISTER, *Arch. f. path. An. u. Phys.*, 1906, t. 186, fasc. 1, p. 1.

désire : et l'on voit des mioches d'un an auxquels leur mère ingurgite, avec fierté, deux litres de lait par jour. Beaucoup meurent en route, de brusque diarrhée, aux mois chauds ; ceux qui résistent sont souvent de gros bébés soufflés et joufflus, qui cependant sont rachitiques. Mais le biberon, même soigneusement et proprement réglé (1), ne doit jamais être qu'un pis-aller, trop souvent imposé aux ouvrières par l'état social actuel, et il est bien rare que ses produits les mieux réussis n'aient pas quelques petits troubles rachitiques, en particulier un peu de retard dans la dentition, dans la soudure de la fontanelle, dans la marche. Ceux-là n'en seront pas trop surpris, qui se souviendront qu'après tout le lait de vache a été créé pour les veaux.

Le *mauvais réglage de l'allaitement au sein* est encore une cause de rachitisme, la maladie étant d'ailleurs, dans ces conditions, presque toujours légère ; il faut faire téter l'enfant à heures fixes et non toutes les fois qu'il crie. De même, vous trouverez encore comme cause assez fréquente le changement de nourrice, exigé par diverses péripéties au cours desquelles le nourisson a pâti. Surtout vous rechercherez ces prétendus allaitements maternels et mixtes, qui sont bien volontiers l'hypocrisie du biberon.

Au total, le rachitisme est rare chez les enfants nourris au sein. Mais ceux-là ont, comme les autres, à subir l'épreuve du *sevrage*, époque à laquelle il ne faut aller ni trop vite, ni trop lentement.

L'erreur habituelle, dans le peuple, est d'aller trop vite : sevré trop tôt, l'enfant est mis tout de suite à la nourriture des adultes. Dans la classe aisée, la faute, moins grave, vient souvent du préjugé inverse : laisser trop longtemps l'enfant à une alimentation presque exclusivement lactée. Tout comme il n'est pas bon de nourrir un enfant au sein jusqu'à dix-huit mois ou deux ans.

Telle est pour le clinicien, et indépendamment de toute discussion pathogénique, la vraie origine du rachitisme. Quoi qu'on en ait dit, il n'a rien à voir avec la scrofule, avec l'hérédité tuberculeuse (2) : mais c'est là un préjugé resté banal, et quand nous parlons de rachitisme, très souvent les parents nous objectent que c'est impossible, parce qu' « il n'y a pas de tuberculeux dans la famille ». Et nous avons toutes les peines du monde à leur faire entrer dans la tête que le rachitisme est une maladie non pas héréditaire (3) — ce qui les froisse — mais acquise.

(1) Il est incontestable que l'allaitement au lait stérilisé a constitué un progrès considérable, et que, *bien réglé*, il ne cause que du rachitisme léger. Mais VARIOT exagère en avançant (*Soc. de péd.*, Paris, 1902, p. 73, 136) qu'il n'en cause pas du tout ; son assertion a été soutenue par AUSSET (*Ibid.*, 15 avril 1902, p. 137), dont il est vrai voici la statistique : 456 enfants élevés au biberon, 410 rachitiques ; 59 allaitement mixte, 34 rachitiques ; 177 élevés au sein, 19 rachitiques, la plupart légers. COMBY a eu raison de tirer de ces chiffres la conclusion juste opposée.

(2) Rufz, J. Guérin, Trousseau, ont, au contraire, admis un antagonisme aussi douteux.

(3) La doctrine de l'hérédité du rachitisme a été reprise récemment par F. SIEGERT (*Jahrb. f. Kinderheilk.*, 1903, t. VIII, p. 129). A ce propos, elle a été combattue par COMBY (*Presse méd.*, 24 décembre 1904, p. 820). Il s'agit d'actions alimentaires communes. C'est ainsi, par exemple, que ZIMMERN (*Nouv. Icon. de la Salpêtrière*, Paris, 1901, t. XIV, n° 4, p. 299), interprète un cas où il a vu devenir rachitiques 5 enfants sur 8 d'une mère elle-même rachitique. De même, VARIOT pour 3 frères (sur 7 enfants) qu'il a présentés à la *Société médicale des hôpitaux de Paris* (27 novembre 1897, p. 1358). Peut-être cependant y a-t-il, l'alimentation restant cause efficiente, possibilité d'une prédisposition familiale. (Voy., p. 102, la discussion sur la fréquence du rachitisme congénital). On a dit que les enfants de parents âgés sont plus volontiers rachitiques (Cf. P. GELATI, *Pediatria*, juin 1908, p. 419).

Autre hérédité invoquée à tort : la syphilis ; et Parrot a été jusqu'à faire du rachitisme, en raison de certaines analogies anatomiques, une forme de la syphilis héréditaire osseuse (1). Cette opinion est aujourd'hui reconnue erronée, et tout ce que l'on accorde, c'est la capacité de cette diathèse à débiliter l'enfant, à le rendre plus vulnérable par les alimentations vicieuses. L'action est la même pour diverses causes déprimantes ; et, par exemple, il n'est pas rare que le début du rachitisme ait été provoqué par une maladie aiguë. C'est encore ainsi, sans doute, qu'il faut expliquer la fréquence dans les régions industrielles, l'action des climats froids et humides, peu propices au bien-être des miséreux ; d'où peut-être la fréquence du rachitisme en Angleterre, à l'époque où Glisson en a donné une description que l'on a eu tort de prendre pour la découverte d'une maladie nouvelle (2).

Car il est démontré aujourd'hui que le rachitisme est une maladie de tous les temps, de tous les peuples, de tous les animaux (3), et qu'on la provoque expérimentalement à volonté, chez les sujets d'un certain âge, par une alimentation vicieuse, c'est-à-dire par une alimentation ne convenant pas à cet âge. On a voulu aller plus loin et établir un lien entre la genèse du rachitisme et la teneur des

(1) Déjà Boerhaave, Astruc, Portal avaient tenté d'établir un lien entre le rachitisme et la syphilis héréditaire, mais cette doctrine n'a pris corps que par les recherches de Parrot, et en particulier par la communication de cet auteur au Congrès international des sciences médicales (Londres, 1881). Parrot a d'abord soutenu que les lésions osseuses étaient identiques dans les deux cas, et que des ostéophytes de la syphilis héréditaire on allait au tissu spongoïde caractéristique du rachitisme : cette assimilation est aujourd'hui reconnue inexacte. En outre, Parrot prétendait que la syphilis laissait sa trace chez les rachitiques sous forme de lésions satellites : glossite desquamative, éruptions et cicatrices des cuisses et des fesses, érosions dentaires. Or il est prouvé aujourd'hui que la glossite exfoliatrice marginée n'a rien à voir avec la syphilis ; que parmi les lésions cutanées invoquées par Parrot il y a eu des confusions évidentes avec les éruptions banales des nourrissons dyspeptiques ; qu'enfin les érosions dentaires ne doivent pas être, en bloc, attribuées à la vérole.

D'autre part, des études plus précises ont démontré : 1° qu'il n'y a pas corrélation entre la distribution géographique de la vérole et celle du rachitisme ; en particulier que dans les Antilles, la Chine, le Japon, la syphilis est gravement endémique et le rachitisme presque inconnu ; 2° que nombre de syphilitiques avérés procréent des enfants qui ne sont nullement rachitiques ; 3° qu'on a vu souvent les parents des rachitiques ou les rachitiques eux-mêmes prendre la vérole ; 4° que le traitement antisyphilitique est d'action nulle chez les rachitiques ; 5° que le rachitisme peut être provoqué à volonté par une alimentation vicieuse chez les animaux domestiques ou captifs ; 6° que l'on peut voir des lésions syphilitiques et des lésions rachitiques coexister, chacune avec ses caractères propres, chez le même nourrisson (L. Spillmann).

La coexistence de la syphilis et du rachitisme est en effet possible ; mais tandis que Parrot l'évaluait à 90 p. 100 des rachitiques, Kassowitz ne la trouve que chez 20 p. 100, et L. Spillmann, chez 2 p. 100 seulement. Il est d'ailleurs très raisonnable d'admettre que la dystrophie évidente due à l'hérédité syphilitique puisse être une cause prédisposante au rachitisme chez ces enfants déjà débilités ; cette opinion est à peu près celle de A. Fournier. D'autant mieux que les nouveau-nés syphilitiques ne doivent, en principe, être nourris que par leur mère ou au biberon, et que ce dernier mode d'allaitement est, en moyenne, plus fréquent pour eux que pour les autres enfants. Marfan (*Sem. méd.*, 1907, p. 469) admet cependant que la syphilis peut à elle seule créer le rachitisme.

De cette action dystrophique héréditaire nous rapprocherons les expériences où Charrin et Gley ont vu devenir rachitiques des lapins issus de parents soumis à l'action de toxines diverses, tuberculeuse, pyocyanique, diphtérique (voy. p. 102).

(2) Sur ce point historique, voyez une intéressante étude bibliographique de Delpeuch, *Presse méd.*, Paris, 12 décembre 1900, n° 102, p. 383.

(3) Sutton a étudié dès 1884 le rachitisme des animaux au jardin zoologique de Londres. Cf. Azoulay, Le rachitisme chez l'homme et les animaux. *Méd. mod.*, Paris, 18 février 1893, p. 158 ; Chaumier, La nature du rachitisme. *Méd. infantile*, Paris, 15 mai 1894, p. 243 ; Spillmann, *Thèse citée.*

aliments en substances calcaires : depuis les expériences déjà anciennes de Chossat, on n'a pas réussi à se mettre d'accord.

Nous commençons à comprendre pourquoi, car on ne saurait plus admettre une théorie alimentaire purement chimique ; l'entérite nous apparaît aujourd'hui comme l'intermédiaire obligé entre l'alimentation et le rachitisme, et une fois de plus la simpliste iatro-chimie a dû battre en retraite devant la conception complexe des phénomènes physiologiques et pathologiques, tels qu'ils se passent.

Ces investigations sont d'un grand intérêt pratique. D'abord, elles nous permettront, dans les cas douteux, d'arriver à un diagnostic exact. Et, surtout, la suppression du vice d'alimentation reconnu nous rend, la plupart du temps, maîtres de l'évolution de la maladie, c'est-à-dire du *pronostic*.

Marche, complications. — Sans doute, il y a des cas dès le début mauvais, capables même de commencer avec un état fébrile, où l'entérite semble jouer le rôle principal : malgré tous nos efforts, en trois à quatre mois, parfois moins, le sujet arrive à la « consomption rachitique », et pâle, maigre, flasque, confiné au lit en

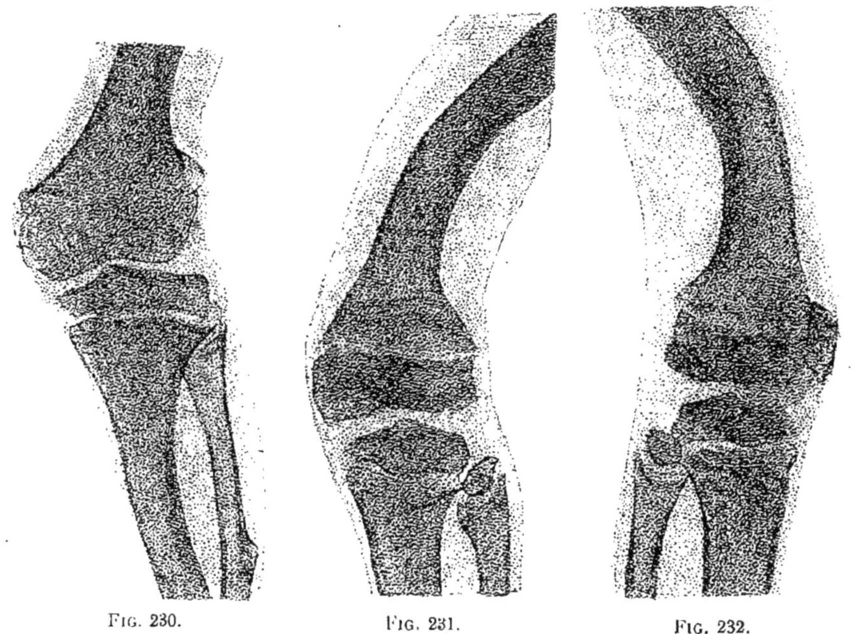

Fig. 230. Fig. 231. Fig. 232.

Fig. 230 à 232, incurvation des os des membres inférieurs dans un cas de nanisme rachitique, sujet de 14 ans ; tendance aux exostoses (voy. fig. 209, venant du même sujet). Pour l'aspect du nanisme rachitique comparé à l'achondroplasie, voy. fig. 207.

position horizontale, succombe cachectique, souvent emporté par une broncho-pneumonie.

Mais cette marche est exceptionnelle. La cachexie n'atteint guère que les sujets dont l'hygiène alimentaire a été négligée avec une persistance et une incurie extrêmes ; et l'on peut dire, d'une manière générale, que de lui-même, une fois passée la période du sevrage, le rachitisme tend vers la guérison. Vers l'âge de deux ans et demi à trois ans, le processus s'arrête ; vers quatre ans à cinq ans, tout est terminé, avec même des os souvent plus durs qu'à l'état normal : le ventre diminue, les épiphyses deviennent moins saillantes, et, dans les cas légers, les courbures diaphysaires se redressent, sinon en totalité, au moins en grande partie ; la cyphose se corrige, si elle ne s'est pas compliquée de scoliose. Vous ne devez d'ailleurs pas trop compter, quoi qu'en disent les matrones du peuple, sur cette correction spontanée des difformités : car souvent l'enfant reste petit, rabougri, bancal, crochu, tortu ; même sans grandes traces apparentes aux membres, il garde souvent un bassin déformé, dont les conséquences obstétricales rendent le rachitisme grave, quelquefois terrible dans le sexe féminin. Tout cela peut aller jusqu'au nanisme (voy. fig. 207, 209) dont le rachitisme est la cause habituelle, les cartilages conjugaux malades ayant été, après guérison, trop profondément atteints pour redevenir aptes à l'ossification.

Les fractures sont très fréquentes chez les rachitiques. Je ne parle pas des cas de rachitisme léger, qui sûrement sont une prédisposition aux fractures, mais où la guérison ne s'en trouve guère entravée : quelques jours de retard, un cal un peu gros, et c'est tout. Mais dans les cas un peu avancés, les fractures d'allure spéciale sont fréquentes. Elles atteignent surtout l'avant-bras et le fémur. Souvent elles sont méconnues, parce qu'elles se produisent sous l'influence de violences insignifiantes — voire chez l'enfant au lit — dans des membres où l'on a l'habitude de douleurs éveillées par les mouvements communiqués ; parce qu'elles sont sous-périostées, sans déplacement, sans crépitation, avec de la flexibilité plutôt que de la vraie mobilité anormale. Quelquefois elles sont multiples. Dans ces conditions, elles se consolident lentement, avec un gros cal fusiforme, sous-périosté, de tissu spongoïde exubérant : et il n'est pas rare que les novices, appelés auprès d'un enfant ainsi atteint, diagnostiquent à tort un ostéosarcome. Erreur que l'on évite en recherchant avec soin, dans l'histoire passée, les signes d'impotence, de douleur que la famille, d'elle-même, passait sous silence, et surtout en constatant que l'enfant est rachitique par ailleurs : et l'on est tout surpris de voir fondre cette tumeur quand le membre est bien immobilisé, quand, en outre, le traitement général est institué. Quand le rachitisme est tout à fait grave, le retard du cal peut aller jusqu'à la pseudarthrose : l'éventualité est relativement rare.

Anatomie pathologique. — EXAMEN A L'ŒIL NU D'UN OS LONG. — *Au début*, l'os est encore de résistance normale, et le seul fait qui apparaisse à l'œil nu est, *sur une section longitudinale*, un léger épaississement de la ligne bleutée du cartilage conjugal, une teinte violacée de la tranche épiphysaire, une rougeur plus sombre de la moelle et du tissu spongieux diaphysaire.

A la *période d'état*, lorsque sont constituées les *nouures* épiphysaires et chondro-costales, les os sont flexibles et ramollis au point de se laisser couper au couteau. Extérieurement, les épiphyses sont grosses et violacées. Sur une *coupe longitudinale* on voit : 1° le *noyau épiphysaire* (fig. 1 et 3, *a*), qui peut contenir des îlots cartilagineux persistants (P. Broca) ; 2° dans la diaphyse comme dans le tissu spongieux, une *moelle* visqueuse, ressemblant à de la gelée de groseilles ; le canal médullaire central est rétréci en son milieu, d'où une forme en sablier ; 3° le *périoste* est épais, facile à décoller, et sous lui est, en lames assez irrégulières, un peu rugueuses, un tissu rougeâtre, calcifié comme on s'en rend compte à la pointe du scalpel, très finement aréolaire (comparé par Rufz de Lavison à une éponge très fine) et appelé par Virchow *tissu ostéoïde*; ce tissu s'infiltre, en outre, entre les lames concentriques de la diaphyse, qui se raréfie ainsi en prenant un aspect feuilleté; 4° les lésions les plus caractéristique sont celles du *cartilage*

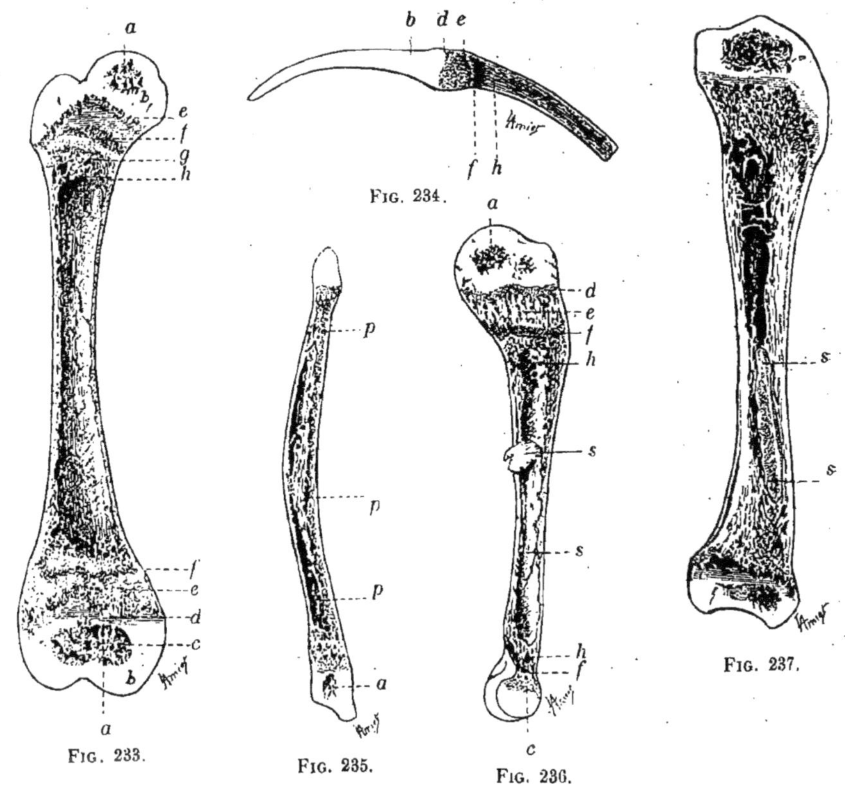

Fig. 233. Fig. 234. Fig. 235. Fig. 236. Fig. 237.

Os d'un fœtus de 30 *mois étudié* par P. Broca. (*Atlas* de Lebert, Pl. CLVIII.) — *a*, points d'ossification épiphysaires ; *b* (fig. 233), cartilage sain autour de ce point osseux (fémur en bas) dans lequel on voit des îlots cartilagineux persistants (*c*).

Les *lésions du cartilage conjugal* sont détaillées sur les figures 233 et 236. On y voit en *d* la couche chondroïde rachitique, en *e* la couche chondro-spongoïde, en *f* la couche spongoïde qui se termine en *g* (fig. 233) pour se continuer en *h* avec le tissu spongieux, flexible et raréfié, que l'on voit contre le *canal médullaire* rétréci à sa partie moyenne. Ce tissu spongieux est absent en bas du fémur, où le canal médullaire va jusqu'au tissu spongoïde *f*. Sur les figures 236 et 237 (humérus, tibia), on voit en *ss* des lames qui sont de véritables séquestres diaphysaires, déjà signalés par J. Guérin et représentés par P. Broca. C'est la lame la plus interne du tissu compact dissocié, feuilleté par le tissu ostéoïde et destiné à disparaître par résorption. Ce *tissu ostéoïde*, qui à la période de consolidation remplit surtout les concavités des os, est représenté en *p*, *p*, *p*, (fig. 235), entre le périoste de la diaphyse.

La figure 234 représente une *nouure chondro-costale*. Mêmes lettres et mêmes lésions qu'aux cartilages conjugaux.

conjugal qui, au lieu d'être une mince lamelle, épaisse de 1 millimètre, est remplacé par un ensemble de couches pouvant avoir jusqu'à 2 et 3 centimètres d'épaisseur entre le cartilage épiphysaire et le canal médullaire. Tout contre le cartilage épiphysaire, on voit une couche bleuâtre, la couche de *tissu chondroïde*, épaisse de 3 à 5 millimètres, assez nettement limitée contre le cartilage, se continuant au contraire sans limite bien nette vers la diaphyse, par une bande rougeâtre, crénelée, avec un tissu rose ou orangé, très vasculaire, à grains très fins, calcifié comme le tissu ostéoïde sous-périosté, et lui aussi comparé par Rufz de Lavison à une éponge fine. C'est le *tissu spongoïde* de Jules Guérin, qui forme une couche épaisse, souvent intriquée sur 5 à 10 millimètres de haut avec le tissu chondroïde en une *couche chondro-spongoïde* (fig. 233 et 236, *e*). Plus loin, enfin, existe du vrai tissu osseux, spongieux, séparant de la moelle diaphysaire centrale tous les tissus pathologiques. Cependant, là où le processus est intense, le canal médullaire peut aller au contact du tissu spongoïde (fig. 233).

Il est à noter, comme l'a bien fait voir P. Broca dès 1852, que *le processus atteint surtout les cartilages conjugaux les plus fertiles.*

L'évolution est la même au niveau des *jonctions chondro-costales* (fig. 234).

De même aussi sur les *os plats*, dont le corps est feuilleté par des plaques de tissu ostéoïde. *Au crâne*, les frontaux sont la plupart du temps épaissis, à la fois par apposition interstitielle et par apposition sous-périostée de ce tissu. Au contraire, les pariétaux et l'occipital ont tendance à l'amincissement, capable d'aller jusqu'à la perforation. J'ai déjà fait allusion à ce *craniotabes* qui intéresse le médecin et non le chirurgien. Les *perforations craniennes spontanées chez les enfants du premier âge* ont été étudiées par Parrot (*Rev. mens. de méd. et chir.*, Paris, 1879, p. 769), qui a voulu en faire un caractère de syphilis héréditaire.

Dans les *os courts*, on trouve des points d'ossification quelquefois anormalement multipliés, pouvant contenir les perles cartilagineuses que j'ai mentionnées plus haut, souvent plus ou moins déformés, écrasés par pression, et entourés d'un tissu spongoïde très vascularisé, assez irrégulièrement disposé.

Lorsque l'enfant succombe à la consomption rachitique, les os sont poreux, légers, comme vermoulus par les tissus ostéoïde et spongoïde.

Si, au contraire, la guérison survient, le cartilage conjugal redevient normal, le tissu chondroïde disparaît et il se forme du tissu spongieux normal, qui, par apposition de strates horizontales successives, repousse vers la diaphyse le tissu spongoïde. Celui-ci peu à peu devient moins vasculaire et forme finalement, d'après Aug. Pollosson, une lame blanche assez mince, que l'on voit encore quand le processus est presque guéri. En même temps, le tissu ostéoïde est remplacé par du tissu osseux à la fois sous le périoste (surtout dans les concavités qui se trouvent ainsi effacées), et dans la diaphyse qui devient dure, éburnée, de densité accrue (Charpy et Giraud).

D'après Pollosson, il peut persister, au milieu des noyaux osseux épiphysaires, quelques îlots cartilagineux, et cela jouerait un rôle dans certaines reviviscences de rachitisme ou dans certains phénomènes de rachitisme tardif (voyez plus loin) (1).

(1) En collaboration avec son élève Lemaire, Marfan (*Sem. méd.*, 1907, n° 38, p. 445) a étudié sur de nombreux malades les relations de la voûte ogivale, des végétations adénoïdes du pharynx et de la maladie rachitique. Car, pour lui, d'abord, le rachitisme est une maladie générale, où les lésions osseuses sont dues à la prolifération de la moelle osseuse, réaction de défense contre les diverses infections et intoxications de l'enfance : d'où le stade aujourd'hui appelé de médullisation ou, comme disait J. Guérin, d'épanchement et de raréfaction. Quand la prolifération s'arrête, l'ossification reprend, mais insuffisante et irrégulière. Mais les autres organes hémato-poiétiques (et l'on sait que chez l'enfant jeune ils sont moins différenciés que plus tard) participent au processus, d'où les hypertrophies des ganglions, du foie, de la rate souvent constatées chez les rachitiques ; et c'est ainsi que Marfan explique la fréquence des végétations adénoïdes du pharynx et des hypertrophies amygdaliennes chez les rachitiques. Ce n'est pas une coïncidence, ce n'est pas une cause adjuvante, c'est une lésion de la maladie rachitique. Marfan reconnaît d'ailleurs que ce n'est qu'une hypothèse. Mais ce qu'il soutient nettement, c'est que diveres déformations osseuses considérées comme des conséquences mécaniques des végétations adénoïdes sont en réalité rachitiques, existent aussi bien sans végétation qu'en leur compagnie : c'est le cas pour la voûte ogivale (qui, d'après les statistiques, n'est pas non plus, quoi qu'on en ait dit, liée à la dolichocéphalie) et pour les déformations thoraciques (pour ces dernières, c'est déjà admis par presque tous les auteurs).

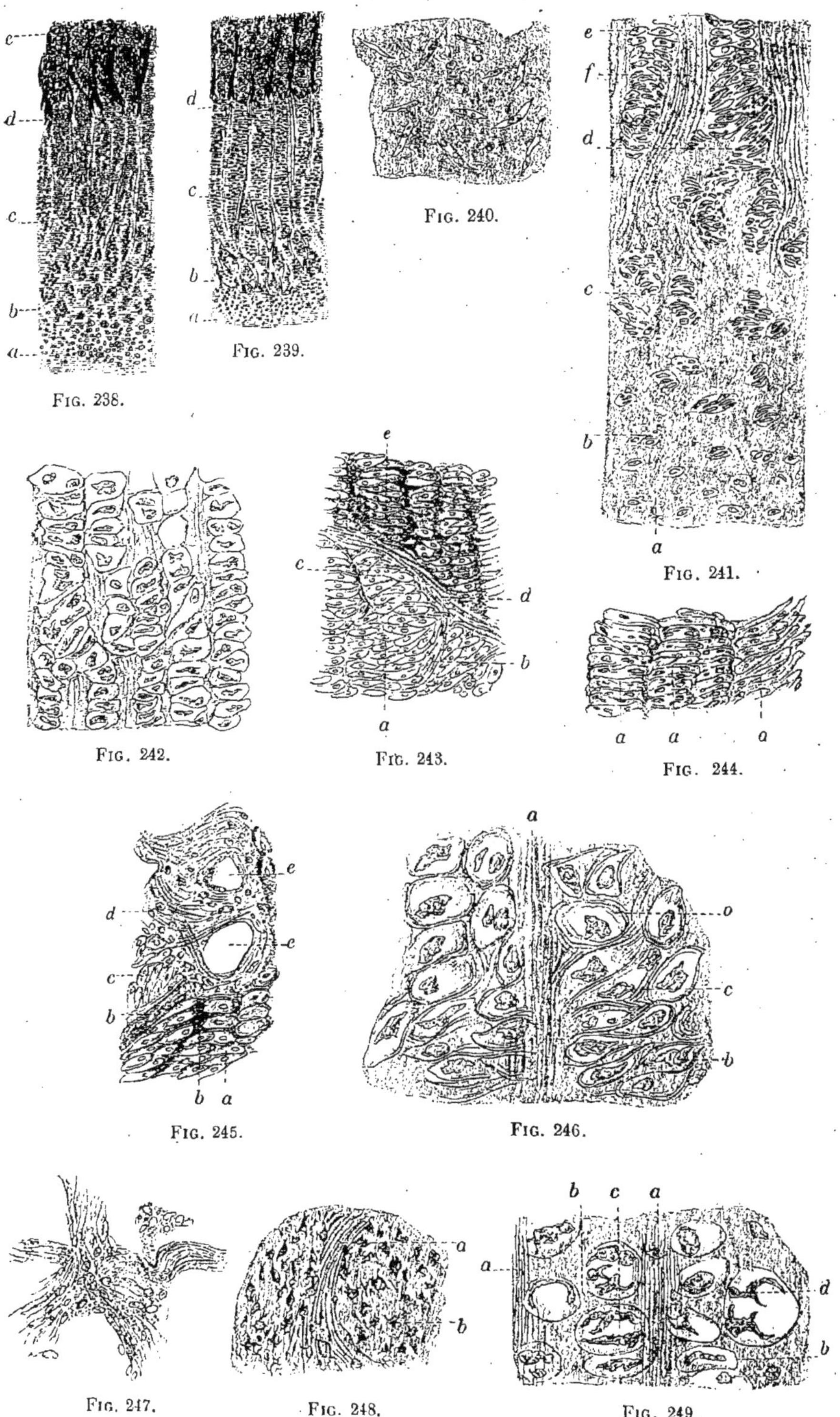

Fig. 238.

Fig. 239.

Fig. 240.

Fig. 241.

Fig. 242.

Fig. 243.

Fig. 244.

Fig. 245.

Fig. 246.

Fig. 247.

Fig. 248.

Fig. 249.

Histologie. — Il est de règle de trouver dans la moelle des lésions plus ou moins importantes, mais elles n'ont, d'après L. Spillmann, aucun caractère de spécificité : ce sont celles de la maladie, d'ordinaire infectieuse, à laquelle le rachitique a succombé. Les lésions caractéristiques sont celles des organes d'ossification, surtout du *cartilage conjugal* à sa face diaphysaire. Si, dans leur ensemble, ces lésions ont été bien décrites dès 1852 par P. Broca, dont j'ai reproduit les figures, à titre historique, leur interprétation a varié, en raison des progrès de la technique histologique et surtout de nos idées actuelles sur le processus de l'ossification. Tout au début, avant les phénomènes appréciables à l'œil nu, on voit au microscope que la ligne d'ossification est rendue irrégulière par les vaisseaux et le tissu conjonctif qui envahissent le cartilage conjugal ; les travées de direction normalement perpendiculaire à cette ligne perdent leur parallélisme ; les cavités médullaires sont agrandies, les cellules cartilagineuses prolifèrent autour des bourgeons vasculo-conjonctifs. A la période d'état, le *tissu chondroïde* est caractérisé par une prolifération plus grande encore des vaisseaux, qui découpent très irrégulièrement les colonnes du cartilage ; les cellules y sont tassées en désordre, sans la régularité normale du cartilage sérié, elles prolifèrent vivement et autour des vaisseaux on observe une calcification hâtive de la substance fondamentale et des cellules de bordure. Dans la *couche spongoïde* aussi la calcification augmente à mesure qu'on se rapproche du tissu spongieux : au début, dit Kassowitz, il y a une extension énorme de la calcification. De volumineux capillaires circonscrivent des blocs isolés de cartilage calcifié, dans lequel, à mesure qu'on avance vers la diaphyse, les cellules deviennent plus petites, jusqu'à ressembler à des ostéoblastes; et peu à peu, mais sans ordre, cela se continue avec le tissu spongieux trop raréfié, mal calcifié.

Légende des fig. 238 *à* 249.

Ces figures reproduisent celles que P. Broca a insérées dans *l'Atlas d'analomie pathologique* de Lebert.

Sur la figure 238, on voit l'ossification normale à l'extrémité supérieure du fémur (fœtus à terme); au-dessus du cartilage normal, *a*, on voit en *b*, *c*, *d*, la couche de *cartilage sérié* (tissu chondroïde de Broca) normale (épaisse de 1 millimètre), où les cellules se groupent en îlots, (*b*) puis en boyaux, (*c*) séparés par des *rivières* de gangue; de *d* en *e* est la couche (épaisse de 0 m. 3) de *cartilage calcifié* (tissu spongoïde de Broca). Sur la figure 239 (épiphyse du 3ᵉ métacarpien), on voit que chez un rachitique (enfant de 30 mois), la topographie reste la même.

Les figures 240 à 246 représentent les lésions de chaque couche au niveau de l'extrémité inférieure du fémur d'un enfant rachitique de 30 mois, dont la couche chondro-spongoïde a 22 millimètres d'épaisseur (c'est le fémur représenté fig. 233). Figure 240, cartilage normal; figure 241, début du cartilage sérié, presque normal en *a*, avec cavités un peu élargies; *b*, *c*, îlots de cellules, puis boyaux en *d*, avec rivières intermédiaires, *f*. Ces boyaux, à mesure qu'on monte vers la diaphyse, empiètent de plus en plus sur les rivières, qui deviennent étroites, fibroïdes (fig. 242), en même temps que les noyaux y deviennent irréguliers (fig. 246, au même niveau, fort grossissement; *a*, rivière; *b*, cellules; *c*, noyaux). Figure 243, *jonction du tissu chondroïde*, *a*, [à cellules aplaties, à rivières (*b*) rétrécies et même presque effacées (*c*)], *avec la couche spongoïde e*, n'en différant que par la calcification ; une rivière *d* sépare (d'ailleurs de façon anormale) les deux couches. Figure 244, 3 boyaux de cellules très aplaties, *aaa*, à rivières presque nulles, tout contre le *tissu spongoïde* que l'on voit sur la figure 245, avec les cellules de tissu chondroïde en *a*, les premières traînées calcaires en *b*, *b*, la dissolution en *c* des cellules cartilagineuses dont les noyaux seuls persistent; en *d* et en *e*, les pores du tissu spongieux. Figure 248, tissu spongieux près de la diaphyse, cellules irrégulièrement disposées, calcification moindre que près de la couche chondroïde.

Les dispositions sont les mêmes à la jonction chondro-costale (fig. 249) avec des rivières *a* et des boyaux *b*, mais avec des cellules beaucoup plus volumineuses (*c*) à noyaux remarquablement irréguliers (*d*).

Au contraire, dans une ossification sous-périostée (concavité du péroné de la fig. 235), la structure n'est pas la même, c'est celle du tissu osseux à lamelles flexibles, insuffisamment calcifiées.

Nature. — On tend à admettre (Kassowitz, Baginsky, Marfan, L. Spillmann) que ce processus est d'ordre inflammatoire, est une ostéite où le rôle principal revient aux irritations vasculaires; cependant pour Assada (thèse de Lyon, 1885-86, n° 336), élève de Renaut, « c'est une maladie de l'évolution de l'os, touchant dans son ensemble, sinon dans son entier, le trophisme du squelette ». Cette discussion sur la nature intime du processus va de pair avec les débats sur la pathogénie, actuellement impossible à préciser.

Le fait évident est que dans les os rachitiques il y a insuffisance d'apport calcaire: la proportion normale étant de 70 p. 100 de matière minérale pour 30 p. 100 de matière organique, dans le rachitisme elle peut se trouver renversée. En même temps on note une excrétion exagérée de sels calcaires, dont on se rend compte si on analyse à la fois les urines (1) (désassimilation exagérée) et les matières fécales (absorption insuffisante de la chaux des aliments); si on a élevé des contestations sur ce point, en disant que cette élimination est normale (Rüdel), ou même diminuée (Seeman), c'est qu'on n'a pas tenu compte de la période où en est la maladie: au début il y a excès d'élimination; puis quand l'organisme réagit et que la calcification osseuse reprend avec intensité, on passe par une période de diminution, pour revenir à la normale quand la consolidation est obtenue (Œchsner de Coninck, *Acad. des Sc.*, Paris, 1897, t. XII, p. 1042; Baumel et Œchsner de Coninck, *Rev. de méd.*, Paris, 1898, p. 546; Babeau, *Acad. des Sc.*, mars 1898 et thèse de doct., Montpellier, 1897-98, n° 60). On observe pour la phosphaturie des faits analogues (E. Laborde, *Rev. d'orthop.*, 1891, t. II, p. 460; Guisol, th. de doct., Toulouse, 1896-97; Ourradour, th. de doct., Toulouse, 1897-98).

La décalcification locale étant prouvée depuis longtemps, on s'est d'abord demandé si on ne pouvait pas provoquer le rachitisme par suppression des substances calcaires dans les aliments; mais sur ce point, depuis les premières expériences de Chossat (1844) jusqu'à celles, récentes, de Delcourt, les résultats ont été très contradictoires, et en moyenne de nature à nous démontrer que cette théorie purement chimique ne saurait être admise. Et l'expérimentation nous fait conclure que si le rachitisme peut être provoqué, comme J. Guérin l'a fait voir dès 1838, chez tous les animaux domestiques ou captifs, par une alimentation vicieuse, cela exige l'intermédiaire des troubles gastro-intestinaux: c'est d'ailleurs ce que nous enseigne la clinique humaine; mais elle nous enseigne également, et se trouve en cela d'accord avec l'expérimentation, que la gastro-entérite du nourrisson n'est pas obligée d'aboutir au rachitisme: nous devons reconnaître, il est vrai, que les cas les plus graves, surtout ceux avec diarrhée intense, causent souvent la mort avant que les os n'aient eu le temps de manifester leur souffrance; que par contre les cas légers s'arrêtent souvent avant cette conséquence.

Lorsque la gastro-entérite conduit au rachitisme, on s'est demandé, reprenant la théorie chimique, s'il ne s'agissait pas d'une insuffisance de calcification, soit que sous l'influence des troubles digestifs l'élaboration des produits calcaires absorbables (à l'état de phospho-glycérate, dit Bouchard) se trouverait entravée, soit parce qu'il se produirait des acides en excès (de l'acide lactique en particulier), qui dissoudraient la chaux dans le squelette. Mais là encore, dans les essais d'injection intraveineuse ou d'ingestion d'acide lactique, les expériences sont en désaccord, et probablement plutôt négatives.

Cette simple action de dénutrition est d'ailleurs combattue par les auteurs qui admettent la nature inflammatoire du processus local. Parmi ceux-là, quelques-uns pensent qu'il s'agit d'une infection osseuse, spécifique ou non. Chaumier va même

(1) On a dit parfois que les urines des rachitiques exhalaient une odeur spéciale, forte et désagréable, et quelques auteurs en ont même déduit une théorie pathogénique. D'après Baumann (*Jahrb. f. Kinderheilk.*, 1906, t. LXIV, p. 212), le fait n'est pas exact: l'urine fraîche est presque toujours acide (ou quelquefois alcaline sans odeur, par alimentation exclusive au lait de vache) et le rachitisme n'est pas dû à une élimination exagérée d'ammoniaque.

jusqu'à croire à la contagiosité, plus que douteuse il est vrai. Mais si Mircoli (*Deut. Arch. f. kl. Med.*, 1897, t. LX, p. 48) et Ettore Smaniotto (*Revue mens. des mal. de l'Enf.*, Paris, 1897, p. 122 et 161) ont trouvé des microbes (d'ailleurs variés) dans les épiphyses rachitiques, Spillmann a rencontré les mêmes (quoique un peu moins souvent) dans les épiphyses d'enfants non rachitiques. En sorte que l'on se demande s'il ne s'agit pas de l'action élective sur le squelette d'une toxine élaborée sous l'influence de la gastro-entérite et transportée par le sang, cette toxine étant peut-être spécifique, ce qui expliquerait l'inconstance du rachitisme au cours de la maladie. Mais il faut convenir que cette hypothèse séduisante n'est pas encore démontrée expérimentalement.

Pour d'autres auteurs, enfin, l'action de l'intoxication sur le squelette ne serait pas directe, mais aurait pour intermédiaire soit le système nerveux (Sommer), soit les glandes vasculaires sanguines. Stœlzner (1), après quelques succès d'opothérapie capsulaire, Mendel, après étude de l'opothérapie thymique, ont parlé du rôle de la capsule surrénale, du thymus (MENDEL, *Münch. med. Woch.*, 1902, n° 4, p. 134). K. BASCH a repris la question (*Wien. klin. Woch.*, 1903, n° 21, p. 893) par extirpation ou destruction sur place (injection de paraffine) du thymus chez de jeunes chiens; il a constaté chez eux un retard évident de consolidation des fractures et une élimination quadruplée des phosphates urinaires. Ces phénomènes seraient évités si on implante dans le péritoine le thymus enlevé, ou celui d'un autre animal. (Essais d'opothérapie thyroïdienne, MEYNIER, *Giorn. d. R. Ac. di Torino*, 1905, nos 7-8, p. 513.)

Traitement. — Les discussions théoriques sur la nature intime du processus morbide ne changent en rien cette donnée primordiale que, *le rachitisme étant le résultat d'une alimentation vicieuse, le premier devoir du médecin est de régulariser cette alimentation.* J'ai indiqué précédemment quelques-unes des principales fautes à rectifier; voici, dans leurs grandes lignes, les principaux préceptes hygiéniques et thérapeutiques.

Un enfant au sein doit téter toutes les deux heures le jour, toutes les quatre heures la nuit, de même un enfant au biberon, et celui-ci ne doit pas, à l'âge d'un an, prendre plus d'un litre de lait par jour. Il doit rendre des selles ayant la couleur et la consistance des œufs brouillés; on veillera aussi bien à la constipation qu'à la diarrhée. Il sera sevré à partir de l'âge de 12 mois, et pour ce faire on tiendra compte avant tout, selon un précepte de J.-L. Petit, de l'état de sa dentition.

Si l'enfant est sevré, on le règle à quatre repas par jour : 8 heures du matin, midi, 4 heures, 7 heures du soir ; des bouillies diverses à 8 heures et à 4 heures ; soupes, légumes secs en purée, œufs aux repas de midi et de 7 heures, celui de midi étant le plus abondant. Pour l'enfant rachitique, on insistera, comme légumes, sur les purées de légumineuses (haricots, pois, lentilles); en outre, je crois utile de donner d'assez bonne heure, au repas de midi, un peu d'aliments azotés, sous forme de poisson (bouilli ou frit en enlevant soigneusement la peau), de cervelle, de riz de veau ; plus tard, sous forme de blanc de poulet bien pulpé. Mais il faut alors faire attention que la mastication soit très bien effectuée, et dès lors se guider sur l'état de l'évolution dentaire. Comme boisson, du lait, sans dépasser le litre entre ce qui est bu et ce qui est mis dans les soupes ou bouillies.

Sauf cette introduction plus précoce des azotés dans la nourriture, on voit qu'il ne s'agit, en somme, que de l'alimentation telle qu'elle devrait être prescrite pour

(1) STOELZNER et B. SALZE, *Beiträge zur Pathologie des Knochenwachstums*, Berlin, 1901. (S. Karger.)

tous les enfants au moment du sevrage et pendant un à deux ans après le sevrage. Je ne crois donc pas utile d'insister davantage.

Les *médicaments* employés contre le rachitisme sont, à vrai dire, des aliments : l'huile de foie de morue, en général bien digérée si elle est prise juste avant la bouillie de 8 heures du matin ; le phosphate de chaux, sous la forme actuellement à la mode de glycérophosphate, dans les soupes et purées de midi et de 7 heures du soir. L'usage, vanté il y a quelques années, de l'huile phosphorée expose à certains dangers d'empoisonnement, qui ont créé des ennuis judiciaires réels à quelques praticiens et, d'une manière générale, on y a renoncé.

Rien ne vaut, pour le rachitique, le *séjour au bord de la mer*, avec prise de bains chauds d'eau de mer. Mais dans les cas ordinaires, on y supplée assez bien par des bains salés, soit avec des sels spéciaux préparés industriellement, soit avec du gros sel gris (1 kgr. 500 à 2 kilogrammes pour une baignoire d'enfant). On y renonce chez les eczémateux, qui ne supportent pas, par suite de leur irritabilité cutanée, le contact de l'eau salée.

En outre, il faut faire comprendre aux familles — et ce n'est pas toujours facile — que le traitement médical et hygiénique ne suffit pas, et que, pour prévenir ou faire diminuer les déformations osseuses et rachitiques, il faut *supprimer la cause mécanique de ces déformations*.

En tout état de cause, un rachitique marchera peu. Dans les cas, assez fréquents, de genu valgum débutant avec léger pied plat valgus, on lui fera porter un brodequin lacé dont la semelle sera surélevée en dedans pour creuser la voûte plantaire interne. *S'il a les jambes nettement déviées, il ne marchera pas du tout.* Si son rachis s'incurve, il ne restera pas assis, mais sera couché à plat sur le dos, sur un matelas dur, avec un assez mince coussin sous la tête ; et cela se réalise, pour le nourrisson, en le portant sur les bras non pas directement, selon l'habitude actuelle, mais dans le petit berceau spécial, aujourd'hui démodé, appelé « Strasbourgeoise ». Dans les cas habituels, il faut environ trois mois de traitement alimentaire et médical pour que la solidité des os leur permette de supporter sans incurvation le poids du corps.

A cette période, la mise au repos ainsi comprise est, à mon sens, infiniment supérieure aux appareils à tuteurs ayant pour but de laisser l'enfant marcher en allégeant sur le squelette l'action de la pesanteur. On est surpris de voir combien souvent les os se redressent d'eux-mêmes, lorsque le rachitisme guérit, si on a immobilisé les enfants à temps (1).

Le redressement chirurgical des déviations des membres inférieurs se fait par deux procédés : à la main (2) (ou à l'aide d'ostéoclastes spéciaux, la plupart du temps inutiles chez l'enfant en bas âge) ou par l'ostéotomie.

(1) Voyez sur ce sujet, KAMPS, *Beitr. z. klin. Chir.*, Tübingen, 1895, t. XIV, fasc. 1, p. 243 ; VEIT, *Arch. f. klin. Chir.*, Berlin, 1895, t. IV, fasc. 1, p. 130 ; GAMBA, cité par CHAUMIER, *Gaz. méd. du Centre*, Tours, 1901, p. 81. Ollier a fait voir que ce redressement est parfois plus apparent que réel, dû à une ossification sous-périostée se produisant dans les concavités des courbures, fait déjà signalé par P. Broca (voy. fig. 235). D'une manière générale, le genu varum se redresse de lui-même plus facilement que le valgum.

(2) Voy. SOMBRET, th. doct., Paris, 1893-94, n° 323 ; HOPKIN, TAYLOR, *Amer. Journal of orth. Surg.*, 1903, d'après *Zeit. f. orth. Chir.*, 1904, p. 507.

Le point commun aux deux méthodes est qu'il est inutile de redresser un os rachitique tant que la maladie osseuse est en évolution. Car la mollesse du squelette persiste, et la difformité récidive lorsque, la guérison opératoire obtenue, les causes mécaniques premières recommencent à agir.

On peut, certainement, redresser à la main quelques inflexions et maintenir ensuite dans un appareil plâtré les os encore mous, et on a ainsi l'avantage, parfois très appréciable, d'obliger les parents à la suppression de la marche (1). Avec un peu d'habileté professionnelle, on les fait consentir à des appareillages successifs, grâce auxquels on gagne le temps nécessaire à la reprise de l'ossification physiologique. Je suis loin de contester l'utilité assez fréquente d'une semblable pratique : je dis seulement que lorsque les os sont encore assez mous pour se laisser modeler de la sorte, ils se redressent la plupart du temps d'eux-mêmes lorsque le sujet reste couché. Et si on corrige la difformité pour immobiliser pendant quelques semaines seulement le membre redressé, la récidive est la règle si on laisse l'enfant marcher avant l'arrêt du processus morbide (1).

Pendant la *période d'activité du rachitisme,* les *fractures* méritent une mention. De la fréquente méconnaissance que j'ai signalée résultent des flexibilités persistantes avec volumineux cals fusiformes, ou des déviations angulaires plus ou moins considérables. Dans ce dernier cas, on fera, surtout à l'avant-bras, l'ostéoclasie manuelle. Au fémur, l'extension continue fait obtenir des redressements tardifs parfois remarquables. L'immobilisation — par l'extension continue pour les fractures du fémur — sera prolongée bien plus que pour les fractures ordinaires ; il est impossible de fixer une limite de temps, mais on n'aura qu'à chercher de semaine en semaine si l'os reste flexible.

Lorsque *le rachitisme est guéri,* l'enfant ayant alors d'habitude 5 à 6 ans, si les soins que nous venons de passer en revue n'ont pas été régulièrement donnés, les os se consolident, s'éburnent même, et ainsi deviennent définitives les déviations constituées. C'est alors que le médecin est sollicité d'appliquer « des mécaniques » pour redresser les jambes tordues, d'envoyer les enfants au bord de la mer, etc., et bien des fois déjà j'ai vu des sujets bardés de fer dans ces conditions, même sous la direction de praticiens réputés.

En réalité, tout en prolongeant le traitement médical pour assurer la consolidation, il faut affirmer qu'à cette période mécaniques et médecine sont devenues impuissantes : la chirurgie, reléguée au dernier plan pendant la période d'activité, reprend maintenant tous ses droits et, pour redresser les os, la seule ressource est de les fracturer.

Jusqu'à ces vingt dernières années, l'*ostéoclasie* était pratiquée avec des appareils brutaux et peu précis ; c'était donc une assez mauvaise opération ; et par malheur les complications septiques, alors banales, frappaient l'ostéotomie d'un discrédit mérité. Puis, avec les ostéoclastes de V. Robin (de Lyon), de Collin (de Paris), de grands progrès ont été réalisés et pendant quelques années l'ostéoclasie a régné presque en maîtresse absolue. Mais bientôt l'antisepsie a rendu l'ostéo-

(1) Après ostéotomie sans doute trop précoce, on a même vu des pseudarthroses rebelles. OTZ (élève de Lücke), Diss. inaug., Strasbourg, 1878.

tomie d'une bénignité parfaite et dès lors les deux opérations ont pu être comparées l'une à l'autre. Quel choix faire entre les deux? C'est pour beaucoup une affaire d'habitude, de tempérament chirurgical, d'outillage. Beaucoup de chirurgiens lyonnais restent fidèles à leur compatriote V. Robin ; mais nombreux sont les opérateurs, parmi lesquels je me range, qui accordent leurs préférences à l'ostéotomie.

L'*ostéoclasie* est manuelle ou instrumentale. Avec les mains, on doit redresser les cals vicieux des fractures de l'avant-bras, ceux du fémur s'ils sont encore un peu flexibles ; on peut corriger de même le *genu valgum* des enfants en bas âge. Pour pratiquer l'ostéoclasie manuelle d'un *genu valgum*, on peut soit faire maintenir le fémur par un aide contre une table et se servir comme d'un levier de la jambe qui dépasse le bord de la table ; soit appliquer la face externe du membre à plat sur la table et peser vigoureusement sur le côté interne du genou, qui dans cette position porte à faux.

Les anciens ostéoclastes agissaient de même par le mécanisme du levier, d'où des fractures mal réglées, des arrachements épiphysaires (1), des entorses articulaires graves. Avec les nouveaux instruments, qui agissent par pression directe au point fracturé, ces inconvénients ont disparu et il est incontestable que l'ostéoclasie peut donner de bons résultats dans le traitement du *genu valgum*. Mais pour les courbures diaphysaires, elle ne saurait suppléer l'ostéotomie cunéiforme ou l'ostéotomie oblique ; et même pour les traits transversaux, si la fracture nette et exactement au lieu voulu est obtenue presque à coup sûr, on n'a pas la certitude absolue que donne l'ostéotomie. Et puis, dans la pratique courante, hors de l'hôpital, loin des grandes villes, on n'a pas aisément un ostéoclaste sous la main, tandis qu'avec un ciseau, un maillet et de la propreté, on mène à bien n'importe quelle ostéotomie. Que l'on joigne à cela la répulsion instinctive de bien des chirurgiens pour tout ce qui ne se fait pas à ciel ouvert, et l'on aura les arguments qui font, à mon sens, pencher la balance en faveur de l'ostéotomie.

L'*ostéotomie* est linéaire ou cunéiforme. Linéaire, c'est-à-dire bornée à un simple trait de section, elle est transversale (ou perpendiculaire à l'axe longitudinal de l'os) ou oblique. Cunéiforme (2), elle consiste dans la résection d'un coin ou d'un tronc de pyramide entre deux traits obliques.

Chacune de ces variétés a ses indications spéciales, que je vais passer en revue à propos des diverses difformités.

Les indications opératoires sont rares au membre supérieur, en dehors des cals de l'avant-bras que l'on redresse par ostéoclasie manuelle. C'est presque exclusivement au membre inférieur que l'on est appelé à intervenir. Là, les déviations

(1) Les auteurs partisans de l' « épiphyséolyse » pour le genu valgum de l'adolescence (voy. p. 197), le sont encore plus pour celui des enfants rachitiques, fort nombreux dans les 2.000 cas qui forment la statistique de Codivilla. Quoi qu'en dise cet auteur, par les deux méthodes la correction est la même ; je ne puis lui accorder que l'ostéotomie expose davantage à la récidive, aux paralysies du sciatique poplité externe, aux relâchements articulaires (complications de moi inconnues). Quand on détache l'épiphyse, je pense comme GHILLINI (*Rev. d'orthop.*, 1907, p. 413) que le raccourcissement est constant ; mais cet auteur ajoute qu'heureusement chez les petits rachitiques on provoque d'ordinaire par le redressement manuel de simples infractions diaphysaires.

(2) Je crois que JOACHIMSTHAL (*Berl. kl. Woch.*, 1892, n° 34, p. 849) a tort de la condamner en principe parce qu'elle entraîne du raccourcissement.

les plus complexes peuvent s'observer, et souvent il faut adapter les procédés opératoires à chaque cas en particulier, mais deux types surtout méritent d'être étudiés : les déviations du genou en dedans ou en dehors (*genu valgum* et *varum*) et les incurvations de la diaphyse tibiale.

On a imaginé plusieurs procédés d'ostéotomie contre cette difformité : le *procédé sus-condylien de Macewen* les a tous supplantés et mérite seul d'être décrit.

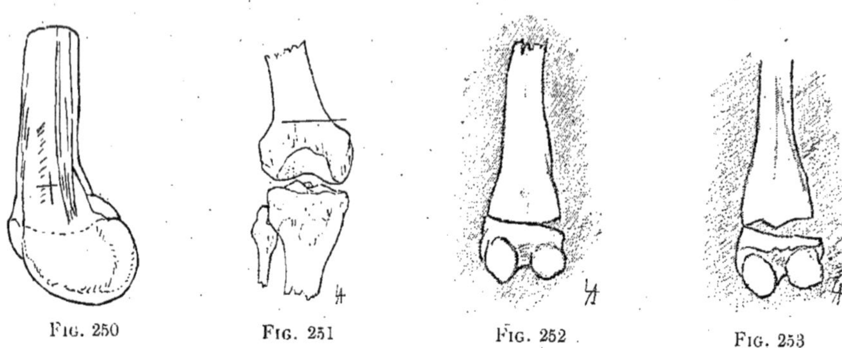

FIG. 250 FIG. 251 FIG. 252 FIG. 253

Ostéotomie sus-condylienne, procédé de Macewen.

Fig. 250. Attaque de l'os, les deux directions rectangulaires du ciseau. — Fig. 251. Le trait d'ostéotomie et la lame conservée en dehors pour fracture. — Fig. 252 et 253. Bâillement de l'ostéotomie après redressement.

On obtient la correction en fracturant le fémur transversalement au-dessus des condyles ; on peut alors porter la jambe en dedans, sur le prolongement de l'axe fémoral, et la partie externe du trait de fracture bâille en un angle complémentaire de celui qu'on a corrigé ; cet angle ne tarde pas à être comblé par le cal. L'opération se pratique avec un bistouri, des ostéotomes spéciaux à lame forte et à manche lourd, et un gros maillet de bois.

L'index gauche jalonnant le tubercule du grand adducteur, on fait au-dessus de ce tubercule une incision longitudinale de 2 centimètres environ, la pointe du bistouri étant d'emblée envoyée jusqu'à l'os et fendant ainsi le périoste. On introduit alors l'index gauche dans la plaie, on sent avec l'ongle la fente périostique dans laquelle on introduit l'ostéotome, guidé sur cet ongle ; puis on imprime à l'ostéotome, tenu solidement appliqué contre l'os, un mouvement de rotation d'un quart de cercle : la lame devient ainsi perpendiculaire à l'axe fémoral. De la main gauche, dont le bord cubital est appuyé sur la cuisse, on tient à pleine main la lame et la partie inférieure du manche de l'ostéotome, et, sur l'instrument bien assujetti, on frappe de la main droite avec le maillet. On frappe à petits coups secs et répétés, en faisant décrire au manche de l'ostéotome un mouvement d'éventail, ce qui permet de couper l'os dans toutes les directions. On agit avec ménagement vers la face postérieure, car il est arrivé à certains opérateurs d'aller blesser l'artère poplitée (1). On respecte ainsi une mince lame postérieure, facile à briser à la main :

(1) Les ciseaux de Macewen sont gradués en centimètres, pour que le chirurgien sache toujours à quelle profondeur il a pénétré. D'autre part, ils sont de dimensions diverses et certains opérateurs introduisent successivement dans la plaie plusieurs modèles progressivement croissants. Je me suis toujours passé de ces complications.

il suffit de porter en dehors la jambe, dont on se sert comme d'un levier; après fracture, la jambe est portée en dedans et la correction est obtenue. On suture la plaie avec un ou deux points et on applique un appareil plâtré, maintenu pendant le durcissement par une attelle externe. Cet appareil reste en place 5 à 6 semaines, au bout desquelles on renouvelle le pansement, pour couper les fils de suture ; et quelques jours après l'enfant peut marcher.

Pour les *ostéotomies tibiales*, obliques, transversales ou cunéiformes, beaucoup de chirurgiens emploient les ciseaux et maillet de Macewen. Pour les obliques, Hennequin a imaginé des ciseaux spéciaux, à lame large, munie d'un onglet à un des angles ; cette complication me paraît inutile.

On aborde l'os par une incision verticale, longue de 5 à 6 centimètres, placée un peu en dedans de la crête tibiale; on fend le périoste de bout en bout, on le décolle sur chaque lèvre à l'aide d'une rugine étroite et plate, et on peut ainsi attaquer l'os à ciel ouvert. Une fois le tibia sectionné, on fracture le péroné à la main. Deux fois seulement il m'a résisté. J'ai dû le sectionner après incision en dehors. J'ai toujours suturé la plaie sans drainage, et sans reconstituer la gaine périostique par un plan spécial de fils perdus.

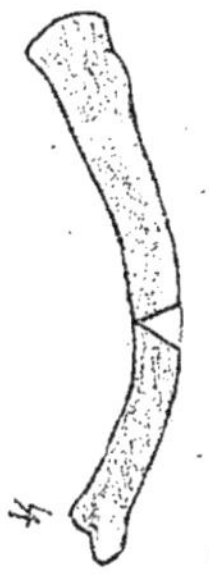

Ostéotomie oblique.

Sur les membres rachitiques, très souvent plusieurs opérations successives sont indispensables, d'un seul ou des deux côtés, sur le fémur et sur le tibia, quelquefois sur le même tibia en haut et en bas. J'ai coutume de ne pratiquer qu'une seule ostéotomie par séance et d'espacer les séances d'une quinzaine de jours, quelquefois plus. Pour éviter les récidives en effet il y a intérêt à prolonger, dans ces conditions, l'immobilisation et le séjour au lit.

Ainsi c'est toujours à l'ostéotomie (1) que je m'adresse : cette opération est en effet d'une bénignité parfaite. J'ai pratiqué de décembre 1892 à octobre 1896, à l'hôpital Trousseau 70 ostéotomies sus-condyliennes, 15 obliques du tibia, 35 cunéiformes du tibia en bas. La mortalité a été nulle ; je n'ai eu à enregistrer que trois suppurations, dont une seule sérieuse ; la correction a toujours été obtenue et la récidive est exceptionnelle chez les enfants bien soignés.

L'intérêt chirurgical du rachitisme est dans les difformités osseuses qui peuvent exiger une correction opératoire souvent difficile en raison de leur complexité. Il est utile d'étudier en détail ces difformités, importantes seulement aux membres inférieurs (2).

A la partie supérieure du fémur, le type à peu près constant est celui où le col se rapproche plus ou moins de l'horizontale (*coxa vara*) avec incurvation des deux tiers supérieurs de la diaphyse à convexité antéro-externe; mais à partir du tiers inférieur du fémur, à cela peuvent s'associer des déviations très complexes, que le chirurgien doit, pour la pratique, étudier par rapport au genou.

Les types de **déviation du genou** sont le *genu valgum* (jambe oblique en bas et

(1) Je ne vois pas l'utilité des procédés d'*ostéotomie sous-cutanée* ; voy., p. ex., von ABERLE, *Zeit. f. orth. Chir.*, 1905, t. XIV, p. 610.

(2) Sur quelques détails relatifs aux difformités du membre supérieur, cf. H. CAUBET, *Revue d'Orthop.*, 1907, p. 137. On trouvera en outre dans ce mémoire des données sur l'aspect des os rachitiques à la radiographie : la gaine compacte disparaît, la diaphyse est envahie par le tissu réticulé juxta-épiphysaire, la ligne conjugale perd sa clarté ; dans l'épiphyse renflée, le noyau osseux forme une tache sans structure reconnaissable.

en dehors), le *genu varum* (jambe oblique en bas et en dedans), le *genu recurvatum* (jambe oblique en bas et en avant). Le *genu recurvatum* n'existe jamais ici à l'état isolé, mais associé au valgus et plus rarement au varus. *Genu valgum* et *genu varum* sont des difformités dia-épiphysaires et non articulaires ; l'interligne du genou reste parallèle aux cartilages conjugaux correspondants. Je ne donnerai pas ici l'étude clinique de ces déviations, de leur mode d'équilibre, de leurs conséquences fonctionnelles, renvoyant pour cela à ce que je dirai sur les déviations de l'adolescence (voir p. 161); je vais seulement indiquer les formes anatomiques principales et les conséquences opératoires qui en résultent, renvoyant pour les détails et pour la bibliographie à la thèse de mon élève Grisel (Paris, 1899-1900).

Le **genu valgum** (1) peut être *fémoral*, et par exception coexister alors avec une *coxa*

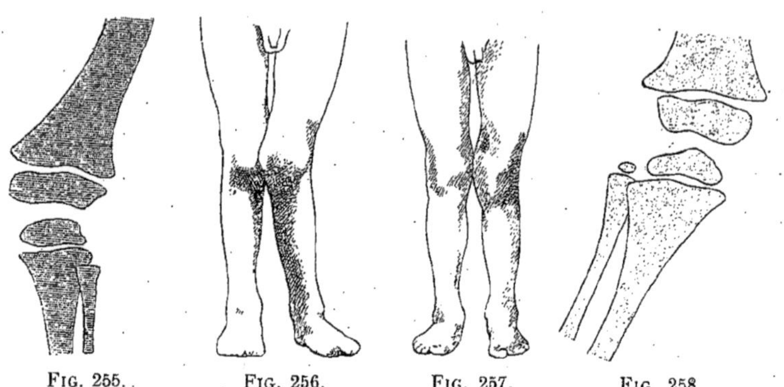

Fig. 255. Fig. 256. Fig. 257. Fig. 258.

valga, déformation très rare, sans conséquence pratique. La lésion typique, dans le cas le plus simple, est une déviation du tiers inférieur qui est élargi, avec allongement du bord interne (fig. 255) du triangle sus-condylien, quelquefois avec légère courbure à concavité externe et avec légère rotation externe du genou (fig. 256). Le seul traitement convenable est alors *l'ostéotomie sus-condylienne*, où le redressement en varus du fragment inférieur ne raccourcit que fort peu le membre (fig. 257). La déviation du genou peut être compensée par le varus concomitant des deux tiers supérieurs, ce qui relève le condyle interne, mais alors il y a souvent une forte rotation du genou en dehors, ce qui exige, dès le redressement après ostéotomie, une surveillance attentive de la part du chirurgien; et ce redressement, qui exagère naturellement la concavité de la cuisse en dedans, peut s'accompagner, dans les cas accentués, d'un raccourcissement notable (jusqu'à 2 centimètres).

Le *genu valgum tibial* (2) le plus simple est celui où il y a seulement obliquité en bas et en dehors de la diaphyse au-dessous de l'épiphyse supérieure (fig. 258). On serait

(1) Le dessin 219, p. 129, montre comment il faut que l'enfant soit placé, les deux condyles internes au contact, sans rotation en dehors, pour qu'on puisse apprécier le degré de genu valgum. L'enfant masque instinctivement une partie de la difformité en mettant un condyle interne devant l'autre, ce qui permet la rotation du membre en dehors : c'est ce qui a lieu sur les figures 256, 259, 262, 264 ; on y voit, en outre, qu'il se tient de lui-même en flexion (voy. p. 191). Il faut corriger ces deux attitudes avant de déterminer le degré de la difformité. Je ferai remarquer que sur tous ces dessins de genu valgum, reproduisant des photographies de sujets debout, dans leurs attitudes instinctives, le pied correspondant appuie sur le sol en position de plat valgus. Tous ces sujets ont passé l'âge du redressement spontané, que l'on a exagéré comme je l'ai dit plus haut, surtout si l'enfant continue à marcher, mais qui certainement, dans les cas moyens, est possible avant l'âge de 4 à 5 ans (voy. des photographies de Gamba, reproduites par E. Chaumier, *Gaz. méd. du Centre*, Paris, 1901, n° 6, p. 81).

(2) Sur les difformités du tibia, voy. Dupont, Th. de doct., Paris, 1904-1905, n° 383. — Sur l'ostéotomie oblique et l'allongement qu'elle peut permettre d'obtenir, voy. Carret, Th. de doct., Lyon, 1900-1901.

alors tenté, et tous les débutants ont passé par là, d'opérer par ostéotomie sus-condylienne du tibia : le résultat est très médiocre, au lieu qu'il est bon par ostéotomie du fémur (fig. 259 et 260), au prix il est vrai d'un cal saillant en avant et en dehors et d'un raccourcissement pouvant aller à 2 centimètres.

Dans un second groupe de faits, l'hypertrophie en hauteur de la région juxta-épiphysaire est considérable : l'obliquité du tibia ne commence pas sous le cartilage conjugal, mais seulement au-dessous de ce plateau hypertrophié, qui se termine en bas par une épine saillante (épine de Macewen) (radiog., fig. 261 et photogr., fig. 262) située probablement à l'insertion du ligament latéral interne. Ici encore, malgré l'apparence première, il faut commencer par l'ostéotomie sus-condylienne fémorale, quitte à compléter par une ostéotomie oblique du tiers supérieur du tibia, celle-ci ne donnant pas, à elle seule, un redressement suffisant.

De même dans les cas plus complexes où il y a concavité externe du tibia et du fémur à la fois (radiog., fig. 263) avec rotation du fémur en dehors. Cela nous conduit aux cas extrêmes où il faut à la fois une ostéotomie fémorale et une ostéotomie oblique à la partie moyenne du tibia (fig. 264 et 265). Par exception, avec une déviation en valgus ne commençant qu'au tiers moyen du tibia, il peut n'y avoir presque rien au fémur, ou même dans ses deux tiers supérieurs du varus compensateur. Alors

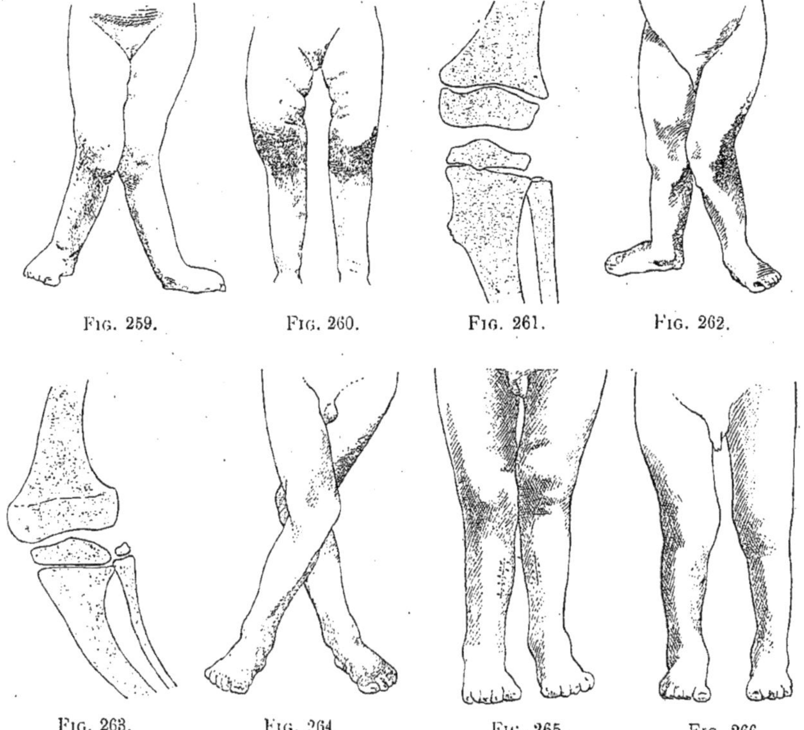

Fig. 259. Fig. 260. Fig. 261. Fig. 262.

Fig. 263. Fig. 264. Fig. 265. Fig. 266.

l'ostéotomie oblique du tibia peut suffire, en sorte que dans les cas très nets on est autorisé à commencer par elle. La double ostéotomie peut donner ici un raccourcissement de 2 à 3 centimètres.

Tandis que dans les cas précédents l'inclinaison du bas de la diaphyse tibiale en dehors aggrave le valgus, il en est de plus favorables, où le valgus, fémoral ou tibial, se trouve en partie compensé par une concavité interne du tibia en bas (fig. 266). C'est un type rare, où l'ostéotomie de Macewen donne d'excellents résultats.

D'autres déformations tibiales sont souvent associées au genu valgum accentué (1) :

1° L'aplatissement transversal du tibia en lame de sabre, avec courbure exagérée du bord antérieur saillant surtout à la partie moyenne ; avec déjettement en dehors et rotation en avant et en dedans du tiers inférieur du tibia (fig. 267) : à corriger par ostéotomie oblique du tibia (fig. 268).

2° Incurvation du quart inférieur du tibia à convexité antérieure (fig. 269 et 270) : à corriger par ostéotomie cunéiforme.

Le **genu varum**, bien moins important, peut être *total* (jambes en O), par courbure générale et régulière à la fois du fémur et du tibia (fig. 271). Dans d'autres cas, il y a incurvation tibiale en dedans et en avant, juste au-dessus des chevilles, et si alors le varus fémoral concomitant est possible, la plupart du temps le fémur est normal, ou avec léger valgus du tiers inférieur (fig. 272); quelquefois même, il y a un peu de valgus tibial supérieur ; le varus tibial inférieur peut s'accompagner de plus ou

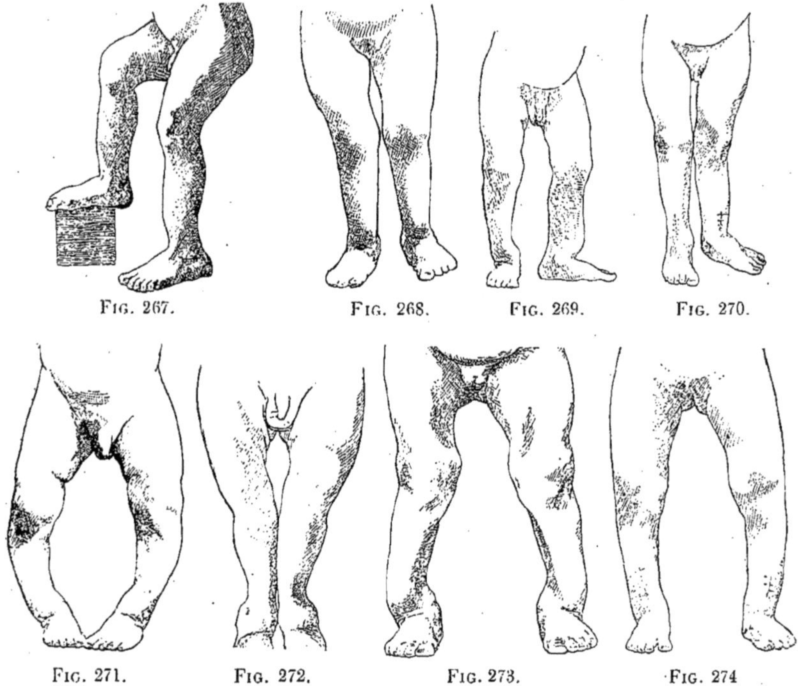

FIG. 267. FIG. 268. FIG. 269. FIG. 270.

FIG. 271. FIG. 272. FIG. 273. FIG. 274

moins d'aplatissement transversal et de courbure antéro-postérieure (fig. 273). D'où, selon les cas, ostéotomie oblique ou cunéiforme (fig. 274) du tibia.

Un peu de valgus fémoral ou tibial peut compenser, dans les cas ordinaires, le varus fémoral supérieur. Mais quand les lésions sont accentuées, avec tibia en lame de sabre (fig. 275) et surtout quand il y a en même temps genu recurvatum par inflexion tibiale, la correction opératoire est très difficile à obtenir.

(1) J'accorderai une mention au *genu recurvatum*, fréquent comme lésion de second plan, rarement accentué. On n'observe guère que celui qui résulte d'une inflexion de la diaphyse tibiale en avant, au-dessous de l'articulation normale ; la fig. 275 le montre associé au genu varum fémoral, mais il l'est plus fréquemment au valgum. Dans ces cas, il est de règle que le tibia subisse des déformations complexes (aplatissement, rotation, inclinaison en valgus). On conçoit combien la fonction va être gênée quand, à l'écartement du pied en valgus, se joint sa projection en avant. Lorsque la lésion est bilatérale et quelque peu prononcée, c'est à peine si le sujet peut se tenir debout.

D'après ce qui précède, on voit que dans les cas complexes les redressements opératoires ne peuvent se faire sans une perte notable de longueur du membre, jusqu'à 2 et parfois 3 centimètres, quand il faut deux ostéotomies. Mais il faut ajouter que dans ces conditions la lésion est presque toujours bilatérale, ce qui supprime les inconvénients du raccourcissement.

Bilatérale ne veut d'ailleurs pas dire symétrique, et il n'est pas rare que, tout en étant de gravité à peu près égale, les déviations rachitiques soient de type assez différent, jusqu'à association de varus d'un côté et de valgus de l'autre (fig. 276; 278 après ostéotomie sus-condylienne). Nous avons vu aussi qu'assez souvent dans le même os, les courbures sont internes à une extrémité et externes à l'autre. C'est pour cela que

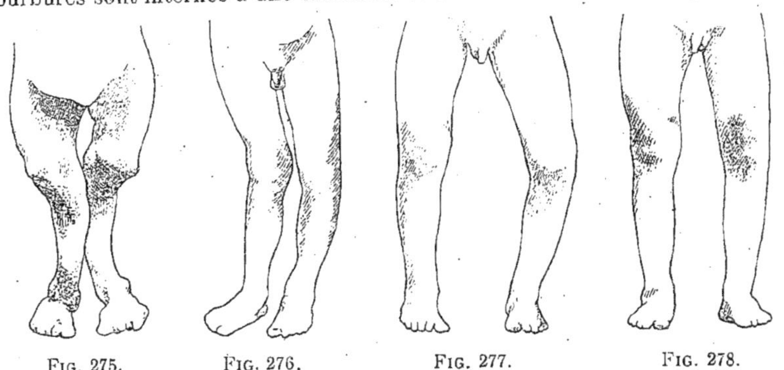

Fig. 275. Fig. 276. Fig. 277. Fig. 278.

nous avons dû donner une description de cas individuels où l'on ne peut dégager un type proprement dit : cela tient à ce que, chez l'enfant qui commence à marcher, l'équilibre du corps est loin d'être encore régularisé par l'habitude comme il le sera plus tard. Pour les déviations de ce qu'on appelle « rachitisme tardif », nous verrons qu'elles ont toutes un type courant, explicable par fixation vicieuse d'une attitude habituelle (voy. p. 161). A l'âge du rachitisme proprement dit, ces attitudes habituelles n'existent à vrai dire pas encore. Il en est de même pour expliquer l'indifférence du côté de la scoliose rachitique.

§ 2. — Rachitisme tardif; ostéomalacie.

C'est d'abord à propos du genu valgum des adolescents, puis pour toutes les difformités de l'adolescence (Voy. p. 161), que l'on a invoqué le **rachitisme tardif**, sur lequel on trouvera des documents dans la thèse de Deydier (Lyon, 1894-95, n° 1077. Voy. aussi Delcourt, *Journ. de Méd. de Bruxelles*, 1899, n° 43, p. 517). Cette notion du rachitisme tardif est déjà ancienne, puisque dès 1861, dans une communication à la *Société impériale de Médecine de Lyon*, Ollier attribue à cette maladie des déviations de l'adolescence. Depuis, on trouve cette opinion soutenue par Delore (1874), Billroth, Albert (de Vienne), Macewen, A. Lucas (*Lancet*, London, 1883, t. I, p. 993), Vincent (*Encycl. intern. de Chir.*, t. IV, p. 339), Mikulicz, Kirmisson. Mais de tous ces travaux ne ressort aucune notion nette sur la nature intime de la maladie et sur son lien possible avec le rachitisme proprement dit, quoique Aug. Pollosson (*Lyon méd.*, 1885, t. XLIX, p. 387) se demande s'il ne faut pas invoquer une reprise du travail pathologique dans les petites perles cartilagineuses dont nous avons signalé la persistance dans les points d'ossification des rachitiques (voy. p. 135 et fig. 233, *c*). Cette opinion est celle de Lossen pour le genu valgum de l'adolescence. Il y a, en effet, des observations où il semble bien s'agir, après une cause inconnue ou après une débilitation par maladie infectieuse, d'une reprise d'un ancien rachitisme infantile proprement dit. Ainsi, dans un cas de Kirmisson et Schwartz (*Revue d'Orthop.*, 1894, p. 97) : cyphotique rachitique à 7 ans, genu valgum à 14 ans et demi ; de même chez une fille de 7 ans présentée par Drey, le 10 mai 1906, à la *Société de Médecine interne de Vienne*. Ces faits, sur lesquels déjà Macewen insistait dans son traité du genu valgum, ne sont pas ceux qui constituent le vrai rachitisme tardif : celui-ci entre en jeu chez des sujets, indemnes jusque-là de rachitisme, ayant dépassé la première enfance. Or il me semble que les observations sur lesquelles on a établi la description de ce rachitisme tardif sont fort disparates, et qu'on ne saurait conclure avec netteté qu'ils sont semblables à la dystrophie osseuse des lésions de l'adolescence étudiées plus loin. Voici quelques observations résumées, étiquetées sous ce nom.

E. Cautley (*Brit. med. Journ.*, London, 4 janvier 1896, t. I, p. 13). — Fille de 11 ans, chez laquelle les lésions (nouures épiphysaires, thorax en carène, scoliose, fractures en bois vert des avant-bras, genu valgum) ont débuté à l'âge de 4 ans.

Kirmisson (*Rev. d'Orthop.*, 1er septembre 1899, n° 5, p. 372). — 1° Fille de 16 ans, chez laquelle les déformations, à marche rapide et fort accentuées, ont débuté à 13 ans. Pas de trace de rachitisme infantile. Les déformations actuelles sont une scoliose dorsale droite, un genu valgum bilatéral, le droit avec inflexion de l'épiphyse supérieure du tibia. Il y a dans le genou gauche quelques phénomènes inflammatoires (douleurs, légère hydarthrose, hyperostose légère de l'extrémité fémorale). — 2° Garçon de 11 ans et demi, chez lequel le fémur gauche est de 5 centimètres plus court que le droit. Son extrémité inférieure est très élargie, et de plus la radiographie y démontre que la ligne transparente du cartilage conjugal est ossifiée. Aucune cause connue. Kirmisson relate trois observations analogues (quoique avec moindre raccourcissement). Il invoque, pour expliquer ces cas, « les dystrophies osseuses qui constituent le rachitisme ».

M. Patel (*Rev. d'Orthop.*, 1er mars 1902, n° 2, p. 121). — Homme de 40 ans, sans accident morbide jusqu'à l'âge de 10 ans. A partir de cette date, fractures multiples, qu'il en arriva à ne plus compter, mais se consolidant bien ; incurvations multiples des membres. Amélioration à partir de 24 ans; influence nulle de deux maladies infectieuses ultérieures (scarlatine et fièvre typhoïde). De 17 à 24 ans, sous l'influence de la marche, la taille avait diminué de 1 m. 25 à 1 m. 10, puis elle resta stationnaire. Sur le squelette on constate des épaississements qui semblent être des cals, une hypertrophie des épiphyses (des utiles surtout), des incurvations analogues à celles du rachitisme, de la scoliose. Avec son maître Poncet, l'auteur fait de ce cas du rachitisme tardif généralisé, comme dans des faits de Clutton, de Lucas, relatés par Deydier (même observation dans Bordet, Th. de Lyon, 1901-2, n° 79).

Duvergey (*Gaz. hebd. des Sc. méd.*, Bordeaux, 8 décembre 1905, p. 483). — Femme de 52 ans, chez laquelle un genu valgum progressivement aggravé avait débuté à l'âge de 12 ans. La jambe en était arrivée à faire avec la cuisse un angle de 110°, ouvert en dehors ; très forte rotation de la jambe en dehors et de la cuisse, en dedans. La marche n'était possible qu'avec béquilles. L'opération fut intra-articulaire et consista dans l'ablation de 4 centimètres de hauteur du condyle fémoral interne (qui descendait à 5 centimètres plus bas que l'externe), et dans la résection d'une partie du plateau interne du tibia. La déviation angulaire et la rotation externe purent alors être corrigées et l'on obtint, avec raccourcissement de 4 à 5 centimètres, l'ankylose en rectitude.

A. James (*The Scottish Med. and Surg. Journ.*, janvier 1897, p. 22). — Homme. Début à 17 ans, par des douleurs paroxystiques, qui cessèrent peu à peu en 2 ans et demi. Faiblesse musculaire, marche bientôt possible seulement avec des béquilles. Affaissement du thorax, chapelet costal, incurvations diaphysaires, gonflements épiphysaires, transparence anormale aux rayons X.

R.-W. Marsden (*Edinb. Med. Journ.*, avril 1905, n. s., t. XVII, p. 344). — Fille de 18 ans et demi, début à 18 ans et 3 mois. L'auteur élimine l'ostéomalacie parce que le sujet n'est pas adulte. Douleurs ; grosses épiphyses, déviations multiples ; radiographiquement, cartilages conjugaux larges et à contours peu nets (Bibliogr.).

Ces observations sont fort intéressantes pour nous démontrer l'existence de ramollissements osseux survenant après l'âge du rachitisme proprement dit; pour nous montrer aussi que certaines difformités débutant comme celles de l'adolescence (cas de Duvergey) peuvent avoir une évolution remarquablement prolongée. Mais elles ne nous renseignent pas sur la pathologie proprement dite, et je répète, au contraire, qu'il y a, sous cette rubrique, des faits différents et mal connus.

Dans tous ces cas, le ramollissement osseux est incontestable; de même, je crois qu'il existe à l'origine des difformités de l'adolescence. Mais la question est de savoir si la maladie est la même que le rachitisme infantile, or c'est cela qui n'est pas prouvé. Il ne suffit même pas que des *lésions* soient identiques pour qu'on puisse conclure à l'identité de *maladie*.

Il faut remarquer ici qu'il y a des cas, au premier abord eux aussi identiques à l'ordinaire déviation de croissance, où la lésion s'aggrave pendant plus ou moins longtemps chez l'adulte (voy. p. 192, les faits de ce genre concernant le genu valgum). Le ramollissement osseux ne s'est donc pas arrêté dans son évolution et cela, joint aux observations précédemment résumées, nous amène à nous occuper de l'ostéomalacie, dont SCHMORL (Ueber Rachitis tarda, *Deut. Arch. f. klin. Med.*, 1905, t. LXXXV, fasc. 1-2, p. 170), par exemple, déclare qu'il ignore les relations avec le rachitisme tardif.

Après avoir été contestée, l'**ostéomalacie infantile** est aujourd'hui admise par la plupart des auteurs et, quoi qu'on en ait dit, c'est à elle, non au rachitisme, qu'il faut attribuer les observations publiées dès 1877, puis en 1882 par Rehn. D'après quelques cas que j'ai observés (*Rev. mens. mal. enf.*, 1904, p. 433), le début a parfois lieu par un genu valgum qui au premier abord paraît banal, avec cependant deux particularités qui doivent attirer l'attention : des douleurs préalables dans les membres inférieurs, le début après l'âge du rachitisme vrai et avant celui des déviations habituelles de l'adolescence. L'évolution est ensuite celle de l'ostéomalacie : cyphoscoliose, fractures spontanées suivies souvent de pseudarthrose, flexibilité du squelette, développement des doigts en battant de cloche, cachexie, mort. J'ai observé ces accidents sur quelques sujets auxquels une ostéotomie suivie de prompte récidive avait été pratiquée, pour remédier à la difformité initiale, par moi ou par d'autres chirurgiens ; cette ostéotomie s'était d'ailleurs consolidée. J'ai observé en particulier une fille dont MESLAY et PÉRON (*Rev. méd. des maladies de l'Enfance*. Paris, 1895, p. 178) ont publié l'histoire. Sans discuter la nature du mal et le rôle de la décalcification, je dirai qu'outre la résorption du tissu osseux ancien, on observe l'apparition d'un tissu nouveau, qui ressemble beaucoup, dit Meslay, au tissu ostéoïde, fibreux, du rachitisme, mais en diffère, cependant, parce qu'il y a le long de la paroi médullaire des ostéoblastes et des myéloplaxes autour des lamelles osseuses. Mais dans le cas (fille de 13 ans) étudié par Meslay, il y avait vers la tête humérale des irrégularités d'ossification rappelant celles du rachitisme (G. MESLAY, Thèse de doctorat. Paris, 1895-96, n° 446; p. 64, description de l'ostéomalacie infantile). Voy. aussi LARDY (*Rev. méd. de la Suisse rom.*, 20 mars 1904, p. 135) ; un cas chez une fille de 17 ans, paraissant avoir débuté à 2 ans, à la suite d'une fracture du crâne par chute d'un lieu élevé. — L. BERARD et NORDMANN (*Lyon méd.*, 11 décembre 1904, t. CIII, p. 923), un cas mortel (Ex. histol.); début à 18 mois, mort à 8 ans; KÖNIG, Th. de doct., Lyon, 1904-1905, n° 97).

C'est à l'ostéomalacie que conclut C. RINI (*Gaz. degli Osped.*, 20 décembre 1903, p. 1614), pour un cas d'ostéite déformante multiple chez un garçon de 16 ans. Et sans doute ce nom est le meilleur, pour classer une scoliose dorso-lombaire gauche très accentuée, « associée à des déformations multiples des membres de nature indéterminée », qui a été observé par KIRMISSON et R. SAINTON (*Revue d'Orthop.*, 1er novembre 1899, n° 6, p. 495) chez un garçon de 8 ans ; les accidents ont débuté à l'âge de 3 ans, par une fièvre grave qui fut considérée comme une fièvre typhoïde ; six mois après, ont débuté des douleurs assez vives dans le rachis, les genoux, les épaules ; puis se sont manifestées, peu à peu accentuées, des incurvations osseuses multiples et des déviations articulaires avec rétractions tendineuses.

Mais parler d'*ostéomalacie* ne nous mène pas à une conclusion pathogénique. C'est dire, en grec, ramollissement osseux, et sans doute y a-t-il à cela des causes variées. Parfois, ces causes nous sont à peu près connues. Ainsi, nous savons que chez la femme adulte il est des ostéomalacies en rapport avec un trouble de la fonction ovarienne et curables par la castration. D'autre part, il semble que, chez l'enfant, certains de ces ramollissements osseux soient sous la dépendance d'un *trouble de la fonction thyroïdienne*. BOURNEVILLE (*Progrès méd.*, Paris, 19 juillet 1902, 2e sem., p. 38) a souvent noté la scoliose chez les myxœdémateux et CHIPAULT (*Soc. de Pédiatrie*, mars 1902, p. 105; voy. aussi BEZANÇON, p. 125) a publié trois cas de scoliose avec symptômes de myxœdème fruste, guéris par l'association du traitement thyroïdien au traitement orthopédique. Un cas analogue (étiqueté rachitisme tardif) a été observé par P. HÉBERT (*Revue d'Orthopédie*, 1er mars 1905, n° 6, p. 543), chez une fille de 16 ans, dont la maladie avait débuté à 14 ans par de la lassitude, des douleurs dans les membres inférieurs et du genu valgum bilatéral évoluant en même temps qu'un myxœdème très net; scoliose concomitante à convexité dorsale gauche. Le traitement thyroïdien (trop tôt interrompu) fut nettement efficace. On a noté inversement l'association possible de l'ostéomalacie au goitre exophtalmique (TOLOT et SARVONAT, *Rev. de Méd.*, 1906, t. XXVI, n° 5, p. 445. Voy. aussi une observation de DUBREUIL-CHAMBARDEL, Hérédité à la fois de scoliose et de goitre exophtalmique. *Rev. méd. du Centre*, 1907, p. 97). Mais je ne crois pas que LEVRAT (*Congrès français de Chir.*, 1892, p. 451) ait réussi, malgré une observation intéressante, à établir les connexions des difformités de l'adolescence (scoliose, fausses coxalgies, genu valgum) avec le goitre. Et si le « rachitisme tardif » est, ou peut être, sous la dépendance de la fonction thyroïdienne, en est-il de même pour le rachitisme infantile, vrai (1) ?

J'avoue, d'autre part, que, malgré l'autorité d'Ollier, je ne sais pas non plus au juste ce que c'est qu'un « rachitisme inflammatoire local », expliquant un arrêt d'ossification conjugale et périostée, avec formation de tissu spongoïde, chez une jeune fille de 25 ans, morte de méningite au cours d'une coxalgie suppurée (OLLIER et VINCENT, *Encycl. int. de Chir.*, Paris, 1885, t. IV, p. 339, 341, 362; GANGOLPHE, *Mal. inf. et paras. des os*, Paris, 1894, p. 11).

En résumé, la question de ces ramollissements osseux, localisés ou généralisés, est encore des plus obscures, et les étiquettes sous lesquelles nous masquons notre ignorance sur la nature des choses n'ont pas grande importance. Qu'est l'ostéite fibreuse, par laquelle, en Allemagne surtout, on explique certaines incurvations osseuses? Qu'est le « rachitisme tardif familial », avec troubles moteurs, peut-être réellement paraplégiques, dont HUTINEL et AUSCHER, VARIOT (*Soc. méd. Hôp.*, Paris, 1897, p. 1012 et 1358) ont donné d'intéressantes observations? Qu'est-ce que « l'ostéomalacie » locale, consécutive à un trauma, dont GAYET et BONNET (*Rev. de Chir.*, 1901, t. I, p. 44, et 228) rapportent des exemples? Qu'est-ce, d'une manière plus générale, que les ostéomalacies, en particulier celle de l'adolescence? Autant de points d'interrogation qui ne sont pas encore supprimés.

(1) K. HENSCHEN (*Arch. f. klin. Chir.*, 1907, t. LXXXIII, p. 860) considère que la scoliose, assez fréquente chez les goitreux, est avant tout le résultat d'une compensation par attitude vicieuse du cou chez les sujets atteints de dyspnée chronique. — AUSSET (*Echo méd. du Nord*, 1908) explique un cas de rachitisme tardif par une altération thyroïdienne probable chez une fille tuberculeuse. — Sur le rôle du corps thyroïde dans les troubles de la croissance, voyez dans *Pédiatrie pratique* (1908, p. 258) la traduction d'un article général de P. Galli. Cf. l'opothérapie du rachitisme, p. 141, des pseudarthroses (p. 39); la croissance du squelette, p. 98. — Pour ESTOR (*Pédiatrie pratique*, 1908, p. 133) le rachitisme tardif est d'origine congénitale, hypothèse qui ne me séduit guère. — E. LOOSER (*Mitth. a. d. Greng. d. Med. u. Chir.*, 1908, t. XVIII, p. 678), admet que l'ostéomalacie est une forme du rachitisme. — A propos des difformités de l'adolescence, j'indiquerai les discussions soulevées par Poncet sur les rapports de ces lésions avec la tuberculose, sans que Poncet ait réussi à spécifier s'il s'agit d'une lésion bacillaire ou d'une lésion toxinaire. C'est d'ailleurs une hypothèse fort peu probable.

III. — SCORBUT DES NOURRISSONS (1).

Description clinique.— On peut observer, chez les enfants du premier âge, des accidents scorbutiques anatomiquement à peu près identiques, comme nous allons le voir, à ceux des sujets plus âgés. Mais si, tant que les épiphyses osseuses ne sont pas soudées, il en résulte, pour le scorbut, quelques caractères particuliers, il n'en reste pas moins vrai que, chez le nourrisson, le problème clinique se pose devant nous dans des conditions telles qu'une description spéciale est indispensable et doit venir après celle du rachitisme, en parallèle avec elle. Dans l'ensemble symptomatique, les lésions osseuses sont seules importantes à connaître pour le chirurgien : nous devons dire tout de suite que les autres phénomènes scorbutiques peuvent exister sans elles, mais qu'elles constituent souvent — comme c'est le cas parfois pour la syphilis héréditaire précoce — le phénomène clinique grossièrement révélateur, grâce auquel un clinicien averti ne laisse pas aller la maladie jusqu'à un degré avancé.

Il s'agit, en général, d'un enfant jusque-là bien portant, gras, bien soigné, mais nourri autrement qu'au sein, soit au biberon, soit à l'aide de bouillies industriellement préparées ; il est de sexe indifférent, âgé, dans la grande majorité des cas, de 6 à 15 mois, le plus souvent de 7 à 11 mois (2) ; il est souvent rachitique, mais non pas toujours — l'enquête américaine le donne même comme indemne dans 45 p. 100 des cas — et quand il l'est, les manifestations de cette nature sont souvent très légères, bornées par exemple à un peu de saillie des nouures chondro-costales. De plus, il est de règle qu'il soit atteint de gastro-entérite plus ou moins grave.

Chez le nourrisson ainsi préparé, le début de la maladie est assez brusque : quelquefois avec un mouvement fébrile peu accentué (38° à 39°) et passager, l'enfant devient souffrant, pâlit, et manifeste par ses cris qu'il souffre dès qu'on touche à un de ses membres inférieurs. On peut n'y rien voir, mais souvent aussi un œdème dur atteint le dos du pied correspondant. Au bout d'un jour ou deux, c'est le tour du second membre : les lésions ont coutume d'être bilatérales, mais non point simultanées. La douleur est évidente ; si l'enfant avait commencé à

(1) On trouvera tous les éléments de la bibliographie dans deux travaux importants de Netter (*Sem. méd.*, Paris, 1899, p. 57 ; *Bull. de la Soc. de péd.*, Paris, 22 octobre 1902, p. 298). Depuis, des faits ont été publiés un peu dans tous les pays. En France, la discussion la plus récente et la plus documentée est celle de la *Société de pédiatrie*, en 1902 (p. 288, 293, 298, 332, 338, 342), et en 1903 (p. 2, 7, 58, 62, 93, 94).

(2) Voici sur ce point les chiffres fournis en 1898 par une enquête de la Société américaine de pédiatrie. (*Arch. of ped.*, N.-Y., 1898, t. XV, p. 48.

3 semaines	1 cas	11 mois	26 cas	23 mois	1 cas
1 mois et demi	1 —	12 —	25 —	2 ans	2 —
2 —	3 —	13 —	25 —	2 ans 3 mois	1 —
3 —	2 —	14 —	22	2 ans 6 mois	1 —
4 —	9 —	15 —	17 —	2 ans 7 mois	1 —
5 —	5 —	16 —	7 —	2 ans 8 mois	1 —
6 —	13 —	17 —	6 —	3 ans 6 mois	1 —
7 —	33 —	18 —	7 —	4 ans 2 mois	1 —
8 —	41 —	19 —	4 —	6 ans —	1 —
9 —	47 —	20 —	2 —	9 ans —	1 —
10 —	51 —	22 —	1 —		

marcher, il s'y refuse ; dans le lit il fléchit, pour immobilisation instinctive, les hanches et les genoux.

L'impotence fonctionnelle est vite presque complète, et cet état est un de ceux pour lesquels on croyait sans doute, autrefois, à des accidents paralytiques : c'est en réalité — comme Parrot l'a dit pour la syphilis — une pseudo-paralysie, c'est-à-dire une impotence par douleur dans un levier osseux. Si, en effet, on analyse les choses de près par pression localisée, on trouve un point douloureux limité, qui occupe parfois une diaphyse, mais presque toujours un cartilage conjugal, et plus volontiers un des cartilages fertiles, en bas du fémur, en haut du tibia. Quand les deux membres inférieurs sont impotents, les lésions n'y sont pas toujours symétriques.

Assez vite au point douloureux survient un gonflement, sans changement de couleur à la peau seulement tendue et luisante, sans hyperthermie locale ; gonflement en demi-fuseau, s'effilant de l'épiphyse vers la diaphyse, ayant pour lieu d'élection la moitié inférieure du fémur. Le membre tout entier est modérément œdémateux, avec quelques veines dilatées.

Après les membres inférieurs, mais à un moindre degré et souvent pas du tout, c'est le tour des membres supérieurs, atteints de préférence, eux aussi, à leurs épiphyses fertiles, c'est-à-dire loin du coude. Et dans les cas accentués, tous les os peuvent y passer : les douleurs à la pression, les tuméfactions accolées au squelette ont été observées à la face et au crâne, dans les fosses sus et sous-épineuses, dans les gouttières spinales postérieures, dans les fosses iliaques interne et externe ; et quand cela se produit à la face interne des os du crâne, il en peut résulter des accidents de compression cérébrale (1). Un des sièges fréquents est, d'un seul ou des deux côtés, la région orbitaire : brusquement l'œil, dévié en bas, est atteint d'exophtalmie, le fond de l'orbite et la paupière supérieure sont remplis par une tuméfaction, et il n'est pas rare qu'une ecchymose conjonctivale démontre alors que la tumeur est formée de sang épanché (2) ; aux membres, au contraire, il n'y a ordinairement pas d'ecchymose extérieurement visible. Certaines opérations, pratiquées après erreur de diagnostic, ont démontré qu'il s'agissait bien d'un épanchement sanguin sous-périostique, mais sans infiltration dans les parties molles voisines.

Dans les cas extrêmes, c'est-à-dire dans ceux, de plus en plus rares aujourd'hui (3), où l'on abandonne à elle-même la maladie méconnue, les lésions osseuses, ordinairement multiples, bilatérales, à peu près symétriques, aboutissent à des solutions de continuité survenant sans violence connue, et se traduisent, outre l'impotence préexistante, par des déformations, de la mobilité anormale, de

(1) Il y a même des cas où, exceptionnellement, l'hémorragie intra-crânienne avec compression cérébrale est la seule lésion, d'où confusion clinique avec une affection cérébrale. Un fait de ce genre est déjà signalé par Möller; d'autres ont été publiés depuis que la nature scorbutique est connue, par SUTHERLAND, (*Brain*, 1894, p. 27), par ORD (*Brit. med. Journ.*, 22 décembre 1894, p. 1430).

(2) Dans un cas de Holmes Spicer (cité par Barlow), ce fut le seul phénomène.

(3) Pour Barlow, les fractures sont très fréquentes ; d'après l'enquête américaine, elles n'existaient que 9 fois sur 351. De même, contrairement à la description initiale de Parrot, les décollements épiphysaires sont aujourd'hui rares chez les hérédo-syphilitiques, parce que nous savons dépister les lésions osseuses dès leur début et les traiter efficacement.

la crépitation ; ce peuvent être, au fémur surtout, de vraies fractures diaphysaires, ce sont la plupart du temps des décollements épiphysaires. Au thorax, la même lésion se produit au niveau des jonctions chondro-costales, et le sternum, avec les cartilages, s'enfonce vers la poitrine.

En même temps, l'état général fléchit de plus en plus, l'enfant s'alimente mal, reste couché sur le dos, anxieux dès qu'on semble vouloir le toucher ; il pâlit et finalement succombe cachectique.

Diagnostic. — Par ces lésions du squelette, le scorbut des nourrissons prend, pour le diagnostic, un aspect souvent chirurgical avant tout, et des erreurs nombreuses ont été commises, même lorsque des chirurgiens ont été appelés en consultation auprès de ces malades, qui appartiennent pour la plupart, je le répète, à des familles aisées. Ces erreurs (1) — dont la durée a parfois été longue — ont toujours consisté à confondre avec une autre ostéo-arthropathie le scorbut méconnu ; et dans les observations publiées on relève les méprises suivantes (2) : ostéomyélite, coxalgie unilatérale ou bilatérale, paralysie infantile, rhumatisme, mal de Pott, tumeur blanche du genou, fracture chez un rachitique, syphilis héréditaire.

A ne tenir compte que de l'état local, quelques-unes de ces erreurs doivent être évitées par le chirurgien de métier.

En première ligne, viennent celles où l'on diagnostique une paralysie infantile, une myélite, c'est-à-dire une maladie où l'on ne tient compte que du trouble fonctionnel, de l'impotence baptisée paralysie, faute d'avoir constaté deux choses : 1° qu'un ou plusieurs membres sont douloureux quand on les bouge ou quand on les touche ; 2° que dans ce ou ces membres on trouve une tuméfaction douloureuse à la pression. Je ne parle pas des cas extrêmes où des signes évidents révèlent une fracture. C'est par le même défaut d'examen que, pendant longtemps, les médecins ont attribué à une paralysie certaines manifestations de la syphilis héréditaire précoce, certaines subluxations radio-humérales par élongation.

En seconde ligne, quand on a reconnu l'existence d'une lésion du squelette, on doit éliminer du diagnostic les lésions à participation articulaire, et c'est faute d'une palpation assez précise que l'on a parfois cru à un rhumatisme, à une tumeur blanche du genou, à une arthrite avec phénomènes d'ostéomyélite.

Mais cette participation articulaire est en certains points difficile à reconnaître, et c'est le cas pour la hanche, pour le rachis : ce qui réduit nos doutes, il est vrai, aux cas *exceptionnels* où sont atteints la colonne vertébrale et le haut des fémurs sans qu'il y ait rien aux lieux d'élection, bas du fémur, haut du tibia.

Quatre lésions, en somme, sont objectivement très analogues au scorbut des nourrissons : l'ostéomyélite, la tuberculose osseuse, la syphilis héréditaire, les fractures des rachitiques (3).

Dans sa forme habituelle, l'ostéomyélite des nourrissons est nettement infec-

(1) Mme BARDIN, th. de doct., Paris, 1902-3, n° 461.

(2) TRIBOULET, Les difficultés de diagnostic de la maladie de Barlow, *Bull. de la Soc. de péd.*, Paris, 15 décembre 1903, p. 358. Voy. aussi thèse de son élève BOUCHOT, Paris, 1905-6, n° 133 (Bibliographie).

(3) Je passe sous silence, comme provenant avec évidence d'un examen insuffisant, les erreurs consistant à croire à un angiome buccal, à une néphrite à cause du gonflement des deux membres inférieurs.

tieuse, mais elle peut être dès le début subaiguë, ou même chronique ; et, par contre, il est des cas de scorbut où la fièvre dépasse son degré habituel (1). Quant à la lésion locale, c'est, dans les deux hypothèses, un demi-fuseau douloureux, diaphyso-épiphysaire, ayant pour lieu d'élection les épiphyses fertiles. Dans l'ostéomyélite chronique il est vrai, la douleur est moindre, la lésion est d'ordinaire unique (2). Elle est, au contraire, volontiers multiple pour la tuberculose diaphysaire, infiltrante, parfois observée chez les nourrissons : mais alors il est de règle que certaines manifestations, en particulier les gommes scrofuleuses cutanées, nous mettent sur la bonne voie.

La ressemblance objective est plus grande encore avec les localisations épiphysaires de la syphilis héréditaire précoce (3), depuis la simple infiltration douloureuse jusqu'au décollement épiphysaire, avec, toutefois, une grande catégorisation différentielle : la syphilis, dans cette forme, frappe les sujets au-dessous de 6 mois, la plupart du temps, même, au-dessous de 3 mois ; le scorbut frappe les nourrissons presque toujours au-dessus de 6 mois. Dans cette discussion diagnostique, je mets à part les cas où d'autres manifestations, où les anamnestiques, rendent au premier coup d'œil la vérole certaine.

Les fractures des rachitiques sont parfois multiples, provoquées par des causes insignifiantes qui passent inaperçues. Il est vrai qu'elles sont presque toujours diaphysaires : mais celles des scorbutiques peuvent l'être, et, d'autre part, les scorbutiques peuvent être en même temps rachitiques. De là, donc, des confusions, souvent dues, il est vrai, à une interprétation doctrinale que j'aurai bientôt à discuter.

En réalité, ce n'est pas par l'examen local que l'on arrivera au diagnostic, mais bien si, averti que cet aspect peut appartenir au scorbut infantile, le clinicien recherche avec soin, en pareille occurrence, les *autres signes caractéristiques du scorbut*, c'est-à-dire les *différentes hémorragies* extérieurement appréciables.

Ces hémorragies peuvent être quelques taches purpuriques, un léger mélœna, quelques épistaxis, quelques petites hématuries, par exception de la gastrorragie, mais tout le monde sait que, dans la bouche surtout, le scorbut imprime sa signature aux gencives ecchymotiques, violacées, turgescentes, puis fongueuses et saignantes, avec ébranlement des dents et fétidité de l'haleine. Or, chez les nourrissons il ne faut pas compter sur une évidence semblable : et une fois de plus nous apprenons que du système dentaire avant tout dépendent les lésions gingivales. Tant que l'enfant n'a pas de dents, le scorbut ne s'attaque guère aux gencives ; et même, quand il y a des dents, ses atteintes ont coutume d'être relativement légères, de rester au second plan. Il semble, toutefois, qu'au début des études on ait exagéré cette intégrité : dans de nombreuses observations on note de petites plaques ecchymotiques sur les bords alvéolaires encore édentés, et c'est précisément en les constatant — ce qui exige un examen très attentif — qu'on a maintes fois rap-

(1) L'ostéosarcome a été signalé, mais il est tout à fait exceptionnel chez le nourrisson, presque toujours unique, indolent.

(2) Cf. MARSH, Infantile scurvy in surgical practice, *Brit. med. Journ.*, London, 1er déc. 1894, t. II, p. 1229. De là certaines incisions, par erreur de diagnostic, qui ont permis de vérifier autrement qu'à l'autopsie l'épanchement sanguin sous-périosté. La couche profonde du périoste décollé subit un processus d'ossification.

(3) BARLOW (*Traité des maladies de l'enfance*, dirigé par GRANCHER et COMBY, 2e édit., 1904, t. I, p. 903) dit qu'en cas de syphilis il y a souvent de l'épanchement articulaire, ce qui est une erreur chez le nourrisson.

porté les accidents squelettiques à leur véritable cause. D'une importante enquête faite en Amérique, il résulte, en effet, que sur 329 enfants ayant des dents, la bouche n'était saine que 16 fois, et 2 fois seulement sur 45 n'en ayant pas encore (1). Mais cette enquête est venue en 1898, à un moment où l'on commençait à bien connaître la maladie, à n'en pas laisser échapper, par conséquent, les cas légers et commençants, tandis qu'au début des études il n'en n'était pas de même. Et de là encore résulte cette notion rectificative que, malgré l'opinion des premiers auteurs, les déterminations squelettiques ne furent que 16 fois les premières en date ; et par contre, dans un tiers environ des cas, elles sont absentes à une période où les autres symptômes permettent d'être sûr du diagnostic.

Grâce à ces symptômes, qu'aujourd'hui nous savons mieux rechercher, nous sommes donc en état de porter presque toujours un diagnostic exact et rapide. Les cas réellement frustes (2), où tout est limité au squelette, sont très exceptionnels ; et pour nous y reconnaître, nous serons guidés par cette notion étiologique de premier ordre que *le malade est nourri artificiellement avec des aliments conservés, stérilisés.*

Étiologie et pathogénie. — On peut, en effet, poser en principe qu'un enfant nourri de lait frais ne devient pas scorbutique : et si l'on relève quelques très rares observations sur des nourrissons élevés au sein, elles s'expliquent par certaines conditions exceptionnelles de maladie ou d'intoxication chez la mère. De même le scorbut est exceptionnel chez les enfants qui prennent au biberon du lait de vache cru, qui de bonne heure mangent avec les parents des pommes de terre et des légumes plus ou moins indigestes : et c'est pour cela, affirment les auteurs anglais, que le scorbut infantile est rare dans la classe ouvrière On ne l'observe guère que dans la classe aisée, et 60 p. 100 des cas anglais, 85 p. 100 des cas américains concernent des enfants élevés avec des aliments artificiels, industriels, avec ces farines spéciales, ces « laboratory's food » d'un emploi si banal chez les Anglo-Saxons. C'est possible, quoique bien plus rare, par l'emploi du lait condensé.

Faut-il aller plus loin et admettre que l'emploi exclusif du lait stérilisé puisse rendre scorbutique un nourrisson. La chose est prouvée pour les laits industriellement modifiés, maternisés par exemple ; elle l'est encore pour les laits qui, d'abord pasteurisés, sont régulièrement soumis à domicile à une deuxième stérilisation. Malgré les contradictions de Variot, d'Ausset, elle semble l'être aussi pour l'ordinaire stérilisation ; mais il faut reconnaître qu'alors c'est tout à fait exceptionnel, et que cela ne saurait entrer en parallèle avec la diminution *énorme* de la

(1) Il ne faut donc pas se hâter de conclure au scorbut, quand tout se borne à une fracture avec gros hématome sous-périosté. Brun et Renault (*Presse méd.*, Paris, 12 janvier 1898, p. 18) ont commis l'erreur de considérer « la maladie de Barlow » comme un cas spécial des fractures chez les rachitiques, mais à lire leurs observations, où la fracture et le rachitisme sont certains, il est évident qu'elles n'ont rien de commun avec le scorbut infantile.

(2) De l'absence de toute autre localisation, squelettique ou gingivale, résultent des « cas frustes » dont je ne m'occupe pas parce qu'ils prêtent à des erreurs de diagnostic médicales et non plus chirurgicales. Je signalerai en particulier la *forme hématurique* vue par Dickinson, *On renal and urinary affections*, Londres, 1885, 3e partie, p. 1287 ; Thomson, *Lancet*, London, 11 juin 1882, t. I, p. 961 ; Gee, *S. Barthol. hosp. Rep.*, London, 1889, t. XXV, p. 85 ; Thomas, *Bost. med. and surg. Journ.*, 3 septembre 1896, t. CXXXV, p. 230). Je signale cette forme parce qu'on a vu des cas frustes avec seulement un peu d'hématurie et de la sensibilité douloureuse des membres inférieurs.

mortalité infantile due à l'emploi judicieux du lait stérilisé. Personne n'a jamais prétendu qu'il fallût renoncer au lait stérilisé : ce serait lâcher la proie pour l'ombre. Mais il est certain que la stérilisation, surtout par chauffage prolongé, fait perdre au lait ses propriétés antiscorbutiques, connues depuis bien des années déjà (1).

Ainsi nourris artificiellement, ces enfants ont le droit d'être dyspeptiques et rachitiques, et souvent, en effet, ils le sont avant que d'être scorbutiques. Mais, quoi qu'on en ait prétendu, ce rachitisme préalable n'est pas obligatoire : il ferait même défaut dans 45 p. 100 des cas d'après l'enquête américaine (2). Et quand il existe, nous devons admettre que, de par ses lésions conjugales, il a probablement créé une prédisposition localisatrice, mais qu'à lui seul il est incapable d'aboutir aux lésions précédemment décrites ; qu'il s'est trouvé compliqué par une autre maladie, évoluant dorénavant pour son propre compte.

On a émis l'opinion qu'on ne comprenait pas, sans rachitisme, la genèse des lésions osseuses si spéciales à l'enfant. Or, c'est une erreur de fait. D'abord, chez l'adulte scorbutique, on note assez souvent des épanchements sanguins sous-périostés analogues à ceux que nous venons de décrire ; et surtout, chez les adolescents, avant la soudure des cartilages conjugaux, on observe exactement les mêmes disjonctions épiphysaires ou chondro-costales. Le scorbut est devenu tout à fait exceptionnel dans les pays civilisés, mais il y a quelque 150 ans, on en observait encore de graves épidémies, et les relations de Poupart (1690), de Pouteau, de Portal, de Lind et Bud, sont tout à fait remarquables par l'identité clinique et anatomique de la maladie chez l'adolescent avec la forme que nous étudions en ce moment chez le nourrisson. Je me suis expliqué précédemment sur l'argument qu'on a voulu tirer de l'absence de lésions gingivales.

Quant à soutenir que chez l'enfant du deuxième âge, à notre époque, on n'observe jamais rien d'analogue, c'est encore une erreur de fait. Je renvoie au tableau cité plus haut de l'enquête américaine ; on y voit des enfants de 2 à 9 ans. Des observations sur des sujets de 16 et de 13 ans sont dues à Sokolow, à Colcott Fox. Quelques faits analogues ont été cités lors de la discussion de 1903 à la Société de pédiatrie de Paris. Mais tout le monde est d'accord qu'ils sont exceptionnels.

Leur rareté s'explique, car il faut des conditions bien spéciales (3) pour qu'un sujet de cet âge soit privé d'aliments frais au point de devenir scorbutique. Leur description est inutile, car elle serait calquée sur celle du scorbut des nourrissons, pris pour type à cause de sa fréquence relative et des considérations cliniques et hygiéniques auxquelles il donne lieu.

(1) Parmi les modifications que le lait subit par l'ébullition et qui lui font perdre ses propriétés antiscorbutiques, il semble, d'après Netter, qu'il faille faire jouer le rôle principal à la diminution considérable de l'acide citrique, précipité sous forme de citrate de chaux cristallin, peu soluble (*Soc. péd.*, Paris, 1902, p. 298).

(2) Dans des autopsies de Nægeli (*Centr. f. allg. Path.*, 1er septembre 1897, p. 687), de Baginski (*Berl. kl. Woch.*, 12 avril 1897, p. 324), de Fürst (*Arch. f. Kinderheilk.*, t. XVIII, p. 50), de Reinert (*Münch. med. Woch.*, 16 avril 1895, p. 370), il est expressément constaté que les lésions osseuses ne sont pas celles du rachitisme. Une preuve très nette est fournie par des expériences de Hörst et Th. Frölich (*Norsk. Mag. f. Lägevid.*, juillet 1907, p. 721), entreprises plutôt il est vrai pour étudier le béri-béri.

(3) Barlow dit avoir vu 5 fois le scorbut de la deuxième enfance (de 10 à 12 ans) chez des sujets ayant du dégoût hystérique pour les aliments frais (légumes et viandes).

Cette discussion pathogénique nous conduit à une donnée tout à fait pratique. En effet, tant qu'on a admis, avec les anciens auteurs allemands (1), qui les premiers ont signalé ces faits, qu'il s'agissait d'un « rachitisme aigu » ou d'un « rachitisme hémorragique », on a fait fausse route en thérapeutique. Chez ces malades, le traitement du rachitisme est inefficace; malgré lui, ils dépérissent peu à peu, maigrissent, pâlissent, souffrent des membres, s'alimentent mal en raison des lésions buccales, respirent mal en raison des fractures costales. Et ils succombent soit lentement, en 5 à 6 mois, par cachexie progressive ; soit par une complication aiguë intercurrente, pulmonaire, intestinale ou autre, à la merci de laquelle les met leur état de déchéance.

Du jour, au contraire, où, grâce surtout aux efforts de Barlow, en 1883 (2), l'entrée en jeu du scorbut a été reconnue, la thérapeutique est devenue efficace. On a soumis les malades au classique traitement antiscorbutique, et on les a guéris.

Traitement. — Ce traitement consiste dans la suppression des farines « spéciales » et dans l'emploi du lait frais, de la purée de pommes de terre, du jus de citron, d'orange ou de cresson, du jus de viande en petite quantité. Il réussit toujours, si on n'est pas appelé auprès d'un mourant, et, de plus, sa rapidité d'action merveilleuse fait la preuve de sa spécificité à tel point qu'il sera la « pierre de touche » des cas douteux. Car si, dans les cas graves, il faut plusieurs semaines pour obtenir la guérison, si cela est vrai, en particulier, quand il existe des fractures, il n'en reste pas moins qu'en deux ou trois jours l'amélioration des douleurs, de l'anémie est considérable, aussi éclatante que par le mercure chez les petits syphilitiques. Puis, si l'enfant était rachitique, il le reste, et nous avons à le traiter comme tel.

A côté du traitement médical que je viens d'indiquer, le chirurgien devra quelquefois s'occuper des fractures et décollements épiphysaires. C'est la plupart du temps inutile, car les lésions restent sous-périostées et sans déplacement et se consolident sans peine sur l'enfant maintenu en décubitus dorsal. Si l'on observait une tendance au déplacement, on pourrait, une fois l'état général amendé, mais avant consolidation, maintenir le membre en rectitude à l'aide d'une petite attelle en carton.

D'après les observations publiées, il semble que les déviations ostéogéniques ultérieures, par perte partielle d'activité des cartilages conjugaux soient exceptionnelles. J'ai cependant observé une fillette chez laquelle il en est résulté un genu valgum progressif très considérable.

(1) Möller, *Königsb. med. Jahrb.*, 1856, p. 377 ; 1862, p. 135 ; bibliographie allemande sur la « maladie de Möller », Hirschsprung, *Jahrb. f. Kinderh.*, 1895, t. XLI, p. 1 ; Ausset, *Journ. de clin. et thérap. infantiles*, Paris, juillet 1898, p. 503 ; *Bull. de la Soc. de péd.*, 18 novembre 1902, p. 320. Les auteurs allemands ont pour la plupart tenté d'abord de maintenir la doctrine de leur devancier Möller, mais aujourd'hui presque tous y ont renoncé. Cf. Storck, *Münch. med. Woch.*, 4 juin 1901, p. 921.

(2) D'où le nom souvent employé de « maladie de Barlow ». Les Anglais disent aussi « maladie de Cheadle », parce que cet auteur a bien compris dès 1878 (*Lancet*, London, 10 novembre, t. II, p. 685) la nature de ces accidents, en publiant *three cases of scurvy supervening on rickets in young children*. Dans les mémoires de Cheadle, de Barlow on trouvera mention d'observations plus anciennes, auxquelles avait manqué toutefois l'interprétation exacte. Une observation bien interprétée de Ingerslew (*Hopitalstidende*, 1871, p. 121) leur avait échappé.

IV. — LES DÉVIATIONS OSTÉO-ARTICULAIRES DES ADOLESCENTS

§ 1. — Généralités.

Il existe une série de difformités ostéo-articulaires, étudiées les unes de toute antiquité, les autres, au contraire, depuis un temps relativement court, auxquelles on reconnaît un caractère commun : un lien évident avec les phénomènes de la croissance pendant une période spéciale, celle de la deuxième enfance et de l'adolescence (1).

Ces difformités — dont nous aurons toutefois à dire un mot au membre supérieur — ne s'observent avec une fréquence et une importance réelles qu'au membre inférieur et au rachis (2). Et si elles peuvent affecter des types divers, des directions variées, il convient d'ajouter que, dans chaque segment squelettique, un de ces types acquiert une prédominance telle qu'à peu près seul il mérite d'être décrit avec quelques détails.

Ce type est :

Au *rachis*, l'incurvation latérale dite *scoliose*, et même une forme spéciale de scoliose ;

A la *hanche*, la *coxa vara* ;

Au *genou*, le *genu valgum* ;

Au *pied*, le *pied plat valgus*.

Pourquoi cette prédominance ? On est tout de suite conduit à en chercher l'explication dans ce fait que toutes ces difformités représentent, dans leur forme banale, l'*exagération et la fixité anormales d'une disposition ou tout au moins d'une tendance normale*, et en y regardant de près, on remarque que cette disposition, mécaniquement défectueuse, tendrait toujours à s'accroître sous l'influence du poids du corps, si quelque chose ne veillait au maintien de l'équilibre.

Aucun de nos leviers de transmission, en effet, n'est complètement rectiligne : outre ses incurvations si accentuées dans le plan antéro-postérieur, le rachis présente dans sa région dorso-lombaire une très légère courbe en *s* italique ; c'est par une extrémité en crosse qu'au bout de son col le fémur donne appui au bassin ; la jambe fait avec la cuisse un angle extrêmement obtus ouvert en dehors ; le poids du corps, enfin, sur le dos de l'astragale, tendrait à affaisser la voûte du pied, c'est-à-dire à porter le calcanéum en arrière, les têtes métatarsiennes en avant, si obstacle n'y était pas mis par des cordes musculo-aponévrotiques tendues entre ces extrémités osseuses.

Or, il suffit de savoir un peu de mécanique pour se rendre compte que si un levier de transmisson est coudé ou fléchi selon son axe de chargement, l'action de

(1) Par exception, le début semble avoir lieu après 20 ans ; mais alors il est de règle qu'on trouve quelque chose d'analogue dans l'anamnèse, en sorte qu'on assiste, à vrai dire, à l'aggravation d'une lésion préexistante.

(2) Voyez une étude d'ensemble de A. LANE, *Guy's hosp. Rep.*, London, 1887, p. 241.

cette charge tendra constamment à augmenter ces courbes et coudures. Si le levier est continu au point coudé, comme c'est le cas pour le fémur, il a besoin d'être très solide et renforcé par une architecture spéciale; s'il est articulé à ce niveau, comme c'est le cas au rachis et au genou, la tendance du compas à se fermer est plus grande encore. Et si, dans le premier cas, la solidité osseuse intervient seule, dans le second, le maintien de la forme normale exige, en outre, l'entrée en jeu des liens articulaires actifs et passifs, les ligaments et les muscles.

D'une manière générale, on peut considérer que, dans une articulation quelconque, le contact des surfaces est dû à l'association, en proportion variable, de la tonicité musculaire (1) et de la pression atmosphérique. Les ligaments ne peuvent assumer ce rôle, car ils sont inextensibles, et dès lors, si leur position de repos correspondait au contact osseux, cela impliquerait l'immobilité de ces deux os l'un sur l'autre. Leur fonction est de limiter certains mouvements, mais pour que ces mouvements soient possibles, un certain jeu est nécessaire entre les surfaces articulaires : le maximum du phénomène s'observe à l'épaule, lorsque l'humérus quitte tout contact avec l'omoplate dès que le deltoïde est paralysé; et, au degré près, il est indispensable qu'il se produise quelque chose d'analogue dans toutes les jointures, même serrées. Quant à la pression atmosphérique, on connaît, à la hanche, les classiques expériences des frères Weber.

C'est dans ces conditions mécaniques que s'exerce l'action de la pesanteur au tronc et au membre inférieur. Au tronc, dans la station debout, par exemple, si quelque chose n'agissait pas constamment en arrière, comme la ligne de gravité passe fortement en avant de l'axe vertébral, cet axe se plierait sans limite; l'équilibre se trouve maintenu en partie par les ligaments jaunes, élastiques, mais surtout par la tonicité constamment en éveil des muscles spinaux postérieurs.

La force musculaire, toutefois, est incapable d'une action continue : elle se fatigue (2). D'où, dans la station debout prolongée, certaines attitudes où nous nous campons presque exclusivement sur des bandes ligamenteuses, ce qui soulage les muscles, mais ce qui tire sur les os. Nous n'avons pas la chance, comme les échassiers, que dans l'extension complète du genou nos ligaments latéraux puissent transformer notre membre en une tige rigide et rectiligne, mais quand nous sommes en « position hanchée », notre grand trochanter tend, par appui de dedans en dehors, la solide bande fibreuse du fascia lata, et notre hanche est fixée sans que nos muscles se fatiguent; et, quand nous sommes sur les deux membres, au port d'arme, en nous cambrant un peu, nous faisons passer notre ligne de gravité en arrière du centre de la tête fémorale, nous en fiant à nos puissants liga-

(1) Cette opinion sur le rôle capital de la tonicité musculaire est aujourd'hui classique, après avoir été oubliée par les orthopédistes qui, vers le milieu du siècle dernier, ont voulu mettre au premier rang la laxité ou, au contraire, la rétraction des ligaments, la contracture ou, au contraire, la paralysie des muscles. Je passe sous silence ces opinions, quoique leurs protagonistes s'appellent J. Guérin, Bonnet (de Lyon), Malgaigne, etc. Mais je rappelle que la valeur réciproque des ligaments et des muscles est déjà fort bien comprise par Delpech (*Orthomorphie*, Paris et Montpellier, 1828 ; voy. en particulier t. I, pp. 1, 24, 268).

(2) Pour l'action de la fatigue sur la nutrition des extrémités articulaires, des muscles, des ligaments, voyez Carrieu, thèse d'agrégation, médecine, Paris, 1878.

ments de Bertin pour empêcher, presque sans effort musculaire, la bascule complète du tronc en arrière.

Ces exemples, qui seront développés pour chacune des difformités dont l'étude va suivre, font bien comprendre comment on doit concevoir le maintien de l'équilibre dans la station debout. A l'état normal, les forces et les charges doivent se trouver balancées de façon que les formes osseuses et les angles articulaires restent immuables ; tandis qu'ils ne le resteront pas si cet équilibre se trouve rompu *et la difformité fixe succède à l'attitude vicieuse.*

A cette rupture, en principe, deux causes possibles : ou bien les charges sont accrues ; ou bien les résistances qui doivent leur être opposées sont diminuées, ces deux causes pouvant d'ailleurs s'associer en quantité variable.

L'accroissement simple de la charge, chez un sujet normal, n'a pas grande importance. Pourtant, il peut intervenir et modeler les os d'une façon spéciale pendant qu'ils sont encore jeunes, c'est-à-dire malléables (1). Tout le monde connaît les jambes arquées des cavaliers, et j'ai vu se développer, par exemple, un genu varum assez accentué, par surcharge, chez un coxalgique adolescent, très grand et obèse, quand au moment de la convalescence il se mit à marcher avec une béquille, en n'appuyant guère que sur le membre sain.

La *diminution des résistances* est d'un intérêt beaucoup plus grand, et ici deux facteurs à considérer : les os, l'appareil musculo-ligamenteux (2). Si *les os sont trop malléables*, ils se laissent courber, déformer, sous l'influence du poids du corps, des tractions musculaires ; si muscles et ligaments sont trop faibles, ils laissent se dévier de plus en plus les articulations, dont ils ne peuvent plus assurer la solidité. Et tout le monde sait que, dans la genèse des difformités rachitiques, la mollesse des os étant en première ligne, ces deux facteurs coexistent : l'analogie est grande avec les difformités de l'adolescence en ce moment examinées.

Le fait initial étant donc une *attitude vicieuse*, celle-ci se trouve *définitivement fixée* par des déformations du squelette et là est la caractéristique de ces difformités de l'adolescence.

Est-il indispensable que les os soient altérés pour qu'ils changent de forme sous l'influence des pressions permanentes et anormales auxquelles ils doivent s'adapter ? Il est certain que non, et l'histoire anatomique des luxations anciennes non réduites est là pour le prouver, de même qu'elle prouve que les os de l'adulte restent jusqu'à un certain point malléables pour s'adapter à de nouvelles fonctions. Mais il est certain aussi que les incurvations sont autrement aisées sur les os des sujets en voie de croissance. Et si, d'autre part, certains faits humains et surtout expérimentaux démontrent que le squelette normal des sujets jeunes subit des déformations définitives quand on lui imprime, dans des appareils plâtrés, des attitudes vicieuses, il n'en reste pas moins vrai qu'en pathologie humaine, on doit presque toujours faire intervenir

(1) A. Lane (*Guy's hosp. Rep.*, London, 1886, N. S., t. XXVIII, p. 32) a cependant décrit plusieurs formes d'incurvation rachidienne chez les dockers qui portent des fardeaux sur l'épaule (droite le plus souvent), la tête, la nuque et le haut du dos. Bichat a remarqué depuis longtemps la différence d'allure entre les vieux campagnards, courbés, et les vieux militaires, droits.

(2) Dans les chapitres relatifs à chaque déviation en particulier, on trouvera énumérées, des causes secondes diverses, générales ou propres à telle ou telle localisation. Je ne parle ici que de la maladie osseuse primordiale. (Voyez aussi p. 150.)

un état morbide de l'os insuffisamment résistant. Il suffit, pour en être convaincu, de se rappeler que les courbures de compensation du rachis par inclinaison latérale du bassin restent pendant fort longtemps à l'état de simples attitudes vicieuses, réductibles parce que la forme des os n'est pas modifiée.

Depuis longtemps — et par exemple le fait est déjà noté par Delpech en 1828 (*Orthomorphie*, t. I, p. 20), — on a remarqué que, d'une manière générale, les os soumis à des pressions dont l'équilibre normal est rompu subissent un aplatissement dans les points où cette pression est accrue tandis qu'ils augmentent de volume dans les directions où ils sont déchargés ; nous aurons à entrer sur ce point dans quelques détails à propos du pied plat, et surtout à propos du pied bot congénital.

Hueter, puis Volkmann ont établi en véritable loi cette atrophie des points chargés opposée à l'atrophie des points déchargés. Ils ont eu tort, sans doute, d'insister principalement, pour cela, sur les déformations des condyles fémoraux dans le genu valgum, où Mikulicz a fait voir qu'il ne s'agit guère que d'une inflexion dia-épiphysaire. Mais, jusqu'à un certain point, le fait est cependant exact, et surtout l'étude des vertèbres scoliotiques cunéiformes en montre la réalité.

Julius Wolff, cependant, dans une série de travaux échelonnés de 1870 jusqu'à nos jours (*Arch. f. path. An. und Phys.*, 1870, t. L, p. 389 ; 1899, t. CLV, p. 256 ; *Arch. f. klin. Chir.*, 1896, t. LIII, p. 831), s'est élevé contre cette théorie et semble d'ailleurs avoir tiré de recherches fort importantes certaines conclusions qui n'en découlent pas naturellement. Le fait intéressant et bien établi est que les os ont tous dans leur tissu spongieux une architecture spéciale, une édification des trabécules en rapport avec le sens des efforts qu'elles doivent supporter. Toutefois, malgré la collaboration d'un mathématicien, Culman (de Zurich), je ne crois pas que Wolff ait réussi à déterminer mathématiquement dans le col du fémur, comparé dans son mode de résistance à une grue, les lignes de pression qu'il a tenté de représenter schématiquement. En mécanique osseuse, il faut savoir se garder de l'absolu des mathématiques.

La loi générale étant d'ailleurs exacte, J. Wolff a montré que, lorsque la direction des charges change, celle des trabécules spongieuses change également, qu'elles s'orientent, dans leur ensemble, dans l'axe de chargement. Cette adaptation fonctionnelle est réelle et des plus intéressantes. A cela, J. Wolff a ajouté que le tissu spongieux devient d'autant plus dense qu'il doit supporter plus de poids. Cette force de « transformation » agirait même avec évidence, d'après lui, sur les os adultes. Par exemple, il est certain, à son sens, que dans les condyles externes du fémur et du tibia, plus chargés, la compacité du tissu spongieux est accrue en cas de genu valgum. De même, la compacité est plus grande, dans la vertèbre scoliotique du côté concave, chargé, que du côté convexe, déchargé.

J. Wolff et ses partisans sont partis de là pour dire qu'il y a hypertrophie et non atrophie sur les points surchargés, que dès lors Hueter et Volkmann ont émis une théorie erronée. Or, Hueter et Volkmann n'ont guère parlé que de morphologie extérieure, et cela n'a rien à voir avec la plus ou moins grande compacité du tissu spongieux. Ils ont raison pour la forme extérieure, et Wolff pour la structure.

Mais de ce que la structure est plus compacte, s'ensuit-il qu'il y ait hypertrophie de l'os ? Cela n'est pas prouvé et ici encore l'opinion de J. Wolff est hypothétique, car on peut fort bien admettre — et c'est même le plus probable — que l'accroissement de compacité soit surtout facteur de la compression : la substance osseuse, par exemple, garde sa quantité sur le côté comprimé d'une vertèbre cunéiforme, mais elle se met sous un plus petit volume, donc devient plus compacte parce que plus tassée (H. Maass, *Arch. f. path. An. und Phys.*, Berlin, 1901, t. CLXIII, fasc. 2, p. 185).

Je ne veux pas insister davantage sur ces débats, dont l'intérêt pratique n'est pas grand. J'ai seulement voulu montrer qu'on semble avoir eu tort de mêler des faits de structure à des faits de forme extérieure, et je renvoie ceux qui voudront étudier les discussions auxquelles a donné lieu la théorie de Wolff aux travaux contradictoires de Ghillini (*Arch. di Ortop.*, 1896, t. XIII, p. 225; *Policlinico*, Roma, 15 décembre 1898, t. V-C, fasc. 12, p. 556; *Arch. f. klin. Chir.*, 1899, t. LVIII, p. 247), de F. Baehr, (*Zeit. f. orthop. Chir.*, 1898, t. V, fasc. 1, p. 52 et 1900, t. VII, p. 522), de Freiberg (*Amer. Journ. of the med. sc.*, décembre 1902, t. CXXIV, p. 956), de Schanz (*Zeit. f. orth. Chir.*, 1902, t. X, p. 141 et 1903, t. XI, p. 77; *Arch. f. klin. Chir.*, 1901, t. LXIV, fasc. 4, p. 1026), de Herz (*Deut. Zeit. f. Chir.*, 1901, t. LX, p. 398). Parmi ces travaux, ceux de Baehr, de Schanz visent surtout l'étude de la statique des membres inférieurs, à l'état normal, en cas de coxa vara, de genu valgum. On trouvera cette étude fort complète, avec bibliographie, dans un mémoire d'A. Anzoletti, *Arch. di Ortop.*, 1904, t. XXI, p. 490. — Sur l'architecture des os rachitiques, voyez encore A. Graf (*Zeit. f. orthop. Chir.*, 1894, t. III, p. 174), élève de Hoffa, qui confirme les lois de Wolff.

Parmi les caractères cliniques communs à ces difformités, on doit noter en première ligne l'insuffisance musculaire habituelle de ces sujets. Au premier abord ils sont grands, vigoureux : en réalité, leurs masses musculaires sont molles et relativement grêles, ils sont incapables d'un effort soutenu, debout ou assis ils se tiennent mal, se tortillent sur leur chaise, s'appuient sur leur table de travail, se laissent aller sur une jambe ou sur l'autre. De plus — selon une remarque faite par Mikulicz pour le genu valgum et généralisée ensuite — ils présentent souvent un trouble de la circulation cutanée, caractérisé par une teinte cyanique des mains et des pieds, parfois des jambes et des avant-bras, quand ils sont debout et déshabillés, les bras pendants, devant le chirurgien qui les examine. Circulation en somme ralentie, avec abaissement de la moyenne thermique, chez des sujets à fibre molle dont, en outre, les jointures sont anormalement lâches, par faiblesse ligamenteuse, comme le prouvent, par exemple, les mouvements de latéralité du genou en cas de genu valgum.

Avec cela, il est prouvé, au moins pour certaines des difformités ici envisagées, que les os sont altérés : et nous verrons, en parlant du genu valgum, de la coxa vara, qu'on y a trouvé des lésions histologiquement semblables à celles du rachitisme, au niveau des bandes d'ossification conjugale. D'où l'on a conclu à l'existence d'un *rachitisme tardif* (voy. p. 150).

Il n'y a aucun inconvénient à employer ce terme, pourvu qu'on n'en infère point, sans plus ample informé, qu'il y a identité de nature entre ce rachitisme tardif et celui de la première enfance. Car celui-ci offre tous les caractères d'une maladie déterminée par la fixité corrélative de ses causes, de sa production expérimentale, de ses lésions anatomiques, de son évolution, de son traitement. Et pas plus ici qu'ailleurs, on ne doit s'en tenir à l'identité de lésions histologiques pour déterminer une entité morbide. D'abord, à mesure que nos moyens d'investigation se perfectionnent, des différences apparaissent, dont pendant plus ou moins longtemps on n'avait pas eu notion; ensuite, rien ne démontre que deux maladies différentes ne puissent, dans un même système — ici le système osseux — engendrer des lésions identiques. N'oublions pas l'erreur de Parrot, identifiant le rachitisme à la syphilis héréditaire par une déduction de ce genre. Or, du rachitisme dit tardif, nous connaissons certaines lésions et, cliniquement, certaines manifestations extérieures. Je crois qu'on a raison d'attribuer ces manifestations à une maladie, mais à une maladie dont nous ignorons encore et la cause première et le raitement (1).

Peu à peu, nous arrivons à préciser le mécanisme de certaines déformations, à mettre en relief surtout, dans leur genèse, le rôle des attitudes vicieuses habituelles, parfois professionnelles, observées chez tous les enfants, nuisibles à ceux dont les os et les muscles sont trop faibles. Mais cela ne nous renseigne en rien sur l'étiologie de la maladie, sur la cause de cette malléabilité du squelette. Nous savons que, dans cette étiologie, l'hérédité intervient jusqu'à un certain degré, dont certains auteurs ont peut-être même abusé pour la scoliose; nous savons encore qu'il y a un lien évident avec les défectuosités de l'hygiène et de l'aération, avec une rapidité exagérée de la croissance au moment de l'adolescence, que ces sujets sont parfois, à des sujets normaux, ce que la barbe de capucin est à la chicorée; nous savons que les déviations sont plus fréquentes aux membres inférieurs chez les garçons, au rachis et au thorax chez les filles. Mais de tout cela le pourquoi nous échappe : et le lien pathologique avec le rachitisme de la première enfance nous échappe aussi, de même qu'il nous échappe avec d'autres maladies aboutissant à des lésions analogues. D'études ci-dessus résumées de Launois et Roy, il résulte que certaines formes de gigantisme sont dues à la persistance anormale des cartilages conjugaux : et sur l'un au moins des géants dont les auteurs publient la photographie, genu valgum et scoliose sont évidents (fig. 194). Là encore il y a un trouble de croissance, mais lequel et pourquoi ? Nous l'ignorons, de même que nous ignorons ce qu'est l'ostéomalacie infantile dont nous observons parfois le début sous l'apparence d'un genu valgum, qui pendant quelques mois nous paraît banal : et nous devons ajouter que l'histologie ne sait pas toujours différencier, par les lésions osseuses, l'ostéomalacie du rachitisme (voy. p. 152).

Ce rachitisme tardif, ainsi conçu, est-il une maladie osseuse partielle ? On l'a dit, parce qu'au premier abord il semble que chez les malades une seule difformité se produise : et si l'on en voit quelques-unes s'associer, on a soutenu que l'une d'elles, seule accentuée, étant seule primitive, les autres sont compensatrices; que par exemple, s'il y a gros genu valgum et petite scoliose, celle-ci n'intervient que pour redresser la ligne de gravité déplacée par l'inclinaison du bassin due au raccourcissement du membre inférieur (2). En réalité, ces associations de plusieurs

(1) L'évolution du genu valgum avec poussées douloureuses et à la suite de fièvres diverses, déterminées ou non, fait sur lequel insiste Macewen surtout, a conduit certains auteurs à soutenir qu'il s'agit d'une ostéomyélite atténuée ; on sait, en effet, que dans les inflammations osseuses tout à fait caractérisées, les troubles de croissance peuvent fort bien aboutir à la formation du genu valgum. On sait aussi que Dor a produit expérimentalement le genu valgum par injection de cultures atténuées au contact des cartilages épiphysaires. Cette opinion a été développée en particulier par Froelich et Weiss (*Cong. franç. de chir.*, 1904, p. 753), après constatation de staphylocoques blancs dans des fragments osseux prélevés, au cours d'ostéotomies pour genu valgum, ou par biopsies de coxa vara, de tarsalgie (pour celle-ci, voy. p. 183). Y a-t-il là une analogie avec la fièvre de croissance ou les ostéites apophysaires (voyez *ostéomyélite*)? Le fait reste douteux. J'en dirai autant pour la théorie de Poncet et Leriche (*Acad. de méd.*, Paris, octobre 1907, 3e sér., t. LVII, p. 63), faisant jouer un rôle à la tuberculose « inflammatoire » ou « rhumatismale » dans la genèse de toutes les déformations de l'adolescence. Voyez une discussion à la *Société de chirurgie de Paris*, juin et juillet 1908, et A. Broca, *Tribune médicale*, 22 août à 19 septembre 1908.

(2) On l'a dit également pour le pied plat, pour la coxa vara. (Voy. p. 226.)

difformités sont plus fréquentes qu'on ne l'a cru autrefois; il est vrai que l'une d'elles prédomine presque toujours au point de paraître isolée, mais les autres sont souvent là, à l'état d'amorce. Et d'autre part, dans des autopsies de genu valgum, Mikulicz a trouvé des lésions osseuses analogues au crâne, aux côtes, aux autres épiphyses des membres. L'aspect des sujets démontre d'ailleurs cliniquement, je viens de le dire, un état morbide général, et de certains facteurs mécaniques spéciaux dépend telle ou telle difformité localisée.

Nous devons encore tenir compte de similitudes importantes dans la marche de ces diverses lésions, qui s'aggravent peu à peu, parfois avec rapidité, dans certaines formes avec quelques phénomènes douloureux au début, tant que la maladie originelle évolue; puis celle-ci guérit d'elle-même une fois la croissance terminée, et le malade arrive ainsi, mais plus ou moins difforme, à une période de tolérance (1).

Ces généralités nous font comprendre ce que sont et comment doivent être étudiées, dans leur forme spéciale de l'adolescence, les diverses difformités qui vont suivre : pied plat, genu valgum ou varum, coxa vara, scoliose et, au membre supérieur, radius curvus. Mais ces dénominations, purement symptomatiques, ne font que marquer une attitude d'un mot français, latin ou grec. Or, ces attitudes ne sont pas spéciales au « rachitisme tardif », où cependant elles revêtent d'ordinaire un aspect assez typique : des déviations analogues se produisent, à des âges variés, lorsque, sous des influences pathologiques variées, la résistance du squelette ou des muscles se trouve diminuée. De là des attitudes vicieuses, avec modelage correspondant des os, par les ruptures d'équilibre musculaire dues à la paralysie infantile ; de là encore des affaissements osseux, dont le rachis nous offre des exemples, quand au cours de diverses maladies nerveuses, telles que la syringomyélie, l'acromégalie, plus rarement le tabes, les corps vertébraux sont atteints de lésions d'ordre trophique (2). Je m'en tiens à ces exemples, car pour chaque région en particulier interviennent des formes spéciales de ces déviations, dites « symptomatiques » pour les opposer à celles qu'on appelle « essentielles », de l'adolescence. Ces formes « symptomatiques » ne seront, dans ce volume, l'objet que d'une discussion à propos du diagnostic différentiel, le fond de la description ne s'appliquant qu'à la difformité de l'adolescence. Quant à appeler celle-ci « essentielle », cela ne me paraît pas raisonnable, puisque aujourd'hui on est à peu près d'accord pour la considérer comme le résultat, c'est-à-dire comme le signe tangible, d'une maladie générale que l'on a coutume d'appeler rachitisme

(1) Pour les exceptions à cette règle, voy. p. 192.

(2) Je crois avoir été un des premiers à signaler ces *lésions trophiques* (*Gazette hebd. de méd. et chir.*, 1888, p. 617) vues par moi dans la maladie de Morvan (*Ann. de derm. et syph.*, 1885, p. 282), dans l'acromégalie (*Arch. gén. de méd.*, 1888, t. II, p. 656). Depuis, ont paru les thèses de doctorat (Paris) de HALLION (1891-92, n° 349), de MONTSARRAT (1891-92, n° 5). On trouvera les éléments de cette étude dans les articles généraux de MIRALLIÉ (*Rev. d'orth.*, 1896, t. VII, p. 393 et 443), de HOFFA (*Zeit. f. orth. Chir.*, 1903, t. XI, p. 4). Ces scolioses ont été observées dans l'hérédo-ataxie cérébelleuse, dans la maladie de Friedreich, dans la neurofibromatose (JEANSELME, *Soc. méd. hôp.*, 1904, p. 930; HOISNARD, Th. de doct., Paris, 1897-98, n° 464 ; AUDRY, *Ann. de derm. et syph.*, 1901, n° 3, p. 290 ; G. NEGRONI, *Arch. di orth.*, 1904, t. XXI, p. 310 ; GASNE, *Soc. méd. hôp.*, Paris, 1904, p. 5). Pour la presque constance de la cyphoscoliose dorsale supérieure dans la syringomyélie (sans lésions ostéo-articulaires visibles à la radiographie), voyez BORCHARD, *Zent. f. Chir.*, 1905, n° 17, p. 535.

tardif, toutes réserves faites, je le répète, sur la nature intime, encore inconnue, de cette maladie.

Malgré notre ignorance de la cause première du mal, quelques préceptes généraux doivent nous guider dans la thérapeutique de ce « rachitisme tardif », quelle que soit sa manifestation extérieure : on surveillera attentivement l'hygiène, l'aération, la nourriture ; on supprimera, dans la mesure du possible, les causes mécaniques occasionnelles de la difformité ; par le repos, on évitera toute fatigue aux muscles, que l'on soumettra en même temps à un entraînement méthodique, par un exercice régulier et surtout par la gymnastique suédoise. Le séjour au bord de la mer est favorable. Par analogie avec ce que l'on fait dans le rachitisme vrai, on prescrit à l'intérieur l'huile de foie de morue et le phosphate de chaux, mais sans que leur efficacité soit certaine.

Je ne développerai pas les détails de la thérapeutique médicale à laquelle je viens de faire allusion. Mais il me paraît utile de donner quelques notions sur les **principes de la gymnastique suédoise**.

Si, jusqu'à la fin de l'adolescence, nos écoliers trop souvent ne poussent pas droit, cela ne tient pas seulement aux mauvaises positions qu'ils prennent en travaillant (voy. p. 247 et suiv.) mais aussi, et pour beaucoup, à l'insuffisance de leur culture physique. Des progrès réels ont, sans doute, été réalisés en ce sens dans notre pays depuis quelques années, mais il en reste de grands à faire, et surtout il reste à imprimer une bonne direction à l'exercice physique, souvent mal compris.

Il y a une trentaine d'années, l'enseignement de la gymnastique était nul dans nos établissements primaires ou secondaires. Peu à peu on l'a organisé, dans les centres urbains tout au moins, mais au début avec le défaut — contre lequel depuis quelques années on réagit, il est vrai — d'en faire un « sport » et non un entraînement. Et nous avons vu fleurir, dans nos lycées, la gymnastique d'acrobatie, dirigée par des professeurs ignorants de toute notion physiologique, pour la plupart anciens sous-officiers sortis de l'École de Joinville, où ils s'étaient perfectionnés dans l'art du trapèze, du saut au tremplin, des haltères, etc. ; de tout ce qui, en un mot, constitue la gymnastique de cirque, avec appareils, de tout ce qui fait briller un sujet, que dès lors on exerce spécialement au mouvement où il réussit le mieux.

Cette éducation est mauvaise, comme toute éducation « sportive », aussi bien pour le physique que pour le moral de nos collégiens. D'abord, pour la masse, elle donne des résultats nuls, car on ne s'occupe que des élèves qui « ont des dispositions ». Et de ceux-là on fait des athlètes, ce qui n'est pas le but que nous nous proposons en les envoyant au collège. L'idéal, pour nos fils, n'est pas d'être champions de trapèze, d'aviron, de saut, de courses ou de foot-ball dans les « lendits » nationaux ou internationaux ; et même pour ces champions, fiers d'avoir leur portrait pendant une semaine dans les journaux politiques des deux mondes, le résultat physique obtenu n'est pas toujours fameux. Chez eux, en effet, on a développé certains muscles presque exclusivement, et si quelques exercices, comme l'aviron, font travailler presque toute l'économie, beaucoup d'autres, comme la bicyclette, n'en sont pas là.

Le but de l'éducation physique des collégiens est tout autre : elle doit développer tous les sujets, chacun selon sa force, et un garçon de muscles peu vigoureux doit pouvoir profiter des exercices. Car nous ne cherchons pas à fabriquer, par exemple, des muscles pectoraux énormes, derrière lesquels la cage thoracique peut fort bien, malgré une apparence qui étonne les populations, rester peu développée ; nous devons obtenir une capacité thoracique maxima, c'est-à-dire une fonction cardio-pulmonaire maxima, et pour cela c'est aux muscles dorsaux et abdominaux que doit s'adresser notre entraînement méthodique.

Pour tous les mouvements à exécuter debout, les figures 279, 280 et 281 représentent les *positions de départ*, talons joints, pointes des pieds ouvertes en écartement moyen, et les *mains pendant* contre les cuisses, paumes en dedans (fig. 279), ce qui est la position de départ initiale pour les deux autres. Dans l'une, on met les *mains derrière la nuque* (fig. 280) doigts allongés, coudes en arrière, poignets dans l'axe de l'avant-bras ; dans l'autre, les *mains sur les hanches* (fig. 281), pouces en arrière, coudes légèrement en arrière.

Cette position est une des plus employées pour les *mouvements élémentaires des membres inférieurs*, pieds ouverts (fig. 281) ou symétriquement écartés (fig. 282) où nous voyons comme mouvements élémentaires : un pas en avant et à droite (fig. 283) (ou à gauche), élévation sur la pointe des pieds ouverts (fig. 284), joints (fig. 285) ou écartés (fig. 286). La figure 287 fait comprendre ce que doit être la *flexion des jambes en se tenant sur la pointe des pieds*, mouvement plus complexe que les précédents, à décomposer en *4 temps* : le départ étant celui de la figure 281, on fait 1° élévation sur les pointes (fig. 284), 2° flexion des jambes (fig. 287), 3° extension des jambes (retour à la fig. 284) ; 4° retour au départ (fig. 281). On voit que ces mouvements (fig. 281 à 287) sont faciles à faire alterner, avec retours entre eux à la position de départ 281 : c'est une remarque faite ici une fois pour toutes, pour faire saisir la manière d'associer entre eux tous les mouvements représentés de façon à varier la séance, à faire reposer les muscles qui viennent de travailler et qu'il ne faut pas fatiguer, à mettre l'entraînement en rapport avec les nécessités de chaque cas particulier.

Les *mouvements élémentaires des membres supérieurs* (fig. 288 à 292) (position de départ, fig. 279) sont la flexion des bras, mains aux épaules (fig. 288) à laquelle on revient entre les exercices des figures 289 à 292 : extension des bras en haut (fig. 289), en avant (fig. 289), horizontalement en croix (fig. 290) ; extension verticale d'un seul côté, en alternant (fig. 291), association de l'extension verticale d'un côté et horizontale de l'autre, ici encore en alternant (fig. 292).

Pour passer de la position 279 à la position 288, puis de celle-ci aux suivantes, et pour revenir à l'un de ces deux départs, le mouvement doit être brusque, saccadé, à temps bien marqués, et avec *respiration attentivement réglée* : inspiration aussi profonde que possible en passant de 279 à 288, puis de 288 à l'extension verticale ou horizontale; de même c'est en revenant de l'extension en avant (fig. 289 pointillé) au départ de la figure 288 que l'on fait faire l'inspiration ; expiration naturellement dans les mouvements inverses. Lorsque ces mouvements sont conseillés surtout pour obtenir, par *gymnastique respiratoire*, l'*ampliation du thorax*, ils doivent être lents, avec arrêt maintenu aussi longtemps que possible au moment de l'inspiration maxima, ce qui correspond obligatoirement à une expiration aussi profonde. Ceci est une remarque générale, appliquée à tous les mouvements suivants, où il suffit de regarder les figures (en répétant au besoin sur soi-même) pour comprendre lesquels conviennent à la gymnastique respiratoire et à quel temps doit avoir lieu l'inspiration.

Les figures 293 et 294 montrent l'*association des mouvements des membres supérieur et inférieur* : on fait faire au sujet assis sur les talons les mouvements de 289 et 290

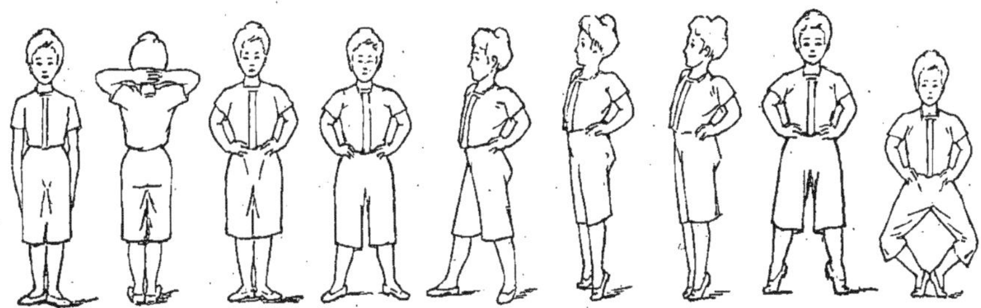

FIG. 279. FIG. 280. FIG. 281. FIG. 282. FIG. 283. FIG. 284. FIG. 285. FIG. 286. FIG. 287.

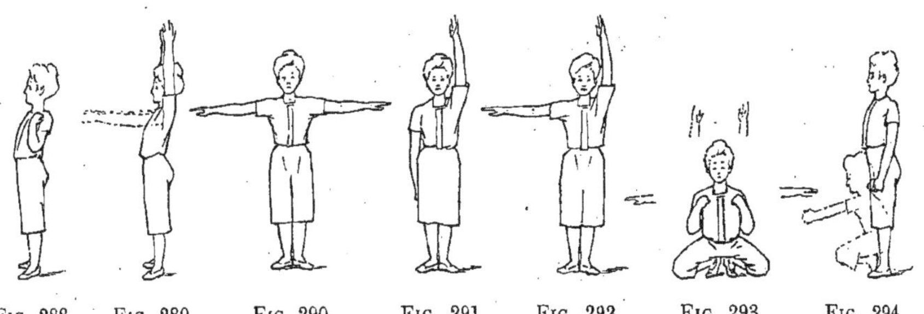

FIG. 288. FIG. 280. FIG. 290. FIG. 291. FIG. 292. FIG. 293. FIG. 294.

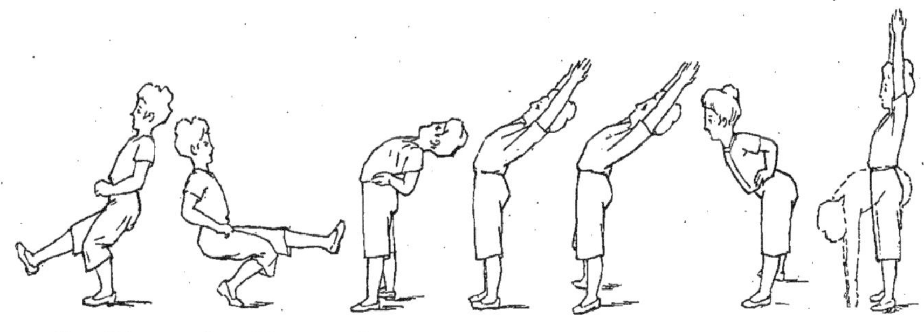

FIG. 295. FIG. 296. FIG. 297. FIG. 298. FIG. 299. FIG. 300. FIG. 301.

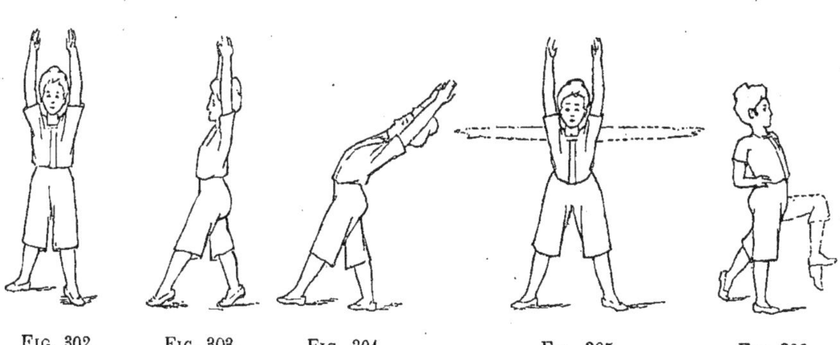

FIG. 302. FIG. 303. FIG. 304. FIG. 305. FIG. 306.

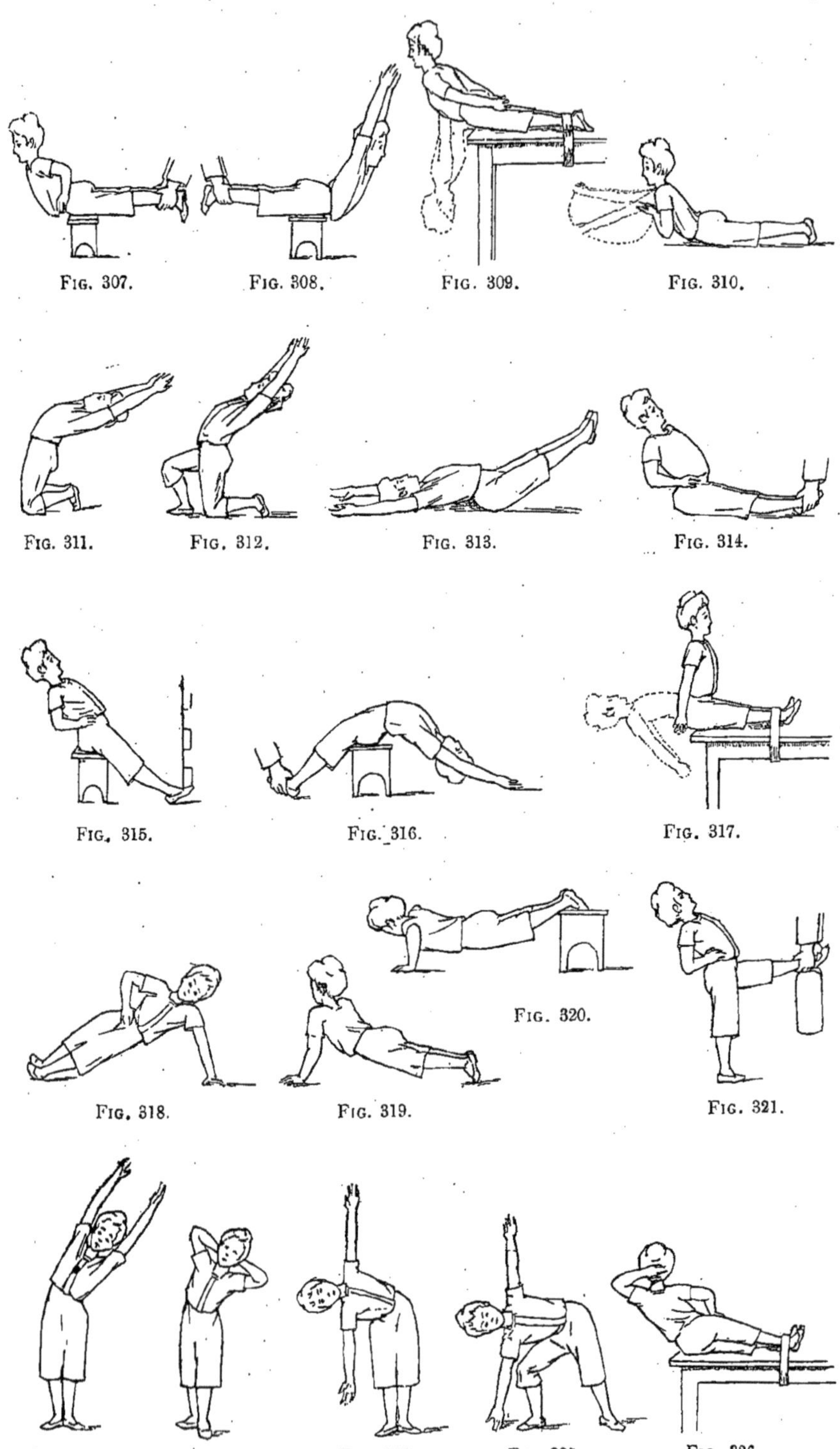

FIG. 307. FIG. 308. FIG. 309. FIG. 310.

FIG. 311. FIG. 312. FIG. 313. FIG. 314.

FIG. 315. FIG. 316. FIG. 317.

FIG. 318. FIG. 319. FIG. 320. FIG. 321.

FIG. 322. FIG. 323. FIG. 324. FIG. 325. FIG. 326.

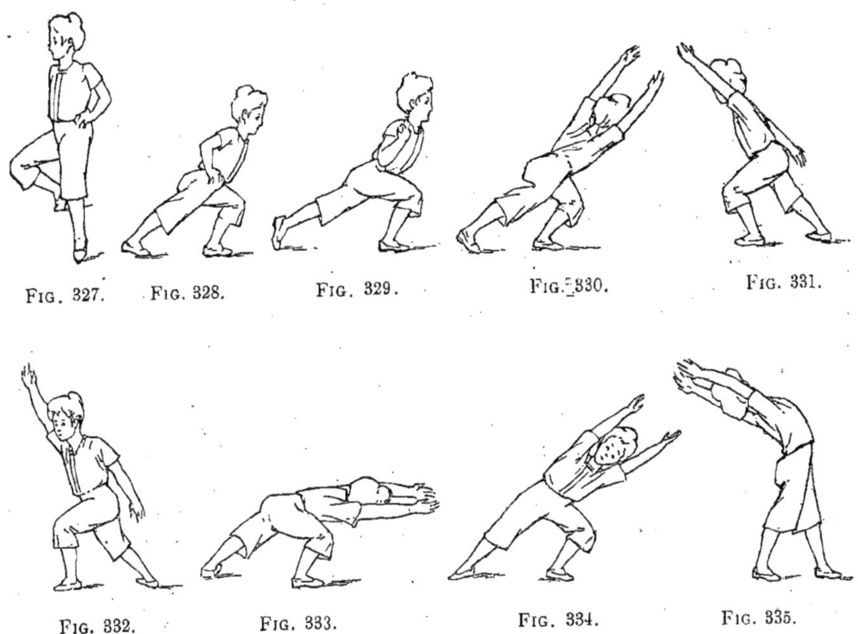

FIG. 327. FIG. 328. FIG. 329. FIG. 330. FIG. 331.

FIG. 332. FIG. 333. FIG. 334. FIG. 335.

(départ fig. 288) ; la figure 294, ayant pour départ la position 279, associe la flexion sur les jambes à l'extension des bras en avant.

Avec les flexions sur une seule jambe, on entre dans les mouvements où les muscles extenseurs du dos agissent avec force en même temps que ceux des membres inférieurs (fig. 295 et 296). Les *mouvements élémentaires des muscles dorsaux* sont représentés (fig. 297 à 301), poings sur les hanches ou bras élevés au-dessus de la tête, pieds joints ou pieds écartés, tronc en hyperextension ou cambré en avant. Les figures 297 à 300, et 301 en position verticale, correspondent à des mouvements inspiratoires.

Figures 302 à 305, les mêmes mouvements associés à un pas en avant, à l'élévation de la pointe des pieds, à la rotation (fig. 302) ou à l'inclinaison du tronc en avant (fig. 305). Les attitudes représentés répondent à l'inspiration, (fig. 306), appui sur une seule jambe, flexion du membre opposé, extension du pied, retour à l'appui bilatéral.

L'entraînement des muscles dorsaux se fait aisément avec appui du bassin et du haut des cuisses sur un banc, les pieds fixés par le professeur, et le sujet redresse le tronc, les mains sur les hanches (fig. 307) ou les bras étendus au-dessus de la tête (fig. 308) ; avec une table, on peut alterner ainsi, les jambes fixées par le professeur ou par une courroie, les mouvements de flexion ou d'extension du tronc. Ces exercices sont fatigants, bons pour les sujets déjà entraînés. Les mouvements de natation, le sujet couché à plat sur le ventre, sont excellents pour *associer l'action des muscles du tronc à ceux du membre supérieur*. De même les mouvements 311 (à genoux, jambes écartées, extension du tronc, bras en élévation directe) et 312 (même mouvement avec appui sur un genou et sur un pied.

Le *travail des muscles abdominaux* se fait par les mouvements 313 (à plat sur le dos, flexion des cuisses, jambes étendues) et 314 (s'asseoir, les pieds fixés au sol par le professeur, jambes étendues). On augmente la puissance de ce dernier mouvement en asseyant le sujet sur une barre, les pieds fixés par le professeur ou par une barre (fig. 315 et 316), les mains aux hanches ou à la nuque ou les bras tendus ; ou plus encore le sujet assis sur une table (fig. 317).

Figures 318, 319, 320, travail associé des muscles du tronc (dos et abdomen) et des membres supérieurs, par flexion et extension successives, étant à plat ventre, sur les deux membres supérieurs (fig. 319) ou sur un seul ; augmentation de la force de l'exercice par appui des pieds sur un tabouret (fig. 320).

Figure 321, extension du tronc avec appui sur une seule jambe, l'autre fixée horizontalement par le professeur.

Les figures 322 à 326 représentent diverses *flexions latérales et rotations du tronc*, avec attitudes et mouvements variés des membres supérieurs.

Les associations des mouvements du tronc, des membres supérieurs et des membres inférieurs s'expliquent d'elles-mêmes par l'examen des figures 327 à 335. Les mouvements 328, 329, 330, 331, 332, 334, 335 sont excellents pour éduquer l'amplitude de l'inspiration.

Un entraînement musculaire excellent et bien équilibré est réalisable à l'aide de ces exercices où les appareils de gymnastique sont inutiles : on fait travailler les muscles par de simples mouvements, bien réglés, analogues, en somme, à ceux qui constituent les *assouplissements* par lesquels commence, au régiment, l'école du soldat sans armes. Ces assouplissements ont une part importante — sinon la plus importante — dans le bénéfice physique retiré du service militaire par la plupart des conscrits ; et de plus ils s'exécutent en mouvements d'ensemble, favorables pour la discipline de l'esprit.

Ces principes sont ceux de la gymnastique sans appareils, dite *Gymnastique suédoise* — son promoteur fut l'officier suédois Ling (1776-1839) — que l'on devrait généraliser dans les établissements scolaires. Elle constitue, chez les candidats aux difformités de croissance, à la scoliose en particulier, le meilleur des prophylactiques.

C'est donc par le mouvement lui-même que l'on cultive le mouvement et les muscles qui le commandent ; et l'on maintient entre les divers groupes musculaires un équilibre judicieux, en alternant ces mouvements, en insistant sur ceux qui nous permettent de résister aux attitudes vicieuses auxquelles nous sommes le plus exposés. Ainsi, on s'occupe avant tout des muscles extenseurs du tronc, d'abord parce que toujours nous avons tendance naturelle à nous affaisser en flexion ; ensuite parce que d'eux surtout dépend, je le répète, le développement de la capacité pulmonaire. D'où l'utilité majeure de régler avec soin les mouvements respiratoires en même temps que ceux des membres et du tronc. J'y insisterai à propos de la scoliose. Quand le sujet est bien entraîné, on peut augmenter le travail musculaire en faisant prendre dans les mains des haltères pendant les exercices : haltères toujours légers, dont la plupart du temps on se passera, et en tout cas cela ne doit avoir aucun rapport avec l'acrobatie qui consiste à « faire des poids ».

Tous ces exercices doivent être réglés et surveillés avec grand soin, et déjà Ling enseignait qu'un mouvement qui dépasse la moyenne devient non seulement inutile, mais dangereux. L'idéal, difficile à réaliser dans la vie courante, serait une séance d'une demi-heure par jour à tous les enfants, même les mieux portants. Dans chaque séance, les mouvements seront gradués et alternés, les repos seront courts et fréquents. Le rôle, souvent difficile, du professeur sera encore d'exiger une exécution correcte et en cela il doit lutter, surtout chez les scoliotiques, contre l'apathie générale du sujet. Il sera donc éducateur de volonté et d'énergie, sachant que des exercices mollement faits sont de valeur nulle.

Il devra encore, dans les cas pathologiques, adapter le travail à chaque sujet en particulier, après avoir étudié les attitudes à combattre, les muscles à développer. Souvent alors il devra faire des « oppositions », dont le principe est facile à comprendre. Soit le mouvement de l'avant-bras sur le bras, coude au corps ; on exerce les fléchisseurs par le simple mouvement ; mais on peut augmenter leur travail en saisissant l'avant-bras et en résistant au mouvement. Cette résistance, bien calculée par un gymnaste expert, qui met en jeu, au commandement, la contraction statique du muscle et la gradue à volonté, est infiniment plus recommandable que celle des appareils à caoutchouc ou à ressort à boudin pour tous les cas où il s'agit de combattre une difformité. Et l'intervention d'une volonté humaine fait qu'alors ce procédé devient supérieur à l'emploi des appareils spéciaux installés dans les établissements de mécanothérapie, ceux-ci reprenant au contraire tous leurs avantages lorsqu'il s'agit de redresser une déviation déjà nettement accentuée.

Pour les finesses du métier, un professionnel est indispensable, dans les cas pathologiques surtout, où de plus il est souvent utile que la gymnaste soit en même temps masseuse. Mais le médecin, s'il habite hors d'une grande ville où exercent des gymnastes suédoises, sera capable de rendre à ses clients de réels services s'il sait leur enseigner les principaux mouvements, en insistant surtout sur ceux où la dilatation thoracique, par une inspiration profonde, est associée à l'élévation des bras et au redressement maximum du tronc. Et s'il a acquis quelques notions générales bien claires, il saura adapter les exercices à nombre de difformités peu prononcées, encore possibles à enrayer : cela est surtout vrai pour la scoliose.

Je m'en tiens à ces généralités, et je vais entrer maintenant dans l'étude des difformités spéciales que j'ai énumérées au début de ce chapitre. Je commencerai par le pied plat valgus, qui nous permet de bien détailler la plupart des faits de statique musculo-articulaire dont je viens de donner le résumé ; et par le genu valgum, ensuite, nous ferons plus ample connaissance avec les lésions osseuses que j'ai signalées.

§ 2. — **Le pied plat valgus.**

On observe assez souvent une affection douloureuse du pied, survenant principalement chez les adolescents et se traduisant par une douleur variable de siège, d'intensité, d'étendue ; douleur provoquée par la marche et s'accompagnant d'aplatissement de la voûte plantaire et de contractures multiples des muscles de la jambe (1).

(1) La monographie d'ensemble la plus récente que je connaisse est un volumineux mémoire de P. Bossi, *Arch. di orth.*, 1904, t. XXI, pp. 177 et 433. On y trouvera en particulier un exposé des discussions sur l'affaissement des voûtes du pied.

Telle est, à peu de chose près, la définition que donne Cabot de l'affection que nous allons étudier sous le nom de pied valgus douloureux. Elle est purement symptomatique, et d'ailleurs les termes, souvent employés, de pied plat valgus douloureux ou de pied valgus douloureux, en sont là également.

On a cherché à caractériser l'affection par des dénominations plus précisantes, mais qui, par malheur, sont toutes plus ou moins inexactes. *Crampe du pied*, disait Nélaton : mais s'il y a crampe — ce qui est un mot impropre dans l'espèce — elle frappe la jambe et non le pied. *Tarsalgie*, disait Gosselin : mais la douleur n'est pas toujours tarsienne, et puis qu'est ce terme, sinon une définition symptomatique ? Duchenne (de Boulogne), à vrai dire, a défini nettement le mal, en l'appelant *impotence du long péronier latéral* ; mais certainement ce muscle n'est pas seul en cause.

Si l'on veut donner une définition qui rappelle en quelques mots la nature des choses, il faut dire *pied plat valgus statique*. En effet, nous sommes ici en présence d'un pied plat dont le poids du corps pendant la station debout est le principal facteur de production. Au milieu des pieds plats avec ou sans valgus, dus à une disposition congénitale (1), à la paralysie infantile, au rachitisme, le pied plat valgus statique constitue une modalité spéciale.

Je viens de dire pied *plat* valgus : or quelquefois le pied est creux. Mais nous verrons que cette cambrure exagérée du pied est un fait passager et accessoire. Toujours le pied est plat lorsqu'il est à l'appui, dans la station debout, et la déformation initiale est la platitude du pied, l'affaissement de la voûte. A cela s'ajoute bientôt une déviation en valgus, d'abord passive, puis fixée par des contractures, et c'est à cette seconde période que, grâce à la variabilité des contractures, le pied peut, pour un temps, devenir creux, tout comme il peut être, par moments, talus ou même varus.

De quelque côté que nous nous tournions, nous nous heurtons donc, dès le début, à des difficultés fréquentes d'interprétation, augmentées encore par des confusions faites par divers auteurs. Mais en réalité nous pouvons avoir une conception clinique nette.

Étude clinique. — Si les accidents douloureux débutent souvent au moment de l'adolescence, il est certain qu'avant quinze ans, on a assez souvent à traiter des malades qui, avant l'adolescence proprement dite, ont, sinon une tarsalgie franche, au moins un pied plat à peine douloureux, capable peut-être de devenir une tarsalgie, dans des conditions étiologiques que j'aurai tout à l'heure à déterminer.

Donc, nous sommes parfois consultés pour un enfant, en général un peu âgé, de 10 à 12 ans, qui se plaint de quelques douleurs vagues dans le pied, dans la jambe, qui volontiers accuse une fatigue dans ces régions. L'enfant étant assis, examinez ses pieds et vous n'y trouverez rien d'anormal; vous constaterez seulement que, d'un seul ou des deux côtés, les chairs sont un peu molles à la jambe.

(1) Sur le pied plat physiologique des enfants, voyez Lowett, *Journ. of the am. med. Ass.*, Chicago, 18 avril 1903, p. 1051 ; H. Spitzy, *Zeit. f. orth. Chir.*, 1904, t. XII, p. 777. — Les pieds plats congénitaux et paralytiques seront étudiés dans des articles spéciaux. Comme formes symptomatiques particulières pour lesquelles une mention suffit, je citerai un cas de F. Stampa (*Arch. di ortop.*, 1905, t. XXII, p. 279) dû à une exostose de l'astragale.

Si vous n'étiez pas avertis, vous seriez tentés de déclarer que ce n'est rien. Mais regardez-y de plus près et prenez les chaussures : la semelle est plus usée en dedans qu'en dehors.

Mis en éveil par ce fait, dites à l'enfant, tout nu, de marcher devant vous ; toujours rien d'anormal. Mais pendant que l'enfant marche en vous tournant le dos, faites-le arrêter bien droit, à 3 ou 4 mètres de vous. Après quelques instants d'immobilité en cette position, les modifications suivantes vont se dessiner dans la forme du bord interne du pied : la malléole interne va s'abaisser et devenir saillante, puis ce sera le tour de la tête de l'astragale, et si vous attendez encore un peu plus, l'arrière-pied va tourner un peu de dehors en dedans, tandis qu'à l'avant-pied se dessinera un léger valgus (1).

Parfois, la simple station ne suffira pas à provoquer ce valgus et, pour le mettre en évidence, vous aurez besoin d'une manœuvre spéciale : le sujet étant debout, vous tournant le dos, dites-lui de vous faire face, en pivotant sur le pied suspect, et sur ce pied apparaîtra le valgus pendant les quelques secondes où seul il supportera le poids du corps.

En résumé, vous aurez assisté aux trois faits suivants, dans l'ordre où je vais les énumérer de nouveau : 1° la voûte plantaire s'est aplatie ; 2° le calcanéum est devenu un peu oblique en avant et en dehors, en même temps qu'il tournait de façon que sa face interne regardât un peu en bas ; 3° la pointe du pied s'est portée en dehors et en haut.

La première de ces modifications constitue le pied plat ; les deux dernières, par leur association, constituent le valgus.

Voilà donc un pied plat valgus. Est-il douloureux ? A peine, ou pas du tout, mais il est susceptible de le devenir davantage.

Le vrai pied plat valgus douloureux est celui de l'adolescence, ou plutôt de l'âge où le sujet commence à faire des marches, des stations prolongées. Alors, sous des influences que nous rechercherons, la maladie se caractérise par des douleurs et des contractures. Au stade initial, nous trouvons une déformation passive et absolument réductible ; nous arrivons plus tard à quelque chose d'actif, avec une déformation fixée, temporaire d'abord, puis définitive.

La tarsalgie frappe, dit-on, plus souvent le pied gauche, ce dont je ne suis pas sûr. En fait, la bilatéralité est la règle et surtout, lorsqu'un malade se plaint d'un pied, presque toujours vous constaterez à l'autre le stade initial sur lequel je viens d'insister.

Le début est quelquefois rapporté à une lésion accidentelle, traumatique ou spontanée. Le malade s'est donné une entorse, à la suite de laquelle sont apparues les douleurs caractéristiques ; ou bien il a reçu un coup à la face externe de la jambe ; ou bien encore il a simplement fait un faux pas ou une marche pro-

(1) R.-W. Lowett et J. Dane, *New York med. Journ.*, 7 mars 1896, t. I, p. 304. — R.-W. Lowett, *Ibid.*, 20 juin, t. I, p. 796. Dans ces articles, les auteurs insistent sur ce fait que, dans certains cas, parfois douloureux, mais où la difformité est peu accentuée, la voûte du pied semble normalement creusée à un examen superficiel. Mais l'abduction se manifeste, avec saillie de la malléole en dedans, si, par station debout prolongée, le pied se fatigue. Je ferai remarquer que le fait est signalé dans une leçon sur la tarsalgie professée et publiée par moi en 1895 (*Rev. prat. d'obst. et péd.*, Paris, 1895, p. 164).

longée (1). Dans des observations de Trélat, de Picquard, la souffrance a commencé pendant une chaude-pisse (2), qui peut-être bien a agi en provoquant un peu d'arthrite tarsienne ; de là encore l'influence, notée par Trélat, du rhumatisme articulaire aigu ; et peut-être une arthrite est-elle à invoquer pour ce cas, relaté par Cabot, où le début a été marqué par un gonflement phlegmoneux et brusque au niveau de l'articulation médio-tarsienne.

Mais, même dans ces cas, le début *réel* peut-il être ainsi fixé à une date déterminée ? Il est permis d'en douter : déjà sur la chaussure, la semelle est usée en dedans plus qu'en dehors. A cela près qu'il y a eu détermination symptomatique par un incident brusque, il n'y a pas, en réalité, grande différence avec les cas les plus ordinaires, ceux où le début est insidieux, mal saisi.

Le sujet ressent d'abord une gêne, un engourdissement siégeant surtout autour du cou-de-pied, puis cela devient une douleur véritable, progressivement aggravée. Pendant les premiers temps, la souffrance n'existe qu'à la fin de la journée ; pendant la nuit elle cesse, et le matin le malade marche comme si de rien n'était. Mais peu à peu elle survient plus tôt dans la journée, après moins de marche ou de station debout ; puis elle oblige à couper le travail par des temps de repos de plus en plus rapprochés, de plus en plus prolongés ; et finalement, il faut des repos de plusieurs heures, de plusieurs jours, de plusieurs semaines même, la douleur en étant arrivée à se manifester dès que le pied appuie sur le sol.

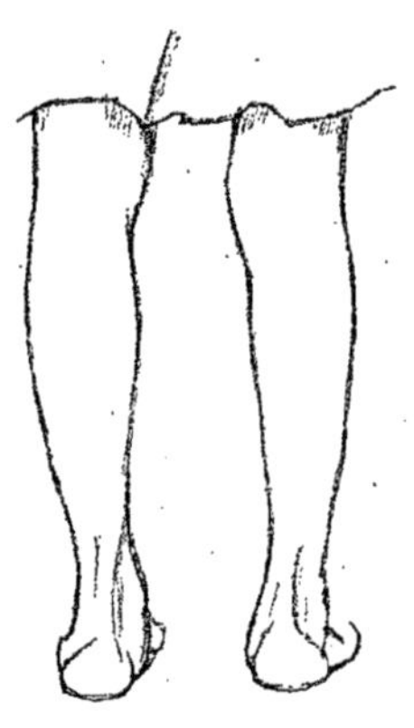
Fig. 336.— Pied plat valgus, vue de dos.

D'où de la claudication : pendant la marche, seul le talon porte sur le sol, et le pied, privé de toute souplesse, est soulevé, puis traîné en un bloc. La descente des escaliers est plus aisée que la montée : c'est qu'à chaque marche, pour monter, il faut s'enlever sur la pointe du pied.

La douleur spontanée a, d'un sujet à l'autre, des sièges assez variables, que l'on précise par des pressions localisées. D'ordinaire, elle existe d'abord au-dessous et en avant de la malléole externe, puis de la malléole interne, au niveau des articulations calcanéo-astragalienne et médio-tarsienne, mais elle peut occuper les articulations tibio-tarsienne, tibio-péronière, métatarso-phalangienne, et nous signalerons ici les métatarsalgies (3) décrites par Auguste Pollosson, Bosc, Morton. De cela retenons, avec Trélat, la variabilité des points douloureux (4).

(1) De cette origine traumatique des douleurs résulte que parfois on a indemnisé selon la loi des accidents du travail un pied plat préalable, mais aggravé fonctionnellement par un accident.

(2) Voyez Bizard, *Nouv. Icon. de la Salpêtrière*, 1894, t. IX, p. 27 ; Millet, Th. de doct., Paris, 1895-1896, n° 436 ; G. Muscatello, *Arch. di ortop.*, 1905, t. XXII, fasc. 1, p. 1.

(3) On trouvera les éléments de cette étude, avec bibliographie correspondante, dans des mémoires de Féré (*Rev. de chir.*, Paris, 1897, 10 mars, p. 222) ; de Peraire et Mally (*Ibid.*, 1899, t. I, p. 495). Ces derniers auteurs conseillent comme traitement la résection des têtes métatarsiennes. A lire les travaux sur le sujet, on conclut que sous ce nom on a confondu des lésions très variées, dont quelques-unes semblent cependant en rapport avec le pied plat de l'adolescence.

(4) Dans un article, peut-être empreint de quelque exagération, Ch.-P. Frischbier (Pes planus from the viewpoint of neurology. *Med. Rec.*, N. Y., 12 janvier 1907, t. I, p. 57) attribue

Avant d'aller plus loin dans l'exploration locale, faites marcher le malade, faites-le arrêter devant vous, regardez-le de face et surtout de dos. Vous serez d'abord frappés de ce fait que l'axe de la jambe tombe en dedans de l'axe du pied, et sur ce pied vous constaterez, en outre, une difformité évidente, composée des trois éléments suivants : 1° Il y a flexion plantaire de l'articulation tibio-tarsienne, et l'astragale, dont la tête s'abaisse, se porte en avant et en dedans ; 2° il y a rotation en dedans, autour d'un axe antéro-postérieur, du calcanéum dont la face interne devient inféro-interne ; 3° il y a abduction, rotation en dehors et flexion dorsale de l'avant-pied, au niveau de l'articulation médio-tarsienne.

Ces changements de rapports nous sont d'abord révélés extérieurement par l'aplatissement de la voûte du pied, dont le bord interne repose tout entier sur le sol et présente une forme anormale. En avant et au-dessous de la malléole interne, plus saillante que de coutume, existe une bosselure arrondie, due à la tête de l'astragale ; plus en avant et en bas apparaît le tubercule du scaphoïde. D'autre part, le bord interne du pied es anormalement rectiligne, le gros orteil ne présentant plus sa légère et normal inclinaison en dehors (1). Dans son ensemble ce pied est long et large. La sueur y est abondante. L'ongle incarné y est relativement fréquent.

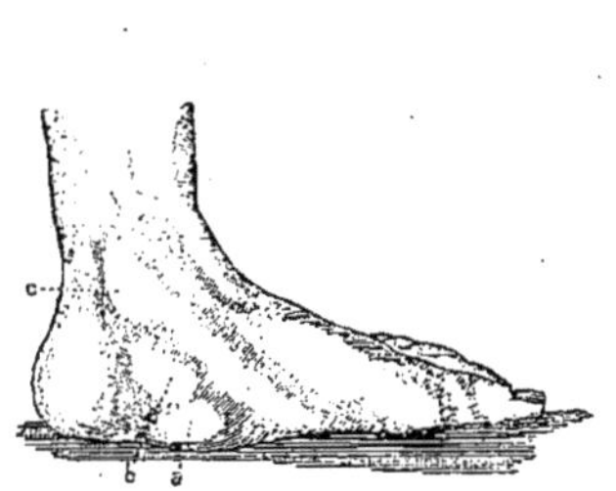
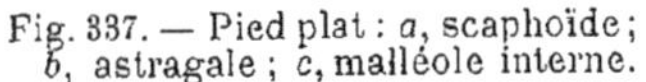

Fig. 337. — Pied plat : *a*, scaphoïde ; *b*, astragale ; *c*, malléole interne.

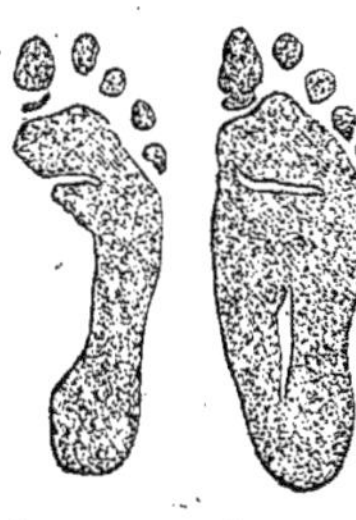

Fig. 338. Fig. 339.

Fig. 338. Empreinte du pied normal sur le sol. — Fig. 339. Empreinte du pied plat.

L'avant-pied tout entier est porté en dehors et en haut, en valgus, et le bor externe a la forme d'un angle obtus, ouvert en dehors, dont le sommet répon au cuboïde.

L'inspection simple et surtout l'appui sur un papier enduit de noir de fumée suffisent pour démontrer que la plante du pied touche le sol par toute sa surface et non plus seulement, comme à l'état normal, par l'extrémité postérieure du calcanéum, par le bord externe et l'extrémité postérieure du cinquième métatarsien, par la tête du premier métatarsien, cette dernière constituant un véritable

au pied plat congénital ou acquis de nombreuses sensations douloureuses siégeant non seulement dans le pied et la jambe, mais dans les hanches, lombes, épaules et même membres supérieurs. Voy. aussi Ehrmann (*Wien. klin. Woch.*, 1903, n° 34, p. 965) ; d'après lui, par attitude du fémur en adduction et rotation en dehors, il se produit des tiraillements du ligament pubo-fémoral, d'où dans 1/4 des cas des douleurs inguinales et dans 10 p. 100, par irritation nerveuse, de l'herpès génital récidivant (?).

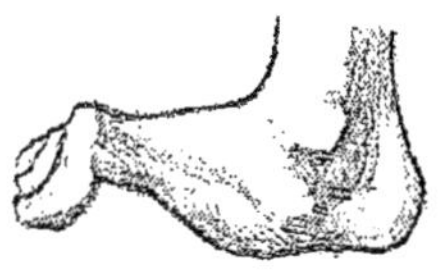

Fig. 340.

(1) Quelquefois même il se produit un véritable *hallux varus* simple ou avec martellement de l'orteil. Ces faits signalés par Nicoladoni (1895) ont fait l'objet de la thèse de Girard (Bordeaux, 1902-1903, n° 49), d'après une observation de Piéchaud. D'après Trendelenburg, il y a quelquefois tendance inverse à l'hallux valgus ; je n'ai pas vérifié le fait.

talon antérieur. En outre, l'appui, normalement si puissant, du talon antérieur paraît s'être affaibli.

Maintenant, faites coucher le patient et commencez par compléter l'examen précédent en disant au malade de lutter contre votre pouce qui appuiera sur le talon antérieur : vous constaterez dans les cas accentués une débilité musculaire, qui vous frappera surtout si, l'affection étant unilatérale, le côté sain vous fournit un point de comparaison.

Sur ce pied, où la douleur spontanée a disparu comme par enchantement, où la douleur provoquée sera ce que j'ai décrit il y a un instant, les parties molles apparaîtront saines et souples. Mais l'attitude continuera à être anormale.

Presque toujours persistera le pied plat valgus, un peu moins dévié que pendant la station. Mais cela n'est pas constant, et ce pied, *qui à l'appui était plat valgus*, peut au repos devenir, par exception, creux, talus, varus même ; et chez un malade, M. Tillaux a vu le varus alterner avec le valgus.

Ce fait nous fait déjà pressentir que la cause de ces attitudes doit être attribuée à des contractures musculaires, contractures qui le plus souvent frappent le court péronier et l'extenseur des orteils, d'où le valgus, mais qui peuvent aussi produire le pied creux, par l'intermédiaire du long péronier latéral; le varus, par l'action prédominante des jambiers.

Pour démontrer cette contracture musculaire, il suffit de soulever et de secouer la jambe d'un côté à l'autre, et le pied restera comme soudé, au lieu de ballotter avec souplesse. On détermine exactement quels sont les muscles contracturés, en sentant, en voyant leurs cordes tendineuses dures et saillantes autour du cou-de-pied.

Pour compléter cette étude, on pratiquera l'examen électrique des muscles de la jambe, et on constatera qu'ils réagissent avec paresse.

Tel est le tableau clinique de la tarsalgie à la période d'état. Voici les différences qui caractérisent les *divers stades* de l'affection et qui dépendent, en somme, du degré de la contracture.

A la *première période*, la contracture cesse après quelques heures de repos au lit ; les cordes périmalléolaires s'effacent, le pied redevient souple au ballottement et n'est plus fixé en valgus, mais il reste un peu plat et la poussée du talon antérieur est toujours faible. Aussi le sujet marche-t-il bien le matin ; mais bientôt la contracture recommence et la souffrance reparaît. A cette période, on peut à volonté observer le malade à l'un quelconque de ces états, suivant qu'on le fait marcher ou rester couché avant de l'examiner.

Si l'affection est abandonnée à elle-même, elle passe à la *seconde période*, où le repos ne suffit plus à éteindre les contractures : le sommeil est nécessaire, et bientôt il faudra l'anesthésie chloroformique. Puis, sous le chloroforme, la correction devient peu à peu moins complète, et nous arrivons enfin à la *troisième période* où, la contracture ayant fait place à la rétraction, l'attitude vicieuse est définitive. Il est même possible qu'il faille, avec Gosselin, décrire une *quatrième période* que caractérisent des difformités osseuses et même des ankyloses ; mais en reconnaissant que peut-être ces lésions d'*arthrite sèche déformante et ankylosante* ne sont pas la conséquence de la vraie tarsalgie de l'adolescence.

Le début de ces lésions, sous forme d'arthrite sèche médio-tarsienne, a été surpris par Gosselin sur une jeune fille qui mourut du choléra pendant l'évolution d'une tarsalgie probable. Avec les années, cette lésion d'ordre inflammatoire pourrait aboutir à l'ankylose avec jetées osseuses périphériques.

Mais ces altérations, d'ailleurs discutables, sont moins importantes que le modelage vicieux des articulations déviées, subluxées, où les os ont subi des déformations d'ordre mécanique.

L'astragale se porte en bas, en avant et en dedans. Sa tête descend ainsi entre le calcanéum et le scaphoïde, elle écarte l'un de l'autre ces deux os, en imprimant au calcanéum un mouvement de rotation de dehors en dedans et en refoulant le scaphoïde en haut et en dehors. Plus elle descend et plus cette déviation des os voisins s'accentue, car, de par les dispositions anatomiques, l'astragale ne peut s'abaisser sans se porter en même temps en avant et en dedans.

Il se produit donc une subluxation du scaphoïde en haut et en dehors, avec rotation telle que le tubercule du jambier antérieur devient nettement inférieur; en sorte que, de l'ancienne surface articulaire de la tête astragalienne, la partie

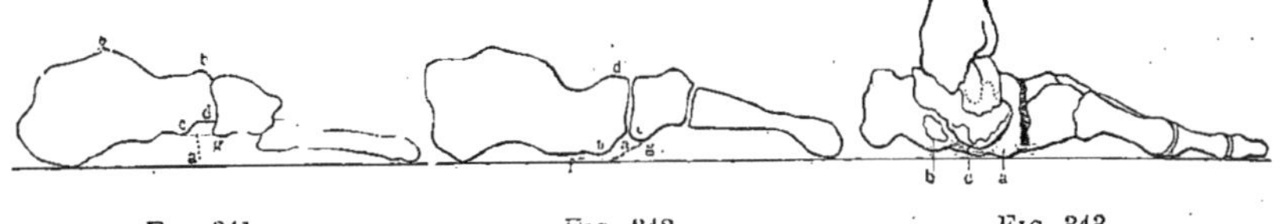

FIG. 341. FIG. 342. FIG. 343.

Fig. 341. Voûte externe normale du pied, ayant en *d* son point culminant; *gc*, ligament calcanéo-cuboïdien; *a*, sa projection sur le sol; *o*, point le plus postérieur de la facette articulaire externe du calcanéum; *b*, projection de la partie la plus antérieure de la tête de l'astragale. — Fig. 362. Affaissement de cette voûte dans le pied plat, avec distension du ligament calcanéo-cuboïdien (*fg*) sur lequel appuient le calcanéum et le cuboïde en *b* et en *c*. — Fig. 363. Affaissement de la voûte interne; *a*, tubercule du scaphoïde; *bc*, ligament calcanéo-scaphoïdien plantaire.

inféro-interne est déshabitée. Entre cette partie et celle que recouvre encore le scaphoïde, s'élève une crête bien décrite par Ogston, à un moment donné assez saillante pour mettre obstacle à la remise en place du scaphoïde. En outre le scaphoïde devient large en dedans, étroit en dehors (1).

Ce court aperçu est suffisant pour faire comprendre qu'à un moment donné l'irréductibilité devienne absolue, résiste à l'anesthésie la plus profonde, aux ténotomies les plus variées. Mais cette fixité définitive comporte un avantage réel : la plupart du temps le pied, ainsi immuablement plat, cesse de devenir douloureux.

Si la lésion abandonnée à elle-même parcourt souvent ces quatre périodes, il ne faudrait pas croire que cette évolution soit fatale. Souvent, après une alerte, tout rentre dans l'ordre, la tolérance s'établit grâce à quelques précautions fort simples et les malades en sont quittes pour rester d'assez mauvais marcheurs. Même dans les cas rebelles, le pied devient à la fini ndolent ; enfin la thérapeu-

(1) Sur la description précise de ces déformations osseuses, voyez CAUCHOIX, *Rev. de Chir.*, 1908, t. II, p. 700.

tique est très efficace. On ne saurait donc considérer le pronostic comme grave; il est ennuyeux toutefois, car pendant plusieurs années on doit se méfier des récidives, car dans la classe ouvrière une maladie longue, pouvant contraindre à un changement de profession, est toujours sérieuse.

Le pronostic serait plus sombre s'il fallait accorder à Cabot, et surtout à Verneuil, que la tarsalgie puisse dégénérer en tumeur blanche (1). Mais cette manière de voir n'est pas du tout la mienne et je suis intimement persuadé que ces faits s'expliquent, bien plus simplement, par une erreur de diagnostic: on a pris pour une tarsalgie une tumeur blanche au début. Or, mieux vaut reconnaître une erreur de diagnostic que d'édifier sur cette base fragile les plus intéressantes des théories pathogéniques.

Dans le cas particulier, d'ailleurs, le *diagnostic précoce* est parfois très épineux, avant l'apparition des contractures caractéristiques. Dans les tumeurs blanches médio-tarsiennes au début, en effet, l'attitude en pied plat valgus n'est pas constante, mais elle est fréquente. Notre méfiance devra surtout être grande s'il s'agit d'un enfant encore jeune, au-dessous de 10 à 12 ans, âge avant lequel le pied plat est très rarement douloureux. Il faut alors revoir l'enfant plusieurs fois de suite en quelques semaines, en quelques mois, guetter le moindre signe local au niveau des jointures du pied. Cette manière de procéder n'est pas brillante, mais elle est prudente, et quelquefois le véritable sens clinique consiste à savoir hésiter.

A la période d'état, il est inutile d'insister sur le diagnostic différentiel avec les déviations paralytiques du pied, par paralysie infantile surtout, avec un pied plat congénital, avec les exostoses. Tout cela est indolent. Mais un sujet adroit et doué d'un pied plat peut prétendre qu'il en souffre et simuler la tarsalgie. Il ne simulera pas la contracture. Dites-lui donc de marcher devant vous pendant quelques instants, en écoutant complaisamment ses doléances, puis faites-le asseoir et secouez sa jambe : le pied restera souple s'il appartient à un simulateur.

Les contractures hystériques induisent assez aisément en erreur. Sans doute, elles ne causent pas souvent le pied plat valgus; elles apparaissent volontiers brusquement, d'ordinaire des symptômes et stigmates divers mettent sur la bonne voie. Malgré tout cela on s'y trompe plus d'une fois. Avouez-le à vous-même et aux autres et ne vous suggérez pas, par exemple, qu'il existe une variété de tarsalgie curable par les pulvérisations d'éther sur la jambe.

Lorsque la déformation est fixée à la dernière période, elle ressemble tout à fait à celle de la fracture du péroné vicieusement consolidée ; le commémoratif du trauma suffit à juger la question.

Étiologie. — Dans l'étiologie du valgus douloureux, trois facteurs, à bien des égards connexes, sont à mettre en relief : l'âge et la profession du sujet, la forme de la chaussure.

C'est de préférence chez les adolescents, et surtout pendant les poussées de

(1) Dans un cas traité par le redressement forcé, ELTEN (*Monatsch. f. Unfallheilk.*, 1900, nº 9, d'après *Zeit. f. orth. Chir.*, 1901, t. VIII, p. 533) se demande si une tumeur blanche ultérieure n'a pas eu pour origine cette tarsoclasie.

croissance rapide, que l'on observe la tarsalgie, mais il faut établir des distinctions selon la condition sociale du malade.

Dans la classe ouvrière, le début a lieu de 14 à 17 ans, quelquefois plus tôt : c'est que le facteur étiologique dominant est le début du travail, et bien souvent les habitants des villes commencent à travailler alors qu'ils sont encore des enfants. Et quelle profession exerce cet apprenti ?

Une profession qui exige de longues marches, et surtout des stations debout prolongées. Voilà pourquoi la tarsalgie est plus fréquente chez les garçons que chez les filles, pourquoi elle sévit surtout dans certaines professions : parmi les blanchisseuses, pour les filles ; parmi les garçons marchands de vins, les imprimeurs, pour les garçons.

Aux stations et marches prolongées se joignent, chez ces sujets, des chaussures défectueuses. Les petites blanchisseuses portent des savates, les garçons marchands de vins portent l'escarpin : chaussures découvertes, à empeigne insuffisante, à semelle mince, plate, flexible.

Parmi les citadins aisés, la tarsalgie est bien moins fréquente, mais elle n'est pas d'une rareté extrême. Seulement, elle est bien plus légère, en sorte qu'elle est souvent méconnue ; en outre, elle survient de préférence à la fin de l'adolescence. Chez les jeunes filles, quand elles commencent à danser, « cotillon court... et soulier plat » ; chez les jeunes gens, quand ils arrivent au régiment. Et là, sous les drapeaux, la tarsalgie n'est pas l'apanage des riches : elle atteint aussi les recrues qui viennent de la campagne. Les campagnards qui marchent pieds nus ont tous le pied plus ou moins plat (1), ce qui ne les empêche pas souvent d'être d'excellents marcheurs.

Pourquoi donc quelques-uns, arrivés au régiment, ont-ils, sinon des douleurs qui les rendent définitivement impotents, au moins des souffrances notables pendant une période d'accoutumance, de durée variable ?

C'est que, d'abord, ils sont brusquement soumis à un changement dans l'équilibre du pied. Jusqu'à cette époque, ils s'étaient habitués à la marche insensiblement, bien différents en cela du petit ouvrier qui, brusquement, cesse de fréquenter l'école pour entrer à l'atelier. Mais au régiment il faut subir des stations et marches prolongées.

De plus, la recrue est contrainte de garder tout le temps des chaussures, et des chaussures défectueuses. Comme le disait Le Fort, quand un paysan marche pieds nus et porte au bout de son bâton, sur l'épaule, des chaussures qu'il va mettre pour entrer en ville, ce n'est pas seulement par économie, c'est aussi par agrément, pour délasser des pieds non habitués à la prison. Mais au régiment, il faut pivoter avec les « godillots » ; je serais étonné si le plus récent « brodequin » valait beaucoup mieux. C'est ainsi que le pied, primitivement plat, devient douloureux.

Cela nous amène à dire quelques mots sur la prédisposition créée pour la tarsalgie par le pied plat congénital (2) ou acquis en bas âge, par rachitisme. La

(1) Sur le fonctionnement parfait de beaucoup de pieds normalement plats, voyez des mensurations intéressantes de HOFFMANN, *Interstate med. journ.*, août 1907, t. XIV, p. 679.

(2) HALSTED MYERS a présenté à la section de chirurgie orthopédique de l'Académie de médecine de New-York (séance du 17 nov. 1893) un pied plat douloureux bilatéral dû à l'absence congénitale du premier métatarsien (*Rev. d'orthop.*, 1894, p. 156).

plupart du temps ces pieds restent toute la vie indolents, et, d'autre part, la tarsalgie atteint souvent des sujets dont le pied n'était pas préalablement plat. Mais il est incontestable que, *joint aux conditions étiologiques dont je viens de parler*, le pied plat préalable est une prédisposition, et il est à remarquer que souvent, dans les tarsalgies unilatérales, l'autre pied, non douloureux, est plat.

Jusqu'à présent, il a été question d'adolescents et d'enfants. Mais où ranger les cas suivants ? Dubrueil (de Montpellier) a vu un gendarme de 50 ans, homme d'ordinaire à cheval, qui un jour, après une faction prolongée, souffrit de contractures douloureuses avec pied plat valgus. Tillaux raconte l'histoire d'un ancien notaire qui, sédentaire jusqu'à la quarantaine, voulut, une fois sa fortune assurée, s'offrir le plaisir de la chasse : un pied plat, devenant douloureux, le força d'y renoncer. J'ai observé un cas analogue.

Est-ce donc, à la croissance près, si différent de ce que nous avons étudié jusqu'à présent ? Certainement non, et ces observations sont celles de pieds plats préalables pour lesquels l'accoutumance statique a été changée sans transition.

Voilà le connu, l'incontestable et l'incontesté ; je passe sous silence l'obscur « arthritisme », quoique dans l'espèce il ait été, une fois de plus, cher à M. Verneuil. Tâchons d'aller un peu plus loin, de nous demander comment on peut grouper ces faits en une doctrine raisonnable.

Pathogénie. — Cette pathogénie, au premier abord, paraît fort confuse. On s'y perd, au milieu des partisans des théories articulaire, osseuse, ligamenteuse et musculaire. Mais le désaccord, apparent plus que réel, tient surtout à ce que, sous prétexte de simplicité, on n'a fait intervenir qu'un seul facteur, alors qu'il faut en associer plusieurs.

Une théorie me semble devoir être définitivement abandonnée, malgré les efforts assez récents de Reynier, qui, d'ailleurs, vient d'y renoncer, et de son élève Picquart : la théorie articulaire de Gosselin. Pour Gosselin, le fait initial est une arthrite sèche médio-tarsienne, et, par réflexe, la douleur cause les contractures musculaires (1). Poncet ajoute que cette arthrite est généralement tuberculeuse. Mais, dans cette

(1) Cette théorie a été reprise récemment par A. Poncet (de Lyon), qui a inspiré sur ce point des thèses et mémoires à plusieurs de ses élèves : MOLIMAR, Th. de doct., Lyon, 1904-1905, n° 140 ; MARTIN, Th. de doct., Lyon, 1904-1905, n° 92 ; THEVENOT, *Rev. d'orth.*, Paris, 1905, p. 131 ; 1906, p. 489 ; THEVENOT et P. GAUTHIER, *Rev. d'orth.*, 1905, n° 4, p. 338 ; PONCET, *Ann. médico-chir. du Centre*, 1er janvier 1905, p. 2. Dans ces travaux, on cherche à prouver que l'origine est une ostéo-arthrite infectieuse, d'où l'action possible du rhumatisme et de la blennorrhagie ; et que la cause la plus fréquente est le rhumatisme tuberculeux, c'est-à-dire la tuberculose inflammatoire, à lésions superficielles, non caséeuses. Malgré tout l'intérêt de ces recherches, je crois qu'elles tendent à établir une confusion. Il est incontestable que le pied plat valgus est souvent la conséquence précoce d'une arthrite de l'avant-pied, et en particulier d'une tuberculose, et que cela explique la plupart des cas diagnostiqués à tort tarsalgie chez l'adulte ou chez le jeune enfant ; certaines observations doivent s'interpréter ainsi dans les travaux que je viens de citer. Mais, à mon sens, cela n'empêche nullement la réalité de la vraie tarsalgie par pied plat de l'adolescence, devenant douloureux sans que la tuberculose entre en jeu. Je ne crois même pas à l'origine par une arthrite banale. Il est certain que dans les pieds plats invétérés il se produit des phénomènes d'arthrite ; la cessation remarquable des douleurs non seulement par le repos, mais encore par le port de la semelle spéciale, dans les cas récents, m'empêche de considérer l'arthrite comme la cause initiale des douleurs qui viennent à un moment donné compliquer des pieds plats souvent de loin préalables. Sur plusieurs malades dont il a prélevé par biopsie des fragments de scaphoïde, Frölich, de Nancy (*Rev. d'orth.*, 1er janvier 1907, p. 11), a trouvé dans l'os du staphylocoque blanc ; mais la preuve qu'il s'agisse d'une ostéomyélite atténuée ne me paraît pas ressortir avec évidence de ces faits, pas plus qu'elle ne me paraît sûrement établie pour expliquer de même la pathogénie

hypothèse, pourquoi le rôle de la croissance? Pourquoi l'absence de tout gonflement local? Pourquoi surtout cette douleur cessant comme par enchantement sitôt que le sujet s'assied? Gosselin invoque, sans doute, la douleur précoce à la pression sur l'interligne; mais nous avons vu qu'en réalité cette douleur a des sièges assez variables. Il y a bien l'autopsie de la jeune fille morte du choléra; mais où est la preuve que l'arthrite ait été primitive? La même objection est *a fortiori* valable pour les autopsies tardives, parmi lesquelles, en l'absence de commémoratifs, le diagnostic exact est, en outre, plus d'une fois douteux.

Arrivons donc aux théories qu'à mon sens il faut combiner entre elles.

En Allemagne, on invoque surtout le développement du squelette. Il y a longtemps déjà que Hueter, frappé du lien étiologique avec la croissance, a mis en avant un développement vicieux, avec les déformations osseuses qui en résultent. Mais de ces déformations, quelle est l'origine? Ce qu'il appelle la « surcharge » du pied par le poids du corps, que le poids soit exagéré et les os normaux, ou que le poids soit normal et les os trop peu solides. La mollesse primitive des os nous est expliquée par le rachitisme, précoce ou « tardif ». Mais, le squelette étant ferme, pourquoi le poids du corps agira-t-il en excès? Parce que les muscles, défaillants, le répartissent mal.

J'en dirai autant pour la théorie où cette « surcharge » provoquerait d'abord un déplacement de l'astragale, comme le veut W. Meyer, de l'articulation calcanéo-cuboïdienne, comme le prétend Lorenz. Il y a là des faits fort intéressants pour l'étude des voûtes interne et externe du pied, de leur statique, de leurs déformations initiales; mais cela ne veut nullement dire que la déformation osseuse soit le fait primordial, causal (1).

D'après Ogston, les déplacements articulaires seraient permis par une laxité anormale, pathologique, du ligament calcanéo-scaphoïdien. Cette théorie ligamenteuse pure, qui a conduit son auteur à une thérapeutique irrationnelle, ne cadre avec rien

des diverses ostéopathies de croissance, réunies sous le nom de rachitisme tardif (Frölich, *Zeit. f. orth. Chir.*, 1903, t. XII, p. 80; *Cong. franç. de chir.*, 1904, p. 753; Gruyer, Th. de doct. Nancy, 1905-1906, n° 20, sur le point spécial de la tarsalgie) ou celle des exostoses multiples de croissance (Frölich, *Rev. méd. de l'Est.*, Nancy, 15 mai 1906, p. 86). En fait, Kirmisson et Bize (*Rev. d'orth.*, 1903, n° 1, p. 62) ont trouvé dans des pièces obtenues par opération d'Ogston des lésions d'arthrite chronique avec ostéite raréfiante qu'ils considèrent à bon droit comme secondaires (assez précoces il est vrai) et dépourvues de toute spécificité.

(1) D'après Lorenz, le pied appuie par deux voûtes : une *externe*, formée du calcanéum, du cuboïde, des métatarsiens IV et V, sur laquelle s'appuie par son pilier postérieur la voûte interne, formée de l'astragale, du scaphoïde, des trois cunéiformes et de leurs métatarsiens; dans le pied plat, c'est la voûte externe qui s'affaisse. Pour Beely, von Meyer, Seitz, l'appui se fait en réalité sur la voûte interne, et principalement sur les 2e et 3e métatarsiens; dans la station debout, jambes un peu écartées, le poids porte surtout en dedans, d'autant plus que les pieds sont plus tournés en dehors, et c'est ainsi la voûte interne qui s'affaisse. En somme il est certain, vu la disposition des surfaces calcanéo-astragaliennes, que le poids du corps tend, à l'état normal, à faire glisser l'astragale en bas, en avant et en dedans : et de plus, comme la verticale de gravité a coutume de tomber un peu en dedans de la ligne médiane de l'astragale, on voit que cela doit tendre à faire basculer le calcanéum face externe en haut. L'obstacle à cette bascule est représenté par les muscles jambiers antérieurs et fléchisseurs, dont l'affaiblissement dès lors la favorise. (De Vlaccos, *Rev. de chir.*, Paris, 10 août 1901, p. 176; R. Giani, *Zeit. f. orth. Chir.*, 1905, t. XIV, p. 34, 203, 204). Sur les voûtes du pied et le mécanisme de l'affaissement du pied, voir, comme travaux récents, H. Steudel, *Deut. Zeit. f. Chir.*, 1898, t. XLVII, fasc. 5-6, p. 443; Petersen, *Arch. f. klin. Chir.*, 1903, t. LXIX, fasc. 1, p. 58; W. Engels, *Zeit. f. orth. Chir.*, 1904, t. XII, p. 461; Riedinger, *Arch. di Ort.*, 1897, t. XIV, n° 5, p. 305; E. Aievoli, *Ibid.*, 1902, t. XIX, p. 198; L. Seitz, *Zeit. f. orth. Chir.*, 1901, t. VIII, p. 37.) Sur les variations de la forme de la plante sous l'influence du repos, de la station, de la marche, Ch. Seré et Demantké, *Soc. biol.*, Paris, 23 mai 1891, p. 387. Vincent (d'Alger), dans un cas qu'il a traité, avec succès médiocre d'ailleurs, par l'extirpation de l'astragale chez une femme de 26 ans, malade depuis l'âge de 17 ans, a constaté un développement exagéré du calcanéum dans le sens antéro-postérieur et, au contraire, une atrophie de l'astragale. Il attribue le fait à une suractivité fonctionnelle du cartilage épiphysaire du talon? (*Arch. prov. de chir.*, Paris, février 1901, p. 75.)

de ce que nous savons en pathologie ostéo-articulaire. Si parmi nous on la discute, c'est parce qu'on l'attribue à deux de nos maîtres, à Léon Le Fort et à Tillaux.

Or, ni Le Fort, ni Tillaux n'ont jamais rien dit de semblable. Tous deux incriminent nettement, comme facteur initial, le poids du corps mal réparti, agissant à faux pour ainsi dire sur les ligaments qui se laissent distendre. Il agit, dit Le Fort, lorsque chez un sujet en croissance la voûte plantaire n'est pas soutenue, pendant la station debout, par une semelle suffisamment cambrée et rigide. Il agit, dit Tillaux, lorsque les muscles maintiennent insuffisamment la voûte du pied ; et Tillaux, à quelques nuances près, est partisan de la théorie de Duchenne (de Boulogne).

Parmi les théories musculaires, on peut négliger celles où Bonnet, Jules Guérin font intervenir une contracture musculaire primitive. La seule qu'il faille faire entrer en ligne jusqu'à un certain point est celle de Duchenne (de Boulogne).

D'après Duchenne, le muscle long péronier est frappé d'impotence, état spécial qui le rend insuffisant à remplir sa fonction pour maintenir la voûte du pied ; mais impotence ne veut pas dire paralysie, et, au contraire, le muscle aurait une tendance anormale à se contracturer, car la violence est la force des faibles.

Le long péronier étant impotent, le jambier antérieur — et peut-être le postérieur — ne peut lutter longtemps contre le poids du corps, que seul il supporte dorénavant. Il cède, et la voûte plantaire s'affaisse, puis se dévie en valgus ; de là des distorsions articulaires incessantes en dedans, des compressions osseuses en dehors ; de là, dans la station et la marche, des douleurs continuelles qui provoquent des contractures réflexes dans les muscles de la jambe.

Je crois que cette théorie contient une part de vérité (1) : Duchenne a seulement fait trop d'honneur au long péronier. Son rôle est important, mais non pas exclusif, car c'est la tonicité, constamment en éveil, non seulement du long péronier, mais aussi des jambiers, des muscles courts de la plante, qui affermit les os les uns contre les autres, et les empêche de distendre les ligaments plantaires.

Souvenez-vous de l'enfant que je vous ai évoqué au début de cette description. Il marche, et vous ne voyez rien ; il s'assied rien, encore ; il reste debout, immobile, et le pied plat valgus apparaît. C'est qu'il a encore assez de puissance musculaire pour accomplir en un temps limité un acte déterminé, la marche. Mais il a besoin d'un repos complet, passif, où ses muscles à fibre molle n'aient même plus à intervenir par leur tonicité. S'il reste debout, il s'appuiera donc sur ses ligaments et prendra, mécaniquement, la position en pied plat avec valgus passif (2). De là le rôle causal possible du rachitisme, avec ses os mous, ses jointures lâches, ses muscles faibles. De là, sans rachitisme, les poussées passagères et vite conjurées à la suite d'un léger excès de marche. De là, encore, la maladie constituée, si, les avertissements du début étant négligés, on laisse la même cause mécanique répéter son action, de jour en jour plus mal supportée.

Traitement. — Si je suis entré dans cette discussion théorique si longue et si fastidieuse, c'est qu'elle va nous permettre d'instituer en connaissance de cause une thérapeutique rationnelle.

A la première période, que caractérisent les douleurs accompagnées de contractures passagères, il y a deux indications thérapeutiques : soutenir la voûte plantaire, ménager et fortifier les muscles de la jambe. Vous ordonnerez donc au

(1) C'est également ce que M. Van der Beck (*Zeit. f. orth. Chir.*, 1902, t. X, p. 716) fait remarquer aux auteurs qui discutent sur les voûtes du pied sans même prononcer le nom de Duchenne.

(2) Malgré Lowett (voy. p. 175) et C. Hübscher (*Zeit. f. orth. Chir.*, 1904, t. XII, p. 72), je persiste à croire que le fait initial est l'aplatissement du pied.

sujet de porter des chaussures à semelle rigide et bien cambrée, d'éviter les marches et stations prolongées, de couper la journée par des temps de repos.

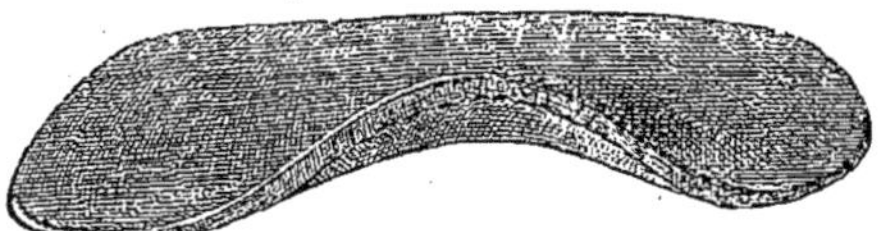

Fig. 344. — Semelle intérieure surélevant le bord interne de la plante du pied et maintenant la concavité de la voûte plantaire.

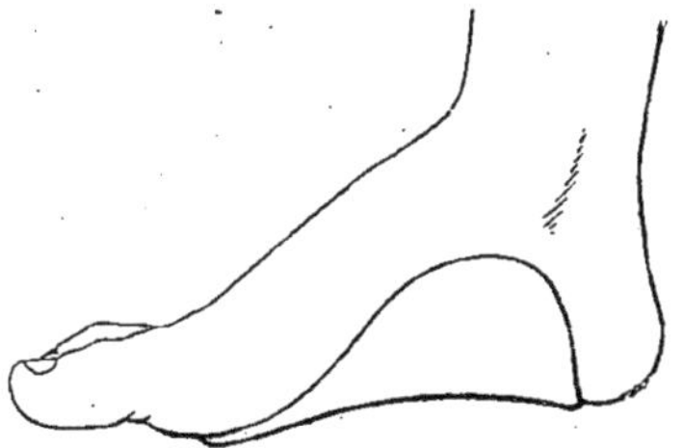

Fig. 345. — Semelle de Whitman ; face interne.

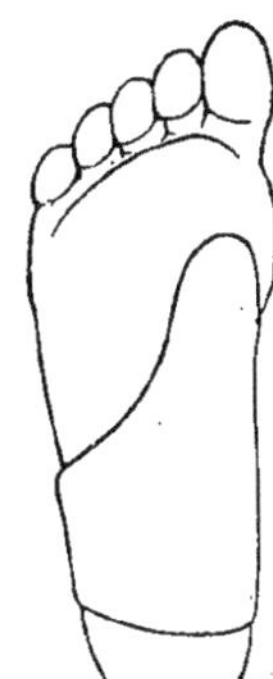

Fig. 346. — Semelle de Whitman ; face plantaire.

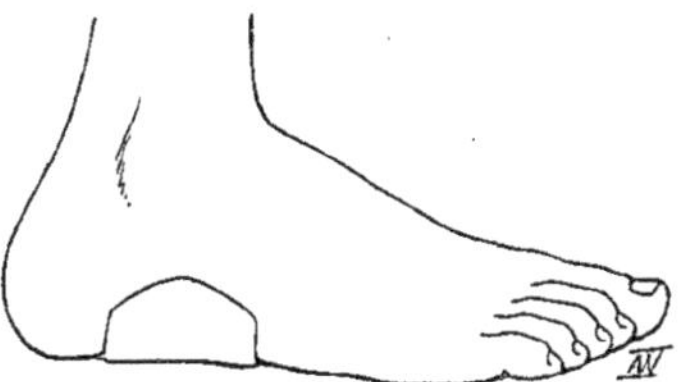

Fig. 347. — Semelle de Whitman ; bord externe.

La forme de la semelle mérite quelques détails. Il faut faire ajouter sous le bord interne de la voûte plantaire une plaque de liège (1) haute d'environ 15 millimètres au niveau de la partie moyenne de ce bord interne et mourant de là en biseau vers la pointe, le talon et le bord externe (fig. 344). Vous devrez, en outre, tenir compte de l'élargissement de la plante du pied et de l'affaissement de la voûte externe : il faut donc des chaussures faisant faire fin pied, en serrant transversalement les métatarsiens. On a inventé des appareils spéciaux pour rétrécir ainsi la plante du pied (fig. 345 à 348), mais d'ordinaire on peut s'en passer : un contrefort mis dans le côté externe de la chaussure suffit.

Ces moyens simples procurent souvent à eux seuls la guérison. Les jeunes blanchisseuses en sont la preuve, affirme de Saint-Germain, car, après quelque temps d'apprentissage, elles acquièrent les moyens de se payer des chaussures sur mesure, tout en travaillant moins debout, et leur tarsalgie disparaît.

A cette thérapeutique purement mécanique on ajoutera une action directe sur les muscles de la jambe, en insistant surtout sur le long péronier. Massez, électrisez, faites faire de la gymnastique au talon antérieur, en insistant sur les mouvements réglés où le sujet s'enlève sur la pointe du pied. La bicyclette est ici excellente.

Ce traitement réussit presque toujours, et à l'aide de chaussures bien faites,

(1) On peut aussi employer l'aluminium, le celluloïd. Je n'entre pas dans ces détails de fabrication, pas plus que je ne songe à décrire toutes les formes, dont plusieurs parfois utiles, inventées par les spécialistes et es constructeurs orthopédistes.

avec des ménagements dans la marche, en changeant au besoin de profession, le sujet se met bien en défense contre les récidives.

Même traitement à la seconde période, mais après avoir fait cesser la contracture par un séjour au lit plus ou moins prolongé. On ne permettra la marche, avec chaussures spéciales, qu'après avoir tâté, par des essais successifs et prudents, la susceptibilité du pied.

A la troisième période, l'anesthésie va être nécessaire pour obtenir la souplesse et le redressement du pied. Dans les cas légers, on peut essayer de la méthode de Lorenz, qui consiste à injecter une solution de cocaïne dans l'articulation médio-tarsienne, avec une seringue de Pravaz ; au bout de dix minutes la contracture a cessé. Je préfère l'anesthésie générale au chloroforme, à l'éther ou au bromure d'éthyle. Il sera bien rare que le redressement exige des ténotomies (1), et, en tout cas, il faut formellement repousser la ténotomie précoce.

Le pied étant redressé, si vous l'abandonnez à lui-même, le repos absolu ne suffira pas à empêcher la contracture de renaître. De toute nécessité, vous devrez, pendant un temps variable avec le degré du mal, mais qui ne dépassera pas trois à quatre semaines, immobiliser le pied en bonne attitude, dans un appareil plâtré.

Cette immobilisation doit être réservée aux cas avancés et non pas, quoi qu'ait dit Gosselin, appliquée dès le début ; et même à la troisième période elle ne sera pas prolongée, car elle est préjudiciable à la musculature. Au bout de huit à dix jours, on retirera la gouttière une fois par jour pour électriser et masser les muscles de la jambe, pour imprimer au pied une bonne attitude, puis peu à peu on rendra au pied sa liberté et quand, sans appareil, il sera resté souple pendant quelques jours, le malade étant couché, on permettra la marche à doses progressivement et lentement croissantes, et on instituera le traitement de la première période.

A la première et à la deuxième périodes, ce traitement orthopédique amènera toujours la guérison en trois ou quatre mois, souvent plus vite. A la troisième période, le résultat sera un peu moins certain, et surtout moins rapide, mais le succès sera la règle. Pendant longtemps, tant que l'accoutumance du pied ne sera pas établie, on doit faire grande attention aux récidives.

Donc, jusqu'à présent, il n'a pas été question d'intervention sanglante.

Cependant, quelques auteurs sont partisans des opérations osseuses précoces ; en particulier Ogston, imbu de cette idée fausse que tout le mal vient d'une laxité anormale de l'articulation astragalo-scaphoïdienne, a préconisé l'enchevillement précoce de cette jointure. Par ce procédé, sur 17 cas, il compte un résultat nul,

(1) Quelques auteurs, cependant (Krauss, Shaffer, Hoffa), insistent, dans les cas invétérés, sur la rétraction fréquente du tendon d'Achille, qu'il faudrait alors couper pour faciliter le redressement. Chez le sujet jeune, il est exceptionnel qu'il faille manipuler le pied avec énergie pour le redresser. Chez les sujets plus âgés, où les os sont déformés, il peut s'agir d'un véritable *redressement forcé*, modelant, à faire même au tarsoclaste. C'est alors qu'entre en parallèle avec cette méthode celle des opérations sanglantes. Cette tarsoclasie, dont je n'ai pas l'expérience, est très en honneur en Allemagne. MARTIN (de Lausanne) préconise le redressement progressif, en 8 à 15 jours, avec le sabot de Venel (*Rev. d'orth.*, 1895, n° 3, p. 160). Sur le redressement forcé, voy. R. WHITMAN, *Ann. of Surg.*, 1893, t. XVII, p. 28.

deux résultats incomplets, et les autres malades ont guéri après avoir été comdamnés pendant trois mois au repos complet. Mais je viens de dire que par le traitement orthopédique simple, c'est exactement ce que l'on obtient : je ne vois dès lors pas pourquoi on prendrait le bistouri (1).

Les méthodes opératoires doivent donc être appliquées exclusivement aux cas invétérés, rebelles, récidivants. L'accord sur ce point est suffisant pour qu'il soit inutile de citer les partisans de cette opinion.

Dans le pied plat invétéré, rebelle au traitement simple, on peut avoir recours soit à la *tarsoclasie*, combinée ou non à des *opérations sur les tendons*, soit à des *opérations sur le squelette*.

Les opérations sur les tendons ont pour type celle qu'a décrite NICOLADONI. Cet auteur part de l'idée que le pied plat résulte avant tout d'une action musculaire discordante où le triceps sural prédomine sur le jambier postérieur, d'où l'idée d'affaiblir le premier en taillant sur le tendon d'Achille une lanière avec laquelle on va renforcer, par anastomose, le tendon jambier (*Deut. Zeit. f. Chir.*, 1902, t. LXIII, fasc. 1, 2, p. 168 ; 1902, t. LXVII, p. 248). D'autres ont eu seulement recours à l'allongement du tendon d'Achille (H. GOCHT, *Zeit. f. orthop. Chir.*, 1905, t. XIV, p. 693) ou au raccourcissement du jambier (FRANKÉ, *Therap. Monatsh.*, avril 1901, p. 165, d'après *Zeit. f. orthop. Chir.*, t. IX, p. 221); d'autres, au contraire, à des opérations plus complexes, avec ténotomies concomitantes des péroniers, de l'extenseur commun

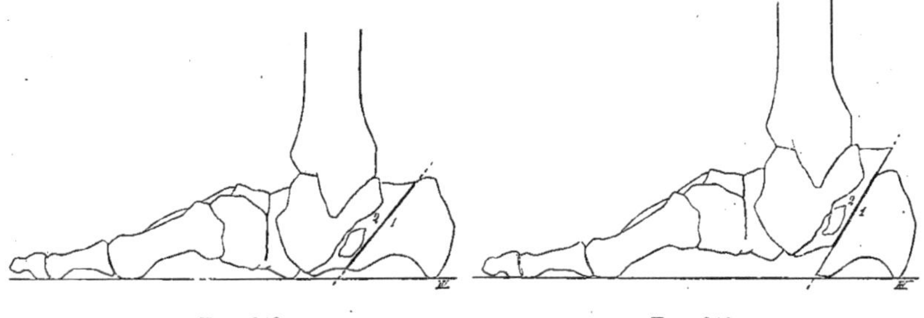

FIG. 348. FIG. 349.

Fig. 348. Le trait de section calcanéenne de l'opération de Gleich. — Fig. 349. La voûte se creuse quand le fragment postérieur 1 glisse en bas et en avant du fragment antérieur 2.

des orteils. D'autres ont eu recours à de véritables transplantations tendineuses et je signalerai, par exemple, le procédé de Müller (*Zentr. f. Chir.*, 1903, n° 2, p. 40), qui consiste à sectionner le tendon d'Achille, puis à enfiler de bas en haut, dans un tunnel vertical du scaphoïde, le tendon désinséré du jambier antérieur ; un mois d'appareil plâtré, puis massage, gymnastique, chaussures spéciales.

ITALO ANTONELLI (*Zeit. f. orthop. Chir.*, 1904, t. XIII, p. 666) sectionne le tendon extenseur du gros orteil, dont il anastomose le bout périphérique au tendon du deuxième orteil, et cela fait, il libère de sa gaine le bout central et par une incision externe va le chercher avec une pince de façon à l'insérer au cuboïde près de la gouttière péronière, en sorte qu'il sert alors à soulever la voûte plantaire. Puis le tendon jambier postérieur est renforcé : 1° avec la moitié interne du tendon d'Achille ; 2° avec le court péronier, dont l'action nuisible se trouve ainsi supprimée. La moitié externe du tendon d'Achille est fatiguée pendant dix jours avec des poids appliqués à

(1) Un auteur récent, toutefois, F. SCHULTZE (*Zeit. f. orth. Chir.*, 1904, t. XIII, p. 502), réserve le traitement orthopédique pur aux cas légers et recourt de bonne heure aux opérations tendineuses.

un clou (dit de Codivilla) fiché dans le calcanéum d'arrière en avant. Après dix jours, appareil amovible et massage.

Les opérations osseuses (1) que l'on a pratiquées sont surtout : 1° l'enchevillement scapho-astragalien ou scapho-cunéen (Ogston); 2° diverses tarsectomies cunéiformes internes, par ablation du scaphoïde seul ou avec une partie de la tête de l'astragale (Stokes, Bennett, Cavatorti, E. Schwartz, Cauchoix) ; 3° l'extirpation de l'astragale (Vogt, Vallas, Vincent, Morestin) ; 4° l'ostéotomie sus-malléolaire, exactement comme pour les fractures du péroné vicieusement consolidées en valgus (Trendelenburg) ; 5° la transplantation en avant et en bas de la partie postérieure du calcanéum après section oblique analogue à celle de l'amputation de Pirogoff (opération de Gleich, fig. 348).

Quel choix faire entre ces diverses opérations? La question est assez délicate, car le nombre des cas où il est utile d'opérer est faible, en sorte qu'un chirurgien d'enfants peut difficilement avoir une expérience comparative de quelque importance. Chez les enfants proprement dits, en effet, je n'ai jamais rencontré de tarsalgie nécessitant une opération.

Nous tombons donc dans de la chirurgie d'adultes, ou tout au moins d'adolescents un peu âgés, et encore rappellerai-je qu'une fois la difformité bien fixée, les souffrances ont coutume de devenir nulles, ou à peu près.

Autant qu'il soit permis de porter en chirurgie un jugement *a priori*, je crois qu'on peut repousser l'ablation de l'astragale que je n'ai jamais pratiquée dans ces conditions, et que le choix doit s'exercer seulement entre deux méthodes :

1° La méthode indirecte, par ostéotomie sus-malléolaire;

2° La méthode directe, cherchant, avec ou sans tarsectomie externe, à ankyloser l'articulation astragalo-scaphoïdienne et ayant pour type l'opération d'Ogston.

Il est certain que pour le pied plat valgus traumatique, l'ostéotomie est une excellente méthode, et que pour le non traumatique Trendelenburg (2) a publié trois faits fort encourageants. Trendelenburg a même démontré, par les empreintes, qu'après quelque temps de marche la voûte plantaire s'est progressivement creusée.

Mais on semble actuellement d'accord pour préférer la méthode directe, à laquelle je n'ai eu recours que dans des cas exceptionnellement rebelles. Par cette méthode, on peut proportionner exactement l'intervention aux désordres anatomiques observés : si le valgus est réductible, s'en tenir à l'arthrodèse, sans trop croire l'enchevillement indispensable ; si le valgus est irréductible, pratiquer la

(1) Sur ces traitements opératoires, voyez la bibliographie dans Kirmisson, *Rev. d'orth.*, 1890, p. 49 ; R. Majnoni, *Arch. di ort.*, 1897, t. XIV, p. 312 ; *Rev. d'orth.*, 1900, n° 4, p. 241 ; discussion au IVe congr. de chir. orth., Berlin, 1905 (*Zeit. f. orth. Chir.*). Pour l'astragalectomie, voy. Vallas, *Soc. chir. de Lyon*, 10 nov. 1899, n° 5, p. 7 ; Morestin, *Cong. franç. de chir.*, 1899, p. 718, et *Bull. Soc. an.*, Paris, 1901, p. 205 ; Gleich, *Soc. all. de chir.*, f. XXII, 2e p., p. 183 ; Obalinski, *Wien. med. Presse*, 1895, n° 41, p. 1529 ; Cavatorti, *Arch. intern. de chir.*, Gand, 1904, t. II, p. 43 ; E. Schwartz, *Rev. d'orth.*, 1893, n° 4, p. 241 ; Arnaud, Th. doct., Montpellier, 1902-3, n° 62 ; Cauchoix, *Rev. de chir.*, 1908, t. II, p. 700 ; O. von Frisch, *Arch. f. kl. Chir.*, 1908, t. LXXXVII, p. 324.

(2) Trendelenburg, *Arch. f. klin. Chir.*, 1889, t. XXXIX, fasc. 4, p. 751. — W. Meyer, *New York med. Journ.*, 24 mai 1890, t. I, p. 566. — Kummer, *Rev. d'orth.*, 1890, t. I, p. 205. — A. Zeller, *Med. Corresp. ärtzl. Landesverein*, 22 décembre 1891, p. 297.

tarsectomie externe, en commençant par enlever le scaphoïde, puis en mordant sur la tête de l'astragale, jusqu'à ce que la réduction soit complète.

Mais — et c'est surtout sur ce mot que je désire terminer — l'opération sera requise seulement pour les tarsalgies mal soignées, et même parmi ces dernières, la plupart arriveront, spontanément, à être bien tolérées.

§ 3. — Genu valgum.

Étude clinique. — Le *genu valgum* (1) est une déformation caractérisée par la projection de la jambe en dehors, d'où saillie plus ou moins prononcée du genou en dedans. Il se présente, chez l'adolescent, avec un aspect caractéristique.

Le sujet, la plupart du temps masculin, âgé de 15 à 20 ans, est d'ordinaire assez grand, tout en jambes, monté sur des membres inférieurs à peu près cylindriques, où sont mal marqués les renflements des masses musculaires du mollet et de la cuisse (2).

Si vous le faites tenir, tout nu, debout en face de vous, souvent au premier coup d'œil vous ne vous apercevrez pas de grand'chose ; mais en y regardant de près, vous verrez que les talons se touchent grâce à un artifice, parce que, pour ramener les jambes au parallélisme, le sujet a mis l'un des condyles fémoraux au-devant de l'autre, et de ce côté le pied est en rotation externe. Jointe à un peu de flexion, cette attitude atténue toujours la difformité et peut en masquer complètement un degré léger.

Il faut donc que le malade soit droit, les membres en extension, les condyles internes des fémurs en contact polaire sur une ligne transversale : et les pieds s'écartent alors, les deux talons ne peuvent être joints. Il est de règle que dans cette position les deux pieds soient à la fois assez plats et un peu en valgus, appuyant sur le sol par leur bord interne (3).

La difformité est rarement symétrique, mais, avec prédominance souvent marquée d'un côté, elle m'a paru plus souvent bilatérale qu'on n'a coutume de le dire. Quand elle est unilatérale, il en résulte un raccourcissement du membre, d'où, dans les cas très accentués, une inclinaison du bassin avec scoliose de compensation, toutes réserves faites sur les associations dues à la perturbation ostéogénique générale dont j'ai déjà parlé (4).

Dites maintenant au sujet de marcher : avec un genu valgum bilatéral, il se

(1) TERRILLON et MARCHAND (revue critique), *Rev. mens. de méd. et chir.*, Paris, 1877, p. 693. — PHOCAS (revue critique), *Gaz. des hôp.*, Paris, 1890, n° 62, p. 565.

(2) Dans sa monographie (Vienne, 1899), E. ALBERT fait remarquer avec justesse que les sujets de grande taille sont prédisposés au valgus, et les petits, au varus.

(3) Pas plus chez l'adolescent que chez les jeunes rachitiques je n'ai vu, *sur le sujet debout*, de varus compensateur. (Sur ce point spécial, cf. L. LUKSCH, *Zeit. f. orth. Chir.*, 1901, t. VIII, p. 79). D'après cet auteur, il y a un peu d'adduction du métatarse et peu de supination du pied. Ce que je crois exact, c'est que *sur le sujet couché* il y a convergence des deux pointes des pieds l'une vers l'autre, par rotation de la jambe en dedans, et en effet alors un peu d'adduction de l'avant-pied.

(4) Sur les attitudes du corps dans le genu valgum considérable, voyez dans *Arch. di ortop.*, 1889, t. VI, p. 136, l'analyse détaillée d'un travail de PADULA (*Riv. di Sc. med.*, juillet 1888).

balance disgracieusement à chaque pas, comme un marin, les membres en rotation externe, pour éviter que ses genoux ne se choquent en se croisant; en même temps, il marche en flexion du genou, d'autant plus que la déviation est plus grande, presque, dans les cas extrêmes, comme dans un fauteuil.

En quelques secondes, l'existence de la lésion est ainsi reconnue : mais l'examen du sujet couché sur le dos est indispensable. Les membres doivent reposer exactement à plat sur la table — et non sur un matelas — les condyles se touchant, sans quoi la déviation est masquée en tout ou en partie. Les talons s'écartent alors, et de plus, dans les cas anciens, vous constatez un certain degré de rotation de la pointe du pied en dedans, avec tendance à l'adduction compensatrice de l'avant-pied : ce qui n'est nullement contradictoire du pied plat, légèrement valgus, observé pendant la station debout et surtout pendant la marche.

Par mensuration de l'espace compris entre les deux malléoles internes, vous appréciez, en gros, l'importance de la difformité, et surtout vous avez un point de repère pour déterminer, par des examens successifs, si elle augmente, diminue, ou reste stationnaire ; et pour cela Bradford et Lovett conseillent, le sujet étant assis, les membres inférieurs à plat sur une feuille de papier, de marquer au crayon sur cette feuille le triangle d'écartement, en suivant le bord interne des jambes.

Cela ne nous renseigne pas suffisamment sur la part prise à la lésion par chacun des deux membres, lorsqu'il n'y a pas unilatéralité, ou tout au moins prédominance considérable d'un côté. D'une manière générale, il est vrai, cela se voit assez pour qu'on sache de quel côté opérer, et, en tout cas, un procédé assez grossier pour être réellement pratique consiste à abaisser la hauteur — sous forme d'un ruban quelconque — du sommet condylien du triangle sur la base intermalléolaire. Ou bien, comme Delore, on applique une longue règle plate à la face externe du membre, du grand trochanter à la malléole, et l'on mesure la flèche entre elle et l'interligne du genou ; normalement de 2 centimètres, cette distance peut aller à 15 centimètres (voy. fig. 223 et 224). Je ne conseille pas de recourir aux mesures d'angles, toujours plus ou moins complexes, et sans utilité chirurgicale réelle.

Sur le membre en extension, la rotule peut être restée dans l'axe vertical, mais elle est d'habitude déjetée en dehors, jusqu'à être même franchement luxée dans les cas extrêmes. Peu à peu, toutefois, elle revient en position normale, sur la trochlée fémorale, à mesure que vous fléchissez le genou, et, en même temps, vous notez qu'une fois la flexion achevée, la difformité a disparu (1), que le talon

(1) On a donné de ce fait bien des explications, qu'on trouvera résumées dans un article de Gérard, *Rev. d'orth.*, 1897, t. VIII, p. 115. Hueter prétend que c'est parce que, la partie antérieure du condyle étant seule déformée par la surcharge, la flexion met en rapport le tibia avec une partie postérieure normale. Mikulicz objecte que la déformation étant diaphysaire et non épiphysaire, les condyles sont partout de forme normale, et il attribue la correction à la fois à une rotation dans la hanche et à la laxité ligamenteuse permettant au genou des mouvements de latéralité et de rotation ; cette théorie est adoptée par Hoffa, par Gérard. Je crois plutôt, avec Tillaux, que cela a lieu parce que l'axe de flexion du genou répond à la bissectrice de l'angle du genu valgum, et Kirmisson (*Rev. d'orth.*, 1903, p. 133) a en effet publié un cas, chez un garçon de 14 ans et demi, atteint de genu valgum tibial consécutif à une ostéomyélite autrefois évidée, où le talon ne venait pas au contact de l'ischion, mais en dehors de lui.

touche l'ischion, le mollet longeant bien la face postérieure de la cuisse; souvenez-vous que, pour marcher mieux, le malade plie les jarrets.

Remettez le membre en extension et explorez la solidité articulaire : elle est diminuée, car dans le genou vous trouvez souvent un certain degré d'hyperextension, et presque toujours des mouvements de latéralité, auxquels il n'a pas droit dans l'extension. Constatation inportante pour le pronostic fonctionnel post-opératoire, car le redressement du membre n'est pas un remède à cette laxité articulaire qu'il faut, par conséquent, reconnaître à l'avance.

Malgré ce relâchement, et même quand il est considérable, la correction du valgus est impossible en extension ; et comme, d'autre part, on ne sent à la partie externe du creux poplité aucune corde musculaire tendue — la rétraction du biceps et du fascia lata n'appartient qu'aux cas extrêmes et invétérés — on arrive par la clinique à cette conclusion qu'il existe à la réduction un obstacle osseux.

La lésion est indolente ; pas toujours, cependant, de façon absolue. Les douleurs spontanées, au repos, sont tout à fait exceptionnelles, mais il n'est pas rare que le sujet souffre un peu dans l'extrémité inférieure du fémur, à l'occasion des marches un peu fatigantes, des stations debout un peu prolongées, et, dans ces moments, la pression localisée trouve quelque sensibilité sur la ligne conjugale inférieure du fémur, en dedans principalement. La douleur tibiale est bien moins fréquente.

Spontanées ou provoquées, les souffrances peuvent persister, légères d'ailleurs, pendant toute l'évolution du mal ; mais, d'ordinaire, elles ne sont ressenties que durant les premiers mois.

Il s'agit, en effet, d'une maladie chronique où la fin de la période de croissance marque seule la fin de la tendance de la lésion à s'aggraver, vite ou lentement, si on l'abandonne à elle-même. A un moment donné, l'état local devient stationnaire (1) de lui-même : le processus causal est enrayé (2), mais la déviation de la jambe persiste, fort désagréable, parce qu'elle est disgracieuse et qu'elle rend fatigantes la marche et même la station debout. D'où, dans les cas accentués, des incapacités fonctionnelles possibles.

(1) La guérison spontanée est même possible d'après B. Honsell (*Beitr. z. klin. Chir.*, 1900, t. XXIX, fasc. 3, p. 684), sous l'influence du repos (6 cas sur 12).

(2) Cet arrêt du processus n'est pas constant. Par exemple, une observation de Launois et Lejars (*Rev. d'orth.*, 1er mars 1902, n° 2, p. 85) concerne un genu valgum très accentué qui débuta de 14 à 15 ans, lors d'une rapide croissance, mais où les quelques particularités cliniques furent : 1° peu après, une poussée vive de douleurs dans les membres inférieurs et les épaules, avec état général médiocre de 15 à 20 ans ; 2° après 11 ans d'état local stationnaire, à 32 ans, nouvelle poussée aiguë avec douleurs intenses et aggravation du genu valgum, amaigrissement, pâleur. A 36 ans, le malade entra à l'hôpital, et Lejars pratiqua l'ostéotomie cunéiforme interne des deux fémurs. L'os était friable, graisseux, néanmoins la consolidation eut lieu, un peu lente, en 4 mois. La santé se rétablit et le résultat fonctionnel fut excellent. On peut citer quelques autres cas où le genu valgum a continué à s'aggraver de façon continue ou par intermittences, une fois l'ossification terminée. D'après Saurel (Th. de doct., Paris, 1872, n° 307), ces aggravations tardives sont dues à l'arthrite sèche qui s'installe volontiers dans ces jointures déformées et qui peut d'ailleurs, à elle seule, être une cause de genu valgum sénile. Macewen a remarqué que ces apparitions tardives, après une période plus ou moins longue d'état stationnaire, sont parfois consécutives à une maladie fébrile. Ombredanne (*Rev. d'orth.*, 1er mars 1903, n° 2, p 97) a observé une femme de 50 ans chez laquelle l'apparition fut progressive, avec cependant des poussées douloureuses, dont une fort intense à 43 ans ; le genu valgum était unilatéral et gauche. On est d'ailleurs en droit de se demander si ces faits doivent tous être rapportés à la même *maladie* (voy. p. 150).

Le type classique que je viens de décrire est assez net pour que ce *genu valgum de l'adolescence*, celui qu'on appelle vicieusement essentiel, ne puisse pas être confondu avec ceux qu'on appelle *symptomatiques* (1). L'énumération de ceux-ci va suffire au *diagnostic différentiel*. Le genu valgum rachitique (voy. pp. 128 et 147) a débuté dans la première enfance et d'autres os portent des stigmates du mal. La paralysie infantile avec son atrophie musculaire et l'association habituelle de genu recurvatum, la tuberculose du genou, l'ostéomyélite prolongée du fémur : tout cela a des caractères propres, au milieu desquels il est vite évident que le genu valgum est un phénomène de second plan. De même pour le genu valgum capable d'accompagner la luxation congénitale de la rotule, si l'on a soin, en précisant les dates, d'éviter la confusion avec les cas extrêmes, où une luxation analogue est la conséquence d'un genu valgum accentué. Le genu valgum de l'arthrite sèche appartient à l'adulte, et plutôt au vieillard.

Une autre cause, heureusement rare, de genu valgum infantile est l'ostéomalacie (voy. p. 152) où le genou en dedans semble être souvent le premier signe appréciable. La plupart du temps, le diagnostic immédiat est impossible, et la surprise est désagréable pour le chirurgien qui voit récidiver la déviation après ostéotomie, puis évoluer la maladie caractéristique. On tiendra pour suspect le genu valgum de la seconde enfance, surtout si l'inclinaison de la jambe augmente vite, si l'analyse des urines indique une déperdition de phosphates, si, à la radiographie, les os apparaissent anormalement transparents. Dans ces conditions, un clinicien avisé réservera toujours son pronostic, heureux si, par la suite, ses craintes ne se réalisent pas.

Anatomie pathologique. — On a eu l'occasion de pratiquer accidentellement quelques autopsies, et en particulier Mikulicz a pu documenter avec 13 cas, en 1879, un fort important mémoire.

On a ainsi noté qu'au genou le ligament latéral interne est allongé, et en même temps épaissi, quoi qu'on en ait dit; que l'externe est raccourci, que les croisés sont ordinairement sains (2). Mais les vraies modifications apparaissent sur les os, et d'abord sur le fémur.

Le fait principal est que, le corps du fémur étant mis en position normale, l'interligne du genou, au lieu d'être horizontal, est oblique en bas et en dedans ; le condyle interne du fémur descend plus bas que l'externe. Pendant longtemps, on a affirmé que cela tenait à une différence de volume des condyles : l'externe serait aplati et élargi, comme s'il était soumis à une compression exagérée : l'interne, au contraire, serait moins large, moins épais, mais plus haut. Mikulicz semble avoir été trop loin en contestant, de façon à peu près absolue, ces modifications de l'épiphyse fémorale (3), mais il a montré de manière irréfutable qu'elles sont sinon nulles, au moins accessoires, qu'on s'en est laissé imposer par une apparence due à une altération diaphysaire. Il existe — comme on le savait avant lui — une incurvation concave

(1) Ch. Périer (*Bull. de la Soc. de chir.*, Paris, 1889, p. 422) a observé un cas traumatique consécutif à une fracture intra-articulaire chez un garçon de 18 ans, et qu'il a redressé par l'opération d'Ogston 12 ans plus tard.

(2) Lannelongue a noté la destruction de l'antérieur.

(3) Elles sont nettement affirmées par Macewen, Chiari, Gueniot, Lannelongue, E. Albert. Ces auteurs accordent d'ailleurs que l'origine est diaphysaire. Dans une autopsie de Bouygues (*Soc. an.*, Paris, 1884, p. 542), le fait est expressément noté que la ligne conjugale était restée horizontale.

en dehors à l'extrémité inférieure du fémur, et de là une ascension du condyle externe, une descente de l'interne ; mais si l'on examine ces condyles, entre leur plan d'appui sur le tibia et leur limite supérieure, on voit qu'ils sont à peu près normaux ; et si, au contraire, on pratique sur l'os une coupe verticale et transversale, on voit

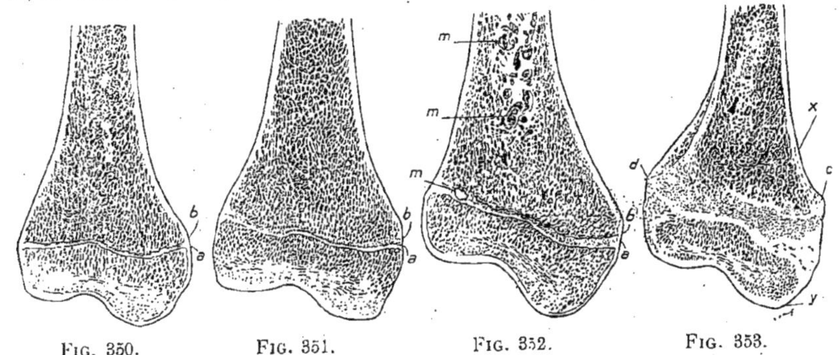

Fig. 350. Fig. 351. Fig. 352. Fig. 353.

Coupe transversale du tiers inférieur du fémur. (Mikulicz.) — Fig. — 350. Os normal. Fig. 351 à 353. genu valgum, avec degrés successifs de gravité. Sur les 3 premières des figures, en *a* est marquée la couche hyaline du cartilage conjugal ; en *b* est la couche de prolifération, dont on notera l'acroissement d'épaisseur, comme celui qu'on voit dans le rachitisme. Sur la fig. 353 l'épaissement de cette zone, surtout marqué en dedans, est très accentué. Sur les figures 351, 352, 353, on voit l'obliquité de la ligne conjugale. Les quelques points de structure anormale de la figure 352, en *m*, proviennent de foyers purulents, le sujet ayant succombé à une ostéomyélite.

que le cartilage conjugal est, comme leur plan d'appui, oblique en bas et en dedans. Le parallélisme est conservé entre cette surface dia-épiphysaire et l'interligne articulaire ; il n'y a pas hauteur anormale de l'épiphyse en dedans, mais obliquité de cette épiphyse au-dessous d'une diaphyse incurvée, dont la limite inférieure est devenue anormalement oblique en bas et en dedans (fig. 351 à 353).

Mêmes phénomènes, en général moins accentués, au niveau de l'épiphyse tibiale supérieure, dont on a eu tort de nier l'habituelle participation au processus. Les cas à déviation tibiale presque exclusive sont même possibles, quoique rares (1).

Dans leur ensemble, les deux os sont plus grêles que normalement, ce qu'on juge bien par comparaison avec le côté opposé dans les cas unilatéraux. En outre, la torsion normale de l'extrémité inférieure de la diaphyse tibiale en avant et en dedans se trouve souvent très accrue, ce qui nous rend compte de l'adduction du pied précédemment signalée lorsque le malade est couché sur le dos. Le fémur est plus rarement tordu ; cependant, dans les cas accentués, la rotation habituelle de la hanche en dehors ne fait jamais défaut, d'après Mikulicz.

Le cartilage diarthrodial est épaissi dans la partie externe de l'articulation, surchargée comme nous allons le voir, aminci dans la moitié interne. De même est épaissi le ménisque externe. Mais ces modifications secondaires n'ont aucun intérêt pathogénique (2).

D'où viennent ces lésions ? De la face diaphysaire, c'est-à-dire fertile, des cartilages conjugaux, où le simple examen à l'œil nu d'une coupe frontale révèle des altérations graves. D'abord, dans son ensemble, cette couche ostéogénique, reconnaissable à son aspect grisâtre, est fortement épaissie : au lieu d'un mince liséré de 1 à 2 millimètres de haut, elle forme une bande de 5, 10 et même 15 millimètres. En outre, elle est

(1) Voy. Thèse de Chandesris, Paris, 1096-1907, n° 376. Radiographie permettant le diagnostic. Sur le *genu varum tibial*, voyez Haussmann, Dissert. inaug., Strasbourg, 1893.

(2) Il arrive à se produire tardivement des lésions d'arthrite sèche, avec synovite chronique et altération velvétique des cartilages.

beaucoup plus épaisse en dedans qu'en dehors. Et dans cette couche, l'ostéogénèse est pathologique : la ligne de jonction entre le cartilage et l'os est diffuse, par places mamelonnée ; et au microscope on trouve dans cette couche de prolifération des lésions cellulaires identiques à celles du rachitisme (fig. 351 à 353).

J'ai discuté plus haut, d'ensemble, si de cette identité d'aspect histologique nous pouvions conclure à l'identité de maladie. En tout cas, il reste établi que la face active du cartilage conjugal est malade : qu'à ce niveau la malléabilité de l'os est probablement exagérée, comme dans le rachitisme vrai, et dès lors la pathogénie du genu valgum devient assez claire.

Nous sommes en droit de faire table rase des théories exclusives — pour la plupart démontrées fausses depuis longtemps — où l'on a voulu invoquer la contracture du biceps fémoral ou la parésie des muscles de la patte d'oie ; la rétraction du ligament latéral externe ou le relâchement de l'interne ; nous devons arriver à une pathogénie complexe, analogue à celle que j'ai exposée pour le pied plat.

A l'état normal, tous les sujets ont un léger degré de genu valgum, plus accentué dans le sexe féminin ; l'axe du tibia, au lieu de prolonger directement celui du fémur, s'en écarte en dehors de 15° environ. Aussi, dans la station, le poids n'est-il pas réparti également sur les deux condyles fémoro-tibiaux : certes, la ligne de gravité n'est que peu excentrée, reportée en dehors des épines tibiales supérieures, mais elle l'est, d'où, en somme, une légère tendance à la surcharge relative du condyle externe, à faire ouvrir davantage, par conséquent, l'angle fémoro-tibial, à faire bâiller l'interligne en dedans, à fatiguer le ligament latéral interne.

Tant que muscles, ligaments, os sont sains et vigoureux, cette augmentation de l'angle n'a pas lieu ; la tonicité musculaire, en éveil constant, assure un contact exact des surfaces articulaires, la charge des deux condyles est à peu près égale et les os poussent droit.

Une simple exagération dans la charge, les os étant sains, peut-elle, en fatigant les muscles, augmenter un valgum qu'une ostéogénèse accrue en dedans rendra définitif? Cela n'est pas prouvé. Mais vienne cet état pathologique, mal défini, je le répète, qu'on a appelé rachitisme tardif, les muscles insuffisants laissent forcer le ligament latéral interne, d'ailleurs lui-même trop faible, comme se laissent forcer les ligaments plantaires dans la tarsalgie. Les os de résistance amoindrie supportent mal cette charge mal répartie et s'incurvent ; la zone d'ossification du cartilage conjugal, devenu oblique en bas et en dedans, se charge plus en dehors et s'y accroît moins vite, tandis qu'en dedans, déchargée, elle prolifère plus vite. Et tant que le processus morbide n'est pas enrayé, plus le genu valgum sera accentué, plus sera grande l'inégalité de charge entre les condyles, plus sera grande, par conséquent, la tendance à l'aggravation. On conçoit ce que devient la statique du genou à partir du moment où la ligne de gravité tombe en dehors du condyle externe.

Aussi comprenons-nous comment les adolescents sont prédisposés au genu valgum par les professions qui exigent la station debout prolongée, bien plus pernicieuse à cet égard que la marche. Les statistiques de Mikulicz ont bien mis ce fait en relief, et parmi les apprentis atteints, avec les serruriers, les menuisiers, les ouvriers d'usine, elles nous montrent au premier rang les boulangers, si bien qu'en Allemagne le genu valgum a pour synonyme « Bæckerbein », jambe de boulanger.

Car en Allemagne, d'après Mikulicz, les apprentis boulangers réunissent au maximum les conditions voulues. Travaillant la nuit, dormant mal et dans des sous-sols humides, souvent mal nourris, ils deviennent « rachitiques ». Au pétrin, pour enfourner, ils ont un métier qui développe, par entraînement méthodique, les muscles des membres supérieurs et du tronc ; mais de leurs jambes, ils ne font rien, que de se tenir debout, et pendant qu'ils pétrissent ils prennent la mauvaise habitude, pour augmenter leur base de sustentation, d'écarter les jambes, un peu fléchies, pointe des pieds en dehors, avec appui sur le bord interne, d'aggraver, par conséquent, la surcharge normale des condyles externes

Au cours de cet article, j'ai mentionné le *genu varum*, que l'on observe — quoique rarement — comme difformité de l'adolescence. Plus rare encore, dans ces conditions, est le *genu recurvatum*, caractérisé par l'attitude de la jambe en hyperextension; c'est une des formes du genu recurvatum acquis auquel R. Le Fort a consacré une série de mémoires (*Écho Méd. du Nord*, 1907, p. 97; *Rev. d'Orthop.*, 1907, n°s 2, 3, 4, 6; *Arch. gén. de Chir.*, nov. 1907, t. I, n° 5). Cette hyperextension peut être en relation avec des lésions articulaires, qu'il s'agisse de déformations osseuses ou d'une laxité anormale des ligaments. La seule forme qui, pour le diagnostic et la pathogénie, nous intéresse ici est celle où la déviation est due à une inflexion du cartilage conjugal supérieur du tibia. Nous étudierons en détail une de ses variétés à propos de la tumeur blanche du genou; de même nous signalerons, à propos de la coxalgie, le genu recurvatum qui se produit par adaptation ou par compensation, soit du côté malade, soit du côté sain dans des conditions spéciales d'alitement, de position vicieuse, d'ankylose. Une cause de genu recurvatum commune à beaucoup de lésions initialement différentes est le séjour prolongé au lit, d'où une action constante du quadriceps sur le haut du tibia. Dans d'autres cas, c'est le poids du corps qui, au moment de la marche et de la station debout, os, muscles et ligaments étant d'ailleurs insuffisants en raison soit de la maladie elle-même, soit du repos prolongé, qui est la cause de la croissance vicieuse de l'épiphyse tibiale supérieure. Je me bornerai à signaler ici le genu recurvatum du rachitisme infantile (voy. fig. 222 et p. 149). De même pour celui qui peut s'observer à la suite de la résection du genou pratiquée avant la fin de la croissance du sujet (voy. ostéo-arthrite tuberculeuse du genou). Dans les cas extrêmes, la difformité peut fournir indication à pratiquer l'ostéotomie, mais c'est exceptionnel, car il faut une grande déviation pour que le genu recurvatum gêne notablement la marche (voy. p. 149).

Traitement. — Le traitement du genu valgum consiste avant tout à soustraire les membres inférieurs aux actions mécaniques responsables de la surcharge nuisible : hygiène générale, repos relatif, limitation et même, dans les cas graves, suppression temporaire de la marche et de la station debout, changement de profession au besoin.

La musculature sera soigneusement et méthodiquement développée par le massage, l'électrisation, et surtout les exercices de gymnastique suédoise.

Pour corriger l'appui du pied sur le sol, on fera porter au sujet des chaussures pour pied plat valgus, creusant la voûte et forçant à l'adduction du pied sur la jambe.

Cela suffit au début, et avec ces quelques précautions les difformités légères peuvent se redresser, tout au moins rester stationnaires. Mais à un moment donné il n'en est plus ainsi, et il faut corriger directement et mécaniquement la déviation du genou. Ici deux méthodes sont en présence : le redressement lent, orthopédique, et le redressement brusque, chirurgical, par ostéoclasie ou ostéotomie (1).

On peut incontestablement, même dans des cas accentués, obtenir une bonne correction à l'aide d'appareils orthopédiques métalliques assez variés dans le détail, mais de principe commun : une attelle externe, résistante, est fixée en haut à une ceinture pelvienne, en bas à la semelle de la chaussure, et par un

(1) Pour la bibliographie et la comparaison de tous les procédés avant 1890, voyez en particulier la *Revue critique* déjà citée de Phocas.

bandage circulaire fortement serré on aplatit pour ainsi dire contre elle l'angle fémoro-tibial ouvert en dehors. Dans les cas modérés, l'appareil n'est porté que la nuit; dans les cas graves, il l'est nuit et jour. Cette méthode a contre elle sa longue durée — il faut de six mois à un an pour arriver au résultat — et la nécessité de surveiller, d'ajuster, de modifier à tout instant des appareils dispendieux.

Un autre procédé de redressement graduel, par séances successives, est celui de Julius Wolff (1). Le membre est saisi dans un appareil plâtré et redressé le plus possible pendant la dessiccation, le malade étant endormi. Lorsque les douleurs causées par cette position forcée sont calmées, au bout de trois à quatre jours, l'appareil est coupé d'un trait horizontal au niveau de l'interligne, en dehors, et un coin est enlevé en dedans, ce qui permet un nouveau redressement, fixé par de nouvelles bandes plâtrées. En trois ou quatre séances semblables le redressement est obtenu, et alors on permet la marche en incorporant dans l'appareil, au niveau de l'interligne, des charnières métalliques.

Mais ce procédé, qui exige plusieurs anesthésies successives, ne me semble plus avoir sa raison d'être, malgré ses résultats assez favorables, depuis que nous sommes en possession de moyens qui nous permettent de pratiquer avec toute sécurité l'*ostéoclasie* ou *l'ostéotomie du fémur*.

L'ostéoclasie fut une mauvaise méthode tant que l'on employa l'ostéoclaste primitif de Collin, celui où, la cuisse étant fixée, on fracturait le fémur en bas en agissant sur lui par l'intermédiaire du ligament latéral externe, en portant avec force le pied vers la ligne médiane, le tibia servant par conséquent de levier. De là des entorses graves, des décollements épiphysaires (2), de l'arthrite du genou avec hémo-hydarthrose, de l'affaiblissement des ligaments déjà trop faibles par eux-mêmes (3).

L'ostéoclaste de Robin (de Lyon) où la fracture se fait par pression au-dessus des condyles, ceux-ci et le haut du fémur étant solidement pris dans des bagues, réalisa un grand progrès ; et de fait on peut presque toujours casser ainsi le fémur au lieu voulu, d'un trait net et transversal, sans distorsion articulaire. La sécurité anatomique, toutefois, est moindre que par l'ostéotomie, et comme celle-ci est devenue parfaitement bénigne grâce à l'antisepsie, c'est toujours à elle que j'ai recours.

Bien des procédés d'ostéotomie ont été décrits : celui de Macewen, à trait sus-condylien transversal, les a tous détrônés (voy. p. 145). On dit que dans quelques

(1) Weyl, Dissert. inaug., Berlin, 1890.

(2) Certains auteurs modernes (Lorenz, d'après Reiner, *Zeit. f. orth. Chir.*, 1903, t. XI, p. 241, et 1904, t. XII, p. 291 ; Panzeri, d'après Bossi, *Arch. di ortop.*, 1900, t. XVII, p. 65 ; Codivilla, *Zeit. f. orth. chir.*, 1903, t. XI, p. 129 et *Rev. d'Orth.*, 1906, t. XVII, p. 98) soutiennent cependant que cette *épiphyséolyse* donne d'excellents résultats, n'expose pas au raccourcissement ultérieur du membre par arrêt de l'ossification conjugale, ne s'accompagne pas d'arrachement du ligament latéral externe. L'ostéotomie de Macewen est si simple et si bénigne que je ne vois aucun avantage à la remplacer ainsi.

(3) Milo (*Zeit. f. orth. Chir.*, 1903, t. XII, p. 389) traite le genu valgum bilatéral, sur le sujet endormi, en écartant progressivement les genoux avec un appareil spécial à vis, les deux cuisses en haut, les deux régions malléolaires en bas, étant solidement fixées l'une à l'autre par un bandage de flanelle. Après redressement (d'ordinaire en une séance), appareil plâtré permettant la marche.

cas exceptionnels il faut agir sur le tibia (et le péroné) et non sur le fémur (1): cela est exact pour le genu valgum rachitique des enfants en bas âge, mais je n'ai pas encore rencontré de genu valgum de l'adolescence auquel l'ostéotomie de Macewen n'ait pas suffi. Sitôt après la section fémorale (2), le membre est redressé et immobilisé pour six semaines dans un appareil plâtré. Au bout de ce temps, on remet le sujet en liberté, avec les précautions et les prescriptions énumérées plus haut.

Les procédés d'ostéotomie sont suffisamment expliqués par les figures ci-contre, où sont schématisés les principaux. J'ai dit que, d'une manière générale, l'ostéotomie sus-condylienne de Macewen (voy. p. 145) est la meilleure, et que dans ma pratique particulière je m'en suis toujours bien trouvé. Certains chirurgiens, sans doute, craignent que si la difformité est accentuée, le redressement du fémur en baïonnette ne soit défectueux, et alors recommandent l'ostéotomie cunéiforme fémorale (GROUNAUER, *Rev. méd. suisse rom.*, 20 nov. 1900, p. 58), ou le procédé d'Ogston (OMBREDANNE, *Rev. d'Orthop.*, 1er mars 1903, n° 2, p. 97; HOUDART, Th. de doct., Paris, 1898-1899, n° 545; HUSSMANN (élève de Schede) Diss. inaug., Bonn., 1898). Mais SOURDAT (*Rev. Orthop.*, 1906, p. 457) a publié un cas bilatéral où il y eut avec succès égal condylotomie verticale à droite et ostéotomie de Macewen à gauche; DEROCQUE (*Norm. méd.*, Rouen, 1906, n° 24, p. 423) a redressé par la sus-condylienne un cas où les deux jambes étaient presque à angle droit. Je signalerai la combinaison possible des deux procédés, préconisée par HOOFTMANN (*Zeit. f. orthop. Chir.*, 1903, t. XI, p. 14); celle de la sus-condylienne à la tibiale linéaire (Barwell) ou cunéiforme (N. OSTERMAYER, *Zeit f. orthop. Chir.*, 1894, t. III, p. 119). Si j'ai vu des déviations rachitiques où ces combinaisons sont indiquées, je n'en ai pas vu à l'adolescence. Quelques auteurs sont restés convaincus, malgré Macewen et Mikulicz, que la déviation est surtout tibiale (voy. p. 194) et que dès lors il faut recourir à une ostéotomie tibiale linéaire et mieux cunéiforme, isolée (Billroth) ou associée à une ostéotomie du péroné, laquelle, il est vrai, expose à la paralysie précoce ou tardive (par le cal) du nerf musculo-cutané (un fait dans E. REGNIER, *Arch. f. klin. Chir.*, 1892, t. XLIII, p. 372). Sur l'origine tibiale, voy. les radiographies de MORTON, *Brit. Med. Journ.*, 1902, t. I, p. 1527; t. II, p. 291; il est vrai que dans cet article la différenciation des enfants et des adolescents ne parait pas claire. Sur les résultats éloignés, excellents, de l'ostéotomie, voy. A. SCHEYER, Inaug. Diss., Berlin, 1896; G. GOLHTHWAIT, *Bost. med. a. surg. Journ.*, 1889, t. CXXI, p. 336.

Quel que soit le tracé d'ostéotomie que l'on adopte, l'instrument de choix me paraît être le ciseau à froid, du modèle de Macewen, actionné avec un maillet lourd. On a conseillé de le remplacer par la scie à chaîne (PHOCAS, *Lec. clin. de chir. orthop.*, Paris, 1895, p. 312; BRAULT, *Arch. prov. de chir.*, 1897, p. 147; LANNAUX, Th. de doct., Lyon, 1902-1903, n° 31), ce dont je n'ai pas pu concevoir l'utilité.

Pour les procédés d'ostéotomie et la bibliographie antérieure à 1883, je renvoie à la thèse d'agrégation de CAMPENON (*Du Redressement des membres par l'ostéotomie*); pour l'ostéoclasie, à celle de POUSSON (1886). On trouvera les renseignements ultérieurs aux sources citées dans le courant de cet article. Les résultats des ostéotomies pour genu valgum dans les principales cliniques allemandes sont donnés dans les dissertations inaugurales de HEIM (Kiel, 1904), de SCHEFFCZYK (Breslau, 1904); dans des mémoires de v. BRUNN (*Beitr. z. klin. Chir.*, Tubingen, 1903, t. XL, fasc. 1, p. 213; résultats éloignés), de PAETZOLD (*Ibid.*, 1905, t. XLVII, p. 833).

(1) SPITZY (de Graz) conseille, pour le genu valgum, l'ostéotomie de la ligne dia-épiphysaire; mais quand il a communiqué son procédé au IIIe Congrès allemand de chirurgie orthopédique (Berlin 1904), les autres orateurs (Riedinger, Becher) l'ont combattu à cause des arrêts d'accroissement liés aux lésions du cartilage conjugal.

(2) Certains auteurs recommandent de ne redresser que 8 à 15 jours après la fracture; c'est un retard inutile.

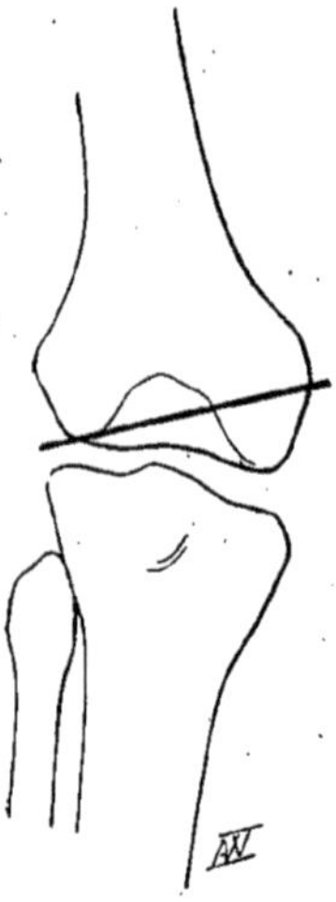

FIG. 354. 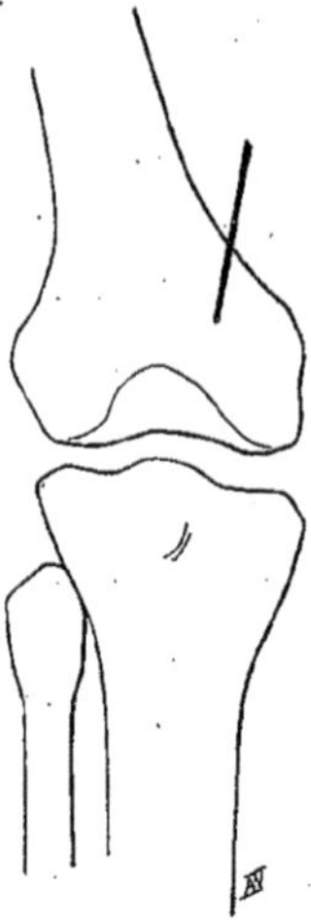 FIG. 355. 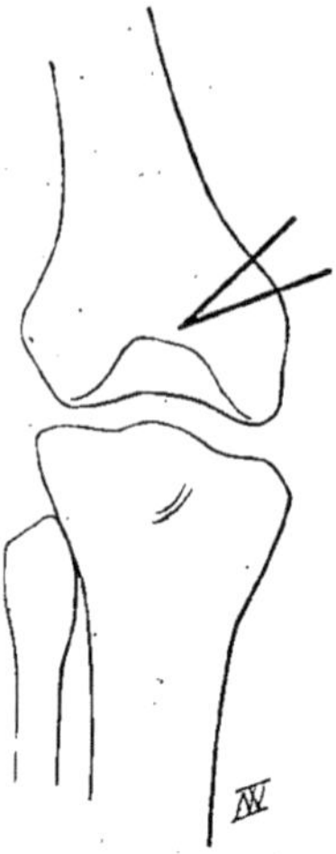 FIG. 356. 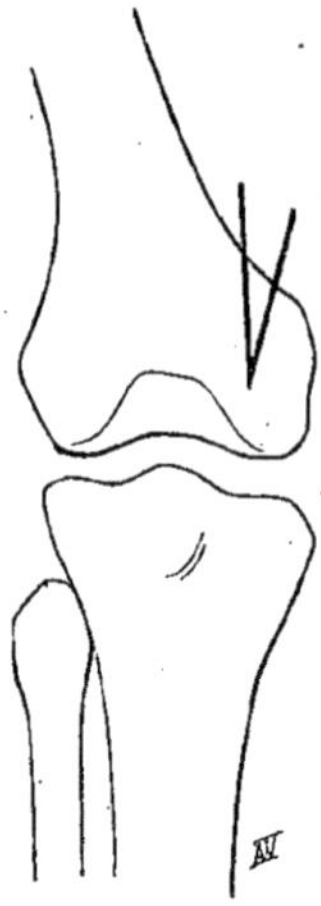 FIG. 357.

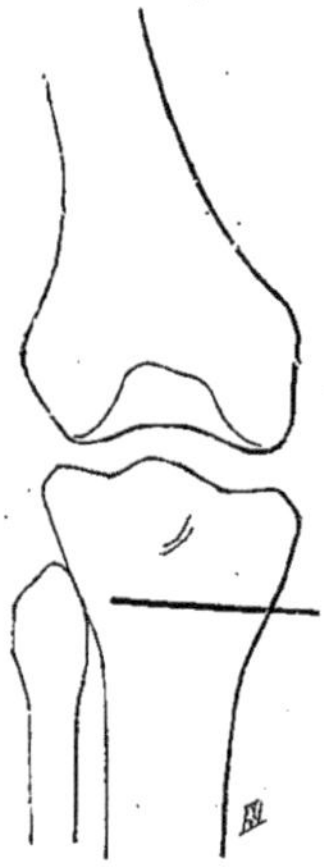

FIG. 358. 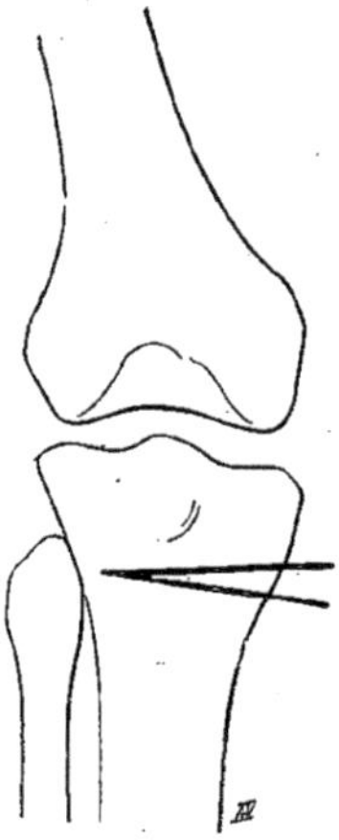 FIG. 359. 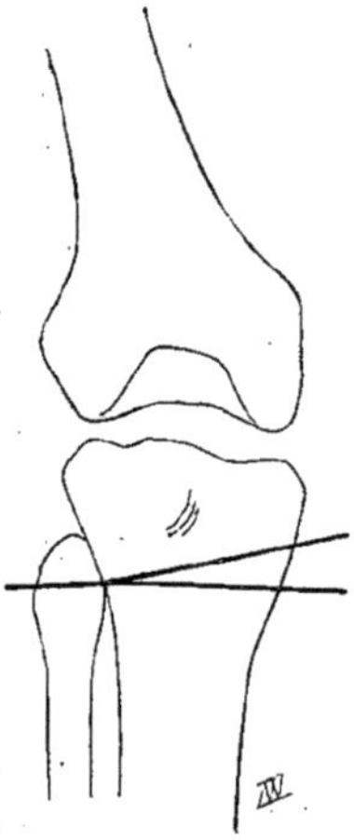 FIG. 360. 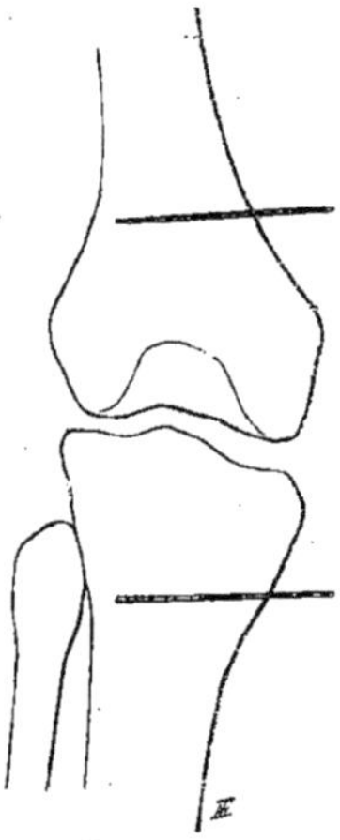 FIG. 361.

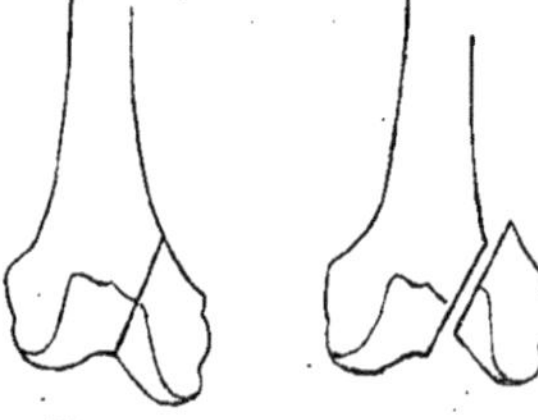

FIG. 362. FIG. 363.

Les procédés peu usuels d'ostéotomie.

Procédés condyliens. — ANNANDALE (fig. 354) a proposé de couper presque horizontalement les deux condyles REEVES (fig. 355) faisait au condyle interne une entaille verticale incomplète, puis rompait la lame inférieure. Les procédés cunéiformes sont ceux de MACEWEN (fig. 356) et de CHIENE, qui ont l'avantage de ne pas ouvrir l'articulation. On emploie quelquefois le procédé d'OGSTON (fig. 362), dont la figure 363 fait comprendre le mode de redressement.

Procédés tibiaux, linéaire (BILLROTH, fig. 358) ou cunéiforme (MAYER, fig. 359) avec association d'ostéotomie de la tête du péroné (SCHEDE, fig. 360). *Association des traits fémoral et tibia* (BARWELL, fig. 361).

§ 4. — Coxa vara.

Le col du fémur fait avec la diaphyse deux angles :

1° *L'angle d'inclinaison* est celui de l'axe du col sur celui de la diaphyse : d'après les auteurs, il varie de 125 à 130°. En moyenne, il est un peu plus grand chez l'enfant que chez l'adulte. On a dit que sa diminution continuait une fois achevée la croissance, mais, d'après les recherches de HUMPHRY (*Journ. of Anat. and*

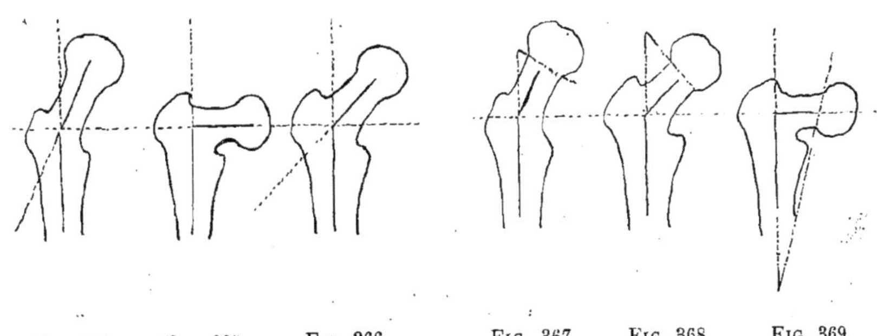

FIG. 364. FIG. 365. FIG. 366. FIG. 367. FIG. 368. FIG. 369.

Axes servant à apprécier l'angle de la diaphyse et du col. Fig. — 366, montrant de manière directe l'inclinaison de l'axe du col sur celui de la diaphyse à l'état normal (135° environ), angle diminué dans la coxa vara (fig. 365), augmenté dans la coxa valga (fig. 364) ; ce que l'on peut mesurer encore (procédé d'Alsberg) par l'angle entre l'axe du fémur et le plan de jonction cervico-céphalique, angle positif à l'état normal (fig. 368) et dans la coxa valga où il est accru (fig. 367) ; diminué au point de devenir à un moment donné négatif (fig. 369), dans la coxa vara.

Phys., 1889, t. XXIII, p. 273), de A. LANE (*Trans. of path. Soc.*, London, 1886, p. 446), il n'en est rien.

2° *L'angle de déclinaison* (JABOULAY, *Lyon méd.*, 2 oct. 1892, t. LXXI, p. 157) est déterminé par deux plans verticaux, l'un transversal passant par l'axe de la diaphyse, l'autre passant par l'axe du col : il est ouvert en avant et en dedans et mesure 12° en moyenne. Il diminue à mesure que le sujet avance en âge, mais, sauf dans les cas pathologiques, il reste toujours ouvert en avant.

La coxa vara (1) est caractérisée principalement — mais non exclusivement — par un abaissement de la tête fémorale, l'angle d'inclinaison se rapprochant plus ou moins de l'angle droit. Cet angle, au contraire, augmente dans la coxa valga.

Étude clinique. — Le sujet est en général du sexe masculin (68 sur 90, d'après

(1) Le premier travail sur le sujet est celui de MÜLLER *Beitr. z. klin. Chir.*, 1888, t. III, p. 257. L'étude d'ensemble la plus récente, à laquelle je renvoie pour la bibliographie, est celle de HOFMEISTER, liv. VI et VII du *Traité de chir. orth.*, de JOACHIMSTHAL, Iéna, 1906, p. 365. Voyez aussi : J. SCHULTZ, *Zeit. f. orth. Chir.*, 1891, t. I, p. 55 ; W. WAGNER, *Ibid.*, 1901, t. VIII, p. 276 ; FABRIKANTE, *Rev. de chir.*, Paris, 10 juillet 1898, pp. 577 et 1012.

de Quervain). Son âge, son aspect, sont ceux que nous avons décrits pour le genu valgum. C'est la plupart du temps un campagnard (Hofmeister).

Les signes physiques, surtout faciles à apprécier lorsque, la lésion étant unilatérale (1), le côté sain offre un point de comparaison, permettent de distinguer, d'après Kocher, deux variétés cliniques : la *coxa adducta* et la *coxa vara vraie*. Cette dernière est celle qui doit être considérée comme typique pour le cas qui nous occupe ici : la coxa vara de l'adolescence.

Sur le sujet debout et regardé en face, on voit que, du côté malade, le grand trochanter est anormalement élevé au-dessus de la ligne de Nélaton, saillant, refoulé en arrière ; que de ce côté le bassin est abaissé (2) ; que, d'autre part, le membre présente l'association de deux attitudes qui n'ont pas coutume de s'accoupler ainsi : une adduction plus ou moins grande, démontrée par la position du condyle fémoral en avant de son congénère ; une rotation en dehors souvent très accentuée que l'on juge par la position de la pointe du pied et que le malade est incapable de corriger volontairement. Le pied est plat et d'ordinaire un peu en valgus ; un certain degré de genu valgum n'est pas rare. C'est le deuxième élément, la rotation en dehors, qui fait défaut dans la *coxa adducta* (3).

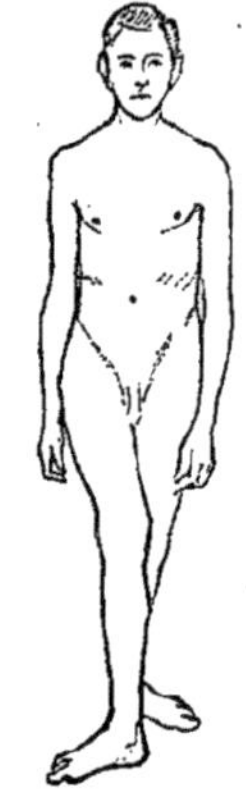

FIG. 370.

L'attitude de la coxa vara. Vue de face et marchant.

Si maintenant nous regardons le malade de dos, nous voyons que derrière le grand trochanter la fesse est déprimée ; nous constatons les signes habituels de l'abaissement du bassin et, quand le raccourcissement du membre est notable, une scoliose de compensation.

La marche est disgracieuse, d'abord, parce qu'il y a, si la lésion est unilatérale, claudication par raccourcissement du membre ; ensuite parce que l'adduction de la cuisse exige, pour éviter le choc des condyles, une grande oscillation du bassin dans le sens transversal. D'où, dans la coxa vara bilatérale, une marche laborieuse, avec lordose et balancement du tronc, analogue à celle de la luxation congénitale bilatérale ; il est même possible que la hanche soit tout à fait raide et que seule la rotation du bassin serve à la projection des jambes en avant. Le malade se baisse avec peine, car la flexion n'est possible qu'associée à la rotation en dehors : il ne peut se mettre à genoux qu'en croisant les jambes l'une sur l'autre ; dans les cas accentués, même, il ne peut s'asseoir qu'en écartant les cuisses (fig. 371 à 374). Gênes fonctionnelles dues non seulement à l'attitude du membre, mais encore aux troubles dans les mouvements de la hanche.

(1) D'après un relevé de Manz, sur 79 cas, il y en a 68 unilatéraux, avec prédominance pour le côté gauche (48 sur 68). La lésion unilatérale peut s'expliquer par certaines positions hanchées, parfois par des attitudes professionnelles spéciales (par ex. CERNÉ, *Normandie médicale*, 1906, p. 33).

(2) C'est en effet le bassin qui descend avec la tête et non le trochanter qui remonte. De cette inclinaison en cas de coxa vara unilatérale peut résulter une scoliose de compensation, et certains auteurs insistent sur ce fait dans la genèse de la scoliose par inégalité des membres inférieurs, en particulier M. MOTTA (*Arch. di ort.*, 1898, t. XV, p. 265). Mais je crois, comme pour le pied plat, que les lésions sont, à vrai dire, contemporaines (voy. pp. 66 et 226).

(3) Dans quelques rares observations de Hofmeister, Zehnder, Nasse, il y a aussi rotation en dedans.

Le malade étant couché à plat sur le dos, il n'y a pas d'ensellure lombaire; donc pas de flexion de la hanche. L'adduction et la rotation en dehors se voient comme

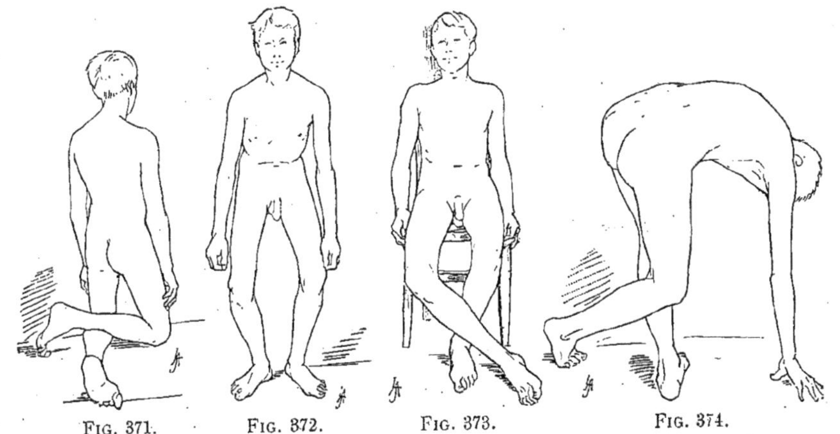

Fig. 371. Fig. 372. Fig. 373. Fig. 374.

Fig. 372, le degré possible de flexion dans un cas bilatéral; manière dont le malade s'assied (fig. 373) et se met à genoux (fig. 371) puis se relève (fig, 374).

sur le sujet debout ; de même la dépression de la fesse en arrière du grand trochanter, de même encore la diminution de distance entre le grand trochanter et la crête iliaque. Mais maintenant nous pouvons mesurer cette élévation relative du trochanter : 1° en déterminant la position de son bord supérieur par rapport à la ligne de Nélaton (1); 2° en constatant, si la lésion est unilatérale, que le membre.

(1) La ligne de Nélaton n'est pas, pour les cas peu accentués, un repère d'une précision suffisante, car l'ischion est une large surface, non un point bien limité. Un procédé bien plus exact, et dont mon ami le docteur Ducroquet m'a enseigné la valeur, est le suivant, applicable au diagnostic général des affections non douloureuses de la hanche.

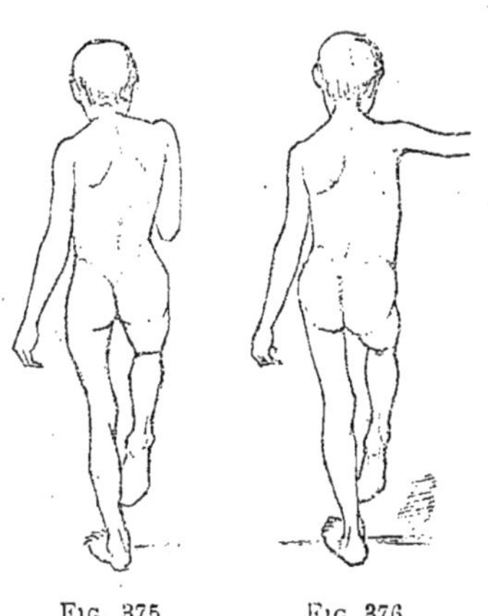

Fig. 375. Fig. 376.

Dans la station sur un seul membre, le bassin est maintenu horizontal ou même s'incline vers le membre à l'appui (fig. 375), comme l'a montré Duchenne (de Boulogne) par l'action du moyen fessier. Si ce muscle n'a pas toute sa puissance, il ne peut plus redresser le bassin, qui alors s'incline du côté où le membre n'est pas à l'appui et le sujet tombe s'il ne se cale avec la main (fig. 376). Or, la puissance du moyen fessier devient insuffisante par : 1° paralysie ; 2° direction vicieuse des fibres qui, si elles se rapprochent de l'horizontale, n'agissent pas avec la même force que l'éventail normal, presque verticalement antéro-postérieur, qui va de la fosse iliaque externe au grand trochanter ; et cela s'observe dans : *a*) la coxa vara (le plan musculaire se rapproche de l'horizontale puisque le trochanter s'élève) ; *b*) la coxa valga, où il en est de même puisque, le col étant alors toujours trop long, le trochanter s'éloigne du plan médian ; *c*) la luxation congénitale, où le trochanter se porte en dehors, en haut, et le plus souvent en arrière.

Cela étant, les mensurations permettent un diagnostic facile si l'on se souvient que, dans le canon normal du corps humain, la distance est la même du milieu de la rotule au sol d'une part, à l'épine iliaque antéro-inférieure d'autre part. Et l'on conclut :

Distances égales, paralysie du moyen fessier ;

Distance plus grande au-dessus qu'au-dessous : coxa valga ;

Distance plus petite au-dessus qu'au-dessous : coxa vara ou luxation congénitale de la hanche.

est raccourci de l'épine iliaque antéro-supérieure à la malléole interne, mais que, sauf genu valgum concomitant, il ne l'est point du grand trochanter à cette même malléole.

Ces mensurations doivent faire songer à une luxation de la hanche, mais tout de suite l'association de l'adduction à la rotation en dehors nous éloigne de ce diagnostic ; et d'autre part, en faisant exécuter à la hanche des mouvements passifs, on ne trouve point la saillie et la dépression anormales qui, dans toute luxation traumatique, congénitale ou pathologique, marquent obligatoirement la place de la tête luxée et de la cavité déshabitée. Au besoin la radiographie, à faire d'ailleurs systématiquement, lèverait les doutes.

En explorant ainsi la hanche, on trouve que ses mouvements sont compromis : l'adduction et la rotation en dehors sont normales ou même accrues mais l'abduction et la rotation en dedans sont limitées ; quant à la flexion, elle est diminuée dans l'adduction, mais possible dans l'abduction et la rotation en dehors. L'extension est d'ordinaire normale, quelquefois accrue. On ne peut pas, dans les cas accentués, corriger complètement la rotation en dehors et amener le pied en position antéro-postérieure. Kraske a prétendu que ces limitations cédaient à l'anesthésie chloroformique, étaient dues, par conséquent, à des contractures musculaires, comme celles des arthrites de la hanche ; peut-être ce signe s'atténue-t-il ainsi un peu au début du mal, mais bientôt il ne subit plus cette modification, et on acquiert la conviction qu'il existe un obstacle d'ordre ostéo-articulaire, démontré d'ailleurs par les investigations anatomiques.

L'évolution de la maladie est fort analogue à celle du genu valgum, c'est-à-dire qu'après une période d'activité qui, dit Hofmeister, dure de trois mois à trois ans, l'état arrive à être stationnaire, avec une difformité de degré variable, définitivement constituée, à laquelle la jointure s'adapte de façon à fonctionner bien.

Une différence avec le genu valgum est que le début, tout en restant assez lent et insidieux, est plus souvent accompagné de douleurs vagues, médiocrement intenses, occupant la hanche, le genou, parfois tout le membre, augmentant par la fatigue, cessant par le repos, s'atténuant spontanément au bout d'un temps variable, capables de subir des réveils sans cause connue (1). Ces souffrances sont, au début du mal, une des causes de la gêne fonctionnelle : fatigue à la marche et à la station debout, boiterie. Elles peuvent être assez intenses pour imposer un repos au lit prolongé. Puis interviennent, peu à peu aggravés, les troubles mécaniques que nous venons de décrire et qui, lorsque la déformation est enrayée, persistent plus ou moins gênants, depuis une démarche simplement disgracieuse jusqu'à une infirmité grave, lorsque la hanche est raidie à peu près en tous sens.

Avec cette marche, avec cet ensemble de signes et de symptômes, on conçoit

(1) Sur ces troubles du début, voyez A. Schanz, *Zeit. f. orth. Chir.*, 1901, t. XIII, p. 130. A cette période douloureuse peuvent survenir, surtout si le début a quelque acuité, des phénomènes de *contracture péri-articulaire* (*coxa vara contracta* de Hofmeister), qui imposent en particulier à la hanche une flexion qui disparaît sous le chloroforme. Stieda (*Arch. f. klin. Chir.*, 1901, t. LXIII, p. 743) a observé des spasmes musculaires et une exagération des réflexes (?).

que la *confusion* soit possible *entre la coxa vara* de *l'adolescence et la coxalgie*, à la période initiale tout au moins. Lorsqu'en effet la difformité est nettement constituée, l'erreur devient impossible : l'association de la rotation en dehors à l'adduction, sans flexion de la hanche, appartient à la coxa vara et non à la coxalgie (1). Le diagnostic n'est à discuter qu'au début, à la période des douleurs vagues, de la claudication intermittente, alors que de part et d'autre il n'y a pas encore de déviation du membre et que, dans les deux cas, les limitations des mouvements sont à peu près les mêmes. Aussi devra-t-on chercher avec soin, sur le sujet debout, les premiers éléments de la difformité caractéristique, tenir compte d'une tendance fréquente à quelque chose d'analogue du côté opposé, dans les cas qui paraissent au premier abord unilatéraux, examiner s'il n'y a pas une amorce concomitante de genu valgum ou de pied plat ; et, comme contre-partie, on vérifiera l'absence des signes initiaux de la coxalgie, engorgement ganglionnaire inguinal, atrophie du triceps, douleur localisée à la pression sur la tête fémorale ; on radiographiera la région ; enfin, on fera entrer en ligne — mais à titre de simple indication — l'âge du sujet et son hérédité ou ses antécédents tuberculeux. Malgré tout, les erreurs ne sont pas rares, mais sans grand inconvénient, car elles ne tardent pas à être rectifiées par la marche du mal, et surtout elles ne conduisent pas à une faute thérapeutique, puisqu'une coxalgie douteuse doit être à peu près abandonnée à elle-même pour que ses signes se caractérisent, l'enfant étant toutefois soumis à une surveillance attentive pour que, par un diagnostic aussi précoce que possible, on ne laisse pas la maladie s'aggraver outre mesure.

A la période de difformité, l'existence d'une coxa vara ne se discute plus, et dès lors il n'est plus question, à vrai dire, de diagnostic différentiel, mais bien de résoudre le problème suivant : *étant donnée une coxa vara, quelle est sa cause* (2) ?

Car des *causes multiples* peuvent engendrer une difformité fort analogue à celle que je viens de décrire : je n'ai pas à revenir sur ce que j'ai dit du *rachitisme*, mais je dois signaler certaines *ostéites tuberculeuses extra-capsulaires du grand trochanter et du col* qui finalement s'affaisse, et surtout certaines *fractures ou décollements épiphysaires* (voy. p. 67) avec lesquels la confusion est fréquente. D'une manière générale, l'étude de l'évolution, la détermination de la date et du mode de début empêchent l'erreur et j'en dirai autant pour la *coxa vara congénitale* (3), pour celle qui suit certaines *ostéomyélites* fémorales supérieures (voy. plus loin), pour celle de certaines *arthrites déformantes* chez les sujets âgés (4). En

(1) Il y a cependant des coxalgies qui, par exception, commencent ainsi. Par exemple, Nové-Josserand en a fait publier dans la thèse de son élève Yvernault (Lyon, 1902-1903, n° 99). Je ne parle pas des cas à pseudo-luxation en cette position.

(2) Ce point est spécialement étudié par Kirmisson (*Rev. d'orth.*, 1894, t. V, p. 367) et son élève Charpentier (*Ibid.*, 1898, p. 222 et 299), ce dernier étudiant avec soin les diverses coxa vara dites symptomatiques.

(3) La première observation de coxa vara congénitale semble être celle de Kredel (*Centr. f. Chir.*, 1896, n° 42, p. 269), sur deux enfants atteints en même temps de genu valgum et de pied varus équin ; les lésions étaient une fois bilatérales. D'autres faits sont dus à Kirmisson (Mémoire cité plus haut de Charpentier), à Zehnder. J'en ai fait publier un, avec radiographie, par Mouchet et Audion, *Gaz. hebd. de méd. et chir.*, 1899, n° 41, p. 481.

(4) Maydl (*Wien. klin. Woch.*, 1897, n°s 10 et suiv., p. 153 et suiv.), un des premiers, attire l'attention sur la coxa vara de l'arthrite sèche. On trouvera des renseignements sur ce point dans Moulis, Th. de doct., Montpellier, 1901-1902, n° 90. C'est à différencier de l'arthrite sèche

outre, il faut ajouter que dans ces divers cas la difformité n'est ordinairement pas tout à fait la même, qu'on sera devant une *coxa adducta*, c'est-à-dire sans rotation externe, tandis que cette association est assez caractéristique de la coxa vara des adolescents.

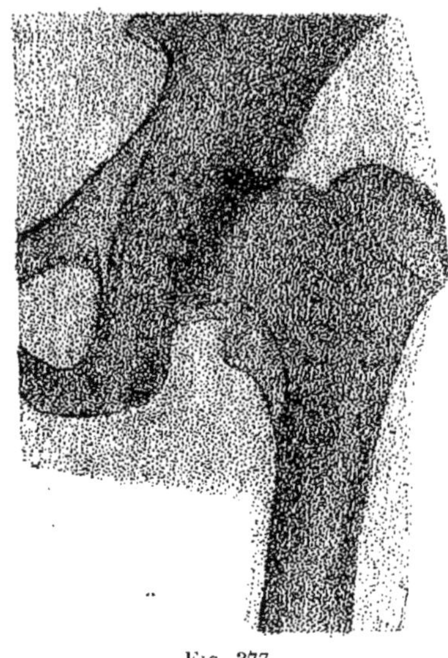

Fig. 377.

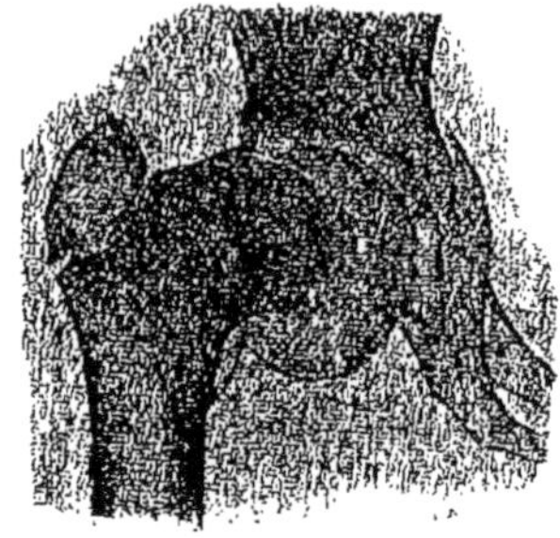

Fig. 378.

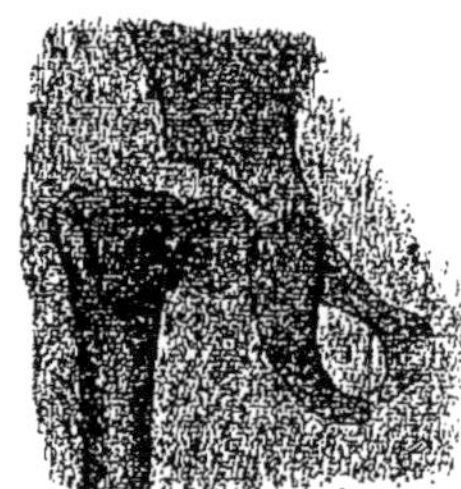

Fig. 379.

Fig. 377. — Radiographie d'une coxa vara de l'adolescence : l'incurvation porte sur le col lui-même ; on voit la différence avec les cas traumatiques (fig. 378 et 379) lorsque la solution de continuité est franchement cervico-céphalique.

Ces règles posées, il n'en reste pas moins des cas embarrassants, comme pa exemple pour distinguer d'une *coxa vara traumatique* une coxa vara de l'adolescence devenue douloureuse, comme cela s'observe parfois, à la suite d'un trauma ; car je dois rappeler ici que ces fractures épiphysaires du fémur, souvent d'abord incomplètes et dues à un trauma insignifiant, permettent des mouvements du membre, parfois même la marche, et ne se déplacent que secondairement, sous l'influence du poids du corps. L'image radiographique lèvera souvent les doutes, mais pas toujours (fig. 377, 378, 379).

Une dernière difficulté concerne l'*ostéomalacie*, qu'on a pu voir débuter par une coxa vara (1), mais je n'aurais qu'à répéter ici ce que j'ai dit pour le genu valgum, en montrant que, le signe local étant le même, la question ne sera jugée que par la marche de la maladie causale.

à laquelle sont prédiposées les hanches en cas de déformation de l'adolescence (R. Picqué, *La hanche bote et son ostéo-arthrite*, Th. de doct., Lyon, 1899-1900, n° 20). Chez les sujets âgés, notons encore les abaissements du col par ostéoporose ; par ostéite trophique dans la syringomyélie.

(1) Hofmeister a vu la coxa vara chez un *crétin myxœdémateux*.

Anatomie et physiologie pathologiques. — Dans les cas typiques de coxa vara de l'adolescence, l'articulation est intacte, mais le col, généralement plus court, quelquefois plus long qu'à l'état normal, présente une déformation, dont voici les

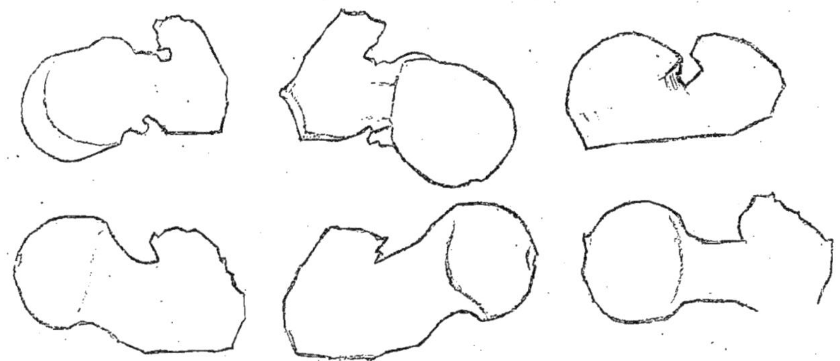

Fig. 380 et 380 *bis*. Fig. 381 et 381 *bis*. Fig. 382 et 382 *bis*.

Les figures pathologiques sont au-dessus de la figure normale (n° *bis*). Pièce de résection (Kocher), fig. 380, vue la face antérieure; abaissement de la tête. Le cartilage articulaire n'est presque pas visible; au contraire, il apparaît sur la vue par face postérieure, qui montre en outre un racourcissement du col (fig. 381). La déviation en arrière se voit par vue de haut en bas (fig. 382) ou de bas en haut (fig. 383).

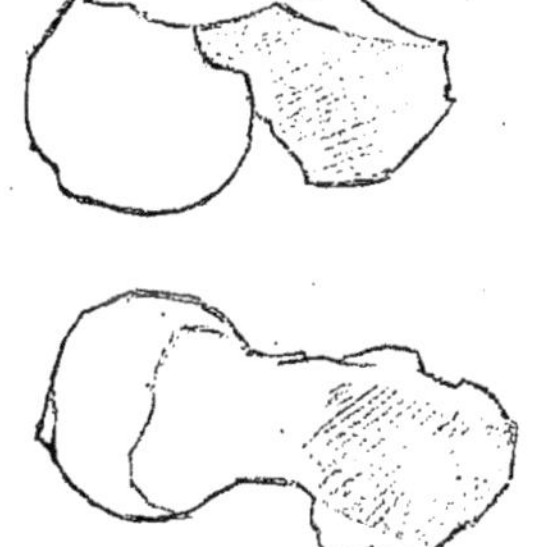

Fig. 383 et 383 *bis*.

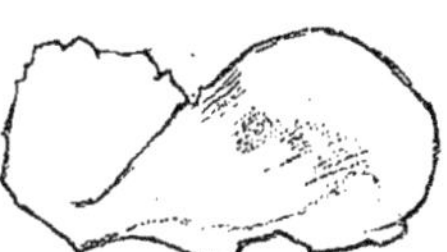

Fig. 384.— Tête du fémur droit (résection, Kocher) montrant (vue d'en haut) la torsion du col.

trois éléments : il est *abaissé*, c'est-à-dire rapproché de l'horizontale (1), il est *incurvé à concavité postérieure*, le grand trochanter porté en arrière se rapprochant ainsi de la tête fémorale, il est enfin *tordu* sur lui-même de haut en bas, de dedans en dehors et d'arrière en avant (2). De l'abaissement du col dépend la position du membre en adduction; il existe seul dans la coxa adducta : de l'incurvation en arrière dépend la rotation en dehors.

Mais d'où vient, puisque l'articulation est saine, la limitation des mouvements de la hanche? Tout simplement de la direction vicieuse du col sur la diaphyse. Prenons pour exemple le mécanisme qui limite l'abduction, en comparant ce qui se

(1) D'après Frölich (*Rev. d'orth.*, 1902, p. 93), dans les formes symptomatiques (tuberculose, ostéomyélite), l'inflexion cervicale est juxta-trochantérienne, tandis que dans la coxa vara dite essentielle elle est juxta-capitale, semblant se faire au ras du bord du cotyle. Voy., du même, *Rev. orth.*, 1900, t. XI, n° 6, p. 415 ; *Zeit. f. orth. Chir.*, 1904, t. XII, p. 52; (et suiv., rapports de Joachimsthal, de Schanz); Thèse de doct. de son élève Martin, Nancy, 1900-1901, n° 14. De cette incurvation résulte que le col est allongé sur son bord supérieur et sa face antérieure, raccourci sur son bord inférieur et sa face postérieure.

(2) Sur une radiographie prise droit au-dessus du pubis, la diminution de l'angle d'inclinaison apparaît tout de suite. Mais, pour apprécier les autres déviations, Lauenstein (*Centr. f. Chir.*, 1900, p. 111) recommande, les cuisses étant en flexion et abduction, de placer l'ampoule entre les deux genoux.

passe des deux côtés, la lésion étant supposée unilatérale. La position qui doit nous servir de point de départ est celle où, la ligne cotyloïdienne du bassin étant tout à fait horizontale et transversale, les deux membres inférieurs sont parallèlement à l'appui sur le sol : mais il est évident qu'en cette position les deux cols fémoraux ne sont pas symétriques comme ils doivent l'être, que celui du côté malade se rapproche plus que l'autre de l'horizontale, c'est-à-dire de la position de l'abduction.

Il résulte de là que l'excursion du membre vers l'abduction commence à un moment où le col, c'est-à-dire l'articulation, est déjà en abduction (1), et dès lors il est forcé que les ligaments arrêtent le mouvement à un moment où, le col étant articulairement en abduction complète, la diaphyse fémorale, c'est-à-dire l'axe apparent du membre n'y est pas encore. L'explication est la même pour la rotation en dedans et la flexion : en raison de l'incurvation en arrière du col et de sa torsion, la position de repos du col, de l'articulation, répond à une attitude diaphysaire en rotation en dehors et en extension, en sorte que l'amplitude des mouvements diaphysaires en sens inverse se trouvera diminuée d'autant.

Quand l'abaissement du col est considérable, l'abduction peut se trouver limitée par contact entre le grand trochanter et l'os iliaque (2) ; ainsi sur un malade auquel Frölich a rendu immédiatement 45° d'abduction en lui réséquant le grand trochanter (3). Mais il est à remarquer que le malade ayant été soumis ensuite au repos au lit, avec action d'un écarte-cuisse à écartement progressif, le côté non opéré s'améliora ainsi beaucoup. La limitation de l'abduction par rétraction des adducteurs et de la partie inférieure de la capsule est admise par quelques auteurs, mais en général peu importante. Dans l'adduction, c'est le petit trochanter qui peut venir buter contre le bassin.

La triple déviation du col fémoral n'est qu'une exagération d'une disposition normale, en rapport avec la manière dont le poids du corps est transmis à ce segment osseux durant la station debout. Pour nous tenir debout sans fatigue, c'est-à-dire en faisant le moins possible appel à la force musculaire, nous faisons basculer un peu le bassin en arrière, en sorte que, notre ligne de gravité étant portée en ce sens, nous nous campons sur les deux psoasiliaques et sur les deux ligaments de Bertin, fortement tendus, qui empêchent le compas de se fermer en arrière. Aussi, tandis que le poids du corps agit de haut en bas sur la tête fémorale, c'est-à-dire sur le col, les ligaments de Bertin, tirés en arrière par leur

(1) Dans certains cas très prononcés, la tête peut même s'abaisser au point de se subluxer par en bas hors du cotyle, d'où des déformations secondaires par perte habituelle de contact (atrophie du cartilage) tandis que le cartilage s'étend sur la partie supérieure du col, devenu articulaire ; à cela s'ajoutent des lésions plus ou moins intenses et plus ou moins tardives d'arthrite sèche. C'est sans doute par les modifications intra-articulaires secondaires que s'explique un ressaut parfois observé (ALSBERG) dans certains mouvements de la hanche, et éveillant l'idée d'une subluxation qui se produit et se réduit à volonté. J'ai publié un cas de ce genre dans la thèse de mon élève POIFFAUD, Paris, 1905-1906, n° 428.

(2) Ces mécanismes, les appuis vicieux, leur influence sur la déformation et l'architecture interne du col, le mode de résistance du col aux charges verticales, etc., tout cela est longuement discuté à propos de la « loi de transformation » de Julius Wolff. (Voy. p. 164.) Comme travaux spéciaux sur ce point, je citerai : SUDECK, *Arch. f. klin. Chir.*, 1898, t. LIX, p. 504 ; BAEHR, *Ibid.*, 1900, t. LXI, p. 533.

(3) FRÖLICH, *Rev. d'Orthop.*, 1902, p. 98.

insertion supérieure, pelvienne, tendent à refouler passivement en arrière la partie externe du col et à lui imprimer en même temps une torsion en haut, en arrière et en dedans. Ces deux dernières tendances seront d'autant plus grandes que le sujet cherchera davantage à écarter les pieds mis en rotation en dehors, pour élargir sa base de sustentation.

Ces conditions de la statique normale nous expliquent comment ces directions vont se trouver exagérées au point de devenir vicieuses (1) lorsque seront réunies deux conditions : 1° une insuffisance musculaire à laquelle le sujet tentera à porter remède en exagérant l'appui soulageant sur le ligament de Bertin; 2° une résistance insuffisante du tissu osseux, anormalement malléable. Et ici, comme pour le genu valgum, on a trouvé des lésions osseuses (2) sur des cols obtenus par résection : Müller a noté une augmentation des ostéoblastes et des ostéoclastes ; Kelly, Lauenstein, Kölliker ont nettement assimilé ces altérations à celle du rachitisme, et Kocher à celles de l'ostéomalacie juvénile, ce qui revient à peu près au même (voyez p. 152).

Traitement.— De ces données d'anatomie et de physiologie pathologiques on peut déduire quel devra être, au début, le traitement de la coxa vara des adolescents : supprimer l'action mécanique causale et soumettre le membre à l'action assez prolongée de l'extension continue bilatérale, en abduction (2). L'extension a pour premier effet de calmer les douleurs, mais on ne saurait accorder à Hofmeister qu'elle les calme mieux que dans la coxalgie au début, ce qui constituerait un signe différentiel dans les diagnostics douteux. Quand le mal sera enrayé, on fortifiera les muscles abducteurs par les massages, la faradisation, les exercices de gymnastique suédoise, on permettra de nouveau la marche, avec grande modération, et surtout on se gardera de corriger le raccourcissement avec une semelle élevée, car cela augmente la tendance à l'adduction : je développerai ce point à propos de la luxation congénitale de la hanche. C'est un moyen à réserver pour la correction finale, une fois la difformité définitivement stationnaire (3).

A cette période seulement conviennent les *opérations sanglantes*, utiles si la déviation qui persiste est considérable, mais *inutiles dans la plupart des cas*, surtout si le traitement a été bien conduit au début. Les opérations pratiquées dans ces conditions ont été :

La résection de la hanche (col et tête), et même la résection sous-trochantérienne (Müller, Kocher, Hoffa, Maydl).

L'ostéotomie sous-trochantérienne linéaire (Müller, Hofmeister), ou oblique (Hoffa).

L'ostéotomie cunéiforme du col (Kraske).

(1) Dupas (Th. de doct., Lille, 1905-1906, n° 1), avec Guermonprez, appelle la coxa vara « coxopathie par ostéite sèche des jeunes campagnards » (?). Le poids du corps peut-il, par surcharge, affaisser un col dont le tissu est sain? Le fait est douteux. Cf., cependant, le cas de Blum (*Arch. f. klin. Chir.*, 1903, t. LXIX, p. 1065) où chez un coxalgique il y a eu coxa vara du côté sain; et sur de nombreux squelettes, avec lésions diverses d'un côté, il a vu la coxa vara du côté opposé.

(2) On peut aussi appliquer un appareil plâtré en faisant marcher le sujet avec des béquilles, le membre sain étant surélevé, comme je le dirai à propos de la coxalgie.

(3) On a pratiqué des redressements brusques sous chloroforme, suivis d'immobilisation avec appareil plâtré (Drehmann, Vulpius, Sudek). Ces tentatives sont restées isolées.

L'ostéotomie cunéiforme trochantérienne (Royal Whitman), ou sous-trochantérienne (Kelly).

L'ostéotomie linéaire du col (Büdinger, Lauenstein, R. Galeazzi).

Cette dernière opération paraît la meilleure pour les cas moyens, de beaucoup les plus nombreux, mais ses indications sont rares.

Hofmeister lui reproche d'ouvrir l'articulation, d'où des raideurs possibles et même des suppurations mortelles. Quoique l'on puisse objecter à cette manière de voir que nous sommes maîtres de notre asepsie, il n'en reste pas moins que nous devons compter avec nos imperfections. De même pour la résection, qui, d'après Hofmeister, donne la mortalité de 7 p. 100, chiffre énorme si l'on songe qu'on s'adresse à une lésion à laquelle le sujet s'adapte toujours assez bien, avec de la patience. Hofmeister avait proposé la résection bilatérale à un sujet qui, quatre ans plus tard, ne présentait plus aucun trouble fonctionnel. On s'en souviendra avant de prendre le bistouri.

§ 5. — Coxa valga.

On dit qu'il y a coxa valga lorsque l'angle d'inclinaison entre le col et la diaphyse augmente ; et dans ces conditions il est de règle que l'angle de déclinaison du col augmente en même temps, c'est-à-dire que la tête soit plus portée en avant qu'à l'état normal ; le col peut devenir presque postéro-antérieur, et cela correspond à une *position du membre en valgus, c'est-à-dire en abduction et rotation en dehors.*

D'après Gangolphe et Hau (*Rev. d'orthop.*, 1er juillet 1902, p. 249), c'est même là l'élément essentiel, l'angle d'inclinaison pouvant rester normal ou même être diminué comme dans la coxa vara. Lorsque l'angle d'inclinaison est accru, le grand trochanter est moins saillant et plus éloigné de la crête iliaque que du côté opposé.

Les variétés étiologiques de la coxa valga sont nombreuses. On a observé les suivantes, souvent à l'état de faits isolés ne permettant pas une description :

1° *Congénitale* : David (*Zeit. f. orth. Chir.*, 1904, t. XIII, p. 361) a réussi à ramener l'angle de 165 à 155° par six semaines d'immobilisation en appareil plâtré. Cette attitude du col est habituellement celle de la *luxation congénitale*, où *l'antéversion de la tête* et le redressement du col sont décrits depuis longtemps : j'en parlerai à cet article. J'en rapprocherai certains cas, qui sont peut-être le premier degré dans la voie des malformations dites luxations congénitales, où il y a laxité articulaire avec tendance à la luxation de l'articulation, capable d'hyperextension, mouvement dans lequel la tête fait saillie dans le creux inguinal ; à la radiographie on constate que la tête est en antéversion et que dès lors le col est vu en raccourci (G. Preiser, *Zeit. f. orth. Chir.*, 1908, t. XXI, p. 177). C'est comparable au cubitus valgus avec hyperextension et tendance à la subluxation du radius en avant.

2° *Traumatique* (Thiem, Manz, Hoffa) dans certains cas de fracture avec pénétration par pression sur le grand trochanter. Ces faits sont cités par J.-K. Young (*Univ. of Penna. Med. Bull.*, Phila., janvier 1907, t. XIX, p. 274), qui en relate trois autres. Voy. aussi Allison, *Interst. med. journ.*, avril 1908, t. XV, p. 360.

3° *Par décharge du membre* chez des amputés (Humphreys, Lauenstein), sur des membres atteints de paralysie infantile (E. Albert, Reichard), après repos prolongé au lit (H. Turner).

4° De ces décharges nous pouvons rapprocher certains cas où il y a un ramollissement pathologique qui rend les os plus malléables, et c'est ainsi que, malgré la tendance habituelle de ces cas à l'affaissement du col sous le poids du corps, la coxa valga est une conséquence possible des *ostéites* ordinaire ou tuberculeuse, de l'*ostéomalacie* ou du *rachitisme*, des troubles d'ossification des *exostoses ostéogéniques*.

Cela nous amène à signaler la *coxa valga de l'adolescence* et son lien possible avec le *genu valgum*. Pour E. Albert, pour Jaboulay (et pour ce dernier auteur la coxa vara aussi en est là), il s'agit d'un phénomène mécanique compensateur. Cela est vrai jusqu'à un certain point, la décharge favorisant peut-être un accroissement conjugal un peu vicieux ; mais il faut sans doute faire intervenir un processus général, analogue sur toutes les épiphyses des membres inférieurs. De même pour la *coxa valga des scoliotiques*, étudiée par P. Mauclaire (*Bull. de la Soc. An.*, Paris, 1894, p. 243 et *Bull. méd.*, 1895, p. 347) : le membre inférieur droit se met en abduction pour rétablir l'équilibre troublé par une volumineuse gibbosité droite. Mauclaire a également vu la coxa valga compensatrice associée à l'ankylose du genou en flexion et rotation en dehors. Il existe un fait analogue de Turner (*Zeit. f. orth. Chir.*, 1904, t. XIII, p. 5). Bérard (*Soc. de chir.* de Lyon, février 1902, p. 5) a vu un redressement compensateur après évidement du grand trochanter, et cela va avec des expériences d'Ollier (*Traité des résections*, t. III, p. 103).

Les signes de la coxa valga sont l'exagération de l'abduction et de la rotation externe, qui ne peuvent être entièrement corrigées, la situation du grand trochanter au-dessous de la ligne de Nélaton et son effacement, l'allongement réel du membre, la saillie de la tête en antéversion dans le triangle de Scarpa ; l'extension est normale ou accrue, la flexion est gênée et se fait en abduction, l'adduction est limitée (Brunet, Thèse de doct., Lyon 1901-1902, n° 120. — Th. Kölliker, *Münch. med. Woch.*, 5 septembre 1905, p. 1718. — Mauclaire et Olivier, *Arch. gén. de Chir.*, 25 janvier 1908, p. 1).

§ 6. — **Radius curvus.**

Étude clinique.— Dans la difformité qu'un des premiers Madelung (1) a décrite sous le nom de *subluxation spontanée de la main*, mais qu'il vaut mieux, avec Pierre Delbet (2), appeler *carpus curvus* (et mieux encore *radius curvus*) (3), on voit au bout de l'avant-bras une main normale, mais déplacée en masse en avant parallèlement à elle-même. Sur le profil, l'épaisseur du poignet apparaît accrue, jusqu'à être doublée dans les cas accentués. Cette modification est bien plus marquée en dedans qu'en dehors.

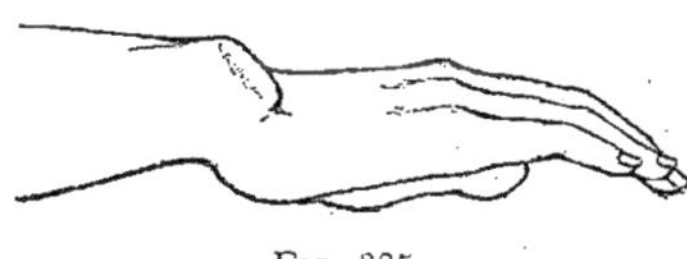
Fig. 385.

En dedans, en effet, la tête du cubitus fait à la face dorsale une saillie considérable, qui tend la peau et, par la palpation, on sent que cette tête, au-dessous

(1) Madelung, *Arch. f. klin. Chir.*, Berlin, 1878, t. XXIII, p. 395. Mais il y a des faits anciens de Dupuytren et de Malgaigne.

(2) Pierre Delbet, *Lec. de clin. Chir.*, Paris, G. Steinheil, 1899, p. 161.

(3) Gangolphe, *Bull. de la Soc. de Chir. de Lyon*, 1899, t. II, n° 2, p. 117 et thèse de son élève Roget (Lyon, 1898-99, n° 121). Des confusions nombreuses semblent avoir été faites avec diverses subluxations pathologiques du poignet. Ainsi Poulsen (*Arch. f. klin. Chir.*, 1904, t. LXXV, p. 506) pense que, de 75 observations réunies par Abadie (*Rev. d'orthop.*, Paris, 1903, n° 6, p. 481), 38 seulement sont à retenir. Les derniers travaux d'ensemble à consulter pour la bibliographie, sont ceux de Putti, *Arch. intern. de chir.*, Bruxelles, 1905, t. III, p. 64 ; Gasne, *Rev. d'orthop.*, 1906, p. 153 et 241 ; Lenormant, *Ibid.*, 1907, n° 11, p. 1 ; Gaillot, Th. de doct., Lille, 1906-1907, n° 18 ; F. Marsan, *Gaz. des hôp.*, Paris, 1908, p. 1671. Poncet et Leriche (*Gaz. hôp.*, 1909, p. 187) continuent à penser que mieux vaut continuer à réunir en un « syndrome » cette maladie de « Madelung », où ils trouvent ainsi des cas tuberculeux.

de laquelle est une forte dépression vers le carpe, est accessible sur toute sa surface articulaire, y compris l'apophyse styloïde. Il est évident qu'elle a perdu toute connexion avec le pyramidal et le pisiforme, qu'elle est luxée en arrière (1).

Mais en dehors, vers le radius, pas de saillie semblable : c'est par une pente douce, oblique en bas et en avant, que nous passons, à la face dorsale, de l'avant-bras à la main ; en avant, la concavité normale du poignet est accrue. Il n'y a pas de saillie anormale, pas de dépression correspondante. En palpant, on ne peut pas, en enfonçant les doigts, sentir en arrière la surface articulaire du radius, déshabitée; elle a conservé ses connexions avec le scaphoïde et le semi-lunaire.

A ce déplacement dans le sens antéro-postérieur s'ajoute un léger déplacement latéral, possible en dehors, mais plus fréquent vers le bord cubital.

Le squelette n'est pas douloureux à la pression; la réduction de la difformité est impossible.

Parmi les mouvements propres à la radio-carpienne, seule l'extension est limitée — ou tout au moins paraît l'être, comme je l'expliquerai plus loin; la flexion est normale ou même accrue. La pronation et la supination, assez limitées, sont complétées par l'abduction et l'adduction de l'épaule.

Les mouvements volontaires, malgré cette intégrité anatomique, sont sans force ; ils occasionnent de la gêne, d'où une maladresse de la main ; assez souvent même ils sont douloureux au point d'empêcher tout travail manuel.

La lésion serait, d'après Madelung, d'ordinaire unilatérale, 9 fois sur 11 ; 4 à droite, 5 à gauche. Delbet semble avoir raison de la croire plutôt bilatérale (4 fois sur 6 dans ses cas), et d'expliquer le désaccord par ce fait que bilatéralité ne veut pas dire simultanéité (2) : il cite un cas où les poignets furent pris l'un à 14 ans, l'autre à 16 ans et demi, d'où une période de deux ans et demi où l'on aurait admis l'unilatéralité. La prédominance, mal expliquée, dans le sexe féminin est considérable (32 sur 40, Poulsen).

L'évolution du mal est bien celle que nous avons assignée aux difformités de la croissance. Le début a lieu vers 12 à 14 ans, quelquefois un peu plus tôt, exceptionnellement après 20 ans, sans cause connue. Il est marqué par quelques douleurs (3), par de la fatigue, de la gêne des mouvements ; quelquefois, la déformation est le premier signe noté. Pendant une période qui dure de quelques mois à quatre ou cinq années, la déviation s'accroît avec une rapidité assez variable pour que l'on puisse opposer aux formes chroniques des formes presque aiguës ; puis tout s'arrête et le sujet s'accommode à son mal, n'en conservant d'ordinaire

(1) Peut-être le premier degré est-il constitué par les faits de laxité articulaire avec saillie anormale du cubitus en arrière, faits étudiés par Féré (*Rev. de chir.*, 1896, p. 398), qui les considère, il est vrai, comme une anomalie d'évolution, d'origine congénitale.

(2) La statistique de Poulsen donne 23 bilatérales, 24 unilatérales.

(3) Pour ces douleurs de début, très accentuées dans certains cas, même quand la déformation ne doit pas devenir très considérable, Ollier (*Bull. de la Soc. de chir. de Lyon*, 4 mai 1899, t. II, n° 4, p. 245) établit un parallèle entre la *carpalgie* et la *tarsalgie des adolescents*. Ces douleurs peuvent survenir à l'occasion des fatigues (écriture, piano) ou quelquefois sans cause (Gangolphe) et même dans ce dernier cas être très vives ; elles sont alors comparables aux douleurs de croissance. Cette arthrite de croissance, localisée surtout à la 2e rangée des os du carpe, peut aboutir par exception à des déformations et déviations (torsion du radius-luxation du cubitus en arrière). Ollier la soignait par les appareils immobilisateurs et les applications de teinture d'iode. J'ai vu un cas où le diagnostic en a été difficile avec une arthrite blennorrhagique par vulvite.

qu'un aspect disgracieux, mais quelquefois une gêne fonctionnelle notable, par limitation de l'extension (1).

C'est une lésion rare, moins cependant qu'on ne le pense, si on tient compte des cas légers, où l'on n'observe extérieurement qu'une saillie particulièrement accentuée de la tête cubitale, sans que cela soit expliqué — ce qui est possible — par un volume exagéré de cette tête. Cette dernière difformité peut être un reste de rachitisme infantile, et les règles du diagnostic différentiel sont celles que nous avons déjà posées pour les autres difformités de l'adolescence.

On ne peut invoquer ici comme cause mécanique (2) l'action du poids du corps mais seulement celle des muscles. Or, ceux-ci, au membre supérieur, prédominent dans le sens de la flexion, ainsi que nous l'enseignent les difformités rachitiques. D'où l'influence possible, mais non tout à fait démontrée, de certaines professions manuelles. Dans la classe ouvrière, et pour le sexe féminin, Madelung incrimine en particulier l'acte de laver, soit pour battre, soit plutôt pour tordre le linge. Dans la classe aisée, et pour les filles encore, interviendrait l'étude du piano.

Mais quelle lésion squelettique se trouve ainsi produite ?

Anatomie pathologique. — D'après Madelung, il y aurait luxation progressive du carpe en avant, et il croit, en effet, qu'à la palpation on sentirait la surface radiale déshabitée dans sa partie postérieure, de même qu'on sent la tête cubitale affranchie de ses connexions carpiennes. Pour le cubitus, c'est certain, et sur une coupe verticale après congélation, Madelung a vérifié cette donnée, cliniquement évidente. Mais pour le radius la clinique est douteuse, et la coupe axiale de Madelung n'a pas été assez réussie pour être probante, tandis qu'une dissection tout à fait attentive de Delbet sur une vieille femme nous explique les choses autrement, et de façon très claire (3).

Le fait dominant est une incurvation progressive du radius en avant (4), mais à l'autopsie on constate que la surface articulaire du radius a gardé son contact avec le scaphoïde et le semi-lunaire : c'est une incurvation extra-articulaire, d'ordre conjugal (5), tout à fait comparable à celle du genu valgum, avec cette différence que l'action mécanique provocatrice est d'ordre musculaire et non d'ordre statique (6).

(1) Dans un cas prononcé, sur une femme de 65 ans, Bérard a constaté des lésions accentuées d'arthrite sèche radio-cubitale et radio-carpienne (*Bull. de la Soc. de chir. de Lyon*, 1899, t. II, n° 2, p. 133). Il est possible que la seconde rangée du carpe se subluxe un peu sur la première, en hyperextension, mais c'est une lésion secondaire, compensatrice.

(2) Parmi les observations réunies par Abadie, le rôle d'un trauma provocateur est noté 7 fois. Dans un cas de Kirmisson, un garçon de 13 ans, en soulevant un tapis, a senti un craquement avec douleur, puis est survenu le radius curvus. Y a-t-il eu un décollement apophysaire partiel ou trouble d'ossification, quelque chose de comparable à la coxa vara traumatique ? Dans un cas d'Albertin publié par Leclerc (*Bull. de la Soc. de chir. de Lyon*, mars 1905, t. VIII, n° 3, p. 115), le début aurait eu lieu à 5 ans, après un trauma (mère tordant les mains jointes) ayant été suivi de « plusieurs semaines d'immobilisation ». Après 1 à 2 ans de douleurs, la difformité s'est établie ; malade sûrement rachitique ; vu à 21 ans, avec difformité bilatérale. Dans le cas de Putti, douleurs vives en tordant du linge, le soir gonflement, mais il y avait quelques souffrances préalables. Mais en tenant compte de l'hérédité, sûrement fréquente, Estor soutient qu'il s'agit d'une maladie congénitale se manifestant à l'occasion de ces traumas.

(3) Depuis, cela a été vérifié sur le vivant, grâce à la radiographie, par Gangolphe et Destot, Leclerc, Putti.

(4) Gasne cite un fait exceptionnel de Kirmisson où la convexité radiale et la subluxation cubitale se firent en avant.

(5) Dans le cas de Gangolphe, Destot a constaté par la radiographie une anomalie évidente dans l'accroissement de ce cartilage, par défaut d'ossification dans la partie qui répond au semilunaire.

(6) Sur l'association à la scoliose, au genu valgum, au pied plat, voyez les faits de Gangolphe, de Gevaert (*Rev. d'orthop.*, 1902, p. 335), de Lenormant.

Mais seul le radius s'incurve ainsi, entraînant avec lui en avant le carpe qui lui est solidement fixé, tandis que les attaches avec le cubitus ou le pyramidal sont faibles et indirectes. En sorte que peu à peu la tête cubitale se luxe en arrière, parce que le cubitus reste rectiligne pendant que le radius s'incurve. De la limitation de l'extension du poignet on ne saurait conclure à quelque chose d'intra-articulaire, car cette

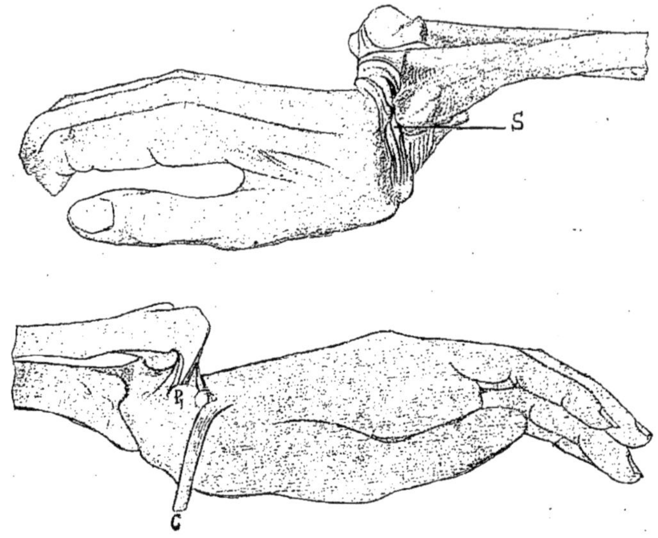

Fig. 386 et 387 (P. Delbet). — S, scaphoïde; — P, pisiforme; — C, tendon du cubital postérieur. Le radius, incurvé, reste articulé avec le scaphoïde, mais la tête cubitale est luxée en arrière.

limitation est apparente et non réelle, tout comme je l'ai dit de l'abduction dans la coxa vara; lorsque la main pend verticalement au bout du radius dont la surface inférieure regarde anormalement en avant, la surface carpienne n'est pas en prolongement de l'axe carpien, mais en position d'extension d'autant plus prononcée que l'incurvation radiale est plus accentuée. Et lorsque l'articulation radio-carpienne arrive à la limite de son excursion dorsale, l'axe de la main fait un angle diminué d'autant avec l'axe de l'avant-bras, c'est-à-dire avec celui de la diaphyse radiale au-dessus du point où commence l'incurvation. Inversement la flexion du poignet se trouve en apparence accrue.

Cette théorie, admise depuis longtemps déjà par S. Duplay (1) et vérifiée, je le répète, par une autopsie de Delbet, nous conduit à des données thérapeutiques précises, semblables d'ailleurs à celles que nous avons établies pour le genu valgum et la coxa vara (2).

Traitement. — Si l'on était — chose rare — consulté à la période initiale, il faudrait conseiller à la fois la suppression des efforts manuels, le massage, la faradisation des muscles extenseurs, le port d'un appareil lacé, avec plaque de pression

(1) S. Duplay, *Arch. gén. de méd.*, Paris, 1885, t. I, p. 385; *Gaz. des hôp.*, Paris, 31 décembre 1891, n° 152, p. 1397. Je passe sur la théorie nerveuse, où Félix (Th. de doct., Lyon, 1884-85, n° 246) invoque une contracture réflexe et subluxation consécutive, par irritation médullaire due au surmenage articulaire pendant la période de croissance.

(2) Estor (*Rev. de Chir.*, 1907, t. XXXVI, p. 145 et 317), se fondant surtout sur la fréquence notable de l'hérédité, considère que c'est une subluxation congénitale, consécutive à une laxité anormale de l'articulation radio-cubitale. Voy. aussi R. Robinson, *Acad. Sc.*, Paris, 1909, t. CXLVII, p. 1412.

dorsale, que Delbet a imaginé pour prévenir une récidive post-opératoire, dans des conditions que je vais préciser.

A la période de difformité confirmée, il faut repousser, malgré Busch, la ténotomie des muscles cubital antérieur et grand palmaire. Guidé par sa théorie de la luxation, Madelung a essayé l'immobilisation prolongée, en extension, dans un appareil plâtré, et, comme de juste, le résultat fut nul (1).

Le seul traitement raisonnable, comme l'a soutenu S. Duplay, consiste dans l'ostéotomie ou l'ostéoclasie du radius incurvé : dans l'ostéotomie, par conséquent, depuis que nous savons la pratiquer avec succès. Le procédé recommandé par S. Duplay est d'aborder les vaisseaux radiaux en bas par l'incision de leur ligature, de les récliner sur un écarteur et de sectionner le radius transversalement à 1 centimètre environ au-dessus du cartilage conjugal. Pour éviter toute offense des tendons postérieurs, on devrait respecter en arrière une lame osseuse, ensuite brisée à la main ; cette précaution n'est certainement pas indispensable. Il vaudrait mieux, en principe, sectionner l'os d'arrière en avant, pour pratiquer au besoin une ostéotomie cunéiforme à base postérieure, puisque la courbe à redresser est convexe en arrière ; mais la proximité de l'artère est suffisante pour qu'il soit plus prudent d'aller d'avant en arrière, artère vue et protégée, malgré l'inconvénient de faire bâiller le trait d'ostéotomie en avant. Après ostéotomie, on redresse le radius, on refoule en arrière pyramidal et pisiforme jusque sous le cubitus, et on immobilise en appareil plâtré.

L'immobilisation sera assez prolongée, de six semaines à deux mois, car on a affaire à des os peu solides, et la mollesse du cal expose à la récidive : celle-ci eut lieu deux fois de suite chez la malade à laquelle Delbet finit par faire porter, avec succès d'ailleurs, un appareil à tuteur. Et quand Delbet pratiqua la seconde ostéotomie, au bout de trois mois et demi, le cal se laissait encore entamer au bistouri. Mais peut-être faut-il tenir compte, avant tout, d'un autre fait : que l'opération a été pratiquée sur une jeune fille chez laquelle l'incurvation progressait, qui tout au moins souffrait encore, qui même souffrait davantage depuis quelques mois. La maladie n'était donc pas enrayée, et contre elle l'ostéotomie est impuissante. Comme, d'autre part, nous ignorons son traitement médical, cela nous prouve une fois de plus qu'avant de redresser ces os, il faut attendre que les déviations soient stationnaires, ou qu'au moins, si l'on veut avant cela arrêter une déformation gravement progressive, il faut s'occuper, après redressement opératoire, d'instituer avec soin le traitement orthopédique de la première période.

§ 7. — **Cubitus valgus et varus.**

A l'état normal, l'avant-bras fait avec le bras un angle très obtus (157° à 178° ouvert en dehors. Il existe donc un peu de cubitus valgus physiologique. Cet angle peut se trouver accru ou diminué sous des influences pathologiques et en particulier

(1) Dans la discussion qui a eu lieu, en 1899, à la Société de chirurgie de Lyon, Fochier a conseillé de recourir à la résection du poignet, opinion qui n'a d'ailleurs pas été partagée.

on observe quelquefois le cubitus valgus à la suite de fractures humérales ayant intéressé le cartilage conjugal du condyle externe (voyez p. 82) : il peut en résulter un accroissement ralenti en dehors, d'où inclinaison de ce côté de l'avant-bras repoussé. On observe assez souvent des sujets, plutôt du sexe féminin, chez lesquels la déviation en valgus se produit sans cause traumatique, et elle se trouve alors parfois associée à une laxité ligamenteuse, d'où possibilité d'une hyperextension au moment de laquelle la tête radiale fait une légère saillie en avant, et la jointure se fatigue facilement. Cet état peut se trouver associé au radius curvus, comme cela est noté par Gangolphe (chez la malade duquel existait une hérédité maternelle similaire), par Bennecke (*Zentr. f. Chir.*, 1904, n° 16, p. 500), par Schultze (*Münch. med. Woch.*, 1905, n° 30, p. 1441), par Putti. Il est à remarquer que chez la malade de Gangolphe il y avait en outre un peu de scoliose et de pied plat non douloureux.

Dans une observation de MIRALLIÉ (*Rev. d'orthop.*, 1er mars 1896, n° 2, p. 146), le père de la malade portait une lésion semblable, mais la malade elle-même était une ancienne rachitique. En cas de rachitisme, l'incurvation en varus est bien plus fréquente.

Cf. MIKULICZ, *Arch. f. klin. Chir.*, 1878-79, t. XXV, p. 767 ; RIEFFEL, *Rev. d'orthop.*, 1897, t. VIII, p. 243 ; HUBSCHER, *Deut. Zeit. f. Chir.*, 1899, t. LIII, fasc. 5-6, p. 445).

Pour terminer ce qui a trait aux déviations de croissance des membres supérieurs, je signalerai à l'épaule une observation de RIEDINGER (*Deut. Zeit. f. Chir.*, 1900, t. LIV, fasc. 5-6, p. 565) qu'il considère comme un humérus varus chez un garçon de 13 ans.

§ 8. — Scoliose.

Nomenclature. — Les inflexions du rachis sont possibles dans deux directions : dans le plan vertical antéro-postérieur (médian), dans le plan vertical et transversal (frontal).

Elles portent les noms suivants :

Dans le plan médian, la courbe à convexité postérieure s'appelle *cyphose* ; la courbe à concavité postérieure s'appelle *lordose* ;

Dans le plan frontal, les inflexions latérales portent le nom de *scoliose*, et c'est par le côté où elles sont convexes qu'on détermine leur sens. *Scoliose dorsale droite* signifie que la région dorsale est convexe à droite.

A l'état normal, le rachis présente, dans ces deux directions, des inflexions qu'il est à peine besoin de mentionner pour mémoire : au-dessus et au-dessous de la région dorsale, courbée en cyphose, les colonnes cervicale et lombaire, concaves en arrière, sont courbées en lordose. De plus, au niveau des deuxième et troisième vertèbres dorsales existe une légère convexité à droite, qui constitue la « scoliose physiologique », sur laquelle on discute depuis si longtemps.

A l'état pathologique, il n'y a de déviation de croissance, au moment de l'adolescence, que parmi les cyphoses et les scolioses, et celles-ci sont, de beaucoup, les plus importantes. Il ne sera donc question ici qu'accidentellement de la lordose, utile surtout à connaître, en pathologie infantile, dans ses relations avec la bascule du bassin en avant par coxalgie en position vicieuse et par luxation de la hanche.

Une scoliose est dite *totale* quand, en une seule courbure, elle intéresse toute la hauteur du rachis.

Dans le cas inverse elle est dite *partielle*, et deux formes sont alors à distinguer, selon qu'il y a une seule ou plusieurs courbures, que la scoliose est *simple* ou *multiple*.

Les seules scolioses vraiment fréquentes sont les scolioses *multiples*, qu'elles l'aient été primitivement ou secondairement, *par compensation*. Le fait est que l'alternance des courbes est nécessaire pour que le rachis conserve un équilibre à peu près normal.

D'une manière générale, pour que cet équilibre soit réalisé, il faut que la tête et le sacrum soient sur la même verticale ; et il est évident que si cela est en principe possible avec la longue courbe d'une scoliose totale, cela devient beaucoup plus difficile avec une scoliose partielle, dont la courte courbe devrait être pour cela de bien petit rayon. Si donc, dans ces conditions, rien ne vient corriger l'attitude, la ligne rachidienne se prolongera au-dessus de la courbe, de façon que la tête s'écarte plus ou moins de la ligne médiane, à l'opposé de la convexité scoliotique.

Le fait est parfois observé, et Dubrueil (de Montpellier) a bien distingué ces *scolioses obliques* — à correction il est vrai insuffisante plutôt que nulle — des *scolioses verticales* où la tête est ramenée sur la ligne médiane, ou à peu près, par des *courbes de compensation*.

Ces courbes sont faciles à comprendre.

Soit une courbe inférieure à convexité gauche, c'est par une courbe supérieure à convexité droite que le poids peut se trouver réparti également sur chaque côté du plan médian, de façon que la ligne de gravité de la tête tombe à l'aplomb du sacrum. Mais jamais, peut-on dire, cela n'aura lieu par redressement rectiligne à partir du point où cette seconde courbe atteindra la ligne médiane ; une troisième petite courbe de même sens que l'inférieure, se constituera. C'est en somme, dans le plan transversal, ce qui se passe pour les courbes physiologiques dans le plan antéro-postérieur.

Soit maintenant une courbe dorsale à convexité droite : elle se compensera par deux courbes inverses, c'est-à-dire à convexité gauche, l'une lombaire, importante, l'autre cervicale, beaucoup moindre.

Soit enfin une courbe cervicale primitive à convexité gauche : elle se compensera par deux courbes sous-jacentes inverses, une dorsale droite et une lombaire gauche.

On voit donc que des courbes primitives différentes, cervicale gauche, dorsale droite, lombaire gauche, aboutissent au même résultat final de compensation, et le fait est que les scolioses partielles de quelque amplitude sont toujours à deux ou à trois courbures ; à trois courbures devrait-on dire, car si la courbe compensatrice cervicale est souvent inappréciable cliniquement, anatomiquement elle existe.

Ces courbes — primitives ou secondaires — sont égales ou inégales, et l'on se rend compte de leur amplitude par leur écartement maximum de la ligne médiane considérée comme leur axe. Mais on aurait tort, une fois constituée la déviation complète, de croire que la déviation à ce moment prédominante ait toujours été la primitive : c'est fréquent, non constant. Au reste, est-il certain que, dans la plupart des cas, il y ait une des courbes *réellement* initiale, et n'y a-t-il pas, plutôt, des phénomènes concomitants dans les trois régions du rachis? C'est un point que je discuterai spécialement pour la seule forme courante de scoliose, dorsale droite et lombaire gauche.

Supposons maintenant une incurvation complète à trois segments alternants, et considérons-la géométriquement par rapport à l'axe vertical du corps. Elle part de cet axe en haut (tête) pour y aboutir en bas (sacrum), après l'avoir coupé deux fois : chacun des segments a un *point culminant* (géométriquement appelé *point de réflexion*) et part de l'axe pour y revenir. Ces points où la flèche de la courbe devient égale à o sont ceux où la courbe change de sens par rapport à l'axe, de gauche passe à droite (de négative devient positive, disent les géomètres): on les appelle géométriquement *points d'inflexion*. La plupart des orthopédistes

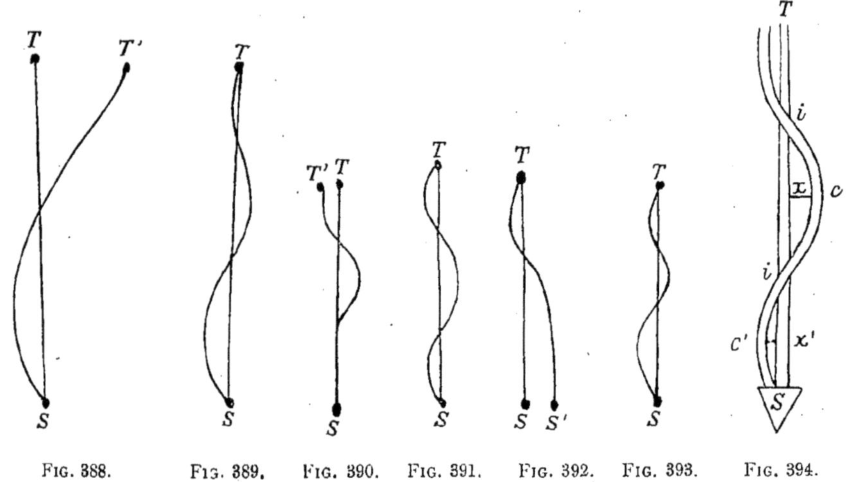

FIG. 388. FIG. 389. FIG. 390. FIG. 391. FIG. 392. FIG. 393. FIG. 394.

Fig. 388, convexité lombaire gauche non compensée ; fig. 389, compensée. — Fig. 390, convexité dorsale droite non compensée; fig. 391, compensée. — Fig. 392, convexité cervico-dorsale gauche non compensée ; fig. 393, compensée. — Fig. 394, scoliose complète compensée : *i* et *i*, points d'inflexion où la ligne incurvée coupe la verticale TS (tête, sacrum) ; C, C', points culminants (ou de réflexion) ; x, x', flèches par lesquelles on peut mesurer le degré de la déviation.

les dénomment points d'interférence, locution n'ayant aucun avantage clinique et n'ayant pas de sens mathématique.

Par la longueur de la flèche à chaque point culminant on peut mesurer l'intensité de la déviation : mais nous verrons que sur le vivant, et même sur le cadavre, des phénomènes complexes de torsion du rachis enlèvent toute valeur à cette recherche.

Cela dit de nomenclature générale, et sans nous demander d'abord quel est le mécanisme exact de la lésion, nous allons consacrer notre description clinique exclusivement à la *scoliose de l'adolescence*, dont la seule variété réellement courante est celle où il existe *à la fois une convexité dorsale droite et une convexité lombaire gauche.*

Étude clinique. — Pour examiner (1), debout, un sujet atteint d'une lésion quelconque du rachis, le mieux est de le mettre tout nu, et de s'asseoir derrière lui, devant une fenêtre, à un mètre environ de distance, bien au milieu. Quand il s'agit d'une scoliose qui atteint d'ordinaire des jeunes filles de 15 à 18 ans, on peut se dispenser de cette nudité complète, à laquelle la pudeur met obstacle, et se contenter, dès lors, d'exposer le tronc seul, un jupon ou un pantalon, maintenu par un cordon *sous* les crêtes iliaques, cachant les régions inférieures. De la sorte, on voit bien le dos, puis la poitrine ; il est temps de faire tomber les derniers voiles, si l'on juge nécessaire un examen complet des hanches.

La malade est debout, *appuyant également sur les deux membres inférieurs*, talons joints et pointes légèrement écartées, les bras pendant naturellement. Pour une fille, on aura soin, en outre, de relever les cheveux sur la tête, de façon à bien découvrir la nuque et les épaules.

Cela fait, on marque à l'encre, ou au crayon dermographique, chaque apophyse épineuse, délimitée à l'aide de l'index gauche. Ou bien on peut se contenter, dans les cas habituels, de frotter la région de haut en bas avec la pulpe des médius, annulaire et index ; la friction est plus forte sur la ligne épineuse, qui se dessine ainsi au bout d'un instant sous forme d'une ligne rouge, par dilatation vaso-motrice.

Supposons maintenant une scoliose typique et complète, caractérisée à la fois par une incurvation dorsale à convexité droite et par une incurvation lombaire à convexité gauche. La plupart du temps, la prédominance appartiendra à la déviation dorsale.

Cette déviation se traduit à nos yeux par une incurvation en *S* italique de la ligne épineuse marquée comme il vient d'être dit, mais il ne faut pas croire que l'intensité de la scoliose soit proportionnelle à celle de l'incurvation épineuse : nous verrons que la torsion vertébrale masque cette difformité, quelquefois même de façon remarquable. Nous avons, heureusement, d'autres éléments d'appréciation.

Avant tout, on examinera épaules et thorax. L'*épaule droite* est plus élevée et plus saillante en arrière que la gauche : on en juge à la fois par l'inspection du moignon de l'épaule et par la détermination des deux angles de l'*omoplate*, marqués au besoin au crayon dermographique. L'omoplate est portée en arrière et écartée de la ligne médiane, car elle est comme soulevée par une *gibbosité costale* tout à fait importante à examiner ; les angles des côtes sont saillants à droite, aplatis à gauche, et pour juger du degré de la gravité d'une scoliose, c'est à cela que nous devons regarder, bien plus qu'à l'incurvation de la ligne épineuse.

La *hanche* droite paraît plus grosse et plus basse que la gauche, la saillie de celle-ci se prolongeant en haut avec la région lombaire, soulevée par la convexité

(1) Dans l'examen des scoliotiques, pour établir avec exactitude leur état actuel, pour suivre les effets du traitement, les spécialistes ont des appareils spéciaux dits scoliosomètres et pour chaque cas ils dressent des graphiques. Je passe ces moyens sous silence, parce qu'ils n'intéressent pas le praticien, pour qui ce livre est écrit. Je renvoie ceux que la question intéresse à une revue de SAINTON, *Rev. d'orthop.*, 1894, n° 2, p. 103 ; aux nombreux travaux publiés depuis quinze ans sur le sujet dans le *Zeit. f. orthop. Chir.*, de Hoffa, et en particulier à ceux de Schulthess ; aux traités spéciaux d'orthopédie cités p. 10.

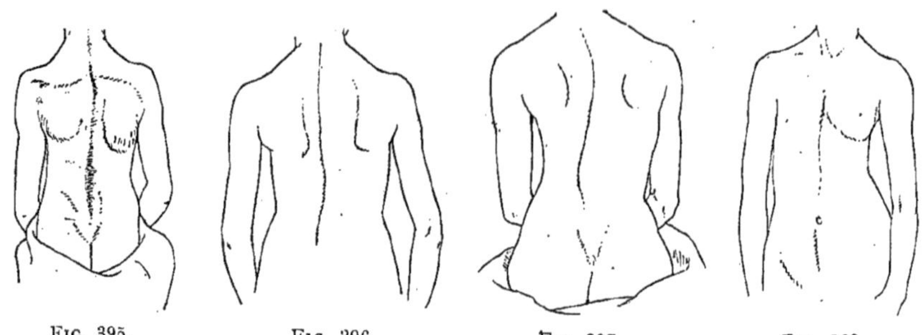

FIG. 395. FIG. 396. FIG. 397. FIG. 398.

Fig. 395 à 398, schémas de la scoliose ordinaire. — Fig. 395, colonne peu serpentine ; asymétrie des omoplates, la droite devenant saillante et écartée de façon parfois très notable (fig. 396), lorsque la gibbosité costale est dès le début prédominante. — Fig. 397, colonne serpentine (dorsale droite, lombaire gauche) vue de dos, saillie de l'omoplate droite ; vue de face (fig. 397), saillie de la région mammaire gauche ; accentuation du triangle de la taille à gauche.

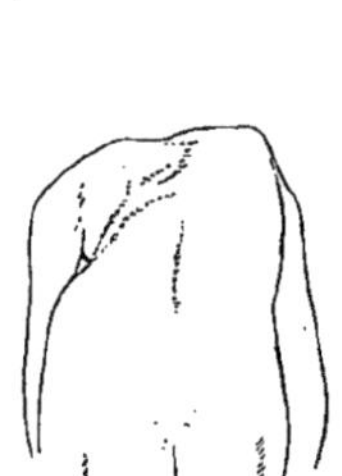

FIG. 399.

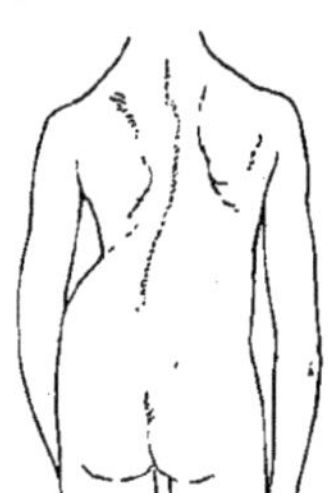

FIG. 400.

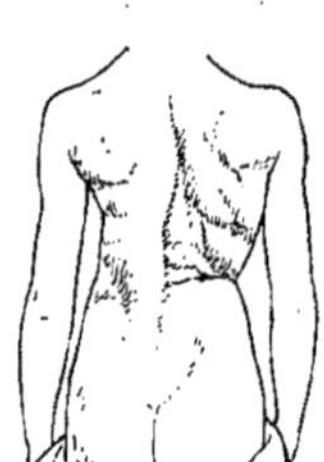

FIG. 401.

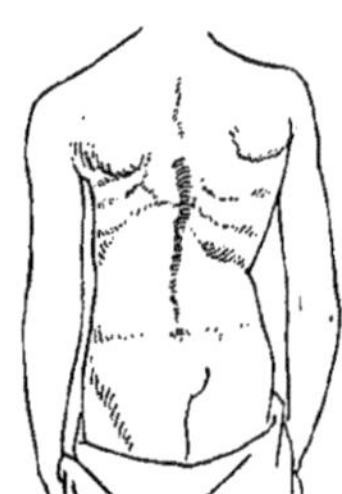

FIG. 402.

Fig. 399, manière de mettre en évidence la gibbosité costale, qu'on accentue encore en faisant croiser les bras devant la poitrine. — Fig. 400 à 402, degré de l'incurvation serpentine et de la gibbosité costale ; le triangle lombaire, d'abord plus marqué à gauche (fig. 400), s'allonge peu à peu de ce côté en même temps qu'il devient plus creux à droite, du côté de la gibbosité.

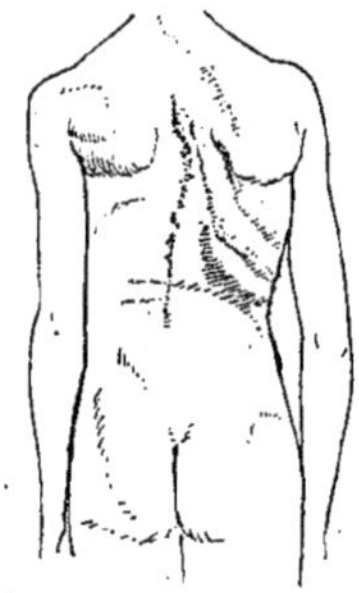

FIG. 403.

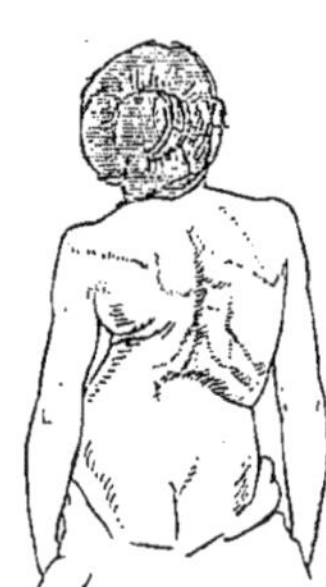

FIG. 404.

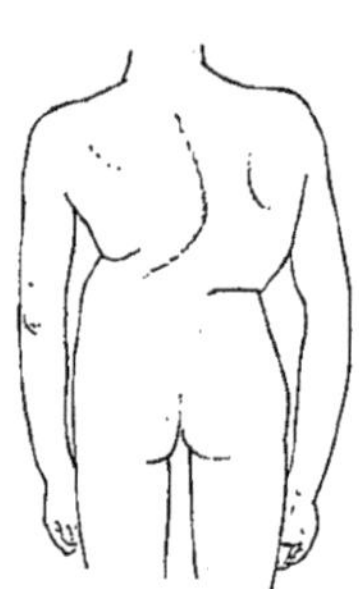

FIG. 405.

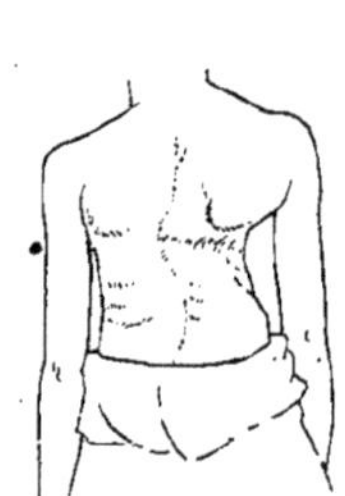

FIG. 406.

Sur les fig. 403 à 406, on voit l'évolution de la scoliose au 2e et au 3e degré. Le triangle de taille s'efface à gauche (fig. 403) et devient considérable à droite quand se fait à la fin l'inclinaison totale du tronc, avec côtes touchant, ou presque, la crête iliaque. A ce moment, la hanche droite s'efface et de nouveau la gauche fait saillie. Le bras droit pend dans le vide ; le triangle de gauche se dessine tout à fait en haut. Rotation du tronc en arrière et à droite. — Fig. 426, schéma inverse (dorsale gauche) au 2e degré (description de la précédente en sens inverse).

des vertèbres correspondantes. Et de cette attitude résulte une asymétrie fort nette du *triangle lombaire.*

Les membres supérieurs pendant naturellement, la paume de la main au contact de la face externe de la cuisse, à l'état normal ils touchent le tronc sur presque toute leur longueur, ne s'en écartant que fort peu, à partir du coude, au-dessus des crêtes iliaques : de là un triangle, de flèche variable selon que le bassin est plus ou moins large, dans lequel passe en général un doigt, mais qui doit être symétrique des deux côtés. En cas de scoliose, l'incurvation lombaire fait qu'à droite ce triangle est plus large que celui du côté opposé ; dans les formes accentuées, son sommet lombaire est marqué par un gros pli cutané, et on y peut faire passer deux, trois, quatre doigts même mis à plat.

Cette incurvation du rachis ne peut aller sans une *perte de longueur correspondante du tronc*, en sorte que les membres supérieurs paraissent à proportion d'autant plus longs que le triangle lombaire est plus excavé ; le coude peut descendre à hauteur de la crête iliaque.

Le sujet étant dans cette position, vu de dos, on en profite pour lui faire élever les deux bras en croix, ensemble ou séparément ; pour le faire plier en avant et en arrière, jambes étendues, les mains jointes au-dessus de la tête ; pour lui faire exécuter, en un mot, quelques-uns des mouvements dont je parlerai à propos du traitement. De la sorte, en effet, on étudie ce qui reste de *souplesse au rachis*, et c'est un élément important de pronostic.

Tout cela vu en arrière, on passe à l'examen de la poitrine, en regardant le sujet bien en face. Rien de spécial à dire sur l'obliquité de la ligne des épaules, sur celle, correspondante, des mamelles. Le thorax, dans son ensemble, apparaît à sa partie supérieure étroit, mal développé. Mais tandis qu'à droite la poitrine est aplatie dans toute sa hauteur, à gauche le creux sous-claviculaire s'efface, et de plus le rebord costal est saillant. Il y a donc un *thorax oblique ovalaire*, avec une forte saillie en arrière et à droite des angles costaux, avec saillie en avant et à gauche du rebord chondro-costal. Cette gibbosité costale antérieure est presque toujours bien moins prononcée que la postérieure.

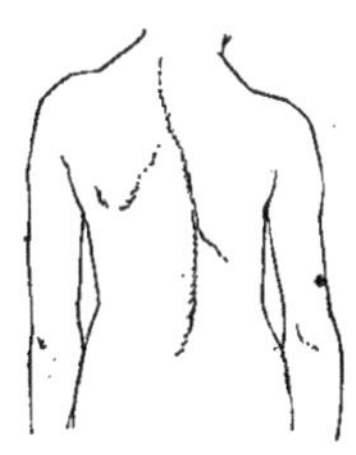

FIG. 407. — Scoliose cervico-dorsale gauche avec surélévation de l'omoplate gauche (KIRMISSON).

Ces signes sont ceux d'une scoliose complète, accentuée. Dans certains cas très avancés et à courbure inférieure bas située (voy. p. 216), rares d'ailleurs, il se constitue une *courbure de compensation cervico-dorsale gauche* : alors se soulève le bord supérieur de l'omoplate gauche, qui peut même devenir plus haute que l'omoplate droite, et sous elle font saillie, en une gibbosité accessoire, les angles des côtes supérieures correspondantes, tandis que la tête s'incline un peu sur l'épaule droite.

A cette période et à la précédente, le diagnostic anatomique est évident, et j'ajouterai d'intérêt médiocre, car notre thérapeutique est alors bien insuffisante. Le point important est de savoir dépister une *scoliose au début.*

A ce moment, l'attention du médecin est, en général, appelée par la mère ou par la couturière sur ce fait que chez cette enfant qui, depuis plus ou moins longtemps « se tient mal », l'épaule droite est plus grosse, plus élevée : et trop souvent (1), sans y regarder ou en jetant sur la ligne épineuse un coup d'œil distrait, le médecin répond que « ce n'est rien », ou prescrit le port d'un corset orthopédique. Mais si on y regarde de près, l'enfant déshabillée, on constate qu'en réalité la difformité est déjà nette. L'*S* italique épineuse est peu infléchie, ou même on ne voit qu'une légère convexité dorsale supérieure à droite; mais déjà l'omoplate droite est refoulée en arrière par les angles costaux saillants, tandis qu'à gauche le thorax est plutôt aplati. *Cette déformation est précoce* (2), et dans les cas douteux on la met en évidence par deux mouvements du sujet : ou bien en lui faisant « faire gros dos », les bras croisés devant la poitrine, chaque main sur l'épaule opposée; ou bien en lui disant de se pencher en avant, les mains jointes et les bras étendus (3). Cette asymétrie thoracique légère saute ainsi aux yeux du chirurgien placé d'abord en arrière, puis en avant et qui peut en outre s'en rendre compte par l'amplexation du thorax avec les deux mains à la fois.

En même temps, examinez le triangle lombaire, entre le bras pendant et le tronc : déjà il est plus large à droite qu'à gauche. De plus, la hanche gauche, non encore masquée par la convexité lombaire, peu accentuée, est plus saillante que la droite.

Dans certains cas, plus rares, le phénomène remarqué au début par les profanes est l'asymétrie des hanches et non du thorax, le soulèvement du flanc gauche en arrière, par la convexité rachidienne lombaire, contrastant avec l'aplatissement du flanc droit. Et le chirurgien voit alors un élargissement vite considérable du triangle lombaire. Mais, en même temps, il constatera, à un degré léger, l'asymétrie thoracique postérieure que je viens de décrire.

L'*examen du thorax en avant* révèle, lui aussi, une *asymétrie légère*, démontrée par un peu moins de profondeur du creux sous-claviculaire, par un peu de saillie du mamelon gauche, situé en outre moins haut que le droit, par un peu de voussure du rebord chondro-costal, surtout en bas et près du sternum.

(1) Mme NAGEOTTE-WILBOUCHEWITCH a présenté à la *Société de pédiatrie* de Paris (1907, p. 41) quelques jeunes filles et une série de photographies tendant à prouver combien est fréquente, chez les jeunes filles d'une quinzaine d'année, l'asymétrie des omoplates pouvant simuler la scoliose ; les bords internes ne sont plus parallèles entre eux et à la ligne médiane ; l'un d'eux est oblique, ou tous les deux, tantôt dans le même sens, tantôt en sens inverse. Mme Nageotte attribue cette disposition à un *rachitisme localisé à l'omoplate* et entraînant une torsion de l'omoplate par rapport à la clavicule. Il y aurait un scapulum valgum rachitique analogue au genu valgum rachitique. Je crois cependant que la plupart du temps l'omoplate n'est pas directement en cause, mais qu'il s'agit d'attitudes liées aux modifications de la clavicule, du rachis, de l'épaule, des arcs costaux postérieurs dans les cas de scoliose avec déviation confirmée. Ainsi envisagé, c'est un signe parfois utile à l'établissement d'un diagnostic précoce.

(2) ZUPPINGER (*Beit. z. klin. Chir.*, 1900, t. XXIX, fasc. 3, p. 617) croit même qu'elle est initiale, ce que d'ailleurs conteste SCHULTHESS (*Zeit. f. orthop. Chir.*, 1902, t. X, p. 495).

(3) Dans certains cas étudiés par KIRMISSON et SAINTON (*Rev. d'orthop.*, 1898, p. 218) sous le nom de *scolioses paradoxales*, il existe une scoliose gauche (totale ou dorso-lombaire) et cependant la voussure costale est à droite. Kirmisson pense que ces cas, abandonnés à eux-mêmes, se transformeraient, par courbure de compensation, en scoliose ordinaire. Ces relations entre la torsion inverse et la scoliose totale ont été étudiées depuis par O. VULPIUS (*Zeit. f. orthop. Chir.*, 1896, t. IV, p. 63), G. STEINER (*Ibid.*, 1898, t. V, p. 404), J. HESS (*Ibid.*, 1899, t. VI, p. 556), par ce dernier auteur surtout, d'après les matériaux de Schulthess. — D'après VIGNARD et G. MONOD (voy. p. 227), cette rotation du côté de l'inclinaison latérale est la règle dans certaines scolioses lombaires.

Grâce à ces explorations minutieuses, on ne laissera pas échapper une scoliose au début, et de plus on se rendra compte de la manière dont les difformités ont coutume de se succéder.

Que la scoliose commence par la région dorsale droite ou par la région lombaire gauche, le résultat final est le même : on peut dire que toujours, à un moment donné, les deux s'associent. Et l'on a coutume de considérer la deuxième

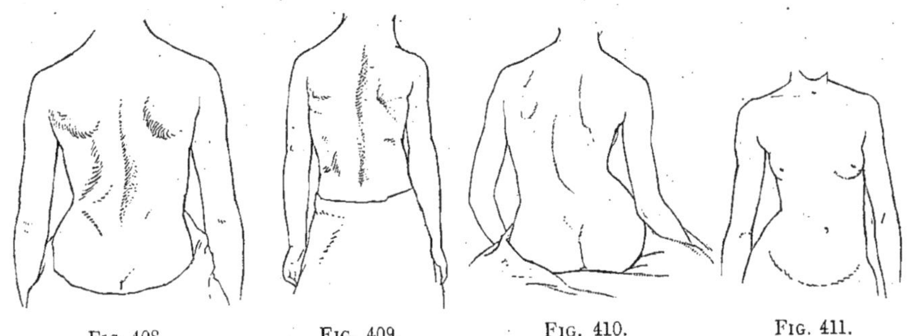

FIG. 408. FIG. 409. FIG. 410. FIG. 411.

Fig. 408, scoliose lombaire droite avec début de compensation dorsale; inclinaison du tronc à droite (s'efface dans la flexion); le triangle de taille se creuse à gauche, avec formation d'un gros pli cutané. — Fig. 429 et 430, scoliose gauche totale; fig. 429, aspect dorsal au début (HOFFA), se développe ordinairement sur les dos ronds. Le premier signe est l'inclinaison du tronc à gauche avec allongement du triangle de taille, qui s'efface à droite. Il y a souvent rotation vers la concavité et non vers la convexité (scoliose paradoxale de Kirmisson). — Fig. 430 et 431, aspect de dos et de face dans un cas avancé (KIRMISSON).

courbure connue comme une *courbure de compensation*, destinée à rétablir l'équilibre compromis par la première.

D'où des discussions à perte de vue sur la plus grande *fréquence du début dorsal droit ou lombaire gauche* (1). Car si, presque toujours, les mères viennent consulter parce que « l'épaule droite est plus forte », depuis longtemps des orthopédistes ont soutenu qu'en réalité l'origine lombaire est plus fréquente, mais qu'elle est moins souvent signalée parce qu'une asymétrie légère des hanches ne se voit pas sur la jeune fille habillée; et sans aller jusqu'à l'exagération de Ludwig (1757), pour qui ce début était presque constant, des hommes comme B. Schmidt, Drachmann, Lorenz, pensent que la scoliose lombaire gauche initiale réclame plus de la moitié des cas. En quoi ils sont contredits par des hommes aussi compétents que Schreiter, Eulenburg, Bouvier et Bouland, Kirmisson, etc., pour qui le début dorsal droit peut s'évaluer de 80 à 92 p. 100 (2).

Ceux-là ont raison, incontestablement, si l'on tient compte du signe prédominant, et même en général du seul signe connu, au moment où l'on examine l'enfant pour la première fois. Mais mon expérience personnelle est que presque jamais je n'ai observé d'asymétrie dorso-thoracique, même très légère, sans que quelque chose de lombaire existât, décelé par une asymétrie du triangle lom-

(1) Sur la scoliose lombaire en particulier, cf. G. MONTI, *Arch. di ortop.*, 1900, t. XVII, p. 16 ; c'est sûrement la courbe initiale en cas d'inégalité de longueur des membres inférieurs.

(2) Sur les sièges des courbures dans la scoliose, voyez, parmi les travaux récents, les statistiques de SCHULTHESS (*Zeit. f. orth. Chir.*, 1902, t. X, p. 733 ; 1905, t. XIV, p. 478) et de ses élèves E. HESS (*Ibid.*, 1905, p. 240), S. HOFFMANN (*Ibid.*, 1904, t. XIII, p. 97).

baire, avec un peu de saillie de la hanche gauche. Et inversement, dans les cas rares où j'ai été consulté pour « une hanche plus forte que l'autre » — c'est alors la droite, la gauche étant masquée par la convexité des vertèbres vers le flanc — j'ai toujours trouvé, en la cherchant, la saillie des angles costaux sous l'omoplate droite.

A mon avis, la déformation des deux régions est simultanée; la plupart du temps, celle de la région dorsale est prédominante et reconnue la première, mais l'autre existe. J'y reviendrai dans l'exposé de la pathogénie.

La description précédente s'applique à la seule forme vraiment fréquente de la scoliose des adolescents, mais je dois mentionner quelques variétés rares.

La *scoliose dorsale gauche* (7,9 p. 100 du total d'après Drachmann) est ordinairement inférieure et même dorso-lombaire; elle peut alors être suivie d'une courbure de compensation dorso-cervicale gauche, complétée plus tard par une convexité dorso-lombaire droite. C'est une variété exceptionnelle, mais très disgracieuse.

La *scoliose lombaire droite* (2,1 p. 100 du total d'après Drachmann) est la forme la plus rare. Elle se complète par une courbe dorsale à convexité gauche.

Je crois que ces formes seraient plus rares encore si on en distrayait avec soin les cas mal interprétés de scoliose rachitique, par inégalité des membres inférieurs, etc., dont je vais établir maintenant le diagnostic différentiel. Personnellement, je n'ai observé à titre exceptionnel, dans la vraie scoliose des adolescents, que quelques cas inverses de scoliose associée dorsale supérieure gauche et lombaire droite. Et j'ajouterai que ces cas ne font pas trop exception à la règle, car j'en ai vu qui concernaient soit des sujets franchement gauchers, soit de ces « ambidextres », qui sont en réalité des gauchers que l'on a réussi à corriger dès leur première enfance (1).

Le diagnostic, auquel je viens de faire allusion, comporte la réponse à deux questions :

1° Y a-t-il scoliose ?

2° Quelle est la variété de cette scoliose ?

1° Y A-T-IL SCOLIOSE ? — Cette partie du diagnostic s'établit presque toujours d'un coup d'œil, et je ne vois guère que la « position élevée de l'omoplate » — lésion congénitale — qui puisse en imposer au clinicien. Encore faut-il que l'examen soit assez légèrement pratiqué, car l'élévation de l'épaule n'est qu'un élément secondaire dans la scoliose, à laquelle on ne doit songer que si le rachis est incurvé, si les côtes sont asymétriques. En outre, l'omoplate congénitalement élevée a des altérations propres : elle est moins longue — de beaucoup — que celle du côté opposé et sa fosse sus-épineuse s'incurve en avant, avec l'épine, d'où une saillie antérieure, sous le trapèze, parfois prise à tort pour une exostose.

Mais dans certains cas, de l'asymétrie scapulaire peut résulter une scoliose secondaire, et de ces caractères anatomiques de l'omoplate — laquelle peut être du côté de la convexité dorsale ou de la concavité — résulte, pour ce cas particulier, la réponse à la deuxième question :

(1) Depuis que j'ai imprimé pour la première fois cette leçon, j'ai lu une note où M. BOIGEY (*Rev. d'orthop.*, 1899, p. 125) fait une remarque analogue. Mais l'auteur ne voit là « très probablement qu'une coïncidence curieuse à noter ».

2° QUELLE EST LA VARIÉTÉ DE LA SCOLIOSE ? — Pour la grande majorité des cas, un coup d'œil, un mot de commémoratifs suffisent à ce diagnostic. Par exemple, est-il besoin de ratiociner longuement, pour établir qu'une inclinaison latérale du rachis est due à une cicatrice vicieuse et rétractile, forcément énorme et profonde; à une rétraction thoracique par pleurésie purulente et sclérose pleuro-pulmonaire, avec ou sans opération d'Estlander; à une névralgie sciatique (1), dont il n'y a d'ailleurs d'exemples à peu près que chez l'adulte, les déviations rachidiennes avec douleur sciatique étant presque toujours, chez l'enfant, la conséquence d'une sacro-coxalgie, d'un mal de Pott? Et avec le mal de Pott, nous entrons dans les affaissements par maladie osseuse, comme nous en voyons encore à la suite de certaines autres lésions, traumatiques ou spontanées. Mais est-il besoin d'insister beaucoup sur les commémoratifs pour remonter à un trauma responsable d'une luxation ou d'une fracture, où la cyphose, d'autre part, est la règle, la scoliose l'exception? Est-il besoin d'un examen très complexe pour remonter à l'ostéomalacie, aux ostéites trophiques, réservées d'ailleurs à l'adulte, qui sont l'origine possible d'une cypho-scoliose chez les acromégaliques, les ataxiques, les syringomyéliques, etc. (2). Si donc — comme je le dirai — la comparaison de ces derniers cas avec la scoliose de l'adolescence peut acquérir un intérêt théorique réel, en clinique nous pouvons les négliger.

Le *mal de Pott* est plus important, et les erreurs, pratiquement fort nuisibles en raison du traitement qu'elles font instituer, ne sont pas rares : la plupart du temps, il est vrai, elles ne sont guère excusables, car la rigidité du rachis est évidente, pour qui sait la chercher, dans ces maux de Pott presque toujours bas situés et où, de plus, il est de règle que la scoliose soit l'indice d'un abcès plus ou moins profond de la gaine du psoas.

Parmi les cas qui sautent aux yeux, enfin, je signalerai ceux où la déviation a pour origine une paralysie infantile (3) ou une myopathie progressive des muscles spinaux postérieurs.

(1) Dans la sciatique, la scoliose peut être homologue, croisée ou alternante (O. VULPIUS, *Zeit. f. orthop. Chir.*, 1896, t. IV, p. 1). Je ne fais que mentionner ces faits, renvoyant ceux qu'ils intéressent aux mémoires déjà cités, p. 167, de MIRALLIÉ, de HOFFA, à ceux de CHR. FOPP (*Zeit. f. orthop. Chir.*, 1899, t. VI, p. 435), de EHRET (*Mitth. aus der Grenzgebiete der Med. u. Chir.*, 1904, t. XIII, fasc. 1, p. 150), où l'on trouvera tous les éléments de la bibliographie; mais il est à noter qu'il s'agit en réalité d'une *attitude vicieuse*, pour décharger le membre endolori par inclinaison du tronc ou par position hanchée opposée, et qu'il y manque la fixité par déformation osseuse qui est le caractère des vraies scolioses. D'après M. DENUCÉ (*Rev. d'orthop.*, 1899, n° 5, p. 345, Bibliogr.), on a fait confusion avec la sciatique par sacro-coxalgie.

(2) Voy. p. 167. Pour le tabes, voyez ABADIE, *Nouv. Icon. de la Salpêtrière*, 1900, t. XIII, p. 116, 260, 325, 502. Pour la paralysie agitante, SICARD et ALQUIER, *Ibid.*, 1902, t. XV, p. 377.

(3) Cette scoliose par paralysie des muscles du tronc est différente de celle qui, dans la paralysie infantile, a pour cause une inégalité des membres inférieurs. Sa convexité est ordinairement (ce que conteste F. Carles) du côté sain; elle se fixe tard, a peu de gibbosité costale, peu de torsion, des déformations osseuses en général légères et tardives, mais on peut voir des déviations énormes et fixées. MESSNER, *Centr. f. Chir.*, 1892, n° 44, p. 887; KIRMISSON, *Rev. d'orthop.*, 1893, n° 4, p. 284; R. SAINTON, *Ibid.*, 1894, n° 4, p. 293. Voyez aussi les mémoires déjà cités, p. 167, de MIRALLIÉ et de HOFFA; GRUBER, Dissert. inaug., Wurzbourg, 1902; NOVÉ-JOSSERAND, *Prov. méd.*, 1906, n° 16, p. 183; F. CARLES, *Rev. d'orthop.*, 1909, p. 43. Je crois que DESFOSSES (*Presse méd.*, 1909, p. 184) exagère le rôle de la paralysie infantile méconnue dans la genèse de la scoliose ordinaire.

A côté de ces faits, où il nous suffit de mentionner une cause tout de suite évidente, il en est où la recherche étiologique est un peu plus délicate, et je signalerai d'abord la *scoliose rachitique* (voy. p. 128), dont on établira en règle générale le diagnostic par les caractères suivants : antécédents et tares variables, persistantes, de rachitisme vrai, à l'allaitement ou au sevrage, début de la scoliose avant l'âge de 4 à 6 ans, aggravation rapide avec déformation thoracique considérable, indifférence du sexe du malade et du côté de la déviation. D'après cela, on conçoit que la confusion soit aisée avec certaines formes précoces et graves de scoliose de l'adolescence, mais la discussion manque d'intérêt, car dans les deux cas le traitement est le même (1).

Et j'arrive maintenant à deux variétés parfois plus difficiles à reconnaître, où l'incurvation latérale du rachis est due soit à une contracture musculaire, soit à une inclinaison vicieuse du bassin.

Certaines *contractures* réflexes des muscles dorso-lombaires, avec attitude vicieuse du rachis, relèvent d'une irritation viscérale et ont pour but l'immobilisation instinctive d'une région enflammée, plus ou moins douloureuse ; on en a signalé comme conséquence d'inflammations pleuro-pulmonaires ou rénales ; j'en ai observé par appendicite subaiguë, adhésive, à foyer lombaire plus ou moins haut situé. Et l'on conçoit que si, pour une phlegmasie aiguë, ou même subaiguë, le mode de début, l'évolution, la symptomatologie actuelle sont d'ordinaire de nature à nous mettre assez vite dans le droit chemin, il n'en soit pas ainsi pour les lésions chroniques, telles que cette lithiase rénale mentionnée par Verneuil et Paulet (2).

J'en dirai autant des *contractures hystériques* quand ne sont pas réalisés leurs caractères habituels de déviation tout de suite maxima, en relation à peu près immédiate avec un trauma provocateur, ou avec une suggestion possible, par imitation ou autre ; car il faut savoir que chez l'enfant, si l'on met à part une instabilité psychique que l'âge rend difficile à apprécier, les stigmates sur lesquels nous établissons le diagnostic de l'hystérie chez l'adulte sont le plus souvent absents (3).

Mais l'examen local dans les deux formes précédentes nous fournit deux renseignements de grande valeur ; presque toujours la difformité est relativement considérable, très considérable même chez les hystériques lorsque nous sommes consultés, et malgré cela : 1° elle disparaît, ou à peu près, pendant le sommeil, ce qui souvent, il est vrai, n'est pas facile à constater ; 2° et surtout, quelle que soit son ancienneté, elle ne s'accompagne pas d'asymétrie thoracique par gibbosité costale du côté de la convexité dorsale, ce qui est, au contraire, un caractère

(1) Rachitisme et scoliose précoce, voy. H. Spitzy, *Zeit. f. orthop. Chir.*, 1905, t. XIV, p. 581.

(2) Voyez aussi les observations de Gérard-Marchant (*Rev. d'orthop.*, 1894, t. V, p. 35) sur des scolioses consécutives à des fibrolipomes douloureux du dos. Rapport de A. Broca (*Bull. de la Soc. de chir.*, Paris, 1907, p. 290) sur une observation de Dieulafé (hydronéphrose intermittente) ; thèse de Parrical de Chammard, Paris, 1906-1907, n° 446.

(3) De la scoliose hystérique on peut jusqu'à un certain point rapprocher ce que A. Schanz a décrit sous le nom d'insuffisance rachidienne : indifférence d'âge et de sexe ; troubles d'ordinaire gastro-intestinaux chez des sujets névropathes ; douleur à la pression des corps vertébraux lombaires ; cyphose ou scoliose légères.

capital de la scoliose de l'adolescence. Il y a attitude vicieuse sans fixation par déformation du squelette.

Il en est de même pour les *scolioses par inclinaison vicieuse du bassin* (1). Lorsque le bassin est oblique dans le sens transversal, il faut, pour rétablir l'équilibre du tronc, que la région lombaire se courbe en scoliose convexe du côté le moins élevé du bassin, une scoliose compensatrice inverse se formant secondairement à la région dorsale : je n'insiste pas sur cette donnée, sur laquelle je reviendrai dans l'étude pathogénique de la scoliose des adolescents. Et c'est surtout à propos des attitudes vicieuses de la hanche dans la coxalgie, à propos aussi des raccourcissements par luxation congénitale unilatérale de la hanche, que le détail des faits doit être indiqué. Quant au diagnostic dans ces conditions, il ne présente aucune difficulté : la lésion coxo-fémorale ne saurait être méconnue. De même lorsqu'un membre est raccourci à la suite d'une lésion traumatique ou d'une opération. Mais l'erreur devient facile lorsqu'il s'agit d'une différence de longueur par *inégalité de développement des membres inférieurs*, sans que l'on puisse connaître la cause de ce trouble de nutrition ; et sans discuter ici l'opinion de ceux qui attribuent à une inégalité légère de ce genre un grand nombre des scolioses de l'adolescence, sinon la majorité (2) — opinion que pour ma part je crois erronée — il n'en reste pas moins des faits qui doivent être ainsi interprétés. Et dans leur forme typique, ils se reconnaissent assez aisément : si l'inégalité des membres est grande, on voit que le bassin est oblique dans le sens transversal ; en tout cas, on constate que le thorax n'est pas asymétrique, que les côtes ne forment pas de gibbosité postérieure du côté convexe ; et de cette absence de déformations osseuses résulte que le rachis se redresse sitôt l'axe du bassin rendu horizontal, c'est-à-dire que la scoliose disparaît dès que le sujet s'asseoit, ou dès qu'on lui met sous le pied, du côté court, une semelle de hauteur suffisante (3). C'est une attitude vicieuse, non une scoliose vraie.

Je ne dis pas qu'à la longue, il ne puisse pas se produire des modelages osseux

(1) En parallèle avec celles-ci on peut mettre les scolioses consécutives au *torticolis*, dont je dirai un mot en étudiant cette lésion.

(2) On trouvera les documents relatifs à cette question déjà ancienne dans les articles et traités généraux cités p. 10. Dans un travail récent, SILFERSKIOLD (*Hygiea*, mars 1906, p. 225) dit avoir constaté cette cause chez 37 scoliotiques sur 50 (74 p. 100) par longueur plus grande du membre inférieur droit, chez 8 (16 p. 100) par longueur plus grande du membre gauche. Les membres ne seraient égaux que dans 4 p. 100 des sujets. Cela ne me paraît pas répondre à la réalité. Cette inégalité de longueur serait en proportion assez grande d'après J. STAHEL (*Zeit. f. orthop. Chir.*, 1900, t. VI, p. 202) parmi les scolioses lombaires primitives. Voyez aussi PIERRE (*Cong. intern. des Sc. méd.*, Paris, 1900, section de chirurgie de l'enfance, p. 116), cet auteur admettant d'ailleurs la fréquence du début lombaire. MOTTA (*Arch. di ortop.*, 1891, fasc. 3 et 4, p. 165) croit que la cause habituelle est une inégalité, avec inclinaison pelvienne, due à des courbures diaphysaires, au pied plat, etc. En fait, le pied plat est souvent associé à la scoliose (B. Roth, Heussner, Redard, Kirmisson) et comme tout le monde j'ai constaté ce fait ; souvent aussi, l'aplatissement n'est pas égal des deux côtés. Mais presque tous les auteurs admettent aujourd'hui que c'est concomitant et non causal (voy. p. 167), et je suis persuadé qu'ils ont raison. Cf. les statistiques de J. LOEBEL (*Zeit. f. orthop. Chir.*, 1902, t. X, p. 889), de G. ZEZAS, (*Ibid.*, 1904, t. XIII, p. 783). Même remarque pour l'association au genu valgum, à la coxa vara.

(3) TERRILLON, *Bull. méd.*, 1887, p. 1115 (6 observations) ; MORTON, *Cong. intern. des Sc. méd.*, 1887, d'après *Bull. méd.*, p. 957 ; BILHAUT, *Cong. franç. de chir.*, 1888, p. 448 ; MESNARD, Th. de doct., Paris, 1890-91, n° 237 ; GENDRON et BRUNET, *Ann. de la policl. de Bordeaux*, mars 1896, p. 229. Je n'ai observé qu'un cas de ce genre.

défectueux qui fixent définitivement la déviation, comme cela se voit, par exemple, dans la cyphose des vieux paysans. Je dis seulement qu'à la période où nous voyons les sujets, à l'adolescence, à la période, en somme, où le diagnostic est important pour le traitement, l'assertion est vraie cliniquement, et que ces fausses scolioses par contracture musculaire, par inclinaison pelvienne, se différencient de la vraie scoliose de l'adolescence par l'intégrité du squelette, par le redressement immédiat du rachis, sitôt supprimée la cause. Dans la scoliose de l'adolescence, au contraire, attitude vicieuse et modelage des os vont de pair, comme nous l'avons vu pour les difformités de croissance précédemment étudiées, d'où impossibilité rapide du redressement complet : cette donnée domine le pronostic et le traitement, et avant de la développer, pour nous faire comprendre à quoi elle nous conduit dans la pratique courante, il sera nécessaire, malgré l'ennui inhérent à une sèche description, que je décrive la forme prise par les vertèbres et les côtes dans une scoliose de l'adolescence confirmée.

A. Steindler (*Surg., Gynec. and Obst.*, septembre 1908, d'après *Sem. méd.*, Paris, 20 janvier 1909, p. 32) a étudié des cas (moins rares, d'après lui, qu'on ne le croit, puisqu'il a pu en recueillir 7) où il y a *« position paradoxale » du bassin*, c'est-à-dire convexité lombaire du côté de la moitié la plus élevée du bassin, abaissé de l'autre côté par suite du raccourcissement d'un membre inférieur. D'après lui, c'est dû à des conditions surajoutées, qu'il n'a d'ailleurs pas réussi en général à préciser. Une fois, il a constaté que cela tenait à ce que le sujet, s'étant cassé la cuisse droite, avait néanmoins conservé une convexité lombaire gauche antérieurement causée par compensation d'un torticolis sterno-mastoïdien gauche. On remarque que dans ces cas la jonction sacro-lombaire est oblique et non plus horizontale.

A côté de l'inclinaison vicieuse du bassin, il faut accorder une mention à *l'inclinaison vicieuse de la 5e vertèbre lombaire sur le sacrum*, en conséquence de lésions de cette vertèbre, lésions variées d'ailleurs dans leur cause, sur lesquelles ont insisté P. Desfosses (*Presse méd.*, 15 août 1908, p. 521) et plus récemment P. Vignard et G. Monod (*Lyon Chir.*, 1er février 1909, p. 350). L'étude anatomique de ces faits a surtout été faite par ces deux derniers auteurs sur des pièces de bassins viciés conservées dans des musées obstétricaux ; bon nombre de cas concernent des lésions inflammatoires, par mal de Pott principalement. Ces scolioses par déformation primitive de la 5e lombaire sont remarquables en ce que le sens de la torsion y est presque toujours le même que celui de l'inclinaison latérale.

Un cas assez spécial est celui où il y a un *vice de développement de la 5e lombaire*, une fente unilatérale ou bilatérale par défaut de soudure entre l'arc antérieur et l'arc postérieur : cette *spondyloschise* permet la *spondylolisthèse*, c'est-à-dire le glissement du corps vertébral en avant sur le sacrum. Cette variété, intéressante pour les accoucheurs en raison des viciations pelviennes, nous conduit à mentionner les *scolioses congénitales.*

La scoliose congénitale est rare, tout au moins sur les sujets viables. Je n'en ai observé que deux cas : l'un que j'ai vu et diagnostiqué en 1896 (on avait avant moi parlé de mal de Pott) et que j'ai fait publier par Mouchet (*Gaz. hebd. de méd. et de chir.*, 19 mai 1898, p. 529) ; l'autre qui a fait le sujet de la thèse de Fleury (Paris, 1900-1901-2, no 115). Dans le premier de ces cas (fig. 432), la radiographie a prouvé que la cause de l'inclinaison était une demi-vertèbre supplémentaire, en coin entre la 12e dorsale et la 1re lombaire ; dans le second (fig. 433), il y avait hémiatrophie de la 12e dorsale dont la partie gauche, privée de côte, était moitié moins haute que la droite ; en outre, il y avait six vertèbres lombaires. Voy. des faits analogues de Dreifuss (*Fortschr.*

a. d. Geb. der Röntgenstr., t. XI, fasc. 3) ; J.-F. GOTTSTEIN (*Zeit. f. orth. Chir.*, t. XVIII, 1907, p. 345).

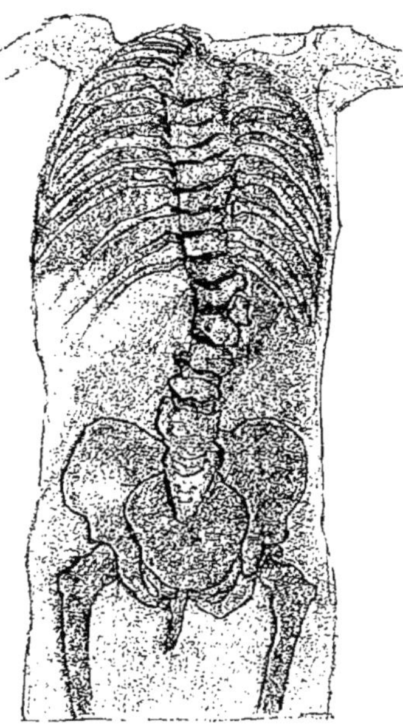

FIG. 412.

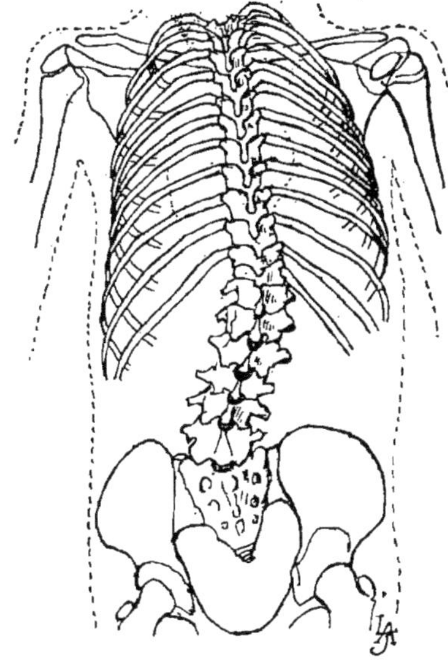

FIG. 413.

Fig. 412. Scoliose congénitale par hémivertèbre supplémentaire entre les 1er et 2e lombaires. — Fig. 433. Scoliose congénitale par hémiatrophie de la 12e dorsale (considérée à tort par Fleury comme une pièce supplémentaire). Il y a, par contre, six lombaires.

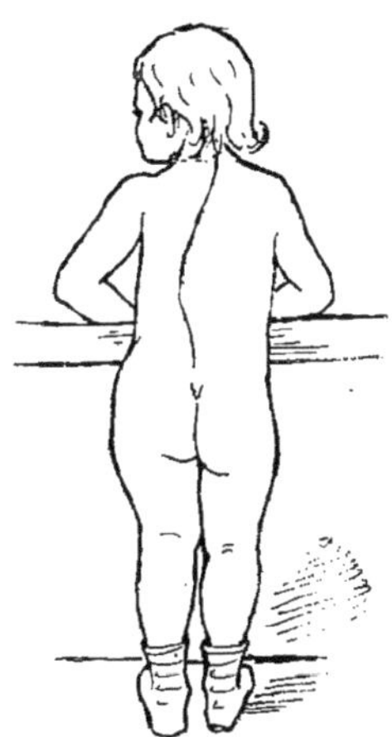

FIG. 414. — Aspect de l'enfant radiographiée fig. 412.

Dans d'autres cas, dont on trouvera la description et la bibliographie dans l'importante thèse de NAU (Paris, 1903-1904, n° 446), la malformation porte sur le bassin dont l'ascension s'est effectuée d'une façon irrégulière.

Il en est enfin où les lésions sont très complexes, caractérisées par des soudures anormales, par des évolutions incomplètes qui transforment la colonne en un jeu de patience ; il en est où la scoliose s'associe à des malformations plus ou moins graves, telles que le spina bifida. Ces vraies scolioses congénitales sont à distinguer de celles où il s'agit non d'une malformation, mais d'un trauma rachidien pendant un accouchement difficile (Nau, Hirsberger). Le traitement opératoire des scolioses congénitales est nul Quand la scoliose s'agg ave avec l'âge, ce qui est possible, elle sera traitée comme la scoliose ordinaire. MAX BÖHM (*Bost. med. and Surg. Journ.*, 1906, t. CLIV, n° 5, p. 99) se demande, d'après trois cas successifs, si ces vertèbres asymétriques supplémentaires ne sont pas une cause plus fréquente qu'on ne croit de scoliose dite ordinaire, opinion qui semble empreinte d'exagération.

Les scolioses par côtes cervicales supplémentaires ou par position élevée de l'omoplate seront étudiées à propos de ces malformations.

Comme travaux postérieurs à la thèse de Nau (ou non cités par lui) voyez : MAAS, *Zeit. f. orth. Chir.*, 1903, t. XI, p. 411. — ATHANASSOW, *Arch. f. orthop. Chir.*, t. I, 1903,

p. 383. — K. Vogel, *Zeit. f. orth. Chir.*, 1904, t. XII, p. 421. — Stephan, *Monatschr. f. Unfallkrank.*, 1903, n° 11. — Aronheim, *Ibid.*, 1904, n° 3. — Sur un cas de *cyphose* congénitale, voy. Bernhard, *Arch. f. Kinderheilk.*, 1900, t. XXX, p. 31.

Étude anatomo-pathologique (1). — Nous avons vu, dans l'étude clinique, que la scoliose complète ordinaire est à trois courbes latérales : une dorsale droite entre deux gauches, lombaire et cervicale, cette dernière étant en général cliniquement négligeable. Ces courbes frappent la vue dès que l'on examine la colonne vertébrale disséquée, mais tout de suite on remarque qu'il n'y a pas concordance, parallélisme, comme à l'état normal, entre la ligne médiane des corps et celle des arcs vertébraux postérieurs, celle-ci étant marquée par la pointe, ou mieux par la base des apophyses épineuses. C'est-à-dire que la colonne, regardée dans son ensemble, n'est pas seulement infléchie latéralement : elle est *tordue* à la manière d'un cep de vigne. Si l'on marque d'un trou à la vrille le point médian antérieur de chaque corps vertébral, on voit que cette ligne se dévie vers la convexité, d'autant plus que la vertèbre est plus près du point culminant de la courbe ; en même temps l'arc postérieur — dont l'apophyse épineuse marque le point médian — se dévie vers la concavité. Les vertèbres dorsales ont donc subi une rotation sur l'axe de gauche à droite ; les vertèbres lombaires, une rotation de droite à gauche, et c'est pour cela que la ligne épineuse n'est plus superposable à la ligne des centres des corps. Fait très important à noter pour le clinicien, dorénavant averti que des phénomènes observés par lui à la région épineuse il ne tirera pas de conclusions fermes sur ce qui se passe au niveau des corps : il est connu depuis longtemps que la ligne épineuse peut même rester presque droite dans certaines scolioses en réalité très accentuées.

De cette saillie des corps vertébraux en avant, vers la convexité, résulte que la plupart du temps la cyphose dorsale physiologique va se trouver diminuée ; elle l'est même toujours dans la scoliose ordinaire un peu accentuée (2).

Cyphose-lordose. — Je m'en tiendrai à une courte mention.

J'ai déjà fait allusion à la *cyphose rachitique*, je signalerai plus loin, pour mémoire, celle des vieux paysans. Assez rarement, on observe des adolescents chez lesquels se produit une voussure directement postérieure de la région dorsale ou cervico-dorsale. Les épaules font alors en arrière une saillie anormale ; quand la courbe n'est que dorsale (ce qui est l'exception), il se produit une lordose cervicale de compensation.

Les considérations cliniques auxquelles prête cette difformité doivent être développées à propos du diagnostic du mal de Pott à grande courbure ; c'est là également que nous parlerons de certaines cyphoses encore mal connues (cyphose hérédo-traumatique, fractures incomplètes du rachis, spondylose rhizomélique, etc.), observées il est vrai la plupart du temps chez l'adulte.

La *lordose* ne s'observe guère qu'à la région lombaire, en exagération de la courbe normale. On peut dire que c'est toujours une attitude de compensation, par surcharge du poids abdominal, par rotation du bassin en avant, celle-ci étant à son tour une conséquence de diverses difformités de la hanche (voyez luxation congénitale, coxalgie). Il s'agit donc avant tout d'une étude séméiologique qui devra trouver place à propos de ces lésions. Il faut noter ici la lordose, qui marque souvent une période assez précoce de la myopathie proprement dite, ou, d'une manière plus générale, celle qui est en relation avec la paralysie des muscles fessiers et spinaux postérieurs (Duchenne de Boulogne).

(1) Dans le courant de cet article je citerai les auteurs modernes qui ont précisé l'étude de certains points particuliers. Mais, malgré le silence gardé par la plupart de ces auteurs, on ne saurait oublier que presque tout avait été bien vu, dans l'ensemble tout au moins, par Bouvier (1836-1858), qui a résumé ses recherches anatomiques dans l'article *Rachis*, du *Dict. Encycl. des Sc. méd.*, Paris, 1874.

(2) Sur ce que deviennent dans la scoliose les courbures physiologiques, voyez Schulthess, *Centr. f. orthop. Chir.*, sept. et oct. 1889, et *Zeit. f. orthop. Chir.*, 1898, t. VI, p. 399, sur l'anatomie normale et pathologique du rachis des sujets jeunes.

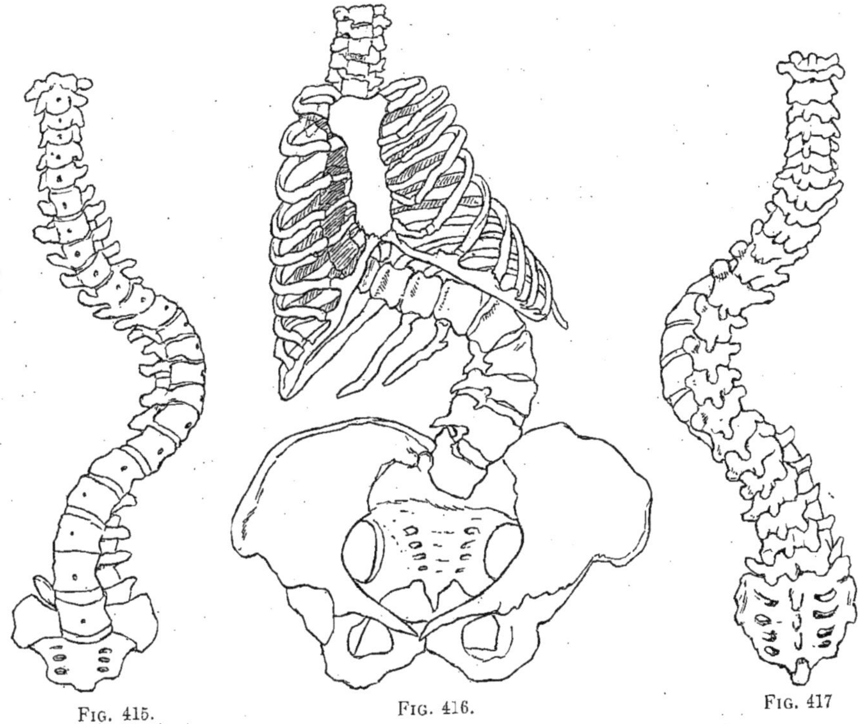

Fig. 415. Fig. 416. Fig. 417

La torsion du rachis vue en avant (trous au milieu des corps) et en arrière (ligne épineuse).

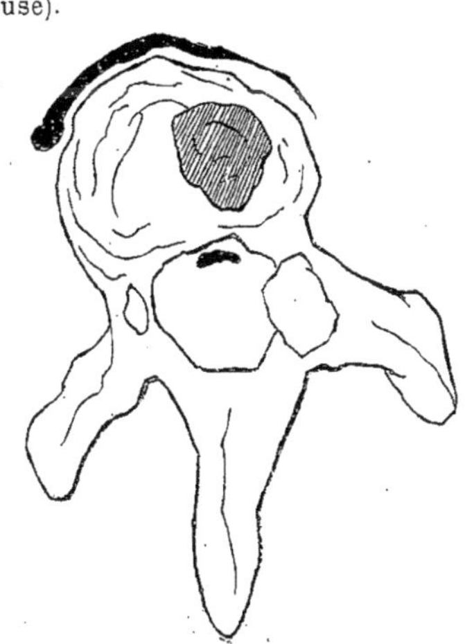

Fig. 418. — Vertèbre dorsale cunéiforme, convexité droite (Albert). La tache hachurée marque la place du disque intervertébral; les lames noires, celles des deux surtouts ligamenteux.

Cette *rotation générale du rachis* a donné lieu à des discussions que je signalerai en décrivant la forme des corps vertébraux. Nicoladoni — qui d'ailleurs est revenu de cette opinion — a même soutenu qu'elle était apparente et non réelle. Si on l'a souvent mal comprise, c'est parce qu'on n'a pas bien fait voir qu'elle est tout à fait distincte des phénomènes de torsion que nous aurons à décrire dans les vertèbres déformées, considérées individuellement. La torsion de la colonne, dans son ensemble, est, je le répète, le résultat de la *rotation des vertèbres l'une sur l'autre* et nous savons que, physiologiquement, l'inclinaison latérale du rachis se combine toujours, à partir d'un certain degré, à une rotation des corps vertébraux correspondants vers la convexité. Mais dans cette position les ligaments du rachis sont mis en tension et, par leur action passive, modèlent à un moment donné les vertèbres : en particulier, entre les arcs postérieurs et les corps, dont les colonnes subissent des déplacements inégaux, les pédicules vont se tordre, et nous allons comprendre ces faits quand nous aurons étudié la manière dont les vertèbres se déforment sous l'influence des déplacements anormalement persistants qui leur sont imposés.

Les *déformations des vertèbres* (1) sont régies par les mêmes lois que celles des os des membres dans les déformations de croissance que nous avons déjà étudiées ; elles sont seulement beaucoup plus complexes, et c'est même pour cela, qu'allant du simple au composé, nous les avons réservées pour le dernier chapitre. Mais il s'agit toujours d'un modelage adaptant les os à l'équilibre vicieux qui leur est imposé, et il est facile de comprendre que le mode d'application de la force modelante — le poids du corps — est différent selon que la vertèbre considérée est plus ou moins éloignée de la ligne générale de gravité, c'est-à-dire de l'axe médian. De là deux types nettement tranchés : la *vertèbre culminante*, située au sommet de la courbe, écartée au maximum de l'axe ; la *vertèbre d'inflexion* (souvent appelée d'interférence), située au point où la courbe coupe l'axe. Les vertèbres intermédiaires nous présenteront un mélange des caractères de ces deux types, en proportion variable selon qu'elles seront plus près du point d'inflexion ou du point de réflexion de la courbe.

Sur chacune de ces vertèbres typiques nous devrons étudier les phénomènes, dans leur ensemble inverses, qui se passent dans les corps et dans les arcs postérieurs.

A. Vertèbre culminante, ou cunéiforme. — α) *Déformation des corps*. — Le corps de la *vertèbre culminante dorsale* est avant tout *cunéiforme*, plus bas du côté de la concavité, c'est-à-dire à gauche. Il est évident, en effet, que de ce côté il est écrasé entre ses deux voisins supérieur et inférieur : dans le mouvement normal et dans les scolioses statiques simples ou hystériques, le tassement ne porte que sur la partie correspondante du disque intervertébral ; dans l'attitude permanente pathologique, il atteint l'os.

Mais à la flexion latérale du rachis s'ajoute, avons-nous vu, de la rotation, corps vers la convexité ; en sorte que la compression n'a pas lieu juste dans le plan transversal mais en arrière de lui, surtout à la jonction entre le corps et le pédicule. Là est le minimum de hauteur du corps vertébral, et de là provient la diminution de la cyphose normale. De cet aplatissement en arrière résulte un effacement presque complet de la facette costale correspondante, tandis que celle de droite reste normale.

Deux autres faits sont immédiatement vus : la vertèbre est taillée en biseau à peu près exclusivement aux dépens de sa face supérieure ; en outre, du côté de la concavité, ses bords supérieur et inférieur sont épatés par écrasement, d'où une saillie assez irrégulière qui surplombe la face latérale, anormalement creusée sous forme d'une gouttière qui s'approfondit et se rétrécit de plus en plus, à mesure qu'on s'approche du pédicule, où elle se termine.

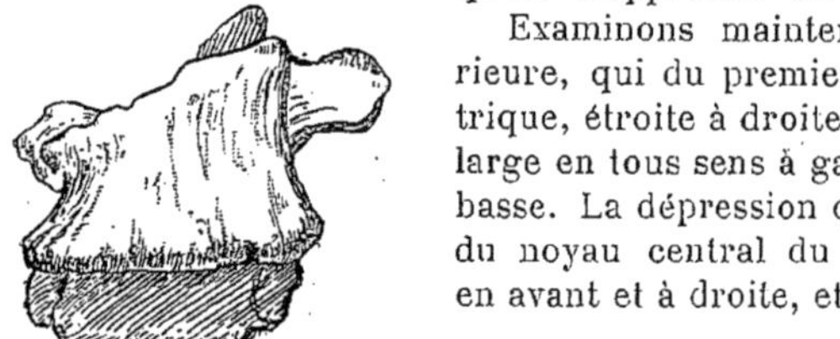

Fig. 419. — Forme générale d'une dorsale cunéiforme (convexité droite).

Examinons maintenant les détails de la face supérieure, qui du premier coup d'œil nous apparaît asymétrique, étroite à droite et en avant, dans sa partie haute, large en tous sens à gauche et en arrière, dans sa partie basse. La dépression qui, sur cette face, marque la place du noyau central du disque intervertébral, est déviée en avant et à droite, et de ce côté sa demi-circonférence

(1) Wullstein a étudié les déformations expérimentales, les os étant d'ailleurs sains, produites sur les vertèbres d'animaux en croissance auxquels on fixe pendant longtemps le rachis en position vicieuse (expérience analogue à celles de Ghillini, de Maas, de J. Wolff, sur les membres; voy. p. 64). Il les a réunies dans un gros travail, à la fois clinique et expérimental, où l'on trouvera, en outre, une grande bibliographie sur la scoliose (*Zeit. f. orthop. Chir.*, 1902, t. X, p. 177). — Voyez deux autopsies récentes de Schulthess (*Arch. f. orthop. Chir.*, 1904, t. II, fasc. 1, p. 1) et une autopsie de jeune porc par le même auteur (*Zeit. f. orthop. Chir.*, 1901, t. IX, p. 6) ; une étude expérimentale de Arnd (*Archiv f. orthop. Chir.*, 1903, t. I, p. 1 et 145) sur le rôle initial de la destruction des muscles longs du dos d'un côté.

est bien marquée; tandis qu'en arrière et à gauche elle se prolonge, vers la racine du pédicule, en un plan incliné large.

Si nous voulons nous demander ce qui, dans ces deux parties, appartient aux deux moitiés primitives de la vertèbre, nous nous trouvons assez embarrassés, car si nous savons que l'ancien plan médian, antéro-postérieur est devenu oblique en avant et à droite, le degré exact de cette inclinaison est impossible à déterminer avec certitude. En gros, cependant, nous possédons quelques repères.

En arrière, la marque primitive est indélébile : c'est le trou central des veines émissaires à la face postérieure. Or ce trou est déplacé vers la droite, d'autant plus

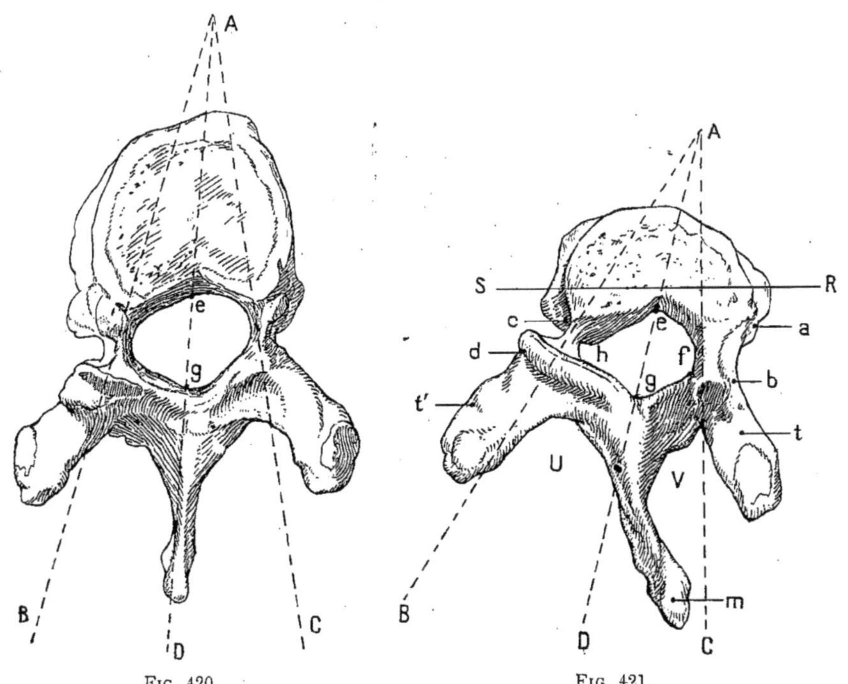

Fig. 420. Fig. 421.

Fig. 420 et 421, les axes d'une vertèbre dorsale cunéiforme, convexité droite, au début (fig. 420) et dans un cas accentué (fig. 421). SR, plan frontal auquel la ligne AD devrait être perpendiculaire. Cette ligne est déterminée par *e*, angle marquant le milieu du corps vertébral en arrière (veines émissaires) et par *g*, angle des deux lames. AB, axe passant par le pédicule gauche (*c*, *d*), redressé vers le côté concave et atrophié ; le pédicule droit (*a*, *b*) avec son axe (AC) est aussi redressé vers la concavité ; *t* et *t'*, apophyses transverses ayant subi le même déplacement vers la concavité; *m*, pointe de l'apophyse épineuse déviée vers la convexité (ceci n'est pas obligatoire); angle transverso-épineux plus large du côté concave (*u*) que du côté convexe (*v*); trou rachidien étroit et long du côté concave (*h*), large du côté convexe (*f*).

que la vertèbre est plus déformée, d'autant plus près, par conséquent, du pédicule correspondant; et à son niveau se dessine, sur la face postérieure du corps, un sillon vertical dû à la coudure sur le segment droit du segment gauche élargi dans sa partie postérieure. Mais en avant les points de repère précis nous manquent. L'aplatissement de la demi-circonférence gauche fait que, sans doute, le point culminant du contour vertébral n'est plus le milieu de ce corps : et c'est précisément ce qui, pendant un temps, a fait soutenir par Nicoladoni que la torsion vertébrale était apparente et non réelle. La ligne de ces points culminants est bien, disait-il, déviée vers la convexité, mais elle n'est pas la vraie ligne médiane ; pour marquer le point médian antérieur, il faut prendre sa distance au pédicule gauche sur la vertèbre d'inflexion la plus proche — qui, nous le verrons, n'est pas asymétrique — et transporter cette distance sur la vertèbre asymétrique considérée. Procédé arbitraire et donnant une correction trop grande, c'est-à-dire reportant sûrement trop vers la gauche le centre cherché, d'où Nicoladoni avait conclu à tort, au début de ses recherches, qu'il est dévié vers la concavité par opposition au milieu postérieur, dévié vers la convexité.

Mais si l'on joint le trou des veines émissaires à un autre milieu anatomiquement fixe, l'angle de jonction des lames postérieures, on peut considérer que cette ligne prolongée en avant marque à peu près l'axe primitif du corps vertébral, et l'on se rend compte ainsi de ce qu'est devenue, par élargissement et aplatissement en arrière surtout, l'ancienne moitié latérale gauche. Quoi qu'en ait dit Nicoladoni, il apparaît alors qu'elle est plus large que la moitié droite, comme si elle était écrasée sous une compression supérieure à sa force de résistance. En même temps, elle s'étend en arrière, vers le pédicule. En tout cas, il semble établi que cette moitié soit aplatie et amincie sans être atrophiée — au contraire peut-être — et cette donnée a un certain intérêt en pathogénie.

On peut assez aisément, en arrière, étudier les connexions entre le corps vertébral et le pédicule. A l'état normal, un trait net, situé à la partie postérieure du corps, marque cette ligne conjugale. Or ce sillon reste accentué à droite (côté convexe) et disparaît à gauche (côté concave), en sorte qu'il n'y a plus de démarcation extérieure entre le corps biseauté en ce sens et la racine élargie du pédicule correspondant ; mais si on fait une coupe transversale sur un sujet assez jeune, on voit qu'à gauche le point osseux du pédicule pénètre plus loin vers le corps, poussant surtout une pointe en avant et en dehors ; contre elle, le point osseux du corps est, lui aussi, élargi.

Il y a donc, en somme, un élargissement de la partie du corps vertébral, qui, par suite de l'attitude vicieuse permanente, est devenue la base d'appui. En même temps, la structure de cette région est, dans son ensemble, plus compacte, plus solide : elle s'adapte, c'est-à-dire se met en état de supporter presque seule le poids du corps. Ce travail de consolidation, que déjà Nicoladoni a bien observé, se manifeste sous forme d'un noyau osseux très dense, ayant son maximum d'éburnation à la racine du pédicule gauche et rayonnant à partir de là en éventail, avec des traits d'union concentriques, dans la moitié correspondante du corps, tandis que la substance spongieuse de la moitié droite paraît anormalement lâche. Même travail à la partie postérieure de l'étroite gouttière horizontale de la face latérale : de fortes consoles de substance osseuse corticale, pénétrant dans la profondeur, soutiennent les encorbellements qui surplombent. En ces régions, les productions osseuses pourraient même envahir le disque intervertébral aminci et en outre aboutir à l'ankylose par jetées osseuses périphériques, fort exceptionnelle d'ailleurs dans la scoliose vraie (1).

Dans les cas les plus accentués, Hoffa ajoute qu'à la face supérieure, biseautée et durcie, peut se former une pièce osseuse nouvelle, dont il compare la forme à celle d'un olécrâne vu de profil, avec une pointe située là où commence l'obliquité de la face, avec une base en arrière et en bas. Cette base surplombe vers la racine du pédicule, de sorte qu'on la voit bien de bas en haut, par la face inférieure de la vertèbre ; elle sert à élargir la surface d'appui.

(1) Les modifications de la structure, de la densité de l'os que nous signalons ici, sont à classer parmi celles que nous avons étudiées à propos des lois de Wolff (voy. p. 164). Quant aux soudures, aux lésions inflammatoires, on n'en peut guère tirer argument en pathogénie, car elles sont décrites d'après des pièces de musée, recueillies à l'amphithéâtre de dissection sur des sujets dont on ignore l'histoire clinique. J'ai déjà fait cette remarque à propos du pied plat : et elle est ici plus importante encore, car on n'a pas, comme pour le pied plat, la ressource d'étudier certaines lésions précoces sur des pièces fraiches, obtenues opératoirement.

β) *Arc postérieur.* — Si l'on regarde la vertèbre par sa face supérieure, on remarque tout d'abord que l'*ensemble de l'arc postérieur* est en masse déplacé vers la gauche (côté concave), en sorte que son axe, déterminé en joignant le trou des veines émissaires à l'angle de jonction des lames, se trouve oblique en arrière et à gauche, s'inclinant en ce sens sur l'axe antéro-postérieur du corps. D'où d'abord, de ce côté, une *déformation du trou rachidien*, comme étiré vers la gauche, tandis qu'à droite il reste arrondi ; et sa moitié gauche, triangulaire, a un sommet gauche au pédicule, un antérieur à la coudure précédemment décrite de la face postérieure du corps, un postérieur à l'angle d'union des lames.

Cela se manifeste par une asymétrie considérable dans la *direction des pédicules* : le droit (convexe) devient antéro-postérieur, le gauche (concave) presque transversal. En outre, le gauche est au premier abord diminué en tous sens, aminci, raccourci, moins haut. Mais si la perte de hauteur est réelle, le raccourcissement est une apparence due à ce que la partie antérieure est devenue, comme il a été dit, partie intégrante de la surface d'appui supérieure, taillée en biseau jusque sur le pédicule et développée en arrière. Aussi ce raccourcissement ne porte-t-il que sur le bord supérieur et même le pédicule gauche reparaît, plus long que le droit, sur une coupe horizontale du corps vertébral. Il n'en reste pas moins que le trou de conjugaison gauche se trouve rétréci, d'où, dans les cas très accentués et anciens, des névralgies intercostales par compression ; à droite, il est élargi et allongé.

Derrière les pédicules apparaissent les *apophyses articulaires*, peu modifiées à droite, très modifiées au contraire à gauche où, d'une manière générale, elles sont diminuées de hauteur, les *supérieures* surtout. Celles-ci sont minces, basses et ont changé de direction : leur surface articulaire regarde presque en dehors, et en outre elle est devenue presque horizontale, par inclinaison du bord supérieur en avant. Non seulement l'axe s'est déplacé dans le même sens que celui du pédicule, mais il est évident que dans son mouvement de rotation, corps à droite, la vertèbre supérieure l'a refoulée en avant, par pression continue contre l'apophyse articulaire inférieure correspondante. Il y a donc à la fois pression de haut en bas par flexion latérale, et d'arrière en avant par rotation, en sorte que la surface articulaire tend à gagner à la fois sur la base de l'apophyse transverse (pression de haut en bas de l'apophyse articulaire inférieure) et sur le pédicule (pression d'arrière en avant). D'où, malgré l'atrophie lamellaire de l'apophyse supérieure proprement dite, une surface articulaire plus étendue, sous forme d'une sorte de gouttière, oblique en avant et en dehors, où s'engage le bord épaissi, épaté, de l'apophyse inférieure. Cette néarthrose est très peu mobile et peut finir par s'ankyloser.

Du côté des *apophyses transverses* il n'y a guère à noter que leur direction, en rapport avec la translation en masse de l'arc postérieur à gauche : celle de droite tend à être antéro-postérieure, celle de gauche à être transversale, d'où un angle transverso-épineux plus étroit et plus aigu à droite qu'à gauche. L'apophyse gauche perd par compression une bonne partie de sa hauteur ; sa facette costale est profonde et regarde en haut et en avant. Enfin, si l'on considère la ligne qui joint les deux extrémités de ces apophyses et qui, normalement, est horizontale, parallèle aux faces du corps, on voit que ce parallélisme est détruit ; la ligne apophysaire s'incline en bas et à droite, l'extrémité libre étant plus basse du côté convexe, la face inférieure du corps supposée horizontale, bien entendu. Il semble que, pour lutter contre la chute à gauche, une traction ait été exercée du côté convexe. Ce phénomène est d'ailleurs surtout net sur les vertèbres d'inflexion.

A gauche, les *lames* sont moins verticales, moins hautes, moins longues, mais plus épaisses. Quant à l'*apophyse épineuse* qui leur fait suite, il est à retenir que si, dans son ensemble, elle est entraînée vers la gauche avec tout l'arc postérieur, son sommet peut ne s'écarter que de peu de la ligne médiane du dos, et même s'incurver vers la convexité, à droite. Mais cela ne change rien à ce que j'ai dit plus haut : que dans son ensemble, et en raison de la translation en masse vers la gauche, la

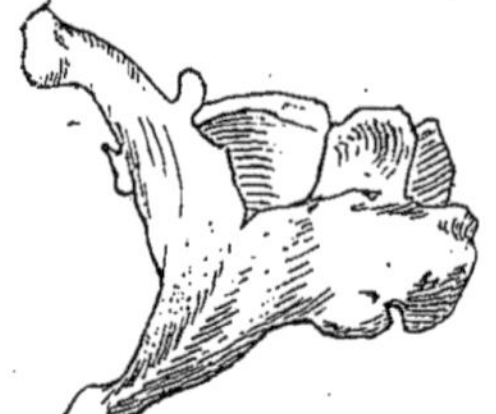

Fig. 422.

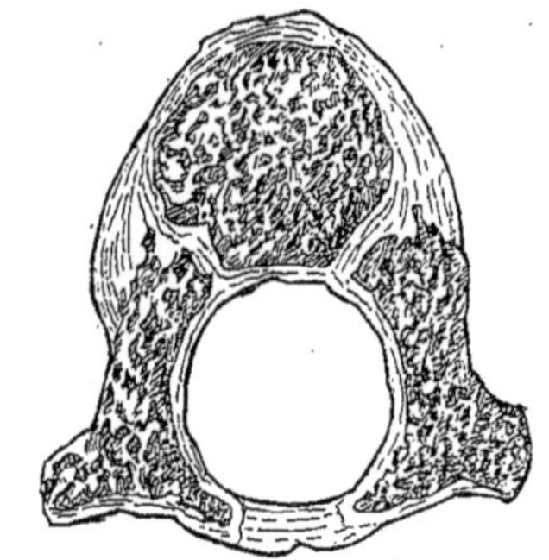

Fig. 426.

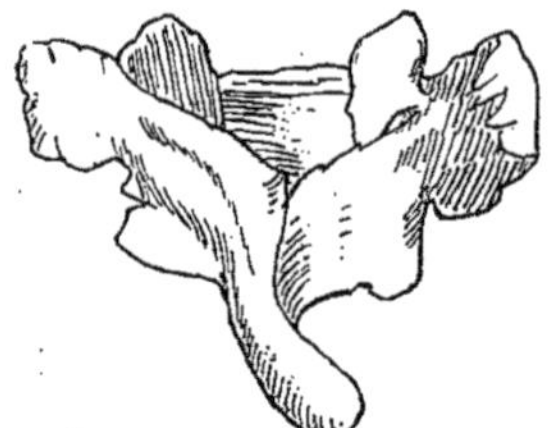

Fig. 423.

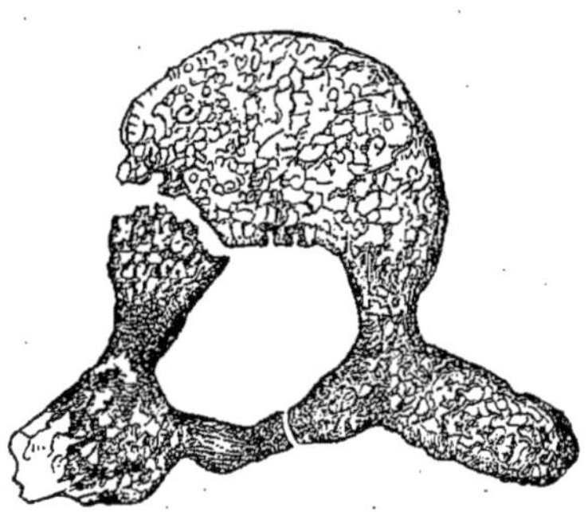

Fig. 427.

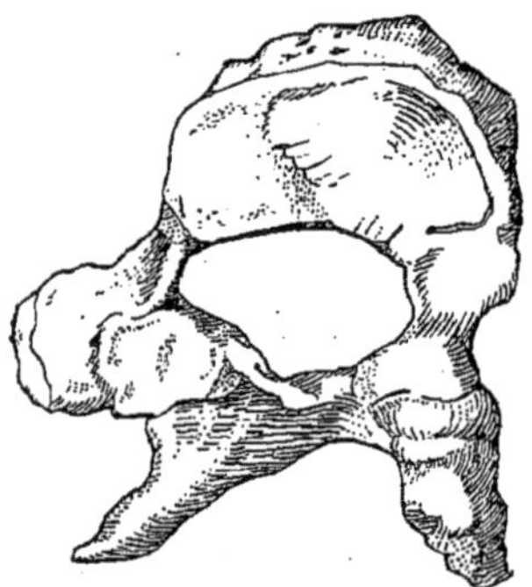

Fig. 424.

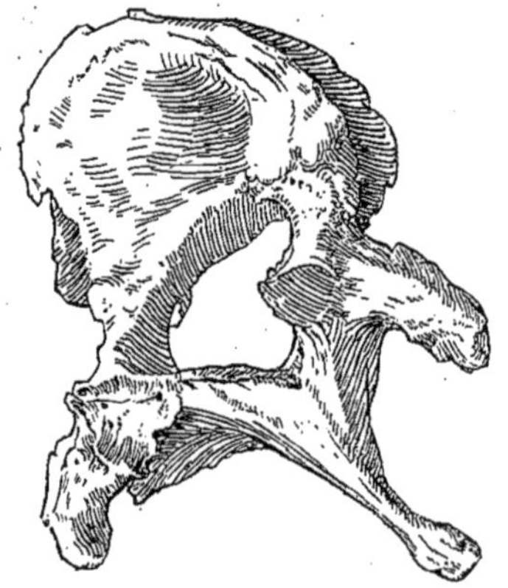

Fig. 425.

Fig. 422 à 425. — *Vertèbre dorsale cunéiforme, convexité droite, modifications de l'arc postérieur.* Position variable de la pointe de l'apophyse épineuse. Redressement des pédicules vers la gauche. Atrophie de la lame gauche et de son apophyse articulaire supérieure, dont la surface articulaire s'aplatit et s'élargit. Ces figures sont empruntées à Albert, auquel nous devons des détails intéressants ; mais on en trouve de fort analogues dans l'article, cité plus haut, de Bouvier et Boulland.

Déformation des points d'ossification correspondants d'après Hoffa (fig. 426, vertèbre saine, noyaux symétriques ; et fig. 427, vertèbre dorsale cunéiforme).

ligne épineuse, cliniquement déterminée par celle des pointes, s'écarte du plan médian bien moins que les corps vertébraux, que toujours sa courbe est de rayon plus grand que celle des corps. Il est à noter encore que les apophyses épineuses dorsales tendent à se rapprocher de l'horizontale en vertu d'un mouvement en masse de l'arc postérieur de bas en haut, autour des pédicules comme charnière : c'est ce qu'Albert a appelé la *réclination*.

B. VERTÈBRE D'INFLEXION, OU OBLIQUE. — Tandis que sur une courbe géométrique l'inflexion est marquée par un seul point d'intersection entre la courbe et son axe, il n'en est plus de même pour un cylindre articulé comme la colonne vertébrale. Sans doute, il existe un point mathématique d'inflexion, mais on doit considérer que la transition se fait d'une convexité à l'autre par plusieurs *vertèbres intermédiaires* dont l'équilibre statique est tout différent de celui des vertèbres culminantes. Elles ne subissent pas une charge plus forte sur un côté que sur l'autre, mais elles sont obliquement dirigées, c'est-à-dire que leur axe n'est pas parallèle à la verticale de gravité.

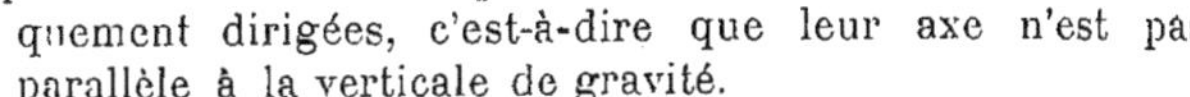

FIG. 428. — Forme générale d'une vertèbre lozangoïde (d'inflexion).

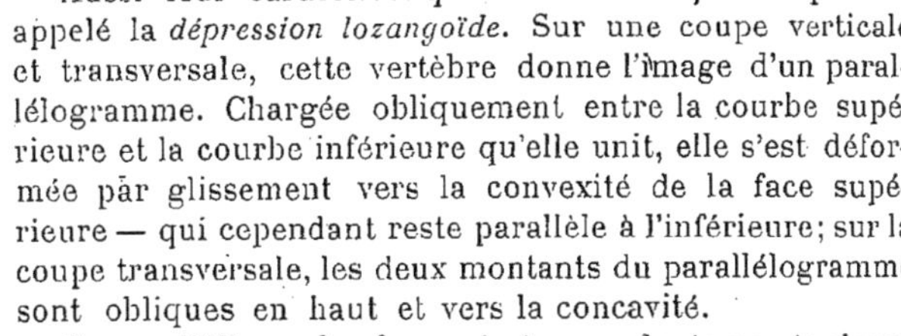

Aussi leur caractéristique est-elle ce que Delpech a appelé la *dépression lozangoïde*. Sur une coupe verticale et transversale, cette vertèbre donne l'image d'un parallélogramme. Chargée obliquement entre la courbe supérieure et la courbe inférieure qu'elle unit, elle s'est déformée par glissement vers la convexité de la face supérieure — qui cependant reste parallèle à l'inférieure; sur la coupe transversale, les deux montants du parallélogramme sont obliques en haut et vers la concavité.

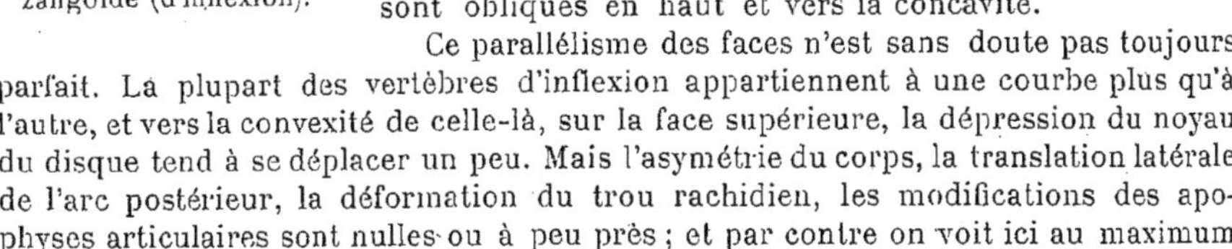

Ce parallélisme des faces n'est sans doute pas toujours parfait. La plupart des vertèbres d'inflexion appartiennent à une courbe plus qu'à l'autre, et vers la convexité de celle-là, sur la face supérieure, la dépression du noyau du disque tend à se déplacer un peu. Mais l'asymétrie du corps, la translation latérale de l'arc postérieur, la déformation du trou rachidien, les modifications des apophyses articulaires sont nulles ou à peu près ; et par contre on voit ici au maximum les marques extérieures et intérieures de la *torsion osseuse*.

Les segments dorsal et lombaire subissent, ai-je dit, une torsion en sens inverse, les corps étant saillants à droite dans le premier, à gauche dans le second. Cela est dû à la rotation des vertèbres l'une sur l'autre ; mais comme elles tournent bien, elles se tordent peu. La vertèbre d'inflexion, au contraire, est au point immobile : elle est sollicitée à la fois par les deux rotations en sens inverse et, fixée par les ligaments qui se tendent en se tordant, ne pouvant tourner, elle se tord beaucoup. Cette torsion se fait donc dans le même sens que celle du disque interosseux et du grand surtout ligamenteux, c'est-à-dire de bas en haut, d'avant en arrière et de la concavité vers la convexité. Elle marque sa trace par l'enroulement spiroïde selon cette triple direction des fibres osseuses corticales sur la face verticale, concave, du cylindre vertébral.

Mais cette traction ligamenteuse tordante ne s'exerce qu'à la surface, et Nicoladoni, puis Hoffa ont fait voir que, dans la profondeur, les trabécules osseuses du tissu spongieux s'orientent autrement. Sur la colonne vertébrale scoliotique elles se dirigent de façon à rester dans la verticale, c'est-à-dire dans le sens de la transmission du poids : mais dans la vertèbre considérée en elle-même, elles sont inclinées sur les deux faces basales, parfois jusqu'à 45°, ce qui tient à ce que ces surfaces sont, dans l'équilibre pathologique du rachis, obliques et non plus horizontales (1).

(1) On trouvera un résumé intéressant de ces mécanismes et des lésions correspondantes dans la thèse intéressante de GÉRARD MONOD (Lyon, 1908-09), à laquelle je renvoie aussi pour certaines notions pathogéniques déduites des modifications subies par l'équilibre normal du rachis.

Et dans l'arc postérieur aussi la torsion l'emporte de beaucoup sur la translation latérale, nulle même dans les vertèbres d'inflexion typiques ; c'est ici que l'on voit au maximum l'inclinaison de l'axe transversal des apophyses transverses sur l'axe postérieur du corps, comme si on avait voulu visser tout l'arc dans le corps en faisant tourner l'apophyse épineuse de bas en haut et du côté concave vers le côté convexe.

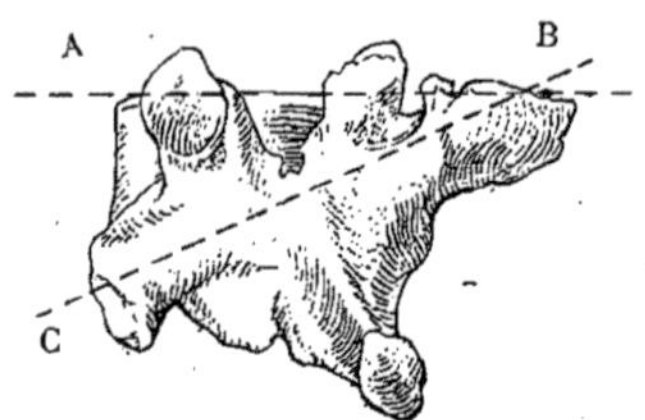

Fig. 429. — Vertèbre lozangoïde. Inclinaison de l'arc postérieur AB en BC, vers le côté concave.

Entre les vertèbres ainsi altérées, les *ligaments* subissent des changements notables de forme et de direction.

Les *disques intervertébraux* — dont le noyau central est dévié vers la convexité — sont aplatis en coin dans les concavités, amincis même jusqu'à disparition de ce bord ; ils sont au contraire étirés à la convexité. Ces déformations sont peu accentuées entre les vertèbres d'inflexion, mais là intervient la torsion signalée plus haut, en même temps que celle du grand surtout antérieur.

A la longue, ces fibres ligamenteuses peuvent s'ossifier.

Le *grand surtout ligamenteux antérieur* est, sur les convexités, étalé, aminci, confondu avec le périoste, et dans les concavités il forme un gros faisceau à bords épais, dont la rétraction met obstacle, à un moment donné, au redressement des courbures.

Le *grand surtout postérieur* est peu altéré; il est seulement excentré vers les convexités comme le trou des veines émissaires qui continue à marquer son milieu anatomique.

Les *ligaments des articulations apophysaires* sont atrophiés, amincis dans les concavités, allongés au contraire et épaissis dans les convexités, où ils doivent donner un point d'appui contre l'augmentation de la flexion et de la rotation.

Thorax, bassin, crane. — Le *thorax des scoliotiques* (1) est profondément déformé, et il l'est même de très bonne heure : je ne me lasserai pas de répéter que le clinicien doit la plupart du temps chercher les éléments d'un diagnostic précoce dans cette déformation plus que dans l'incurvation rachidienne.

Du côté convexe et en arrière, c'est-à-dire à droite, la partie postérieure des côtes, de la tête à l'angle, se porte directement en arrière, ou en arrière et en bas, presque dans le plan sagittal et non dans le plan frontal, comme l'apophyse transverse correspondante. Puis à l'angle se fait une coudure brusque d'arrière en avant, et les côtes gagnent ainsi le bord du sternum, la plupart du temps oblique en bas et à gauche. En outre, elles sont écartées les unes des autres, comme en éventail, et leur coudure est abaissée, en sorte que chaque arc forme un plan oblique en haut, en avant et à gauche ; cela va avec ce que j'ai dit de la torsion du pédicule sur le corps, avec abaissement en masse de l'axe transverso-costal vers la convexité.

(1) Outre les travaux cités p. 246 et 247, voyez Fabre, Th. de Paris, 1898-99, n° 483. A côté du thorax des scoliotiques, cet auteur fait mention du *thorax en entonnoir*, malformation qu'on a attribuée au rachitisme, mais qui semble être congénitale et constituer, peut-être, un stigmate de dégénérescence. Il est caractérisé par une dépression en entonnoir du sternum au-dessous de sa partie moyenne. Je me borne à signaler cette malformation dont l'intérêt orthopédique n'est pas grand, à la mettre en parallèle avec certaines dépressions professionnelles (chez les cordonniers, par exemple) et à renvoyer pour son étude à quelques travaux fondamentaux : Ramadier et Sérieux, *Nouv. Icon. de la Salp.*, 1891, t. IV, p. 329 ; Picqué et Colombani, *Rev. d'orthop.*, 1900, p. 157; Chlumsky, *Zeit. f. orthop. Chir.*, 1901, t. VIII, p. 465 ; Testart, Th. de doct., Paris, 1905-1906, n° 246 ; Merlet, Th. de doct., Paris, 1906-1907, n° 326 (rapport avec l'hérédo-syphilis). Apert (*Mal. familiales et mal. cong.*, Paris, 1907, p. 24) et Dubreuil-Chambardel (*Bull. méd.*, 1907, p. 450) ont étudié des déformations thoraciques par compression intra-utérine accompagnées de malformations cardiaques.

A cette gibbosité costale postérieure droite s'oppose une *gibbosité costale antérieure gauche.* Du côté concave et en arrière, la courbure costale, au niveau des angles, est aplatie, et en avant, au contraire, à la jonction entre l'os et le cartilage costal, la courbure est accrue jusqu'à devenir même angulaire pour aller de là au bord gauche du sternum. Ces côtes gauches sont rapprochées les unes des autres jusqu'à se toucher et même à se souder entre elles dans les cas très accentués. Elles sont dans leur ensemble relevées, chacune d'elles formant un plan presque horizontal.

Le *thorax*, dans son ensemble, est donc *oblique ovalaire*, l'axe transversal étant devenu oblique en bas, en arrière et à droite (côté convexe); il est saillant en arrière et à droite, en avant et à gauche; il est aplati aux deux extrémités de la diagonale inverse.

Cela ne peut aller sans une modification de sa *capacité, très diminuée*: elle l'est peu à gauche, la cage costale ayant de ce côté perdu de la hauteur par rapprochement des côtes, mais ayant plutôt gagné de la largeur; tandis qu'à droite, non seulement les côtes sont brusquement coudées, mais encore la poitrine est envahie par la convexité des corps vertébraux due à la torsion du rachis; dans les cas extrêmes, il y a presque contact entre vertèbres et côtes, et le bord postérieur du poumon droit se trouve réduit à une mince languette.

En outre, le *diaphragme*, fortement excavé, remonte dans la poitrine, surtout à droite, et de là nouvelle perte de capacité thoracique.

Les scoliotiques gravement atteints ne respirent guère, en somme, que par leur poumon gauche.

Dans le thorax, l'aorte et la veine cave suivent les courbures rachidiennes; *le cœur* est refoulé en haut et à gauche, où Bouvier l'a vu battre sous la clavicule.

En règle générale, les déformations de la colonne vertébrale ne retentissent sur le *bassin* que si elles se sont *produites avant la puberté.* Elles ne sont d'ailleurs accentuées que si, la lésion vertébrale siégeant bas, le sacrum est englobé dans la courbure de compensation. En ce qui concerne la scoliose, il faut distinguer :

1° La scoliose des adolescents, sans effet sur le bassin.

2° La scoliose des enfants rachitiques : la scoliose n'intervient qu'accessoirement dans la déformation du bassin. Elle ajoute à l'aplatissement antéro-postérieur du bassin une asymétrie légère. Cette asymétrie résulte du déjettement latéral de la base du sacrum et du redressement de la ligne innominée du côté opposé à la convexité de la scoliose. Ces deux déformations sont produites par la transmission vicieuse de la pesanteur à la base du sacrum et aux deux os iliaques.

3° La scoliose associée à la cyphose « cypho-scoliose rachitique ».

La déformation du bassin est complexe : l'élément scoliose est négligeable; l'élément rachitisme pelvien tend à aplatir le détroit supérieur dans ses diamètres sacro-pubiens et à agrandir le détroit inférieur dans ses diamètres transverses; l'élément cyphose tend à réaliser les déformations contraires : agrandissement du détroit supérieur, rétrécissement transversal du détroit inférieur (bassin en entonnoir); si bien que parfois l'association des deux éléments contraires aboutit à une déformation minime ou nulle du bassin.

Witzel a étudié les *déformations du crâne et de la face*, qui dans les cas accentués seraient « scoliotiques » en sens inverse du thorax, c'est-à-dire plus convexes à gauche, du côté de la courbe de compensation cervico-dorsale. En outre, les déformations adénoïdiennes de la face sont fréquentes.

Nous voici à la fin de cette énumération fastidieuse : nous allons pouvoir nous demander comment se font et comment évoluent ces déformations osseuses. Nous le comprendrons sans trop de peine en prenant comme point de départ le mécanisme physiologique du rachis normal.

Pathogénie et évolution (1). — Les courbures normales du rachis ne sont que

(1) Le mécanisme de la scoliose a été discuté en 1905 à la Société allemande d'orthopédie. Voyez les rapports de A. Schanz, de Riedinger, *Zeit. f. orthop. Chir.*, pp. 446 et 525.

des adaptations de la colonne vertébrale aux fonctions qui lui sont dévolues, et la différence est grande de la cyphose totale du fœtus aux courbures complexes du rachis chez l'adulte.

On a discuté pour savoir si dès la naissance sont marquées sur l'axe vertébral les flexions qu'on y verra plus tard ; s'il est tout à fait rectiligne ou si déjà sur lui se voit un peu de lordose cervicale. Cela ne nous intéresse guère ; et d'ailleurs personne ne s'étonnera que l'équilibre de la tête exige un renversement en arrière sinon immédiat, au moins très précoce, dès que l'enfant est au monde ; mais on peut dire, d'une manière générale, que le rachis du nouveau-né est à peu près rectiligne et que ses courbures physiologiques — lordose cervicale et lombaire, cyphose dorsale — sont le résultat de l'équilibre exigé par la station assise d'abord, debout ensuite (1). Voyons ce qui se passe quand un sujet se tient assis.

L'appui étant constitué par une colonne osseuse articulée formant, de la tête au sacrum, la charpente postérieure du tronc, et le poids étant ainsi transmis par le bassin aux membres inférieurs, il est évident que sur un sujet assis, le plan des ischions bien horizontal, rachis rectiligne, le poids est appliqué tout entier en avant du rachis, et qu'il tend par conséquent à fléchir constamment en avant cet axe de transmission. Contre cette action constante s'oppose celle, constante également, des ligaments élastiques annexés à l'axe vertébral postérieur : ligaments jaunes entre les lames ; grand ligament cervical postérieur rudimentaire chez l'homme, énorme chez les ruminants dont il maintient la tête. Mais, chez l'homme, ce système élastique postérieur manque de puissance ; et comme, d'autre part, l'ordinaire tissu fibreux se laisse distendre par une traction continue, dont il ne limite l'action que pour un temps, les ligaments inter-épineux sont incapables de soulager réellement les muscles spinaux postérieurs.

Ceux-là devraient donc travailler seuls et toujours : ils le peuvent, pour veiller par leur tonicité à l'équilibre d'une tige souple oscillant autour de la verticale ; ils ne le peuvent pas pour s'opposer à l'augmentation progressive d'une flexion déjà amorcée, sur laquelle agit constamment la pesanteur. Aussi voyons-nous chez les campagnards, par exemple, s'aggraver lentement les cyphoses professionnelles, jusqu'à nécessiter l'appui en avant sur une canne, ou sur la houe cause première du mal.

Il faut donc que la colonne soit en équilibre sur le sacrum, à peu près à la manière d'une canne sur le nez d'un jongleur : de tout petits efforts musculaires réflexes la maintiendront alors sans fatigue en bonne place. C'est ce qui se trouve à peu près réalisé à l'état normal.

Quand un sujet est assis, ses ischions sont sur un plan horizontal. Mais alors la face articulaire supérieure du sacrum est oblique en bas et en avant. La position d'équilibre du bassin sur les membres inférieurs, le sujet debout, est une notable bascule en avant, par rotation autour de l'axe transversal passant par les têtes des fémurs. Élevons sur ce bassin oblique la colonne vertébrale, et au bout de ce levier la tête va peser très en avant, la ligne de gravité tombera en avant du bassin et de la base de sustentation constituée par les pieds : la lordose lombaire

(1) Cf. CHARPY, Inclinaison du bassin et courbure lombaire. *Journ. de l'Anat.*, 1885, p. 316.

corrige ce qu'il y a de trop. Aussi la voyons-nous s'exagérer dans diverses conditions : quand un gros poids est surajouté à la partie antérieure du tronc, comme chez les femmes enceintes ou chez les porteurs d'éventaire ; quand une cause quelconque fait augmenter la bascule en avant du bassin, comme chez les sujets atteints de luxation congénitale en arrière ou d'ankylose de la hanche en flexion ; quand enfin la musculature d'extension est pathologiquement affaiblie, comme chez les enfants atteints de myopathie progressive. Chez ces derniers, les muscles fessiers et spinaux postérieurs souffrent parmi les premiers et de façon telle que les malades, après s'être baissés, ne peuvent se relever qu'en se grimpant pour ainsi dire sur eux-mêmes, en relevant le tronc à l'aide des mains montant le long de la face antérieure des cuisses ; et dès qu'ils sont debout, nous les voyons se camper en arrière, ayant même parfois besoin de laisser pendre les bras verticalement pour porter aussi loin que possible le centre de gravité en arrière par exagération de la lordose lombaire. Les muscles alors n'ont plus rien à faire, la force de la pesanteur s'épuisant sur des ligaments passifs ; à la hanche, les ligaments de Bertin, comme je l'ai dit à propos de la coxa vara ; au rachis, le grand surtout ligamenteux antérieur, tendu sur la convexité des corps vertébraux lombaires.

La lordose cervicale a pour but de réduire au minimum le travail des muscles destinés à maintenir la tête droite, plan de regard horizontal, de même que la lordose lombaire a pour but de réduire au minimum le travail des muscles destinés à empêcher le tronc d'être entraîné en avant par la pesanteur. Dans les cas ordinaires, elle n'est pas poussée à un degré tel qu'elle mette en jeu la distension des ligaments antérieurs ; mais elle s'exagère d'autant plus que l'écart est plus grand entre la force des muscles postérieurs et l'importance du poids antérieur.

Entre ces deux régions mobiles, physiologiquement en lordose, la tige dorsale, entraînée par le poids des viscères thoraciques, se courbe en cyphose, corrigeant ce que les deux lordoses peuvent avoir de trop. Elle reste immobile et se met en voûte pour mieux résister, d'autant plus qu'elle doit donner appui aux mouvements du membre supérieur.

Ici intervient quelque chose de nouveau : il est possible que le poids de la moitié droite du tronc soit plus lourd ; il est certain que la grande majorité des hommes (13 sur 14) sont droitiers, ce qui implique une prédominance considérable du membre supérieur droit, à la fois dans le nombre et dans la puissance des mouvements exécutés. Quelle influence cela peut-il avoir ?

Regardez un homme qui porte un fardeau sur l'épaule droite ; il élève cette épaule pour ne pas la laisser s'affaisser, d'où une courbure dorsale à convexité droite, ayant pour but de rejeter vers la gauche le plus possible du poids ; et par une courbure cervicale inverse, à convexité gauche, la tête se trouve ramenée à peu près sur la ligne médiane. A un degré léger nous en faisons tous autant dans tous les mouvements, prédominants à droite, de nos membres supérieurs (1).

Telle est, à mon sens, parmi toutes les théories émises, la manière de conce-

(1) Voy. PELLETAN, in MAISONNABE, *Orthop. clin.*, Paris, 1834, t. I, p. 372.

voir la *scoliose physiologique* (1), c'est-à-dire la convexité droite normale de la région dorsale postérieure. Il semble, sans doute, que cette courbure soit plus apparente que réelle, en raison de l'aplatissement des corps vertébraux au contact de l'aorte thoracique ; il n'en reste pas moins vrai que la prédominance d'action du membre supérieur droit fait de façon légère, mais continue, ce que fait, de façon brutale et intermittente, le port d'une charge sur l'épaule.

On objecte que les vertèbres intéressées ne présentent pas trace des déformations scoliotiques si évidentes à l'état pathologique. Cela n'empêche pas qu'il n'y ait une tendance physiologique à rétablir l'équilibre à tout instant par une convexité droite, avec forcément une tendance à la convexité gauche au cou et aux lombes. C'est une tendance au jeu de laquelle suffit amplement la compressibilité des disques intervertébraux. Lorsque nous étudions de près les corps vertébraux, et surtout les disques correspondants, nous y trouvons certainement, à l'état normal, des différences de hauteur en avant et en arrière, qui nous expliquent comment se fixent les cyphoses et lordoses normales après qu'elles se sont progressivement constituées : mais ce sont des courbes énormes, en comparaison de l'insignifiante scoliose physiologique. Et le fait physiologique incontestable à retenir est que nous sommes presque tous adaptés physiquement et psychiquement de façon à donner à notre membre supérieur droit liberté, force, adresse, que pour presque tous les mouvements usuels, en particulier pour l'écriture, l'éducation nous rend tous droitiers.

Cette prédominance habituelle du côté droit se manifeste dans la *station debout*.

Rester debout, immobile, sur les deux pieds est très fatigant (2). Aussi a-t-on coutume d'appuyer sur une jambe plus que sur l'autre, de se mettre volontiers en *position hanchée*, ce qui a deux avantages : 1° on soulage les muscles en mettant en jeu, par tension passive, la partie du fascia lata appelée « bande de Maissiat »; 2° on ne fatigue qu'un membre à la fois, et l'autre sert de relai. Le membre inférieur droit étant le plus vigoureux, il est naturel que la position hanchée droite soit très nettement la plus fréquente et la plus prolongée des deux.

Mais ces avantages ne vont pas sans un inconvénient : l'inclinaison du bassin du côté du membre qui n'appuie pas, par rotation autour d'un axe antéro-postérieur. Dans le hancher droit, par conséquent, l'interligne sacro-vertébral regarde en haut et à gauche, d'où, pour ramener le haut du rachis sur la ligne médiane, une courbure latérale, lombaire, à convexité gauche et, par compensation, une légère convexité dorsale droite (3).

La station debout, immobile, est très fatigante, bien plus que la marche, car elle fait agir tout le temps les mêmes muscles : or, pour les muscles spinaux pos-

(1) On trouvera la question exposée par Péré, élève de Charpy, dans sa thèse (Toulouse 1899-1900, n° 371. Bibliographie). Voyez aussi un travail d'anatomie comparée de Buscalioni, *Arch. di ortop.*, 1891, p. 402.

(2) D'après Busch, à la puberté le bassin des filles s'élargit, d'où obliquité des cuisses en bas et en dedans, d'où fréquence plus grande de la position hanchée pour se tenir debout sans cogner les genoux.

(3) Voy. en particulier P. Richer, *Nouv. Icon. de la Salpêtrière*, 1895, t. VIII, p. 158 ; 1897, t. X, p. 12.

térieurs, la *position assise* en est là également. La seule manière de les reposer, pour un sujet assis, est d'accoter le dos sur un dossier un peu incliné en haut et en arrière. Quand le dos n'est pas appuyé, il tend à se voûter en avant, et plus il se voûte, plus le tronc tire avec force, par l'intermédiaire des apophyses postérieures, sur les muscles extenseurs.

Outre les points d'appui, dont je parlerai tout à l'heure, qu'on cherche alors à prendre sur les membres supérieurs, on a tendance à soulager les muscles en n'appuyant pas les deux fesses également et transversalement sur le siège : en *position unifessière* (1), la ligne des ischions est oblique, et on n'appuie presque que sur celui qui est placé le plus en arrière. D'où inclinaison latérale du bassin de ce côté, et l'attitude rachidienne correspond, par conséquent, à celle du hancher opposé, le sujet étant debout. Nos habitudes de droitiers font que la position uni-fessière gauche est, de beaucoup, la plus fréquente.

Ces positions d'appui asymétrique ont donc pour résultat d'imprimer mécaniquement au rachis, et indépendamment de toute action musculaire, des inflexions latérales, dont la plus fréquente est : lombaire gauche, dorsale droite, dans le sens, par conséquent, de notre tendance physiologique à la scoliose, si nous sommes droitiers ; c'est l'inverse chez les gauchers. Et ces flexions latérales s'accompagnent de phénomènes de torsion vertébrale fort intéressants pour nous.

Entre deux vertèbres, l'inclinaison latérale pure a très peu d'amplitude, vite limitée qu'elle est par les contacts osseux. Mais de l'obliquité des surfaces résulte que l'inclinaison latérale s'accompagne, du côté concave, d'un léger glissement des apophyses articulaires supérieures en avant et en dehors. Ce déplacement correspond à une rotation de la vertèbre autour de son axe vertical, passant par le trou rachidien, et par conséquent à un déplacement du milieu du corps vers le côté convexe, puisque le milieu de l'arc postérieur, c'est-à-dire l'épine, se porte vers le côté concave. Ces rotations partielles, intervertébrales, font que le segment rachidien, courbé latéralement, est tordu (2).

Prenons une colonne lombaire aussi convexe à gauche que possible ; chacune de ses vertèbres a subi, d'autant plus qu'elle est plus près du point culminant de la courbe, une rotation autour d'un axe vertical, telle que l'épine a décrit un arc de cercle vers la droite et le milieu du corps un arc de cercle semblable vers la gauche. D'où, entre deux vertèbres voisines, une torsion des ligaments, disque intervertébral et grand surtout ligamenteux antérieur : cela se reconnaît à l'obliquité de leurs fibres.

(1) Voy. surtout Dally, *Soc. méd. publ.*, Paris, 23 juillet 1879 ; *Revue d'hygiène*, p. 833 ; Thorens (rapport d'une commission), *Ibid.*, 1881, p. 406 ; disc. p. 500, 570 ; E. Ory, *Ibid.*, 1881, p. 933 ; Dally, *Ibid.*, 1882, p. 838 ; Tissié, *Rev. scient.*, 29 février 1896, p. 271. Voyez p. 247 et suiv. les attitudes scolaires.

(2) Sur ces relations physiologiques de la flexion latérale et de la torsion, voyez Pelletan, in Maisonnabe, *Orthop. Clin.*, Paris, 1834, t. I, p. 386. Parmi les travaux modernes, je signalerai ceux de W. Lovett, *Boston med. a. surg. Journ.*, 14 juin 1900, t. I, p. 622, et *Zeit. f. orthop. Chir.*, 1905, t. XIV, p. 399. Voyez aussi Schulthess, *Zeit. f. orthop. Chir.*, 1902, t. X, p. 455 ; Reiner et Werndorff, *Ibid.*, 1905, p. 530. Voyez aussi, sur la torsion de la scoliose, outre les travaux partout cités de Nicoladoni, R. Herth, *Zeit. f. orthop. Chir.*, 1891, t. I, p. 123 ; G. Jach, *Ibid.*, p. 252.

Comme les ligaments sont inextensibles, cet enroulement en spirale n'est possible que si la distance entre leurs deux points d'insertion se rapproche, c'est-à-dire si les faces correspondantes des deux vertèbres superposées s'appliquent de plus en plus étroitement l'une contre l'autre. Au degré extrême, cette torsion transforme la colonne rachidienne en une tige rigide : condition favorable pour la fatigue musculaire puisqu'elle réalise la transmission des poids par mise en œuvre de la résistance ligamenteuse passive; condition défavorable, si elle met en pression réciproque des os pathologiquement malléables.

La conclusion à retenir est que, sur un sujet en attitude verticale, la torsion ligamenteuse, par rotation passive des vertèbres les unes sur les autres, est la condition d'équilibre statique pour que la force musculaire soit soulagée au maximum.

Cela se produit chez tous les sujets, mais, tant que les os sont de résistance normale, ils ne se laissent pas modeler : ils gardent leur forme pendant très longtemps, ai-je dit, dans les scolioses statiques, à plus forte raison donc chez les sujets qu'aucune condition mécanique n'oblige à peu près constamment à une inflexion rachidienne déterminée. Mais si le squelette est anormalement malléable (1), la déformation se produit et à l'attitude habituelle succède la scoliose, exactement comme dans le rachitisme de la première enfance, quoique à un degré moindre. Ici intervient, une fois de plus, cet obscur « rachitisme tardif » (2), dont la scoliose de l'adolescence nous permet d'entrevoir quelques *conditions étiologiques*.

D'abord, c'est à peu près toujours, et sans que cette prédilection soit expliquée, une difformité du *sexe féminin*. On s'est demandé si ce n'était pas plus apparent que réel, parce que chez les garçons on négligerait les cas légers, toujours reconnus au contraire chez les filles. Je crois, cependant, à la prédominance vraie et considérable dans le sexe féminin, et presque tous les orthopédistes d'ailleurs sont d'accord sur ce point. Mais ils donnent des proportions un peu variables, et par exemple, tandis que pour Roth les filles sont 183 sur 200 (soit 91,5 p 100), pour Kolliker elles sont 577 sur 721 (soit 80 p. 100). Cela tient sans doute à ce que les séries sont plus ou moins fournies des faits, pathologiquement différents, où le sexe n'a pas d'importance étiologique. C'est avant tout le cas, par exemple, pour la scoliose rachitique; et je crois, d'après ce que j'ai observé, mettant à part, bien entendu, les variétés rares signalées au diagnostic différentiel, que presque toutes les scolioses du garçon sont rachitiques.

Par un interrogatoire un peu précis, en effet, nous apprenons alors que le début remonte à la première enfance, ou au début de la seconde, tandis qu'une caractéristique de la scoliose vraie est son début presque constant de la fin de la seconde enfance au début de l'adolescence, sa rareté avant, sa rareté après (3),

(1) E. KIRMISSON, Pathogénie et traitement de la scoliose essentielle des adolescents, *Rev. d'orthop.*, 1890, pp. 335 et 442.

(2) Pour la scoliose en particulier, A. POLLOSSON (*Lyon méd.*, 1885, t. XLIX, p. 387) a vu dans des vertèbres, à l'œil nu (l'examen histologique fait défaut), des lésions qui lui ont paru rachitiques, et en particulier des persistances anormales d'îlots cartilagineux aberrants. Hoffa dit avoir eu des pièces de scoliose où les os étaient assez mous pour prendre l'empreinte du doigt.

(3) Je signalerai un mémoire où SAINTON (*Rev. d'orthop.*, 1895, t. V, p. 360) étudie la *scoliose tardive* survenant chez les jeunes garçons à l'occasion d'un surmenage, d'un changement de vie brusque, quelquefois après un trauma. Sur diverses particularités de la scoliose des garçons, cf. un travail de A. SUTTER (élève de Schulthess), *Zeit. f. orthop. Chir.*, 1903, t. XI, p. 329.

d'où son nom mérité de *scoliose de l'adolescence*. Ici encore, les statistiques globales se trouvent en défaut, car la plupart du temps on n'y distingue pas les diverses variétés cliniques. Aussi, rien ne vaut, pour cette appréciation, l'idée générale d'un clinicien expérimenté. Il est possible, probable même, que quelque chose se soit préparé d'avance, pendant le remaniement général dont l'évolution de la seconde dentition marque la date, mais cela passe d'abord inaperçu et tous les observateurs sont d'accord pour déclarer que le début de la scoliose vraie a lieu d'ordinaire, chez les filles, aux environs de la puberté.

Souvent ces filles subissent, à ce moment, une vive *poussée de croissance*, hors de proportion avec leur constitution faible, leur gracilité osseuse, leur étroitesse thoracique, leur insuffisance musculaire ; souvent aussi elles sont anémiques, réglées tard ou irrégulièrement. De là le rôle provocateur possible d'une maladie débilitante quelconque, aiguë ou chronique ; de là, aussi, la fréquence beaucoup plus grande chez les peuples civilisés, dans les grandes villes dont les habitants, sédentaires, développent mal leur musculature. Un autre fait à noter est la fréquence, affirmée par Dally, Bouvier et Boulland, de Saint-Germain, Eulenburg, de l'hérédité maternelle (1), sans que l'on puisse, d'ailleurs, fixer un pourcentage précis, car les mères n'aiment pas qu'on les interroge sur une déformation légère, qu'elles seules et leur couturière connaissent ; quant aux déviations extérieurement visibles, elles sont le lot surtout de vieilles filles assez peu engageantes, sauf motifs pécuniaires, pour que l'hérédité prenne fin avec elles.

Debout, ces sujets mal musclés, parfois, dit-on, plus ou moins névropathes (2), se laissent aller, « se tiennent mal », appuient sur une seule jambe, sur la droite de préférence, en position hanchée ; et leur colonne vertébrale s'incline latéralement, en convexité lombaire gauche et convexité dorsale droite.

Assis, les candidats à la scoliose s'abandonnent de même, se penchent en avant, et surtout prennent des attitudes déplorables à la table de travail, au piano, pendant la couture. Pour écrire, ils n'appuient sur leur siège que de la fesse gauche, placent bassin et tronc obliquement par rapport à la table, et s'affalent, le nez contre leur papier, sur leur avant-bras droit écarté du corps, appuyé tout du long, tandis qu'à gauche, la main fixant l'angle du papier, seul le poignet appuie sur la table, avant-bras et coude en étant hors. Et deux conditions aggravent encore cette attitude : la myopie, l'écriture penchée dite anglaise ; la myopie, qui oblige à l'incurvation en avant ; l'écriture oblique, en raison de laquelle la jeune fille se place de façon à être en face des caractères qu'elle va tracer ou lire.

Regardez le dos d'un sujet hanché à droite, et mieux encore celui d'un enfant assis comme je viens de le dire à sa table de travail, et vous verrez un rachis, une épaule droite en attitude de scoliose typique. Mais, peu ou prou, tous nos écoliers en sont là, surtout parce qu'ils ne trouvent presque jamais à l'école un siège et un pupitre répondant aux conditions mécaniques que j'énumérerai plus loin (voy. p. 248) ; qu'ils y fassent attention, toutefois, qu'ils se lèvent de leur chaise, et tout de suite leur dos se redresse, leur épaule rentre dans le rang, ils sont droits, leur

(1) Hoffa a vu des jumeaux avoir ensemble la même forme de scoliose.

(2) Moebius, *Allg. Zeit. f. Psych.*, 1884, t. XL, p. 228 ; E. Landois, Th. de doct., Paris, 1889-90, n° 25 ; Lassalle, Th. de doct., Bordeaux, 1899-1900, n° 103.

thorax n'est pas asymétrique. Chez les scoliotiques, au contraire, ces positions vicieuses deviennent habituelles — c'est ce que les Allemands expriment par le nom de scoliose « habituelle », par lequel ils désignent la scoliose de l'adolescence — puis définitivement fixées.

La maladie osseuse est donc primitive ; mais les déformations qu'elle permet sont mécaniques et secondaires, d'où une période plus ou moins longue pendant laquelle le redressement est possible de façon sinon complète, au moins à peu près complète. Cette période mérite toute notre attention, car c'est pendant sa durée que notre action thérapeutique est efficace.

Certaines scolioses vont vite : en quelques mois, la difformité est extrême et définitive. Le cas le plus rapide dont j'aie souvenir concerne une fille chez laquelle se fit en trois mois un affaissement rachidien tel qu'avec six semaines d'extension je gagnai 7 centimètres sur la longueur de la taille ; et encore resta-t-il une incurvation considérable dorsale et lombaire. Quoique les courbures fussent typiques (dorsale droite, lombaire gauche), je remarquerai qu'il s'agissait d'une fillette de dix ans, non rachitique, il est vrai, mais plus jeune toutefois que dans l'ordinaire scoliose de l'adolescence.

En tout cas, c'est un fait exceptionnel, et l'on doit dire que la marche de la scoliose est très lente (1). Le début est insidieux, impossible à préciser, et c'est par degrés insensibles qu'on va de la simple mauvaise tenue au rachis en vilebrequin. Les fillettes, molles, se laissent aller, mais d'abord se redressent si on leur fait une observation ; c'est pour quelques minutes seulement, et elles retombent ; puis de plus en plus elles se dévient, de moins en moins se redressent volontairement et enfin plus du tout, quand les os sont gravement déformés.

Aussi est-il tout à fait important de déterminer jusqu'à quel point le redressement est encore possible anatomiquement, c'est-à-dire où en sont les déformations osseuses, et déjà j'ai signalé, au moment de l'examen clinique courant, les mouvements qui permettent de le juger à peu près. Le vrai procédé consiste à étudier ce que devient l'inflexion rachidienne dans la suspension, et cela permet d'établir trois degrés : 1° la colonne se redresse complètement ; 2° elle se redresse partiellement ; 3° elle ne se redresse pas. Sans recourir à la suspension, on a un critérium de grande valeur dans l'état de la gibbosité costale postérieure, car on peut dire, d'une manière générale, qu'elle est proportionnelle à la torsion du rachis ; et si l'on est bien pénétré de cette idée, on ne commettra pas la faute de porter un pronostic bénin dans certains cas, sérieux au contraire, où le thorax se déforme au début sans que d'abord le rachis s'incurve beaucoup.

La scoliose de l'adolescence, abandonnée à elle-même, est progressive. Elle s'aggrave — plus ou moins, mais plutôt plus que moins — pendant toute la période de croissance, non pas, en général, de façon continue, mais par des poussées répondant aux poussées de croissance et quelquefois, quoique exceptionnellement, avec poussées de douleurs rachidiennes et intercostales. Puis la maladie s'arrête, vers la vingtième année, et la difformité est définitive. Les courbures, toutefois, ont tendance fréquente à augmenter après l'âge mûr et surtout

(1) D'une manière générale, la scoliose des garçons est plus grave : 1° parce qu'elle est d'ordinaire rachitique précoce ; 2° parce que souvent on ne s'en occupe pas dès le début.

dans la vieillesse, lorsque le sujet subit l'affaiblissement général de la musculature ; d'où, aussi, la possibilité d'une exagération, chez l'adulte, à la suite d'une maladie débilitante, quelquefois encore après un accouchement.

Et là n'est pas le seul inconvénient de la parturition : elle peut présenter des accidents graves de dystocie, exiger l'accouchement prématuré ou la symphyséotomie, provoquer même la mort, par suite des déformations pelviennes, moins accentuées cependant que dans la cypho-scoliose rachitique.

Les scoliotiques très déformés sont encore menacés par le fonctionnement défectueux de leur appareil cardio-pulmonaire dans un thorax de capacité insuffisante. Ils sont essoufflés, incapables d'un effort énergique ; leurs bronchites sont fréquentes et graves, amènent souvent une dilatation du cœur droit. Souffreteux toute leur vie, ces bossus meurent souvent assez jeunes (1).

Donc, tous les degrés existent, depuis l'épaule « forte », dont la couturière garde le secret, jusqu'à l'infirmité la plus grave. Dans chaque cas, outre l'examen local et la souplesse du rachis, on tiendra compte, pour porter un pronostic, de la rapidité de l'évolution, de l'état général plus ou moins affaibli, de l'hérédité scoliotique, enfin, toujours aggravante. Mais ces divers facteurs de gravité perdent beaucoup de leur importance si le traitement est bien dirigé et institué de bonne heure.

La précocité est le fait capital, car on peut dire, malheureusement, que l'on ne gagne pas grand'chose sur le degré de redressement possible dans la suspension au moment où commence le traitement. Les attitudes vicieuses habituelles seront corrigées, mais nous ne pouvons plus songer qu'à une amélioration, lorsque se sont produites la gibbosité thoracique et la torsion rachidienne.

On peut arrêter une scoliose au degré où elle en est, on ne doit pas espérer beaucoup plus. Mais on peut prévenir son développement, et c'est par l'étude de cette prophylaxie que nous commencerons celle du traitement.

Principes de prophylaxie et de traitement. — Pour traiter convenablement une scoliose, même à peine amorcée, le médecin se souviendra toujours qu'il est en présence d'une difformité consécutive à une maladie osseuse de la croissance et que, d'autre part, la musculature doit y être prise en très sérieuse considération.

(1) Voyez, sur la bronchite des bossus, Marfan, *Arch. gén. de méd.*, 1884, t. II, p. 347 ; Plomb, Th. de doct., Montpellier, 1900-1901, n° 39 ; Astre, *Ibid.*, 1903-1904, n° 23. D'après Mosse (*Zeit. f. klin. Med.*, 1900, t. XLI, p. 137), 60,2 p. 100 des enfants scoliotiques ont des lésions tuberculeuses des poumons. Sur les lésions cardiaques, Poissonier, Th. de doct., Paris, 1905-1906, n° 185 ; Satterthwaite (*New-York med. Journ.*, 30 sept. 1899, t. II, p. 469) conclut que les déplacements du cœur ne sont pas une contre-indication à la gymnastique ; voyez une observation de Teschner (et une discussion à l'*Acad. de méd. de New York*, 17 avril 1899, *Rev. d'orth.*, p. 423), où un scoliotique ayant une cardiopathie rhumatismale a été très amélioré par la gymnastique ; j'ai observé un fait semblable. Chr. Lange (*Zeit. f. orth. Chir.*, 1892, t. V, p. 304) pense d'après 6 cas personnels que la lésion cardiaque est causale, le thorax se dilatant asymétriquement par le choc du cœur hypertrophié (?). M. Bachmann (d'après *Zeit. f. orthop. Chir.*, 1900, t. VII, p. 581) a étudié en détail les lésions viscérales dans la scoliose accentuée. P. Redard (*Rev. d'orthop.*, 1903, n° 5, p. 395) a indiqué les conséquences de ces faits pour les assurances sur la vie. La compression de la moelle est exceptionnelle : voyez une discussion à l'*Acad. de méd. de New-York*, 19 février 1892, résumée dans la *Revue d'orthopédie*, p 313. Je signalerai en passant un fait curieux, étudié par Grohmann (Dissert. inaug. de Heidelberg, 1895) où dans un cas de déviation très considérable, chez une femme de 47 ans, il y avait depuis 14 ans des troubles de déglutition avec obstacle vers le cardia.

Aussi est-il tout à fait irréalisable de soigner une scoliose par le simple port d'un corset orthopédique : loin d'être capable d'améliorer une difformité déjà existante, le corset est même, employé seul, impuissant à enrayer la tendance naturelle du mal à l'aggravation. C'est un adjuvant parfois utile, pour maintenir, dans la station assise ou debout, un résultat acquis par d'autres méthodes, ce n'est pas à vrai dire un mode de traitement. Et même quand il trouve son indication, il a l'inconvénient de mettre obstacle, dans une certaine mesure, à l'entraînement musculaire et au développement du thorax comprimé.

J'y insiste, parce que trop souvent, pour les familles et même pour le médecin, le traitement de la scoliose se résume en ce mot : corset. Lourde erreur, qui fut celle de plusieurs de nos devanciers (1), et grâce à laquelle nombre de cas s'aggravent encore de nos jours. Bien souvent, nous sommes consultés pour des jeunes filles chez lesquelles on a laissé évoluer sous le corset cache-misère une scoliose devenue incurable.

Et si ces idées ont aujourd'hui fait leur chemin parmi les médecins spécialistes, il n'est pas rare encore que les mères se trouvent fort désappointées quand on se refuse à soigner leur fille par l'unique corset, quand on tâche de leur expliquer l'utilité d'un véritable traitement dirigé avec soin, mis en route avec grande surveillance pendant les premiers mois, puis entretenu avec moins de rigueur pendant toute la période de croissance.

C'est moins commode que de faire faire un corset, puis de ne s'occuper de rien. Hors de là cependant, point de salut, même pour une scoliose légère, même pour la simple prophylaxie, très efficace, au contraire, si l'on en comprend bien les principes, si on les applique avec esprit de suite. Car notre premier soin doit être d'éviter la scoliose, et ce que je vous ai expliqué de pathogénie vous a sans doute fait concevoir comment nous y pourrons parvenir, dans une large mesure tout au moins.

Je vais commencer par résumer les règles de cette prophylaxie, qu'avec très peu de chose nous transformerons en règles de traitement pour la scoliose confirmée.

I. Prophylaxie scolaire. — Sans revenir sur ce que j'ai dit (voy. p. 168) sur les principes et les indications générales de l'entraînement musculaire par la gymnastique suédoise, j'insisterai, pour le cas particulier de l'équilibre rachidien, sur l'intérêt capital de la *gymnastique respiratoire* (2). Mais encore faut-il que la respiration ample, avec développement maximum de la cage thoracique, soit mécaniquement possible, et bien des scolioses seraient, je crois, évitées, *si on permettait aux enfants de respirer à fond en les opérant à*

(1) Tout en sachant que nombre d'orthopédistes anciens (par exemple Delpech, Bouvier et Boulland, Dally) insistaient avant tout sur la gymnastique spéciale et les corrections d'attitudes. Parmi les spécialistes modernes, Schulthess, en particulier, a fait publier un réquisitoire contre le corset par son élève Hussy (*Zeit. f. orthop. Chir.*, 1900, t. VII, p. 202). Sur l'état de la question il y a 25 ans, voyez S. Baudry, Th. agrég. Paris, 1883.

(2) Voyez en particulier un article de P. Redard, *Gaz. méd.*, Paris, 1890, p. 134. Sur la rééducation respiratoire après ablation des végétations adénoïdes, voyez Lermoyez, *Presse méd.*, 1904, p. 420. Sur le traitement des déformations thoraciques par la gymnastique respiratoire, cf. St Marty, Th. de doct., Bordeaux, 1905-1906, n° 80. C. Riem (cité par Motta, *Arch. di ortop.*, 1891, p. 173) a produit expérimentalement des scolioses chez le lapin par occlusion des narines.

temps pour végétations adénoïdes du pharynx et pour hypertrophie des amygdales (1). Il est prouvé, en effet, que la respiration par la bouche est moins ample que la respiration par les voies naturelles, c'est-à-dire par les fosses nasales. Et si l'on ajoute à cela que, à la fois par insuffisance chronique de l'hématose et par petites infections répétées, ces obstructions lymphoïdes des voies aériennes supérieures troublent la nutrition générale du sujet, retardent sa croissance, on conçoit toute l'attention que doit leur donner l'orthopédiste. Il est évident que cette notion est plus importante encore lorsque la scoliose est déjà constituée : d'où le précepte absolu de toujours explorer et mettre au besoin chirurgicalement en état de large perméabilité le pharynx, le cavum et les fosses nasales, lorsque l'on est consulté pour un sujet scoliotique.

Voici maintenant un sujet qui respire normalement, chez lequel nous avons pu instituer une gymnastique raisonnée. Dans l'état actuel de la société il faut, à quelque classe qu'il appartienne, qu'il aille à l'école : et nous avons vu que la scoliose est une déformation scolaire, qu'on pourrait l'appeler une déformation professionnelle des écoliers. Aussi ne saurions-nous avoir la prétention de supprimer toute cause de scoliose, chez des enfants auxquels nous sommes obligés de donner une culture intellectuelle de plus en plus intense. Mais, si nous appliquons avec soin les principes d'hygiène et d'éducation physique, si, comme on le fait depuis quelques années, les horaires sont réglés de façon à couper les classes par des récréations courtes et assez fréquentes, on aura en grande partie limité le mal nécessaire : à condition que, pendant les heures de classe, les attitudes vicieuses (1) soient attentivement évitées, et c'est ce qui, dans notre pays tout au moins, n'est à peu près pas réalisé. D'abord, parce que cela exige de la part des maîtres une surveillance que d'ordinaire ils trouvent fastidieuse ; ensuite et surtout parce que cela est mécaniquement impossible avec la plupart de nos installations scolaires. Quelques détails sur ce sujet sont d'un intérêt pratique réel pour les médecins qui dans ces questions ont un peu — et devraient avoir beaucoup — voix au chapitre.

Avant d'installer un sujet quelconque — et surtout un scoliotique — à une table de travail ou à un tabouret de piano, la première précaution doit être *d'examiner ses yeux et d'en corriger les anomalies possibles de réfraction*. Sans cela, malgré toutes nos recommandations, il lui sera impossible de se tenir droit.

La deuxième précaution sera d'*assurer un éclairage assez intense et bien dirigé*. La source lumineuse doit être en avant, et de préférence à gauche, de façon que le corps et la main ne projettent pas d'ombre sur le livre ou le papier. L'éclairage en arrière, et surtout en arrière et à droite, impose une distorsion du tronc.

En troisième ligne vient la prescription d'un *banc scolaire spécial*, dont voici les règles de construction.

Pour qu'un sujet assis ait le dos complètement au repos, il faut qu'il puisse l'appuyer sur un *dossier* légèrement incliné en arrière et en haut remontant jusqu'aux omoplates et modelé de façon à épouser les courbes naturelles de la

(1) Voyez les travaux cités, p. 242. L'enquête la plus importante sur les attitudes scolaires est celle de Scholder, Weith et Combe, Lausanne, 1901 ; résumé de Scholder, *Arch. f. Orthop.*, 1903, t. I, p. 387.

région, c'est-à-dire, surtout, la concavité des lombes. Mais dans cette position de « réclination », comme disent les Allemands, les fesses auraient toujours tendance à glisser en avant si le siège n'avait une inclinaison en bas et en arrière, de même angle avec l'horizon que le dossier avec la verticale. Un angle de 15° est convenable.

Ce *siège* doit être assez profond pour que les cuisses y reposent à plat sur environ les deux tiers de la longueur, le tiers antérieur étant nécessaire pour laisser du jeu au genou plié à angle droit. La largeur ne doit pas être plus grande que celle du sujet, ce qui empêche les positions obliques.

Les genoux étant pliés à angle droit, il faut que les deux pieds posent à plat sur le sol, les cuisses restant horizontales : la hauteur du siège au-dessus du sol doit donc être égale à la longueur des jambes. Au lieu de l'appui sur le sol, on peut adapter aux deux montants antérieurs de la chaise une planche horizontale servant d'appuie-pieds, ce qui permet, en variant la hauteur de cette planche, d'avoir dans un mobilier scolaire des sièges tous de même niveau, quoique les élèves soient de taille différente ; on évite, en outre, l'humidité du sol et les courants d'air. Entre les montants antérieurs il ne doit pas y avoir de traverse sur laquelle l'élève appuierait les talons, genoux fléchis à angle aigu.

Si ces conditions ne sont pas réalisées, la station assise prolongée impose aux muscles des fatigues auxquelles le sujet cherche à parer à l'aide d'attitudes vicieuses. Sans dossier, il se courbe en cyphose et prend point d'appui, par les bras, sur la table placée devant lui. De même, si le dossier est trop bas, et surtout s'il est vertical : dans ce dernier cas, l'appui du dos n'est possible, à peu près, que si le sujet chasse les fesses en avant du siège, cas auquel non seulement il courbe le dos, mais encore il s'assied d'ordinaire en position unifessière, avançant hors du siège la cuisse opposée. Même résultat lorsque le siège n'est pas assez profond pour donner appui aux cuisses sur toute leur longueur. Lorsque le siège est trop bas, ce qui est exceptionnel, les cuisses sont obliques en bas et en arrière, et forcément le tronc s'incline en avant ; lorsqu'il est trop haut, comme la chute des pieds sans appui ne peut être supportée longtemps, le sujet cherche appui soit sur le sol, ce qui exige l'avancée d'une des cuisses, c'est-à-dire la position unifessière opposée ; soit sur une traverse en arrière des montants de la chaise, ce qui exige la flexion du genou à angle aigu, c'est-à-dire l'assiette sur la partie antérieure du siège ; soit, sur un tabouret de piano, par exemple, autour du pivot central, ce qui a le même inconvénient.

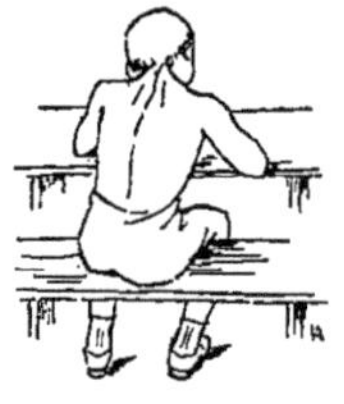
FIG. 430.

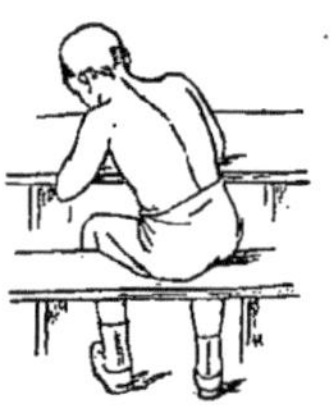
FIG. 431.

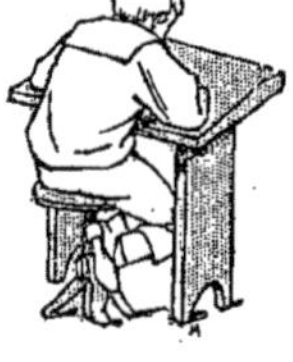
FIG. 432.

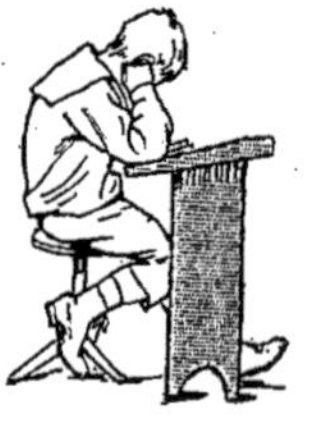
FIG. 433.

Tables basses et inclinées ; bancs ou tabourets. Une position unifessière en est le résultat.

Et toujours ces positions sur la chaise mettent le rachis en cyphose, si l'appui est symétrique ; en scoliose, si l'appui est unifessier.

Supposons maintenant, le siège étant régulièrement construit, que le sujet doive s'asseoir devant une table pour travailler et surtout pour écrire, ce qui est le cas habituel dans la vie scolaire. Il est nécessaire — toute question optique d'abord mise à part — qu'il appuie les mains et les avant-bras, à gauche pour tenir le papier, à droite pour tenir la plume; les avant-bras ne sont au repos que s'ils touchent la table sur toute leur longueur ou à peu près, et ici intervient, pour que ce soit possible, le dos restant en bonne position, *le rapport entre la table et la chaise.*

La chaise ayant l'arête antérieure parallèle à l'arête postérieure de la table, ce qui est indispensable, ces deux lignes doivent être considérées dans leurs rapports selon deux directions : dans le plan vertical, dans le plan horizontal.

Soient les deux plans verticaux passant par l'arête antérieure du siège et l'arête postérieure de la table : leur écartement sur le plan horizontal s'appelle *la distance*. Cette « distance » est *nulle* lorsque les deux arêtes sont juste l'une

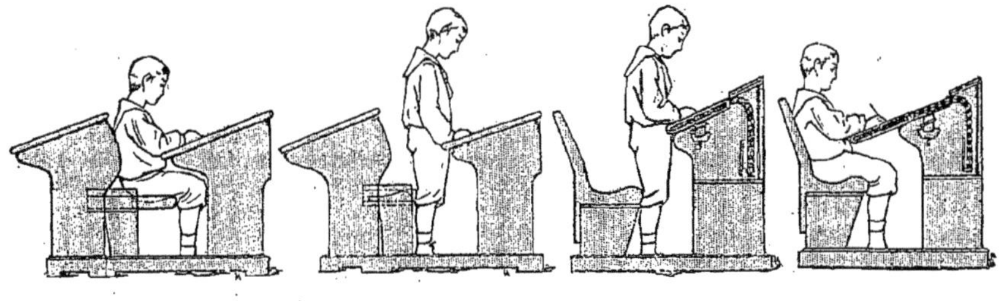

FIG. 434. FIG. 435. FIG. 436. FIG. 437.

Bancs scolaires. — On y voit les dispositions favorables pour l'inclinaison en arrière du dossier et du pupitre; pour celle du siège (fig. 436); pour la « différence ». Quant à la « distance », pour qu'elle soit régulière lorsque le sujet est assis (arête de pupitre tombant en arrière de l'arête du siège), on voit les deux systèmes possibles pour qu'en se levant le sujet refoule le siège en arrière avec son jarret (banc de Wachenroder) ou le pupitre en avant avec son ventre (banc de Kuffel).

au-dessus de l'autre ; elle est dite *positive*, lorsque l'arête du siège est en arrière de celle de la table, elle est dite *négative* lorsque l'arête du siège est en avant, c'est-à-dire lorsque le siège est en partie engagé sous la table. Lorsque la distance est positive, il est impossible d'appuyer les avant-bras sur la table, le dos restant contre le dossier, c'est-à-dire non seulement vertical, mais même un peu oblique en haut et en arrière : le sujet se penche donc en avant et, de plus, ne s'asseoit que sur la partie antérieure des fesses, les cuisses n'appuyant pas, presque toujours en position unifessière. Donc, il faut que « la distance » soit nulle, ou mieux un peu négative, l'écartement entre le dossier et le bord du pupitre étant, avec un peu de jeu, égal à l'épaisseur du tronc au niveau de l'épigastre. Cela n'est réalisable que si le siège est fixé par deux barres antéro-postérieures aux pieds de la table ; sans cela, on le repoussera toujours en arrière et la distance devient positive. C'est le défaut du banc Féret.

Mais, dans une classe, les élèves ont coutume de se lever pour répondre aux interrogations, et la distance nulle est incompatible avec la position debout, où est nécessaire une distance positive égale au moins à l'épaisseur du bassin. Aussi a-t-on imaginé, pour le mobilier scolaire, deux types de dispositifs, avec siège ou pupitre à coulisse.

Prenons maintenant les plans horizontaux passant par les arêtes antérieure du siège et postérieure de la table. On appelle *différence*, la différence de leur hauteur au-dessus du sol — ou mieux au-dessus du plan horizontal où appuient les pieds. Il est évident que, pour que les avant-bras reposent sur la table sans effort, le dos appuyant au dossier, il faut que la « différence » soit égale à la hauteur du coude au-dessus du siège, le bras tombant le long du corps, l'avant-bras fléchi à angle droit; ou plutôt elle doit être légèrement supérieure à cette hauteur, car le coude s'élève un peu sur l'horizon, en décrivant autour de l'épaule l'arc de cercle par lequel on le porte sur la table.

La « différence » est de 1 huitième de la longueur totale du corps.

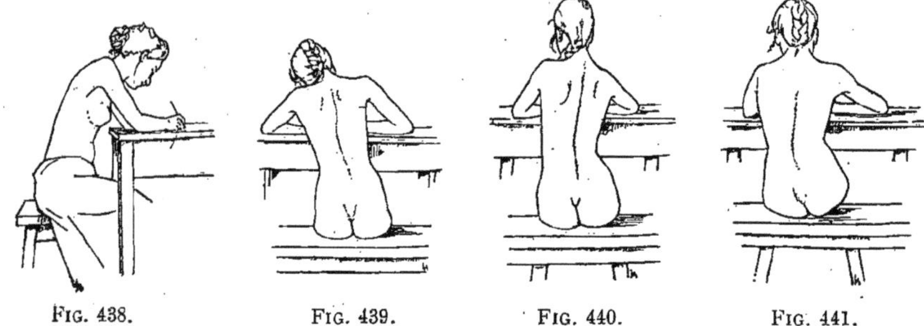

FIG. 438. FIG. 439. FIG. 440. FIG. 441.

Attitudes vicieuses pour écrire (Mme Nageotte).

Table basse et horizontale. — Fig. 438, sujet vu *de profil*, ce qui fait constater l'élévation des épaules avec cyphose cervico-dorsale et *de dos* (fig. 439), ce qui fait constater un peu de scoliose dorsale droite. Le bassin est d'aplomb sur le siège, le papier est très à gauche et très oblique, la tête en inclinaison et rotation à gauche ; tronc incliné à gauche. — Fig. 440, le bassin est horizontal, l'enfant se tient le côté droit un peu plus près de la table, bras droit en avant, coude gauche sur le bord de la table. Il en résulte une torsion vertébrale intense, avec scoliose lombaire gauche et dorsale droite. — Fig. 441, scoliose totale gauche par position unifessière gauche.

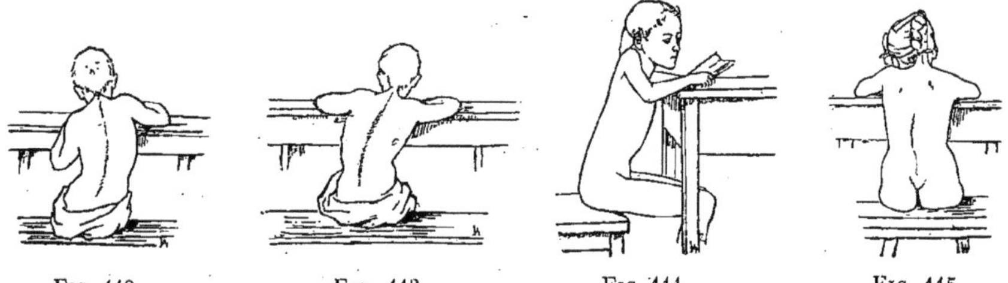

FIG. 442. FIG. 443. FIG. 444. FIG. 445.

Table trop haute. — Le sujet prend des attitudes diverses aboutissant à l'élévation de l'épaule droite (fig. 442) et à la scoliose lombaire gauche et dorsale droite (fig. 442) ou totale gauche (fig. 443 et 445), quoique dans le dernier cas (fig. 445, Nageotte), l'enfant semble bien assise.

Entre les cuisses horizontales et l'arête postérieure de la table, il n'y a pas de quoi loger un « tablard » haut de 18 à 20 centimètres, pour poser les livres et les cahiers non utilisés. Pour que les cuisses soient horizontales et les genoux à angle droit, il faut alors que la différence soit trop grande; si elle est exacte, les cuisses doivent être obliques en bas et en avant. On ne peut donc employer pour le tablard que tout au plus la moitié antérieure (et c'est beaucoup) du dessous du pupitre.

L'écolier est *assis pour lire ou pour écrire* : de là de nouvelles conditions imposées par la nécessité d'une vision nette et, pour l'écriture, par des mouvements spéciaux de la main droite.

Pour un écolier assis au pupitre dans la position précédente, *si la réfraction est normale*, la vision est très nette, lorsque le livre pose sur le pupitre ; les lignes du livre doivent être transversales, c'est-à-dire parallèles à la fois à l'axe transversal des yeux et à l'arête antérieure du pupitre. Une inclinaison du livre à 45° sur l'horizon est la plus favorable. C'est, en somme, la position instinctive du lecteur assis, sans pupitre, livre tenu à la main.

L'inclinaison sur l'horizon du papier sur lequel on écrit devrait, en principe, être la même : mais la main est alors gênée dans ses mouvements, et de plus l'encre coule non plus vers la pointe, mais vers la base de la plume. Une inclinaison à 15° suffit : elle est indispensable si le dossier du siège est incliné à 15° en arrière de la verticale.

A domicile, on peut avoir des pupitres mobiles, dont l'inclinaison varie, selon que l'enfant lit ou écrit. En classe, ces changements ne sont guère pratiques, mais d'abord on y lit peu et, de plus, on lit sans fatigue avec une inclinaison de 15°.

Voilà pour la réfraction normale. Si elle ne l'est pas, le sujet est forcé de rapprocher la tête de la table, donc de se courber en avant et de quitter l'appui du dossier : d'où nécessité absolue de la corriger.

Nous pouvons maintenant nous occuper de l'*écriture* elle-même, et avant tout de *sa direction*.

Les oculistes ont discuté si la vision la meilleure a lieu lorsque l'axe transversal des yeux est parallèle aux lignes tracées, ou perpendiculaire à la direction générale des jambages.

Entre ces deux opinions, dont la première semble dominer parmi les spécialistes, l'accord est facile à établir par l'*écriture droite*, où, comme dans les caractères typographiques ordinaires, dits « romains », les jambages sont perpendiculaires aux lignes. On comprend tout de suite que, dans cette écriture, si les lignes sont parallèles à l'arête antérieure du pupitre, l'écolier doit pouvoir écrire en gardant la position voulue sur le siège : tête droite, le plan frontal parallèle à celui du pupitre, et en appuyant les avant-bras symétriquement, sans force.

A une condition encore : *que l'éclairage vienne en bonne direction, en avant et à gauche*, de façon que la main droite (et même quelquefois tout le tronc) ne projette pas d'ombre sur la partie du cahier où l'on va écrire, ce qui oblige à un déplacement du cahier, du tronc, de la main, ou des trois, pour laisser passer la lumière.

Admettons, maintenant, que l'écolier incline le bord de son cahier sur l'arête du pupitre dont le plan est à 15° sur l'horizon. Les lignes vont être obliques en haut, en avant et à droite. Pour que l'axe transversal des yeux leur reste parallèle, l'écolier va forcément incliner la tête à gauche, position impossible à garder longtemps si elle n'est point associée à une rotation semblable ; mais celle-ci met l'œil gauche plus loin du papier que l'œil droit, d'autant plus que l'inclinaison

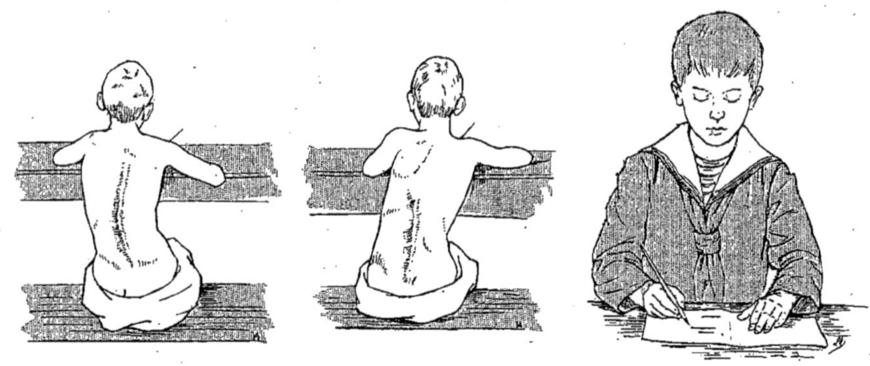

FIG. 446. FIG. 447. FIG. 448.

Fig. 446. Cahier à droite, lignes obliques en haut et à droite ; avant-bras gauche sur la table, d'où torsion totale gauche qui se fixe rarement, car bassin et corps sont tous deux en rotation à droite, hanche gauche en avant, et il y a peu de torsion du rachis. Mais souvent (fig. 447) l'enfant tourne à gauche pour alléger le poids sur le manuscrit et, malgré la première apparence, cette position est beaucoup plus dangereuse, parce qu'il y a forte torsion par rotation inverse du bassin à droite et du haut du corps à gauche. — Fig. 448. La position pour écriture droite : cahier droit, les poignets seuls appuyés sur la table ; dos appuyé. Il est évident que, pour arriver à droite de la ligne, il faut des mouvements de translation en masse, d'autant plus que la ligne est plus longue et d'autant plus que l'écolier a tendance à s'appuyer sur les deux avant-bras reposant sur la table.

du pupitre et celle des lignes sont plus grandes, d'où fatigue de l'accommodation. Aussi la rotation s'exécute-t-elle sur le tronc en masse, c'est-à-dire par torsion des corps vertébraux lombaires en avant et à gauche ; d'où attitude, au total, en scoliose dorsale droite et lombaire gauche.

Tels sont les motifs, exclusivement optiques, indiscutables en théorie, pour lesquels l'écriture droite a paru préférable à beaucoup d'auteurs, dont j'ai été. Mais elle a en pratique un inconvénient : elle est incompatible avec l'appui sur les deux coudes, car jamais on ne réalisera la ligne assez courte pour qu'elle puisse être écrite sans plusieurs translations en masse du bras de dedans en dehors. C'est plus lent et plus fatigant que l'écriture penchée, où l'on va d'un bout à l'autre de la ligne par un simple mouvement d'éventail de l'avant-bras, autour du coude appuyé et immobile. Aussi l'écolier a-t-il vite fait de s'appuyer sur le coude gauche et de s'asseoir en position unifessière gauche, pour rendre plus aisé le mouvement en masse du membre supérieur droit. Il devrait, nous le savons, rester bien droit, dos appuyé et poignets seulement appuyés : or nous n'avons pour ainsi dire pas de mobilier scolaire à dossier, et en eussions-nous, que la surveillance du maître réussirait difficilement à empêcher l'appui sur le coude gauche. L'écriture penchée, avec lignes inclinées au plus à 20° sur l'arête du pupitre est compatible avec une vision correcte, et elle semble la meilleure : la difficulté est d'empêcher les écoliers de s'affaler sur la table et d'augmenter l'inclinaison du cahier, mais elle n'est pas plus grande que dans le cas précédent (1).

Traitement proprement dit. — A l'aide des données précédentes, il va nous être assez facile d'exposer brièvement, en passant sur les détails qui doivent être réservés aux traités spéciaux d'orthopédie, quelles sont les règles générales du traitement de la scoliose proprement dite, pour laquelle nous distinguerons, en pratique, deux degrés : 1° La tendance à la scoliose, où l'attitude vicieuse, non encore fixée par d'irrémédiables déformations osseuses, est corrigée à peu près complètement quand le sujet se redresse volontairement, ou tout au moins dans la suspension ; 2° La scoliose confirmée, où le rachis est plus ou moins raidi, où interviennent les phénomènes de torsion que j'ai décrits anatomiquement et cliniquement, où le redressement, volontaire ou par la suspension, est très imparfait, ou même nul.

A. — *Dans la tendance à la scoliose*, on s'en tiendra à peu près aux moyens prophylactiques que je viens d'énumérer, avec cette différence que leur prescription rigoureuse devient ici indispensable. Et voici quelques particularités d'application :

D'abord, au commencement de l'entraînement musculaire méthodique qui est la base du traitement, le mieux est d'*interrompre les études* pendant trois mois environ. Ce n'est pas obligatoire, comme pour le degré suivant, mais c'est utile. On a souvent, sur ce point, des difficultés avec les mères. Pour le travail à domicile, bien surveillé, on peut, à la rigueur, leur céder partiellement ; mais ce n'est pas la peine d'entreprendre quoi que ce soit si l'enfant reste dans une institution, pensionnaire ou même demi-pensionnaire.

Ensuite, les mouvements de gymnastique suédoise, où domineront de beaucoup les exercices respiratoires, portant les épaules en arrière, élargissant la poitrine en avant, devront être adaptés au cas particulier par un maître expérimenté. Aussi ai-je pour opinion qu'à cette période, où un redressement mécanique par des appareils spéciaux est inutile, rien ne vaut le travail individuel, à domicile, sous la direction d'une gymnaste qui termine la séance par un massage, portant principalement sur les muscles de la moitié gauche du dos, dans les cas ordinaires de scoliose dorsale droite.

D'une manière générale, mouvements et attitudes seront combinés de façon à être légèrement asymétriques, à imprimer au rachis une inclinaison et une torsion inverses de celles qui tendent à se produire naturellement. Pour une famille qui habite loin d'une grande ville, ou qui n'a pas les moyens pécuniaires de faire suivre à l'enfant pendant des mois un traitement très dispendieux, on se tire assez bien d'affaire, — si mère et fille sont intelligentes — en faisant apprendre au sujet, en une série de leçons particulières, les principaux mouvements adaptés au cas spécial, ces mouvements devant être ensuite répétés matin et soir. De temps à autre, une courte série de leçons permet de remettre au point ce qui, dans les mouvements, a pu se trouver déréglé.

Que ce soit pour surveiller l'attitude ou pour faire exécuter des mouvements

(1) Péchin et Ducroquet, *Progrès médical*, 2 janvier 1909, n° 1, p. 1.

de gymnastique orthopédique, il est nécessaire d'éduquer la volonté du sujet, et l'on se trouve souvent aux prises, pour cela, avec de réelles difficultés. Car nos jeunes scoliotiques ont coutume d'être aussi molles mentalement que physiquement. On a du mal à leur faire comprendre qu'on ne cherche pas à les persé-

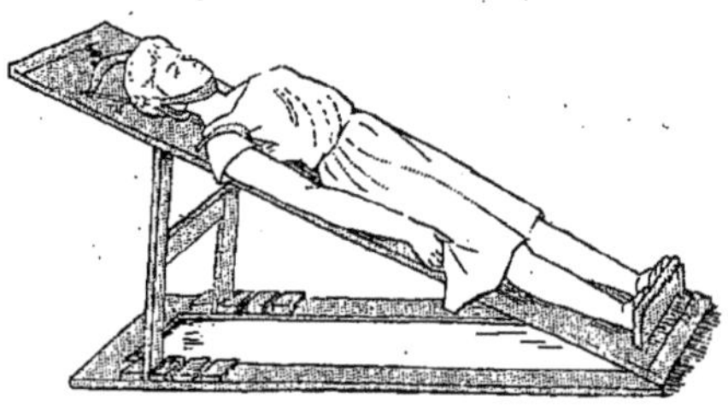

FIG. 149.

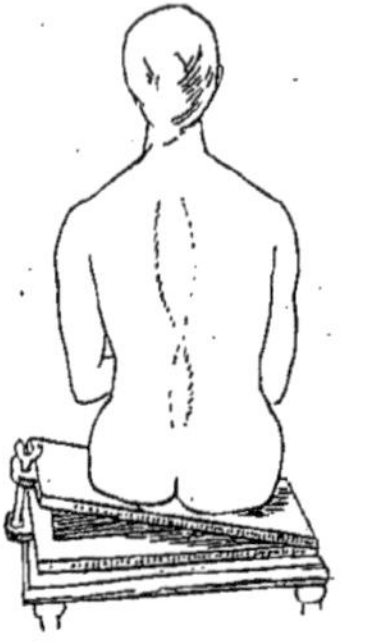

FIG. 450.

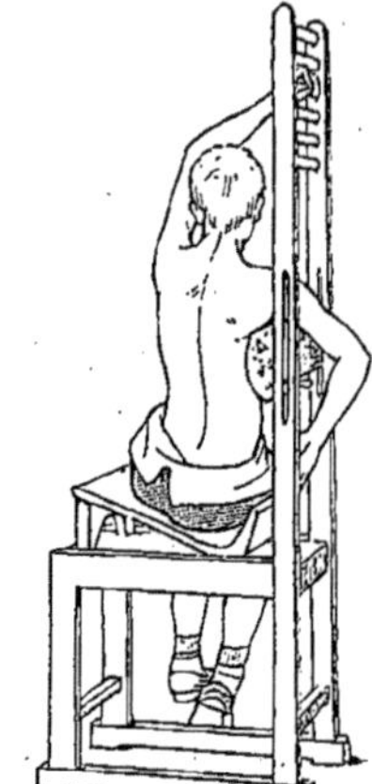

FIG. 451.

La fig. 449 fait comprendre par quel appareil, que peut construire n'importe quel menuisier, on réalise le repos en décubitus dorsal, avec ou sans extension, sur plan horizontal ou incliné. — Sur la fig. 450, on voit comment l'inclinaison du siège en bas et à droite transforme en scoliose lombaire gauche une lombaire droite non fixée ; un siège de ce genre, avec charnière, peut être employé dans la vie usuelle, contre la tendance à la scoliose. — La fig. 451 montre comment cela peut être combiné avec une échelle permettant le redressement d'une scoliose dorsale droite déjà accentuée (Chaise de Barwell).

cuter en leur ordonnant mille fois par jour de se tenir droites ; à leur faire comprendre, aussi, qu'un mouvement de gymnastique, excellent s'il est répété avec énergie, perd toute valeur s'il l'est avec nonchalance. C'est d'autant plus difficile que la malade est plus jeune : à un moment donné la coquetterie s'en mêle, et l'on obtient davantage, après avoir expliqué à la jeune fille que sa collaboration est indispensable si elle veut n'être pas difforme.

A côté de cette gymnastique proprement dite, une part importante revient à l'*exercice quotidien* habituel, qui doit être, lui aussi, régulier, sans aller jamais jusqu'à la fatigue ; il faut entraîner les muscles, ne jamais les lasser. Aussi aura-t-on soin de ne permettre les « sports » qu'une fois l'entraînement gymnastique obtenu avec certitude, avec arrêt dans l'aggravation de la difformité.

La *marche*, bien réglée, est un excellent exercice, tandis que les stations verticale, assise, ou debout sont mauvaises. Aux jeunes filles voûtées, on recommande de cambrer la taille en passant transversalement derrière elle une tige — l'ombrelle — maintenue dans la saignée des coudes fléchis et portés en arrière ; on leur fait, en outre, porter un col haut et raide, qui les oblige à lever le menton (1).

La *natation* est un des meilleurs exercices.

La *bicyclette* peut être permise, à condition que la selle soit basse et le guidon haut, ce qui empêche de pencher le tronc en avant. Dans certains cas, pour faire porter l'épaule gauche en avant, on fera raccourcir la poignée gauche du guidon.

(1) Pour qu'elles gardent tête et cou droits, ANDRY (*Orthopédie*, Paris, 1741, t. I, p. 87) a conseillé depuis longtemps de leur faire porter sur la tête « quelque chose de facile à glisser » qu'on recommande de ne pas laisser tomber.

L'*équitation* est bonne, en position de gauchère, c'est-à-dire en position unifessière droite, les jambes pendant à droite et l'épaule gauche en avant. Il existe, même pour des femmes bien portantes, des selles de ce modèle et des chevaux dressés en conséquence.

Mais je reviens sur ce fait que tous les exercices, gymnastiques ou usuels, seront réglés avec ménagement, de façon à éviter toute fatigue. Et même certains chirurgiens, inquiétés avant tout par l'action nuisible de la pesanteur, les proscrivent à peu près tous ; ils recommandent le repos prolongé en *décubitus dorsal*, nuit et jour, en y ajoutant même parfois l'action de l'extension continue.

Cette méthode peut avoir des indications temporaires, rares d'ailleurs, dans certains cas à marche très rapide, qu'on enraye ainsi pendant quelques semaines avant d'appliquer, temporairement aussi, un corset inamovible. En principe, c'est une méthode à rejeter, car elle augmente la débilité musculaire. Mais si l'abus est mauvais, l'usage est favorable : deux ou trois fois dans la journée, on coupe les séances de travail assis ou debout, intellectuel ou physique, par des séances de repos bien à plat. Cela seul, en effet, permet de délasser complètement les muscles après les avoir fait travailler : et l'on peut dire que, au moins au début du traitement, le repos en décubitus dorsal doit être substitué le plus possible à la station assise. Plus tard, on s'en dispense de plus en plus, mais en recommandant l'usage d'une chaise à dossier assez fortement incliné en arrière.

Le sujet, qui se lèvera tard et se couchera tôt, devra dormir sur un matelas dur, sans oreiller, avec un traversin en forme de pupitre.

A cette période de la scoliose de l'adolescence, je ne prescris jamais le port d'un corset orthopédique, car je crois nuisible d'emprisonner la poitrine. Je recommande même les corsets en forme de ceinture abdominale, qui prennent point d'appui sur les hanches exactement moulées et qui laissent le thorax tout à fait libre.

Lorsqu'au bout de quelque temps — en moyenne au bout de trois mois environ — l'entraînement des muscles et le redressement du rachis sont obtenus, le sujet peut reprendre la vie habituelle et se livrer avec modération aux sports précédemment énumérés, sous réserves d'être soumis avec persistance, pendant toute la période de croissance, aux moyens prophylactiques ci-dessus mentionnés ; sous réserves aussi que l'on continuera à s'occuper du corps plus que de l'esprit.

Pendant plusieurs années, on insistera sur les vacances prolongées au grand air, et de préférence au bord de la mer.

On peut ainsi arriver à la cure complète.

B. — Dans la *scoliose confirmée* intervient un nouveau facteur : la nécessité d'assouplir d'abord une colonne vertébrale fixée en position vicieuse, par conséquent de modeler le mieux possible les os déformés, en sens inverse de cette déformation. Traitement long, laborieux, fatigant, pendant lequel l'*interruption des études est indispensable*, la plupart du temps durant toute une année scolaire, et non plus seulement durant un trimestre.

Assouplissement, redressement sont réalisés en partie par la gymnastique suédoise, le professeur pouvant agir par des oppositions, par des pressions ma-

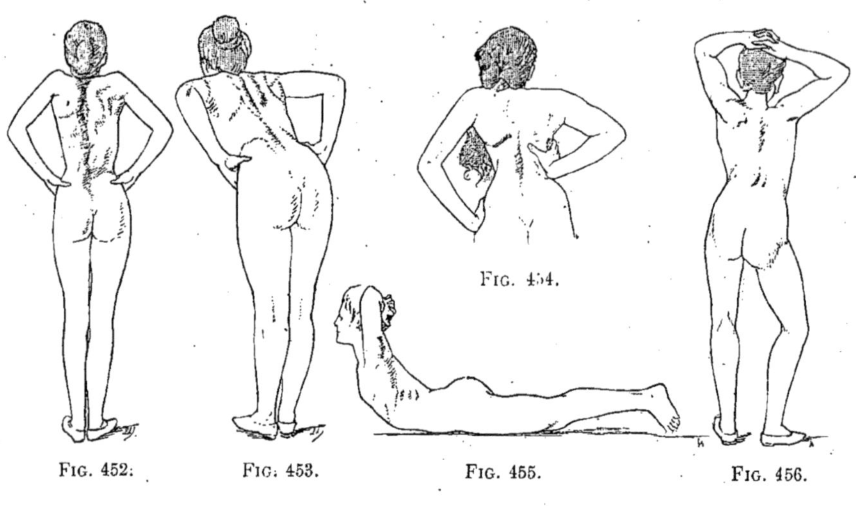

FIG. 454.

FIG. 452. FIG. 453. FIG. 455. FIG. 456.

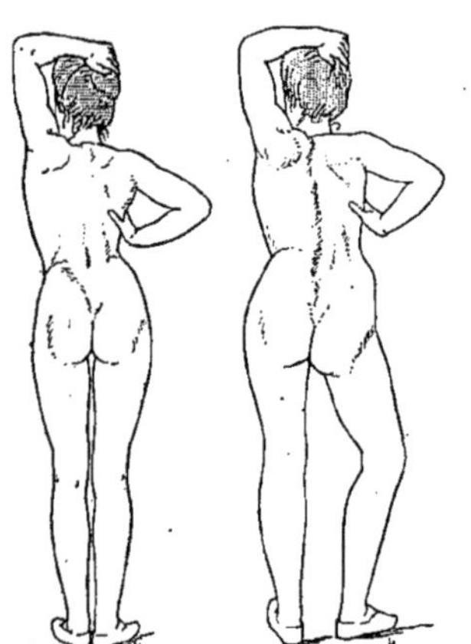

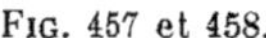

FIG. 457 et 458.

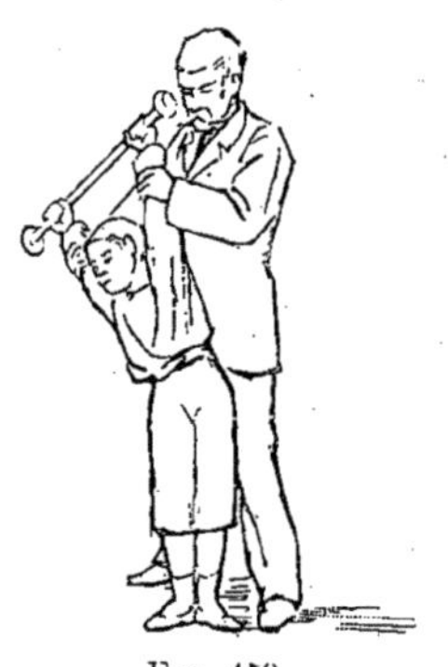

FIG. 459.

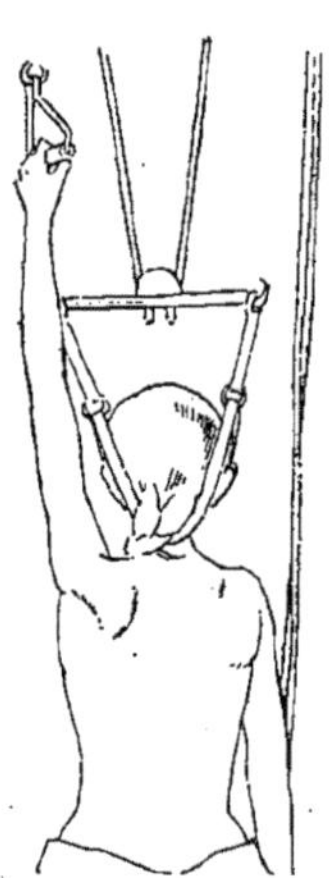

FIG. 460.

Les deux mains étant posées sur les hanches, ce point d'appui sert au sujet pour allonger le dos au maximum (fig. 452); on doit s'assurer qu'il ne se borne pas à élever les épaules et à creuser les reins, ce dont le gymnaste juge en mettant la main à plat sur la tête. Dans la même position, flexion du tronc en avant (fig. 453). — La main gauche sur la hanche, la droite sur la gibbosité costale, sous l'omoplate; au commandement, incliner le corps à gauche, ce qui fait rentrer la hanche gauche et sortir la droite, en même temps que la main droite refoule la gibbosité (fig. 454). — Extension du tronc (fig. 455). — Le mouvement de la figure 456 s'adresse à la scoliose lombaire gauche. La jambe droite étant un peu en abduction et en avant, les deux mains sur la tête, au commandement le sujet s'incline sur le membre droit dont il fléchit hanche et genou, ce qui abaisse le bassin et par conséquent tend à produire une scoliose lombaire droite. — Par le mouvement de la figure 457, jambes réunies, main gauche à la tête, main droite sur la gibbosité, au commandement le sujet atteint de scoliose dorsale droite s'étend au maximum, incline le tronc à gauche et appuie sur la gibbosité ; d'où tendance à la scoliose dorsale gauche. — On peut associer ces deux derniers mouvements (fig. 458). — Tous ces mouvements peuvent se faire avec le gymnaste placé en arrière et refoulant la gibbosité. — Un autre exercice (fig. 459) consiste en ce que le médecin, placé derrière, incline à droite, et de la sorte tend à incurver en scoliose dorsale gauche le tronc d'un sujet qui, les bras étendus, tient un bâton transversalement au-dessus de la tête. — L'auto-suspension (fig. 460) est excellente ; on sait qu'il est facile de l'associer à des mouvements asymétriques des membres supérieurs pour abaisser l'épaule droite et élever la gauche. Avec le même appareil, le médecin fait la suspension simple, en ajoutant au besoin des anses sous-axillaires (d'après Hoffa).

nuelles énergiques et bien comprises. Mais lorsque la torsion osseuse est notable, cela devient vite insuffisant, et aux classiques mouvements de gymnastique respiratoire, de redressement actif, aux massages, il faut associer le redressement passif par des appareils où l'on fait agir soit des pressions localisées sur les côtes saillantes, soit le poids du corps dans la suspension, soit les deux à la fois (1). Les orthopédistes ont imaginé, à cet effet, tout un outillage, en particulier des cadres à suspension avec détorsion, que l'on trouve dans des gymnases spéciaux.

Entre les séances, et lorsque le sujet n'est pas en décubitus dorsal, il faut, dans ces cas, soutenir le tronc par un corset exactement moulé : notez bien que ce corset n'aura pas pour but de traiter la déviation, mais seulement de maintenir les résultats obtenus par la gymnastique et le massage. Dans les cas très mauvais, il peut être utile de saisir le tronc dans un corset plâtré inamovible, qui restera en place pendant plusieurs semaines, mais que nous devons avoir l'intention de supprimer le plus vite possible.

Le corset doit être moulé avec très grande précision sur le sujet suspendu et détordu au maximum ; le plâtre seul permet de saisir ainsi le thorax avec la force et la rapidité nécessaires. Les essais que l'on a faits avec le feutre poroplastique ont été médiocres : la substance est d'une rigidité insuffisante.

Lorsque l'on a appliqué un corset en bandes plâtrées, attentivement modelé, on peut s'en servir pour établir un moule plein sur lequel on fabriquera un corset orthopédique industriel, ou, au contraire, le transformer en un appareil amovo-inamovible, en le garnissant de crochets le long d'une fente antérieure.

Chacun de ces deux procédés a ses indications.

Pendant une période variable, sous l'influence du traitement, l'attitude se modifie, la difformité diminue : d'où la nécessité d'appareillages assez fréquents, si l'on veut suivre pas à pas, dans ce moule, la correction obtenue, ce qui est indispensable, pour qu'entre les séances de redressement et de mobilisation, le corset empêche le retour à l'attitude habituelle. Aussi, pendant cette période, doit-on passer sur l'inconvénient des corsets plâtrés, c'est-à-dire sur leur poids, car eux seuls peuvent être renouvelés aussi souvent qu'il est nécessaire par le chirurgien lui-même.

Puis, le redressement est parvenu à un degré à partir duquel on ne gagne plus rien : alors sur le contre-moulage on fait fabriquer un corset orthopédique, à armatures métalliques, soit en cuir bouilli, soit en celluloïd. Cette dernière substance est celle que je préfère de beaucoup, car elle permet la construction de corsets admirablement moulés, extrêmement légers et d'une résistance parfaite.

A ce moment, on peut renoncer à l'assouplissement par les appareils et s'en tenir au traitement de la scoliose au début, en y ajoutant pendant longtemps encore le soutien par un corset.

Il est incontestable que de la sorte on peut, même dans des cas fort accen-

(1) Je n'ai jamais eu recours au redressement brusque, en une ou plusieurs séances, sous l'anesthésie, que quelques spécialistes ont conseillé, sans grand succès d'ailleurs. Delore, *Lyon méd.*, 1895, n° 26, t. LXXIX, p. 275 ; Chipault, *Gaz. des hôp.*, 1898, p. 124.

tués, arriver à des résultats passables ; et même, si on s'occupe moins de la forme réelle que de l'aspect extérieur, à des résultats presque satisfaisants. C'est beaucoup, en effet, que d'apprendre à une jeune fille à se tenir à peu près droite, quoique pourvue d'une gibbosité costale que dissimule une couturière artificieuse.

Mais sur cette gibbosité elle-même, nous devons reconnaître que nous avons, la plupart du temps, peu de prise (1). Aussi devons-nous faire tous nos efforts pour dépister la scoliose dès le début et la traiter aussitôt. C'est la seule manière pour avoir des résultats vraiment bons, c'est-à-dire sans difformité appréciable à l'inspection attentive du torse nu. Bien des mères, je le sais, se contentent à moins, surtout celles — j'en connais — qui ont réussi à dissimuler, même à leur mari, une asymétrie costale notable, avouée sous le sceau du secret au chirurgien en quête d'étiologie héréditaire. Mais je ne suis pas d'accord avec elles quand elles semblent souhaiter à leur fille un époux aussi peu curieux.

Peut-être est-ce seulement, après tout, parce que les raisins sont trop verts.

Pour cet assouplissement, qui parfois exige des manœuvres assez violentes, les spécialistes ont, surtout pour la détorsion, un outillage très complexe, impossible à installer en clientèle ordinaire. Mais on peut faire beaucoup à l'aide d'appareils simples, que sur une indication précise un menuisier intelligent construit sans grande peine, et dont les principes généraux, ainsi que le mode d'emploi, sont aisés à comprendre par inspection des figures ci-dessous.

Sur une *table* étroite, recouverte d'un matelas dur, on peut faire faire tous les exercices de gymnastique symétrique représentés p. 170, figures 279 à 335 ; il est en outre bon que le sujet fasse des exercices semblables avec les mains placées comme dans les figures 454 et 457 et non plus symétriquement. Les figures 461 et 462 montrent (d'après Hoffa): 1° un dispositif (peu utile) pour remplacer la courroie

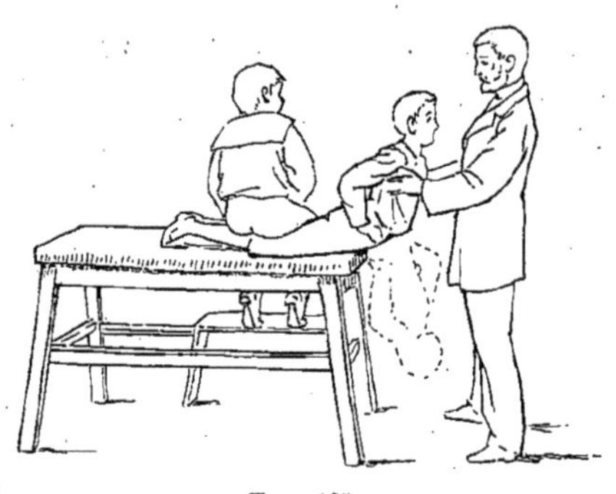

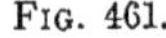

Fig. 461.

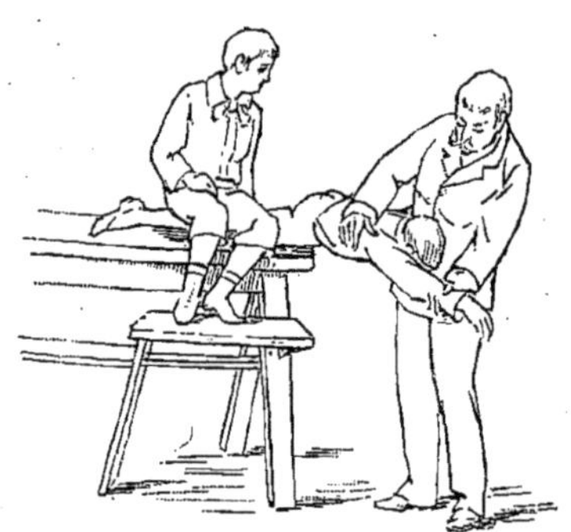

Fig. 462.

qui fixe les membres ; 2° le rôle du médecin pour aider le sujet à se relever bien droit (fig. 461) et pour manipuler, avec plus ou moins de force (fig. 462) la gibbo-

(1) La résection de la gibbosité (Hoffa, *Zeit. f. orthop. Chir.*, 1896, t. IV, p. 403 ; Hoke, *Am. Journ. of orthop. Surg.*, nov. 1903, d'après *Zeit. f. orthop. Chir.*, t. XIII, p. 189) paraît peu recommandable. La malade de Hoke subit en 6 mois, pour un résultat médiocre, 3 opérations de 3 heures et demie, 2 h. 20 et 1 h. 40.

sité dorsale droite. Le bras gauche du sujet entoure la taille du gymnaste. Des manipulations analogues peuvent être faites dans toutes les positions : debout, couchée, en suspension.

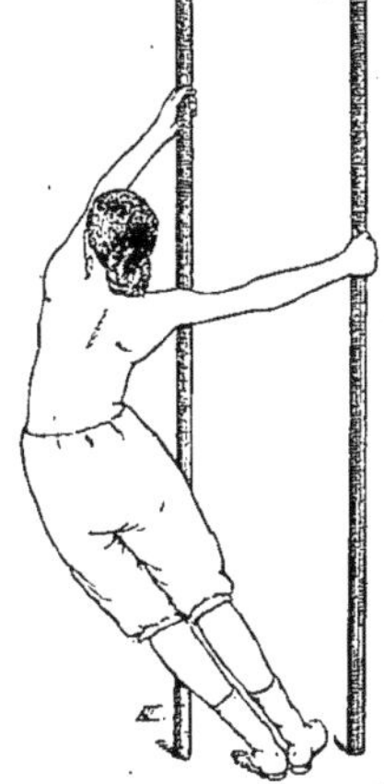

Fig. 463.

Deux *perches verticales* parallèles, cylindriques, de 6 à 8 centimètres de diamètre, hautes de 2 m. 50, et distantes de 70 centimètres environ, peuvent en particulier servir à l'exercice suivant recommandé par Mikulicz : l'élève saisit les perches au-dessus de sa tête et, les deux pieds placés entre elles, se porte en avant aussi loin que possible, puis il revient en arrière tout d'une pièce ; la fig. 463 explique un mouvement de détorsion.

Le *poteau de Kirmisson* (fig. 464) se compose de deux montants verticaux reliés entre eux par des barres transversales ; à ces poteaux sont fixés des crochets qui soutiennent une ceinture transversale ; un coussin mobile peut se placer plus ou moins haut entre les montants de manière à correspondre à la partie du dos qu'il faut soutenir ou refouler en avant. Le malade se tient verticalement appuyé contre les montants, les talons réunis appuyés contre leur partie inférieure, la pointe des pieds tournée en dehors. Le bassin est fixé par la ceinture transversale, le dos appuyant sur le coussin fixé à la hauteur voulue.

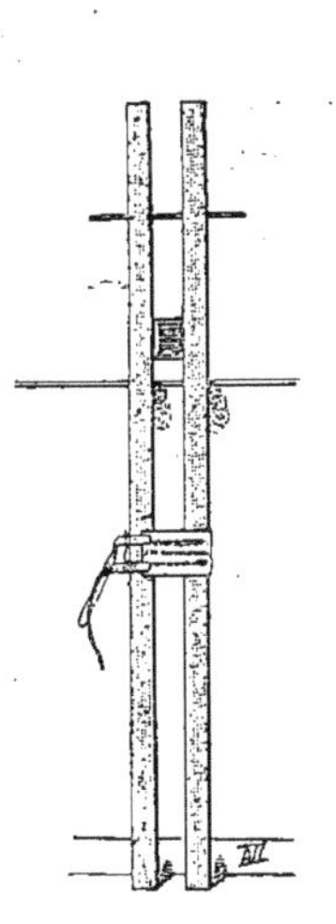

Fig. 464.

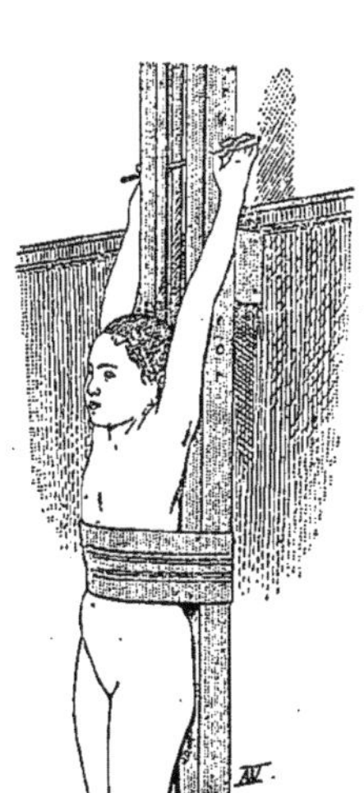

Fig. 465.

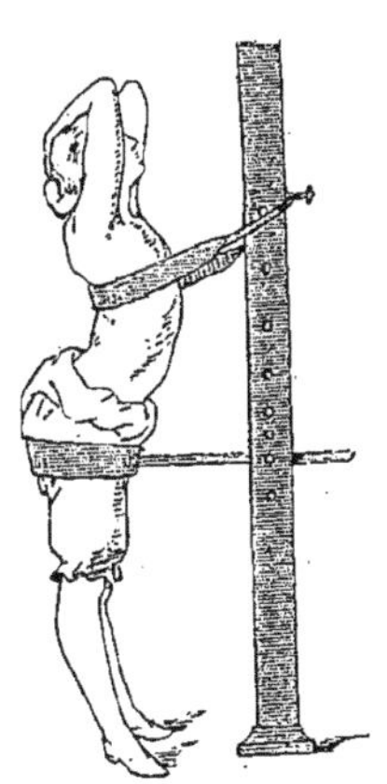

Fig. 466 (Lorenz). — Le bassin est fixé sur une tige rigide; une ceinture oblique sous les aisselles oblige le corps à se porter en avant lorsque le sujet porte la tête en arrière.

Le malade, dans cette position, appuie par toute la partie postérieure du corps sur les montants verticaux ; la tête, droite et fixe, repose sur eux par la région occipitale. Les mains prennent appui à une cheville traversant les montants au-dessus de la tête du malade (fig. 465).

La *barre horizontale* (la *bôme*, ou *Wolmapparat*) est un cylindre bien rembourré dont les extrémités se fixent à une hauteur variable dans les coulisses verticales que présentent les deux forts montants en bois qui le supportent. Le pied auquel sont fixés ces montants est pourvu d'une ou deux courroies se terminant par une poignée, et dont la longueur peut être réglée par une boucle. Il est nécessaire

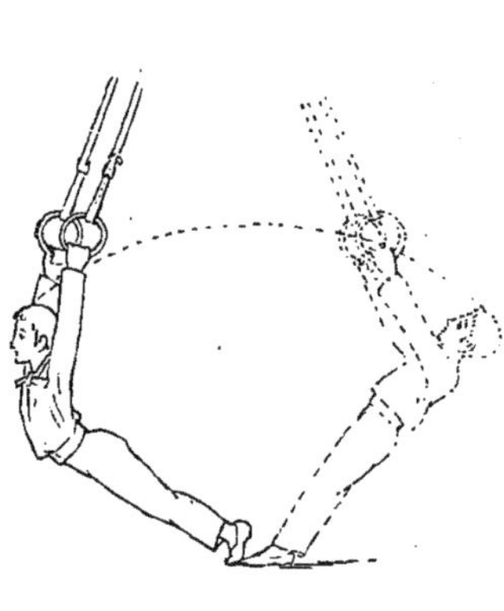

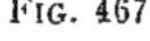

Fig. 467.

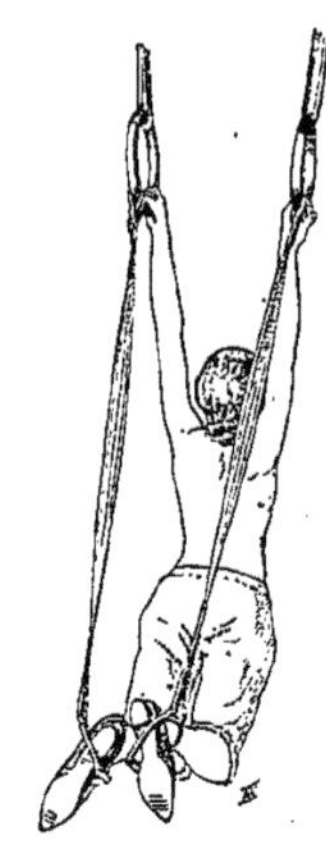

Fig. 468.

Fig. 467 et 468. Redressement symétrique aux anneaux (cyphose surtout), d'après Mikulicz. Pour l'exercice 467, les genoux doivent être en extension parfaite.

d'avoir deux ou plusieurs barres rembourrées ou rouleaux de grosseurs différentes, qui puissent à volonté se fixer sur le même pied.

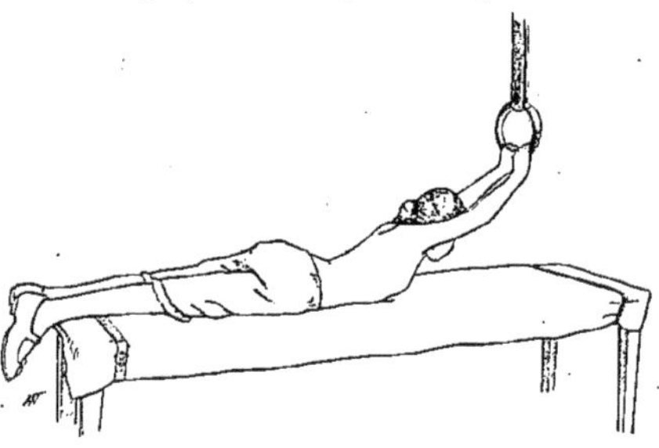

Fig. 469.

Les figures 470 et 471 font comprendre le principe de son emploi. D'après Hoffa, ces manœuvres doivent être réglées de façon à éviter toute pression latérale sur le côté convexe du thorax, ce qui augmenterait la gibbosité costale. Il ne faut appuyer que sur le sommet de celle-ci, et l'attitude de la figure 470 est pour cela la meilleure, car le côté gauche, qui porte à faux, appuie à peine. La plupart des orthopédistes, cependant, recommandent la suspension latérale de la figure 471. Dans le cas de scoliose dorsale droite, l'élève embrasse de son bras droit la barre, *de façon que la gibbosité repose sur cette barre ;* puis, passant la tête au-dessus de la barre, avec la main gauche il saisit la poignée fixée par une courroie au côté opposé du pied de l'appareil ; il quitte alors le sol du pied gauche d'abord, puis des deux pieds, et se trouve suspendu sur la barre par sa gibbosité, le côté droit fortement infléchi, la convexité costale, sur laquelle repose tout le poids du corps, refoulée par la barre, le côté gauche distendu par la traction que la main gauche, passée par-dessus la tête, exerce sur la poignée. Cette position est maintenue quelques secondes d'abord ; on arrive à la faire supporter quelques minutes ; pour se reposer, l'élève n'a qu'à remettre les pieds sur le sol et à lâcher la poignée. Il faut

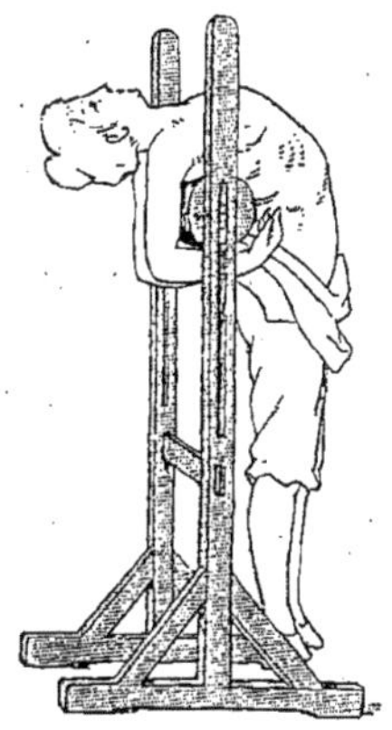

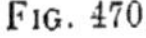

Fig. 470.

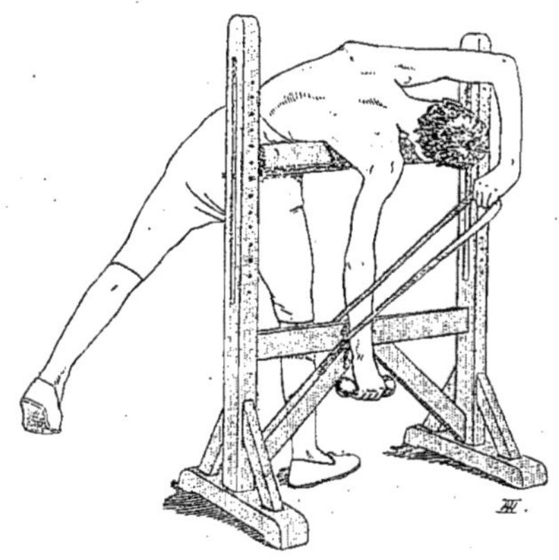

Fig. 471.

veiller avec attention à ce que, dans la suspension, le tronc repose bien sur le point culminant de la gibbosité costale et ne tourne ni sur le côté, comme il a tendance à le faire, ni sur le dos (ce dont l'inconvénient est moindre). On accoutume l'enfant à respirer dans cette position.

CHAPITRE IV

LÉSIONS INFECTIEUSES

(TUBERCULOSE ET SYPHILIS EXCEPTÉES)

Comme l'indique le titre de ce chapitre, nous mettons à part syphilis et tuberculose, et dès lors il nous reste à étudier ici avant tout les inflammations aiguës ou subaiguës, à tendance la plupart du temps suppurative, dont les agents microbiens principaux sont le staphylocoque, le streptocoque, puis le pneumocoque, réserves faites pour d'autres microbes dont nous aurons à signaler l'action. Quoique l'association des lésions osseuses et articulaires soit fréquente dans ces cas — moins il est vrai que dans la tuberculose — nous pouvons décrire séparément : 1° les *arthrites*; 2° les *ostéomyélites*.

Notre description des arthrites sera volontairement écourtée, car elles sont bien moins spéciales à l'enfance que les ostéomyélites. Quelques particularités toutefois doivent nous arrêter.

I. — ARTHRITES AIGUËS ET LEURS CONSEQUENCES

§ 1. — Période d'activité.

Étiologie. — Les arthrites aiguës (1) sont fréquentes dans le jeune âge et remarquables par leur tendance à la suppuration ; cela est particulièrement vrai pour les nourrissons, au-dessous d'un an surtout, à propos desquels nous aurons à mentionner une forme spéciale.

Ces arthrites sont infectieuses, l'agent microbien causal étant d'ailleurs variable et pouvant atteindre la synoviale de deux façons : *a*) par *inoculation directe; b*) par *voie sanguine*.

(1) Voyez les travaux de mes élèves MARTIRENÉ, Thèse de Paris, 1897-1898, n° 7; A. MOUCHET et P. AUDION (Revue générale, bibliogr.), *Progrès méd.*, 1899, t. I, p. 193 ; P.-H. MYERS, *N. Y. med. Journ.*, 1902, t. LXXV, p. 713; J.-E. MOORE, *Journ. of the Am. med. Ass.*, 1906, t. XXXIV, p. 263 ; O. HARTMANN, *Deut. Zeit. f. Chir.*, 1900, t. LVII, p. 231 ; W.-H. WHITE, *Brit. med. Journ.*, 1905, t. I, p. 397 (multiples); W. VON BRUNN, *Berl. kl. Woch.*, 1904, p. 721 ; R. HUTAN, Thèse de Paris, 1904-1905, n° 135 (nouveau-né); U. TRINCI, traduction dans *Péd. Prat.*, 1910, p. 504.

a) L'INOCULATION DIRECTE s'observe dans deux conditions :

1° Par *effraction*, en conséquence d'une plaie ; 2° par *contamination de voisinage*, un foyer infecté se rompant dans la synoviale ou s'y propageant par voie lymphatique. Par exemple, on peut observer des arthrites du genou comme conséquence d'une lymphangite aiguë du membre inférieur. Les seules vraiment importantes de ces arthrites sont celles de l'ostéomyélite (voy. p. 300).

b) L'INFECTION HÉMATOGÈNE (1) se présente à nous sous deux aspects cliniquement différents, selon que la porte d'entrée nous est connue ou inconnue.

Un type de ces arthrites est celui de la *pyohémie*, et, chez l'enfant en particulier, nous le voyons de temps en temps réalisé au cours des *otites moyennes suppurées* (2), quelquefois aiguës, plus souvent chroniques. Une plaie infectée quelconque peut servir de porte d'entrée, et il n'est pas toujours facile de démontrer son existence, d'autant qu'elle peut avoir existé sur une muqueuse (3) inaccessible : mais ces arthrites, presque toujours à streptocoques ou à staphylocoques, n'en sont pas moins pyohémiques.

La manière d'envisager les choses doit être la même pour toutes les *arthrites secondaires aux maladies infectieuses*, parmi lesquelles, chez l'enfant, nous devons énumérer surtout : les fièvres éruptives, où la scarlatine tient le premier rang pour les complications articulaires ; la fièvre typhoïde ; la diphtérie ; la blennorragie, à laquelle on ne songe pas assez ; l'érysipèle des nouveau-nés ; la pneumonie. A côté de ces arthrites secondaires à des maladies bien déterminées, viennent se ranger des *arthrites à porte d'entrée inconnue*, lesquelles en réalité ne diffèrent pas des précédentes : et nous signalerons les arthrites à gonocoques, à pneumocoques, à streptocoques, sans blennorragie, sans pneumonie, sans érysipèle. Toutes ces arthrites étant ainsi classées, il reste un groupe spécial pour le *rhumatisme articulaire aigu* franc, polyarticulaire ou monoarticulaire, maladie infectieuse évidente mais de cause inconnue, caractérisée par sa tendance à provoquer l'endo-péricardite, par sa sensibilité remarquable à l'action du salicylate de soude. A ce rhumatisme nous devons rattacher, jusqu'à nouvel ordre, les complications articulaires et cardiaques de la chorée.

Parmi ces arthrites secondaires, deux catégories sont à établir, selon que le microbe causal est celui de la maladie originelle (pneumonie, blennorragie) ou que c'est un microbe pyogène surajouté : dans le premier cas seulement la complication articulaire affecte des allures cliniques spéciales, qui d'ailleurs sont loin de nous être toutes connues. Nous dirons plus loin quelques mots de ces caractères spéciaux, mais en ce moment nous supposerons le cas, d'ailleurs fréquent, d'une arthrite monoarticulaire à staphylocoques ou à streptocoques.

Anatomie pathologique. — Nous croyons inutile de décrire en détail les lésions anatomiques des synovites aiguës : l'âge ne leur imprime aucune particularité.

La membrane est rouge, vascularisée, surtout au niveau des franges ; à un degré

(1) JOYEUX, PERRIN et PARISOT ont reproduit en série des arthrites en partant d'un staphylocoque d'origine articulaire (*Rev. mens. mal. enf.*, 1906, p. 445). Faits expérimentaux (staphylocoques) de FIORENTINI, *Gaz. di osped.*, Milan, 1903, p. 235.

(2) Voy. ROUXVILLOIS (rapport de Lejars), *Soc. de chir.*, Paris, 1909, p. 959.

(3) L'origine par une angine aiguë, grippale, n'est pas exceptionnelle.

accentué, elle forme un véritable chémosis autour des cartilages articulaires. Ceux-ci alors se nourrissent mal, se dépolissent, deviennent rugueux, velvétiques, et même s'ulcèrent ; et à partir de ce moment l'os sous-jacent s'infecte à son tour, d'où des accidents d'ostéite, dont l'ankylose par soudure osseuse est l'aboutissant possible.

Dans les arthrites aiguës, les ligaments ont coutume de résister assez bien. Les plans conjonctifs péri-articulaires sont œdématiés, mais souvent sont protégés pendant longtemps contre les fusées purulentes par la membrane capsulo-synoviale restée continue. Cependant la collection d'un abcès dans la fesse est rapide au cours des arthrites de la hanche chez le nourrisson.

A l'intérieur de la synoviale se produit un *exsudat*, qui permet de distinguer *trois variétés*, d'après l'aspect à l'œil nu : les arthrites pseudo-membraneuses ou plastiques, séreuses, purulentes. Ces différences ne tiennent qu'à des degrés dans la proportion de la fibrine et du liquide, ou dans celle des éléments cellulaires contenus dans ce dernier. Depuis quelques années, en effet, nous avons appris à pratiquer l'*examen cytologique des liquides* : dans le liquide d'apparence citrine d'une arthrite aiguë, on trouve en abondance des leucocytes polynucléaires et peu de leucocytes mono-nucléaires ; c'est l'inverse dans les processus chroniques et surtout tuberculeux (voy. p. 361). Il y a d'autant plus de leucocytes que le liquide est plus louche, et histologiquement (1) aussi bien qu'à l'œil nu — aussi bien qu'en clinique, dirons-nous tout de suite — nous allons par transition insensible du liquide le plus clair au pus le mieux lié.

Ces différences dans l'exsudat tiennent à la fois à la virulence et à la *nature du microbe causal*, qu'il faut toujours rechercher par examen direct, cultures, inoculation. Rappelons la tendance plastique de bien des gonocoques, le pus séreux du streptocoque, le pus crémeux du pneumocoque ; mais ajoutons que ces différences microbiennes ne peuvent guère encore servir de base à une classification anatomique.

Étude clinique. — Ces généralités seront très courtes, car les préceptes d'examen doivent surtout être développés à propos de chaque jointure en particulier, ce qui nous a paru trouver mieux place dans la description de l'ostéomyélite et des lésions tuberculeuses, sur lesquelles il conviendra d'insister longuement. Nous n'avons à donner ici que les règles générales à l'aide desquelles on reconnaît qu'une articulation est enflammée.

Une arthrite aiguë a coutume de débuter par une *fièvre* avec état saburral, dont la vivacité et l'allure plus ou moins infectieuse dépendent en partie de l'agent microbien causal. En même temps, le sujet ressent une *douleur* brusque et intense que le moindre mouvement exaspère, qui empêche le sommeil, qui peut arracher des cris. Il en résulte une *impotence fonctionnelle*, proportionnelle à l'intensité de la souffrance.

A l'*inspection* on est avant tout frappé par l'*attitude du membre* à peu près en position dite de Bonnet (2), c'est-à-dire :

(1) Il y a longtemps que Dieulafoy a insisté sur les « pleurésies histologiquement purulentes ».

(2) Bonnet (de Lyon) a fait voir, dès 1840, que si on pratique, à travers un trou foré dans l'os, une injection forcée dans une articulation, celle-ci prend, lorsque le liquide ne peut plus pénétrer, une attitude toujours la même, répondant à la capacité maxima ou, ce qui est équivalent, au relâchement maximum des ligaments ; une mince couche s'interpose entre les surfaces articulaires. Cela n'a lieu, sur le vivant, que si l'épanchement est très vite formé (hémarthrose par exemple), car un épanchement lent, avec inflammation chronique, s'accompagne de distensions ligamenteuses qui viennent tout changer : ainsi dans l'hydarthrose chronique du genou, le membre ne se fixe point de la sorte. Dans les arthrites aiguës sans épanchement, la contraction musculaire réflexe, ayant pour but de relâcher au maximum l'articulation enflammée, aboutit à peu près à la même position.

Épaule, abduction à 45° ;
Coude, extension à 130, 135° ; demi-pronation ;
Poignet, flexion légère ; pronation ;
Hanche, flexion et abduction à 45° environ, rotation en dehors ;
Genou, flexion à 130, 135°.
Cou-de-pied, extension à 45° environ.

La région est tuméfiée et, selon la profondeur de l'articulation, le *gonflement* est diffus (hanche) ou marque la forme de la synoviale distendue (genou). Certaines jointures sont superficielles en des endroits déterminés, où il convient de chercher par la vue et par le toucher les bosselures de la synoviale infiltrée ou distendue (au coude, sur les côtés de l'olécrâne ; au cou-de-pied, entre les malléoles et le tendon d'Achille).

Sur cette région gonflée, la peau est souvent de *coloration* normale ou tout au plus rosée. On peut y voir (à la hanche en particulier) un réseau de grosses veines bleues. La coloration rouge phlegmoneuse est rare et tardive, même dans les arthrites franchement suppurées.

A la *palpation*, on note d'abord la *chaleur* de la région. On apprécie le degré de *tension de la synoviale*, le plus souvent *fluctuante* dans les points où elle est accessible, quelquefois distendue au point d'être *rénitente*. On constate l'*atrophie musculaire* (1), précoce et constante. Les ganglions ne sont généralement pas engorgés.

Par la *pression localisée*, on éveille une douleur très vive sur les *interlignes articulaires* et les *culs-de-sac synoviaux*, légère ou même nulle sur les extrémités osseuses, tant qu'elles ne participent pas au processus.

Les *mouvements communiqués* sont horriblement douloureux et sont d'ailleurs à peu près tout de suite arrêtés par la contracture musculaire qui fixe l'articulation dans l'attitude précédemment décrite. Lorsque les cartilages sont ulcérés, on sent au cours de ces mouvements une crépitation rude, surtout si, par des manœuvres appropriées, on fait appuyer les surfaces articulaires l'une contre l'autre.

Dans les jointures serrées, l'existence de mouvements anormaux (mouvements de latéralité au genou, au coude, au cou-de-pied) démontre le ramollissement des ligaments.

A l'aide de ces signes et symptômes on établit presque toujours sans peine le DIAGNOSTIC DIFFÉRENTIEL avec quelques affections inflammatoires périarticulaires.

(1) L'amyotrophie d'origine articulaire a donné lieu, depuis Hunter, à de très nombreux travaux. On n'a pas tardé à reconnaître qu'elle n'est pas en rapport avec l'immobilisation du membre, ce que pense cependant encore BUM (*Wien. med. Presse*, 1906, n° 51, p. 2601), et la plupart des auteurs admettent qu'elle est due à une action réflexe, partie des nerfs intra et péri-articulaires et causant dans les cornes antérieures de la moelle des lésions dynamiques et enfin de l'atrophie (celle-ci, par exemple, a été vue par Klippel). On trouvera les renseignements sur ce point dans VALTAT, thèse de Paris, 1877, n° 161 ; DEROCHE, thèse de Paris, 1889-1890, n° 59 ; MALLY et RICHON (surtout cas traumatiques), *Rev. de chir.*, Paris, 1904 et 1905, *passim* ; *Soc. de chir.*, Paris, 1900, p. 415 (rapport de Hartmann) ; MORESTIN, *Rev. d'orthop.*, 1900, p. 373 ; DUPLAY et CAZIN, *Arch. gén. méd.*, 1891, t. I, p. 5 ; RAYMOND, *Rev. de méd.*, 1890, p. 174 ; KLIPPEL, *Soc. an.*, Paris, 1887, p. 720 ; 1888, p. 37, et thèse de ses élèves DANIEL (1899-1900, n° 87) et RENAUD (1906-1907, n° 239) sur l'*Atrophie numérique des tissus* ; M. KLIPPEL et M.-P. WEILL, *Sem. méd.*, 20 juillet 1910, n° 29, p. 337.

Les *synovites tendineuses aiguës* se reconnaissent à leur tuméfaction allongée, que recouvre une peau d'un rose assez animé, où l'on déprime le godet de l'œdème; la douleur à la pression est vive, mais les mouvements communiqués sont relativement peu pénibles, et cela permet le diagnostic, même lorsque plusieurs synoviales sont prises à la fois autour du poignet et du cou-de-pied, comme cela s'observe surtout dans la blennorragie et dans le rhumatisme articulaire aigu.

Certains *hygromas aigus* peuvent prêter à confusion. Ceux des bourses séreuses sous-musculaires, juxta-articulaires (à l'épaule, bourse sous-deltoïdienne ; à la hanche, bourses du psoas, du grand fessier) sont d'un diagnostic très difficile ; cependant, on peut donner comme règle générale la discordance entre la vivacité de la douleur sur la tumeur fluctuante, suppurée, et l'indolence relative des mouvements communiqués, de la pression sur les points où la synoviale est accessible. Au genou, quelques erreurs sont commises par des cliniciens peu experts, ne sachant pas trouver par la palpation la rotule en arrière de l'hygroma prérotulien rouge, phlegmoneux, à fluctuation superficielle ; la suppuration de la bourse située derrière le tendon rotulien est d'une appréciation bien plus délicate lorsqu'à son contact la synoviale irritée a sécrété un peu d'hydarthrose : c'est une lésion très rare, où la fluctuation est bien limitée derrière le tendon et où on ne renvoie pas le flot dans le cul-de-sac quadricipital peu tendu.

Nous ne croyons pas avoir à différencier l'arthrite et l'*ostéomyélite*. Cette dernière étant reconnue, la question se pose d'une autre façon : y a-t-il arthrite, est-elle suppurée ? (Voy. p. 300.)

Une arthrite aiguë étant diagnostiquée, il faut essayer d'en DÉTERMINER LA CAUSE : on recherchera donc avec soin tous les facteurs étiologiques énumérés plus haut. Quand aucun d'eux ne sera évident, quand l'action du salicylate de soude ne sera pas nette, on songera aux diverses infections à porte d'entrée inconnue, et on aura soin d'examiner cytologiquement et bactériologiquement le liquide obtenu par ponction. On se souviendra que la tuberculose à début aigu (1) est moins rare qu'on ne l'a cru naguère : même en cas de réaction cytologique à polynucléaires, un épanchement paraissant stérile doit être tenu pour suspect (voy. p. 361).

Le DIAGNOSTIC DE LA SUPPURATION s'établit d'après le degré d'acuité et de gravité des signes locaux et généraux. Avec ce que nous avons dit sur les degrés de la réaction leucocytaire, on conçoit qu'avant de prendre une décision opératoire il faille la plupart du temps examiner le liquide obtenu par ponction exploratrice, d'autant plus que chez l'enfant la valeur curatrice de la ponction est réelle.

Les **terminaisons** des arthrites aiguës sont :

1° La *résorption* simple, avec retour de tous les tissus et de toutes les fonctions à l'état normal ;

2° Dans les *arthrites plastiques*, non suppurées, la *perte plus ou moins importante des fonctions*, avec tous les degrés, depuis la simple limitation jusqu'à la

(1) Il est à noter que la syphilis (A. Fournier), même dans sa forme héréditaire tardive (Krukenberg, Anal. *Bull. méd.*, 1909, p. 413), peut prendre le masque du rhumatisme articulaire aigu.

suppression complète, celle-ci ayant lieu dans une attitude très variable, d'où dépend pour beaucoup l'utilisation ultérieure du membre.

3° Dans les *arthrites suppurées*, si l'on n'évacue pas le pus, la terminaison habituelle, pour les grandes articulations, est la mort par septico-pyohémie. Plus l'articulation est petite et moins cette terminaison est à craindre. Le drainage large et précoce rend la mortalité à peu près nulle, même chez l'enfant en bas âge, étant mis à part, bien entendu, le pronostic de l'infection générale causale. Le sacrifice du membre est quelquefois nécessaire.

Après suppuration et arthrotomie, l'ankylose par fusion osseuse est fréquente, mais le propre de l'enfant est la tendance bien moindre à l'ankylose, et même le retour des mouvements est souvent parfait.

4° On a dit que la *transformation en arthrite tuberculeuse* était possible. Nous croyons bien plutôt qu'il s'agissait, dès le début, d'une arthrite tuberculeuse aiguë, dont la nature n'a pas été reconnue tout de suite (voy. p. 361).

5° La *luxation spontanée*, ou provoquée par un trauma minime, est une complication, assez rare il est vrai, des arthrites aiguës. Elle est préparée par le ramollissement des ligaments, qui se laissent rompre, peut-être sous l'action d'une accumulation de liquide qui chasse la tête hors de la cavité (théorie ancienne de J.-L. Petit), peut-être sous l'influence de la contraction musculaire (théorie de Verneuil), celle-ci étant en tout cas la cause de l'attitude vicieuse préparatoire, constante. Après ce temps de préparation lente, le déboîtement est brusque et souvent indolent : mais on a exagéré ce dernier symptôme.

Nous éliminons d'ici les fausses luxations par usure osseuse (voy. tuberculose, p. 394).

Ces luxations peuvent s'observer au cours de toutes les arthrites que nous avons énumérées et dans toutes les jointures. Mais leurs seules causes fréquentes sont la fièvre typhoïde, puis le rhumatisme articulaire aigu ; leur seul siège important est la hanche (75 cas sur 83) : aussi renvoyons-nous à la coxalgie, où nous en trouverons d'analogues (voy. p. 448).

Le vrai traitement est préventif, par immobilisation en bonne position. La réduction doit, la luxation étant produite depuis peu, être faite comme pour une luxation traumatique.

Formes cliniques. — Les variétés cliniques des arthrites aiguës chez l'enfant sont nombreuses et tiennent aussi bien à l'âge du sujet qu'à l'étiologie.

I. Arthrites par inoculation directe. — Une forme d'*arthrite traumatique*, bien plus fréquente chez l'enfant que chez l'adulte, est celle où une *piqûre* insignifiante perfore, dans une chute sur une aiguille, par exemple, le cul-de-sac supérieur du genou (1). Il en peut résulter une infection, tantôt légère et terminée par résolution, tantôt grave et exigeant un traitement chirurgical actif. Le diagnostic est difficile à établir avec une hémarthrose ou hémo-hydarthrose fébrile (voy. p. 16), soit que la piqûre ait été ignorée et n'ait point laissé de trace appréciable, soit qu'on se demande si la pointe n'a pas ouvert un vaisseau saignant dans la synoviale. L'aspect infecté du blessé, l'état saburral de la langue, la fréquence du pouls, l'intensité de la douleur à la pression sur toute la synoviale, sont des signes de suppuration articulaire.

(1) A. Broca, *Presse méd.*, 1900, t. I, p. 65.

On aura soin, en outre, d'examiner à l'œil nu, au microscope, par cultures, le liquide obtenu par ponction, en sachant qu'un liquide un peu louche, à réaction polynucléaire peut être celui d'une hydarthrose stérile par contusion ou par entorse : ces signes ne sont donc pas suffisants pour indiquer l'arthrotomie (1), laquelle sera pratiquée d'urgence si le liquide est franchement purulent, ou si l'infection générale est nette ; dans les autres cas, on jugera d'après l'effet de la ponction évacuatrice. En moyenne, les arthrites traumatiques nous paraissent plus graves que les autres arthrites suppurées.

II. Arthrites métastatiques. — Les arthrites *consécutives aux maladies aiguës* se présentent à nous sous quatre formes : 1° arthralgies ; 2° hydarthroses ; 3° arthrites aiguës ou subaiguës, séreuses ou suppurées. D'une manière générale, la suppuration est rare ; un des caractères communs de ces arthrites est leur tendance à être *polyarticulaires*. Quand on analyse de près les observations mono-articulaires, on constate que souvent il y a eu dans d'autres jointures (moins nombreuses il est vrai que dans la plupart des rhumatismes francs) une atteinte passagère (arthralgique ou séreuse), qu'on oublie en présence d'une localisation grave, plastique ou suppurée, sur une grande jointure.

Cette multiplicité de localisations souvent fugaces fut le motif pour lequel, pendant de longues années, toutes ces arthrites furent englobées dans le rhumatisme : on décrivait les rhumatismes blennorragique, ou scarlatin, et l'on discutait à perte de vue sur leurs relations causales et pathologiques avec le rhumatisme articulaire aigu. Depuis que nous connaissons le rôle étiologique des microbes, nous avons compris que le nom de rhumatisme ne saurait plus s'appliquer ici : nous avons d'abord séparé du rhumatisme vrai (maladie de Bouillaud) les *pseudo-rhumatismes infectieux* (Ch. Bouchard, et son élève Bourcy, th. de doct., Paris, 1883, n° 131) ; de nos jours, on ne parle plus que d'arthrites infectieuses, sans faire allusion au rhumatisme, et l'on tente d'établir une classification bactériologique. L'infection articulaire est, selon les cas, due avec certitude soit au microbe causal de la maladie première (pneumonie, par exemple), soit à une infection pyogène surajoutée (pyohémie post-variolique) ; mais bien souvent on ne peut préciser entre ces deux modes pathogéniques. La question est encore rendue complexe par ce fait que certaines arthralgies et peut-être certaines arthrites avec épanchement (et même avec épanchement d'aspect purulent) sont stériles et dues à l'action irritante (démontrée expérimentalement) de toxines diverses ; par exemple on connaît les arthralgies (2) et même les épanchements puriformes (A. Broca, *Rev. mens. des mal. enf.*, 1895, p. 32), de la sérothérapie antidiphtérique (cf. les importantes et nombreuses études expérimentales de Charrin sur les toxines du bacille pyocyanique). En outre, on sait que l'action de certains microbes ou toxines sur les articulations est trophique, par altérations du système nerveux central. De là, bien des obscurités, non encore dissipées, sur l'étiologie et la septicité de ces arthrites. Comme travaux initiaux sur cette question, outre la thèse de Bourcy, nous renverrons à la thèse d'agrégation (Chirurgie) de F. de Lapersonne, Paris, 1886 ; à une revue générale de Marfan, *Gaz. des hôp.*, 1888, p. 177.

Comme variétés spéciales, nous accorderons quelques lignes aux suivantes (3) :

1° *Scarlatine.* — Les complications articulaires y sont fréquentes, la plupart du temps entre le 20e et le 30e jour. Dans les exsudats, on a trouvé le streptocoque.

(1) Pour ces arthrites surtout on a recommandé la résection (Poncet, de Lyon, et son élève Lagoutte, *Gaz. hebd. méd. et chir.*, 1893, p. 224) ou la synovectomie (Tallet, thèse de Lyon, 1895-1896, n° 1195 ; P. Malaspina, thèse de Lyon, 1898-1899, n° 31). Nous croyons que c'est à tort.

(2) On peut observer, au cours de l'hémoglobinurie paroxystique, des arthropathies autotoxiques comparables à celles de la maladie du sérum (L. Tixier et J. Troisier, *Gaz. hôp.*, Paris, 1909, p. 1795).

(3) Nous mentionnerons les arthrites au cours de la grippe, l'érythème noueux (A. Broca, *Journ. des Prat.*, 1907, p. 529), la chorée, la méningite cérébro-spinale (E. Frouz, *Wien. kl. Woch.*, 1897, n° 15, p. 351), la dysenterie (P. Remlinger, *Rev. de méd.*, septembre 1898, p. 685).

sans que nous sachions d'ailleurs quel est le rôle de ce microbe dans la genèse de la scarlatine.

Les *arthrites séreuses*, probablement spécifiques, sont volontiers multiples ; leurs lieux d'élection sont les cous-de-pied, les mains et les poignets, les vertèbres cervicales. Après un peu de gonflement, d'ordinaire sans rougeur et avec douleurs modérées, la résolution rapide est la règle ; une évolution un peu traînante, la raideur et même l'ankylose sont cependant possibles. On a vu une véritable ostéo-arthropathie ankylosante, sub-inflammatoire, avec hyperostose (1).

Les *arthrites suppurées*, probablement pyohémiques, sont rares ; la plupart sont mono-articulaires. Elles ont la gravité des arthrites suppurées à streptocoques et doivent être traitées par l'arthrotomie large et précoce (2).

2° *Varicelle*. — Les arthrites y sont moins rares qu'on ne le croit souvent ; elles surviennent au déclin, du 9e au 20e jour ; elles sont d'ordinaire multiples, avec prédilection pour le genou. La plupart du temps, elles sont séreuses, terminées par résolution ; quelquefois elles suppurent et s'accompagnent de phénomènes infectieux graves, mortels même ; on a trouvé dans le pus un streptocoque (3), et il est probable qu'il s'agit alors d'une pyohémie ayant pour porte d'entrée les pustules, comme cela se voit dans la variole, mais à un bien moindre degré. La varicelle causale est d'ordinaire confluente et grave, mais pas toujours (4).

3° *Diphtérie* (5). — Les complications articulaires, rares, débutent du septième au quinzième jour, quelquefois très tard ; elles siègent dans les grandes jointures, de préférence dans le genou. Simples, elles sont probablement toxinaires, à rapprocher des fréquentes arthralgies de la sérothérapie ; avec épanchement, elles sont d'ordinaire séreuses, quelquefois suppurées, et dans ce dernier cas, liées en général à une infection mixte mortelle, où le streptocoque simple joue le rôle principal (voy. cependant p. 269).

4° *Fièvre typhoïde*. — Sans que nous puissions différencier nettement ces deux formes cliniques, il semble que les arthrites soient causées tantôt par le bacille d'Eberth, tantôt par une infection pyogène surajoutée ; dans ce dernier cas, elles suppurent et aggravent le pronostic bien plus que dans le premier. La *forme polyarticulaire*, rhumatismale, non suppurée, n'a guère d'intérêt chirurgical, quoiqu'elle puisse aboutir à des raideurs qu'il faut soigner ultérieurement. La *forme mono-articulaire* se localise aux grandes articulations, et avant tout à la hanche ; ses terminaisons sont la résolution complète, la raideur ou l'ankylose ; la suppuration est rare, mais la *luxation* survient, d'après Keen, dans environ la moitié des cas. C'est le type de la luxation spontanée par arthrite aiguë (voy. p. 268). On la prévient presque toujours si, dès les premiers signes d'arthrite, on soumet le membre à l'extension continue ; quand elle s'est produite, on doit la réduire (6).

5° *Pneumocoque* (7). — Nous ne disons pas arthrites post-pneumoniques, parce

(1) Sevestre, Richardière et Péron, *Soc. méd. hôp.*, Paris, 1893, p. 809.

(2) D'après von Szontagh (*Jahrb. f. Kinderh.*, 1902, t. LV, p. 702), il y a prédisposition pour certaines épidémies, dans certaines familles ; plus l'apparition serait tardive et plus l'évolution serait lente, le côté gauche serait prédisposé ; la coexistence de néphrite fut constante dans ses 15 cas. — L'influence familiale est notée par H. Ashby (*Brit. med. Journ.*, 1886, t. I, p. 870). — Le début dès le second jour, avec rechute à la convalescence, a été vu par P. Le Gendre, *Soc. méd. hôp.*, Paris, 8 décembre 1893, p. 830. — Une série de neuf cas suppurés, pyohémiques, avec trois morts, est publiée par Smith (*Lancet*, 16 novembre 1893, t. II, p. 1212) ; mais il y a quelque confusion avec l'ostéomyélite.

(3) Braquehaye, *Gaz. hebd. méd. et chir.*, 1894, p. 482.

(4) Étude d'ensemble, avec bibliogr., par Braquehaye et de Rouville, *Bull. méd.*, 1894, n° 77, p. 857.

(5) Bernardbeig, thèse de Paris, 1893-1894, n° 88.

(6) W. Keen, *The surgical complic. and sequels of typhoïd fever*, in-8, Phila., 1898.

(7) E. Gasne, *Rev. d'orthop.*, 1908, p. 225 (bibliographie) ; G. Zezas, *Zeit. f. orth. Chir.*, 1909, t. XXIV, p. 128. Voy. aussi Dunn, Robinson et Fletcher, *Lancet*, Londres, 1903, t. II, p. 316 ; Joyeux, Perrin et Parisot, *Rev. mens. mal. enf.*, 1906, p. 445 ; Cabanes, *Bull. méd. Alg.*, 1904,

que la pneumonie initiale fait souvent défaut, bien plus souvent (16 fois sur 52 d'après Gasne) chez l'enfant que chez l'adulte; il est même fréquent (13 sur 52) que toute manifestation pneumococcique antérieure (oreille, péritoine) soit absente. La prédisposition des enfants du premier âge (33 sur 52 avant 1 an) est très grande; les articulations prises sont surtout le genou (17), l'épaule et la hanche (chacun 7 fois). A la hanche, la luxation est fréquente, mais s'il s'agit alors parfois d'une arthrite pure (A. Broca, *in* Braquehaye), la plupart du temps on reconnaît tôt ou tard qu'il y avait ostéomyélite concomitante de la tête fémorale (voy. p. 323 et 339). Les formes cliniques sont : 1° la forme rhumatoïde, polyarticulaire, éphémère ; 2° la forme monoarticulaire séreuse ou suppurée. Cette dernière est certainement moins grave que les suppurations à staphylocoques ou à streptocoques. L'ostéoarthrite est fréquente.

6° *Blennorragie.* — On observe les arthrites blennorragiques chez l'enfant dans deux conditions :

1° Chez les *nouveau-nés* des deux sexes atteints d'*ophtalmie* purulente (1).

2° Chez les *filles* atteintes de *vulvo-vaginite.*

Il est en effet connu aujourd'hui que ces lésions sont dues au gonocoque. L'uréthrite du garçon est une cause possible, mais tout à fait exceptionnelle.

Les FORMES observées sont les mêmes que chez l'adulte, avec quelques particularités.

Les *arthralgies* paraissent beaucoup plus rares, quoique j'en aie vu un exemple, sans modifications anatomiques appréciables.

L'*hydarthrose*, subaiguë ou presque chronique, est peut-être plus souvent blennorragique qu'on ne le croit; on la connaît à peu près exclusivement au genou (voy. p. 414).

Les *formes aiguës*, plastiques ou avec épanchement, paraissent les plus fréquentes, en tout cas sont les mieux connues. Elles semblent accompagnées d'une fièvre plus vive et plus persistante que chez l'adulte, avec anorexie, céphalalgie, allure infectieuse. Rien de spécial sur la multiplicité fréquente, mais avec fixité relative, des localisations; sur la prédilection du genou dans les formes monoarticulaires; sur la prise fréquente des articulations de la main et du pied (2) avec participation des gaines tendineuses voisines et couleur rouge de la peau œdémateuse, presque phlegmoneuse.

Malgré ces apparences, la suppuration est fort rare, et, même quand le liquide épanché est louche, la guérison par simple ponction est la règle.

Aux articulations métacarpo-phalangiennes surtout s'observe la forme où l'infiltration sous-périostée gagne le corps du métacarpien, d'où certaines difficultés de diagnostic avec l'ostéomyélite vraie (voy. p. 339).

La terminaison par résolution rapide est habituelle, en une quinzaine de jours si

t. XV, p. 267 ; NATTAN-LARRIER, *Arch. gén. méd.*, 1905, t. I, p. 528 ; J.-B. HERRICK, *Am. Journ. med. sc.*, 1902, t. CXXIV, p. 12; HERZOG, *Jahrb. f. Kinderh.*, 1906, t. LXIII, fasc. 4, p. 446. Sur ces arthrites, possibles à tous les âges, consultez les thèses de JUVIGNY (Paris, 1894-1895, n° 79); AGATHOS (Paris, 1901-1902, n° 289); LEROUX (1899-1900, n° 63) ; voyez *Soc. méd. hôp.*, Paris, les faits de GALLIARD (1898, p. 295 ; 1902, p. 235), WIDAL et LESNÉ (1898, p. 394).

(1) Les autres localisations (rhinite, bronchite, vulvite) de l'infection prise au passage maternel sont très rares. Les premiers faits d'arthrite par ophtalmie des nouveau-nés semblent être dus à Clément Lucas (1885). On trouvera les documents sur le sujet dans les thèses de: VIGNAUDON, Paris, 1893-1894, n° 57 ; VANUXCEM, 1894-1895, n° 394 ; DESTOUNIS, 1897-1898, n° 255, où j'ai publié neuf observations. Sur le nouveau-né en particulier, voy. K.-N. KAMBOSSEFF, Nancy, 1895-1896, n° 2; MAGNIAUX, *Rev. méd. Normandie*, 1904, t. IV, p. 408; H. ROUX, *Ann. de chir. et orth.*, 1904, t. XVII, p. 359 (tibiotarsienne) ; WODRIG, thèse de Berlin, 1906; SCHILLER, *Monatschr. f. Kinderh.*, 1906-1907, t. V, p. 80; J. YANTCHULEFF, thèse de Lyon, 1897-1898, n° 132. Dans un cas que j'ai fait publier par RAILLIET, la porte d'entrée est restée inconnue.

(2) Chez le nouveau-né, cette localisation est exceptionnelle; le genou est le siège presque constant.

l'articulation est bien immobilisée (1). On n'observe presque jamais l'ankylose, si fréquente chez l'adulte ; nous ne croyons pas qu'on ait vu le passage à la chronicité avec arthrite noueuse ou avec ankyloses multiples et progressives. Nous n'avons pas constaté les atrophies musculaires rapides et persistantes dont l'adulte est coutumier.

Le diagnostic s'établit sans peine si on songe à chercher la porte d'entrée ; dans les cas douteux, on pratique l'examen bactériologique du liquide. Celui-ci est notre seule preuve dans les cas où l'arthrite se produit sans manifestation connue sur une muqueuse (2).

III. Arthrites aiguës des nourrissons. — Dans les paragraphes précédents nous avons dit à plusieurs reprises qu'il y a, pour les arthrites suppurées de diverses formes, une prédisposition évidente du nourrisson, quel que soit d'ailleurs l'agent microbien causal (staphylocoque, streptocoque, pneumocoque, gonocoque). Les lieux d'élection sont le genou et la hanche ; en ce dernier point, plus qu'au genou peut-être, l'origine du mal serait souvent une ostéomyélite aiguë, lésion dont l'absence n'est pas toujours facile à affirmer (voy. p. 340). Les petits syphilitiques seraient prédisposés à ces suppurations articulaires (3). Pour la fréquence des portes d'entrée chez les nourrissons, voy. p. 340, à propos de l'ostéomyélite.

Rovsing (*Arch. f. kl. Chir.*, 1896, t. LIII, fasc. 3, p. 620) a décrit, chez des enfants de 6 semaines à 13 mois, 10 arthrites aiguës où il a prouvé la nature tuberculeuse par la constatation du bacille (épaule, 2 ; genou 5 ; hanche 1 ; pied 1 ; sterno-claviculaire, 1). A l'arthrotomie, la synoviale a l'aspect tuberculeux ; guérison rapide avec retour de la fonction. La ressemblance clinique est grande avec l'arthrite blennorragique, mais on ne trouve pas de blennorragie (ce qui n'est pas un motif suffisant, car nous avons vu chez un nourrisson une arthrite à gonocoques de l'épaule, yeux et urèthre étant sains). Rovsing se demande si l'arthrite catarrhale décrite par Volkmann ne répond pas à cette forme de tuberculose suppurée aiguë et bénigne. Nous craignons que, malgré la bactériologie, il n'y ait une erreur d'interprétation ; nous n'avons en effet rien vu de semblable, et au contraire nous avons toujours trouvé dans l'arthrite suppurée des nourrissons un microbe pyogène (4).

Traitement. — Le premier acte du traitement d'une arthrite aiguë consiste dans l'*immobilisation en bonne position*, ce qui implique un *redressement* préalable, la position dite de Bonnet n'étant pas celle où, malgré ce que l'on aurait pu croire théoriquement (capacité maxima, écartement des surfaces articulaires), le sujet souffre le moins. Il faut mettre :

Dans la rectitude : la hanche (avec une très légère flexion et abduction cependant ; rotation nulle), le genou, le poignet, les doigts et orteils.

A angle droit : le coude et le cou-de-pied ; l'épaule, bras pendant le long du corps.

(1) Notons la gravité possible de l'infection générale gonococcique (cf., pour le nouveau-né, C. Brehmer, *Deut. med. Woch.*, 1905, p. 64; Hocheisen, *Arch. f. Gynäk.*, 1906, t. LXXIX, p. 415). — Mentionnons pour les cas rebelles, malgré leur rareté chez l'enfant, les deux succès obtenus par Pissavy et S. Chauvet (*Soc. méd. hôp.*, 15 novembre 1909, p. 435) en injectant du sérum antiméningococcique de Flexner. Depuis quelques mois, on a eu recours à la radiumthérapie.

(2) Voy. une observation que j'ai fait publier par Railliet, *Rev. d'orthop.*, 1909, p. 165 ; garçon de 26 jours.

(3) Voy. Marfan, *Rev. mens. mal. enf.*, 1906, p. 143.

(4) J'ai pu faire publier par Railliet (*loc. cit.*) dix observations recueillies en un an dans mon service. Il est à noter que cette prédisposition des nourrissons est la même chez les autres animaux (Cadiot et Almy). V. aussi Lacasse, *Rev. mens. mal. enf.*, 1903, p. 364. Sur les difformités articulaires consécutives et les usures osseuses, voy. G. Drehmann, *Zeit. f. orth. Chir.*, 1904, t. XIII, p. 272 ; 1905, t. XIV, p. 712. — Voy. fig. 488, 525, 526, 527.

Le redressement s'opère à la hanche (et au rachis) par l'extension continue, qui a dans ces conditions une action remarquable pour calmer les douleurs et qui permet ensuite presque toujours, pour ces lésions de courte durée, une immobilisation suffisante, menant à bout le traitement.

Aux autres articulations, on doit pratiquer le redressement manuel, suivi d'un appareil plâtré. Si l'inflammation est quelque peu accentuée, l'anesthésie générale est indispensable : la sédation de la douleur a coutume d'être immédiate. On a soin de pratiquer dans l'appareil les fenêtres nécessaires à une surveillance attentive, à la ponction, et au besoin à l'incision des culs-de-sac synoviaux.

Ce traitement suffit aux *arthrites plastiques*, pour lesquelles nous pensons que, en thèse générale, l'immobilisation est beaucoup moins qu'on ne l'a craint une cause d'ankylose : et chez l'enfant, en particulier, cette crainte nous paraît tout à fait chimérique.

L'immobilisation sera prolongée tant que la pression localisée et les mouvements communiqués seront douloureux. Pour les mouvements, une distinction s'impose : en effet, toute mobilisation est au début très douloureuse, mais une douleur vive et très passagère n'a pas d'importance, tandis qu'une douleur médiocre mais durable indique que l'inflammation n'est pas éteinte.

Pour évacuer les *épanchements*, nous possédons deux moyens : la *ponction*; l'*arthrotomie*. La différence entre l'enfant et l'adulte est que nous sommes en droit, chez le premier, de nous fier bien plus à la ponction, même dans certains cas de suppuration franche.

On a prétendu que, pour drainer complètement une jointure en cas d'arthrite suppurée, la *résection* seule était efficace. Sans discuter ce point théorique, nous dirons qu'en pratique nous avons toujours eu à nous louer, chez l'enfant, de l'arthrotomie simple.

Par exception, le drainage local est insuffisant et, pour enrayer la septicémie, on est obligé de recourir à l'amputation.

Le TRAITEMENT CONSÉCUTIF des arthrites est beaucoup moins important chez l'enfant que chez l'adulte. Il consiste à rendre peu à peu à la jointure son action en s'adressant directement à elle, à ses parties périphériques, au membre entier : car si les muscles sont ici d'importance majeure, on n'oubliera pas la peau et les indurations du tissu conjonctif superficiel ou profond.

La mobilisation manuelle et le massage des articulations nous paraissent préférables à la mécanothérapie instrumentale. On ne doit y recourir qu'une fois l'arthrite complètement éteinte, ce dont on juge non pas par l'intensité mais par la durée de la douleur que provoquent les mouvements communiqués : surtou si cette douleur médiocre, mais persistante, s'accompagne de chaleur et de gonflement, il convient de battre en retraite.

Par le massage des muscles, par leur électrisation (de préférence galvanique), on combat l'atrophie ; les frictions excitantes, la balnéation chaude rendent à tous les tissus du membre leur tonicité.

Le moment où il convient de commencer cette thérapeutique est parfois difficile à saisir. L'indolence à la pression est une des meilleures indications.

§ 2. — Ankylose.

L'ankylose est un état pathologique *permanent* des articulations, qui diminue ou abolit *mécaniquement* leurs mouvements. *On ne peut la considérer comme constituée qu'à partir du moment où le processus causal* (très varié dans sa nature) *est guéri* (1).

Cliniquement, selon que les mouvements sont abolis ou diminués, on divise les ankyloses en *complètes* ou *incomplètes*.

Anatomiquement (2), elles sont dues à des lésions tantôt *intra-articulaires*, tantôt *extra-articulaires*, et dans les deux classes la soudure est tantôt *osseuse*, tantôt *fibreuse*. Une ankylose osseuse des deux variétés est toujours cliniquement complète ; mais une ankylose intra-articulaire fibreuse très serrée peut l'être également. Inversement, une ankylose incomplète est toujours fibreuse, mais elle peut être intra aussi bien qu'extra-articulaire.

Ce n'est qu'une terminaison des arthrites, mais d'une importance pratique qui justifie la description en un chapitre spécial. Nous ne nous occuperons ici que des généralités sur l'examen clinique et le traitement, renvoyant pour les détails à l'étude des ostéo-arthrites tuberculeuses.

Étude clinique. — Il faut déterminer :

1° *Y a-t-il ankylose?* — La plupart du temps cela saute aux yeux. Cependant, certaines pertes faibles dans l'amplitude des mouvements ne s'apprécient que par comparaison avec le côté sain. D'autre part, dans quelques articulations, la suppléance par les articulations voisines peut masquer une ankylose même importante : en particulier, on sait combien la bascule de l'omoplate remplace l'abduction du bras sur cette omoplate dans l'élévation du membre supérieur ; combien les mouvements du bassin suppléent à ceux de la hanche. La règle d'examen est de fixer solidement d'une main un des os de la jointure, tandis que, de l'autre main, on communique des mouvements à l'autre os ; lorsque le mouvement est arrivé à sa limite, il est transmis à l'os fixé et par conséquent à la main correspondante. On acquiert en même temps quelques notions sur la résistance qui ar-

(1) Le rhumatisme ankylosant, progressif, généralisé, est exceptionnel, mais possible, chez l'enfant, et chez lui il peut avoir pour conséquence l'arrêt du développement des os en longueur et en épaisseur (cf. Hoppe-Seyler, *Deut. Arch. f. klin. Med.*, 1903, t. LXXV, fasc. 3, p. 320).

(2) Une *arthrite plastique* a pour conséquence une altération grave de toutes les parties molles articulaires et périarticulaires : la synoviale épaissie et les ligaments infiltrés subissent une transformation cicatricielle, une induration et une rétraction qui s'aggravent peu à peu jusqu'à devenir permanentes ; dans certains cas, cela va jusqu'à l'ossification par jetées périphériques. De même, les gaines tendineuses s'infiltrent et s'oblitèrent; les muscles deviennent graisseux. Lorsqu'il y a attitude vicieuse, les rétractions sont au maximum du côté de la flexion et mettent obstacle au redressement. Les surfaces articulaires sont sèches, dépolies; et dans les cas les plus accentués il se fait entre elles des adhérences fibreuses et même osseuses d'étendue et de laxité variables. La *soudure osseuse* s'observe surtout à la suite des *arthrites suppurées* : encore y est-elle relativement rare chez l'enfant. Pour l'état des vaisseaux et nerfs du côté où le membre est fléchi, pour leur importance à propos des redressements, voy. p. 435, tuberculose du genou.

rête le mouvement : résistance osseuse, absolue, ou fibreuse, relativement souple.

2° *L'ankylose est-elle complète ?* — Lorsqu'au premier abord les mouvements semblent tout à fait abolis, cela ne veut pas dire qu'ils le soient. Il faut souvent des recherches attentives pour être sûr que toute mobilité a disparu, et encore reste-t-on parfois dans le doute. On communique des mouvements forcés, en appuyant au besoin l'articulation sur le genou, comme pour casser un morceau de bois, et l'on sent s'il reste quelque souplesse. Malgaigne enseignait qu'à la limite de la distension il se produit une douleur dans l'interligne s'il y a encore quelques mouvements, aux points serrés par les mains s'il n'y en a plus. D'après Mikulicz, s'il reste de la mobilité, les muscles correspondants subissent quelques secousses réflexes. L'examen sous chloroforme tranche la question souvent, mais pas toujours.

3° *Quelle est sa cause* (1)? — De cette détermination dépend en effet en grande partie le diagnostic de la nature anatomique ; et nous en déduisons aussi la prophylaxie.

Chez un sujet âgé, l'*immobilisation prolongée* et surtout en mauvaise position peut être une cause de raideur, par rétraction et induration des tissus articulaires (synoviale, ligaments) et périarticulaires (muscles, tendons, tissu conjonctif, peau). Ainsi quelquefois, chez l'adulte, le cou-de-pied et le genou sont difficiles à assouplir après appareillage pour fracture de jambe ; mais chez l'enfant cette considération est négligeable. Nous en dirons presque autant pour les cas où il y a en même temps des phénomènes inflammatoires : on sait quel est, chez l'adulte, l'état des doigts raides, à peau mince et lisse, à la suite des phlegmons de la main, des arthrites du poignet ; chez l'enfant, c'est peu accentué et surtout passager. Quant aux ankyloses intra-articulaires par érosions osseuses, épanchements sanguins, etc., consécutives à l'immobilisation simple, malgré les expériences déjà anciennes de Tessier, nous n'y croyons guère chez l'adulte, et pas du tout chez l'enfant (2). Les articulations les plus serrées normalement, c'est-à-dire les ginglymes, sont celles que l'immobilisation raidit le plus.

Pour le rôle des lésions traumatiques et les formes anatomiques d'ankylose qui en résultent (luxations non réduites ; fragments osseux déplacés ; ossifications cerclées de muscles ou de lames périostiques décollées), nous renvoyons au chapitre correspondant (voy. p. 21 et 90 ; fig. 7 à 9 et 176 à 181).

On s'enquerra avec soin de toute arthrite antérieure, spontanée ou traumatique, plastique ou suppurée ; de sa nature — en particulier si elle fut tuberculeuse ou blennorragique ; de sa durée et de celle de l'immobilisation. De cela on tire quelques probabilités sur le siège et la forme anatomique des lésions : après une arthrite suppurée, une ankylose complète est intra-articulaire et probable-

(1) Nous passerons sous silence les *causes physiologiques* qui sont l'âge (raideurs de la vieillesse), les attitudes vicieuses prolongées (cyphose des vieux campagnards). Nous accorderons une mention à certains cas de *raideur juvénile généralisée*, signalés en particulier par Mme Nageotte (*Rev. de méd.*, Paris, 1905, p. 313). Par opposition à ces faits, nous signalerons, au contraire, la *laxité ligamentaire*, généralisée (et alors surtout chez les rachitiques) ou localisée, que j'ai fait étudier par Fleyssac (thèse de doctorat, Paris, 1908-1909, n° 341). Pour la laxité consécutive aux arthrites, voy. p. 406.

(2) Voy. des expériences contradictoires de Phelps, *N. Y. med. Journ.*, 1890, t. II, p. 536.

ment osseuse : après une arthrite blennorragique, elle l'est peut-être ; après une arthrite tuberculeuse, elle est presque sûrement fibreuse. La simple raideur périarticulaire après arthrite séreuse n'existe pour ainsi dire pas chez l'enfant : nous mentionnerons seulement les cas rares d'arthrites chroniques multiples, dites rhumatismales, sèches ou déformantes, à ankylose progressive.

Lorsque la cause fut une arthrite, il est capital de savoir si le processus inflammatoire causal est entièrement guéri : la souplesse et l'épaississement de la synoviale, la douleur à la pression, la température locale sont des arguments importants. Mais surtout la douleur provoquée dans une ankylose incomplète par les mouvements communiqués nous renseigne : un mouvement brusque un peu forcé est toujours très douloureux, mais cette douleur passe en quelques secondes si l'arthrite est éteinte, elle persiste si l'inflammation existe encore.

4° *Quel est l'état des lésions?* — Nous venons de voir ce que l'examen clinique nous fait conclure sur ce point. La *radiographie* (1) nous donne quelques certitudes. On y voit si l'interligne est large et clair ou mince et sombre ; s'il a disparu, remplacé par une synostose interstitielle. Des épreuves prises en différentes positions montrent souvent si la soudure osseuse est partielle ou totale : au genou par exemple, si un seul condyle fémoral est continu avec le tibia, si, avec une ossification fémoro-rotulienne, l'interligne fémoro-tibial est conservé. On aperçoit les ankyloses périphériques par jetées osseuses et on localise même assez bien leur siège dans un ligament, un muscle, une bande périostique décollée ; et on apprécie ce que vaut l'intérieur de l'articulation. A la fois par la palpation des saillies accessibles et par l'examen radiographique, on précise la situation réciproque des os, luxés ou non, leur forme, leur volume, leur hyperostose ou au contraire leur usure. Sur le cliché, encore, on étudie la structure des os, leur transparence plus ou moins grande, indice de leur degré de calcification.

L'atrophie du membre et surtout des muscles sera toujours mesurée attentivement. On étudiera l'épaisseur, la souplesse, la nutrition de la peau, la mobilité des tendons dans leurs gaines, la rétraction des aponévroses.

5° *Quelle gêne fonctionnelle résulte de l'ankylose?* — Dans les ankyloses incomplètes il est rare que la gêne fonctionnelle soit considérable, en dehors de certaines nécessités professionnelles spéciales. Dans les ankyloses complètes, le *pronostic fonctionnel dépend avant tout de l'attitude* : une ankylose dans la position que nous avons indiquée pour l'immobilisation (voy. p. 272) est toujours utilisable. Mais de là résulte que, dans nos appréciations sur une opportunité opératoire, la profession doit entrer en ligne de compte. Le siège de l'ankylose est de grande importance : l'ankylose temporo-maxillaire, par exemple, met obstacle à des fonctions primordiales. La cause, enfin, est à prendre en considération : et nous verrons combien il faut être réservé avant de s'attaquer chirurgicalement à une ankylose en bonne position consécutive à une ostéo-arthrite tuberculeuse.

Traitement. — A. Procédés. — Les procédés dont nous disposons sont de deux

(1) On examinera sur ce point les radiographies reproduites à propos des diverses ostéo-arthrites tuberculeuses. Voy. aussi, p. 90, celles des fractures du coude.

ordres. Ils ont pour but : 1° de transformer une position vicieuse en position utilisable ; 2° de rendre des mouvements.

1° Rectification d'attitude. — *a*) Le procédé le plus simple est le *redressement brusque sous chloroforme, ou rupture de l'ankylose* (1). Il n'est applicable qu'aux ankyloses fibreuses et à quelques ankyloses cerclées péri-articulaires. Le redressement s'exécute à la main. Les deux principes généraux sont : de commencer la mobilisation en exagérant la position que l'on veut corriger ; d'immobiliser en correction exagérée. Outre les accidents spéciaux de généralisation propre aux ankyloses tuberculeuses (voy. p. 358), nous signalerons ici une complication commune à tous les redressements brusques, l'*embolie graisseuse* (2) (crachats sanguinolents, dyspnée, accélération du pouls, température élevée, vomissements, graisse dans les urines, mort presque constante) due à l'écrasement de ces épiphyses atteintes souvent d'ostéoporose graisseuse (arthrite ancienne ; immobilisation prolongée). Cette complication est tout à fait exceptionnelle : lorsque l'os est très graisseux (ce que montre la radiographie), c'est un motif, cependant, pour préférer le redressement en séances successives. Cette ostéoporose est en outre une cause de *fracture* facile au cours des manœuvres : cette ostéoclasie accidentelle est d'ailleurs utilisable.

b) En effet, elle nous a appris que l'on peut traiter certaines ankyloses par *l'ostéoclasie*, et mieux par l'*ostéotomie*, bien plus précise, à préférer par conséquent depuis que l'antisepsie la rend bénigne. Après fracture, on met le membre dans la position désirée en faisant consolider les deux fragments sous un angle égal à celui dont on veut corriger l'ankylose.

c) La *résection* est enfin souvent une excellente méthode.

2° Retour des mouvements (3). — *a*) On peut rendre des mouvements par la *mobilisation mécanique*, soit par de simples massages, soit par des séances en nombre variable sous chloroforme, soit à l'aide d'appareils mécaniques divers. Les bains chauds, les applications de boues hydrominérales ou de préparations térébenthinées, l'ionisation sont des moyens adjuvants très utiles.

b) Comme opération, nous retrouvons ici : l'*ostéotomie*, en provoquant une *pseudarthrose* par interposition d'une lame musculaire ou fibreuse ; la *résection* (4). Celle-ci peut être suivie d'un retour remarquable des mouvements à la suite d'une mobilisation méthodique, et surtout si l'on prend soin d'interposer entre les surfaces avivées des bandes empruntées aux muscles ou aponévroses du voisinage (5). Cette interposition nous paraît préférable à celle de lames métalliques ou de membranes animales (6), à laquelle nous n'avons jamais eu recours (7). Nous signale-

(1) On trouve dans la littérature ancienne des observations de redressement brusque accidentel, par entorse poussée au degré extrême, suivie soit d'attitude meilleure, soit même de retour des mouvements. Sur l'*entorse des ankyloses*, voy. Campenon, thèse de doctorat, Paris, 1879, n° 194. Nous n'y insistons pas, le seul cas important chez l'enfant étant celui des ankyloses tuberculeuses (voy. p. 404).

(2) Voy. de Quervain, *Sem. méd.*, Paris, 1904, p. 321.

(3) Sur les *résections orthopédiques*, voy. discussion au *Congr. franç. Chir.*, 1886, p. 201.

(4) Pour les divers procédés de mobilisation, voy. Hoffa, *Zeit. f. orth. Chir.*, 1906, t. XVII, p. 1 ; Payr, *Münch. med. Woch.*, 1910, p. 1921.

(5) Thèses de Paris, Huguier, 1904-1905, n° 206 ; Bec, 1908-1909, n° 188 (hanche).

(6) W. S. Baer, *Bull. of John Hopkin's Hosp.*, 1909, t. XX, p. 271 (vessie de porc préparée au chrome).

(7) Au genou, ces procédés échouent et on a tenté des greffes soit d'éléments articulaires

rons encore les *sections arciformes* qui ont permis à Defontaine, à Helferich de mobiliser certaines ankyloses osseuses complètes (voy. p. 436).

B. INDICATIONS. — Le choix entre ces diverses méthodes et procédés dépend de conditions très nombreuses, que nous simplifierons d'abord en éliminant tout ce qui a trait aux ankyloses tuberculeuses (voy. p. 411).

Les *ankyloses non tuberculeuses incomplètes*, c'est-à-dire fibreuses, sont avant tout justiciables de la mobilisation et du massage, à peu près souverains contre les raideurs péri-articulaires, fort efficaces pour les soudures lâches intra-articulaires.

Les *ankyloses complètes osseuses* ne peuvent relever que de l'ablation de la jetée osseuse intra et surtout péri-articulaire, de l'ostéotomie ou de la résection. Le choix entre ces méthodes, entre la mobilisation ultérieure ou la simple rectification d'attitude, dépend de conditions très diverses, impossibles à discuter d'ensemble, tenant à l'articulation, à certaines conditions anatomiques, à l'âge du sujet, à sa profession. En règle générale, on cherchera au membre supérieur la mobilité, au membre inférieur l'ankylose en bonne position; à la mâchoire inférieure, la mobilité est la condition même de notre intervention, et, selon le cas anatomique, on la cherchera par l'ostéotomie ou par la résection. Sauf ce cas spécial, on peut dire que presque toujours l'opération mobilisante sera la résection. Pour le redressement simple, la préférence est donnée, en principe, à l'ostéotomie pour la hanche, à la résection pour le genou.

Les *ankyloses fibreuses serrées*, cliniquement complètes, ne ressortissent guère à l'ostéotomie, à la suite de laquelle la flexibilité intra-articulaire est suffisante pour que la contraction musculaire cause le retour de l'attitude vicieuse. On aura donc recours soit au redressement mécanique, brusque ou progressif, soit à la résection, celle-ci étant, selon le cas, mobilisante ou ankylosante. En cas de redressement manuel, les indications de la ténotomie sont beaucoup plus rares qu'on ne l'a cru autrefois. On a quelquefois pratiqué l'arthrotomie et la section des adhérences.

La seule ankylose où pratiquement on ait, chez l'enfant, à discuter la résection mobilisante, est celle du coude. A l'épaule, les cas, presque constants, en adduction et rotation interne légères sont fonctionnellement très convenables, et nous n'avons jamais eu l'occasion de recourir à l'ostéotomie cunéiforme (Ollier) ou énarthrodiale (Albanèse) indiquée dans quelques cas d'abduction excessive. Au poignet, où la tendance à la flexion doit être combattue pendant le traitement de l'arthrite, nous n'avons jamais vu de gêne fonctionnelle importante. Mais au coude, une ankylose non tuberculeuse (ou tuberculeuse très ancienne) peut être mobilisée par une résection sous-périostée, d'autant plus large que l'ossification sera plus importante, et en enlevant, selon le conseil d'Ollier, une bande circulaire

(cartilage, synoviale) ou d'articulations entières; ces procédés en sont encore à la phase expérimentale (TUFFIER, *Soc. chir.*, Paris, 1901, p. 492; 1911, p. 278; H. JUDET, *Acad. sc.*, 1908, t. CXLVI, pp. 193 et 606, *Rev. de chir.*, 1909, t. XL, p. 2; LEXER, *Arch. f. kl. Chir.*, 1908, t. LXXXVI, p. 939; 1909, t. CX, p. 263), quoique certains opérateurs aient osé greffer à un opéré pour tuberculose des fragments de genou d'un homme qui venait de succomber; il y a eu suppuration (VAUGHAN, *Journ. of the Am. med. Ass.*, 1909, t. LII, p. 565. V. aussi KÜTTNER, *Berl. Wkl. och.*, 1910, p. 156).

de périoste (résection sous-périostée interrompue) ; l'indication est formelle en cas d'ankylose bilatérale, au moins d'un côté. L'indocilité de l'enfant pour un traitement post-opératoire très minutieux et toujours douloureux est ici un obstacle. Ollier conseille d'insister sur l'extension continue exercée le jour sur le membre fléchi, la nuit sur le membre étendu (1).

II. — OSTÉOMYÉLITES

Dans ce chapitre, nous étudierons successivement :

1° Les douleurs et fièvre de croissance, les ostéites apophysaires qui sont peut-être des formes atténuées d'infection osseuse;

2° L'ostéomyélite proprement dite, dans ses diverses formes anatomiques, cliniques, étiologiques;

3° Certaines lésions d'apparence inflammatoire, mais peut-être aseptiques, dont l'ostéite des nacriers nous offre le type.

§ 1. — Douleurs et fièvre de croissance. Ostéite apophysaire.

Comme l'a fort bien dit Gosselin, et comme tous les chirurgiens d'enfants l'ont confirmé depuis, les lésions irritatives et inflammatoires du squelette ont une physionomie très spéciale pendant toute la période où existent les cartilages de conjugaison, c'est-à-dire pendant la période de croissance. Il se produit alors des phénomènes où nous ne sommes pas toujours en état de marquer avec précision la limite entre une exagération simple des phénomènes de congestion, d'activité physiologique, et l'entrée en jeu d'un facteur pathologique, infectieux ou autre.

Douleurs de croissance. — Les douleurs de croissance sont le plus banal de ces phénomènes. Observées surtout, mais non exclusivement, au moment des poussées de croissance, principalement vers la puberté, plus fréquentes dans le sexe masculin, parfois provoquées par des fatigues, par des marches prolongées, des exercices violents, elles ont pour siège de prédilection les membres inférieurs, principalement autour du genou, et, d'une manière plus générale, les régions conjugales les plus fertiles. Leur siège est diaphysaire et non épiphysaire. Aux os du crâne, elles semblent être une des modalités de la céphalalgie de croissance.

Tantôt vagues, diffuses, bornées à une sensation de lassitude et de meurtrissure des membres, tantôt au contraire très vives et relativement fixes, limitées, tantôt calmées par un peu de repos, tantôt au contraire persistantes, elles sont, on le voit, très variables à la fois dans leur intensité et dans leur durée. Un de leurs caractères principaux est leur multiplicité et leur variabilité de siège. Les lignes conjugales correspondantes sont douloureuses à la pression.

Cette notion clinique est fort importante pour leur diagnostic : car si la réalité

(1) Ollier, *Lyon méd.*, 1891, t. I, n° 49, p. 477.

de simples douleurs de croissance est indiscutable, il n'en reste pas moins vrai que trop souvent on leur attribue parmi les profanes — et même parmi les médecins — bien des cas qui finissent par être tout autre chose. Le nombre des enfants chez lesquels on laisse évoluer une ostéite syphilitique et surtout une tuberculose ostéo-articulaire sous le couvert d'accidents de croissance est malheureusement très considérable, et il faut avouer que le *diagnostic* n'est pas aisé tout à fait au début.

Lorsque la région douloureuse est facilement accessible à nos doigts, lorsqu'elle est franchement extra-articulaire, un observateur attentif ne s'y trompe guère, même quand la manifestation douloureuse est unique. Mais à la hanche, par exemple, où l'os est profond, et où, en outre, la synoviale est au contact intime de la ligne conjugale, aux douleurs se joignent quelques phénomènes articulaires, et l'erreur est possible avec une coxalgie ; quelquefois de même (quoique très rarement) au rachis, cela peut ressembler au mal de Pott. Nous verrons à propos de ces lésions leurs signes propres ; mais le précepte clinique général doit être, lorsque la localisation douloureuse est unique, de toujours orienter dès le début le diagnostic vers la coxalgie. On aura soin, évidemment, de radiographier la région. Si l'on n'y voit rien, la conduite pratique sera d'immobiliser l'enfant au lit pendant une quinzaine et de ne laisser reprendre la marche qu'avec surveillance attentive.

Pour les douleurs de croissance à localisations multiples, une erreur consiste à méconnaître la possibilité d'une syphilis héréditaire tardive : et il faut dire que c'est à peu près inévitable, avant les lésions anatomiquement caractérisées à la radiographie, en dehors de stigmates ou de commémoratifs nets.

Le *traitement* consiste, dans les formes sévères, à prescrire le repos au lit. Je n'ai jamais eu besoin d'immobiliser la région — c'est-à-dire le genou — dans un appareil, ni d'y faire de la révulsion.

Ostéite apophysaire (1). — Les lignes conjugales des grandes apophyses à point osseux spécial (grand trochanter du fémur, tubérosité antérieure du tibia) sont le lieu d'élection de certains phénomènes inflammatoires à peine ébauchés, qui entrent en série avec les douleurs de croissance.

Ces ostéites s'observent quelquefois au grand trochanter, assez souvent à l'extrémité postérieure du calcanéum, très souvent à la tubérosité antérieure du tibia, comme si entraient en jeu, dans leur genèse, les tractions incessantes exercées par les muscles puissants qui s'insèrent en ces points ; d'où le rôle étiologique de certains actes répétés (gymnastique, tourneurs, marches prolongées). Le type clinique est l'ostéite apophysaire du tibia, en notant que souvent les douleurs occu-

(1) Tous les pédiatres ont décrit ces légers accidents. On trouvera les éléments d'une étude plus détaillée dans ABOULKER, thèse de doctorat, Lyon, 1899-1900, n° 171 ; R. LE CLERC, *Rev. mens. des mal. de l'enf.*, mars 1901, p. 109 ; J. COMBY, *Arch. de méd. des enfants*, 1903, p. 533 ; HARDIVILLIERS, thèse de doctorat, Paris, 1906-1907, n° 208 (cite des faits relatifs au scaphoïde du pied, aux épines rachidiennes).

A propos des douleurs calcanéennes, nous signalerons les diverses *talalgies*, pour lesquelles une mention suffit parce que ce sont des lésions de l'adulte (exostoses, synovites, hygromas, etc.). Cf. H. JACOBSTHAL, *Arch. f. kl. Chir.*, 1909, t. LXXXVIII, p. 146 ; A. VIDAL, *Prov. méd.*, 1909, p. 257, bibliogr. Sur les exostoses, RECLUS et SCHWARTZ, *Rev. de chir.*, 1909, t. XXXIX, p. 1052 ; REGAD, *Gaz. méd.*, Paris, 1910, p. 5. Sur les bursites, S. DUPLAY, *Leçons cliniques*, Paris, 1897 ; NIKOLOFF, *Echo méd. du Nord*, 1910, p. 101.

pent, successivement ou en même temps, plusieurs os à la fois, ce qui est important pour le diagnostic.

Il s'agit presque toujours d'adolescents masculins, âgés de 12 à 15 ans, souffrant des deux côtés (ensemble ou alternativement) en haut et en avant du tibia ; et là, sur chaque côté de la tubérosité, la pression localisée éveille de la souffrance. L'apyrexie est absolue, l'état général est parfait. L'os grossit un peu, quelquefois par poussées successives. Par exception la peau devient rose, le tissu conjonctif et la bourse séreuse situés entre le tendon rotulien et l'os subissent un certain degré d'inflammation.

Ces phénomènes cliniques, l'hyperostose légère font évidemment songer à une ostéomyélite très atténuée. D'autre part, certains auteurs, en évidant ces apophyses, y auraient trouvé du staphylocoque blanc. On s'est donc demandé si cela n'entre pas en série avec les ostéomyélites suppurées (1), parfois même foudroyantes, dont ces cartilages conjugaux de deuxième ordre peuvent être frappés au même titre, quoique plus rarement, que les vrais cartilages d'accroissement.

Il est bien probable d'ailleurs que ces phénomènes locaux, si variables dans leur netteté, ne nous paraissent fréquents à la tubérosité tibiale qu'en raison de l'accessibilité de cet os, si superficiel : la preuve en est qu'ils sont les mêmes aux talons, où il s'agit d'une vraie épiphyse et non d'une apophyse, et nous arrivons ainsi à admettre que les modifications matérielles sont semblables pour les douleurs de croissance précédemment mentionnées.

Dans l'immense majorité des cas, ces douleurs cèdent au repos et à la révulsion par la teinture d'iode ; quelquefois il faut recourir aux pointes de feu répétées (peut-être surtout utiles pour rendre au garçon le repos plus désagréable que la fréquentation de la classe). Très rarement, l'ostéalgie est rebelle et il convient de recourir à l'évidement de l'os (2).

Fièvre de croissance. — Chez les enfants et adolescents, on observe parfois des accidents fébriles qu'on ne peut rattacher à une maladie infectieuse déterminée, et que l'on a attribués à la croissance. Leurs principales formes cliniques sont :

1° Une *forme aiguë, éphémère*, où la température peut monter, pour un jour ou deux, à 39° ou même 40°.

2° Une *forme aiguë, prolongée*, où les accidents peuvent ressembler à ceux d'une fièvre typhoïde.

3° Une *forme traînante* à accès irréguliers, peu intenses, chez des enfants qui maigrissent, s'étiolent et chez lesquels, pendant plusieurs mois de suite même, la température vespérale peut, sans cause connue, monter tous les soirs, ou à peu près, de 38 à 38°,5.

Je ne fais que signaler ici ces fièvres, qui concernent en clinique le médecin bien plus que le chirurgien, et si nous devons nous en occuper, c'est à cause de

(1) LANNELONGUE, *Soc. de chir.*, Paris, 1878, p. 162, et thèse de son élève JEGUN, Paris, 1878, n° 282.

(2) De ces formes nous en rapprocherons d'autres, non infectieuses sans doute, décrites par H. TOUSSAINT (*Rev. méd. de l'Est*, 1897, p. 370) sous le nom de *périostite par effort* ; il s'agit, chez des sujets de 19 à 22 ans, d'accidents subinflammatoires, sans doute dus à des tiraillements du périoste par les muscles qui s'y insèrent. Il y a quelque analogie avec l'*épicondylite* signalée au coude par VULLIET (d'après *Sem. méd.*, 1909, pp. 261 et 535) et MOMBURG (*ibid.*, 1910, p. 343).

leur relation possible avec une inflammation osseuse; question théorique de quelque intérêt.

On pense que ces accidents fébriles sont en relation avec la croissance parce qu'ils peuvent coïncider soit avec les douleurs précédemment signalées, soit avec une poussée considérable d'allongement, marquée par des vergetures transversales autour des genoux, par éraillures interstitielles du derme; poussée que l'on a vue énorme, jusqu'à 50 à 60 centimètres en six mois. Bouilly a soutenu que le substratum anatomique de tout cela était un léger degré d'ostéomyélite, n'aboutissant pas à la suppuration.

On ne saurait s'étonner que cette maladie infectieuse s'accompagne d'une poussée de croissance (1), car toutes les pyrexies en sont là, surtout les fièvres éruptives et la fièvre typhoïde (Ch. Bouchard), mais aussi une simple angine. Si nous prenons, en particulier, la fièvre typhoïde, nous y trouvons, à l'autopsie, une vascularisation anormale des régions bulbaires; nous y constatons, en clinique, des troubles, associés ou non, qui sont, par échelle de gravité, des ostéalgies, des périostites non suppurées avec hyperostose, des ostéomyélites suppurées; nous voyons enfin que le convalescent peut avoir subi une poussée considérable de croissance. Ce dernier fait est moins fréquent que ne l'affirment les profanes, mais, d'après les mensurations d'Auboyer, il existe avec netteté dans environ un sixième des cas.

Cela étant, on est en droit d'admettre que l'infection ostéomyélitique est susceptible d'en faire autant; et d'interpréter ainsi, chez les sujets qui grandissent, toute une série d'accidents conduisant de l'ostéalgie simple apyrétique à l'infection suppurée la plus grave, en passant par l'hyperostose apophysaire non suppurée et par l'ostéomyélite chronique suppurée. Nous sommes, il est vrai, dans le domaine de l'hypothèse et même de l'hypothèse discutée (2). Ces fièvres ne sont-elles pas dues à des infections méconnues de la gorge ou de l'intestin, et suivies d'allongement des os comme n'importe quelle pyrexie? Nous n'en savons rien. Il est certain, d'autre part, qu'il est des enfants qui souffrent d'hyperthermies inexpliquées très prolongées (j'en ai vu une de 8 mois) pendant lesquelles la croissance s'arrête.

Certains auteurs contestent donc le caractère inflammatoire, ostéomyélitique de ces douleurs et fièvres de croissance (3). D'autres, au contraire, poussant plus loin la généralisation, font entrer dans la série, comme je l'ai dit, les déviations de l'adolescence et même les exostoses ostéogéniques; cette proposition me paraissant erronée avec certitude pour les secondes (voy. p. 114), avec probabilité pour les premières (voy. p. 166).

Le fait indiscutable, par l'expérimentation aussi bien que par la clinique, est que des microbes nombreux peuvent causer de l'ostéomyélite, très légère ou très grave, selon leur degré de virulence; mais il est impossible d'établir pour le moment avec certitude la limite entre la simple exagération des phénomènes de croissance et l'entrée en jeu de ces microbes.

(1) Bouilly, *Rev. mens. méd. et chir.*, 1881, p. 707. Voy. les thèses de L. Auboyer, Lyon, 1881, n° 100; A. Lowry, Paris, 1883-1884, n° 195; Chanal, Paris, 1906-1907, n° 334.

(2) Barbillion, *Rev. mens. mal. enf.*, 1892, p. 1.

(3) P. Coudray (*Gaz. méd.*, Paris, 1909, p. 5) en fait, par exemple, une manifestation arthritique.

Mais on saura, en tout cas, qu'il ne faut admettre cette « fièvre de croissance » que si on ne trouve rien qui permette de soupçonner la typhobacillose tuberculeuse.

§ 2. — Ostéomyélite suppurée.

Parmi les variétés d'inflammation osseuse, on a coutume de réserver le nom d'ostéomyélite à l'infection des os par des microbes pyogènes divers. De cette diversité même résulte, dans l'étude anatomo-pathologique et clinique, une assez grande complexité, d'autant que nous ne pouvons pas, pour chacun des microbes, établir toujours un type pathologique séparé : cela n'est vrai que pour certaines variétés. En outre, il est démontré que le même microbe peut produire, sans que nous connaissions toujours la cause de ces variations, des lésions très différentes d'acuité, de profondeur. Cette complexité ressort tout de suite de la riche synonymie attribuée naguère à l'ostéomyélite.

Ostéite des adolescents, périostite phlegmoneuse diffuse, typhus des membres, périostite rhumatismale, nécrose aiguë, décollement des épiphyses : autant de noms à l'aide desquels on a cherché à définir la maladie par un de ses symptômes ou une de ses lésions dominantes, par une cause que l'on croyait pouvoir incriminer.

Autrefois, on a décrit à titre de maladies séparées, en autant de chapitres spéciaux des livres classiques, et l'ostéite, et la périostite, et la médullite, et la carie, et la nécrose; et il n'y a pas bien longtemps que c'était l'usage encore. En réalité, Gerdy a eu raison lorsque, dès 1836, il a cherché à établir qu'en pathologie ces distinctions n'avaient guère leur raison d'être, qu'à ces différences de lésions ne correspondait pas une différence originelle. Le fait aujourd'hui certain est que l'inflammation frappe le tissu mou, cellulaire, conjonctif, qui constitue la moelle osseuse, aussi bien sous le périoste que dans les canaux de Havers ou dans le canal central des grands os longs ; le tissu osseux dur est atteint secondairement et passivement. En sorte que si, de la profondeur plus ou moins grande de l'inflammation, sous le périoste ou au centre de l'os, résultent certaines particularités importantes, cliniques ou opératoires, on doit cependant mettre en tête de tout l'inflammation de la moelle. Lannelongue surtout, dans notre période moderne, a insisté sur ce fait, et depuis ses travaux on a adopté à près exclusivement le nom d'ostéomyélite : nous verrons plus loin à quoi cela répond en pratique.

Quelle que soit la porte d'entrée de l'infection, les lésions de l'ostéomyélite sont en principe les mêmes. Mais en clinique nous devons différencier deux cas : 1° il y a *inoculation directe*, traumatique ou non, et l'ostéite est alors à décrire comme complication des fractures avec plaie, des otites, de la carie dentaire ; 2° il y a *inoculation par voie sanguine*, c'est-à-dire véritable localisation pyohémique, et c'est alors (nom d'ailleurs mauvais) qu'on a parlé d'*ostéomyélite spontanée*.

Cette dernière variété peut atteindre des sujets de tout âge, des adultes et même des vieillards (1). Mais elle a pour la *période de croissance* une prédilection très marquée. Je dis croissance, et non adolescence, car, malgré certaines descriptions, la période spéciale appelée adolescence ne doit pas être mise en vedette dans la défi-

(1) Une discussion sur ce point a eu lieu en 1888 (25 janvier, *Bulletin*, p. 77) à la *Société de chirurgie de Paris* ; on y a cité des cas où le début a sûrement eu lieu à l'âge adulte ; d'autres où il s'est agi soit d'un réchauffement local d'un foyer qui paraissait entièrement refroidi, soit d'une localisation métastatique sans réveil du foyer initial. Dans la thèse de DEMOULIN (voy. p. 316) sur l'ostéomyélite chronique d'emblée, observation de Trélat, homme de 59 ans, diagnostic avec un ostéosarcome. Sur l'ostéomyélite aiguë de l'adulte, cf. PAUL, thèse de doctorat, Lyon, 1895-1896, n° 1230; ostéomyélite aiguë de l'omoplate, deux observations de TIXIER,

nition : depuis la naissance jusqu'à la soudure des épiphyses, *l'ostéomyélite de la croissance* reste la même, et nous verrons, à l'étiologie, ce qu'il faut retenir sur les âges. Ce qui justifie une description spéciale, c'est l'existence du *cartilage conjugal* : de sa face diaphysaire, du bulbe, part une inflammation plus ou moins aiguë, qui de là diffuse vers l'os voisin, y créant, suivant les cas, nécroses, raréfaction, abcès.

Une fois cela produit, le fait important, dont nous aurons à étudier les causes anatomiques, est qu'une *ostéomyélite prolongée* fait suite à la période aiguë : et, dans certaines conditions de moindre virulence, la période aiguë disparaîtra complètement, le début ne pourra être marqué avec précision, l'état général n'aura pas été compromis et cependant l'évolution locale sera la même. Cette *ostéomyélite chronique d'emblée* sera finalement identique à l'ostéomyélite prolongée, mais elle aura prêté à des considérations cliniques toutes différentes.

Je vais décrire successivement : 1° l'anatomie pathologique et l'étiologie ; 2° les formes cliniques de l'ostéomyélite aiguë ; 3° l'ostéomyélite prolongée et chronique d'emblée.

ANATOMIE PATHOLOGIQUE ET ÉTIOLOGIE

A. ANATOMIE PATHOLOGIQUE. — 1° *Lésions de l'os.* — Pour étudier *l'anatomie pathologique de l'ostéomyélite aiguë*, il faut prendre pour type un *os long des membres*, le fémur ou le tibia par exemple, et l'examen est aisé si l'on obéit à certaines règles.

La première est de ne jamais scier l'os malade : la poussière d'os s'incruste dans les tissus mous de la surface de section et on ne voit plus rien. Eclatez au contraire l'os de bout en bout avec un fort couteau de cuisine, multipliez les coupes, faites-en dans tous les sens, et les lésions apparaîtront avec netteté sur les tranches à peine lavées d'un filet d'eau.

La seconde est de toujours faire une autopsie complète ; d'examiner non seulement l'os à lésion connue, mais encore les viscères et tous les autres os. Souvent, en effet, les foyers osseux sont multiples, mais ils ne sont pas contemporains, et l'autopsie ainsi pratiquée permettra d'établir l'évolution des lésions, de saisir surtout le début dont on reste sans cela ignorant, puisqu'à cette période le malade ne succombe pas.

On peut donc, avec une seule autopsie bien choisie, étudier tous les degrés de l'ostéomyélite : congestion, suppuration, nécrose.

a) Dès la *période de congestion*, on se rend compte, sur les surfaces d'éclatement, que *d'emblée les lésions sont diffuses*, atteignent tous les éléments de l'os.

Épaissi, facile à décoller, le *périoste* est rouge ; sous lui est une couche infiltrée de sérosité, quelquefois de suffusions sanguines. Il y a même une forme, dite périostite hémorragique, dans laquelle se fait une vraie collection hémorragique ; d'ailleurs les incisions précoces pratiquées sur le vivant démontrent qu'au début le pus sous-périostique est lie-de-vin, fortement hémorragique.

Sous le périoste, *l'os sous-jacent* apparaît plus coloré que normalement. Il n'est pas blanc jaunâtre, mais bleuâtre, nuancé de rose et de gris ; à la surface, les orifices vasculaires, élargis en forme de petits sillons, créent un piqueté rouge ; et sur

et *Soc. chir.* de Lyon, 1902, p. 323, hommes de 58 et de 48 ans. Un point intéressant à signaler, à cause des accidents du travail, est la relation d'une ostéomyélite de l'adulte avec une contusion (PASQUIER, thèse de doctorat, Paris, 1897-1898, n° 74) ; la question est soulevée bien moins souvent chez l'enfant, sauf chez l'adolescent de 16 à 20 ans ; une discussion a eu lieu à la *Société belge de chirurgie* (Bruxelles, 1903-1904, t. III, n° 7, p. 186). HANNECART, dont je partage l'avis, conclut à la non-responsabilité du patron ; VON HASSEL cite l'opinion de Becker, de Thiem, qui admettent l'indemnité si l'ostéomyélite se déclare au plus 15 jours après l'accident. D'après LOHMANN (thèse Greifswald, 1892), l'absence de cartilage conjugal favorise chez l'adulte l'envahissement de l'épiphyse, donc de l'articulation (?).

la diaphyse se dessinent en outre des stries rosées, des taches, qui sont les canaux de Havers, les aréoles agrandis transparaissant sous l'os déjà aminci.

Il y a bénéfice pratique réel à bien connaître cet aspect. Qu'on nous consulte pour une ostéomyélite au début, douteuse même : il faut opérer sans tarder, mais à la condition de savoir au besoin s'arrêter en route. Or si nous connaissons bien l'aspect de l'os sain et de l'os malade, quand nous constaterons à la surface les lésions que je viens de décrire, nous continuerons sans crainte et trépanerons : et nous trouverons du pus au centre de l'os. Car nous allons voir combien la suppuration y est rapide.

Sous l'os éclaté selon sa longueur, on voit que les lésions ont leur maximum à la *face diaphysaire du cartilage conjugal* (1) (au bulbe de l'os, dit Lannelongue), c'est-à-dire à la face d'accroissement. La moelle y est d'un rouge vineux, aussi bien dans le canal central que dans les aréoles du tissu spongieux. La rougeur est quelquefois diffuse, mais plus volontiers elle est en piqueté, en marbrures variant du diamètre d'un pois à celui d'une pièce de 0 fr. 50. Cette moelle est plus ferme que normalement et, par prolifération de ses éléments revenus à l'état embryonnaire, par diapédèse, elle augmente de volume dans les aréoles, rapidement élargis par l'ostéite raréfiante.

b) Tout cela va très vite, et presque d'emblée, en 24 à 48 heures, nous passons à la *deuxième période*, où la *suppuration* se produit presque partout en même temps, à la face diaphysaire du cartilage conjugal, dans la moelle centrale.

Ce qui frappe d'abord, c'est l'*abcès sous-périosté*, qui décolle la membrane à la fois en hauteur et en circonférence, quelquefois arrêté pour un temps par les plus vigoureuses des insertions tendineuses : bien vite pas grand'chose ne lui résiste. Une poche aplatie, accolée à la diaphyse sur une partie de son pourtour, contient du pus d'abord assez fluide, de couleur lie-de-vin ; plus tard jaune, bien lié, mélangé, mais pas toujours, à des gouttelettes huileuses qui surnagent et sont dues à la graisse de la moelle. Si on laisse aller les choses — et si la maladie n'est pas foudroyante — le périoste est à un moment donné perforé, et une suppuration plus ou moins diffuse envahit les *parties molles* (2).

Une simple perforation conduit à l'abcès en bouton de chemise; de vastes destructions font largement communiquer le phlegmon extérieur avec la surface osseuse. Dans ces derniers cas, l'incision franche conduit tout de suite sur l'os et, à supposer qu'une erreur de diagnostic sur l'origine du pus ait été commise, elle est tout de suite rectifiée. Mais lorsque l'abcès sous-périosté est petit et que la poche extra-périostée prédomine, trop souvent on s'en tient à l'incision de celle-ci.

Après incision de l'abcès sous-périostique, *l'os sous-jacent* apparaît dénudé, quelquefois sur une étendue énorme, voire sur toute sa circonférence et d'une épiphyse à l'autre. Il est blanc, et à sa surface ne persistent que peu des stries rouges de la période précédente. Sauf chez l'enfant en bas âge et dans certaines lésions épiphysaires, il est rare qu'à cette période il y ait déjà une perforation osseuse, ou même une raréfaction permettant à la curette de pénétrer. Histologiquement, il y a ostéite

(1) Dans le livre de GANGOLPHE (voy. aussi *Soc. chir.*, Lyon, 1900, t. II, p. 273) sont cités des chiffres d'Ollier où on note assez souvent des lésions du « tiers moyen » des os longs. D'après ce que j'ai vu, je crois que, chez l'enfant, cette localisation est tout à fait exceptionnelle et que la participation du bulbe juxta-conjugal est à peu près constante, l'extension se faisant delà à la diaphyse.

(2) Les lésions du périoste, avec ces décollements souvent énormes, toujours faciles à voir, ont été mises pendant longtemps au premier plan sous le nom de *périostite* rhumatismale (SCHUTZENBERGER, *Gaz. méd. de Strasbourg*, 1853, p. 6), phlegmoneuse (BOECKEL, *ibid.*, 1858, p. 151), phlegmoneuse diffuse (GIRALDÈS, *Leç. clin. sur les mal. chir. des enfants*, Paris, 1869, p. 588), diffuse (HOLMES, *Lancet*, London, mars 1866, t. I, p. 340), maligne (VOLKMANN, *Arch. f. klin. Chir.*, 1863, t. IV, p. 437). Voyez la thèse de LOUVET, Paris, 1867, n° 7. Autrefois, on a abusé de ces faits en les considérant comme la règle : peut-être a-t-on eu tort de nier leur existence, certainement rare, mais intéressante pour le praticien (voy. p. 304).

raréfiante ; mais presque toujours les lésions sont bulbo-diaphysaires et la consistance du cylindre compact n'en est pas pratiquement modifiée. Pour pénétrer jusqu'au centre de l'os, on a besoin soit de la tréphine, soit mieux de la gouge et du maillet.

Par cette trépanation, le pus va sourdre. A l'amphithéâtre, sur *l'os éclaté en long*, la *moelle*, les aréoles du tissu spongieux apparaissent grises, infiltrées de pus. Dans la moelle, le pus est par places collecté en de petits abcès, et souvent il remonte très haut, jusqu'à l'autre bout de l'os, dans ce qu'avec Ollier on doit appeler *ostéite bipolaire* (1). Tout le canal médullaire est alors envahi, toute la diaphyse est malade.

Quelquefois, la suppuration gagne la *face épiphysaire du cartilage conjugal* et l'épiphyse correspondante. Mais si ces lésions épiphysaires peuvent acquérir, en clinique, une importance réelle, en raison de certaines complications articulaires, elles sont presque toujours secondaires, et on ne saurait, malgré Gosselin, appeler la maladie une *ostéite épiphysaire* (2).

Le cartilage conjugal lui-même n'est, à vrai dire, jamais intact; il fait trop partie intégrante du bulbe osseux pour ne pas participer à son inflammation; mais assez souvent il reste continu et marque la limite entre la diaphyse enflammée et l'épiphyse saine. Dans d'autres cas, il est par places attaqué: la couche calcifiée est rongée, des godets se creusent et enfin de véritables trous, comme taillés à l'emporte-pièce. Alors s'ouvre une large communication entre les lésions de la diaphyse et celles de l'épiphyse. Le degré ultime est celui où le cartilage est entièrement détruit: entre la diaphyse et l'épiphyse, la continuité n'est maintenue que par un manchon périostique, qui peut même être plus ou moins rongé.

En cet état, on peut parler de *décollement épiphysaire* (3). Mais la lésion ainsi

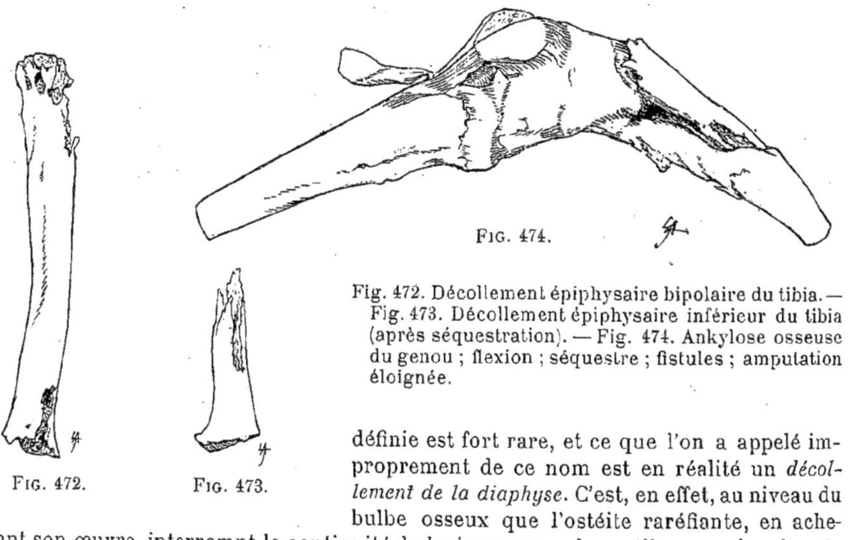

FIG. 474.

FIG. 472. FIG. 473.

Fig. 472. Décollement épiphysaire bipolaire du tibia. — Fig. 473. Décollement épiphysaire inférieur du tibia (après séquestration). — Fig. 474. Ankylose osseuse du genou ; flexion ; séquestre ; fistules ; amputation éloignée.

définie est fort rare, et ce que l'on a appelé improprement de ce nom est en réalité un *décollement de la diaphyse*. C'est, en effet, au niveau du bulbe osseux que l'ostéite raréfiante, en achevant son œuvre, interrompt la continuité du levier osseux; le cartilage conjugal reste

(1) MOUNIER, thèse de doctorat, Lyon, 1900-1901, n° 173. Il y a des cas où la partie moyenne semble saine : s'agit-il alors de deux foyers indépendants?

(2) GOSSELIN, cependant, dès 1858, insistait sur le rôle de ce cartilage d'accroissement. OLLIER a fait voir ensuite que l'ostéite était *juxta-épiphysaire*, portait sur la face diaphysaire de la zone d'accroissement (GAMET, thèse de doctorat, Paris, 1862, n° 196. Voy. aussi SALÈS, thèse de doctorat, Paris, 1871, n° 90, élève de GOSSELIN). Depuis, LANNELONGUE (monographie, 1878) a mis en relief l'infection initiale de ce « bulbe de l'os ». La participation de *toute la moelle* est l'idée directrice de RANVIER, dans sa description de l'*ostéite phlegmoneuse diffuse*, de CULOT dans sa thèse (Paris, 1871, n° 12) sur l'*inflammation aiguë primitive de la moelle des os*.

(3) KLOSE (*Prager Viertelj.*, 1858, t. I, traduit dans *Arch. gén. de méd.*, 1858, t. II, p. 146) a donné

donc adhérent à l'épiphyse, mais l'usage a consacré une terminologie vicieuse. Cette complication est rare, d'autant moins cependant que le sujet est plus jeune ; par exception, Garré l'a notée dès le cinquième jour. Dans trois cas du même auteur, la tête fémorale s'est décollée sans suppurer (1), un foyer suppuré primitif existant d'ailleurs sur un autre os.

2° *Lésions articulaires* (2). — Pendant que ces altérations se produisent dans le tissu osseux, les parties molles voisines sont compromises. Les fusées purulentes autour de l'os ont déjà été signalées ; elles sont loin d'avoir l'importance des *complications articulaires*. Celles-ci se produisent avec une fréquence et une gravité qui dépendent, pour chaque jointure, des connexions de la synoviale avec le cartilage conjugal atteint par l'inflammation. Je renvoie, pour les détails, aux figures expliquant le mécanisme des décollements traumatiques, avec cette réserve que certains culs-de-sac synoviaux ne sont pas limités par les insertions des ligaments proprement dits. J'en donnerai pour exemple le cul-de-sac antéro-supérieur du genou. Dans les jointures où le cartilage conjugal est tout entier intra-synovial, la *suppuration articulaire* est obligatoire ; quand il est en partie intra, en partie extra-synovial, l'arthrite dépend du côté vers lequel se développe l'inflammation ; elle est exceptionnelle quand tout le cartilage est extra-articulaire. Quand, dans ce dernier cas, l'articulation suppure, l'inflammation s'est propagée par l'intermédiaire de lésions de l'épiphyse, avec perforation et en général avec décollement du cartilage conjugal. L'ankylose osseuse est une terminaison très fréquente de ces arthrites.

Mais, dans cette variété anatomique (et quelquefois dans les jointures mixtes), s'il existe une arthrite, elle résulte en général d'une simple irritation de voisinage et reste à l'état *d'épanchement séreux*. Fait à retenir, car l'arthrotomie n'est alors pas indiquée.

Les synoviales ne sont pas les seules *séreuses* capables de souffrir au voisinage d'une ostéomyélite : méningites, pleurésies, péritonites ont été observées en conséquence d'ostéomyélites du crâne, des côtes, du bassin. C'est assez rare — si l'on met à part les ostéites temporales d'origine auriculaire — et je n'en ai pas recueilli d'observation personnelle.

3° *Lésions pyohémiques*. — Du côté des séreuses et des viscères, nous avons souvent à enregistrer des *lésions métastatiques*, par *infection générale* : l'ostéomyélite est une véritable *pyohémie*. Suppurées plus souvent que non suppurées, on observe des pleurésies, des méningites cérébrales ou rachidiennes, des péricardites, des endocardites ; du côté des viscères, des pneumonies, des néphrites (3) et, au degré le plus accentué, des abcès métastatiques des poumons, du foie, du rein, de la rate. Et c'est dans le même ordre de lésions qu'il convient de ranger les *ostéomyélites à foyers multiples*. Je signalerai ici la possibilité soit *d'arthrites suppurées* à distance (4), soit d'abcès, quelquefois énormes, survenant dans les parties molles des membres (5).

une description spéciale de ces cas graves aboutissant (surtout près du genou) au décollement épiphysaire. Des décollements semblables peuvent porter sur les apophyses, en particulier sur le grand trochanter (CAMPENON, *Soc. an.*, Paris, 1870, p. 94 ; CARTAZ, *ibid.*, 1872, p. 365 ; THIENHAUS, *Ann. of Surg.*, mai 1906, t. XLIII, p. 753). J'ai dit que bien des faits réputés traumatiques sont en réalité infectieux (voy. p. 56).

(1) Cf. des faits expérimentaux de DOR (*Congr. franç. de chir.*, 1893, p. 762), avec des cultures atténuées d'un staphylocoque.

(2) Je signalerai plus loin, du point de vue clinique, les arthrites de l'ostéomyélite prolongée. — Pour les arthrites aiguës, voy. L. BÉRARD, *Bull. méd.*, 1904, p. 1073 ; H. MORESTIN, *Trib. méd.*, Paris, 1906, p. 438 ; E. REISS, *Arch. f. kl. Chir.*, 1900, t. LXII, p. 495 ; A.-H. BERG, *Med. Rec.*, New-York, 1903, t. LXIV, p. 405. — Sur les connexions des cartilages conjugaux et des synoviales, voyez SEZARY (élève d'OLLIER), *Lyon méd.*, 1870, t. IV, p. 227 ; thèse, Paris, 1870, n° 72.

(3) MOURET, thèse de doctorat, Paris, 1882-1883, n° 399 ; RIBBERT, *Berl. kl. Woch.*, 1884, p. 822. Voyez en outre les divers travaux expérimentaux.

(4) F. LE PETIT, thèse de doctorat, Lyon, 1904-1905, n° 101.

(5) SIEBEDMANN (d'après *Trib. méd.*, 1907, p. 503) a signalé des cas de surdité, dont la cause anatomique est d'ailleurs mal précisée.

Les viscères touchés peuvent conserver des tares définitives.

B. Ostéomyélite prolongée. — Il est à peu près constant que la diaphyse enflammée subisse une mortification, une *nécrose* plus ou moins importante, sans que d'ailleurs on puisse conclure de l'étendue de la dénudation initiale à celle de la nécrose future.

Quelquefois, après nécrose, de petits *séquestres* lamellaires sont rapidement éliminés; mais presque toujours la séquestration est lente, exige des semaines, des mois. Dans les os spongieux, tels que le calcanéum, plus rarement dans les *épiphyses*, se constituent des séquestres centraux en grelot, gris, légers, qu'entoure une couche d'os ancien raréfié. Mais les séquestres d'ostéomyélite les plus importants sont ceux

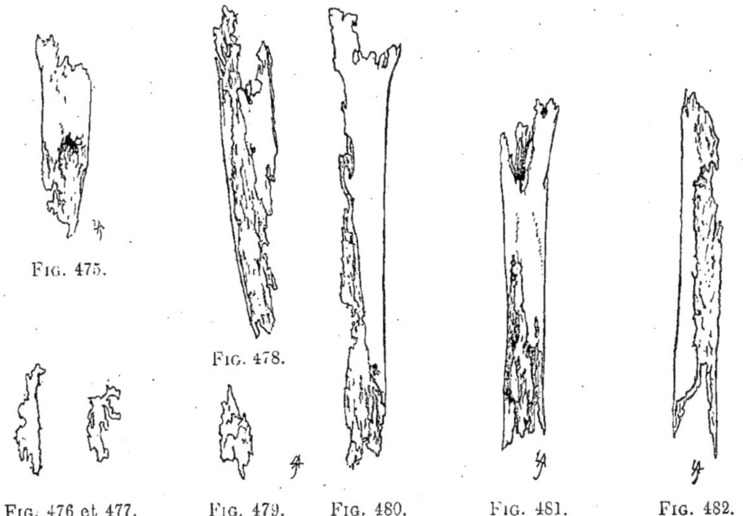

Fig. 475. Fig. 476 et 477. Fig. 478. Fig. 479. Fig. 480. Fig. 481. Fig. 482.

Fig. 475 à 482. Séquestres d'ostéomyélite, lamellaires et spontanément expulsés (476, 477, 479) prenant sur une longueur variable tout (cylindre creux, fig. 475, 480, 481) ou partie du corps diaphysaire ancien.

des *diaphyses*: denses, durs, pointus, dentelés parfois très finement, tantôt ils se limitent à une partie de l'épaisseur, tantôt ils l'occupent tout entière; de même ils prennent tout ou partie de la longueur, de la circonférence de l'os; et tous les degrés s'observent, depuis l'exfoliation d'une lamelle superficielle jusqu'à l'élimination d'une diaphyse entière, séparée de ses deux épiphyses par une ostéite bipolaire (1).

Ces séquestres sont en partie rongés par les bourgeons charnus qui autour d'eux remplissent, avec le pus, les cavités séquestrales. Mais cette *exfoliation insensible* n'a dans l'élimination qu'un rôle secondaire, et d'une manière générale les séquestres de l'ostéomyélite forment des blocs volumineux. Primitivement, ils sont presque toujours superficiels, mais leur issue au dehors se trouve gravement entravée par ce fait que le travail de réparation va de pair avec le travail d'élimination, en sorte que le *séquestre de la diaphyse ancienne se trouve invaginé par l'os nouveau*.

C'est en effet à la couche profonde du périoste que s'accumulent, et quelquefois,

(1) Sur le rôle des distributions et anastomoses vasculaires dans la formation des séquestres et l'évolution de l'ostéomyélite, voyez Siraud, thèse de Lyon, 1894-1895, n° 1023; Lexer, *Arch. f. kl. Chir.*, 1896, t. LIII, p. 266; 1903-1904, t. LXXI, p. 1; 1904, t. LXXIII, p. 481; Dieulafé, *Bull. méd.*, 1906, p. 1145; Piollet, *Journ. de l'anal.*, 1905, p. 40.

à la limite du mal, dès la période aiguë, les strates très abondants de l'os nouveau, en général dense, qui va former *l'hyperostose*, quelquefois énorme, caractéristique de l'ostéomyélite à la phase de chronicité. La continuité de l'os se trouve ainsi assurée, et l'on peut observer des régénérations étonnantes: l'os se reconstitue, par exemple, après la nécrose diaphysaire totale d'une ostéomyélite bipolaire. Et cet os nouveau est solide, en sorte que, même avec des séquestres considérables, les fractures spontanées sont rares.

Cette gaine osseuse entoure les séquestres; elle est plus épaisse, plus dure que la couche persistante autour des séquestres centraux des os spongieux. Le séquestre invaginé est entouré de bourgeons charnus, de pus qui tend à se faire jour au

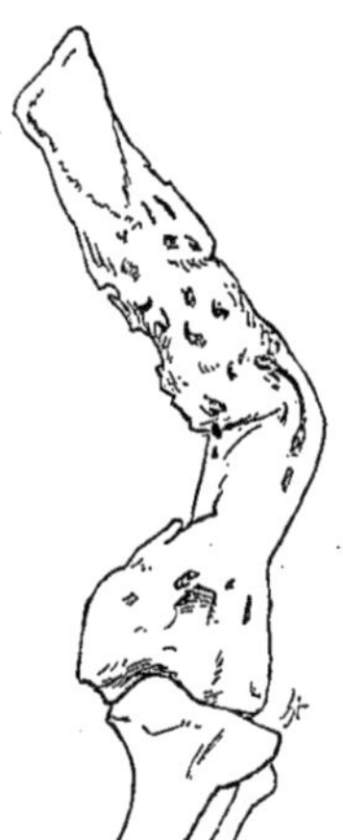

FIG. 483. — Fracture d'os nouveau ; séquestre.

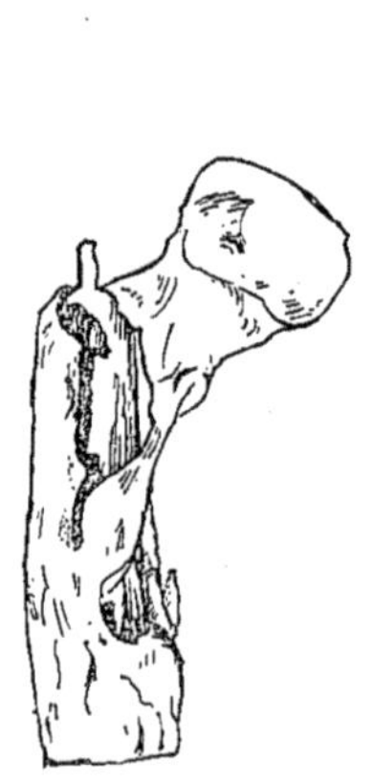

FIG. 484. — Séquestre s'engageant dans un trou de l'os nouveau.

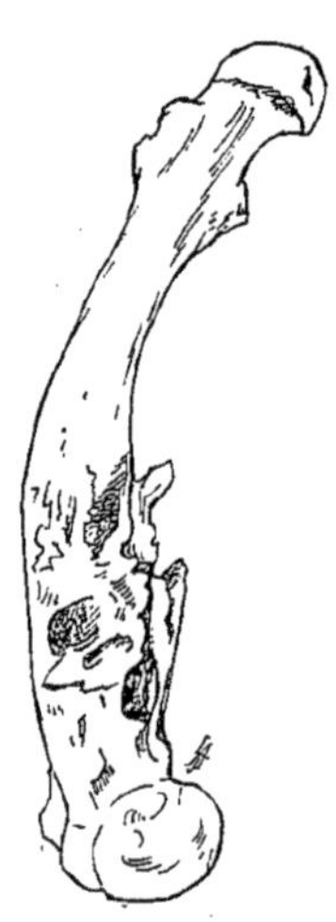

FIG. 485. — Os nouveau et ses *grandia foramina*.

dehors. L'os nouveau fait défaut en certains points où le périoste a été détruit, en quelques autres où il est troué par l'ostéite raréfiante. Ces trous, ces *cloaques*, comme disait Weidmann, ces *grandia foramina*, comme disait Troja, correspondent avec les fistules extérieures: par eux le pus est à peu près drainé, et de temps à autre sortent par là des aiguilles osseuses. Une pointe de la masse séquestrale s'y engage même parfois (fig. 484).

Le séquestre est pour ainsi dire constant dans les diaphyses (1), mais non dans le tissu spongieux des épiphyses et des os courts. Là, ce qui domine, c'est une *ostéite raréfiante diffuse*, où des bourgeons charnus à allures fongueuses dissocient les trabécules amincies, d'où une masse spongieuse, friable, de couleur lie-de-vin. Ces lésions sont en général très accentuées dans l'épiphyse inférieure du fémur, et elles y sont très difficiles à guérir.

Au milieu de l'os ancien plus ou moins enflammé, dans l'os nouveau plus ou moins éburné, mais principalement au niveau des épiphyses, le pus peut être collecté en de véritables *abcès*; ou bien la cavité, que limite une membrane pyogénique, est remplie de liquide séreux, mais ce *faux abcès* est à cela près identique au précé-

(1) 490 sur 559 localisations d'après HAAGA, mais, à mon sens, c'est bien plus fréquent dans l'ostéomyélite aiguë à staphylocoques. L'issue spontanée ne serait pas très rare à l'humérus (10 sur 50), mais elle est exceptionnelle au fémur (5 sur 157) et au tibia (5 sur 225).

dent; et les symptômes sont encore les mêmes lorsque des bourgeons charnus remplissent la cavité.

Autour de ces cavités, l'os est en général condensé, éburné même: et c'est le substratum anatomique habituel de *l'ostéite névralgique*.

Parmi les dangers auxquels expose l'ostéomyélite prolongée, il faut noter l'offense possible d'organes voisins par les pointes de séquestres. NOVÉ-JOSSERAND (*Soc. chir.*, Lyon, 1901, t. IV, p. 92) a noté la *paralysie radiale* par séquestre de l'humérus. Une complication moins exceptionnelle (quoique je ne l'aie jamais observée) est *l'ulcération des vaisseaux voisins*.

BOUDRIOT a réuni dans sa thèse (Lyon, 1896-97, n° 37) 16 observations d'ulcérations artérielles dans l'ostéomyélite; 14 fois il s'agissait de l'artère poplitée, une fois de la grande anastomotique, une fois de la dentaire inférieure. Dans deux de ces cas, l'ostéomyélite relevait d'une fracture compliquée. Elle était spontanée dans les autres. D'ordinaire il y a nécrose partielle par propagation aux tuniques vasculaires du processus infectieux. Il s'y joint quelquefois des actions mécaniques: compression, dénudation, perforation par un séquestre ou par un drain.

La prédominance au creux poplité tient à la localisation fréquente du séquestre à la surface poplitée du fémur, mais l'existence d'un séquestre n'est pas indispensable et un abcès peut suffire à ulcérer l'artère. Dans un cas de Fraikin (1), on a guéri le malade par ligature des deux bouts de l'artère. La plupart du temps l'amputation a été nécessaire (2).

Du côté des *articulations*, on note des attitudes vicieuses avec mouvements limités, comme conséquence des déformations des épiphyses hyperostosées; des ankyloses osseuses par arthrite suppurée, des subluxations ou même des luxations consécutives à ces arthrites (Pour les luxations, voyez les ostéomyélites de la hanche, pp. 323 et 341).

Les *modifications dans la forme et dans la longueur de l'os* atteint d'ostéomyélite prolongée sont fort intéressantes. Dès ses premiers travaux, Ollier s'en est occupé et ses études ont peu à peu été complétées (3), cliniquement et expérimentalement, par lui-même et par de nombreux auteurs.

Les faits expérimentaux prouvent que, si l'on soumet l'os à une irritation intense et très près du cartilage conjugal, celui-ci s'arrête ou se ralentit; qu'il s'excite au contraire sous l'influence d'une irritation plus légère et plus éloignée.

Dans l'*ostéomyélite*, lorsqu'un cartilage conjugal est détruit par le processus infectieux ou par une opération intempestive, il en résulte un *raccourcissement*, quelquefois énorme en cas d'ostéite bipolaire; lorsque l'arrêt ne porte que sur une partie du cartilage, il se produit une déviation latérale, observée surtout au membre inférieur (*genu recurvatum* (4) *valgum ou varum*); les inclinaisons de la main ou du pied par raccourcissement d'un seul des deux os de l'avant-bras et de la jambe sont les mêmes que pour les décollements traumatiques (5).

(1) FRAIKIN, *Gaz. hebd. des sc. méd.*, Bordeaux, 1898, n° 47, p. 556.

(2) Cf. MONOD, *Bull. de la Soc. de Chir.*, Paris, 1882, p. 666; discussion; réunit 12 observ. — DE LARABRIE, *Rev. de Chir.*, Paris, 1889, p. 143. — HARTLEY, *Lancet*. London, 27 juin 1895, t. I, p. 1577; guérison par ligature (fémorale en haut). — L. LENZI, *Clin. mod.*, Pise, 1904, t. X, p. 601.

(3) Thèses de SEZARY, Paris, 1870, n° 72; de CARIVENC, 1872, n° 479. A propos de ces faits, WOLFF, VOLKMANN ont assez longtemps soutenu contre OLLIER la théorie erronée de l'accroissement interstitiel. Un travail d'ensemble récent est la thèse de MAGNIN, Lyon, 1903-1904, n° 131. Comme travaux allemands, je citerai: HELFERICH, *Deut. Zeit. f. Chir.*, 1878, t. X, p. 324; M. SCHÜLLER, *Berl. kl. Woch.*, 1889, pp. 20 et 50; ALSBERG, *Zeit. f. orth. Chir.*, 1899, t. VI, p. 106; A. SCHARFF, *ibid.*, 1900, t. VII, p. 29; thèses de BOFINGER, Berlin, 1898; BRAASCH, Berlin, 1897; F. REINHARD, Erlangen, 1903. — On trouvera en outre dans ces divers travaux des renseignements sur d'autres troubles d'allongement des os pendant la période de croissance (fractures, paralysie infantile, ulcères de jambes, angiomes diffus).

(4) J. KISCH, *Beitr. f. kl. Chir.*, 1904, t. XLI, p. 360.

(5) Ces déviations sont rares. Pour la main (arrêt du cubitus), PONCET en a publié un bel exemple. Au pied, j'en ai observé un, probablement après une résection intempestive (voy. p. 325).

Les arrêts d'accroissement sont beaucoup plus rares que les *allongements* dus à l'irritation du cartilage conjugal par un foyer inflammatoire qui n'est plus en contact direct avec lui : le tibia malade, par exemple, peut avoir 3 à 4 centimètres de plus que le sain. Ces allongements sont d'ailleurs rarement assez marqués pour causer un trouble fonctionnel.

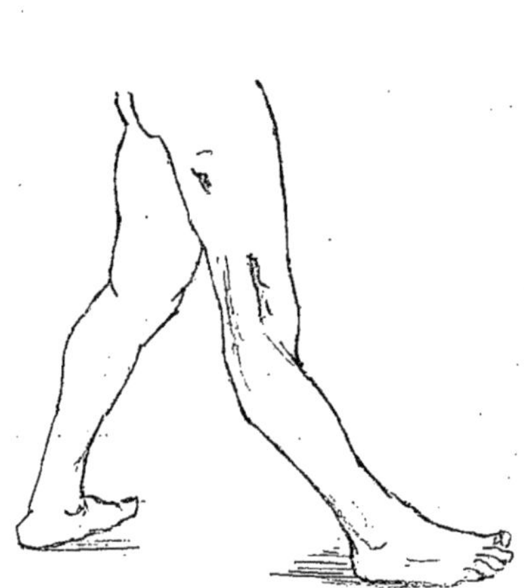

Fig. 486. — Genu recurvatum.

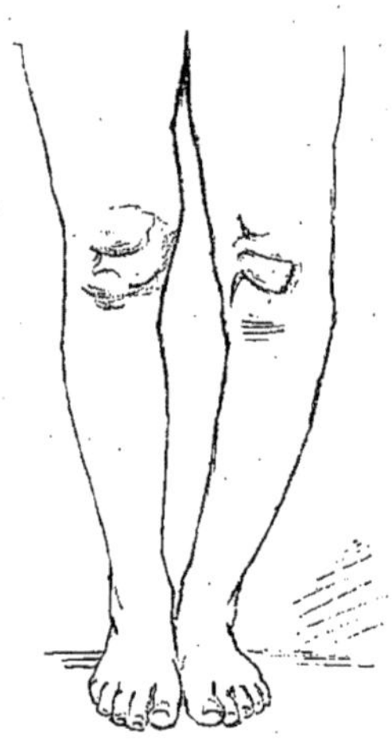

Fig. 487. — Genu varum.

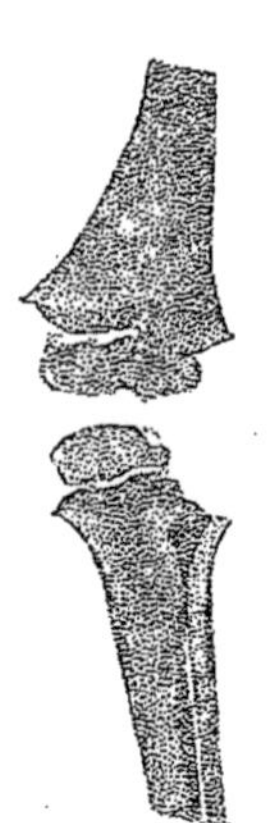

Fig. 488. — Genu valgum.

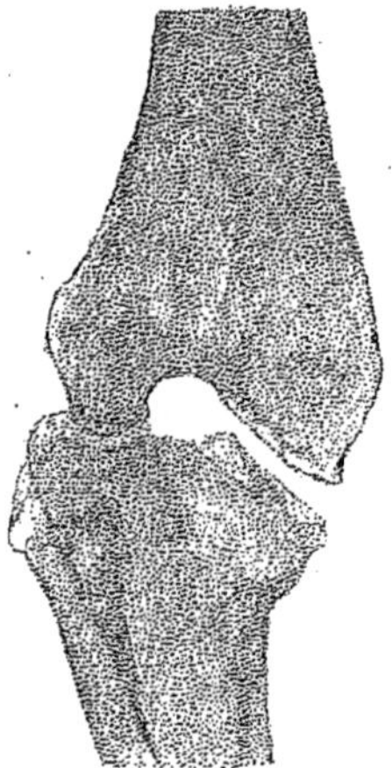

Fig. 489. — Genu varum.

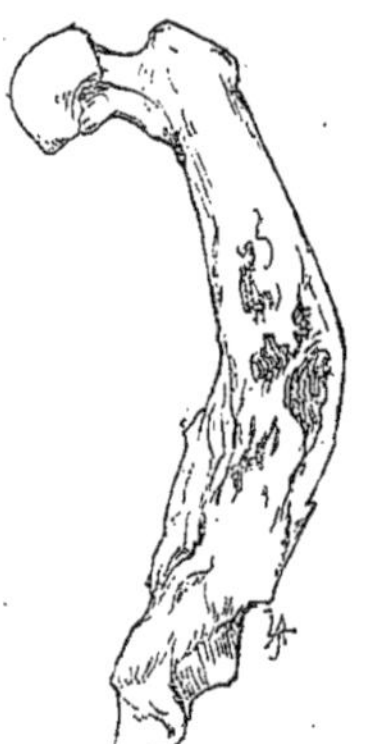

Fig. 490. — Incurvation de l'os nouveau.

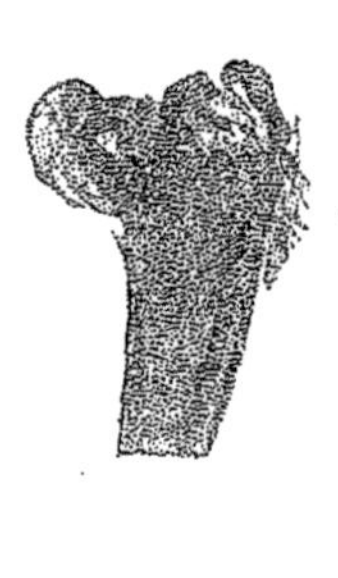

Fig. 491. — Coxa vara.

La radiographie 489 est celle du sujet de la fig. 487. Elle montre que la cause du genu varum est l'affaissement du plateau tibial interne, lequel fut évidé : ce siège épiphysaire de l'ostéomyélite est rare. La radiographie 488 est celle d'un nourrisson chez lequel un genu valgum se développa après arthrotomie du genou pour arthrite suppurée aiguë : on y voit l'effondrement de la moitié externe de l'épiphyse tibiale.

C'est dans ces conditions, ou pour les discordances d'accroissement dans les segments à deux os parallèles, qu'Ollier a conseillé et pratiqué des chondrectomies, pour ralentir ou supprimer l'accroissement sur le côté qui s'allonge plus vite. Ces déviations peuvent aussi avoir pour cause des usures asymétriques des épiphyses (fig. 488 et 489).

Ollier a signalé la possibilité d'un *allongement, par irritation de tout le membre*, portant sur un *os voisin* de l'os malade, par exemple le fémur en cas d'ostéomyélite du tibia ; Haaga cite des faits semblables. Gangolphe se demande si cela ne peut pas tenir quelquefois à un foyer d'ostéomyélite secondaire resté latent et n'ayant pas abouti à suppuration (voy. p. 303 Ostéomyélite larvée).

Un fait intéressant, noté par Kirmisson (1), est l'hypertrophie compensatrice du péroné, le tibia étant atteint de pseudarthrose.

Il est enfin à noter que l'*os nouveau se laisse assez facilement incurver* (2), aux membres inférieurs, sous l'influence du poids du corps, ce que parfois on a expliqué par un « rachitisme » ou une « ostéomalacie » inflammatoires, que je crois d'ailleurs purement imaginaires. Ces courbures sont parfois très marquées, en varus de préférence, au fémur ou au tibia, où elles s'associent en proportion variable à des troubles du développement conjugal. A la tête et au col du fémur, il en résulte une coxa vara (3) parfois extrêmement accentuée. La conclusion pratique est de ne pas laisser le malade marcher de bonne heure. Plus tard, il peut y avoir indication au redressement par des appareils à tuteurs, ou même à l'ostéotomie.

De ces incurvations par résistance insuffisante de l'os nouveau, il faut rapprocher les fractures spontanées. Tandis que les décollements dia-épiphysaires sont un phénomène précoce, les *fractures spontanées* proprement dites, celles de la diaphyse, sont un accident de l'ostéomyélite prolongée, et en particulier de celle où il y a séquestre invaginé, avec os nouveau périostique plus ou moins rongé par les *grandia foramina*. Elles sont la plupart du temps tardives. Dans certaines statistiques, elles ne sont pas rares : dans la mienne, il n'y en a pour ainsi dire pas. Cela tient, je crois, à ce que presque jamais je ne laisse les malades quitter le lit avant d'avoir évidé l'os malade et enlevé les séquestres, environ trois mois après l'attaque aiguë, ce qui exige encore plusieurs mois de repos après l'opération. Ces fractures se produisent surtout au membre inférieur, sous l'influence de la marche ; on peut encore les observer, quand l'os nouveau est très perforé de cloaques, au cours des opérations pour ablation des séquestres. Elles ont coutume de se consolider assez vite, quoique pas toujours bien droit : mais à cette règle il est des exceptions, et parfois même la pseudarthrose a pu exiger l'amputation (4).

Etiologie. — J'ai dit que je mettrais tout à fait à part les ostéites par inoculation directe, et que je ne m'occuperais que des ostéomyélites dites spontanées (5).

(1) E. Kirmisson, *Rev. d'orthop.*, 1903, p. 461.

(2) Vallas (et discussion), *Soc. chir.*, Lyon, 1899-1900, t. III, p. 79 ; Bérard, *ibid.*, 1903, t. VI, p. 210; Ombredanne, *Rev. d'orthop.*, 1903, p. 97.

(3) J. Schoeps, thèse de Fribourg i. B., 1902.

(4) Voy. bibliographie dans Gangolphe, (*loc. cit.*, p. 379). L. Bérard (*Bull. méd.*, 1905, p. 58) a vu une fracture précoce, l'ostéomyélite n'étant pas encore ouverte à l'intérieur; j'ai observé un cas analogue (*Journal des Praticiens*, 1905, p. 769). Sur les pseudarthroses, voy. Kirmisson, *Rev. d'orthop.*, 1903, p. 461 (hypertrophie compensatrice du péroné), et 1904, p. 205. Comme monographie récente, je citerai la thèse de Frischmann (Erlangen, 1901) ; Rabère (*Rev. mens. gyn., obst., péd.*, déc. 1907, p. 414) pense qu'il faut amputer en cas de fracture pendant la période aiguë; mon malade a guéri sans cela.

(5) En clinique, en effet, l'analogie est nulle. Je dirai cependant qu'une fois, enlevant un séquestre de l'extrémité inférieure de l'humérus, j'y ai trouvé fichée une aiguille rouillée : on m'avait raconté une histoire de piqûre, à laquelle je n'avais pas cru. D'ailleurs, les conséquences anatomiques des ostéomyélites traumatiques sont les mêmes, quoiqu'en général moins accentuées, que celles des ostéomyélites dites spontanées. De ces inoculations traumatiques directes il faut rapprocher les ostéomyélites craniennes par sinusite, les mastoïdites, les ostéites des mâchoires par carie dentaire. Après mastoïdite, nous avons vu des métastases osseuses multiples (P. Audion et A. Mouchet, *Gaz hebd. de méd. et chir.*, 1898, p. 141).

Celles-là sont non pas la cause, mais le résultat d'une *maladie* infectieuse générale.

On distingue deux cas, selon que l'infection générale première est ou non une maladie caractérisée, classifiée, d'où la division en *ostéomyélite primitive ou secondaire.*

Cette distinction est importante lorsque la maladie infectieuse causale s'accompagne d'une suppuration osseuse due à son microbe spécifique, comme c'est le cas, par exemple, pour la fièvre typhoïde, pour la pneumonie. Elle l'est beaucoup moins lorsqu'il s'agit, comme c'est le cas pour la rougeole, la variole, la diphtérie et probablement la scarlatine, d'une infection pyogène surajoutée; toutefois il n'est pas indifférent que l'ostéomyélite évolue sur un sujet jusque-là indemne de toute maladie ou au contraire débilité par une affection préalable.

Il conviendra de donner une description spéciale des ostéomyélites à bacille d'Eberth et à pneumocoques. Les autres seront réunies à l'*ostéomyélite dite primitive.*

Celle-ci est une véritable pyohémie, c'est-à-dire une *infection générale à localisation osseuse.*

Cette infection générale exige, avant tout, une *porte d'entrée* (1), notion fort utile en prophylaxie, car bien souvent cette fissure est de celles qu'une mère soigneuse évite, qu'un médecin instruit ne laisse pas longtemps persister : furoncle, tourniole, impétigo, infection ombilicale, brûlure doivent en effet être sinon prévenus, au moins rapidement guéris. A côté de ces portes d'entrée cutanées, une mention est due à celles des muqueuses, et il est bien probable que des angines, des érosions diverses des voies respiratoires et digestives peuvent donner passage à l'infection : et c'est alors que la maladie paraît spontanée.

Mais ces portes d'entrée, pas un sujet n'en est exempt. Cela nous ramène aux données étiologiques anciennes, celles qu'autrefois on qualifiait de causes premières, et qu'aujourd'hui on envisage comme des *causes secondes*, nous expliquant pourquoi une inoculation, presque toujours inefficace, devient à un moment donné infectante. Ici interviennent toutes les débilitations, et en particulier celles que provoquent diverses maladies infectieuses : d'où les ostéomyélites secondaires non spécifiques. C'est à ce rang que se placent le surmenage, dont le rôle est souvent évident, et l'action du froid humide. Cette dernière, rendue certaine par la fréquence plus grande de l'ostéomyélite pendant les mois pluvieux (2), est telle qu'avec Schutzenberger, l'école de Strasbourg avait baptisé l'ostéomyélite : périostite rhumatismale. Souvent, il est vrai, rien de semblable n'est connu, mais nous sommes loin encore de pouvoir apprécier avec précision les diverses modifications, les diverses déchéances de l'état général.

Voici l'infection générale réalisée : encore faut-il qu'une cause intervienne pour *localiser* le processus en un ou plusieurs bulbes osseux. A cela suffisent, la plupart du temps, les phénomènes physiologiques, l'activité nutritive et circulatoire dont ces régions sont le siège, et de là *la plus grande fréquence de l'ostéomyélite aux épiphyses les plus fertiles :* près du genou, loin du coude. Il est classique de dire que souvent nous prenons sur le fait l'action localisante d'un trauma (3), contusion

(1) LANNELONGUE, thèse de son élève AYALA-RIOS, Paris, 1885-1886, n° 225; KRASKE, *Arch. f. klin. Chir.*, 1887, t. XXXIV, p. 561.

(2) Cependant, il faut dire que des relevés de Haaga résulte l'indifférence des saisons.

(3) On a vu une ostéomyélite se déclarer dans le foyer d'une ancienne fracture du crâne (Brunner) ou d'un membre (Küster); de même près des plaies d'armes à feu (Dennig, Köhler,

légère et surtout entorse juxta-épiphysaire (voy. p. 45). A cela, et à l'action incessante du poids du corps, on attribue la prédilection de l'ostéomyélite pour les membres inférieurs et la prédominance dans le *sexe masculin*, au moins à l'époque de l'*adolescence*. Mais je ferai observer que ces déductions sont douteuses, car : 1° par un interrogatoire précis on arrive presque toujours à conclure qu'il s'agit d'une contusion insignifiante, douloureuse parce qu'elle a porté sur un point déjà enflammé ; 2° je n'ai jamais vu l'ostéomyélite à la suite d'une contusion ou entorse par moi constatée.

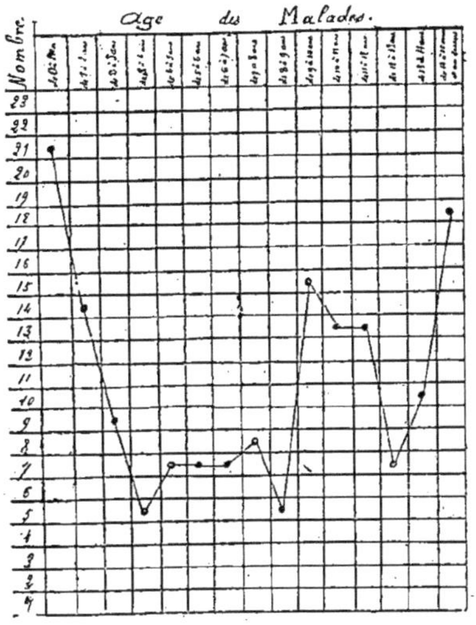

Mais si on observe un maximum de fréquence vers 15 ans, on aurait tort d'admettre, comme c'était classique il y a quelques années, que l'adolescence presque seule soit frappée. Le bas âge, disait-on, jouissait d'une immunité remarquable, dont Culot a même donné les raisons. Que cela nous montre ce que valent les explications théoriques, car celles-ci paraissent fort élégamment déduites, et en fait ma statistique prouve, sans contestation possible, que les deux premières années, la première surtout, sont un âge d'élection pour l'ostéomyélite. Et à cet âge il n'y a pas prédominance du sexe masculin.

Fig. 492. — Ages de l'ostéomyélite.

Donc l'ostéomyélite est une maladie de toute la période de croissance, et le graphique ci-dessus (fig. 492) indique ce qu'était ma statistique pour la répartition des âges en 1895, époque où mon élève Braquehaye l'a dépouillée.

Les os le plus souvent atteints sont le fémur et le tibia, à peu près à égalité (1).

Bactériologie. Expérimentation. — Pasteur est le premier, en 1880, à avoir identifié le microbe de l'ostéomyélite à celui du furoncle ; à partir de ce moment, les études se sont multipliées sur le rôle du *Staphylococcus pyogenes aureus* (Ogston, Nepveu) et elles ont abouti, en 1884, à l'important travail de Rosenbach ; en 1885, à ceux de Rodat et de Jaboulay (2). On n'a pas tardé à reconnaître que ce microbe n'est pas spécifique, car : 1° on peut produire des suppurations quelconques avec le staphylocoque osseux (expérience de Garrè) et inversement ; 2° on a bientôt trouvé d'autres microbes dans le pus d'ostéomyélites.

D'abord, on y a vu le *Staphylococcus albus* (3) (Rodet, Jaboulay, Bertoye, Courmont), puis le *streptocoque* pyogène, puis le *pneumocoque* ; et on a aussi étudié, à la

Rinne). Mais dans ce dernier cas on peut se demander s'il n'y a pas eu microbisme latent du foyer infecté par la plaie.

(1) Ma statistique dépouillée par Tostivint donne, sur 350 cas, 115 fémurs et 113 tibias.

(2) Rodet, *Rev. de chir.*, 1885, pp. 273 et 636 ; Jaboulay, thèse de Lyon, 1884-1885, n° 267.

(3) Je signalerai la discussion sur l'individualité propre des staphylocoques blanc et jaune (Lannelongue et Achard, *Soc. de Biol.*, 7 juin 1890, p. 268) ou leur transformation possible de l'un dans l'autre (Rodet et Courmont, *Lyon méd.*, 13 avril 1890, t. LXIII, p. 515 ; Jaboulay et Courmont, *Soc. de Biol.*, 1890, p. 186). Voy. Lannelongue et Achard, *Arch. méd. exp.*, 1892 p. 127 ; *Congrès franç. de chir.*, 1892, p. 258 ; 1895, p. 18 ; thèse de Mirowitch, Paris, 1890-1891 ; n° 41

suite de la fièvre typhoïde, les *ostéomyélites à bacilles d'Eberth*. Depuis, et à titre d'exception, on a observé des ostéomyélites dues aux microbes les plus variés (colibacille, tétragène, anaérobies), soit isolés, soit associés aux microbes pyogènes. Kraske est un des premiers (1887) à avoir étudié le rôle de ces infections microbiennes associées, plus graves à son sens que les infections uni-microbiennes, proposition qui, d'une manière générale, s'est trouvée vérifiée depuis. Après plusieurs mémoires successifs, Lannelongue et Achard ont donné au Congrès français de chirurgie, en 1895, une statistique de 90 cas, décomposés en : *staph. pyog. aureus*, 56 cas ; *albus*, 11 ; *staph. aureus et albus*, 1 ; *staph. citreus*, 1 ; *staph. aureus et colibacille*, 1 ; *streptocoque pyogène*, 10 ; *streptocoque et staphyl. blanc*, 1 ; *pneumocoque*, 3 ; *bacille d'Eberth*, 4 ; microbe indéterminé (pneumocoque ?) 2 (2).

Depuis, on n'a guère fait que confirmer ces données et constater que le microbe de beaucoup le plus fréquent est le staphylocoque doré. Sur le rôle de ces divers microbes, toutefois, une discussion a été soulevée en Russie par Orloff, Essaouloff et surtout Henke (*Arch. des sc. biol.* de Saint-Pétersbourg, 1904, t. X, p. 171) : le staphylocoque, contre lequel la moelle osseuse possède un pouvoir bactéricide très puissant, ne devrait pas être incriminé, mais bien un *Bacillus osteomyelitidis* spécial, à action nécrosante, qui reste mêlé aux cultures de staphylocoques provenant d'ostéomyélite, d'où l'erreur des premiers expérimentateurs (3). Aussi J. Courmont et Ch. Lesieur (*Lyon méd.*, 1904, t. CIII, p. 1015, et *Journ. de phys. et path. génér.*, 1905, n° 1, p. 67) ont-ils repris ces expériences avec des cultures de staphylocoques provenant de furoncles : et ils ont confirmé les résultats de Rodet, sans jamais trouver dans les lésions osseuses le microbe de Henke.

Lippmann et Foisy (*Gaz. hebd. de méd. et chir.*, 1902, n° 67, p. 781) ont publié un cas où il y avait exclusivement trois *anaérobies* stricts (*b. ramosus* ; *b. serpens* ; *streptoc. anaerobius*). Il s'agissait d'un adulte (39 ans) à porte d'entrée probablement pulmonaire (cavernes tuberculeuses avec bronchite putride) ; il y eut une nécrose diaphysaire limitée, avec fracture spontanée. L'abcès était énorme et gazeux. Dans deux cas analogues de Jeanselme (*Soc. méd. hôp.*, Paris, 7 mai 1897, p. 660), à porte d'entrée analogue, il y avait association aux staphylocoques de bacilles indéterminés (dilatation des bronches et pneumonie gangreneuse). — Voy. aussi O. Wyss, *Mitth. a. d. Grenzgeb. d. Med. u. Chir.*, 1904, t. XIII, p. 199. — A la *mâchoire inférieure*, des ostéomyélites anaérobies ont été publiées par P. Lecène (*Progr. méd.*, 14 décembre 1907, p. 879 ; mort par gangrène pulmonaire); par A. Broca, Guillemot et J. Hallé, *Soc. de Péd.*, Paris, 1908, p. 49. — Calabrese, *Clinica chir.*, 1911, t. XIX, p. 417.

En même temps qu'on recherchait les microbes dans le pus des ostéomyélites, on s'occupait de *produire expérimentalement ces lésions* sur des animaux inoculés au staphylocoque par injections sous-cutanées ou intra-veineuses. Dès 1883, Strack et Becker puis Krause y ont réussi, à la condition de faire subir à l'os une contusion ou

(1) Kraske (*Arch. f. klin. Chir.*, 1887, t. XXXIV, p. 561). Assez récemment Lannelongue a décrit une *forme grave d'ostéomyélite polymicrobienne non suppurative*, en ce sens qu'elle tue le sujet avant que la suppuration ait eu le temps de s'installer (*Acad. des sc.*, Paris, 24 mars 1902, t. CXXXIV, p. 285) et dans ses 9 cas il y avait en effet des microbes divers (streptocoque, colibacille indéterminé) associés au staphylocoque. (Cf. un fait semblable, par staphylocoque et colibacille de Ragalski, *ibid.*, p. 1005.) Mais cette pluralité de microbes n'est pas indispensable et il y a des faits d'infection aussi foudroyante, sans suppuration osseuse, due au staphylocoque seul (P. Reynier, *France méd.*, Paris, 14 avril 1887, p. 526, ex. bact. par Darier ; Surmont et Colle, *Echo méd. du Nord*, 1902, p. 210).

(2) G. Bolognesi a étudié en particulier l'ostéomyélite expérimentale à pneumocoques (*Clin. chir.*, Milan, 1907, n°s 3 et 4, pp. 601 et 661). On trouvera en outre dans ce mémoire la bibliographie des principaux travaux sur l'ostéomyélite expérimentale en général ; et en particulier les recherches personnelles de l'auteur avec le pneumocoque et le bacille coli.

(3) Pour L. Dor la nécrose résulte non pas, comme on l'a dit, de troubles circulatoires mécaniques, mais d'une action toxique spéciale, le staphylocoque sécrétant une toxine pyogène et une toxine nécrogène. Cet auteur a obtenu la nécrose par une injection de produits solubles. Sur la *nécrose toxique*, voy. Rollet et Moreau, *Lyon méd.*, 1904, t. CII, p. 365.

une fracture (1); en 1885, Rodet a fait voir que sans trauma localisateur on avait des résultats positifs, pourvu que l'on prît comme sujets des lapins en période de croissance, à cartilages conjugaux non encore ossifiés. Cela confirme ce que nous enseigne la clinique sur le rôle possible, mais non indispensable, du trauma chez les sujets en croissance. Quant à la porte d'entrée, dans les faits expérimentaux ici indiqués, elle semble devoir être directement intra-veineuse, et les infections par voie digestive ou respiratoire, quoique probables dans certains faits humains cités plus haut, ne semblent pas être efficaces.

Plus tard, Jaboulay a réussi à provoquer expérimentalement l'ostéomyélite avec le streptocoque de l'érysipèle.

Que l'infection générale soit préalable ou consécutive à l'ostéomyélite, l'état pyohémique est certain : dès 1889 Colzi a trouvé le staphylocoque dans le sang du malade ; on a constaté directement l'infection de la rate, du sang, du foie (2).

ÉTUDE CLINIQUE DE L'OSTÉOMYÉLITE A LA PÉRIODE AIGUË

L'étude clinique de l'ostéomyélite aiguë est très complexe, car des différences importantes sont dues : 1° aux différences de microbes; 2° à la variabilité de la virulence du microbe ou de la résistance du sujet; 3° à l'âge du sujet; 4° au siège sur tel ou tel os; 5° à l'intensité des accidents infectieux généraux; 6° à la multiplicité des foyers. De là des particularités d'évolution et de complications, des difficultés de diagnostic qu'il convient d'envisager à propos de chaque cas spécial.

Je prendrai donc comme type initial un cas sérieux, mais non pas foudroyant, d'ostéomyélite à staphylocoques, à lésion osseuse limitée, sans arthrite précoce, sur un os facilement accessible à nos explorations (extrémité inférieure du fémur), chez un enfant de 5 à 15 ans. Cette *forme commune* une fois étudiée, je passerai en revue les principales variétés.

Forme commune, limitée. — C'est souvent à la suite d'un coup, d'une chute, d'une marche prolongée que l'on voit éclater le mal sur le sujet en pleine santé, et je crois inutile de m'attarder à discuter si le début est marqué par le malaise général plus ou moins fébrile ou par la douleur. J'ai insisté, à propos de l'étiologie, sur l'infection préalable, mais, pour le clinicien, *le symptôme fonctionnel initial est presque toujours la douleur.*

L'enfant rentre chez lui mal portant et souffrant, avec intensité la plupart du temps, de l'extrémité inférieure du fémur. Il se couche, et par le repos souvent la douleur s'amende, mais pas pour longtemps : il dort mal, s'agite, et bien vite la douleur s'aggrave jusqu'à devenir atroce, excruciante disent les Anglais, est exaspérée par le moindre mouvement, la moindre secousse. Rapidement l'*état général est inquiétant* : inappétence, constipation, langue saburrale, délire, révèlent un

(1) Nous rappellerons les faits exceptionnels de suppuration dans les fractures fermées.

(2) Cf. Froelich et Haushalter, *Rev. méd. de l'Est*, 1er janvier 1890, n° 1, p. 12. — Ettlinger, Th. de doct., Paris, 1892-1893, n° 181. Canon (qui a fait les mêmes constatations) a en outre cherché (sans succès) à immuniser des lapins avec le sérum de sujets atteints d'ostéomyélite (*Deut. Zeit. f. Chir.*, 1893, t. XXXVII, p. 571 ; 1895, t. XLII, p. 135). — Cf. Bellissent, Th. de doct., Paris, 1895-1896, n° 273. — A propos de ces examens du sang, nous signalerons les études sur les formules globulaires : R. Giani, *Clin. mod.*, Pise, 1903, t. IX, p. 221 ; E. Joseph, Th. de Heidelberg, 1902. — A. G. L. Reade aurait avec le *St. pyog. aureus* fait préparer un vaccin utile à injecter pendant les accidents aigus (d'après *Arch. méd. Enf.*, 1911, p. 469.)

état fébrile où la température s'élève à 39°, à 40°, et y reste sans rémission ou à peu près. Le frisson n'est pas habituel. Le pouls monte parallèlement à 120, 130, mais il reste plein et régulier. De plus, la face est anxieuse, exprime la souffrance.

Tel est l'état où se trouve l'enfant le lendemain ou le surlendemain, lorsque les *phénomènes locaux* se sont nettement dessinés.

Demi-fléchi, le membre inférieur est immobilisé, impotent et tout de suite apparaît un gonflement qui a son maximum au-dessus du genou, mais remonte sur la moitié de la cuisse et s'accompagne d'un œdème plus ou moins prononcé, descendant jusqu'au bas de la jambe. Rien qu'à cela et à l'aspect de la face, vous devez conclure à une infection pyogène du membre inférieur. Mais laquelle? Est-ce une lymphangite, un adéno-phlegmon, une ostéomyélite?

Le siège déjà rend l'ostéomyélite probable : le gonflement est maximum au-dessus du genou. Palpez cette tuméfaction, et votre conviction va s'affermir : la masse fait corps avec l'os, elle donne la sensation d'un empâtement assez dur, et, dans les cas limités qui nous servent de type, elle s'arrête à un bourrelet dur. En outre, si parfois une écorchure, porte d'entrée probable, siège sur le membre malade et même près du foyer morbide, il n'en part pas les traînées roses caractéristiques de la lymphangite, les ganglions correspondants ne sont pas engorgés et douloureux; au reste, d'ordinaire la région empâtée n'est pas très rouge pendant les premiers jours, il y a désaccord entre sa couleur et l'intensité évidente de l'inflammation profonde, et à la place des traînées de lymphangite, on voit sur la peau, tendue, luisante, souvent blafarde, un réseau bleuâtre de veines dilatées.

Nous parlons, bien entendu, des inflammations limitées, et l'erreur est d'autant plus facile à éviter que le lieu d'élection des abcès fémoraux inférieurs est en dedans et un peu en avant, dans une région, par conséquent, où il n'y a pas de ganglions profonds. La question est plus délicate lorsque l'abcès sous-périostique occupe, en arrière du fémur (ou du tibia), la surface poplitée, ce qui est fréquent. Comment, alors, s'il y a une écorchure infectée à la jambe, éviter l'erreur avec un *adéno-phlegmon* poplité? Diagnostic utile, puisque de lui va dépendre l'indication de trépaner ou de respecter l'os.

On peut, sans doute, inciser longitudinalement et, cela fait, explorer le fémur, que l'on trépanera s'il est dénudé. Mais cette chirurgie exploratrice n'est excusable que si on ne peut pas se faire à l'avance une idée exacte sur la nature du mal, et ce n'est pas le cas, si on *interroge le cartilage conjugal par la pression localisée.*

Je renvoie au chapitre des décollements épiphysaires pour les figures représentant la situation exacte de toutes les lignes conjugales, qu'il faut *explorer d'abord sur la région qui paraît saine.* Voici un abcès poplité : quelle que soit son origine, la pression exercée directement sur lui sera douloureuse. Mais si cet abcès vient du bulbe osseux, même quand il sera localisé, quand il n'y aura autour du reste de l'os ni rougeur, ni empâtement, ni même gonflement, le bulbe tout entier sera souffrant : sur la ligne conjugale, au-dessus de l'horizontale passant par les tubercules des condyles, appuyez en avant avec la pulpe de l'index, et vous éveillerez une douleur révélatrice. Sur la même ligne continuez en dehors, puis en dedans, et vous constaterez que la douleur exquise, éveillée à volonté, est bien limitée, sur une hauteur de quelques millimètres, exactement sur le trajet du cartilage conjugal.

Cette exploration est pathognomonique, et elle suffit à nous apprendre que, séance tenante, il faut inciser l'abcès et ouvrir largement la région bulbaire.

Ce que je viens de dire de l'adéno-phlegmon s'applique aux autres abcès chauds des parties molles : le principe général est d'admettre l'ostéomyélite quand l'inflammation est près d'une région à ligne conjugale ; de croire au contraire qu'en principe l'os doit être sain quand le phlegmon est en pleine région diaphysaire.

A côté de cette forme très limitée, il en est des *formes diffuses* bien moins bénignes, à lésions étendues, à gonflement volumineux, où il n'est pas toujours facile de déterminer par le palper où est l'abcès, car celui-ci est souvent caché sous des masses musculaires profondes, et dans ces conditions la fluctuation (1) y est difficile à sentir. Elle n'est souvent nette qu'assez tardivement, et surtout elle exige des manipulations prolongées, énergiques, horriblement douloureuses, comme par exemple l'amplexation de Roux, de Chassaignac : entre le pouce et l'index de chaque main en haut et en bas du gonflement, on prend la demi-circonférence du membre et on appuie pour refouler le liquide d'une main à l'autre, on a même parlé de s'y mettre à deux, le chirurgien et un aide serrant chacun le membre en anneau (2).

Ces explorations ne me paraissent pas recommandables. Sans elles, on est sûr de deux choses : 1° il y a une ostéomyélite; 2° il y a un abcès. Elle n'ont donc pour but que de déterminer le siège exact de l'abcès, chose indispensable pour l'opérateur : mais puisque, en tout état de cause, l'opération doit être pratiquée d'urgence, il faut endormir le malade et chercher où existe la fluctuation. D'autant mieux que, le sujet ne souffrant plus, la palpation devient très facile. Il est certain qu'un chirurgien très exercé localise presque toujours vite et bien les abcès : mais un praticien non spécialiste y trouve plus de difficulté et il faut lui conseiller de ne pas attendre la fluctuation pour diagnostiquer une ostéomyélite et d'urgence l'opérer.

Dans cette forme limitée, médiocrement infectieuse, une erreur assez préjudiciable, puisqu'elle conduit soit à différer une intervention utile, soit à trépaner un os non enflammé, est possible dans les deux sens avec une lésion traumatique.

Il n'est point rare, en présence d'un enfant qui accuse une *entorse*, un coup sur l'extrémité inférieure de la jambe, que l'on croie d'abord réellement à une entorse, à une contusion, à une fracture sans déplacement. Cela n'est excusable, bien évidemment, que pour une ostéomyélite peu grave, peu fébrile, pour laquelle dès lors un peu de retard à l'opération ne tire pas à conséquence : or l'erreur sera de courte durée, car, malgré le repos, une ostéomyélite s'aggravera vite et bientôt sera patente la disproportion entre le trauma incriminé et ses résultats locaux. Cette erreur s'explique par ce que nous savons sur le rôle étiologique de l'entorse

(1) Lannelongue a constaté la crépitation gazeuse de l'abcès.

(2) C'est dans ces conditions que l'on parle d'un diagnostic différentiel avec le *phlegmon diffus*, la *phlébite*. Tous les cas qui ont été présentés avec cette étiquette étaient en réalité des ostéomyélites. Nous signalerons ici la phlébite pouvant, rarement, compliquer une ostéomyélite.

juxta-épiphysaire dans l'ostéomyélite, et le diagnostic consiste surtout, en somme, à déterminer quand à cette entorse a fait suite l'inflammation ; et en pratique, la surveillance attentive de l'état général, de la fièvre et du gonflement local empêche de laisser passer le moment favorable à l'intervention.

L'erreur dans l'autre sens est celle qui nous expose à ouvrir le foyer d'une *fracture juxta-articulaire prise pour une ostéomyélite*, parce que la fièvre aseptique, très fréquente dans les fractures de l'enfant (voy. p. 36), dépasse son niveau habituel. Même sans tenir compte des caractères propres à cette fièvre, la netteté des commémoratifs, les signes physiques classiques, l'abondance de l'épanchement sanguin, écartent presque toujours la méprise. Mais supposons une fracture profonde, sans déplacement, vite entourée d'un gonflement diffus, et pour laquelle on a intérêt à nous dissimuler la violence initiale : une hyperthermie à 40° ne devra-t-elle pas nous faire penser à l'ostéomyélite? Deux fois j'ai eu à compter avec cette difficulté, pour une fracture de l'extrémité supérieure du fémur et une de l'extrémité inférieure de l'humérus. Mais si le sujet a de la fièvre, il n'a pas l'aspect d'un malade, d'un infecté ; sa langue, en particulier, n'est pas saburrale ; le gonflement local n'a pas l'allure aussi inflammatoire. Il y a là sinon de quoi porter un diagnostic ferme, au moins de quoi se méfier, de façon à rechercher avec soin mobilité anormale et crépitation sur le sujet endormi, au lieu d'inciser tout de suite, et, comme l'urgence n'est pas extrême, on recourra dans le doute à la radiographie.

Forme dite infectieuse (grave, ou même foudroyante). — Étant bien entendu que toute ostéomyélite est une infection, on appelle forme infectieuse celle où les phénomènes septicémiques généraux prennent une intensité considérable, souvent hors de proportion avec les manifestations locales cliniquement appréciables.

Lorsque les deux vont de pair, on est appelé auprès d'un enfant atteint de céphalalgie, de diarrhée, quelquefois de ballonnement du ventre, avec gargouillement ; il délire, son pouls est dicrote, bat 120, 140, quelquefois plus ; il est prostré, adynamique ; sa langue est poisseuse, sèche, rôtie même ; sa peau peut présenter un érythème septicémique. Localement, on constate qu'un membre est horriblement douloureux, gonflé, œdémateux, sans grande rougeur à la peau. C'est alors que l'on peut, avec Chassaignac, parler de *typhus des membres*. Cette forme est très brusque dans son invasion, très rapide dans sa marche, presque fatale dans son pronostic : le sujet meurt presque toujours en quelques jours. Cela nous conduit aux *formes foudroyantes*, où la mort survient en 48 heures, quelquefois en 36 heures, sans que l'os ait eu le temps de suppurer.

Dans ces conditions, une erreur de diagnostic devient possible, d'autant mieux que le malade, en état ataxo-adynamique, se plaint peu de la lésion locale, aisément méconnue. Souvent alors le médecin commet la faute de ne pas examiner méthodiquement les membres, et il conclut à une *fièvre typhoïde* (1). Dans les formes modérément graves, l'abcès peut cependant se collecter et, au bout de quelques jours ou quelques semaines, s'ouvrir ou être incisé. Mais dans les formes très

(1) La difficulté est particulièrement grande pour certains os profonds, par exemple au rachis, en certains points du bassin. Cependant on trouvera en général quelque chose de local (œdème, empâtement).

sévères, la mort peut être la conséquence d'une erreur de diagnostic, qui conduit à une temporisation opératoire déplorable. On ne s'exposera pas à ces méprises si on a pour principe absolu d'explorer attentivement les membres de tout enfant fébricitant.

Cet examen étant pratiqué, il reste, il est vrai, une cause d'erreur : certaines septicémies aiguës s'accompagnent de douleurs localisées à un ou plusieurs segments de membre ; parfois même la pression est douloureuse en certains points osseux très limités. Il n'y a alors, je le sais, ni empâtement, ni gonflement, ni rougeur de la région ; mais je sais aussi que, tout à fait au début, les signes locaux sont bien peu intenses dans certaines ostéomyélites d'emblée infectantes. La conclusion pratique est de ne pas s'abstenir dans le doute : l'incision exploratrice n'aggrave pas ces septicémies médicales foudroyantes, et elle permet de sauver quelques enfants ainsi atteints d'ostéomyélite suraiguë.

Complications articulaires. — Au cours de l'ostéomyélite aiguë, deux ordres d'*arthrites* peuvent survenir : 1° par *propagation*, au voisinage du foyer osseux ; 2° *par métastase*, et c'est à rattacher aux arthrites piohémiques (voy. p. 264). Je ne m'occuperai ici que des arthrites par propagation, dont j'ai indiqué plus haut (voy. p. 287) les relations avec l'anatomie normale et les deux formes possibles, suppurée et séreuse.

Au *genou*, qui nous a servi de type, l'arthrite de voisinage n'est pas obligatoire (1) : l'ostéomyélite ayant débuté comme je viens de le dire, le rôle du clinicien consiste à surveiller le genou pendant les jours suivants, pour déterminer s'il devient malade et, en cas d'affirmative, si l'arthrotomie est indiquée.

Au milieu du gonflement des parties sus ou sous-jacentes, il n'est pas toujours aisé de savoir s'il y a un épanchement dans le genou ; nous ne sommes pas dans les conditions habituelles où, cuisses et jambes étant saines, il suffit d'un coup d'œil sur le genou demi-fléchi pour constater qu'il est globuleux, que le cul-de-sac tricipital est saillant en une bosselure arrondie. Dans le gonflement, l'inspection est souvent en défaut ; le diagnostic toutefois est aisé à établir si, à chaque pansement, c'est-à-dire tous les jours, on palpe le genou pour y chercher la douleur à la pression, la fluctuation, le choc rotulien.

Mais cet épanchement n'est pas toujours purulent (2) : à côté de ces inflammations osseuses violentes, la synoviale subit parfois une simple irritation de voisinage, qui guérit seule, souvent même sans ponction. L'examen local fournit pour ce diagnostic, si important en pratique, des renseignements assez nets : la douleur, la tension, l'allure phlegmoneuse sont la règle s'il y a du pus. De plus, on note que, sans rétention purulente du côté de la plaie initiale, sans éclosion d'un autre foyer d'infection, osseux ou viscéral, la courbe thermique reste celle d'un malade atteint d'une collection purulente grave. Lorsque le tableau est au com-

(1) D'après Haaga, sur 470 localisations, 189 ont causé des troubles articulaires plus ou moins persistants. Au genou cela s'observerait 71 fois sur 107 lésions du fémur ; 21 fois sur 54 lésions du tibia. Dans nos observations personnelles, la fréquence nous paraît nettement moindre.

(2) Gangolphe (*loc. cit.*, p. 362) dit avoir plusieurs fois trouvé stérile le liquide obtenu par ponction.

plet, on peut immédiatement ouvrir la jointure; mais si les teintes sont moins vives, rien de plus facile que d'assurer le diagnostic à l'aide d'une ponction exploratrice. Car ici, dans le voisinage immédiat d'une plaie à suppuration abondante et virulente, l'arthrotomie exploratrice ne doit pas être conseillée : elle risquerait d'ouvrir la porte à l'infection du genou.

Lorsque *le cartilage conjugal est franchement intra-articulaire*, l'arthrite suppurée de la jointure correspondante est obligatoire. Elle a même coutume d'être immédiate, et dès lors le problème clinique ne se pose pas du tout comme dans le cas précédent. Nous n'avons plus à nous dire : voici une ostéomyélite, surveillons la jointure voisine; mais bien : voici une arthrite aiguë, quelles sont sa nature et son origine ? En des régions très voisines, l'un ou l'autre de ces types peut être réalisé ; à l'extrémité supérieure du fémur, par exemple, les ostéomyélites du trochanter, du col appartiennent au premier, celles de la tête au second. Et celles-ci doivent, en clinique, être rapprochées de celles qui, au bassin, atteignent le fond du cotyle, autour du cartilage en Y.

Avec le cortège symptomatique habituel de l'ostéomyélite — et la plupart du temps de l'ostéomyélite grave, — une douleur éclate *à la hanche* ; bientôt la racine du membre est gonflée en gigot, sans rougeur de la peau, la cuisse se dévie en abduction et rotation en dehors, avec peu de flexion. Puis se collecte un abcès, souvent volumineux, qui, pour l'ostéomyélite fémorale, se forme de préférence en dedans sous la masse des adducteurs; qui, pour l'ostéomyélite du bassin, occupe en général la face pelvienne du cotyle et remonte vers la fosse iliaque, ou quelquefois descend vers la partie interne de la racine de la cuisse.

L'abcès une fois formé et volumineux, le diagnostic devient simple. Mais à la première période, lorsqu'il est encore caché dans la profondeur, il n'en est pas de même. L'arthrite de la hanche est évidente, mais provient-elle d'une lésion osseuse ? Où siège cette lésion ? Est-elle une ostéomyélite ? Presque toujours la douleur locale à la pression, — sans oublier de pratiquer le toucher rectal — les allures graves de l'infection ne permettront pas l'hésitation. Cela fait, il reste à déterminer le degré des lésions : où en est l'arthrite de la hanche, la tête fémorale est-elle luxée ? ou n'est-ce pas, après décollement épiphysaire, l'extrémité décalottée du col ? On s'en rend compte par les manœuvres habituelles d'exploration de la hanche (voy. p. 440) et par la radiographie (1).

C'est à propos de ces formes à lésions articulaires immédiates ou à peu près que doit être discuté le *diagnostic avec le rhumatisme articulaire aigu*. Je n'en ai pas fait mention à propos de la forme ordinaire : je n'ignore pas que l'erreur est souvent commise et qu'il en résulte bien des retards opératoires déplorables, mais elle est peu excusable. On la commet faute d'avoir regardé et palpé la région dont se plaint le malade fébricitant; or, s'il s'agit d'une ostéomyélite, il y a peu de liquide dans les jointures suspectes, le gonflement occupe plutôt les régions juxta-articulaires et, surtout, la douleur est éveillée par la pression localisée à côté des jointures, au niveau des lignes conjugales. Avec un peu d'attention, on explore ces

(1) A la hanche, on a pu traiter certaines de ces luxations par la réduction sanglante (GAYET, *Rev. chir.*, 1902, p. 269) ou non sanglante (A. WITTEK, *Zeit. f. Orth. Chir.*, 1906, t. XVI, p. 167), comme des luxations congénitales. La plupart du temps, leur traitement est nul.

lignes dans les points où aucune synoviale enflammée ne peut les recouvrir et le diagnostic sera établi. Il faut, en effet, se méfier des culs-de-sac synoviaux sur lesquels on peut appuyer à la hauteur des lignes conjugales : par exemple, pour l'épiphyse fémorale inférieure, on pressera sur les côtés, au-dessus des condyles, et non point en avant, où existe le cul-de-sac tricipital.

Les *gaines synoviales* du poignet, du cou-de-pied sont capables, en cas d'inflammations rhumatismales aiguës et multiples, d'être d'une exploration difficile, et il m'est arrivé d'être embarrassé pendant deux ou trois jours ; mais, dans ces conditions, l'état général n'est pas gravement infecté, localement le gonflement est de coloration rosée, mais sans induration phlegmoneuse, et l'on reconnaît qu'à condition d'exercer une surveillance très attentive, on est en droit de tenter l'action spécifique du salicylate de soude à haute dose.

Cette action fait défaut dans le *rhumatisme blennorragique*, lequel peut, d'autre part, prendre localement des allures presque phlegmoneuses avec état fébrile marqué. On restera donc sur la réserve si l'on trouve chez l'enfant une lésion blennorragique (vulvo-vaginite, ophtalmie purulente); mais si la participation des gaines tendineuses (doigts, poignet, cou-de-pied) donne vers la diaphyse un gonflement phlegmoneux suspect, on recourra à l'incision exploratrice d'autant mieux que, dans les formes graves d'arthrite blennorragique, l'arthrotomie est le meilleur des traitements.

Cela dit sur le diagnostic des formes juxta-articulaires, je reviens aux formes articulaires, dont nous avons le type à la hanche. Or, il existe des arthrites aiguës, probablement rhumatismales, qui sont d'une exploration facile aux jointures superficielles (genou, coude, poignet, cou-de-pied), mais non point aux jointures profondes (épaule et surtout hanche). Aussi, pour ces dernières, le diagnostic est-il difficile lorsque la lésion est mono-articulaire. Cependant, en tenant compte des arguments que je viens de développer pour les formes à synovite tendineuse, on reconnaîtra les cas où l'on est en droit d'attendre avant d'opérer, en ayant soin de soumettre la hanche à l'extension continue; et à l'état de la langue, au facies infecté, au brusque gonflement en gigot de la racine du membre, à l'œdème, on reconnaîtra des arthrites suppurées auxquelles convient l'incision immédiate.

Les éléments de diagnostic sont les mêmes pour une forme tout à fait exceptionnelle, dont je n'ai observé qu'un exemple (1) et où des *arthrites suppurées multiples*, presque simultanées, sont la conséquence de *foyers d'ostéomyélite épiphysaire* et non plus juxta-épiphysaire.

Ostéomyélite à foyers multiples ; forme pyohémique. — Toute ostéomyélite doit être considérée comme la localisation d'une infection générale propagée par voie circulatoire, donc d'une pyohémie. Il n'en reste pas moins que le clinicien doit envisager d'une manière spéciale les cas où se produisent des foyers multiples, par embolies septiques ; ces foyers peuvent se produire : 1° dans les os; 2° dans les viscères.

1° *Foyers osseux multiples.* — D'après les relevés de Haaga, cette forme cor-

(1) A. Broca, *Journ. des prat.*, 1904, p. 785. — A. Wœlcher et S. Handley (*Lancet*, 24 novembre 1906, t. II, p. 1436) ont publié sous le nom d'épiphysite multiple (pneumocoque ; enfant de 13 mois) un cas où il y a eu des lésions multiples mais juxta-articulaires, sans arthrite.

respond à environ 1/5 des cas, ce que je confirme à peu près(1). Il est possible que ces foyers multiples soient à peu près contemporains, mais la plupart du temps un intervalle assez net sépare l'attaque initiale des localisations secondaires. Celles-ci ont coutume d'être, en moyenne, moins profondes. Elles peuvent se manifester très brusquement, en de véritables abcès soudains ; parfois elles sont annoncées par une vive douleur, avec rougeur et gonflement, et il convient de surveiller très attentivement ces points d'ostéalgie ; mais souvent aussi cette douleur, ce gonflement doivent être recherchés, d'où la recommandation d'examiner matin et soir, par la vue et le toucher, pendant la période fébrile, toutes les régions conjugales accessibles, car les malades, gravement infectés, ne s'en plaignent guère d'eux-mêmes. Une douleur, même avec un peu de rougeur, n'est d'ailleurs pas une indication suffisante pour opérer, car la résolution de ces foyers emboliques n'est pas rare : mais il faut savoir qu'après résolution apparente la suppuration est possible, même à longue échéance ; je l'ai vue au bout de plusieurs années (*ostéomyélite larvée* de A. Poncet et de son élève MIALARET, Th. de doct., Lyon 1893-94, n° 874).

2° *Foyers métastatiques non osseux*. — On peut en observer du côté des membres, sous forme soit d'*arthrites suppurées*, soit d'*abcès* quelquefois énormes des parties molles ou d'œdèmes septiques à distance. De cela je rapprocherai, du côté des viscères, les *pleurésies* et *péricardites purulentes* : il s'agit dans tout cela de collections purulentes qu'il faut inciser aussi vite que possible. Le pronostic est dans ces conditions très mauvais, mais on enregistre quelques guérisons dans des cas en apparence désespérés (2).

Toute ostéomyélite peut, à un moment donné, se compliquer de la sorte, et il faut matin et soir ausculter le thorax, examiner les urines où l'albumine est fréquente.

Je signalerai enfin la pyohémie complète, avec ses grands frissons, avec ses grandes oscillations thermiques, avec ses lésions viscérales non chirurgicales (endocardite, abcès métastatiques du foie, du poumon, du rein, du cerveau). L'embolie graisseuse des poumons s'observe aussi dans les cas très graves (3).

Traitement. — Le traitement de l'ostéomyélite aiguë doit consister à ouvrir de bout en bout les abcès des parties molles, qu'ils soient ou non sous-périostés, à les drainer largement avec de gros tubes en caoutchouc, à agir de même pour les articulations voisines si elles ont suppuré (4), à ajouter à tout cela la trépanation

(1) HAAGA donne : deux os, 64 cas ; trois os, 12 ; quatre os, 4 ; cinq os, 2. A. BROCA, *Leç. clin.*, t. II, p. 256 J'ai fait publier quelques observations dans la thèse de TSATCHEFF, Paris, 1904-1905, n° 124. Voy. CONDOMINES, thèse doctorat, Lyon, 1899-1900, n° 85. Sur les ostéomyélites symétriques, A. MOST, *Med. Klin.*, Berlin, 1905, t. I, p. 1031.

(2) On a observé à titre exceptionnel la nécrose du testicule avec vaginalite suppurée (BERNARD, *Echo méd. du Nord*, 1905, p. 66). Comme succès après incision du péricarde, je citerai C.-N. GWYNNE, *Soc. Stud. dis. Childr.*, London, 1905, V, p. 269.

(3) FLOURNOY (thèse de doctorat, Strasbourg, 1878), lui attribue un rôle important dans la symptomatologie, ce qui est douteux.

(4) On a parlé de la *résection* pour ces arthrites, parce que c'est, dit Ollier, une plus haute expression du drainage. Elle est, en effet, quelquefois indispensable à la hanche (ostéomyélite du cotyle), mais au genou, au cou-de-pied je n'y ai jamais eu recours, l'arthrotomie me paraît suffisante, et il y a eu là une exagération de l'école lyonnaise (Cf. BARTHEZ, thèse de doctorat, Paris, 1901-1902, n° 453). Dans un cas, SAVARIAUD (*Rev. d'orthop.*, 1901, p. 181) a pratiqué la *synovectomie* du genou.

de la diaphyse sur les parties dénudées, pour donner issue au pus contenu dans le bulbe de l'os et dans le canal médullaire (1).

Avant d'entrer dans le détail, une discussion doit être soulevée sur la *nécessité d'ouvrir de parti pris le canal médullaire* ; c'est à ce propos que nous devons nous occuper du parallèle entre l'ostéomyélite aiguë et la périostite phlegmoneuse, distinction dont tout l'intérêt est d'ordre opératoire.

Tant que l'on a admis l'existence de la *périostite phlegmoneuse diffuse* (ou rhumatismale, ou maligne, etc.), sans s'occuper des lésions profondes, on en a conclu qu'il fallait seulement ouvrir largement les abcès péri-osseux; et Chassaignac opposait nettement à ces faits les *ostéomyélites*, justiciables de l'amputation du membre. Les auteurs qui ont repris et développé les idées de Gerdy, sur la solidarité des divers éléments osseux devant l'inflammation, ont conclu à l'origine obligatoire du mal dans la moelle du bulbe, d'où la conclusion pratique à la trépanation obligatoire de la diaphyse pour évacuer ce pus central (2). Lannelongue a sans doute un peu exagéré les bienfaits de cette pratique, car de ses premières publications il semblerait résulter qu'elle diminue les accidents d'ostéomyélite prolongée, ce qui est inexact; mais il me paraît certain que la systématisation de la trépanation précoce a été fort efficace pour diminuer la mortalité immédiate, et c'est pour cela que, dans le résumé initial des indications thérapeutiques auxquelles nous devons obéir, j'ai posé en principe la nécessité de trépaner (3).

Est-ce à dire, cependant, que la périostite vraie — ou tout au plus avec participation d'une mince couche osseuse sous-jacente — n'existe pas ? Cette assertion serait sûrement erronée, même pour l'ostéomyélite à staphylocoques (car personne ne l'admet pour les ostéomyélites à pneumocoques et à bacilles d Eberth), et sans contredit on peut voir guérir après incision simple des malades chez lesquels rien ne se nécrose ensuite sur l'os dénudé ou seulement une petite lamelle superficielle En particulier, ce n'est pas très rare pour les foyers secondaires, alors que l'ostéomyélite primitive a sûrement été centrale, à staphylocoques.

La discussion n'aurait pas sa raison d'être si, dans le doute, la trépanation était un complément opératoire dépourvu de toute gravité; et parfois, en effet, il en peut être ainsi : la perforation jusqu'à la moelle ne donne pas de pus et s'oblitère sans inconvénient; mais par exception il peut en résulter des accidents, et par

(1) Aussi bien pour les manifestations secondaires que pour la localisation initiale, c'est un *traitement d'urgence*, au même titre que celui de la hernie étranglée. Il y a sans doute des cas bénins, dont l'abcès est ouvert tardivement ou s'ouvre tout seul, et qui cependant guérissent. Mais, à l'époque de la chirurgie septique, il est certain que Demme et Billroth ont eu tort de répandre en Allemagne la doctrine de l'incision tardive, sous prétexte que l'incision précoce était cause de pyohémie. Cette pratique est restée, sous leur influence, pendant longtemps classique et il est remarquable qu'en 1888 encore (*Arch. f. klin. Chir.*, t. XXXVIII, p. 212) O. Thelen ait cru avoir besoin de la combattre. Comme travaux allemands récents, nous citerons Ph.-F. Becker, *Deut. Zeit. f. Chir.*, 1902, t. LXIII, p. 176 ; F. Blumenfeld, *Arch. f. Kinderh.*, 1900, t. XXX, p. 37 ; les thèses de E. Fricke, Kiel, 1902 ; H. Lulfing, Kiel, 1902, H. Rubritius, *Prag. med. Woch.*, 1907, pp ; 289 et 303.

(2) Voy. en particulier Ollier, *Acad. des sc.*, 1876, t. LXXXIII, p. 423. Lannelongue, monographie citée, 1878. — Parmi les premiers partisans de la trépanation systématique, on peut citer Morven Smith, d'après *Arch. gén. méd.*, Paris, 1839, t. I, p. 219.

(3) Kirmisson (*Soc. chir.*, Paris, 1907, p. 865) est de l'opinion inverse et conseille de s'en tenir au débridement large des parties molles ; voy. aussi Toussaint, *ibid.*, p. 908.

exemple Pierre Delbet (1) vient de publier un cas où il semble bien que par là la moelle ait été infectée, d'où une aggravation locale telle qu'en fin de compte il fallut amputer.

Nous devons donc penser que la trépanation, fort utile dans les cas habituels, ceux où il y a ostéomyélite, ne convient pas aux cas rares de périostite. Or, si l'on analyse les observations intéressantes et bien étudiées de Delbet, on constate qu'en pratique on peut sans trop de peine se tirer d'affaire. Par l'examen clinique, nous ne savons pas diagnostiquer à l'avance ces cas, et c'est pour cela que je n'ai pas parlé de ces périostites phlegmoneuses dans la description symptomatique. Mais, après avoir reconnu et largement incisé l'abcès, nous voyons l'os ; or, dans les cas de Delbet, il n'était pas dénudé, blanc, sec comme dans l'ostéomyélite ordinaire (voy. p. 285). Si donc on arrive sur un os dénudé, mais encore rouge, vascularisé, on ne le perforera pas ; dans les autres cas, qui sont la presque totalité, on le perforera et toujours on trouvera du pus au centre, de même que toujours on constatera, à longue échéance, que les séquestres prennent toute l'épaisseur de la diaphyse.

Mais il importe de répéter que *le premier acte doit être de drainer très largement les parties molles :* Kirmisson nous a dit avoir vu un malade chez lequel, au lieu de débrider les abcès sous-périostés, on avait seulement, par trois petites incisions de 2 centimètres chacune, fait trois trous de flûte au tibia, en haut, au milieu, en bas. C'est une pratique détestable, que d'ailleurs Lannelongue n'a jamais conseillée; mieux vaut, et de beaucoup, un drainage superficiel complet, sans trépanation, et en fait le praticien ordinaire, dépourvu d'outillage, sauvera bien des malades par ce moyen relativement simple. Je crois, toutefois, qu'on en sauve plus en ajoutant à cela la trépanation.

Voici, maintenant les règles de pratique :

Le malade étant endormi, il convient d'abord de déterminer par une palpation attentive s'il y a un ou plusieurs abcès ; s'il y en a, il faut avant tout les aborder par des incisions très longues, parallèles à l'os malade, et aussi rapprochées que possible du foyer, en tenant compte, bien entendu, des organes voisins qui méritent le respect. Cela fait, il est de règle que l'on puisse par là perforer, aux limites du décollement périostique, l'os largement exposé. Quelquefois pourtant on ne sera pas après cela en bon lieu pour trépaner l'os, et dans ce cas on complète par une incision au lieu d'élection, comme lorsqu'il n'y a pas d'abcès extérieurement appréciable (2).

Pour chaque os, en effet, il y a une face d'élection, la plus superficielle, celle où on arrive sans rencontrer de vaisseaux et nerfs : face externe du fémur, face interne du tibia, face postéro-externe du péroné, face externe du pied ; face anté-

(1) Pierre Delbet, *Soc. chir.*, Paris, 1907, p. 861. Pour les faits anciens, à l'époque où l'on méconnaissait certainement les lésions centrales, voyez la thèse de Louvet (Paris, 1867, n° 7) sur la périostite phlegmoneuse diffuse. — Pour les faits récents, voyez Gangolphe, *loc. cit.*, p. 357 ; A. Bernard, thèse de doctorat, Paris, 1900-1901, n° 306 ; Widenmayer, thèse de Munich, 1903.

(2) S. Roland (*Zentr. f. Chir.*, 1908, n° 20, p. 626) croit que la radiographie permet souvent de localiser le siège du pus et de faire une petite trépanation au lieu d'un large évidement ; c'est vrai pour l'abcès chronique (voy. p. 319), mais, à la période aiguë, on ne voit d'ordinaire rien d'anormal à la radiographie.

rieure de l'humérus en haut, bords latéraux de l'humérus en bas ; crêtes postérieures des os de l'avant-bras.

Sur ces lignes, près du cartilage conjugal soupçonné, on incise en examinant bien les plans successifs : l'œdème de plus en plus marqué vers la profondeur nous apprend que nous sommes sur la bonne voie. Puis le périoste apparaît, on l'incise, on le décolle s'il ne l'est déjà par l'abcès : et si on y voit les lésions plus haut décrites, on abat la paroi osseuse mise à nu, après avoir décollé autour, pour ne pas laisser échapper un petit abcès sous-périostique.

Suivant les habitudes personnelles, suivant aussi l'âge du sujet et la dureté de l'os (diaphyse ou épiphyse), on trépane à la curette, à la gouge à main, au ciseau et au maillet. Peu importe l'instrument, pourvu qu'on entre largement dans le bulbe et dans la partie voisine du canal médullaire. Si l'on a trouvé un décollement périostique, on doit le fendre de bout en bout et perforer l'os en plusieurs points sur toute la hauteur de la région dénudée ; mieux vaut même, lorsque l'os est bien accessible, comme le tibia, creuser en tranchée le canal médullaire dans toute cette hauteur. En certaines régions, telle que l'extrémité inférieure du fémur, de l'humérus, il peut être bon de passer, par deux incisions latérales, un gros drain qui traverse de part en part l'os malade, et au-dessus on évide comme il vient d'être dit. J'ai coutume de nettoyer à la curette la cavité osseuse.

Cette manière d'opérer me paraît, je le répète, avoir amélioré le pronostic immédiat, vital, de l'ostéomyélite aiguë ; elle ne met pas à l'abri des accidents d'ostéomyélite prolongée, rien ne démontre même qu'elle ait diminué leur fréquence et leur gravité. Pour les éviter, on a songé à pratiquer la *résection immédiate* de l'os malade, et Gérard Marchant, en particulier, a préconisé cette conduite (1). Il semble que parfois, chez l'adulte, cela ait réussi, mais on peut dire que chez l'enfant c'est, en règle générale, une opération déplorable, suivie de destructions graves des cartilages conjugaux, avec toutes leurs conséquences éloignées, suivie aussi de reproductions osseuses insuffisantes, avec raccourcissement considérable, souvent avec pseudarthrose. En effet, on ne peut préjuger, d'après l'étendue de la dénudation primitive, quelle sera celle de la nécrose, en sorte que par la résection immédiate on risque de faire trop ou trop peu. En outre, la diaphyse étant, sur une longueur variable, vouée à la mortification, il faut compter, pour la reconstituer, sur l'ossification sous-périostée ; or celle-ci commence à se produire de bonne heure, sitôt limité le processus aigu, puis elle s'achève peu à peu, constituée d'abord par des tissus très mous, faciles à incurver, à fracturer, puis plus résistants, jusqu'à reconstituer un os parfaitement solide. L'os ancien, mort sans doute, mais rigide, est indispensable pour servir de tuteur à la gaine périostique, pendant plusieurs semaines molle, rétractile, subissant de façon désastreuse l'action des muscles voisins. Le fait est que tous les spécia-

(1) Gérard Marchant, *Soc. anat.*, Paris, 1889, p. 139. La question est complètement exposée par R. Barthez, thèse de doctorat, Paris, 1901-1902, n° 453. — Voy. aussi Berndt, *Münch. med. Woch.*, 1902, n° 13, p. 516; Benedic, thèse de doctorat, Nancy, 1899-1900, n° 2 (inconvénients) ; Alexandrowicz, thèse de doctorat, Montpellier, 1901-1902, n° 72 (indication dans certains cas graves) ; Van Rebber, thèse, Greifswald, 1902.

listes habitués à la chirurgie osseuse, chez l'enfant en particulier, ont condamné

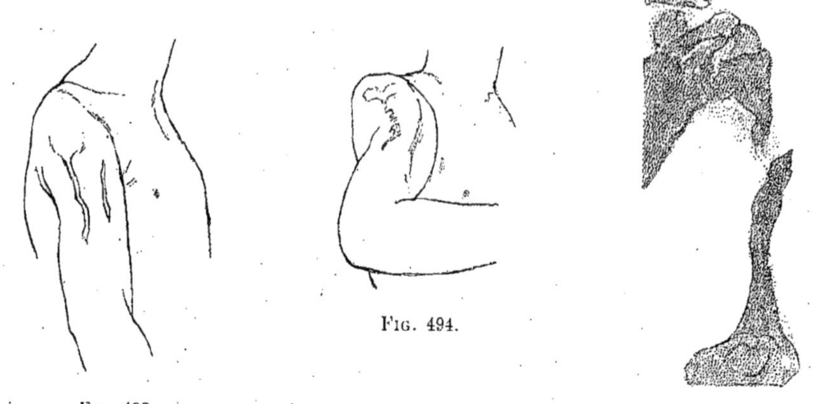

FIG. 493. FIG. 494. FIG. 495.

Pseudarthrose consécutive à une résection précoce, nécessitée par l'infection grave. On voit, sur la fig. 494, comment, en élevant le fragment inférieur, les muscles longs le fixent contre le supérieur : ce qui donne appui convenable aux mouvements du coude.

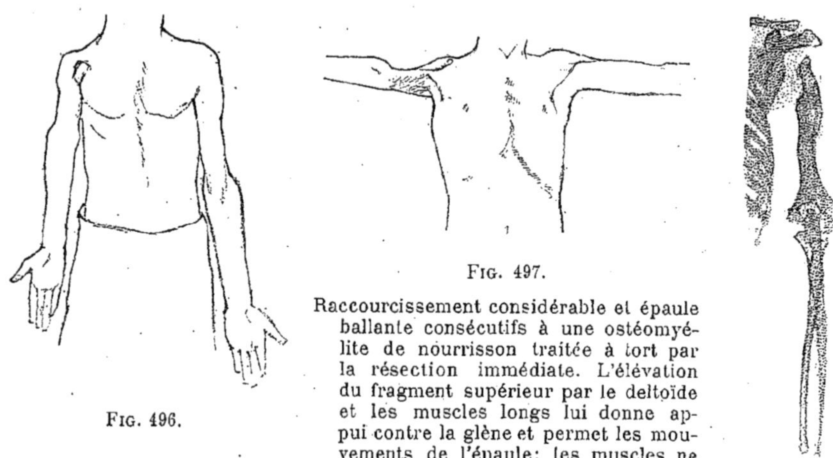

FIG. 496. FIG. 497. FIG. 498.

Raccourcissement considérable et épaule ballante consécutifs à une ostéomyélite de nourrisson traitée à tort par la résection immédiate. L'élévation du fragment supérieur par le deltoïde et les muscles longs lui donne appui contre la glène et permet les mouvements de l'épaule; les muscles ne sont pas atrophiés. (A. BROCA, *Gazette des hôpitaux*, 1908, p. 1405.)

sur ses résultats — qu'ils les aient ou non obtenus eux-mêmes — la résection immédiate, en théorie si séduisante.

Pour terminer, je signalerai les indications de l'*amputation* (ou de la désarticulation). C'est une opération à ne pratiquer que dans des conditions exceptionnelles, lorsque les articulations voisines suppurent, lorsque les épiphyses sont décollées et ne se drainent pas bien, lorsque l'on juge que l'infection persistante a pour cause unique un foyer localisé, possible à supprimer d'un coup. Mais la plupart du temps il s'agit d'une véritable pyohémie, à manifestations multiples, viscérales ou autres, et il est bien rare qu'on y coupe court par l'ablation du foyer initial et principal.

Même après une intervention large, on ne doit pas compter sur une défervescence brusque, totale et définitive : la règle est que, pendant un temps variable, il persiste plus ou moins de fièvre. Avant d'arriver à l'ostéomyélite prolongée, chronique, le malade doit traverser une période aiguë, encore dangereuse, qui durera plusieurs semaines.

Pendant cette période, on aura à faire des pansements fréquents, à surveiller de très près l'opéré tout entier. Localement, on se méfiera des abcès successifs, des arthrites de voisinage, de l'envahissement bipolaire, matin et soir on palpera tous les os; on vérifiera s'il n'y a pas de désaccord entre l'état local et la courbe thermique; on drainera exactement les clapiers, on les lavera au besoin, et on deviendra particulièrement attentif si une ascension thermique survient sans cause locale connue.

Sitôt un foyer secondaire reconnu, il sera largement ouvert. De même, on surveillera avec grand soin les viscères. Non seulement parce que les suppurations pleurales et péricardiques peuvent exiger une opération, mais aussi parce que de l'état des reins révélé par l'analyse des urines, de l'état du cœur, révélé par l'auscultation, dépend le pronostic immédiat, et aussi le pronostic définitif. Même lorsque les viscères sont gravement compromis, le malade peut guérir, surtout si on institue le traitement des septicémies médicales : un peu d'alcool, régime lacté, injections sous-cutanées abondantes de sérum artificiel. Mais on ne réussira pas toujours, et quelques-uns de nos opérés succombent à la septicémie en trois, quatre semaines, quelquefois plus, quoi que nous puissions faire.

Ces revers tardifs sont, il est vrai, assez rares et presque toujours, si la septicémie initiale n'est pas suffisante pour causer la mort rapide, si le malade a survécu une semaine, il guérira de la maladie aiguë, mais trop souvent au prix d'une lésion chronique des plus difficiles à guérir.

ÉTUDE CLINIQUE DE L'OSTÉOMYÉLITE PROLONGÉE

Après les accidents aigus, l'os malade se nécrose, puis se séquestre, tandis qu'autour de lui se fait un os nouveau. A cette période anatomique, d'évolution très lente, correspond une période d'accidents chroniques dans laquelle on entre par degrés insensibles. Le refroidissement, la limitation exacte des lésions sont lents, et cette période intermédiaire, avec des épisodes aigus, peut durer des semaines, des mois même. Mais supposons une lésion absolument refroidie ; sous quel aspect clinique va-t-elle se présenter ? Nous prendrons encore pour type une *ostéomyélite prolongée* du membre inférieur.

Symptômes. — A l'inspection du membre, on voit quelquefois la peau un peu plus rouge que celle du côté opposé, mais en général il n'en est rien. Mais elle est épaisse, brune, pigmentée et les poils y sont d'habitude hypertrophiés. Le membre apparaît quelquefois raccourci, plus souvent allongé, l'irritation ayant activé l'ossification conjugale. Allongement d'ailleurs presque toujours léger, incapable de gêner ultérieurement les fonctions. Si les troubles de l'accroissement en longueur sont partiels et non répartis également sur toute la surface du cartilage, il en résulte les déviations décrites plus haut (voy. p. 290).

Dans la région malade, le membre apparaît volumineux, quelquefois même très volumineux, tandis qu'ailleurs il est grêle, et la palpation nous apprend tout de suite que cela tient au contraste entre l'hypertrophie osseuse et l'atrophie musculaire. Là où l'os est superficiel, on le sent immédiatement sous les doigts, à travers la peau un peu épaisse et manquant de souplesse : c'est le cas à la face interne du tibia. Et les parties que recouvrent des masses musculaires, sont au palper bien plus grosses qu'elles ne le semblent à l'inspection : c'est qu'autour d'elles les muscles sont atrophiés. Il en est ainsi à l'extrémité inférieure du fémur : souvent le membre ne paraît pas plus gros que l'autre, mais dès que l'on y applique la main, on ne sent entre elle et l'os qu'une mince lame de quadriceps. Remontons au-dessus de l'hyperostose, et l'atrophie musculaire nous rendra compte de la gracilité relative de la cuisse à ce niveau.

Au niveau de l'hyperostose existent des cicatrices de forme variable, selon qu'elles résultent d'incisions ou d'ouvertures spontanées, ayant pour caractères communs d'être enfoncées, adhérentes à l'os ; à côté d'elles, des fistules suppurent plus ou moins, peu décollées, peu fongueuses, ayant pour lieu d'élection les environs de la ligne conjugale. Par là sortent de temps à autre des aiguilles osseuses nécrosées fort importantes pour le diagnostic, et un stylet, après avoir traversé un canal osseux plus ou moins large, plus ou moins rugueux, arrive contre l'os dénudé, contre un séquestre mobile, ou pénètre dans de l'ostéite raréfiante.

L'hyperostose est fusiforme : elle a son maximum à la région conjugale et s'étend plus ou moins loin, quelquefois très loin, sur la diaphyse. Elle accroît aussi le volume de l'épiphyse, des surfaces articulaires, et ici une hypertrophie même légère peut gêner beaucoup les mouvements de la jointure. De là des raideurs et même des ankyloses presque complètes, avec usure osseuse, subluxation ou luxation, dont l'importance est grande au membre inférieur surtout. Tous les chirurgiens ont vu des ankyloses de la hanche, du genou, du cou-de-pied à la suite d'une ostéomyélite ; au genou surtout c'est fréquent après l'ostéomyélite du fémur. Lorsque la jointure est ankylosée en bonne position, l'inconvénient n'est pas bien considérable, mais si on n'a pas veillé à cela pendant le traitement de la période aiguë, le genou se met en demi-flexion, le pied en extension et on ne peut bientôt plus, sans une intervention sanglante appropriée, remettre la jambe dans la rectitude, faire rentrer l'astragale dans la mortaise : les os déformés buttent l'un contre l'autre (1).

Diagnostic. — Cette symptomatologie ne laisse place à aucune méprise (2).

(1) Le redressement brusque ne sera entrepris qu'avec ménagements et pour les cas très anciens d'ankylose fibreuse, car il expose à des poussées inflammatoires parfois très graves.

(2) La *radiographie* ne donne pas de renseignements réellement utiles dans l'ostéomyélite aiguë. Dans l'ostéomyélite chronique, elle fait voir un os sous-périosté plus ou moins inégal de surface, avec des taches de couleur plus ou moins foncée ; elle est souvent fort utile pour différencier d'un ostéosarcome certains cas d'ostéomyélite chronique d'emblée (voyez ostéosarcome) ; pour les hyperostoses de syphilis héréditaire tardive, elle n'est guère caractéristique ; elle ne permet pas de délimiter les séquestres, mais elle montre les taches claires

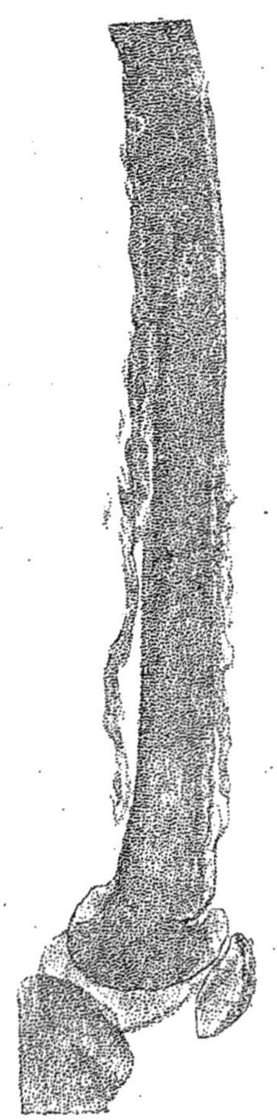

Fig. 499.

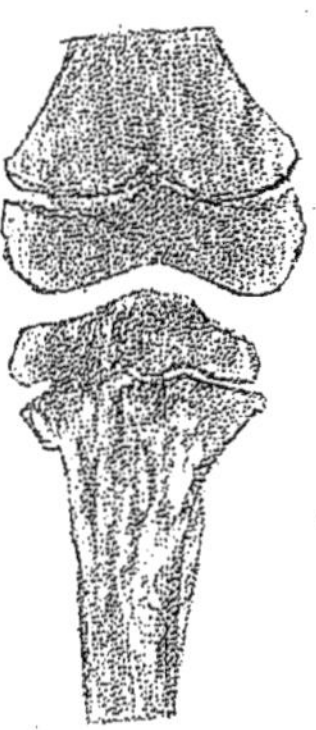

Fig. 500.

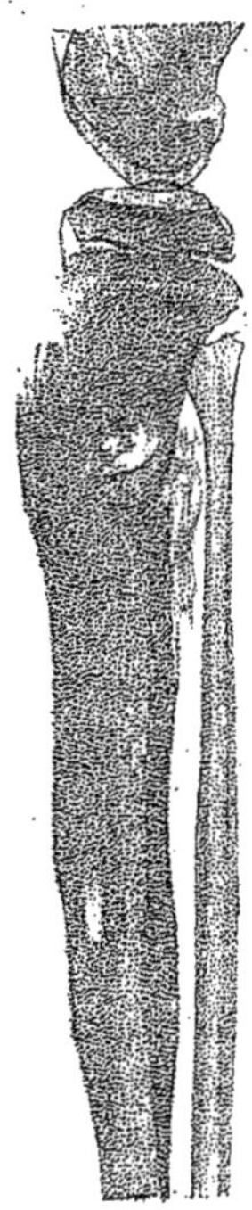

Fig. 501.

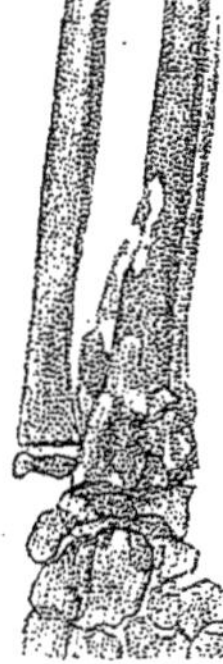

Fig. 502.

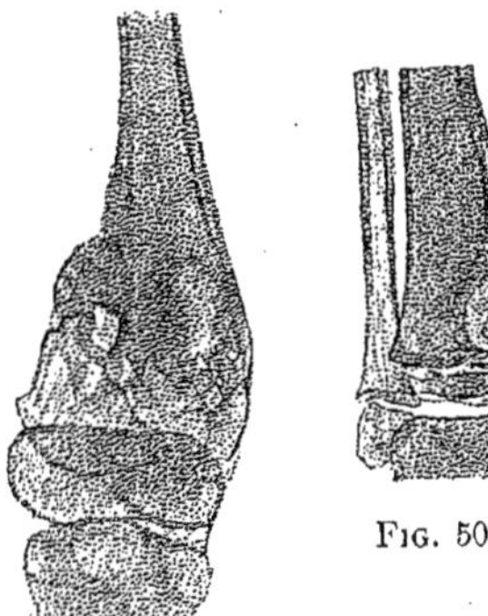

Fig. 503.

Fig. 504.

Radiographies d'ostéomyélites prolongées.— Fig. 499. Début de l'hyperostose sous-périostée. — Fig. 500. Raréfaction de la diaphyse peu après l'atteinte aiguë. — Fig. 501. Hyperostose avec grandia foramina dont on voit les taches claires. — Fig. 502. Séquestre invaginé du radius. — Fig. 503. Ostéite diffuse raréfiante. — Fig. 504. Même aspect dans un cas chronique d'emblée. Certains de ces aspects peuvent prêter à la confusion avec la syphilis. En particulier on pourra voir à cet article une hyperostose sous-périostée de cette nature, à peine estompée. D'autre part, l'aspect de la figure 503 rappelle celui de certaines lésions d'ostéomalacie ou de syphilis héréditaire. L'aspect de la figure 501 est assez caractéristique, mais certaines ostéites tuberculeuses des diaphyses peuvent lui ressembler. On s'en rendra compte en se reportant aux figures des pages 382 et 384. Cela prouve une fois de plus que la radiographie nous donne des renseignements fort utiles, mais non absolus et qu'elle doit être secondée par une analyse clinique minutieuse. Sur la figure 502, on peut jusqu'à un certain point soupçonner le séquestre ; mais souvent il n'en est rien : on n'en voit pas trace, par exemple, sur la figure 501, où cependant il existait au centre de l'os nouveau. Je signalerai l'aspect de raréfaction de la figure 500, à une période où il n'y a pas encore d'hyperostose sous-périostée. A la période aiguë initiale, la radiographie ne nous renseigne pas.

Oui, nous rencontrons à tout instant des enfants ainsi atteints et que l'on a déclarés tuberculeux ou syphilitiques, que l'on bourre de drogues au lieu d'évider leur os. Ces erreurs sont inexcusables, même quand la jointure voisine est un peu enflammée et raidie en position vicieuse : il suffit de demander quand et comment la maladie a débuté et on remonte à une véritable maladie fébrile, jugée par un abcès ouvert chirurgicalement ou spontanément, et souvent qualifiée par erreur de rhumatisme, de fièvre typhoïde.

Même si ce commémoratif n'est pas net, les signes physiques actuels doivent nous conduire droit au diagnostic exact. Seule, l'ostéomyélite est capable d'engendrer une hyperostose semblable et de semblables fistules.

Une forme qui parfois donne lieu à des erreurs est celle où, au genou en particulier, se constitue une *arthrite chronique* (1), ayant ou non suppuré et capable de s'ankyloser en flexion, parfois même en subluxation postéro-externe. La ressemblance peut alors être grande avec une tumeur blanche du genou, fistuleuse ou cicatrisée, surtout dans cette forme où le fait anatomique dominant est une hyperostose des condyles fémoraux. Mais au-dessus de ceux-ci, la diaphyse fémorale n'est pas grosse, et surtout il est bien exceptionnel qu'une ostéo-arthrite tuberculeuse ne cause pas dans la synoviale des épaississements fongueux, inconnus à l'ostéomyélite. A noter encore que la tumeur blanche a coutume de frapper les deux os de la jointure ; mais il faut ajouter qu'en cas d'arthrite ostéomyélitique la participation du second os est loin d'être exceptionnelle. Il va sans dire que le fait le plus important est d'établir par un interrogatoire attentif quel fut le début de la lésion, quel fut le degré d'acuité et de fièvre, comment évoluèrent et furent opérés les abcès, si des séquestres sont sortis par les incisions.

Un cas de diagnostic difficile, si l'on n'a pas de renseignements précis sur l'évolution du foyer initial, est celui où une ostéo-arthrite subaiguë à distance ne se manifeste que plusieurs années après une ostéomyélite cicatrisée.

Pronostic (2). — Ces vieux foyers d'ostéomyélite sont d'un pronostic assez bon, en ce que la vie n'est pas menacée, quoiqu'ils soient exposés à des *poussées inflammatoires* assez graves même pour être, par exception, mortelles par pyohémie. Mais ils sont fort ennuyeux en ce qu'on ne peut jamais y affirmer la guérison radicale, même au bout de très longues années (on en a vu se réchauffer au bout de plus de soixante ans), même après une ou plusieurs opérations pour ablation de séquestre, même quand il y a eu une longue période de cicatrisation complète. Les malades ont des douleurs spontanées plus ou moins fréquentes et de temps à autre, sans cause connue, un abcès se constitue, quelquefois de façon insidieuse, quelquefois, au contraire, brusquement, très vite même, avec un gonflement dur, rouge, où l'on peut trouver, au lieu de pus, une substance demi-glaireuse

d'ostéite raréfiante. (Cf. F. Hahn, *Münch. med. Woch.*, 1898, p. 851; Maunoury, *Soc. chir.*, Paris, 1900, p. 387 ; C. Ritter, *Fortschr. a. d. Geb. d. Röntgenstr.*, Hambourg, 1905-1906, t. IX, p. 106). En cas de tuberculose, l'hyperostose sous-périostée est rare, sauf chez l'enfant très jeune.

(1) Lautier, thèse de Paris, 1891-1892, n° 81.

(2) Sur l'avenir de ces malades, voyez : A. Moulonguet, *Arch. prov. de chir.*, 1906, p. 116 ; Trendel, *Beitr. z. kl. Chir.*, 1903-1904, t. LI, p. 607 ; R. Gonser, *Jahrb. f. Kinderh.*, 1902, t. LXI, p. 49. — Bérard et Nové Josserand (*Soc. chir.*, Lyon, 1909, t. XII, p. 313) signalent une pyonéphrose ayant nécessité la néphrotomie.

et demi-caséeuse. Des fistules partent parfois des lymphangites, des érysipèles (1).

Une complication heureusement rare de ces trajets fistuleux est leur dégénérescence épithéliomateuse (2).

J'ai étudié, à propos de l'anatomie pathologique (p. 290), les ulcérations vasculaires par séquestre et les déviations du membre.

Il est à noter enfin que ces malades sont assez souvent plus ou moins touchés dans leurs viscères depuis leur attaque aiguë; ces lésions ont coutume de guérir bien, mais pas toujours, et il faut compter avec les lésions valvulaires définitives, avec les néphrites aussi, ces dernières étant susceptibles de subir des poussées parallèles à celles du foyer osseux.

Traitement. — Après opération d'urgence pour ostéomyélite aiguë, et en mettant à part les rares cas de périostite que j'ai mentionnés, on peut poser en principe que le membre restera fistuleux, presque toujours, parce qu'il se forme un séquestre diaphysaire plus ou moins volumineux et de l'ostéite raréfiante, suppurée, dans le tissu spongieux du bulbe; il sera donc nécessaire d'opérer pour nettoyer l'os malade.

La première règle est de ne pas trop se presser, pour *laisser à l'os malade le temps de se bien séquestrer*; à l'os nouveau celui d'assurer la continuité du squelette. Après l'attaque initiale, il faut compter trois ou quatre mois avant de prendre à nouveau le bistouri. Si l'on voit alors une ou plusieurs des incisions rester fistuleuses, on explorera au stylet, et on déterminera si l'on pénètre ainsi dans de la carie, si on frotte contre un os rugueux, si on percute un os qui rend un son sec et clair, si on arrive contre un séquestre qui paraît mobile. Pour acquérir la preuve absolue de la séquestration, lorsqu'il existe deux fistules, on introduit un stylet dans chacune d'elles et on constate si les mouvements de l'un sont transmis à l'autre. Ce signe est positif, mais son absence ne prouve rien. Et la conclusion est que, si une fistule reste stationnaire pendant trois à quatre mois, si par elle le stylet arrive dans l'os, un *évidement* (3) est nécessaire.

Voici les préceptes capitaux de *manuel opératoire*.

D'abord, aux lieux d'élection énumérés plus haut (voy. p. 305), on trace une incision longue, sur toute la hauteur de l'hyperostose. Même s'il y a des fistules ailleurs, il faut aller droit au lieu d'élection, quitte à revenir à la fin vers la fistule pour y introduire un drain.

Après hémostase des parties molles, on fend le périoste, on dénude largement la face accessible de l'os nouveau et on attaque à la gouge et au maillet pour ouvrir, dans toute la hauteur de l'hyperostose, une tranchée, au fond de laquelle apparaîtra le *séquestre invaginé*, c'est-à-dire l'os ancien. On passe de préférence

(1) P. MERKLEN et ZUBER (*Soc. méd. hôp.*, Paris, 1900, p. 89) ont noté comme complication le tétanos.

(2) BUY, *Echo méd.*, Toulouse, 1902, p. 17; CESTAN et LAVAL, *Toulouse méd.*, 1903, p. 143; BAUBY, *Arch. prov. de chir.*, 1901, p. 96; CARGUE, thèse de doctorat, Toulouse, 1901-1902, n° 490; GUIOT, thèse de doctorat, Montpellier, 1903-1904, n° 26; P. BERGER, *Rev. Chir.*, 1908, n° 6, t. XXXVII, p. 735 (calcanéum).

(3) Pour certains cas, on a conseillé la résection franche de l'os nouveau autour du séquestre invaginé (cf. BARTHEZ, thèse de doctorat, Paris, 1901-1902, n° 453). Je crois qu'il faut toujours conserver l'os nouveau, ouvert en gouttière, malgré un plaidoyer récent de JEANNEL (*Prov. méd.*, 1909, p. 431) en faveur de la résection sous-périostée.

par les *grandia foramina*. Quelquefois dans l'os serpentent quelques artérioles, qui saignent ; un peu au-dessus de la lumière béante, appliquez une pointe mousse et d'un coup sec de maillet écrasez la lamelle osseuse sur le vaisseau ; grâce à ce petit procédé, et en tamponnant à mesure avec de la gaze aseptique sèche, vous opérerez vite, sans être gênés par le sang et sans avoir recours à la bande d'Esmarch, dont je ne me sers jamais.

Dans la diaphyse transformée en gouttière, on saisit le ou les séquestres avec une pince et on l'extrait, quelquefois après l'avoir sectionné en son milieu. Mais ce morcellement n'a pas pour but de diminuer l'étendue de la brèche, toujours il faut pousser la tranchée jusqu'à la limite de la cavité séquestrale.

Cela fait du côté de la diaphyse, reste à évider dans le bulbe et dans l'épiphyse tout ce qu'ont envahi les fongosités, l'ostéite raréfiante : et on travaille de la curette jusqu'à ce que l'on gratte partout une paroi résistante.

Enfin, dans toute la brèche, vous terminez en abattant les bords, pour les mettre, dans la limite du possible, de niveau avec le fond. Cette cavité est tamponnée à la gaze aseptique.

L'opération est bénigne : une seule fois j'ai vu succomber le malade, sept heures après un évidement de l'extrémité inférieure du fémur, sans que j'aie pu me faire une idée sur la cause du décès. Les complications ultérieures sont presque toujours nulles, l'os se régénère bien et les plaies se cicatrisent assez vite, au moins dans les premiers temps, puis le processus se ralentit. La plupart du temps, cependant, la cicatrisation s'achève (1) et l'on observe même des régénérations remarquables.

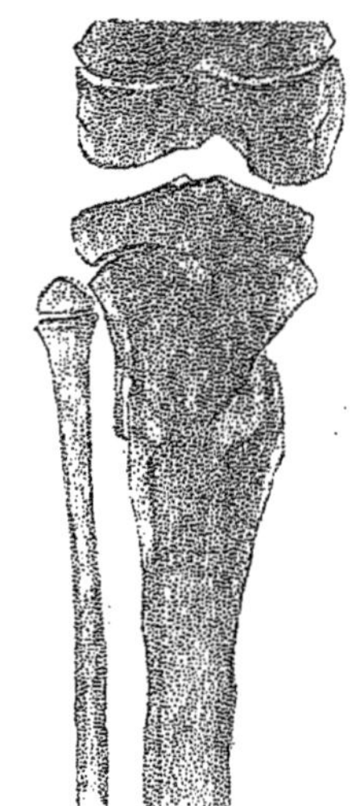
Fig. 505. — Régénération d'une diaphyse tibiale en haut.

Mais la *guérison radicale* est *aléatoire*. Trop souvent une fistule persiste ; ou bien, après guérison apparente, au bout d'un temps variable les accidents recommencent. Ces fistules intarissables s'observent surtout vers les épiphyses, là où existe de l'ostéite raréfiante, diffuse ; un beau séquestre diaphysaire, au contraire, est d'un pronostic définitif favorable. Tout cela dépend aussi de la facilité avec laquelle l'os peut être abordé, et par exemple on arrive bien plus aisément au but pour le tibia que pour le fémur ; d'autant plus que l'épiphyse inférieure de ce dernier est le lieu d'élection des ostéites raréfiantes interminables que je viens de signaler.

C'est que, dans les épiphyses, il est évidemment impossible, même après curettage complet de l'ostéite, de mettre le fond de la cavité de niveau avec les bords. Aussi dans certains cas, pour le fémur en bas surtout, faut-il savoir en prendre son parti. Le sujet reste quelquefois un infirme, voué à des poussées inflammatoires successives, à des fistules, à des interventions répétées lorsque la suppuratiens devient abondante ou la douleur violente. Et par exception l'amputation peut être indiquée, pour débarrasser le malade d'un membre inférieur plus nuisible qu'utile.

(1) Quand il reste une plaie granuleuse, on a pu la cicatriser à l'aide de greffes de Thiersch. Voy. par exemple P. Delbet, *Soc. chir.*, 1911, p. 784.

Le fait capital, dans ces opérations, est de toujours abattre les bords de la gouttière pour les mettre de niveau avec le fond et de diminuer autant que possible le volume de l'hyperostose, sur laquelle se tendent les parties molles (1).

Celles-ci sont quelquefois assez larges pour retomber presque d'elles-mêmes sur la paroi osseuse ; d'ordinaire, elles sont peu à peu attirées par la rétraction de la cicatrice. Certains auteurs, pour gagner du temps, ont tapissé l'os de *grands lambeaux autoplastiques* cutanés ou musculo-cutanés (Neuber, Depage ; Ch. Nélaton, rapport de Kirmisson, *Acad. méd.*, 22 mars 1910, t. LXIII, p. 316).

Mais les PROCÉDÉS OSTÉOPLASTIQUES sont ceux qui jouissent de la plus grande faveur.

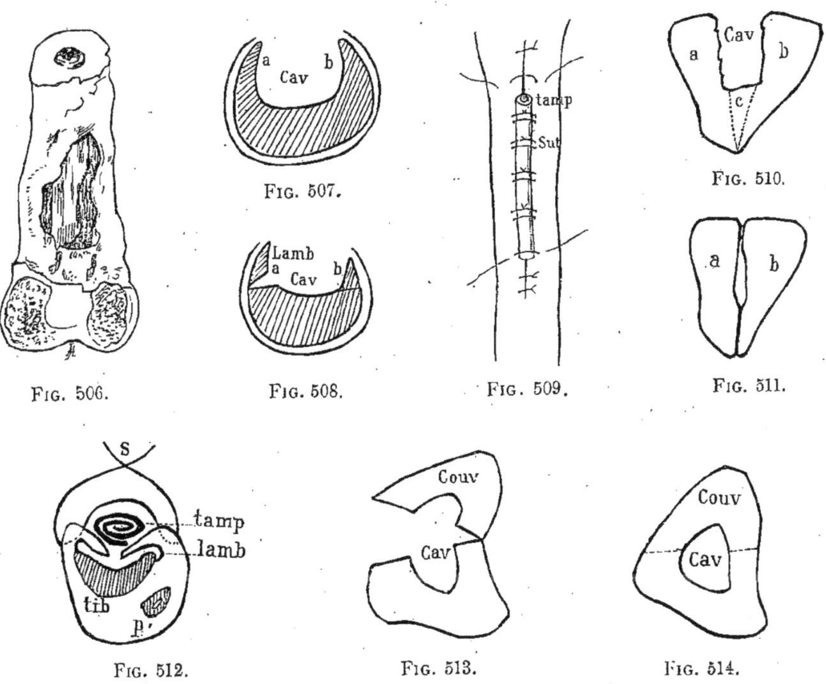

Fig. 506. Fig. 507. Fig. 508. Fig. 509. Fig. 510. Fig. 511. Fig. 512. Fig. 513. Fig. 514.

Étant donné un séquestre invaginé (fig. 506), pour l'extraire il faut ouvrir en gouttière la face accessible de l'hyperostose d'os nouveau, et on obtient ainsi le schéma 507 ; mais sur cette gouttière, les cornes *a* et *b* empêchent les parties molles d'être attirées dans la cavité. Le plus simple est de désosser les deux cornes ; en enlevant le triangle marqué en *b* (fig. 508), et, cela fait, les deux lambeaux périostiques doublés de plus ou moins de muscles et de peau retombent sur la gouttière aplanie ; on les abandonne généralement à eux-mêmes ; on peut les suturer et les appliquer sur l'os à l'aide d'un tampon cylindrique de gaze fixé par des points de suture passés comme il est montré fig. 509, et noués comme il est montré fig. 512. Les *procédés ostéoplastiques* consistent soit à mobiliser l'os des cornes de la gouttière et à l'appliquer au fond de la cavité (fig. 508, *a*), soit à faire sur le fond de la gouttière une résection cunéiforme (fig. 510, *c*) qui permet ensuite le rapprochement des deux moitiés *a* et *b* (fig. 511). Une autre méthode consiste à ouvrir le cylindre d'os nouveau en un couvercle avec une charnière qu'on rabat après avoir enlevé le séquestre : nécrotomie aseptique de Bier (fig. 513 et 514). La cavité ancienne fait alors un « espace mort » où le sang s'accumule, et on espère qu'il pourra s'organiser : ce à quoi la septicité de la cavité met presque toujours obstacle ; de même les différents « plombages » antiseptiques par lesquels on a tenté de supprimer cet espace mort ont coutume de s'éliminer.

Dans *l'ostéoplastie indirecte*, on rabat sur l'os cruenté les bords conservés avec soin

(1) Pour la bibliographie, voy. A. Broca, rapport au *Congrès français de chirurgie*, 1908, p. 417.

du périoste décollé; on applique ces petits lambeaux par suture ou par tamponnement peu serré, et on attend l'ossification de ce périoste; on a quelquefois mobilisé à la fois peau et périoste en de larges lambeaux autoplastiques appliqués immédiatement (C. Bayer) ou après quelques jours de tamponnement (Af. Schulten).

Dans *l'ostéoplastie directe*, on rabat sur tout ou partie de la cavité évidée un ou plusieurs lambeaux contenant de l'os déjà formé et emprunté soit à l'os malade lui-même (Ollier, 1866), soit à des os voisins.

Les figures ci-jointes expliquent les divers procédés de cette méthode, lorsque le lambeau est pris sur l'os malade ; à celle-ci nous ne rattacherons pas la « nécrotomie aseptique (?) » de Bier (fig. 513) : on se rend compte que dans cette dernière, on rabat, sur une cavité qui va se remplir de sang et presque forcément suppurer, le couvercle de la tabatière, et si l'on abrase la gouttière (Neugebauer), nous ne voyons plus de différence avec le vieux procédé d'Ollier.

L'autre mode d'ostéoplastie directe est l'apport d'un lambeau pédiculisé contenant de l'os sain, que celui-ci vienne d'une partie saine de l'os malade (fait exceptionnel

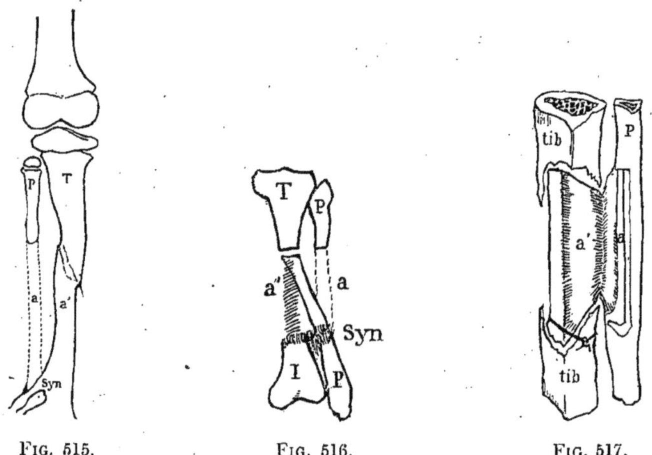

FIG. 515. FIG. 516. FIG. 517.

Procédés pour transplanter le péroné à la place du tibia. Dans les fig. 515 et 516, on voit la transplantation de tout un segment du péroné (*a* passant en *a'*) ; dans la fig. 517 est représentée la transplantation d'une partie seulement de cette diaphyse, qu'on déplace en charnière autour du ligament interosseux et qu'on fait passer sous les muscles antéro-externes (Curtillet).

pour l'ostéomyélite ; v. Nussbaum pour une pseudarthrose du cubitus) ou d'un os voisin (rotule dans une cavité fémorale [Lücke, Senn] ; péroné dans un manque de tibia). Cette méthode est indiquée surtout lorsqu'a fait défaut la régénération osseuse.

Lorsqu'il persiste une cavité séquestrale, on a cherché à la combler par INSERTION DE CORPS ÉTRANGERS, qu'il convient de classifier de la manière suivante : 1° la *greffe osseuse*, vivante ; 2° des *corps résorbables* servant de soutien au tissu peu à peu ossifié qui s'infiltre *par substitution* dans leurs pores ; 3° le *plombage* par des corps inertes et non résorbables.

1° **Greffe.** — Celle-ci peut être (Ollier) : 1° *autoplastique*, prise sur le sujet lui-même ; 2° *homoplastique*, prise sur un animal de même espèce (1) ; 3° *hétéroplastique*, prise sur

(1) MACEWEN (*Ann. of Surg.*, 1909, t. L, p. 959) donne des nouvelles d'une greffe heureuse qu'il a pratiquée il y a trente ans. — A. PONCET (*Soc. chir.*, Paris, 1911, p. 829); radiographie après 25 ans.

un animal d'espèce différente. Ces greffes, qu'il faut réaliser avec asepsie, prennent d'autant mieux que les animaux en expérience sont plus jeunes. Malgré les espérances que l'on en a conçues, il est certain que la plupart du temps (Barth dirait même toujours) le fragment osseux se résorbe peu à peu, même s'il est autoplastique, et que son utilité n'a guère été que celle d'une substitution (1).

2° **Substitution.** — Le procédé originel en est *l'organisation du caillot sanguin* dans une cavité à parois rigides qu'on laisse se remplir (Lister, Volkmann, Neuber, Schede); mais cette organisation exige une asepsie absolue, à peu près irréalisable en cas d'ostéomyélite. En outre, le sang se résorbe trop vite pour être un premier soutien assez durable si la cavité est volumineuse : d'où l'échec des procédés où l'on a d'abord mis dans la cavité des poudres antiseptiques auxquelles se mélange le sang. En réalité, il faut réduire autant que possible la quantité de sang en bourrant d'abord la cavité ou mieux en y moulant des substances coagulables.

a) Le *bourrage* a été fait avec de l'éponge, avec de la gaze aseptique ou antiseptique, avec du catgut, ou bien encore avec de l'os mort, frais ou sec, avec de l'os décalcifié.

b) Le *moulage*, avec du plâtre, du ciment, du salol iodoformé, de la gélatine formolée, de la paraffine. C'est dans cette catégorie qu'il faut ranger le « plombage iodoformé » de Mosetig; la formule du mélange est : iodoforme, 60 grammes; huile de sésame, 40 grammes; blanc de baleine, 40 grammes. Ce moulage doit être fait après hémostase parfaite et dans une cavité parfaitement aseptique ; après quoi on suture la peau, sans drainage s'il n'y a pas eu résection articulaire. De ce mélange, nous rapprocherons le mastic au thymol iodoformé, la pâte à l'eugénol, etc.

On réussit ainsi fort bien pour les cavités petites et aseptiques : mais alors suffit, on peut dire toujours, l'organisation du caillot. Quant aux grandes cavités d'ostéomyélite, même le mélange antiseptique de Mosetig-Moorhof ne s'y enkyste pas ; il a coutume d'être éliminé plus ou moins vite par les fistules, et de n'être qu'un pansement antiseptique interne et permanent. Envisagée de la sorte, la méthode est susceptible de rendre quelques services, mais on ne saurait, comme on l'a fait il y a quelques années, la présenter comme une révolution (2).

3° **Plombage** vrai, avec corps non résorbables. Nous ne ferons que signaler cette méthode, dont les résultats en cas d'ostéomyélite furent franchement mauvais.

La *prothèse métallique interne*, selon la méthode de Cl. Martin (de Lyon), peut par exception être utile en servant de tuteur à une gaine périostique trop peu résistante par elle-même (Curtillet, Nové-Josserand, Jeannel).

OSTÉOMYÉLITE CHRONIQUE D'EMBLÉE

Il est admis sans contestation que certaines variétés microbiennes d'ostéomyélite, en particulier la typhoïdique, peuvent présenter tous les degrés possibles d'acuité, jusqu'à une évolution aboutissant à la formation d'une lésion localement chronique plusieurs années après l'infection initiale. Mais cette possibilité est contestée, à tort, pour l'ostéomyélite habituelle, à staphylocoques, et ce débat est d'une importance réelle en clinique (3). Je décrirai d'abord la forme ordinaire,

(1) CHAPUT a greffé des blocs graisseux vivants. Voyez une discussion *Soc. de chir.*, Paris, 1910, p. 22.

(2) L'intoxication iodoformée est possible (DUVERGEY, *Gaz. hebd. sc. méd.*, Bordeaux, 1911, p. 260).

(3) A. DEMOULIN (élève de Trélat), thèse de doctorat, Paris, 1887-1888, n° 247. J'ai fait publier, par EVEN (thèse de Paris, 1891-92, n° 82) des faits avec examen bactériologique ; KOZLOVSKY, *Rev. de chir.*, 1900, t. I, p. 742 ; R. LE FORT, *Echo méd. Nord*, 1901, p. 17, et 1905, p. 409 ; CHANCOGNE, thèse de doctorat, Bordeaux, 1905-1906, n° 89 ; H. WILDBOLZ, *Deut. Zeit. f. Chir.*, 1900, t. LIV, p. 551.

anatomiquement superposable à l'ostéomyélite prolongée précédemment étudiée; je terminerai par deux formes spéciales : l'abcès douloureux des os, la périostite albumineuse (1).

1° **Forme ordinaire, hyperostosante et nécrosante.** — Les lésions de cette ostéomyélite sont identiques à celles de l'ostéomyélite consécutive à une atteinte aiguë ; les bactériologistes y ont rencontré le même staphylocoque ; les cliniciens se trouvent en face de la même hyperostose, fistuleuse ou non ; quelquefois même les localisations sont multiples (2), comme celles de l'ostéomyélite aiguë ; mêmes lésions articulaires pouvant ressembler à une tumeur blanche ; même possibilité de fracture spontanée, celle-ci étant dans certains cas révélatrice de la lésion peu à peu constituée avec des douleurs très variables, souvent négligées jusqu'au moment où les signes physiques attirent l'attention. Il semble que ces accidents soient relativement moins rares chez l'adulte, mais ils existent chez l'enfant et même, quoique exceptionnellement, chez le tout jeune nourrisson (voy. p. 339).

Le seul problème qui, dans ces formes, se pose devant nous est donc relatif au diagnostic, pour établir celui-ci d'après le seul caractère objectif des lésions, indépendamment du commémoratif d'acuité, sur lequel j'ai insisté pour les cas habituels ; en sorte que nous pouvons, en pratique, réunir ces cas à ceux où, pour une raison ou pour une autre, l'enfant nous est présenté par des gens incapables de préciser son histoire passée, ces derniers cas étant d'ordinaire plus simples en ce sens que presque toujours nous sommes consultés à la période de fistules.

Certains auteurs tranchent la question en affirmant que cette forme chronique d'emblée n'existe pas. Toujours, disent-ils, un début brusque, aigu, fébrile, est à l'origine du mal ; on le trouve si on interroge bien la famille, l'enfant, il a seulement, dans ces formes « atténuées », été un peu moins intense que dans la forme classique. Quand il fait complètement défaut, il faut conclure à une lésion tuberculeuse, syphilitique ou néoplasique.

Lannelongue surtout, maintenant dans leur intégralité les conclusions de son mémoire de 1879, a défendu cette doctrine, et il est certain que, parmi les faits publiés au début des études sur ce point, le départ n'a pas toujours été établi avec rigueur entre l'ostéomyélite torpide et la tuberculose osseuse diaphysaire (3), surtout lorsque celle-ci est subaiguë. Il n'en reste pas moins aujourd'hui absolument démontré que certains malades, considérés comme atteints d'une des trois lésions précitées, étaient atteints d'une ostéomyélite indiscutable de par ses lésions macroscopiques et de par la bactériologie.

Les cas les plus embarrassants sont ceux où on est consulté à la période d'*hyperostose simple, sans fistule.* Il est possible alors qu'il y ait eu, à un moment donné, dans certains cas, une poussée aiguë ou subaiguë, éphémère et oubliée, de « fièvre de croissance » ; il est probable encore que, par moments au moins, de petits accès fébriles ont existé. Mais si, quand on constate ces élévations, même

(1) J'ajouterai qu'il y a à côté de cela des ostéopathies hypertrophiantes « non classées » étudiées dans la thèse de DAIEROFF, Paris, 1899-1900, n° 508. — Sur le diagnostic différentiel des hyperostoses, voy. C. REITTER, *Wien. klin. Woch.*, 1907, p. 162.

(2) VAUTHEY (élève de Vallas), *Province méd.*, Lyon, 1896, p. 337 ; P. NOBÉCOURT et L. BABONNEIX, *Soc. de péd.*, Paris, 1903, p. 279.

(3) TRÉLAT, *Congrès franç. de chir.*, 1885, p. 396 ; et thèse de FRANCON, 1885-1886, n° 87.

légères, vers 38° le soir, on en peut tirer un argument tout à fait important pour diagnostiquer une ostéomyélite, on conçoit avec quelle facilité cela nous échappera, malgré tout notre soin à rechercher dans le passé du malade des malaises inexpliqués. Et comme il est absolument démontré que, dans certains cas, pendant plusieurs jours ou plusieurs semaines on peut observer des malades matin et soir sans leur trouver la moindre hyperthermie, alors qu'en opérant on leur trouve les lésions d'ostéomyélite les mieux caractérisées, le praticien doit conclure que l'ostéomyélite chronique d'emblée existe, avec des difficultés de diagnostic très spéciales, pour lesquelles je renvoie à l'étude de la syphilis (1), de la tuberculose, de l'ostéo-sarcome (2). Ce que l'on peut dire de général sur le sujet est que, dans ces cas difficiles, on tiendra toujours grand compte des autres manifestations diathésiques concomitantes, de l'hérédité. En cas de doute, on essayera toujours l'action du traitement antisyphilitique. Si on hésite entre l'ostéomyélite et le sarcome (3), on ne se résoudra à l'amputation qu'après incision exploratrice. On verra à propos de ces diverses lésions les différences d'aspect radiographique.

La *forme articulaire* (4) est une des plus embarrassantes et le diagnostic avec l'ostéo-arthrite tuberculeuse peut être fort délicat (voy. p. 311).

Lorsque l'infection s'échauffe, au bout d'un temps variable, et qu'il existe des *abcès* ou des *fistules*, l'ostéo-sarcome ne prête plus à l'erreur, et la syphilis bien peu. Mais c'est alors surtout que l'on ne peut pas toujours trancher le diagnostic avec la tuberculose et, dans certains cas, avec l'actinomycose (5). Celle-ci, dont je n'ai chez l'enfant aucune expérience, se reconnaît aux grains jaunes spéciaux du pus.

Le *pronostic* de cette ostéomyélite chronique d'emblée est le même que celui de l'ostéomyélite prolongée. De façon insidieuse, l'os tout entier, les jointures voisines peuvent se prendre ; les poussées inflammatoires plus ou moins graves sont fréquentes, la suppuration est interminable.

Le *traitement* est le même que pour l'ostéomyélite prolongée. L'opération est indiquée par deux symptômes : la fièvre, même légère, mais persistante, la douleur spontanée ou éveillée par la pression en un point toujours le même. Quand tout l'os est désorganisé, il faut parfois recourir à l'amputation ou à la désarticulation.

2° **Abcès douloureux des os.** — L'abcès douloureux des os (6) — parfois appelé à

(1) Je mentionnerai cependant ici le cas intéressant publié par Gangolphe, où un malade atteint d'ostéomyélite prolongée du tibia contracta la syphilis et eut une double ostéomyélite gommeuse de l'humérus.

(2) Pour les cas où le diagnostic est difficile entre l'ostéomyélite et l'ostéosarcome, R. Giani (*Giorn. della R. Accad. di Torino*, juin 1903, p. 348) croit, d'après des faits expérimentaux et cliniques, que l'on peut utiliser l'agglutination des cultures de staphylocoques par le sérum des malades atteints d'ostéomyélite.

(3) Mathieu, thèse de doctorat, Nancy, 1900-1901, n° 12; Butruille et Minet, *Echo méd. Nord*, 1906, p. 32 ; Becker, *Deut. Zeit. f. Chir.*, 1900, t. LV, p. 577.

(4) Poiteau, *J. des sc. méd.*, Lille, 1902, t. L, p. 438 (résection); Montagard, *Lyon méd.*, 1902, t. XCIX, p. 261 (amputation).

(5) E. v. Bergmann, *Berl. kl. Woch.*, 1904, p. 1 ; L. Wrede, *Arch. f. kl. Chir.*, 1906, t. LXXX, p. 553.

(6) S. Duplay, thèse de son élève Golay (Paris, 1879, n° 109). Je citerai, comme travaux spéciaux et récents, les dissertations inaugurales de : H. Preuss, Fribourg, 1901 ; J. Dorn, Erlangen, 1901 ; H. Gross, Iéna, 1901 (et *Beitr. f. kl. Chir.*, t. XXX, p. 231) ; Leonhardt, Iéna, 1903. Ces abcès sont possibles dans les gros os courts, le calcanéum par exemple (Alamartine donne à la *Soc. des sc. méd.* de Lyon, 3 juin 1908, p. 243, une observation de Jaboulay).

tort abcès des épiphyses (E. Cruveilhier) — est une forme clinique spéciale d'ostéomyélite chronique, ayant eu un début quelquefois aigu, en général chronique ou tout au plus subaigu. On a discuté sur le siège exact de l'abcès, dans le canal médullaire ou hors de lui : il semble bien démontré qu'il est d'abord central et juxta-conjugal, dans le tissu spongieux d'accroissement, et qu'ensuite il migre peu à peu vers la diaphyse à mesure qu'il y est repoussé par les strates d'allongement de l'os. L'os le plus souvent atteint est le tibia, à son extrémité supérieure.

Sans cause connue, quelquefois à la suite d'un coup, un jeune homme se plaint d'une *douleur* peu à peu accentuée, augmentant par la marche et la station debout, d'abord intermittente, puis continue avec exacerbations très violentes ; ces crises surviennent de préférence la nuit, réveillent le malade, qui les compare à des coups de marteau, au percement avec une vrille ; la douleur peut irradier plus ou moins loin ; en général, elle reste très limitée. Elle correspond localement à un *gonflement* variable, en général peu considérable, qui prend en demi-fuseau le tiers supérieur de l'os avec lequel il fait corps, s'accroît lentement en restant régulier, égal à peu près sur toute la circonférence ; sa consistance est osseuse ; à la palpation, il est un peu sensible, mais peu, sauf en un point très circonscrit, véritable bouton où la pression avec un doigt éveille une souffrance très vive. Le membre est presque toujours un peu allongé, rarement raccourci. La peau est en général normale, au moins pendant très longtemps ; puis, au niveau du point douloureux, elle s'empâte, rougit et enfin un abcès extérieur finit par se former. L'articulation du genou reste d'habitude saine, quelquefois on y trouve un peu d'hydarthrose.

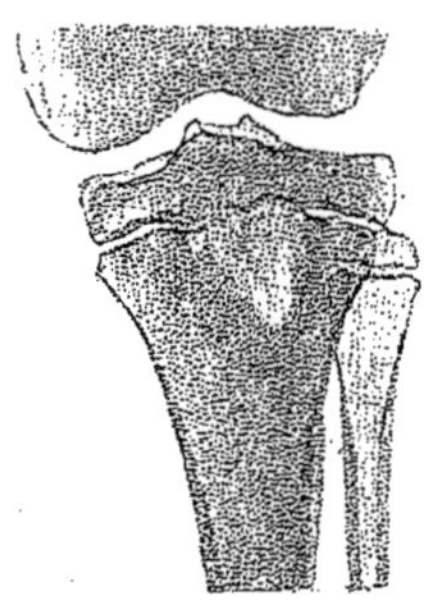

FIG. 518. — Aspect radiographique d'un abcès chronique à staphylocoques de l'extrémité supérieure du tibia.

L'état général n'est pas compromis, sauf quelquefois par l'insomnie. Il est à noter, cependant, que le sujet reste volontiers assez chétif. La fièvre est souvent cliniquement nulle : pourtant, si on prend avec soin la température rectale, on trouve par moments des hyperthermies vespérales légères, aux environs de 38°, et cela répond à des poussées douloureuses, à des malaises avec sueurs nocturnes, inappétence, bouche mauvaise. La lésion est *chronique*, dure souvent pendant des années avant qu'on en établisse le diagnostic.

Ce *diagnostic* n'est pas difficile si on y pense. Cette hyperostose lente, à peine inflammatoire, avec douleurs spontanées et bouton douloureux à la pression, ne peut guère être due qu'à un abcès. On songe, sans doute, à syphilis, tuberculose tumeur. Cependant en tenant compte de tous les antécédents personnels et héréditaires, de la lenteur d'évolution sans participation articulaire, on ne s'y trompe guère ; tout en sachant que la légère fièvre peut exister dans la tuberculose et même dans le sarcome. En cas de doute, on administrera, avant d'opérer, le traitement antisyphilitique ; quant à l'ostéosarcome, on n'est pas en droit d'amputer le membre avant incision exploratrice.

Il y a des cas où, après trépanation, on entre dans une cavité qui contient du liquide plus ou moins séreux et non pas hématique. Ces *faux abcès* sont, au contenu près, cliniquement et anatomiquement identiques aux précédents, et le même traitement leur convient. La seule différence, impossible à diagnostiquer, est dans la nature du contenu, peut-être en rapport avec le degré de virulence de l'infection. Quelquefois même, au lieu de liquide, on ne trouve qu'un *amas de bourgeons charnus*; ou enfin, sans formation de cavité, il y a une simple *ostéite névralgique* (1), par hyperostose éburnée qu'il faut évider.

Ces diagnostics n'ont donc aucune importance. J'en dirai autant pour l'ostéomyélite chronique proprement dite, avec séquestres, du paragraphe précédent. L'unique question est de déterminer qu'il faut évider l'os pour une lésion inflammatoire; si, au lieu d'un simple abcès, on trouve un séquestre au milieu du pus, on n'a pas à s'en inquiéter.

Le *pronostic* est très favorable. La guérison a lieu en trois à quatre mois après l'opération.

Le *traitement* doit consister dans la trépanation de l'os au niveau du point douloureux à la pression; on voit s'écouler un pus jaune, épais (2), qui sort avec des battements isochrones au pouls. S'il y a abcès extérieur, sous-périosté, l'os peut être spontanément trépané, mais non point toujours. Le pus est entouré d'une membrane pyogénique qu'il convient d'enlever à la curette après avoir trépané l'os. L'ouverture de l'os au-devant de la cavité sera large, le drainage sera prolongé.

3° **Périostite albumineuse** (3). — Cette lésion, décrite en 1874 par Ollier et A. Poncet, s'observe chez les sujets en voie de croissance.

Elle est caractérisée *anatomiquement* par une collection sous-périostée plus ou moins étendue, d'un liquide légèrement visqueux, incolore, ressemblant à du blanc d'œuf. Mais, à vrai dire, tous les intermédiaires existent entre cet état et le pus franc, la coloration pouvant être plus ou moins ambrée et la transparence troublée par un louche plus ou moins important. Dans certains cas, l'os sous-jacent est seulement dénudé et le périoste peut se recoller après incision; dans d'autres, il y a formation de séquestres et il s'agit d'une véritable ostéopériostite atténuée.

Dans certains de ces cas, la symptomatologie est tout à fait celle d'une ostéomyélite atténuée, et d'autre part on a trouvé dans le liquide des staphylocoques (4). On peut voir sur le même sujet coexister des collections albumineuses et des lésions d'ostéomyélite franche (5).

Mais, à côté de ces faits, il en est d'autres où, la lésion anatomique étant en apparence la même, l'épanchement albuminoïde relève soit de tuberculose, soit de syphilis (6). On ne peut donc, d'après les caractères seuls du liquide, établir le diagnostic, qui demeure soumis aux règles exposées pour l'ostéomyélite chronique ordinaire.

La discussion ancienne sur la nature « rhumatismale » de cette lésion (Ollier, 1874, S. Duplay) n'a plus de raison d'être. Certains de ces épanchements pourraient être traumatiques (Nicaise).

Cette forme d'ostéomyélite est en général assez bénigne; mais cette proposition n'a rien d'absolu (7).

(1) P. Naud, thèse de Paris, 1868, n° 186.

(2) Ce pus est à staphylocoques.

(3) A. Rondot, thèse de doctorat, Lyon, 1902-1903, n° 125; F. Bourlot, thèse de doctorat, Paris, 1902-1903, n° 351; Staparich, *Wien. med. Presse*, 1902, p. 411; Deutschländer, *Deut. med. Woch.*, 1905, p. 932; A. Sinz, thèse de Fribourg i. B., 1903.

(4) Dor a trouvé deux fois un staphylocoque spécial, qu'il a appelé *cereus citreus* (*Arch. prov. chir.*, 1895, p. 13; Bar, thèse de doctorat, Lyon, 1894-1895, n° 1017; X. Delore et Péhu, *Gaz. des hôp.*, Paris, 1898, p. 957).

(5) Bouvier, *Journ. de méd.*, Bordeaux, 1900, p. 193 (multiplicité). Des faits analogues sont dus à Roser, à Garré.

(6) Tixier, *Lyon méd.*, 1903, t. C, p. 619 (syphilis).

(7) Hugounencq (*Acad. Sc.*, 15 janvier 1904, t. CXXXVIII, p. 1064) a analysé deux fois ce liquide transparent, jaunâtre, très nettement alcalin, de densité généralement comprise entre

PARTICULARITÉS DUES AU SIÈGE DE L'OSTÉOMYÉLITE

Des rapports des os, de leur structure résultent quelques particularités qu'il convient d'énumérer (1).

L'ostéomyélite de *l'omoplate* (2) peut atteindre l'angle et l'épiphyse marginale, la pointe de l'épine, la région glénoïdienne. Ce dernier siège est le moins rare; en ce cas, l'arthrite de l'épaule est possible, on a fait des résections avec fixation cléido-humérale (3).

Dans le reste du *membre supérieur*, les particularités cliniques et anatomiques des ostéomyélites ne méritent pas de nous arrêter.

Celles de la *clavicule* sont d'ordinaire bénignes, ressemblant à des adéno-phlegmons(?) sus ou sous-claviculaires. Ce serait la moins rare des localisations sur les os courts. (Braquehaye, *Gaz. hebd. méd. et chir.*, 1895, p. 101 ; Rabère, *Journ. de méd. de Bordeaux*, 1907, p. 104).

A l'*humérus*, celles de la *tête* (4) se compliquent souvent d'arthrite de l'épaule.

Celles de l'extrémité inférieure, rares, infectent souvent le coude (épiphyse intra-articulaire), sauf celles de l'épitrochlée. Sur les ostéomyélites aiguës au niveau du *coude*, voy. A. Roche, Th. de doct., Paris, 1906-1907, n° 270. Sur les ostéomyélites du *cubitus*, Pinchon, Th. de doct., Lyon, 1901-1902, n° 65. A *l'extrémité inférieure du radius*, l'arthrite est rare (E. Delfosse, Th. de doct., Paris, 1905-1906, n° 274). Signalons un cas de main bote par arthrite et troubles d'ossification publié (avec radiographies) par Jaboulay (*Gaz. des hôp.*, 1907, p. 1347).

Les os du *massif carpien* sont très rarement pris. Je n'en ai observé qu'un exemple, où la lésion atteignait probablement le grand os, autant que j'aie pu en juger du stylet, après incision des abcès. Les signes furent au début ceux d'une synovite suppurée de la grande gaine palmaire (douleur et gonflement de la paume et au poignet ; demi-flexion des doigts), consécutive, disait-on, à une piqûre d'aiguille; or

1.020 et 1.035. Il se prend en masse un peu au-dessous de 80°, ce qui est dû à la présence d'albuminoïdes en assez grande quantité (6,4 p. 100). Abandonné à l'air libre, il ne se putréfie pas, bien qu'il renferme, suivant Dor, des staphylocoques. L'analyse immédiate démontre la présence de deux matières protéiques, une nucléo-albumine se dédoublant par la pepsine, et de la sérine.

Un peu d'urée (0,02 p. 100), quatre à cinq fois plus d'acide succinique s'y trouvent encore. Il n'y a eu ni leucine, ni tyrosine, ni acide urique, ni peptone. La graisse n'y est à peu près pas représentée, sauf dans quelques cas. L'incinération du résidu fixe a donné des cendres où domine le chlorure de sodium et aussi, mais en quantité faible, de la chaux, de la potasse, du carbonate de potasse, du carbonate de soude, des acides sulfurique et phosphorique. Le liquide de ces périostites offre tous les caractères de celui des hydarthroses et il est impossible de les distinguer.

(1) Pour les plus importants de ces rapports, ceux avec les synoviales articulaires, se reporter aux figures relatives aux décollements épiphysaires (p. 49). La description générale qui précède s'applique à peu près exclusivement aux os longs. Pour l'étude générale de l'ostéomyélite des *os courts*, cf. Frohner, *Beitr. z. kl. Chir.*, 1889, t. V, p. 79, travail établi à la clinique de Bruns parallèlement à celui de Haaga. Leur proportion est de 1/12.

(2) Cf. Audry, *Rev. de chir.*, 1887, pp. 865 et 988. — Chez l'adulte, voy. p. 283, observation de Tixier. On consultera aussi les observations de Lennander, *Upsala läker. Forh.*, 1902-1903, n. s., t. VIII, p. 135 (ablation, suture de l'humérus à la clavicule); Latarjet, *Lyon méd.*, 1903, t. C, p. 323; Durand, *ibid*, 1904., t. CII, p. 524; Federmann, *Deut. med. Woch.*, 1905, p. 731 (ablation totale); Morestin, *Soc. An.*, 1906, p. 572. — Résection temporaire de la clavicule pour enlever un séquestre de l'omoplate, E. Bruel, thèse de Fribourg, 1902. — Un fait cité sans nom d'auteur (*Progresso med.*, Turin, 1904, t. III, p. 180) concerne une fille de 22 mois atteinte de vulvo-vaginite. Est-ce blennorragique?

(3) Cette fixation cléido-humérale est décrite par Ollier, *Gaz. des hôp.*, 1898, p. 629.

(4) Bauby, *Echo méd.*, Toulouse, 1900, p. 253; décollement épiphysaire ; G.-R. Fowler, *Ann. Surg.*, 1900, t. XXXI, p. 686 ; désarticulation interscapulo-thoracique; Mériel et Oulié, *Toulouse méd.*, 1905, p. 246, bipolaire, désarticulation de l'épaule; Dequidt, *Journ. des sc. méd.*, Lille, 1906, t. I, p. 225 ; P. Isautier, thèse de Paris, 1905-1906, n° 176.

la synoviale était saine, soulevée seulement par un abcès profond. Il y eut, quelques jours plus tard, un abcès dorsal.

Rien de bien spécial pour les *métacarpiens*, dont l'atteinte (primitive ou secondaire) est un peu moins rare. La lésion (sauf au pouce) occupe l'extrémité inférieure et en général ne fait pas suppurer l'articulation ; l'abcès est presque toujours dorsal. Les phlegmons de la paume, avec leur vive lymphangite de la région dorsale, rouge et très œdématiée, sont d'un diagnostic parfois délicat. Cependant la douleur exquise et très limitée à la pression sur le « durillon forcé » du doigt correspondant doit nous conduire à inciser d'abord en ce point. J'ai vu une fille chez laquelle une arthrite blennorragique de la troisième métacarpo-phalangienne, avec rougeur phlegmoneuse du dos de la main et fièvre, ressembla assez à une ostéomyélite pour que je fisse une incision exploratrice ; il y avait d'ailleurs épaississement certain du périoste sur le métacarpien.

Certains *panaris osseux* de l'enfant sont des *ostéomyélites primitives* de la phalangette (COTTIN, Th. de doct., Paris, 1879; CAMPE, Th. de doct., Paris, 1884-1885, n° 225; L.-H. PETIT, *Assoc. franç. p. l'av. des Sc.*, Nancy, 1886, p. 208 ; MIGNON, *Bull. méd.*, Paris, 1890, p. 385 ; KIRMISSON, *Soc. de chir.*, Paris, 10 mars 1897, p. 205 ; WITTIG, Thèse de Rostock, 1909 ; ANGUE, Th. de doct., Lyon, 1896-1897, n° 56). Ce dernier auteur, élève de Poncet, a relevé 30 cas d'ostéomyélite infectieuse des doigts, parmi lesquels le pouce est le plus souvent atteint, puis le médius, l'index et enfin l'annulaire. Il insiste sur le rôle du traumatisme qu'il a trouvé 14 fois et sur l'âge des malades qui ne sont pas à l'abri de ces accidents alors que leurs épiphyses sont soudées. Les foyers digitaux peuvent coïncider avec des localisations dans d'autres points du squelette. Généralement ils sont isolés. Quelquefois plusieurs phalanges sont atteintes à la fois, et l'on peut voir, comme dans un fait de Poncet, plusieurs décollements épiphysaires au même doigt. Le pronostic est grave puisque sur ces 30 cas il y a eu 6 morts imputables à l'ostéomyélite phalangienne seule. L'intervention précoce ne suffit pas toujours et l'on est parfois amené à pratiquer la désarticulation de la phalange.

Os iliaque (1). — Il faut distinguer ici deux ordres de cartilages : 1° ceux qui, entre les trois pièces primitives, iléon, pubis, ischion, se donnent rendez-vous au fond du cotyle; 2° ceux qui restent indépendants du cotyle (épiphyse marginale de la crête; tubérosité de l'ischion ; symphyse du pubis). Ollier a fait voir que, d'une manière générale, les premiers sont surtout exposés avant la puberté (période active pour le développement de la hanche) et les seconds après la puberté, sans que cela ait rien d'absolu.

De l'*épiphyse marginale* viennent des abcès, qui peuvent se porter vers le haut de la fesse et le bas de la région lombaire, mais qui la plupart du temps se collectent dans la *fosse iliaque interne*. Aussi peut-on se demander s'il ne s'agit pas d'une appendicite aiguë (2) ; cependant, celle-ci ne manque presque jamais, au début, d'une réaction péritonéale, qui fait défaut dans l'ostéomyélite (vomissements, ballonnement du ventre) ; si d'ailleurs on est appelé avant que l'abcès soit trop volumineux, on constate assez aisément que la crête iliaque est grosse et douloureuse à la pression. Ces derniers signes permettent en général de reconnaître qu'il ne s'agit pas d'un adéno-phlegmon, lorsqu'on ne trouve pas à celui-ci une porte d'entrée au membre inférieur. Quant à la psoïtis, caractérisée par l'attitude (flexion et abduction) due à la contracture du muscle, je ne l'ai jamais observée : toujours je lui ai trouvé

(1) GOUILLOUD, thèse de doctorat, Lyon, 1883, 1re série, n° 172; PASQUIER, thèse de doctorat, Paris, 1899-1900, n° 527 ; v. BERGMANN, *Arch. f. kl. Chir.*, 1906, t. LXXXI, p. 604; CHAVANNAZ et HOBBS, *Journ. de méd.*, Bordeaux, 1900, pp. 502 et 521 (aiguë, foyers multiples; guérison) ; MŒNEREUL, *Journ. des sc. méd.*, Lille, 1900, t. I, p. 138 (marginale) ; MAUNY, *Soc. an.*, Paris, 1890, p. 508 (obs. de WALTHER ; avec fracture spontanée traversant le cotyle). — V. la bibliographie de l'ostéomyélite de la hanche.

(2) DAMAS (rapp. KIRMISSON), *Soc. de chir.*, Paris, 1900, p. 849. J'ai vu un cas où on a commis l'erreur inverse.

pour cause une ostéomyélite, un adéno-phlegmon ou, par exception, une appendicite. Par pression localisée on démontre que la hanche elle-même est indolente. Il n'y a pas, d'ailleurs, gonflement de la fesse.

Le diagnostic précis de l'existence et du siège de l'ostéomyélite est surtout malaisé pour les abcès iléo-lombaires postérieurs, ayant pour origine les régions correspondantes de la crête iliaque, du sacrum, des derniers corps lombaires. Aussi, après incision large de l'abcès, lorsque le malade guérit, reste-t-on souvent dans le doute: et il en est de même si l'on cherche à attribuer à l'ostéomyélite lombaire bénigne la part qui lui revient dans la genèse des abcès chauds périnéphrétiques (1).

L'ostéomyélite de l'*ischion* produit un volumineux abcès qui soulève la fesse, sous le grand fessier; il est parfois difficile de déterminer par la pression localisée si l'origine est à l'ischion, à la pointe du sacrum ou au coccyx, à la partie postérieure du grand trochanter; ce n'est même pas toujours facile en explorant au stylet après incision, fait sans très grande importance, d'ailleurs, ces régions étant de celles où la trépanation immédiate est peu utile.

L'*ostéomyélite du pubis* (2) cause en général un abcès qui se collecte à la racine de la cuisse, en dedans, sous les insertions des adducteurs. Vu la proximité des parties, c'est une forme où il est souvent difficile de savoir s'il y a ou non arthrite de la hanche, celle-ci se mettant en abduction et rotation en dehors et le moindre mouvement étant douloureux. Cependant, par la pression localisée, on détermine assez bien si la hanche est douloureuse, ce qui est relativement facile en arrière; et surtout on n'observe pas le gonflement total, en gigot, de la racine du membre, avec saillie de la fesse, qui caractérise l'arthrite suppurée de la hanche.

De ces lignes conjugales, l'ostéomyélite peut gagner, à travers tout l'os correspondant, jusqu'au cotyle, mais le fait est tout à fait exceptionnel; au contraire, l'arthrite suppurée de la hanche, avec ou sans abcès intra-pelvien correspondant, accessible au toucher rectal, est inévitable lorsque se trouve intéressé le *cartilage en Y*. Cette forme doit être, en clinique, réunie à l'ostéomyélite de la tête du fémur, l'arthrite de la hanche étant alors dans les deux cas le fait dominant.

Quelquefois il y a ostéomyélite de l'os iliaque et du sacrum avec participation de l'*articulation sacro-iliaque*. Cette forme d'ostéomyélite des ailerons du sacrum doit être rapprochée de celle du bassin et non de celle du rachis. H. GROSS (*Deut. Zeit. f. Chir.*, 1903, t. LXVIII, p. 95) a étudié les troubles de développement qui en résultent.

Hanche (3). — A l'*extrémité supérieure du fémur*, il faut distinguer les ostéomyélites qui atteignent le grand trochanter et les parties adjacentes de la diaphyse ou du col de celles qui prennent le cartilage céphalique.

Les ostéomyélites diaphyso-trochantériennes nous présentent à peu près le type clinique de notre description générale, avec retentissement articulaire léger assez fréquent, avec arthrite suppurée (4) rare et secondaire.

Au contraire, les rapports du cartilage conjugal avec la synoviale de la hanche nous font comprendre que la suppuration de cette articulation soit à peu près constante et immédiate pour l'*ostéomyélite de la tête* proprement dite; il en est de même pour

(1) NOVÉ-JOSSERAND (*Lyon méd.*, t. CIV, p. 534) a publié un cas d'ablation de tout l'iléon suivi de régénération.

(2) L. ROCHER, *Gaz. hebd. sc. méd.*, Bordeaux, 1906, p. 15; LAPORTE, thèse de doctorat, Bordeaux, 1905-1906, n° 62; O. KLEIN, thèse de Munich, 1905; BOUZOUD, *Echo méd.*, Toulouse, 1901, p. 261; BARBRY, thèse de doctorat, Lille, 1902-1903, n° 139; KIRCHNER, *Arch. f. klin. Chir.*, 1899, t. LVIII, p. 317; DEMOULIN, *Gaz. des hôp.*, 1898, p. 405 (chronique d'emblée); SECHEYRON, *Arch. gén. méd.*, 1888, t. I, pp. 55, 195, 323.

(3) A. BROCA, E. DELANGLADE et P. BARBARIN, *Rev. d'orthop.*, 1902, pp. 257, 354; je renvoie à ce mémoire pour la bibliographie antérieure. Voy. depuis: HONSELL, *Beitr. z. kl. Chir.*, 1903, t. XXXIX, p. 593; J. GUYOT, *Rev. de chir.*, 1904, t. XXIX, pp. 271 et 628; E. DELFINO, *Arch. d. ortop.*, 1906, p. 1; CAUBET, *Gaz. des hôp.*, Paris, 1907, pp. 195 et 231 (Rev. gén., bibliogr.); thèses de Paris, CARDOT, 1901-1902, n° 416; H. DUCLAUX, 1905-1906, n° 465.

(4) MOLIN, *Lyon méd.*, 1904, t. CII, p. 888.

celle de l'*os iliaque au niveau du cartilage en Y*. Les signes sont alors, avant tout, ceux d'une *arthrite* (voy. p. 301) dont le point de départ n'est pas toujours facile à reconnaître, et c'est pour cela qu'il faut étudier ensemble ces *ostéomyélites de la hanche*.

Une première forme clinique, d'interprétation anatomique discutable, est celle d'une *arthrite subaiguë de la hanche*, dont la cause première est peut-être une ostéite de croissance non suppurée, avec ou sans fièvre : ces faits sont intéressants à faire entrer ici en série avec les cas plus accentués, mais le clinicien doit les étudier parallèlement à la coxo-tuberculose (voyez p. 436).

Dans la vraie ostéomyélite, il y a *arthrite suppurée de la hanche*, pouvant avoir comme conséquence anatomique soit la luxation vraie, soit une fausse luxation de l'extrémité cervicale, la tête décollée restant dans le cotyle : dans ces luxations, l'extrémité supérieure du fémur est rongée et même détruite, mais l'usure, l'éculement du cotyle n'existent en général pas, tandis qu'ils sont la règle dans la coxo-tuberculose. Lorsque la hanche suppure, il est fréquent que le second os s'infecte à son tour. Par ostéomyélite prolongée (ou quelquefois chronique d'emblée) on peut observer des ankyloses incomplètes ou même complètes (par soudure osseuse).

Il suffira de signaler la forme septicémique foudroyante ; de dire, pour les formes aiguës, qu'elles prêtent assez souvent à l'erreur avec la fièvre typhoïde, parce que la région est profonde, assez difficile à explorer. Les particularités à étudier ici tiennent toutes à l'arthrite coxo-fémorale concomitante.

La première question est de *savoir, étant donnée une ostéomyélite aiguë de l'extrémité fémorale supérieure, si la hanche est suppurée.* Les craquements articulaires parfois perçus sous le chloroforme sont inconstants et tardifs. Or le diagnostic précoce seul est important. On l'établit en tenant compte : 1° de l'acuité et de l'intensité des signes d'arthrite ; 2° d'après le siège plus ou moins en dehors de la douleur maxima à la pression. Mais la clarté n'est pas toujours parfaite, et un chirurgien prudent ne doit, en cas de doute, ouvrir la hanche qu'après exploration attentive, une fois les abcès externes incisés et l'os évidé.

La seconde question est la suivante : *en présence d'une arthrite suppurée de la hanche, s'agit-il d'une ostéomyélite, et de quel os*. C'est surtout à propos de l'*arthrite suppurée des nourrissons* (voy. cet article pp. 339 et 272, ostéomyélite des nourrissons) qu'il convient d'étudier ses rapports avec l'ostéomyélite. Chez l'enfant plus âgé, l'ostéomyélite causale est presque constante. Mais l'os malade est-il le fémur ou le cotyle ? La plupart du temps nous resterons dans le doute : malgré Brodie, la douleur par pression sur le genou ou sur le grand trochanter n'est pas spéciale aux lésions fémorales ; le gonflement maximum au-dessus et au-dessous du grand trochanter n'est qu'un indice. Les seuls signes certains de lésion acétabulaire sont l'empâtement ou la douleur constatés au toucher rectal, l'abcès de la fosse iliaque ; et encore certaines ostéites fémorales peuvent-elles faire suppurer la gaine du psoas.

Je reviendrai plus loin sur le diagnostic entre la coxo-tuberculose aiguë et certaines ostéomyélites peu intenses.

Le pronostic des ostéomyélites de la hanche est très grave (50 p. 100 de mortalité environ), surtout pour celles du cotyle, où la mort est à peu près constante.

A la *période aiguë*, le *traitement* n'a de spécial que la discussion sur la *résection de la tête fémorale*. Celle-ci doit-elle être toujours entreprise, comme indispensable au drainage complet de la hanche ? Je le crois pour les ostéomyélites acétabulaires, que d'autre part on ne peut pas autrement mettre à jour pour évidement large de l'os malade ; mais pour celles de la tête fémorale, j'ai obtenu d'assez nombreux succès par évidement simple.

A la *période chronique*, la *résection* (1) peut être indiquée par la persistance de fistules rebelles aux évidements ordinaires.

(1) Quelquefois même il faut désarticuler la hanche : J.-J. CLARKE, *Med. Press and Circ.*, 1906, t. LXXXII, p. 116 ; H. DELAGENIÈRE, *Arch. prov. de chir.*, 1905, p. 113 (O. totale). Je l'ai pratiquée une fois, chez un adulte, pour une ostéomyélite totale, à point de départ inférieur.

Les *ankyloses en attitude vicieuse* sont moins fréquentes qu'on ne le croirait *a priori*, et chez l'enfant il n'est pas rare qu'après cicatrisation l'articulation s'assouplisse peu à peu, même quand elle a suppuré. L'hyperostose, parfois avec abaissement considérable de la tête en coxa-vara, est plus souvent que la soudure osseuse la cause de ces attitudes vicieuses. Le *redressement brusque*, capable de réchauffer le foyer, est ici une mauvaise méthode ; la *résection* est grave (12,32 p. 100 de mortalité dans la statistique de König) ; l'*ostéotomie sous-trochantérienne* est le procédé de choix (1).

Fémur en bas (2), **tibia en haut.** — Ces ostéomyélites sont prises pour type de la description générale.

A l'extrémité inférieure des os de la jambe, ma statistique (publiée par Tostivint, Th. de doct., Paris, 1906-1907, n° 319) se compose de : tibia, 47 ; péroné, 11 ; tibia et péroné ensemble, 5. Il est à remarquer que pour le tibia l'extrémité inférieure, quoique beaucoup moins fertile, est presque aussi exposée que la supérieure (52 contre 61), ce qui tient peut-être à la fréquence du rôle provocateur des entorses juxta-épiphysaires. Au péroné, l'épiphyse inférieure (16 contre 5) est la plus fertile. Dans ces localisations, l'arthrite suppurée, avec décollement épiphysaire, est rare (3 cas : 2 pour le tibia, 1 pour le péroné). Les erreurs de diagnostic avec l'entorse sont fréquentes, et de là des retards opératoires très préjudiciables ; on ne commettra pas cette faute si on a étudié le siège de la douleur à la pression au-dessus de la base de la malléole, si on constate la fièvre, l'état saburral de la langue, et localement l'absence d'ecchymose dans un gonflement dont les caractères sont au contraire phlegmoneux. J'ai observé un cas où d'un petit foyer postérieur résulta une synovite aiguë des fléchisseurs, dont le diagnostic causal ne fut fait que secondairement, en trouvant le séquestre qui entretenait une fistule. Le diagnostic avec l'ostéomyélite du calcanéum s'établit par la pression localisée. L'ostéomyélite prolongée du tibia expose, mais très rarement (3), au déjettement du pied en valgus ou en varus par allongement ou raccourcissement de l'os (Schwartz, Duret et Poiteau, L. Bérard, A. Broca). Garré (*Beitr. z. klin. Chir.*, 1894, t. XI, fasc. 3, p. 797) a publié l'observation intéressante d'un homme qui, après avoir eu à 16 ans un gonflement douloureux du pied, terminé par résolution, fut sujet, jusqu'à 20 ans, à des poussées successives d'arthrite, auxquelles on mit fin en évidant la malléole interne qui conservait *dans l'épiphyse* un foyer à staphylocoques dorés de fongosités et de petits séquestres.

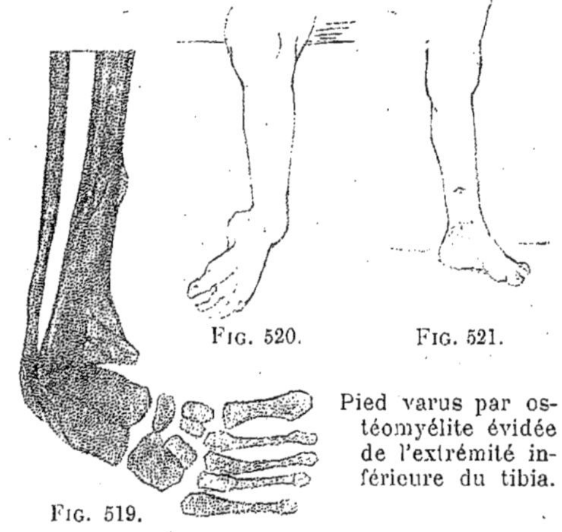

Fig. 519. Fig. 520. Fig. 521.

Pied varus par ostéomyélite évidée de l'extrémité inférieure du tibia.

Rotule (4).— L'arthrite séreuse ou suppurée y est fréquente, mais non constante, le cartilage articulaire, d'autant plus épais que le sujet est plus jeune, formant une barrière efficace, et après élimination du noyau osseux nécrosé, le retour des fonc-

(1) L'ankylose bilatérale est possible : Ledderhose, *Deut. Zeit. f. Chir.*, t. XIX, p. 463.

(2) Voir les thèses de Bray, Toulouse, 1904-1905, n° 617 ; Liouville, Paris, 1904-1905, n° 527 ; Tillaye, Paris, 1904-1905, n° 220 ; Hirschel, *Beitr. z. kl. Chir.*, 1904, t. XLIII, p. 233.

(3) Hache (*Soc. chir.*, Paris, 1911, p. 973) croit au contraire que c'est fréquent.

(4) François (élève d'Ollier), thèse de doctorat, Lyon, 1888-1889, n° 451 ; Creite, *Deut. med. Woch.*, 1906, p. 1477 ; P. Berger, *Acad. de méd.*, Paris 1908, 3° série, t. XLV, p. 69 ; Krause, thèse de Fribourg i. B., 1909 ; Ducuing, *Prov. méd.*, 1911, pp. 41 et 98.

tions peut dès lors être normal avec reproduction osseuse. Il en fut ainsi dans un cas que j'ai observé et où les allures cliniques furent celles d'un hygroma rotulien, dans le fond duquel, après incision, nous fûmes surpris de trouver un séquestre de la rotule.

Calcanéum (1).— Le lieu d'élection de l'inflammation y est le cartilage postérieur, surtout en dehors. L'infection peut y être comme partout suraiguë (mort par pyohémie), aiguë ou subaiguë. Rien de spécial sur le diagnostic et le traitement (large tunellisation; ablation de tout l'os s'il est dénudé sur toute sa surface; évidement de l'ostéite chronique raréfiante et ablation des séquestres). L'os se régénère en général bien. A la période chronique de fistulisation, le diagnostic, en dehors du commémoratif des accidents aigus initiaux, est difficile à établir avec la tuberculose du calcanéum lorsque celle-ci ne tend pas à envahir les articulations; et l'on peut observer, inversement, des lésions tuberculeuses à marche d'abord subaiguë qui en imposent volontiers pour de l'ostéomyélite (2). On rectifie l'erreur quand, en opérant, on trouve un séquestre. Celui-ci est le type habituel des séquestres en grelot.

Les autres os du tarse ne sont guère sujets à l'ostéomyélite primitive, mais quelquefois ils sont pris consécutivement à une arthrite suppurée partie du calcanéum ou de la mortaise. Ces arthrites, pour le calcanéum, ne sont pas rares, et quand on est consulté au moment où le cou-de-pied est suppuré, le diagnostic de l'origine (calcanéum ou mortaise) peut être malaisé. Cette complication peut exiger l'ablation de l'astragale ou même l'amputation. (Sur une ostéomyélite aiguë de l'astragale, voy. C. WALTHER, *Soc. chir.*, 1911, p. 66.)

L'ostéomyélite du sternum est très rare et très grave. E. KOCH (*Münch. med. Woch*, 1900, n° 25, p. 855) n'en connaît que 8 cas, dont 5 mortels par fusées dans le médiastin, par envahissement du cœur et du péricarde. Le siège d'élection est la première pièce, près du cartilage de jonction avec la seconde. Le malade de Koch avait 30 ans; celui de IANS (*Deut. Militärärtz. Zeitsch.*, 1900, p. 545) en avait 21 : ces deux malades ont guéri par résection du sternum. Une fille de 12 ans, également guérie, observée par MAUCLAIRE (*Soc. de Péd.*, Paris, 4 janvier 1907, t. IV, p. 10), est remarquable parce qu'une hématémèse a marqué le début du mal (au 20e jour d'une rougeole). L'abcès était pulsatile. JOCKMANN (*Münch. med. Woch.*, 1901, p. 38) a publié 6 cas d'ostéomyélite post-typhoïdique, avec 4 morts. Voy. aussi GLANTENAY, *Arch. gén. méd.*, Paris, 1899, t. I, p. 59.

Côtes (3). — La seule particularité de cette localisation rare (si l'on met à part la fièvre typhoïde) est la possibilité d'un abcès intra-thoracique, dont les signes ressemblent parfois à ceux d'un épanchement pleural. Cela s'observe quelquefois pour les ostéomyélites, rares, de l'extrémité vertébrale. Pour celles de l'extrémité antérieure, il n'y a d'ordinaire qu'un abcès externe. Dans la forme chronique, le diagnostic avec l'ostéite tuberculeuse peut rester fort obscur.

Le traitement consiste dans la résection franche.

Vertèbres (4). — Nous devons en décrire deux formes :

(1) LEFÈVRE (élève de Poncet), thèse de doctorat, Lyon, 1893-1894, n° 895; ROQUET, *J. des sc. méd.*, Lille, 1904, t. II, p. 11, et thèse de doctorat, Lille, 1903-1904, n° 21; FOISY (revue générale), *Ann. médic. chir. du centre*, 1908, p. 1.

(2) C'est peut-être pour cela qu'Ollier admet (d'après Gangolphe) que, les ostéomyélites étant prédisposées à la tuberculose ultérieure, la localisation calcanéenne est pour cela plus mauvaise. Je crois d'ailleurs, pour mon compte, que la tuberculose ultérieure est rare chez ces malades.

(3) BERTHOMIER, *Congr. franç. de Chir.*, 1891, p. 322; REGNIER, *Rev. méd. Est*, Nancy, 1er janvier 1890, p. 24; BARRAUD, Th. de Lyon, 1899-1900, n° 184; FRITZ, *Beitr. z. kl. Chir.*, 1910, t. LXVIII, p. 69.

(4) R. MORIAN, *Deut. med. Woch.*, 1893, n° 48, p. 1258; A. CHIPAULT, *Trav. de Neurol. chir.*, 1900, t. V, p. 204; HAHN, *Beitr. z. klin. Chir.*, 1895, t. XIV, p. 263, et 1899, t. XXV, p. 176; J. R HUNT, *Méd. Rec.*, N. Y., 1904, t. LXV, p. 641; ANDRIEU et LEMARCHAL, *Rev. d'orthop.*, 1907, p. 389; GRISEL, *ibid.*, 1907, p. 167, et rapport au Congrès d'*obst., gyn. et péd.*, 1910, d'après *Rev. d'orthop.*, pp. 85 et 135; R. DAVERNE, Th. de doct., Paris, 1902-1903, n° 229; M. SCHMIDT, *Deut. Zeit.*

1° *L'ostéomyélite ordinaire*, à microbes pyogènes communs; 2° *l'ostéomyélite subaiguë*, typhoïdique surtout.

1° *Ostéomyélite ordinaire*. — Il faut distinguer les lésions du corps (un peu moins fréquentes) et celles de l'arc postérieur.

Les ostéomyélites de l'arc postérieur peuvent être limitées à une ligne de soudure ou étendues à tout l'arc; elles causent des abcès qui la plupart du temps se portent en arrière; pourtant, ceux de l'apophyse transverse peuvent aussi, comme ceux du corps, se porter en avant. Les éliminations de séquestres ici ne sont pas exceptionnelles. L'ostéomyélite des apophyses épineuses (1) est la plus bénigne.

L'ostéomyélite du corps ne frappe en général qu'une seule vertèbre, mais habituellement avec grande acuité, disjonction épiphysaire rapide, thrombose veineuse. Ces lésions profondes ont coutume d'être vite mortelles, d'où la rareté, dans ces formes, de l'élimination de séquestre; on ne voit guère ici guérir que les formes superficielles, à abcès sous-périosté. On a pu observer, à la région cervicale en particulier (Lannelongues), peut-être parce qu'elle est plus accessible à la palpation, des hyperostoses assez volumineuses, persistantes, causant un torticolis spécial. Les abcès partis du corps peuvent être rétropharyngiens, intrathoraciques (et même avec perforation pleurale), ou dans la gaine du psoas; le plus souvent, entre deux apophyses transverses, ils se portent en arrière; Valleix a observé la participation de l'articulation sacro-iliaque.

Venue soit du corps, soit de l'arc postérieur, la suppuration envahit souvent le canal rachidien, d'où compression de la moelle, la dure mère restant en général intacte, en sorte que la cessation de la paraplégie après incision des abcès est alors immédiate; mais il peut aussi y avoir méningite et myélite.

Rien de spécia sur les signes généraux du début, la difficulté du diagnostic résultant ici de ce que les *signes locaux* sont assez malaisés à percevoir et à interpréter. La douleur rachidienne, quelquefois sourde, mais en général aiguë, doit cependant attirer l'attention, et chez un malade infecté on doit alors explorer le rachis par la pression localisée, au lieu de conclure, sans examen local, à un simple *lumbago* (2); j'en dirai autant de la raideur du rachis avec contracture des muscles spinaux postérieurs; les signes de psoïtis doivent être encore plus suspects. La douleur à la pression n'a évidemment rien de caractéristique; mais si matin et soir on examine la région, si on recherche tout gonflement, tout empâtement en arrière du rachis, dans l'espace rétropharyngien, dans la fosse lombaire, dans la fosse iliaque, on ne méconnaîtra pas un abcès. J'ai pu observer un malade chez lequel se produisit d'abord une très forte scoliose, avec fièvre; au bout de quelques jours fut évident un abcès périphérique, et en l'incisant j'ai trouvé une apophyse transverse lombaire dénudée. Les collections intra-thoraciques sont plus difficiles à dépister par la percussion et l'auscultation. Il est évident qu'à la région cervicale et surtout sous-occipitale, les divers symptômes attireront vite l'attention, d'où des diagnostics plus rapides.

Même après incision précoce d'un abcès vite diagnostiqué, le *pronostic* est très grave, toute réserve faite sur certains abcès périnéphrétiques ou iliaques dont on ne

f. Chir., 1901, t. LVIII, p. 166; A. Schoenwerth, *Münch. med. Woch.*, 1902, p. 269; F. Weber, *Deut. med. Woch.*, 1903, p. 333; A. H. Tubby, *Brit. med. Journ.*, 1905, t. II, p. 807, et *Soc. for Stud. Dis. Childr.*, London, 1905, t. V, p. 302; G. Carpenter, *ibid.*, 1906, t. VI, p. 290; M. Donati, *Arch. f. kl. Chir.*, 1906, t. LXXIX, p. 1116; N. Fiessinger, *Arch. gén. de méd.*, 1906, t. I, p. 577 (sacro-lombaire, à diplocoques). — **Coccyx** : L. Monnier, *Rev. d'orthop.*, 1904, p. 161. — **Sacrum** : A. Dehler, *Beitr. z. klin. Chir.*, 1898, t. XXII, p. 113; C. Ludewig, Thèse de Greifswald, 1004; Rochet et Gourdiat, *Gaz. heb. méd. et chir.*, 1895, p. 606. — **Occipital et Atlas** : K. Eichel, *Münch. med. Woch.*, 1900, p. 1201; R. H. Brown, *J. am. med. Ass.*, 1904, t. XXII, p. 708; Patel, *Lyon méd.*, 23 septembre 1900, t. XCII, p. 128.

(1) Ziegra, Thèse de Rostock, 1904.

(2) Les autres erreurs de diagnostic mentionnées sont la pneumonie, la méningite cérébro-spinale, la fièvre typhoïde.

reconnaît pas l'origine et qui sont peut-être liés à une périostite superficielle. D'une manière générale, l'ostéomyélite des corps est plus redoutable; j'ai parlé plus haut des éliminations de séquestres. Le pronostic dépend aussi de la région atteinte. Voici, sur ce point, un tableau de Grisel :

Siège	Guérisons	Morts
Sous-occipital	1	4
Cervical	2	2
Dorsal	7	3
Lombaire	13	15
Sacré	0	6
Corps	7	22
Arc	16	8

Le *traitement* consiste à inciser les abcès et à évider l'os malade si on arrive jusqu'à lui.

2° *Ostéomyélites atténuées.* — Au cours, ou plutôt durant la convalescence de maladies infectieuses diverses, on peut observer du côté du rachis des lésions d'ostéo-arthrite subaiguë importantes à connaître pour le diagnostic. Nous les mentionnerons, quoique presque toujours des adultes soient en cause. Pneumonie, pleurésie purulente, scarlatine, rougeole (1), etc., peuvent se compliquer de la sorte, mais les seuls cas qu'une fréquence relative ait permis d'étudier à peu près concernent la *fièvre typhoïde* (2).

Les accidents rachidiens se manifestent la plupart du temps au début de la convalescence, et la méconnaissance de leur cause alors est impossible. Les difficultés commencent quand il y a trois ou quatre mois d'écart avec la fièvre typhoïde : on peut même citer une observation de Herz où l'espace fut de quatre ans (3). Parmi les causes prédisposantes on note le sexe masculin, chez les adultes jeunes, exerçant des métiers où l'on fatigue la colonne vertébrale.

Le début est marqué par des douleurs violentes, à recrudescence nocturne, avec paroxysmes, qui sont : 1° locales et exagérées par la pression sur les apophyses épineuses et sur les masses latérales ; 2° irradiées le long des nerfs sciatiques ou intercostaux et quelquefois s'accompagnent de troubles de la sensibilité (anesthésies, paresthésies, hyperesthésies) et de phénomènes d'irritation médullaire (exagération des réflexes, contracture des membres inférieurs, rarement dysurie et même rétention) (4). Avec cela, la température a coutume de monter entre 38° et 39°, quelquefois plus; les cas tardifs sont apyrétiques. Localement, on trouve des signes d'inflammation, avec gonflement de la région, effacement des gouttières sacro-lombaires, parfois une légère cyphose dorso lombaire, une contracture musculaire causant de la rigidité du rachis lorsque le sujet se baisse (voy. pp. 519 et 520).

(1) DENIS G. ZEZAS (*Zentr. f. d. ges. med. Wissensch.*, 1908, n° 22, p. 369); un cas de spondylite, sans gibbosité, chez un jeune Grec de 24 ans, paludéen.

(2) Le premier travail sur la « typhoïd spine » paraît être celui où Gibney (1889) conclut à des douleurs probablement hystériques; puis vinrent de nombreuses observations américaines. En 1898, Quincke et ses élèves reconnurent qu'il s'agit d'une « spondylite ». En 1903, Frænkel fit voir que les bacilles d'Eberth sont fréquemment trouvés dans le tissu spongieux des vertèbres dorso-lombaires chez les sujets morts de fièvre typhoïde, et qu'il en est de même pour les microbes correspondants à l'autopsie des malades morts d'infections aiguës diverses; la résorption des suppurations est la règle. Voy. la bibliographie dans une revue de LABEYRIE, *Gaz. hôp.*, 1905, nos 96 et 99, pp. 1043 et 1079 ; HERZ, *Zeit. f. orth. Chir.*, 1901, t. VIII, fasc. 1, p. 89; CHEINISSE, *Sem. méd.*, 1903, p. 365.

(3) Sur ce point et pour les considérations diagnostiques qu'il comporte, voy. p. 336. Dans certains cas douteux, le sérodiagnostic rendra de réels services.

(4) Salmoni JEHIO (*Gaz. degli Osped.*, 1908, n° 20, p. 205) a trouvé quelquefois le signe de Kernig, qu'il rapporte à la rigidité du rachis et non à une contracture réflexe; cf. C. PAGANI, *Riforma med.*, 1906, n° 28, p. 767.

Il est de règle que la guérison ait lieu sans suppuration, quelquefois assez vite, en trois semaines environ, par simple repos au lit, mais quelquefois aussi au bout de plusieurs mois seulement, et il est alors indiqué d'immobiliser la colonne dans un corset plâtré. Des rechutes successives et la terminaison par ankylose ne sont pas rares.

3° *Ankyloses progressives du rachis* (1).— Nous signalerons ces lésions, quoiqu'elles n'appartiennent guère qu'à l'adulte, en raison de leur utile comparaison avec le mal de Pott.

Ces *ankyloses progressives*, générales ou régionales, ascendantes ou descendantes, de la colonne vertébrale sont encore assez mal connues. On sait que dans bien des cas elles sont en relation avec des *maladies infectieuses*, avec la *blennorragie* en particulier, sans que l'on puisse pour ces diverses formes établir un type comparable à la spondylite typhique ; et parmi elles, on ignore ce qu'est le rhumatisme aigu ou chronique, quelle est, dans le chronique, la part de l'infection ou du système nerveux trophique. Cette obscurité a permis à Poncet de déclarer (sans preuve anatomique ou bactériologique) qu'il s'agit souvent de « tuberculose inflammatoire » : nous préférons confesser notre ignorance.

Les causes secondes invoquées sont la fatigue, le surmenage, le froid ; les causes premières seraient la syphilis, des infections pyogènes à porte d'entrée connue (acné, Hoffmann ; phlegmon du pied, Cantari) ou inconnue, la pneumonie, la blennorragie, etc.

Le *rhumatisme vertébral* débute par des douleurs souvent violentes, exagérées par les mouvements, par la pression sur les masses latérales. Dans une forme relativement fréquente, il est *aigu* et frappe brusquement, avec un peu de fièvre, une articulation latérale de la *colonne cervicale*, d'où un torticolis (2) où l'inclinaison de la tête du côté douloureux l'emporte sur l'attitude sterno-mastoïdienne avec extension et rotation de la face du côté opposé. Peut-être certains lombagos, exceptionnels chez l'enfant, sont-ils en relation avec le même processus à la région lombaire, mais la difficulté d'explorer ces petites jointures à travers des masses musculaires épaisses empêche de l'affirmer. Ce torticolis aigu guérit en quelques jours, sans laisser de traces, si l'enfant est soumis à la fois à l'extension continue et à la médication salicylée, et on n'en voit guère la ressemblance avec le mal de Pott cervical.

Mais certains de ces rhumatismes, la plupart du temps cervicaux (3), *passent à la chronicité*. Élargi en arrière, le cou prend des attitudes vicieuses tantôt en extension, tantôt en flexion, parfois telles, que le menton touche le sternum ; les muscles s'atrophient, la raideur augmente, pour aboutir à l'ankylose capable de descendre et d'immobiliser en fin de compte toute la hauteur de la colonne vertébrale. Les jointures malades craquent et sont douloureuses ; et il existe en outre des pseudo-névralgies dans les nerfs correspondants, quelquefois des troubles oculo-pupillaires. La participation des autres articulations du corps est inconstante. Chez les enfants, j'ai plusieurs fois constaté des lésions cardiaques graves concomitantes.

Les localisations dorso-lombaires analogues, avec ankylose ascendante, ne s'observent guère que chez l'adulte. Après des douleurs initiales variables, souvent éveillées par le froid humide, on note une *rigidité* totale ou partielle du rachis, qui se fixe en flexion ; les symptômes (en général peu accentués) d'irritation méningo-myélique sont fréquents, d'où pendant un certain temps une hésitation possible du diagnostic avec une méningo-myélite. Puis on voit évoluer une cyphose progressive,

(1) Voyez une revue de A. Léri, *La Clinique*, 1908, pp. 626 et 641.

(2) Le *torticolis, signe de début de la fièvre typhoïde* chez l'enfant, décrit par P. Nobécourt et G. Paisseau (*Soc. de Péd.*, Paris, 1909, p. 363) ; Mineff, thèse de Paris, 1909-1910, n° 215. Ses autres causes sont (mais pas ainsi au début) les complications méningées (Netter, L. Guinon), les myosites et ruptures du muscle sterno-cléido-mastoïdien (Nageotte-Wilbouchewitch).

(3) V. Jacksch, *Prag. med. Woch.*, 1905, p. 37.

à grande courbure, après ce que l'on a pris pendant plus ou moins longtemps pour un rhumatisme.

La multiplicité des articulations qui craquent ou se déforment dans les autres parties du squelette est un caractère diagnostique important du rhumatisme vertébral. On tiendra compte aussi de l'aggravation progressive de la lésion à la suite d'une série de petites poussées inflammatoires, douloureuses.

La *spondylose rhizomélique* (1) (Strumpell, P. Marie, 1897) est une ostéo-arthrite ankylosante et non suppurante, avec ostéite tantôt raréfiante et tantôt condensante qui avec le rachis frappe les deux hanches (2) et quelquefois les deux épaules. Elle atteint les adolescents ou les adultes jeunes, presque exclusivement du sexe masculin ; on lui attribue comme causes des traumas, des maladies infectieuses diverses, en particulier la blennorragie, la misère, le froid humide.

Avec peu ou pas de douleurs, les hanches se raidissent progressivement, soit en extension, soit en flexion, et le mal remonte de bas en haut le long du rachis, dont la région lombaire reste d'ordinaire à peu près droite, mais où se constitue une cyphose cervicale plus ou moins accentuée, à incurvation généralement brusque, un peu déviée à droite ; la tête est quelquefois en flexion prononcée. La rigidité du rachis se constate de la façon habituelle (voy. p. 519); quelquefois on sent à la palpation des hyperostoses. L'immobilisation du thorax par ankylose des côtes impose à la respiration le type abdominal. Des névralgies sont dues à l'inflammation des nerfs dans les trous de conjugaison ; un certain degré d'exagération des réflexes révèle l'irritation de la moelle.

Dans un type décrit par Betcherew, et où le trauma joue peut-être un rôle (voy. p. 533), les articulations de la racine des membres restent indemnes.

Au début, le diagnostic est à établir avec le lombago, avec la sciatique (où le rachis n'est pas raide), avec la coxalgie et le mal de Pott. Ou plutôt, pour ces deux derniers cas, on reconnaît qu'il y a une ostéo-arthrite, mais on n'établit sa nature que par l'évolution ultérieure.

La radiographie montre la fusion des corps vertébraux. Celle-ci est due d'abord à l'ossification des surtouts ligamenteux ; dans les cas accentués, à l'ossification des disques intervertébraux.

Crâne (3). — C'est une localisation fort rare, que je n'ai observée que six fois : deux fois à l'occipital (dont une ostéomyélite à pneumocoques) ; une fois au pariétal (une ostéomyélite variolique chez un nourrisson; un foyer secondaire); une fois à l'écaille du temporal (chez un adulte) ; une fois à la racine de l'apophyse zygomatique (chez un nourrisson très jeune). Nous mettons à part, bien entendu, les ostéites temporo-mastoïdiennes consécutives aux otites ; les frontales, consécutives aux sinusites.

L'abcès sous-périostique se collecte soit aux deux faces de l'os ensemble, soit sur une seule des deux. S'il y a abcès superficiel, le diagnostic est aisé, et la possibilité de l'abcès extra-dural a pour conséquence pratique que nous devons enlever la rondelle dénudée, de façon à ne rien laisser à l'intérieur. S'il y a exclusivement abcès extra-dural, le diagnostic devient très délicat : on le porte d'après l'état infectieux et d'après la douleur locale spontanée et à la pression ; il est de règle, mais non forcé, que le cuir chevelu soit œdémateux à ce niveau. La trépanation d'urgence s'impose sitôt le diagnostic posé.

La méningite et l'abcès du cerveau sont les complications propres à cette locali-

(1) Gayet (*Soc. de chir.*, Lyon, 29 avril 1909, t. XII, p. 172) a publié un cas intéressant où, chez un homme de 25 ans (d'ailleurs blennorragique à 15 ans), a débuté une spondylose alors qu'une hanche était luxée consécutivement à une arthrite suppurée à l'âge d'un an.

(2) On trouvera une bibliographie étendue dans L. Mayet et A. Jouve, *Gaz. des hôp.*, 1902, p. 689, sur toutes les ankyloses vertébrales, rhumatismales ou autres. — P. Marie et A. Leri, *Nouv. Icon. Salp.*, 1906, p. 32.

(3) W. Scheinziss, *Beitr. f. kl. Chir.*, 1909, t. LXV, p. 172.

sation. A la période aiguë, on n'observe guère que la méningite. A la période de chronicité, avec fistule, l'histoire des méningites et abcès peut se calquer sur celle de ces complications au cours des mastoïdites. Le pronostic est évidemment sérieux. de remarquerai cependant que tous les malades observés par moi ont guéri.

Face. — A la face, on peut rencontrer, à titre d'exception, l'atteinte de l'*os malaire* (un cas personnel), sans symptomatologie spéciale ; de même pour les os propres du nez (un cas).

Mais aux *mâchoires* la localisation est fréquente et importante à connaître.

Mâchoires. — Je ne veux pas donner ici une description complète des ostéites des mâchoires, mais seulement indiquer les particularités fort importantes que l'âge imprime à leur évolution (1).

Elles sont fort rares à titre de *localisations secondaires au cours d'une ostéomyélite aiguë*, et dans ces conditions je n'en ai observé qu'à la mâchoire inférieure, soit au corps, à l'angle, à l'articulation temporo-maxillaire, soit autour de bulbes dentaires.

La presque totalité concerne des *ostéomyélites primitives*, dont on peut rencontrer deux variétés :

L'une, exceptionnelle, où l'inflammation n'affecte pas de rapports connus avec le système dentaire ;

L'autre, très fréquente, où l'origine est dentaire et où interviennent les phénomènes en rapport avec le développement de l'os.

Chez l'adulte, ces ostéites d'origine dentaire sont très fréquentes, et il n'est pas rare que, franchissant la région alvéolaire, elles se propagent au corps de la mâchoire, en y provoquant une petite nécrose. Mais à cet âge sont relativement rares les grandes nécroses du maxillaire inférieur, si l'on met à part celles qui ont pour origine un trouble de l'évolution de la dent de sagesse ; et celles-ci, quel que soit l'âge — si variable en pareil cas — du sujet, sont des ostéites de croissance. Mais chez l'enfant, quand une carie pénétrante banale a servi de porte d'entrée à l'infection, celle-ci trop souvent a tendance à envahir fort loin, avec nécrose grave, la mâchoire en voie active de croissance.

Aux maxillaires, on ne trouve pas de cartilage de conjugaison. Leur accroissement se fait en même temps que celui des dents : ils sont en travail de formation tant que les bulbes dentaires sont en évolution ; ils subissent une poussée congestive qui semble particulièrement intense lorsque les dents font éruption. C'est dès le 45e jour de la vie intra-utérine que ce développement commence, par l'invagination épithéliale d'où naîtront les organes de l'émail, et il continue sans interruption autour des dents temporaires d'abord, des dents permanentes ensuite, jusqu'à ce que soit sortie la troisième grosse molaire ou dent de sagesse.

Ce processus de développement est d'importance capitale, quelle que soit l'origine d'une ostéomyélite, pourvu que l'inflammation porte sur une région dentaire à bulbes en évolution.

Deux modes d'infection sont possibles : l'infection directe, l'infection par voie sanguine, et la différence étiologique capitale avec l'ostéomyélite des autres os est que l'infection directe est, de beaucoup, la plus fréquente.

Elle a pour porte d'entrée habituelle une *carie dentaire pénétrante*, par infection de la pulpe d'abord, de l'alvéole ensuite : mais chez l'enfant les bulbes dentaires encore inclus s'infectent de proche en proche et de là pour ces ostéites, pour ces nécroses, une extension, une gravité dont l'adulte ne nous offre que peu d'exemples.

D'autre part, les *bulbes de dents en évolution* peuvent s'infecter indépendamment de toute carie, et ici deux cas sont à considérer selon que la *dent est encore incluse dans la mâchoire* ou qu'elle est *en voie d'éruption*. Dans le premier cas, en effet, il semble que l'infection doive être hématogène ; que, dans le second, au contraire, elle soit directe, ayant pour porte d'entrée les craquelures, puis la perforation de la gencive

(1) A. Broca, *Leçons cliniques*, t. I, pp. 234 et 235.

correspondante, le degré extrême étant alors celui où cette gencive est décollée, contuse, déchiquetée par la couronne qui va sortir ou mâchurée par celle d'une dent déjà sortie à la mâchoire opposée. Mais la part n'est pas facile à faire entre ces deux mécanismes ; surtout chez les nourrissons. Les phénomènes de congestion gingivale, avec douleur ou agacement, précèdent quelquefois de fort loin l'éruption proprement dite : et l'enfant mordille tout ce qui lui tombe sous la main, ce qui semble être la cause d'excoriations imperceptibles, par où pénètrent les germes pyogènes. Il nous arrive avec une fréquence extrême d'observer à cet âge des adéno-phlegmons sous-maxillaires dont c'est la porte d'entrée à peu près certaine, mais impossible à voir. Au premier abord, l'origine hématogène semble indiscutable lorsque l'enfant est un nouveau-né de quelques semaines ou même de quelques jours : encore faut-il alors compter avec l'éruption précoce, et j'ai vu un nouveau-né chez lequel, dans ces conditions, elle se manifesta par l'issue au dehors de deux petits capuchons adamantins encore mous.

Quelquefois, ces ostéites surviennent à la suite d'une maladie infectieuse, exanthématique ou autre ; j'en ai observé un exemple au cours de la diphtérie ; rougeole et scarlatine sont moins rarement en cause. Mais ces *nécroses exanthématiques*, comme les a appelées Salter, sont-elles analogues, par leur mécanisme, aux ostéites parfois observées aux membres dans ces conditions, ou bien ont-elles pour origine locale les gingivites si fréquentes de ces malades ? Je ne crois pas que l'on puisse, actuellement, préciser cette pathogénie.

Il n'est point de dent dont l'éruption ne puisse s'accompagner d'accidents d'ostéite, depuis la première incisive de lait jusqu'à la dent de sagesse : à celle-ci appartiennent les complications les plus fréquentes, les mieux décrites dans les livres classiques, mais elle n'en a certainement pas le monopole.

Autour des dents de la première dentition ou des vingt dents permanentes qui vont les remplacer à partir de l'âge de 7 à 8 ans, il est rare que l'ostéomyélite ait grande tendance à la diffusion, si l'on met à part certaines formes spéciales aux tout jeunes nourrissons. Il s'agit de petites nécroses alvéolaires, capables il est vrai d'engendrer une fistule interminable ayant pour source une couronne incluse et entourée de pus, ou un séquestre, ou les deux. Et les deux mâchoires sont également atteintes.

Quand entre en jeu l'éruption des molaires, de 6 ans, de 12 ans, puis, à partir de 18 ans, de la dent de sagesse, les accidents changent d'aspect. A la mâchoire supérieure ils sont tout à fait exceptionnels ; à l'inférieure, au contraire, ils sont plus fréquents qu'on ne le croit pour les deux premières molaires et très fréquents pour la dent de sagesse. Leur caractéristique commune est alors le siège de l'ostéite non plus au bord alvéolaire et au corps de l'os, mais à l'angle et vers la branche montante. Car ces trois molaires sont d'abord incluses dans la branche montante et se développent en descendant en bas et en avant, pour chasser devant elles, pour ainsi dire, la parabole alvéolaire où elles se font ainsi place d'arrière en avant. D'où difficulté d'éruption plus grande pour la seconde que pour la première, pour la troisième que pour la seconde. Les première et deuxième molaires sont moins sujettes que la troisième aux déviations, qui augmentent encore les difficultés de migration.

Dans l'*étude clinique* de ces ostéomyélites, il faut distinguer les formes aiguës et subaiguës ou chroniques.

Dans les *formes aiguës*, je ne ferai que mentionner les accidents généraux, d'ordinaire bénins, mais parfois aussi graves que ceux de n'importe quelle ostéite des membres et capables de tuer en deux ou trois jours, par septicémie suraiguë.

Les *signes locaux des ostéomyélites aiguës des mâchoires* sont assez différents selon la localisation.

Aux deux mâchoires, les *ostéites alvéolaires* se ressemblent. Elles ont pour signes le gonflement de la joue, avec prédominance en haut ou en bas selon la mâchoire atteinte, le gonflement et la rougeur de la gencive, l'effacement du vestibule buccal. Entre la joue et la gencive on trouve, en explorant avec le doigt, une région gonflée, empâtée, très douloureuse, qui ne tarde pas à fluctuer, puis, si elle est abandonnée à elle-même, à s'ouvrir ; il en sort un pus habituellement très fétide. Si l'inflammation est limitée à cette région, tout en reste là, après incision de l'abcès ; ou bien, après une période de fistulisation en général assez courte, il sort un petit séquestre lamellaire.

Machoire supérieure. — La propagation au corps de l'os est presque toujours très bénigne.

Elle est fréquente sous forme d'*abcès* qui se collectent soit vers la *voûte palatine*, soit vers la *fosse canine*. Les premiers sont presque toujours petits ; les seconds peuvent devenir volumineux, soulever toute la région correspondante de la face, avec œdème d'abord, rougeur ensuite ; ils s'accompagnent souvent de fièvre vive ; si on ne les incise vite par le vestibule buccal, ils sont susceptibles de s'ouvrir à la peau et d'y laisser une fistule, puis une cicatrice fort disgracieuse. Sous eux la nécrose est rare et surtout rarement étendue.

Les propagations d'ostéomyélite diffuse peuvent s'observer, sous forme d'une sinusite maxillaire, ou bien d'une suppuration du plancher de l'orbite, ou bien même d'une nécrose en masse de toute la mâchoire. Mais les accidents graves sont exceptionnels, et, d'une manière générale, on peut dire que les ostéomyélites de la mâchoire supérieure ont peu de tendance à la formation de séquestres importants et aux fistulisations à long trajet.

Machoire inférieure. — Les signes de l'*ostéite aiguë du corps de la mâchoire inférieure* sont la douleur, le gonflement de la partie inférieure de la joue, l'effacement du vestibule buccal ; l'anesthésie sur le territoire du nerf mentonnier nous prouve que l'inflammation a gagné le canal dentaire inférieur, d'où compression du nerf correspondant.

Dans cette forme, il faut établir le diagnostic avec l'*adéno-phlegmon sous-maxillaire*, lequel est, lui aussi, une complication, soit de l'éruption dentaire, soit de la carie pénétrante. Mais ici gonflement et rougeur s'étendent vers le cou plus que vers la joue, et le vestibule buccal n'est pas effacé.

Puis le gonflement se limite en une bosselure rouge, fluctuante, qui, assez lentement d'ordinaire, s'ouvre d'elle-même à la peau ; et il persiste alors habituellement une *fistule* tant que la dent malade n'est pas arrachée. Presque toujours cette fistule est sur la mâchoire ou très près d'elle ; mais elle peut s'ouvrir fort loin de là, au cou ; on l'a même vue à la région mammaire. On conçoit qu'au bout de plusieurs années une fistule cervicale remontant à l'enfance puisse en imposer pour une fistule congénitale, si on ne songe pas à chercher une dent cariée, dont l'extraction met fin en quelques jours aux accidents.

Par opposition avec ce que viens de dire pour la mâchoire supérieure, la *séques-*

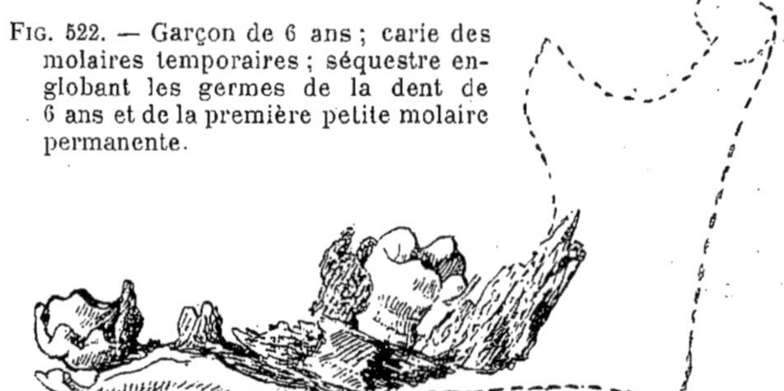

Fig. 522. — Garçon de 6 ans ; carie des molaires temporaires ; séquestre englobant les germes de la dent de 6 ans et de la première petite molaire permanente.

tration est ici fréquente, grave, étendue et son importance est beaucoup plus grande chez l'enfant que chez l'adulte. Le séquestre a la forme d'une gouttière qui occupe une hauteur variable de l'os, quelquefois même toute sa hauteur ; et de là, après extraction, la possibilité, exceptionnelle il est vrai, d'une pseudarthrose consécutive à la chute du bloc nécrosé formant coupure complète sur le corps de la mâchoire. En longueur, cette gouttière est souvent très étendue, et sur elle on voit les alvéoles non seulement de plusieurs dents déjà sorties, mais d'une ou plusieurs dents de remplacement. La propagation s'est faite autour des germes dentaires inclus.

La suppuration est alors abondante : elle a coutume de s'écouler par le vestibule buccal plus ou moins largement ulcéré ; la fistulisation vers le plancher buccal est rare. La région inférieure de la face est rouge, gonflée, douloureuse, souvent fistuleuse. L'odeur est fétide et l'état général souvent médiocre. Il est fréquent que l'on puisse voir le séquestre dans le vestibule buccal.

La suppuration persiste tant qu'on n'a pas extrait tout le séquestre et les dents ou germes dentaires correspondants. S'il y a déjà une ou plusieurs fistules cutanées, on n'hésitera pas à se donner du jour par incision extérieure : mais on n'oubliera pas que presque toujours l'extraction d'un séquestre même très étendu, même gagnant plus ou moins vers la branche montante, se fait sans cicatrice visible, par voie buccale, après incision tout le long du sillon gingivo-génien.

On sera souvent étonné par l'étendue des dégâts osseux, par le nombre des germes dentaires atteints par la suppuration. La perte des dents est irrémédiable ; et en outre la moitié correspondante de la mâchoire subit, d'autant plus que l'enfant a été atteint plus jeune, un arrêt de développement en longueur parfois fort disgracieux.

L'*ostéite de la branche montante* est tantôt isolée, tantôt associée à une ostéite du corps, dont elle est la propagation. Elle se manifeste par un gonflement, puis un abcès et une fistule de la région massetérine, et par un trismus dû à la contracture réflexe, puis à la myosite, du masséter et du ptérygoïdien interne.

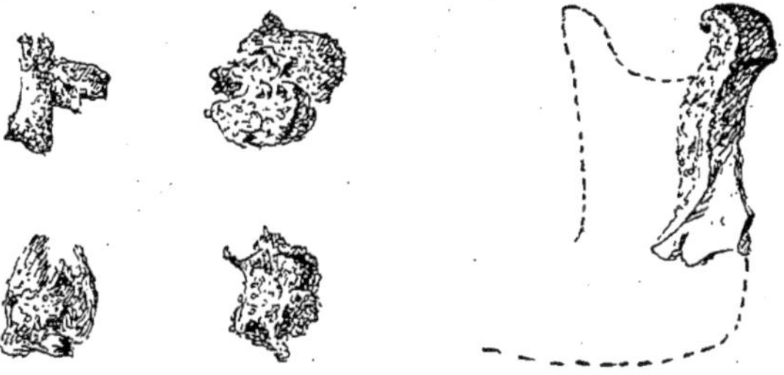

Fig. 523. — Carie de la dent de six ans. Séquestres alvéolaires, de la branche montante, du condyle.

La propagation à l'articulation temporo-maxillaire se reconnaît au siège du gonflement et de la douleur à la pression, à la douleur des quelques petits mouvements possibles malgré le trismus. On peut voir, rarement il est vrai, un séquestre ayant pour origine une molaire cariée ou incluse, atteindre toute la branche montante et jusqu'au condyle. L'extraction par voie buccale en est possible plus souvent qu'on n'a tendance à le penser.

L'ankylose osseuse est une conséquence à redouter lorsque l'articulation temporo-maxillaire a été envahie.

Formes. — Chez les *enfants de quelques semaines*, parfois même de *quelques jours* seulement, l'ostéomyélite est possible, quoique rare, au maxillaire inférieur et surtout au maxillaire supérieur.

Au *maxillaire inférieur*, j'ai vu, mais rarement, l'ostéomyélite de la branche montante, avec envahissement de l'articulation et ouverture dans le conduit auditif. Un peu moins rare me paraît l'ostéite prenant une moitié, et quelquefois les deux, de la parabole alvéolaire. La séquestration de la table externe, avec les alvéoles des germes inclus, a été rapide. J'ai observé une fois une lésion semblable, bilatérale, chez un garçon, pendant l'éruption des dents de remplacement.

Au maxillaire supérieur, on peut observer les formes suivantes :

a) Un abcès avec nécrose alvéolaire remontant plus ou moins vers la fosse canine ;

b) Un abcès avec nécrose partielle de la voûte palatine ;

c) Une suppuration envahissant le sinus, avec nécrose de ses parois palatine et orbitaire. On voit alors un gonflement rouge et diffus de la face, de la paupière inférieure, du vestibule buccal, de la voûte palatine. Cette forme, spéciale aux nourrissons, est d'une assez grande gravité (voy. p. 340).

Une mention est due aux *ostéites subaiguës*, que l'on confond avec celles de la tuberculose jusqu'au moment où l'on extrait le séquestre, dont on détermine alors les connexions avec une dent incluse.

Les molaires de lait, et surtout la dent de sagesse, provoquent parfois autour d'elles une *hyperostose* non suppurée de la branche montante, que l'on prend volontiers pour un ostéosarcome : d'où le précepte, si les dents ne sont pas au complet, de ne pas réséquer une mâchoire avant incision exploratrice. Celle-ci seulement me permit le diagnostic dans un cas à suppuration centrale et sans connexions dentaires apparentes, où l'infection était due à un microbe anaérobie (voy. p. 295).

VARIÉTÉS DE L'OSTÉOMYÉLITE D'APRÈS L'ÉTIOLOGIE ET LE MICROBE CAUSAL.

Lannelongue a cherché à mettre en relief les caractères cliniques propres aux diverses variétés microbiennes d'ostéomyélite (voy. p. 294). Il est admis par tout le monde que les *ostéomyélites à pneumocoques* (1), qu'elles soient primitives ou consécutives à une pneumonie, sont moins graves, localement moins profondes, qu'elles se compliquent plus volontiers d'arthrite (voy. p. 270), mais qu'elles sont moins exposées aux accidents prolongés, avec séquestre, et guérissent souvent par incision simple.

Il en est de même pour les *ostéomyélites à streptocoques* (2), pour lesquelles cependant Lannelongue admet la rareté des suppurations médullaires et la fréquence des arthrites, tandis que pour Courmont, Jaboulay et Rodet, c'est l'inverse. Quant aux signes spéciaux sur lesquels Lannelongue a cru pouvoir établir le diagnostic, à la période aiguë, avec l'ostéomyélite à staphylocoques (fièvre brutalement à 39°-40°, avec oscillations pyohémiques ; gonflement et suppuration plus rapides, sans bourrelet limitant ; peau de couleur érysipélateuse avec adénite douloureuse et réseau de veines dilatées ; métastases sur les séreuses et non sur les viscères), ils ne sont rien moins que démontrés.

Ces deux formes microbiennes s'observent surtout chez les nourrissons (voy. p. 339).

Parmi les *ostéomyélites secondaires aux maladies infectieuses* (3) j'ai dit qu'il en est où l'agent infectieux est un microbe pyogène n'ayant rien de spécifique. C'est ainsi que, par exception, on peut voir des ostéomyélites à la suite de la rougeole (4), de la scarlatine, tout en avouant que nous ne connaissons pas le microbe de ces maladies, par conséquent son rôle dans les suppurations osseuses. Cette com-

(1) A. Verneuil, A. Netter, *Gaz. hebd. méd. et chir.*, 1889, p. 565 ; A. Sicard, *Soc. An.*, Paris, 21 mai 1897, p. 427 ; E. Schwartz, *Soc. chir.*, Paris, 1895, p. 93 ; Blecher, *Deut. Zeit. f. Chir.*, 1898, t. XLVIII, p. 413; Vœlcker, *Lancet*, London, 1906, t. II, p. 1436.

(2) P. Klemm, *Samml. kl. Vortr.*, 1899, n. s., n° 234 (chir., n° 70, p. 1233); G.-T. Bottomley, *Journ. of am. med. Ass.*, 1903, t. LI, p. 222 (ostéomyélite multiple, adulte).

(3) Voy., p. 282, la discussion sur les poussées de croissance et les ostéalgies.

(4) J.-E. Goldthwait, *Ann. of Gyn. a. Ped.*, décembre 1901, p. 1044 ; tibia en haut. Richet, *Soc. méd. hôp.*, mars 1910.

plication est rare, tandis qu'elle est relativement fréquente dans la *variole* (1), comme J.-L. Petit l'avait déjà vu, et cela se comprend, étant données les pustules suppurées qui sont une porte d'entrée évidente. C'est en général une complication de la convalescence, elle est souvent multiple, apyrétique, occupe de préférence les membres inférieurs; la résolution et l'abcès sans nécrose sont fréquents, mais on peut observer les formes d'infection les plus graves, les accidents de nécrose locale les plus étendus.

Au cours de la *fièvre typhoïde* peuvent se produire des ostéomyélites non spécifiques, à streptocoques ou à staphylocoques, mais presque toujours la lésion est spécifique, due au bacille d'Eberth, et cette forme mérite une description spéciale. J'en dirai autant de la blennorragie.

Il me suffira de signaler en passant et pour mémoire :

1° Les complications osseuses de la *malaria* (2).

2° Les complications ostéo-articulaires (ostéalgies, fausses coxalgies, ostéites suppurées) de la *fièvre de Malte*, que l'on commence seulement à étudier dans nos pays (3).

3° L'*ostéopathie hypertrophiante pneumique* des malades atteints de suppuration pulmonaire prolongée (doigts hippocratiques).

Ostéomyélite à bacilles d'Eberth (4). — Les complications osseuses de la fièvre typhoïde ne sont pas très fréquentes. Il est à noter que la prédisposition par la période de croissance, tout en étant grande, est moindre que pour les autres ostéomyélites (5) ; on en a vu chez le vieillard.

Le début a lieu presque toujours pendant la convalescence, très rarement avant un ou deux septénaires ; quelquefois la fièvre typhoïde aura été légère, et il y a même des cas où le diagnostic rétrospectif de la nature exacte d'un état muqueux est posé lorsqu'on trouve le bacille d'Eberth dans le pus ; d'où une obscurité particulièrement grande lorsque l'abcès ossifluent se manifeste quelques semaines ou même quelques mois après la dothiénentérie.

Souvent, sans doute, pendant la période d'état de la fièvre, une douleur locale aura marqué plus ou moins longtemps à l'avance, parfois très tôt, le point du squelette où frappera l'ostéomyélite ; mais cela ne signifie pas grand'chose pour le clinicien, car les douleurs des membres, peut-être quelquefois en relation avec

(1) BARIÉ, *Soc. méd. hôp.*, Paris, 1888, p. 246 ; VOITURIEZ, *J. des sc. méd.*, Lille, 1903, I, 169; INGELRANS et TACONNET, *Echo méd. Nord*, 1903, p. 176 ; DEBEYRE, *ibid.*, p. 181 ; MILLET, thèse de doctorat, Lille, 1902-1903, n° 138.

(2) TASSI, *Assoc. méd. ital.*, d'après *Sem. méd.*, 1885, p. 312 ; TOUSSAINT, *Arch. méd. expér.*, 1903, t. XV, p. 30 ; J. ABADIE, *Gaz. hebd. sc. méd.*, Bordeaux, 1901, p. 267 ; HUGEL, thèse de Lyon, 1903, n° 44.

(3) Voy. un cas de BRAULT (*Gaz. des hôp.*, 25 août 1910, n° 96, p. 1335), mort par suppuration d'ostéite du crâne.

(4) Pour la bibliographie, je renvoie à une revue générale de G. PAUL-BONCOUR, *Gaz. des hôp.*, 28 mars 1896, p. 391, et à un mémoire de P. KLEMM, *Arch. f. klin. Chir.*, 1893, t. XLVI, p. 862. — Voyez aussi les thèses de : G. SAVATIER, Paris, 1896-1897, n° 427 ; BONSIRVEN, Toulouse, 1900-1901, n° 379 ; V. LACROIX, Paris, 1900-1901, n° 355. — DESCARPENTRIES, *Echo méd. Nord*, 1905, p. 130 (mâchoire inférieure) ; RISPAL, *Echo méd.*, Toulouse, 1901, p. 231 ; E. UNGER, *Deut. med. Woch.*, 1901, p. 522 ; HÖLDMOSER, *Centr. f. Grenzg. d. Med. u. Chir.*, 1901, p. 417 ; JEANBRAU, *Montpellier méd.*, 1904, p. 134, et GARDIOL, thèse de Montpellier, 1903-1904, n° 32 (forme éburnée) ; BONAMY et ALLAIRE, *Gaz. méd. de Nantes*, 1904, p. 15 (phalanges ; enfant de 15 mois) ; PAGÈS, thèse de Montpellier, 1904-1905, n° 30. Cf. l'ostéomyélite à *colibacille* ; KLEMM, *Arch. f. kl. Chir.*, t. XLVIII, p. 794 ; ACKERMANN, *Arch. méd. exp.*, 1895, p. 329.

(5) Cela est sans doute en rapport avec ce fait anatomique que l'ostéomyélite à bacilles d'Eberth est surtout une ostéopériostite, où la suppuration du bulbe conjugal, avec nécrose annulaire de la diaphyse, est exceptionnelle.

une légère ostéite terminée par résolution, sont fréquentes chez les typhiques ; et cela n'empêche pas les signes caractéristiques de l'inflammation osseuse d'être relativement tardifs (1).

Tous les os peuvent être atteints ; mais, sans qu'on connaisse la cause de cette prédilection, les côtes sont ici prises plus souvent que le fémur ou le tibia. La localisation par un trauma est assez souvent invoquée.

L'ostéomyélite typhoïdique revêt, dans sa marche, des formes d'acuité et d'intensité variables. Au premier degré, elle semble se borner à de simples ostéalgies diaphysaires, avec poussée de croissance (voy. p. 282).

Un pas de plus, et la région douloureuse devient le siège d'accidents phlegmoneux. Il y a du gonflement, de la chaleur, de la rougeur parfois ; et par la palpation on se rend vite compte que le gonflement fait corps avec l'os, est dû à une prolifération sous-périostique. Même à ce degré, la résolution est possible ; mais souvent aussi on observe la suppuration.

Cette suppuration est habituellement remarquable par sa lenteur (2) : l'abcès est froid ou presque froid et, pour les côtes en particulier, il est parfois capable d'en imposer pour un abcès froid tuberculeux de la paroi thoracique. Certes, aucune erreur ne sera commise si la fièvre typhoïde a été à peu près nette et si l'abcès de convalescence n'est qu'à moitié froid. Mais la similitude devient grande pour un abcès réellement chronique, survenant après une typhoïdette à peine accentuée, réduite à l'état de vulgaire embarras gastrique fébrile. Même alors, cependant, quelques nuances devront nous mettre sur nos gardes, nous conduire au diagnostic : l'état est volontiers un peu plus inflammatoire, avec peau légèrement rosée ; le sujet est indemne de toute tuberculose ; on trouve dans les antécédents un état muqueux suspect.

Il va sans dire que le diagnostic est à peu près impossible, avant examen bactériologique du pus, lorsque après la fièvre typhoïde il y aura eu plusieurs années de santé parfaite, comme cela a été vu dans quelques observations. Un soupçon tout au plus sera légitime, et c'est par l'examen anatomique et bactériologique qu'on établira la filiation des accidents. Il s'agit là, d'ailleurs, de cas rares, auxquels suffit une mention. Il faut être averti de leur possibilité et suivant les cas poser un diagnostic plus ou moins précis, appuyé sur des données variables.

La forme chronique, simulant en général la tuberculose, quelquefois la syphilis, n'est pas rare, mais à côté d'elle nous devons faire place à une *forme vraiment aiguë :* j'ai opéré un enfant, dont j'ai publié l'histoire avec Achard (3), pour une ostéomyélite aiguë à bacilles d'Eberth, siégeant à l'extrémité inférieure du tibia. L'allure chronique, tout au plus subaiguë, n'est donc pas constante.

L'avenir des malades atteints d'ostéomyélite typhique est très différent de celui

(1) On a vu le bacille d'Eberth dans le pus, plusieurs années après la fièvre typhoïde.

(2) Chantemesse et Widal, *Soc. méd. hôp.*, Paris, 1893, p. 779. Widal a publié (*ibid.*, 15 décembre, p. 867) un cas où la suppuration a eu lieu 4 ans après la fièvre typhoïde, alors que pendant la convalescence s'était produite une exostose, qui ensuite avait paru se résorber. Sur les *ostéomyélites costales*, voyez Haslé, thèse de doctorat, Paris, 1891-1892 n° 66. Sur les lésions des *cartilages costaux*, cf. Achard et Broca, *Soc. méd. hôp.*, 25 décembre 1893, p. 863 ; G. Zezas, *Arch. int. de chir.*, Gand, 1909, t. IV, p. 436.

(3) Achard et Broca, *Gaz. hebd. méd. et chir.*, 1895, p. 42.

des malades frappés par l'ostéomyélite ordinaire de l'adolescence. Ici, on a coutume de parler de périostite : en effet, la résolution sans trace est fréquente ; s'il existe un abcès, l'incision simple suffit la plupart du temps, et le sujet guérit sans fistules. Les lésions sont superficielles, caractérisées par un peu d'hyperostose

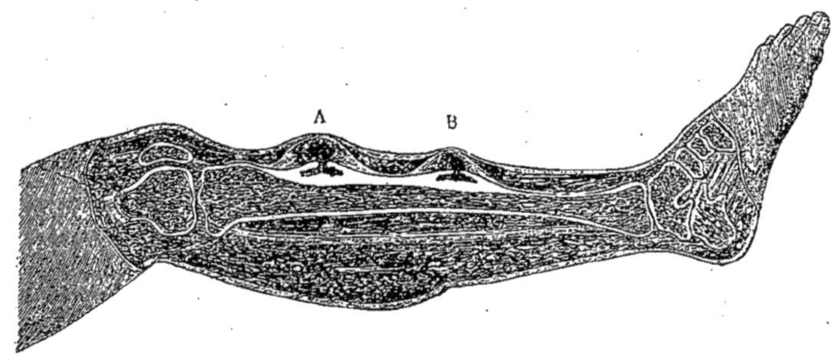

Fig. 524. — En A et B, foyer superficiel d'ostéopériostite typhoïdique (d'après Cornil).

autour d'un tissu de granulation, sans tendance marquée à la formation de séquestres. Même dans mon cas aigu, où il y avait du pus dans le canal médullaire, il en fut ainsi, et en quelques semaines le sujet était radicalement guéri, sans avoir éliminé de séquestre; en bas du tibia existait une cicatrice déprimée et adhérente, mais il n'y avait pas d'hyperostose.

Quelquefois, par ostéite plus diffuse ou par séquestre, une fistule persiste, et même pendant des années. Mais même alors cette ostéomyélite prolongée n'est pas comparable à celle que j'ai précédemment décrite, car la plupart du temps l'hyperostose y est limitée, peu volumineuse, et on en vient à bout par une seule opération bien conduite, après une simple ablation du séquestre que l'on trouve non invaginé ou peu invaginé ; cela prouve qu'il y a eu surtout ostéopériostite, avec atteinte de la face superficielle de l'os.

Ces caractères locaux sont importants à retenir pour les cas où on est consulté à échéance lointaine, à la période d'ostéite chronique, prolongée, fistuleuse. Souvent alors on nous dit que l'enfant a été atteint d'ostéite à la suite d'une maladie que le médecin a qualifiée de fièvre typhoïde, et en réalité il s'est agi d'une *ostéomyélite méconnue* (1). La prétendue fièvre typhoïde n'est que la période aiguë des accidents généraux infectieux, et on n'a reconnu que tardivement la lésion osseuse (voy. p. 299). Ce *diagnostic rétrospectif* n'est pas seulement important pour établir sur des documents bien contrôlés l'histoire de la vraie ostéomyélite typhoïdique, il est encore indispensable, pour porter un pronostic exact. On y arrive en général, outre les caractères locaux de l'hyperostose actuelle, si on précise bien à quel moment de la maladie ont débuté les douleurs, puis le gonflement osseux, quelle a été l'importance relative des phénomènes locaux et généraux.

L'existence d'un grand séquestre diaphysaire invaginé tranche la question

(1) Dans un des premiers mémoires sur le sujet, celui de Keen (1878), cette confusion n'est pas toujours évitée, ce qui à cette époque est naturel; mais certains faits récemment publiés démontrent que des auteurs modernes la font parfois encore.

contre la fièvre typhoïde dans les cas qui restent douteux jusqu'au moment de l'opération.

L'ostéo-arthrite vertébrale typhoïdique est étudiée p. 328.

Blennorragie. — Depuis assez longtemps (Fournier, 1869), on a signalé les *périostoses* et *périostites blennorragiques* (1). Ces faits, repris depuis quelques années, en France, par Jacquet, Achard, Claisse, Hirtz et Delamare, sont réunis dans la thèse de Philippet (Paris, 1900-1901, n° 523).

Dans la forme aiguë, les points spécialement prédisposés sont les saillies du squelette (crête du tibia, épitrochlée, extrémité inférieure du cubitus, tête du péroné, grand trochanter, extrémités antérieures des métatarsiens, extrémité postéro-inférieure du calcanéum, cette dernière localisation étant la cause probable de la talalgie). Les accidents débutent le plus souvent de la troisième à la quatrième semaine de la blennorragie, avec douleur vive, spontanée et à la pression, œdème et quelquefois rougeur vive faisant craindre une suppuration qui d'ailleurs ne se produit pas ; après résolution, il reste une périostose plus ou moins volumineuse. Le diagnostic, aux petits os de la main surtout, peut être difficile avec l'ostéomyélite vraie et n'être établi que par l'incision exploratrice. Les sujets ainsi atteints sont exposés à la récidive s'ils reprennent la chaudepisse.

La forme chronique est caractérisée par une hyperostose sous-périostée, quelquefois considérable, qui a pour lieu d'élection les os précédemment énumérés, mais peut aussi s'étendre sur les diaphyses des grands os longs (Hirtz ; cf. une obs. de Couteaud, *Gaz. des hôp.*, 29 septembre 1904, n° 111, p. 1077 ; os du pied, tibia, fémur, après arthrite du pied au cours d'une goutte militaire). C'est à rapprocher de la forme noueuse du rhumatisme blennorragique (thèse de E. Do Amaral, élève de Fournier, Paris, 1890-1891, n° 167). L'hyperostose est en général limitée, stationnaire, indolente ; elle peut être diffuse et rester longtemps très douloureuse (talalgie chronique). Outre le traitement de la blennorragie, on a conseillé des bains chauds térébenthinés (Balzer), généraux ou locaux selon que les hyperostoses sont ou non multiples.

Sur les ankyloses rachidiennes progressives, voy. p. 329.

Ostéomyélite des nourrissons (2). — On a cru pendant longtemps que l'ostéomyélite (prétendue « de l'adolescence ») était une rareté chez l'enfant du premier âge. J'ai déjà dit qu'elle est fréquente (voy. p. 294), et elle offre quelques particularités cliniques, bien vues par Aldibert et Dardenne (1894), par mes élèves Braquehaye (1895) et Lamothe (1898), et confirmées depuis par d'assez nombreux chirurgiens. On peut même observer l'ostéomyélite chez des enfants de quelques jours.

(1) La suppuration de la moelle centrale est possible, le pus ne contenant que des gonocoques (Ullmann, *Wien. med. Presse*, 1900, n° 49, p. 2225). — Pour compléter la bibliographie, cf. Hirtz et Combier, *Bull. méd.*, 1906, p. 69 ; L.-F. Barker, *John Hopkin's hosp. Bull.*, 1905, t. XVI, pp. 84 et 385 ; R.-C. Cupler, *Ann. Surg.*, 1907, t. XLV, p. 121 ; K. von Hofmann, *Centr. der Grenzgeb. d. Med. u. Chir.*, 1903, t. VI, pp. 241, 308, 347, 375 ; A. Klein (*Arch. f. Kinderh.*, 1897, t. XXII, p. 447) a publié un cas de désarticulation de la hanche pour ostéo-arthrite blennorragique suppurée ; Heymann, *Deut. med. Woch.*, 12 août 1909, p. 1414.

(2) Aldibert, *Gaz. hebd. de méd. et chir.*, 1894, p. 254 ; Dardenne, thèse de doctorat, Toulouse, 1893-1894, n° 36 ; Braquehaye, *Gaz. hebd. de méd. et chir.*, Paris, 1895, p. 199 et suiv. ; Charezieux, thèse de doctorat, Bordeaux, 1896-1897, n° 25 ; Swoboda, *Wien. klin. Woch.*, 1897, n° 4, p. 87 ; Meslay, *Soc. An.*, Paris, 19 novembre 1897, p. 327 ; Lamothe, thèse de doctorat, Paris, 1897-1898, n° 219 ; Frölich, *Rev. méd. de l'Est*, 1897, p. 543 ; Rocher, *Journ. de méd.*, Bordeaux, 1903, p. 834 ; J. Cance, thèse de Paris, 1908-1909, n° 98 (au-dessous de 3 mois) ; Mohr, *Berl. kl. Woch.*, 1905, p. 178.

Contrairement à ce qu'on observe plus tard, le sexe du sujet est indifférent sur 44 sujets, je comptais, en 1895, 24 garçons et 20 filles : cela va avec ce fait général que les différences sexuelles sont nulles chez le nourrisson, en particulier à l'égard des traumas.

La *bactériologie* est assez spéciale, en ce sens que l'ostéomyélite à staphylocoques est de beaucoup la plus fréquente à partir du deuxième âge, tandis qu'ici l'infection est le plus souvent due au streptocoque, d'autant plus que le sujet est plus jeune (1) et, pour les autres cas, le pneumocoque acquiert presque autant d'importance que le staphylocoque.

L'origine du streptocoque est souvent à chercher chez la mère atteinte d'accidents puerpéraux plus ou moins graves (2). Quant aux portes d'entrée, on sait combien, chez le nourrisson, les excoriations sont banales : écorchures cutanées, plaie ombilicale, impétigo, intertrigo, se voient à tout instant; puis viennent la vaccination, puis la dentition; l'on peut en outre concevoir le rôle des infections broncho-pulmonaires (d'où l'infection à pneumocoques), des entérites (d'Astros).

Les localisations sont un peu différentes de ce qu'elles sont plus tard, sans que nous sachions au juste pourquoi : le fémur est atteint dans la moitié des cas, et deux fois plus souvent que le tibia; dans cet os, les deux épiphyses sont également sujettes au mal, tandis que plus tard la prédominance devient énorme à l'épiphyse inférieure. Pour les autres os se trouve de même en défaut dans bien des cas la loi, exacte plus tard, de l'épiphyse utile (3).

L'infection du cartilage fémoral supérieur provoque une arthrite suppurée de la hanche : et c'est là un type, malheureusement fort grave, dont l'ostéomyélite du nourrisson nous offre souvent l'exemple. Outre les rapports avec la synoviale (voy. p. 287), quelque chose de spécial intervient peut-être, car, chez l'enfant en bas âge, l'arthrite suppurée concomitante est de même fréquente au coude, au genou, alors que plus tard elle devient au contraire assez rare.

La raison en est peut-être dans ce fait, avancé par Aldibert et Dardenne, qu'à cet âge l'inflammation serait volontiers plutôt épiphysaire. Mais on aurait tort de trop se fier à cette explication et mieux vaut dire que, jusqu'à nouvel ordre, le motif de ces participations articulaires fréquentes nous échappe. Ce qui est certain, c'est qu'elles existent, et que même, dans bien des cas, l'arthrite purulente, au premier abord spontanée, des enfants du premier âge est probablement due à une infection osseuse préalable (4). Parfois, en faisant l'arthrotomie dans des cas

(1) Mais l'ostéomyélite multiple, aiguë, à streptocoques est possible chez l'adulte. (J.-T. BOTTOMLEY, *Journ. am. med. Ass.*, 1903, t. I, p. 222; 43 ans ; après une pleuro-pneumonie).

(2) LANNELONGUE, thèse de son élève ALLARD, Paris, 1889-1890, n° 329.

(3) Une localisation assez spéciale, grave, avec envahissement du sinus maxillaire par le pus, s'observe au *maxillaire supérieur* chez les enfants de quelques jours à quelques mois. Son origine semble être alvéolaire. (LICHTWITZ, *Arch. f. Lar. und Rhin.*, 1898, t. VII, p. 439 ; A. BROCA, *Journ. de méd. et chir. prat.*, 1904, p. 175; ROURE, *Arch. intern. de laryng.*, 1898, p. 137; BROWN KELLY, *Edinb. med. Journ.*, octobre 1904, p. 302. Cet auteur réunit 17 observations. J'ai observé, de même, plusieurs ostéomyélites graves de la *mâchoire inférieure* pendant que se préparait la première dentition. (Voy. *Ostéomyélite de la mâchoire*, p. 334.) BOQUEL (*Péd. prat.*, 1909, p. 293) a publié un cas d'ostéomyélite cranienne guérie par trépanation chez un garçon de trois mois.

(4) Le fait est démontré pour bien des cas à la *hanche*, où plus souvent qu'on ne le pense

de ce genre, on arrive sur une dénudation osseuse cliniquement méconnue ; ou bien, à l'autopsie, on trouve des lésions évidentes d'ostéomyélite; enfin, lorsque font défaut ces constatations grossièrement probantes, Koplik et van Arsdale (1) ont fait voir qu'on trouvait le bulbe osseux infecté, comme la jointure, par le streptocoque pyogène.

La multiplicité des foyers est-elle plus fréquente que plus tard ? Aldibert et Dardenne donnent une proportion de 42 p. 100, tandis que Haaga chiffre par environ 20 p. 100 l'ensemble des ostéomyélites à foyers multiples. Or, en 1895, mes 44 observations personnelles me donnaient une proportion de 22 p. 100, soit à peu près la même que celle de Haaga. D'où peut venir ce désaccord ? Probablement de ce que la statistique d'Aldibert est établie à l'aide d'observations publiées çà et là par des auteurs différents, et que l'on a tendance, naturellement, à publier surtout les cas qui sortent un peu de l'ordinaire; on néglige les ostéomyélites à foyer unique, certainement plus vulgaires. Aussi j'accorde bien plus confiance à ma statistique intégrale, laquelle est d'ailleurs supérieure en nombres absolus.

Les décollements épiphysaires, d'après mon expérience personnelle, ne me semblent pas plus fréquents chez l'enfant en bas âge (2). Peut-être cependant

ces nourrissons guérissent après *luxation pathologique* (laquelle est beaucoup plus rare chez les sujets plus âgés), l'abcès ne se manifestant que par une cicatrice insignifiante; et, plus tard, un observateur inattentif peut, la méconnaissant, conclure à une luxation congénitale.

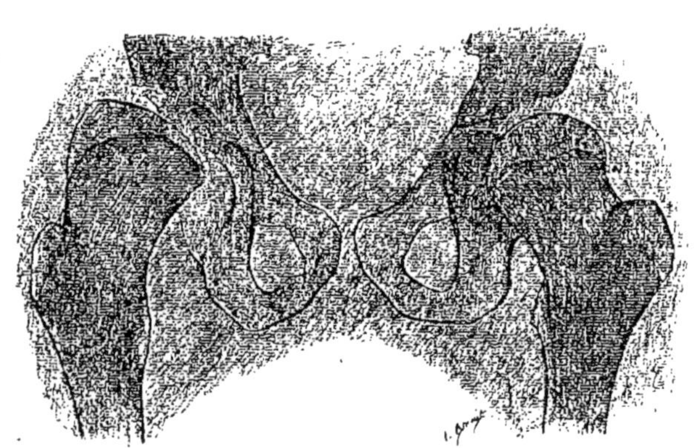

Fig. 525.

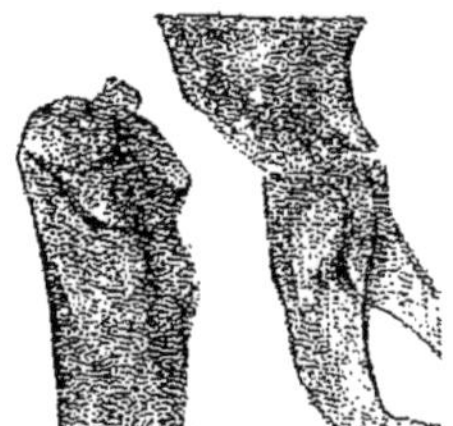

Fig. 526.

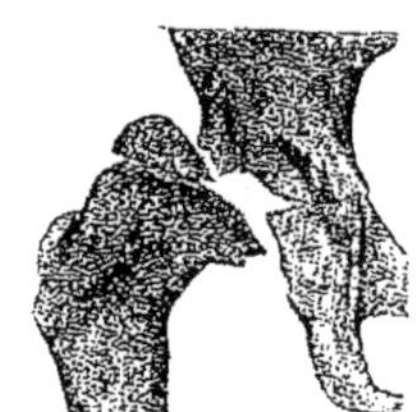

Fig. 527.

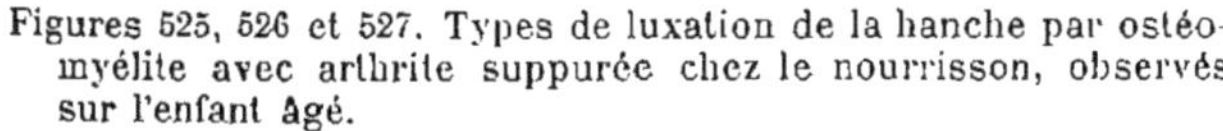

Figures 525, 526 et 527. Types de luxation de la hanche par ostéomyélite avec arthrite suppurée chez le nourrisson, observés sur l'enfant âgé.

E. Albert, *Wien med. Presse*, 1887, p. 433 ; Nové-Josserand, *Soc. Chir.*, Lyon, 1er mai 1902, p. 233. A la radiographie, on constate la déformation, l'usure de la tête fémorale. Voy. Kirmisson, *Rev. d'orthop.*, 1908, p. 31 ; Ducroquet et Bezançon, *Presse méd.*, 1903, p. 181 ; Chrysopathes, *Zeit. f. orth. Chir.*, 1906, t. XVI, p. 354 ; G. Drehmann, *ibid.*, 1905, t. XV, p. 483 ; F. Wette, *ibid.*, 1907, t. XV, p. 632 ; G. Preise, *ibid.*, 1908, t. XXI, p. 197.

(1) Koplik et van Arsdale, *Am. Journ. of med. sc.*, 1892, t. CIII, pp. 428 et 535.

(2) Aldibert donne une conclusion opposée, due sans doute à ce qu'il attribue à tort à l'ostéomyélite certains faits de syphilis secondairement infectée, avec ostéomyélite si on veut, mais évidemment dans des conditions anatomiques spéciales. Ainsi doivent, je crois, être interprétées les observations de Guéniot, de Valleix. Même observation pour les foyers multiples.

laisse-t-on parfois la désorganisation locale aller plus loin, à cause des *difficultés possibles* du *diagnostic* et du retard qui en résulte pour l'opération.

Ces difficultés sont nulles, dans la plupart des cas, qui sont des *ostéomyélites très aiguës*, avec phénomènes locaux intenses, identiques aux formes décrites dans les pages précédentes.

La clarté est moindre si l'on veut déterminer l'origine ostéomyélitique d'une *arthrite suppurée*, et bien souvent après arthrotomie (1), l'enfant ayant guéri, on doit rester dans le doute. Il en est de même pour certains volumineux abcès péri-articulaires, que l'on observe surtout autour de la hanche; et dans un cas, par exemple, où après une large incision je n'avais pu arriver avec le stylet jusqu'à l'os dénudé, des foyers osseux ultérieurs n'ont pas tardé à contresigner mon diagnostic.

Les cas précédents n'embarrassent guère le praticien : il existe un gros abcès intra ou péri-articulaire à ouvrir largement; si on ne trouve pas d'os dénudé, on ne pratiquera pas la trépanation immédiate. Ce qui est épineux, c'est la détermination à prendre lorsque l'ostéomyélite est subaiguë ou chronique d'emblée; car ces *formes torpides* existent, quoiqu'on en dise, chez le nourrisson (2).

Souvent alors les parents ignorent la lésion locale; ils consultent le médecin parce que l'enfant est grognon, il a des accès de fièvre irréguliers, et on n'arrivera au diagnostic que si, selon une règle formelle, on examine alors tous les membres par la vue et par le toucher. Mais ce gonflement osseux, douloureux à la pression, n'est-il pas dû à la *syphilis héréditaire*? On se souviendra que l'absence de lésions cutanéo-muqueuses est rare chez les hérédo-syphilitiques à lésions osseuses accentuées. La question, toutefois, peut être délicate, car, s'il y a des ostéomyélites chroniques, il y a par contre des syphilis héréditaires juxta-épiphysaires qui s'enflamment et suppurent (3). Il s'agit alors, il est vrai, d'infection secondaire pyogène et l'on se trouve, en réalité, en présence d'une ostéomyélite suppurée dont on doit avant tout inciser le foyer, quitte à administrer en même temps le traitement antisyphilitique.

On recherchera aussi avec soin tous les signes du *scorbut* (voy. p. 154) (4).

L'absence de réaction inflammatoire peut être telle qu'on soit tenté d'admettre une *fracture méconnue* sans déplacement, avec cal un peu volumineux. J'ai ouvert un foyer au grand trochanter et extrait un gros séquestre à un enfant d'un an,

(1) J'ai publié un fait où il a fallu l'autopsie pour trouver un petit point dénudé au fond du cotyle (A. Broca, *Gaz. hebd. de méd. et chir.*, 1902, p. 385). Voy. aussi la thèse de mon élève Martirené, Paris, 1897-1898, n° 385; A. Mouchet, *Gaz. hebd. de méd. et chir.*, 1899, p. 66 (genou, point tibial). Ou bien (comme à la hanche, note, p. 340) on démontre après guérison l'usure osseuse par la radiographie. Voy. aussi fig. 488.

(2) J'ai observé un cas (à pneumocoques) où, jusqu'à l'éclosion de foyers multiples (aigus et mortels), j'ai cru à une fracture méconnue du fémur. — J'ai fait publier par mon élève Dupont un fait d'ostéomyélite chronique de l'occiput (avec élimination de séquestre) guéri malgré une métastase humérale (*Soc. de Péd.*, Paris, 1906, p. 25). Inversement, le diagnostic serait quelquefois rendu délicat par ce fait que chez le nourrisson l'ostéoarthrite tuberculeuse est assez souvent subaiguë, et même avec arthrite suppurée rapide. Le diagnostic n'est possible que par l'examen bactériologique (Rovsing, voy. p. 272).

(3) Des faits de ce genre, que tous les pédiatres d'ailleurs ont observés, ont été publiés par G. Thibierge, par Marfan. (Voy. *Syphilis héréditaire*.)

(4) Le diagnostic est rendu difficile par la possibilité de la *fièvre au cours de la maladie de Barlow* (Mme Bardin, thèse de doctorat, Paris, 1902-1903, n° 461).

chez lequel un de mes collègues les plus instruits en pathologie infantile avait commis cette erreur. Et, après avoir été ainsi averti, je suis tombé dans l'erreur pour une ostéomyélite à pneumocoques du fémur, qui au bout de trois semaines se compliqua d'une localisation sacrée aiguë, mortelle.

La *gravité immédiate* de cette ostéomyélite est grande, sans être celle (15 morts sur 25) que donne à Aldibert sa statistique « en mosaïque »; sur 38 enfants dont j'avais en 1895 l'histoire complète, je comptais 25 guérisons et 13 morts, soit 35 p. 100, ce qui est beaucoup plus que chez les enfants plus âgés (1). Mais cela se trouve en partie compensé par une *bénignité plus grande des suites* si l'enfant survit. S'il se forme des séquestres, c'est très rapidement, en quelques semaines, j'allais dire en quelques jours; et souvent il ne s'en forme pas, mais tout se borne à une vermoulure de l'os, vite cicatrisée après évidement. Les séquestres tardifs, les ostéites diffuses persistantes, les hyperostoses, les fistules intarissables sont ici assez rares. Vite les incisions se ferment définitivement, et leurs cicatrices adhèrent à l'os de volume normal; souvent aussi les jointures, même quand elles ont suppuré, recouvrent toutes leurs fonctions. Il est probable que cette bénignité locale caractérise plutôt les infections à streptocoques ou à pneumocoques, mais cette hypothèse demande à être confirmée par des observations plus nombreuses.

§ 3. — **Ostéite des nacriers** (2).

Il nous faut signaler une variété d'inflammation osseuse, rare et peu connue en France, où j'ai eu l'occasion d'en observer le premier un cas indigène : c'est l'ostéite ou l'ostéomyélite des nacriers, étudiée d'abord à Vienne en 1869, par Englisch, sous le nom d'inflammation multiple récidivante des os. Cette affection a reçu de Güssenbauer, en 1875, l'appellation de conchiolinostitis, puis de O. Weiss, en 1885, celle d'ostéite des tourneurs de nacre (Perlmutterdrechsler-ostitis), sous laquelle on la désigne habituellement.

Elle frappe les jeunes ouvriers tourneurs de nacre, à l'époque de la puberté, et se caractérise par l'apparition, sur un ou plusieurs os des membres ou de la face, quelquefois du tronc, de douleurs très vives, suivies du développement d'une tuméfaction douloureuse, dure et qui s'étend plus ou moins, pour régresser ensuite lentement. Cette lésion évolue en quelques semaines ou quelques mois, avec phénomènes généraux légers ; elle récidive fréquemment.

Le malade est toujours un garçon de 15 à 18 ans ; l'âge moyen, d'après 24 observations, est de 17 ans, les chiffres extrêmes étant 13 et 20 ans. Le sujet est frappé au bout de dix-huit mois à deux ans de séjour dans les ateliers de tournage de la nacre, et le premier symptôme est toujours la douleur. Celle-ci apparaît au niveau d'un des os des extrémités ou de la face ; d'abord sourde, elle devient, au bout de huit à dix jours, très aiguë et contraint le malade au repos. Elle est alors térébrante, déchirante, mais ne s'exaspère pas par les mouvements

(1) Ces enfants meurent souvent de broncho-pneumonie.

(2) A. BROCA et P. TRIDON, *Rev. de Chir.*, 1903, t. XXIII, p. 421; DETURCK, thèse de doct., Paris, 1907-1908, n° 181 ; OMBREDANNE, *Soc. de Chir.*, Paris, 1911, p. 50 (rapport de A. Broca).

ou la palpation. Cette dernière ne décèle à ce moment aucune modification, ni dans les parties molles, ni sur les os ; elle occupe toujours des points bien déterminés. L'état général reste assez bon, quoique se produise souvent une petite ascension thermique, qui ne dépasse guère 38°,5.

Environ trois semaines après l'apparition de la douleur, au point précis où elle a débuté, se développe un gonflement qui siège sur les os, toujours à l'extrémité d'une diaphyse, lorsqu'il s'agit d'un os long. Cette tuméfaction s'étale vers la partie moyenne de la diaphyse et est nettement périostique. Comme le montre la radiographie, ses limites sont évidentes, marquées par une sorte d'arête appréciable sous le doigt du côté du corps de l'os et surtout de l'épiphyse voisine. Au bout de peu de jours, les parties molles participent à l'inflammation. La tuméfaction est très douloureuse, d'abord molle à la palpation, plus tard ferme et résistante.

La plupart des os des membres, quelques os de la face et exceptionnellement du thorax peuvent être le siège des lésions. Les plus fréquemment atteints sont le cubitus et le radius, puis viennent, par ordre, l'omoplate, les métacarpiens et métatarsiens, le tibia et le péroné, la clavicule, le maxillaire inférieur, etc.

Sur chaque os, la localisation affecte un siège presque toujours le même chez les différents sujets. C'est ainsi que nous voyons atteints pour les os suivants :

Maxillaire inférieur	Branche horizontale dans tous les cas.
Clavicule	Extrémité externe et le corps, dans tous les cas.
Omoplate	Angle inférieur et bord spinal, dans presque tous les cas.
Humérus	Extrémité inférieure dans tous les cas.
Cubitus et radius	Extrémité inférieure le plus souvent.
Métacarpiens et métatarsiens.	Base et corps dans tous les cas.
Fémur	Extrémité inférieure dans tous les cas sauf un.
Péroné.	Extrémité inférieure dans tous les cas.

Plusieurs os sont ordinairement frappés, sur le même sujet, au cours, soit d'une seule, soit de plusieurs poussées. Il n'existe d'ailleurs aucune règle pour l'association des localisations sur les différents os.

Cependant les lésions symétriques sont fréquentes. En outre, pour les métacarpiens et les métatarsiens, ces os sont toujours envahis en série régulière, à partir du deuxième et en se dirigeant vers le bord cubital de la main ou le bord externe du pied.

Les articulations voisines ne sont jamais envahies. Il n'y a pas de tendance à l'ulcération, quoique l'on puisse, en présence d'une masse qui est souvent manifestement fluctuante, penser à une collection suppurée. On observe, au bout de quelques semaines en général, une transformation osseuse de la tumeur, qui diminue ensuite lentement pendant plusieurs mois.

Les traumatismes violents ou répétés, la fatigue locale ne paraissent pas influer sur l'apparition du processus. Mais une première atteinte reste rarement isolée, et lorsque le malade, à peu près guéri, a repris son travail, il est très fréquent de voir se développer, au bout de quelques mois, une ou plusieurs localisations nouvelles.

D'ailleurs, récidives ou nouvelles atteintes cessent après la soudure complète des épiphyses, et la maladie disparaît, quand le sujet dépasse l'âge de 20 à 25 ans.

Ajoutons enfin que, dans aucun cas, les accidents, bien qu'ils paraissent débuter le plus souvent au voisinage d'un cartilage de conjugaison, ne sont suivis de troubles dans la croissance de l'os.

Nous ne possédons aucune donnée sur l'anatomie pathologique de cette maladie, mais l'étiologie et la pathogénie ont été longuement étudiées par Englisch et Güssenbauer. Il paraît nettement ressortir de leurs travaux que le principal facteur de l'action est la poussière de nacre, très fine et très abondante dans les ateliers. Celle-ci, pénétrant dans le sang par les voies respiratoires, y perdrait, au contact de l'acide carbonique, ses sels calcaires, tandis que la trame organique, la conchioline, irait former dans la moelle osseuse de petites embolies. Cette théorie, sans rien offrir d'invraisemblable, n'a pour elle aucune preuve. — En outre, il existerait, au dire d'Englisch, une relation de cause à effet entre l'envahissement primitif constant d'une extrémité diaphysaire et le trajet des artères nourricières de l'os, la maladie commençant toujours, dit-il, à cette extrémité de la diaphyse vers laquelle se dirige l'artère nourricière. Mais les faits sont en contradiction avec cette théorie.

L'affection est relativement fréquente en Autriche, exceptionnelle en France. Ceci tient à une meilleure hygiène des ateliers dans notre pays et à ce fait que beaucoup des ouvriers nacriers travaillent en province, dans de bonnes conditions d'aération.

Le pronostic est assez favorable, puisque tous les cas observés se sont terminés par résolution spontanée, avec retour parfait des fonctions.

Les éléments de gravité relative sont l'immobilisation du malade pendant plusieurs semaines ou plusieurs mois, et surtout la fréquence des récidives ou atteintes nouvelles qui jusqu'à 25 ans menacent l'individu s'il continue le métier de nacrier.

La guérison est toujours obtenue par un traitement très simple, dont l'air pur, privé de poussières de nacre, le repos et une bonne alimentation font tous les frais.

CHAPITRE V

LÉSIONS TUBERCULEUSES

Nous étudierons successivement : 1° la tuberculose des membranes synoviales ; 2° la tuberculose osseuse et ses principales localisations ; 3° la tuberculose ostéo-articulaire et ses localisations. Mais, avant d'entrer dans ces descriptions particulières, nous exposerons quelques généralités, applicables à toutes les tuberculoses chirurgicales, ce qui nous permettra d'éviter bien des redites dans le cours de ce volume.

I. — GÉNÉRALITÉS

Valeur anatomique des lésions. — *Une lésion tuberculeuse est celle qu'engendre le bacille de Koch* (1882), ce qui nous conduit à une conception très simple sur la spécificité de la tuberculose ; et la découverte du bacille a mis fin aux interminables querelles entre unicistes et dualistes, pour savoir si la pneumonie caséeuse (ou les lésions similaires) est tuberculeuse ou inflammatoire. Déjà solidement appuyée sur l'inoculation par Villemin, sur l'histologie par Thaon et Grancher, la doctrine de Laënnec a triomphé malgré les attaques de Virchow et de son école ; et l'on a peu à peu appris que du même microbe pouvaient résulter des lésions fort différentes. D'où un juste discrédit jeté sur le diagnostic histologique, d'après des caractères anatomiques auxquels on a retiré leur valeur autrefois crue spécifique. Des granulations grises ou jaunes, nous sommes tombés au follicule élémentaire, aux follicules de Köster et de Friedländer ; depuis les recherches de Landouzy sur les pleurésies séreuses, on sait que c'est trop encore et l'on est arrivé à la conception des tuberculoses non folliculaires, où les lésions ont un banal aspect inflammatoire ou même simplement congestif (1) ; on y a en effet trouvé le bacille par l'examen histologique direct, par les inoculations, par les cultures ; et on a ajouté à cela des rapprochements cliniques intéressants, grâce auxquels s'est trouvé une fois de plus démembré l'ancien rhumatisme (2).

Nous croyons qu'il faut garder une prudente réserve lorsque font défaut à la fois les vérifications anatomiques et les vérifications bactériologiques. Nous savons que

(1) On trouvera tous ces faits anatomiques exposés dans l'importante thèse de GOUGEROT, Paris, 1908-1909, n° 103 (Bibliogr.).

(2) Ces travaux sont surtout dus à Poncet (de Lyon) depuis 1897. On les trouvera résumés dans la toute récente monographie de PONCET et LERICHE (Paris, O. Doin, 1909) sur le *Rhumatisme tuberculeux* (Bibliogr.).

dans bien des lésions chirurgicales bénignes, les bacilles sont très peu nombreux, ce qui rend aléatoire leur recherche ; nous admettons la possibilité d'irritations et de dystrophies purement toxinaires, sans bacilles, par conséquent non virulentes, non inoculables ; mais pour les faits de ce genre la preuve nous paraît bien difficile à donner dans l'état actuel de la science, et nous désirons marquer dès le début de ce chapitre les limites entre la certitude et l'hypothèse.

La multiplicité des lésions, leur évolution et leur succession pendant des mois et des années, sans que le poumon devienne cliniquement tuberculeux, la fréquence relative des guérisons, tout cela nous démontre une bénignité relative de ces tuberculoses chirurgicales ; et d'après cette allure clinique aussi bien que d'après certaines particularités anatomiques, nos devanciers avaient distingué la *scrofule* de la tuberculose. La nature tuberculeuse de ces lésions scrofuleuses ayant été mise hors de doute par les inoculations (Villemin), par l'examen histologique (Köster, Cornil, Friedländer), puis enfin par la constatation du bacille, on s'est d'abord demandé si la lenteur d'évolution des lésions dites scrofuleuses ne tenait pas au petit nombre des bacilles inoculés. Arloing a fait voir qu'il faut plutôt invoquer une atténuation de la virulence : atténuation que, par le chauffage dans des conditions déterminées, il a pu fixer jusqu'à en faire dans une série de cultures une sorte de caractère de race (S. Arloing, *Rev. de méd.*, 1887, p. 97 ; *Congrès de la tub.*, 1888, p. 59. — Tripier, *Arch. de méd. exp.*, 1890, p. 361). L'inoculation d'un microbe virulent tue rapidement le sujet ; celle d'un microbe atténué le laisse vivre et des manifestations chirurgicales ont le temps de se produire au bout de plusieurs mois (expériences de Courmont et Dor, *Soc. de biol.*, 1890, p. 480, et 1891, p. 274 ; *Prov. méd.*, Lyon, 1890, n° 44, p. 529 ; Cadiot, Gilbert et Roger, *Soc. de biol.*, 31 janvier 1891, p. 66). Dans ces cas, on a inoculé des bacilles aviaires. Ch. Bouchard (1889) aurait réussi avec du bacille humain. Ces arthrites expérimentales, sans trauma localisateur, semblent débuter par la synoviale.

Malgré ces quelques caractères spéciaux du bacille, on ne peut plus faire de distinction entre les *lésions de la scrofule et de la tuberculose*. Le type clinique de l'enfant scrofuleux existe cependant : tout le monde connaît ces enfants à face bouffie et violacée, à nez épaté versant, sur une lèvre supérieure infiltrée, rouge, épaissie, fendillée, les sécrétions claires et abondantes d'un coryza chronique, à paupières rouges et chassieuses, à yeux demi-clos que des phlyctènes rendent photophobiques. D'après certains auteurs (1), tout cela est d'abord d'ordre local, par adénoïdite, et ce que l'on appelle scrofule est le terrain préparé aux inoculations par cette septicémie chronique.

Étiologie (2). — Jusqu'à quel point la tuberculose est-elle une maladie de *misère* et de déchéance; où les enfants sont punis de l'alcoolisme de leurs parents; où entrent en jeu la malpropreté, les alimentations insuffisantes et les mauvais logements (3) ? Points aujourd'hui mis en doute (4), alors que naguère ils étaient dogme. Mais, dans la pratique, nous avons à retenir que ces causes sont pour le moins des facteurs d'aggravation.

De même pour l'*hérédité*, reléguée aujourd'hui au second plan : il y a, sans doute, bien peu de fœtus qui naissent tuberculeux (5) (il y en a cependant), en sorte que

(1) Pierre, Th. de Paris, 1894-1895, n° 131, et *Presse méd.*, 1901, p. 64.

(2) Voy. une leçon de Kirmisson, *Bull. méd.*, 1908, p. 1095.

(3) Ch. Wallace, *Med. Rec.*, N. Y., 1906, t. II, p. 908.

(4) Auclair, *Bull. méd.*, 1906, p. 110.

(5) Faits humains réunis par Péhu et Chalier, *Arch. méd. enf.*, 1908, p. 1 ; Wahlen, *Rev. d'hyg. et méd. inf.*, 1909, p. 201. — Nous omettons volontairement les discussions anciennes de la Société de chirurgie sur la coxalgie congénitale : des faits disparates y sont sûrement mélangés. Un cas probable de spina ventosa se trouve dans la thèse de Perrot (Bordeaux, 1890-1891, n° 53). L'ophtalmo-réaction est, on peut dire, toujours négative chez les nouveau-nés (Duverger, *Ann. de Gyn.*, 1909, p. 483). — Landouzy et Martin ont parlé de bacilloses congénitales sans lésions. Peut-être ces germes latents peuvent-ils former des lésions plus tard (Baumgarten), par un processus analogue à celui de la syphilis héréditaire tardive (Mauclaire). — Des relevés de Pissavy (*Soc. méd. hôp.*, Paris, 28 octobre 1909, p. 456) résultent que

l'on a eu raison de contester l'importance pratique de l'*hérédité de graine ;* mais nous ne croyons pas qu'il faille négliger de même l'*hérédité de terrain.* Certes, les parents tuberculeux contaminent leurs enfants : mais du terrain dépend pour beaucoup l'évolution de cette contamination.

Statistique générale de 3.750 sujets soignés de tuberculose chirurgicale, dans mon service.

(C. Claeys, *Arch. méd. enf.*, 1910, p. 363.)

LOCALISATION	NOMBRE TOTAL des cas.	POURCENTAGE (rapporté à la totalité des foyers de tuberculose).	NOMBRE des foyers uniques.	NOMBRE des foyers doubles.	NOMBRE des foyers associés.
		p. 100			
Mal de Pott	803	18,45	708	16	65
Coccyx	4		4	»	»
Sacrum	1		1	»	»
Coxalgie	766	17,60	678	21	46
Tumeur blanche du genou	558	12,82	482	17	43
Spina-ventosa des petits os de la main et des doigts	361	8,29	136	»	225
Tumeur blanche du coude	171	3,92	131	5	30
Tumeur blanche tibio-tarsienne	118	2,71	87	6	19
Spina-ventosa des métatarsiens et des orteils	102	2,34	68	»	34
Maxillaire inférieur	65	1,49	47	1	16
Maxillaire supérieur	64	1,49	44	1	18
Tumeur blanche du poignet	62	1,42	47	»	15
Malaire	57	1,30	39	»	18
Scapulalgie	56	1,28	49	»	7
Calcanéum	55	1,26	35	1	18
Cubitus	52	1,19	28	2	20
Tibia	47	1,08	25	5	12
Os iliaque	39	0,89	30	1	7
Tumeur blanche médio-tarsienne	32	0,73	24	1	6
Humérus	28	0,64	23	»	5
Péroné	25	0,57	15	1	8
Frontal	24	0,55	16	»	8
Pariétal	23	0,52	21	»	2
Sacro-coxalgie	19	0,43	14	»	5
Clavicule	19	0,43	18	»	1
Côtes	16	0,36	16	»	»
Cunéiformes	14	0,32	8	»	6
Fémur	13	0,29	6	»	7
Rotule	13	0,29	6	»	7
Omoplate	13	0,29	9	»	4
Radius	12	0,27	9	»	3
Scaphoïde (tarse)	10	0,22	8	»	2
Cuboïde	10	0,22	7	»	3
Adénites cervicales	305	7,00	214	»	91
Adénites inguinales	150	3,44	94	»	56
Adénites axillaires	88	2,02	61	»	27
Gommes sous-cutanées (1)	147	3,38	71	»	76
Orchites (2)	10	0,22	7	»	3

(1) Abstraction faite des gommes si fréquentes chez les petits atteints d'ostéite des mains et des pieds. Il s'agit ici des cas traités en tant qu'abcès froids.

(2) Les chiffres d'adénites et même d'orchites sont *de beaucoup* inférieurs à la réalité. La plupart des malades sont soignés à la consultation, tandis que toutes les lésions ostéo-articulaires sont soignées dans un pavillon spécial où la statistique est tenue exactement.

Car, sans contredit, la *contagion* est à l'origine de toutes les tuberculoses, et cela

les enfants ont 8 p. 100 de chances d'être tuberculeux si leurs parents ne le sont pas et 31 p. 100 s'ils le sont. Voyez le rapport de Landouzy à la *IXe Conf. internationale contre la tuberculose*, Bruxelles, 1910 (tir. à part).

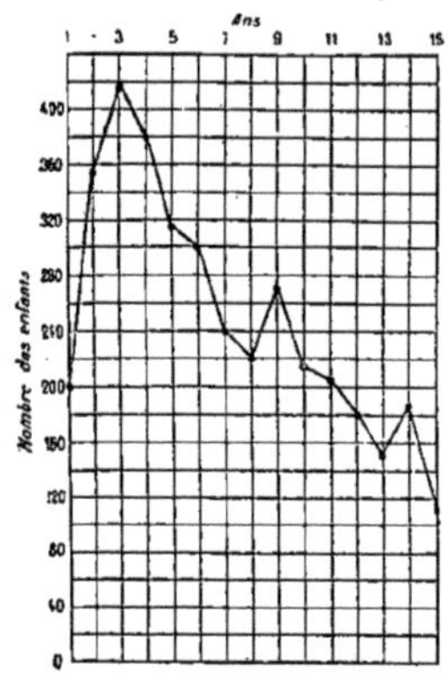

FIG. 528. — Age des sujets, toutes lésions réunies (adénites, squelette).

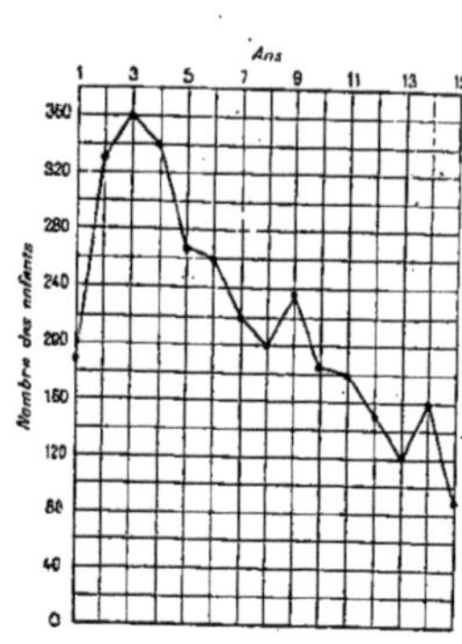

FIG. 529. — Age des sujets atteints de lésions squelettiques.
(Garçons : 1.693 ; filles : 1.588.)

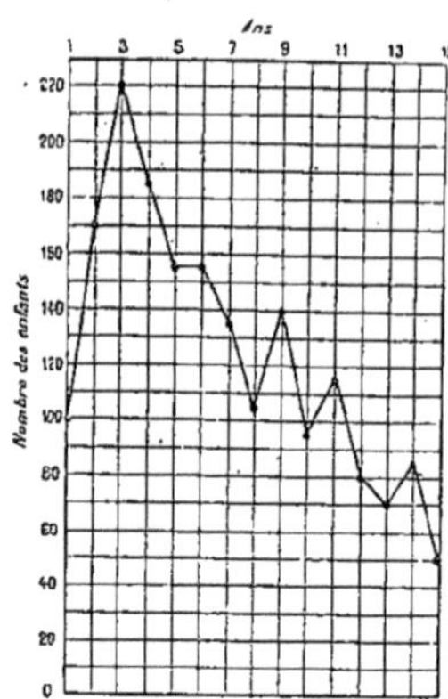

FIG. 530. — Age des garçons, toutes lésions réunies.
(1.866 cas.)

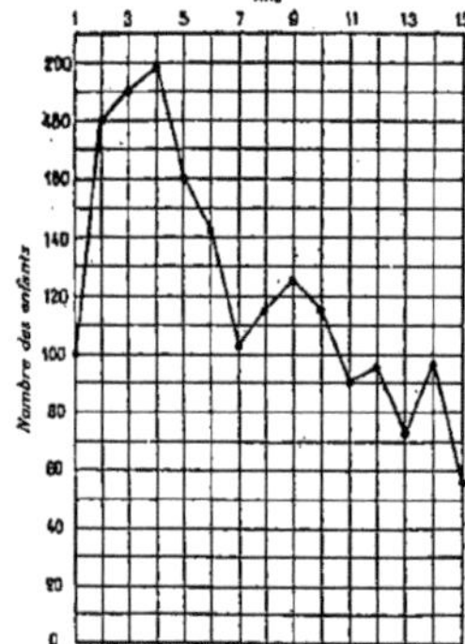

FIG. 531. — Age des filles, toutes lésions réunies.
(1.845 cas.)

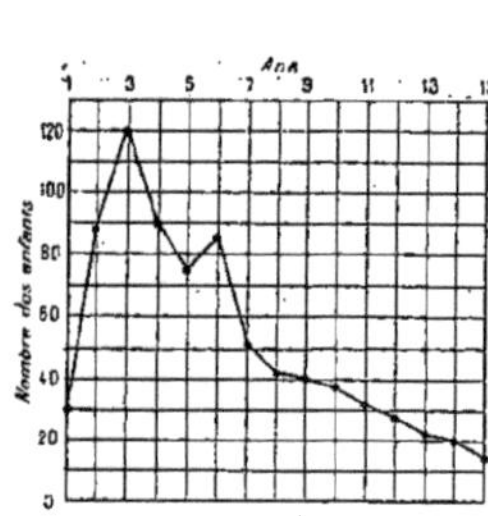

FIG. 532. — Age des sujets atteints de mal de Pott.

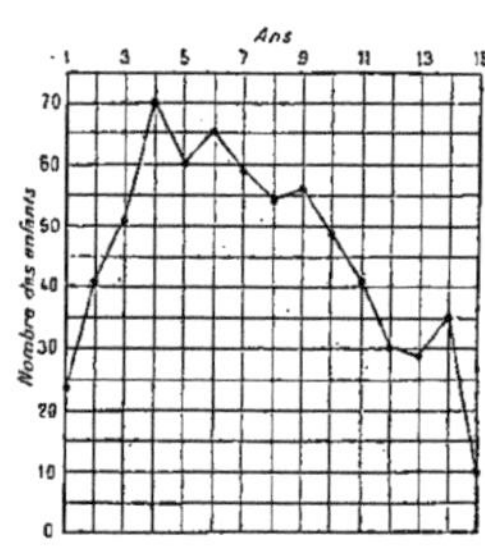

FIG. 533. — Age des coxalgiques.

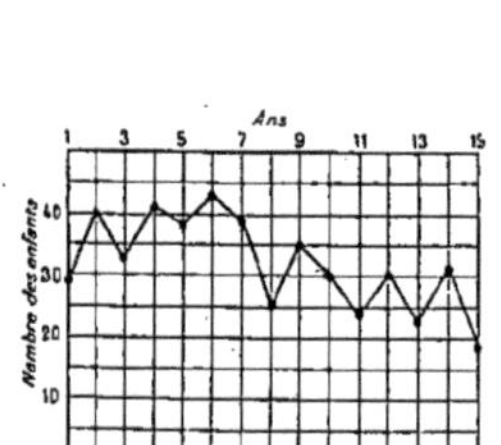

FIG. 534. — Age des tumeurs blanches du genou.

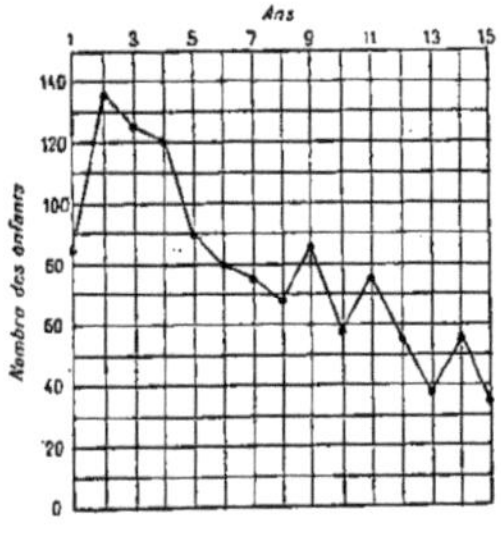

FIG. 535. — Age pour les localisations ostéo-articulaires diverses.

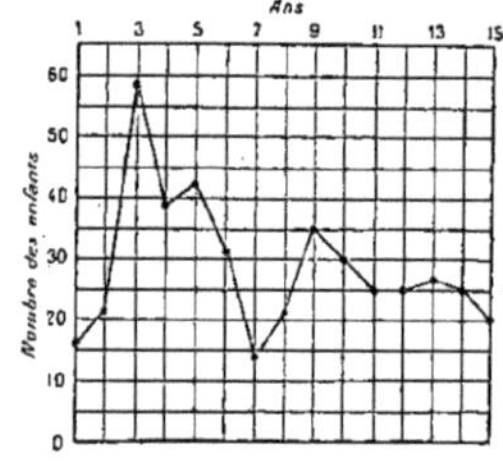

FIG. 536. — Age des adénites tuberculeuses.

Age des sujets soignés dans mon service pour tuberculoses chirurgicales diverses, d'après 3.750 observations dépouillées par C. Claeys au 1er octobre 1909 (*Arch. de Méd. des Enf.*, 1910, p. 363).

est d'abord prouvé par ce fait que la fréquence des lésions tuberculeuses trouvées à l'autopsie augmente à mesure que l'enfant avance en âge. Cliniquement aussi bien qu'à l'autopsie, il y a peu de manifestations tuberculeuses au-dessous de 3 mois ; après 2 ans, plus de la moitié des enfants sont atteints, si l'on tient compte des lésions latentes ; chez l'adulte, Nægelé donne la proportion de 98 p. 100 (1). Mais la question est de déterminer pourquoi les lésions latentes, à un moment donné, prennent un essor nuisible au sujet.

On remarquera, dans cette statistique, la rareté relative des foyers doubles, symétriques, et tandis que, pour l'ensemble des 3.652 foyers osseux ou articulaires, il y a 78 foyers doubles, soit environ 2 p. 100, il y en a 54 (ou 2,5 p. 100) pour les trois grosses localisations (coxalgie, genou, mal de Pott) et 24 (ou 1,5 p. 100) pour toutes les autres.

Les 3.750 enfants étudiés présentaient 4.352 foyers de tuberculose externe ; 3.286 (soit 87 p. 100) n'en présentaient qu'un seul, 392 (soit 12 p. 100) en présentaient deux, les autres (soit 1 p. 100) en avaient de trois à neuf. Les trois gros foyers se distinguent ici encore de tous les autres; ils sont plus volontiers isolés. Il est rare, en effet, qu'un enfant atteint de mal de Pott, de coxalgie ou de tumeur blanche du genou présente en même temps d'autres manifestations de tuberculose chirurgicale. Sur 2.074 enfants atteints de l'une ou l'autre de ces trois affections, 1.868, ou 90 p. 100, ne présentaient qu'une seule de ces localisations sans aucun autre foyer. Au contraire, sur les 1.184 enfants porteurs de localisations osseuses ou articulaires de moindre importance, 950 seulement, ou 80 p. 100, n'avaient qu'un seul foyer, les autres en ayant deux ou plus. De plus, l'étude de notre statistique montre encore que, lorsqu'un mal de Pott, une coxalgie ou une tumeur blanche du genou sont associés, c'est le plus souvent avec un quelconque des deux autres membres de cette trilogie, rarement avec une ostéite ou une arthrite de moindre importance. Au contraire, ces dernières s'associent beaucoup plus souvent entre elles, rarement avec une des trois grosses localisations. Parmi les petits foyers, les spina-ventosa des petits os de la main et des doigts se font remarquer par la rareté de leur manifestation isolée et d'autant plus que le sujet est plus jeune.

L'*origine de la contagion* est le plus souvent familiale ; ou bien l'enfant habite des locaux où furent avant lui des tuberculeux et dans ces conditions la *porte d'entrée* est avant tout soit à la peau, soit aux voies respiratoires par inhalation (Koch, Küss) et, pour cette contagion directe, certains auteurs font jouer un rôle important aux tissus lymphoïdes péripharyngiens. D'autres ont insisté, après Behring, sur l'importance des contaminations du tube digestif par les aliments, par le lait en particulier (2). Il semble, d'après les localisations vues à l'autopsie, et leur grande fréquence dans les ganglions trachéo-bronchiques, que l'inhalation ait le pas sur l'ingestion. Chez l'enfant du premier âge, nous ne pouvons nous empêcher de faire remarquer avec quelle fréquence — ignorée plus tard — les lésions graves s'accompagnent de gommes cutanées, qui sont peut-être parfois des foyers d'inoculation directe.

Ces débats nous intéressent pour déterminer si nos *tuberculoses chirurgicales* sont bien, selon le nom qu'on leur a autrefois imposé, des *tuberculoses locales* (3), c'est-à-dire si par une opération radicale on peut débarrasser le sujet de toute atteinte tuberculeuse. En ce sens, la seule vraie tuberculose locale est celle par *inoculation directe* : et celle-là sûrement ne peut guère être en jeu pour les tissus profonds

(1) Comby, par exemple (*Arch. méd. enf.*, 1909, p. 161) trouve : avant 3 mois, 2 p. 100 ; avant 2 ans, 25 p. 100; de 2 à 15 ans, 67 p. 100. Statistiques analogues de F. Hamburger et E. Sluka, *Jahrb. f. Kinderh.*, 1905, p. 515. (Voy. la note de la p. 354.)

(2) Sur l'*inhalation*, voy. Comby, *loc. cit.* — Sur l'*ingestion*, Calmette, *Echo méd. Nord*, 16 décembre 1906, n° 50, p. 565 ; discussion sur le danger du bacille bovin. — Sur l'*inoculation cutanée*, G. Chanoine, Thèse de Lyon, 1908-1909, n° 55; élève de J. Courmont ; expérimentation. — Sur l'*entrée naso-pharyngienne*, J. Roux et Ph. Josserand, *Arch. méd. enf.*, 1909, p. 100.

(3) Sur les tuberculoses inoculées et hématogènes, bibliographie très étendue dans Deutschlænder, *Arch. f. Orth.*, 1906, t. III, p. 301.

comme os et articulations (1). Les autopsies systématiques auxquelles nous venons de faire allusion nous prouvent, au contraire, que si nous nous sommes laissés, autrefois, influencer par ce fait que cliniquement le poumon nous paraît sain chez les enfants atteints de tuberculoses chirurgicales, cela ne veut pas dire qu'il n'ait pas été le siège premier d'une inoculation, capable de l'avoir laissé intact et de marquer sa trace dans les ganglions trachéo-bronchiques.

C'est-à-dire que nos tuberculoses chirurgicales semblent être presque toujours des localisations d'une *infection dont l'origine est profonde, viscérale* : 50 p. 100 des tuberculeux ostéo-articulaires d'après Billroth, 79 p. 100 d'après König ont des lésions ailleurs (2). Et dès lors nous trouvons naturel que, chez ces malades, les manifestations ostéo-articulaires, elles aussi, soient souvent multiples ; d'autant plus que le sujet est plus jeune et que la localisation en apparence initiale frappe une articulation de moindre importance (3). Nous verrons, en outre (voy. p. 367), par quelles preuves anatomiques König cherche à montrer que la tuberculose osseuse est embolique. Nous ne saurions, enfin, ne pas être frappés de la quasi-constance avec laquelle nous trouvons les ganglions atteints — engorgés, suppurés, fistuleux, cicatrisés — chez nos petits malades, loin de la région que nous avons à soigner.

Donc, nous devons admettre, dans l'état actuel de la science, que la plupart du temps la *tuberculose chirurgicale est hématogène*, et dès lors nous avons à nous demander si nous ne pouvons trouver certaines causes déterminantes aux localisations ostéo-articulaires. La prédisposition des gros amas spongieux (os courts et épiphyse des os longs) est certaine. Mais ce qu'on a dit sur la prédisposition, dans telle ou telle jointure, par les pressions supportées, par l'amplitude des mouvements, par la présence ou l'absence de l'épiphyse fertile nous semble très contradictoire. Nous retiendrons la fréquence plus grande des localisations au membre inférieur qu'au membre supérieur, sans être convaincu que cela tienne à leur charge plus grande et à leurs traumas plus fréquents.

On a dit encore qu'une *lésion non traumatique* et non tuberculeuse pouvait *faire le lit à la tuberculose* greffée secondairement sur elle ; et l'on sait combien Verneuil abusait de cette doctrine, appuyée sans contredit sur quelques faits exacts (4). La plupart du temps une erreur de diagnostic est en jeu : on a cru d'abord à une lésion non tuberculeuse et quand on a constaté, à un moment donné, des caractères tuberculeux certains, on a conclu à une transformation du mal plutôt qu'à une faute du clinicien.

Il est très fréquent qu'une *infection générale* favorise l'éclosion de la tuberculose en donnant un coup de fouet à des lésions préexistantes. De toutes les maladies

(1) Même alors Jeannel pense que, dès les premières minutes après l'inoculation, la généralisation par voie sanguine a lieu. Les ganglions, sans doute, servent de filtre, mais toujours de filtre insuffisant.

(2) Fréquence des adénites trachéo-bronchiques. LAMBRET, *Echo méd. Nord*, 1er mars 1903, p. 97.

(3) Les récentes recherches par procédés de laboratoire très sensibles ont prouvé que la tuberculose s'acquiert dans l'enfance (voy. note p. 354) pour sommeiller plus ou moins longtemps. Après localisation d'un foyer initial, elle subit à un moment donné, sous l'influence de causes connues ou inconnues, une dissémination embolique, à l'origine peut-être plus souvent qu'on ne le pense marquée par une atteinte fébrile, capable de mériter le nom de typhobacillose. Il est évident que ces embolies sont multiples, mais que la plupart sont détruites, au lieu de coloniser. Celles qui colonisent se manifestent à nous cliniquement avec une rapidité qui dépend : 1° des phénomènes articulaires secondaires, s'il s'agit d'une lésion épiphysaire ; 2° de la situation plus ou moins superficielle de l'os s'il s'agit d'une lésion diaphysaire, traduite extérieurement par l'hyperostose, puis par l'abcès froid. Aussi les tracés de la p. 349 montrent-ils que les sujets sont d'autant plus jeunes que la lésion considérée est plus superficielle. D'autre part, on conçoit que, si une coxalgie ou un mal de Pott se manifestent sans avoir été précédés de lésions des petits os longs, celles-ci ont de grandes chances de ne pas évoluer ensuite (A. BROCA, *Revue de la tuberculose*, mars 1911, p. 1).

(4) Nous avons récemment lu un fait de tuberculisation d'une artropathie tabétique, par SIMON et HOCHE, *Rev. méd. Est*, 1907, pp. 369 et 423.

infantiles, la *rougeole* (1) est de ce chef la plus redoutable; puis viennent la coqueluche, la grippe. Et ces infections intercurrentes sont de haute valeur dans le pronostic d'une lésion chirurgicale, connue, en cours de traitement : bien des fois on voit suppurer, à l'occasion d'une rougeole, une ostéo-arthrite qui jusque-là semblait en bonne voie.

Une *action traumatique*, contusion ou entorse, est très souvent, on pourrait presque dire ordinairement, invoquée comme cause des lésions tuberculeuses ostéo-articulaires (2) : avec la législation actuelle sur les accidents du travail, l'importance du sujet est réelle. En clinique, certains faits paraissent bien établis, quand on voit la tuberculose s'installer dans un foyer de fracture (Hahn, Honsell, Israël) ou de contusion osseuse avérée ; de même après une ostéotomie (König), réserves faites sur l'inoculation directe possible. Mais c'est exceptionnel : sûrement on abuse de cette étiologie et quand on serre de près l'interrogatoire, on conclut que le trauma est plus qu'hypothétique. On ne doit admettre son action que : 1° s'il a été net ; 2° si les signes locaux l'ont suivi de près. Or ce n'est presque jamais le cas : voyant une grosseur, constatant une gêne articulaire, la mère pense d'abord que l'enfant « a dû tomber », et peu de temps après elle s'est suggéré qu'il est tombé. Or, quel enfant ne tombe pas ou ne se cogne pas plusieurs fois par jour? Et d'autre part il est bien probable que l'entorse douloureuse est particulièrement fréquente, précisément parce que déjà la jointure était malhabile de par une lésion méconnue.

Aussi croyons-nous assez peu à l'étiologie traumatique des lésions tuberculeuses, le trauma n'étant à nos yeux responsable que de l'aggravation d'une lésion préexistante, jusqu'alors latente (3).

(1) Ces faits sont décrits déjà par Hoffmann (1748), par Lugol (1829). Or von Pirquet, Hutinel (*Journ. des prat.*, 1908, p. 785) ont constaté que jamais les rougeoleux ne réagissent à la cuti-réaction ; c'est probablement parce que les poisons morbilleux neutralisent les antitoxines tuberculeuses et que dès lors les bacilles de Koch se multiplient à leur aise dans les lésions préexistantes. Mais Hutinel remarque, cependant, que la réaction est nulle au cours de la variole, de la vaccine, de l'érythème sérique, qui ne prédisposent pas aux éclosions, tuberculeuses, et normale, au contraire, au cours de la coqueluche, qui y prédispose. Sur la tuberculose cutanée en particulier, voy. Gaucher et Druelle, *Gaz. des hôp.*, Paris, 23 mai 1905, p. 699.

(2) De cette fréquence Sayre a même conclu que ces lésions sont traumatiques et non tuberculeuses.

(3) Dès 1878, Max Schüller a réussi à provoquer des ostéo-arthrites tuberculeuses chez des animaux préalablement rendus tuberculeux par inhalation ; et il fut classique d'admettre que le trauma avait localisé les lésions en donnant issue hors des vaisseaux à des bacilles contenus dans le sang. Mais on sait combien est rare cette bacillémie dans la tuberculose chronique ; et, d'autre part, pourquoi alors la si grande rareté (vérifiée expérimentalement par Schüller) de ces localisations après une fracture chez un phtisique ? En réalité, disent Lannelongue et Achard (*Rev. de la tub.*, 1899, p. 133 ; *Acad. de méd.*, Paris, 1905, 3ᵉ série, t. LIII, p. 132), les expériences de Schüller ont été faites avec des cultures impures (ce qui à cette époque était inévitable) et la part des accidents septiques y est mal délimitée. Si on opère avec des cultures pures, l'action localisatrice des contusions et entorses est nulle, le trauma ne localise pas, mais aggrave, et dès lors fait reconnaître une lésion préexistante. Cette conclusion est également celle de Friedrich (1899), Honsell (*Beitr. z. kl. Chir.*, 1901, t. XXIX, p. 669), de Petrow (1904) ; voyez une bibliographie très étendue dans Deutschlænder, *Arch. f. Orthop.*, 1906, t. IV, p. 406; p. 422 pour les contusions du crâne et du thorax ; p. 418, série de statistiques cliniques allemandes, d'après lesquelles, en général, le rôle du trauma est très fréquent, jusqu'à 20 à 25 p. 100. Rappelons qu'à la suite de Sayre les Américains ont grande tendance à admettre l'origine traumatique. Pour Billroth, c'est ce qui explique la prédominance dans le sexe masculin. Dans une étude générale relative à l'action traumatique sur divers viscères et organes, Salvia (*Policlinico*, Roma, 1904, juillet et août, *Sez. Chir.*, t. XI, nᵒˢ 7 et 8, p. 336) a montré qu'une irritation chimique de l'articulation inoculée (injection ammoniacale par exemple) est encore plus nuisible qu'une entorse. — Rodet et Jeanbrau (*Montpellier méd.*, 1908, nᵒ 9, p. 193) n'ont rien obtenu sur des lapins en croissance inoculés par voie digestive avec des bacilles humains atténués. — König (*Berl. kl. Woch.*, 1908, nᵒ 37, p. 1669) admet la localisation possible, ce qui va d'ailleurs avec ses idées générales sur la tuberculose osseuse embolique (voy. p. 367). — Cette discussion est d'un intérêt réel pour la loi sur les accidents de travail ; cf. Jeanbrau, rapport au *Congr. franç. de chir.*, 1907, p. 782 (discussion). — Ribera y Sans, *Presse méd.*, 1911, p. 388.

Éléments généraux de diagnostic. — En présence d'un sujet soupçonné d'une tuberculose chirurgicale, le diagnostic comprend les deux points suivants : 1° le *sujet est-il tuberculeux ?* 2° la *lésion en particulier l'est-elle ?*

Pour établir si un sujet est tuberculeux, nous aurons d'abord grand soin d'examiner le malade de pied en cap, de chercher dans ses viscères, son squelette, ses téguments, toute trace, tout symptôme d'une lésion ou maladie actuelle (1) ou passée, cicatrisée ou en activité. Dans toutes les régions dites ganglionnaires, nous tâterons le pouls à la scrofule, cherchant en particulier cette micropolyadénopathie dont depuis une quinzaine d'années nous connaissons la valeur séméiologique. Dans bien des cas douteux, l'hérédité nous sera un argument.

Ces modes d'investigation sont assez grossiers : mais ils ont l'avantage de ne fonder nos raisonnements que sur des lésions ayant, ou au moins ayant eu à un moment donné, une période d'activité.

Depuis quelques années, on s'est attaché à déterminer par des *procédés de laboratoire* (2) si un malade est ou non tuberculeux. Ces procédés sont fondés sur trois sortes de recherches : 1° l'étude des anticorps dans le sang ; 2° le sérodiagnostic ; 3° l'action de la tuberculine.

1° Nous ne ferons que signaler l'*étude des anticorps*, qui exige l'intervention d'un spécialiste de laboratoire ;

2° Nous en dirons presque autant de la *séro-réaction*, établie sur le même principe que celle de la fièvre typhoïde : on étudie le pouvoir agglutinant du sérum du malade sur les microbes contenus dans une culture homogène de bacilles tuberculeux. Mise à l'étude depuis 1898 par S. Arloing et P. Courmont (3), cette méthode a fait ses preuves : elle est chez les tuberculeux, et chez eux seuls, d'une sensibilité réelle.

3° L'*injection sous-cutanée de tuberculine*, telle qu'elle a été préconisée par R. Koch (4) (1890), provoque chez les tuberculeux à la fois une *poussée générale fébrile* et une *poussée inflammatoire locale*, et il est à peu près établi que cela a lieu chez les seuls tuberculeux. Aux doses recommandées au début, la méthode est dangereuse, mais en tâtant d'abord la susceptibilité par des doses de 1/20e à

(1) Pour les formes médicales, Landouzy a montré que bien des états infectieux, attribués par exemple à la fièvre typhoïde, sont, en réalité, des *typhobacilloses*, suivies d'une localisation plus ou moins tardivement apparente. Cf. E. Weill et G. Mouriquand, *Presse méd.*, Paris, 27 novembre 1909, p. 849 ; S. Arloing, *Province méd.*, 2 avril 1910, p. 153. Sur les *formes curables de la tuberculose aiguë*, voy. Aviragnet et Tixier, *Arch. méd. enf.*, 1911, pp. 321 et 468.

(2) A titre de renseignement, nous dirons ici que, d'après F. Malmejac (*Ass. fr. av. Sc.*, in *Bull. méd.*, 1909, p. 772), l'urine des tuberculeux, dès le début du mal, conserve son acidité pendant longtemps (en moyenne 9 jours au lieu de 5) ; et il aurait vu le phénomène cesser après la cure opératoire d'un foyer de tuberculose chirurgicale. — J. Castaigne et F.-X. Gouraud, L'urine des tuberculeux. *Journal méd. franç.*, 1910, p. 20. — Sur les procédés de laboratoire, Besançon et Philbert, *ibid.*, p. 7.

(3) Voyez la mise au point de la question dans les rapports de G. Ferré et P. Courmont à l'*Ass. fr. av. Sc.*, 1906 ; *Bull. méd.*, p. 743.

(4) De 1890 à 1892, après la communication de Koch au *Congrès international des Sciences médicales*, le nombre des mémoires sur le sujet fut considérable. Les désastres furent nombreux et le silence se fit. Comme travaux récents consacrés à ces recherches pour les tuberculoses ostéo-articulaires, je renverrai à ceux de : M. B. Tinkler, *John Hopkin's hosp. Rep.*, 1903, t. XI, p. 535 ; W. S. Baer et H.-W. Kennard, *John Hopkin's hosp. Bull.*, janvier 1905, t. XVI, p. 13. — Une discussion générale sur le sujet, à la suite d'un rapport de Guinard, a eu lieu à la *Société d'études pour la tuberculose* en 1906 (*Bull. méd.*, p. 697). Sur les diverses tuberculines, voy. une revue de Cailliau, *Gaz. des hôp.*, 1909, p. 1195.

1/10e de milligramme chez l'enfant, pour augmenter jusqu'à 1 ou 2 milligrammes si aucune réaction n'a lieu, on évite les accidents, et l'on peut dire qu'une lésion est tuberculeuse quand sont positives à la fois les réactions générale et locale; environ 10 p. 100 des tuberculeux ne réagissent pas.

Les autres procédés fondés sur les propriétés irritantes des poisons tuberculeux — poisons variables, et de nos jours les laboratoires fabriquent des tuberculines nombreuses — sont :

La *culi-réaction* (von Pirquet), où l'on badigeonne une scarification avec la tuberculine;

L'*ophtalmo-réaction* (Calmette), où l'on provoque une conjonctivite en instillant dans l'œil une goutte de solution à 1/100 ou 1/200e.

L'*intradermo-réaction* (Mantoux), où on fait l'injection de quelques gouttes dans le derme, à la seringue de Pravaz (1).

Beaucoup d'auteurs reprochent à l'ophtalmo-réaction de dépasser parfois ce que l'on désirait et d'occasionner des conjonctivites graves.

Ces procédés sont très sensibles et on peut dire que si l'on met à part les cachectiques, dont l'intérêt clinique est nul, ou ceux qui sont en proie à certaines maladies intercurrentes (la rougeole en particulier, voy. p. 352), les tuberculeux réagissent à peu près tous et sont à peu près seuls à réagir. Il se produit chez eux au point injecté une rougeur d'intensité variable.

Lorsque la réaction est nulle, on peut donc conclure qu'un sujet n'est pas tuberculeux; ou — chose parfois fort importante — que ses lésions sont guéries. Mais d'une réaction générale positive sans réaction locale, on n'est pas en droit de tirer grand argument sur la nature de la lésion locale étudiée. C'est en cela que les procédés récents sont inférieurs à l'ancien procédé de Koch, les dangers de celui-ci devant d'ailleurs rendre fort rares ses applications (2). La fréquence d'une tuberculose latente chez les habitants des villes est telle que la simple démonstration d'une lésion de ce genre, à siège indéterminé, ne prouve pas qu'une lésion concomitante, extérieurement connue, soit tuberculeuse. Si on tenait pour tuber-

(1) On trouvera tous les renseignements bibliographiques et cliniques sur ces réactions dans l'importante et récente thèse de J. LEMAIRE (Paris,1908-1909,n° 329). Depuis a eu lieu, au *Congrès de l'avancement des Sciences* (C. R. du *Bulletin médical*, 1909, pp. 763 et 774), une discussion qui n'a pas apporté de nouvelles lumières : les auteurs ont continué à préférer chacun leur méthode. Nous signalerons la communication où Thibierge préconise la dermo-réaction *locale* pour déterminer s'il reste dans une cicatrice de lupus des points de repullulation. — Sur les statistiques relatives aux réactions par les divers procédés, voy. F. ARLOING, *Prov. méd.*, 21 août 1909, p. 349. — Il est connu depuis longtemps que presque tous les adultes des grandes villes présentent, à l'autopsie, des lésions de tuberculose latente. Les oculo et dermo-réactions entreprises en série ont eu le résultat intéressant de nous apprendre comment ces infections progressent avec l'âge et selon les milieux. Sur 300 enfants en apparence sains, admis aux Enfants-Assistés, CH. MANTOUX et J. LEMAIRE (*Tribune médicale*, 1909, p. 551) ont trouvé les chiffres suivants de *réaction positive* : 16 p. 100 de 1 à 2 ans; 51 p. 100 de 2 à 4 ans; 65 p. 100 de 4 à 7 ans; 84 p. 100 de 7 à 15 ans. Dans le service de A. Broca, sur des malades non cliniquement tuberculeux (appendicite, fractures, etc.) appartenant à un milieu moins misérable, les chiffres de Ch. Mantoux furent : 11 p. 100 de 1 à 2 ans; 12 p. 100 de 2 à 4 ans; 45 p. 100 de 4 à 7 ans; 66 p. 100 de 7 à 15 ans. MANTOUX, *Presse médicale*, 1910, I, p. 10. (Comparez aux statistiques d'autopsie, p. 348.)

(2) Cependant WALDENSTRÖM (*Zeit. f. orth. Chir.*, 1910, t. XXVI, p. 623) croit sans danger d'injecter des doses croissantes de tuberculine, en surveillant avec soin la température, et dans les cas douteux on provoque ainsi (en particulier pour la coxalgie) une réaction grâce à laquelle les signes s'accentuent assez pour permettre le diagnostic précoce.

culeuse, sauf preuve du contraire, toute lésion observée chez un tuberculeux, on arriverait à faire du bacille de Koch le facteur étiologique à peu près unique de toutes les maladies, exagération dont A. Poncet (de Lyon) n'a pas toujours su se garder dans sa doctrine du rhumatisme tuberculeux. Nous tombons dans le domaine de l'hypothèse pure si nous ne jugeons chaque lésion par l'ensemble de ses signes propres, anatomiques, bactériologiques, cliniques et par son évolution.

Le **pronostic** des tuberculoses chirurgicales est, dans son ensemble, plus bénin que celui des tuberculoses viscérales : et surtout il est plus bénin chez l'enfant que chez l'adulte, non seulement en raison de l'état local, mais aussi à cause de l'intégrité relative des poumons. Il convient, il est vrai, de noter que chez l'enfant du premier âge, au-dessous de dix-huit mois à deux ans, la tendance à la guérison est moindre en partie, peut-être à cause des difficultés à instituer le traitement local. Chez les *nourrissons*, l'évolution demi-chaude avec suppuration rapide et presque phlegmoneuse s'observe dans tous les organes : testicules, ganglions, os et articulations, et cela n'est pas toujours un inconvénient pour la cure locale, mais ils sont menacés par la méningite et, bien plus que les enfants plus âgés, par la *broncho-pneumonie*. Sur les enfants du deuxième âge, jusque vers sept à huit ans, la *méningite* intercurrente est plus fréquente que plus tard. Nous mettons à part, bien entendu, tout ce qui, dans le pronostic local ou général, tient à la lésion en particulier (ankyloses et attitudes vicieuses des ostéo-arthrites, septicémie par infection mixte des grands abcès froids, etc.).

Pour apprécier le pronostic général, on tiendra grand compte des divers facteurs (*misère, hérédité*, etc.), dont on a mis en doute le rôle étiologique, mais dont on ne saurait contester le rôle aggravant.

Certains auteurs semblent croire que, pour plus tard, nos tuberculeux chirurgicaux guéris sont presque tous voués à la phtisie pulmonaire. A notre sens, c'est une erreur grave, et nous croyons fréquentes les guérisons définitives. Nous reconnaissons toutefois que des réserves pour l'avenir s'imposent et nous ne croyons pas, malgré Marfan, Calmette, Triboulet, que cette atteinte confère au sujet une sorte de *vaccination* (1). Peut-être ces sujets ont-ils guéri parce que déjà ils présentaient un certain degré d'immunité, d'où tendance à l'évolution fibreuse, relativement bénigne (2).

Traitement. — Des règles générales doivent être posées pour le traitement de toutes nos tuberculoses chirurgicales. Nous ne parlerons pas du *traitement médical* proprement dit, où doivent être employés, en alternant, l'iode, les phosphates, l'arsenic : posologie que l'on trouvera dans les traités de médecine.

L'*huile de foie de morue* est, à juste titre, d'un emploi extrêmement répandu : on en donne deux ou trois cuillerées à bouche soit le matin, à jeun (mode habituel), soit le soir avant le coucher. Le seul point important est qu'elle soit digérée, ce à quoi certains estomacs se refusent, en été surtout : on la remplace alors, au petit

(1) Voy. un rapport de F. Bezançon et de Brunel de Serbonnes à l'*Ass. fr. des Sc.*, 1910 ; anal. *Bull. méd.*, p. 815.

(2) Audry (*Congr. fr. de chir.*, 1893, p. 207) a publié, à propos du pied, une étude sur l'avenir de 120 malades (pour la plupart adultes) suivis par Ollier de 18 mois à 30 ans ; 35 sont morts, dont 16 dès la 1re année : 10 dès la seconde, et 13 de la 3e à la 22e.

déjeuner du matin, par une sardine à l'huile triturée avec du beurre, aliment dont presque tous les enfants sont très friands.

L'alimentation (viandes grillées et rôties; viande crue pulpée; légumes farineux, pâtes) sera abondante, mais sans pousser à la suralimentation.

On aura soin de faire *fonctionner la peau* (savonnages, frictions sèches, à l'alcool ou à la térébentine) de toutes les régions laissées découvertes par les appareils. Un *exercice modéré*, des *massages*, des *mouvements de gymnastique suédoise* entretiendront la vigueur musculaire dans la mesure compatible avec l'immobilisation si souvent nécessaire.

Enfin et surtout on donnera à ces enfants *l'air*, le *soleil*, la *lumière*, de préférence au *bord de la mer* (1). Si l'enfant ne supporte pas le climat marin — en raison de troubles nerveux, d'éruptions cutanées, d'accidents digestifs, d'ophtalmies phlycténulaires entretenues par le sable — on le remplacera par des séjours en stations salines de montagne. Toutes les fois que l'appareillage le permettra, on donnera des bains salés.

Mais si le séjour au bord de la mer est très utile, il ne faut pas conclure qu'il soit indispensable, et surtout que pour traiter un enfant atteint d'ostéo-arthrite il faille désorganiser la vie d'une famille en lui imposant plusieurs années consécutives de ce séjour. Dans les villes, nous sommes malheureusement forcés de soigner autrement — et dans des conditions hygiéniques déplorables — des enfants d'ouvriers que cependant nous guérissons en de fortes proportions, si les parents sont soigneux et pas trop miséreux. En clientèle aisée, des séjours bien réglés au bord de la mer permettent l'habitation à la campagne ou même à la ville : à condition toutefois que l'on soit prêt à insister sur le séjour à la mer, à le prolonger tant qu'il sera nécessaire dans les cas — plus rares qu'on ne le dit — où, dès qu'on l'interrompt, l'état général périclite.

Sérothérapies spécifiques. — La première tentative de ce genre est celle de Koch, il y a vingt ans, avec sa *tuberculine* : à dose active, les injections furent dangereuses, par ramollissement aigu des tissus tuberculeux; à la dose diagnostique non dangereuse (voy. p. 353), elles ne semblent guère efficaces, sauf pour certains foyers cutanés (J. Darier). Nous savons que l'on continue ces essais, en accoutumant le sujet à des doses croissantes, que peut-être ils aboutiront à quelque chose de pratique (2); qu'il y a des travaux intéressants de Wright sur la médication opsonique sous le contrôle de la fixation du complément et de la réaction des opsonines (3). Mais

(1) Voy. en particulier CH. LEROUX, *Arch. gén. d'hydrol.*, Paris, 1900, t. XI, p. 255. — SABATUCCI, *Gaz. med. di Roma*, 1906, t. XXXII, p. 617 (Hématologie).

(2) Dans un cas de tuberculoses articulaires multiples suppurées (genoux, les deux coudes), où l'on songeait à amputer la cuisse, H. SALZER a guéri le sujet en lui injectant de la tuberculine (par décimilligrammes) (*Soc. des méd. de Vienne*, 24 novembre 1906, *Wien. med. Woch.*, p. 1461). Nous signalerons aussi un article où D'ARCY POWER et C.-H.-S. TAYLOR se louent (sans faits précis) de l'emploi (voie buccale) de la nouvelle tuberculine T. R. de Koch (*Presse méd. d'Egypte*, 1909, p. 89). — Pour certains spinas ventosas et adénopathies des nourrissons traités avec succès par la tuberculine à hautes doses (début par 1/10 de milligramme pour arriver jusqu'à 1 gramme chez des nourrissons), voy. A. SCHLOSSMANN, *Deut. med. Woch.*, 18 février 1909, p. 289. Cet auteur remarque (recherche de la fixation du complément) que le sang des nourrissons ne contient pas d'anticorps, ceux-ci apparaissant après l'injection. Pour la tuberculine T.-J. de Jacobs dans des cas chirurgicaux (bons résultats), voy. J. VITRAC, *Gaz. hebd. des Sc. méd.*, *Bordeaux*, 29 août 1909, p. 416. — D'après J. RIDLON (*Am. Journ. of orth. chir.*, 1911, n° 3, p. 565), c'est une thérapeutique dangereuse.

(3) A. JOUSSET, *Presse méd.*, 1905, p. 95 ; *Bull. méd.*, 1907, pp. 425 et 437.

cette méthode complexe n'est actuellement applicable que par des spécialistes de laboratoire. Et nous ne saurions oublier que si, en 1905, Behring nous a fait une promesse presque aussi retentissante que celle de Koch, nous en sommes encore à attendre le résultat probant.

Parmi ces produits spécifiques divers, nous signalerons les *lavements au sérum de Marmorek*, à dose de 10 centimètres cubes par jour, pendant huit à quinze jours, en périodes renouvelées à intervalles variables. Nous n'avons pas d'expérience personnelle sur cette méthode, qui a inspiré des jugements encore contradictoires (1).

Agents physiques. — Toutes les fois qu'un *agent physique* prend quelque vogue, on l'applique au traitement des tuberculoses locales, osseuses, articulaires, ganglionnaires, cutanées, mais il faut bien dire que rien n'est encore d'une efficacité certaine.

Air et lumière ont, avons-nous dit, une action générale sûrement favorable: et l'on a régularisé l'*héliothérapie* (2), soit en n'importe quel climat, soit spécialement au bord de la mer ou à la montagne. Mais comme on sait que, dans la lumière, les rayons de couleur différente ont des propriétés physiques et chimiques spéciales, on a fait de la *photothérapie* (3) une méthode.

Pendant quelques années, Suchard (de Vevey) a recommandé les bains de sable chaud autour des articulations malades.

Naturellement, l'*électricité* est entrée en jeu. On a fait appel aux *courants de haute fréquence*, puis à la *fulguration ;* d'autres ont demandé à l'*ionisation* de transporter dans la profondeur, par voie électrolytique, des substances que l'on croit actives, du sulfate de zinc, par exemple.

Dans cette pléiade d'agents physiques, la place d'honneur revient à la *radiothérapie* (4), sur laquelle les travaux sont innombrables ; et malgré cela l'accord n'est pas encore fait ; la plupart des chirurgiens ne trouvent pas dans les résultats publiés des encouragements suffisants. C'est peut-être un adjuvant utile dans le traitement de certaines ostéites superficielles, non suppurées; peut-être aussi dans certaines adénopathies, à propos desquelles nous y reviendrons. Mais l'action favorable n'est pas toujours solidement démontrée; et tout le monde est d'accord sur ce fait que la tendance à la suppuration est accrue, dans les formes caséeuses lentes, par cette thérapeutique.

En tout cas, nous croyons que le praticien qui mettra à l'essai ces méthodes — et celles qui verront le jour avant que ce volume ne soit fini d'imprimer — doit établir une distinction très nette selon que la lésion touche ou non à une jointure. Sur un *ganglion*, sur une *diaphyse osseuse*, risquer un abcès n'est pas grand'chose. *Sur une jointure*, jusqu'au moment où sera faite la preuve d'une action vraiment curatrice, nous ne sommes en droit de *rien tenter qui ne soit pas compatible avec une immobilisation rigoureuse.*

(1) Hoffa, *Berl. kl. Woch.*, 1906, n° 44, p. 217; Ch. Monod, *Acad. de méd.*, Paris, 15 janvier 1907, t. LVII, p. 122. — Sonnenburg et A. Van Huellen, *Deut. Zeit. f. Chir.*, 1906, t. LXXXIV, p. 1; Hohmeier, *München. med. Woch.*, 1908, n° 15, p. 787; Sikemeyer, *Nederl. Tidj. f. genees.*, 31 décembre 1908, p. 1555; P. Gaessner, *Zeitsch. f. Tub.*, 1910, t. XVI, p. 454.

(2) Orticoni, Thèse de Lyon, 1901-1902, n° 59. — J. Roux (de Cannes) remarque que, dans les arthropathies suppurées, l'héliothérapie « appelle le pus à la peau ». — Delmont Bebet (*Progrès méd.*, 1908, p. 213) a observé que sur un enfant exposé au soleil, au bord de la mer, la pigmentation a lieu sur un membre atteint de tuberculose d'une façon élective qui pourrait presque servir au diagnostic. — Bobrow, *Wratch.*, 1903, n° 3, p. 82. — Franzoni, *Rev. méd. Suisse-Rom.*, janvier 1911. — Rollier, *Paris médical*, 1911, p. 140.

(3) Bellemanière, Thèse de Paris, 1903-1904, n° 20.

(4) On trouvera tous les documents sur la question dans l'importante thèse de C. Rœderer, Paris, 1905-1906, n° 106. — Foersterling (*Zentr. f. Chir.*, 1906, p. 521) signale l'arrêt possible de l'ossification conjugale par les rayons X ; pour les actions fréquentes et prolongées de la radiothérapie, je n'en ai pas l'expérience ; pour la radiographie, je n'en ai jamais rien vu de ce genre.

Généralisations post-opératoires. — Avant d'entreprendre la cure d'une tuberculose susceptible d'entraîner à une opération chirurgicale, une question préjudicielle et tout à fait générale se pose : *de la nature tuberculeuse du mal ne résulte-t-il pas un danger général, l'infection bacillaire se généralisant à la faveur des effractions traumatiques* qui, dans le foyer opératoire, permettraient aux microbes de passer dans les voies circulatoires ?

Verneuil s'est fait le champion de cette doctrine, et je suis obligé de dire que ses arguments ne m'ont jamais convaincu. Durant le temps que je fus son élève, toujours j'ai conclu que les propathies, dont on me montrait tous les jours l'influence néfaste, étaient bien moins intéressantes que l'infection septique dont tous les opérés étaient frappés. Là est, à notre sens, la clef des explications relatives à la tuberculose : les opérés mouraient avec des phénomènes fébriles, on ne faisait que peu d'autopsies, et on déclarait que c'était de la généralisation.

D'autre part, il faut se méfier des coïncidences. Nous avons vu périr par méningite quelques enfants, chez lesquels nous avons appris ensuite que les premiers symptômes avaient précédé l'opération : deux ou trois jours avant, un vomissement avec mal de tête avait été pris pour une indigestion par la mère, qui ne nous avait pas averti. Une fois, cette complication a suivi une opération pour pied bot congénital : et à l'autopsie nous avons trouvé une caséification latente d'un ganglion trachéo-bronchique. Il est possible que la chloroformisation soit pour quelque chose dans l'éclosion granulique, mais l'auto-inoculation est évidemment nulle.

Aussi avons-nous pensé qu'Ollier, Lannelongue avaient raison de contester la doctrine de Verneuil; et pour les opérations sanglantes nous continuons à le penser. Pour les redressements d'attitudes vicieuses dans les grandes articulations cependant, nous avons un peu changé d'avis : et nous dirons, à propos de la hanche (voy. p. 474), que quelques faits nous paraissent s'expliquer par l'auto-inoculation traumatique.

Cela dit sur l'infection générale, que penser des *lésions pulmonaires préexistantes* à nos opérations(1) ? Verneuil a encore soutenu que les opérations sur le foyer chirurgical les aggravaient. La question est assez complexe, car, avant de porter un jugement, il faut déterminer si ces lésions ont précédé ou suivi la tuberculose chirurgicale, si elles se sont aggravées d'elles-mêmes ou sous l'influence de la déchéance imprimée à l'organisme par la lésion extérieure, surtout si celle-ci est infectée; si les phénomènes fébriles, dans ce dernier cas, sont tuberculeux et pulmonaires ou septiques et chirurgicaux. Tout ce que nous pouvons dire de général, c'est que, chez les tuberculeux pulmonaires, il faut choisir les opérations qui guérissent vite, par réunion immédiate : et nous en tiendrons compte en étudiant les indications à l'amputation pour tumeur blanche. Nous ne songeons plus jamais à supprimer une ostéo-arthrite tuberculeuse si elle n'est fistuleuse et infectée; nous n'y songeons plus qu'après échec de tous les moyens conservateurs; et à cette

(1) On trouvera des documents sur ce sujet dans la thèse de COURTOIS, Paris, 1895-1896. — En terminant ce chapitre de généralités, je citerai, à titre de curiosité, les idées de M. H. Chapple, sur le traitement des tuberculoses ostéo-articulaires graves par l'iléocolostomie, pour supprimer la coprostase, à laquelle il attribue ce rôle étiologique important (d'après *Bull. méd.*, 1911, p. 451).

période, il faut que la suppression soit immédiate et radicale. Dans ces conditions seulement, nous obtiendrons le recul des lésions viscérales : mais alors nous l'obtiendrons souvent.

II. — TUBERCULOSE DES MEMBRANES SYNOVIALES (1)

§ 1. — Synoviales articulaires.

Anatomie pathologique. — Les lésions observées sur les membranes synoviales affectent tous les types auxquels nous avons fait allusion p. 346. On a observé :

1° La *granulation grise*, dans des cas rares de tuberculose miliaire aiguë (2) ; on ne saurait dire si, en éruption discrète, elle n'est pas la cause de certaines arthrites séreuses, subaiguës ou chroniques.

2° La *granulation jaune*, en foyer limité, qui semble exceptionnelle.

3° La *synovite fongueuse* qui est le type à peu près constant. *A l'œil nu*, on voit au début un épaississement rouge, visqueux, parfois un peu villeux (3), dont le lieu d'élection est aux points de réflexion de la membrane synoviale, là où nous savons que les franges sont le plus développées. Peu à peu, toute la face interne de la séreuse se trouve envahie par ce tissu mou, tomenteux, sous forme soit d'une couche continue, blanchâtre, rouge ou lie de vin, soit de végétations plus ou moins mûriformes, plus ou moins exubérantes, avec bourrelet chémotique autour des cartilages diarthrodiaux. Il en peut résulter un trouble secondaire dans la nutrition de ce cartilage. La graisse sous-synoviale s'hypertrophie.

Le contenu de cette cavité, dont la capacité est presque toujours très réduite, est un peu de liquide tantôt puriforme et grumeleux, tantôt citrin ou seulement louche. Quelquefois cependant se collecte un véritable *abcès froid intra-articulaire*. On peut trouver un liquide gélatiniforme.

L'épaisseur d'une synoviale fongueuse est très variable. Elle peut aller à plusieurs centimètres; en certains points, tels que le cul-de-sac supérieur du genou, cela peut constituer une véritable tumeur. Cette épaisseur se juge bien par une coupe transversale, sur laquelle on voit deux couches : les fongosités reposent sur une couche externe, lardacée, indurée, se terminant vers elles par une zone vasculaire sous forme d'une ligne festonnée, avec piqueté hémorragique. Sur la coupe, le tissu des fongosités apparaît translucide, grisâtre, rosé ou même violacé selon le degré de vascularité, ressemblant d'ordinaire à de la chair d'huître ou d'anguille. Par places, on y voit parfois de petits nodules jaunes caséeux, des granulations grises dures sous le doigt, des foyers hémorragiques. Tantôt molles, végétantes, à infiltration embryonnaire considérable, tantôt dures, lardacées, rétractées, à tendance fibreuse curatrice, tantôt à caséification abondante avec formation de petits abcès froids intrapariétaux, les fongosités diffèrent beaucoup d'un cas à l'autre dans leur aspect, dans leur structure, dans leur évolution.

(1) Des lésions identiques ont été vues dans les bourses séreuses extra-articulaires. Nous ne croyons pas devoir donner une description à part de ces hygromas séreux, fongueux, myxomateux, à grains riziformes, que nous retrouverons, à titre de péri-arthrites, dans le diagnostic de diverses ostéo-arthrites tuberculeuses. Pour tout ce qui concerne l'évolution de nos idées sur les synovites chroniques, voy. CHANDELUX, Th. d'agrég., chirurgie, Paris, 1883. — Sur la synovite tuberculeuse primitive, ARNAUD, *Rev. de chir.*, 1883, p. 505.

(2) POULET, *Soc. chir.*, Paris, 1884, p. 904; CHAMORRO, th. de Paris, 1887-1888, n° 301.

(3) Sur une forme spécialement villeuse, voy. SCHÜLLER, d'après *Arch. f. Orth.*, 1904, t. II, p. 213.

Leur *structure histologique* est toujours celle d'un tissu conjonctif embryonnaire avec nodules tuberculeux très variables à la fois dans leur confluence et dans leur degré d'édification ; et, selon les cas, changent de proportion le ramollissement caséeux des tubercules et l'évolution fibreuse de la gangue.

Aux modifications de la gangue conjonctive embryonnaire doivent être rapportées certaines formes, dont l'aspect macroscopique et microscopique surprend au premier abord : König a décrit une *forme hyperplasique* et sclérosante, fibreuse et graisseuse ; Nicaise (1) a étudié des cas où la synoviale prend un aspect sarcomateux ; ailleurs, la masse ressemble à celle d'un myxome ; nous signalerons enfin le *lipome arborescent*, sur lequel nous donnerons quelques détails à propos du genou. Certains *épaississements localisés de synovite tubéreuse* semblent capables de former des corps étrangers d'origine synoviale, tels que les décrivait Laennec (2).

3° La *synovite tuberculeuse non folliculaire*, ou à granulations tellement discrètes qu'elles sont méconnues au cours d'une arthrotomie ou même à l'autopsie, est caractérisée par une membrane où l'on voit à l'œil nu ou au microscope les traces d'une inflammation banale ou même d'une simple congestion. C'est dans ces conditions que Poncet admet la possibilité de lésions non virulentes, par simple irritation toxinaire à distance ; hypothèse dont la preuve n'est pas encore fournie (3).

Dans cette forme anatomique, à épaississement médiocre, généralisé ou localisé, de la synoviale, le fait dominant est l'*épanchement de liquide*, presque toujours sous forme d'*hydarthrose* à liquide citrin et clair, identique à celui de l'hydarthrose chronique dite rhumatismale, quelquefois sous forme d'un *liquide louche* et même grumeleux ; dans certains cas, à la suite d'un coup, ce liquide peut être hémorragique. Il est possible, mais bien plus rare que pour les gaines tendineuses, que dans ce liquide nagent des *grains riziformes* (4).

Étude clinique. — Nous nous bornerons à tracer un cadre, les détails symptomatiques et le traitement nous paraissant devoir être décrits soit à propos des ostéo-arthrites tuberculeuses en général, soit à propos de certaines localisations, au genou en particulier, puisque c'est la jointure dont la synoviale est le plus accessible (5).

1° Il est reconnu aujourd'hui que la tuberculose des synoviales revêt plus souvent qu'on ne l'a cru autrefois les aspects cliniques du *rhumatisme aigu polyarticulaire*, et non pas seulement dans les exceptionnels cas de granulie analogues à celui de Laveran. Les douleurs et gonflements éphémères dans plusieurs jointures, sans qu'on puisse déterminer s'il s'agit d'un processus toxinaire ou virulent, ne sont pas rares dans les antécédents des tuberculeux ; et quand on constate un « pseudo-rhumatisme » rebelle au salicylate de soude, il faut songer à la tubercu-

(1) Nicaise, *Rev. de chir.*, 1892, p. 801. — Forgue et Massabuau, *Presse méd.*, 1909, p. 745.

(2) P. Coudray, *Congr. franç. Chir.*, 1892, p. 499, et *Progr. méd.*, 1904, t. II, p. 393 ; Couteaud (*Gaz. des hôp.*, 1905, n° 84, p. 1001) a trouvé, dans un genou qu'il croyait atteint de corps étrangers, une masse pédiculée qui fut démontrée tuberculeuse (homme : 22 ans).

(3) Voy., sur les arthrites séreuses expérimentales, Landouzy, Gougerot et Salin, *Rev. de Méd.*, 1910, p. 857.

(4) Sur les *arthrites à grains riziformes*, voy. Lejars et Labbé, *Rev. de la tub.*, 1896, n° 3, p. 171. — Cf. Synoviales tendineuses, p. 362.

(5) On a beaucoup discuté sur la fréquence relative de ces arthrites vraies, purement synoviales, et presque tous les auteurs ont admis que, chez l'enfant surtout, la synovite pure était exceptionnelle. Nous croyons que c'est exact pour la forme fongueuse, à laquelle il faut presque toujours donner pour origine un point de tuberculose osseuse, mais la plupart des formes superficielles, à épanchement, à fongosités légères ou nulles, sont probablement indépendantes de toute lésion osseuse primitive.

lose parmi les causes possibles. On peut constater des endocardites et des lésions valvulaires consécutives.

2° Une *synovite aiguë*, avec ses symptômes locaux et généraux habituels (voy. p. 265), peut marquer le début d'une tuberculose articulaire ou ostéo-articulaire ensuite typique dans sa marche. L'épanchement est tantôt citrin, à reflets verts, tantôt louche.

3° L'*hydarthrose* chronique ou subaiguë est généralement mais non toujours tuberculeuse. Nous étudierons à propos du genou (voy. p. 414) les considérations cliniques auxquelles donnent lieu ces deux formes d'épanchement. On n'établit alors souvent le diagnostic que par l'évolution du mal; les procédés de laboratoire (inoculation du liquide, recherche des bacilles par la méthode de l'inopexie, examen cytologique) ne donnent pas toujours la certitude, et l'épanchement d'hydarthrose tuberculeuse nous paraît souvent stérile.

La constatation d'un autre microbe sera capable de lever nos doutes. Ce dernier point, toutefois, mérite quelques réserves : toute discussion, évidemment, devient oiseuse quand dans un exsudat articulaire on trouve le gonocoque, ou le pneumocoque, c'est-à-dire un microbe insuffisamment banal pour qu'une contamination accidentelle soit improbable; mais nous n'en dirons pas autant du vulgaire staphylocoque. Quant aux exsudats qui nous paraissent stériles, leurs causes habituelles sont un trauma, la syphilis et surtout la tuberculose.

L'*examen cytologique* (1) nous enseigne que, d'une manière générale, la prédominance des globules blancs polynucléaires est un argument contre la tuberculose, celle des mononucléaires est un argument pour. Mais il n'y a pas de formule leucocytaire de valeur absolue : ce n'est qu'une marque, confirmant ce que nous enseigne la clinique, de l'acuité plus ou moins grande du processus. Or, dans les tuberculoses subaiguës (et parfois même aiguës), le liquide est louche et riche en polynucléaires; et d'autres hydarthroses torpides (syphilitiques, par exemple) sont à mononucléaires.

4° La *forme fongueuse* classique ne peut être décrite indépendamment des ostéo-arthrites. Nous pensons d'ailleurs que dans cette forme les lésions osseuses primitives sont la règle, contrairement aux trois premières, qui seraient primitivement synoviales (2).

5° L'*arthrite sèche*, unique ou polyarticulaire, le *rhumatisme noueux* peuvent être de nature tuberculeuse, sans que nous connaissions encore les signes cliniques propres à cette variété. Nous n'avons pas observé ces faits chez l'enfant.

6° Les *formes fibreuses ankylosantes*, où on voit se raidir une ou plusieurs articulations par rétraction de la synoviale devenue fibreuse.

7° L'*abcès froid intra-articulaire*. (Voy. p. 422.)

(1) Voy. une revue critique de A. Descos, *Rev. de Méd.*, 1902, p. 815.

(2) J'ai observé plusieurs enfants chez lesquels se sont développées, dans presque toutes les jointures, des synovites indolentes, assez molles, qui ont guéri par l'immobilisation et la compression. Ces cas me paraissent tuberculeux : une fois, d'ailleurs, vers 1894, j'ai fait examiner un fragment prélevé par biopsie, et Achard y a trouvé des follicules.

§ 2. — Synoviales tendineuses.

Étiologie. — Les synovites tendineuses tuberculeuses, possibles chez l'enfant, sont cependant chez lui plus rares que les synovites articulaires; on les observe de préférence chez les adultes jeunes. Leurs sièges d'élection sont les gaines du poignet, des fléchisseurs surtout (où les professions manuelles ont peut-être une influence localisatrice) et du cou-de-pied. L'inoculation directe par une plaie est notée par Tscherning, par E. Forgue et Massabuau ; parfois il semble y avoir infection au voisinage d'un foyer primitif de l'os ou des parties molles; la forme primitive, relativement rare peut-être pour les lésions fongueuses, est la règle pour les lésions séreuses.

Anatomie pathologique. — Les formes anatomiques des synovites tendineuses sont les mêmes que celles des synovites articulaires, avec quelques particularités.

Nous signalerons d'abord les KYSTES A GRAINS RIZIFORMES, dont les gaines tendineuses, au poignet principalement, sont le lieu d'élection et dont, en 1885, Nicaise, Poulet et Vaillard ont montré la nature tuberculeuse.

Épaisse de 2 à 8 millimètres, grisâtre, de dureté fibreuse et même à la longue presque cartilagineuse, la *paroi* nous présente une face interne dépolie, rendue rugueuse par quelques grains en partie adhérents. A l'intérieur de la poche est, en abondance variable, un *liquide* tantôt citrin, tantôt louche et même séro-purulent dans lequel sont les *grains riziformes*. Ceux-ci sont quelquefois nombreux au point de former une masse sans liquide ; ils sont blancs et affectent la plupart du temps l'aspect et le volume soit d'un grain de riz, soit d'un pépin de poire.

Au microscope, on voit dans la paroi trois couches : 1° couche *externe*, fibreuse, dense, assez vasculaire ; 2° couche *moyenne*, ou de prolifération, formée de granulations ; 3° couche *interne* très mince, vitreuse, avec quelques noyaux épars, homogène et par places granuleuse, due à la fusion d'éléments embryonnaires subissant une nécrose de coagulation spéciale, par inflammation avec exsudat considérable de matière fibrineuse. Follicules et nodules, caséeux ou non, n'existent que dans les couches moyenne et externe.

Les grains, probablement formés par enroulement de fragments de la couche interne sous l'influence des mouvements des tendons, sont tantôt compacts, tantôt stratifiés, quelquefois à structure cellulaire. On y trouve parfois, mais très rarement, des bacilles ; les inoculations faites avec eux sont cependant positives (1).

Dans la *forme fongueuse*, les fongosités, nées surtout aux culs-de-sac de réflexion, occupent de préférence, quelquefois en partie seulement, le feuillet pariétal. La plupart du temps, le *tendon* reste longtemps intact, ou seulement dépoli, mais à la fin il se laisse dissocier par le tissu morbide, perd sa motilité, sa résistance et même sa continuité ; après guérison, des adhérences fibreuses le fixent à sa gaine.

Comme aux articulations (voy. p. 360), on a observé l'évolution pseudo-néoplasique, sous forme d'épaississement fibreux remarquablement dur ou de lipome arborescent (2).

(1) Pour toutes les théories sur la genèse des grains riziformes, cf. G. A. WOLLEMBERG, *Zeit. f. orth. Chir.*, 1906, t. XVII, p. 89. — Sur un hygroma prérotulien à grains, cf. R. CHEVREL, *Ann. méd. de Caen*, 1909, pp. 298 et 312 (bibliogr.). — J'ai observé deux fois, chez l'adulte, l'hygroma à grains riziformes (à peu près sans liquide) de la bourse sous-deltoïdienne.

(2) Voy. une observation récente de CHASTANET de GERY et MACHEFER, *Gaz. méd. Nantes*, 1910, p. 323.

Une structure assez spéciale serait celle des *tumeurs myéloïdes des gaines tendineuses* (1), où des myéloplaxes existent dans un tissu d'aspect sarcomateux ; ces tumeurs peuvent avoir pour origine un point osseux ayant subi cette altération : il semble probable que, souvent au moins, ces tumeurs à myéloplaxes soient tuberculeuses (comme Pierre Delbet le pense d'ailleurs pour certaines lésions osseuses) et qu'il y ait des transitions anatomiques entre les cellules géantes et ces éléments spéciaux (Gougerot) ; il est à noter cependant que, par exérèse au bistouri et à la curette, on obtient des cures sans fistule auxquelles la tuberculose ne nous habitue guère.

Étude clinique. — *Quelle que soit sa forme anatomique* ultérieure, une synovite tuberculeuse *débute* insidieusement (2) par une période torpide, de durée variable, où le sujet accuse une sensation de pesanteur, puis une gêne et un engourdissement des mouvements, puis parfois quelques douleurs sourdes. Soit au début, soit au cours de la maladie, on peut noter des poussées inflammatoires, avec vraies douleurs. On observe quelquefois — surtout dans la forme fongueuse — des douleurs à distance (à l'épaule ou au genou), de l'anesthésie ou de l'hyperesthésie dans le territoire de certains filets nerveux voisins de la paroi, de l'atrophie musculaire (à l'avant-bras ou à la jambe), de l'engorgement ganglionnaire à la racine du membre.

Rapidement, muscle et tendon correspondant à la gaine envahie se contracturent et se rétractent. Dans la synovite palmaire, la plus fréquente de toutes, les doigts se rétractent en flexion, l'annulaire et l'auriculaire surtout, et les tentatives de redressement sont douloureuses ; l'attitude est inverse par synovite des extenseurs.

Ces symptômes sont communs à toutes les formes anatomiques, dont voici les caractères objectifs spéciaux :

L'habituelle *synovite avec épanchement* des fléchisseurs des doigts forme une tuméfaction en bissac qui soulève la paume de la main en s'y étalant, sauf vers l'éminence thénar, se rétrécit sous le ligament annulaire du carpe et se dilate de nouveau, en un gonflement à grand axe vertical, sur le quart inférieur de l'avant-bras. Elle est franchement fluctuante, de la bosselure antibrachiale à la bosselure palmaire ; elle est presque toujours indolente à la pression, ou à peu près.

Dans la forme *à grains*, la consistance est plus grande, plus pâteuse, et surtout dans les recherches de fluctuation, on perçoit une crépitation spéciale (3) pendant que le liquide franchit le défilé du ligament annulaire.

Ces deux formes peuvent, à un moment donné, devenir fongueuses : et ce fut une des premières preuves de leur nature tuberculeuse.

Dans la *forme fongueuse* la masse morbide, parallèle au tendon (en bissac au poignet, en boudin aux doigts, en arcade autour de la malléole péronière, etc.), est

(1) Les premiers travaux sur ce sujet sont ceux de Heurtaux, de Malherbe. J'ai fait publier un cas par Mencière (*Gaz. hebd. de méd. et chir.*, 1898, p. 37) ; Paviot, *Lyon méd.*, 1900, t. XCIII, p. 160. On trouvera la bibliographie dans un travail récent de L. Lenzi et M. Abetti, *La Clin. chir.*, 1909, t. XVII, p. 1617. — Sur l'origine osseuse, voy. Venot, *Rev. de chir.*, 1898, p. 232. — Sur la nature quelquefois tuberculeuse, voy. Delbet, *Soc. chir.*, Paris, 1908, p. 823 ; Gougerot, *Journ. de phys. et path. gén.*, 1908, p. 1066.

(2) Le *début aigu*, comme pour les synovites articulaires, est rare, mais possible.

(3) Que l'on a appelée *bruit de chaînon*, ce qui ne s'explique guère.

mobilisable dans le sens latéral, et non dans le sens longitudinal ; mais dans ce dernier sens elle monte et descend selon que le muscle correspondant se contracte ou se relâche. Elle a la consistance molle des fongosités ; sur elle on peut plisser normalement la peau. L'attitude des doigts en flexion (ou en extension pour les synovites dorsales) persiste même quand le tendon est rongé, les deux bouts restant adhérents à la gaine et aux fongosités. On dit qu'on peut reconnaître par faradisation si le tendon est rompu, car alors le bout supérieur tiraille et déprime la gaine, mais ne fait plus mouvoir le doigt correspondant.

La *marche* est lente, moins grave que celle des synovites articulaires de même forme anatomique. La suppuration, le ramolissement caséeux y surviennent cependant, aboutissant à l'ulcération, à la fistulisation.

Quel que soit le mode de traitement employé, il faut craindre une raideur persistante et plus ou moins marquée des doigts correspondants.

Diagnostic. — Le diagnostic comporte les points suivants :

1° *Est-ce une lésion d'une gaine synoviale ?* C'est par la forme allongée de la tuméfaction, par son siège que l'on différencie une synovite d'une arthrite : cette discussion est à peu près spéciale au poignet et au cou-de-pied (voy. pp. 496 et 514) ; et d'ailleurs, en ces régions, le point le plus important est de préciser si avec l'arthrite il y a synovite, ou réciproquement, ce qui se fait par la recherche des signes propres à chacune des lésions.

2° *Il y a lésion de la gaine, est-ce une synovite ?* — Le diagnostic différentiel n'est guère à établir qu'entre certains néoplasmes (1) et les synovites fongueuses. Mais ces néoplasmes sont trop exceptionnels pour qu'on les diagnostique autrement que par exclusion ; et encore les synovites hyperplasiques ne sauraient-elles en être distinguées. On a observé le *sarcome* des gaines tendineuses, reconnaissable, en général, à sa dureté et à sa marche rapide. Le *lipome* (observé par Sprengel dans l'enfance) est presque toujours pris pour une collection liquide ; celui de la main peut crépiter (U. Trélat), d'où ressemblance avec les grains riziformes. Le diagnostic est impossible avec le lipome arborescent, d'origine probablement tuberculeuse.

Nous signalerons ici le *kyste synovial* ou *ganglion* rond, dur, lisse, tendu, rénitent, pouvant causer quelques douleurs par compression des filets nerveux voisins. Il est formé d'une poche en continuité avec une synoviale, soit articulaire, soit tendineuse, et contenant une substance ressemblant à de la gelée de pommes. On l'observe surtout au poignet (face dorsale, sous le bord du radius), au creux poplité (bourse du jumeau interne et du demi-membraneux), quelquefois à la face dorsale du cou-de-pied. Cela ne ressemble en rien à une synovite vraie ; d'autre part, malgré les efforts de A. Poncet, nous ne croyons pas du tout que ce soit une forme de tuberculose des synoviales.

3° *Cette synovite est-elle tuberculeuse.* — Si elle est aiguë, elle ne l'est ordinairement pas, et on doit songer soit au rhumatisme vrai, soit à la blennorragie (voy. p. 271), surtout si les manifestations inflammatoires sont multiples.

(1) Voy. J. Nony, *Montp. méd.*, 1909, p. 345 ; Rosenthal, *Beitr. z. kl. Chir.*, 1909, t. LXIV, p. 577. — J'ai publié (*Soc. chir.*, Paris, 1895, p. 50) un sarcome de la gaine des péroniers. Pour les tumeurs myéloïdes, voyez p. 363.

Si elle est chronique, elle est presque sûrement tuberculeuse. Nous ne connaissons, chez l'enfant, ni la synovite chronique simple, ni la syphilis (1) des gaines tendineuses.

4° Le *diagnostic de la forme analomique* ressort des caractères énumérés ci-dessus. Par la radiographie, par la douleur à la pression localisée, on se renseignera aussi exactement que possible sur une *altération d'un os voisin.*

Traitement. — Dans les formes avec épanchement simple, nous conseillons de recourir d'abord à la ponction suivie d'injection d'éther iodoformé; de même s'il n'y a que peu de grains riziformes. Si la lésion est rebelle aux ponctions successives, on peut drainer, ou mieux extirper la poche, en disséquant avec soin les tendons; c'est le procédé de choix lorsque les grains riziformes sont abondants et ne sortent pas par le trocart. En ce cas, cependant, on peut commencer par l'injection ramollissante de thymol camphré (voy. p. 374).

Les synovites fongueuses peuvent être traitées de même, ou par les injections sclérosantes interstitielles d'éther iodoformé. En règle générale, celles qui résistent à l'immobilisation et à la compression nous paraissent justiciables de l'extirpation (2). Si on opère, on aura soin de bien chercher s'il n'y a pas dans un os sous-jacent un point tuberculeux qui serait l'origine du mal. La dissection franche est préférable au curettage.

III. — TUBERCULOSE OSSEUSE

Nous devons étudier successivement les lésions : 1° du tissu spongieux des épiphyses et des os courts ; 2° des os plats ; 3° des diaphyses.

§ 1. — Épiphyses et tissu spongieux des os courts.

Anatomie pathologique (3). — Le tissu spongieux est celui des os courts (tarse et carpe, corps vertébraux) et des épiphyses des os longs. Il a presque partout des connexions intimes avec les articulations; leur participation au processus est d'importance majeure et marque le début d'une évolution clinique toute spéciale (voy. p. 391).

Deux formes sont à distinguer : le tubercule enkysté, le tubercule infiltré.

Le TUBERCULE ENKYSTÉ peut se présenter sous l'aspect de la *granulation grise* se détachant sur la coupe vascularisée. C'est exceptionnel sur les malades que nous soignons, mais, d'après des recherches déjà anciennes de Ranvier, cette lésion, cliniquement latente, n'est pas rare à l'autopsie des phtisiques. Pratiquement, on peut dire qu'avec la caséification commence l'intérêt de la tuberculose osseuse.

La *granulation jaune* n'est encore pas bien fréquente. C'est un foyer caséeux mas-

(1) G. H. M. DUNLOP, *Edinb. med. Journ.*, 1904, n° 5, t. XVI, p. 516.

(2) ZÖPPRITZ (*Beitr. z. kl. Chir.*, 1903, t. XXXIX, p. 654) donne une statistique de 33 cas suivis de 1 à 5 ans ; 25 guérisons ; 9 récidives (dont 2 arthrites du poignet après 2 ans) ; fonctions normales dans environ la moitié des cas.

(3) Ces lésions sont celles qui ont servi aux études de Delpech (1816), Nichet (1835), A. Nélaton (1836).

sif, de dimensions variant de celles d'un pois à celles d'une noix, qui forme une tache blanc jaunâtre nettement limitée. En écrasant la masse caséeuse, demi-solide, on a une sensation de sable due à des séquestres parcellaires ; autour est une membrane d'enveloppe fongueuse, où l'on trouve des follicules tuberculeux. Tant que le processus est en activité, la masse est entourée d'ostéite raréfiante et la paroi osseuse est hérissée d'aspérités trabéculaires ; quand il s'éteint, une zone d'ostéite condensante se constitue, d'où une paroi lisse, d'abord rouge et vascularisée. A cette période se forment quelquefois des ostéophytes sous-périostés.

La TUBERCULOSE INFILTRÉE est de beaucoup la forme la plus habituelle. Sous le *périoste* épaissi, facile à décoller, on trouve des érosions superficielles se remplissant de petits amas fongueux ; on voit quelquefois un peu d'ostéophytes. L'*os* est ramolli (1), se laissant entamer à la curette et couper au couteau ; le stylet y pénètre en brisant les cloisons osseuses amincies et friables : le processus est avant tout celui d'une ostéite raréfiante. Sur la coupe d'une épiphyse, on voit presque toujours à côté l'un de l'autre des aspects variés. Souvent l'os raréfié est graisseux, de couleur jaune d'or ; dans d'autres cas, il est rouge lie de vin ; et sur ces colorations, qui fréquemment s'associent, on aperçoit des taches, des marbrures jaunes, verdâtres, grises, tantôt diffuses, tantôt limitées, dues à un mélange d'infiltration purulente, de caséification, d'envahissement de l'os par des fongosités plus ou moins gélatiniformes. Ces divers états sont en proportion très variable, mais il est de règle qu'autour des lésions en activité, proprement tuberculeuses, la dégénérescence graisseuse occupe tout le reste de l'épiphyse, et même une grande partie de la diaphyse (1). Cette dégénérescence, l'absence habituelle d'hyperostose et l'envahissement par des fongosités plus ou moins molles, abondantes et rouges selon la période où en est le mal, donnent à la coupe un aspect très différent de ce qu'il est dans l'ostéomyélite et dans la syphilis du tissu spongieux.

Dans certains cas, il n'y a ni infiltration purulente, ni transformation caséeuse, mais raréfaction avec substitution au tissu osseux de fongosités assez fermes, fibreuses qui rongent les parois osseuses amincies des aréoles élargies. Cette *carie sèche*, déjà notée par Gerdy, par Billroth et surtout étudiée par R. Volkmann, s'observe de préférence à l'épaule, mais est possible dans tous les os.

Outre les *séquestres* pulvérulents mentionnés plus haut, des mortifications plus étendues sont fréquentes. Pendant longtemps, ces séquestres ont coutume de rester vivants, continus qu'ils sont avec la paroi par des fongosités qui peu à peu les pénètrent et les usent, et s'ils sont petits, cela peut aboutir à leur résorption progressive ; à l'état frais, ils sont roses, jaunâtres, légèrement vasculaires et rosés, par places caséeux. Ils peuvent aussi s'enkyster, sous forme de masses en général assez petites, très poreuses, en grelot, contenues dans une cavité plus ou moins vaste, à parois plus ou moins nettes et dures selon que la tuberculose est ou non en voie de guérison.

L'existence d'un séquestre non mobilisé ne justifie donc pas à elle seule une indication opératoire. Ollier (2) insiste sur la différence des *séquestres paratuberculeux* qui

(1) Avant la découverte du tubercule élémentaire, puis du bacille de Koch, on a longuement discuté sur la nature de la *carie*, considérée par les auteurs soit comme une ostéite spéciale par des lésions régressives (Bonnet, Ollier, Ranvier et Paquet), soit comme une ostéite quelconque suppurée (Malgaigne, Billroth) ou ulcéreuse (Gerdy, Follin, Volkmann). D'après Ranvier, il y aurait d'abord dégénérescence graisseuse des cellules osseuses, sans inflammation, puis mortification des trabécules dont les cellules sont dégénérées, et ostéite raréfiante éliminatrice. On est arrivé à attribuer à la tuberculose presque tous les cas autrefois envisagés de la sorte, et le mot carie a perdu toute signification scientifique : en sorte qu'on est revenu à l'ancienne nomenclature, purement clinique et macroscopique, qui consiste à appeler carié tout os raréfié, mou, où pénètre le stylet, que cette raréfaction et cette infiltration conjonctive et purulente soient d'origine tuberculeuse, ostéomyélitique ou syphilitique. (Pour la discussion ancienne, voyez OLLIER, art. *Carie* du *Dict. Encycl. des Sc. méd.*, Paris, 1871.)

(2) P. GOUILLOUD, *Lyon méd.*, 1888, t. LVII, p. 237.

se produisent quand à la tuberculose s'est ajoutée une infection pyogène banale : ceux-là sont durs, très vite isolés, non susceptibles de résorption ou d'enkystement, et au total ressemblent plutôt à ceux de l'ostéomyélite (1).

La *caverne tuberculeuse* qui contient un ou plusieurs séquestres, plus ou moins de pus et de matière caséeuse, est tapissée par une membrane fongueuse plus ou moins épaisse, qui envoie par sa face externe des prolongements dans les aréoles osseux voisins, dans les articulations adjacentes. Autour d'elle est une zone violacée, plus loin encore un tissu graisseux jaune. Elle peut être très volumineuse, occuper toute une épiphyse, un ou même plusieurs corps vertébraux : d'où des conséquences que nous aurons à étudier pour les diverses articulations en particulier. Au début, la paroi est hérissée de trabécules osseux rongés par la carie ; quand le processus s'arrête, elle peut devenir lisse, éburnée.

A partir du moment où s'est constituée la caverne, avec matière caséeuse et séquestres, la guérison spontanée par enkystement est possible, mais rare. La règle est que, perforant la coque osseuse sur une étendue variable, les fongosités frayent un chemin vers l'extérieur à ces substances mortifiées : la matière caséeuse se mortifie et il se produit un *abcès froid ossifluent*, qui a souvent tendance à être *migrateur* c'est-à-dire à se manifester à l'extérieur en un point éloigné de son origine. (Voy. p. 536, mal de Pott). Autrefois on a admis, avec Gerdy, l'existence d'*abcès circonvoisins* se collectant autour d'une ostéite ou d'une ostéo-arthrite sans être continus avec celle-ci : il est établi, aujourd'hui, qu'on avait méconnu un petit pertuis fongueux perforant le périoste et l'aponévrose. Ce qui est cependant possible, quoique fort rare, c'est qu'après passage dans l'abcès des matières mortifiées, la caverne osseuse guérisse par évolution fibreuse puis ossification des fongosités et qu'à partir de ce moment s'oblitère le pédicule de la collection devenue indépendante.

Dans cette tuberculose épiphysaire, où l'articulation est presque vouée au mal, le cartilage conjugal (2) protège au contraire la diaphyse qui assez souvent reste intacte. Il n'est cependant pas rare qu'il soit perforé et que de là, au bulbe et au corps de l'os, la tuberculose remonte plus ou moins loin. On conçoit quel est l'intérêt de ce fait pour l'évolution d'une ostéo-arthrite tuberculeuse. Ces lésions sont à distinguer de celles qui prennent naissance dans la diaphyse (3).

Étude clinique. — Nous prendrons pour type un cas où le point osseux malade n'est pas intra-articulaire.

Le *début* est assez insidieux pour ne pouvoir presque jamais être fixé. Une douleur médiocre, mais fixe, calmée par le repos, fait examiner une région, où

(1) König a étudié spécialement, surtout dans les épiphyses des grands os longs, la forme de ces séquestres : ils sont volontiers cunéiformes, à pointe dirigée vers la diaphyse, et donnent l'impression d'avoir un infarctus pour origine. Ce serait en rapport avec la disposition des vaisseaux (voy. p. 288), qui d'abord sont séparés complètement de ceux de la diaphyse par le cartilage de conjugaison ; et même après que, l'accroissement en longueur étant terminé, la continuité vasculaire s'est établie, il reste quelques artères « terminales » dont les pinceaux s'arrêtent vers ce qui fut la zone conjugale. De cette disposition cunéiforme, Volkmann, König (*Centr. f. Chir.*, 1874, p. 129 ; expériences de son élève W. Müller, *Deut. Zeit. f. Chir.*, 1886, t. XXV, p. 37) concluent que la tuberculose osseuse est hématogène, c'est-à-dire due à des embolies parties d'un foyer connu ou inconnu ; conclusion adoptée par Watson Cheyne (*Brit. med. Journ.*, 1891, t. I, p. 739), douteuse aux yeux de M. B. Schmidt, mais pour nous évidente (voy. p. 351).

(2) On observe souvent, au début de la lésion, un allongement par irritation du cartilage conjugal, qui est en petit ce qu'on voit dans les ostéo-arthrites. (Cf. Wartmann, *Deut. Zeit. f. Chir.*, 1906, t. LXXXIV, p. 366). Nous en reparlerons à propos de l'étude radiographique du genou, de la hanche. Sur les radiographies, les os courts (pied, par exemple) paraissent plus gros qu'à l'état normal.

(3) Lortat-Jacob et Aubourg (*Soc. méd. hôp.*, Paris, 31 juillet 1908, p. 266) ont étudié une forme à foyers multiples, simulant (sauf aspect radiographique) les exostoses multiples de croissance.

déjà on trouve sur l'os un *gonflement* limité, sensible plutôt que vraiment douloureux à la pression localisée. L'apyrexie est à peu près constante. Dès ce moment, l'*engorgement ganglionnaire* est habituel (1). *L'atrophie musculaire* est moindre que s'il y a arthrite ; mais cependant elle est souvent précoce et nette.

Bientôt ce gonflement local prend une consistance pâteuse, celle du *tissu fongueux*, et, avec une rapidité variable, il augmente de volume en même temps qu'il se ramollit. On a beaucoup discuté sur la difficulté de distinguer la sensation de mollesse des fongosités et la vraie fluctuation, prouvant qu'il y a du liquide. Cette question a perdu une grande partie de son intérêt puisque nous savons que de la fongosité à l'abcès la lésion ne change guère (2), et puisque de nos jours le traitement dans les deux cas est à peu près le même.

A un moment donné, l'*abcès froid* est constitué et il se manifeste à nous, tantôt au contact direct de la lésion osseuse (abcès sessile), tantôt à distance et même à grande distance (abcès migrateur) (3). Les abcès migrateurs seront étudiés à propos du mal de Pott, et nous ne nous occuperons ici que des abcès sessiles (4).

L'abcès froid (5) est une *tumeur* lisse, de forme la plupart du temps assez régulièrement arrondie, de consistance molle et franchement fluctuante (6) recouvert par une peau normale à l'œil et au palper, mince, souple, facile à plisser, non œdémateuse, indolente spontanément et à la pression, sauf au niveau du point osseux d'implantation.

Peu à peu, d'ordinaire très lentement, il grossit, traverse les plans musculaires d'épaisseur variable qui le recouvraient, arrive sous l'aponévrose, puis sous la peau. Celle-ci devient un peu violacée, s'amincit ; on y sent sous la pulpe du doigt comme une perte de substance dépressible ; puis elle se perfore et de l'orifice sort un liquide grisâtre (7), plus ou moins séreux, dans lequel nagent des grumeaux caséeux, où l'on peut voir de petits séquestres ou sentir au toucher de la poussière osseuse. Ces caractères du liquide sont habituels mais non constants, et tous les intermédiaires s'observent entre un liquide séreux, à peine citrin, ou presque huileux et un vrai pus épais, jaune verdâtre, crémeux ; ou bien encore les grumeaux forment tout, en une masse caséeuse, grasse, partout solide.

(1) C'est ce qui fait dire à Mauclaire, comparant la moelle osseuse à un ganglion, que la tuberculose osseuse est une adéno-tuberculose.

(2) Boyer montrait déjà que l'abcès froid est la fonte d'une tumeur.

(3) Ce nom, proposé par Gerdy, a un sens précis ; celui d'abcès « par congestion » n'en a pas.

(4) Ces abcès sont pendant longtemps impossibles à sentir par la palpation s'ils viennent d'un os ou d'une jointure profonde (rachis, hanche). D'après J. Dane (*Boston med. a. surg. j.*, 1896, t. II, p. 577), l'examen du sang peut donner alors quelques renseignements. Le nombre des globules rouges ne change pas, mais l'hémoglobine diminue ; une leucocytose sans connexion avec la température indique probablement un abcès, et surtout un abcès rapide, à infection mixte ; un abcès sans leucocytose sera probablement stérile. A. B. Gianasso (*Giorn. d. r. Accad. di Torino*, 1904, p. 251) a noté l'éosinophilie.

(5) Cet abcès est limité par une *paroi* plus ou moins épaisse, sur la nature tuberculeuse de laquelle Lannelongue a insisté à juste titre. Sa surface externe est fibreuse, blanche, sa surface interne rouge violacé, vasculaire, fongueuse, avec des amas tuberculeux ouverts à l'intérieur. Elle peut s'épaissir, s'indurer et même se calcifier, d'où des consistances très variables qui induisent en erreur.

(6) Lannelongue a noté quelques dixièmes d'élévation thermique locale.

(7) D'une analyse de Villejean pour Lannelongue résulte que ce pus contient 1/20 de son poids de leucocytes (1/4 dans les abcès chauds) ; 60 p. 100 d'albumine (au lieu de 20 p. 100) et beaucoup de mucine.

Cette évolution est très lente et se fait dans la majorité des cas d'un bout à autre sans réaction, ou à peu près. Il n'est pas rare, cependant, qu'à la fin se produise une inflammation phlegmoneuse, avec induration de la peau et du plan sous-cutané, avec douleur et fièvre légère. Une maladie infectieuse intercurrente, la rougeole surtout, est souvent à l'origine de ces *abcès froids échauffés* (1). Le gonflement à partir de ce moment est rapide, et bientôt a lieu l'ulcération, par laquelle sort du pus assez phlegmoneux, mais la plupart du temps encore grumeleux.

Que l'ouverture ait été spontanée ou qu'elle ait été chirurgicale, elle est, on peut dire, toujours suivie de *fistule;* et celle-ci tantôt reste insignifiante, sous forme d'une dépression en cul de poule par laquelle sort un peu de liquide séreux souvent concrété en une croûte, tantôt elle donne issue à une suppuration abondante et épaisse. Dans ce dernier cas, on observe des poussées phlegmoneuses successives, suivies de fistules multiples, à bords décollés, qui traversent des tissus indurés. Les accidents graves d'infection mixte sont rares, s'il n'y a participation d'une grande articulation.

La *résorption* d'un abcès froid est rare, mais possible, lorsque la lésion articulaire causale est bien immobilisée.

Pour l'étude des aspects radiographiques, je renvoie aux figures concernant les ostéo-arthrites, en particulier le genou et la hanche (pp. 423, 424, 446, 448).

A. A la *période de début*, le **diagnostic** (2) est à peu près impossible autrement qu'à titre de soupçon : tout point douloureux et empâté sur une épiphyse ou dans un os court est plus que suspect, surtout s'il y a engorgement des ganglions correspondants. On aura soin de recourir tout de suite à la *radiographie*, laquelle, prise en plusieurs profils et *comparée à celle de l'os symétrique* dans les mêmes profils, fait constater à un moment donné une décalcification générale de l'os, avec une ou plusieurs taches plus claires, irrégulières; l'ossification sous-périostée est rare; s'il y a des fongosités à la surface de l'os, elles peuvent se manifester par une ombre diffuse. Ces modifications de l'aspect radiographique ne sont pas, à vrai dire, très précoces : *quand elles existent, elles sont d'une haute importance; mais de leur absence nous ne sommes en droit de rien conclure.*

B. A la *période d'abcès* (ou d'infiltration fongueuse volumineuse, formant tumeur) le diagnostic doit passer par les phases suivantes :

1° *Est-ce une tumeur liquide ou solide?* — Le lipome sous-cutané est plus grenu; le myxome et le sarcome sont plus charnus, moins franchement fluctuants. Mais que dire pour les masses plus fongueuses que suppurées, au contraire pour les sarcomes mous et pour les lipomes profonds (3)? Nous avons vu de ces cas impossibles à différencier autrement que par la ponction exploratrice.

(1) Dans ces cas, la présence de *microbes pyogènes* ajoutés, dans le pus, au bacille de Koch est fréquente, mais non point constante. Au début, on a cru, avec Babès, que le bacille de Koch n'était pas pyogène à lui seul, et que toutes les suppurations tuberculeuses étaient à infection mixte. Arloing, Garré, Lannelongue et Achard (*Bull. méd.*, 1896, p. 155) n'ont pas tardé à prouver que c'est erroné. Presque toutes les suppurations tuberculeuses fermées ne contiennent que le bacille de Koch, même quand elles paraissent enflammées (discussion au *Congrès de la tuberculose*, Paris, 1891, p. 160).

(2) Diagnostic général de la tuberculose, voy. p. 353.

(3) Nous citerons une observation curieuse de Dubar et Potel, *Écho méd. du Nord*, 1902, p. 325 ; lipome intra-musculaire.

2° *Si c'est une tumeur liquide, est-ce un abcès ?* — Le kyste hydatique (parfois vu aux parties molles des membres chez l'enfant) est arrondi, régulier, dur, rénitent. Le kyste séreux congénital est mou, flasque, et même quand il paraît au premier abord formé d'une seule grande poche, autour de celle-ci on sent comme un semis grenu. Le kyste dermoïde ne se diagnostiquera que dans certaines régions où on doit songer à son existence : au cou, il y a dans le haut de la région carotidienne de grands kystes, à structure lymphoïde, que souvent on prend pour des abcès froids ganglionnaires, mais qu'on en différencie par l'absence de masses ganglionnaires autour; l'abcès froid du mal de Pott s'accompagne de rigidité et de déformation du rachis. Ici encore, il est des collections profondes dont on ne déterminera le contenu, purulent ou non, que par la ponction.

3° *Si c'est un abcès froid, est-il tuberculeux ?* — Question parfois délicate, car un abcès qui, causé par les microbes pyogènes vulgaires, devrait être chaud, peut affecter la marche la plus torpide, et inversement nous venons de décrire des abcès froids à moitié phlegmoneux. L'état général du sujet, son hérédité, l'adénopathie régionale sont des signes d'abcès tuberculeux (1).

Le cas le plus spécial à la pathologie infantile est celui des *gommes cutanées et sous-cutanées* que l'on observe souvent chez les nourrissons, de préférence aux membres inférieurs et à leur face postérieure. Ces petits nodules durs, enchâssés dans le derme, indolents, ne font d'ailleurs pas saillie, mais sont sentis par le doigt passé doucement sur la région. Peu à peu ils grossissent, deviennent gros comme des noisettes, violacés et fluctuants, puis ou bien se fistulisent pour quelques semaines ou bien se résorbent : dans les deux cas ils laissent à la peau une cicatrice ombiliquée. Ils sont simulés de très près par de *petits abcès multiples*, à staphylocoques, qu'au même âge on voit dans deux conditions principales : la gastro-entérite des enfants mal nourris; la convalescence de la rougeole. Ces commémoratifs, un aspect plus animé, plus rouge de ces abcès, le nombre plus grand, le siège plus disséminé, la participation assez fréquente du cuir chevelu permettent d'établir le diagnostic. A la joue, une petite adénite génienne adhérente à la peau a un aspect analogue.

Nous mentionnerons, à titre de rareté, les abcès fort analogues de la *sporotrichose*, dont nous n'avons l'expérience chez l'enfant que d'après un cas à la période fistuleuse. La multiplicité des foyers, l'absence d'adénopathie susciteront peut-être l'idée de faire au laboratoire les recherches probantes (voy. p. 353).

4° *Si c'est un abcès tuberculeux, est-il ossifluent* (2)? — On peut presque poser en principe qu'un abcès froid volumineux est ossifluent. A cette règle, en toute région, il est des exceptions, mais deux seulement se sont présentées à nous avec assez de fréquence pour mériter une mention : à la marge de l'anus, où les abcès ischio-rectaux ne sont pas ossifluents; à la face postérieure du mollet (3), où l'abcès du plan sous-cutané peut acquérir un grand volume. On juge de la question en explorant attentivement les os voisins par la pression localisée et la

(1) Voyez G. Potel, Les abcès froids non tuberculeux. *Écho méd. du Nord*, 1907, pp. 505 et 523.

(2) Le cas spécial des abcès de la paroi thoracique est étudié à part, p. 377.

(3) F. Le Louet, th. de Paris, 1903-04, n° 468.

radiographie. Et par ces moyens on précise la plupart du temps le point malade.

C. *A la période de fistule*, la tuberculose cervico-faciale est simulée de près par l'*actinomycose*, où la constriction des mâchoires et l'infiltration dure, comme néoplasique, éveilleront l'attention, en sorte qu'on cherchera au microscope le champignon rayonné. Chez l'enfant, nous n'avons jamais vu la tuberculose de l'os malaire revêtir un aspect prêtant à confusion; quant à celle du maxillaire inférieur, elle est trop rare pour permettre un parallèle clinique avec la non moins rare actinomycose de cette région.

On peut dire que toute fistule longtemps persistante est ossifluente, ce dont on a pour s'assurer les modes d'examen indiqués pour l'abcès et, en plus, l'*exploration au stylet*. Celle-ci, il est vrai, est fort infidèle. La conclusion est sûre quand le stylet rencontre l'os dénudé ou pénètre dans une carie ; mais quand il arrive près de l'os et même quand il en reste assez loin, rien ne prouve que la fistule ne soit pas ossifluente. Ces trajets tuberculeux sont, en effet, fort capricieux, souvent tortueux, ils traversent aponévrose et périoste par des pertuis étroits et pas en ligne, souvent impossibles à enfiler. C'est dans ces conditions que Destot (1) a eu depuis longtemps l'idée (perfectionnée par E.-G. Beck avec le sous-nitrate de bismuth) d'injecter dans la fistule de l'éther iodoformé déposant jusqu'au fond une poussière opaque aux rayons X (voy. pp. 374, 402, 409, 466).

En cas d'abcès ou de fistule, peut-on demander à la radiographie le diagnostic d'un séquestre, ce qui implique une intervention chirurgicale obligatoire ? Il semble que les images nettes de séquestres opaques soient exceptionnelles. Mais on voit bien les usures osseuses.

Le diagnostic, enfin, doit toujours être complété par un examen attentif des articulations voisines : on y recherchera la douleur à la pression, la limitation des mouvements, la maladresse fonctionnelle, l'épaississement de la synoviale. On n'oubliera pas, en effet, que les foyers osseux, même assez éloignés, menacent les jointures (voy., pp. 414 et 479, les périarthrites du genou et de la hanche) (2).

De cet envahissement articulaire dépend pour beaucoup le *pronostic local* : de lui surtout viennent les complications graves. Les terminaisons spontanées sont : 1° la *guérison*, avec ou sans élimination de séquestres ; il reste une cicatrice adhérente à l'os; les récidives ne sont pas rares; 2° la *fistulisation*, avec accidents inflammatoires à répétition, par *infection mixte* pyogène, beaucoup moins grave il est vrai que dans les grandes articulations. Quelquefois ces abcès échauffés (chez les nourrissons, par exemple) se cicatrisent au contraire remarquablement vite (3). Signalons autour de ces fistules les adénopathies, les inoculations lupiques.

Pour les complications tuberculeuses générales, voy. p. 355. Mauclaire cite

(1) DESTOT, *Congr. fr. de chir.*, 1898, p. 764; BECK, *Beit. z. kl. Chir.*, 1909, t. LVII, p. 401.

(2) BONNEL, th. de Paris 1901-02, n° 562, sur la tuberculose osseuse juxta-articulaire.

(3) VERNEUIL et BERETTA (*Congr. de la tub.*, 1891, p. 177) ont abusé de cette action favorable de l'infection pyogène ; et surtout ils ont été servis par un heureux hasard quand ils ont obtenu une cure par injection volontaire de streptocoques. Les abcès échauffés consécutifs aux maladies infectieuses (rougeole surtout) se fistulisent presque toujours.

un cas où une tuberculose osseuse eut sur des lésions pulmonaires préalables une action dérivative favorable.

Traitement. — Deux cas très différents sont à considérer selon que le point osseux d'origine est ou non anatomiquement d'accès facile. Dans le premier cas, et surtout si ce point osseux est juxta-articulaire (mais non épiphysaire), nous estimons que le mieux est de recourir à une opération radicale et précoce; à plus forte raison s'il y a abcès ou fistule, au fond desquels on trouve souvent un séquestre impossible à évacuer autrement. Si, au contraire, le point osseux est inaccessible, tout au moins si on ne pense pas pouvoir en faire la résection en coupant franchement en os sain, il faut recourir à la méthode des injections modificatrices. La méthode des simples grattages nous paraît mauvaise et suivie de fistulisations à peu près constantes.

A. Extirpation du foyer. — S'il n'y a pas d'abcès, mais seulement un petit amas de fongosités, on aborde l'os par l'incision la plus directe et l'on fait, aux ciseau et maillet, à la pince coupante, une résection extra-périostée — de technique banale — dépassant largement les limites du mal. On pourra même parfois ne pas ouvrir dans la plaie le foyer fongueux. Ces conditions d'intervention sont rares (1).

Presque toujours on opère à la période d'abcès ou de fistule. En cas d'*abcès*, on met à nu très largement la poche, dont on dissèque la paroi aux ciseaux courbes en ne l'ouvrant que le plus tard possible. Si elle est peu enflammée et adhérente, si l'os malade est superficiel — dans beaucoup d'abcès costaux par exemple — on peut arriver jusqu'à l'os sans ouvrir la membrane blanche, épaisse, fibreuse.

Lorsqu'on incise la poche, après évacuation du pus, plus ou moins caséeux, on voit une paroi molle, tomenteuse, où des fongosités violacées saignent abondamment. Pour y voir clair, on les abrase à la curette et dans le fond de la plaie on cherche le pertuis de communication avec l'os. Ce n'est parfois qu'un petit point rouge-violet, large comme une lentille, qui perfore l'aponévrose ; et je répéterai que sa méconnaissance explique les abcès autrefois dits circonvoisins (voy. p. 367).

Nous en dirons autant pour la *périostite externe :* on a cru que la tuberculose pouvait atteindre la seule face externe du périoste et que de là partait l'abcès ; d'où l'indication de s'en tenir à un simple curettage de cette face externe. D'après notre expérience, toujours on trouve un petit point fongueux dans lequel, à travers une éraillure du périoste, le stylet pénètre dans le tissu spongieux sous-jacent. Ces aspects tiennent à ce que la fongosité traverse les plans fibreux à la faveur d'étroits orifices vasculaires et s'étale sous forme d'abcès dans les plans conjonctifs.

Après extirpation de la poche et du foyer osseux, on réunit, selon l'anfractuosité de la plaie, avec ou sans drainage. Les diverses méthodes de « plombage », en particulier celle de Mosetig Moorhof (voy. p. 316), ont été appliquées

(1) G. Ingianni (d'après *Sem. méd.*, 1907, p. 2971) conseille d'injecter dans l'os une solution d'huile iodoformée à 1/10, à l'aide d'un trocart enfoncé d'un coup sec.

ici. Dans le cas où elles sont réalisables, c'est-à-dire où la cavité est de dimension restreinte et surtout aseptique, nous ne croyons pas que la cure en soit notablement abrégée.

B. Ponction des abcès et injections modificatrices. — Deux cas se présentent à nous, selon que le pus est ou non assez fluide pour sortir par le trocart.

a) *Le pus sort par le trocart.* — La méthode consiste à évacuer le pus par ponction et d'ordinaire à injecter dans la poche une substance modificatrice.

Pour ponctionner et pour éviter la fistulisation par l'orifice de ponction, deux précautions sont à prendre : 1° ne pas employer un gros trocart ; 2° ponctionner à notable distance de l'abcès, vers lequel on pousse la pointe par un trajet oblique.

Si le pus ne s'écoule pas, ou s'écoule mal, on injectera un liquide ramollissant, comme il sera dit plus loin. Si quelques grumeaux seulement bouchent de temps en temps la chemise, leur refoulement avec la pointe est plus efficace que l'aspiration. Si l'évacuation paraît incomplète, on lave la poche avec une solution stérilisée de sel marin à 7 p. 1000 : cela nous paraît presque toujours inutile.

L'injection modificatrice est une très vieille méthode ; il y a plus de soixante ans, Boinet injectait de la teinture d'iode (1). De nos jours, à peu près tous les chirurgiens se sont ralliés aux solutions ou émulsions d'iodoforme dans des véhicules divers : glycérine, éther, huile, huile et éther, mucilage de gomme arabique ; à l'iodoforme quelques-uns ajoutent de la créosote, du gaïacol (2). Nous avons coutume d'employer l'éther iodoformé à 1/10. L'éther a l'inconvénient de bouillir à la température du corps humain, en sorte qu'il produit une distension de la poche : ce qui d'abord peut être assez douloureux, et ensuite (au cou par exemple) peut faire sphacéler la peau. Ces complications sont évitées si on a soin de boucher et de déboucher à plusieurs reprises le trocart avec la pulpe de l'index, ce qui permet aux vapeurs de se former, puis de sortir ; et cette ébullition a l'avantage que les vapeurs d'éther, avec de l'iodoforme sublimé, pénètrent dans tous les recoins de la poche, vont jusqu'à l'os, ainsi qu'on s'en rend compte par la radiographie. Si on ne laisse pas dans la poche plus de 5 à 6 grammes de la solution, l'intoxication (par l'éther ou par l'iodoforme) n'est pas à craindre (3).

b) *Le pus ne sort pas par le trocart.* — Deux substances sont fort efficaces

(1) Durante recommande encore l'iode en solution iodurée. Ce serait fort douloureux; mais non plus si on ajoute du gaïacol (S. Rindone Lo Re, *Rif. med.*, 1897, pp. 267, 280, 291, 303). — Sur la *ponction simple*, voy. Murjas, th. de Lyon, 1900-1901, n° 165.

(2) On invente de temps à autre des produits qui ont leur heure de vogue. Un des derniers est le *vioforme*, dont on a dit grand bien; mais Th. Montigel (élève de Tavel) y croit peu dès 1906 (*Arch. int. Chir.*, t. III, p. 227). Il faudrait un volume pour examiner les substances proposées et les avantages qu'on leur a attribués.

(3) Mentionnons, sans en avoir aucune expérience personnelle, les injections (dans les abcès et dans les fistules), de 1 gramme de trypsine dissoute dans 100 grammes de solution saline à 7 p. 1000; les résultats seraient remarquables d'après Jochmann et Bætzner, élèves de Bier (*Münch. med. Woch.*, 1er décembre 1908, p. 2473). — Th. Goldenberg (*ibid.*, 1909, p. 28) a provoqué une forte leucocytose par injection de nucléinate de soude, et dans cet abcès chaud artificiel il a détruit les leucocytes par les rayons X, d'où mise en liberté des ferments. — Cf. une note de Coyon, Fiessinger et Laurence, *Journ. des prat.*, 1909, p. 628.

pour ramollir la matière caséeuse : le naphtol camphré et le thymol camphré. Nous déconseillons formellement l'emploi du naphtol, qui n'est pas plus actif, et qui cause (rarement, nous le reconnaissons) des intoxications graves et même mortelles, que nous ne pouvons ni prévoir ni traiter : la technique n'y est pour rien et la sensibilité du sujet ne peut être tâtée à l'avance (1).

Le thymol camphré (thymol, 1 ; camphre, 2) est injecté pur ou additionné d'éther à dose de 2 à 5 centimètres cubes suivant le volume de l'abcès et l'âge de l'enfant. Le thymol est peu toxique, et nous ne croyons pas qu'il ait jamais causé la mort.

Lorsque la masse caséo-fongueuse est liquéfiée — ce qui nécessite un nombre très variable d'injections, — on cesse l'emploi du thymol, et on revient à l'injection modificatrice ordinaire. Souvent même il suffit de l'évacuation simple.

Quelle que soit la substance employée, les injections sont répétées à intervalles variables selon que le liquide se reproduit plus ou moins vite, et que la paroi se rétracte et s'indure. Tel abcès est à ponctionner deux fois la semaine ; tel autre guérit en une seule ponction ; et nous ne pouvons sur cette fin porter à l'avance aucun jugement d'après le volume de l'abcès et la profondeur de sa source. On voit guérir sans fistulisation certains abcès dont la peau violette et amincie semblait prête à s'ulcérer : à condition, bien entendu, qu'on ponctionne loin de la région amincie et qu'on ait soin de n'exercer aucune distension. On évacuera donc tout l'éther, et même le mieux est d'employer la glycérine ou l'huile.

Les abcès à infection mixte et à évolution chaude sont les plus rebelles ; et on est quelquefois forcé de les inciser et de les curetter. Besogne de nécessité et non point de choix.

Après injection modificatrice, la fistulisation par l'orifice du trocart n'est pas rare, et dans bien des cas, c'est un processus de guérison. On exprime, tous les deux ou trois jours, la matière caséeuse et le pus, on applique des pansements aseptiques, et la cicatrisation se produit en quelques semaines.

Les *fistules persistantes* sont traitées par les pansements aseptiques et les injections modificatrices. A la suite de ses tentatives d'injection de pâte bismuthée pour études radiographiques, E.-G. Beck a observé des guérisons qui lui ont paru remarquables et il a systématisé le procédé en thérapeutique, injectant plusieurs fois (environ une fois par semaine) la pâte n° 1, puis la pâte n° 2 lorsque la sécrétion est presque tarie (2). Il est vrai que Beck ne publie aucune observation détaillée, à longue échéance ; que ses imitateurs (Nové-Josserand en particulier) n'ont pas obtenu grand'chose dans les fistules ossifluentes ; qu'il y a des intoxications (par exception même mortelles), et nous ne serions pas surpris

(1) Reboul, Thèse de doct., Paris, 1889-1890, n° 131; pour les accidents, voy. Guinard, *Soc. Chir.*, Paris, 1904, p. 499 ; disc., pp. 529, 547, 1049. Roddaz, th. de Montpellier, 1901-1902, n° 23. — Thymol, v. thèse de Risacher, Paris, 1906-1907, n° 431.

(2) La pâte n° 1 est : 30 de sous-nitrate de bismuth pour 60 de vaseline. Dans la pâte n° 2, pour « plombage », on remplace 10 de vaseline par 5 de paraffine et 5 de cire. Voyez toute la bibliographie dans une revue de Ch. Dujarier, *Journ. de Chir.*, Paris, août 1909, p. 117. — E.-G. Beck (*Rev. de chir.*, décembre 1910, t. XLII, p. 1081) conseille de ponctionner au bistouri les abcès dont on prévoit la rupture et d'y injecter la pâte après évacuation.

si dans quelques années il ne restait pas grand'chose de cela, sauf pour le diagnostic.

Lorsqu'il y a une *plaie d'évidement osseux*, faut-il la panser à l'iodoforme ? On ne croit plus guère à l'action antibacillaire, spécifique, de ce corps, et nous ne l'employons pas souvent. Cependant, dans les cavités profondes, les tamponnements à la gaze iodoformée sont parfois ceux qui sentent le moins mauvais. D'autre part, Haasler attribue à l'iodoforme une action non point spécifique mais favorable à la cicatrisation de ces plaies.

§ 2. — **Os plats.**

Je ne parlerai pas ici :

1° *Des ostéites de l'omoplate* (1), sauf pour signaler certaines formes infiltrantes, avec abcès sous-scapulaire très lent à se former, capables de simuler l'ostéosarcome ;

2° *Des ostéites de l'os coxal*, intéressantes seulement dans leur comparaison, pour le diagnostic, avec la coxalgie ou avec le mal de Pott.

Il me reste donc à décrire la tuberculose du crâne, de la face et de la cage thoracique.

Os du crâne et de la face. — Un fait étiologique commun à ces localisations est la fréquence de leur *association à des ostéites multiples* et de leur éclosion chez des *sujets jeunes*, entre 1 et 2 ans ; elles sont rares après 8 à 10 ans et exceptionnelles chez l'adulte.

Un fait anatomique commun est leur tendance à la *formation de séquestres*.

A. **Os du crâne** (2). — Anatomie pathologique. — La lésion est originellement centrale et non périostique; ce sera quelquefois une carie avec plus ou moins de fongosités et de caséification, mais le *séquestre* est habituel. Il est d'ordinaire dur, de forme à peu près ovalaire et a coutume de prendre toute l'épaisseur de l'os ; il est volontiers plus large à la face interne qu'à la face externe, en sorte qu'il est jusqu'à un certain point enchâssé ; mais il n'est pas invaginé par des productions osseuses sous-périostées, presque toujours nulles.

Son isolement par un sillon d'élimination est assez rapide. Les formes limitées aux tables interne ou externe sont la minorité, mais Volkmann a exagéré leur rareté. On peut observer des infiltrations diffuses très étendues. Une forme importante, que j'ai vue plusieurs fois, est celle où, sous une petite perforation cariée de la voûte, on trouve un amas de fongosités allant très loin entre l'os et la dure-mère (3). En cas de tuberculose perforante, il y a à la fois abcès sous-cutané

(1) Sur l'extirpation de l'omoplate, thèse de Cas, Lyon, 1898-99, n° 111.

(2) Cette tuberculose est déjà signalée par Nélaton (1836). Les mémoires de la période moderne sont ceux de Poulet (rapp. de Chauvel), *Soc. chir.*, Paris, 1884, p. 617 ; Volkmann, *Centr. f. Chir.*, 1880, p. 3 ; Kraske, *ibid.*, p. 305 ; Dieulafoy, *Clin. de l'Hôtel-Dieu*, 1905-06, t. V, 1re et 2e leçons (parallèle avec la syphilis); Wieting et Raif, *Deut. Zeit. f. Chir.*, 1903-04, t. LXX, p. 123; Ménard et Bufnoir, *Rev. d'orthop.*, 1907, p. 423 ; M. Reber, *Jahrb. f. Kinderh.*, 1907, t. XV, p. 129.

(3) Voy. une observation de Gaudier et Bachmann, *Echo méd. Nord*, 1904, p. 349.

et abcès extradural. La méningite tuberculeuse par propagation est exceptionnelle : je ne l'ai jamais observée.

Les atteintes de la base du crâne sont rares et sans grand intérêt clinique, si l'on met à part le rocher, où l'on a d'ailleurs exagéré la fréquence de la tuberculose pétro-mastoïdienne.

A la voûte du crâne, il faut distinguer la voûte proprement dite (frontal, pariétal, écaille du temporal, rarement occipital) et la région péri-orbitaire du frontal. Quoiqu'en ait pensé Volkmann, la multiplicité n'est pas rare (1), je signalerai en particulier la symétrie aux deux fosses fronto-temporales.

Étiologie. — Sur la fréquence relative, je renvoie au tableau publié page 348. Je signalerai l'importance ici parfois attribuée aux contusions (2).

Symptômes et marche. — 1° *Voûte.* — Pendant une première période, le malade accuse parfois une céphalalgie, d'ailleurs souvent absente, dont à un moment donné on trouve la cause en un *point douloureux*, puis légèrement saillant, mou, pâteux de la voûte, sans modification appréciable du cuir chevelu. Chez les jeunes enfants, il y a quelquefois un empâtement large et diffus de la fosse temporale, par infiltration sous-périostée comparable à celle du spina ventosa.

Puis survient la fluctuation d'un *abcès*, quelquefois très volumineux, où la forme en bouton de chemise avec poche intracranienne peut nous être révélée par deux symptômes, rares il est vrai : les pulsations isochrones au pouls et la réductibilité partielle avec quelques troubles de compression cérébrale. Ceux-ci (pertes de connaissance, convulsions, strabisme) peuvent exister spontanément, associés à plus ou moins d'irritation de la dure-mère ; ils sont rares.

Abandonné à lui-même, l'abcès se fistulise et l'os nécrosé, tout de suite accessible au stylet, devient assez vite visible à travers l'ulcération élargie ; j'ai vu le pus sourdre en battant à travers des trous d'un séquestre large comme une pièce de 1 franc. Si on laisse persister cette fistule, elle peut être — comme toute fistule osseuse du crâne — la porte d'entrée d'une méningite septique.

Le diagnostic peut être considéré la plupart du temps comme évident. Je n'ai pas vu au crâne d'ostéomyélite chronique d'emblée capable d'en imposer (3). Quant à la syphilis, les périostoses précoces atteignent les nourrissons âgés de moins de 6 mois, âge où on n'observe pas la tuberculose (4); parmi les manifestations gommeuses tardives, celles du crâne sont exceptionnelles et toujours associées à d'autres lésions. Chez l'adulte, l'ordre de fréquence est l'inverse.

2° La *marge périorbitaire du frontal* est atteinte de préférence en dehors, et une petite masse faisant corps avec l'os, bientôt fluctuante, soulève soit la paupière supérieure, soit l'angle commissural. Le seul intérêt particulier de cette localisation est dans l'ectropion cicatriciel de la paupière supérieure qui en

(1) Ménard a publié le dessin d'un crâne à 29 perforations.

(2) Voy. une bibliographie de Deutschländer, *Arch. f. orth. Chir.*, 1906, t. IV, p. 423.

(3) A titre de curiosité, je citerai l'hyperostose par contusion chronique que se font au vertex les scieurs de long en soulevant la planche pour la faire avancer (A. Poncet, *Soc. Chir.*, Paris, 1885, p. 938).

(4) Cependant Triboulet et Ribadeau-Dumas (*Arch. méd. Enf.*, 1910, p. 730) ont publié deux cas de nodosités tuberculeuses symétriques des os du crâne chez deux athrepsiques de six mois et de huit mois.

résulte après guérison. Les *abcès orbitaires* par *ostéite de la voûte* sont beaucoup plus rares ; ils causent une exophtalmie directe ou oblique, dont on méconnaît la cause jusqu'au jour où vient poindre la bosselure fluctuante (1).

Traitement. Pronostic. — Ces ostéites, en raison de la fréquence des séquestres, doivent être traitées par l'opération précoce. Celle-ci consiste en une trépanation large, pour enlever tout l'os malade et pour nettoyer toutes les fongosités extra-dure-mériennes. On obtient ainsi d'excellents résultats locaux, et l'on peut dire que le pronostic est celui des ostéites tuberculeuses multiples des enfants jeunes, sans que la localisation cranienne y ait grande importance. Après guérison, l'os ne se régénère pas et le sujet est exposé aux dangers d'une absence partielle de la voûte cranienne ; un des malades de Volkmann s'est suicidé en s'enfonçant par là un poignard.

B. **Os de la face.** — La seule localisation fréquente est ici celle à l'*os malaire;* elle est souvent symétrique et consiste en une ostéite, quoique l'on parle encore parfois de « périostite » (2). L'os est surtout pris vers le rebord orbitaire et en dehors, d'où une tuméfaction faisant corps avec l'os et soulevant la partie externe de la paupière inférieure ; après cicatrisation, il se produit souvent un ectropion de la paupière inférieure (3).

Aux mâchoires (4) la tuberculose est assez rare. On peut observer une hyperostose bientôt suppurée du bord inférieur du *maxillaire inférieur ;* l'abcès n'a pas l'habitude de s'ouvrir dans la bouche; dans les cas que j'ai observés, il m'a semblé que la lésion siégeait de préférence vers l'angle. De là, elle remonterait quelquefois à la branche montante.

A la *mâchoire supérieure* on peut observer : 1° une tuberculose du corps de l'os, avec nécrose rapide en masse, abcès ouvert sous la paupière et dans le vestibule buccal; 2° une nécrose perforante de la voûte palatine, qui ne peut guère être différenciée de la syphilis que par les accidents concomitants (5).

Je mentionnerai la rare tuberculose de l'unguis et de l'os nasal et les difficultés de son diagnostic, surtout après fistule, avec la tumeur et la fistule lacrymales. Quelquefois, après nettoyage d'une fistule de l'unguis, on trouve une ostéite fongueuse diffuse des cellules ethmoïdales.

L'adénopathie parotidienne et sous-maxillaire est souvent très accentuée au cours de ces tuberculoses des os de la face.

La tendance habituelle à la séquestration a pour corollaire l'indication opératoire fréquente et précoce.

Côtes (6). — La tuberculose des côtes est fréquente. Elle occupe volontiers la

(1) Cognard, Th. de Lyon, 1902-03, n° 1. — Th. Axenfeld conseille de combattre l'ectropion par excision sous-cutanée de l'adhérence à l'os et par introduction d'une greffe fraîneuse (d'après *Sem. méd.*, 1910, p. 102).

(2) C. Lafon, *Journ. de méd. de Bordeaux*, 1904, p. 947.

(3) Dubar et Leroy (*Echo méd. Nord*, 1907, n° 32, p. 373) ont vu chez un homme de 25 ans des fistules multiples des deux joues, vieilles de 15 mois, à poussées successives ressemblant soit à de la tuberculose de l'os malaire, soit plutôt à de l'actinomycose; début aigu, grave même. Le pus contenait des amibes, et pas de microbes pyogènes ordinaires.

(4) Herhold, *Deut. Zeit. f. Chir.*, 1904, t. LXXII, p. 95.

(5) Nicolas et Mouriquand, *Lyon méd.*, 1905, t. CIV, p. 475.

(6) On trouvera la bibliographie de la question dans la thèse de Souligoux (Paris, 1893-94, n° 450). Sur les *abcès froids du médiastin antérieur*, voyez Gobert, th. de Nancy, 1904-05, n° 29.

partie antérieure de l'os, vers sa jonction avec le cartilage. Il est fréquent que le point dénudé occupe la face interne de la côte, de préférence vers son bord inférieur, et il semble que la méconnaissance de ce petit point explique les faits quelquefois attribués, probablement par erreur, à une « périostite externe ».

On a pu observer la fracture pathologique de la côte tuberculeuse. Les séquestres sont rares.

L'abcès forme tantôt une poche externe, tantôt (mais rarement) une poche intra-thoracique, tantôt une poche en bissac. Cette dernière forme serait rare si l'on ne tenait compte que des cas où elle est très accentuée ; mais il est fréquent que sous l'abcès externe on voie dans le plan musculo-aponévrotique, sous le bord inférieur de la côte supérieure, un petit bourgeon violacé menant dans une poche intra-thoracique grosse comme une noisette, située en regard du point dénudé.

Les couches musculaires qui recouvrent primitivement l'abcès varient selon la région vers laquelle celui-ci pointe.

Plusieurs côtes peuvent être atteintes, simultanément ou successivement.

Étude clinique. — Le symptôme initial est parfois, mais non toujours, une *douleur* sourde, continue, exaspérée par les mouvements et la pression, précédant de plus ou moins longtemps le gonflement : et l'on croit alors à une névralgie intercostale, à une pleurodynie. La douleur localisée à la pression permet de soupçonner le diagnostic.

Puis survient une *tuméfaction* médiocre, douloureuse à la pression, allongée dans le sens d'une côte avec laquelle elle fait corps ; et à cette période on pourrait se demander s'il ne s'agit pas d'un ostéo-sarcome. La rareté de celui-ci est telle que si l'on est, chose rare, consulté à cette période précoce, on ne commet guère que l'erreur en sens inverse. La syphilis est exceptionnelle (1).

La tuméfaction grossit peu à peu, s'empâte, se ramollit, et enfin on constate une poche fluctuante *d'abcès froid*, immobile sur la cage thoracique contre laquelle elle est appliquée ; la collection est arrondie, quelquefois lobée par pression des muscles sous-jacents.

Lorsque la poche intra-thoracique acquiert de l'importance — ce qui est assez rare — on note quelques phénomènes spéciaux : la matité est quelquefois étendue, la poche subit une expansion par la toux, les efforts, se réduit au contraire en partie par pression. A la région précordiale, ces *abcès en bissac* peuvent présenter des pulsations isochrones au pouls, avec expansion.

Par exception, l'abcès sera exclusivement intrathoracique, ne se manifestant

Sur la *tuberculose du sternum*, voyez Lannelongue, *Bull. méd.*, 1892, p. 699 ; Longuet, *Progrès méd.*, 23 juillet 1898, t. VIII, p. 59 ; P. Gérin, th. de Lyon, 1896-97, n° 77. La tuberculose peut atteindre les *cartilages costaux* : Ménard et Guillaume, *Soc. anat.*, Paris, 1903, p. 359.

(1) Max Herz (*Zentr. f. inn. Med.*, 21 mars 1908, p. 289), Ludlinski (*ibid.*, 2 mai 1908, p. 433), ont décrit une *pseudopériostite angioneurotique*, caractérisée par un empâtement entourant une ou deux côtes près du sternum, empiétant sur celui-ci et pouvant acquérir le volume d'une pomme. Aussi a-t-on porté le diagnostic de tuberculose osseuse, infirmé par une guérison spontanée, les malades ayant refusé l'opération. Les éléments du diagnostic sont qu'il s'agit de femmes nerveuses et qu'il existe des troubles cardiaques (douleurs précordiales, palpitations, oppression) survenant par crises, pendant lesquelles la tuméfaction augmente.

alors que par une voussure avec matité au niveau d'un ou de deux espaces intercostaux.

Abandonnés à eux-mêmes, ces abcès ont coutume de migrer vers la peau, qui devient adhérente, violacée, puis amincie et enfin se perfore. Par la fistule, qui rarement se ferme d'elle-même, le stylet arrive près de l'os, mais d'ordinaire ne frotte pas contre l'os dénudé. On a noté l'ouverture dans les bronches, dans la plèvre ; l'ulcération de l'artère intercostale et de la mammaire interne est possible, mais exceptionnelle.

A la période de suppuration, le diagnostic comporte les étapes suivantes :

1° *Existe-t-il un abcès ?* Cette région est une de celles où on peut être induit en erreur soit par un lipome, soit par un kyste séreux uniloculaire à développement tardif : ces tumeurs sont grenues, mobiles sur les plans profonds (pour les kystes, voyez plus loin); on sera renseigné avec certitude par la ponction exploratrice.

2° *Cet abcès est-il ossifluent ?* Je crois pouvoir omettre les abcès froids du tissu cellulaire ou des bourses séreuses intermusculaires (?) malgré l'importance que leur attribuait Verneuil. Mais on peut observer ici : *a*) des abcès ganglionnaires de l'espace intercostal ou même du médiastin, pointant au dehors, fort exceptionnels il est vrai ; *b*) des abcès froids par pachypleurite caséeuse. Ceux-ci ont même été considérés comme la forme habituelle des abcès froids des parois thoraciques par Leplat autrefois (1855), par Souligoux de nos jours, en raison de la fréquence des antécédents ou des signes actuels de pleurésie sèche adhésive chez ces malades ; ces auteurs reconnaissent la fréquence de la dénudation costale, mais la croient consécutive à l'abcès des parties molles : cette forme est de réalité incontestable, mais, tout au moins d'après ce que j'ai vu chez l'enfant, je pense que l'origine costale est la règle. C'est d'ailleurs une discussion médiocrement importante en pratique.

Dans l'aisselle, l'abcès froid ganglionnaire s'accompagne toujours d'un paquet de ganglions impossibles à méconnaître.

Les pleurésies purulentes (1) abandonnées à elles-mêmes, surtout les pleurésies à pneumocoques, peuvent à un moment donné pointer au dehors, sous forme d'un abcès dans un espace intercostal (voy. maladies de la plèvre). Si l'on n'a pas alors de commémoratifs précis, si l'on ne fait pas avec grand soin l'auscultation et la percussion, on méconnaît souvent la pleurésie jusqu'au moment de l'opération.

L'erreur inverse est aisée s'il s'agit d'un abcès en bissac réductible et surtout pulsatile. Quant au diagnostic entre une pleurésie purulente enkystée et un abcès exclusivement intrathoracique, il est d'ordinaire impossible, quelque soin que l'on mette à rechercher soit les signes de la pleurésie, soit un point douloureux ou empâté sur une côte.

Les considérations propres au diagnostic des abcès froids rétromammaires n'ont pas d'importance chez l'enfant.

(1) Voy. en particulier une note de DUVERGEY (*Gaz. hebd. de Soc. méd.*, Bordeaux, 1907, p. 541) sur les abcès thoraciques non tuberculeux d'origine pleurale.

3° *L'ostéite est-elle costale ?* Certains abcès froids de l'omoplate, du rachis (je parlerai plus loin de ceux du sternum) peuvent en imposer. La localisation exacte de la douleur à la pression, la recherche des signes du mal de Pott, permettent la plupart du temps d'éviter l'erreur.

4° *L'ostéite costale est-elle tuberculeuse ?* Question à discuter soit à la période d'abcès, soit à la période de fistule. S'il y a d'autres foyers déjà connus, le diagnostic est aisé. Mais si la lésion costale est primitive, il est parfois bien difficile de préciser, tant qu'on n'a pas vu le séquestre ou examiné le pus bactériologiquement, s'il s'agit d'une ostéomyélite chronique ordinaire ou typhoïdique ; cette dernière, bien entendu, n'est douteuse que dans deux conditions : soit si la fièvre typhoïde a été très légère, ambulatoire ; soit si la suppuration costale met plusieurs années à se manifester (voy. p. 337).

On *traitera* d'abord les abcès par l'injection modificatrice, capable de donner quelques succès ; mais on ne s'y attardera pas, car l'extirpation de la poche avec résection franche de la côte est une excellente méthode.

Sternum. — La tuberculose y est beaucoup plus rare qu'aux côtes. Elle s'y localise soit en plein os, soit — et plus souvent je crois — au niveau des articulations chondro-sternales. Chez l'enfant, avant soudure du manubrium, on peut observer une sorte de tumeur blanche de l'articulation entre cet os et le corps du sternum.

L'abcès froid est extra-thoracique, intra-thoracique ou en bouton de chemise. Il est fort analogue à l'abcès froid costal. Comme point de diagnostic assez spécial à la région, je signalerai certains kystes dermoïdes (voyez plus loin). La syphilis n'est pas rare chez l'adulte ; je ne l'ai pas observée chez l'enfant.

Le traitement consistera d'ordinaire dans l'évidement à la curette et même dans la résection large du sternum.

§ 3. — Diaphyses.

Anatomie pathologique. — Les lésions tuberculeuses primitives des diaphyses peuvent revêtir les mêmes formes anatomiques que celles des épiphyses, auxquelles d'ailleurs elles sont parfois consécutives, plus souvent chez l'adulte que chez l'enfant en raison de la soudure du cartilage conjugal La forme que nous avons à étudier est le *spina ventosa* (1).

Les *lésions du début* sont assez mal connues, les occasions d'examen à cette période étant fort rares. Il semble cependant — et en cela les radiographies ont été utiles — que le début puisse avoir lieu soit sous le périoste, soit au niveau du bulbe, soit en

(1) Cette forme n'est pas spéciale aux diaphyses des os longs ; des lésions analogues peuvent s'observer aux *os plats*, par soufflure entre leurs deux lames et par hyperostose sous-périostée. Ce n'est pas rare aux os du crâne (surtout région temporo-pariétale) des nourrissons, associé à des lésions semblables des mains, quelquefois des grands os longs, de l'os malaire (grosse infiltration dans la joue ; séquestre). A. Broca, *Leç. clin.*, t. II, p. 248. Delmont-Bebet (v. pp. 467 et 482) a publié un cas de spina ventosa de l'iléon. — Nous avons quelquefois vu d'énormes infiltrations de ce genre, simulant le sarcome au niveau de l'omoplate soulevée. — Qu'est au juste un cas où Bobbio (*Giorn. d. r. Accad. di med. di Torino*, 1906, 4ᵉ s., t. XII, p. 452) parle de sarcome greffé sur des trajets fistuleux ?

pleine moelle. Cette dernière forme, la plus fréquente, répond plus particulièrement à « l'ostéomyélite tuberculeuse » telle que l'a étudiée Reichel.

La différence avec la forme habituelle de la tuberculose épiphysaire est dans le *volume considérable de l'os :* la moelle centrale prolifère, est envahie par des fongosités grisâtres qui boursouflent la coque compacte tout en l'amincissant, et en même temps le périoste réagit pour constituer (comme dans l'ostéomyélite) un os nouveau sous-périosté. La diaphyse ancienne, rongée par ostéite raréfiante, subit en outre une nécrose totale ou partielle, tandis que l'os nouveau, sous lequel arrivent les fongosités tuberculeuses, s'amincit par sa face profonde et s'épaissit par sa face sous-périostée. Il en résulte une coque fusiforme (diaphysaire) ou demi-fusiforme (bulbaire), mince, au centre de laquelle on trouve des débris d'os, des fongosités et du pus caséeux, celui-ci se faisant jour au dehors par des perforations de l'os nouveau, semblables aux « grandia foramina » de l'ostéomyélite (voy. pp. 289 et 310). Cette soufflure (d'où le nom de *spina ventosa*) peut être considérable (1).

La proportion relative de la médullite centrale et de la réaction sous-périostée est très variable. Nous ne sommes pas en état de dire s'il y a des cas à début réellement périostique ou s'il n'y a pas toujours un point bulbaire ou médullaire et une très grosse hyperostose. Cette deuxième opinion semble probable.

Le *siège* de beaucoup le plus fréquent est aux petits os longs de la main ou du pied, mais, quoi qu'on en ait cru pendant longtemps, il n'y est pas exclusif. Il n'y a pas de grand os long (2) où l'on n'ait rencontré cette forme spéciale de tuberculose, sur une longueur variable de la diaphyse, au milieu ou près d'une épiphyse; les lieux d'élection sont le cubitus, la clavicule (3), le radius, le péroné.

Dans l'évolution anatomique est à noter l'*intégrité fréquente des jointures*, protégées par le cartilage conjugal ; mais il est à cela des exceptions, dont l'anatomie normale nous rend compte. Aux métacarpiens, par exemple (sauf le premier), il n'y a pas de cartilage conjugal supérieur, et nous trouverons que, chez l'enfant, l'origine métacarpienne de l'ostéo-arthrite du poignet est fréquente. Au cubitus, le cartilage est au sommet de l'olécrâne, presque toute la grande cavité sigmoïde étant diaphysaire ; et le spina ventosa de l'extrémité supérieure du cubitus n'est pas une origine rare de l'ostéo-arthrite du coude. On a exagéré la rareté de la propagation des phalanges à leur articulation supérieure, mais nous croyons que Ménard exagère sa fréquence.

Étiologie. — Nous avons seulement à noter une prédilection, d'ailleurs inexpliquée, pour le tout jeune âge, au-dessous de deux ans, surtout pour les petits os de la main et du pied. Le sexe masculin paraît prédisposé aux spinas des grands os longs.

La multiplicité des lésions est fréquente.

(1) De la tuberculose osseuse peuvent, à titre très exceptionnel, résulter des *fractures spontanées.* — A. VIANNAY, *Gaz. hebd.*, 1902, p. 1181 ; sternum, fissure verticale ; c'est différent d'un cas de BOURNEVILLE, *Soc. An.*, 1869, p. 56, où il y a eu dislocation des deux premières pièces par des fongosités ; GALTIER, *Gaz. hebd. Sc. méd.*, Bordeaux, 1903, p. 601, humérus, pseudarthrose; et Courtin a dû désarticuler l'épaule. Rotule, voy. p. 413.

(2) Sur le spina ventosa des grands os longs, voy. REICHEL, *Archiv f. kl. Chir.*, 1892, t. XLIII, p. 156; A. SAHUT, Thèse de Paris, 1902-1903, n° 20 ; VIGNARD et MOURIQUAND, *Province méd.*, 3 nov. 1906, n° 44, p. 517, et *Rev. d'orthop.*, 1908, p. 481; G. LECLERC, *Gaz. des hôp.*, 27 juin 1907, n° 73, p. 86 (radius en bas); KORNPROBST, Thèse de Lyon, 1906-1907, n° 116 ; L. JULIEN, *Echo méd. du Nord*, 7 juillet 1907, n° 27, p. 316 ; GAUDIER et BERNARD, *Echo méd. du Nord*, 1906, p. 454 (maxillaire inférieur) : dans ce cas, relatif à un enfant de 5 ans, l'évolution fut assez lente, avant suppuration, pour que l'on ait hésité à diagnostiquer un sarcome, ce que l'on ne fit pas à cause d'antécédents tuberculeux ; au bout d'un an, fistules et grand séquestre ; pas de carie dentaire ; KAHN, Thèse de Paris, 1900-1901, n° 50 (clavicule); PETITJEAN et CHALIER, *Gaz. des hôp.*, 1907, pp. 51 et 87 (revue critique et bibliographique); KUTTNER, *Beitr. z. k. Chir.*, 1899, t. XXIV, p. 449 ; ZUMSTEEG, *ibid.*, 1906, t. L, fasc. 1, p. 229 ; v. FRIEDLÆNDER, *Deut. Zeit. f. Chir.*, 1904, t. LXXX, p. 249; C. N. DOWD, *Ann. of Surg.*, 1904, t. XXXIX, p. 277 (tibia) ; DELORE, *Lyon méd.*, 1905, t. CIV, p. 207 (humérus ; résection); BINET et VAIVRAND, *Province méd.*, 5 mars 1910, n° 5, p. 107 ; ARBAUD, Thèse de Lyon, 1885-1886, n° 68.

(3) OZENNE, *Bull. méd.*, 1898, n° 71, p. 845 ; VALLAS, *Lyon méd.*, 1906, t. CVI, p. 731 ; PETITPIERRE, Thèse de Lyon, 1889-1890, n° 530.

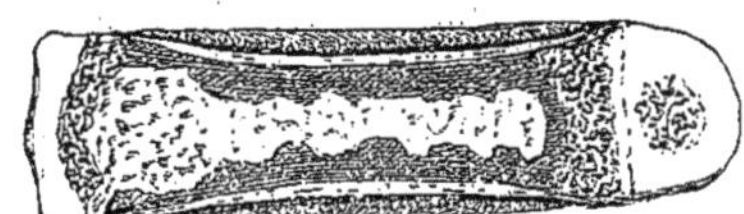

FIG. 537.

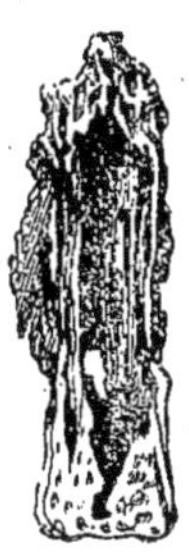

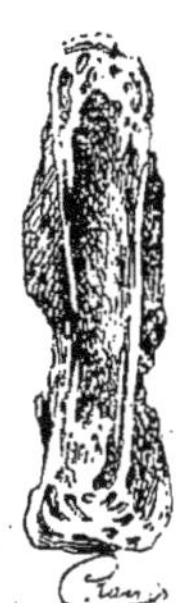

FIG. 538. FIG. 539.

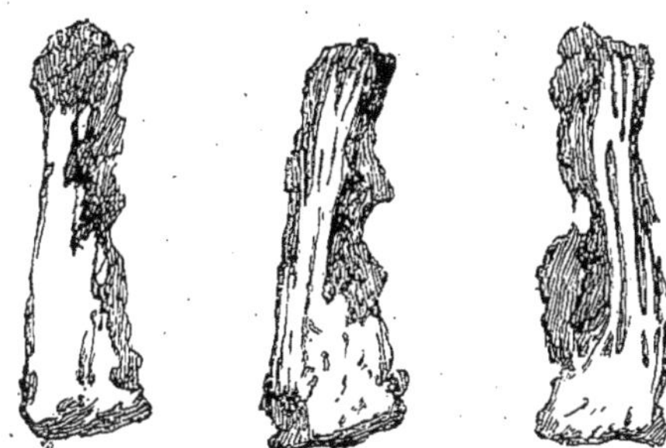

FIG. 540. FIG. 541. FIG. 542.

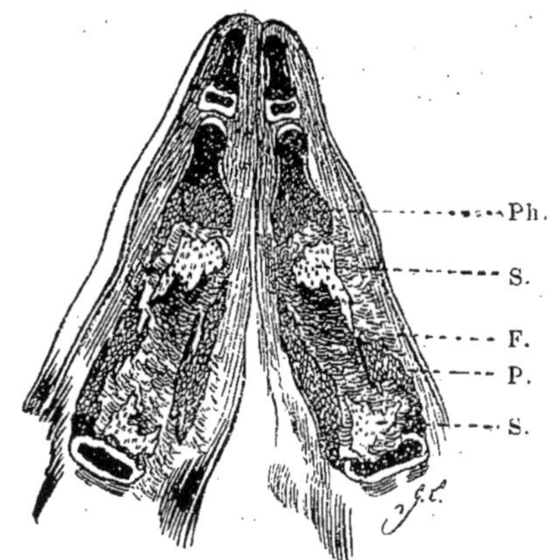

FIG. 543.

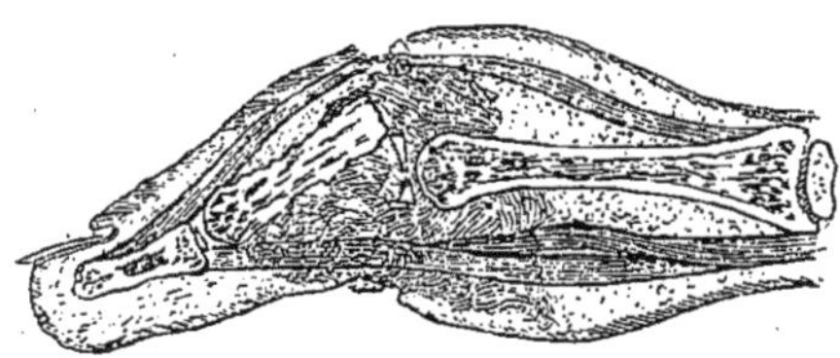

FIG. 544.

Fig. 537. Coupe longitudinale d'un 4e métatarsien d'un enfant de 10 ans, atteint de spina ventosa. Un foyer siège dans le bloc spongieux postérieur et envoie d'arrière en avant un prolongement dans le canal médullaire ; — fig. 538 et 539, coupe longitudinale d'un 3e métacarpien entièrement séquestré, dessin à l'état frais. 1 fois 1/2 grand. nat. ; — fig. 540 à 542, séquestre total du 1er métacarpien d'une enfant de 2 ans. A gauche, aspect extérieur du séquestre à l'état frais ; à droite, surface de la coupe verticale et antéro-postérieure de ce séquestre. La portion éburnée se voit en blanc. 2 fois grand. nat. ; — fig. 543, *coupe d'un doigt atteint de lésions avancées* : la 1re phalange est détruite ; son point épiphysaire subsiste et protège l'articulation métacarpo-phalangienne ; le corps phalangien a disparu, sauf deux séquestres, S, représentant ses extrémités. La coque périostique, P, est elle-même en partie détruite, fragmentée. L'articulation inter-phalangienne est envahie, et la 2e phalange, épaissie au niveau de sa base, est profondément atteinte dans sa moitié proximale, Ph. Les fongosités ont envahi les parties molles du doigt, F. ; — fig. 544, coupe longitudinale d'un doigt atteint de spina ventosa de la 2e phalange. Envahissement de la 1re articulation inter-phalangienne. Séquestre total ; le point épiphysaire, détaché de la diaphyse, se voit encore en place. (Ces figures sont empruntées à la thèse de Bailleul.)

Étude clinique. — Dans la *forme ordinaire*, à la première période on voit une tuméfaction simple, insidieuse, sans douleurs, sans changement de couleur à la peau. Aussi la maladie reste-t-elle inconnue, à moins que le volume ne soit extérieurement appréciable. Au bout d'un temps variable commence la période d'abcès, puis d'ulcération; la peau s'infiltre, perd sa souplesse, puis s'amincit et rougit, et il s'ouvre des fistules interminables, où le stylet arrive sur l'os dénudé et pénètre dans les cloaques, par où s'éliminent des séquestres. Au début de cette période inflammatoire, l'attention est attirée par des douleurs, tout au moins par de la gêne, et l'on constate alors l'hyperostose.

Aux grands os longs, l'allure est quelquefois *subaiguë*, un peu fébrile même, avec douleur fixe, tuméfaction, couleur rosée de la peau œdémateuse et suppuration assez rapide. Les ganglions s'engorgent et deviennent souvent assez vite fistuleux.

Sur un os superficiel, l'existence d'une tuméfaction osseuse est vite reconnue : c'est le cas à la main, par exemple. Pour les grands os longs des membres, sauf pour le cubitus et le tibia si accessibles sur une de leurs faces, au début la palpation ne nous renseigne guère, mais la radiographie est vite instructive.

L'*aspect radiographique* (1) est celui d'une hyperostose fusiforme ou demi-fusiforme (voy. p. 384).

1° Dans la forme la plus fréquente, on voit dans ce gonflement la limite entre l'os ancien et un manchon sous-périosté, plus clair, qui constitue presque tout l'épaississement. Cette hyperostose prend d'ordinaire toute la circonférence, quelquefois une partie seulement.

Sous cette hyperostose, l'os ancien peut paraître normal, ce qui ne veut pas dire qu'il le soit réellement. Le plus souvent, il apparaît raréfié, plus clair, moins nettement trabéculé ; la cavité médullaire centrale est dilatée, puis boursouflée, à bord sinueux et confus.

Plus tard, et surtout lorsqu'après suppuration il y a eu évacuation des fongosités centrales et des séquestres, la diaphyse perd de plus en plus sa netteté et une masse inégale, plus claire cependant au centre, occupe à la fois sa place et celle de l'hyperostose sous-périostée. Les séquestres y marquent des taches opaques; les *grandia foramina* de la coque, des taches claires.

2° Il est moins fréquent qu'au début tout paraisse dépendre d'une soufflure de la diaphyse ancienne avec un mince liséré d'os sous-périosté.

Ces aspects radiographiques ne sont pas très caractéristiques. Cependant ils donnent au *diagnostic* une précision assez grande.

Dans la *syphilis héréditaire tardive*, l'os ancien ne paraît d'ordinaire pas raréfié, vermoulu et soufflé, il y a une hyperostose assez uniforme autour de l'ancienne diaphyse, à bords nets (2). Les localisations sont multiples, ont une préférence

(1) La première radiographie, aux doigts, est celle de Barthélemy et Oudin, *Acad. Sc.*, Paris, 27 janvier 1896, t. CXXII, p. 150. — Lacaille et Renon, *Soc. Biol.*, Paris, 10 avril 1897, p. 358 (clavicule). — Gangolphe, *Soc. Chir.*, Lyon, 1900, t. III, p. 193 (fémur). — Allaire, *Bull. off. de la Soc. franç. d'électrothérapie*, avril 1902, p. 55. — M. Veluet, Thèse de doct., Paris, 1908-1909, n° 185 (18 cas d'os divers, recueillis dans le service de A. Broca).

(2) R. Kienbock (*Zeit. f. Heilk., chir. Abth.*, 1902, t. XXIII, p. 130) croit que cela permet avec netteté le diagnostic de la dactylite syphilitique. Nous n'en sommes pas convaincu. — Citons

marquée pour les tibias ; les douleurs sont nocturnes, les ganglions sont sains

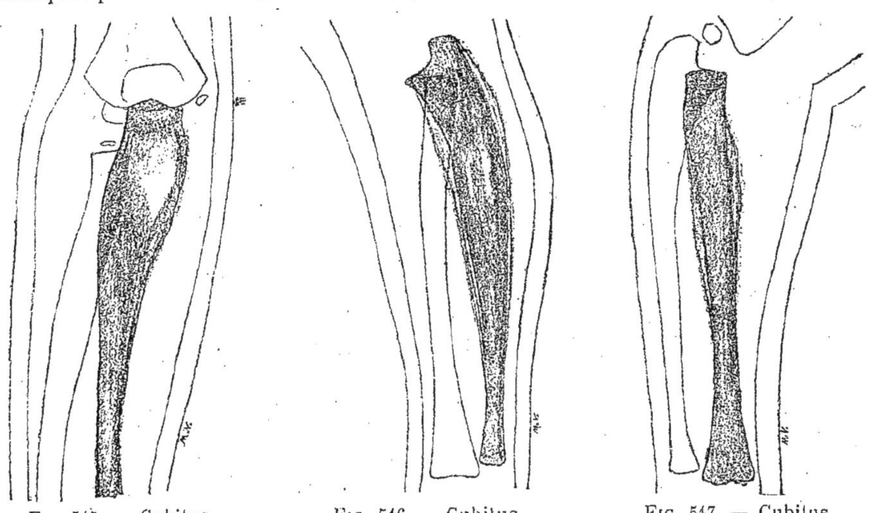

FIG. 545. — Cubitus. FIG. 546. — Cubitus. FIG. 547. — Cubitus.

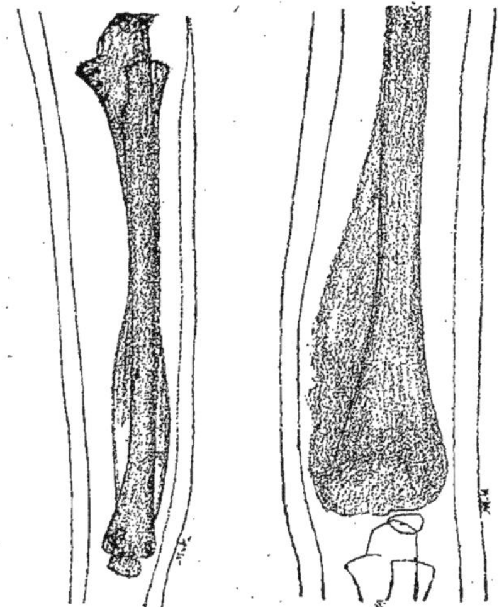

FIG. 548. — Cubitus. FIG. 549. — Humérus.

Dans le « spina ventosa » des grands os longs, la *radiographie* montre deux aspects selon que la lésion est centrale ou périostique. Il existe sans doute toujours une véritable ostéite centrale, qui souffle l'os ancien raréfié, lequel apparaît renflé en massue, avec des taches claires (fig. 545, 546). Mais assez souvent l'os ancien paraît radiographiquement normal (ce qui ne veut pas dire qu'il le soit), et on ne voit qu'un os nouveau sous-périosté qui peut occuper tout (fig. 547 et 548) ou seulement partie (fig. 549) de la circonférence. Sur l'humérus de la figure 549, cependant, la palette inférieure paraît anormalement claire, mais elle n'est pas soufflée. Cette lésion est possible sur tous les grands os longs ; elle semble avoir pour lieu d'élection ceux de l'avant-bras (Thèse de Veluet).

les stigmates (voy. plus loin) sont fréquents.

Les *kystes hydatiques* (voy. plus loin) donnent bien une image diaphysaire inégale, claire et soufflée, mais il n'y a pas d'ossification sous-périostée.

Certains *ostéo-sarcomes ossifiants sous-périostés* ont au début un aspect analogue : mais à la période où la diaphyse est rongée nous ne croyons pas que l'erreur soit encore possible (1). Pour les *cals soufflés*, voy. p. 40.

un cas de VILLARD (*Soc. Chir.*, Lyon, 1902, t. V, p. 213), où les deux tibias (1/3 supérieur) étaient pris, d'un côté avec large ulcération ; douleurs nocturnes, échec du traitement mercuriel ; évidement de la périostose où Paviot a trouvé des lésions tuberculeuses.

(1) J. RIEDINGER (d'après *Zeit f. orth. Chir.*, 1906, t. XVI, p. 442) a décrit chez une fille de 13 ans, à la suite de la rougeole, une ostéite du premier métatarsien, qui guérit quoique donnant à la radiographie l'aspect de la tuberculose (forme centrale de spina ventosa). N'en était-ce pas ?

La *tumeur à myéloplaxes* (qui est peut-être parfois tuberculeuse) forme une tache grise homogène, plus ou moins saillante, entourée d'os normal.

L'*ostéomyélite* se reconnaît à son acuité. Mais le diagnostic entre ses formes subaiguës (1) et les formes vives, au contraire, de la tuberculose diaphysaire nous paraît impossible à affirmer. L'engorgement ganglionnaire et la constatation d'autres lésions bacillaires acquièrent alors une grande importance.

On ne peut guère que par la profession être mis en soupçon de l'*ostéite des nacriers* (voy. p. 343). Depuis quelques années, nous avons appris qu'il faut songer à la *sporotrichose* (voy. p. 391).

Le *traitement* de ces ostéites, lorsque les jointures voisines sont saines, consiste dans l'évidement précoce, et mieux, lorsque c'est anatomiquement possible, dans la résection franche, sous-périostée. C'est le traitement de choix, par exemple, à la clavicule, et peut-être au cubitus : on obtient pour ces os de très bonnes régénérations. On sera plus réservé pour le tibia.

Os longs de la main et du pied (2). — A cette description générale nous croyons devoir ajouter quelques lignes spéciales pour ces os, dont l'ostéite tuberculeuse revêt, chez l'enfant, presque toujours cette forme. Comme caractères communs pour tous ces os, nous noterons :

1° Le *jeune âge* des sujets, en grande majorité au-dessous de deux ans ;

2° La *multiplicité* (3) *presque constante des lésions* soit en plusieurs points d'une même extrémité, soit en plusieurs points de plusieurs extrémités. A cela s'associent souvent des lésions analogues des *os malaires*, des *calcanéums*, des *fosses fronto-temporales*, elles aussi — ces dernières surtout — caractérisées par des hyperostoses et fongosités sous-périostées tellement volumineuses que les chirurgiens non habitués à la pédiatrie croient à des ostéo-sarcomes; les pédiatres ne pensent jamais alors qu'à la tuberculose ;

3° Chez ces nourrissons, presque toujours on trouve en même temps, aux membres inférieurs surtout et principalement à leur face postérieure, des *gommes scrofuleuses* à divers stades (voy. p. 370).

On a accusé les ostéites des petits os longs de la main et du pied de menacer les gaines tendineuses voisines : elles restent généralement intactes.

La *propagation par voie lymphatique* est plus à craindre. L'engorgement du ganglion épitrochléen, puis de ceux de l'aisselle, est la règle. Au ganglion épitrochléen (4), la suppuration est fréquente, et c'est en relation avec des ostéites de la main, quelquefois du pied, qu'on a observé la plupart des cas de lymphangites tuberculeuses, avec gommes tuberculeuses échelonnées en ligne. Ces suppurations

(1) Deroide, *Journ. des prat.*, 1909, p. 168 (cas traumatique). Sur les formes tuberculeuses aiguës, voy. J. Giuliani, th. de Lyon, 1901-02, n° 116.

(2) On trouvera tous les documents historiques et une bonne description dans la thèse de Gœtz, Paris, 1877, n° 277. Parrot, le premier (*Soc. Anat.*, Paris, 1873, p. 580), a montré la nature de cette lésion, longtemps prise pour une tumeur. — Voy. Ménard, *Congr. franç. de Chir.*, 1898, p. 427. — Bailleul, Thèse de Paris, 1910-1911, n° 192.

(3) Ces lésions multiples semblent à peu près contemporaines, débutant quelquefois peu après une atteinte de fièvre bacillaire et destinées à évoluer ensemble, mais en se manifestant à nous avec une rapidité qui dépend de la profondeur ; parfois elles sont assez rapides et guérissent relativement bien; le séjour au bord de la mer est particulièrement favorable.

(4) Malgré Hochsinger, cette adénite n'est aucunement un signe de syphilis. Cf. Grosser et Dessauer, *Münch. med. Woch.*, 1911, n° 21, p. 1130; Griewank, th. de Bordeaux, 1901-02, n° 106.

peuvent se faire en deux temps, celle des voies lymphatiques survenant lorsque la lésion qui lui a servi de porte d'entrée est cicatrisée.

Le *lupus* et la *tuberculose verruqueuse* sont d'autres complications possibles. Adenot (1) a fait voir qu'une fistule ou une cicatrice osseuse méconnue est l'origine habituelle des lupus de la main et du pied.

Phalanges. — La lésion, toujours indolente, n'est reconnue qu'à l'augmentation de volume d'une ou de plusieurs phalanges; la troisième n'est presque jamais atteinte.

Le gonflement est cylindrique, dur, régulier, sans changement de couleur à la peau, presque sans gêne des mouvements. Peu à peu, il augmente, jusqu'à devenir énorme; la peau rougit, l'abcès se forme (2) et pointe presque toujours sur les côtés, quelquefois en arrière, rarement en avant. Les articulations sont la plupart du temps intactes; de même les gaines tendineuses, surtout celles des fléchisseurs. Si la lésion est abandonnée à elle-même, le tendon extenseur est rongé par les fongosités, mais la synovite est relativement rare (3).

Après suppuration, la fistule est de fort longue durée, mais la guérison est habituelle. Si le malade est bien soigné, elle peut avoir lieu assez vite, et au prix d'une simple cicatrice latérale, adhérente à l'os.

Le *diagnostic* comporte quelques particularités. En hiver, certains médecins peu attentifs prennent un spina, s'il est un peu enflammé, pour une *engelure*, plus rouge, douloureuse ou au moins prurigineuse, à ulcération très superficielle, et tout à fait rare chez les nourrissons. La *dactylite syphilitique*, sur laquelle a insisté Taylor, s'observe surtout de 7 à 15 ans et ne suppure guère; chez le nourrisson, les éléments locaux d'un diagnostic précis nous paraissent peu nets. Les *synovites tuberculeuses* causent un gonflement limité à une face de l'os, la face palmaire presque toujours; à la radiographie, l'os paraît sain. Nous croyons devoir passer sous silence les exostoses de croissance, les enchondromes, dont la ressemblance avec un spina est nulle.

Le *traitement* consiste, avant suppuration, à immobiliser le doigt et à y pratiquer de la révulsion en enveloppant d'emplâtre de Vigo la phalange malade (4).

Lorsqu'il y a abcès ou fistule, ce que nous savons sur la fréquence des séquestres nous démontre qu'il faut évider les phalanges malades. Cela se fera par deux incisions latérales, ce qui permet de ménager du tendon extenseur tout ce que le mal a respecté.

Pour les cas tout à fait rebelles se pose la question d'amputation : il y a quelque vingt-cinq ans, on n'en était pas avare. Peut-être aujourd'hui, nous

(1) Adenot, *Rev. de Chir.*, 1893, p. 833.

(2) La suppuration est surtout rapide chez les nourrissons.

(3) Kirmisson a publié (*Acad. de Méd.*, 1907, t. LVII, p. 188) un cas où, après une arthrite métatarso-phalangienne du cinquième orteil, il y a eu non seulement de l'engorgement ganglionnaire, mais un grand nombre de petits foyers intra-musculaires. Ex. histologique (vérifié par Cornil et Durante). Pas de bacilles.

(4) La régénération fait souvent défaut après l'ablation précoce sous-périostée. Nous n'avons pas l'expérience de l'ostéoplastie où l'on remplace une deuxième phalange par une moitié de la première fendue longitudinalement (Bardenheuer; Thiel, *Centr. f. Chir.*, 1896, n° 35, p. 833).

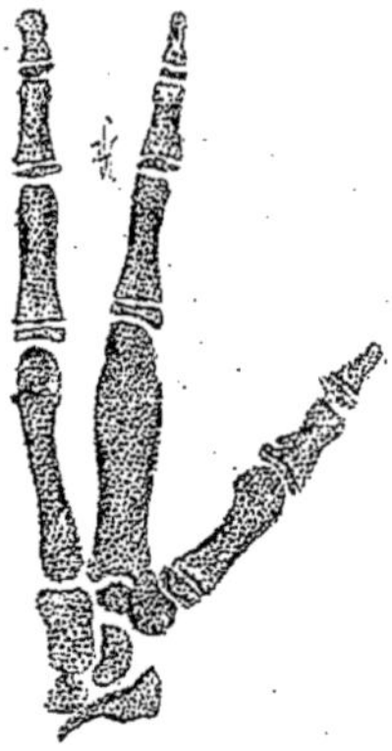

FIG. 550.

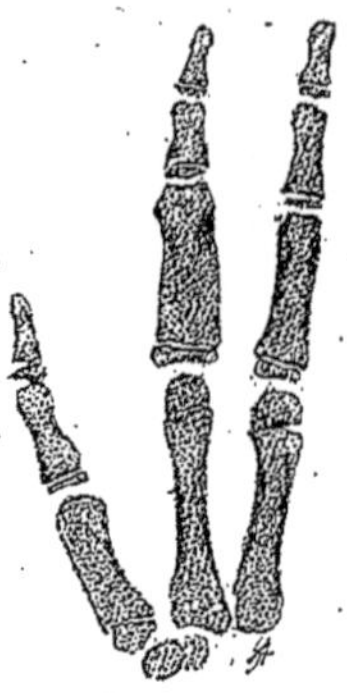

FIG. 551.

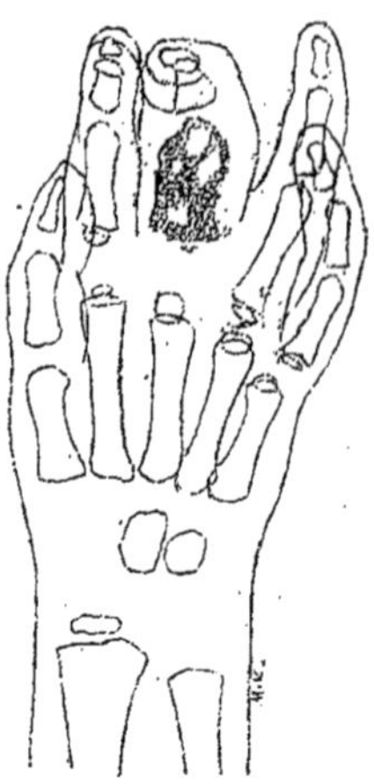

FIG. 552.

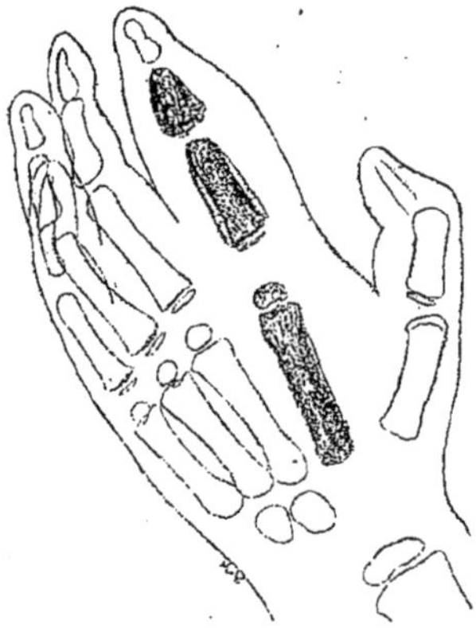

FIG. 553.

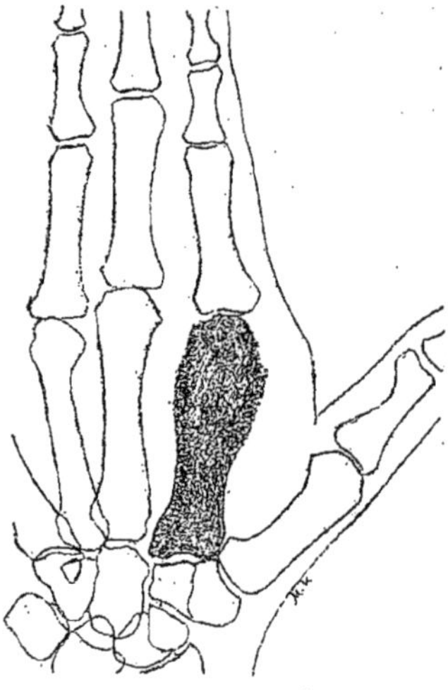

FIG. 554.

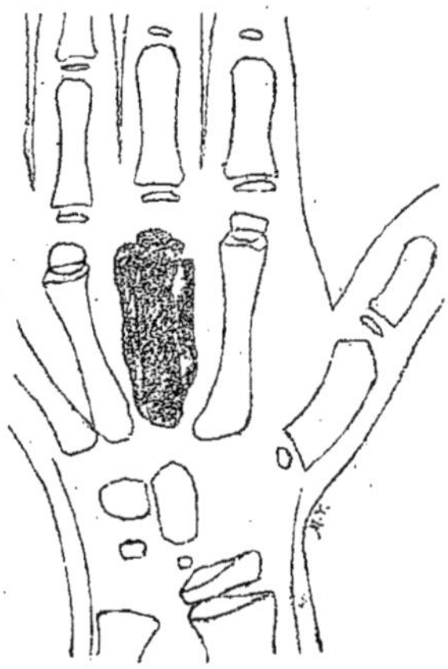

FIG. 555.

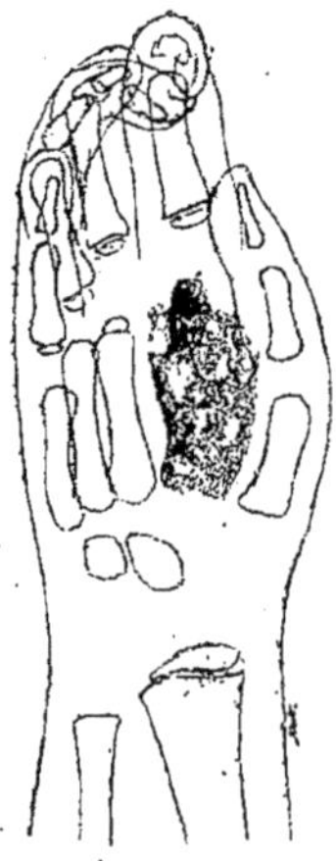

FIG. 556.

Spinas ventosas de phalanges et de métacarpiens. — On voit, sur les fig. 550 et 551, la soufflure sans hyperostose sous-périostée d'un métacarpien ou d'une phalange ; la fig. 553 représente la forme sous-périostée de trois os de l'index, pris ensemble. Sur les fig. 552, 555 et 556, on voit une hyperostose considérable avec os central rongé : il s'agit alors de cas fistuleux, ayant subi des phénomènes d'ostéomyélite subaiguë par infection mixte. Il est à noter que ces aspects radiographiques ne permettent pas à vrai dire le diagnostic différentiel avec la syphilis. Ces figures sont celles que j'ai fait publier par Veluet dans sa thèse. Celles des pages suivantes sont dûes à l'obligeance de M. Bailleul. Sur l'aspect de la sporotrichose, voy. JEANSELME, CHEVALLIER et DARBOIS, *Presse méd.*, 1911, p. 525.

obstinons-nous trop à conserver des doigts dont les déviations ou l'ankylose sont, après guérison, une gêne parfois grande.

MÉTACARPE ET MÉTATARSE. — L'ostéite s'y manifeste au début par une tuméfaction qui a coutume de commencer près de l'épiphyse phalangienne et s'étend de là vers la diaphyse. Cette tuméfaction est allongée, douloureuse à la pression, sans changement de couleur à la peau. Elle fait saillie à la région dorsale.

La particularité clinique à noter est la rapidité habituelle de la suppuration, avec très souvent des *phénomènes locaux inflammatoires* ; la peau est rouge, l'abcès volumineux. L'ouverture a lieu presque toujours à la face dorsale.

Le siège au premier métacarpien, et surtout au premier métatarsien, est fréquent ; c'est alors l'articulation phalangienne qui est menacée ; c'est celle du tarse ou du carpe pour les quatre autres ; d'autant qu'à ce niveau les synoviales communiquent entre elles.

Traitement. — Aux métacarpiens, on opérera moins qu'aux phalanges. Les abcès seront traités par des injections modificatrices. La plupart des fistules aussi guériront par l'immobilisation, la compression et les pansements aseptiques; si elles persistent, on évidera l'os.

Au pied, le sacrifice d'un orteil ou d'un métatarsien se fait sans grande difficulté (1). Lorsqu'il y a, au premier métatarsien, prise de tout l'os (ce qui est la règle) et de l'articulation phalangienne, avec fistule, nous l'amputons volontiers avec son orteil, et, quoi qu'on en ait dit (2), le fonctionnement du pied est bon.

Difformités consécutives. — Des spinas ventosas des doigts et orteils résultent, après

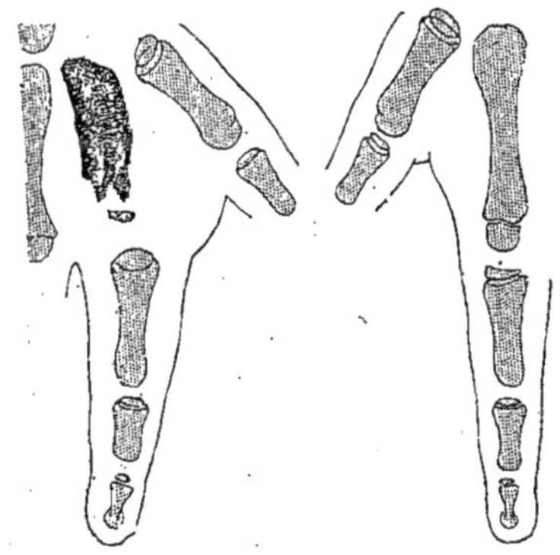

FIG. 557. — Doigt rentrant (index), par destruction de son métacarpien. — Allongement compensateur de sa 1re phalange (BAILLEUL).

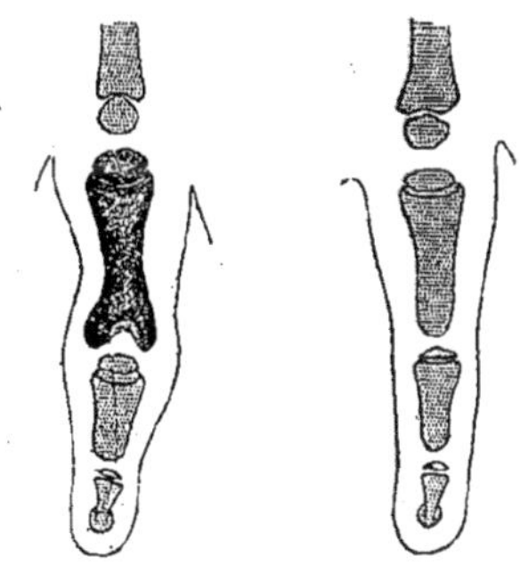

FIG. 558. — Allongement d'une 1re phalange du médius sous l'influence d'un foyer situé dans son extrémité inférieure, ouvert dans l'articulation inter-phalangienne. La 1re phalange du médius gauche a environ 5 millimètres de plus que celle du médius droit (BAILLEUL).

guérison, des *difformités* dont Lannelongue (3) a donné une nomenclature précise.

(1) Sur les amputations des métatarsiens, voy. AUCOUTURIER, Thèse de Lyon, 1899-1900, n° 17 ; GOSSET, Thèse de Lyon, 1901-02, n° 167.

(2) MÉNARD, *Congr. franç. de chir.*, 1893, p. 293.

(3) LANNELONGUE, *Congr. franç. de chir.*, 1885, p. 55, et thèse de son élève ORTOLAN (Paris, 1889-1890, n° 109) ; E. DURAND, th. de Paris, 1902-1903, n° 519 (élève de Ménard); L. THÉVENOT et M. PATEL, *Arch. prov. de chir.*, 1901, p. 234 ; V. SCHMIEDEN, *Deut. Zeit. f. Chir.*, 1904, t. LXXV, p. 302.

L'allongement atrophique du métacarpien malade ou de la phalange voisine, donne le *doigt sortant*. Cela peut compenser (mais rarement) le *raccourcissement* dû la plupart du temps à l'élimination de la diaphyse nécrosée, mais parfois aussi à l'arrêt d'ossifi-

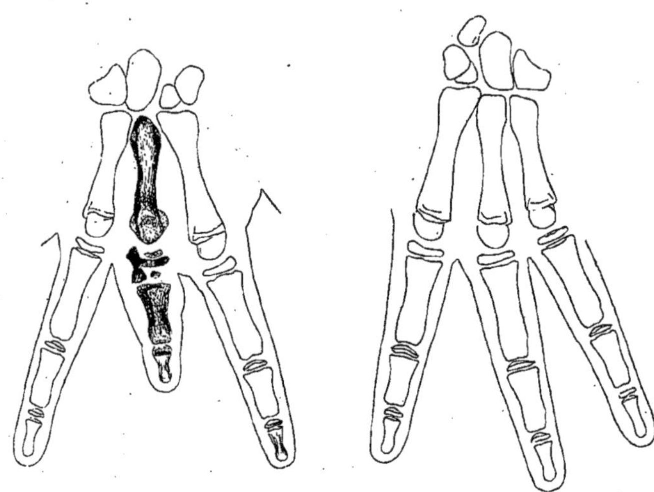

FIG. 559 et 560. — Destruction de la 1re phalange du médius : doigt plus court et ballant. Il est en même temps *doigt rentrant*, par suite de la soudure dia-épiphysaire prématurée du 3e métacarpien. — La 2e phalange est épaissie à sa base ; sa longueur ne peut être réellement appréciée sur ce dessin, où le doigt est en flexion, mais on voit que *son point épiphysaire est en partie détruit* (BAILLEUL).

cation épiphysaire : d'où le *doigt rentrant*. Ces deux difformités peuvent être d'origine métacarpienne.

Sans participation articulaire, par consolidation vicieuse de la diaphyse après

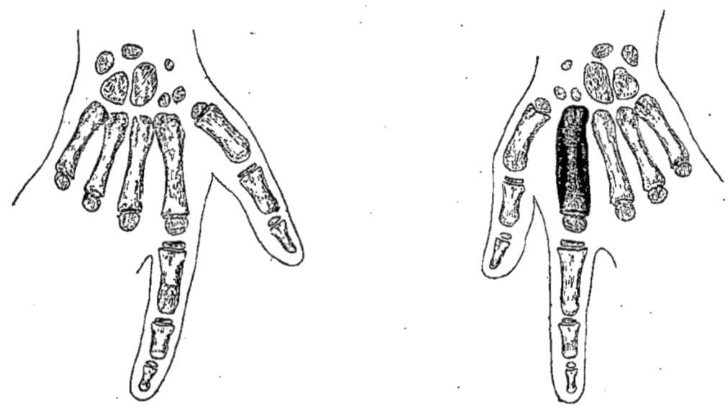

FIG. 561. — Doigt repoussé par allongement de son métacarpien (BAILLEUL).

élimination du séquestre, au tassement selon l'axe de la gaine périostique (raccourcissement) s'ajoutent souvent des *déviations angulaires*, des *incurvations*, des *torsions*. L'absence de consolidation avec destruction des tendons donne le *doigt flottant*.

S'il y a *participation articulaire*, on observe : 1° des *luxations pathologiques*, progressives, incomplètes : la première phalange se porte habituellement en flexion ; les deux autres en extension ; dans ces directions a lieu l'ulcération compressive ; 2° des *ankyloses*, dans la rectitude ou avec des déviations variables.

De l'association de ces lésions et de leur multiplicité résultent des difformités qui échappent à toute description.

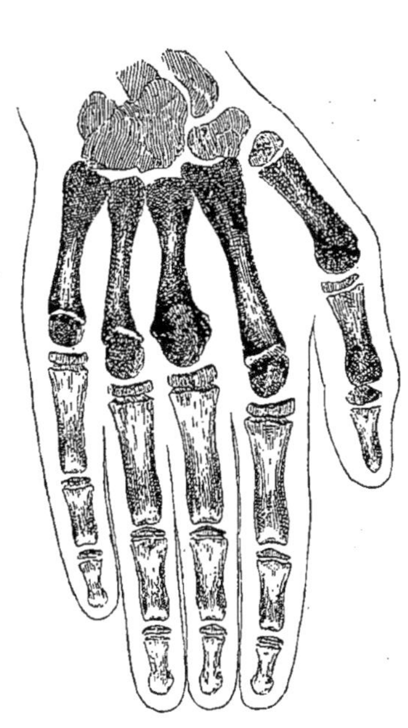

FIG. 562. — Doigt rentrant par destruction du cartilage actif de son métacarpien, (BAILLEUL).

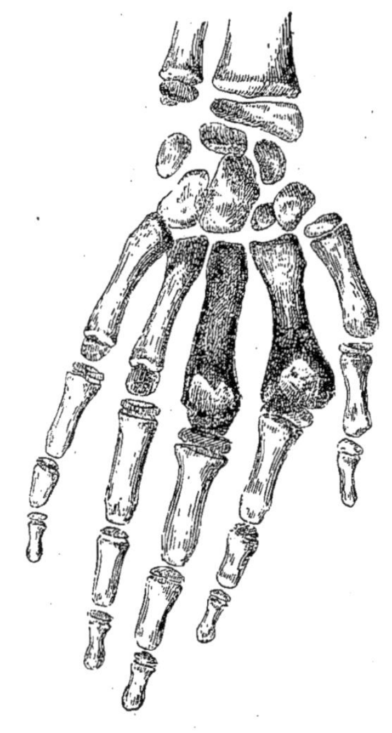

FIG. 563. — Forme dia-épiphysaire. Le 2e métacarpien est resté, après les lésions qui sont représentées ici 1 an avant l'examen, beaucoup plus court que l'homologue de droite. La 1re phalange de l'index est subluxée en avant (BAILLEUL).

Ostéopathie hypertrophiante pneumique. — On observe chez les malades atteints d'affections pulmonaires, de tuberculose en particulier, une ostéite spéciale, dont les « doigts hippocratiques » sont une manifestation, mais qui peut être généralisée ou à peu près. Cette « ostéopathie hypertrophiante pneumique » (P. Marie) est-elle tuberculeuse ? THORNBURN et WESTMACOTT (*Pathol. trans.*, Lond., 1896, t. XLVII, p. 177), F. BEZANÇON et I. DE JONG (*Arch. gén. de méd.*, 1904, t. II, p. 3100) ont cherché dans quelle mesure il s'agit d'un processus tuberculeux ; et nous retrouvons ici la tuberculose « inflammatoire » avec un élève de A. Poncet (H. ALAMARTINE, *Rev. de Chir.*, 1907, t. XXXV, p. 992, bibliogr. ; V. BALL et H. ALAMARTINE, *Ibid.*, 1908, t. XXXVIII, p. 472) ; mais une fois de plus nous devons constater l'absence de preuves anatomiques et bactériologiques. J'en ai vu un cas très net (phalangien) chez un pottique, non phtisique (cas analogues de R. WHITMAN, *Pediatrics*, 1899, t. VII, p. 154 ; P. TRIDON, *Rev. d'orthop.*, 1908, p. 347 ; cet auteur conclut en faveur de la théorie circulatoire de Bamberger contre la théorie toxique de Marie).

Sporotrichose. — Je signalerai ici la sporotrichose en raison des difficultés quelquefois considérables du diagnostic. Ces lésions, dues à un champignon de l'ordre des hyphomycètes, simulent de très près soit la syphilis, soit la tuberculose, avec lesquelles elles ont été confondues jusqu'à ces dernières années (de Beurmann et Ramond, 1903). L'infection, d'origine probablement végétale, a souvent lieu par inoculation de la peau, et peut-être aussi par voie digestive.

A la peau, on observe des *lésions hypodermiques*, sous forme de noyaux toujours multiples, quelquefois même très nombreux, finissant par se ramollir, suppurer, se fistuliser et même s'ulcérer, tout en restant toujours douloureux ; ces noyaux peuvent, comme ceux de la tuberculose, être tantôt disséminés sans ordre, tantôt au contraire se disposer en traînées lymphangitiques ; mais même dans ce dernier cas les ganglions correspondants restent indemnes.

Les *abcès* sont ordinairement petits, quelquefois cependant gros comme une mandarine; et Dor a même vu des abcès froids multiples pouvant contenir jusqu'à 400 grammes de pus.

Les *lésions dermiques* ressemblant au lupus, à la tuberculose verruqueuse, à l'ecthyma, aux syphilides tertiaires nous intéressent moins.

Nous en dirons autant pour les lésions extra-cutanées, en accordant cependant une mention spéciale aux noyaux osseux observés par de Beurmann et Gougerot.

Malgré quelques particularités d'aspect, le diagnostic clinique ne peut, jusqu'à nouvel ordre, être que soupçonné, sauf recherches de laboratoire, qui sont démonstratives (constatation du parasite au microscope, par culture, intra-dermoréaction, inoculation aux animaux, agglutination spéciale). Le pronostic est bon, car le traitement général par l'iodure de potassium (2 à 3 grammes par jour chez l'adulte) et les applications locales de solution iodée est très efficace (1).

Art. IV. — TUBERCULOSE OSTÉO-ARTICULAIRE

§ 1. — Évolution générale (2).

Anatomie pathologique. — A. Origine des lésions. — Lorsqu'une ostéo-arthrite tuberculeuse vient à opération ou à autopsie, il est à peu près constant qu'os et synoviale soient malades. Lequel a été le premier atteint ? La question est discutée depuis fort longtemps : et si, pour les formes naguère encore à peu près seules connues, les partisans de l'origine osseuse habituelle, chez l'enfant tout au moins (Rust dès 1817, Volkmann, Lannelongue, König), semblaient avoir raison, depuis que nous connaissons mieux les tuberculoses atténuées des séreuses, la question change un peu de face (3).

Le jugement porté d'après l'aspect et le degré des lésions dans telle ou telle partie à une *période avancée* du mal (résection) n'est guère valable (4). Les *examens précoces*

(1) On établira sans peine une bibliographie fort étendue en parcourant les trois ou quatre dernières années de la *Société de Biologie* et de la *Société médicale des hôpitaux*. Les documents relatifs aux *ostéites et ostéo-arthrites* mycosiques sont réunis dans l'importante thèse de Caraven, Paris, 1909-10, n° 165. Association à la tuberculose, Achard et Ramond, *Soc. méd. hôp.*, 1909, p. 738.

(2) En France, Lannelongue est celui qui, à l'origine de la période moderne, s'est le plus occupé de ces questions, par des communications successives à la *Société de chirurgie* (1878, p. 295 ; 1879, p. 867 ; 1880, p. 140 ; 1881, p. 9 ; 1882, p. 491). En Allemagne, les travaux initiaux sont ceux de Volkmann (*Samml. kl. Vortr.*, 1879) et de König, celui-ci venant de les réunir dans une monographie à propos du 70e anniversaire de v. Bergmann (Berlin, 1909).

(3) Le passage de la synoviale à l'os est nettement prouvé par les faits expérimentaux (voy. p. 352), en particulier par ceux de Lannelongue et Achard : ces auteurs ont vu l'ostéite survenir chez les animaux non immobilisés.

(4) Dans son étude sur le poignet, Mondan (voy. p. 510) dit que les formes osseuses

par résection sont proscrits; par autopsie, ce sont des hasards ne permettant pas une conclusion : mais nous avons appris ainsi, il y a quelque trente ans, la fréquence notable de lésions épiphysaires cliniquement latentes. La détermination des points malades par la *pression localisée* donne des renseignements grossiers et tardifs. Quant à la *radiographie* (voy. p. 398 chaque région en particulier), elle est de nulle valeur si elle paraît normale (1). En sorte que nous restons dans le doute pour les cas qui guérissent sans suppuration, sans attitude vicieuse ni ankylose; et il est probable que ceux-là sont souvent des synovites, dont nous méconnaissions autrefois la nature. Nous commençons à être renseignés sur les articulations superficielles, telles que le genou surtout (voy. p. 414). Confessons notre ignorance pour les jointures profondes (épaule et surtout hanche) que nous ne pouvons ni voir ni toucher.

L'ostéite tuberculeuse des épiphyses ou des extrémités diaphysaires en contact direct avec la synoviale menace l'articulation voisine. On ne peut imaginer une lésion de la tête du fémur ou du fond du cotyle évoluant sans provoquer à un moment donné une coxalgie ; et nous verrons que, dans certaines articulations, les diaphyses voisines sont une menace presque aussi grande (voy. Coude, p. 505; Poignet, p. 511).

A côté de ces localisations, il faut mentionner celles qui sont d'abord plus distantes de la jointure, qui peuvent en principe évoluer sans arthrite, mais qui trop fréquemment, rongeant de proche en proche, y aboutissent; autour des grandes articulations, ces lésions méritent une mention particulière, et cliniquement il convient d'en rapprocher celles qui, plus rares certainement que les foyers osseux primitivement juxta-articulaires (2), prennent naissance dans les parties molles voisines, en particulier dans les bourses séreuses ou peut-être dans les muscles. Nous trouverons surtout autour du genou, de la hanche, ces *périarthrites* pour lesquelles la question qui se pose est de déterminer si l'arthrite existe ou n'existe pas.

B. Lésions des parties molles. — Les lésions élémentaires de la *synoviale*, fibreuse, villeuse, fongueuse, graisseuse (3), caséeuse, ont servi de type à notre description générale (voy. p. 359). Rien n'est variable comme l'abondance et la mollesse des efflorescences fongueuses, qui tantôt remplissent de leurs masses tous les recoins de la synoviale, tantôt, subissant l'évolution fibreuse, laissent la jointure presque sèche. C'est toujours dans les culs-de-sac synoviaux qu'elles sont le plus marquées.

Elles ne tardent pas à perforer en des lieux variables, et surtout là où il y a des orifices naturels, tendineux ou autres, les *capsules articulaires*, en respectant plus longtemps les *ligaments* proprement dits (ligament de Bertin ; ligament postérieur du genou). Mais ceux-là aussi sont à un moment donné rongés, rompus, désinsérés (ligament transverse dans le mal sous-occipital).

Hors de la capsule font alors saillie des masses plus ou moins volumineuses, où se collecteront certains abcès froids. A chaque articulation, ces bosselures ont des lieux d'élection.

Du côté des *muscles périarticulaires* nous avons à noter: 1° leur envahissement par la tuberculose (4), relativement rare; 2° leur *atrophie*, constante, précoce, plus marquée que dans les arthrites d'autre nature (mises à part certaines arthrites blennorragiques), d'une très grande importance pour le diagnostic et pour le pronostic fonctionnel. Au début, les muscles ne sont pas dégénérés, mais leurs fibres subissent

sont plutôt sèches, à fistules plus rares et plus tardives; que la forme synoviale est humide, molle, à fongosités gélatineuses infiltrantes, à vastes abcès (?).

(1) Les cas ne sont pas rares où, après une hydarthrose du genou, sans rien de visible d'abord aux os, on observe secondairement une évolution fongueuse localisée, avec abcès froid dont la cicatrice adhère finalement à l'os.

(2) Bonnel, th. de Paris, 1901-02, n° 562.

(3) Pour le lipome arborescent, voyez genou, p. 414.

(4) Par exemple, tout le couturier après une ponction pour abcès froid de coxalgie, dans un cas de Hildebrandt. Sur la *tuberculose des muscles*, voy. E. Zeller, *Beitr. z. kl. Chir.*, 1903, t. XXXIX, p. 633. Lésions des muscles dans la tuberculose ostéo-articulaire: G. Anzilotti, *Policlinico*, 1898, t. V, sez. chir., p. 541.

une diminution de volume et de nombre (ce que Klippel nomme atrophie numérique des tissus). A la fin ils deviennent fibreux, gris.

Cette atrophie porte d'ailleurs sur tous les éléments anatomiques du membre (1), et nous la retrouverons en particulier sur les os. Elle s'accentue de plus en plus, surtout dans les formes suppurées et avec attitude vicieuse.

C. Lésions osseuses. — 1° *Lésions banales de tuberculose osseuse.* — Nous renvoyons pour cette description à notre étude antérieure (p. 365), signalant les cas habituels où l'origine est épiphysaire (genou, hanche, etc.) et ceux où elle est diaphysaire (cubitus et coude, métacarpiens et poignet). Ces envahissements sont en principe régis par les rapports normaux entre la synoviale, les ligaments et les cartilages conjugaux; on se rendra compte des points de contact d'après les figures annexées à l'étude des décollements épiphysaires.

Les *lésions épiphysaires* envahissent l'articulation, soit à travers une perforation du cartilage diarthrodial (2) soulevé par un petit amas de fongosités et nécrosé, soit — et bien plus souvent — par un des points où la synoviale est au contact de l'os malade (3). Autour de ce point, on voit alors quelques granulations tuberculeuses sur les franges synoviales épaissies, rouges et tomenteuses, et peu à peu à partir de là les fongosités se multiplient, finissent par remplir toute la jointure. L'aspect initial est le même quand le point de départ est, par exception, une lésion juxta-articulaire des parties molles.

Quand l'abcès d'une caverne osseuse se rompt brusquement dans une cavité à travers une perforation du cartilage, il en peut résulter des lésions d'arthrite aiguë, rapidement suppurée.

Tant que le *cartilage de conjugaison* existe (période de croissance), il est habituel que la diaphyse soit pendant assez longtemps protégée par lui et que la tuberculose reste cantonnée à l'épiphyse : ses perforations avec lésions concomitantes du bulbe osseux sont cependant moins rares qu'on ne l'a prétendu quand on défendait la mauvaise cause des résections intra-épiphysaires précoces (voy. les radiographies du genou).

2° *Ulcération compressive et attitude vicieuse.* — Le début ayant lieu par une des extrémités osseuses, il est presque sans exception que la deuxième soit rapidement malade : et cette *atteinte des deux os* est même un des faits les plus importants pour certaines discussions de diagnostic.

Il est habituel que le deuxième os subisse d'abord une sorte d'inoculation directe, en son point de contact avec le premier infecté ; et en ces points de pression réciproque se produit une *usure*, à laquelle Lannelongue a donné le nom très représentatif d'*ulcération compressive* (4). Dans les os ramollis par la carie, le processus d'écrasement mécanique s'associe au processus d'envahissement tuberculeux, avec

(1) Sur ces lésions diffuses des parties molles, voy. Pilliet, *Arch. méd. exp.*, 1894, p. 769.

(2) Les *cartilages diarthrodiaux*, bleuâtres, faciles à décoller, sont : 1° soulevés par les fongosités de l'épiphyse ; 2° entourés par le chémosis de la synoviale. Ils subissent des *altérations secondaires*. On y voit des éraillures irrégulières près des insertions de la synoviale ; ils prennent l'*aspect velvétique* (par comparaison avec celui de velours d'Utrecht) par ouverture au dehors des traînées cellulaires ; ils se laissent perforer, décoller, nécroser même sous forme de plaques festonnées plus ou moins étendues, tantôt bleutées, tantôt bistrées, et à un moment donné on n'en voit plus ou presque plus sur l'épiphyse en général fongueuse, avec cavernules caséeuses, quelquefois lisse, éburnée et comme porcelainée. La nature active ou passive de ces lésions a été l'objet de discussions sans fin sur l'inflammation des tissus non vasculaires. On est à peu près tombé d'accord sur leur nature presque toujours passive. Voy. sur cette discussion histologique les travaux récents de Schablowski, *Arch. f. kl. Chir.*, 1903, t. LXX, p. 762 ; R. Seggel, *Deut. Zeit. f. Chir.*, 1905, t. LXXVI, p. 42.

(3) D'où une participation articulaire d'autant plus à craindre que la synoviale est en rapports plus étendus avec l'épiphyse. Cf. p. 49 les figures relatives aux décollements épiphysaires et aux insertions ligamenteuses.

(4) C'est le « décubitus ulcéreux » de Volkmann. — Voy. Lannelongue, *Bull. méd.*, 1904, p. 953. Pour les figures, je renvoie à chaque ostéo-arthrite en particulier.

aggravation réciproque de l'un par l'autre: le résultat en est que les cavités de réception s'agrandissent et que les têtes emboîtées diminuent de volume jusqu'à disparaître. De là, par exemple, les coxalgies où une baguette fémorale, usée au ras du trochanter, joue librement contre une fosse iliaque sur laquelle s'est prolongé le cotyle.

Cet état est celui que pendant longtemps on a qualifié de *luxation*, ce qui est un mauvais nom, comme depuis longtemps l'a soutenu Malgaigne. La luxation vraie (que nous rencontrerons à titre exceptionnel dans la coxalgie) est caractérisée par l'issue d'une extrémité osseuse à travers une perforation capsulaire. Or, ici, sous l'influence de l'ulcération, les limites de l'insertion capsulaire sont peu à peu reculées par désinsertion progressive du périoste en continuité avec elle, et c'est une *pseudo-luxation* que cet état où une tête amoindrie se promène pour ainsi dire dans une cavité hors de proportion avec elle, dans une capsule fibro-synoviale fongueuse mais continue.

Ce processus d'ulcération compressive et de pseudo-luxation est en relation intime avec les *attitudes vicieuses* (1), qui sont la conséquence presque obligatoire d'une ostéo-arthrite tuberculeuse non soignée.

Toute jointure enflammée tend à s'immobiliser dans une position naturelle, que nous aurons à préciser pour chacune en particulier; position qui, par exemple, est au genou la flexion. L'effet en est de répartir inégalement les pressions réciproques des extrémités osseuses, de faire porter les contacts toujours aux mêmes points : là se creuse l'ulcération compressive, dont le sens détermine celui de la pseudo-luxation correspondante ; et celle-ci rend sinon définitive, au moins bien difficile à corriger, l'attitude vicieuse qui fut sa cause première.

3° *Lésions atrophiques* (2). — Les os du membre entier (moins toutefois que les composants de l'articulation malade) subissent une atrophie générale graisseuse, probablement réflexe comme celle des parties molles. Au-dessus ou au-dessous des épiphyses malades, les cartilages conjugaux étant sains, les diaphyses sont grêles, réduites à une mince coque compacte autour d'un large canal à moelle jaune. Cet état est fort important à connaître, pour expliquer les *fractures* produites au moment d'un léger trauma accidentel ou d'un redressement chirurgical. Il explique aussi certaines *inflexions*, subies par le membre inférieur lorsque le sujet commence à marcher : mais celles-ci sont presque toutes conjugales et ostéogéniques.

4° *Troubles d'ostéogénèse* (3). — Pendant les premiers temps de l'évolution, le carti-

(1) La cause initiale de ces *attitudes vicieuses* est à chercher dans un mélange de pesanteur (rôle primordial dans les écrasements vertébraux du mal de Pott) et d'action musculaire (prépondérante aux jointures des membres). Pourquoi chaque jointure prend-elle presque toujours la même attitude ? Il semble bien qu'il faille faire intervenir un relâchement analogue à celui des expériences de Bonnet (voy. p. 265). On a eu tort de vouloir appliquer directement ces expériences au cas des ostéo-arthrites tuberculeuses, car il a été facile de démontrer (au genou, par exemple) que l'attitude en demi-flexion n'a rien à voir avec une distension par une hydarthrose presque toujours absente. Mais qu'est cette position, au début? Celle du repos, où synoviale et ligaments sont relâchés au maximum ; celle où les met la *contraction musculaire* instinctive dès que leur distension devient sinon douloureuse, au moins inconsciemment désagréable. Mais à la contraction fait suite, instinctivement aussi, une *contracture*, pour *immobiliser* une articulation dont le mouvement est mal supporté et à partir de ce moment entrent en jeu les *attitudes vicieuses* définitives ; elles sont *commandées* pour chaque articulation par la prédominance normale de tel ou tel groupe musculaire ou par l'équilibre vicieux donné aux masses antagonistes par une atrophie réflexe inégalement répartie ; puis elles sont *fixées* à la fois par les muscles et les ligaments rétractés du côté où le membre est fléchi, et par les déformations osseuses de l'ulcération compressive. Elles sont donc à la fois myogènes, desmogènes et ostéogènes, pour emprunter ces mots à la classification habituelle des auteurs allemands. C'est sans doute lors du passage du relâchement instinctif à la contracture immobilisante qu'ont lieu certains changements d'attitude sur lesquels on a beaucoup discuté à propos de la coxalgie (voy. p. 449).

(2) Sur l'atrophie du membre, voyez MONDAN, Th. de Lyon, 1882, n° 149.

(3) Ces faits ont été signalés depuis longtemps par Ollier et son élève Carivenc. — Des mensurations récentes sont dues à MÉNARD et BUFNOIR, *Rev. d'Orthop.*, 1897, p. 190 ; à GÉNÉVRIER, *Rev. mens. mal. enf.*, 1903, pp. 269 et 312 ; LAROYENNE et FLAISSIER, *Prov. méd.*, 1907, p. 178.

lage conjugal a coutume (quoique bien moins que dans l'ostéomyélite) de subir une irritation fonctionnelle, beaucoup plus fréquente qu'on ne l'a cru autrefois ; en même temps qu'il s'allonge ainsi en excès (ce que nous étudierons pour les os du genou), il est grêle par défaut probable d'ossification périostique. Cet *allongement atrophique* peut persister, mais la plupart du temps (à la hanche surtout), il est passager et fait place à une ossification prématurée, avec *raccourcissement* définitif, surtout évident dans les vieilles coxalgies. Sur les os directement tuberculeux, on voit à la *radiographie* comparative des deux côtés une apparition prématurée des points d'ossification dans l'épiphyse malade, plus rarement dans l'épiphyse opposée, qui, elle aussi, subit pourtant une excitation d'ostéogénèse ; en outre, l'épiphyse est augmentée en hauteur et en épaisseur. C'est fréquent et quelquefois énorme au genou ; c'est plus rare, mais possible, au col fémoral des coxalgiques. L'allongement atrophique vient compenser la tendance à l'atrophie : il n'existe que dans les os longs et d'autant plus qu'ils sont plus près du foyer morbide. Aussi note-t-on presque toujours le raccourcissement de la jambe chez les coxalgiques, et toujours celui du pied (os courts).

Cet allongement n'est pas toujours égal sur toute la longueur du cartilage, qui peut être en un point irrité au voisinage d'un foyer, en un autre point détruit par ce foyer. De là des *déviations latérales*, que nous étudierons au genou (voy. p. 428).

D. ÉVOLUTION DES LÉSIONS. FORMES SÈCHES ET SUPPURÉES. — On observe : 1° des *formes à tendance fibreuse*, dans l'os aussi bien que dans la synoviale ; les fongosités durcissent alors, au lieu de subir la fonte caséeuse. Parmi ces formes, nous en signalerons deux où l'évolution dans l'os est fort spéciale ; il peut se produire une *hyperostose* considérable, lente, non suppurée, dont le genou nous offrira un exemple (voy. p. 422) ; ailleurs, au contraire, l'os fongueux est progressivement rongé et, sans suppurer, sans se séquestrer, l'épiphyse disparaît sous l'influence de cette *carie sèche*, dont l'épaule est le lieu de prédilection (voy. p. 500), mais non le siège exclusif (1) :

2° Des *formes suppurées*, où le pus est intra ou extra-articulaire.

La SUPPURATION INTRA-ARTICULAIRE AIGUË, par rupture brusque d'un foyer osseux dans la synoviale, est exceptionnelle ; elle a les caractères anatomiques d'une suppuration franche. La *suppuration froide* (abcès froid des articulations, disait Bonnet), formant une vraie collection dans la synoviale modérément épaissie, n'est guère plus fréquente. Mais presque toujours, quand il y a abcès froid périphérique, on trouve dans l'articulation un peu de pus grumeleux.

Les *abcès extra-articulaires* sont anatomiquement le type des *abcès froids* (voy. p. 368), consécutifs à la fonte caséeuse des amas de fongosités. On les divise, selon leur point d'attache, en *ossifluents* et *arthrifluents*. Au début de l'évolution, les abcès ossifluents, dont on pourrait évider le point osseux sans entrer dans l'articulation, s'observent quelquefois ; mais presque toujours, à la période de suppuration, les poches conduisent à la fois dans l'articulation et sur l'os carié.

E. FISTULES. INFECTION MIXTE. — Lorsqu'une suppuration d'ostéo-arthrite tuberculeuse est devenue fistuleuse, l'infection mixte, pyogène, y est presque obligatoire. Les conséquences anatomiques, très fâcheuses (2), sont :

Du côté des parties molles, des décollements et clapiers phlegmoneux transformant la région en une éponge purulente ; puis, en cas de guérison, des indurations fibreuses au milieu desquelles persistent plus ou moins de trajets fongueux.

Du côté des os, des lésions d'ostéite diffuse, avec hyperostose, importantes surtout à la hanche.

Du côté des viscères, des lésions de septicémie chronique (dégénérescences grais-

(1) Voir la thèse de RUSOVICI (Paris, 1896-1897, n° 146). Volkmann a dit que cette forme était remarquablement indolente, insidieuse. D'autres, au contraire, la croient très douloureuse. Ce que j'en ai vu à l'épaule et exceptionnellement, à la hanche, me fait confirmer l'opinion de Volkmann. On peut rapprocher sans doute de la carie sèche une fonte osseuse de la hanche (8 centimètres de raccourcissement) observée par Salzer (d'après *Sem. méd.*, 1910, p. 288).

(2) PAWLOWSKI, *Ann. Inst. Pasteur*, 1889, p. 526.

seuse, amyloïde). Ces dernières n'ont lieu que si le foyer ostéo-articulaire est de grand volume (hanche, rachis, quelquefois genou) ou s'il y en a de nombreux petits.

F. Ankylose. — Une ostéo-arthrite tuberculeuse qui guérit laisse presque toujours à sa suite une perte de mouvement, qui va de la simple raideur à la perte totale.

Cette ankylose est presque toujours *intra-articulaire* et *fibreuse*. Même quand, en clinique, les mouvements nous semblent complètement abolis, la soudure osseuse des deux épiphyses est exceptionnelle. L'ulcération compressive, avec un degré variable de pseudo-luxation, y est à peu près constante ; de même l'*attitude fonctionnellement vicieuse* (voy. pp. 264 et 273), sauf thérapeutique attentive.

A des autopsies ou à des résections même très tardives, on trouve souvent dans les épiphyses de vieux foyers enkystés (caséeux ou fongueux), cliniquement latents pendant des années, mais nous rendant compte des rechutes auxquelles à très longue échéance ces malades sont exposés. Si on n'employait le mot ankylose que dans son sens précis, impliquant la perte de mouvement après guérison du processus causal, il ne serait pas souvent appliqué aux vieilles ostéo-arthrites tuberculeuses suppurées des grandes jointures.

Étude clinique (1). — A. Période de début. — 1° L'invasion de l'ostéo-arthrite tuberculeuse est habituellement *insidieuse*. Pendant qu'un foyer couve dans l'os, peut-être des parents attentifs constateraient-ils assez souvent quelque déchéance de l'état général (accès fébriles irréguliers, pâleur, amaigrissement, diminution d'appétit). Mais les premiers symptômes sont en relation avec la prise de la synoviale ; très souvent on les rapporte, sans preuve d'ailleurs, à un trauma, contusion ou entorse. Les symptômes sont : une *maladresse* et une *fatigue* facile du membre (diminution d'amplitude, de force des mouvements) ; une *douleur* (2) ou plutôt une *gêne*, qui est rapportée soit à l'articulation malade, soit à une articulation voisine (voy. Coxalgie, p. 439). Le caractère général de ces symptômes est d'être *aggravés par le mouvement* et calmés par le repos, d'être plus accentués par conséquent le soir que le matin.

Au membre inférieur, cette vague maladresse se traduit par une *claudication intermittente* : ou plutôt l'enfant d'abord « traîne la patte », à intervalles variables, peu à peu rapprochés, jusqu'à ce que cela devienne de la claudication, d'abord observée seulement à la fin de la journée, puis permanente.

L'*examen physique* méthodique comporte :

L'*inspection* du sujet *tout nu*, debout et immobile, puis debout et exécutant des mouvements divers du membre suspect. On prend ainsi comme une première teinte ; s'il y a un gonflement quelque part, on l'aperçoit.

S'il s'agit du *membre inférieur*, on précise par l'interrogatoire à quel âge l'enfant a marché, comment il a marché, depuis quand il boitaille. Pour ce dernier

(1) Sur la valeur de la tuberculose générale et les moyens de la rechercher, voy. p. 353. Nous ajouterons que nos diagnostics cliniques sont sans doute souvent sujets à caution, même sans admettre la proportion donnée par L.-W. Ely (*Med. Rec.*, N. Y., 2 octobre 1909, t. II, p. 551), auquel on a envoyé au laboratoire 9 cas non tuberculeux comme l'étant et 4 cas tuberculeux comme ne l'étant pas, sur un total de 35 pièces (34 sujets) ; d'où l'auteur conclut à de fortes réserves sur les statistiques de la méthode conservatrice. (On trouvera dans ce mémoire une description histologique.)

(2) Zezas (*Centr. f. Chir.*, 1886, p. 284) a décrit une « forme névralgique » où de vives douleurs précèdent, quelquefois de longtemps, les manifestations habituelles d'une tumeur blanche.

renseignement, on fera bien de l'interroger directement sur ses jeux, sur les courses qu'il fait pour aller à l'école, etc. Puis on le regarde marcher, en lui commandant des arrêts, des départs, des demi-tours. Si sa boiterie correspond sinon à une douleur, au moins à une gêne, il *s'arrête en se hanchant toujours sur le membre sain* en extension, tandis que l'autre, en flexion légère, n'appuie pas et pose plutôt sur le sol par une pointe en amorce d'équinisme. Cela se voit, pour les cas tout à fait légers, en regardant de profil le genou, qui, très peu fléchi, est un peu en avant du genou sain. Au départ, ce membre malade est le premier porté en avant, ce qui lui économise un temps d'appui unilatéral ; aux pas suivants, l'enfant escamote de son mieux ce temps, en raccourcissant le demi-pas correspondant et en ne posant pas le talon ; dans les cas accentués, il se soulage encore plus par un mouvement d'élévation du bassin, en une saccade que démontre le soulèvement des bras en ailes de pigeon.

Quand la *boiterie* est au minimum, elle *s'entend* mieux qu'elle ne se voit : si le sujet marche chaussé avec un talon sur un sol dur, en cas de *claudication par douleur, la chute sur le membre sain est plus vive, d'où une sonorité plus forte*. C'est ce que l'on appelle *le signe du maquignon*, car les gens de métier, dos tourné, dépistent ainsi la boiterie d'un cheval qui trotte ferré sur le pavé. Mais cette inégalité de son est commune à toutes les boiteries : ce n'est pas un signe de coxalgie. Ce n'est même pas, à elle seule, une preuve que le membre sonnant fort soit le membre malade : c'est le membre sain lorsque, raide, raccourci, mais indolent, il tombe sur le sol de plus haut et avec force.

Déjà, par une inspection attentive, on acquiert quelques notions sur la localisation de la raideur dans telle ou telle jointure.

Le malade est alors examiné *assis* pour le membre supérieur, ou *couché* pour le membre inférieur. Un enfant qu'on couche a souvent peur : il est fort rare qu'avec de la douceur et un bonbon on ne le calme pas, pourvu que sa mère larmoyante ne l'embrasse point.

On commencera par vérifier, d'un coup d'œil et d'un coup de main, les diverses régions du corps, en y relevant toutes les marques, tous les stigmates possibles, toutes les lésions coïncidantes ; on explorera d'un peu plus près les jointures du membre suspect et on arrivera à celle qu'en particulier on soupçonne.

Notre premier soin sera d'y repérer par le toucher, en les marquant au besoin à l'encre, toutes les saillies périarticulaires et l'interligne, en comparant avec les points similaires du côté sain : et cela permet de *voir* tout gonflement là où nous connaissons des culs-de-sac, de vérifier par la *palpation* si quelque chose tend à soulever le fond d'un méplat normal, si un bourrelet ne marque pas un épaississement d'un repli synovial, si les ganglions sont engorgés et les muscles atrophiés. L'atrophie musculaire s'apprécie par la mensuration circulaire du membre : mais mieux encore on sent, en les pinçant entre les doigts, si les muscles sont plus petits et surtout plus flasques. Nous insistons sur la valeur sémiologique de l'engorgement ganglionnaire. Pour chaque articulation, ces recherches se font en des points d'élection. La région est plus chaude, constatation qui peut donner quelques renseignements sur l'activité du processus.

Ces phénomènes physiques, extérieurs, sont au premier rang pour l'exploration des articulations superficielles : ils mettent hors de doute l'existence d'une altération matérielle, dont il reste à chercher la cause. Mais ils ne peuvent être précoces pour les jointures profondes, telles que la hanche ; et alors augmente par conséquent la valeur du signe indirect qu'est la *limitation des mouvements communiqués*. Dans cette exploration, il faut faire grande attention à ne pas s'en laisser imposer par les suppléances dues aux articulations voisines : chacun sait qu'en faisant jouer la clavicule et basculer l'omoplate, un sujet peut se coiffer malgré une ankylose de l'épaule. Il faut donc d'une main fixer exactement l'un des os et voir à quel moment lui sont transmis les mouvements imprimés à l'autre os par l'autre main et comparer des deux côtés l'amplitude de cette excursion. A partir du moment où l'os fixé commence à suivre le mouvement, si on continue on met en tension les ligaments et on provoque de la douleur.

Manœuvre à ne pas faire avant la *recherche de la douleur par la pression localisée* exercée méthodiquement sur l'interligne, sur les culs-de-sac synoviaux superficiels, sur tous les points accessibles du squelette articulaire et périarticulaire. On termine par cette exploration, après laquelle l'enfant, ayant souffert, ne sera souvent plus sage.

L'appréciation de la douleur n'est pas toujours aisée : tel enfant stoïque refusera de répondre, mais une grimace, un mouvement instinctif du membre à chaque pression sur un point donné nous renseigneront ; tel autre criera tout le temps, mais une oreille exercée discernera la souffrance passagère au milieu de la rage continue. Ces pressions localisées établissent en même temps le diagnostic topographique des lésions.

Dans ces dernières années (1) on a constaté que les vibrations transmises par un diapason sont pénibles et même douloureuses s'il y a ostéo-arthrite.

Enfin, on demandera toujours des renseignements à la *radiographie*. Celle-ci montre d'assez bonne heure que le trait clair de l'interligne est aminci, limité par des bords osseux plus flous et un peu dentelés ; que l'épiphyse, souvent élargie, est parsemée d'espaces clairs, sur un fond décalcifié dans son ensemble (2). Quand ces altérations existent, elles sont très utiles au diagnostic ; mais elles sont plus tardives qu'on ne le dit souvent, et quand elles n'existent pas encore, nous pensons qu'on peut et qu'on doit poser déjà un diagnostic (voyez Genou, Hanche).

Les signes que nous venons d'exposer démontrent *qu'il y a une lésion matérielle dans une articulation*, ce qui élimine de notre diagnostic certaines maladies souvent citées et qui en effet, par quelques côtés, dans des cas et pour des régions spéciaux, peuvent nous induire en erreur : nous nommerons la *paralysie infantile*, le *rachitisme*. Pour la tuberculose articulaire au début, les seules erreurs (mais celles-là fréquentes) que nous ayons eu à redresser en pratique courante ont été de laisser évoluer une ostéo-arthrite en la qualifiant d'entorse, de rhumatisme, de douleur de croissance ou de névralgie.

(1) Chiray et Muret, *Presse méd.*, 11 janv. 1904, p. 371. Il faut un diapason long de 25 centimètres, à pied étroit, pesant 500 grammes et donnant 128 vibrations.

(2) Nous savons qu'on publie des faits où on dit avoir établi le diagnostic exclusivement d'après cette raréfaction, qui précéderait tout signe clinique (p. ex. Gottschalk, *Zeit. f. orth. Chir.*, 1907, t. XVIII, p. 259). Est-il sûr que la symptomatologie physique fût *nulle ?*

N'insistons pas sur *rhumatisme* et *névralgies :* on n'y doit croire chez l'enfant que si on y est contraint et forcé. L'erreur vient alors d'un examen insuffisant et n'est pas plus excusable que de déclarer « ça n'est rien » sans avoir même déshabillé l'enfant.

L'*entorse* (plus que la contusion) est embarrassante; on ne l'admettra qu'après avoir précisé la date, la nature exacte et l'intensité du trauma; que si l'enfant marchait sûrement bien avant l'accident, et si les troubles fonctionnels, immédiats, ont été en s'atténuant, s'il n'y a pas d'adénopathies.

Les *douleurs de croissance* sont multiples, disséminées et changeantes. Mais elles peuvent se localiser en un point profond: elles ne causent ni atrophie musculaire, ni adénopathie.

Mais, dans un cas comme dans l'autre, les lésions tout à fait au début peuvent être *impossibles à débrouiller du premier coup*. Quand il n'y a que des signes physiques tellement légers qu'ils sont douteux, comment éliminer à coup sûr une arthrite qu'un trauma va mettre en branle; ou bien encore une de ces formes (que Poncet nous a appris à reconnaître) où des douleurs multiples et passagères, d'apparence rhumatismale, précèdent la localisation définitive? Alors il convient, s'il n'y a presque rien (1), de laisser aller les choses pendant quinze jours, un mois, pour qu'une aggravation rende les signes évidents ; ou bien, s'il y a des signes nets, de mettre l'enfant pour quinze jours au lit et de voir ce qui se passe après quinze jours de marche (voy. p. 354, pour la réaction à la tuberculine).

2° Dans des cas sûrement rares, mais moins qu'on ne le pense, le *début est aigu*. Est-ce bien le début et n'est-ce pas, comme le veut König, une poussée provoquée par une cause quelconque dans une ostéo-arthrite jusque-là méconnue? Notion fort importante pour nous apprendre à fouiller, par l'interrogatoire, le passé fonctionnel du malade : s'il est suspect, le diagnostic du coup est établi. Mais notion inutile pour les cas où, à tort ou à raison, on nous affirme que jusqu'à l'atteinte actuelle tout était normal.

Les signes sont alors ceux d'une *arthrite* (2) brusque, douloureuse, avec fièvre modérée (et même quelquefois vive), où d'emblée l'articulation se met en position dite de Bonnet. S'il y a un épanchement, nous renverrons à ce que nous avons dit des synovites (voy. p. 360 et p. 414, genou); s'il n'y en a pas (ou si l'articulation est trop profonde pour qu'on le reconnaisse), le clinicien devra d'abord passer en revue toutes les causes d'arthrite subaiguë :

La *blennorragie:* on ne songe pas assez à examiner les yeux chez les nouveau-nés des deux sexes et la vulve dans la deuxième enfance (voy. p. 271);

(1) C'est le cas, par exemple, pour certains coxalgiques qu'on nous présente après les avoir mis au lit pour quelques semaines, sitôt après l'atteinte suspecte.

(2) Lorsqu'on étudie avec soin les antécédents d'un sujet atteint de tuberculose, en pathologie ostéo-articulaire, il n'est pas exceptionnel d'y relever l'existence d'une *poussée fluxionnaire*, légèrement fébrile, dans une ou plusieurs autres articulations, avant, pendant ou après l'atteinte de la jointure sur laquelle le mal se fixe définitivement. Naguère on parlait alors de rhumatisme surajouté ; et de fait certaines de ces arthrites subissent l'action spécifique du salicylate de soude. Aujourd'hui il semble acquis que la plupart du temps ces fluxions sont tuberculeuses, sans que nous puissions établir, faute de liquide à examiner bactériologiquement, s'il s'agit d'une granulie discrète ou d'une irritation toxinaire. J'ai fait publier par J. Genévrier (*Soc. de Péd.*, 1907, p. 173) une observation de ce genre au cours d'un mal de Pott.

Les convalescences de toutes les maladies infectieuses (y compris la varicelle et surtout la fièvre typhoïde, la scarlatine, la rougeole (voy. p. 269) ;

Le rhumatisme, aigu ou subaigu, mono ou polyarticulaire, très fébrile, très anémiant, accompagné de sueurs, de complications cardiaques ; et, en cas de doute, on ne se prononce qu'après action du salicylate de soude.

Mais pour toutes ces arthrites secondaires — et avant tout pour les post-rubéoliques (1) — on se méfiera d'une poussée causée par une infection intercurrente dans une tuberculose jusqu'alors latente. On surveillera donc avec attention l'enfant pendant les semaines suivantes : si l'arthrite passe à la chronicité, c'est qu'elle est tuberculeuse. On redoublera de précaution si l'on trouve la tuberculose dans les antécédents personnels et héréditaires et surtout si les ganglions de la région sont engorgés.

B. Période d'état. — Deux formes sont à distinguer, dont la première est de beaucoup la plus fréquente : la forme fongueuse et la forme sèche.

Dans la *forme fongueuse* (2), des bosselures molles (que dans les jointures profondes on ignore jusqu'à la suppuration) soulèvent de plus en plus tous les culs-de-sac, là où nous avons vu les méplats s'effacer : et c'est en ces mêmes lieux d'élection qu'on palpera avec soin et souvent, pour saisir le moment où survient la fluctuation, où l'abcès succède à la fongosité (voy. p. 369). En même temps les mouvements se limitent de plus en plus, puis se suppriment, tandis que l'articulation se met en *position vicieuse*, et l'on peut trouver des mouvements anormaux, par exemple au genou des mouvements de latéralité.

La peau est lisse, tendue, blanche, ne se laisse faire qu'un gros pli ; l'atrophie musculaire et l'engorgement ganglionnaire ont augmenté. Avec les attitudes vicieuses sont venues des souffrances souvent vives, aux membres inférieurs surtout ; la moindre secousse les provoque : et elles cèdent à l'immobilisation en bonne position. On constate au palper, sur les jointures accessibles, que *la chaleur de la région est accrue ;* c'est même un bon signe pour déterminer si le processus tend ou non à s'éteindre.

L'examen par lequel on précise l'existence et la variété des *positions vicieuses* — aisément masquées par des mouvements de compensation — doit être décrit à propos de chaque articulation en particulier. Ces positions sont précoces et à peu près constantes. En outre, par cette *palpation* minutieuse, par les rapports entre elles des diverses saillies osseuses repérées comme il a été dit plus haut, on étudiera les déplacements en pseudo-luxation ; par la pression localisée, on cherchera les points douloureux qui sont des menaces de suppuration.

La *radiographie*, enfin, fera voir les usures et les déplacements osseux ; quelquefois la tache claire d'une caverne ou la tache noire d'un séquestre ; l'hy-

(1) L. Thevenot (*Rev. d'orthop.*, 1902, p. 243), par exemple, considère comme telle une arthrite chronique, qui finit par être réséquée et qui nous semble bien tuberculeuse.

(2) Certains *corps étrangers* qu'un jour, sans s'en apercevoir, un enfant s'enfonce près d'une jointure, parfois fichés dans un os (bout d'aiguille ou d'épine), causent de l'épaississement douloureux de la synoviale, de l'hydarthrose, de la limitation des mouvements et, sauf commémoratif, ne sont diagnostiqués que par la radiographie, parfois après plusieurs mois de traitement pour tumeur blanche. Nous en avons observé deux cas (Maire, *Centre méd.*, 1906, p. 144 ; Katzenstein, *Deut. Zeit. f. Chir.*, 1900, t. LVII, p. 313). — Je signalerai ici certaines arthrites chroniques peut-être septicémiques. (Lombard, *Prov. méd.*, 1911, p. 175.)

pertrophie des épiphyses et les troubles d'ossification; la décalcification à grande distance (voy. en particulier les figures de genou et hanche). Elle est, à cette période, rarement utile au diagnostic, évident sans elle, mais elle nous sert beaucoup pour certaines précisions de pronostic et de thérapeutique.

Elle sert peu au diagnostic : car on peut dire qu'une arthrite fongueuse, avec lésions des deux os, avec position vicieuse, est toujours tuberculeuse (1). Nous savons bien qu'on peut nous citer quelques tumeurs molles des articulations (myxomes, chondromes ou sarcomes) qui ont été prises pour des masses fongeuses ou abcédées et traitées comme telles par des injections iodoformées (2); ces observations nous enseignent que l'erreur est possible, mais non point comment on l'évite.

Les seules difficultés cliniques sont relatives à la *forme sèche*, hyperostosante surtout, lorsqu'elle ne s'accompagne pas (comme cela, il est vrai, est la règle) d'attitudes vicieuses avec ulcération compressive nette sur la radiographie. Mais toujours les deux os sont malades, et cela — avec la prédominance certaine sur les épiphyses, non sur la diaphyse — est un caractère distinctif des plus importants avec la syphilis héréditaire tardive et l'ostéo-sarcome.

Les attitudes vicieuses de la forme sèche peuvent être simulées par celles de l'hystérie ; mais celle-ci sera reconnue à l'absence de toute altération physique autre que l'attitude (voy. p. 444).

L'arthropathie des hémophiles, enfin, c'est-à-dire l'hémarthrose à répétition, cause des erreurs, dont nous parlerons à propos de la tuberculose du genou.

C. Période de suppuration. — Une ostéo-arthrite tuberculeuse suppure à peu près dans la moitié des cas. Les abcès les plus ordinaires surviennent en six à huit mois; d'autres, beaucoup plus lents, se manifestent au bout de plus d'un an, quelquefois au bout de plusieurs années, alors qu'on croyait la maladie guérie ; d'autres, au contraire, sont précoces et se forment avant le sixième mois, quelquefois après quelques semaines seulement.

Ces abcès précoces ont une évolution rapide, inflammatoire, avec douleurs vives, persistantes, et altération de l'état général. On doit les prévoir après les débuts aigus et fébriles signalés plus haut. D'une manière générale, d'ailleurs, la douleur, par son intensité, par sa durée, par sa persistance malgré un traitement local bien dirigé, par des poussées successives expliquées ou non par des traumas, est un des symptômes les plus importants pour faire prédire un abcès, même tardif. Ajoutons cependant que bien des abcès se collectent tout à fait à froid, et qu'on les trouve, sans savoir quand ils ont commencé ; à l'occasion d'un changement d'appareil.

(1) Durante (*Congr. de Chir. ital.*, 1887 ; *Sem. méd.*, p. 141) a décrit une forme d'arthrite fongueuse non tuberculeuse qui nous laisse dans le doute.

(2) On peut citer comme observations de ce genre, *presque toutes relatives au genou*, des faits de : Langemak, *Arch. f. kl. Chir.*, Berlin, 1904, t. LXXII, p. 85 ; Reichel, *Soc. all. de Chir.*, 1900, 2e p., p. 332 ; Riedel, *ibid.*, 1903, 1re p., p. 62 ; E. Lexer, *Deut. Zeit. f. Chir.*, 1907, t. LXXXVIII, p. 311 ; R. Johnson, *Path. Soc.*, London, 1904, t. LV, p. 201 ; Von Ruediger Rydygier, *Deut. Zeit. f. Chir.*, 1906, t. LXXXII, p. 211 ; v. Schaldemose, *Hosp. Tid.*, Copenh., 1903, pp. 121 et 153 (accidents articulaires des ostéosarcomes) ; N. Senn, *Ann. of Surg.*, 1905, t. XLIII, p. 311 (fémur ; observation bizarre où il y avait en même temps synovite tendineuse chronique) ; F. L. Kobylinski, *Roussky chir. Arch.*, 1909, t. XXV, p. 569 (enchondrome) ; H. Burckhardt, *Deut. Zeit. f. Chir.*, 1909, t. CI, p. 467 ; Lejars et Rubens Duval, *Rev. de Chir.*, mai 1910, p. 751.

Plus les abcès sont précoces et plus ils ont tendance à la fistulisation. Les abcès tardifs, ceux que Paget a appelés résiduaux, sont au contraire d'une cure habituellement facile.

Nous n'avons rien à ajouter à ce que nous avons dit précédemment sur les signes propres aux abcès froids (voy. p. 368) ; sur leurs connexions avec l'os ou l'articulation, sur les abcès circonvoisins (voy. p. 371); sur les formes bénigne ou grave de leur fistulisation (voy. p. 367).

A la période d'abcès ou de fistule, le seul diagnostic à élucider par l'examen physique est le suivant : y a-t-il une ostéo-arthrite, ou seulement un point d'ostéite tuberculeuse distant de l'articulation, laquelle cependant subit, ainsi que les muscles périarticulaires, un certain degré d'irritation ?

La règle générale est que les ostéo-arthrites suppurées ou fistuleuses soient presque toujours ankylosées complètement ou à peu près et en mauvaise position ; au lieu que les attitudes vicieuses et les raideurs sont des phénomènes de second plan dans les ostéites sans arthrite. Si donc on trouve encore dans la jointure des mouvements de notable étendue, on redoublera de soin dans la recherche des points douloureux périarticulaires; on ne portera pas un diagnostic ferme avant radiographie. En cas de fistule, on fera la radiographie après injection opacifiante (voy. p. 374). L'exploration au stylet ne donne que des renseignements très imparfaits.

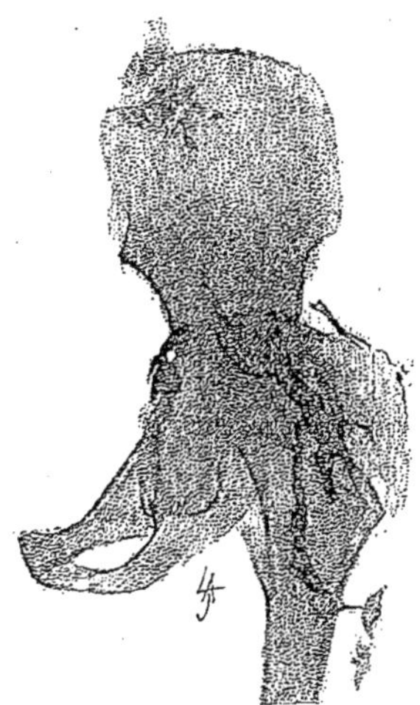

FIG. 564. — Coxalgie fistuleuse radiographiée après injection de bismuth.

D. FISTULES A INFECTION MIXTE. — Nous avons réuni aux abcès fermés les fistules limitées, non infectées, quoiqu'elles puissent durer pendant des années, et quoique à un moment quelconque elles puissent devenir la porte d'entrée de graves infections mixtes pyogènes. Ces infections sont d'autant plus fâcheuses qu'elles trouvent aliment dans des parties molles plus importantes, des synoviales plus étendues, des masses osseuses plus volumineuses. Elles sont bien plus sévères pour les ostéo-arthrites que pour les ostéites simples ; et d'autant plus que l'articulation est plus profonde et plus importante.

Autour de la jointure se font, en poussées successives, des indurations phlegmoneuses, avec douleur, rougeur, chaleur. La peau s'amincit, s'ulcère, et il sort un flot de pus souvent d'odeur infecte ; il reste une, puis plusieurs fistules en écumoire, à bords violacés, décollés, ulcérés, dentelés, anfractueux. Par la pression sur certains points plutôt dépressibles que fluctuants, on fait sourdre du pus en abondance, venant parfois de fort loin. Et quand on incise, on trouve des fongosités infiltrées entre tous les organes de la région.

La fièvre alors s'est allumée, ayant les caractères vespéraux de la fièvre hectique. Par moments elle cède, la suppuration diminue, peut même presque se tarir. Puis, sans cause connue, les accidents reprennent.

Chez ces malades, l'appareillage en bonne position est presque toujours impossible et les attitudes deviennent déplorables.

L'hyperostose par ostéomyélite à infection mixte se juge par la palpation et par la radiographie.

L'examen de ces malades comporte l'étude détaillée de tous les organes (albuminurie, taux de l'urée, hypertrophie du foie et de la rate).

E. Ankylose. — Après guérison (1), autant que ce mot puisse être scientifiquement employé, le malade se présente à nous avec un membre d'autant plus atrophié en tous sens qu'il y a eut plus de suppuration, la jointure a perdu tout ou partie de ses mouvements et sa position est presque toujours vicieuse. A cette période, l'étude clinique comporte :

1° Le diagnostic rétrospectif de la cause de l'ankylose, ce qui se fait par l'étude de l'évolution, par l'aspect des cicatrices, par l'examen de la radiographie, par la recherche des signes locaux ou généraux propres à la maladie causale ;

2° La détermination exacte des mouvements restants et de la position du membre, pour savoir dans quelles conditions celui-ci est utilisable. Sur ce point, il y a des règles générales, d'après nos fonctions habituelles (coude et pied à angle droit ; poignet, genou, hanche dans la rectitude) ; mais si le sujet a déjà une profession, il faudra s'enquérir de ses besoins fonctionnels spéciaux ;

3° Par la douleur à la pression, par la persistance de quelques douleurs spontanées, on tâchera de reconnaître s'il reste dans l'os quelque foyer en activité ;

4° Enfin, si les mouvements paraissent abolis, encore faudra-t-il préciser s'ils le sont réellement. Nous avons dit (p. 396) qu'une ankylose tuberculeuse n'est presque jamais osseuse ; mais dans une ankylose fibreuse très serrée, on ne trouve sous le chloroforme aucune mobilité et, en pratique, c'est comme si elle était complète (2). Par la radiographie, nous jugerons des usures et déplacements osseux ; nous verrons s'il persiste un trait clair articulaire, s'il y a hyperostose et fusées osseuses périphériques, etc. : toutes données utiles à la fois au diagnostic de la cause et à l'institution de la thérapeutique.

Marche. Durée. Terminaisons. — Nous venons d'étudier les signes et le diagnostic à chacune des périodes, dans l'ordre où elles se succèdent. Rien ne nous permet de fixer, autrement que par des moyennes sans grande valeur pour un cas particulier, sur quelle durée s'échelonnent ces étapes : nous savons que cette durée doit se compter par mois et par années ; qu'elle est en relation moyenne avec les dimensions de l'articulation malade ; qu'elle est plus longue au membre inférieur qu'au membre supérieur, que chez les enfants du premier âge l'évolution est plus rapide, que ce soit dans le sens favorable ou défavorable. Il est des vieillards qui portent depuis leur enfance une articulation raidie, avec une fistulette de temps en temps échauffée : cette chronicité extrême est l'apanage des grande jointures (hanche, rachis).

(1) Avec les réactions décrites p. 353, on peut apprécier cet état, une réaction nulle ayant dans ces conditions une haute valeur.

(2) Mikulicz (*Zeit. f. orth. Chir.*, 1904, t. XIII, p. 235) conseille d'essayer un mouvement : s'il est aboli, aucune secousse réflexe n'a lieu dans les muscles péri-articulaires.

Nous avons donné la proportion d'environ moitié à chacune des évolutions fibreuse (1) ou suppurante.

Les terminaisons sont : 1° exceptionnellement le retour à la normale, sauf cependant un peu d'atrophie musculaire (2) ; 2° une limitation plus ou moins grande des mouvements ; 3° l'ankylose pratiquement complète ; 4° une articulation presque ballante, souvent alors luxée ; 5° la mort soit par tuberculose (voy. p. 355), soit par septicémie subaiguë ou chronique.

A la fois par ses conséquences locales (durée plus longue, ankylose plus serrée, positions plus vicieuses, septicémie), l'entrée en jeu de la suppuration est très fâcheuse, et d'autant plus que l'articulation malade est plus grande et plus profonde. C'est après fistulisation qu'une ostéo-arthrite arrive à menacer par elle-même l'existence.

La difficulté du diagnostic consiste alors à apprécier si la fièvre tient à la septicémie — et fournit alors indication opératoire — ou à une généralisation tuberculeuse.

La valeur fonctionnelle des guérisons avec ou sans ankylose dépend de l'articulation considérée, de l'état des muscles, des rapports des os : au membre supérieur, un peu de mobilité est toujours favorable ; au membre inférieur, une ankylose solide et en bonne position est infiniment préférable à une articulation encore un peu mobile mais mal emboîtée ; et surtout les jointures ballantes, au genou et à la hanche, sont très défectueuses.

Nous avons, par le traitement, une action considérable sur cette évolution : une ostéo-arthrite bien soignée suppure moins souvent ; si elle suppure, elle se fistulise beaucoup moins ; et surtout elle guérit presque toujours en bonne position, avec un membre utilisable.

Rien n'est mauvais pour l'évolution locale comme les *actions traumatiques*, contusion et surtout entorse, comme l'*intercurrence d'une maladie aiguë*, de la rougeole surtout. C'est en raison des tiraillements répétés qu'elles ont à subir que les ankyloses incomplètes sont souvent d'un pronostic médiocre : et l'on voit des poussées parfois graves être provoquées, au bout de longues années, par une entorse dans une ankylose qui paraissait tout à fait froide. Nous ajouterons même que, sans cause connue et à fort longue échéance, les foyers persistant dans les vieilles ankyloses (voy. p. 396) sont aptes à se réveiller.

Traitement. — A. Traitement général. — Sur l'hygiène, les traitements reconstituants et les essais de médications spécifiques, voy. p. 355.

B. Traitement local. — Ce traitement est le plus important. Il doit être étudié à chacune des étapes cliniques que nous avons décrites.

a) *Lésions non suppurées.* — 1° Si nous avions écrit ce volume il y a vingt ans, nous aurions eu à étudier longuement le *traitement opératoire précoce*, auquel

(1) Il a été pendant longtemps classique d'admettre que ces formes fibreuses sont celles des « arthritiques » ; mais, pour A. Poncet, cet arthritisme n'est qu'une forme de la tuberculose « inflammatoire ». D'après Auclair, induration ou caséification sont en rapport avec la nature des produits solubles sécrétés par le microbe.

(2) Ménard (*Congr. franç. Chir.*, 1904, p. 745) a consacré une étude spéciale à la *tuberculose bénigne des grandes articulations*, bénignité d'ailleurs subordonnée à la précocité et à la durée suffisante (2 à 3 ans) d'un traitement rigoureux.

on peut dire que tous les spécialistes actuels en chirurgie infantile ont renoncé.

On a eu la prétention, lorsque l'antisepsie eut rendu les opérations bénignes, de *supprimer le foyer par la résection franche* et même extracapsulaire, sitôt le diagnostic posé. Quoique moins sûrement radicale qu'on ne l'a dit, cette opération conserve des partisans systématiques chez l'adulte jeune, et elle y a sûrement des indications. Chez l'enfant, elle est condamnée par ce fait que, supprimant les cartilages de conjugaison, elle arrête le développement du membre en longueur : ce qui implique sans doute des différences d'appréciation selon l'articulation envisagée (épiphyse fertile ou non) et le moment de la croissance où en est le sujet. On a ensuite songé à la *résection intra-épiphysaire*, où l'on enlève l'épiphyse en respectant le cartilage conjugal : c'est souvent rendu impossible par les perforations de ce cartilage avec envahissement du bulbe, et les destructions partielles de la zone d'accroissement ont pour conséquence des déviations latérales ; quant aux arrêts d'allongement, ils sont moindres que dans les résections extra-épiphysaires, mais pas beaucoup.

Pour éviter ces troubles d'ostéogénèse, Volkmann a imaginé l'*arthrectomie*, où l'on enlève la seule synoviale, que mieux vaut donc appeler *synovectomie*, opération que nous croyons tout à fait mauvaise. L'excision de toute la synoviale est impossible, même au genou et au coude, si on ne met pas tout à jour par ablation d'os ; dans les cas à efflorescence fongueuse, les seuls où on pense à opérer, l'ostéite est constante chez l'enfant : pour ces deux motifs, les récidives, les fistulisations sont habituelles ; nombre de sujets ont dû subir la résection ou l'amputation secondaires. Et, après cicatrisation, les attitudes vicieuses progressives sont aussi fréquentes qu'à la suite de résection (voy. Genou, p. 431).

L'ablation des masses fongueuses et l'évidement limité des points osseux cariés ont été appelés *résection atypique* (1). C'est une opération incomplète, à fistulisation fréquente. Nous n'en parlerions pas si, à la suite de Mosetig Moorhof (2), on n'avait tenté, depuis quelques années, de lui rendre quelque jeunesse par le « plombage iodoformé » (voy. p. 316). Nous croyons anatomiquement impossible de réaliser une extirpation complète des parties malades, os et synoviale, de se mettre par conséquent à l'abri des repullulations, autrement que par la résection franche : or le « plombage » n'a sa raison d'être que si la cavité à obturer est partout saine ; et que peut-il contre les lois de l'ostéogénèse ? Malgré ces objections

(1) Sur les résultats des résections dans la période ancienne, les documents sont rassemblés dans la thèse d'agr. (chirurgie) de BARABAN, Paris, 1883. C'est à cette époque que commençait la doctrine des résections précoces, même chez l'enfant, doctrine dont les partisans les plus nombreux et les plus persistants furent en Angleterre et en Amérique. En France, les auteurs compétents lui ont presque tous été opposés, quoique peut-être Ollier (au remarquable traité duquel on doit toujours se reporter) y ait eu tendance : il n'opérait cependant guère que les cas suppurés. Kirmisson a toujours été résolument conservateur (voyez KIRMISSON et ARDOUIN, *Rev. d'orthop.*, 1897, p. 290 et suiv.). Dans les discussions de la *Société de Chirurgie*, cet avis fut toujours presque unanime. En Allemagne, dès 1892, König se prononce en ce sens. On consultera encore la discussion à la *Société Internationale de chirurgie*, Bruxelles, 1905 ; HOFFA, *Arch. int. de chir.*, 1903, t. I, pp. 131 et 459. Voy. aussi les travaux cités à chaque articulation en particulier. Pour les résections précoces, voy. N. WOLKOWITSCH, *Deut. Zeit. f. Chir.*, 1904, t. LXXIV, p. 493.

(2) MOSETIG MOORHOF, *Wien. kl. Woch.*, 1904, p. 1309 (et voyez aux articulations en particulier). Cf. la discussion du *Congrès français de Chirurgie* en 1908 et 1909. Les observations sont presque toutes publiées trop tôt pour avoir une valeur bien grande.

théoriques, nous étudierons la méthode le jour — qui n'est pas encore venu — où l'on publiera, à longue échéance, des observations prises en détail (1). Des observations publiées au bout de trois à six mois (ou même moins) sont sans aucune valeur, et cette remarque s'applique à tous les traitements nouveaux, toujours admirables, que chaque année voit éclore et l'année suivante disparaître.

2° *Le traitement des ostéo-arthrites tuberculeuses non suppurées ne doit pas être opératoire*, et nous ajouterons que le traitement non opératoire doit avoir pour base l'*immobilisation* (2).

Cette proposition est contestée par quelques auteurs, qui reprochent à l'immobilisation de provoquer l'ankylose, d'atrophier le membre et de faire dépérir le malade.

Verneuil a répondu il y a trente ans aux « ankylophobes » (3) ; nous aussi affirmons qu'une articulation d'enfant perd ses mouvements par la maladie et non par l'immobilisation ; que celle-ci, au contraire, est le seul moyen actuel non pas d'éviter, mais de réduire autant que possible les chances d'ankylose. Les « spécialistes » de notre métier ne comptent plus les cas d'ostéo-arthrite qui, mises raides dans le plâtre, en sont sorties moins raides (4).

L'atrophie du membre, des os en particulier, n'est pas contestable, même en faisant la part de ce qui revient au mal lui-même (voy. p. 394). Les os (5) sont clairs à la radiographie et faciles à fracturer, les muscles (6) sont flasques, la peau écailleuse, épaissie, peu mobile, après avoir été mis dans le plâtre pour une luxation congénitale, par exemple. Mais nous affirmons que ces inconvénients sont *très* inférieurs à ceux de la mobilisation : sur ce point les documents cliniques abondent, et c'est à peine si nous avons besoin de les étayer sur les intéressantes expériences de Lannelongue et Achard.

L'enfant s'étiole par le repos, nous dit-on enfin, et nous entrons dans le cas plus spécial des tuberculoses du rachis et du membre inférieur. Pour le membre supérieur, en effet, l'appareillage d'une jointure est parfaitement compatible avec

(1) En corrigeant ces épreuves, nous mentionnerons le mémoire de VIGNARD et ARMAND Rev. *de chir.*, 1910, pp. 768 et 965) qui contient des faits intéressants, relatifs aux ostéo-arthrites suppurées, ayant résisté au traitement conservateur. Les auteurs restent d'ailleurs opposés à l'opération précoce et à la résection typique, et considèrent que l'opération atypique a des indications relativement rares.

(2) Sur ce point, les expériences de Lannelongue et Achard (voy. p. 352) sont importantes. Si on inocule directement une articulation non traumatisée ensuite, les lésions restent synoviales ; elles se propagent au contraire dans les os si par des violences extérieures on y a créé des portes d'entrée ; et à cela suffisent de petits mouvements répétés.

(3) VERNEUIL, *Soc. de Chir.*, Paris, 1879, p. 487.

(4) La *laxité articulaire* après guérison des ostéo-arthrites n'est pas rare. Nous l'avons en particulier observée après des hydarthroses du genou à un degré permettant une déviation en genu valgum, très caractéristique puisqu'on la corrige par simple mouvement communiqué ; ce qui est impossible pour le genu valgum ostéogénique. L'immobilisation prolongée y est sans doute pour beaucoup. Mais nous avons remarqué (A. BROCA, thèse de FLEYSSAC, Paris, 1908-1909, n° 341) qu'il y a une prédisposition évidente, ces sujets ayant une laxité moindre, mais certaine, des autres articulations. (Sur la laxité articulaire, cf. LESER, *Berl. Klin.*, janvier 1904, p. 67, et *Münch. med. Woch.*, 1904, p. 1663 ; ECOT, *Soc. Chir.*, Lyon, 1904, t. VII, p. 119 ; GANGOLPHE, *ibid.*, 27 janvier 1910 ; F. SPIELER, *Soc. de méd. et péd., de Vienne*, 1904, t. III, p. 130.)

(5) R. LE FORT, *Rev. d'Orthop.*, 1903, p. 201 ; PAQUET, Th. de doct., Lille, 1907-1908, n° 31 ; PILLET, Th. de doct., Paris, 1907-1908, n° 119 ; G. POMMER, *Arch. f. Entwickelungsm. d. Org.*, Leipzig, 1906, t. XXII, p. 394 ; R. KIENBÖCK, *Wien. med. Woch.*, 1901, p. 1345 ; *Wien. kl. Woch.*, p. 1389.

(6) G. FERANNINI, *Arch. it. de biol.*, Turin, 1906-1907, t. XLVI, p. 83 (expérimentation).

la promenade, l'exercice, l'entretien musculaire des trois autres membres. Pour le rachis et le membre inférieur, l'*immobilisation absolue* comporte le décubitus dorsal prolongé, l'aération se faisant par promenades sur une voiture longue (1).

Aussi s'est-on ingénié, en Amérique surtout, à fabriquer des *appareils de marche*, fixant la région malade, mais supprimant sur elle l'action de la pesanteur, permettant par conséquent la marche, au moins avec béquilles : ce fut, par exemple, l'idée de Sayre pour son corset de mal de Pott. La méthode était séduisante et un peu de tous côtés on l'a essayée : et presque tous les orthopédistes, même en Amérique, ont confessé leur erreur. Cette immobilisation relative ne vaut pas l'immobilisation absolue. Celle-ci, d'ailleurs, n'est pas débilitante : sur leur voiture, les enfants sont souvent roses, gras et mangent bien. Très nombreux sont même les cas où l'immobilisation absolue fut, avec netteté, la cause immédiate de l'amélioration générale. Dans la classe ouvrière, pour les enfants que, faute de place, nous ne pouvons hospitaliser, nous sommes quelquefois obligés de transiger sur les principes ; d'appareiller vite, pour marche avec béquilles, un coxalgique que sa mère ne peut pousser en voiture et qui par conséquent devrait vivre dans un taudis obscur : entre deux maux nous choisissons le moindre.

L'insuffisance de l'immobilisation nous paraît être une cause importante des échecs de la *méthode de Bier* (2). Celle-ci consiste à provoquer autour de l'articulation une hyperémie veineuse, passive, par l'application au-dessus d'elle d'une bande élastique ; le sujet s'habitue assez vite à tolérer la bande de plus en plus longtemps, jusqu'à la porter pendant vingt heures sur vingt-quatre. Nous avons mis cette méthode à l'étude et n'en avons jamais rien obtenu de bon dans les tuberculoses articulaires fermées.

La manière d'immobiliser varie selon la région et aussi selon les préférences du chirurgien. A notre sens, rien ne vaut l'*appareil plâtré*. Celui-ci n'immobilise bien que s'il prend les deux articulations voisines, situées au-dessus et au-dessous de la malade. Au début, il faut le changer tous les deux ou trois mois pour surveiller la formation possible d'abcès ; plus souvent si on a un motif spécial de méfiance.

Cette immobilisation doit durer environ un an pour les articulations de moyenne importance (coude, poignet) ; au moins deux ans pour les grandes (rachis, hanche, genou), à condition qu'il ne se produise aucune complication.

Nous croyons peu à l'efficacité de la *révulsion* exercée sur la région malade. Aussi n'avons-nous jamais recours aux pointes et surtout aux raies de feu, qui sont douloureuses, et nous nous en tenons à la banale teinture d'iode.

(1) Au contraire, les enfants immobilisés engraissent et reprennent bonne mine ; ils ne souffrent plus, dorment bien et mangent bien. Quelquefois même ils deviennent obèses. — Signalons aussi la possibilité de *gravelle rénale*, comme cela est d'ailleurs possible par n'importe quelle cause de décubitus prolongé chez un malade fortement nourri (Pousson, *Gaz. hebd. Sc. méd.*, Bordeaux, 1905, p. 261 ; Dieulafé (rapport de Villemin), *Soc. Chir.*, Paris, 1907, p. 813.

(2) Les premières recherches de Bier remontent à 1892 ; elles ne furent guère remarquées avant 1905, date où une communication au *Congrès International de Chirurgie* attira l'attention de tous les chirurgiens. Ce fut alors une pluie de publications, d'abord favorables, puis progressivement moins chaudes ; et aujourd'hui, pour les tuberculoses ostéo-articulaires, c'est presque le silence. On trouvera les documents dans Auffret, *Rev. d'Orth.*, 1906, p. 481. L'impression défavorable de A. Broca et de Pierre Delbet est résumée par notre élève R. Dupont, *Rev. de Chir.*, 1909, t. XXXIX, p. 267.

La *compression* sur les synoviales fongueuses nous paraît utile. On l'exerce en mettant sur les bosselures, à travers une fenêtre de l'appareil, des rondelles d'amadou et au-dessus du coton non hydrophile (bien plus élastique que le coton hydrophile), et on serre avec une bande de toile ou une bande de crêpe élastique. C'est irréalisable à la hanche, à l'épaule.

On a cherché à agir directement sur les fongosités en provoquant leur *sclérose* par des *injections interstitielles et intra-articulaires*. Vieille méthode où l'on a employé un peu toutes les substances, depuis l'iode jusqu'au baume du Pérou, en passant par le phosphate de chaux en solution acide concentrée, le perchloruré de fer, le sulfate de zinc, l'acide phénique, etc. De nos jours, c'est l'iodoforme, dans des véhicules divers (voy. p. 373), qui a les préférences. Dans les masses fongueuses volumineuses, nous croyons utile l'injection d'éther iodoformé, à la seringue de Pravaz ; de même, au trocart, dans les cavités articulaires s'il y a hydarthrose. Mais nous ne conseillons les *injections ramollissantes* (voy. p. 374) que s'il y a déjà caséification: il nous paraît mauvais de faire suppurer les fongosités de parti pris (1).

Depuis 1900 a eu quelque célébrité la *méthode de Phelps* (2), qui consiste à traiter par l'acide phénique pur, lavé ensuite à l'alcool, les foyers osseux évidés, et Mencière a érigé en principe cette *phénopuncture* précoce des os. Malgré ce rajeunissement, la méthode paraît déjà sur son déclin.

Il y a une vingtaine d'années, Lannelongue a préconisé une *méthode sclérogène* (3), où l'on injecte *autour* de la région fongueuse, contre le périoste des os malades, une solution de chlorure de zinc à 1/10. Cela provoque une très forte réaction inflammatoire, avec leucocytose favorable, puis une induration scléreuse qui fait flétrir les fongosités, étranglées par le tissu fibreux. Il faut injecter de 5 à 10 gouttes en plusieurs endroits autour de l'articulation. La douleur est assez vive pour que le chloroforme soit nécessaire, et pendant les quatre ou cinq jours de réaction inflammatoire les piqûres de morphine sont utiles. Au bout de ce temps, on applique l'appareil plâtré.

Cette injection a le défaut de provoquer une inflammation qui dépasse quelquefois ce que l'on désire, avec formation rapide d'abcès presque chauds, qu'il faut inciser largement. Pendant un temps, à l'époque des évidements successifs, on a cru avantageuse cette suppuration éliminatrice de foyers caséeux jusqu'alors latents. Mais bien des tuberculoses ont été rendues fistuleuses et par les eschares du chlorure de zinc des artères ont été ouvertes, des tendons et nerfs nécrosés. La méthode conserve quelques partisans : de temps à autre, Walther montre à la Société de chirurgie une arthrite fongueuse, simple et superficielle, qu'il a traitée ainsi et qui peut-être eût guéri aussi bien par la vulgaire compression. Nous pensons, avec Ménard, que cela peut rendre service au pied, dans les formes molles : mais au total,

(1) Sur la critique des injections érigées en principe, voy. VIGNARD et ARMAND, *Rev. de chir.*, 1910, p. 768.

(2) DEROCQUE, *Norm. méd.*, 1903, p. 310 ; GAUDIER, *Pédiatrie prat.*, 1903, p. 37 ; MENCIÈRE, *ibid.*, 1908, p. 215.

(3) On trouvera l'exposé et la bibliographie de la méthode dans MAUCLAIRE, Th. de doct., Paris, 1892-1893, nº 137 ; COUDRAY, *Arch. gén. méd.*, 1898, t. I, p. 220. V., sur les méfaits de la méthode, un article dans *le Scalpel*, Liège, 3 juin 1894.

après quelques années de prospérité, la méthode sclérogène a vu son astre pâlir. Lannelongue lui-même a jugé bon de lui associer, sous le nom de *méthode intra-extra-articulaire* (1), des injections iodoformées dans l'articulation et les fongosités ; celles-ci sont faites cinq ou six jours avant les injections de chlorure de zinc.

b) *Abcès.* — Les incisions et évidements précoces, sitôt reconnu un abcès, étaient classiques il y a encore quinze ans, et nous suivions alors cette pratique (2). Nous venons de dire qu'on se félicitait de ces suppurations éliminatrices provoquées par les injections de chlorure de zinc. Curettages successifs et fréquents, drainages articulaires avec tunellisation des os sont aujourd'hui proscrits : on met le membre dans un appareil plâtré, avec fenêtre en face de l'abcès et on traite celui-ci par les *ponctions et les injections modificatrices* (voy. p. 373). Même en cas d'abcès, nous ne recourons pas à la méthode de Phelps.

La seule indication opératoire immédiate paraît être le cas, rare, où la radiographie révèle un séquestre volumineux. Encore faut-il savoir que ces séquestres sont vivants (voy. p. 366), donc longtemps susceptibles de résorption.

Une fistule suppurant peu, sans clapier, sans fièvre, ne change pas les indications thérapeutiques.

c) *Fistules et infection mixte.* — Nous arrivons ici aux besognes de nécessité : inciser les clapiers phlegmoneux et drainer pour parer de notre mieux aux accidents de rétention ; tunelliser et évider les os cariés ; recourir par exception à l'ignipuncture profonde, etc.

Dans les cas d'infection locale notable, mais cependant modérée, surtout aux extrémités (main et pied), la méthode de Bier (voy. p. 407) pourra rendre quelques services, en faisant tomber l'inflammation phlegmoneuse et la douleur qui en est la conséquence. C'est dans ces formes encore, pour les articulations profondes, que Beck a été surpris d'obtenir des guérisons après injection, pour diagnostic, de sa pâte bismuthée, mais c'est là aussi que ses imitateurs n'ont pas retrouvé ses succès (3).

Tant que l'on croira pouvoir conserver l'articulation, on luttera, en cherchant en même temps — mais trop souvent sans succès — à combiner appareils et pansements de façon à prévenir le mieux possible l'attitude vicieuse.

Les accidents septiques persistants sont enfin une indication possible à la *résection*, typique ou atypique (voy. Coxalgie, p. 478) ou même à l'*amputation*. Celle-ci sera, de parti pris, préférée à la résection si le poumon est le siège de lésions tuberculeuses de quelque importance. Nous ne ferons que mentionner cette indication, bien moins intéressante que chez l'adulte, les lésions pulmonaires étant bien moins fréquentes. Nous n'avons jamais trouvé l'indication

(1) Villemin (rapport de Ch. Périer), *Acad. méd.*, 2 février 1904, 3e sér., t. LI, p. 59 ; Lannelongue, *ibid.*, p. 97 ; Goulard, Th. de Paris, 1903-1904.

(2) A. Broca, *le Traitement des tumeurs blanches* (Encycl. Leauté), Paris, 1893. — Mauclaire, thèse citée, et *Gaz. des hôp.*, 16 septembre 1893, n° 106, p. 1001.

(3) Voy. la bibliographie dans Dujarier, *Journ. de chir.*, Paris, août 1909, t. III, n° 2, p. 117 ; Codet-Boisse, *Gaz. hebd. Sc. méd.*, Bordeaux, 1910, p. 218). On a observé des intoxications, mortelles même, qui n'ont pas lieu, disent Nové-Josserand et Rendu, si on a soin d'éviter la rétention en pressant sur la poche pour faire sortir le mélange qui s'est solidifié et qui oblitère le trajet ; mais c'est une méthode à ne pas employer dans les grandes fistules ossifluentes comme celles du mal de Pott.

d'amputer un enfant pour ostéo-arthrite du membre supérieur ; mais seulement (et fort rare) pour quelques lésions du genou (voy. p. 430) et du pied (voy. p. 497).

d) *Attitudes vicieuses.* — 1° A la *période de début*, il est inutile de redresser : après quelques semaines d'immobilisation, la jointure assouplie peut être appareillée en bonne position (voy. 272).

2° Les *attitudes vicieuses proprement dites* (1), fixées par contracture, puis par rétraction musculaire, par ulcération compressive et pseudo-luxation, doivent être redressées. Mais les pseudo-luxations sont presque toujours irréductibles. On ne corrige que l'attitude.

a) Le *redressement lent* s'obtient au genou, à la hanche, au rachis par l'extension continue ou par les appareils ; aux autres articulations, par les appareils seulement.

Des appareils plâtrés successifs peuvent conduire au but : l'articulation est mise en tension et chaque fois on gagne un peu. Cela ne s'applique qu'aux cas peu accentués et alors — sauf impossibilité pécuniaire — cela doit céder le pas aux appareils orthopédiques en celluloïd, à redressement progressif obtenu par des ressorts spéciaux. Ces appareils sont seuls efficaces contre les déviations ostéogéniques (voy. 394).

b) Le *redressement brusque* exige l'anesthésie, au chloroforme ou au bromure d'éthyle, selon le temps qu'on juge nécessaire aux manœuvres. Le redressement se fait à la main, en ayant pour règle générale d'assouplir d'abord l'article dans le sens de la déviation que l'on veut corriger. Il peut être obtenu complet en une séance ; ou en plusieurs actes partiels et successifs, selon une vieille méthode que l'on a rajeunie sous le nom de redressement en étapes. On se décide entre les deux procédés d'après ce que l'on obtient après anesthésie.

En règle générale, la *contention* est fort aléatoire après les redressements pratiqués lorsque l'*ulcération compressive* est accentuée ; la réduction vraie est impossible, ce qui n'est pas d'importance majeure, mais surtout la tendance au retour de l'attitude vicieuse est considérable. On arrive à des résultats passables à l'aide d'appareillages successifs, en position peu à peu rectifiée et en faisant porter ensuite pendant longtemps des appareils orthopédiques à redressement lent.

Après les redressements, on n'aura presque jamais recours à la mobilisation, mais on cherchera l'ankylose en bonne position.

Les *dangers* du redressement brusque sont locaux et généraux.

Localement, nous devons mentionner les *fractures*, que favorisent les lésions atrophiques (voy. p. 394) et surtout les *poussées inflammatoires*. Celles-ci (gonflement, douleur, fièvre légère) à un degré modéré sont presque constantes, mais sont calmées par l'immobilisation immédiate. Par exception, elles dépassent la moyenne et se terminent par abcès. La fracture peut souvent être utilisée pour corriger l'attitude.

Quant aux accidents généraux, c'est la granulie avec sa forme la plus habituelle chez l'enfant, la méningite (voy. pp. 355 et 358, Coxalgie, Mal de Pott).

On ne sera jamais d'une manière absolue à l'abri de ces complications ; et

(1) Voyez rapports et discussions à la Soc. all. d'orthop., *Zeit. f. orth. Chir.*, 1904, t. XIII, p. 233. — F. Staffel, *Arch. f. Orth.*, 1903, t. I, p. 61.

si la fracture n'a guère d'intérêt, nous n'en dirons pas autant des poussées inflammatoires locales et des généralisations. Cependant on réduit les mauvaises chances au minimum :

1° Si on ne redresse jamais pendant la période de suppuration, abstraction faite des fistulettes limitées et torpides ;

2° Si, avant d'opérer, on examine attentivement l'état général, en prenant pendant plusieurs jours la température.

e) *Ankyloses.* — Il est très difficile d'établir avec certitude que le processus tuberculeux (1) est éteint et que, par conséquent, il s'agit à proprement parler d'une ankylose. Nous n'avons qu'à renvoyer, pour l'énumération des méthodes, à ce que nous avons dit plus haut (voy. p. 276). On saura que, dans le cas particulier des ostéo-arthrites tuberculeuses, l'ankylose osseuse est tout à fait exceptionnelle. Chez l'enfant, on ne touchera pour ainsi dire jamais aux ankyloses en bonne position. Le choix entre l'ostéotomie et la résection est très différent selon l'articulation considérée (voy. en particulier : Hanche, p. 475 ; Genou, p. 435 ; Coude, p. 509). Lorsque nous songerons à la résection, nous tiendrons grand compte de l'âge et du sexe du sujet, de son état de croissance, de la valeur des épiphyses en jeu, et nous retarderons en conséquence une opération qui n'est jamais urgente.

f) *Traitement de la convalescence.* — Il est très délicat de fixer à quel moment on commencera à *rendre des mouvements* au membre d'abord, à l'articulation malade ensuite ; la difficulté est surtout grande pour savoir quand commencer à faire marcher un malade atteint d'une lésion au rachis ou au membre inférieur.

Le *temps* est le premier facteur à considérer : en moyenne un an au membre supérieur ; deux ans au membre inférieur. Pourvu non seulement qu'il n'y ait pas d'abcès, mais qu'il n'y ait pas de douleur, même légère, et à la pression qu'il n'y ait pas de point fongueux suspect.

On doit alors appliquer autour de l'articulation, et limité à elle, un appareil léger, pour lequel rien ne vaut le celluloïd. C'est ce qu'il y a de plus léger, de plus solide ; cela ne se casse ni ne se déforme ; et c'est facile à ignifuger.

Le moment est alors venu, au membre inférieur, de faire porter les *appareils de marche*. Un des plus simples est de surélever le membre sain par une semelle *horizontale* de 6 à 7 centimètres de haut et de faire marcher avec des béquilles *allongées en conséquence au-dessous et non au-dessus de la barre transversale pour la main*. Les orthopédistes fabriquent des appareils fort ingénieux, mais dispendieux, où, par appui sur l'ischion, ils déchargent le membre inférieur du poids du tronc, en sorte que la marche sans béquilles est possible.

Lorsque cette première tentative a réussi sans rechute, au bout de trois à quatre mois on rend des mouvements à la jointure, en articulant l'appareil à son niveau, avec des crans d'arrêts successifs permettant d'augmenter peu à peu l'amplitude de l'excursion. Nous conseillons, pendant cette période, de fortifier

(1) Outre les motifs généraux de précision qui, en toute circonstance, nous font préférer l'ostéotomie à l'ostéoclasie, nous ajouterons que, dans l'espèce, il y a intérêt à ébranler le moins possible le foyer morbide ; et c'est un argument contre les ostéotomies trochléiformes intra-articulaires appliquées aux ankyloses par tuberculose. D'autant mieux que dans ces ankyloses, presque toujours fibreuses, on ne voit guère quel résultat on obtiendrait en moyenne.

les muscles par le massage et l'électrisation, mais sans toucher à l'articulation, où les mouvements reviennent d'eux-mêmes.

Tous ces essais sont faits sous une surveillance attentive, en étant prêt à recommencer l'immobilisation à la moindre alerte douloureuse ou inflammatoire. Il est prudent de protéger le membre pendant longtemps, surtout si l'enfant est turbulent, par un appareil où un cran d'arrêt limite le mouvement avant la fin possible de son excursion, ce qui rend impossibles les entorses. Le port prolongé d'un appareil à redressement lent est indispensable en cas de déviation ostéogénique : cela nous semble préférable aux chondrectomies, dont il a été parlé en expérimentation plus qu'en pratique humaine.

La mobilisation progressive des raideurs prononcées, par ankylose fibreuse incomplète, est préconisée par certains auteurs ; aux mouvements communiqués, on peut ajouter l'assouplissement du tissu fibreux par l'ionisation. Ces méthodes sont excellentes pour les ankyloses non tuberculeuses ; nous savons qu'après tuberculose elles donnent parfois des résultats remarquables. Mais nous savons aussi qu'il en peut résulter, dans un foyer mal éteint, des réveils fort désagréables, et nous préférons ne pas manier cette arme à deux tranchants.

§ 2. — Localisations spéciales.

Dans cette revue des diverses ostéo-arthrites, nous n'indiquerons que les caractères spéciaux imprimés à la lésion par la nature de l'articulation atteinte. La description des caractères anatomiques ne sera résumée qu'à propos des particularités cliniques ou opératoires qu'elle explique ; et pour celles-ci les renvois seront nombreux à notre étude générale, volontairement détaillée. Nous commencerons par les lésions, de beaucoup les plus importantes, du membre inférieur, opposant au genou, où les signes physiques extérieurs sont aisés à percevoir, la hanche où nous devons établir sur les signes fonctionnels le diagnostic précoce.

A. Tuberculose du genou (1).

La fréquence de l'ostéo-arthrite tuberculeuse du genou est très grande, quoique moindre que celle de la coxalgie ; elle s'explique peut-être par l'importance des mouvements et des pressions subis par la jointure. Elle est plus grande dans le sexe masculin.

Localisation initiale. — D'après les pièces obtenues par résection, amputation ou autopsie, l'origine osseuse est, chez l'enfant, de beaucoup la plus fréquente ; pour Lannelongue, ce serait presque la seule (2). Mais il est évident qu'on élimine ainsi les formes bénignes, en particulier l'hydarthrose qui est loin d'être rare (3).

(1) Nous citerons les monographies de König, de Phocas et Boieldieu (Paris, 1900) ; la thèse de Guillemain (Paris, 1892-1893, n° 272), élève de Lannelongue ; celle de Gerlach, où sont étudiés 216 cas de la clinique de Gœttingue (1903).

(2) D'après 400 cas réséqués par Bruns de 1875 à 1903, Blauel (*Beitr. z. kl. Chir.*, 1904, t. XLII, p. 1) croit cependant que l'origine est synoviale 211 fois sur 342, dont 72 sur 139 avant 15 ans.

(3) C'est au genou surtout qu'ont pu être étudiées ces lésions superficielles, souvent non

Dans les *cas osseux*, tous les auteurs sont d'accord pour en attribuer au moins les deux tiers au tibia ; l'origine rotulienne (1) est exceptionnelle. Les *foyers fémoraux* (2) siègent de préférence en arrière, sur un des condyles ou dans l'échancrure même ; s'ils sont bulbaires, ils s'ouvrent très aisément dans l'articulation, dont la synoviale couvre presque partout la ligne conjugale, sauf en dehors ; ils sont la plupart du temps inaccessibles à l'exploration directe. Les *foyers tibiaux* sont le plus souvent épiphysaires ; bulbaires, ils siègent plutôt en avant et en dedans, et dans ce cas s'ouvrent au dehors plus volontiers que dans le genou. Les *foyers dia-épiphysaires* (3), à cheval sur le cartilage conjugal, ne sont pas rares. Les séquestres ont de la prédilection pour le tibia (Guillemain), ceux du fémur auraient souvent la forme éburnée, indice d'une évolution lente (Ollier) ; rappelons la disposition cunéiforme décrite par König (voy. p. 367).

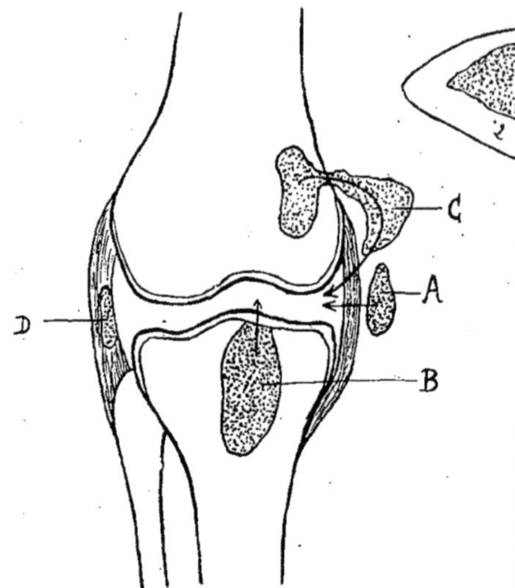

Fig. 565.— *Schéma sur l'origine des tuberculoses du genou* (d'après Thévenot).

A, rotule ; — B, foyer dia-épiphysaire perforant le cartilage conjugal et le cartilage diarthrodial ; — C, foyer diaphysaire migrant d'abord vers les parties molles puis atteignant la capsule articulaire ; — D, foyer primitivement synovial.

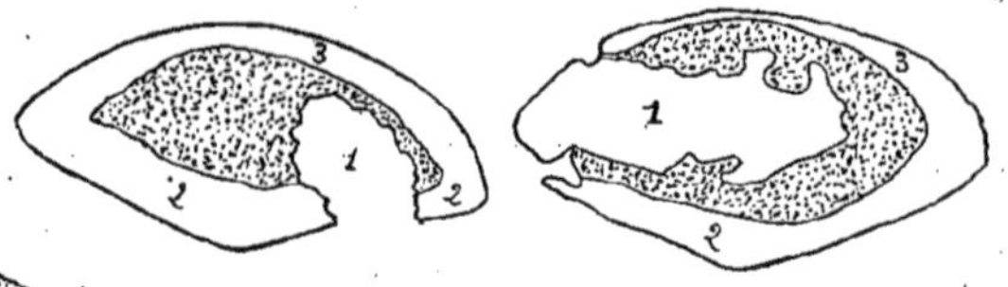

Fig. 566 et 567. — *Tuberculose de la rotule.*

Schéma pour montrer que le foyer tuberculeux (1) peut migrer vers la jointure à travers le cartilage articulaire (2), mais que ce cartilage épais peut résister et que la migration alors a lieu vers la peau à travers le cartilage antérieur.

La *synoviale* nous offre le type des *fongosités tuberculeuses* (4), en général très abon-

folliculaires (voy. pp. 347 et 360). Mais il y a des cas qui commencent par l'hydarthrose et qui finissent par un abcès sûrement ossifluent.

(1) La **tuberculose de la rotule** est intéressante par son évolution. Elle n'existe qu'à partir de deux ans et demi à trois ans, date où apparaît le point osseux ; celui-ci est d'abord entouré d'une épaisse coque cartilagineuse, qui protège l'articulation. Puis l'envahissement de la jointure devient plus fréquent que l'ouverture au dehors ; Poncet a décrit une forme térébrante. Les signes sont parfois au début ceux d'un hygroma prérotulien chronique, mais reposant sur une rotule élargie et douloureuse à la pression ; puis se produisent l'abcès froid et la fistule, période à laquelle le diagnostic peut être difficile, sauf acuité initiale, avec l'ostéomyélite (Desgouttes et Cotte, *Rev. orthop.*, 1908, n° 2, p. 157). L'hydarthrose doit faire soupçonner que la jointure commence à être prise : cette complication si grave, inévitable lorsque rien ne se manifeste à la face externe, est prévenue par l'*ablation précoce de l'os*, sitôt le diagnostic posé. — Marcozzi (d'après *Zeit. f. orth. Chir.*, 1908, t. XXI, p. 458) relate un cas (adulte) où il en résulta une fracture spontanée. — Voy. encore Ménard, *Congr. franç. chir.*, 1896, p. 734 ; Röpke, *Arch. f. kl. Chir.*, 1904, t. LXXII, p. 492 ; Kœppelin, *Soc. de chir.*, Lyon, 1905, t. VIII, p. 28 (carie ; arthrite purulente) ; A. Broca et Andrieu, *Rev. mens. mal. Enf.*, juillet 1907, p. 324 ; thèses de François, Lyon, 1888-89, n° 451 ; Bourgeois, Paris, 1907-1908, n° 285 ; Forget, Lyon, 1899-1900, n° 90 ; Orsoni, Montpellier, 1905-06, n° 37. — Sur le *diagnostic*, G. Anzilotti, (*Clin. med.*, Pise, 1904, t. X, p. 278 (exostose) ; J. H. Ray, *Lancet*, Lond., 1905, t. I, p. 159 (enchondrome). — M. Gross, *Rev. méd. Suisse rom.*, 1900, p. 109.

(2) D'après König, ceux-ci seraient les plus fréquents au-dessous de 3 ans.

(3) Aldibert, *Rev. mens. des mal. enf.*, 1893, p. 101.

(4) Sur la variété à grains riziformes, voy. A. Defaix, Th. de Paris, 1908-1909, n° 122.

dantes, surtout dans le cul-de-sac quadricipital ; l'insertion des ligaments croisés est un de leurs points d'élection. Les *ligaments* latéraux, puis les croisés, qui, d'après Mikulicz, résisteraient assez longtemps, sont ramollis, rongés, les ménisques disparaissent ; le ligament postérieur a coutume de se rétracter (1).

Duplay signale une suppuration limitée au cul-de-sac sous-quadricipital, fait expliqué par l'isolement possible de ce cul-de-sac sur le sujet normal (SCHWARTZ, *Soc. An.*, Paris, 1879, p. 460). Des faits analogues (de fongosités) sont dus à GANGOLPHE (*Arch. prov. de chir.*, 1892, t. I, p. 114 (et RABUSSON (Th. de Lyon, 1895-96), à DUVERGER (*Gaz. hebd. des Sc. méd.*, Bordeaux, 1908, p. 397) ; un cas de VALLAS (*Soc. chir.*, Lyon, 17 novembre 1888, p. 14) est douteux, car, après ablation de la masse crue isolée, il y a eu récidive sous forme de tumeur blanche ordinaire. Ces faits sont importants en raison de la possibilité de prévenir l'envahissement du genou si on porte un diagnostic assez précoce et si on opère tout de suite. — Nous en rapprocherons la forme fémoro-rotulienne (2) limitée étudiée par CAMUS (Th. de Paris, 1901-02, nº 237).

Les foyers osseux périarticulaires, qui causent au genou quelque gêne de voisinage, un peu d'hydarthrose même sans que cela prouve que l'articulation soit prise, occupent la rotule (voy. p. 413) ou un condyle fémoral ou tibial. Mentionnons à côté d'eux des hygromas fongueux ou suppurés des bourses séreuses de la patte d'oie (PARDO DE TAVERA, Th. de Paris, 1884-1886, nº 165), ou rétro-rotulienne (TRENDELENBURG, Anal. in *Arch. gén. de méd.*, décembre 1877, t. II, p. 734). Sur cette question, comme aux autres jointures, voyez S. DUPLAY (*Arch. gén. méd.*, 1876, t. II, p. 91) et les thèses de BORDENAVE (Paris, 1902-03, nº 181), HERVY (1901-02, nº 34). Nous ne croyons pas devoir signaler ces *périarthrites du genou* à propos de leur diagnostic différentiel avec l'ostéo-arthrite tuberculeuse. Tant que l'articulation n'est pas envahie, ce diagnostic n'est pas à discuter. Mais le point important est de dépister les hygromas et ostéites avant que l'articulation ne soit prise, c'est-à-dire de toujours chercher avec grand soin les signes de début de l'arthrite.

Étude clinique. — Nous passerons successivement en revue : A. les formes avec épanchement ; B. la forme fongueuse ; C. la forme hyperostosante.

A. FORME AVEC ÉPANCHEMENT (*hydarthrose tuberculeuse*). — A *l'inspection*, une distension assez rapidement volumineuse de tous les culs-de-sac peut déjà être attribuée avec probabilité à un épanchement liquide. On s'en assure par la *palpation*. Si le liquide est très abondant et très tendu, on n'a pas la fluctuation, mais une *rénitence* qui ne trompe guère, si des deux mains à la fois, une en haut et

(1) Le **lipome arborescent** est un mode spécial de la synovite tuberculeuse. On l'a observé au genou, au cours d'arthrotomies pour *hydarthroses rebelles*, et on l'a traité avec succès assez fréquent par l'extirpation. Cette lésion, décrite par Müller dès 1838, a été observée depuis à diverses reprises ; nous l'avons observée une fois. On en trouvera la bibliographie dans LEGUEU (*Presse méd.*, 24 juillet 1897, p. 37). — POTHERAT (*Soc. Chir.*, Paris, 6 février 1901, p. 123) cite un cas où les deux côtés furent pris à un an d'intervalle. COUTEAUD, *ibid.*, 12 juillet ; LEVISON, *Jour. am. med. Ass.*, 1904, t. XLII, p. 244. — D'après AIEVOLI (*Arch. di Ortop.*, 1906, nº 1, p. 30), l'*hyperplasie adipeuse inflammatoire* décrite par Hoffa est une forme de ce lipome arborescent. H. LÖHRER, cependant (*Deut. Zeit. f. Chir.*, 1907, t. XC, f. 4-6), ayant eu l'occasion d'opérer un cas de ce genre, a trouvé en même temps un lipome de la synoviale : or la structure des deux productions n'était pas le même. La graisse sous-rotulienne présentait des caractères inflammatoires, avec hyperplasie fibreuse, tandis que le lipome prolongeait une tumeur extra-synoviale à structure ordinaire de lipome ; pas de tuberculose. — Sur des formes de synovite chronique du genou, probablement tuberculeuses, voy. HARTWELL, *Ann. of Surg.*, 1906, t. XLIV, p. 444 ; E.-G. ABBOTT, *Journ. of the am. med. Ass.*, 1903, t. XL, p. 1131. — LONGUET (*Presse méd.*, 25 juin 1898, p. 337) a étudié un cas de synovite tuberculeuse tubéreuse ou végétante. — DAMBRIN, *Toulouse méd.*, 1907, p. 31.

(2) P. BROCA, trois cavités isolées, une fémoro-rotulienne et une au niveau de chaque condyle. — Lésions isolées du cul-de-sac supérieur, QUANTIN, Th. de Paris, 1882, nº 37.

nne en bas, on serre le cul-de-sac quadricipital latéralement entre le pouce d'un côté et les doigts de l'autre. Une tension moindre permet, dans cette manœuvre, de sentir la *fluctuation*. Avec une tension moindre encore, si l'on appuie sur la rotule, le quadriceps étant bien relâché, on obtient le *choc rotulien* lorsqu'elle vient au contact de la surface fémorale après avoir chassé autour d'elle le liquide qui l'en séparait ; si le liquide est très peu abondant, de lui-même il se cantonne

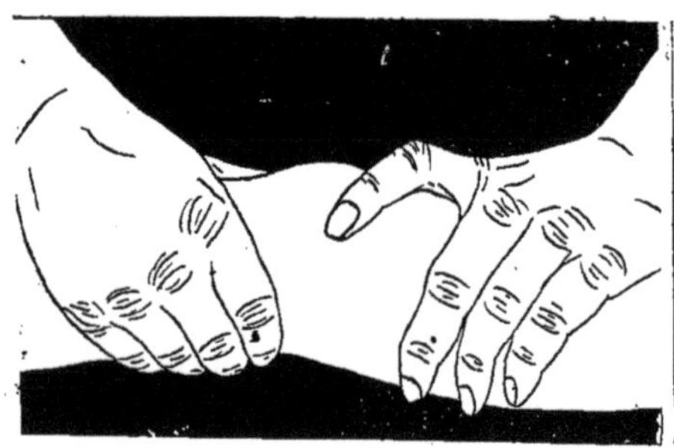

FIG. 568. — Pouce et index droits, pouce et médius gauche refoulent le liquide en serrant au-dessous et autour de la rotule. Index gauche soulevé.

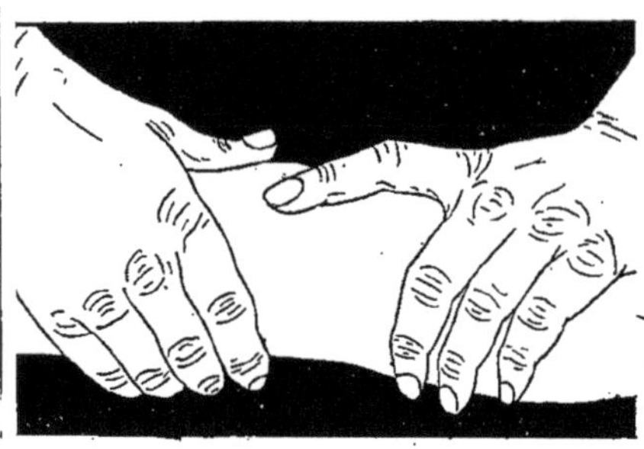

FIG. 569. — Les deux mains se desserrent et laissent filer le liquide en même temps que l'index gauche appuie.

Épaississement de la synoviale. Le pli que l'on fait entre pouce et index, au-dessus de la rotule, est plus épais du côté malade (fig. 570) que du côté sain (fig. 571) (Figures de la thèse de mon élève CHAPUIS, Paris, 1909-1910).

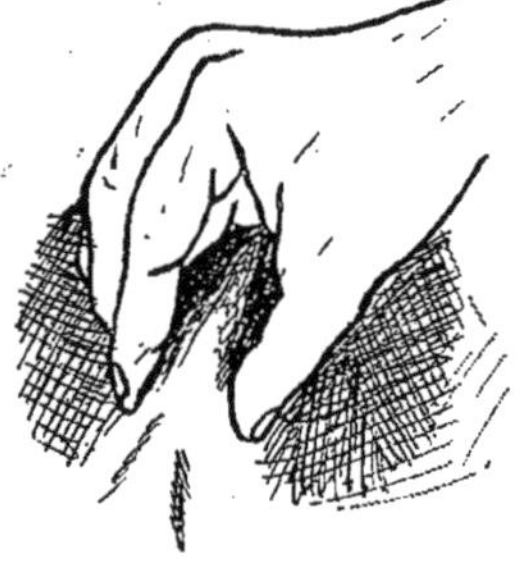

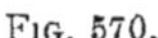

FIG. 570.

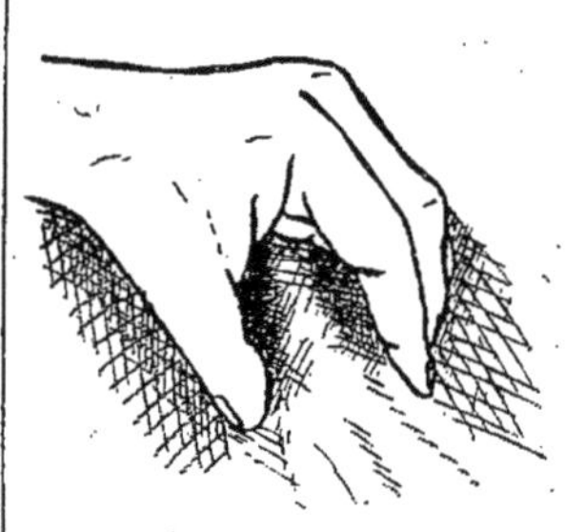

FIG. 571.

dans les culs-de-sac autour de la rotule, en sorte qu'il faut d'abord le refouler sous cet os par compression concentrique avec les deux mains, qui doivent se desserrer un peu juste au moment où on appuie avec l'index de la main supérieure.

Pour que l'on puisse apprécier l'*épaississement de la synoviale*, il faut que le liquide soit en très petite quantité ; ce qu'en toute occurrence on réalise sans peine par une ponction ou bien si on attend la résorption.

Dans les cas typiques, à épanchement peu tendu, la pression est indolente, sauf un peu de sensibilité sur l'interligne articulaire ; c'est à peine si les mouvements normaux sont limités ; il n'y a pas de mouvements anormaux.

Le liquide obtenu par ponction est de la synovie très fibrineuse, quelquefois louche, pouvant contenir (mais exceptionnellement) des grains riziformes. A l'examen cytologique, on y trouve presque exclusivement des leucocytes mono nucléaires (1) (voy. p. 361).

(1) THIRION, Th. de doct., Lille, 1904-1905, n° 25.

Il est assez fréquent que la lésion soit bilatérale.

Habituellement, le début est tout à fait insidieux et la marche très lente. Mais il peut être subaigu, et même aigu, avec fièvre aux environs de 39°, alors que le genou douloureux spontanément, rosé, gonfle en quelques heures et se met en flexion entre 120 et 130°, dans la position dite de Bonnet. Le liquide, assez louche, contient une proportion quelquefois notable de leucocytes polynucléaires. Et cependant l'évolution ultérieure démontre bien la nature tuberculeuse.

Diagnostic. — Dans cette *forme aiguë* (1), le diagnostic est d'abord à établir avec toutes les *arthrites infectieuses* modérément intenses ; presque toujours, il est vrai, elles sont très aiguës, franchement purulentes, et on ne s'y trompe guère, quitte à examiner le liquide cytologiquement. Les difficultés sont plus grandes dans deux conditions : 1° dans la convalescence de certaines maladies éruptives, où par exception une tuberculose peut débuter sous ce masque ; 2° dans le cas de blennorragie si on ne songe pas à examiner avec soin la vulve de toutes les petites filles atteintes d'arthrite subaiguë. On trouve le gonocoque dans le liquide.

Pour les épanchements traumatiques, voy. p. 14. On n'y croira que si le commémoratif est très net : un épanchement qui n'a pas été immédiat sera tenu pour suspect, même s'il est teinté de sang.

Dans la *forme chronique* (2), nous retrouvons la blennorragie des petites filles. La *syphilis* donne lieu à des hydarthroses peu tendues, bilatérales ; il est de règle qu'on trouve, à la palpation ou à la radiographie, une hypérostose concomitante du tibia ; on examinera avec soin le sujet selon les règles tracées plus loin. Dans le doute, on instituera le traitement spécifique (3).

Ces éliminations faites, il reste le rhumatisme mono-articulaire, auquel, en principe, on ne doit pas croire chez l'enfant.

L'engorgement ganglionnaire est un signe important de tuberculose.

Marche. — Certaines de ces hydarthroses, même quand elles sont presque

(1) Nous signalerons ici certaines pyarthroses dues à l'ouverture brusque de la synoviale, peu altérée, d'un foyer caséeux suppuré de l'os ou des parties molles; avant ponction, le diagnostic est souvent difficile.

(2) Jaboulay a fait publier par Nodet (*Prov. méd.*, 1898, p. 492) l'observation curieuse d'un garçon de 16 ans chez lequel un prolongement sous-rotulien d'un volumineux lipome donnait la sensation du choc rotulien, d'où diagnostic d'une hydarthrose qui n'existait pas. — Sur le lipome vrai du genou, voy. Herhold, *Arch. f. kl. Chir.*, 1896, t. LII, fasc. 3, p. 705. — L. Tripier (*Acad. de méd.*, 1891, p. 574) a diagnostiqué un angiome para-synovial du genou en le voyant se gonfler par application d'un lien constricteur à la cuisse et s'effacer par compression de bas en haut. Voy. une autopsie de Rochet (Martel, *Gaz. des hôp.*, 1898, p. 1065). Sur les angiomes parostaux et périostiques, voy. Juvanon, Th. de doct., Lyon, 1896-1897, n° 39.

(3) Signalons une *hydarthrose cataméniale*, que J.-W. Bennet (*Lancet*, 23 fév. 1901, t. I, p. 527) aurait vue chez les jeunes filles mal réglées, quelquefois à la ménopause, qui prendrait les deux genoux (le droit surtout), plus rarement les coudes et qui, souvent révélée par un trauma, guérirait par un traitement gynécologique approprié (?). S. Murri (d'après *Bull. méd.*, 1909, p. 401) a vu un cas où cette arthrite, ayant débuté après un accès de fièvre prémenstruelle (ce qui pour beaucoup d'auteurs est tuberculeux) a pris des caractère de tuberculose. — L'*hydarthrose intermittente* n'a pas été observée par nous chez les enfants. On l'a constatée chez des adultes, soit sous l'influence du paludisme, soit sans cause connue. (Le Même, Th. Paris, 1895-1896, n° 513 ; Linderger, *Beitr. z. kl. Chir.*, 1901, t. XXX, p. 299). Dans un cas de Ribierre (*Soc. méd. hôp.*, Paris, 11 février 1910, p. 96) il y avait des phénomènes dysthyroïdiens. — Signalons l'*hydarthrose par arthropathie trophique* de la paraplégie du mal de Pott.

sûrement tuberculeuses, guérissent, sans laisser de traces, en deux à trois mois. Mais la plupart du temps elles n'ont pas cette bénignité. Non traitées, elles peuvent persister à l'état chronique pendant des années. Même bien traitées, elles sont capables de passer à l'état fongueux.

B. Ostéo-arthrite fongueuse. — a) *Début.* — Nous ne reviendrons pas sur les troubles fonctionnels du début (voy. p. 397). La douleur initiale au cou-de-pied est possible, mais rare.

A *l'inspection*, de très bonne heure on voit un certain degré de gonflement du

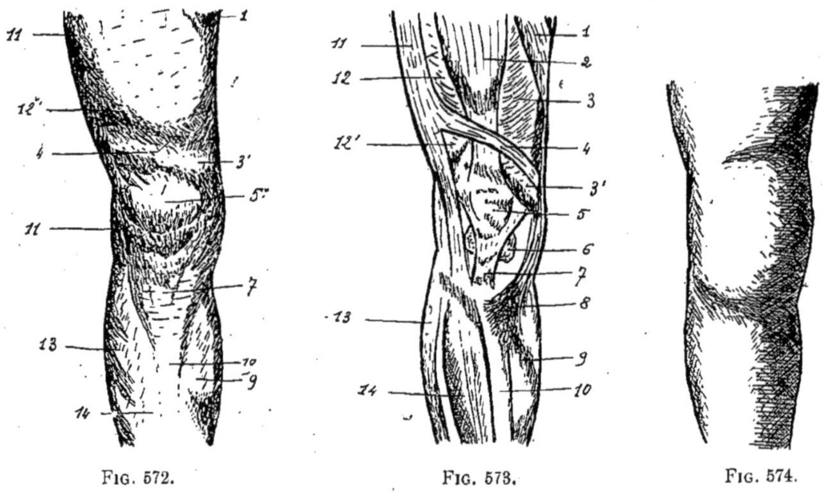

Fig. 572. Fig. 573. Fig. 574.

Fig. 572. — *Aspect du genou normal.*

1, vaste interne ; 1' vaste externe ; 2, droit antérieur ; 3 et 4, méplats sus-rotuliens ; 5, rotule ; 7, tendon rotulien ; 9, face interne du tibia ; 10, tubérosité du tibia ; 11, fascia lata (va au tubercule de Gerdy) ; 13 et 14, muscles antéro-externes. Chez l'enfant, d'autant plus qu'il est plus jeune, ces saillies et dépressions sont noyées dans la graisse.

Fig. 573. — *Dissection du genou normal.*

1, grand adducteur ; 2, droit antérieur ; 3, vaste interne ; 4, bandelette aponévrotique allant du fascia lata au couturier ; 5, rotule ; 6, graisse sous-rotulienne ; 7, tendon rotulien ; 8, patte d'oie ; 9, tibia ; 10, crête tibiale ; 11, tenseur du fascia lata ; 12, vaste externe ; 13, long péronier ; 14, jambier antérieur.

Fig. 574. — *Tumeur blanche fongueuse.*

Genou globuleux de la tumeur blanche fongueuse. Saillies et méplats sont effacés.

cul-de-sac quadricipital, entourant en fer à cheval la rotule, dont le bord correspondant ne se détache pas comme du côté opposé. De même chaque bord latéral près de la pointe et celui du tendon rotulien, car de bonne heure la synoviale gonflée diminue, puis efface les méplats normalement déprimés en ces points. Si le gonflement augmente, le genou devient globuleux et à cette période l'atrophie musculaire, qui porte surtout sur le quadriceps, saute aux yeux.

A la *palpation*, on apprécie un *épaississement* même très léger *de la synoviale*, en faisant aller et venir plusieurs fois l'index, sans appuyer fort, à la limite supérieure du cul-de-sac quadricipital, de préférence sur les côtés, là où le muscle est mince.

A l'état normal, établi par examen du côté sain, on ne sent aucun ressaut, tandis que du côté malade on en sent un, comme une petite marche d'escalier : c'est le point favorable à l'exploration, par ces motifs que les lésions y sont au maximum, que la membrane y est en double épaisseur, qu'elle repose sur un plan résistant. On cherchera ensuite s'il n'y a pas un peu de liquide (voy. p. 415, manœuvre du choc rotulien), ce qui est fréquent sans que l'on puisse parler d'hydarthrose.

On sent encore le bourrelet des fongosités au début : 1° le long de l'interligne, soit sur une horizontale passant par la pointe de la rotule (genou en extension) ; 2° en avant et un peu au-dessus de la tête du péroné.

On palpe ensuite attentivement le *creux poplité*, le sujet étant couché d'abord sur le dos, puis sur le ventre ; et l'on sent s'il est rempli par quelque chose, sans qu'il soit aisé de préciser si c'est par la synoviale distendue, par des fongosités ou par des ganglions. On recherche en même temps si les *tendons des fléchisseurs* ne sont pas plus *tendus* que ceux du côté opposé.

Rien de spécial pour la recherche des ganglions engorgés (cruraux, au pli de l'aine, et de l'atrophie musculaire (quadriceps, mollet).

Il est fréquent que, sans qu'on puisse parler de position vicieuse, — c'en est l'amorce, cependant — on voie sur le sujet debout et même couché une légère flexion. Lorsqu'on veut la corriger par mouvement communiqué, on n'y parvient pas complètement. Si le membre repose bien à plat, malade sur le dos, on appuiera la cuisse contre le lit d'une main, tandis que de l'autre on cherche à soulever le talon : *l'hyperextension normale chez l'enfant est supprimée*. De bonne heure le talon ne peut plus toucher la fesse. A cette période, il n'y a jamais de mouvements de latéralité dans l'extension. Les déplacements communiqués à la rotule dans le sens transversal perdent de leur amplitude.

Pour exercer les *pressions localisées*, on commence par déterminer la position de l'interligne articulaire en avant et sur les côtés : sous l'ongle d'un index on en sent la rainure, à laquelle, de l'autre main, on imprime de petits mouvements de flexion et d'extension. En marquant la ligne d'un coup d'ongle ou d'un trait d'encre, il est dès lors aisé de repérer les points douloureux, qu'on éveille en exerçant des pressions méthodiques : 1° sur l'interligne et sur la parabole supérieure du cul-de-sac tricipital ; 2° sur chacun des os successivement, en avant, latéralement, en arrière. Par la flexion, on rend accessible une grande partie de la face inférieure des condyles fémoraux. (Pour les lieux d'élection des foyers, voy. p. 413.)

Les ganglions inguinaux sont engorgés.

b) *Période d'état*. — Si nous supposons une ostéo-arthrite sans attitude vicieuse dans la rectitude, nous n'avons qu'à ajouter quelques mots à la description précédente, dont il nous suffit d'exagérer les traits.

Les fongosités deviennent volumineuses, énormes même, et aux trois lieux d'élection antérieurs elles forment des bosses molles, fluctuantes, où il n'est pas toujours facile de déterminer s'il y a du liquide au centre. A cette période, il faut rechercher avec soin les prolongements qui s'épanouissent dans les bourses séreuses voisines, au creux poplité en particulier, où on explorera surtout la bourse

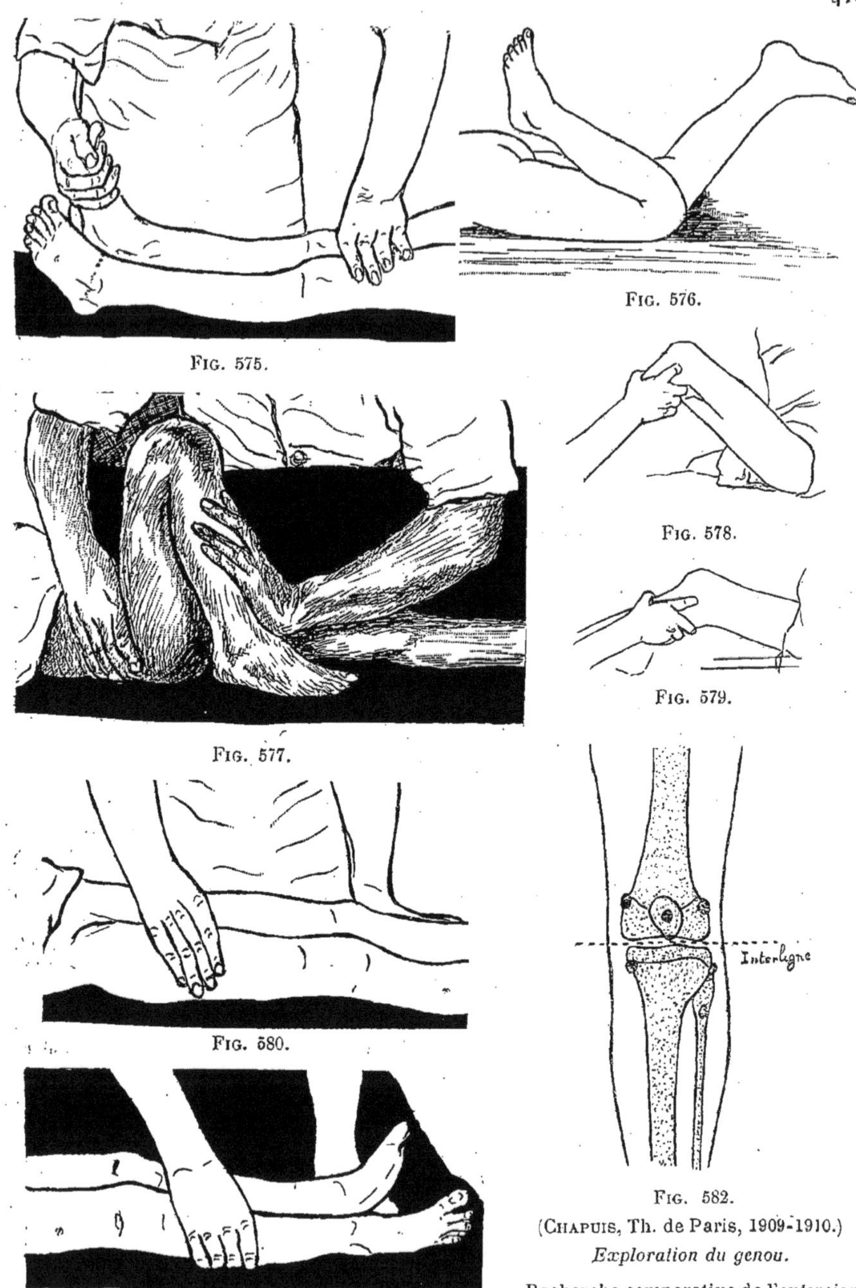

Fig. 575.

Fig. 576.

Fig. 577.

Fig. 578.

Fig. 579.

Fig. 580.

Fig. 581.

Fig. 582.

(Chapuis, Th. de Paris, 1909-1910.)

Exploration du genou.

Recherche comparative de l'*extension* en fixant d'une main la cuisse et soulevant de l'autre le pied (*fig.* 575); même position pour rechercher les mouvements de latéralité, qui ne doivent pas exister en extension. Degrés de la flexion normale spontanée (fig. 576) et communiquée (fig. 577). Repérage de l'interligne par petits mouvements de flexion et d'extension (fig. 578 et 579). Etude de l'atrophie du quadriceps (fig. 580) et du mollet (fig. 581) en pinçant les masses musculaires à pleine main. Lieux d'élection de la douleur osseuse à la pression localisée (fig. 582).

du jumeau interne et du demi-membraneux (1). Un autre prolongement se fait autour de la tête du péroné : très important chez l'adulte, comme contre-indication à la résection, lorsque l'os est malade sur une aussi grande hauteur, il nous intéresse beaucoup moins chez l'enfant, où la résection n'est jamais de mise.

Le *diagnostic* (2) n'est difficile qu'avant suppuration.

Nous avons mentionné (voy. p. 116) les *exostoses ostéogéniques solitaires* occupant, en dedans, le haut du tibia ou le bas du fémur et s'entourant d'un hygroma chronique, à paroi épaisse et mollasse, soit aux dépens de la bourse de la patte d'oie (tibia), soit aux dépens d'une bourse propre (fémur; exostosis bursata). Si l'exostose est petite, on la sent mal; et si l'hygroma est de quelque volume, on peut même croire à un abcès froid. Le diagnostic est encore plus délicat lorsque dans le genou, irrité par voisinage, il y a un peu d'hydarthrose. Une palpation attentive met presque toujours à l'abri de ces erreurs, que de nos jours on évite à coup sûr par la radiographie systématique de toutes les lésions ostéo-articulaires.

L'*ostéite apophysaire du tibia* ne ressemble en rien à l'ostéo-arthrite tuberculeuse, même quand elle s'accompagne d'un peu d'hydarthrose (ce qui est exceptionnel) : les souffrances sont presque toujours bilatérales, variables; la douleur à la pression est nettement localisée sur les deux bords de la tubérosité antérieure; il n'y a ni épaississement de la synoviale, ni atrophie musculaire, ni engorgement ganglionnaire (3).

L'*arthropathie des hémophiles* a pour lieu d'élection le genou (elle n'est même presque jamais ailleurs sans que le genou soit ou ait été atteint) et tire son principal intérêt du parallèle clinique avec la tumeur blanche. C'est une manifestation de l'hémophilie masculine, moyennement grave, à partir de l'âge de 6 à 7 ans. Il s'agit d'une hémarthrose par entorse ou par contusion (voy. p. 14). Mais : 1° le trauma peut être léger au point d'être méconnu (hémarthrose parfois produite au lit) ; 2° la répétition (parfois même assez régulièrement périodique) est à peu près constante, et peu à peu se constitue ainsi une arthropathie chronique,

(1) Nous avons vu commettre, dans les deux sens, la confusion entre cet envahissement, suppuré ou non, et le *kyste synovial*, fréquent chez l'enfant. Même lorsque, l'articulation étant indemne, un amas fongueux occupe la bourse seule ou à peu près, on ne saurait confondre cette masse molle, aplatie, mal limitée, toujours un peu douloureuse à la pression, où se noient les contours de l'os et des tendons, avec la tumeur lisse, indolente, nettement détachée des organes voisins qu'est le kyste synovial. Nous ne croyons pas du tout, malgré Poncet (L. Astier, Th. de Lyon, 1903-1904, n° 143; G. Cotte, *Bull. méd.*, 1907, p. 807, qui a cependant eu une inoculation positive), que dans cette forme celui-ci puisse être tuberculeux.

(2) Hoffa (*Berl. kl. Woch.*, 1904, pp. 337 et 383 ; 1906, p. 940) et ses élèves (Winkelmann Th. de Kiel, 1907; Zezas, *Deut. med. Woch.*, 1906, p. 680) ont décrit, à la suite de traumas légers et indirects, une gêne qui dure quelques jours, puis se renouvelle, en même temps qu'apparait de chaque côté de la rotule une tumeur molle, pseudo-fluctuante, légèrement enflammée; le triceps est un peu atrophié ; il n'y a rien dans l'articulation. Pour éviter les petites entorses à répétition et la gêne persistante, il faut enlever les masses graisseuses. Voy. p. 414 leurs relations possibles avec le lipome arborescent. C'est par la donnée étiologique qu'on établit le diagnostic avec une ostéo-arthrite fongueuse au début. (V. une revue de Lejars, *Sem. méd.*, 10 fév. 1904, n° 6, p. 42.)

(3) Certains *angiomes profonds*, situés autour du genou, en particulier sous le quadriceps, ont été pris pour un abcès froid ossifluent, pour un tuberculome para-synovial, pour une synovite enkystée. Les éléments du diagnostic sont : les variations de volume de la tumeur, l'absence de réaction articulaire (hydarthrose, épaississements, craquements), l'intégrité des ganglions inguinaux ; la sensibilité parfois extrême de la tumeur (angiome douloureux) ; l'intégrité de l'os à la radiographie, qui parfois montre des concrétions calcaires dans la tumeur (Kirmisson). (Voy. Gangolphe et Gabourd, *Gaz. des hôp.*, 1907, n° 52, p. 615 ; bibliogr.).

avec atrophie musculaire, avec raideur de la jointure par induration de la synoviale devenue épaisse et fibreuse; avec même attitude vicieuse en flexion : on a parlé de lésions osseuses, que je n'ai jamais pu trouver, ni cliniquement, ni par la radiographie.

A la première atteinte, il n'est point question d'un diagnostic différentiel avec une lésion tuberculeuse, mais seulement, étant donnée une hémarthrose, de savoir si elle est ou non le résultat d'un état hémophilique, que l'on recherchera toujours par son ensemble symptomatique (hérédité, ecchymoses multiples, hémorragies, examen de la coagulabilité du sang), surtout si l'on trouve un désaccord entre l'importance du trauma et celle de la lésion produite.

C'est seulement après poussées successives dans une articulation restée malade que la confusion avec une tumeur blanche du genou est possible : elle n'est même pas, je crois, très rare (1).

On l'évitera, si on a l'attention attirée par ce fait qu'il y a eu début brusque et série plus ou moins nombreuse de gonflements tous aussi brusques, après lesquels, en quelques jours de repos, l'articulation reprend à peu près son état antérieur; pendant l'attaque, on sent un cul-de-sac supérieur pâteux, quelquefois avec de la crépitation sanguine, et qui rapidement redevient dur et sec; la flexion du genou, dans les cas anciens, est directe; on ne sent nulle part de fongosités; la pression sur les os est partout indolente et à la radiographie ils paraissent normaux; les ganglions ne sont pas engorgés. Dans ces conditions, on cherchera avec grand soin les signes présents, passés ou familiaux d'hémophilie, car même une ponction peut causer la mort chez un hémophile, quoique maintenant, il est vrai, nous ayons dans le sérum animal frais (méthode de P.-E. Weill) un agent thérapeutique de premier ordre.

La région du genou est une de celles où l'*ostéosarcome* a causé le plus d'erreurs (voy. plus loin). Signalons seulement ici la difficulté du diagnostic lorsque la tumeur se complique d'un épanchement séreux ou même purulent (Volkmann) dans l'articulation. La plénitude du creux poplité est un signe important; on recherchera avec soin le moindre battement à la palpation, le moindre souffle à l'auscultation, la moindre crépitation sous la pression du doigt. (Pour les tumeurs articulaires, voy. p. 401.)

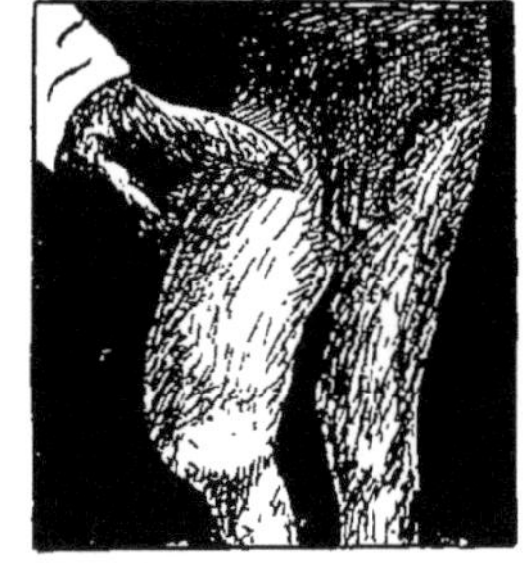

FIG. 583. — Gros abcès du cul-de-sac supérieur ayant décollé presque toute la face antérieure de la cuisse.

c) *Période de suppuration*. — Dans cette forme fongueuse, la *suppuration* est fréquente. Les *abcès* siègent le plus souvent sur les côtés et en avant, plutôt en dedans, quand ils viennent du tibia, en dehors quand ils viennent du fémur; ou bien ils envahissent les bourses séreuses (patte d'oie, sus et sous-rotuliennes). L'abcès du creux

(1) NIORT (Th. de Paris, 1902-1903, n° 56) se demande si certaines arthropathies dites hémophiliques ne sont pas, en réalité, des pachy-synovites tuberculeuses hémorragiques, ce qui est possible, mais non démontré, la forme hémorrhagique des arthrites tuberculeuses étant encore fort peu connue. — VANNIÈRE, Th. de Nancy, 1906-1907.

poplité (1) est plus rare : heureusement, car il est fort gênant pour l'appareillage.

Nous n'avons pas à revenir sur la difficulté possible de déterminer s'il y a ou non du pus dans une bosselure de la synoviale (voy. p. 400).

Au genou surtout, et encore n'y est-il pas fréquent, s'observe l'*abcès froid articulaire* où le pus remplit toute la synoviale; celle-ci, comme l'a fait remarquer Bonnet, est alors peu fongueuse, mais assez mince, dure et sclérosée. L'origine de cette pyarthrose est parfois dans la rupture brusque d'une caverne osseuse. L'aspect au début est celui d'un épanchement avec fièvre, abondant, douloureux; mais lorsque le pus est évacué, l'évolution ultérieure a coutume d'être celle des fongosités molles, particulièrement envahissantes.

Après *fistulisation* des abcès, et d'autant plus que de grosses masses fongueuses donnent aliment à la suppuration par *infection mixte*, on observe des poussées demi-phlegmoneuses, des abcès souvent fétides et très volumineux, de grands décollements et clapiers. Ces lésions sont plus accentuées vers la cuisse, par fusée entre le quadriceps et l'os, qu'à la jambe.

Ces accidents d'infection mixte, où l'ostéomyélite du fémur joue un rôle notable, sont bien moins importants qu'à la hanche (voy. p. 466).

C. Forme hyperostosante. — On observe quelquefois une forme très lente, à début tantôt insidieux, tantôt douloureux, dans laquelle il ne se fait que très peu de fongosités. L'atrophie musculaire est vite considérable, et sous la cuisse amaigrie font une grosse saillie les condyles fémoraux, l'interne surtout; ils sont douloureux à la pression, et d'ailleurs quelquefois les souffrances spontanées sont considérables pendant toute la durée du mal. Les positions vicieuses et les déviations ostéogéniques sont en général marquées. La suppuration est tardive et relativement rare. Le gonflement osseux, facile à vérifier par la radiographie, porte sur l'épiphyse, sans hyperostose diaphysaire, et c'est un élément de diagnostic important avec la syphilis, avec l'ostéomyélite ; en fait, il n'y a guère de confusion en ce sens. J'ai vu deux enfants de quatorze à quinze ans chez lesquels s'est produite, avec hyperostose de l'épiphyse fémorale, une arthrite plastique ankylosante des deux genoux, qui a bien guéri, avec retour des mouvements, après redressement brusque et immobilisation de trois mois environ dans un appareil plâtré. Était-ce tuberculeux ?

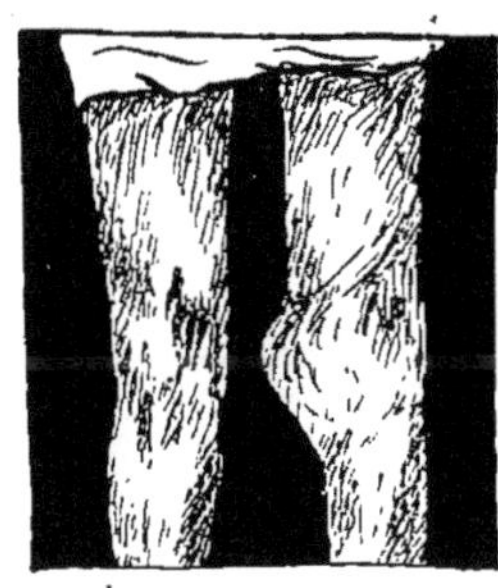

Fig. 584. — Forme hyperostosante sans fongosités, sans attitude vicieuse, avec hypertrophie du condyle interne. Pour les attitudes vicieuses, voy. fig. 597 et suiv.

C'est surtout après cette forme hyperostosante que l'on peut observer, après guérison, des névralgies persistantes : Guersant nous dit que de ce chef il aurait

(1) Notons la possibilité d'une ulcération de l'artère poplitée (Bard, Rochet). Dans le creux poplité, il faut signaler l'engorgement des ganglions, l'induration et la rétraction du tissu conjonctif capable d'enserrer les nerfs.

quelquefois été contraint à l'amputation, laquelle d'ailleurs, de nos jours, doit, dans ces conditions, céder le pas à la résection (Volkmann) ou à l'évidement. Celui-ci est indiqué lorsque persiste dans un des os un point bien limité, douloureux à la pression (1).

Étude radiographique. — Dans l'hydarthrose, il est de règle que, pendant une longue période, les os paraissent sains ou à peu près; on note cependant leur décalcification, d'ailleurs évidente à toute période sur les figures ci-jointes, et souvent un

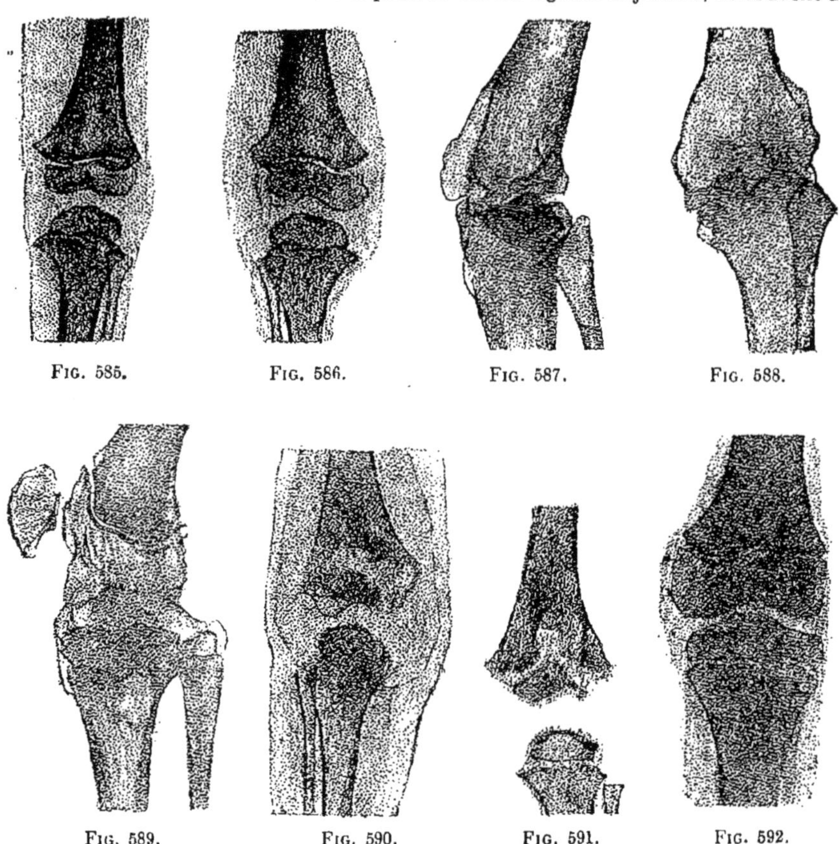

Fig. 585. Fig. 586. Fig. 587. Fig. 588.

Fig. 589. Fig. 590. Fig. 591. Fig. 592.

rétrécissement de la ligne articulaire, un certain *flou des lignes conjugales*, et l'on observe des cas graves, où pendant longtemps tout en reste là, avec un certain degré d'*hypertrophie des épiphyses*, au fémur surtout, qui est une caractéristique assez habituelle des radiographies en cas de tumeur blanche du genou (fig. 585 et 586, garçon de 4 ans; 17 mois de date; abcès froid intra-articulaire; tumeur blanche droite, mais radiographie postéro-antérieure). Sur les fig. 587 à 590 on note l'obscurcissement et même l'ossification prématurée des cartilages conjugaux ; fig. 596, cas ancien chez un garçon de 16 ans ; fig. 590, garçon de 10 ans et demi, chez lequel sur le profil on croirait l'interligne aboli, mais sur l'épreuve de face on voit qu'il n'en est rien, et il apparaît une

(1) Je ne l'ai vu qu'une fois, chez l'adulte.

lésion épiphysaire et bulbaire du fémur. Ces lésions bulbaires concomitantes sont loin d'être rares ; la fig. 591 en est un bel exemple, chez un enfant de 2 ans et demi, à suppuration rapide ; on les voit encore dans les fig. 590 et 612. Le cas de la fig. 592 est remarquable par l'importance des lésions diaphysaires tibiales.

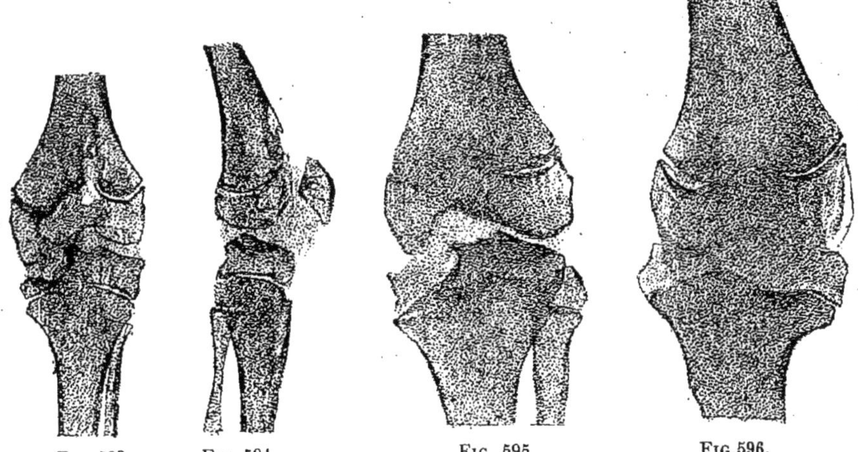

Fig. 593. Fig. 594. Fig. 595. Fig. 596.

Pour divers détails, et en particulier pour la radiographie du genu valgum ostéogénique, voy. pp. 426 et 429.

Attitudes vicieuses. — Dans une ostéo-arthrite tuberculeuse, l'évolution à peu près fatale est vers une attitude vicieuse où la *flexion* (1) débute et domine et où, comme de coutume, l'*ulcération compressive* (2) ne tarde pas à mettre obstacle au redressement.

L'origine est la *flexion directe* (3), qui, il est vrai, ne persiste pas souvent en cet état : c'est possible, cependant, jusqu'à la flexion complète avec contact de la jambe contre la cuisse. On sent, à la palpation, la poulie fémorale, libre, la

(1) Pourquoi cette flexion ? Peut-être, dans les formes avec épanchement, ou dans les formes douloureuses, le sujet cherche-t-il instinctivement la position de relâchement maximum (position de Bonnet), qui est ici la flexion entre 120 et 130°. Mais le fait principal est la contracture musculaire réflexe : à l'état normal, les fléchisseurs sont plus puissants et en outre ils s'atrophient moins que le triceps. Aussi est-il connu que l'ankylose fémoro-rotulienne, qui annihile l'action du quadriceps, est une prédisposition grave à la flexion tibio-fémorale. Peut-être la rotation en dehors est-elle due à la prédominance du biceps. — Sur les théories relatives à la genèse de la flexion, voy. A. Blencke, *Zeit. f. orth. Chir.*, 1901, t. III, p. 95 ; Ludloff, *ibid.*, 1904, t. XIII, p. 471 (en outre, détails anatomiques sur certaines formes d'ankylose non tuberculeuse). — Les documents anciens sur l'ankylose du genou ont été réunis par Lagrange, Th. d'agrég. en chir., Paris, 1883. — Voyez la thèse de Kanton, Berlin, 1908, d'après 814 cas, dont 398 étudiés en détail.

(2) Une mention suffira pour le rare *genu valgum* ou *varum* par effondrement d'une caverne du condyle externe ou interne (fig. 593 et 595).

(3) C'est à l'état de flexion simple qu'il faut établir le diagnostic avec la contracture hystérique, moins fréquente que celle de la hanche, mais certainement moins rare qu'on ne l'admettrait d'après les cas publiés : nous en avons, par exemple, vu plusieurs que nous n'avons pas publiés. La provocation par un trauma, et peut-être alors par un peu d'arthrite, est possible. Pitres aurait vu un cas d'erreur de diagnostic terminé par amputation. Les éléments de ce diagnostic sont les mêmes que pour la hanche, avec une facilité plus grande puisque l'articulation superficielle est aisée à palper (G. Lepinte, Thèse de Bordeaux, 1897-98, n° 39; Negrié et Binaud, *Gaz. hebd. Sc. méd.*, Bordeaux, 1898, p. 387).

rotule s'étant logée sous la face inférieure des condyles, en se déviant en général un peu en dehors. Presque toujours, il persiste quelques légers mouvements

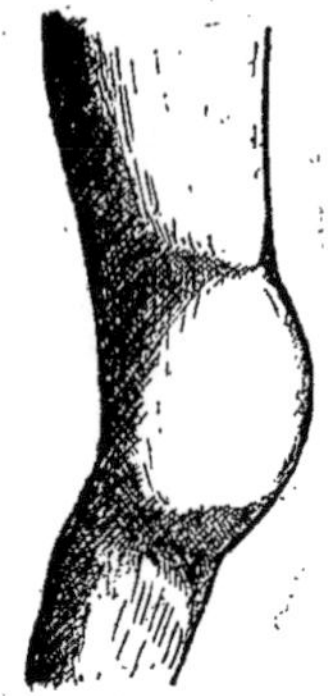

FIG. 597.
Début de flexion.

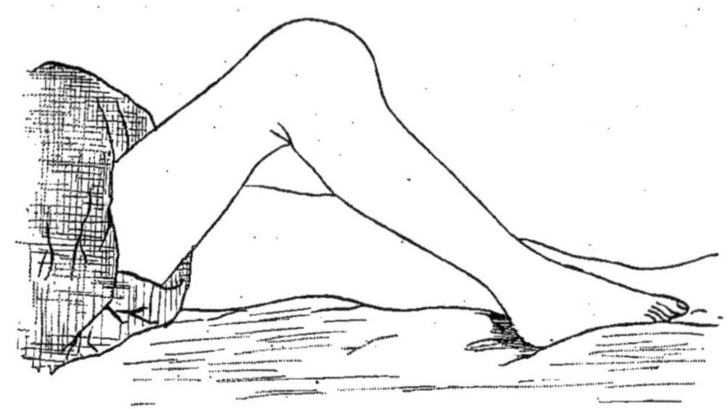

FIG. 598.
Flexion accentuée; début de rotation en dehors.

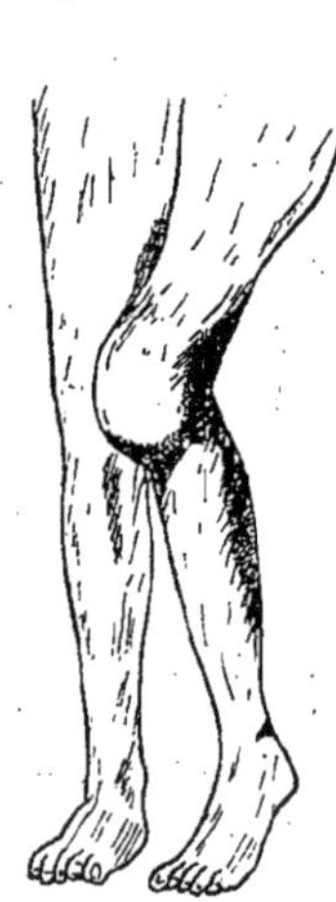

FIG. 599.

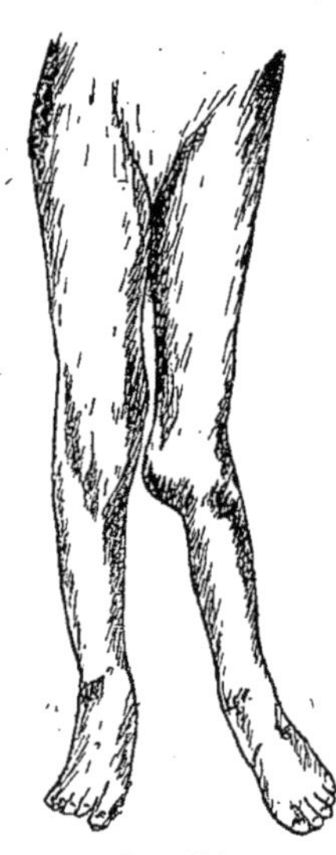

FIG. 600.

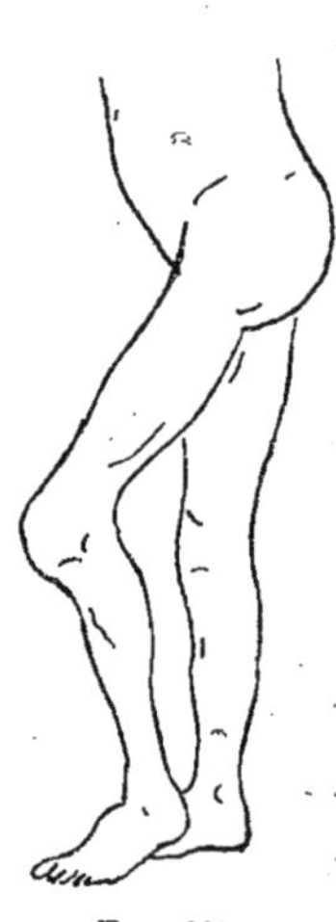

FIG. 601.

Genou angulaire complexe avec subluxation ; aspects sous différents profils, dans un cas hyperostosant, avec genu valgum. Radiographies, p. 426.

dans la néarthrose qui, par *ulcération compressive*, se forme entre les condyles fémoraux usés en arrière et le tibia arrondi, privé de ses ménisques rongés (1).

Presque sans exception, au bout de très peu de temps, à la flexion s'associent :

(1) Bonnet, Gosselin, Volkmann ont dit qu'il y avait diminution du diamètre transversal de l'épiphyse et augmentation du vertical, celle-ci mettant obstacle au retour en bas du tibia fléchi. On a objecté à cela que c'était une apparence, due à l'amincissement d'arrière en avant par l'ulcération compressive. Les radiographies montrent avec certitude l'allongement de l'épiphyse : et, à partir du moment où la flexion est constituée, cet allongement ne se fait qu'en avant, la partie postérieure étant rongée. Mais il y a en outre élargissement (voy. p. 423).

1° de la rotation en dehors ; 2° une incurvation tibiale, que nous étudierons plus loin en détail. De là ce qu'avec Guillemain on peut appeler le *genou angulaire complexe*, dû à une subluxation du tibia en arrière avec rotation en dehors autour du condyle interne. Celui-ci est à peu près normal, parfois même hyperostosé, tandis que la tête tibiale, usée comme dans le cas précédent quoique aux dépens

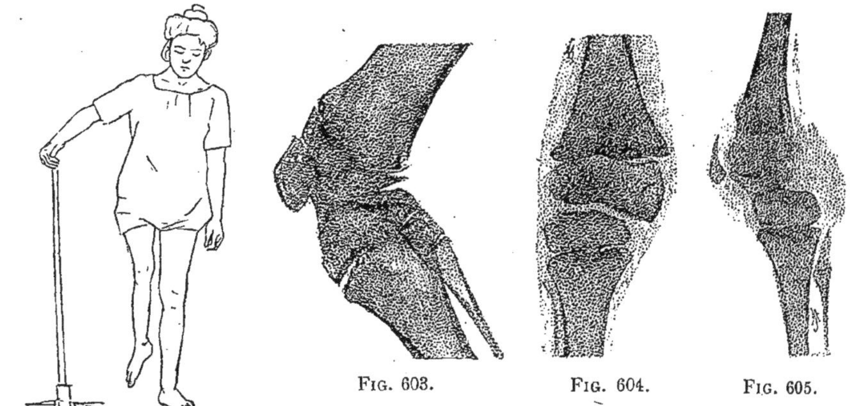

FIG. 603. FIG. 604. FIG. 605.

FIG. 602. — Raccourcissement atrophique.

On voit, sur la fig. 603, l'aspect radiographique de la flexion simple dans un cas ancien. Les fig. 604 et 605, 606 et 607, sont des vues de face et de profil de deux sujets ; sur les vues de face, notez les lésions des épiphyses (cf. p. 423); sur les profils, on apprécie les degrés de la luxation en arrière ; sur la fig. 608, incurvation du fémur à convexité antérieure (face, fig. 609).

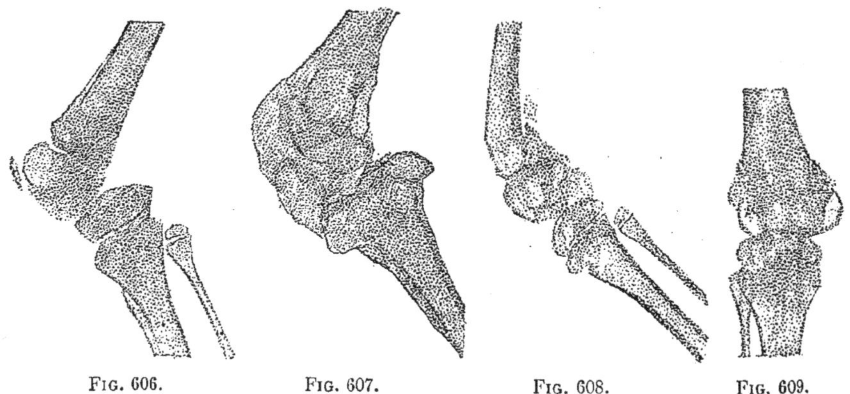

FIG. 606. FIG. 607. FIG. 608. FIG. 609.

du plateau interne surtout, est reçue dans une cavité que l'*ulcération compressive* a creusée derrière le condyle externe et la partie voisine de l'échancrure intercondylienne; la rotule repose sur le condyle externe, sur lequel elle descend moins que dans le cas précédent.

Dans cette forme, l'*aspect de profil* est à peu près le même que celui de la flexion simple, quoiqu'un observateur exercé note tout de suite que la tête du péroné est anormalement saillante, et que, d'autre part, la diaphyse tibiale dans sa partie supérieure est oblique en haut et en avant. La flexion, dans cette forme, ne dépasse guère 120° à 130° : le sujet corrige par de l'équinisme le raccourcissement qui en résulte, et au besoin par de la flexion sur le membre sain. C'est sur la *vue de face* que la déviation en dehors est reconnue : au début, nous voyons le pied se mettre en rotation externe, et à mesure que le cas s'aggrave, une dépression apparaît en dedans, au-dessous du condyle interne anormalement saillant.

La troisième difformité souvent observée est la *luxation complète du tibia en arrière* (1) : mais celle-ci n'est jamais le résultat de l'arthrite abandonnée à elle-même ; elle est *provoquée par une thérapeutique mal dirigée*. Dans les deux cas précédents, la flexion prolongée a pour conséquence la rétraction du ligament postérieur, conservé et même induré ; en outre, l'appui du tibia a lieu en arrière des condyles fémoraux, dans une cavité dépolie où se fixe sa tête également

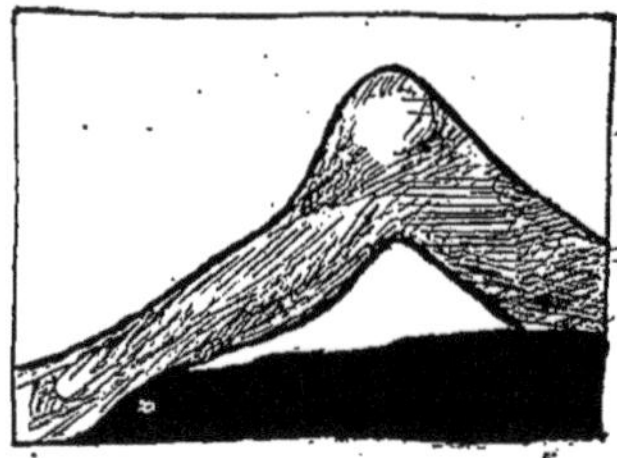

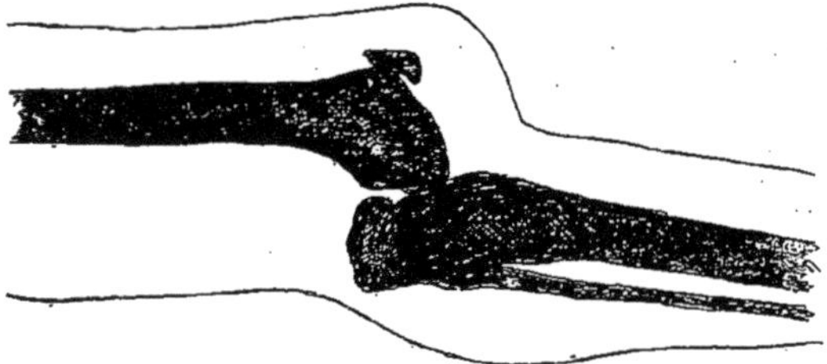

FIG. 610. — Aspect extérieur dans un cas de luxation en levier, dont le radiogramme est donné fig. 611.

dépolie. Si donc on veut redresser la flexion par simple mouvement de charnière, il est obligatoire que, fixée par le ligament postérieur, l'extrémité supérieure du tibia subisse en arrière une *luxation en levier*. Sa surface articulaire devient horizontale, et le membre vu de face paraît dans la rectitude. Mais sur le profil on voit que l'axe tibial est en arrière de celui du fémur, auquel il est parallèle ; les condyles fémoraux font en avant une saillie considérable, tandis qu'en arrière et au-dessus d'eux bombe le creux poplité soulevé par le tibia ; le diamètre antéro-postérieur du genou est à peu près doublé ; le membre est raccourci et d'une solidité insuffisante, car l'appui du fémur sur le tibia est nul et le petit point de contact tangentiel qui persiste ne donnera jamais lieu à une bonne ankylose.

TROUBLES ET DÉVIATIONS OSTÉOGÉNIQUES. — Le genou est l'articulation pour laquelle on a le plus étudié l'*allongement atrophique* des os correspondants. De mensurations récentes il résulte que, pendant les périodes initiales, la majorité des membres est allongée, cet allongement provenant surtout du fémur et restant modéré, de un demi à 2 centimètres; mais Ménard l'a vu de 6 centimètres; puis dans les vieilles tumeurs blanches survient le raccourcissement, celui-ci ayant coutume de surpasser l'allongement (fig. 602).

Cette activité accrue de l'ostéogénèse peut avoir pour résultat une *hypertrophie*

(1) Dans les auteurs anciens on trouve quelques observations de luxation en avant (A. Cooper : genou ankylosé, hyperextension à angle droit) ou latéralement (Duval, Fleury, Malgagne). A vrai dire, elles manquent de précision.

des condyles fémoraux; si celle-ci est symétrique, elle serait, d'après Ludloff et Mikulicz, une cause importante de subluxation du tibia. Quand elle est asymétrique, il en résulte une déviation du tibia en dehors, en dedans ou en avant, c'est-à-dire en *genu valgum, varum* ou *recurvatum*, selon que l'accroissement est plus rapide en dedans, en dehors ou en arrière. Le *genu varum* est assez rare pour être négligeable.

Le *genu valgum* au contraire est fréquent, mais aisément masqué par la flexion avec rotation en dehors à laquelle il est généralement associé ; le condyle interne est saillant, par hypertrophie vraie, quoi qu'on en ait dit. Dans une première variété, où il n'arrive pas souvent à un degré accentué, il est primitif et s'observe dans des ostéo-arthrites assez récentes ; son origine à peu près constante est dans le fémur. Dans une seconde variété, il est, avec un certain degré de *genu recurvatum*, un élément du *genou angulaire complexe* avec *inflexion dia-épiphysaire du tibia* (1). L'extrémité inférieure du fémur est déjetée en dedans, et au-dessous d'elle le haut du tibia décrit une courbe qui regarde en bas, en avant et en dedans. Les sujets ont alors très souvent subi, à un moment donné, un redressement brusque pour ankylose en flexion, mais, quoi qu'on en ait dit, ce n'est pas obligatoire.

L'inflexion du tibia en genu recurvatum pur, sans genu valgum, est possible, mais rare. De même sont rares les inflexions sans subluxation concomitante.

Des inflexions analogues, mais bien moins fréquentes, peuvent avoir pour siège

(1) Quand on pratique le *redressement brusque* d'un genou fléchi où le tibia appuie en arrière d'un condyle allongé, si la luxation en levier (voy. p. 427) n'a pas lieu, c'est le cartilage conjugal (ici extra-ligamentaire) qui cédera en arrière et s'écrasera en avant. C'est une origine fréquente de cette *incurvation dia-épiphysaire.* Mais d'après SONNENBURG, qui l'un des premiers a précisé ces détails (*Deut. Zeit. f. Chir.*, 1876, t. VI, p. 489), chez le *sujet couché*, il se produit quelque chose d'analogue : le membre un peu fléchi reposant sur le bord externe du pied porte à faux et la ligne conjugale se laisse infléchir ; chez l'adulte, le cartilage n'existe plus, mais l'ostéoporose liée à la tuberculose articulaire donne à l'os une certaine malléabilité, en raison de laquelle le phénomène se produit, quoique bien moins. Un enfant qui *marche en équinisme*, membre raccourci par une ankylose du genou en flexion, tend à poser ce pied sur le bord interne, d'où forcément rotation en dehors du tibia et mécanisme lent d'inflexion conjugale identique à celui du redressement brusque. — Pour tous les détails relatifs à ces déviations ostéogéniques du genou et la bibliographie, je renvoie à la thèse de mon élève ED. ROLAND (Paris, 1904-1905, n° 127). — Pour les incurvations du fémur par ankylose du genou en flexion, voy. BRAUN, *Zeit. f. orth. Chir.*, 1896, t. IV, p. 536 ; sur une inflexion fémorale simulant la luxation du tibia en arrière, MOUCHET et DREYFUS, *Rev. d'orthop.*, 1903, p. 457 (femme : 32 ans ; début onze ans auparavant ; résection, consolidation en trois mois). — L'*hypertrophie des condyles fémoraux*, allongés dans le sens vertical, était considérée par Volkmann comme un obstacle au retour en avant du tibia fléchi, passé par conséquent au contact de la partie postérieure de ces condyles ; puis on a cru que cet allongement était plus apparent que réel, provenait de l'impression relative due à l'amincissement de l'os dans le sens antéro-postérieur, par ulcération compressive des condyles en arrière ; les mensurations, surtout depuis que nous possédons la radiographie, démontrent la réalité de cette hypertrophie quelquefois considérable de l'épiphyse. — L'inflexion de l'épiphyse tibiale n'est qu'un cas particulier du *genu recurvatum des ankyloses du genou* en flexion, quelle que soit la cause de ces ankyloses; on en trouvera de toutes les origines dans R. LE FORT, *Arch. gén. de Chir.*, 1907, t. I, n° 5, pp. 273 et 285). — Les déformations secondaires au genu recurvatum sont l'équinisme du pied et l'inclinaison du bassin en avant (qui inversement sont parmi ses conditions de production ; voy. Coxalgie, p. 456. — L'ankylose en flexion a pour conséquence l'incurvation à convexité antéro-postérieure du fémur d'après König, Braun (voy. A. SCHARFF, *Zeit. f. orth. Chir.*, 1900, t. VI, p. 38. — Je signalerai ici une autre difformité secondaire, le pied creux fréquent d'après C. Audry, surtout après résection, et dû à la parésie du triceps sural.

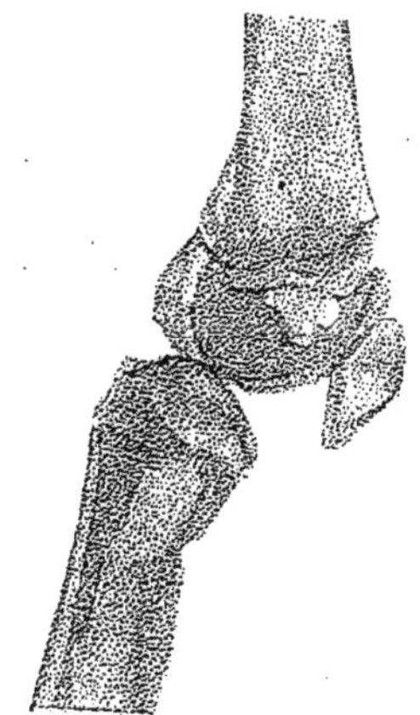
FIG. 611. — Infraction du tibia en genu recurvatum, par redressement brusque ; foyer bulbo-épiphysaire du fémur.

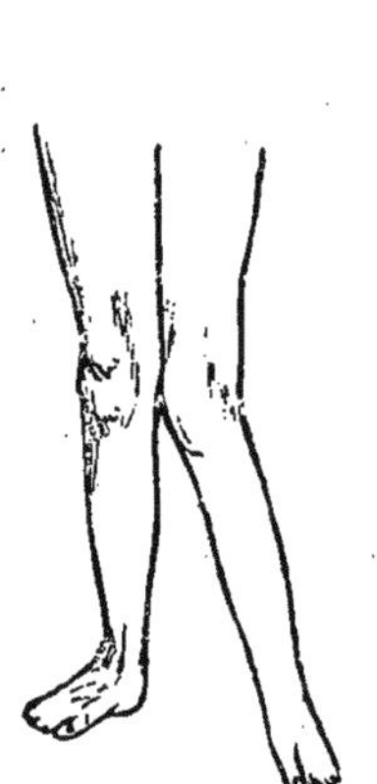

Fig. 612. — Genu valgum et allongement.

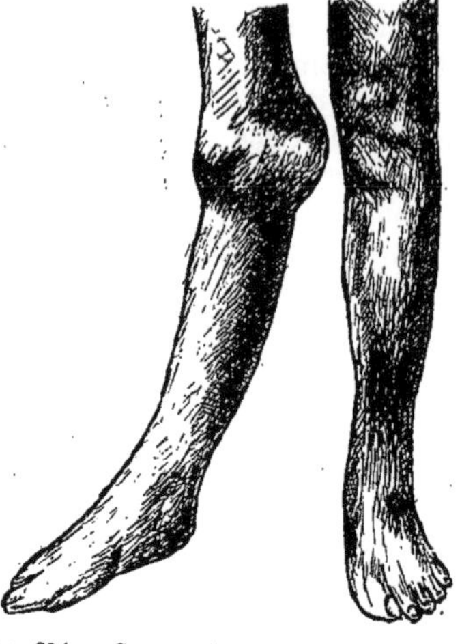

Fig. 614.— Genu valgum et hypertrophie du condyle interne.

Genu valgum primitif de la tumeur blanche du genou.

Ce genu valgum peut exister sans flexion, sur des membres qui n'ont pas été soumis au redressement. Il s'accompagne souvent d'allongement du membre ; cliniquement, on le voit souvent associé à l'hypertrophie du condyle interne, dans la forme sèche, hyperostosante (fig. 614 et voy. pp. 422 et 425). Il est d'ailleurs à noter que la plupart du temps, dans les ostéo-arthrites tuberculeuses au début, il y a hypertrophie des épiphyses, et surtout de celle du fémur. Dans l'ensemble, cela se juge par comparaison des deux radiographies de profil (voy. fig. 615 et 616 ; garçon de 5 ans). D'ordinaire l'hypertrophie est plus marquée sur le condyle interne, ainsi qu'on s'en rend compte par mensuration des épiphyses sur radiographie antéro-postérieure ; une différence de 5 millimètres (fig. 617 et 618 ; garçon de 14 ans) n'est pas rare.

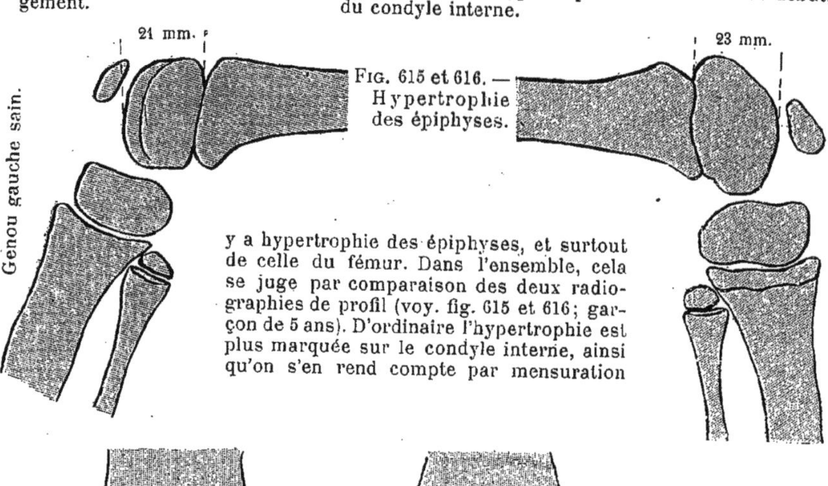

Fig. 615 et 616. — Hypertrophie des épiphyses.

Ces déviations latérales sont différentes de celles qui sont dues à l'usure d'un condyle, sur le tibia en particulier (voy. p. 404, fig. 593 et 595, genu valgum)

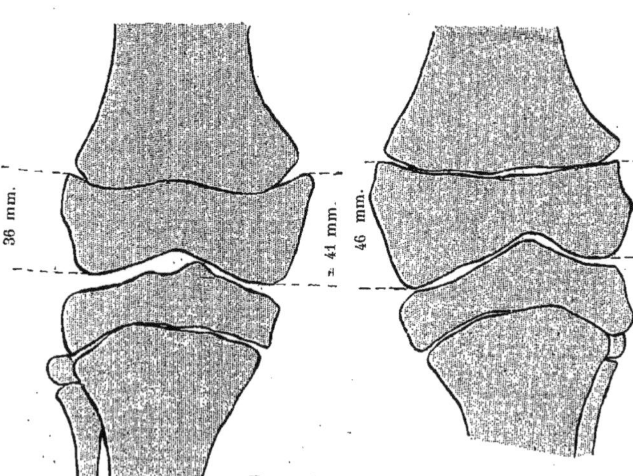

Fig. 617. Fig. 618.

le *fémur*, dont on a d'autre part observé l'*incurvation à convexité antérieure* comme conséquence de l'ankylose du genou en flexion.

Ces déviations ostéogéniques sont utiles à connaître pour établir le diagnostic de la subluxation en arrière et en dehors, à laquelle, nous le répétons, elles sont souvent associées, mais dont elles peuvent être indépendantes. Au premier coup d'œil, la saillie du condyle peut en imposer, mais à la palpation, en repérant bien l'interligne articulaire, on détermine sans peine si le tibia est en place sous le fémur, et on a enfin par la radiographie une preuve sans réplique.

Pronostic. — Dans les cas simples, l'ostéo-arthrite tuberculeuse du genou ne doit pas être considérée comme guérie avant trois ans, dont deux ans d'immobilisation complète.

S'il n'y a pas suppuration, le pronostic fonctionnel définitif dépend de l'attitude du membre, donc du traitement.

Une ankylose bien rectiligne est un résultat excellent. La persistance d'un peu de flexion permet la marche à peu près sans boiterie, mais est quelquefois l'origine de tiraillements douloureux et même d'entorses à répétition. Le retour complet des mouvements est possible, quoique rare, et d'un pronostic favorable. Les cas les plus mauvais sont ceux où les muscles sont très atrophiés, où la laxité ligamenteuse reste considérable et où il persiste des mouvements de latéralité : certains de ces malades sont voués pour toute leur vie à un appareil de soutien, et il en est chez lesquels on finit par une résection.

Le genu valgum avec allongement du membre constitue une infirmité notable ; la flexion avec rotation en dehors, une infirmité grave, quoique permettant presque toujours la marche sans canne.

La suppuration devenant fistuleuse assombrit très nettement le pronostic. Une fois installée l'infection mixte, avec ses décollements multiples et ses grands abcès demi-chauds, la surface malade est suffisante pour que la septicémie menace la vie : mais la région est disposée anatomiquement de façon à ce que l'amputation soit alors efficace.

Dans les formes hyperostosantes, la durée est souvent très longue. A partir du moment où une arthrite fongueuse suppure, il est impossible de donner une moyenne de temps : tel cas guérit après ponction presque comme une forme non suppurée ; tel autre finit par une amputation après huit ou dix ans. Il est vrai qu'alors il y a presque toujours eu traitement défectueux.

Les réchauffements du mal sont, après cicatrisation des fistules, moins à craindre que dans la coxalgie, mais ils ne sont pas rares, même tardivement, après entorse d'une ankylose.

Traitement (1). — Pour l'immobilisation, la compression, etc., voyez les généralités, pp. 355 et 404.

(1) Sur le traitement de la tuberculose du genou et ses indications générales, voy. : König, *Berl. kl. Woch.*, 1903, p. 209 ; Hoffa, *ibid.*, 1904, pp. 13 et 43 ; Filipello, *Arch. di Ortop.*, 1901, p. 330 ; W.-R. Townsend, *Journ. of the am. med. Ass.*, 1901, t. XXXVI, p. 104 ; O. Hessinger, Dissert., Berne, 1906 ; G. Impallomeni (élève de Kirmisson), *Arch. int. de Chir.*, Gand, 1909, t. IV, p. 447. — Cresson, Th. de Paris, 1904-05, n° 265. — Pour les méthodes opératoires en particulier, nous citerons quelques partisans des interventions précoces : B. Barlow, *Am. journ. of Orth. Surg.*, 1903-1904, t. I, p. 381 ; W. Thomson, *Brit. med. Journ.*, 1905, t. I, p. 68 ; R. Stegmann, *Wien. med. Woch.*, 1905, p. 713.

Chez l'adulte, dans les tumeurs fongueuses non suppurées, et dans les formes suppurées où cependant l'on juge que, sans trop de perte de longueur, on dépassera les limites du mal, la *résection franche*, typique, extra-capsulaire même, est souvent une excellente opération (1) : en trois ou quatre mois elle donne au malade un membre droit, solide, débarrassé de tuberculose. Passé 40 à 45 ans, elle devient médiocre, parce que la consolidation fait parfois défaut.

Chez l'enfant, la question n'est pas du tout la même. On réussit sans doute la plupart du temps l'ablation complète des fongosités, d'où guérison locale définitive et excellent résultat immédiat. Mais, avec le temps, ce résultat devient presque toujours déplorable (2) sans que nous y puissions rien, l'infirmité étant due : 1° au raccourcissement et aux déviations du membre par troubles ostéogéniques ; 2° à la flexion progressive (3).

Le genou étant formé par les deux épiphyses fertiles du membre, il est naturel que sa résection soit celle où on observe au maximum le *raccourcissement par suppression des cartilages conjugaux*. On a espéré que la suractivité des épiphyses opposées serait compensatrice, et en effet elle l'est un peu, au début (4). Mais au total c'est un leurre, et les enfants opérés jeunes ont, une fois la croissance terminée, un membre auquel il manque 15, 20, 30 centimètres (voy. fig. p. 432).

Aussi a-t-on eu l'idée d'abraser les épiphyses en conservant les cartilages conjugaux (5), au moins dans leurs parties saines, car il n'est pas rare qu'il faille les évider par places. Or, l'arrêt d'ossification n'est guère moindre et, en outre, les

(1) Il y a quelques années, on a voulu la systématiser, ce qui est exagéré, et actuellement il en résulte une réaction qui dépasse peut-être le but. Le raccourcissement progressif y est inconnu ; la flexion secondaire par consolidation imparfaite n'y existe que dans 8 p. 100 des cas (Gross). Cette résection précoce sera extra-capsulaire, pour enlever le genou comme une tumeur.

(2) Les documents relatifs à ces déviations secondaires ont été réunis par Gross (*Congrès français de chirurgie*, 1895, p. 116) et son élève André (Th. de Nancy, 1895-1896, n° 20). Nous citerons encore les mémoires de : Petersen, *Arch. f. kl. Chir.*, 1886, t. XXXIV, 1902, p. 444 ; Paschen, *Deut. Zeit. f. Chir.*, 1874, t. IV, nos 5 et 6, p. 441 ; Hofmeister, *Beitr. z. kl. Chir.*, 1903, t. XXXVII, fasc. 1-2, p. 175. — Certains auteurs ont soutenu que l'atrophie du membre était due non pas à la résection, mais à la lésion du genou, trop longtemps immobilisé, opéré trop tard, d'où indication (revue crit. de Fowler, *Ann. of Surg.*, 1889, t. IX, p. 439), au contraire, à opérer de très bonne heure. En France, nous n'avons guère eu que Felizet (thèse d'Harou, Paris, 1893-1894, n° 423) qui se soit obstiné dans cette opinion, pour tous les autres scientifiquement insoutenable. Nous avons été assez surpris de trouver encore quelques partisans de la résection chez l'enfant ; par exemple c'est le traitement que préféreraient encore Bruns (d'après son élève Blauel, *Beitr. z. kl. Chir.*, 1904, t. XLII, fasc. 1, p. 1) malgré 44,9 p. 100 d'attitudes vicieuses chez l'enfant (et 10 p. 100 chez l'adulte) ; Townsend (*N. Y. med. Journ.*, 1899, t. LXXIX, p. 436) qui croit pouvoir éviter les déviations secondaires. — Sur les résections du genou, consultez encore : W. Hessert, *Ann. of Surg.*, 1904, t. XXXIX, p. 131 ; M. Draudt, *Beitr. z. kl. Chir.*, 1905, t. XLVIII, p. 737 ; Chastenet de Géry, *Gaz. méd.*, Nantes, 1906, p. 407 (un cas avec séquestres cunéiformes) ; J. Mahr, Dissert., Kiel, 1903 (déviations chez les enfants) ; thèses de Augier, Lille, 1905-1906, n° 29 ; Niel, Montpellier, 1902-1903, n° 42 ; François, Toulouse, 1904-1905, n° 596 ; Mattei, Montpellier, 1905-1906, n° 30 ; Hartemann, Nancy, 1901-1902, n° 16.

(3) Étant donnée cette pathogénie, nous serions surpris que, malgré Mosetig Moorhoff (Damianos, *Deut. Zeit. f. Chir.*, 1903, t. LXVIII, fasc. 1, p. 50), le « plombage » iodoformé pût un jour permettre de réhabiliter la résection précoce.

(4) Mme Nageotte-Wilbouschewitch, *Arch. méd. enf.*, 1904, p. 671 (opérés de Felizet).

(5) D'après Ollier, à 4 ans on ne peut scier plus de 15 millimètres de fémur au-dessus du plan condylien sans entamer en dehors le cartilage conjugal, et jamais plus de 30 à 35 millimètres ; quant à l'épiphyse tibiale, au centre elle est toujours fort mince. — Sur un ancien réséqué d'Esmarch, Petersen a vérifié à l'autopsie un allongement compensateur (d'ailleurs insuffisant) entre la tête fémorale et le petit trochanter. Ollier a signalé les allongements primitifs suivis de raccourcissement ; dans un cas de Petersen (mince tranche de résection

parties conservées poussant irrégulièrement, le membre subit des déviations en *genu valgum*, plus rarement en *genu varum* ou *recurvatum*, quelquefois énormes.

Dans les deux cas, enfin, l'ankylose osseuse n'est généralement pas obtenue,

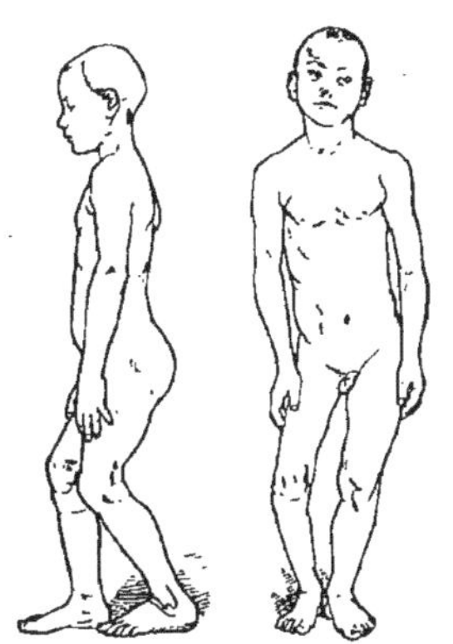

FIG. 619 et 620. — Résection intra-épiphysaire avec flexion et varus secondaire.

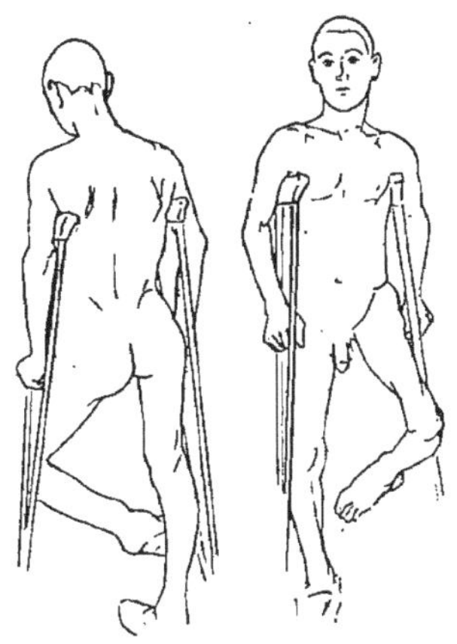

FIG. 621 et 622. — Même difformité, telle qu'il fallut amputer.

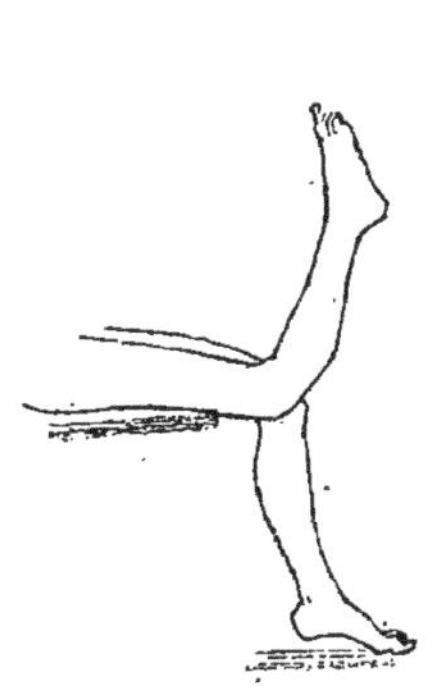

FIG. 623. — Genu recurvatum après résection (Vautrin).

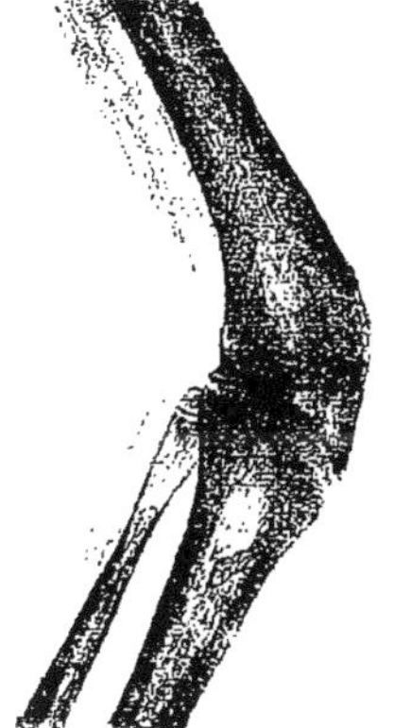

FIG. 624. — Flexion par résection intra-épiphysaire.

FIG. 625. — Luxation brusque après résection intra-épiphysaire.

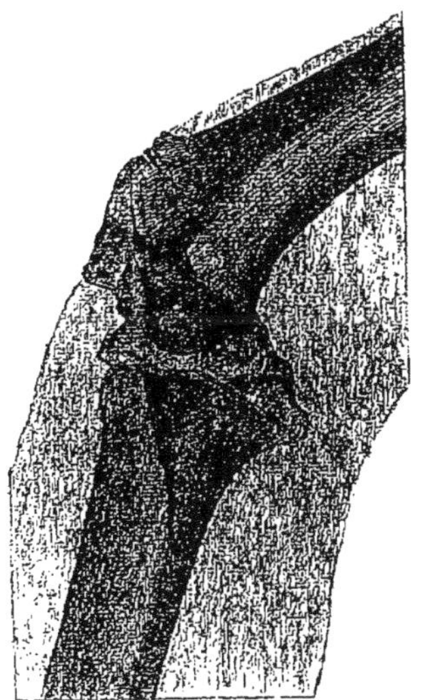

FIG. 625.

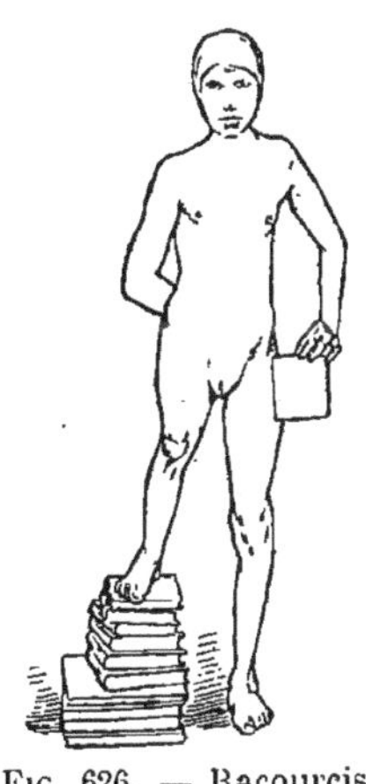

FIG. 626. — Racourcissement énorme et genou ballant.

comme le démontrent certaines autopsies tardives. Il est possible que de là résulte un vrai *membre ballant*, bon à amputer. Quand on obtient une consolidation au premier abord bonne, mais en réalité fibro-cartilagineuse, il est de règle que la *flexion progressive*, allant à l'angle droit, vienne rendre le sujet définitivement

intra-épiphysaire, au bout d'un an il y avait 3 centimètres d'allongement ; puis flexion et raccourcissement progressifs. — Un cas de *genu recurvatum* est publié (quatre ans après la résection) par ZANI METAXAS (*Rev. Orthop.*, novembre 1902, n° 6, p. 415), qui cite des cas analogues (mais moindres) de J. Bœckel, de Bothe ; traité par ostéomie du fémur ; reste 10 centimètres de raccourcissement.

infirme. Cette flexion est d'autant plus facile qu'on a, pour réséquer, coupé le tendon rotulien. Si, par hasard, on obtient la soudure osseuse, la flexibilité des cartilages conjugaux conservés suffit à permettre la difformité.

Ces difformités, dont tous les chirurgiens n'ont pas tardé à reconnaître la fréquence extrême (au moins la moitié des cas, si on néglige les cas légers), ont été un des principaux motifs pour lesquels Volkmann a préconisé l'*arthrectomie*, que mieux vaut appeler *synovectomie*. Après avoir eu quelque vogue à l'étranger (1), cette opération a été à peu près complètement délaissée. En effet :

1° Même si les os sont sains, le nettoyage des fongosités en arrière est impossible si les condyles fémoraux sont conservés ; à moins qu'on n'aille les chercher directement après avoir récliné les vaisseaux poplités (2) ;

2° Chez l'enfant tout au moins, et pour les cas où il est permis de songer à opérer, les lésions osseuses sont à peu près constantes ; si bien qu'à la synovectomie souvent on a tout de suite ajouté l'évidement. Mais souvent aussi, par exemple si elles occupent les condyles fémoraux en arrière, on ne les voit pas et dès lors l'opération reste incomplète ;

Ces deux causes font que les *récidives* sont fréquentes, d'où fistules et souvent amputation secondaire ;

3° Lorsque l'enfant guérit, il est aussi exposé (sinon plus) à la flexion progressive qu'après la résection (Gross et André, Mandry, Blencke).

Pour éviter les flexions progressives, on a conseillé de compléter résection ou arthrectomie par une *ténotomie* ou une *transplantation du couturier et des fléchisseurs en avant*, sur les parties latérales du tendon rotulien. On a même pratiqué cette opération à elle seule pour prévenir ou corriger la flexion d'une arthrite, soignée ensuite par le traitement orthopédique.

Le *traitement* de ces troubles ostéogéniques donne peu de satisfaction. Contre le raccourcissement progressif, nous n'avons que la prothèse ; si en outre le membre est ballant, il faut amputer. Les *déviations secondaires* (3) sont à peu près corrigées, si on agit de bonne heure, par des appareils redresseurs très bien ajustés et portés pendant toute la période de croissance. Une fois constituées, on s'est attaqué à elles par le redressement sous chloroforme, par l'ostéotomie, par la résection itérative ; mais trop souvent il n'y a qu'à recourir à l'amputation.

(1) **Arthrectomie**. — VOLKMANN, *Centr. f. Chir.*, 1885, p. 137, et thèse de HEIDENHAIN, Halle, 1886 ; NEUGEBAUER, *Deut. Zeit. f. Chir.*, 1889, t. XXIX, p. 379 ; SENDLER, *ibid.*, 1889-1890, t. XXX, p. 107. — Discussions défavorables à la *Société de Chirurgie*, Paris, 1888, p. 218, 221, 245, à propos du rapport de Chauvel sur un mémoire de Delorme (adultes), et 1900, p. 1113 (Mignon). — Mauvais résultats éloignés (V. ROCHET, *Mercredi méd.*, Paris, 1892, p. 1), chez les adultes comme chez les enfants. — Pour les déviations secondaires, voyez, p. 431, la thèse citée d'ANDRÉ ; certains auteurs (Jaboulay, Vallas, Albertin) pensent, il est vrai, que c'est seulement en rapport avec l'évolution naturelle, que simplement l'arthrectomie n'a pas changée (discussion sur un cas de BÉRARD, *Soc. de Chir.*, Lyon, 1901-1902, t. V, p. 262). — ALBERTIN (*Arch. prov. de Chir.*, 1895, pp. 289 et 384), qui d'ailleurs avait évidé l'os malade, a fait une arthrodèse du genou pour se mettre à l'abri de la flexion tardive ; voy. du même *Soc. Chir.*, Lyon, 1902, t. V, pp. 53 et 74 (disc.). — CLAVEL, Th. de Lyon, 1899-1900, n° 111. — **Transplantation du couturier et des fléchisseurs**. — HEUSNER, *Deut. med. Woch.*, 1901, n° 22, p. 352 ; BRUNS, *Centr. f. Chir.*, 1901, p. 159 ; H. SOULIÉ, *Péd. prat.*, 1907, p. 101. — S. KOFMANN (*Centr. f. Chir.*, 1907, n° 15, p. 417) préfère implanter le couturier sur le droit antérieur.

(2) ZEZAS, *Centr. f. Chir.*, 1886, n° 28, p. 481.

(3) Cf. LEROY et DRUCBERT, *Echo méd. du Nord*, 1906, p. 404.

Traitement des attitudes vicieuses (1). — Simple ou complexe, *la flexion du genou doit être redressée* (2); mais, à partir du moment où il y a subluxation en arrière, nous avons vu (p. 427) que le simple *mouvement de charnière* a pour conséquence obligatoire la *luxation complète* (3). Il faut donc y renoncer.

Le procédé de choix consiste, pour les cas très accentués, à soumettre d'abord le membre à l'*extension continue*, ce qui donne peu de redressement, mais rend de la souplesse. Après 5 à 6 semaines, on agit comme pour les cas ordinaires, où l'on a de bons résultats en appliquant un grand appareil plâtré roulé, derrière lequel on met une attelle de bois, épaisse, rigide, bien appuyée à l'ischion et au talon, puis pendant que l'appareil sèche on enroule, en serrant assez, une *bande élastique* autour de l'attelle et du genou, dont le creux poplité porte à faux. Seuls les cas à subluxation longtemps négligée résistent à plusieurs appareils appliqués de la sorte, à quelques semaines d'intervalle.

On peut arriver au même résultat avec des *appareils orthopédiques* bien moulés, en celluloïd, pourvus d'une tige formant ressort redresseur. Les appareils d'un type analogue sont surtout à recommander pour lutter contre les déviations ostéogéniques (voy. p. 427).

Dans les cas rebelles, si l'ankylose n'y est pas complète, on aura recours au *redressement sous chloroforme, en plusieurs séances successives*, dans lesquelles on évite souvent la luxation en arrière si, deux aides exerçant sur le membre l'extension et la contre-extension, le membre étant bien à plat sur la table, donc le creux poplité portant à faux, on écrase de haut en bas le genou par pression directe.

Il se produit ainsi un écrasement des épiphyses (4), qui sont rendues friables par la maladie, quelquefois une fracture sus-condylienne du fémur, mais le résultat final est bon, pourvu qu'on appareille pendant très longtemps ce membre, où la récidive de la flexion est pendant très longtemps à craindre (5).

Pour faciliter ces redressements, d'assez nombreux orthopédistes font dans le creux poplité la *section des tendons fléchisseurs :* elle nous paraît rarement utile (6).

(1) Presque toute la discussion de la Société allemande d'orthopédie en 1904 (voy. p. 410) a roulé sur les attitudes vicieuses du genou et de la hanche. Nous citerons ici quelques autres travaux : J.-C. ROBERTS, *Ann. of Surg.*, 1905, t. XLI, p. 283 (articulation compensatrice entre le tibia et les cartilages semi-lunaires); L. HEUSSNER, *Deut. med. Woch.*, 1901, p. 352; ROSENBERG, Dissert., Königsberg, 1903.

(2) De l'ankylose du genou en flexion résulte forcément un *raccourcissement* proportionnel à cette flexion. S'il ne dépasse pas chez l'adulte 5 à 6 centimètres, il favorise la marche plus qu'il ne la gêne (comme dans l'ankylose rectiligne après résection); jusqu'à 12 centimètres, il est corrigé par l'abaissement du bassin, d'où scoliose compensatrice à convexité lombaire du côté abaissé; au delà, le malade rend au membre de la longueur en mettant le pied en équinisme; et quand enfin, après 15 centimètres environ, cette ressource est épuisée, le sujet marche et se tient en équilibre par flexion du membre sain.

(3) R. WHITMANN (*Am. Journ. of med. Sc.*, mai 1903, t. CXXV, p. 770) agit en plusieurs séances en fixant la jambe et en se servant du fémur comme levier, à l'aide de manœuvres assez complexes.

(4) Cet écrasement osseux, qui est la condition du redressement, pourrait avoir comme conséquence exceptionnelle l'embolie graisseuse mortelle (PAYR, *Münch. med. Woch.*, 1898, n° 28, p. 885).

(5) Certains orthopédistes modernes croient avoir inventé le redressement par séances successives. Les procédés variant, évidemment, d'un chirurgien à l'autre, c'est depuis des années la méthode de tout le monde. C'est déjà celle de Verduc.

(6) Sur les *transplantations des fléchisseurs*, voy. p. 433.

Le redressement brusque peut être effectué en une séance, si on voit que, sous le chloroforme, on augmente sans peine la flexion, si les tendons ne sont pas très rétractés et surtout si les parties molles du creux poplité ne sont pas cicatricielles, indurées, avec la marque de fistules anciennes. Dans ces dernières conditions, en effet, les opérateurs anciens ont provoqué des *ruptures* de la peau postérieure, des muscles et tendons et, chose plus grave, des *vaisseaux poplités* (1). Ceux-ci conservent presque toujours leur longueur, sont flexueux et se redressent bien, à moins qu'ils ne soient englobés dans le tissu cicatriciel. Le nerf sciatique poplité externe est quelquefois paralysé par élongation (2).

Nous avons mentionné (p. 428) l'influence du redressement sur la genèse de l'inflexion supérieure du tibia.

Le réveil et la suppuration de vieux foyers mal éteints sont exceptionnels.

Traitement de l'ankylose. — Lorsque le processus tuberculeux est éteint, l'*ankylose fémoro-tibiale* dans la rectitude sera toujours respectée. L'ankylose en

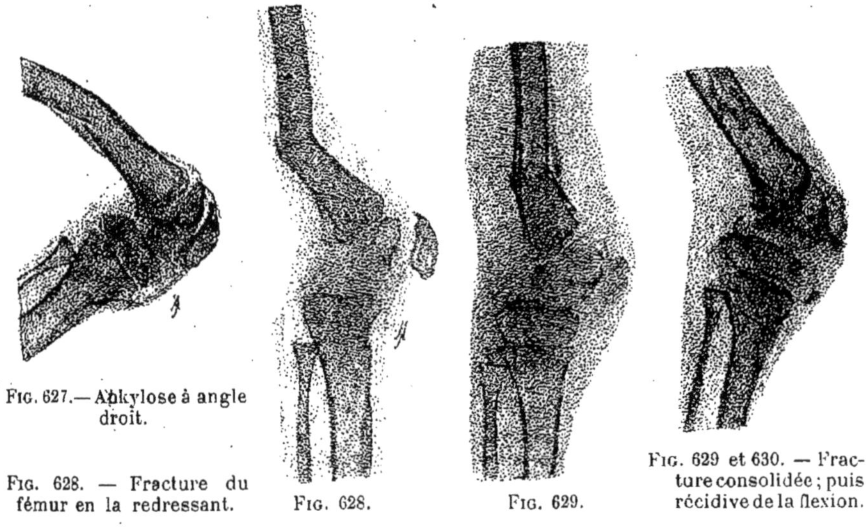

FIG. 627. — Ankylose à angle droit.

FIG. 628. — Fracture du fémur en la redressant.

FIG. 628.

FIG. 629.

FIG. 629 et 630. — Fracture consolidée ; puis récidive de la flexion.

mauvaise position, qu'elle soit osseuse (fait rare) ou fibreuse serrée, peut être traitée par :

1° L'*ostéoclasie du fémur*, d'abord réalisée accidentellement dans des chutes (3) ou dans des essais de redressement, puis pratiquée de parti pris, soit manuelle, soit instrumentale (4) ;

2° L'*ostéotomie sus-condylienne du fémur*, linéaire ou cunéiforme, qui, mieux réglée, l'a supplantée ;

(1) D'où ligatures, phlébite, amputation, mort.

(2) Surtout, dit LORENZ (et son élève VON ABERLE, *Zeit. f. orth. Chir.*, 1904, t. XIII, p. 315), si on continue à le distendre en appareillant le membre en extension maxima.

(3) La fracture est presque toujours alors fémorale, sus-condylienne, par exception tibiale. Elle n'a que peu de déplacement et se consolide bien (cf. AUFFRET, *Rev. d'Orthop.*, 1907, pp. 305 et 487 ; KIRMISSON, *Bull. méd.*, 1910, p. 767).

(4) ÉDOUARD, Thèse de Lyon, 1882, n° 154.

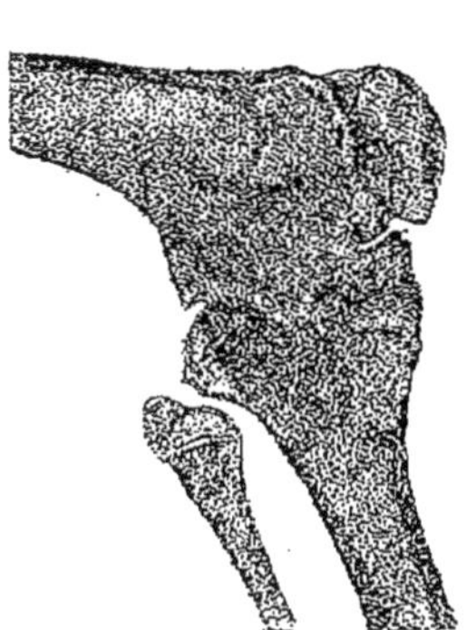

Fig. 631. — État du squelette d'une ankylose.

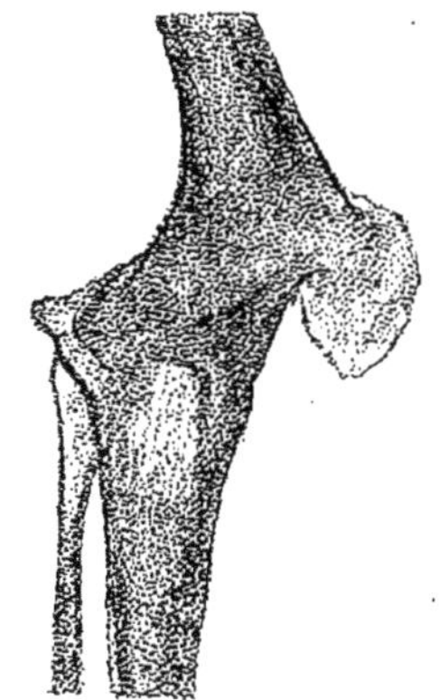

Fig. 632. — Résultat un an après résection.

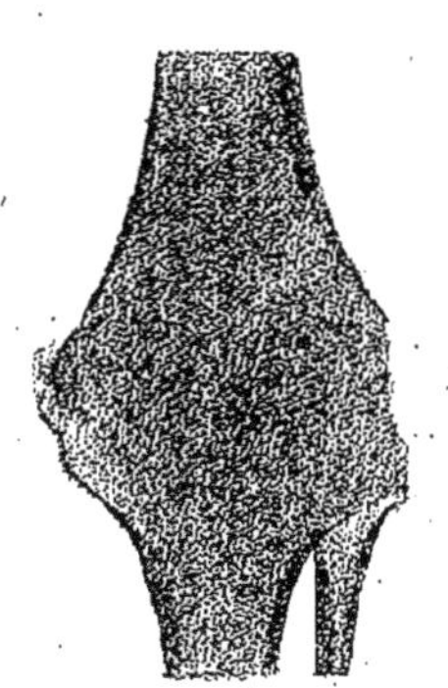

Fig. 633. — Le même, vu de face.

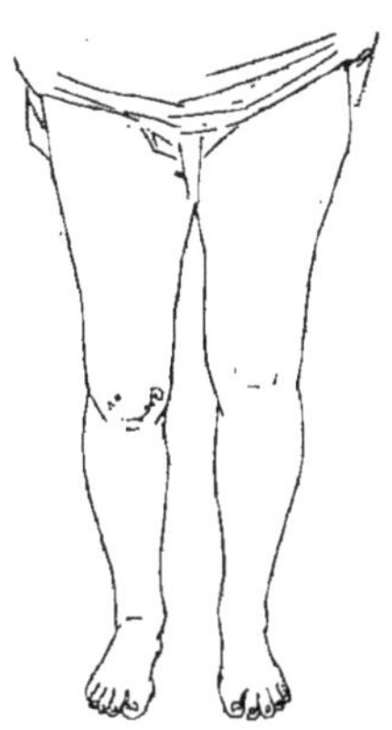

Fig. 634. — Attitude au bout d'un an.

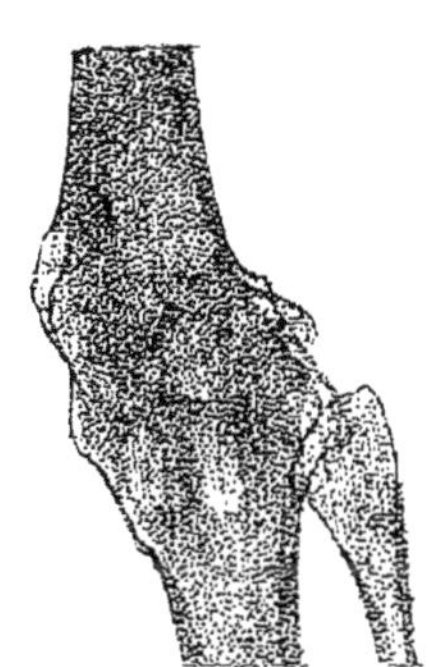

Fig. 635. — Profil d'un cas semblable, un an après résection.

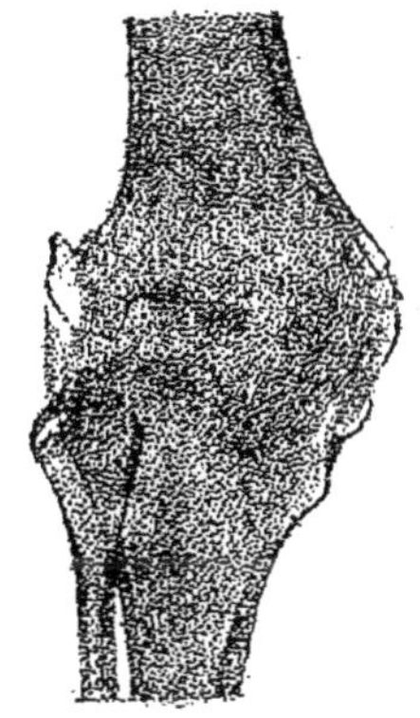

Fig. 636. — Le même, vu de face.

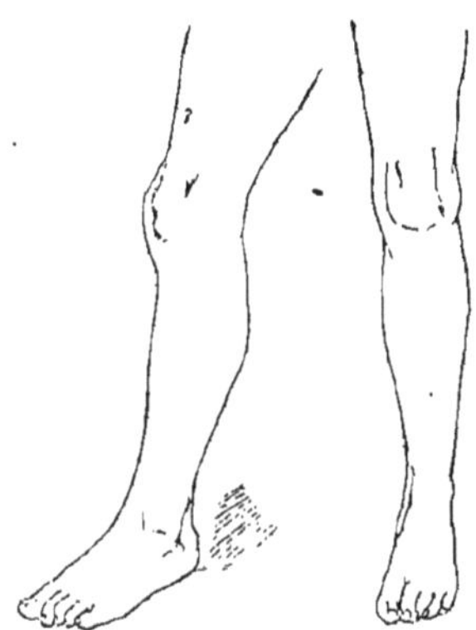

Fig. 637 et 638. — Aspect un an après résection, face et profil.

Résections orthopédiques, pour ankylose avec position vicieuse chez des sujets ayant achevé leur croissance, ainsi qu'on s'en rend compte sur les fig. 632 à 634 (ossification des cartilages conjugaux). De là une soudure osseuse complète, où il n'y a plus de lignes cartilagineuses (cf. p. 432); aussi le résultat se maintient en rectitude un an après résection. J'ai opéré une fille chez laquelle, après ablation d'un coin fémoro-tibial, le redressement rectiligne immédiat provoquait, par distension des vaisseaux, une pâleur inquiétante de la jambe et du pied; au lieu de retrancher une plus grande longueur d'os, j'ai fait avec succès un redressement à la bande élastique (voy. p. 434), au bout de 15 jours.

3° *L'ostéotomie arciforme, intra-articulaire* (1), que l'on a pu compléter par l'interposition d'une lame d'aluminium (2).

4° Nous pensons que le procédé de choix est la *résection*, suivie d'ankylose dans la rectitude. *On attendra, pour la pratiquer, que l'enfant ait sinon achevé, au moins fortement avancé sa croissance*, ce qui met à l'abri des raccourcissements progressifs : pour marcher bien, un réséqué doit avoir un raccourcissement de 4 à 6 centimètres, mais pas plus On évite la flexion progressive, en affrontant exactement — mais la suture nous paraît inutile — deux surfaces larges, bien planes, exactement horizontales (3) ; en ménageant l'os et le cartilage le plus possible ; en immobilisant pendant longtemps (au moins trois mois) *dans la rectitude parfaite*, car la moindre flexion est une amorce à plus de flexion ; en faisant porter un appareil à tuteurs jusqu'à la fin de la croissance ; en conservant la rotule quand elle est saine, ce qui donne action au triceps.

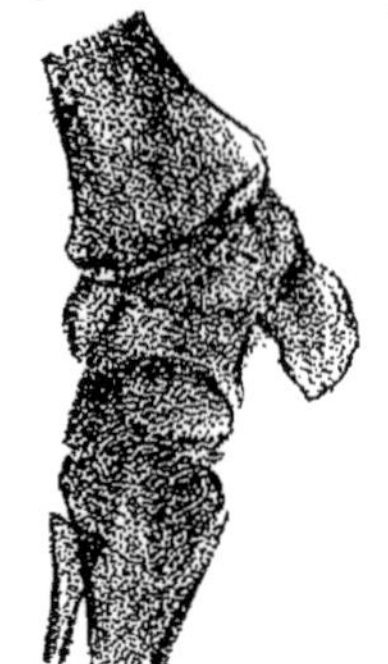

Fig. 639. — Ankylose fémoro-rotulienne.

L'*ankylose fémoro-rotulienne* (4), exceptionnelle en cas de tuberculose, peut être traitée par la libération de la rotule (5) (au bistouri ou au ciseau selon qu'elle est fibreuse ou osseuse) ; on a interposé parfois une lame d'aluminium (6).

B. Tuberculose de la hanche (7).

Le mot *coxalgie* a désigné autrefois à peu près toutes les arthrites de la hanche. Il a été progressivement réservé à celles d'un type délimité d'abord assez mal par la clinique, puis par l'anatomie pathologique et la bactériologie, et malgré quelques efforts en sens inverse, aujourd'hui il faut le prendre comme *synonyme de coxo-tuberculose* et non comme un terme générique au bout duquel on doive mettre, comme nos devanciers, une épithète caractérisante.

Localisation initiale. — La *proportion des formes synoviales et osseuses* est bien difficile à apprécier, même grossièrement. Où est la vérité entre Lannelongue qui croit la forme osseuse à peu près constante chez l'enfant et Ollier qui (sur des malades de tout âge) ne lui attribue que 1/5 des faits ? L'origine synoviale est certaine pour les rares

(1) Helferich, *Arch. f. kl. Chir.*, 1891, t. XLI, p. 346 ; 1893, t. XLVI, p. 445 ; André, *Bull. méd.*, 1898, p. 191 ; Lardennois, *Un. méd. Nord-Est*, 1906, p. 254 ; Morigny, Thèse de Paris, 1909-10, n° 270.

(2) Voy. le travail de Hoffa, cité p. 277.

(3) La section sera donc cunéiforme. Forgue (*Rev. de Chir.*, 1896, p. 682) mesure à l'avance exactement le coin sur un radiogramme. Cette précision est inutile.

(4) Thèses de Lachouille, Paris, 1895-1896, n° 581 ; Abaut, Bordeaux, 1895-1896, n° 80. L'adhérence fixe le plus souvent la rotule au condyle externe. De cette soudure fémorale, nous devons rapprocher la soudure, bien plus rare, de la rotule au tibia (ou à la fois au fémur et au tibia). La conséquence de cette soudure est la suppression complète de l'action du triceps. On cite un cas de Foucher où la pointe de la rotule était soudée au tibia.

(5) Cramer, *Arch. f. kl. Chir.*, 1901, t. 64, p 696.

(6) Hübscher, *Corr. Bl. f. Schw. Aerzte*, 1901, n° 24, p. 785.

(7) Nous citerons, à l'entrée de cette description, les deux monographies fondamentales de Lannelongue et de König. Les principaux travaux généraux ont, depuis cette date, été consacrés à la thérapeutique, en particulier au parallèle des méthodes opératoires et conservatrices : nous avons groupé p. 469, à propos de la résection, ceux qui permettraient une étude détaillée du sujet.

cas où un abcès de mal de Pott s'ouvre dans les jointures ; mais pour les autres? Peut-être bon nombre de cas à évolution bénigne sont-ils synoviaux ; mais sûrement il en est qui ne le sont pas. Tous les chirurgiens d'enfants ont vu des coxalgies avec très peu de troubles fonctionnels, et où la radiographie démontre de très fortes lésions osseuses (voy. KIRMISSON, *Bull. méd.*, 1904, p. 407) ; mais que conclure des radiographies où on ne voit rien? Pendant quelque temps, il y a une vingtaine d'années, les résections précoces ont démontré qu'il existait plus de formes initialement osseuses qu'on ne le croyait; mais la série a été interrompue trop tôt pour être probante, et quand il n'y avait rien au fémur, était-on sûr du cotyle? Quant au hasard des autopsies après mort intercurrente, il a donné à Lannelongue (tête fémorale), à Dhourdin, à Barwell (cotyle) quelques pièces très intéressantes, mais il ne permet pas une étude statistique.

Aujourd'hui que les résections, très tardives, ne sont faites que sur des coxalgies fistuleuses, on n'en peut guère tirer d'enseignement, quoique, sur 101 cas de Ménard, Delmont-Bebet se demande si 3 ne sont pas synoviaux.

Les difficultés sont presque aussi grandes, parmi les cas osseux, à préciser si le *début* est *cotyloïdien* ou *fémoral*. A la fois par la résection, puis par la radiographie, on semble avoir démontré que naguère on exagérait la rareté des formes cotyloïdiennes : sur 30 pièces de résection, Ollier fait partage par environ moitié, et c'est également ce que pensent Volkmann (132 pièces) et son élève HABERERN (*Cent. f. Chir.*, 2 avril 1881, pp. 193 et 209), König; Vincent (52 pièces) monte à 28 cotyloïdiennes (dont 21 avec abcès pelvien) contre 21 et 3 douteuses ; mais les doutes portent sur 50 des 101 cas de Ménard avec 10 fémorales et 34 cotyloïdiennes. Dans ces 50 cas douteux, les lésions cotyloïdiennes étaient considérables, mais de quelle ancienneté? Et l'on peut seulement conclure que les lésions du cotyle sont à peu près constantes dans la coxalgie fistuleuse (VINCENT, *Arch. prov de Chir.*, 1894, p. 791; 1895, pp. 48, 124, 337, 470, 575, 641).

Nous signalerons les rares foyers d'origine situés à grande distance et ayant cependant fini par arriver jusqu'à la hanche (voy., p. 479, les péri-arthrites).

Les *lésions synoviales du début* sont à peu près inconnues, malgré quelques pièces obtenues soit par autopsie (Holmes, Barwell), soit par résection précoces.

Les *lésions initiales des os* s'observent surtout : 1° *au fémur*, sur la tête ou sur le col, de préférence sur son côté interne; 2° au cotyle, près du cartilage en Y et de préférence sur les points pubien et ischiatique. Nous mentionnerons à part celles qui, fort éloignées au début de l'articulation, la menacent cependant à longue échéance. Ces lésions primitivement extra-articulaires ne se manifestent cliniquement à nous que par les phénomènes d'envahissement articulaire.

On voit assez souvent, autour du cotyle, deux propagations en tunnel, une vers l'ischion et une vers le pubis.

Lorsque la coxalgie évolue, les fongosités envahissent la synoviale et les ligaments ; elles détruisent en particulier assez vite le ligament rond. Les lésions de l'*ulcération compressive* sont très précoces. Piéchaud (dans un cas de PÉRY, *Soc. an. et phys.*, Bordeaux, 4 mars 1801, p. 56) les a vues déjà nettes sur un enfant de 17 mois, mort de méningite de un à deux mois après le début.

Sur le *fémur*, une des premières manifestations du ramollissement osseux est la tendance du col à se rapprocher de l'horizontale (coxa vara ; voy. p. 457). Quelquefois se produit une coxa valga précoce. Puis la tête s'use et enfin le col : si bien que le fémur prend la forme d'une baguette de tambour remontée dans la fosse iliaque externe. Cette forme ulcéreuse est plus fréquente que la formation de séquestres, ceux-ci au contraire étant plus fréquents à l'os iliaque.

Les lésions observées à l'*os iliaque* sont de plusieurs ordres : 1° l'*ulcération compressive*, dont le siège presque constant est en haut et en arrière. Elle a pour résultat l'agrandissement, l'éculement du cotyle et l'ascension dans la fosse iliaque externe de la tête fémorale usée. D'après Ménard, la tendance à l'ulcération compressive est d'autant plus grande que le sujet est plus jeune; 2° l'*infiltration tuberculeuse* plus ou moins diffuse, avec de la carie, des séquestres, occupant rarement le sourcil, le plus souvent les parties de l'ischion et du pubis voisines du cartilage en Y; dans ces vieilles coxalgies, l'altération la plus fréquente est la *perforation du cotyle* (96 dont 39 avec séquestres sur 249 résections de Ménard, d'après Ch. Giraudet) et les séquestres du fond (1). Le passage de la tête à travers la perforation est exceptionnel, car cette perforation n'est pas due à l'ulcération compressive : Delmont-Bebet fait remarquer que, la tête ayant sous l'influence de celle-ci émigré en haut et en arrière, les lésions cotyloïdiennes sont au maximum en bas, là où le cotyle est déshabité. Quel que soit le mode de début, là est le dernier refuge du mal; 3° l'*ostéomyélite diffuse* par infection mixte. Cette hyperostose cotyloïdienne, par places éburnée, par places raréfiée, s'étend fort loin dans nombre de vieilles coxalgies fistuleuses; elle est plus marquée qu'au fémur, et surtout bien plus grave en ce qu'elle est fort peu attaquable chirurgicalement.

La tuberculose de la *luxation congénitale* sera indiquée à propos de celle-ci.

L'*ostéoporose* de l'os iliaque et surtout du fémur est très considérable et très étendue dans les vieilles coxalgies en position vicieuse. Le fémur est grêle, son large canal médullaire est entouré d'une mince coque, sa fragilité est extrême. A. Lambotte parle d'un malade qui s'est cassé la cuisse en mettant sa bottine, et on doit se souvenir de ces faits quand on pratique le redressement brusque. Cette atrophie est surtout prononcée sur les malades longtemps immobilisés (voy. p. 406), mais elle existe chez ceux qui ne l'ont pas été.

Atrophie du membre (2). — L'atrophie des muscles, des vaisseaux est ici très nette, surtout dans les cas anciens avec fistules et luxation. Le squelette subit dans tout le membre des troubles d'accroissement. Vincent a noté l'allongement atrophique réel (1 centimètre portant sur le tibia; dans un autre cas, 3 centimètres d'allongement sur le fémur et 1 centimètre de raccourcissement sur le tibia). Mais presque toujours, il y a raccourcissement final réel du fémur (jusqu'à 7 centimètres dans un cas d'Ollier), de la jambe (quelquefois 2 à 3 centimètres) et du pied. C'est dans un cas de coxalgie qu'Ollier et Vincent ont trouvé dans l'extrémité inférieure du fémur des lésions (arrêt d'ossification conjugale et périostique, médullisation de l'os ancien, état poreux du tissu spongieux, amas cartilagineux sur plusieurs centimètres de haut vers la diaphyse) qu'ils ont appelé « rachitisme inflammatoire (?) ».

Étude clinique. — DÉBUT. — Les signes et symptômes sont nuls tant que le foyer n'a pas eu de retentissement articulaire; la symptomatologie initiale est celle d'une arthrite subaiguë et les lésions sont toujours, quand nous sommes consultés, bien plus anciennes et avancées que les parents ne le supposent.

Les premiers troubles fonctionnels de toute ostéo-arthrite tuberculeuse du membre inférieur (claudication variable, fatigues mal expliquées) se compliquent ici d'une *douleur au genou* (3), dont on ne saurait trop signaler l'importance. Trop souvent des médecins même s'y trompent, faute d'un examen suffisant : chez tout enfant qui se plaint du genou sans qu'en cette région soient constatées des modifications objectives, il faut examiner attentivement la hanche.

(1) GAUDEFFROY, Thèse de Paris, 1895-1896, n° 478.

(2) EUG. BOECKEL, *Arch. de Phys.*, 1870, pp. 435 et 554.

(3) On a attribué cette douleur à l'inflammation propagée du fémur (A. Richet), à une irritation réflexe (A. Bérard, Gerdy, Duplay), à une inflammation du nerf obturateur (Thomson), à la fatigue de l'articulation par statique vicieuse (Latarjet et Duroux), et même au « rhumatisme tuberculeux » (Poncet et L. Bérard); nous préférons avouer notre ignorance.

L'examen du *sujet debout, immobile ou marchant* est celui que nous avons exposé p. 396. Sur un cas tout au début, on note les moindres nuances, la moindre tendance du talon à s'éloigner du sol, du genou à se fléchir ; on fait tenir l'enfant sur une seule jambe et l'on constate si d'un côté la fatigue vient plus vite La tendance, au repos, à mettre le membre en abduction légère et non en flexion directe doit faire suspecter la hanche. Pendant la marche, on se rend compte si le cou-de-pied et le genou sont souples, tandis qu'au contraire la hanche semble raide : à un moment donné, l'allure devient caractéristique, la hanche en abduction ayant perdu sa souplesse.

Sur l'enfant tout jeune, qui ne marche pas encore — et qui ne signalera pas de douleur au genou — la mère remarque qu'une des cuisses est toujours fléchie, qu'on ne peut tenter de l'étendre dans le maillot sans provoquer des cris. On conseille alors de faire tenir l'enfant sous les bras, verticalement en l'air et, après avoir constaté la flexion permanente d'un des deux membres, de piquer ou de pincer les fesses : de la seule jambe saine l'enfant gigotera.

Nous venons de parler d'une douleur spontanée au genou, d'une douleur provoquée par des tentatives d'extension. Ces douleurs sont les seules dont il faille tenir compte pour établir un diagnostic précoce. Sans doute, l'enfant se plaint souvent de l'aine : mais d'une gêne, d'une fatigue, plutôt que d'une vraie souffrance. Partout on trouve signalée la douleur de l'aine, douleur vive, telle que la nuit l'enfant pousse des cris et s'éveille (1) en sursaut. Quand ce phénomène existe, rien de mieux : mais il est tardif, ne l'attendez jamais pour porter un diagnostic, et posez en principe que, dans sa forme habituelle, *la coxalgie est une maladie indolente, pendant longtemps remarquablement insidieuse*. Quand on nous présente un enfant malade, nous dit-on, depuis quelques jours, nous remontons presque toujours, par l'interrogatoire, à quelques semaines ou quelques mois.

Déjà, par l'inspection du sujet debout, nous nous sommes orientés vers la hanche. Sur l'*enfant couché*, bien à plat, sur une table et non sur un matelas, nous allons d'abord explorer par la vue, le toucher et les mouvements communiqués, toutes les autres articulations du membre, en insistant un peu plus sur le genou si le malade s'en plaint. Cela fait, on arrive à la hanche. Dans les cas habituels, il y a déjà une *tendance à l'attitude vicieuse en flexion* : le genou est sur un plan un peu antérieur à celui du côté sain ; les lombes sont un peu ensellées et l'on peut passer la main à plat entre elles et la table. A une période encore plus précoce, cela n'existe pas et le seul signe articulaire est la *limitation des mouvements*.

On dit souvent que, chez l'enfant, la flexion normale permet le contact entre la cuisse et le ventre (ce qui est vrai) et l'abduction le contact entre la cuisse et la table (ce qui est rare). En réalité, il faut commencer par déterminer sur le côté sain l'amplitude normale du sujet et comparer au côté soupçonné.

Pour explorer les mouvements et l'attitude de la hanche (2), notre première pré-

(1) Le cri nocturne est peut-être un demi-cauchemar avec demi-réveil par douleur au moment d'un mouvement intempestif, la vigilance des muscles endormis se trouvant en défaut. Cazin en faisait un signe d'abcès en préparation, ce qui nous paraît excessif.

(2) DALAYRAC (Th. de Paris, 1909-10, n° 43) a donné cette iconographie. Etude cinématographique du pas. ROMNICIANO et BOLINTICANO, *Rev. mens. Mal. Enf.*, 1900, p. 588.

caution doit être de *placer le bassin tout à fait droit.* Sa face postérieure et celle des lombes doivent toucher le plan de la table, sans qu'on puisse entre les deux passer la main à plat; les deux épines iliaques antéro-supérieures doivent être également saillantes en avant, la ligne qui les réunit doit être perpendiculaire

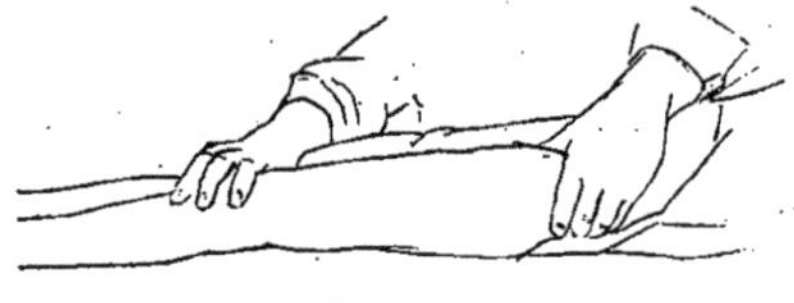

FIG. 640.

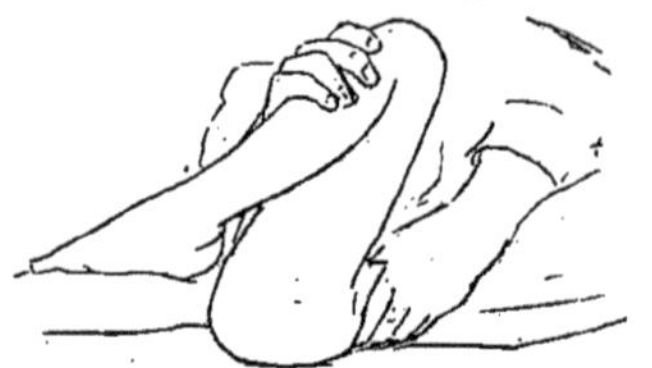

FIG. 641.

Exploration des mouvements de la hanche gauche. La main gauche fixant le bassin, de la main droite on imprime à la cuisse des mouvements de rotation (fig. 640), de flexion (fig. 641) et d'abduction (fig. 642). Puis le sujet étant sur le ventre, on explore l'extension en fixant le bassin d'une main et en soulevant le membre de l'autre (fig. 643).

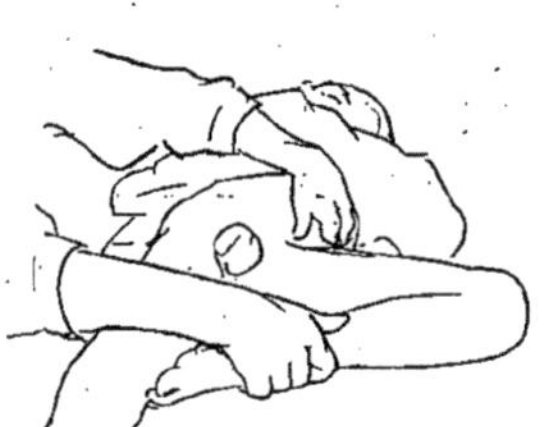

FIG. 642.

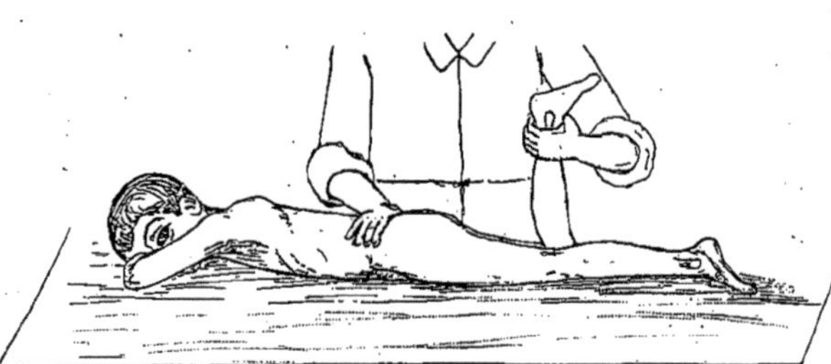

FIG. 643.

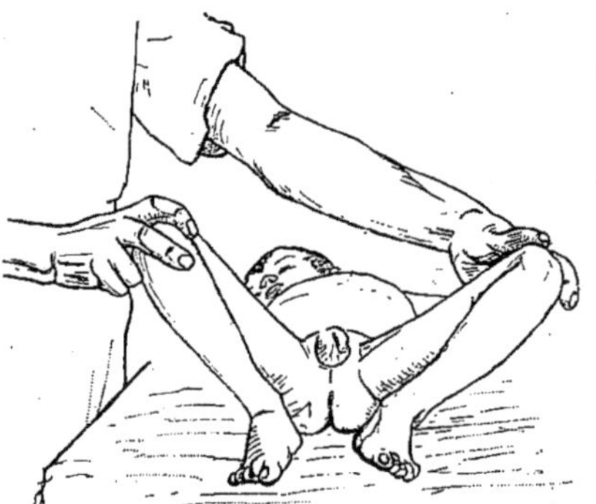

FIG. 644. — L'abduction est plus étendue à gauche qu'à droite.

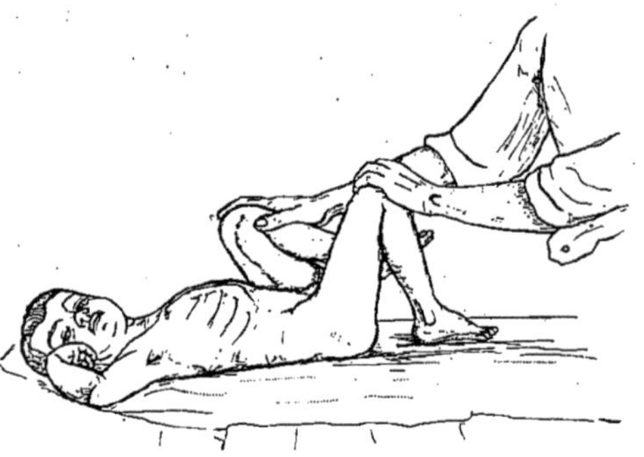

FIG. 645. — La flexion est plus étendue à gauche qu'à droite.

à la ligne médiane du corps, facilement repérée entre l'appendice xiphoïde et le pubis, et plus bas par le raphé périnéal. S'il y a déjà attitude vicieuse, le bassin étant ainsi placé, elle saute tout de suite aux yeux (voy. pp. 450, 455). Mais nous supposons qu'il n'y en a pas, en sorte que les membres, bien parallèles et se touchant, reposent tous deux sur le plan du lit et paraissent d'égale longueur à l'œil et à la mensuration.

C'est par ce qui se passe du côté du bassin lors des mouvements communiqués que nous allons déterminer l'amplitude des mouvements ; quand nous sommes arrivés à la limite, les ligaments sont tendus et le bassin suit notre impulsion; tant que le bassin ne bouge pas, c'est dans la hanche que se passent les mouvements (voy. les figures de la p. 441).

Nous nous plaçons du côté soupçonné malade et, de la main située vers la tête, nous fixons solidement le bassin entre les quatre doigts en arrière et le pouce sur l'épine iliaque ; de l'autre, entre pouce et index nous prendrons la jambe en dessus, au niveau du genou. Recommandons alors à l'enfant de se laisser aller (ce qu'il fait presque toujours avec docilité) et commençons par imprimer au genou de tout petits mouvements alternatifs de rotation, des deux côtés successivement : à la période où nous en sommes, les deux pointes des pieds doivent osciller librement, sans qu'aucune secousse soit transmise à notre main pelvienne.

Prenons maintenant la jambe saine au-dessous du genou et faisons plier genou et hanche, jusqu'à ce que la cuisse touche le ventre : notre main pelvienne ne sent rien. Revenons en *flexion à angle droit* et à partir de là faisons faire de l'abduction, presque par le poids du membre seul; à un moment donné, notre pouce pelvien sent l'épine iliaque qui appuie sur lui de bas en haut et de dedans en dehors, et cela marque la limite de l'*abduction* normale. L'épine iliaque du côté malade est donc devenue plus saillante : ou, si l'on veut (pour faire la manœuvre exactement comme elle va être faite du côté malade), l'épine du côté sain fuira en arrière, s'effacera sous l'index placé sur elle (fig. 641 et 642).

Répétons les manœuvres du côté malade : la flexion et l'abduction s'arrêteront plus tôt que du côté sain, et notre pouce pelvien sentira l'épine iliaque s'effacer sous lui en arrière (flexion) et en dehors (abduction), sitôt atteinte la limite. Pour comparer l'abduction des deux côtés, il n'y a qu'à joindre les deux plantes des pieds, talons sous les fesses et, le bassin restant droit, à comparer l'angle fait par chaque cuisse avec le raphé médian périnéal, lequel doit être tout à fait vertical.

Pour explorer l'*extension*, il faut coucher l'enfant à plat sur le ventre, rachis, bassin et membres tout à fait symétriques par rapport au plan médian. On met en Λ pouce et index de la main pelvienne sur la région coxo-fémorale et en appuyant un peu on fixe le bassin contre la table; puis, en soulevant alternativement les deux membres, pris au cou-de-pied, genou fléchi à angle droit, on sent à quel moment le bassin tend à soulever le doigt correspondant à la jointure explorée (fig. 643).

Ces signes sont ceux des *contractures musculaires péri-articulaires*. En particulier, la limitation de l'extension a pour seule cause fréquente, en dehors de la coxalgie, la contracture du psoas, quelle que soit son origine : mais alors la flexion ne subit aucune modification ; elle peut être poussée à la limite normale, même quand le membre est déjà immobilisé en flexion.

Les causes des contractures péri-articulaires sont nombreuses à la hanche et nous signalerons toutes les « péri-arthrites », dont l'étude est faite (p. 479) à la période d'abcès surtout. Il conviendra donc, par une revue rapide des points osseux correspondants, de les mettre hors du débat et au contraire, par la *palpation* locale, de démontrer que l'articulation est malade.

Déjà nous trouvons des *signes à distance* importants. Les *muscles sont atrophiés* (1), le quadriceps surtout, ce qui se mesure et mieux encore se sent en pinçant entre le pouce et les autres doigts, des deux côtés successivement et à plusieurs reprises, la face antérieure de la cuisse plus grêle et plus flasque (2). Les *ganglions inguinaux sont engorgés*, plus gros que ceux du côté sain : et c'est un phénomène précoce. Ils sont petits, souples, indolents. Les ganglions iliaques, souvent volumineux plus tard, à cette période ne sont pas pris, sauf peut-être dans certaines coxalgies à début acétabulaire.

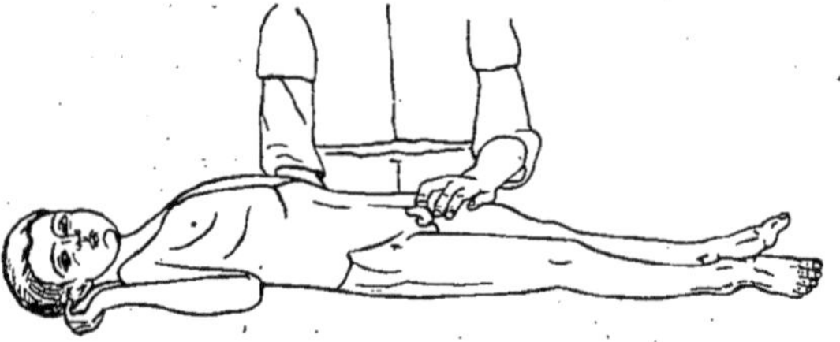

Fig. 646. — Palper les ganglions inguinaux.

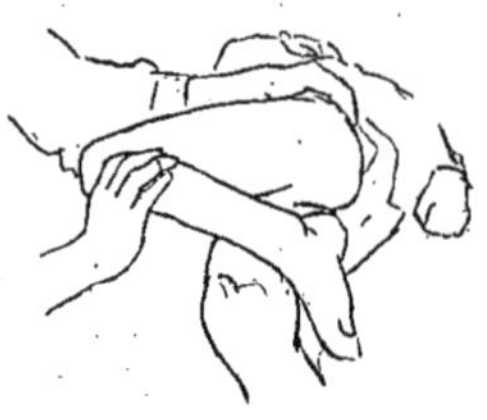

Fig. 647.—Rechercher par pression, membre en flexion et adduction, la douleur à la pression sur la tête fémorale en arrière.

Pour la palpation des muscles de la cuisse et du mollet et recherche de leur atrophie, voy. p. 419.

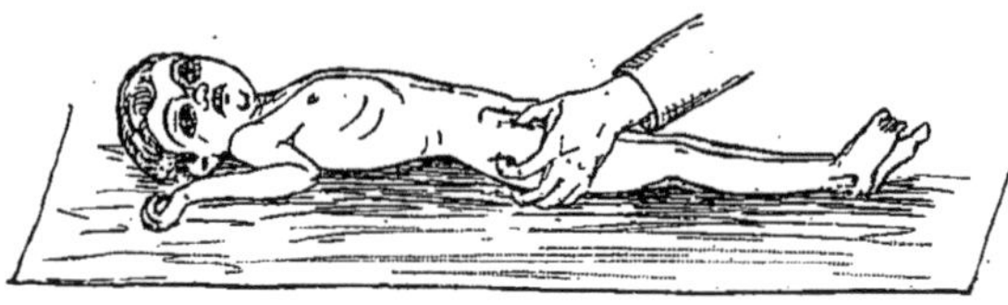

Fig. 648. — Apprécier le volume du grand trochanter.

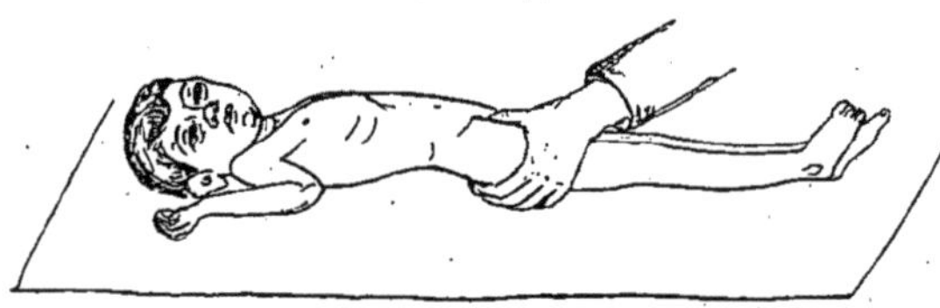

Fig. 649.

Fig. 649. — Rechercher par pression d'avant en arrière, en dedans de l'artère fémorale, la douleur à la pression sur la partie antérieure de la tête.

Fig. 650. — Rechercher la dou- à la pression sur le grand trochanter.

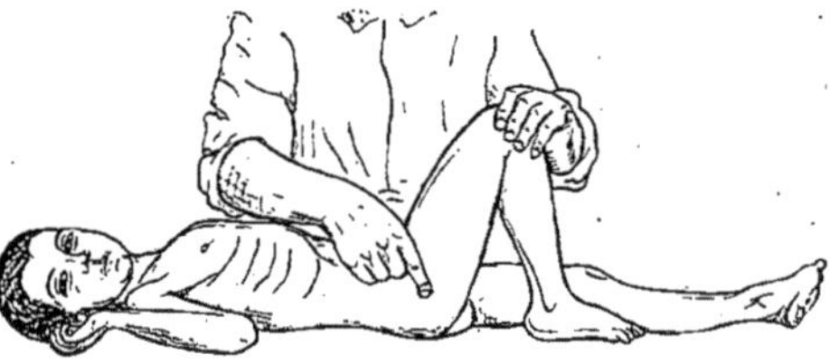

Fig. 650.

Enfin, la preuve du diagnostic est donnée par la *douleur à la pression localisée sur la jointure*. *En avant*, il faut appuyer avec la pulpe de l'index juste en dedans des vaisseaux fémoraux : la tête et un peu de synoviale y sont accessibles.

(1) L. Alexandroff (*Dielzk. med.*, 1896, n° 5 ; anal. *Presse méd.*, 1896, p. 466) croit que toujours il y a en même temps hypertrophie du plan adipeux sous-cutané, ce que l'on mesure en prenant avec un instrument spécial l'épaisseur d'un pli fait à la peau (?).

(2) D'après Patel (*Lyon méd.*, 1898, t. LXXXIX, p. 345), l'atrophie de toutes les parties du membre est précoce et se manifeste en particulier dès le début par une diminution de l'empreinte plantaire en tous sens, phénomène qui n'a pas lieu dans la luxation congénitale.

En arrière, le sujet étant couché sur le côté sain, par flexion à angle droit et adduction de la cuisse malade, on fait saillir la tête, sur laquelle on appuie au-dessus et en dedans du grand trochanter, en la faisant rouler sous le doigt pour la repérer. Faut-il, de parti pris, presser sur le fond du cotyle par le toucher rectal? C'est indispensable quand on a besoin de chercher un abcès pelvien; au début, quoi qu'on en ait dit (voy. p. 466), c'est un signe médiocrement net de coxalgie cotyloïdienne et nous n'y avons recours que sur indication spéciale.

Il est bon de toujours exercer des pressions localisées sur le *grand trochanter* pour vérifier son état. Mais que vaut sa percussion, de même que celle sur le *genou fléchi* ou sur le *pied*, genou en extension, pour déterminer dans la hanche une douleur à distance qui serait caractéristique? Lorsque le symptôme existe, nous croyons pouvoir affirmer qu'il est inutile, tous les autres étant nets : et à la première période il n'existe pas. Or trop souvent on conteste un diagnostic de coxalgie parce que manque ce symptôme infidèle et relativement tardif. Aussi ne le recherchons-nous jamais devant nos élèves : c'est le mieux pour ne pas les y habituer.

On peut encore provoquer de la douleur en cherchant à forcer l'abduction, tout en appuyant sur le bassin quand il commence à suivre: c'est faire souffrir l'enfant pour rien.

Ces signes et symptômes sont ceux d'une arthrite de la hanche, et cela élimine du diagnostic différentiel la liste fastidieuse d'une série de lésions que classiquement on énumère pêle-mêle. Nous venons de signaler (et là il peut y avoir quelque difficulté) certaines contractures péri-articulaires (1). Mais pourquoi discuter la paralysie infantile sous prétexte qu'il y a de l'atrophie musculaire; l'inégalité des membres inférieurs sous prétexte que l'enfant boite ; la sciatique sous prétexte qu'il souffre? Parfois, nous avons vu des pointes de hernie provoquer de la douleur inguinale et de la boitaillerie. Mais que signifient ces discussions, où l'on se borne à énumérer les signes positifs de ces affections en ajoutant qu'on ne trouve rien à la hanche (2)?

Si on ne trouve rien de net à la hanche, on explorera avec soin l'*articulation sacro-iliaque*.

Il est classique d'étudier de près le diagnostic avec la *coxalgie hystérique*, confusion, il est vrai, parfois commise sur des malades qu'on immobilise pendant des années; et même, après 6 ans d'immobilisation, Eug. Bœckel s'est décidé à désarticuler la hanche en désespoir de cause. Thérapeutique un peu vive pour une maladie qu'on guérit par des prières (Brodie, Crolay) ou par des suggestions plus médicales.

On donne comme éléments de ce diagnostic la brusquerie du début, la douleur moins fixe et jamais nocturne, plus superficielle, avec hyperesthésie cutanée, atténuée par la distraction; la couleur violacée du membre (?); l'absence d'engorgement gan-

(1) Sayre a décrit de fausses coxalgies par contractures réflexes parties d'un phimosis (?). Nous mentionnerons les contractures du psoas au voisinage d'une appendicite aiguë ou chronique (C. Couraud, Th. de Lyon, 1894-95, n° 1010); celles qui relèvent du mal de Pott au début d'un abcès (voy. p. 537); ou encore d'un adéno-phlegmon iliaque.

(2) J'en dirai autant pour ce que l'on a appelé « pseudo-coxalgie » par inégalité des membres inférieurs (R. Ménard, Th. de Paris, 1896, n° 237).

glionnaire et d'atrophie musculaire (celle-ci étant toutefois possible par immobilité prolongée); l'absence de toute raideur après anesthésie (1) (donnée importante pour les cas anciens, mais pour eux seuls) et de toute altération à la radiographie; la possibilité de cures apparentes et de rechutes successives. Il ne faut pas compter chez l'enfant sur les stigmates hystériques, résultat d'une éducation qu'il n'a pas encore eu le temps de compléter.

Tout cela est fort exact, mais en réalité un clinicien averti n'hésite guère. Tous ces symptômes viennent par imitation et dès lors il est à peu près impossible qu'il n'y ait pas discordance pour quelques-uns, selon le modèle que l'enfant aura trouvé dans son entourage. Presque jamais il ne connaîtra le début insidieux: et d'emblée la claudication aura son maximum; elle sera souvent énorme, saccadée, tout à fait hors de proportion avec l'intégrité apparente de la région. Il se plaindra du genou, mais y accusera de la douleur à la pression. Au repos et debout, il lui arrivera ordinairement — s'il ne se refuse pas à tout appui — de se hancher contradictoirement; et surtout dans la marche il fera souvent à l'envers le signe du maquignon. A l'examen direct, il exagérera la défense musculaire, ou se laissera surprendre par des mouvements dont il ne connaît pas la valeur; par la pression localisée, il n'accusera pas la douleur aux vrais lieux d'élection, surtout si on lui tend quelques petits pièges faciles. On s'en rend compte par les figures publiées dans sa thèse par mon élève Fenolhac (1909-1910, n° 237).

Nous avons vu d'assez nombreuses « coxalgies hystériques » ; jamais elles ne nous ont semblé ambiguës. Mais nous en avons vu qu'on nous présentait comme telles et où il s'agissait de *coxalgies chez des hystériques* (2), avec disproportion extraordinaire entre les faibles lésions de début et la contracture énorme qu'elles provoquaient: diagnostic qui doit être porté toutes les fois qu'il y a vraie similitude, symptomatologie locale légère, mais fixe, avec signes positifs déterminés, provoqués par le chirurgien par les manœuvres d'élection et sans les fautes commises par le sujet dans les troubles fonctionnels (3). La radiographie peut être probante.

Les seules difficultés sont relatives aux diverses lésions de la hanche elle-même. Et d'abord, l'*entorse juxta-épiphysaire* (voy. p. 44) : car ne nous dit-on pas à chaque instant qu'un enfant, en réalité coxalgique ancien, boite depuis une chute, un choc? Pour une coxalgie tout à fait au début et lorsque le trauma est certain, le diagnostic est impossible. Il convient alors de mettre l'enfant au repos pendant huit à quinze jours, au bout desquels il reste quelque chose de suspect à la hanche ou bien il ne reste rien: s'il reste quelque chose, c'est une coxalgie; s'il ne reste rien, qu'on remette l'enfant en liberté et si les accidents recommencent quelques jours plus tard, c'est une coxalgie. La manière d'agir est la même pour les *douleurs de croissance*, pour le *rhumatisme* : en sachant que la localisation sur un seul point est plus que suspecte, pour le rhumatisme surtout.

(1) D'après S. Duplay, Charcot aurait vu qu'au réveil la sensibilité cutanée revient la première et que dans la vraie coxalgie c'est la sensibilité musculaire, en sorte qu'on provoque de la défense si on essaie de remuer la jointure alors que l'anesthésie cutanée existe encore (?).

(2) Nous croyons qu'il faut interpréter ainsi (ou par d'autres inflammations articulaires jouant le même rôle d'épine irritante) les cas où il y a finalement raideur, rétraction exigeant le redressement au chloroforme, avec adhérences intra-articulaires (S. Duplay, *Sem. méd.*, 1895, p. 537, et même usure du cotyle; Grasset, *Gaz. hôp.*, Paris, 1905, n° 86, p. 1023). — Verneuil (*Soc. Chir.*, Paris, 1877, p. 519) a fait décrire par son élève Bergeret (Thèse, 1878, n° 153) une « contracture essentielle, qu'il cherche à différencier de l'hystérie (?).

(3) Un cas spécial et délicat de diagnostic est celui d'une coxalgie se développant vers 9 ans chez une fille ayant toujours boité en conséquence d'une coxa vara congénitale (J. D. Ghiulamila, *Zeit. f. orth. Chir.*, 1907, t. XVIII, p. 181).

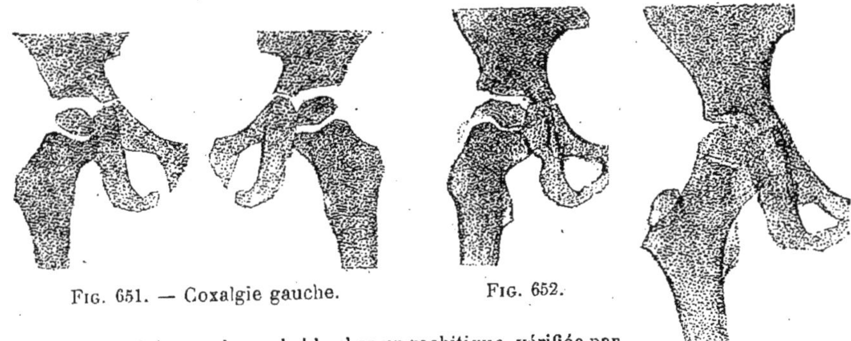

FIG. 651. — Coxalgie gauche.

FIG. 652.

FIG. 653.

FIG. 651. — Coxalgie gauche probable chez un rachitique, vérifiée par l'évolution ultérieure et sans lésion radiographiquement appréciable. Dans certains cas, on voit comme lésion précoce une irrégularité de la calotte épiphysaire (fig. 652). On peut encore observer soit une atrophie de ce noyau épiphysaire (fig. 654), soit une ossification

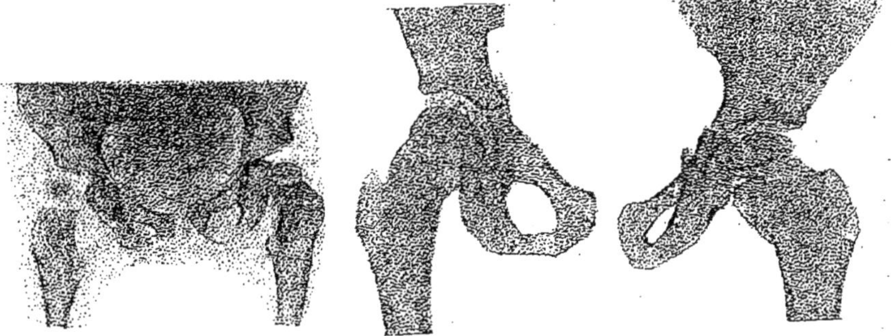

FIG. 654. — Coxalgie gauche.

FIG. 655. — Coxalgie droite.

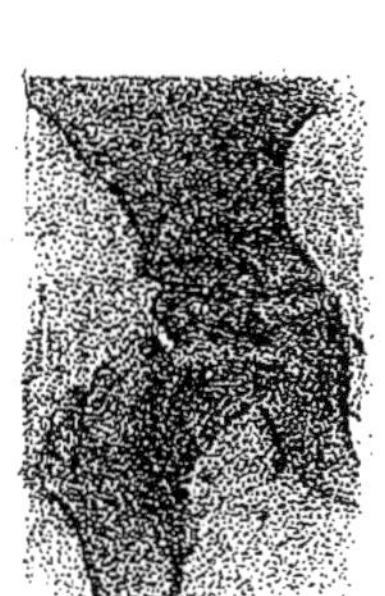

FIG. 656.

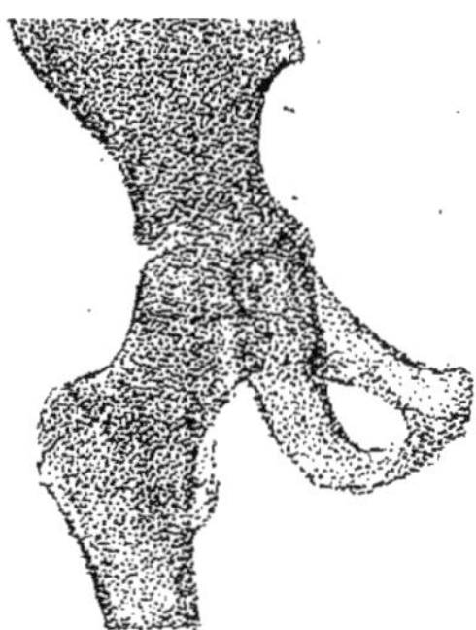

FIG. 657. — Fille 7 ans.

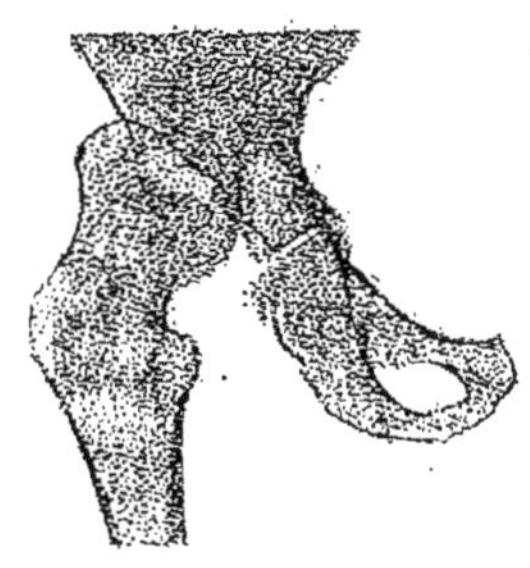

FIG. 658. — Fille 8 ans 1/2. (celle de la fig. 658.)

précoce de la ligne conjugale (fig. 657); diagnostic assuré par la luxation ultérieure représentée fig. 658. Fig. 656, lésion diaépiphysaire. Dans tous les cas à lésions radiographiques nettes, le diagnostic clinique est certain. Un phénomène radiographique assez précoce, mais lui aussi postérieur aux signes cliniques initiaux, est l'ascension légère de la tête avec « pincement » de l'espace clair entre la tête et le toit du cotyle très légèrement usé. La partie inférieure du cotyle est au contraire en contact moins intime avec la tête, qui est en outre légèrement écartée du bassin (fig. 653, 654 et 657); c'est le premier degré de la pseudo-luxation. (Sur la radiographie dans la coxalgie, voy. SOURDAT, Th. de Paris, 1908-09, n° 337.)

L'atrophie du triceps et l'engorgement ganglionnaire doivent inspirer grande méfiance. La *coxa vara* (voy. p. 200) cause de la rotation en dehors associée à l'adduction, ce qui ne s'observe que dans des coxalgies relativement avancées (voy. p. 457). La *luxation congénitale de la hanche*, enfin (voy. plus loin), ne ressemble pas du tout à la coxalgie: les enfants ont marché tard, toujours mal, on sent la tête déplacée, la lésion est indolente. Le seul cas difficile est celui où une coxalgie se greffe sur une luxation. Je signalerai aussi les poussées douloureuses et quelquefois un peu inflammatoires auxquelles sont sujettes les hanches.

Nous arrivons ainsi aux cas où nous déterminons qu'*il existe une arthrite de la hanche;* il nous reste à *préciser si elle est tuberculeuse.* Le problème clinique se présente sous des aspects assez variés, selon l'acuité du processus.

Dans les cas classiques par leur début tout à fait torpide, on peut être induit en erreur par une *syphilis héréditaire méconnue.* Mais surtout il y a des *arthrites* qui, dans leur forme normale, sont subaiguës au moins, qui par exception peuvent être tout à fait chroniques, tandis qu'inversement la coxalgie peut avoir un début assez brusque et même fébrile (que ce soit le début réel, ou une poussée dans une coxalgie jusqu'alors latente). C'est le cas, surtout, pour les arthrites consécutives aux maladies aiguës, en particulier lorsque fait défaut la multiplicité habituelle des atteintes initiales. Aussi restera-t-on sur la réserve si l'on apprend un commémoratif de rougeole, scarlatine, grippe, fièvre typhoïde, blennorragie (1).

Cela éliminé, il reste des arthrites de cause inconnue. Quelques-unes sont peut-être des arthrites déformantes juvéniles (2) ; d'autres sont peut-être en relation avec des troubles rappelant l'ostéomalacie ou le « rachitisme tardif » ; d'autres sont peut-être rhumatismales ; d'autres enfin sont peut-être en rapport avec de l'ostéite de croissance (3). Leur ressemblance est grande avec les formes bénignes, probablement synoviales, de la coxalgie « fruste », comme dit Kirmisson (1).

Les signes physiques les plus importants pour nous faire conclure à la tuberculose sont la précocité de l'atrophie musculaire (surtout aux muscles fessiers) et l'engorgement des ganglions (surtout ceux de la fosse iliaque). En outre, on aura toujours soin de pratiquer la *radiographie*, mais en étant bien averti qu'un *résultat nul ne permet aucune conclusion.* Aussi la difficulté est-elle quelquefois grande, soit pour ne pas laisser s'aggraver une coxalgie sous le couvert d'une arthrite simple, soit au contraire pour ne pas appliquer un appareil plâtré pour une arthrite non tuberculeuse. Il faut donc revoir l'enfant de quinze jours en quinze jours et observer attentivement ce que produisent des périodes alternatives de repos et d'activité, à peu près comme je l'ai dit pour l'entorse soupçonnée. On recourra aussi aux réactions de tuberculine.

(1) Maydl, *Wien. kl. Rundsch.*, 1897, nos 10, 11 et 15; Borchard, *Deut. Zeit. f. Chir.*, 1906, t. LXXXV, p. 74; G. Negroni, *Arch. di Ortop.*, 1905, p. 257; von Brunn, *Beitr. z. kl. Chir.*, 1903, t. XL, p. 650; F. König, *Berl. kl. Woch.*, 1900, n° 3, p. 58; Hesse, *Mitth. a. d. Grenzg.*, etc., 1905, fasc. 3 à 4, t. XV, p. 345; Guilbert, Th. de Lille, 1901-1902, n° 71. — Pour H. Waldenström (*Nord. med. Ark.*, p. chir., 1911, t. XLIV, f. I) certaines arthrites sèches ne sont que des reliquats de coxalgie fruste.

(2) Nové-Josserand, *Rev. mens. mal. enf.*, 1902, p. 37.

(3) P. Desportes, Th. de Lyon, 1898-1899, n° 117.

(4) C'est à comparer aux poussées d'arthrite simple chez les enfants jeunes, autrefois rachitiques et guéris avec coxa vara; la radiographie est alors celle du rachitisme, mais la coxalgie peut s'y installer (fig. 651). J. Calvé, *Rev. de chir.*, juillet 1910, t. XLII, p. 54.

Avec les *formes à début subaigu et même aigu*, nous devons mettre en parallèle l'*ostéomyélite* (voy. p. 323). La plupart des cas autrefois étiquetés « coxalgie

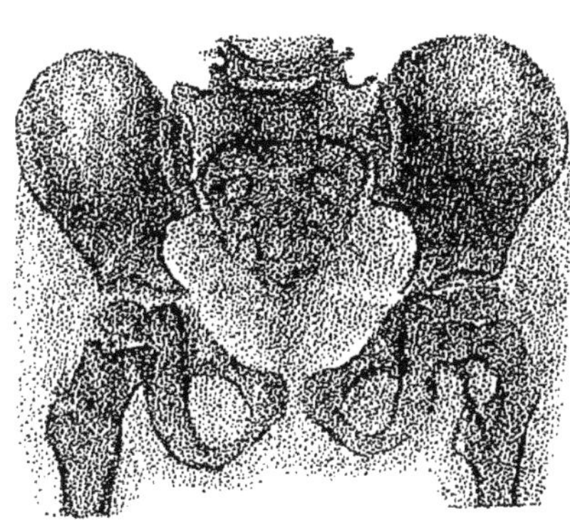

FIG. 659. — Coxalgie droite au 15e mois, chez un garçon de 5 ans 1/2 ; lésions fémorales du col.

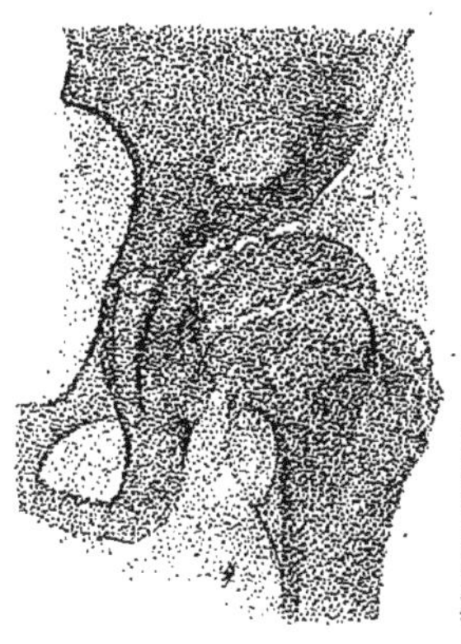

FIG. 660. — Lésion initiale du col chez un garçon de 10 ans ; il y a aussi une tache claire de l'os iliaque au-dessus du toit du cotyle.

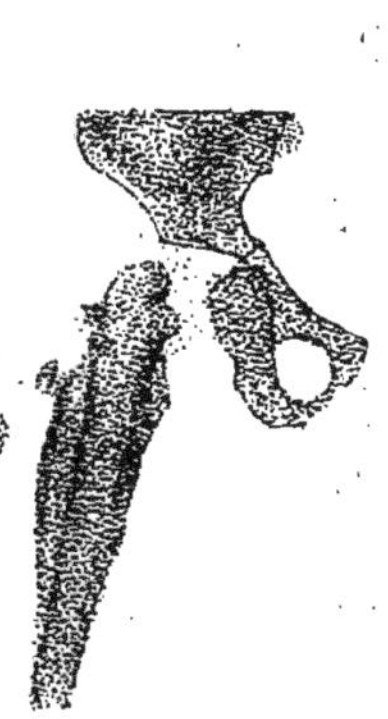

FIG. 661. — Fille de 18 mois ; début par spina ventosa du fémur ; suppuration rapide ; guérison.

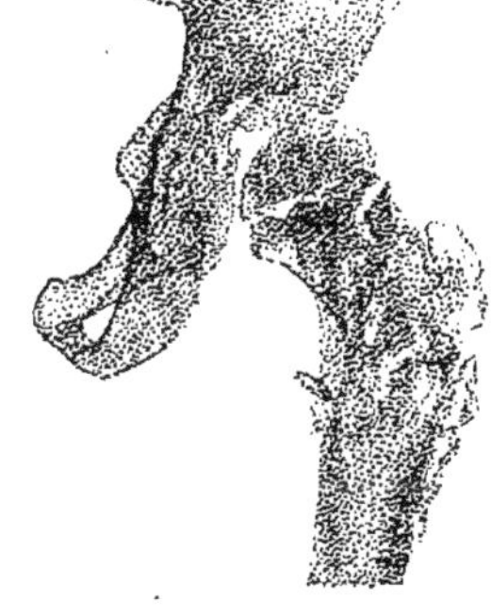

FIG. 662. — Coxalgie fémorale aiguë ; suppuration et mort rapides.

aiguë » sont en réalité des ostéomyélites. Mais la coxalgie aiguë existe, soit qu'après une poussée initiale elle passe à la chronicité, soit qu'elle aboutisse à la suppuration rapide (1). Ces cas sont très embarrassants et nous en avons même vu où le diagnostic est resté hésitant jusqu'au moment de l'opération, rendue nécessaire par l'abcès à évolution chaude (fig. 662) ; leur pronostic est très mauvais.

Chez les nourrissons, la coxalgie est rare, mais d'existence certaine. On dit que, pour le diagnostic, il faut songer aux attitudes vicieuses par emmaillottage (?). Les seules erreurs réellement importantes sont avec : 1° la maladie de Barlow (voy. p. 154) ; 2° avec les ostéo-arthrites à pneumocoques (voy. pp. 270, 272 et 339).

Ces coxalgies des nourrissons sont très graves. En raison des souillures par les déjections, il est impossible de les appareiller ; l'attitude vicieuse y est constante, la suppuration très fréquente. Si l'enfant guérit, on s'occupe plus tard de le redresser.

Luxation. — Dans les premières semaines ou les premiers mois d'une coxalgie méconnue ou tout au moins mal soignée, on observe, à titre d'exception, des *luxations vraies*, presque toujours iliaques — un fait de Joüon concerne une obturatrice — se produisant sans cause connue, au lit même, rarement après un trauma léger

(1) HOKE (*Med. Rec.*, N. Y., 27 novembre 1909, t. II, p. 809) parle d'arthrites « autotoxiques » d'origine digestive, aiguës, mais ne suppurant pas, capables de passer à la chronicité avec lésions osseuses qu'il faut opérer et devant être différentiées de la coxalgie (?). — GAUDIER, Coxalgie ou ostéomyélite. *Écho méd. du Nord*, 1905, p. 375.

(A. Broca), tantôt brusquement, avec douleur, et tantôt insidieusement. Les signes sont ceux de la luxation traumatique correspondante, quoique Nové-Josserand et Perrin signalent, pour l'iliaque, l'association constante et paradoxale de la rotation en dehors à la flexion et à l'adduction ; il n'est pas toujours facile de sentir la tête rouler dans la fesse, et l'on peut avoir à recourir à l'examen sous chloroforme. La *radiographie* lèvera tous les doutes : elle est indispensable, la coxalgie étant certaine, pour permettre d'affirmer qu'*il y a luxation vraie*, sans usure (fig. 706) ; et d'autre part, elle est fort utile pour déterminer si quelques lésions de coxalgie sont caractérisées, dans les cas où cette coxalgie était inconnue avant la complication brusque, de façon à *rapporter cette luxation à sa véritable cause.* On y parvient, en outre, par une recherche attentive des troubles fonctionnels que pouvait présenter le sujet dans les semaines précédentes. Ces luxations doivent être *réduites par les manœuvres de douceur* ; la plupart du temps on les maintient bien dans l'appareil plâtré ; elles semblent suivies d'une évolution généralement bénigne de la coxalgie (1).

B. Attitudes vicieuses. Pseudo-luxations. — Nous avons vu qu'à la *période initiale* la hanche du coxalgique prend une position en *flexion*, *abduction et rotation en dehors*, qui a sans doute pour but d'obtenir le relâchement maximum de la capsule (position de Bonnet). Mais il est à peu près constant que dans une *deuxième période*, l'attitude change (2) et que la hanche se mette en *flexion* et *adduction* ; à cela se joint de la rotation qui est sans doute le plus souvent en dedans, mais qui se fait en dehors plus souvent qu'on ne l'a dit. Cette deuxième attitude a des conséquences mécaniques déplorables.

(1) Ces luxations ont été décrites surtout par Kirmisson (*Rev. d'orthop.*, 1899, p. 26) et ses élèves Caboche (*ibid.*, 1898, p. 283), Joüon (Thèse, Paris, 1900-1901, n° 421. — Gaudier, *Péd. prat.*, 1905, p. 85 ; J. Sable, *Journ. des Sc. méd.*, Lille, 1907, t. I, p. 110 (ovalaire). — Nové-Josserand et Perrin, *ibid.*, 1909, n° 3, p. 221 ; ces auteurs admettent que la cause serait surtout le *ramollissement des ligaments* par les fongosités tuberculeuses ; Kirmisson et Joüon se rallient plutôt à la théorie de l'*hydarthrose*, déjà soutenue par J.-L. Petit et vérifiée expérimentalement par Parise (*Arch. gén. méd.*, 1842, 3e s., t. XIV, pp. 1 et 142) : la tête serait chassée du cotyle par le liquide épanché. C'est également l'opinion à laquelle se rallient Kummer (*Rev. de Chir.*, 1898, pp. 55, 111, 319, 532), Caboche (*Rev. d'orthop.*, 1898, p. 283), Etienne (Th. de Nancy, 1901-1902, n° 22) pour les **luxations de la hanche par arthrite au cours des maladies aiguës** (de la fièvre typhoïde surtout) que nous devons rapprocher des faits étudiés ici. Elles aussi, quoi qu'on en ait dit, doivent être réduites. Nové-Josserand constate que le premier âge (au-dessous de 4 ans) est une prédisposition (5 cas sur 9) ; dans les 3 cas que j'ai observés (A. Broca, *Rev. d'orthop.*, 1906, p. 435), il s'agissait deux fois de sujets au-dessus de 10 ans. — Lannelongue (*Bull. méd.*, 1894, p. 953), qui a le tort de nier ces luxations sans usure osseuse dans la coxalgie en évolution, relate un cas intéressant de luxation traumatique longtemps après guérison.

(2) Pourquoi ce changement d'attitude ? Peut-être par prédominance des fléchisseurs et adducteurs, d'autant plus grande qu'il y a atrophie considérable des pelvitrochantériens. D'après Phelps, c'est la flexion qui, une fois à 25°, rend les abducteurs rotateurs en dedans, et de cette modification de l'antagonisme résulte l'adduction : or nous voyons certainement des coxalgies en abduction avec plus de 25° de flexion ; et d'ailleurs Duchesne a bien fait voir que cette rotation en dedans par le faisceau antérieur du moyen fessier dans la flexion n'est réelle que si le membre n'est pas appuyé sur le sol. König a prétendu que l'abduction se produit sur le sujet qui marche sans béquilles, pour éviter la charge de la jointure ; l'adduction quand le sujet souffre ou bien marche avec des béquilles, ou bien se couche sur le côté sain. Opinion insoutenable, objecte avec raison Lorenz, car la position de charge articulaire est au contraire l'abduction ; mais au début le sujet souffre avant tout de la synoviale et il la relâche par l'abduction et la fixe en cette position par contracture musculaire, ce qui charge les contacts osseux, indolents ; puis les os devenus douloureux supportent mal la charge : alors pour les décharger, le sujet élève le bassin, d'où équinisme, d'où forcément adduction, et dès ce moment commencent les usures osseuses. Mais Lorenz considère donc que la seule vraie cause, c'est la marche, car le nombre des sujets qui restent couchés ou même qui marchent avec béquilles est fort petit : constatation malheureusement

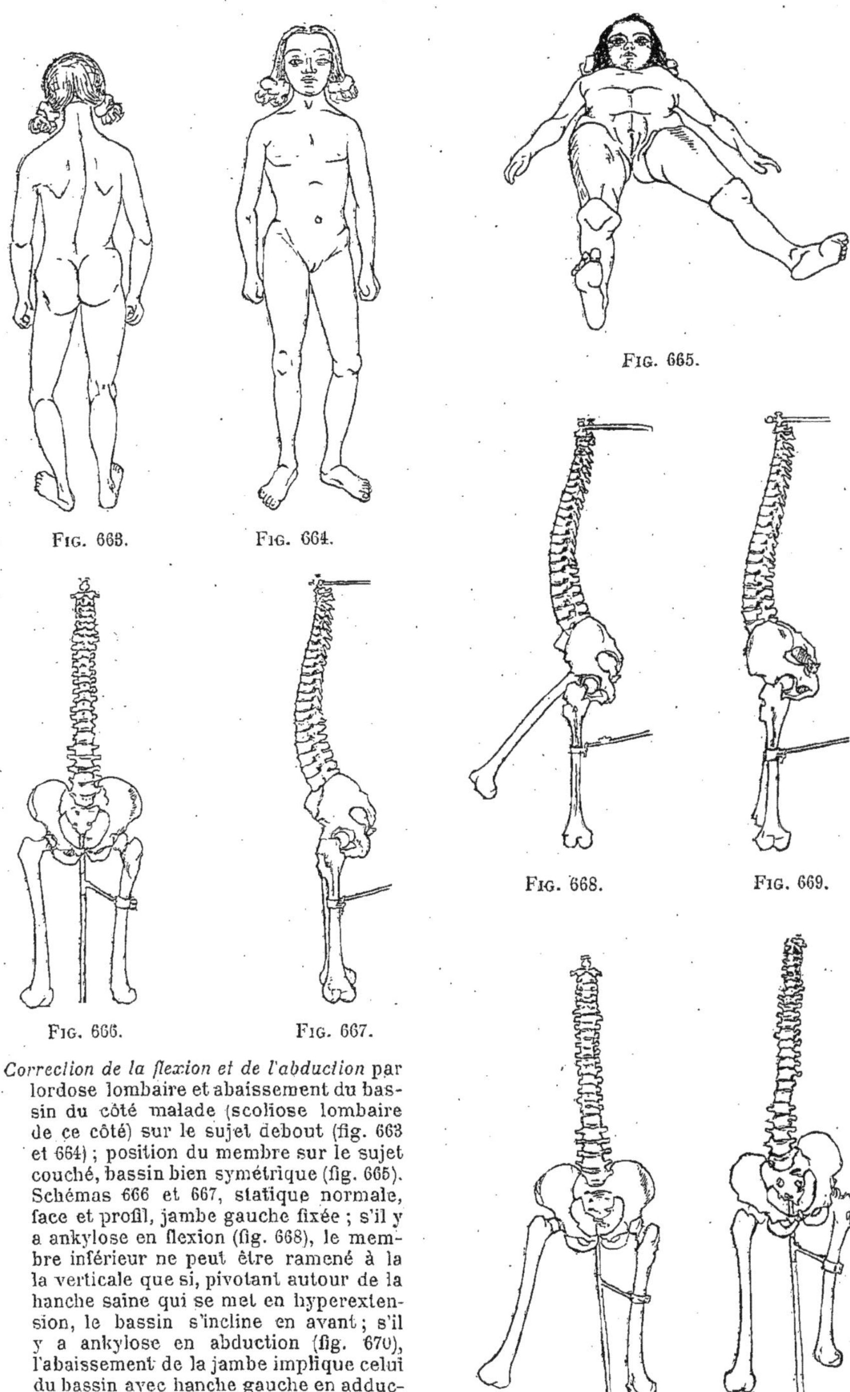

Fig. 663. Fig. 664. Fig. 665.

Fig. 666. Fig. 667. Fig. 668. Fig. 669.

Fig. 670. Fig. 671.

Correction de la flexion et de l'abduction par lordose lombaire et abaissement du bassin du côté malade (scoliose lombaire de ce côté) sur le sujet debout (fig. 663 et 664) ; position du membre sur le sujet couché, bassin bien symétrique (fig. 665). Schémas 666 et 667, statique normale, face et profil, jambe gauche fixée ; s'il y a ankylose en flexion (fig. 668), le membre inférieur ne peut être ramené à la verticale que si, pivotant autour de la hanche saine qui se met en hyperextension, le bassin s'incline en avant ; s'il y a ankylose en abduction (fig. 670), l'abaissement de la jambe implique celui du bassin avec hanche gauche en adduction (fig. 671). (Becker, *Zeit. f. Orth. Chir.*, 1905, t. XIV, p. 332.)

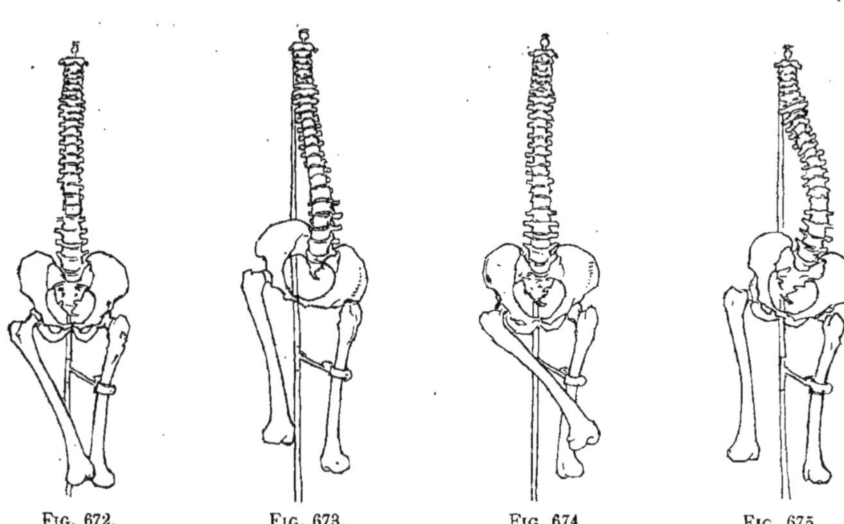

FIG. 672. FIG. 673. FIG. 674. FIG. 675.

Correction de la flexion et de l'adduction. — Figures 672 à 675. Cuisse gauche fixée, mais hanche libre ; une ankylose droite en adduction se corrige par élévation du bassin, qui pivote autour de la hanche gauche, d'où scoliose lombaire gauche ; à cela s'ajoute de la lordose (fig. 675), s'il y a, comme de règle, flexion concomitante ; la hanche saine est en abduction et extension (voy. aussi p. 455).

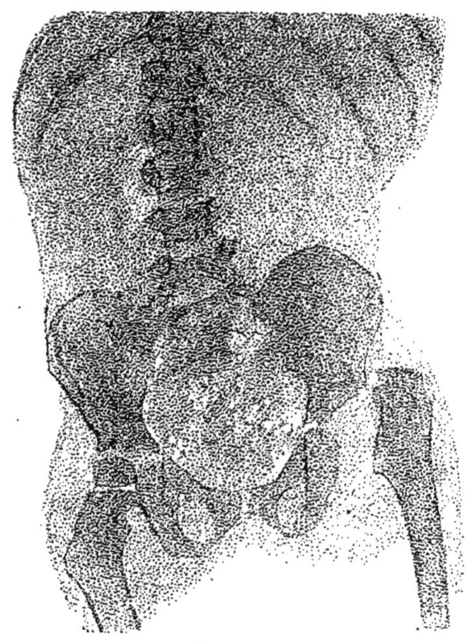

FIG. 676.

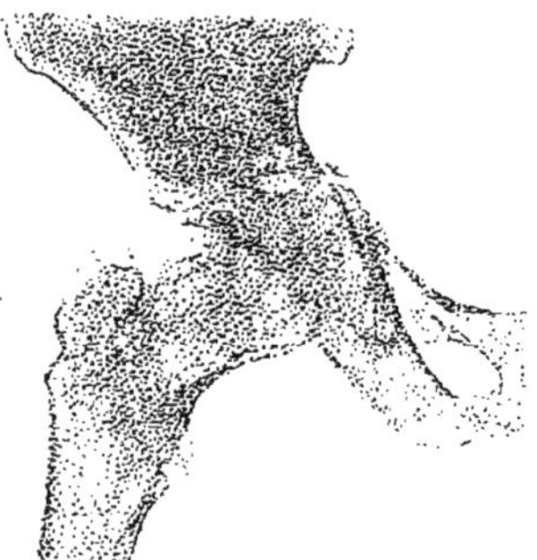

FIG. 677.

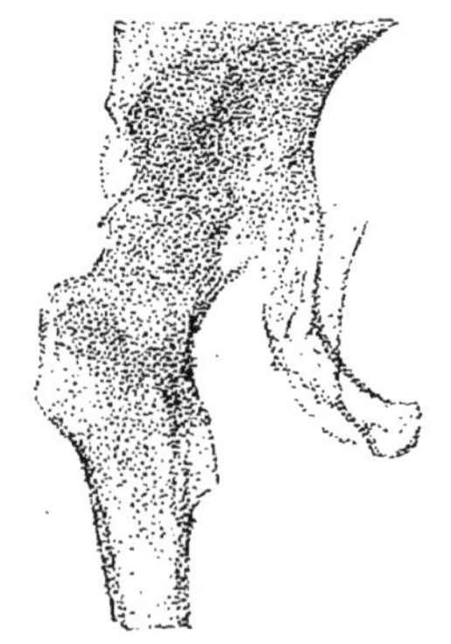

FIG. 678.

FIG. 676. — Radiographie d'une coxalgie luxée en flexion et adduction avec compensation pelvienne. (Enfant de 3 ans 1/2.)

FIG. 677. — Coxalgie en abduction, sans ascension.

FIG. 678. — Coxalgie en adduction, avec ascension.

Lorsqu'on regarde sans attention un coxalgique dont la position vicieuse est médiocrement accentuée, on croit volontiers qu'il est dans la rectitude parce que, couché ou debout, il a les deux membres parallèles et de longueur à peu près égale ; et même, pour la longueur, il y entre l'aspect extérieur et la mensuration des contradictions que nous aurons à expliquer. Il est d'importance capitale de ne pas se laisser induire en erreur et de savoir diagnostiquer avec précision les positions vicieuses de la hanche malgré les mouvements et attitudes de compensation qui les masquent, mouvements et attitudes faciles à analyser pour chaque élément de la difformité : flexion, abduction ou adduction, rotation en dehors ou en dedans.

Voyons d'abord ce qui se passe dans un squelette suspendu par la tête lorsque, *une hanche étant artificiellement enclouée* par nous dans une de ces positions, nous rendons ce membre parallèle à l'autre, ce dernier étant à l'appui. Alors *le bassin se meut sur la hanche restée libre* (voy. les fig. pp. 450 et 451) et :

1° S'il y a *flexion directe de la hanche*, lorsque le pied s'abaisse, le bassin s'incline en avant, par rotation autour d'un axe horizontal transversal ; mais de là résulte que la surface articulaire lombo-sacrée devient oblique en bas et en avant, ce qui implique une *lordose de compensation.*

2° S'il y a *abduction* ou *adduction*, le pied ne peut s'abaisser que par un mouvement inverse dans l'autre hanche, autour d'un axe horizontal antéro-postérieur, par conséquent avec :

a) *Abaissement de la moitié correspondante du bassin* dans le cas d'*abduction*; d'où inclinaison sacro-lombaire et par conséquent *scoliose convexe du côté malade.*

b) *Élévation de la moitié correspondante du bassin* dans le cas d'*adduction* ; d'où inclinaison sacro-lombaire et par conséquent *scoliose convexe du côté sain.*

3° S'il y a *rotation en dehors ou en dedans*, le pied ne peut prendre la direction antéro-postérieure que par un mouvement de rotation inverse dans la hanche saine autour d'un axe vertical et dès lors la moitié du bassin du côté malade se porte, en restant horizontale :

a) En avant, en cas de rotation externe ;

b) En arrière en cas de rotation interne.

Si maintenant nous prenons les associations habituelles, nous comprenons qu'il y ait :

1° *Flexion, abduction, rotation en dehors* : du côté malade le *bassin* est basculé en avant, abaissé, tourné en avant; le *rachis lombaire* est en lordose avec scoliose à convexité du côté malade ;

exacte, mais nous ajoutons qu'un coxalgique laissé de bonne heure au lit sans appareil transforme, lui aussi, son abduction première en adduction. (Voy. les travaux d'élèves de LORENZ: A. SAXL, *Wien. kl. Woch.*, 1907, n° 30, p. 911, R. WERNDORFF, *Zeit. f. orth. Chir.*, 1904, t. XIII, p. 293; 1906, t. XVI, p. 209). Mais il n'est pas non plus exact que ce changement soit dû à l'ulcération compressive : celle-ci commence en haut et en arrière, précisément parce que le changement a eu lieu. — L'association assez fréquente de la rotation en dehors à l'adduction, impossible tant que le col est normal et le ligament de Bertin conservé, est en rapport avec les modifications du col qui se met en coxa vara (voy. p. 457), ou même s'use plus ou moins après usure de la tête, cas auquel le sens de la rotation n'est plus obligatoire.

2° *Flexion, adduction, rotation en dedans* : du côté malade le *bassin* est : basculé en avant, élevé, tourné en arrière; le *rachis lombaire* est en lordose avec scoliose à concavité du côté malade.

CHANGEMENTS APPARENTS DE LONGUEUR. — Ces changements sont appréciés par nous à l'œil et à la mensuration : car il faut insister sur ce fait que nombre de modifications à la mensuration sont elles aussi apparentes et non réelles.

Soit un *sujet normal couché bien à plat sur le dos*, le bassin tout à fait symétrique. *Fixons le bassin* et imprimons aux deux membres inférieurs accolés un déplacement horizontal dans le même sens : le membre du côté de la translation est donc porté en abduction ; l'autre est en adduction. Et nous voyons que, dans ce mouvement, les deux plantes des pieds ne restent pas au même niveau, mais que celle du membre en adduction est plus ou moins haut contre la face interne de l'autre membre. Chacun de nous se rend compte facilement sur lui-même de ce fait lorsque, étant assis, bassin bien droit, il exécute le mouvement en question. Donc, *à l'œil*, le membre en abduction *paraît* plus long que le membre en adduction, mais il est certain que tous deux ont conservé leur longueur préalable, puisque rien n'est modifié dans l'emboitement coxo-fémoral. Les membres étant dans la verticale, avec la ligne bicoxale et la ligne d'appui sur le sol, ils forment un rectangle que nous transformons en parallélogramme par le mouvement sus-indiqué : et nous jugeons la longueur non par les lignes horizontales mais par la projection du membre en adduction sur le membre en abduction.

Si maintenant nous prenons un ruban métrique, la *mensuration entre l'épine iliaque antéro-supérieure et la malléole interne* montre que le *membre en adduction est plus long que le membre en abduction*. On a qualifié cela de changement réel de longueur : opinion absurde puisque le squelette n'a subi aucune modification. Cela tient à ce fait que nous prenons comme point fixe supérieur non pas la tête du fémur, profondément cachée, mais un point situé en dehors d'elle : nous mesurons le côté externe d'un triangle formé par l'épine iliaque, la tête du fémur, la malléole. De ce triangle, le côté interne et le côté supérieur (fémoro-malléolaire, fémoro-iliaque) sont de longueur fixe, mais comprennent un angle variable : quand on ouvre cet angle (adduction), le troisième côté s'allonge ; quand on ferme l'angle, il se raccourcit. Car nous savons en géométrie que dans deux triangles ayant deux côtés égaux comprenant un angle inégal, au plus grand angle est opposé le plus grand côté.

Donc, nous mesurons non pas le membre immuable (côté interne du triangle), mais une longueur arbitraire et variable. Des mathématiciens se sont ingéniés à trouver des procédés, par lesquels, fixant la position de la tête fémorale par rapport à l'ischion et à l'épine iliaque, ils ont cherché à déterminer la longueur réelle du membre en fonction des lignes accessibles à nos mensurations ; problème rendu encore plus difficile par ce fait que la tête du fémur est excentrée en dedans, au bout du col, par rapport à l'axe diaphysaire. Cette précision à allures scientifiques est tout à fait inutile : nous avons dans l'*ascension du grand trochanter*, constatée comme il sera dit plus loin, la manière de reconnaître *les pseudo-luxations qui sont la seule cause de changement réel de longueur*.

Ces notions théoriques sont indispensables pour comprendre la manière de poser le *diagnostic des positions vicieuses de la hanche*, ce qui se fait par l'examen du sujet debout et couché.

1° *Hanche immobilisée en flexion*. — La bascule du bassin en avant se manifeste à nos yeux, quand le *sujet est debout*, appuyant les deux pieds, par l'*ensellure de la région lombaire* et la *saillie de l'abdomen* (plus marquées du côté malade) et l'effacement de l'épine iliaque.

Pour mesurer cette flexion, il faut *coucher le malade* et, se servant en levier du membre malade, le mettre en flexion jusqu'à ce que toute ensellure lombaire ait disparu. Lorsque sacrum et lombes sont à plat sur le lit, abdomen symétrique, épines iliaques également saillantes, la position où est le membre est celle dans laquelle il est immobilisé en flexion.

La flexion directe est exceptionnelle, mais c'est un élément constant des habituelles déviations en abduction et adduction.

2° *Hanche immobilisée en flexion, abduction et rotation en dehors*. — On voit sur le *sujet debout* l'ensellure lombaire avec scoliose convexe du côté malade et la saillie de l'abdomen (bascule du bassin en avant); la fesse est aplatie, le pli fessier est effacé et abaissé (abaissement latéral du bassin), l'épine iliaque est saillante en avant (rotation du bassin) et abaissée (bascule en avant). De l'inclinaison du bassin du côté malade résulte un allongement fonctionnel plus grand que le raccourcissement par abduction simple, non corrigée : et le malade se présente à nous en flexion du pied et du genou (fig. 663 et 664).

Sur le *sujet couché*, les mêmes signes apparaissent; les membres étant parallèles, le malade paraît allongé à l'œil et raccourci à la mensuration. Pour déterminer le degré de la difformité, on procède comme il a été dit pour la flexion simple : la position est celle que prend le membre lorsque rachis et bassin sont tout à fait symétriques par rapport aux trois axes. Cette position étant maintenue, on met le membre sain dans la position symétrique, et alors on fait des mensurations ayant quelque valeur. Elles sont d'ailleurs inutiles, car sauf exception rare (dont nous parlerons à propos des pseudo-luxations), la hanche en abduction n'a pas subi d'usure et les membres sont de *même longueur réelle* (fig. 665 et 677).

3° *Hanche immobilisée en flexion, adduction et rotation en dedans*. Sur le *sujet debout*, à l'ensellure lombaire avec scoliose convexe du côté sain et saillie de l'abdomen se joignent une saillie considérable de la fesse, avec élévation du pli fessier (élévation latérale du bassin), l'épine iliaque est effacée (rotation du bassin) et abaissée (bascule en avant). De l'élévation du bassin résulte un raccourcissement fonctionnel tel que le malade se présente à nous en extension du genou avec équinisme du pied. Dans les cas très accentués, lorsque l'indolence est complète, il y a flexion du membre sain avec pied du côté malade reposant à plat.

Sur le *sujet couché*, on fait comme dans le cas précédent (mais en sens inverse) la rectification des trois axes et l'on détermine ainsi la position du membre sur le bassin. Les mensurations ont encore moins d'intérêt que dans les cas précédents, puisque, en raison de l'adduction, il est impossible de mettre ensemble, en position symétrique, les deux membres qui se croiseraient (fig. 679 à 685).

La seule mensuration importante est celle du *raccourcissement fonction-*

nel (1) dû à l'attitude vicieuse. Après avoir vu sur le sujet couché quelle est la posi-

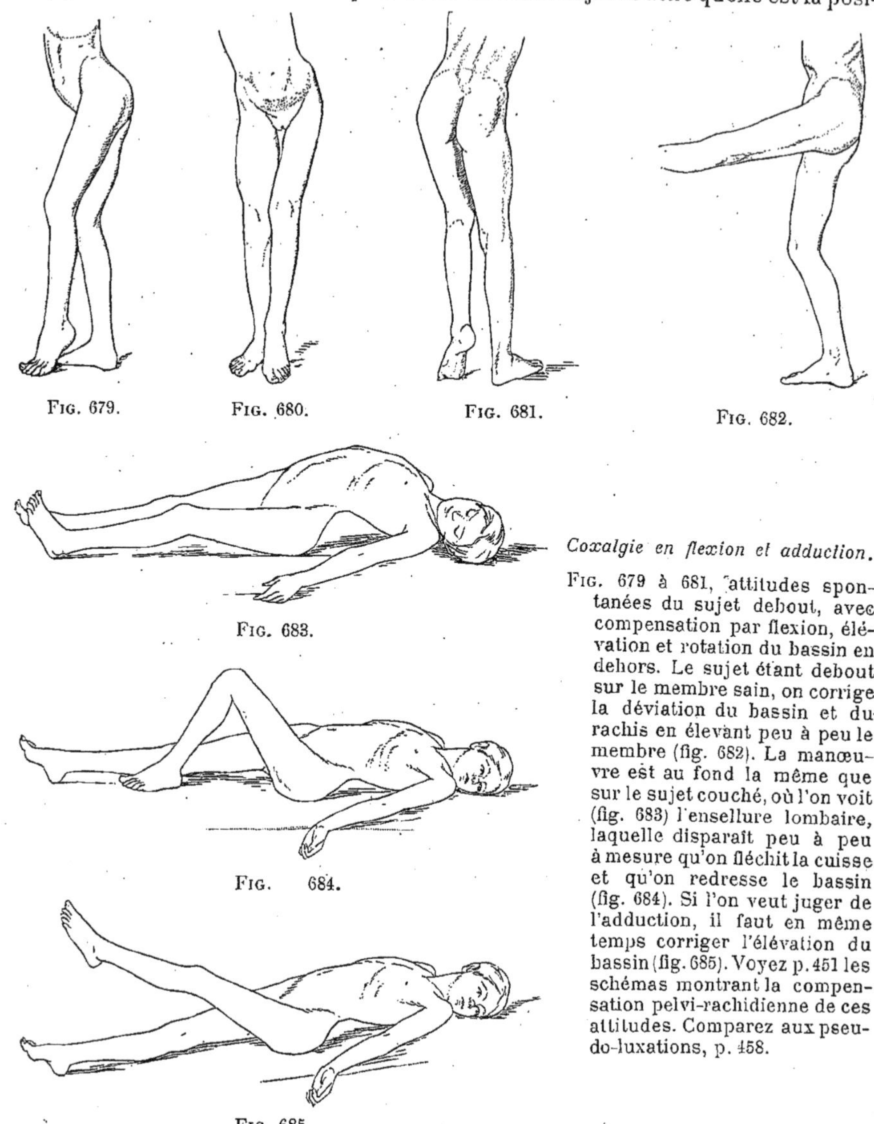

FIG. 679. FIG. 680. FIG. 681. FIG. 682.

FIG. 683.

FIG. 684.

FIG. 685.

Coxalgie en flexion et adduction.

FIG. 679 à 681, attitudes spontanées du sujet debout, avec compensation par flexion, élévation et rotation du bassin en dehors. Le sujet étant debout sur le membre sain, on corrige la déviation du bassin et du rachis en élevant peu à peu le membre (fig. 682). La manœuvre est au fond la même que sur le sujet couché, où l'on voit (fig. 683) l'ensellure lombaire, laquelle disparaît peu à peu à mesure qu'on fléchit la cuisse et qu'on redresse le bassin (fig. 684). Si l'on veut juger de l'adduction, il faut en même temps corriger l'élévation du bassin (fig. 685). Voyez p. 451 les schémas montrant la compensation pelvi-rachidienne de ces attitudes. Comparez aux pseudo-luxations, p. 458.

tion du membre, on reproduit cette position sur le sujet debout, se tenant sur une seule jambe, le bassin et le rachis bien droits et symétriques : il est aisé alors de

(1) Dans ce *raccourcissement fonctionnel*, nous devons faire la part de plusieurs éléments : 1° l'attitude vicieuse; 2° la perte de longueur par pseudo-luxation ou par atrophie du membre (l'allongement atrophique, toujours léger, est très passager). Le membre entier dans les vieilles coxalgies subit une atrophie parfois très considérable, fort nette sur le tibia, sur le pied. On mesure le fémur du sommet du grand trochanter à l'interligne. Mais on ne saurait trop répéter que dans la claudication le fait de beaucoup le plus important est l'attitude vicieuse. (MÉNARD et GRIFFON, *Rev. orthop.*, 1893, p. 324.)

voir à quelle distance la plante du pied reste du sol. Cela seul en effet nous intéresse, en étudiant d'aussi près que possible la part qui, dans ce raccourcissement, revient à l'ascension du membre par pseudo-luxation et à son atrophie générale : nous avons besoin de savoir quelle est la hauteur totale de la correction nécessaire, et dans quelle proportion cette élévation du pied au-dessus du sol est causée par l'attitude du membre.

Ces *grandes difformités* sont l'apanage de la *flexion avec adduction*, laquelle est, en outre, l'origine des pseudo-luxations. Les fonctions en sont gravement troublées et les malades sont de véritables infirmes, d'autant plus fatigués par la marche que toujours le membre est grêle, les muscles atrophiés. Dans les cas extrêmes, il faut une canne, et même une béquille.

Quand les sujets se tiennent debout, nous avons dit qu'il se produit une *scoliose par compensation* (voy. pp. 226 et 451) due à l'inclinaison du bassin : le fait primitif y est une convexité lombaire du côté où le bassin est le plus bas. Cette scoliose a pour particularité de s'associer à une ensellure lombaire proportionnelle à la flexion coxo-fémorale qu'elle corrige. Dans la grande majorité des cas, elle ne s'accompagne pas de déformations vertébrales définitives et d'asymétrie thoracique, en sorte qu'elle se corrige dès que le bassin est remis droit. Mais chez des sujets prédisposés, elle peut évoluer comme une scoliose de l'adolescence, alors particulièrement grave (1).

(1) Dans l'*ankylose de la hanche*, les articulations du *pied et du genou* sont elles aussi le siège de *phénomènes compensateurs* que dans leur ensemble déjà Bonnet signale en montrant l'association du genu valgum à l'adduction; du genu varum à l'abduction ; il note en même temps la distension ligamenteuse qui permet des mouvements de latéralité. PATEL et CAVAILLON (*Rev. d'orthop.*, 1904, p. 217) ont étudié ces phénomènes de plus près et ont distingué : 1° des **modifications anatomiques et statiques** qui sont: *a*) pour corriger le *raccourcissement*, de l'*équinisme* avec *pied creux* et un peu de *rotation externe*; *b*) pour corriger

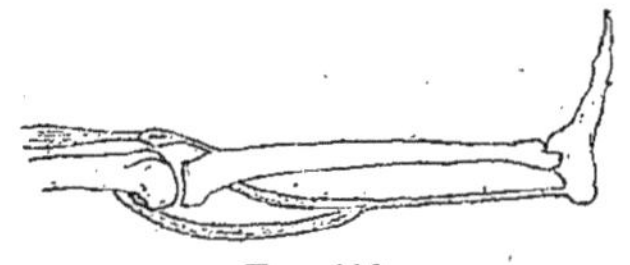

FIG. 686.

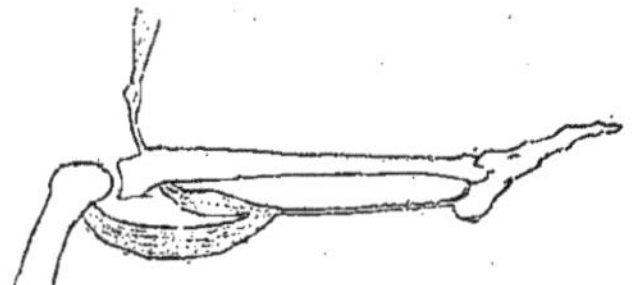

FIG. 687.

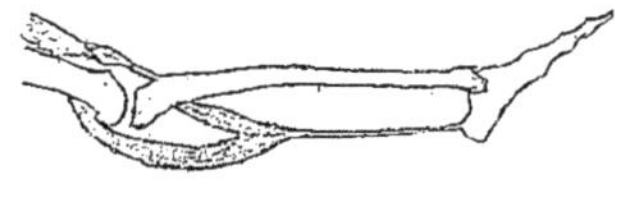

FIG. 688.

Genu recurvatum de la coxalgie.

(Schémas de Bachmann). Fig. 686, équilibre des triceps sural et crural. Si le pied se met en équinisme (fig. 687) le triceps sural pourra encore fléchir le genou si l'action du triceps fémoral est supprimée. Mais si celle-ci persiste (fig. 688) elle ne sera plus contrebalancée par le triceps sural que relâche l'équinisme et elle produira l'hyperextension du genou.

l'*adduction*, du *genu valgum* qui est dû à une *modification du condyle interne du fémur* (rotation en dedans, tandis que l'extrémité inférieure du tibia subit une rotation en dehors avec déjettement du pied dans le même sens), et dans les cas extrêmes avec subluxation du tibia en dehors; *c*) pour corriger l'*abduction*, *genu varum*; *d*) pour corriger la *flexion*, outre l'ensellure lombaire, un *genu recurvatum* par inflexion du fémur et surtout du tibia, reporte le pied en avant; à cela se joint une subluxation du tibia en arrière. De l'*association habituelle de l'adduction et de la flexion* résulte le *genou en baïonnette* ; 2° des **modifications fonctionnelles**, qui sont une laxité anormale des deux jointures dont les mouvements suppléent mieux dès lors à ceux de la hanche (JABOULAY, *Lyon méd.*, 1904, t. II, p. 465) (Voyez aussi *Coxalgie double*, p. 467). — Depuis, RENÉ LE FORT (*Echo méd. du Nord*, 1907, p. 97 et 115, et *Rev. d'orthop.*,

Usure et déplacement des os. — Nous avons supposé, dans la description précédente, des attitudes vicieuses pures. Elles sont exceptionnelles, surtout pour la deuxième forme, où, dans les cas accentués, on peut dire qu'il y a toujours *ulcération compressive* concomitante : la tête fémorale est rongée, avec plus ou moins du col ; le toit du cotyle est éculé en haut et en arrière (1). Le déplacement progressif de la tête dans la fosse iliaque externe, en haut et en arrière, est la conséquence obligatoire de cette usure. A partir de ce moment se produit un raccourcissement réel.

Dans ce déplacement, qui est une pseudo-luxation intra-capsulaire, et non une

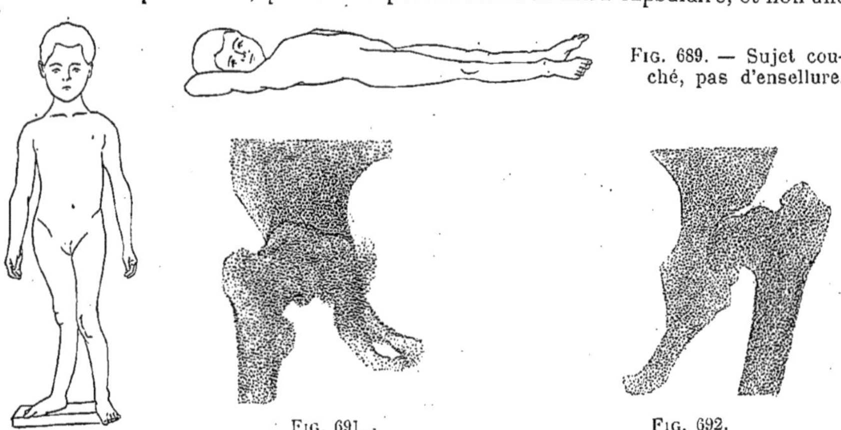

Fig. 689. — Sujet couché, pas d'ensellure.

Fig. 691. Fig. 692.

Fig. 691 et 692. — Coxa vara par coxalgie.

Fig. 690. — Sujet guéri en adduction et rotation en dehors, sans flexion (voy. fig. 689).

vraie luxation, l'attitude habituelle est en flexion, adduction, rotation en dedans ; mais plus souvent qu'on n'a coutume de le croire la rotation se fait en dehors, ce qui semble tenir soit à l'affaissement du col en coxa vara, soit à son usure.

On diagnostique ce déplacement et on apprécie le raccourcissement qui en

1907, p. 236) a précisé l'étude du *genu recurvatum de compensation*, qu'il a trouvé, du côté de la hanche malade, avant tout en relation avec l'équinisme et le raccourcissement du membre, ankylosé dans la rectitude ; il relate deux cas où cette difformité est très accentuée du côté sain, le côté malade étant en forte flexion avec adduction. — Une autre forme de genou plat et même de *genu recurvatum*, s'observe chez les coxalgiques en évolution, traités par le repos au lit (Campenon, *Congr. de Chir.*, 1895, p. 148) et dans lequel la radiographie a permis de démontrer qu'il y a des modifications ostéogéniques et non pas seulement de la laxité articulaire ; c'est un cas particulier du *genu recurvatum des alités*, dû à la tension constante de la partie postérieure de l'articulation, l'articulation étant en hyperextension constante, aussi est-ce souvent bilatéral ; d'après Bachmann (*Echo méd. Nord*, 1906, pp. 541 et 556), il faut invoquer la traction par le quadriceps, l'action antagoniste du triceps sural étant annulée par le relâchement de ce muscle dû à l'équinisme (Voy. aussi Kirmisson, *Diff. acq. de l'app. locom.*, Paris, 1902, p. 119 ; Libersat, Th. de Lille, 1901-1902, n° 57 ; Phocas et Benz, *Rev. orthop.*. 1902, p. 112 ; Latarjet et Duroux, *Lyon méd.*, 1904, t. III, pp. 52 et 92 ; Castres, Th. de Lyon, 1903-1904, n° 90. — Je signalerai un cas de R. Le Fort (*Echo méd. Nord*, 1910, p. 591) de genu recurvatum survenu chez un pottique à l'occasion d'une poussée de polyarthrites subaiguës tuberculeuses.

(1) Par exception, la tête fémorale peut se déplacer dans d'autres directions ; à ces formes rares, dont Lannelongue a donné des exemples, auxquelles Ch. Le Guichaoua a consacré sa thèse (Paris, 1900-1901, n° 330), une nomenclature suffit. Les *luxations basses en arrière* (ischiatique ou sur l'échancrure sciatique) s'accompagnent d'une flexion énorme, à angle aigu. La *luxation directement en haut* se fixe en extension avec légère abduction, peu de

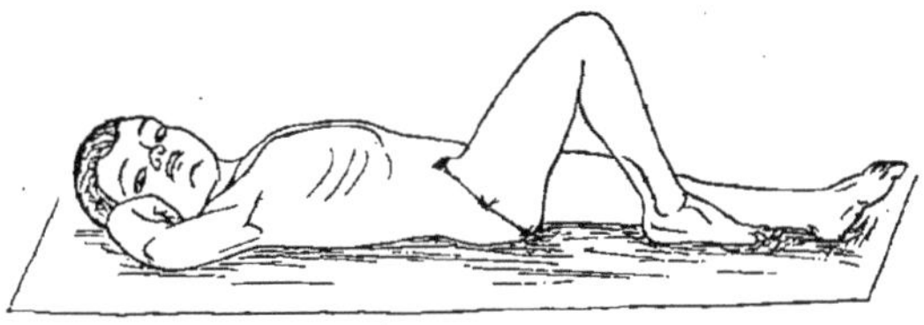

Fig. 693.

Fig. 693. — Dans la demi-flexion, sans luxation, épine iliaque supérieure, grand trochanter et ischion sont en ligne droite.

Fig. 694. — S'il y a luxation, le grand trochanter s'élève au-dessus de la ligne ilio-ischiatique.

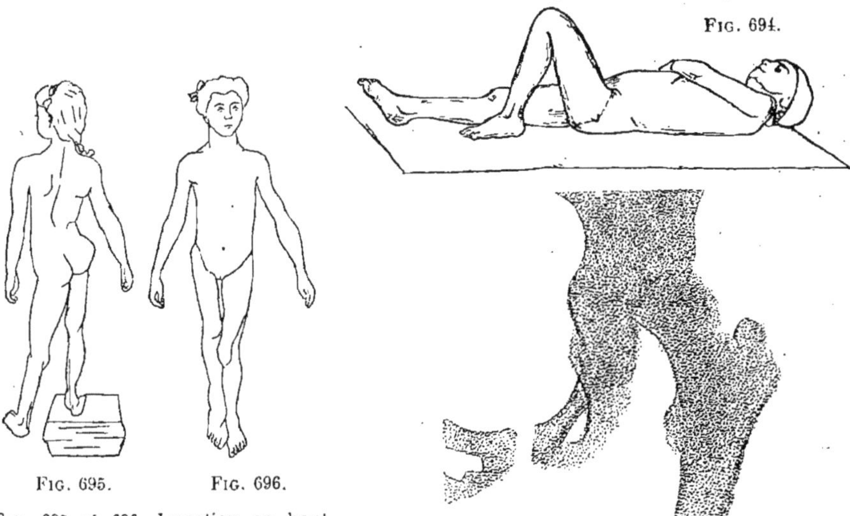

Fig. 694.

Fig. 695. Fig. 696.

Fig. 695 et 696. Luxation en haut et en arrière.

Fig. 697. — Luxation en haut et en arrière.

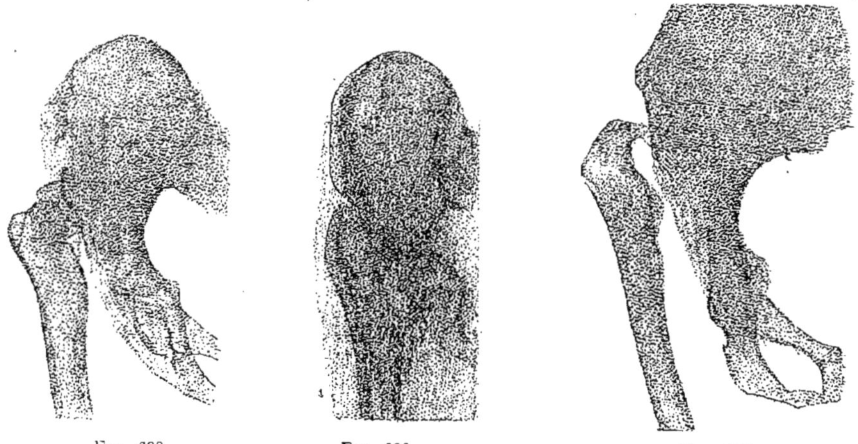

Fig. 698. Fig. 699. Fig. 700.

Fig. 698, 699 et 700. Usure de la tête et du col après pseudo-luxation.

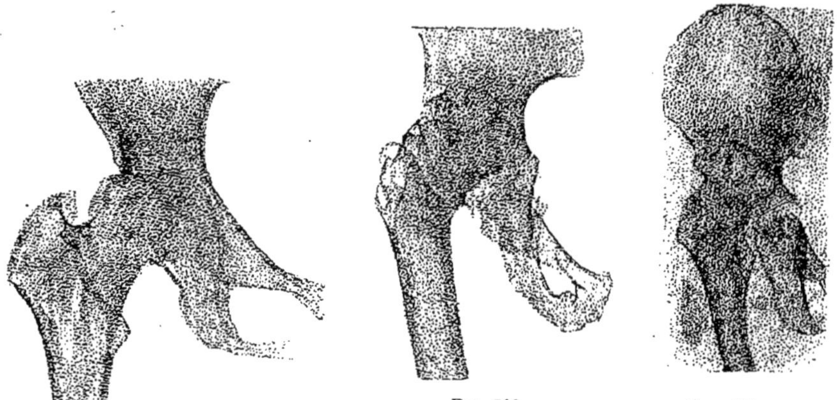

FIG. 702. FIG. 703.

FIG. 701. — Eculement léger du cotyle et écartement de la tête.

FIG. 702 et 703. Usure du cotyle et début de chevauchement de la tête, en adduction.

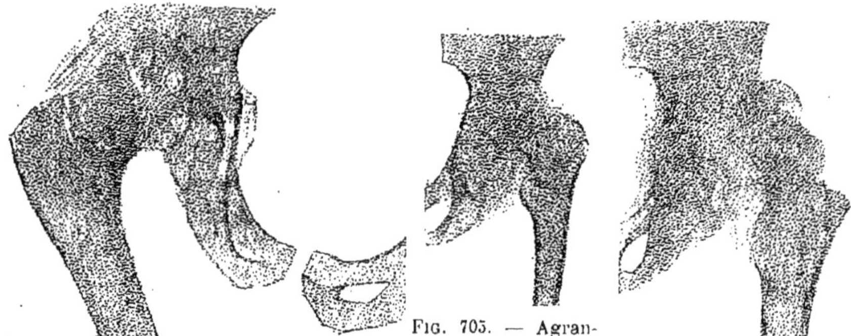

FIG. 704. — Pseudo-luxation et usure des deux os (en adduction).

FIG. 705. — Agrandissement du cotyle; ascension de la tête peu usée.

FIG. 706. — Luxation sans usure du fémur.

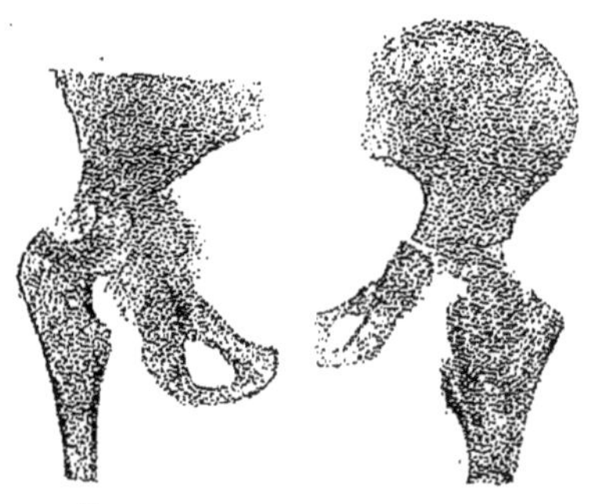

FIG. 707. FIG. 708.

FIG. 707 et 708. Usures osseuses rapides, des deux os, chez des enfants de 4 ans et de 29 mois.

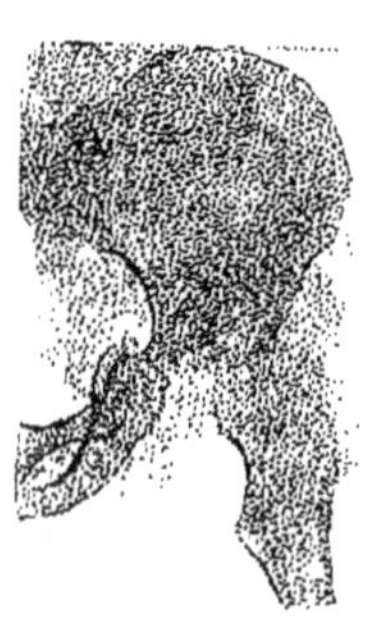

FIG. 709. — Usure et pseudo - luxation, en abduction.

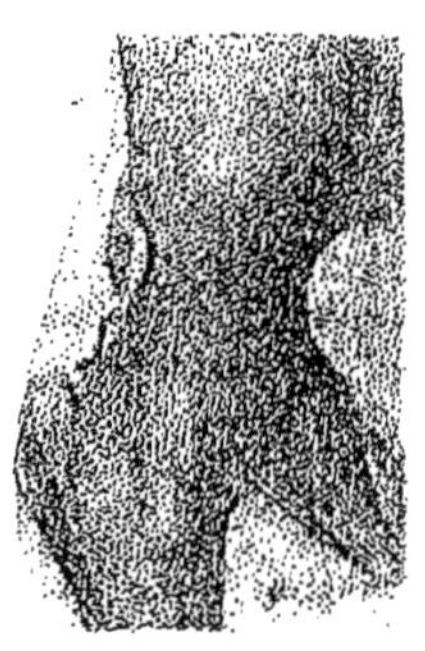

FIG. 710. — Ankylose paraissant osseuse ; 15 ans.

résulte en étudiant l'ascension du grand trochanter au-dessus de la ligne de Nélaton, en mesurant la distance qui le sépare de la crête iliaque, et surtout en examinant avec soin les radiographies (pp. 458 et 459).

Le résultat final des pseudo-luxations est presque toujours l'ankylose. Quelquefois la tête s'éloigne beaucoup du cotyle ancien (de 3 à 5 centimètres). et la guérison a lieu non point par ankylose, mais avec pseudarthrose très mobile, où dans les mouvements de rotation on sent la tête tourner en sens inverse du trochanter. La station debout et la marche manquent remarquablement de solidité, et le résultat fonctionnel est mauvais.

Lorsqu'un coxalgique est bien soigné, bien appareillé dans la rectitude, l'ulcération compressive est presque toujours légère. Parfois cependant elle se produit alors directement en haut (1), d'où un raccourcissement du membre dans la verticale, sans flexion ni adduction. Aucun appareillage n'est capable d'éviter cet ennui, lequel peut se produire sur le malade plâtré et couché, mais s'observe surtout pendant la convalescence, lors des premiers essais de marche; même si, par

flexion et souvent rotation en dehors. Les *luxations en avant* (voy. FABRE, Th. Paris, 1901-1902, n° 325), sont pubienne (Hancock, Ménard) ou obturatrice (Portal, Marjolin, König, Lannelongue, Jalaguier) et comme les traumatiques donnent de l'abduction et de la rotation en dehors, avec flexion modérée dans la luxation haute, prononcée dans la luxation basse. D'après FABRE, il faudrait ici à l'usure osseuse joindre un décubitus spécial, ou même un trauma. Dans un cas de luxation bilatérale inverse, A. REVERDIN (*Congr. franç. de Chir.*, 1886. p. 276) se demande si l'adduction externe d'un côté n'a pas refoulé l'autre membre en abduction, d'où luxation en avant. Dans ces luxations en avant, on sent la tête, douloureuse à la pression, dans le triangle de Scarpa : mais tant que la coxalgie est en évolution, l'empâtement fongueux et l'engorgement ganglionnaire rendent cet examen difficile. Il y a rac-

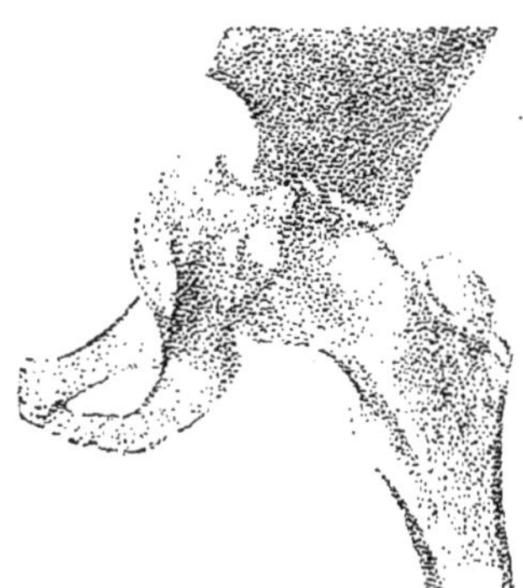

FIG. 711. — Lésions cotyloïdiennes précoces et intenses ; suppuration rapide.

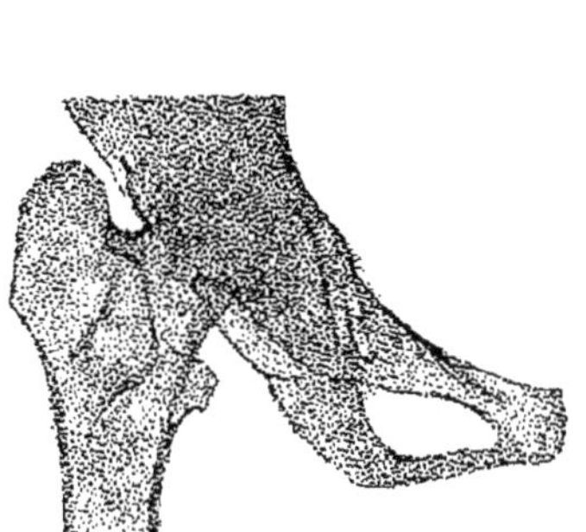

FIG. 712.

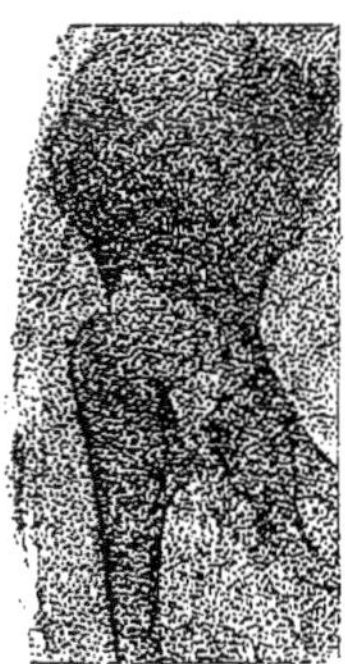

FIG. 713.

Fig. 712 et 713. — Enfoncement de la tête fémorale dans le cotyle élargi.

courcissement dans la luxation pelvienne (4 cm. d'ascension du grand trochanter dans un cas de FABRE) et allongement dans l'obturatrice. — Nous mentionnerons encore la *luxation centrale*, à travers une *perforation du cotyle* : la plupart de ces perforations ne se compliquent pas ainsi et ne sont pas des conséquences de l'ulcération compressive (voy. p. 439); cette luxation cause un raccourcissement notable; l'adduction avec rotation en dedans y est inconstante. On voit sur les figures 711 à 713 un enfoncement sans perforation du cotyle.

(1) Il y a alors surtout résorption de la tête, même dans des formes non suppurées où les lésions semblent être celles de la *carie sèche*; et quelquefois, en ce dernier cas, l'articulation ne s'ankylose pas.

l'extension continue, on avait évité l'ascension pendant l'évolution de la coxalgie.

J'ai mentionné la luxation centrale par perforation du cotyle. Elle est rare. Mais une forme assez fréquente est l'enfoncement progressif dans le cotyle élargi de la tête et du col à la fois déviés en coxa vara et raccourcis par usure; la néarthrose ainsi constituée peut rester à la fois solide et assez mobile (fig. 712 et 713).

Déformations du bassin. — D'après Ménard et Chalochet, dans la coxalgie, l'os iliaque subit un renversement en dedans, en charnière, à la fois de la crête iliaque et de l'ischion. L'aile iliaque relevée se rapproche du plan vertical et s'aplanit ; la crête est moins infléchie et fait avec la colonne lombaire un angle notablement plus fermé que du côté sain. L'ischion est porté en dedans et en arrière, en sorte qu'en regardant l'excavation par en haut, on y voit proéminer l'ischion et l'épine sciatique, tandis que du côté sain on y voit à peine l'ischion ; on voit du côté malade le trou obturateur. En somme, il y a presque continuité de plan entre la fosse iliaque interne et l'ischion, avec à peine de saillie de la ligne innominée. Il y a presque toujours en même temps soudure prématurée du cartilage en Y, d'où le bassin oblique ovalaire, aplati ordinairement du côté sain, avec symphyse portée du côté malade. Le diamètre promonto-pubien est peu modifié ; l'oblique est généralement allongé du côté sain, raccourci du côté malade ; le détroit supérieur est abaissé du côté malade. Une fois, Chalochet a vu l'aplatissement bilatéral du petit bassin. Mais ces modifications sont presque toujours légères, appréciables au compas seulement (*Soc. An.*, 5 avril 1901, p. 273 ; Thèse de Paris, 1900-1901, n° 311). Notons la voussure possible de la fosse quadrilatère par hyperostose (Lannelongue), et cela peut être gênant pour l'accouchement, lequel toutefois se fait presque toujours sans difficulté. (PINARD, *Bull. méd.*, 1905, p. 1097 ; P. BAR, *ibid.*, 1908, p. 1109. — V. aussi HOFMEISTER, *Beitr. z. kl. Chir.*, 1897, t. XIX, p. 261.)

ABCÈS. — Nous sommes actuellement hors d'état de prédire, d'après l'intensité des lésions osseuses radiographiquement constatées, quelle sera la suppuration. Cependant, l'abcès est très fréquent dans les formes cotyloïdiennes. Quant à la proportion générale des cas suppurés, il est difficile de la fixer : et cela manque d'ailleurs d'intérêt scientifique, car c'est avant tout en rapport avec l'hygiène générale du sujet, avec la thérapeutique employée. La suppuration est bien plus rare, à cause de cela, en clientèle de ville qu'en clientèle hospitalière : dans celle-ci, elle complique la bonne moitié des cas.

Vu la profondeur de la région, on n'a pas de notions cliniques sur la suppuration intra-articulaire de la hanche (pas plus que sur son hydarthrose). On ne connaît cliniquement que les *abcès péri-articulaires*, ici comme partout *arthrifluents* ou *ossifluents*. La règle est que, primitivement ou secondairement, l'articulation soit prise et que le pus sorte par une perforation capsulaire située plus souvent en avant (surtout vers la base du col) qu'en arrière (entre les tendons du pyramidal et de l'obturateur. Il y a des différences notables entre les abcès *fémoraux* et les abcès *acétabulaires*. Voici la classification de ces abcès d'après leur siège, connaissance anatomique qui permet au clinicien de les chercher en leurs lieux d'élection et de les y trouver de bonne heure.

A. ABCÈS ANTÉRIEURS OU CRURAUX. — Venus de l'articulation comme il vient d'être dit, ils commencent par former profondément *sous le psoas* une petite tuméfaction, qui en dedans soulève un peu les vaisseaux fémoraux. On sent d'abord l'artère battre plus superficiellement que celle du côté opposé et dans la voussure située en dehors d'elle, on cherche la *douleur à la pression* et la *fluctuation*, dans le sens vertical. Celle-ci est, sous le psoas, de constatation difficile, pour déterminer s'il y a des fongosités ou du pus. Dans le doute, mieux vaut faire une ponction exploratrice : on repérera d'abord avec soin les battements de l'artère, on se souviendra que le nerf crural est en dehors et près d'elle, et on enfoncera le trocart de bas en haut, d'avant en arrière et de dehors en dedans, de façon à passer sous le psoas et à ne piquer ni veine ni nerf. La technique est la même si dans un abcès certain on veut faire une injection modificatrice.

Ces abcès peuvent ne pas grossir et se fistuliser presque sur place, sous l'arcade de Fallope jusqu'à laquelle ils remontent. Mais le fait est rare. Il est même assez rare, d'ailleurs, qu'on les constate à la période qui vient d'être décrite : cela n'a guère lieu que pour les malades en traitement sous la surveillance attentive et fréquente d'un médecin instruit.

Devenu plus volumineux, l'*abcès crural* n'a pas tendance à perforer le tendon du psoas. Il peut être :

1° *Ascendant*, derrière le psoas ou dans sa gaine, jusque dans la *fosse iliaque*, par une migration inverse de celle de certains abcès pottiques, avec lesquels le diagnostic différentiel est à établir (voy. p. 536). Cette migration est exceptionnelle, et presque tous les abcès ilio-fémoraux (rares d'ailleurs) de la coxalgie, sont d'origine coxale. Dans ces conditions, la *fistule* s'ouvre d'ordinaire peu au-dessus de l'arcade de Fallope.

2° *Descendant*, après avoir pointé en avant, soit contre le bord externe, soit contre le bord interne du psoas.

L'*abcès crural externe* pointe sous l'épine iliaque antéro-supérieure, entre le tendon du psoas et celui du petit fessier. Le tenseur du fascia lata est soulevé par une tuméfaction aplatie où l'on cherche au début la fluctuation, dans le sens vertical, juste en dedans et en avant du grand trochanter. La collection s'étale entre le fascia et le quadriceps, descend peu à peu et perfore l'aponévrose à une hauteur variable (quelquefois à mi-cuisse). A ce moment, la fluctuation est évidente. D'ailleurs, lorsque le fascia lata est soulevé, il est habituel que ce soit par du pus plutôt que par des fongosités. Les abcès froids non coxalgiques qu'on observe en cette région sont presque exclusivement ceux de la trochantérite (voy. p. 481). Par exception, un abcès pottique de la fosse iliaque migre en avant et en dehors de la cuisse par l'orifice du nerf fémoro-cutané (voy. p. 539 le diagnostic de la coxalgie et du mal de Pott).

L'*abcès crural interne* a moins que le précédent de tendance à descendre. Il pointe entre le psoas et le pectiné, en dedans des vaisseaux, ou bien vient faire profondément saillie en pleine masse des adducteurs. Haut situé, il est accolé au pubis, contre lequel il se fistulise dans le pli génito-crural ; et c'est alors qu'est à établir le diagnostic avec la tuberculose juxtacoxale du pubis (p. 482). De là, il est assez fréquent que, passant sous le col du fémur, le pus aille jusque dans la fesse, d'où une fistule sous le bord inférieur du grand fessier. Son origine habituelle est cotyloïdienne.

B. ABCÈS POSTÉRIEURS OU FESSIERS. — Ils sont : 1° nés sur place, soit de l'articulation, soit directement de la tête ; 2° venus soit de la région crurale interne, comme il vient d'être dit, soit du bassin par l'échancrure sciatique.

Ils commencent par soulever la fesse en un point variable, et si le *diagnostic de leur existence* est facile quand ils forment une bosselure ronde, bien limitée, nettement rénitente et fluctuante, il n'en est pas toujours ainsi. L'abcès peu tendu, encore très fongueux, donne une sensation de mollesse qui non seulement, comme en toute autre région, peut nous laisser dans le doute sur la présence du liquide, mais encore, à la fesse en particulier, peut être simulée par la fausse fluctuation de l'épaisse masse musculaire du grand fessier. L'atrophie de ce muscle, dans les cas anciens, facilite l'examen ; mais, par contre, le soulèvement du grand fessier par des fongosités et par la tête subluxée le rendent plus malaisé. On aura donc soin de chercher la fluctuation dans plusieurs sens, car celle du grand fessier n'a pas lieu dans le sens des fibres, soit obliquement en bas et en dehors.

Les autres abcès froids nés sur place et que l'on doit connaître pour le *diagnostic d'origine* sont avant tout ceux de la sacro-coxalgie (voy. p. 482) et de la tuberculose de l'ischion (voy. p. 481). Rarement on en voit, en haut de la fesse, qui viennent des environs de la crête iliaque. Rappelons les divers abcès pelviens migrateurs (voy. p. 536).

Les abcès fessiers peuvent, très exceptionnellement, entrer dans le bassin. Rarement aussi ils se fistulisent à travers les fibres musculaires. Presque toujours ils sont *descendants* et ils s'ouvrent vers le bord inférieur du grand fessier, assez souvent aux environs de l'épine iliaque postérieure. Filant le long du nerf sciatique, ils peuvent descendre jusqu'au creux poplité.

C. ABCÈS PELVIENS. — Ils sont presque toujours d'*origine cotyloïdienne*, réserves faites pour les rares abcès cruraux ou fessiers entrant dans le bassin.

Les uns, les moins fréquents, naissent en haut et prennent la gaine du psoas dans laquelle ils descendent à la racine de la cuisse.

Les autres naissent dans le petit bassin, en regard du fond du cotyle ordinairement perforé (voy. fig. 711) et de là ils peuvent migrer vers la fosse iliaque rarement, en bas presque toujours : ils se collectent alors dans l'espace pelvi-rectal supérieur, puis dans la fosse ischio-rectale et s'ouvrent au pourtour de l'anus, à moins qu'ils ne soient fistulisés en route dans un des organes creux du bassin, le rectum, la vessie, le vagin, l'urèthre (?), éventualité heureusement assez rare. Rappelons leur migration possible vers la fesse (grande échancrure sciatique) ou vers la partie profonde de la racine de la cuisse, en dedans, et leur fistulation en ces régions.

Tant qu'ils sont dans le bassin, on ne les reconnaît qu'au *toucher rectal*. Ceux des autres régions n'ont pas de signes physiques spéciaux.

Situés dans la gaine du psoas avec migration fémorale, ou en dehors d'elle avec migration pelvienne, les autres abcès froids à connaître pour le *diagnostic de l'origine* sont surtout, ici encore, ceux du mal de Pott et de la sacro-coxalgie. Ceux des diverses ostéites juxtacoxales (face interne de l'ischion, abcès hypogastrique d'origine pubienne, point limité vers la surface quadrilatère, la ligne innominée, la fosse iliaque, etc.) sont plus rares, mais d'un diagnostic d'origine plus difficile (voy. p. 479).

La *douleur* est un des signes les plus importants pour nous faire craindre la suppuration, à échéance variable : douleur primitive et vive, même si elle a été passagère ; douleur même médiocre, si elle persiste malgré le repos avec immobilisation bien pratiquée ; douleur avec un peu de fièvre (37°,5-38°) survenant sans cause connue pendant quelques jours; et surtout douleur à rechutes chez des sujets bien soignés. Si à la douleur se joint, au *début* surtout, une *évolution fébrile*, ces cas, capables au début de simuler l'ostéomyélite subaiguë, suppurent presque toujours vite et gravement (voy. p. 448).

Dans ces conditions, il conviendra de changer souvent l'appareil, au moins tous les mois, pour surveiller attentivement la région, aux points d'élection ci-dessus énumérés. De même si l'*enfant maigrit, perd l'appétit.* Mais il faut savoir aussi que bon nombre de coxalgies suppurent sous l'appareil sans que nous en soyons en rien avertis par des troubles fonctionnels : on constate l'abcès à un changement d'appareil, ou bien on a l'attention attirée par un gonflement insolite qui fait bourrelet à l'échancrure du plâtre en arrière ou en dedans, alors que cela n'est pas expliqué par l'engraissement du malade.

Étant donné un abcès de coxalgie, il est impossible de prévoir avec certitude quelle sera son *évolution.* Mais ici surtout nous pouvons poser en principe que plus l'abcès est précoce et plus il est grave, plus sa fistulisation prolongée, malgré tous nos soins, est probable ; plus encore si, d'après la radiographie, nous soupçonnons un séquestre. Les abcès tardifs (résiduaux, disait Paget), sont les plus lents, les plus insidieux, ceux dont on vient le mieux à bout par la ponction ou qui donneront une fistule bénigne, de courte durée. Les abcès qui récidivent peu de temps après la fermeture temporaire d'une coxalgie fistuleuse sont des abcès presque toujours mixtes, qui se termineront probablement par fistule.

Ces variétés cliniques étant délimitées de notre mieux, il n'en reste pas moins que la *suppuration aggrave considérablement le pronostic de la coxalgie* : c'est même le principal facteur de gravité (voy. Coxalgie fistuleuse, p. 465). Nos devanciers (Syme, A. Nélaton) la considéraient comme presque fatalement mortelle; Good, dans 88 p. 100 des cas; peu à peu le pronostic s'est amélioré grâce à l'antisepsie : et en 1894, Bruns ne donne plus que 53 p. 100 de morts (contre 33 p. 100 dans les cas non suppurés). Cette proportion a sûrement diminué encore depuis que nous avons remplacé l'incision et surtout la résection par la ponction systématique : elle est encore très élevée (1).

Il est à noter qu'après guérison apparente un abcès peut récidiver au bout de longues années et même être alors grave, bien que la première fois il avait été bénin.

Le *diagnostic différentiel* des abcès de la coxalgie ne peut qu'être esquissé. Nous avons énuméré, pour chaque variété anatomique, les principaux abcès non coxalgiques pouvant être de même siège et nous avons renvoyé aux lésions

(1) Dans la statistique de Ménard, Guibal donne sur 220 abcès fermés 75 p. 100 de guérisons; 46 malades ont été réséqués.

(mal de Pott, sacro-coxalgie, foyers osseux juxta-coxaux) dont il faut chercher les signes propres en même temps que l'on constatera l'absence des signes propres de la coxalgie. En particulier — et tout en reconnaissant que cette règle souffre des exceptions — on notera que dans la coxalgie suppurée (et mieux encore à la période des fistules), l'abolition des mouvements de la hanche est complète ou à peu près ; que la douleur à la pression est nette sur la tête du fémur.

Fistules. — La coxalgie devient fistuleuse dans les mêmes conditions que toutes les ostéo-arthrites tuberculeuses : abcès à tendance torpide mais abandonnés à eux-mêmes sur un malade qu'on laisse marcher ou traités à tort par l'incision ; abcès précoces, à évolution demi-chaude et douloureuse, se fistulisant en quelques semaines malgré le traitement le plus attentif ; poussées aiguës et fistulisation rapide après une maladie infectieuse (rougeole, grippe, scarlatine, diphtérie) ou après des manœuvres intempestives de reboutage, etc. Pour chaque variété d'abcès, nous avons mentionné le point habituel de fistulisation.

Bon nombre de ces fistules suppurent assez peu pour qu'une croûte se forme sur un bourgeon rouge, de bonne apparence, et se ferment relativement vite, en trois à six mois, sans avoir donné lieu à des phénomènes inflammatoires ; elles ont servi à donner issue à de la matière caséeuse que le chirurgien n'a pu ramollir par des injections modificatrices, à de petits séquestres connus ou inconnus, et elles ne peuvent, à vrai dire, être considérées comme une complication.

Mais bon nombre aussi conduisent à la mort. Même sous des pansements faits avec soin, elles s'infectent, la fièvre vespérale s'allume, le pus est verdâtre, épais, souvent fétide, très abondant. Les parties molles s'enflamment et l'on voit se former des indurations phlegmoneuses successives, douloureuses, avec rougeur et suppuration rapide, en des lieux parfois très éloignés de la hanche ; on incise et il reste une nouvelle fistule. Si jusque-là on avait réussi à maintenir le membre dans la rectitude, il faut à un moment donné y renoncer, ou à peu près : seule l'extension continue est applicable, et bien mal, sur ces membres qu'il faut déplacer pour des pansements quotidiens. Ces hanches, pâles, enflées en gigot, empâtées de masses fongueuses, à clapiers et à fistules qui échappent à toute description, se mettent en flexion et adduction extrêmes avec ascension fort élevée de la tête dans la fosse iliaque ; la suppression des mouvements y est complète ; l'atrophie de tout le membre s'accentue d'autant plus que le sujet est plus jeune.

A cette période, le diagnostic différentiel n'offre aucun intérêt, quoiqu'il soit classique de le discuter : les fistules tuberculeuses (ou autres) des parties molles (ganglions, bourses séreuses) ou dures (voy. p. 479) situées autour de la hanche ne s'accompagnent, on peut dire, jamais de semblables attitudes, et surtout de semblable immobilisation de la jointure. La seule difficulté possible pourrait provenir de certaines ostéomyélites prolongées, reconnaissables cependant, dans la grande majorité des cas, par : le mode de début, la dureté de la région qui, dans son ensemble, n'est pas fongueuse, l'attitude vicieuse presque toujours moindre, l'atrophie beaucoup moins marquée, le nombre moins grand des fistules et leur sécheresse relative, l'issue fréquente de petits séquestres durs et blancs, la conservation prolongée de l'état général.

La coxalgie fistuleuse étant reconnue, il est plus malaisé de déterminer avec précision le nombre exact et le siège des trajets et clapiers, leur étendue, leur origine. Quand il y a des clapiers importants, on les localise pourtant assez bien en faisant sourdre le pus par pression sur certains points, au niveau desquels, en outre, on sent une certaine dépressibilité. Mais dans ces trajets inégaux, étroits, sinueux, le stylet ne passe pas et les minces bougies uréthrales se coudent. Si donc on désire être à peu près fixé, il convient de pratiquer la radiographie, après avoir injecté dans les fistules une substance opaque aux rayons X (iodoforme, bismuth, voy. p. 371). On verra en même temps de la sorte ce que sont les lésions osseuses. Nous dirons plus loin ce que nous pensons des signes différentiels donnés pour les lésions fémorales ou pelviennes. Dans la coxalgie

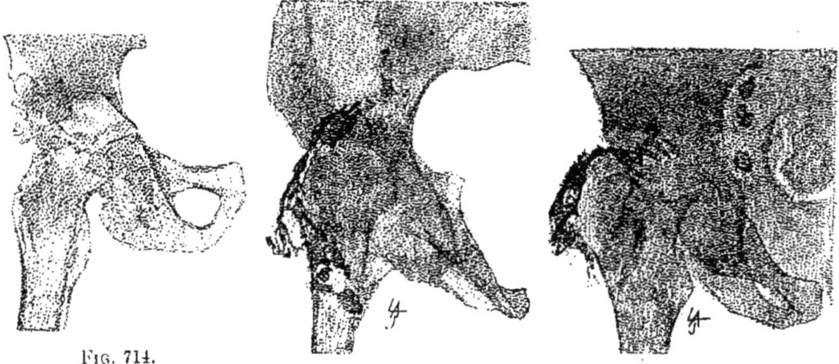

FIG. 714. — Hyperostose par ostéomyélite secondaire d'une coxalgie fistuleuse.

FIG. 715. FIG. 716.
FIG. 715 et 716. — Coxalgies fistuleuses ; injection de pâte bismuthée.

fistuleuse les lésions acétabulaires sont constantes et graves. L'hyperostose, qui porte plus souvent sur le bassin que sur le fémur, est un signe d'infection mixte (voy. p. 395). On l'apprécie cliniquement par l'épaississement de la crête iliaque en avant ; par celui de la surface quadrilatère au toucher rectal.

La mort n'est pas fatale dans ces conditions : des coxalgies à fistules multiples peuvent guérir d'elles-mêmes. Les orifices les plus éloignés se ferment les premiers ; et quelquefois tout se cicatrise, sauf un ou deux. De temps en temps et pendant des années, les malades sont exposés à des poussées plus ou moins graves et fréquentes, même après des périodes prolongées de cicatrisation complète ; et, à un moment quelconque, ce peut être l'entrée dans les accidents de septicémie chronique avec dégénérescence amyloïde.

Diagnostic de la forme anatomique. — Il y a longtemps déjà que Martin et Collineau ont tenté d'établir une différence symptomatique entre les coxalgies synoviales, caractérisées par l'attitude en abduction et rotation en dehors, et les coxalgies osseuses se manifestant par l'adduction et la rotation en dedans ; la succession des deux attitudes indiquerait l'atteinte secondaire de l'os. Cette opinion n'a rien de scientifique, et nous en dirons autant (mis à part certains cas spéciaux que nous mentionnerons) sur les tentatives de diagnostic clinique entre les coxalgies fémorales et acétabulaires (Erichen, 1884).

On a dit que la *coxalgie acétabulaire* à pour caractères : l'origine traumatique plus fréquente (Dhourdin) ; l'engorgement ganglionnaire iliaque et non inguinal ; l'atrophie musculaire plus tardive et moindre ; la claudication, préalable aux attitudes vicieuses; la limitation des mouvements, tardive. Ces signes sont de valeur au moins douteuse. Les auteurs qui admettent une symptomatologie spéciale n'ont pas réussi à se mettre d'accord : sur la douleur qui siégerait au genou (Dhourdin) parce qu'il a vu, dans un cas de résection, la gonalgie provoquée par la compression du nerf obturateur quand on tamponnait le fond du cotyle) ou au contraire près de l'épine iliaque antérieure et inférieure; sur le début en abduction et rotation en dehors, attitude qui se maintiendrait même à la période de suppuration (Cazin) ou au contraire en adduction et rotation en dedans (Vincent). Rien de tout cela n'est solidement établi. On ne peut guère tirer de conclusions précoces que de la douleur à la pression ou de l'empâtement vers la surface quadrilatère, constatés par le toucher rectal (que Cazin prescrit de parti pris), quoique cette manœuvre fasse toujours crier les enfants, d'où manque de précision dans les renseignements (Lannelongue, Kirmisson).

Ce diagnostic anatomique serait intéressant pour le pronostic, car il semble bien établi que celui de la coxalgie cotylienne est plus grave (1); elle suppure plus souvent et plus vite, ses abcès, plus difficilement curables, aboutissent très fréquemment à la fistulisation, avec ostéomyélite chronique de tout l'os iliaque. En tout cas, même si elles sont secondaires à des lésions synoviales ou fémorales, une fois constituées, elles aggravent considérablement le cas. D'autre part, les abcès pelviens (iliaques ou passés à la fesse par la grande échancrure sciatique) sont des signes de certitude ; les abcès du petit bassin se constatent par le toucher rectal. A cela se bornent nos connaissances. Peut-être les abcès inguinaux indiquent-ils une lésion du sourcil en avant et en haut. Mais bon nombre de ces abcès sont, à vrai dire, articulaires, et de leur siège il n'y a pas grand'chose à conclure, pas plus que de celui des fistules : elles seraient, d'après Erichsen, Le Fort, Cazin, fessières, ilio-inguinales et périnéales, tandis que les fémorales seraient surtout en avant et au-dessous du grand trochanter (?). Quant à ce que disent Cazin et Dhourdin, que dans les cas avancés, sur le sujet endormi on sent la crépitation si, un doigt dans le rectum, on ébranle la crête iliaque, nous avouons être plus que sceptique.

La coxalgie cotyloïdienne serait plus fréquente avant la puberté (?)

Seule, la *radiographie* nous donne des renseignements ayant une valeur scientifique. A la période initiale, nous répéterons une fois de plus que s'ils ne sont pas positifs, il n'y a rien à conclure. A la période d'abcès, et surtout de fistule, ils sont presque toujours positifs, donc très importants.

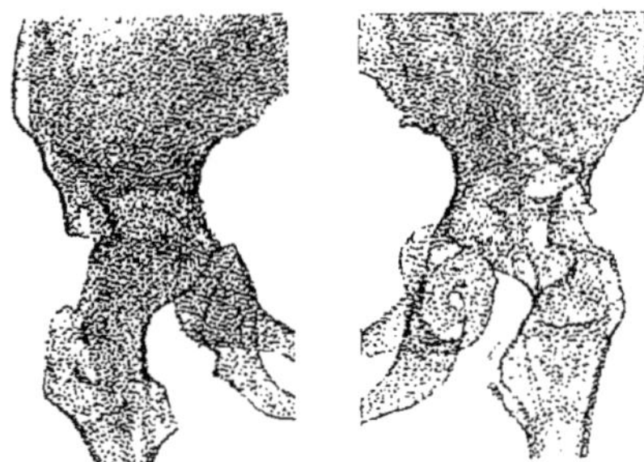

FIG. 717. — Coxalgie double.

La *coxalgie est bilatérale* chez l'enfant, d'après les relevés de J. CALVÉ (Th. de doct., Paris, 1905-1906, n° 196) dans environ 6 p. 100 des cas, le second côté étant pris d'ordinaire au bout de 1 à 3 ans, exceptionnellement passé 5 ans. Si la seconde coxalgie survient pendant que la première est en traitement, elle bénéficie de ce traitement et semble être moins grave. Des deux côtés, cependant, l'abcès est presque inévitable et semble relativement rebelle. La luxation est la règle du côté le premier atteint (et souvent négligé, dans la classe ouvrière, jusqu'à ce que le second oblige à l'immobili-

(1) Sur les lésions cotyloïdiennes, voy. les thèses de deux élèves de MÉNARD : S. DELMONT-BEBET (Paris, 1898-1899, n° 337) et CH. GIRAUDET (1902-1903, n° 425). — Sur le diagnostic, VINCENT (rapport de KIRMISSON, sceptique), *Soc. de Chir.*, Paris, 15 mars 1895, p. 195). — DHOURDIN, Th. de Paris, 1883-84, n° 22.

sation) et rare au contraire du second (1). Ces cas sont encore graves en ce que d'autres associations y sont fréquentes (14 sur 35), en particulier avec le mal de Pott (9 cas); la mortalité est élevée (8 morts dont 4 septicémies et 4 méningites, 11 guéris, 16 en traitement); *après guérison*, le *pronostic fonctionnel* est mauvais. La *double ankylose dans la rectitude* permet la marche sans béquilles, à la fois à l'aide de mouvements alternatifs d'inclinaison du bassin et de rotation, et grâce à une mobilité accrue des genoux et du cou-de-pied; la station debout est difficile, la station assise est impossible autrement que par appui sur le bord d'une chaise, jambes fléchies sous le siège. On conçoit la gêne de la défécation, du coït, de l'accouchement. La *luxation symétrique avec mobilité* est très disgracieuse (ensellure, brièveté relative des membres inférieurs), mais la marche est possible, ressemblant à celle des mauvaises luxations congénitales. La double *luxation avec adduction* rend la marche extrêmement laborieuse et la miction fort difficile lorsqu'elle est au degré où les genoux se croisent (jambes en ciseaux des Anglais). Le genu valgum vient apporter quelque correction. Dans la *double ankylose* en abduction et flexion, avec rotation en dehors, la station debout est elle-même presque impossible et le malade progresse par petits sauts à quatre pattes. Tous ces malades sont gravement infirmes, même si leurs hanches guérissent bien, à un degré tel que, dans les deux derniers cas, l'intervention opératoire est indispensable. On peut alors s'en tenir à une double ostéotomie, permettant de ramener au parallélisme les membres ankylosés. Mais mieux vaut alors, en laissant un des membres ankylosé, pour la solidité de l'appui, et en le redressant au besoin par ostéotomie, chercher de l'autre côté la mobilité par un des procédés classiques d'ostéotomie ou de résection avec interposition musculaire (Voy. p. 476). — On raconte qu'autrefois Velpeau (en 1838) aurait amputé les deux cuisses pour ankylose en flexion. — Au point de vue fonctionnel, nous signalerons ici l'ankylose bilatérale en flexion de la spondylose rhizomélique (voy. p. 330), où le sujet marche courbé en avant, en s'appuyant sur une chaise (2).

Évolution. Pronostic. — On peut observer une *forme aiguë* avec fièvre, suppuration rapide, désorganisation de la jointure, à un degré tel que le diagnostic avec l'ostéomyélite aiguë devient impossible; et j'ai vu une fillette de 20 mois, chez laquelle, un cas subaigu ayant eu pour origine un spina ventosa périostique du haut du fémur, la radiographie fut celle d'une ostéomyélite, et l'examen seul du pus, après incision, de l'abcès, démontra qu'il s'était agi de tuberculose (fig. 661). Cette forme aiguë est très grave, souvent mortelle en quelques mois.

Par contre, certaines coxalgies évoluent avec une *bénignité symptomatique et même anatomique insolite*. Au bout de deux ans, un de mes malades, soigné pour d'autres manifestations tuberculeuses au cours desquelles une coxalgie a été méconnue, a guéri, après n'avoir présenté que quelques légères poussées douloureuses, avec une limitation médiocre des mouvements et, à la radiographie, un simple aspect en dent de scie de la tête fémorale.

Quelquefois, la symptomatologie est presque aussi bénigne et cependant la radiographie démontre une usure de la tête, rongée par une *carie sèche*. Peu à peu le membre se met alors en rotation en dehors, avec un peu d'adduction, et je crois, avec Kirmisson, qu'assez bon nombre de cas dénommés il y a quelques années coxa vara sont en réalité de ces *coxalgies frustes* (3) : il y a d'ailleurs souvent coxa vara,

(1) KIRMISSON (*Congr. de gyn., obst. et péd.*, Toulouse, 1910, d'après *Bull. méd.*, p. 948) fait remarquer que, ces coxalgies luxées n'aboutissant pas à l'ankylose, le résultat fonctionnel est bien meilleur si, respectant cette luxation, on obtient d'un côté une articulation mobile.

(2) L.-H. PETIT, *Congr. fr. de Chir.*, 1892, p. 733) ; OLLIER, *Résections*, t. III, p. 73; KIRMISSON, *Diff. acq. de l'appar. locom.*, Paris, 1902, p. 160 — GUILLAUME-LOUIS et CALVÉ, *Rev. mens. mal. enf.*, avec tracé de la marche, 1903, pp. 441 et 503; *Gaz. des hôp.*, 1908, pp. 1479 et 1503. — VIGNARD, *Soc. de Chir.*, Lyon, 17 janvier 1908, p. 24 — JOACHIMSTHAL, *Zeit. f. orth. Chir.*, 1904, t. XIII, p. 261. — DREHMANN, *ibid.*, p. 266. — HULLEU, *Rev. d'orthop.*, 1904, n° 1, p. 67 (Appareil à traction élastique pour lutter contre une adduction très douloureuse).

(3) KIRMISSON, *Acad. de méd.*, Paris, 1910, t. 64, p. 51. — ROTTENSTEIN et HOUZEL, *Rev. de Chir.*, février et mars 1910, pp. 171 et 405. Ces auteurs considèrent que la carie sèche de la hanche

d'abord, puis usure du col ; par exception, le col peut au contraire se redresser en valgus. Lorsque la tête est usée, le moignon du col remonte ; comme il ne trouve pas d'appui et ne s'ankylose pas, la démarche peut alors ressembler à celle de la luxation congénitale : mais la radiographie ne permet pas l'hésitation.

La marche de la lésion peut jusqu'au bout rester torpide. Mais il n'est pas rare qu'à un moment donné évolue une coxalgie avec attitudes vicieuses et même avec abcès.

Dans la *forme chronique habituelle*, la marche dépend pour beaucoup du traitement : s'il est précoce et rigoureux, on évite presque à coup sûr les positions vicieuses et très souvent la suppuration.

Une coxalgie bien traitée peut guérir sans laisser de traces. Le fait est rare. La plupart du temps, il reste de l'atrophie musculaire et quelque raideur, de l'abduction et de l'extension surtout ; mais assez souvent cela ne gêne en rien la marche, qui a lieu sans claudication. Néanmoins, un charlatan seul peut promettre ce résultat.

D'ordinaire, il y a ankylose suffisante pour qu'il en résulte de la boiterie ; mais celle-ci est légère, même pour une ankylose complète, si l'attitude est bonne. Les troubles fonctionnels sont avant tout en rapport avec les attitudes vicieuses et le raccourcissement fonctionnel qui en résulte. Or elles sont à peu près inévitables, et accompagnées très souvent d'abcès, si l'articulation n'est pas immobilisée avec soin et pendant longtemps. C'est une des grandes jointures où, *si les choses vont bien*, il faut compter deux ans d'immobilisation franche et un an de convalescence.

Le pronostic des abcès et fistules résulte de ce qui a été dit plus haut (1).

Même s'il n'y a pas eu suppuration, on se méfiera des rechutes à longue échéance, et celles-ci peuvent suppurer. Après fistulisation, elles sont fréquentes, même si pendant une période plus ou moins prolongée la suppuration a été complètement tarie : il est de règle, il est vrai, que, durant ces périodes de guérison apparente, de temps en temps quelques douleurs rappellent que le processus sommeille mais n'est pas tout à fait éteint. Une chute, une entorse peut être la cause de cette reviviscence.

Les luxations en haut et en arrière sans ankylose, surtout s'il y a usure de la tête et du col et rotation du membre en dehors, avec fort raccourcissement réel, donnent une fonction très médiocre.

L'atrophie du membre en cas de luxation et après suppuration est quelquefois extrême.

Traitement. — 1° COXALGIE AU DÉBUT (2). — Sitôt que l'on a établi le diagnostic, le seul traitement convenable est l'*immobilisation*. On est à peu près d'accord pour trouver que le simple repos au lit ne suffit pas à enrayer le mal. On ne diffère que sur la manière de réaliser l'immobilisation, et deux procédés sont en présence : l'*extension continue*, l'*appareil inamovible*.

est toujours douloureuse, ce qui est erroné. — Voy. aussi OMBRÉDANNE, *Soc. chir.*, 1910, p. 867 (rapport de Kirmisson) ; SIMERAY, Th. de Paris, 1910-1911, n° 233.

(1) Dans la statistique de LORENZ, il y aurait *pour les cas de ville*, 52,86 p. 100 de suppuration, donnant 24 p. 100 de mortalité dont seulement 1/10 de méningite ; dans les cas non suppurés, la mortalité est de 12 p. 100, dont 6 sur 8 de méningite.

(2) La *résection précoce* semble définitivement abandonnée : 1° parce qu'elle est bien difficilement radicale, avec ablation de tous les recoins de la synoviale ; 2° parce qu'elle donne des résultats orthopédiques d'autant plus mauvais que le sujet est plus jeune (on sait que jusqu'à 4 ans l'épiphyse fémorale supérieure est très fertile). Presque personne ne considère plus, à une *période plus avancée*, que l'on puisse donner comme indications à la résection la douleur vive, persistante, spontanée ou à la pression ; les abcès, les lésions acétabulaires (réserve faite pour le cas où par la radiographie nous arriverions à bien localiser des séquestres en cette région). En 1895 encore, LAMBOTTE (*Journ. de méd., chir. et pharmacie*, Bruxelles, *Annales*, t. IV, fasc. 3, p. 277) réséquait dans ces conditions. Malgré Ollier, König, il ne croit pas que les réséqués marchent plus mal que les ankylosés spontanément : les mauvais résultats tiendraient à ce qu'on opère trop tard, en ne conservant pas bien les muscles, les fessiers surtout, grâce auxquels on évite l'adduction secondaire. Nous ne comprenons pas comment l'auteur peut contester le raccourcissement ostéogénique, dire que le

Pour *appliquer l'extension*, on doit d'abord faire choix entre la traction dans la rectitude et l'appareil de Hennequin. La traction dans la rectitude a évidemment l'inconvénient de tirer sur le genou ; mais, à une supériorité théorique incontestable, l'appareil de Hennequin joint l'infériorité pratique de n'être guère compatible avec le transport sur une voiture longue.

L'enfant devra être couché à plat sur le dos. Certains chirurgiens sont restés fidèles à la gouttière de Bonnet, appareil dispendieux, malpropre, encombrant, qui cache la région lombaire où l'ensellure est si importante à surveiller. Nous lui préférons de beaucoup une simple *planche*, avec un matelas mince et dur, avec des galeries métalliques utiles à la fois au transport de l'enfant et à la fixation des lacs; peu nous importe que ce soit le modèle dit planche de Lannelongue ou lit de Berck. Le poids peut être attaché à un simple étrier en diachylon, assujetti par un bandage roulé ; pour ces extensions de longue durée, il est facile de faire une guêtre en coutil (ou en peau de daim) bien ajustée au-dessus des condyles fémoraux, sur lesquels la traction agit ainsi davantage. Une brassière empêche l'enfant à la fois de s'asseoir et d'être tiré vers le pied du lit. Le poids sera de 1.500 grammes

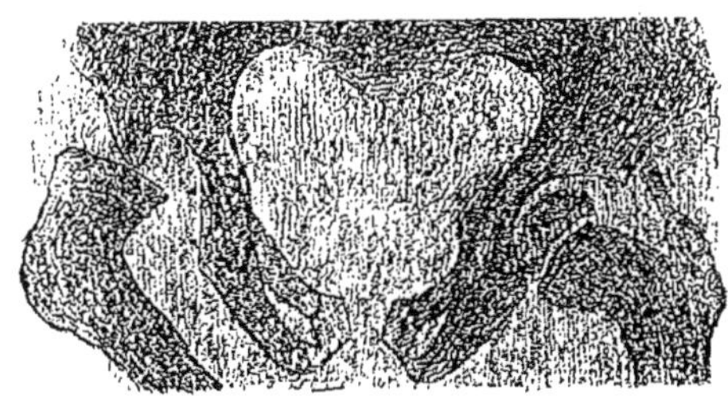

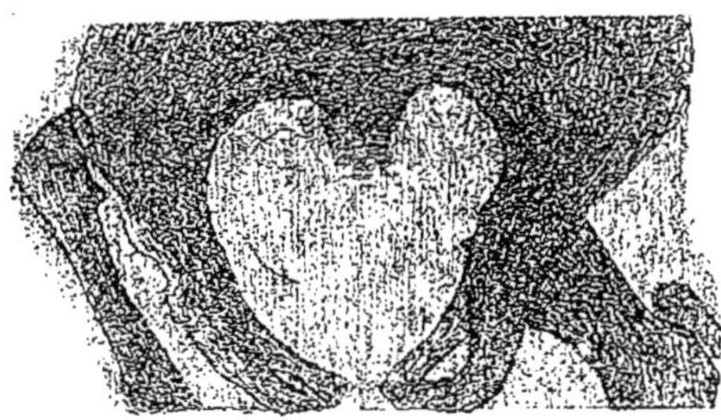

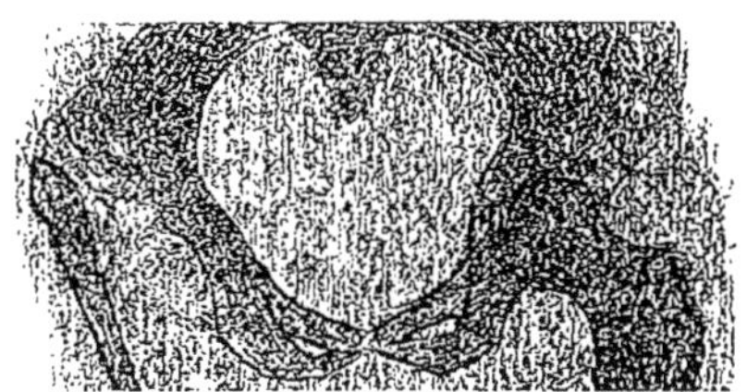

Fig. 718, 719, 720. — L'ascension du fémur en adduction et flexion, après résection.

membre « peut » être raccourci, et conseiller d'enlever largement la diaphyse pourvu que, chez l'enfant, on conserve le noyau du grand trochanter. Nous serions surpris si le « plombage » de Mosetig Moorhof (*Wien. med. Presse*, 1906, n° I, p. 9) changeait beaucoup l'avenir de la résection précoce. Pour comparer le traitement opératoire au traitement conservateur, les travaux allemands sont intéressants parce que jusqu'aux environs de 1895, les réséqueurs furent nombreux. On consultera en particulier : Ludloff, *Arch. f. kl. Chir.*, 1901, t. LXIII, p. 728; C. Perret, *ibid.*, 1908, t. LXXXV, p. 561; S. Leviasch, *Deut. Zeit. f. Chir.*, 1906, t. LXXXII, p. 245 ; R. von Aberle, *Zeit. f. orth. Chir.*, 1906, t. XVI, p. 265 et t. XVII, p. 362 (Lorenz, Bibliograph. allemande) ; U. Binder, *ibid.*, 1900, t. VII, p. 276 (Hoffa). — Un des mémoires fondamentaux est celui de V. Bruns (*Congr. all. chir.*, 1894, t. XXIII, p. 13) d'après 390 cas, dont 321 *traités par la méthode conservatrice*. Les sujets au-dessous de 10 ans sont 67 p. 100; de 10 à 20 ans, 37 p. 100 ; au-dessus de 20 ans, 6 p. 100; la suppuration a lieu dans 1/3 des cas; 55 p. 100 ont guéri en une moyenne de 4 ans; les morts sont dues soit à la septicémie, soit à la tuberculose consécutive; 77 p. 100 des cas non suppurés guérissent; le pronostic s'aggrave à mesure que le malade est plus vieux. Après guérison, il y a mort par tuberculose chez 6 p. 100 avant 10 ans ; chez 9 p. 100 de 10 à 20 ans. Après *résection* (69 cas), il y a 2/3 de morts par tuberculose et des résultats fonctionnels inférieurs, faute d'ankylose et faute d'appui.

à 3 kilogrammes selon l'âge de l'enfant et l'intensité de la douleur. Des vêtements fendus en arrière permettent un habillage sans secousse.

L'*appareil plâtré* le meilleur est celui que l'on fait en bandes roulées, plâtrées à l'avance ; à leur défaut, on a de bons résultats avec des bandes de tarlatane mouillées que l'on imprègne de bouillie tout en les roulant. Nous croyons d'ordinaire inutile d'y prendre le pied, mais toujours utile d'y prendre le genou. Les saillies indispensables à modeler sont les épines et crêtes iliaques, le pubis, les condyles fémoraux : c'est ce qui prévient glissements, frottements et ulcérations. La position à donner au membre doit être : rotation nulle, abduction et flexion très légères, celle-ci ayant pour but de donner aussi un peu de flexion au genou, dont on prévient le genu recurvatum, auquel expose l'extension complète. A la période où nous sommes, la hanche est souple et, sauf indocilité fort rare, l'anesthésie est inutile.

Entre ces deux procédés, lequel choisir en principe ? On reproche à l'appareil plâtré d'atrophier le membre, de favoriser les abcès (ce qui sûrement est erroné), d'être difficile à surveiller et incompatible avec la propreté, de favoriser l'ankylose (ce que nous ne croyons pas du tout). Ces inconvénients, que d'ailleurs on exagère, sont en partie réels; mais si l'extension continue les a à un degré moindre, elle a le grave défaut de ne pas éviter avec certitude les attitudes vicieuses. Malgré elle, dans les formes un peu sévères, la rotation en dehors, la flexion et surtout l'adduction s'installent : Kirmisson, Lorenz y insistent, nous aussi l'avons vu; en outre, si les muscles de la cuisse souffrent moins, le genou souffre davantage (mouvements de latéralité; genu recurvatum). En sorte que, après avoir, au commencement de notre carrière, soigné les coxalgies au début par l'extension systématique prolongée (1), depuis une douzaine d'années que nous savons appliquer les grands appareils bien ajustés, nous en sommes résolument partisan quoique M. Lannelongue les considère comme une « faute lourde ».

L'*extension continue* a une indication formelle, *la douleur*, que presque toujours elle calme d'une manière merveilleuse à toutes les périodes du mal (2). Elle est encore utile pour préparer à l'appareillage une hanche où débute une position vicieuse en abduction et flexion. Lorenz conseille alors l'injection intra-articulaire de cocaïne ; d'autres administrent du chloroforme : nous préférons quinze jours à trois semaines d'extension. Tout à fait au début, c'est même inutile : on applique un appareil plâtré sans correction et au bout d'un mois à six semaines l'assouplissement est tel qu'on peut appareiller en bonne position.

L'appareil plâtré est extrêmement commode pour le transport du malade et lui seul immobilise de façon complète. On le renouvelle à intervalles variables (de six semaines à six mois) selon la surveillance que l'on juge utile (douleur, empâtement faisant craindre un abcès rapide), selon la façon dont la peau du malade supporte le contact du plâtre.

L'enfant étant appareillé, on a imaginé des systèmes divers pour permettre la

(1) A. Broca, *Soc. chir.*, Paris, 1897, p. 415; voyez l'opinion adverse de Kirmisson, Brun.

(2) D'après König (*Deut. Zeit. f. Chir.*, 1878, t. III, p. 256), Lannelongue, elle écarte les surfaces articulaires, ce que d'autres auteurs contestent; pour Ranke, Reyher, elle augmente la tension intra-articulaire, ce qui favorise la résorption des abcès. On a étudié depuis longtemps ces faits par coupes après congélation : Cf. Bradford et Lovett, *N. Y. med Journ.*, 4 août 1894, t. II, p. 129 ; *Am. Journ. of orth. Surg.*, 1906, t. III, p. 199.

marche avec béquilles. Malgré quelques partisans actuels (1) cette méthode (qui fut surtout américaine) a perdu du terrain et à notre sens elle n'est bonne que pour la convalescence.

Les compléments que nous avons énumérés (p. 408) sont ici presque tous inutiles : la compression est impossible ; la révulsion nous paraît illusoire (2).

La *durée de l'immobilisation* doit être longue : deux ans, a dit König, à condi-

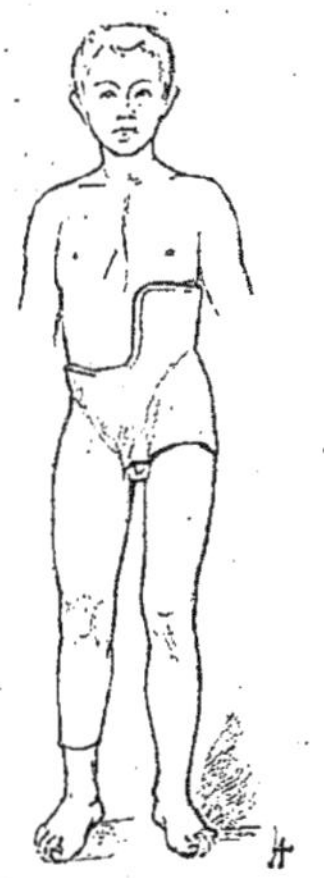

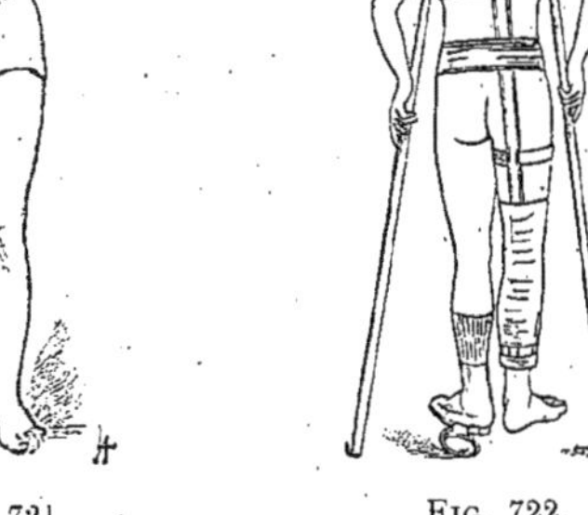

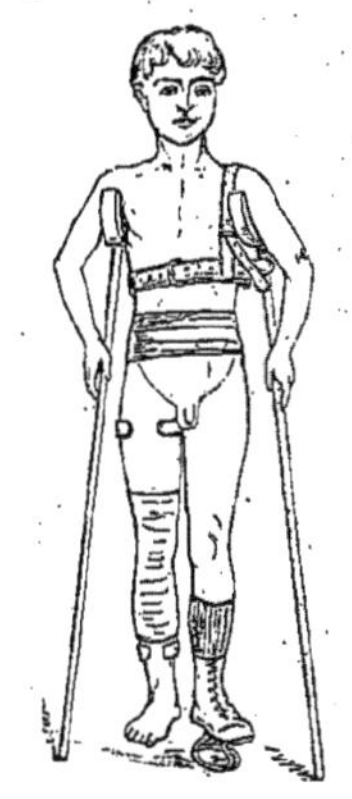

Fig. 721. Fig. 722. Fig. 723.

Fig. 721. Appareil plâtré prenant hanche et genou ; on voit que l'appui contre les côtes gauches met obstacle à l'adduction (Ducroquet). Bien modeler le contour osseux du bassin et du genou, ce qui empêche l'appareil de glisser.

Fig. 722 et 723. Semelle élevée sous le membre sain pour permettre la marche en convalescence.

tion que le cas soit léger et que tout aille bien : et c'est ce que nous pensons. On peut seulement, à l'aide des appareils de marche (voy. p. 407), permettre pendant les six derniers mois la marche avec béquilles.

Beaucoup d'auteurs, lorsque le malade marche, coupent rapidement l'appareil au-dessus du genou, dont l'assouplissement est ainsi mieux assuré. Chez l'enfant, nous n'avons pas vu de raideur persistante du genou : en un à deux mois, sans qu'on s'en occupe, il retrouve la flexion complète. Or, avec un appareil laissant le genou libre, la récidive de l'adduction est très facile. Aussi préférons-nous continuer longtemps l'appareil complet : toutes les fois que c'est pos-

(1) Lorenz ; Frölich, dans la thèse de son élève Étienne, Nancy, 1899-1900, n° 9.

(2) La méthode déjà vieille des *injections intra-articulaires* a été appliquée à la hanche par divers auteurs. Vu la profondeur de la région, il a fallu préciser la technique. Krause piquait sur le milieu du bord supérieur du grand trochanter, transversalement, en adduction légère jusqu'à ce que l'aiguille touchât l'os, puis en adduction forcée pour pousser alors la pointe jusque vers l'article. Küster (O. von Büngner, *Centr. f. Chir.*, 1892, n° 51, p. 1057) préfère piquer perpendiculairement à la peau contre le bord interne du couturier, sur la ligne allant du grand trochanter à l'éminence iléo-pectinée (repérée par les battements de l'artère). Ces injections (où l'on a recommandé des substances diverses) n'ont jamais eu grande vogues ; elles paraissent, indifférentes, malgré les assertions récentes de Calot, de Lannelongue (*Acad. de méd.*, Paris, 24 décembre 1907, p. 595, et *Arch. gén. de chir.*, 1908, p. 146). On peut y recourir parce qu'elles ne sont pas nuisibles ; mais nous ne pouvons admettre la proposition de Capenotto (Ferria, *Centr. f. Chir.*, 1892, p. 105) : en raison de la difficulté de ces injections aborder la tête par incision antérieure, enlever ses parties malades et réunir. Quant à croire que les injections guérissent en six mois ou même en un an, une coxalgie, c'est autre chose.

sible, on emploie le celluloïd et il est alors loisible de donner au genou de la mobilité à l'aide d'une charnière.

Au bout de deux ans et demi environ, on articule l'appareil au niveau de la hanche, avec cran d'arrêt, en augmentant progressivement l'amplitude des mouvements. Six mois plus tard, à peu près, on est presque certain de la cure et on fait porter par prudence un celluloïd léger, simplement fémoral, articulé ; puis enfin la bague de Hessing : précautions que l'on prolonge d'autant plus que l'enfant est plus turbulent.

2° Attitudes vicieuses (1). — L'attitude en *flexion et abduction* ne mérite presque jamais une thérapeutique spéciale : il en a été suffisamment question dans le paragraphe précédent. Si elle est un peu accentuée, elle indique l'*extension continue préparatoire* ; indication absolue s'il y a arthrite avec douleur. Nous ne comprenons pas (sauf ce que nous avons dit sur une légère abduction) que Lorenz, hypnotisé sans doute par la généralisation de sa « Belastungsmethode » se refuse à corriger l'abduction.

L'attitude en *flexion et adduction* est la seule qui exige à vrai dire des actes chirurgicaux préalables à l'appareillage en position sinon bonne (ce qui est souvent impossible) au moins aussi peu défectueuse que possible.

Ici, l'*extension continue* est impuissante à nous procurer la correction voulue. Elle ne sera prescrite que si l'on veut calmer une poussée douloureuse, forçant à retarder, par crainte de suppuration, le redressement brusque. Elle est même impuissante, après redressement, à prévenir la récidive de l'attitude vicieuse et nous conseillons nettement le traitement consécutif par l'appareil plâtré.

Une *attitude vicieuse* récente et modérée de *coxalgie en évolution* n'exige souvent aucune manœuvre spéciale, comme je viens de le dire. A un degré un peu plus avancé, il suffit de donner un peu de chloroforme, sans pratiquer à proprement parler un redressement.

Ces procédés simples deviennent illusoires si l'attitude vicieuse est ancienne et prononcée et surtout s'il y a ulcération compressive avec pseudo-luxation. Il faut alors recourir au *redressement brusque*, à condition qu'il n'y ait ni abcès ni fistule.

Pour pratiquer cette opération, il faut d'abord *immobiliser complètement le bassin*, en position droite. Il y a pour cela des fixateurs spéciaux ; Ducroquet, par exemple, en a construit un. Un aide suffit, en pesant de tout le poids de son corps sur la cuisse saine, mise en flexion extrême sur le bassin.

Le chirurgien saisit alors le membre malade, genou fléchi, et le *mobilise*; en commençant par exagérer la flexion, puis en passant à l'extension, à l'abduction et enfin à la circumduction. Dans les mouvements, on sent des craquements dus à des ruptures d'adhérences, à des frottements osseux.

Il est sur la technique quelques divergences de détail : les uns d'un coup vont jusqu'au bout ; d'autres aussi, mais après avoir sectionné à l'aine les tendons rétractés (fascia lata, couturier, adducteurs) de façon à éviter les manœuvres trop brutales ; d'autres (et c'est notre pratique fréquente) se contentent d'un

(1) Revue critique de Sainton, *Gaz. des hôp.*, 1er novembre 1893, n° 129, p. 1217 ; voy. aussi *Rev. d'Orthop.*, 1897, p. 266. — Enjalbert, Th. de Lyon, 1902-1903, n° 110.

résultat partiel, complété par séances successives, tous les deux ou trois mois, après chacune desquelles les parties restantes des ligaments sont mises en tension dans un appareil plâtré. Tous procédés anciens qu'on a imaginés en modifications successives de la méthode générale recommandée par A. Bonnet.

Après redressement, il faut immobiliser pendant longtemps en appareil plâtré, en abduction et en extension; et cet appareil devra prendre le membre jusqu'à mi-jambe. Nous ne pouvons accorder à Lorenz qu'il suffise de mettre l'appareil jusqu'au genou, de faire marcher au bout de huit jours avec une semelle sous le membre sain (ce qui charge en abduction le membre malade), d'enlever tout appareil au bout de trois mois et de faire alors, pour éviter la récidive, des exercices d'abduction et du massage des pelvi-trochantériens; il y a quelque contradiction entre cette pratique et l'opinion (exacte d'ailleurs) du même auteur que rien ne vaut l'ankylose, malheureusement trop rare (1).

La tendance à la récidive est grande et après cinq à six mois d'appareil plâtré nous conseillons de faire porter, quelquefois pendant toute la période de croissance, un appareil en celluloïd à redressement lent (2).

Mais ces ankyloses imparfaites finissent par être d'une solidité telle qu'en pratique l'ostéotomie y devient utile : l'*ancienneté de la coxalgie*, avec cette notion que depuis longtemps la déviation n'augmente plus, est donc un des principaux facteurs de nos déterminations. Nous examinerons aussi la radiographie et nous rallierons en principe au redressement si une ligne claire marque la persistance d'un espace articulaire.

Mais ces arguments sont précaires et souvent, nous ne nous déciderons que sur le malade endormi. Tel malade chez lequel, éveillé, la hanche nous paraissait complètement fixée, va retrouver sous le chloroforme quelques petits mouvements, et nous terminerons par un redressement; tel autre à qui nous comptions faire un redressement devra subir l'ostéotomie.

Il n'en reste pas moins que dans les cas en apparence les plus solides, la nature presque constamment fibreuse de l'ankylose doit nous faire redouter la *récidive après ostéotomie*. En sorte que les soins consécutifs seront très attentifs. D'abord,

(1) Pour les **accidents locaux et généraux** du redressement brusque, voy. pp. 358 et 410. Dans le cas particulier de la coxalgie, outre des *fractures* du fémur et même du bassin, outre les *poussées inflammatoires*, on a observé des ruptures des gros vaisseaux (Macewen, S. Duplay). Un accident local spécial à la région est la formation d'une *luxation en arrière*, si on corrige la flexion alors que le ligament de Bertin tient en avant; nous croyons qu'on a sur ce point exagéré les craintes, surtout si on a soin d'assouplir la flexion pour commencer. La crainte de la *méningite*, sur laquelle insistait tant Verneuil, dont aujourd'hui ont peur Kirmisson (15 cas sur 27), Ludloff, paraît chimérique à Lannelongue, à Ollier, et ce fut en 1897, dans une discussion à la Société de chirurgie, l'opinion de Ménard, de Brun : Jalaguier n'avait-il pas une statistique paradoxale de 41 redressements sans accident, et de 5 morts par méningite sur 46 malades traités par la seule extension continue? C'est également ce que pense Lorenz. Il est en effet difficile de prouver qu'il ne s'agit pas de coïncidences. Cependant nous avons changé d'avis, depuis 1897, parce que nous avons remarqué, d'abord, que presque tous nos redressés ont un peu de fièvre pendant huit à quinze jours; que chez quelques-uns les allures sont un peu inquiétantes; et trois fois nous avons vu les opérés succomber en 3 à 4 semaines à la méningite (ou plutôt à la granulie) avec une continuité morbide telle que nous admettons un lien causal avec le redressement brusque. Nous croyons que c'est assez rare pour ne pas contre-indiquer la méthode; mais nous devons toujours faire une réserve de pronostic.

(2) Ces appareils sont capables de redresser, à eux seuls, des déviations légères; et surtout ils sont extrêmement utiles pendant la convalescence, pour prévenir les attitudes vicieuses tardives.

soumis à l'extension continue si on a fait l'ostéotomie oblique, le malade restera au lit de deux à trois mois; et pendant six mois à un an il sera prudent de le faire marcher avec un appareil de celluloïd à redressement lent.

Le *redressement brusque*, lui aussi, est souvent suivi de *récidive*, et même encore plus souvent : non seulement l'articulation est mobile, par définition. mais l'ulcération compressive l'a modelée, et la tête fémorale (ou ce qui en reste) ne tiendra à la place où nous l'avons mise que si elle s'y fait un nouveau modelage, Nous avons dit, en effet, que dans ces coxalgies anciennes avec adduction le cotyle est toujours éculé vers la fosse iliaque, et il y a là une amorce évidente à un glissement ultérieur. La marche prolongée avec béquilles, et mieux avec un appareil déchargeant le membre du poids du corps, puis le port prolongé d'un appareil à redressement lent sont donc indispensables.

Ces deux opérations ont une indication commune : elles ne doivent être entreprises que sur des *coxalgies anciennes, n'ayant jamais suppuré ou ne suppurant plus* depuis longtemps. Pendant la période d'abcès proprement dits ou de fistules en évolution, le précepte est formel pour les deux : le redressement brusque, dans ces conditions est déplorable, à la fois par aggravation locale et par généralisation; l'ostéotomie est dangereuse dans des tissus infectés; pour toutes deux la récidive est à peu près certaine, puisque la coxalgie évolue encore. Mais comment considérer les cas où, pendant des années, une fistule, indice d'une lésion osseuse limitée, donne chaque jour quelques gouttes de sérosité? Elle ne nous paraît pas être un obstacle à toute tentative, mais l'indication est alors de recourir à l'ostéotomie, pour ébranler au minimum le foyer que nous savons être mal éteint.

S'il y a *pseudo-luxation ancienne*, en raison des déformations osseuses, la tendance à la récidive est considérable : d'où *nécessité d'un appareillage prolongé.* Dans un cas intéressant, après ostéotomie traitée par l'extension continue, Terrier et Hennequin ont, par cette extension, mobilisé peu à peu la néarthrose. Ce sera toujours une méthode d'exception. La *réduction par manœuvres externes* nous paraît irréalisable; et quoi qu'on en ait dit, nous ne saurions conseiller la réduction *par opération sanglante* avec creusement d'un nouveau cotyle (opération analogue à celle de Hoffa pour luxation congénitale) : peut-être pourrait-on songer à ce mode de fixation (Ménard) pour les cas, fonctionnellement si mauvais, où la tête déplacée est presque flottante; nous n'y avons jamais eu recours. On ne peut guère que corriger par un des procédés sus-indiqués l'attitude en flexion et adduction, puis on immobilise pour longtemps en forte abduction, ce qui abaisse la tête fémorale, et on tente, après l'avoir à peu près accotée vers le bas du cotyle, le redressement progressif en rectitude, par appareils successifs, ou mieux par appareils en celluloïd à redressement lent.

3° Ankylose. — Dans l'ankylose vraie, la coxalgie étant guérie, nous devons d'abord affirmer qu'il n'y a indication opératoire que s'il y a attitude vicieuse. En ce cas, nous avons le choix entre : A. *L'ostéoclasie* ou *l'ostéotomie*; B. *La résection.*

A. *Ostéoclasie et Ostéotomie.* — Nous avons signalé l'ostéoclasie accidentelle (col ou haut de la diaphyse) pendant les tentatives de redressement : il est même surprenant, avec ce que nous savons sur la raréfaction osseuse à distance, qu'elle ne soit pas constante. Le hasard a fait obtenir ainsi certaines corrections excellentes. D'où certains chirurgiens ont conclu qu'il fallait ériger en méthode volontaire l'ostéoclasie manuelle ou instrumentale (1).

Mais de nos jours ces fractures, quoi qu'on fasse mal réglées, doivent céder le pas à l'*ostéotomie* (2).

Nous ne ferons que nommer l'ostéotomie du col, abandonnée parce qu'elle est plus difficile, plus dangereuse en raison du voisinage du foyer tuberculeux et pas plus efficace. Tout le monde s'est rallié à l'*ostéotomie sous-trochantérienne, linéaire* ou *cunéiforme* (3). Cette dernière (dont Volkmann se fit en 1874 le défenseur) n'a plus guère de partisans, et les chirurgiens se partagent entre deux procédés d'*ostéotomie linéaire*, transversale ou oblique. L'ostéotomie oblique a l'avantage d'opposer l'une à l'autre de vastes surfaces qui gardent contact après correction des trois déviations : les fragments doivent se consolider en baïonnette sous des angles complémentaires de ceux de la flexion et de l'adduction.

En outre, sans qu'ils perdent contact on peut, par l'extension continue, faire descendre l'inférieur qui glisse sur le supérieur; et on corrige de la sorte une partie du raccourcissement réel.

Le Dentu a reproché à ce procédé sa plus grande difficulté, la moindre solidité du cal, les fissures longitudinales prédisposant à l'ostéomyélite; toutes craintes que l'événement n'a pas justifiées. Aussi, tout en reconnaissant que l'ostéotomie linéaire transversale, suivie d'appareil plâtré (4), est une opération excellente, nous préférons l'oblique (5), surtout s'il y a raccourcissement réel.

L'*ostéotomie suivie de pseudarthrose* n'a aucun rapport avec les procédés précédents. Elle a pour but de rendre des mouvements en créant une pseudarthrose sur le col, près du trochanter. Cela a été obtenu :

a) Par le *procédé énarthrodial*, où Sayre, Volkmann, ont creusé le fragment supérieur en une cupule destinée à recevoir le fragment inférieur façonné en tête.

b) Par l'*interposition musculaire*.

Ce ne sont que des procédés d'exception, dont nous n'avons aucune expérience chez l'enfant.

B. La *résection* a été proposée pour deux motifs différents :

a) Pour obtenir une *ankylose en bonne position*.

(1) Voyez les documents sur cette question dans POUSSON, Th. d'agrég. chirurg., Paris, 1886.

(2) Voir les documents historiques dans CAMPENON, Th. d'agr. en chirurgie, Paris, 1883. — Pour la période moderne, A. BLENCKE (élève d'Hoffa), *Zeit. f. orth. Chir.*, 1899, t. VI, p. 279. — Voyez aussi SAINTON, *Rev. orth.*, 1895, p. 454. Nous citerons pour la période plus récente quelques travaux étrangers : E.-H. BRADFORD, *Ann. journ. of orth. Surg.*, 1903-1904, t. I, p. 17; C. HELBING, *Deut. med. Woch.*, 1904, p. 703 ; ZANUSO, *Gaz. med. lomb.*, Milan, t. XLV, p. 471, 481, 496; E. G. ABBOTT, *Bost. med. a. surg. Journ.*, 1901, t. CXLIV, p. 351.

(3) QUÉNU et MATHIEU (*Rev. de chir.*, juillet 1910, t. XLII, p. 1) préfèrent cependant l'ostéotomie oblique inter-trochantérienne.

(4) VIGNARD (de Lyon) applique l'appareil plâtré, le membre étant soumis à la traction par la vis de Lorenz. (*Soc. chir.*, Lyon, 16 janv. 1908, pp. 10 et 24, et *Lyon méd.*, t. CX, p. 494.)

(5) TERRIER et HENNEQUIN, *Rev. d'Orthop.*, 1892, p. 23 à 40; A. BROCA, *ibid.*, 1893, p. 253, et thèse de TAVERA, 1897-1898, n° 190; REDARD et HENNEQUIN, *ibid.*, 1896, p. 90 ; P. BERGER, *ibid.*, 1898, p. 258; LE DENTU, *ibid.*, 1895, p. 81; NÉLATON, p. 336; PHOCAS, p. 358. — Sur l'ostéotomie transverse, voyez E. MIGNON, Th. de Paris, 1898-99, n° 376. — BAYER (*Prag. med. Woch.*, 1907, p. 557) recommandé une ostéotomie en marche d'escalier, complication qui me paraît inutile.

b) Pour obtenir soit par mobilisation, soit mieux par interposition musculaire (1) une néarthrose mobile.

c) Ch. Nélaton et Hennequin (2) ont conseillé l'*association de la résection* (mobilisante) à l'*ostéotomie oblique* pour corriger, chez l'adulte, quelques déviations considérables.

Parallèle des procédés. Indications. — Les *opérations mobilisantes* ont des indications spéciales : par exemple, en cas d'ankylose bilatérale, l'intérêt est grand d'avoir un côté mobile, même peu. Mais en règle générale nous ne les croyons pas avantageuses.

Jusqu'à nouvel ordre, rien ne vaut, pour un coxalgique, une *ankylose solide en bonne position.*

La *résection orthopédique* est, à cet égard, *inférieure*, croyons-nous, à l'*ostéotomie*, même chez le sujet assez âgé pour que les troubles d'ostéogénèse n'entrent plus en considération ; elle est difficile, dans ces hanches ankylosées; elle force à opérer dans un foyer où la tuberculose souvent est mal éteinte, sans que nous puissions cliniquement le prévoir ; elle est difficilement suivie d'ankylose.

Aussi préférons-nous l'ostéotomie, qui se pratique en quelques minutes, loin du foyer tuberculeux, se consolide toujours vite et procure un redressement excellent. Dès lors, *étant donnée une attitude vicieuse de la hanche, le parallèle est à établir entre l'ostéotomie sous-trochantérienne et le redressement brusque.*

L'indication dépend d'abord, en principe, de l'état anatomique des parties : si l'ankylose est complète, vraie, osseuse, seule convient l'ostéotomie; si au contraire l'ankylose est fibreuse et médiocrement serrée, l'ostéotomie sera presque sûrement suivie de récidive, puisque le jeu de l'articulation donnera encore prise à la rétraction, pour ainsi dire inépuisable, des fléchisseurs et adducteurs.

Mais en cas de tuberculose coxo-fémorale, le problème n'est pas toujours facile à résoudre, en clinique. Car nous savons, anatomiquement, que la vraie ankylose osseuse est exceptionnelle ; que presque tous les cas sont des ankyloses fibreuses plus ou moins serrées avec pseudo-luxation.

4° Abcès. — Aucun abcès non fistuleux et non phlegmoneux ne sera plus traité par la résection ou par l'incision (3) : même s'il est rebelle à la ponction, on le laissera se fistuliser, et alors seulement, selon l'évolution, on prendra au besoin une décision opératoire.

Le traitement par les ponctions et injections modificatrices n'a ici rien de spécial (voy. p. 373). Le seul point particulier de technique a été indiqué à propos des rapports anatomiques des abcès antérieurs (p. 462).

Après ponction, signalons les fistules qui donnent issue à de la matière caséeuse et qui guérissent à peu près d'elles-mêmes, ou mieux par expression quotidienne.

(1) H. Rouault (élève de Ch. Nélaton), Th. de Paris, 1900-1901, n° 101.
(2) Coville, Th. de Paris, 1898-1899, n° 190 ; Ch. Nélaton et Coville. *Rev. orth.*, 1898, p. 336.
(3) Nous en dirons autant des tentatives pour drainer à fond la hanche, après tunellisation du grand trochanter, du col et de la tête (H. Delagenière, *Congr. franç. de chir.*, 1896, p. 797 ; E. Quénu, *Gaz. méd.*, Paris, 1896, n° 45, p. 525). — Ménard (*Soc. Chir.*, Paris, 7 avril 1897, p. 274 et thèse de Gougis, 1899-1900, n° 419) a eu l'illusion (qu'il a perdue) de réussir le curettage intégral par résection avant fistulisation, lorsque l'abcès est rebelle à la ponction ; réunion sans drainage ; tous les orateurs suivants ont jugé que c'était impossible.

Il en sort de la sérosité autant que du pus. Ce n'est pas à vrai dire une coxalgie fistuleuse (1).

En 1907, Ménard a dit avoir guéri par la ponction 88 abcès sur 105. En milieu urbain, nous sommes moins heureux, mais la guérison est cependant habituelle. Ces coxalgies guérissent presque toujours avec ankylose sinon complète, au moins très prononcée.

5° Fistules. — Lorsque les fistules sont rebelles, multiples et surtout lorsque l'on voit entrer en jeu les accidents fébriles de l'infection septique secondaire, la résection (2) est indiquée. Nous savons que c'est une mauvaise opération, mais il faut se décider à laisser mourir ces malades ou à les réséquer (3) : le nombre et le volume des séquestres — sur le bassin en particulier — et la fréquence des perforations du cotyle avec abcès pelviens trouvées par Ménard au cours de ses opérations prouvent bien que ces cas étaient spontanément incurables. Dans ces conditions, donc, et seulement quand la vie est en jeu, la résection nous paraît indiquée, à titre d'opération d'exception, de pis aller (4). Elle est contre-indiquée par l'état avancé de la tuberculose pulmonaire ou par une dégénérescence amyloïde prononcée, avec gros foie et forte albuminurie ; un peu d'albuminurie n'est pas une contre-indication, au contraire. La mortalité est élevée, sans qu'il soit raisonnable de juger par un pourcentage des cas disparates et qu'on jugeait désespérés ; les fistules persistantes ne sont pas rares ; mais il y a entre un tiers et un demi de guérisons avec un membre convenable (5).

Dans les cas très rares où nous opérons, nous donnons la préférence à l'incision verticale au-dessous de l'épine iliaque antéro-supérieure, avec un débridement perpendiculaire, tangent au sommet du grand trochanter. A cette période, il ne peut être question d'opération complète, de réunion même avec drainage, d'enclouage du col pour mieux obtenir l'ankylose (6). Après avoir réséqué la tête du fémur, on enlève à la curette tout l'os carié, les séquestres du bassin, puis la plaie est tamponnée et le membre immobilisé en extension, avec abduction légère (25° à 30°), sans rotation, à l'aide d'une attelle plâtrée en demi-gouttière antérieure que l'on fixe par le dernier tour de bande du pansement, et on ajoute de l'extension continue. Le pansement sera de fréquence variable selon l'abondance de la suppuration.

(1) Ces malades seront presque toujours traités dans un *appareil plâtré* avec fenêtre au niveau de l'abcès ou de la fistule.

(2) On peut, pendant quelques semaines, tenter d'enrayer l'infection par des débridements successifs, des injections dans les fistules, des évidements limités. Mais ces moyens ne réussissent presque jamais et nous craignons que, dans quelques années, la pâte bismuthée de Beck n'ait elle aussi montré son insuffisance dans les cas graves que nous avons ici en vue. Ces malades sont soumis à l'*extension continue*, pour combattre autant que possible l'attitude vicieuse. On réséquera plus volontiers si la radiographie démontre des lésions cotyloïdiennes accentuées.

(3) Voy. pour les statistiques de Ménard les thèses déjà citées de Giraudet, Gaudeffroy, Delmont-Bebet ; Guibal, *Presse méd.*, 1899, n° 94, p. 313. — Conclusions semblables de O. Sprengel, *Zeit. f. orth. Chir.*, 1900, t. VII, p. 374 ; bibliographie allemande.

(4) Encore Holmes, König, Lambotte, Ménard ont-ils quelques succès.

(5) Delmont-Bebet, sur 98 cas, donne : 44 guérisons depuis un an et plus ; 30 fistules, dont 9 désarticulés (6 guéris, 3 morts) ; 6 en traitement ; 3 inconnus ; 16 morts (choc, 9 ; méningite au bout de 2 mois, 1 ; cachexie plus ou moins tardive, 6).

(6) Montaz, *Congr. franç. de chir.*, 1895, p. 153.

Enfin, dans certains cas tout à fait graves, et la plupart du temps après résection reconnue inefficace, la coxalgie fistuleuse peut devenir l'indication à la désarticulation de la hanche (1); quelques auteurs ont en outre réséqué l'os iliaque sur une plus ou moins grande étendue, presque en entier même. Ces opérations très graves ne sont justifiées que par le désir de sauver la vie au prix d'une horrible mutilation; résultat dont nous ne sommes pas enthousiaste.

C. — Péri-arthrites de la hanche (*tuberculoses juxta-coxales*).

On réunit, un peu arbitrairement sans doute, sous le nom de *péri-arthrites de la hanche*, des lésions diverses de nature variée (quoique presque toujours tuberculeuses), ayant pour caractéristique commune de s'accompagner de quelques symptômes rappelant ceux de la coxalgie.

Ces inflammations ont leur siège soit dans les *parties molles*, soit dans le *squelette*.

A. Dans les *parties molles*, il s'agit des *bourses séreuses de glissement* et de leurs *hygromas* aigus ou chroniques, simples ou tuberculeux, séreux ou suppurés.

1° En avant, nous avons la *bourse séreuse du psoas*, entre la face profonde de ce muscle et l'articulation de la hanche. On a décrit sa suppuration tuberculeuse associée aux abcès froids de la gaine du psoas : d'où coxalgie secondaire dans le cas où — sur un dizième environ des sujets — elle communique avec l'articulation. Communication qui, inversement, fait de cette bursite l'intermédiaire possible entre une suppuration de la hanche et un abcès de la gaine du psoas. Quant à l'inflammation chronique isolée de cette bourse, nous ne l'avons jamais observée. Durville (2), qui lui a consacré sa thèse, dit d'elle qu'elle n'existe pas avant l'âge de 17 ans.

2° Autour du *grand trochanter* on trouve une bourse séreuse superficielle, sans importance pratique, entre les téguments et la face externe. Celle sur laquelle on a entrepris de nombreuses études pathologiques est la *profonde*, entre le tendon du grand fessier et le grand trochanter (3). L'hygroma chronique, tuberculeux même et à grains riziformes, y est hors de doute, mais on a commis avec certitude une fréquente confusion avec les trochantérites, car malgré l'autorité de Petrequin (1842), de Duplay, nous considérons les lésions osseuses comme primitives et non comme secondaires lorsqu'elles coexistent avec un hygroma suppuré.

(1) Voy. des observations dans les travaux de Ménard et ses élèves sur les lésions pelviennes des coxalgies fistuleuses ; Gaudeffroy donne 6 cas, avec 3 morts. — Ménard, *Congr. de chir.*, 1893, p. 370. — Symonds, *Med. Soc. of London*, 24 avril 1893, t. XVI, p. 366 ; Morestin, *Soc. chir.*, Paris, 5 juin 1901, p. 674 (rapport de Demoulin) et *Soc. anat.*, 1903, p. 252. Pour la désarticulation interilio-abdominale, voy. O. Wolff, *Centr. f. Chir.*, 20 février 1897, n° 7, p. 185 (procédé de Bardenheuer) ; Girard (de Berne), *Congr. franç. de chir.*, 1898, p. 585. — La bibliographie antérieure à 1896 se trouve dans Coronat, Th. de Paris, 1896-1897, n° 20. — Le procédé de désarticulation après amputation préalable est peut-être moins grave (M. Pollosson, Th. de Chabrand, Lyon, 1893-1894, n° 919). — On a proposé de désarticuler pour coxalgie fistuleuse remontant à l'enfance, sans phénomènes infectieux, mais avec atrophie et en attitude tellement vicieuse que la marche sans béquilles est impossible : H. M. Sherman, *Pacific med. Journ.*, 1898, t. XLI, p. 362 ; de Forest-Willard, *Ann. of. Surg.*, 1903, t. XXXVII, p. 456 ; Brinkmann, Diss. Kiel, 1904.

(2) Durville, Th. de Paris, 1895-1896, n° 78.

(3) A. Renon, Th. de Paris, 1874, n° 489, élève de Duplay, qui a insisté, ici comme ailleurs, sur les péri-arthrites, et a depuis inspiré plusieurs autres thèses ; son travail le plus récent est une leçon publiée dans la *Sem. méd.*, 1895, p. 537 ; Wieting, *Deut. Zeit. f. Chir.*, 1904, t. LXXIV, p. 443. Deux thèses allemandes récentes sont celles de Leschziner, Fribourg, 1902 ; de Lippert, Tubingue, 1903 (insérée dans *Beitr. z. klin. Chir.*, 1903, t. XL, fasc. 2, p. 503). Potel, *Echo méd. nord*, 1898, p. 617 (grains riziformes).

B. Dans le *squelette* (1), il s'agit de lésions tuberculeuses dont la seule différence avec celles de la coxalgie ordinaire est dans leur éloignement initial de l'article, en sorte que l'envahissement de celui-ci est inconstant et, quand il a lieu, tardif. *Au fémur*, le grand trochanter et très rarement le petit (Philippeaux); au *bassin*, l'ischion, le pubis, l'aile iliaque en sont le siège. Du *sacrum* même, avec le temps, elles peuvent, par l'os iliaque, aller jusqu'à la hanche.

Cliniquement, toutes ces lésions ressemblent à la coxalgie par leurs douleurs sourdes, intermittentes, provoquées par la fatigue, calmées par le repos, où même la gonalgie est possible, quoique rare ; par la claudication variable, plus accentuée le soir; par la fatigue facile ; par l'engorgement léger des ganglions de l'aine; par des contractures et bientôt par des attitudes vicieuses que nous aurons à préciser.

On a donné comme signes différentiels généraux avec la coxalgie : l'absence de douleur nocturne avec cri ; la contracture primitivement en adduction ; les craque-

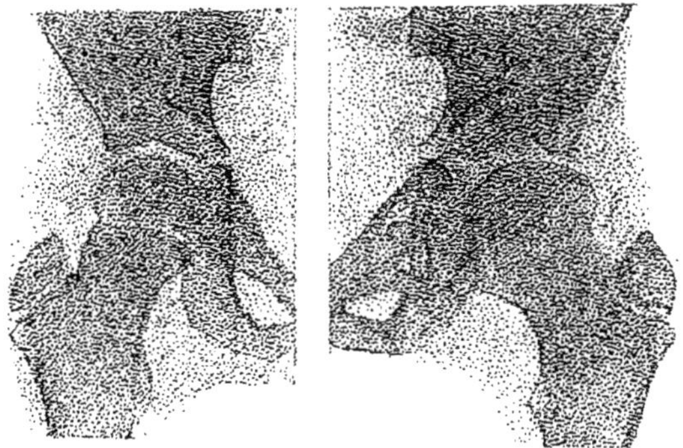

FIG. 724. — Côté gauche sain d'un garçon de 9 ans atteint de coxalgie droite consécutive à une lésion du pubis s'étant manifestée par un abcès froid de la région des adducteurs avant tout symptôme articulaire.

ments perçus dans la jointure pendant les mouvements communiqués, l'absence de modification de longueur du membre. A notre sens, il n'y a là rien de sérieux.

Mais l'attitude vicieuse est légère et ne tend pas à s'aggraver; l'atrophie musculaire est peu prononcée ; les mouvements de la hanche sont moins limités et souvent ne le sont pas dans tous les sens ; le sujet debout et immobile se hanche bien moins régulièrement sur le membre sain. Et surtout, par la palpation et par la pression localisée on trouve une douleur limitée, parfois de l'empâtement, sur une des régions que nous avons énumérées, tandis que la hanche elle-même est indolente. On aura soin d'étudier tous ces cas par la *radiographie*; et ces cas sont de ceux où, quand il y a des fistules, la méthode de Beck est le plus utile. Enfin on tiendra compte d'un signe auquel jusqu'à présent nous n'avons pas accordé grande valeur, mais qui pourra donner ici un complément utile : la douleur par choc sur le pied, le genou fléchi, sur le grand trochanter (si celui-ci est sûrement sain).

A la *période d'abcès* et de *fistule*, les lésions péricoxales respectent les mouvements de la hanche d'une façon qui, pour une coxalgie, sans y être tout à fait impossible, serait tout à fait anormale.

A l'aide de ces explorations, on établit que la hanche est libre ou ne l'est pas. Si

(1) MÉNARD, *Congr. fr. de chir.*, 1897, p. 743, et 1910, p. 1027 ; LANCE, *Rev. orth.*, 1901, pp. 283, 379, 441 ; ARDOUIN, *Soc. Anat.*, 1896, p. 554 (lésions du sacrum).

(2) Sur les trochantérites simulant la coxalgie, voyez déjà GOSSELIN, *Arch. gén. méd.*, 1848, t. XVI, p. 24 et 163. — MARJOLIN, *Société de chirurgie*, Paris, 1865, p. 13 ; L. LE FORT, *Sem. méd.*, 1890, p. 461 ; A. MORDANT, Thèse, Lyon, 1898-1899, n° 56.

la hanche est libre, il faut chercher tout autour d'elle les signes propres aux diverses ostéites énumérées, et si on constate leur existence, les traiter par l'évidement précoce, pour éviter la coxalgie secondaire. Si la hanche est atteinte, nous conclurons, au contraire, que ces ostéites ne doivent plus être opérées de la sorte.

Ces ostéites péricoxales une fois reconnues, le diagnostic de leur nature (tuberculose ou ostéomyélite atténuée) s'établit selon les règles énoncées ailleurs (Voy. pp. 318, 385).

Cela dit des généralités, nous pouvons donner quelques cas des caractères spéciaux de ces diverses « péri-arthrites ».

A. Hygroma trochantérien profond. — On a insisté sur l'importance du trauma dans sa genèse, ce qui n'est pas certain. Nous avons déjà exprimé nos doutes sur les cas où il y a dénudation concomitante du grand trochanter. On a dit que l'attitude vicieuse, qui se fait en flexion et abduction, ne passe pas à l'adduction comme dans la coxalgie. Quand il y a une fistule (Duplay en a vu une durer vingt ans), le stylet se promène librement dans une vaste cavité.

B. Trochantérite. — L'ostéite occupe soit le grand trochanter proprement dit, soit la base du col, en avant et en arrière, car la hanche est plus vite menacée. Elle est rare au-dessous de 8 à 10 ans (développement du trochanter), et s'observe plus souvent chez l'adulte que chez l'enfant. Le début, insidieux, ne peut être précisé. La douleur simule souvent, pendant plus ou moins longtemps, celle d'une sciatique : erreur de diagnostic fréquente, commise faute d'un examen local qui fait trouver un grand trochanter volumineux et douloureux. On n'est pas d'accord sur la contracture en abduction (S. Duplay) ou en adduction (Gangolphe et Mordant) ; il y a peu de flexion et aux mouvements communiqués elle paraît normale. L'abcès est à peu près constant ; il se manifeste, en dehors le plus souvent, aux environs du 6e mois (1).

Pour le petit trochanter (entièrement cartilagineux jusqu'à 8 ans), Lance ne connaît au-dessous de 15 ans qu'une observation de Lejars.

C. Ischion (2). — La plus fréquente de ces ostéites iliaques juxta-coxales. L'*abcès* y est à peu près constant, et presque toujours on le trouve dès que les symptômes ont attiré l'attention sur le membre inférieur. Né de la face externe (cas habituel), il descend vers le bord inférieur du grand fessier; né de la face interne, il suit l'obturateur interne et sort par la petite échancrure ischiaque et de là descend à la fesse. La fistulisation est la règle malgré les ponctions. L'attitude vicieuse est en flexion. On explore l'ischion par la fesse et surtout par le toucher rectal.

Ces abcès fessiers doivent être différenciés de ceux du mal de Pott, de la sacro-coxalgie, dont on recherchera attentivement les signes propres.

Le traitement consiste dans l'incision des abcès et la résection de l'ischion, où on trouve en effet presque constamment un séquestre volumineux.

D. Ilion. — D'après Ménard et Lance, on observe :

1° A la *face externe*, des ostéites localisées de la crête iliaque, du pourtour de la grande échancrure, du sourcil cotyloïdien.

Les deux premières localisations, avec abcès et fistules dans le haut ou dans le bas de la fesse, ne ressemblent jamais à la coxalgie.

Les ostéites du *sourcil cotyloïdien* (3), au contraire, sont d'un diagnostic difficile. On ne peut que les soupçonner tant qu'il n'y a pas abcès ou fistules; ceux-ci siègent à la partie antéro-externe de la cuisse. La gêne de la hanche est à peu près nulle, ce qui,

(1) Je signalerai la coxa valga de compensation après évidement du grand trochanter pour tuberculose. (L. Bérard, *Soc. chir.*, Lyon, 1902, t. V, p. 155).

(2) Voy. p. 322, Gouilloud, sur les ostéites prépubertiques (cotyle et son voisinage immédiat) et post-pubertiques. A partir de 14 à 15 ans, on note de petits points complémentaires marginaux dans le sourcil cotyloïdien. Les ostéites cotyloïdiennes sont celles de la coxalgie d'emblée, ordinaire. — Hygroma tuberculeux ischiatique, Horand et Martin, *Rev. d'orthop.*, 1911, p. 109.

(3) Lejars, *Leç. clin*, pp. 164 et 175.

après constatation de l'intégrité du rachis, permet de poser un diagnostic par exclusion, car la douleur à la pression est bien difficile à préciser. Par ablation de séquestres, Ménard a guéri deux malades avec mouvements complets de la hanche.

2° A la *face interne*, les ostéites sont de préférence antérieures. Elles se manifestent par un abcès de la gaine du psoas; les éléments de diagnostic avec la coxalgie sont les mêmes que pour l'abcès du mal de Pott. Signalons les ostéites de la *surface quadrilatère*.

3° L'*ostéite diffuse*, en forme de *spina ventosa* (Delmont-Bebet), gonfle près de la hanche les deux fosses iliaques interne et externe; l'abcès occupe ordinairement la partie antéro-externe de la cuisse. Il est volumineux, et à cette période on est frappé par la conservation relative des mouvements de la hanche, qui devrait être ankylosée en cas de coxalgie vraie. La radiographie est ici très claire.

E. Pubis (1). — De toutes les ostéites du bassin, c'est celle qui simule le plus la coxalgie en flexion légère et adduction avec rotation interne de plus en plus marquée à mesure que la lésion évolue. Abcès et fistules se forment la plupart du temps dans le pli génito-crural; on en a vu dans le triangle de Scarpa, à la fesse; nés en haut et en arrière, ils peuvent remplir la cavité de Retzius, irriter la vessie (mictions fréquentes et impérieuses, incontinence cessant après ablation d'un séquestre), et même la perforer (séquestre avec calcul autour; Busch, Ollier). Duplay (cité par Pozzi) a vu un abcès pelvi-rectal supérieur. Les séquestres sont fréquents et volumineux. On pense souvent d'abord à une coxalgie, mais la conservation de la flexion éveille l'attention. On explore le pubis par sa face cutanée et, chez la femme, par le toucher vaginal.

D. — Sacro-coxalgie (2).

Pendant longtemps on a confondu sous ce nom toutes les arthrites sacro-iliaques, depuis la blennorragique jusqu'au relâchement gravidique des symphyses; dans la thèse d'agrégation de Delens (1878), on commence à spécifier la part de la tuberculose, à laquelle seule, aujourd'hui, on réserve un nom d'ailleurs dépourvu de sens.

C'est une localisation tuberculeuse moins fréquente relativement chez l'enfant (3) que chez l'adulte, et en particulier que chez l'adulte jeune : si l'on met à part, comme on le doit, les arthrites obstétricales (quoique peut-être la tuberculose puisse parfois s'y greffer), le sexe masculin est plus exposé. On a signalé l'influence étiologique des convalescences des maladies infectieuses : il ne nous semble pas qu'elle soit ici supérieure à ce qu'elle est aux autres jointures. La fréquence serait plus grande à droite; la bilatéralité est exceptionnelle.

(1) L. Weitzel, Th. de Lyon, 1899-1900, n° 15; Dhéry, Th. de Paris, 1905-1906, n° 225, et *Rev. mens. mal. enf.*, 1906, p. 316; Labeyrie, Th. de Paris, 1900-1901, n° 136; Laber, Diss., Berlin, 1906; Arnsperger, *Beitr. z. kl. Chir.*, 1904, t. XLIII, p. 197 (et sacrum); Viannay, *Lyon méd.*, 1903, t. CI, p. 874 (envahissement de la symphyse); E. Moignet, Th. de Paris, 1910-1911, n° 116; Robert, Th. de Bordeaux, 1903-1904, n° 38.

(2) Pour les documents anciens, concernant les diverses arthrites sacro-iliaques, à tous les âges, on consultera Delens, Th. d'agrég. Chir., 1872. — Les travaux modernes où l'on trouvera les renseignements sur la tuberculose chez l'enfant sont : O. Wolff, *Zeit. f. orth. Chir.*, 1898-1899, t. VI, p. 219; D. G. Zezas, *ibid.*, 1906, t. XV, p. 330 (bibliographie); H. Spitzy et H. Reiner, *ibid.*, 1906, t. XVII, p. 420 (trois cas, dont un à 3 ans et un douteux, à 2 ans et demi); A. Thorndicke, *Am. Journ. of Orth. Surg.*, 1905, t. II, p. 349; R. C. Dun, *Liverpool med. chir. Journ.*, 1903, t. XXIII, p. 203; C. Barbé, Th. de Paris, 1906-1907, n° 24. — Bartels, *Mitth. a. d. Grenzgeb*, etc., 1903, t. XI, p. 327. — Pierre Delbet a fait étudier par son élève Naz (Th. de Paris, 1895-1896, n° 253), chez l'adulte, des faits intéressants de sacro-coxalgie partielle. — *Rhumatisme sacro-iliaque*, Jacquelin, Th. de Paris, 1898-1899, n° 643.

(3) Je n'ai observé que 19 cas, dont 6 publiés dans la thèse de mon élève C. Barbé, avec une mort (R. Dupont, *Rev. mens. mal. enf.*, juin 1906, p. 260). Cela semble en rapport avec l'apparition tardive, vers 16 ans, de points d'ossification marginaux aux surfaces auriculaires du sacrum et sur l'os iliaque. Avant cet âge, l'origine serait donc dans le corps de l'os.

Deux formes anatomiques sont à distinguer, selon qu'il y a propagation d'un mal de Pott inférieur à l'aileron sacré et de là à la symphyse, ou selon que le rachis est indemne. Dans ce dernier cas, on est bien mal documenté sur la possibilité de l'origine synoviale ; l'origine sacrée paraît la plus fréquente.

Carie, fongosités, cavernes, séquestres (1) ont ici leurs caractères habituels. Les ligaments antérieurs et postérieurs sont plus ou moins décollés par les fongosités et les abcès dont nous indiquerons plus loin les migrations. Le ligament interosseux, si puissant, résiste longtemps ; quand il est détruit, on peut noter la subluxation de l'os coxal en arrière et en haut (Lannelongue). Nous signalerons la périnévrite possible du plexus sacré à son émergence du bassin.

Pierre Delbet a décrit, chez l'adulte, des foyers sacro-iliaques limités par une ankylose du reste de l'articulation et caractérisés cliniquement par une sciatique dont la cause est reconnue quand on trouve un point fixe douloureux à la pression, un petit amas fongueux, puis un abcès localisé. Nous n'avons pas observé cette forme chez l'enfant ; et dès lors nous nous en tiendrons à cette mention.

Étude clinique. — Le DÉBUT est marqué par une *gêne*, puis une *douleur* dans la région lombaire inférieure, dans la fesse. Accru par les mouvements, la marche, la station debout, plus accentué à la fin de la journée, calmé par le décubitus, ce symptôme est d'abord intermittent, puis de plus en plus fréquent et enfin continu. La *douleur à distance* est possible, notée à l'aine, au genou, parfois même au cou-de-pied. Nous en rapprocherons la *sciatique* (2), dont les irradiations douloureuses sont souvent précoces et pendant longtemps seules connues.

La *claudication* précoce, intermittente, est le résultat de ces phénomènes douloureux. Elle est importante, quelquefois nulle même quand l'abcès est constitué.

A cette période, les erreurs de diagnostic sont fréquentes, et en particulier on croit trop souvent à du *rhumatisme*, à un *lumbago*, à une *sciatique* : erreurs qui seront évitées à coup sûr par une *exploration physique* attentive.

L'*interligne articulaire* est facile à repérer en arrière, sur une ligne à peu près verticale entre les deux épines iliaques postérieures. Par la palpation et la pression localisée, on y sent les empâtements fongueux, facilement perceptibles puisque la région est superficielle, on y éveille la douleur localisée. De même, sur la face antérieure, par le toucher rectal, mais c'est bien moins net.

On éveille encore la souffrance par compression bilatérale sur le bassin, soit sur les deux crêtes iliaques, soit sur les deux trochanters : et cette souffrance est ressentie en arrière (3). On trouve une contracture, médiocre d'ailleurs, de la masse sacro-lombaire, quelquefois du grand fessier. Mais les mouvements communiqués à la hanche sont normaux ; la pression sur cette jointure est indolente ; le quadriceps fémoral n'est pas atrophié.

(1) Riedel a vu la nécrose totale de la surface iliaque (garçons, 5 et 14 ans). Gangolphe note la fréquence des séquestres en grelot dans le sacrum.

(2) D'après GUEIT (*Gaz. des hôp.*, 1910, p. 301), dans la sciatique la flexion des cuisses sur le bassin, jambes fléchies (et non jambes étendues, ce qui est le signe de Lasègue, douloureux dans les deux cas) serait douloureuse en cas de sacro-coxalgie et non en cas de sciatique.

(3) Larrey parle d'une douleur quand le malade, soulevé sur les poignets, se laisse retomber brusquement sur les fesses ; Gangolphe, d'une douleur quand le malade se retourne dans le lit.

Ces signes physiques permettent d'éviter sans peine la confusion, souvent commise, avec la *coxalgie*, à laquelle on songe, au début, en raison des troubles fonctionnels que nous venons de décrire, et parce que, plus tard, le membre se met en *légère* flexion et abduction, avec allongement apparent par inclinaison pelvienne; nous ne croyons pas, malgré Erichsen, Sayre, à l'allongement réel par descente de l'os coxal que refouleraient les fongosités.

La claudication de la sacro-coxalgie confirmée ne se caractérise point par le pas escamoté de la coxalgie, mais par une sorte d'inclinaison du tronc du côté malade, à chaque pas, comme pour saluer. L'articulation atteinte étant très peu mobile et supportant bien moins directement le poids du corps, on conçoit que le hancher sur le côté sain soit bien moins régulier que dans la coxalgie. Mais ces nuances sont sans intérêt réel : le diagnostic s'établit en vérifiant qu'il y a des signes physiques à la sacro-iliaque et qu'il n'y en a pas à la hanche.

Pour dépister un mal de Pott sans gibbosité, on étudie la raideur du rachis (voy. p. 519).

L'articulation sacro-iliaque étant mise en cause, le diagnostic, chez l'enfant, est presque établi par cela même. S'agit-il d'une ostéo-arthrite ? Nous nous bornerons à nommer les tumeurs (sarcomes, chondromes) de l'os iliaque et du sacrum. S'il s'agit d'une ostéo-arthrite, l'âge nous permet d'éliminer la blennorragie (nous n'avons jamais vu cette localisation chez l'enfant) ou la puerpéralité. Quant à l'ostéomyélite, d'ailleurs exceptionnelle ici, elle se reconnaît à son acuité.

Abcès et fistules. — Les abcès de la sacro-coxalgie sont d'ordinaire assez tardifs. D'après leur siège, on doit les diviser en :

a) *Extrapelviens* ou *postérieurs*, situés soit en haut, vers la région lombaire, soit en bas. Ces derniers, inférieurs, peuvent pointer directement en arrière ; d'autres se collectent sous le muscle grand fessier et descendent plus ou moins bas le long du nerf sciatique ;

b) *Intrapelviens* ou *antérieurs*, de deux variétés : 1° dans la gaine du psoas (Lannelongue, Demons ont alors noté l'envahissement possible de la hanche) ; 2° dans le *petit bassin*, ces derniers tantôt restent dans le bassin et pointent à la peau autour du rectum (abcès pelvi-rectaux supérieurs), tantôt passent à la fesse à travers l'échancrure sciatique. Nous n'insisterons pas sur ces migrations, identiques à celles des abcès pottiques (voy. p. 536).

Les abcès pelviens ne sont reconnus de bonne heure que si, chez tout malade atteint de sacro-coxalgie, on explore de parti pris et à plusieurs reprises le bassin par le toucher rectal.

Aussi bien les abcès que les fistules qui en résultent peuvent être multiples ; par ces fistules, selon leurs relations plus ou moins directes avec le squelette, le stylet arrive soit sur l'os, soit dans des clapiers. Les lieux d'élection de ces *fistules* (faciles à déduire du siège des abcès) sont : *en arrière*, aux lombes, derrière le sacrum, sur toute la longueur de la face postérieure de la cuisse ; *en avant*, au triangle de Scarpa ; en *dedans*, vers le petit trochanter ; *au périnée*, soit vers l'ischion, soit vers l'anus ; et les abcès pelviens peuvent s'ouvrir dans la vessie, le rectum, le vagin.

Abcès et fistules prêtent aux mêmes considérations de *diagnostic*; aux mêmes sièges, en effet, existent des collections en rapport soit avec une ostéite de l'os iliaque ou du sacrum, soit avec un mal de Pott ou une coxalgie. Pour ces différenciations, la marche est toujours la même : trouver en une région des signes anormaux; dans les autres, constater que l'état est normal; et n'admettre l'ostéite simple, sans arthrite, que si, avec certitude, il n'y a aucun trouble articulaire physique ou fonctionnel.

Autour de l'anus, les fistules ossifluentes sont toutes ischio-rectales, hors du sphincter. Parmi ces fistules ischio-rectales, les ossifluentes sont de deux ordres : celles de l'ischion, celles de l'espace pelvi-rectal supérieur. Celles-ci se reconnaissent à la profondeur où s'enfonce le stylet, oblique en haut et en dehors.

Pronostic. — La sacro-coxalgie guérit en moyenne mieux que la coxalgie ou le mal de Pott. Elle est toutefois encore une des localisations graves de la tuberculose, surtout quand il se fait des abcès pelviens. Ceux-ci sont fort exposés à la septicémie chronique (1).

Après guérison, il n'y a pour ainsi dire pas de troubles fonctionnels. Signalons cependant la possibilité du bassin oblique ovalaire et de ses conséquences obstétricales, par ankylose unilatérale s'étant produite dans le jeune âge (2).

Traitement. — Avant suppuration, on n'a qu'à prescrire le repos complet, en décubitus dorsal. L'appareil plâtré (en forme de corset avec prise d'une hanche) n'est guère utile que pour les enfants très indociles.

Les abcès seront traités par la ponction, bien difficile, il est vrai, pour les pelviens.

En cas de fistule, on est en droit de recourir assez vite à l'évidement de l'os malade. Cette opération est surtout indiquée chez l'adulte et dans les formes partielles décrites par Pierre Delbet.

On a pratiqué la *résection typique*, qui a donné 30 p. 100 de morts à Bardenheuer et 42,86 à Schede.

E. — Ostéo-arthrites tuberculeuses du pied.

Le pied est un assemblage ostéo-articulaire très complexe, dans lequel l'étude des ostéo-arthrites nécessite l'examen de types cliniques variés. On ne peut donner ici une description séparée des ostéites et des ostéo-arthrites, sauf pour les petits os longs de l'avant-pied (voy. p. 385), car les connexions avec les synoviales sont telles qu'une fois un os pris la participation des jointures voisines — et souvent même peu à peu de tout le pied — est à peu près inévitable : et même la tuberculose des quatre derniers métatarsiens, par leur extrémité postérieure dépourvue de cartilage conjugal, menace plus qu'on le croit souvent l'articulation dite de Lisfranc.

Statistique. — D'après Andrieu (3), les tuberculoses du tarse sont environ 8 p. 100

(1) Morrant Baker a vu la mort par ulcération de l'artère iliaque. La thrombose de la veine est possible,

(2) Lhirondel, Th. de Paris, 1905-1906, n° 293.

(3) Andrieu, *De la tuberculose du tarse*, Th. de Paris, 1904-1905, n° 354. Cette thèse est constituée à l'aide des documents de Ménard et des miens. On y trouvera une bibliographie étendue que je crois inutile de reproduire ici. Voy. les documents d'Ollier dans : Audry, *Rev. de chir.*, 1890, p. 858; Mondan, *ibid.*, 1894, p. 208; Discussion au *Congrès de chir.*, Paris, 1898

des tuberculoses ostéo-articulaires et son relevé donne, sur 405 cas : arthrites tibio-tarsiennes, 156 cas ; ostéites du calcanéum, 94 cas. Moins fréquentes sont les ostéites de l'antétarse (15 cas), les arthrites médio-tarsiennes (44 cas) et sous-astragaliennes (27 cas) et les ostéo-arthrites de la région tout entière (25 cas). La tuberculose des malléoles (17 cas), des gaines tendineuses (7 cas) et les gommes de la région (28 cas) sont bien plus rares (1).

Dans un cinquième des cas, la tuberculose du tarse est associée à d'autres foyers ostéo-articulaires (2) qui sont habituellement peu graves (olécrane, malaire, métacarpiens et phalanges, coude, poignet). L'association avec la coxalgie et le mal de Pott est exceptionnelle.

Le côté gauche est un peu plus souvent atteint que le droit, l'influence du sexe semble nulle et le maximum de fréquence s'observe entre 3 et 5 ans.

Presque toujours une *entorse* est invoquée par les malades (voy. p. 352).

Origine des lésions. — Cette région semble être une de celles où le début synovial est le plus rare : Andrieu pense même qu'il n'existe pas. Je viens de dire que les ostéites se compliquent presque toujours assez vite d'arthrite, ce qui tient aux contacts étendus entre ces petits os et les synoviales voisines. Cependant, ces os s'ossifient par un point central qui, pour certains d'entre eux, reste isolé pendant assez longtemps au milieu d'une couche cartilagineuse épaisse et protectrice. Voici les âges auxquels l'ossification arrive contre l'articulation, n'en étant plus séparée que par une couche de cartilage qu'on peut dorénavant appeler diarthrodial :

L'*astragale* est ossifié au niveau de la tibio-tarsienne six mois après la naissance ; à 3 ans, la médio-tarsienne est atteinte ;

La masse osseuse du *calcanéum* atteint les sous-astragaliennes à 5 ans, la calcanéo-cuboïdienne à 8 ans ;

L'époque de l'ossification complète des autres os du tarse est la suivante : le 3e *cunéiforme* à 6 ans, les deux autres vers 7 ou 8 ans, le *scaphoïde* vers 6 ans, le *cuboïde* à 9 ans.

De cela il ressort que l'astragale, rapidement ossifié et en rapport avec trois articulations, en haut, en avant et en bas, ne présentera guère d'ostéite sans arthrite presque immédiate. Au contraire, le calcanéum, os volumineux, à ossification profonde pendant toute la première enfance, nous laissera observer des ostéites ne se compliquant pas d'arthrite. Pour le reste du tarse, les ostéo-arthrites seront d'autant plus fréquentes que le malade sera moins jeune.

Ces ostéites sans arthrite existeraient dans 28 p. 100 des cas. Tous les os du tarse peuvent en présenter des exemples, mais l'ostéite du calcanéum est la plus fréquente de beaucoup (94 sur 109, 86 p. 100) ; aux autres os, l'ostéite simple n'est que 4 p. 100 des tuberculoses du tarse.

Les arthrites consécutives aux ostéites paraissent se propager plus volontiers de la pointe du membre vers sa racine. C'est ainsi que l'articulation de Lisfranc est infectée après le métatarse, celle de Chopart auprès l'antétarse, les sous-astragaliennes après le calcanéum et la tibio-tarsienne après l'astragale.

Je renvoie à ce que j'ai dit, p. 381, sur le passage au tarse des ostéites des métatarsiens, et, p. 386, sur le lupus consécutif.

(1) Les chiffres de Mondan sur l'os le premier pris sont : calcanéum, 40 ; astragale, 29 ; tibia, 14 ; cunéiformes, 5 ; 1er métatarsien ; 5 ; cuboïde, 4 ; scaphoïde, 3 ; péroné, 3 (statistique surtout d'adultes).

(2) 53 sur 405 ; surtout sur les enfants de 3 à 8 ans (voyez ma statistique, p. 348).

a). — Ostéites du tarse.

Quelques mots suffiront pour les **os de l'antétarse**, dont on diagnostique l'atteinte d'après le siège du gonflement, de la douleur, de la fistule quand elle existe. On aura soin de faire toujours radiographier la région, mais il n'est pas rare que des lésions certaines ne troublent pas l'image. Il est de règle, cependant, que l'os malade apparaisse gros et à contours irréguliers.

Pour le *scaphoïde* (1), le gonflement et la douleur occupent le milieu du bord interne du pied, les mouvements d'adduction de l'avant-pied sont limités, la fistule est sur le dos du pied. La prise de l'articulation médio-tarsienne est rapide. De même pour les ostéites du cuboïde.

Pour le *cuboïde*, le douleur et le gonflement sont sur le milieu du bord externe du pied, les mouvements d'adduction sont limités de même que pour le scaphoïde, les fistules siègent sur le bord externe, plus rarement à la plante. Par exception, la prise de l'os peut n'être que partielle.

L'ostéite des *cunéiformes* ne donne que peu de troubles fonctionnels. Les mouvements sont conservés, la douleur, le gonflement et les fistules siègent sur la face dorsale. La participation articulaire est souvent nulle ou à peu près.

Les *gommes de la région du tarse* sont souvent faciles à reconnaître. N'adhérant pas aux os elles sont mobiles avec la peau qui les recouvre. Lorsqu'elles sont ouvertes, le stylet ne mène pas sur un os et la liberté des mouvements tant spontanés que provoqués ne permet pas d'incriminer les articulations voisines. Cependant une gomme non ouverte, juste au niveau d'un cuboïde ou d'un scaphoïde, peut donner lieu à hésitation. La radiographie est alors capable de rendre des services.

Fréquence: 20 cas sur 405 de tuberculose de la région.

Au **postérotarse**, c'est à peine si nous croyons devoir nommer l'ostéite pure de l'*astragale*. Infiniment rare, elle aurait comme caractéristiques, d'après Guibal, un gonflement plus bas situé que celui de la tibio-tarsienne, un léger équinisme et une impotence fonctionnelle assez marquée et très rapide. Les mouvements enraidis peuvent reparaître après quelques jours de repos, la douleur est provoquée par la pression sur la tête de l'os. Je ne crois pas l'avoir jamais observée.

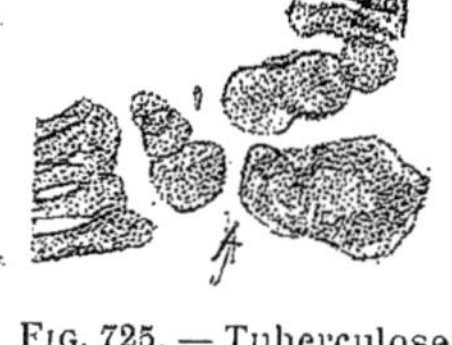

Fig. 725. — Tuberculose du calcanéum, fille de 4 ans ; os globuleux, avec tache claire centrale.

Calcanéum. — Le calcanéum est, à vrai dire, le seul os du tarse dont l'ostéite isolée mérite quelques mots de description propre. L'*envahissement total* de l'os est la règle avant 4 ans, et il n'est pas rare qu'alors : 1° la lésion affecte la forme dite spina ventosa; 2° qu'elle soit bilatérale ; et chez les sujets jeunes c'est une des localisations habituelles de la tuberculose à foyers multiples. Cette forme diffuse est possible, quoique plus rare, chez les sujets plus âgés. Autour de l'os malade, se font ou non des couches plus ou moins épaisses d'hyperostose sous-périos-

(1) A. Köhler (*Münch. med. Woch.*, 15 septembre 1908, p. 1923) a observé 3 garçons de 5 à 9 ans, se plaignant de douleurs au milieu du pied, surtout au niveau du scaphoïde, non seulement le jour, mais même la nuit; rien d'appréciable à l'inspection et à la palpation, mais douleur à la pression sur le scaphoïde, qu'à la radiographie on voit *très* diminué de volume, très opaque, à contours irréguliers et dentelés, avec confusion des couches corticale et centrale; un des enfants souffrait en même temps des rotules, qui présentaient les mêmes altérations. La guérison eut lieu, par simple repos, en 18 mois à 2 ans et demi. La nature exacte du mal reste inconnue. D'après un cas observé chez une fille, C. F. Hænisch (*ibid.*, 17 novembre 1908, p. 2377) se demande si ce n'est pas traumatique. — Je signalerai à ce propos des pieds valgus dus, d'après Haglund (*Upsala läk. förh.*, 1905, t. XI, fasc. 3, p. 22), à de petites fractures du scaphoïde.

tée, et l'on peut observer, au centre de cette coque néoformée, une séquestration en masse de l'os ancien. C'est rare, mais les séquestres spongieux centraux, en grelot, ne le sont pas.

A partir de 4 à 5 ans, la tuberculose se limite souvent à une partie de l'os, et alors avec prédilection, semble-t-il, vers l'extrémité postérieure, celle où, par adjonction d'un point épiphysaire, se constituera un cartilage conjugal.

Étude clinique. — Quelle que soit la localisation tuberculeuse sur un os ou une articulation du pied, le phénomène fonctionnel initial est une gêne de la marche, une fatigue le soir avec gonflement qui cesse par le repos au lit. Il est habituel qu'assez vite la marche provoque des souffrances réelles, d'où pas escamoté avec appui tantôt sur la pointe du pied raidi par la contracture, tantôt sur un des bords, l'interne de préférence. Ces appuis sont d'ailleurs commandés par le point malade, sur lequel le malade tâche d'éviter la pression.

Dans le cas particulier du *calcanéum*, on constate à l'*inspection* que le talon est volumineux, que la plante du pied, dans sa moitié postérieure, est effacée et peut même devenir convexe; le cou-de-pied et l'avant-pied ont leur aspect normal; il est de règle que le gonflement efface de bonne heure la partie inférieure des gouttières rétro-malléolaires, en dedans surtout, et soit appréciable à l'œil si on regarde d'arrière en avant le sujet debout, à l'appui bien symétrique ; il ne gardera d'ailleurs pas longtemps cet appui symétrique, mais il aura vite tendance à se mettre en équinisme léger, hanché sur le côté sain. L'atrophie musculaire, précoce, peut même être le phénomène révélateur; l'engorgement des ganglions inguinaux est assez tardif.

L'attitude du membre est normale. La tibio-tarsienne n'est pas en position vicieuse et a conservé l'étendue de ses mouvements actifs et passifs. Les mouvements sous-astragaliens, tant spontanés que provoqués, sont au contraire le plus souvent limités de bonne heure, mais rarement abolis. Un certain degré de limitation peut avoir lieu sans envahissement de l'articulation sous-astragalienne.

Par la *palpation*, on sent que les parties molles sont infiltrées, que le calcanéum est augmenté de volume. Par la *pression localisée* sur les faces interne et externe, surtout en arrière, on éveille une douleur très nette, en particulier si on pince le talon pris latéralement entre le pouce et l'index. Le lieu d'élection de la lésion au début est le talon. Cependant, quelquefois le gonflement et la douleur à la pression occupent au début l'extrémité antérieure, au bord externe du pied; la participation de la médio-tarsienne a coutume alors d'être rapide.

Au talon, Duplay a décrit une bursite tuberculeuse dont je n'ai pas vu d'exemple chez l'enfant.

A cette période, avant suppuration et même avant gonflement de quelque importance, le diagnostic est à établir avec l'*ostéite apophysaire de croissance* (voy. p. 280), ce qui se fait par la bilatéralité et la variabilité des souffrances, leur limitation très précise à la seule région conjugale, l'âge du sujet (12 à 14 ans), la possibilité de douleurs semblables aux genoux.

La suppuration est la règle. Les abcès se montrent sur les faces latérales, de préférence vers le talon, quelquefois sous la plante, rarement en arrière, exceptionnellement sur le dos du pied — de même les fistules. Les plus fréquentes sont sur la face externe de l'os. La plupart du temps, elles s'ouvrent directement sur l'os malade.

Le danger principal de cette ostéite est dans l'envahissement des jointures calcanéo-cuboïdiennes, et surtout sous-astragaliennes. Cette complication, dont on surveillera souvent et avec soin la venue, est possible même après plusieurs mois d'évolution.

A la période de fistules, le diagnostic avec l'*ostéomyélite* est évident si celle-ci a été franche. Mais il nous paraît à peu près impossible entre l'ostéite subaiguë et certaines formes anormalement actives de tuberculose. C'est d'ailleurs le seul os du tarse pour lequel la question se pose; aux autres, il s'agit toujours de tuberculose.

Traitement. — D'une manière générale, même quand l'os seul est pris, nous conseillons l'immobilisation complète (suppression de la marche, appareil plâtré), ce qui est le meilleur moyen pour limiter le mal et protéger les jointures.

Aux petits os de l'antétarse, cependant, le meilleur moyen, si l'on est appelé à temps pour poser un diagnostic précoce, est d'enlever de parti pris tout l'os malade, sans attendre la fistulisation. On opère par incision dorsale antéro-postérieure ; s'il n'y a pas de fistule, on suture ; s'il y a fistule, on bourre à la gaze. J'ai obtenu d'excellents résultats fonctionnels et orthopédiques par cette ablation précoce du scaphoïde, du cuboïde, d'un cunéiforme (1).

Dans ces conditions, l'astragalectomie serait de même indiquée. Mais je n'ai pas coutume de recourir, avant fistulisation, à l'extirpation du calcanéum. Celle-ci me semble, au contraire, après fistulisation, souvent indiquée ; et sans fistulisation, si l'articulation sous-astragalienne commence à se prendre.

Chez le jeune enfant, par évidement du noyau osseux, on respectera l'épaisse couche de cartilage qui l'entoure. Plus tard, on fait une extirpation sous-chondro-périostée.

L'incision, quelle que soit la situation des fistules internes, externes ou plantaires, sera toujours externe, horizontale, partant du tendon d'Achille pour aller jusqu'à l'articulation calcanéo-cuboïdienne, en restant à 1 centimètre environ au-dessous de la malléole péronière.

Les incisions internes donnent moins de jour. Nous avons vu des incisions médianes postérieures entamant profondément la plante ; elles se cicatrisent en un sillon profond, limité par deux bourrelets latéraux sur lesquels les convalescents ont grand'peine à s'habituer à marcher.

Les précautions indispensables sont de ne jamais enlever l'épiphyse postérieure du calcanéum, qui donne insertion au tendon d'Achille, et de ne pas perforer les cartilages supérieur et antérieur quand ils sont sains.

Après l'opération, la plaie n'est pas refermée, mais bourrée de gaze iodoformée. La cavité se ferme en deux ou trois mois.

Sur 33 pternectomies relevées par Andrieu, 26 malades ont guéri, 7 sont morts, dont 2 de méningite et 5 de maladies non indiquées ; 17 ont guéri dans un laps de temps de six mois ; les 9 derniers, opérés plusieurs fois, ont pu durer jusqu'à vingt-quatre mois.

(1) Cf. Ménard, *Congr. franç. de chir.*, 1907, p. 925.

Le pied est raccourci de 1 à 2 centimètres. Ce raccourcissement tient à trois causes : 1° la suppression d'une partie du tissu osseux qui ne se reproduit jamais en totalité ; 2° la formation d'un pied creux due à ce que, l'épiphyse postérieure s'étant rapprochée des malléoles, la puissance du bras de levier postérieur a diminué avec sa longueur, d'où prédominance des muscles antérieurs et attitude en talus. Les têtes métatarsiennes, pour toucher le sol, sont obligées de s'abaisser, d'où pied creux ; 3° l'atrophie de voisinage d'un foyer tuberculeux.

La hauteur du talon, quoique diminuée de 5 à 10 millimètres, laisse la malléole externe très au-dessus du sol (1) et le résultat orthopédique et fonctionnel est vraiment excellent.

b). — *Ostéo-Arthrites.*

Exploration des mouvements. — Quelle que soit l'articulation considérée, la limitation des mouvements et la douleur à la pression sur les interlignes sont les premiers signes de l'arthrite. En cette région à articulations très complexes, nous devons

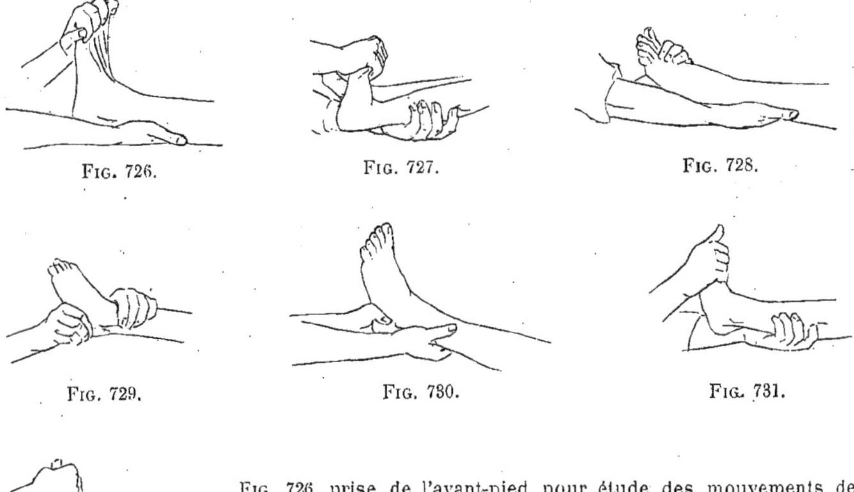

Fig. 726. Fig. 727. Fig. 728.

Fig. 729. Fig. 730. Fig. 731.

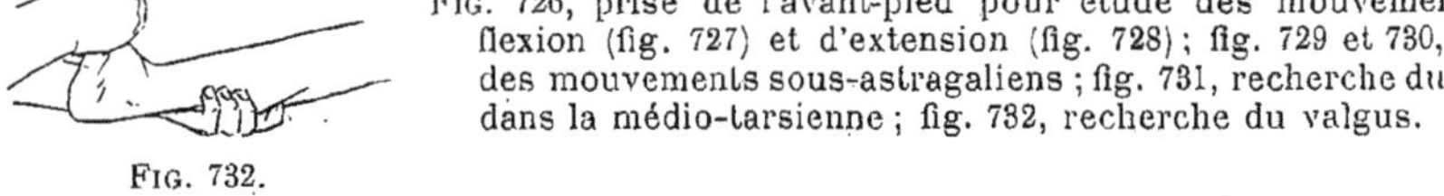

Fig. 732.

Fig. 726, prise de l'avant-pied pour étude des mouvements de flexion (fig. 727) et d'extension (fig. 728) ; fig. 729 et 730, étude des mouvements sous-astragaliens ; fig. 731, recherche du varus dans la médio-tarsienne ; fig. 732, recherche du valgus.

donc d'abord montrer comment on explore ces mouvements. Schématiquement, nous sommes en présence de trois articulations :

La tibio-tarsienne, où se passent les mouvements de flexion et d'extension du pied sur la jambe ; les sous-astragaliennes et la médio-tarsienne, dans lesquelles se fait le mouvement de torsion du pied qui porte le bord interne d'abord en dedans, puis en haut et produit la position en varus. Ce mouvement, dit de volutation, commence dans les sous-astragaliennes, le calcanéum porte sa grande apophyse en bas, en avant et en dedans, pendant qu'un mouvement inverse porte la partie postérieure de

(1) Il y a compensation par rotation de l'astragale ; R. Stegmann, *Fortschr. a. d. G. der Röntgenstr.*, 1906, t. IX, p. 396.

l'os en arrière, en haut et en dehors. La médio-tarsienne effectue des mouvements d'adduction d'abord, de torsion ensuite, qui seraient rapidement limités si le cuboïde n'était porté au-dessous du scaphoïde, donnant ainsi à la plante une orientation interne et le bord externe du pied devenant inférieur.

En clinique, il est nécessaire de pouvoir étudier séparément les mouvements provoqués de chacune des articulations, pour en reconnaître l'état normal ou pathologique en dissociant artificiellement : la flexion-extension, l'adduction-abduction et l'enroulement.

Pour les mouvements de la tibio-tarsienne, prenant solidement d'une main l'extrémité inférieure de la jambe, on saisit de l'autre le pied, la plante dans le creux de la main, les doigts et le pouce se rejoignant sur la face dorsale, puis on imprime avec douceur des mouvements de flexion et d'extension au pied sur la jambe, en s'arrêtant dès qu'on sent un arrêt et même sans provoquer de la douleur.

L'amplitude de l'excursion doit être de 80° environ. On ne devra obtenir ni mouvements de latéralité ni mouvements de propulsion ou de rétropulsion ; ils sont anormaux et répondent à des destructions déjà considérables.

Pour explorer les sous-astragaliennes, on immobilise la jambe de la même façon que précédemment, puis, prenant les deux faces du calcanéum de l'autre main, on essaie de déplacer cet os transversalement sur l'astragale ou, plus exactement, de le faire tourner autour d'un axe antéro-postérieur passant entre les deux os. Ce mouvement se fait librement si l'articulation est saine.

Les mouvements d'adduction et d'abduction de la médio-tarsienne, bientôt compliqués par le mouvement de torsion, sont produits en immobilisant d'une main le postéro-tarse et en imprimant de l'autre à l'avant-pied le mouvement étudié.

La recherche des mouvements dans les interlignes des os de l'antétarse est inutile en raison de leur faible amplitude normale.

Dans les cas accentués, on cherche la contracture en secouant le pied comme il est dit p. 179.

Situation des interlignes. — L'interligne de Lisfranc (tarso-métatarsien) est marqué en dehors par la pointe du 5e métatarsien, toujours accessible à la palpation s'il n'y a pas un gonflement diffus indiquant que tout est malade ; au bord interne, on doit sentir vers la plante du pied l'interligne cunéo-métatarsien ; mais un peu de gonflement en empêche. On saura alors que cet interligne est au milieu du bord interne du pied.

L'interligne de Chopart (médio-tarsienne) est transversal, entre le tubercule du scaphoïde en dedans et, en dehors, de 10 à 15 millimètres en arrière de la pointe du 5e métatarsien, selon les dimensions du pied.

L'interligne sous-astragalien est, en dehors, très peu au-dessous de la pointe du péroné, en avant de laquelle on sent l'excavation astragalo-calcanéenne.

L'interligne tibio-tarsien est en avant, au ras de la mortaise tibio-malléolaire.

Signes et diagnostic. — A. OSTÉO-ARTHRITE DE L'ANTÉTARSE. — Nous réunissons ici les articulations de Lisfranc et de Chopart (1).

Le symptôme de *début* est la douleur, ou plutôt la *gêne de la marche*. A l'*inspection*, on constate l'atrophie du mollet, quelquefois le gonflement du dos du pied, l'*aplatissement de la voûte* et l'*attitude en valgus*. A la *pression*, on éveille une douleur : 1° sur l'os malade ; 2° sur les deux interlignes, au niveau desquels,

(1) L'origine, pour le Lisfranc, est dans environ un tiers des cas à un des os de l'antétarse ; environ deux fois sur trois à un des quatre derniers métatarsiens. Pour le Chopart, l'origine est souvent dans la tête soit de l'astragale, soit du calcanéum. Le passage de l'un des interlignes à l'autre est rapide.

en outre, on ne tarde pas à sentir quelque épaississement des parties molles au dos du pied ; et dans les cas typiques (qui rarement le restent longtemps) on touche et on voit entre le métatarse et le cou-de-pied un bourrelet transversal, en général plus saillant en dedans.

Les mouvements d'adduction et d'abduction sont limités et douloureux ; de même souvent ceux de la sous-astragalienne ; la flexion et l'extension sont normales.

Rohmer a montré que les empreintes du pied atteint d'arthrite médio-tarsienne sont très élargies; ce résultat est dû à l'effacement de la voûte plantaire.

Il n'y a guère de confusion possible, avant la période de gonflement (1), qu'avec la *tarsalgie des adolescents*. Le premier précepte est de toujours conclure à la tuberculose quand on observe un valgus pied plat avec douleurs hors de l'adolescence et hors de l'étiologie par surcharge (voy. p. 183). Le second est, chez l'adolescent, de toujours s'assurer si le second pied n'est point plat, douloureux ou non, tout en sachant qu'un pied plat ancien n'est point à l'abri de la tuberculose. S'il y a gonflement net et résistant à un ou deux jours de repos, la tarsalgie est très peu probable ; de même s'il y a engorgement des ganglions, atrophie musculaire. Elle est très probable, au contraire, si ce pied, peu ou pas gonflé, est comme soudé à la jambe par contracture. En cas de doute, après quelques jours de repos pour faire cesser toute contracture, on applique la semelle spéciale : et on se méfiera, avec surveillance attentive, si les souffrances ne sont pas supprimées. Quant à considérer la tarsalgie comme une forme de tuberculose « inflammatoire », il faudrait des preuves qui, malgré l'auteur de cette hypothèse, font complètement défaut (2).

Les *abcès* sont surtout internes, les fistules ont été trouvées plus souvent internes, mais il est fréquent qu'elles soient multiples et siègent un peu partout sur la zone du gonflement. Leur orifice habituellement punctiforme est quelquefois une large ulcération due à l'envahissement de la peau avoisinante.

La complication ordinaire des tuberculoses de l'antétarse est l'envahissement de l'arrière-pied.

OSTÉO-ARTHRITE SOUS-ASTRAGALIENNE. — Le plus souvent due à une *ostéite du calcanéum* (9 fois sur 13; 69 p. 100), elle s'accompagne d'ordinaire assez vite d'ostéite secondaire de l'astragale, réalisant le tableau clinique de la *tuberculose associée de l'astragale et du calcanéum* avec arthrite tibio et médio-tarsienne.

Les symptômes du *début* sont ceux de l'ostéite causale, auxquels s'ajoute une *limitation des mouvements* qu'il faut chercher avec grand soin (voy. p. 490). Plus tard ils diffèrent légèrement, suivant que l'une ou l'autre des articulations sous-astragaliennes est prise ou que les deux le sont à la fois. Dans tous les cas, la région antérieure du cou-de-pied apparaît nette, avec ses saillies tendineuses normales.

L'arthrite postérieure se manifeste par des gonflements et des points doulou-

(1) Pour le diagnostic des contusions et entorses, à tout instant ici invoquées, je renvoie aux règles générales.

(2) Voy. A. BROCA et E. LÉVY, *Presse méd.*, 1900, p. 905; et, par contre, R. LERICHE, *Rev. de chir.*, juin 1911, p. 799.

reux rétro et sous-malléolaires et très souvent par de la synovite secondaire des gaines péronières, envahies à leur point de réflexion. Les mouvements et la marche sont peu douloureux. L'arthrite antérieure est au contraire vite douloureuse dans la marche, les mouvements actifs et passifs sont limités ; la douleur à la pression siège en dedans au niveau du scaphoïde; il y a toujours participation astragalo-scaphoïdienne (1). L'arthrite double, qui est à peu près constante, se manifeste par un gonflement rétro-malléolaire, de la douleur aux mêmes points et dans l'excavation astragalo-scaphoïdienne. Les mouvements d'adduction et d'abduction de l'avant-pied sur l'arrière-pied sont abolis ; on provoque de la douleur en faisant glisser en dedans et en avant le calcaneum pris entre deux doigts.

L'empreinte du pied indique, d'après Rohmer, de l'aplatissement avec du varus.

Les *abcès* se manifestent aux mêmes points que le gonflement, exceptionnellement en avant de la malléole externe. Le postéro-tarse paraît élargi, l'attitude ordinaire est une adduction légère avec tendance à l'équinisme. L'extension aux gaines tendineuses de la région n'est pas habituelle.

OSTÉO-ARTHRITE TIBIO-TARSIENNE (2). — Le début est presque toujours insidieux,

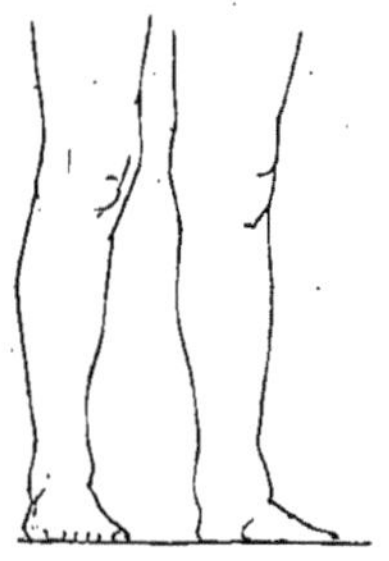
FIG. 733.

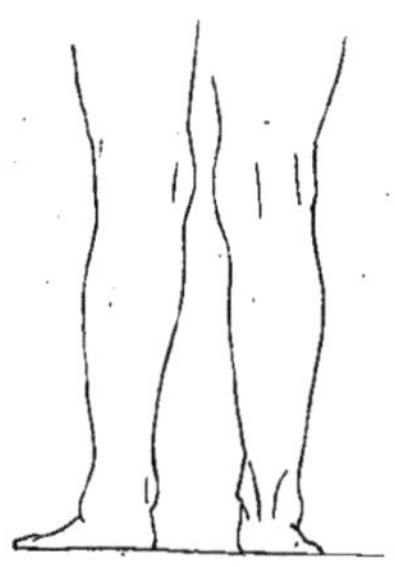
FIG. 734.

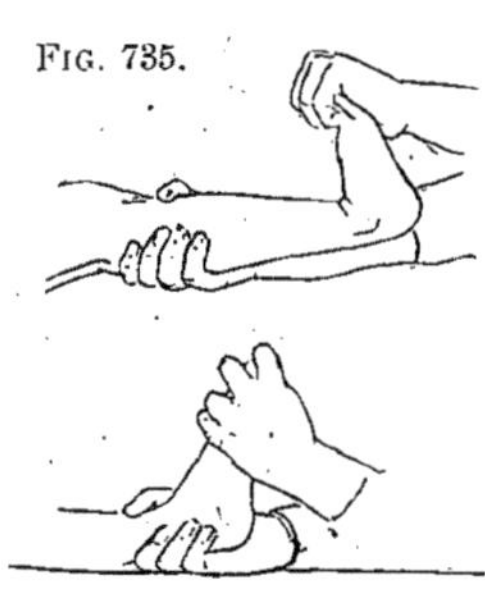
FIG. 735.
FIG. 736.

Arthrite tibio-tarsienne gauche, comparaison avec le pied droit : 1° à l'*inspection du sujet debout*, en diverses positions, on voit le gonflement péri-articulaire, l'effacement des saillies et méplats ; noter en particulier la vue postérieure, avec effacement du tendon d'Achille; 2° fig. 735 et 736, montrant (cas semblable à droite) l'amplitude des mouvements de flexion et d'extension, ce dernier étant dans ce cas le plus limité (Cf. fig. 728).

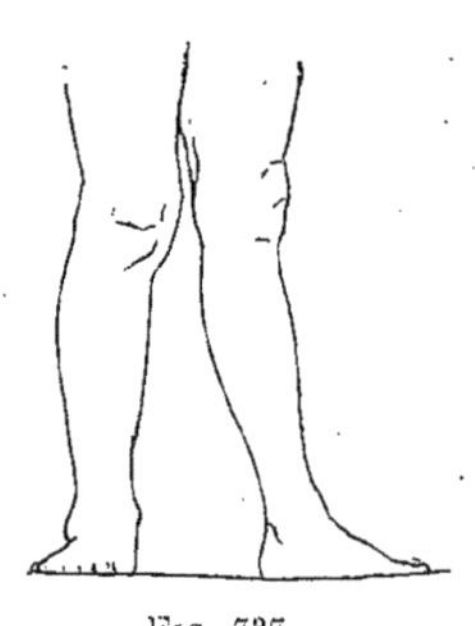
FIG. 737.

par une douleur vague et passagère comme la claudication qu'elle provoque, exceptionnellement subite et aiguë. Un gonflement intermittent peut exister. Ces deux signes se montrent surtout le soir, avec la fatigue.

Plus tard la *douleur* devient constante. Elle siège en arrière d'une ou des deux malléoles où l'on peut la réveiller par la *pression*, elle peut irradier de là dans toute la région. Une fois sur huit, elle manque totale-

(1) L'origine peut être scaphoïdienne.

(2) C'est la localisation la plus fréquente en cette région (156 sur 405) ; son origine est 10 fois sur 11 astragalienne, exceptionnellement malléolaire, ou synoviale (?)

ment. Le *gonflement* devient bientôt caractéristique. Il débute en avant ou en arrière d'une malléole, sous forme d'une tuméfaction arrondie, puis il se montre soit sur le bord de la malléole opposée, soit sur le bord opposé de la même malléole encadrée en quelque sorte par cette tuméfaction, où se trouvent comme noyés les bords du tendon d'Achille. Lorsque le gonflement est devenu général, il occupe les méplats normaux situés en avant et en arrière des malléoles. C'est l'*articulation à quadruple saillie*. Cet aspect est facile à expliquer. On sait que la synoviale est bridée en avant par les tendons extenseurs du pied, en arrière par le tendon d'Achille, sur les côtés par les malléoles. Les culs-de-sac fongueux ne pourront donc manifester leur augmentation de volume que dans l'intervalle de ces obstacles ; plus tard tout se trouve empâté.

Les mouvements volontaires du tarse sont abolis. La recherche des mouvements provoqués montre que l'extension et la flexion sont très limitées et vite arrêtées par la contracture musculaire ; les mouvements de latéralité et de torsion (sous-astragalienne et médio-tarsienne) sont normaux jusqu'au moment où sont prises les deux autres articulations de l'astragale.

A une période avancée, on peut provoquer des mouvements anormaux antéro-postérieurs de l'astragale sous la mortaise, et bien plus tard encore des mouvements de latéralité qui donnent un pied réellement ballant.

Les *abcès* se montrent ordinairement en arrière des malléoles, plus particulièrement de l'externe, rarement en avant. Les fistules, soit punctiformes, soit constituées par une perte de substance pouvant atteindre le diamètre d'une pièce de 2 francs, ont les mêmes sièges (23 fois en arrière des malléoles, 3 fois en avant, 5 fois multiples sur 31 cas).

L'*attitude du pied* abandonné à lui-même est *au début* l'équinisme peu à peu plus accentué ; non pas, comme le voulait Bonnet, parce que la synoviale distendue a son maximum de capacité dans cette attitude : c'est le contraire qui est vrai (Masse). Cette déviation d'ailleurs est précoce et se manifeste avant la période d'abcès ou même de masses fongueuses importantes. Cette attitude est celle où se met normalement au repos le sujet couché sur le côté malade, genou fléchi, le pied reposant sur le bord externe, plus tard la contracture musculaire fixe l'attitude. Par exception (4 fois sur 156), l'immobilisation spontanée est en talus. A l'équinisme s'associe assez souvent un peu de varus ; il n'y a presque jamais valgus.

A une période avancée, on observe des torsions et même de véritables subluxations de l'astragale en avant. De là l'*ulcération compressive*, dont les points sont déterminés par la position dans le lit du pied non appareillé, suivant qu'il repose sur son bord externe, sur la face externe du talon, sur son bord interne ou sur la face postérieure du talon. Mais ces attitudes, signalées par Bonnet, ne s'observent presque plus jamais, parce qu'il est rare aujourd'hui de voir une tuberculose tibio-tarsienne avancée n'ayant pas été immobilisée (1).

L'adénopathie inguinale existe le plus souvent. Au creux poplité elle est

(1) Le siège est plus fréquent à la malléole interne (11 sur 17) ; la prise de la jointure a eu lieu 4 fois sur 17. Au tibia, le lieu d'élection est l'angle de la mortaise, avec séquestre cunéiforme à base articulaire.

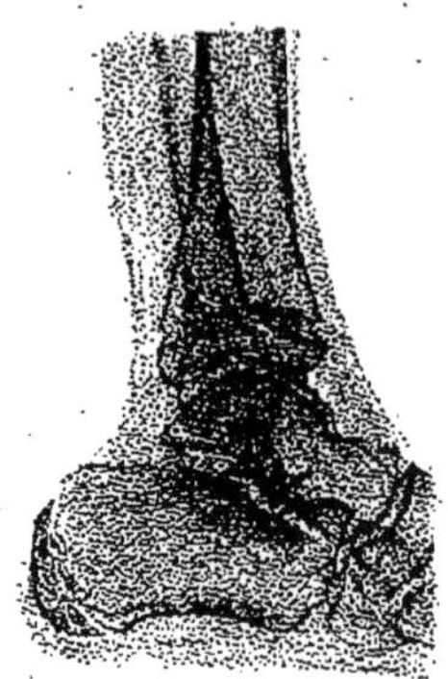

Fig. 738. — Garçon de 10 ans 1/2, côté sain ; malade, fig. 739.

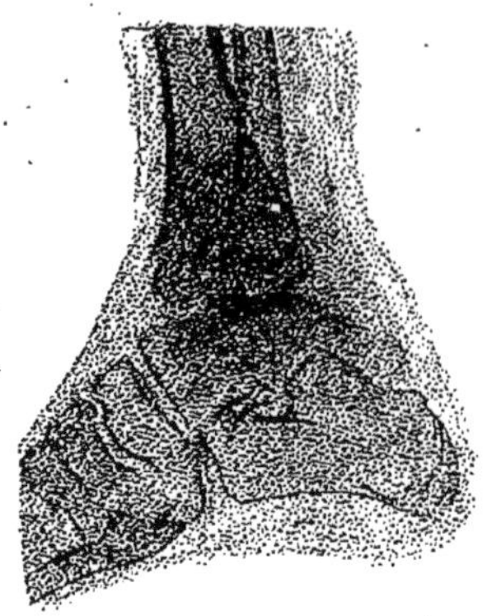

Fig. 739. — Lésion fistuleuse, avec os raréfiés ; origine probablement astragalienne.

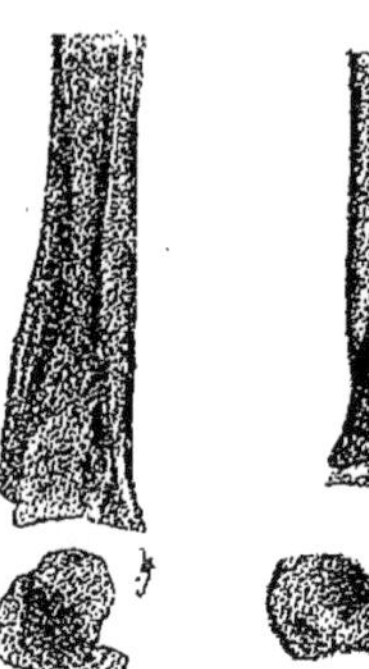

Fig. 740.

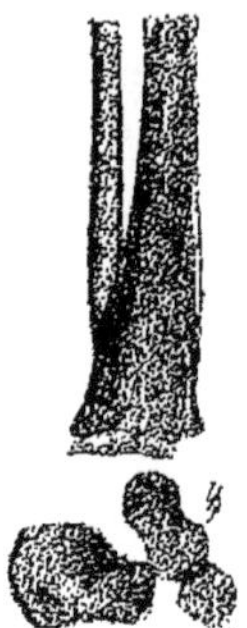

Fig. 741.

Fig. 740 et 741. — Garçon de 19 mois ; origine tibiale ; face et profil.

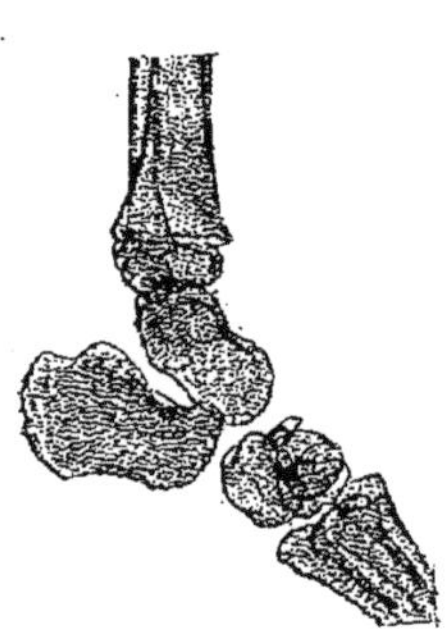

Fig. 742. — Fille de 5 ans, côté sain.

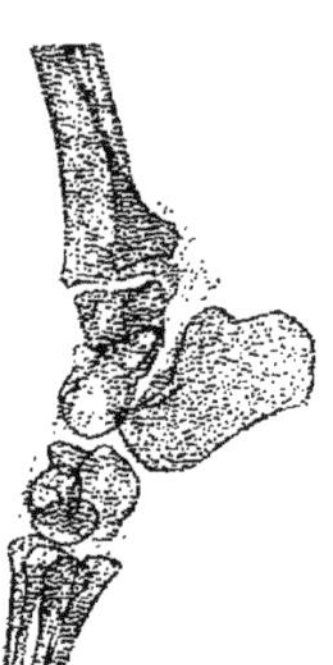

Fig. 743.

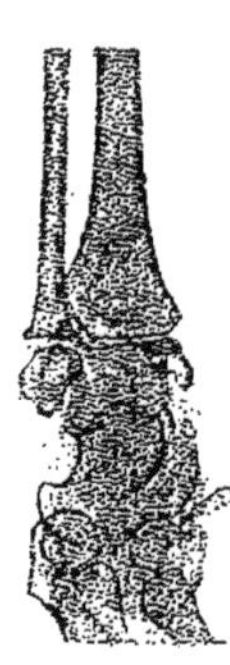

Fig. 744.

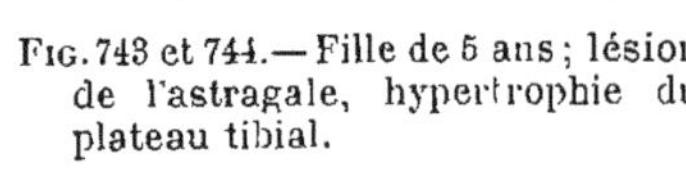

Fig. 743 et 744. — Fille de 5 ans ; lésion de l'astragale, hypertrophie du plateau tibial.

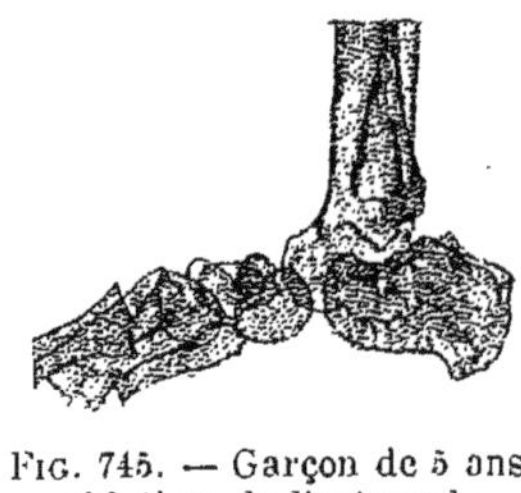

Fig. 745. — Garçon de 5 ans ; ablation de l'astragale.

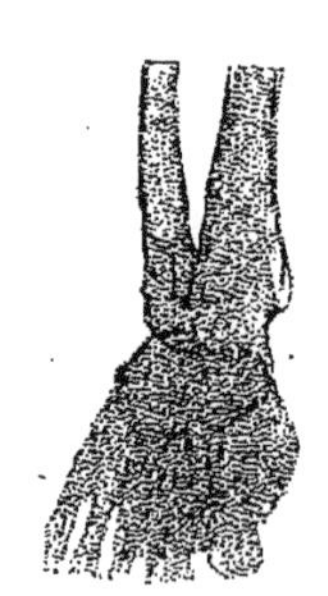

Fig. 746. — Vue de face du sujet de la fig. 745.

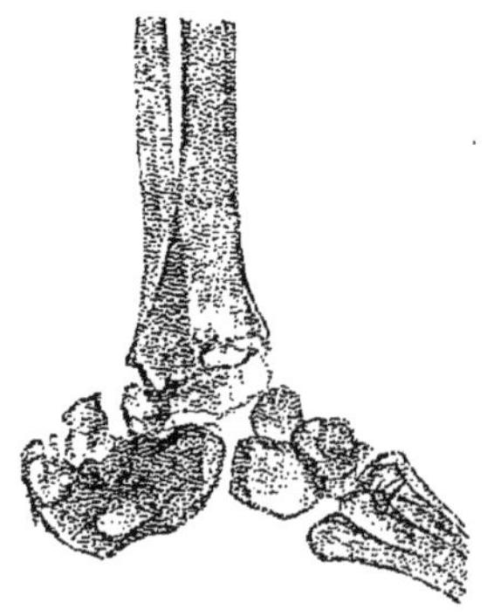

Fig. 747. — Garçon de 7 ans ; ablation de l'astragale, évidement des os luxés.

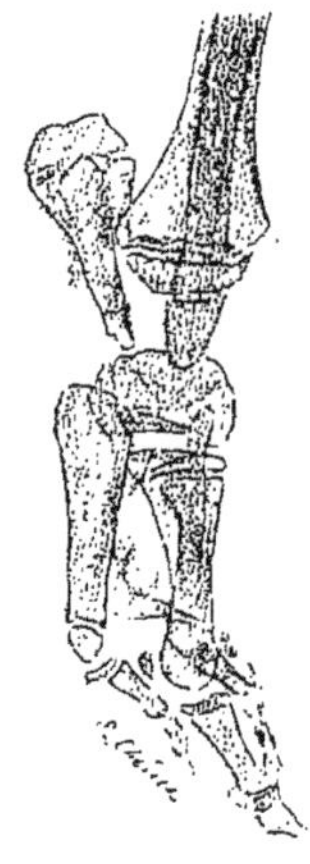

Fig. 748. — Résultat très éloigné, marche sur le pied à plat et en valgus ; évidement de très nombreux os du pied.

moins facilement constatable. L'atrophie musculaire du mollet est un symptôme précoce. Plus tard, les masses de la cuisse peuvent être diminuées de volume.

La *bilatéralité* est plus rare que pour la médio-tarsienne et le calcanéum (4 sur 156).

Dans cette localisation, on établira le diagnostic différentiel avec les *ostéites tuberculeuses des malléoles* (1) ; ou plutôt, aux diverses périodes du mal (gonflement, abcès, fistule), on recherchera avec grand soin si une ostéite de ce siège se propage ou non à la tibio-tarsienne (pression localisée ; mouvements communiqués).

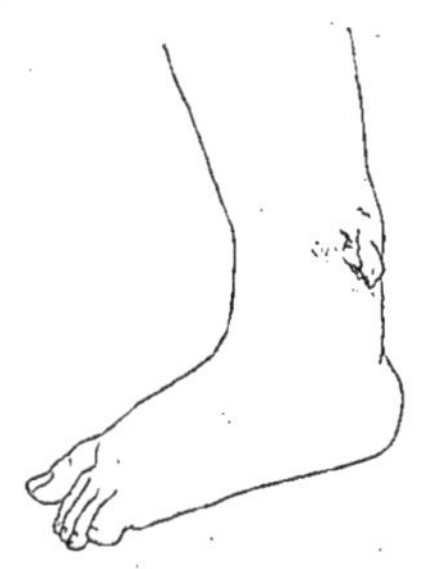

Fig. 749. — Fistule de l'extrémité inférieure du péroné.

Les *synovites tuberculeuses* primitives des tendons péri-tarsiens, quoique rares chez l'enfant, peuvent s'observer (8 cas sur 405). Toutes les gaines tendineuses peuvent être envahies, mais surtout celles des péroniers. On les distinguera à la forme de la tuméfaction, allongée suivant la direction du tendon et remontant sur la jambe beaucoup plus haut que les bosselures de l'arthrite tibio-tarsienne. Un déplacement minime, mais facile à percevoir, accompagne les mouvements du tendon. Par contre, les mouvements provoqués dans le tarse sont libres et indolents. On déterminera par la pression localisée si aucun point douloureux n'est suspect sur le calcanéum ou sur une malléole (2).

Tuberculose simultanée de l'astragale du calcanéum. — Elle a coutume de débuter par le calcanéum. A la période d'état, le gonflement porte à la fois sur le talon et le cou-de-pied, tous deux douloureux à la pression ; l'attitude est en équin avec un peu de varus, la limitation des mouvements s'observe d'abord dans la sous-astragalienne, puis à peu près ensemble dans la tibio et la médio-tarsienne, avec douleur à la pression limitée au début en dehors sur la malléole péronière, en dedans sous la tête de l'astragale.

Marche. Terminaison. Pronostic. — Par exception, on peut observer un *début brusque*, et même fébrile. Quelquefois alors, il semble s'agir d'une ostéite méconnue, de forme caverneuse, ouverte dans une articulation. C'est alors qu'il sera utile de bien préciser les circonstances du traumatisme, toujours invoqué, dans ces occasions, par les parents.

Presque toujours, la marche est *chronique*. La période de début (douleurs fugaces, gonflement intermittent) ne dure guère moins de quatre mois ; elle peut aller à près d'un an. Puis, à la *période d'état*, si le mal n'a pas été traité, s'installent douleurs continues, contracture, attitude vicieuse, abcès. Ceux-ci surviennent en général vers le douzième mois à partir du début, mais ils peuvent être plus précoces et l'on en trouve déjà au huitième ou neuvième mois, comme aussi de beaucoup plus tardifs vers dix-huit mois, deux ans. Il est rare qu'ils se résorbent et disparaissent

(1) Sur ces attitudes, voy. M. Hoffmann, *Beitr. z. kl. Chir.*, 1905, t. XLVII, p. 575.

(2) K. Gaugele (*Münch. med. Woch.*, 25 juillet 1905, p. 1439) a décrit autour de la tibio-tarsienne, à la suite d'entorses répétées, une hypertrophie fibro-adipeuse analogue à celle que Hoffa a décrite au genou (voy. p. 420).

sans que le traitement rationnel leur soit appliqué. Leur terminaison naturelle est la fistule. Celle-ci peut être temporaire et se fermer spontanément au bout de quelques jours. Laissée à elle-même, elle s'infecte tôt ou tard.

La troisième période est celle des fistules septiques. Elle est caractérisée par la septicémie chronique et ne diffère en rien ici de ce qu'elle est aux autres articulations.

La DURÉE de la maladie est variable. Dans les formes habituelles, elle peut être évaluée en moyenne à trois ans ou trois ans et demi.

Il est de règle, quand une jointure est prise, que les deux autres soient sinon un peu malades, au moins menacées : clef de voûte entre les trois, l'astragale, s'il n'est pas primitivement atteint, se tuberculise à un moment donné et sert ensuite de voie de propagation. Mais si le sujet est bien soigné, la plupart du temps le mal reste à peu près limité. Si au contraire les soins font tout à fait défaut, on peut observer la *forme complexe, diffuse* (25 sur 405) où de proche en proche sont envahis tous les os, toutes les synoviales. De même dans certains cas bien soignés, mais particulièrement graves, chez des sujets tuberculeux des viscères, du rachis. Les douleurs finissent alors par devenir violentes. Tout le pied est gonflé, avec abcès et fistules de préférence dorsaux et postérieurs, mais pouvant s'ouvrir aussi à la plante (1). La peau est tendue, violacée ; d'une véritable éponge purulente s'échappe une quantité considérable de pus ; les gaines tendineuses sont envahies sur le quart inférieur de la jambe. Et l'état général peut être précaire au point que l'amputation soit indiquée : c'est rare chez l'enfant, mais c'est la règle chez l'adulte.

Le type le plus habituel, dans ces tuberculoses complexes, est le type ascendant : début dans un métatarsien ou l'antétarse, envahissement consécutif du postéro-tarse (50 p. 100). Dans deux cas, la tuberculose partie d'une malléole avait été descendante. Deux fois, deux foyers distincts se sont réunis. Dans le reste, l'envahissement extensif n'a paru suivre aucune loi. On note la bilatéralité dans environ un quart des cas.

Chez l'enfant, la *terminaison* habituelle est la guérison, avec conservation du membre ; les articulations s'ankylosent. La mort est exceptionnelle, par septicémie (5 sur 405) ou par lésions viscérales (14 sur 405).

Le pronostic orthopédique dépend essentiellement des attitudes vicieuses, donc du traitement : si on laisse s'installer un équinisme notable, l'infirmité est grave. Les ostéo-arthrites médio-tarsienne et sous-astragalienne sont de ce chef moins graves que les tibio-tarsiennes.

On peut observer la récidive, même après plusieurs années de guérison apparente : c'est une localisation où elle est rare (4 sur 405).

Traitement. — 1° IMMOBILISATION. — Le pied sera fléchi sur la jambe à angle droit, la pointe de la rotule, la crête du tibia et le deuxième orteil étant sur la même ligne droite ; la plante du pied regardera en bas et légèrement en dedans.

(1) Il me paraît impossible d'accorder à Mondan que cette forme « humide » soit d'origine synoviale, et que les formes osseuses aient coutume de rester sèches avec petites fistules peu fongueuses et peu suintantes.

Cette attitude, obtenue sans aucun artifice au début, le sera plus malaisément plus tard ; on recourra alors soit à des appareils successifs, soit au redressement brusque sous anesthésie.

L'appareil sera en plâtre, soit circulaire en bandes roulées, soit de préférence en gouttière ouverte en avant, ce qui permet à la fois de comprimer et de surveiller la tibio et la médio-tarsienne. Si l'on veut surveiller le postéro-tarse, et surtout s'il y a des fistules en cette région, on peut appliquer un appareil roulé sur une épaisse couche d'ouate, ce qui permet d'ouvrir deux larges fenêtres latérales pour surveillance et pansement.

On immobilise de la sorte, avec renouvellement environ tous les trois mois, durant toute la période active et au moins six mois de la convalescence.

Le pied ainsi immobilisé sera comprimé avec de l'ouate non hydrophile.

La statistique d'Andrieu, pour 103 malades traités par immobilisation et compression, est : 103 cas, 99 guérisons ; 4 morts (1 mal de Pott fistuleux ; 3 méningites). Le pied reste raide, mais de très bon fonctionnement ; il est raccourci de

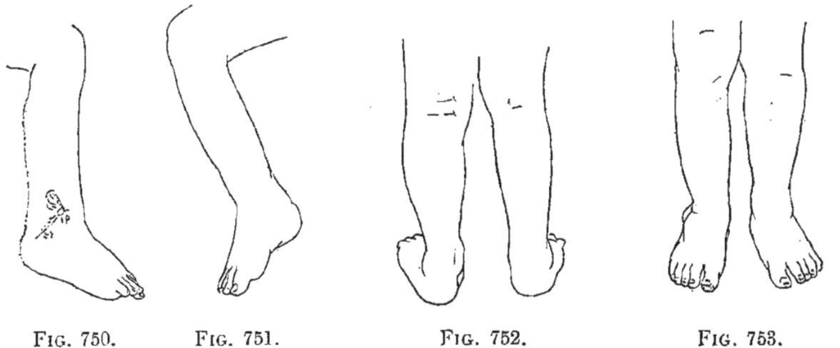

FIG. 750. FIG. 751. FIG. 752. FIG. 753.

FIG. 750 à 753. — Aspect extérieur et mode d'appui d'un pied traité par astragalectomie pour tuberculose.

1 à 2 centimètres ; il perd d'un demi à 1 centimètre de haut ; la jambe en perd de 1 à 1 et demi.

On doit pendant plusieurs mois, quand le sujet commence à marcher, surveiller le retour des positions vicieuses et les combattre au besoin par le port prolongé d'appareils.

2° MÉTHODES OPÉRATOIRES. — Elles sont indiquées pour certains cas fistuleux. Il est à noter que, dans cette région, la fistulisation des abcès est de règle : Andrieu n'en compte que 19 où elle ne se soit pas produite et où les injections modificatoires aient suffi à la cure. Celles-ci seront cependant essayées.

Quelquefois les fistules restent limitées, suppurant peu, et on peut continuer le traitement conservateur. Mais si elles s'infectent, si on constate des délabrements osseux importants, mieux est de prendre une détermination opératoire ; et c'est une région où il semble que les injections interstitielles de chlorure de zinc (procédé de Lannelongue) soient alors, dans les fongosités très molles, une bonne préparation sclérogène. Cela paraît surtout utile à l'antétarse : Andrieu compte, sur 23 cas, 13 récidives, 9 guérisons, 1 mort (scarlatine).

Les *opérations atypiques* consistent à agrandir les fistules, à enlever largement à la curette, à évider les os caséeux, à extraire les séquestres; on peut terminer par l'ignipuncture profonde dans les os; puis on place un drain transversal, très gros, en ayant soin de ménager les tendons et vaisseaux de la gouttière interne. Il est fréquent que plusieurs opérations successives soient nécessaires. Les guérisons ainsi obtenues donnent des résultats orthopédiques aussi bons que ceux du traitement conservateur, mais demandent souvent entre dix-huit mois et trois ans.

Pour les *arthrites du médio-tarse*, l'opération typique est la *tarsectomie antérieure totale* (1), pour laquelle deux incisions latérales suffisent, quoique Ollier en voulût quatre. Un point important, après ablation des os du tarse et nettoyage des abcès, est de *bien vérifier si on ne laisse pas un ou plusieurs métatarsiens malades*. Cette opération laisse un pied raccourci de 1 à 2 cm., plat et légèrement en valgus; souvent la voûte plantaire se déforme et devient convexe en bas (pied en patin d'Ollier) par bascule en haut de la partie postérieure du calcanéum. Mais cet état ne persiste pas toujours et la voûte finit par se reformer. Les résultats fonctionnels sont excellents et la claudication nulle.

Pour les *arthrites tibio-tarsiennes*, on pratiquera l'*astragalectomie* (2), ce à quoi suffit très bien une seule incision externe. Dans l'articulation ainsi largement ouverte, on évide selon les lésions que l'on voit. On regardera avant tout le plateau tibial, sur lequel aboutit parfois une tache jaunâtre, avec séquestre dia-épiphysaire. Toujours on respectera les malléoles. La suppression de l'externe donne une déviation en valgus extrêmement prononcée, la malléole interne s'approche du sol et l'atteint dans quelques cas; la marche est impossible. Si c'est l'interne qui est supprimée, la déviation se produit en varus et les troubles fonctionnels sont les mêmes. Lorsque les deux malléoles sont supprimées, le pied n'est d'aucun usage, l'articulation est ballante et la station debout impossible, car le pied malade se dérobe, versant en dedans ou en dehors. Le port d'une bottine orthopédique n'est pas suffisant pour empêcher la déviation.

Sur 41 cas, Andrieu compte 36 guérisons et 5 morts (3 méningites). La guérison se fait en trois mois environ; la marche avec béquilles est possible vers le 6e mois et sans béquilles vers le 10e. Le pied reste peu déformé : un peu creux, un peu en varus, raccourci de 1 à 2 centimètres, abaissé de 1 centimètre; et la plupart du temps la néarthrose est mobile. Si l'on y fait attention, il y a tendance à l'équinisme avec varus et à la flexion du gros orteil.

L'astragalectomie peut suffire quand il y a début d'envahissement sous-astragalien; de même que dans le cas inverse, par lésion calcanéenne primitive, on peut s'en tenir à l'abrasion de la face inférieure de l'astragale après extraction du calcanéum. Mais pour les *arthrites sous-astragaliennes* graves et complexes, heureusement rares, il faut se résoudre à la tarsectomie postérieure totale, laquelle d'ailleurs sera rarement faite d'emblée, mais après échec d'autres essais plus conservateurs. Sur 15 cas, Andrieu en compte 10 qui ont été opérés en deux à quatre fois; un a fini par l'amputation. La réparation a lieu en moyenne en quatre à cinq mois; la marche avec béquilles commence vers le 8e mois et la marche libre au bout d'un an.

Le pied est raccourci autant sur le talon que sur l'avant-pied, au total de 3 à 4 centimètres. La hauteur du talon est diminuée de 1 à 2 centimètres et demi, mais dans tous les cas, la malléole péronière reste à 2 centimètres et demi au-dessus du sol; la forme générale du pied est conservée, il se forme un léger pied creux. Les mouve-

(1) D'après Ollier (*Congr. de chir.*, 1885, p. 48; thèse de Chobaut, Lyon, 1888-89, n° 458; Pollosson, *Congr. de chir.*, 1893, p. 265), dans les tarsectomies antérieures si l'on enlève le scaphoïde, il faut enlever en même temps les cunéiformes, donc le cuboïde; dans les tuberculoses limitées au cuboïde, on peut en rester à l'ablation de cet os et de la tête de ses métatarsiens.

(2) J'ai vu l'astragale (et aussi le calcanéum) être séquestré en bloc.

ments de flexion et d'extension sont limités, mais très rarement abolis ; l'adduction et l'abduction sont supprimées, la claudication est souvent imperceptible (1).

Dans la *tuberculose diffuse*, des interventions successives conduisent parfois à désosser presque tout le tarse. L'*amputation* est quelquefois l'aboutissant de ces cas : je répète qu'elle est la règle chez l'adulte, surtout à partir de 35 ou 40 ans.

Dans les tuberculoses de l'antétarse, on pourra avoir recours à une amputation ostéoplastique de Pasquier-Lefort, de Pirogoff; mais c'est une éventualité rare, et quand on ampute on est forcé de sacrifier tout le pied, par désarticulation tibio-tarsienne ou même par amputation sus-malléolaire (2). Pour ces deux opérations, les tracés de Syme et de Guyon me paraissent en principe les meilleurs, d'autant qu'ils s'adaptent ici bien avec les lésions habituelles des parties molles.

Lorsque la mortaise et les métatarsiens sont sains, ou à peu près, on a conseillé autrefois d'enlever tout le tarse et de mettre le métatarse en prolongement du tibia; le sujet marche alors en équinisme forcé, sur les têtes des métatarsiens, phalanges en hyperextension. Cette « opération de Wladimiroff-Mikulicz » (3) appliquée à la tuberculose a donné des résultats curatifs et orthopédiques fort médiocres, et on est revenu à l'amputation. Dans la tuberculose du tarse postérieur, elle est orthopédiquement inférieure à la tarsectomie postérieure. Je signalerai certains cas rares où l'on peut enlever l'astragale, scier la mortaise et la moitié supérieure du calcanéum et conserver l'avant-pied (4).

F. — Ostéo-arthrite tuberculeuse de l'épaule.

La scapulalgie est la moins *fréquente* des localisations tuberculeuses sur les grandes articulations: Crocq, Mondan et Audry en comptent environ 1 sur 50 ostéo-arthrites chez des sujets de tout âge ; et nous n'en relevons que 36 cas sur 3.750 tuberculoses. Nous ne pouvons savoir ce que sont au juste les cas décrits par Panas, par Péan, chez des enfants de quelques semaines et même chez des nouveau-nés ; la confusion avec la syphilis héréditaire (voy. plus loin) ou avec certaines arthrites non tuberculeuses (voy. p. 272) nous paraît certaine.

Comme *cause traumatique*, on a invoqué des chutes directes, des mouvements d'abduction forcée.

Sur l'*origine*, d'après les résections d'Ollier, Mondan et Audry (5) concluent que, chez l'adulte, elle est presque toujours osseuse (29 sur 32) et la plupart du temps humérale (23 cas certains). Les lésions humérales ont pour lieu de prédilection le col anatomique, près de la coulisse bicipitale, à cheval sur le cartilage conjugal, gagnant à la fois vers la tête et vers la grosse tubérosité. Le foyer paraît être moins souvent central que dans d'autres régions, plus souvent superficiel, sous-périostique ou sous-chondrique. L'usure et l'aplatissement de la tête se font selon les règles ordinaires.

A côté de la *forme caséo-fongueuse ordinaire*, où les séquestres sont relativement

(1) Sur ce point d'orthopédie, voy. Lamy, Th. de Paris, 1909-10, n° 257.

(2) Tixier (de Lyon) a vu un cas où, après une désarticulation tibio-tarsienne, une médullite tuberculeuse ascendante du tibia nécessita la désarticulation secondaire du genou.

(3) Comme travaux récents, voy. J. Wieting, *Zeit. f. orth. Chir.*, 1903, t. XI, p. 494; Vulliet, *Rev. méd. de la Suisse rom.*, 1903, t. XXIII, p. 120; d'Este, *Clinica chir.*, 1906, t. XIV, p. 129.

(4) P. Bruns, *Beitr. z. kl. Chir.*, 1890, t. VII, fasc. 1, p. 223.

(5) Audry, Ostéites de l'omoplate. *Rev. de chir.*, 1887, p. 865 et 988. — Mondan et Audry, *Rev. de chir.*, 1892, p. 224 et 1001. — Vivien, Th. de Paris, 1887-88, n° 84. — Dulac, Th. de Paris, 1889-90, n° 239.

rares, on décrit la *carie sèche* (Volkmann), dont l'épaule semble être le lieu d'élection (1). De petites granulations dures, fibreuses, se forment sous le cartilage de la tête, peu à peu rongée par ostéite raréfiante; la synoviale est épaisse, fibreuse, rétractée, l'omoplate à un moment donné est envahie et il se produit une ankylose fibreuse par laquelle tend à guérir, presque toujours sans suppuration, l'articulation oblitérée (2).

Les *fongosités*, et à leur suite les *abcès*, se portent de préférence au dehors, par les trois prolongements normaux de la synoviale contre les tendons du biceps, du sous-scapulaire, du sous-épineux; elles peuvent trouver à s'épanouir dans la bourse sous-deltoïdienne. Le tendon du biceps est, à un moment donné, rongé et rompu.

Les *luxations*, que Malgaigne et Bonnet contestent, que Mondan et Audry n'ont jamais vues, sont en tout cas exceptionnelles. La tête est attirée en dedans sous la coracoïde, et quelquefois jusqu'au contact du gril costal (Moreau) ou sous la clavicule.

Étude clinique. — Le *début* peut être marqué par une douleur vive (3). La plupart du temps, il est insidieux, avec gêne peu à peu accrue qui porte surtout sur le mouvement d'abduction du bras; une douleur sourde, une pesanteur, une tension que les mouvements exagèrent et dont le siège peut être le long du bras,

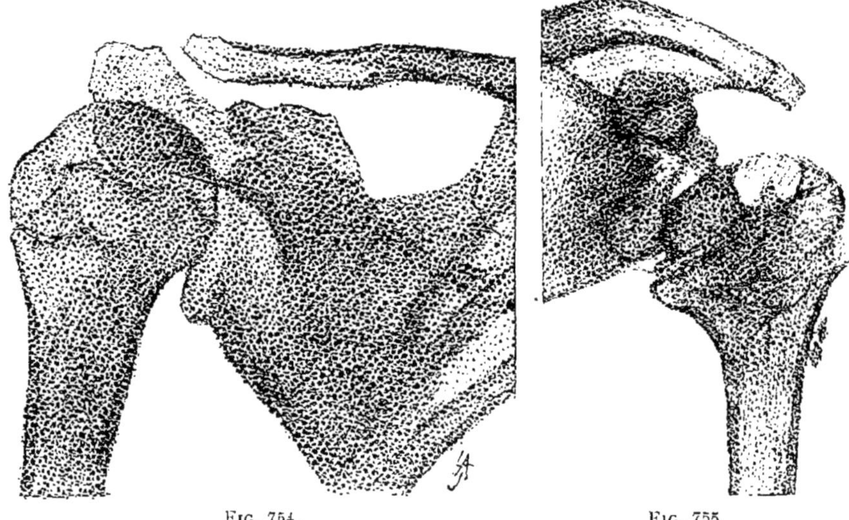

FIG. 754. FIG. 755.

FIG. 754, scapulalgie fongueuse : il n'y a sur la radiographie qu'un peu de raréfaction osseuse; fig. 755, carie sèche.

au coude; on note parfois des élancements douloureux soit vers la face interne du bras, soit vers le cou.

(1) S. DUPLAY, *Sem. méd.*, 1897, p. 81. — DEMOULIN, *Arch. gén. méd.*, 1894, t. II, p. 641. — KIRMISSON et KUSS, *Rev. orthop.*, 1901, p. 193.

(2) Inversement, König a décrit une *caries carnosa* à bourgeonnement quasi-sarcomateux, qui nous paraît devoir être considérée comme bien exceptionnelle.

(3) Gangolphe note que parfois cette douleur diminue dans la journée, quand le malade se sert de son bras.

A cette période tout à fait initiale, l'*inspection en face* du malade assis, torse nu, sur une chaise, revèle déjà une atrophie notable du deltoïde et du grand pec-

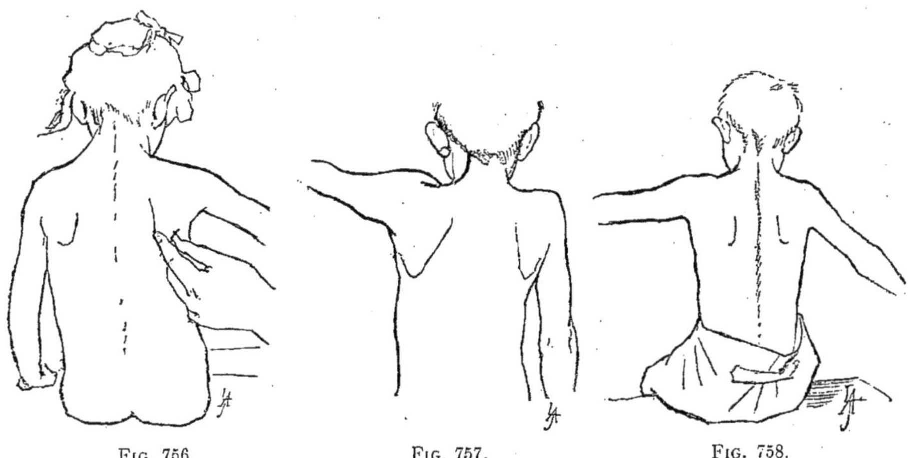

FIG. 756. FIG. 757. FIG. 758.

FIG. 756, manière de pincer d'une main l'angle de l'omoplate pour déterminer à quel moment il commence à se déplacer (normalement un peu avant l'angle droit) quand, de l'autre main, on élève le bras; fig. 757, la bascule de l'omoplate quand le bras continue à s'élever après achèvement du mouvement scapulo-huméral; fig. 758, la limitation du mouvement d'abduction dans un cas de scapulalgie, les deux omoplates en position symétrique par rapport au rachis.

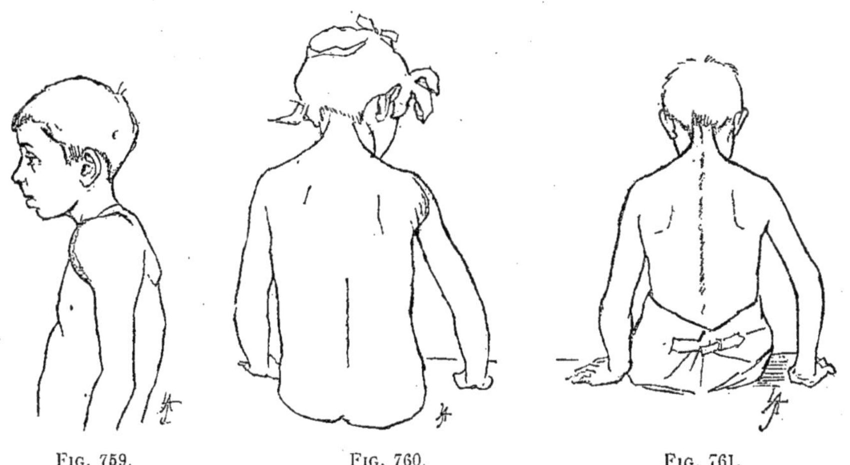

FIG. 759. FIG. 760. FIG. 761.

FIG. 759, scapulalgie fongueuse, suppurée, avec gonflement en gigot du moignon de l'épaule, abcès pointant en avant (radiographie, fig. 754); fig. 760, scapulalgie fongueuse avec peu de gonflement, abcès en arrière; le bras est fixé en demi-abduction; fig. 761, scapulalgie sèche, avec atrophie musculaire considérable; comme dans le cas précédent, bras en demi-abduction. A la radiographie, carie sèche de l'humérus (radiographie, fig. 755).

toral ; un peu plus tard, de tous les muscles du bras, puis de l'avant-bras. Par la *palpation*, on confirme cette première donnée et dans l'aisselle on trouve des ganglions engorgés ; il y a même ici plus souvent qu'ailleurs une forme où l'*adénopathie*, très volumineuse, n'est rapportée à sa vraie cause que par un examen très attentif de l'articulation, fort peu atteinte.

L'exploration des *mouvements communiqués* doit être faite sur le malade à cheval sur la chaise et *examiné de dos*. En effet, sauf ankylose considérable, la suppléance par la ceinture omo-claviculaire est telle que la mobilité peut paraître normale sur le malade vu de face alors qu'elle est déjà très limitée. Au contraire, la moindre limitation est reconnue sans peine si, le malade étant vu de dos, on fixe l'angle de l'omoplate d'une main entre le pouce et l'index, tandis que de l'autre main on écarte le coude du corps : dès que l'articulation est au bout de sa course, l'angle scapulaire se déplace en dehors et en haut, et le mouvement d'élévation du bras continue par bascule de l'omoplate. A l'état normal (que le côté sain permet de préciser) l'abduction du bras sur l'omoplate n'atteint pas tout à fait l'angle droit : il est très aisé de voir quel angle le bras fait avec l'horizon sitôt que l'omoplate commence à suivre le mouvement.

A la *période d'état*, dans la *forme fongueuse* ordinaire, l'épaule a coutume de se mettre, au début, à peu près en position dite de Bonnet : coude en dehors (abduction à 35°) et en avant (flexion à 15°), rotation en dehors légère. Mais cela n'apparaît pas à un examen superficiel sur le sujet vu de face : le bras pend le long du corps, l'*attitude vicieuse* étant compensée par l'omoplate. En regardant et en palpant de dos, on voit qu'en effet celle-ci a basculé : l'angle glénoïdien s'est porté en bas, tandis que l'angle inférieur s'est porté en dedans et en haut, comme on le démontre très aisément en comparant à ceux du côté opposé ses rapports avec la ligne épineuse du rachis. Plus tard, si l'atrophie des muscles scapulaires l'emporte sur celle du grand pectoral, le bras se colle au corps en adduction et rotation interne.

L'*allongement et le raccourcissement* apparents du membre sont dus à l'abaissement (habituel) ou à l'élévation du moignon de l'épaule. De l'écartement des surfaces articulaires (atrophie musculaire et poids du membre, fongosités) peut résulter un *allongement réel* de l'acromion à l'épicondyle ; de l'usure osseuse, au contraire, un *raccourcissement réel*.

Le *gonflement*, d'abord peu appréciable parce qu'il est comme compensé par l'atrophie du deltoïde et parce que l'articulation est assez profonde, soulève peu à peu le moignon de l'épaule, puis le creux de l'aisselle, où déjà nous avons signalé l'adénopathie ; les fongosités postérieures sont d'ordinaire les plus tardives.

Par la *pression localisée*, on démontre l'existence d'un foyer douloureux, dont la région bicipitale de la tête est le lieu d'élection. Il y a également douleur dans l'aisselle, sur l'interligne.

La vraie *forme molle*, avec fongosités abondantes et vite suppurées, avec gonflement en gigot de la racine du membre, est relativement rare. Les *abcès* deviennent accessibles de préférence aux trois points mentionnés plus haut : le long du biceps ; en arrière et en dehors ; dans l'aisselle et le long de la face interne du bras. Panas cite un abcès ayant migré fort bas, par la gouttière de torsion ; on parle de l'ouverture possible dans la plèvre (?). En ces régions aussi s'ouvrent les fistules, parfois multiples. Comme complication exceptionnelle, on a noté l'œdème du membre par oblitération de la veine axillaire.

Dans la *forme sèche* (1), plus fréquente, la région se ratatine. Sous le deltoïde, aplati par atrophie, les saillies de l'acromion et de la tête ressemblent un peu à celles de la luxation ; les fosses sus et sous-épineuses sont excavées, le membre est en abduction légère. Dans les mouvements provoqués, qui sont limités, on sent des craquements gros et secs, qui ressemblent à ceux de l'arthrite sèche ; mais la tuberculose est unilatérale, l'atrophie musculaire y est plus marquée ; la radiographie prouve que la tête humérale diminue de volume ; l'ankylose est progressive. L'évolution est très lente, peu douloureuse (2), caractérisée surtout par la diminution progressive de l'abduction ; la suppuration est exceptionnelle. On a noté des formes à douleurs vives, irradiées. Quelquefois survient un abcès intercurrent et tardif. L'ankylose se produit en un à deux ans, mais après guérison, des réveils douloureux et inflammatoires sont possibles.

Les considérations sur le *diagnostic différentiel* avec l'ostéomyélite, l'ostéosarcome, la syphilis, n'empruntent rien de spécial à la région ; de même, pour la différenciation des diverses sortes d'arthrites aiguës, subaiguës ou chroniques. Nous avons dit la difficulté possible pour attribuer à une adénopathie sa vraie origine, si on n'explore l'articulation par la pression localisée et les mouvements communiqués (3).

Évolution. Pronostic. — En raison, peut-être, de l'extension constante exercée par le poids du membre, la scapulalgie est, chez l'enfant surtout, une des localisations les moins graves de la tuberculose ostéo-articulaire. L'ankylose sans doute est à peu près obligatoire, mais elle est d'un pronostic fonctionnel assez bon, d'abord parce que les positions vicieuses ne sont pas ici très à craindre, ensuite en raison des suppléances déjà mentionnées par la ceinture omo-claviculaire. La durée moyenne est d'environ dix-huit mois.

Traitement. — Chez l'adulte, on peut envisager l'hypothèse de la résection,

(1) La carie sèche serait plus fréquente à droite (28 sur 41) et de 10 à 19 ans ; le sexe serait indifférent (Demoulin).

(2) Gangolphe, contre Volkmann, est de l'opinion inverse ; dans les cas que j'ai vus, la lésion était indolente.

(3) La *péri-arthrite* (S. Duplay) par inflammation puis oblitération des bourses sous-deltoïdiennes, est très rare chez l'enfant : nous ne l'avons jamais observée. Ce peut être une lésion d'origine traumatique (contusion, luxation réduite). On a observé l'*hygroma tuberculeux à grains riziformes*, dont nous avons observé deux cas chez l'adulte ; le moignon de l'épaule est arrondi, mais les mouvements, surtout ceux de rotation, sont bien plus libres qu'en cas d'arthrite tuberculeuse suppurée. (Cf. Küster, *Arch. f. kl. Chir.*, 1902, t. LXVII, fasc. 4, p. 1013). Notons la possibilité de foyers osseux assez lointains (acromion, coracoïde) susceptibles d'arriver à l'articulation si on ne les diagnostique et si on ne les opère de bonne heure. Les *ostéites tuberculeuses de l'omoplate* (Pissard, Th. de Paris, 1898-99, n° 634), ont pour lieux d'élection toute l'épine et l'acromion, mais peuvent occuper n'importe quel point de l'os. Les abcès peuvent se former en arrière, sous le deltoïde, vers l'aisselle, entre la feuille scapulaire et le gril costal, et il peut être malaisé de préciser leur origine (omoplate, clavicule, humérus, côtes, vertèbres) par la pression localisée. La participation de l'épaule se reconnaît par la limitation des mouvements. Deux fois j'ai vu de grosses masses fongueuses soulevant l'omoplate et en imposant au premier abord pour un sarcome. — Comme travaux récents sur les « bursites sous-deltoïdiennes », nous citerons ceux de E. A. Cerdman (*Bost. med. a Surg. Jour.*, du 22 octobre au 3 décembre 1908, t. CLIX, n°s 17 à 23, 75 observations. — Stieda (*Arch. f. klin. Chir.*, 1908 t. LXXXVII, fasc. 3, p. 243) ; Bergemann et Stieda (*Münch. med. Woch.*, 1908, p. 2690) ; calcification de la bourse, d'où points opaques sur la radiographie ; Immelmann, *Soc. méd. Berl.*, 27 fév. 1911, d'après *Sem. méd.*, p. 107.

quoique après celle-ci les membres sans force ne soient pas exceptionnels. Mais chez l'enfant, c'est une opération en principe d'autant plus mauvaise qu'elle sacrifie l'épiphyse fertile de l'humérus ; à partir de 15 à 16 ans chez la fille, de 18 à 20 ans chez le garçon, la résection peut donner, comme Ollier l'a fait voir, de très bons résultats fonctionnels.

Chez l'enfant, c'est le type de l'ostéo-arthrite tuberculeuse à laquelle conviennent les moyens simples. Il est même souvent inutile d'appliquer un appareil plâtré. Une écharpe immobilise le membre : il faut avoir soin de ne pas refouler le coude de bas en haut. Nous croyons peu à la révulsion. Les abcès seront ponctionnés ; les indications à l'évidement sont rares et réservées aux cas fistuleux.

Pendant la convalescence, le port d'un appareil en celluloïd est prudent.

G. — Ostéo-arthrite tuberculeuse du coude.

Étiologie. — Des relevés faits à Berck par C. Claeys (1), il résulte que l'ostéo-arthrite du coude représente environ 4 p. 100 (272 sur 6.504) des tuberculoses osseuses. Après les lésions des métacarpiens et des phalanges, elle vient en tête de celles du membre supérieur. La fréquence est surtout grande de 3 à 8 ans (66 p. 100 au-dessous de 9 ans) avec un maximum de 4 à 5 ; les garçons y sont 57 p. 100. Le côté est indifférent ; on note la bilatéralité dans 21 cas (7 p. 100).

L'association à d'autres tuberculoses chirurgicales est la règle : 63 p. 100 d'après Claeys ; 70 p. 100 d'après Oschmann (élève de Kocher). Un tiers de ces associations concernent des foyers importants, tels que rachis (33 cas); genou (19), pied (45), hanche (9).

Anatomie pathologique. — Sur l'origine osseuse ou synoviale, déterminée d'après les opérations de résection et d'arthrectomie, on aurait (avec toutes nos réserves habituelles) :

	Synoviale	Os	Indéterminée
Ollier.	13	87	12
König.	10	42	»
Claeys.	21	77	4

Le cubitus est le plus souvent malade en premier (2), puis vient l'humérus ; le radius rarement. C'est en effet au cubitus (3) qu'est le bloc spongieux le plus important. En cas de bilatéralité, la symétrie des lésions est la règle ; on peut observer d'un côté une ostéo-arthrite et de l'autre une ostéite semblable, mais sans arthrite.

La seule particularité à noter est qu'au coude la lésion osseuse, surtout chez l'enfant au-dessous de 4 à 5 ans, revêt souvent la forme diaphysaire, boursouflante, avec hyperostose sous-périostée, qu'on appelle spina ventosa, siégeant quelquefois à l'humérus, le plus souvent au cubitus ; il est fréquent que l'os ancien s'y trouve nécrosé

(1) C. Claeys, Th. de Paris, 1907-08, n° 56 ; on y trouvera tous les documents.

(2) En effet, comme seule la pointe de l'olécrane est épiphysaire, les lésions diaphysaires du cubitus menacent vite l'articulation. On sait (p. 53) que le bas de la diaphyse humérale est lui aussi intra-articulaire.

(3) Abramoff (Th. de Paris, 1901-02, n° 188), sur 38 cas de tuberculose de l'olécrane, en trouve 20 à lésion extra-articulaire, articulation saine ; à cette période, il faut donc intervenir par l'évidement hâtif. Dans les tuberculoses ostéo-articulaires, les séquestres cunéiformes de l'olécrane ne sont pas rares.

(voy. p. 382). Presque jamais l'épiphyse proprement dite n'est seule atteinte : la diaphyse est prise, chose toute naturelle si on se souvient de la disposition normale des cartilages conjugaux (voy. fig. 79 et suiv.) ; il semble même que le départ au bulbe

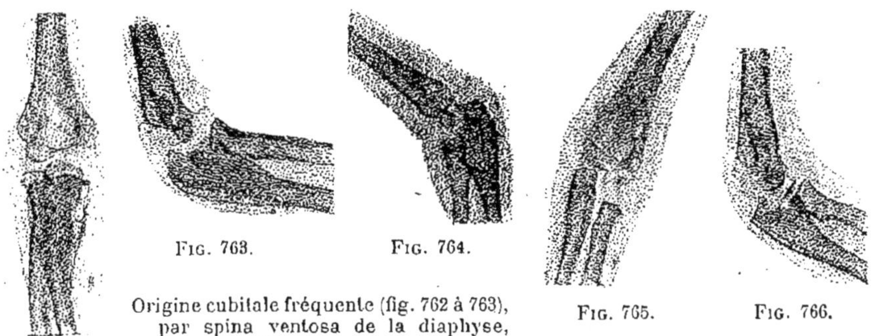

Fig. 762. Fig. 763. Fig. 764. Fig. 765. Fig. 766.

Origine cubitale fréquente (fig. 762 à 763), par spina ventosa de la diaphyse, aucun cartilage conjugal ne protégeant l'articulation; origine humérale assez fréquente par spina ventosa de la diaphyse, qui descend jusque dans l'articulation (fig. 765 et 767), origine radiale, exceptionnelle. Rapidement, lorsque l'articulation est envahie, tous les os sont pris (fig. 767),

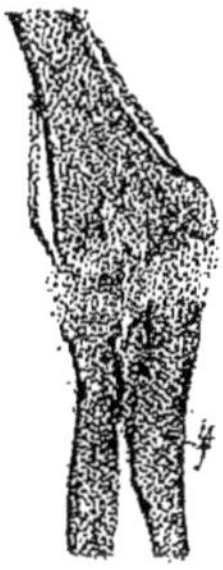

Fig. 767. Fig. 768. Fig. 769. Fig. 770.

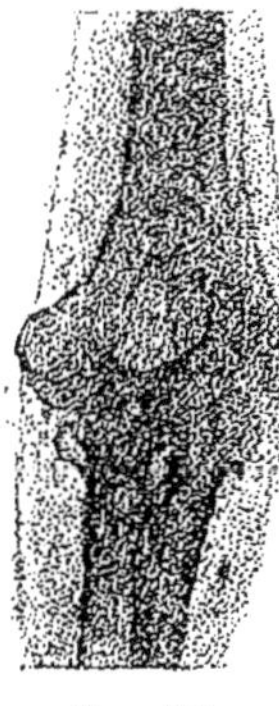

origine humérale ; fig. 768, origine cubitale). A partir de ce moment l'ulcération compressive diminue l'épaisseur de la palette humérale et élargit la cavité sigmoïde (fig. 769); et souvent l'humérus s'enfonce dans ce crochet (fig 770). Il faut obtenir l'ankylose à angle droit.

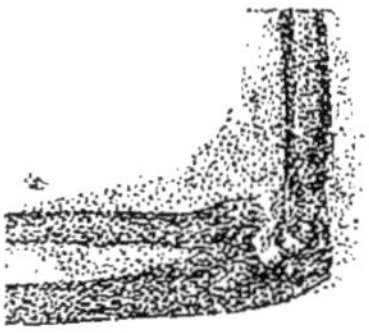

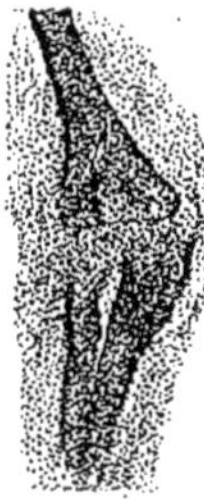

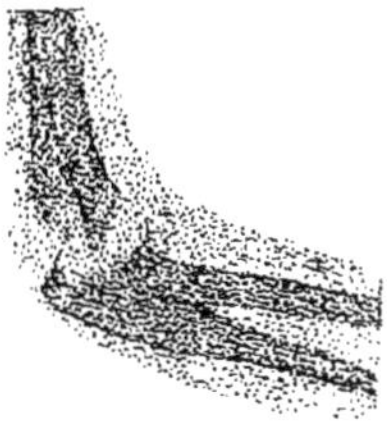

Fig. 771. 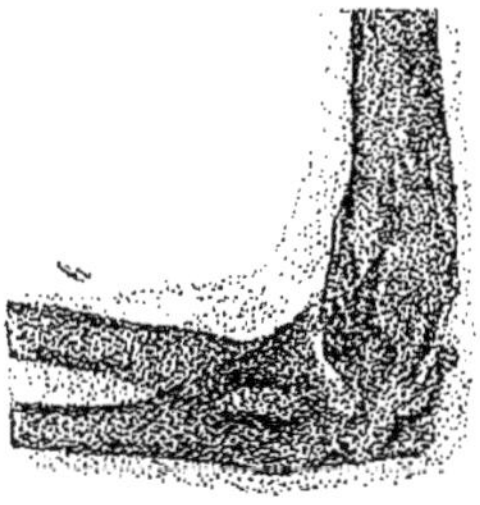 Fig. 772.

Fig. 771 et 772. — Face et profil d'une ankylose chez un enfant.

soit la règle. Les éminences latérales de l'humérus et la coronoïde sont d'ordinaire respectées (1).

(1) Gangolphe y signale cependant de petits foyers avec séquestres en grelot qu'on extrait pour préserver la jointure.

Rien de spécial sur les séquestres (qui existent dans un tiers des cas), sur les lésions de la synoviale, sur le mode de passage de l'os à l'articulation. Les amas fongueux sont volumineux autour du col radial, en avant et en arrière de l'humérus ; les ligaments latéraux sont longtemps respectés.

L'*ulcération* compressive élargit la grande cavité sigmoïde et use la trochlée ; d'où

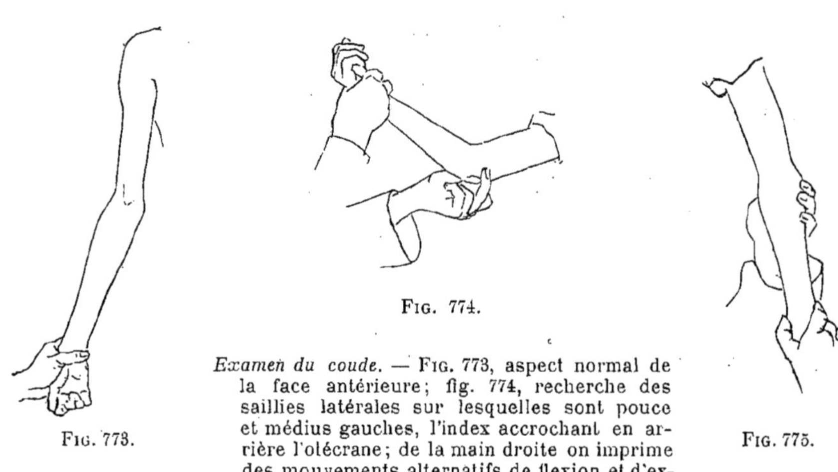

Fig. 773. Fig. 774. Fig. 775.

Examen du coude. — Fig. 773, aspect normal de la face antérieure ; fig. 774, recherche des saillies latérales sur lesquelles sont pouce et médius gauches, l'index accrochant en arrière l'olécrane ; de la main droite on imprime des mouvements alternatifs de flexion et d'extension ; fig. 775, recherche de la limite d'extension, sur la main gauche qui donne appui en arrière au coude.

dans près de la moitié des cas, *ascension* de l'olécrane ; mais la vraie luxation pathologique en arrière est exceptionnelle ; on observe, rarement, la subluxation du radius en avant quand l'ascension du cubitus est accentuée (1).

Les épiphyses du coude étant les moins fertiles des os correspondants, on conçoit que le raccourcissement définitif de ces os soit presque toujours modéré. L'allongement atrophique est presque toujours temporaire et léger ; il ne s'observe guère qu'à l'humérus, par excitation compensatrice du cartilage supérieur. L'*attitude vicieuse* et l'*ankylose* se font généralement en demi-extension et demi-pronation.

Toutes ces lésions se voient à la radiographie, dont nous reproduisons ici les principaux aspects.

Étude clinique. — La *période de début*, méconnue par les parents peu soigneux, est caractérisée par la maladresse du membre, puis par des souffrances à l'occasion de mouvements un peu étendus ; la douleur à distance, dans le poignet, a été notée.

A cette période, les signes physiques que le chirurgien constate en comparant les deux coudes sont : 1° l'effacement du tendon du biceps et surtout un léger empâtement des méplats qui normalement bordent les côtés de l'olécrane ; 2° la limitation des mouvements et principalement de l'extension (l'hyperextension du coude est normale chez l'enfant) et de la supination ; à leur limite, on provoque un

(1) Marsan, *Luxations pathologiques de l'articulation du coude*, Th. de Paris, 1906-07, n° 114.

peu de souffrance; 3° la douleur à la pression sur un ou plusieurs points osseux; 4° l'engorgement des ganglions axillaires, plus rarement du ganglion épitrochléen; 5° l'atrophie musculaire, du bras surtout.

A la *période d'état*, il y a douleur au moindre mouvement et impotence fonctionnelle; le sujet se présente en soutenant par la main du côté sain l'avant-bras en demi-flexion et demi-supination; on voit, entre le bras et l'avant-bras atrophiés, un coude fusiforme où sont effacés les méplats et saillies normaux, où les os sont noyés dans des fongosités plus ou moins molles et ont perdu la netteté de leurs bords, de leurs crêtes. Dans les formes sèches, l'hypertrophie des extrémités osseuses n'est pas rare. Nous rappellerons l'hyperostose diaphysaire du spina ventosa (voy. p. 383).

L'arthrite abandonnée à elle-même se termine par ankylose complète ou incomplète à 135° environ, position peu utilisable; à cette période, on reconnaît l'ascension de l'olécrane aux rapports avec la ligne épitrochléo-épicondylienne (voy. p. 20, 86).

D'après Claeys, la *suppuration* a lieu dans les deux tiers des cas, d'ordinaire vers le sixième mois. Le *siège habituel des abcès* est sur les côtés de l'olécrane; moins souvent au-dessus et en arrière des éminences humérales; exceptionnellement en avant. En cette dernière place seulement, le diagnostic n'est pas immédiat; les autres poches, très superficielles, donnent très vite à l'observateur qui sait où les chercher la sensation de fluctuation.

La *résorption* est l'exception; la *fistulisation* est la règle. Mais, dans ce foyer de petites dimensions, l'infection secondaire et l'ostéomyélite surajoutée n'acquièrent que rarement de l'importance. Les grands décollements au bras et à l'avant-bras, les exubérances fongueuses, les abcès demi-phlegmoneux et les fistules multiples, les accidents d'hecticité ne s'observent guère : presque toutes les fistules, bien soignées, suppurent peu et se cicatrisent relativement vite, sans préjudice, il est vrai, des opérations parfois nécessitées pour extraire un séquestre.

Le *diagnostic* est facile avec certaines lésions de syphilis héréditaire, où il n'y a pas de fongosités, où souvent la tête radiale surtout est hyperostosée. Je n'ai pas observé au coude, chez l'enfant, la forme aiguë capable de simuler l'arthrite blennorragique ou l'arthrite à staphylocoques; j'ai vu celle-ci deux fois, dont une guérison par ponction et une par arthrotomie. Je me souviens d'une arthrite plastique, ankylosante, bilatérale, que j'ai vue il y a une vingtaine d'années et dont l'étiologie m'a échappé (1).

Le *pronostic* est donc bénin en ce sens que par ses complications seules (autres tuberculoses), la tuberculose du coude menace l'existence (2); en ce sens aussi que, chez l'enfant, les cas où il faut amputer sont d'une rareté extrême : nous n'en avons jamais rencontré.

La durée est d'environ deux ans pour les formes non suppurées; de trois à

(1) Je signalerai certaines douleurs épicondyliennes de cause mal déterminée, dites « épicondylites » par Vuillet (de Genève); voy. P. Dionis du Séjour, *Arch. méd.-chir. de prov.*, 1911, p. 93.

(2) Les relevés de C. Claeys donnent pour la mortalité : lésion d'un seul coude, 102 cas, 1 mort (poumon); lésion des deux coudes, 21 cas, 10 morts; un coude et autres petits foyers, mortalité, 21 p. 100; un coude et un foyer important (vertèbres, coxalgie, genou), 42 p. 100.

quatre ans pour la plupart des formes suppurées et fistuleuses. Rien de spécial pour les formes traînantes, à fistulette prolongée, à rechutes tardives.

Au bout de ce temps, le *retour de presque tous les mouvements* a lieu dans environ un cinquième des cas, quelquefois même après suppuration. La règle est l'ankylose incomplète, avec une excursion plus ou moins limitée autour de l'angle droit; la pronation et la supination sont d'ordinaire, elles aussi, suffisantes pour un fonctionnement convenable (1). L'ankylose complète n'a lieu qu'après les formes suppurées les plus graves. A angle droit, avec position intermédiaire à la supination et à la pronation, elle n'est pas trop gênante.

Dans l'*ostéo-arthrite bilatérale* — ce qui ne veut pas dire simultanée — Claeys a remarqué qu'assez souvent l'évolution est d'un côté grave, avec suppuration, et bénigne de l'autre. S'il y a ankylose, la meilleure fonction est obtenue par un angle légèrement aigu d'un côté et légèrement obtus de l'autre. Environ la moitié de ces malades meurent d'autres tuberculoses.

Traitement. — Tant qu'il n'y a pas de fistules, on aura recours au *traitement purement orthopédique*, par l'immobilisation à angle droit dans un appareil plâtré, avec une fenêtre postérieure permettant la surveillance et la compression des culs-de-sac synoviaux et des éminences latérales; il est inutile de prendre dans l'appareil le poignet et l'épaule. Les fongosités rebelles sont, selon le cas, sclérosées ou ramollies par des injections interstitielles (voir p. 408); les abcès sont ponctionnés et injectés à l'éther iodoformé.

La plupart des fistules guérissent vite et sans opération. Quand elles sont rebelles, et surtout quand elles se compliquent d'accidents d'infection mixte, il faut débrider et drainer largement, enlever les séquestres. Quand les lésions sont étendues, la résection franche semble préférable aux simples curettages, bons pour les petits foyers limités. La résection n'a pas ici le défaut de supprimer les épiphyses fertiles et sur l'enfant, même assez jeune, on est en droit de la pratiquer sans craindre un arrêt de développement du membre. Ollier a publié d'excellents résultats par la résection typique sous-périostée ; Ménard a systématisé la conservation des éminences latérales de l'humérus et d'un petit crochet olécranien, l'articulation étant largement ouverte en arrière après section du tendon du triceps.

Je n'ai jamais amputé.

L'ankylose à angle droit sera respectée. L'ankylose en mauvaise position (2) peut être redressée à la main, sous chloroforme. Sur un sujet raisonnable, la résection orthopédique permet le retour des mouvements et est une excellente opération.

Le coude est peut-être la seule articulation où, chez l'enfant, la *résection précoce* puisse être prise en considération : c'est qu'ici sont réunies les deux épiphyses les moins utiles du membre. Nous n'en sommes pas partisan, nous persistons à croire que le traitement orthopédique simple, les opérations tardives et limitées donnent

(1) Gangolphe a vu un cas d'ankylose huméro-cubitale complète, avec conservation parfaite de l'articulation radio-humérale.

(2) Sur l'ankylose rectiligne, Cf. Boiffin, *Arch. prov. chir.*, 1893, p. 275. — Sur les variétés de l'ankylose du coude, Novè-Josserand, *Rev. de chir.*, 1893, p. 981.

en moyenne de meilleurs résultats fonctionnels, mais sans contredit on trouvera dans la littérature médicale de bons résultats chez l'enfant, avec articulation solide et mobile. Il serait sans doute exagéré d'imiter Bardenheuer qui, après essai pendant six semaines de la méthode de Bier, résèque de parti pris (*Deut. Zeit. f. Chir.*, 1906, t. LXXXV, p. 1), pratiquant la résection extra-capsulaire, comme pour enlever une tumeur maligne (c'est également la technique de Kocher, statistique de 45 cas publiée par Oschmann, *Arch. f. kl. Chir.*, 1900, t. LX, p. 177; 45 cas, pas de membres flottants, peu d'ankyloses). Mosetig Moorhof (Damianos, *Deut. Zeit. f. Chir.*, 1904, t. LXXI, p. 288) y ajoute naturellement le plombage iodoformé. Sur les résections chez l'enfant, voyez : Delbecque (élève de Phocas), Th. de Lille, 1897-8, n° 84 ; Gallois, *Nord méd.*, 1905, p. 158 ; Wolff, *Arch. f. kl. Chir.*, 1901, t. LXIV, p. 964 (bon résultat à 28 ans chez une femme opérée à 2 ans et demi) ; Ollier, *Traité des résections*, t. II, p. 180 (nombreux résultats éloignés; procédé sous-périosté) ; S.-A. Milliken, *N.-Y. med. Journ.*, 23 novembre 1895, t. II, p. 647. Andreau (Th. Paris, 1896-7, n° 86) donne la statistique de Lucas-Championnière (adultes). — Pour les ankyloses osseuses et les résections orthopédiques, Cf. disc. à la *Soc. de chir.*, Lyon, 1903-4, t. VI, p. 221 (Bérard), 227 (Tixier), 213 (Vallas) ; disc. au *Congrès franç. de chir.*, 1889, p. 741 ; Hofmann, *Arch. f. kl. Chir.*, 1906, t. LXXX, p. 311. Denucé (*Soc. chir.*, Paris. 4 janvier 1893, p. 48, rapport de Kirmisson) a fait une fois (fille de 10 ans) une section trochléiforme selon le procédé de Defontaine; nous répétons que nous n'aimons pas, en cas de tuberculose, ces manœuvres dans le foyer, et nous faisons la même objection aux sections de brides fibreuses et de ponts osseux de J. Wolff (*Réun. libre des chir. de Berlin*, 10 juin 1895, *Mercredi méd.*, p. 383), pour la seule tuberculose, bien entendu.

H. — Tuberculose du poignet (1).

Statistique. — D'après nos relevés personnels d'enfants au-dessous de 15 ans, nous trouvons 31 tuberculoses du poignet sur environ 2.800 cas, soit à peu près 1 p. 100. Sur ce nombre, nous ne comptons aucun enfant au-dessous de 1 an, un seul de 1 an et demi ; 19 des sujets ont de 3 à 9 ans. Dans la statistique de Mondan, qui comprend tous les âges, 62 cas nous donnent : 64 p. 100 de 12 à 30 ans; 35 p. 100 de 30 à 70 ans.

Le sexe nous paraît indifférent chez l'enfant (54 p. 100 de garçons), tandis que chez l'adulte, Mondan compte 64 p. 100 d'hommes. Cela irait-il avec ce fait qu'il y a prédominance à droite (62 p. 100 dans notre statistique ; 65 p. 100 dans celle de Mondan), en sorte que l'on pourrait se demander si ce ne serait pas en faveur de l'origine traumatique? Et la prédominance à droite serait la même chez l'adulte, d'après Mondan, pour l'épaule (65 p. 100) et le coude (63 p. 100).

Origine. — Le poignet est — plus encore que le cou-de-pied — une région où les pièces de résection ne permettent guère de se faire une opinion sur l'origine osseuse ou synoviale au milieu de ces petits os cariés, plus ou moins broyés en opérant. D'après les pièces d'Ollier, chez l'adulte (2), sur 62 cas, Mondan compterait 12 cas douteux, 15 synoviaux,

(1) On trouvera des documents dans les travaux suivants: Loison, *Rev. de chir.*, 1893, n° 11, p. 883 (résection pour formes suppurées, Ollier) ; Mondan, *ibid.*, 1896, p. 186 (Ollier); Denker, Dissert., Göttingue, 1903 (Braun, 52 cas, dont 22 résections ; Brigel, *Beitr. z. kl. Chir.*, 1898, t. XX, p. 1 ; Girard, Th. de Paris, 1907-8, n° 65 (A. Broca). — Sur la résection, Cf. H. Guichard, Th. de Paris, 1904-05, n° 366.

(2) Les relevés comparatifs de tuberculose isolée ou associée ne sont pas nombreux. Notre élève Girard en a fait un pour le poignet :

		Broca	Ménard
Tuberculose du poignet non précédée d'autres lésions ostéo-articulaires	1° sans autres localisations ultérieures	70 p. 100	33 p. 100
	2° avec autres localisations ultérieures.	6 —	20 —
Tuberculose du poignet précédée d'autres localisations.		24 —	47 —

Cette discordance de statistiques ne s'explique-t-elle pas parce qu'on envoie peu à Berck

35 osseux, et attribuerait de ces derniers 15 au carpe, 12 au radius, 4 au cubitus, 3 au métacarpe; au radius il y a souvent des séquestres (dont 3 à cheval sur le cartilage conjugal) et 2 fois la propagation aurait eu lieu du bulbe à l'articulation par des traînées de fongosités sous-périostées. *Au carpe*, sauf le pisiforme généralement indemne, et le trapèze assez souvent, le bloc est d'ordinaire pris en entier; mais on pourrait distinguer deux formes: radio-carpienne (première rangée) et métacarpo-carpienne (deuxième rangée), dont l'indépendance, il est vrai, n'est que temporaire et relative; les os les plus souvent malades semblent être le grand os et l'os crochu, le semi-lunaire; les séquestres cunéiformes sont possibles mais rares (1).

Quelques différences nous paraissent à marquer avec l'enfant. Quoique l'ossification tardive du carpe doive en principe favoriser l'origine synoviale, nous n'avons pas trouvé un seul cas sans lésion osseuse sinon certaine au moins à peu près certaine: à défaut d'*origine carpienne*, faute d'ossification (2), intervient souvent ici une *origine métacarpienne*, fréquente *ou antibrachiale*, radiale alors presque toujours.

Les radiographies démontrent d'ailleurs qu'on a exagéré cette lenteur d'ossification; à 2 ans, les points osseux sont minimes sans doute, mais nets. Les premiers points sont, dans la première année, le grand os et l'os crochu (voy. p. 512).

Anatomie pathologique. — Comme nous ne recourons jamais à l'opération précoce, nous ne pouvons guère connaître que par la radiographie l'état du squelette. Dans leur ensemble, les os décalcifiés sont petits et transparents; un ou plusieurs d'entre eux sont érodés, aplatis. Ils présentent des soudures anormales, surtout vues entre le grand os et ses deux voisins de droite et de gauche, trapézoïde et grand os: c'est le groupe qui paraît le plus souvent atteint. Dans ces carpes irrités, la genèse des points d'ossification est d'ordinaire plus précoce que du côté sain, même quand l'origine est métacarpienne et non carpienne (voy. p. 512).

On peut, d'après les communications des synoviales, accorder quelque indépendance aux deux articulations radio-carpienne et carpo-métacarpienne; à celle-ci se rattachant la synoviale médio-carpienne. Quelques cas pathologiques montrent en effet ces limitations; mais presque toujours quand le poignet est pris, il l'est en entier.

D'après les résections pratiquées à Berck par Ménard, sur 26 cas l'origine serait 11 fois non précisée, 10 fois métacarpienne, 3 fois radiale, 2 fois carpienne. Sur 49 cas non réséqués, Girard trouve avec certitude 11 fois l'origine métacarpienne. Celle-ci semble donc être, chez l'enfant, la plus fréquente; mais le 1er métacarpien n'entre pas en jeu, car son cartilage conjugal (supérieur et non inférieur comme celui des autres) protège le poignet et le trapèze. Si nous rapprochons ce fait de la fréquence plus grande des origines carpiennes sur la deuxième rangée, nous y voyons (comme Andrieu pour le tarse) la tendance de la tuberculose à remonter de l'extrémité vers la racine des membres.

L'envahissement secondaire des gaines synoviales, chez l'enfant tout au moins, est plus rare qu'on ne l'a dit. Quant à la marche inverse, nous ne l'avons jamais observée (3).

La conservation des tendons est souvent remarquable.

pour une arthrite simple du poignet, laquelle, à Paris, reste unique dans 70 p. 100 des cas au lieu de 33 p. 100; tandis qu'à Berck vont les cas graves, avec autres localisations préalables (47 p. 100 au lieu de 24 p. 100) ou ultérieures (20 p. 100 au lieu de 6 p. 100).

(1) D'après Bruns et Brigel, l'origine semblerait synoviale dans la majorité des cas.

(2) Un des cas de Mondan concerne une carie sèche, qui fut cliniquement remarquable par la ténacité de la douleur.

(3) Cet envahissement, d'après Gangolphe, est fréquent surtout aux fléchisseurs. La synovite du petit doigt a souvent pour origine un point d'ostéite sur l'apophyse de l'os crochu d'autre part, les lésions de la gaine du petit doigt menacent facilement le poignet (il peut même y avoir communication normale (E. Schwartz). Il n'y aurait point d'arthrite consécutive à une synovite des extenseurs.

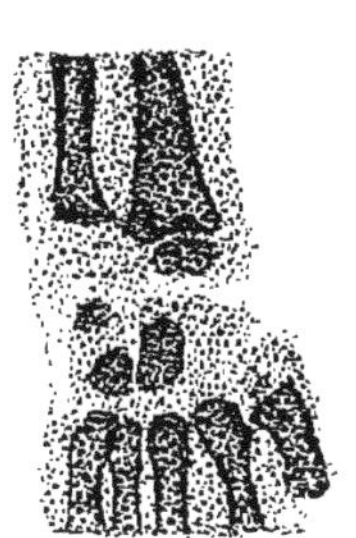

FIG. 776. — 2 ans, normal.

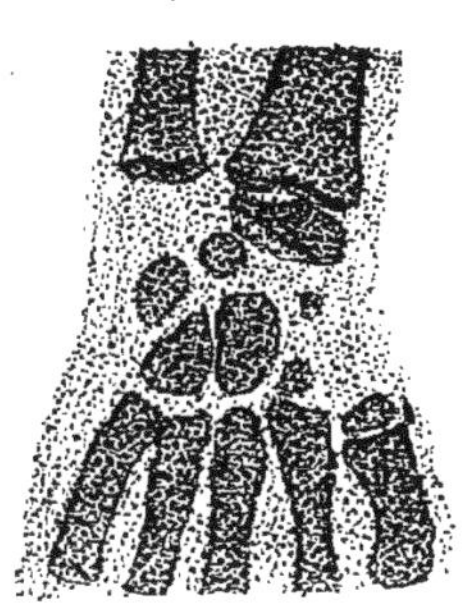

FIG. 777. — 6 ans 1/2, normal.

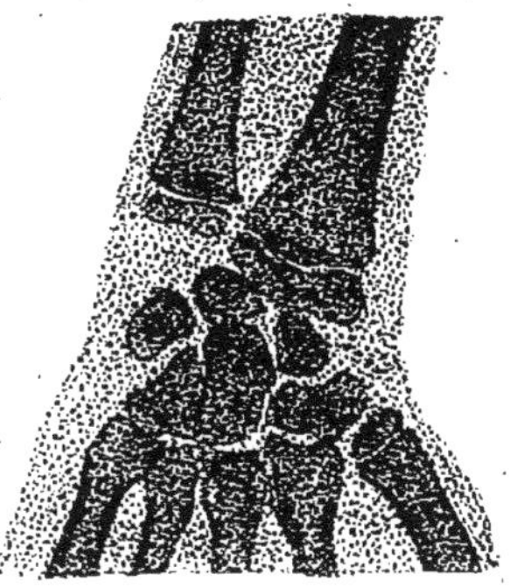

FIG. 778. — 10 ans, normal.

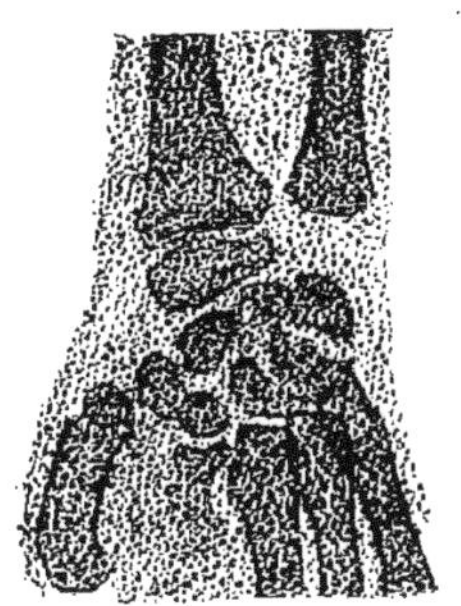

FIG. 779. — 6 ans 1/2, origine métacarpienne; ossification avancée (normal, fig. 782).

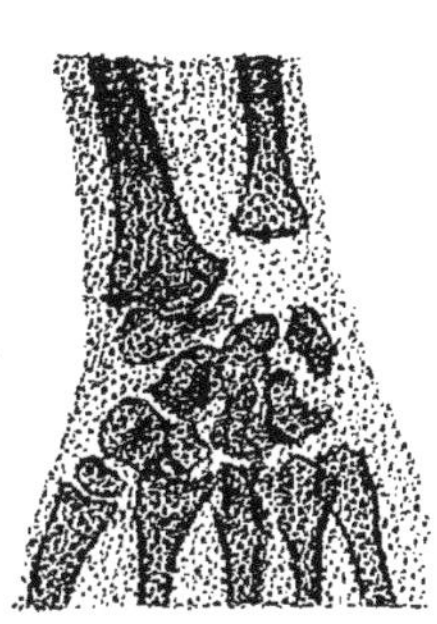

FIG. 780. — Ossification très avancée, mais os clairs, à démarcations peu nettes.

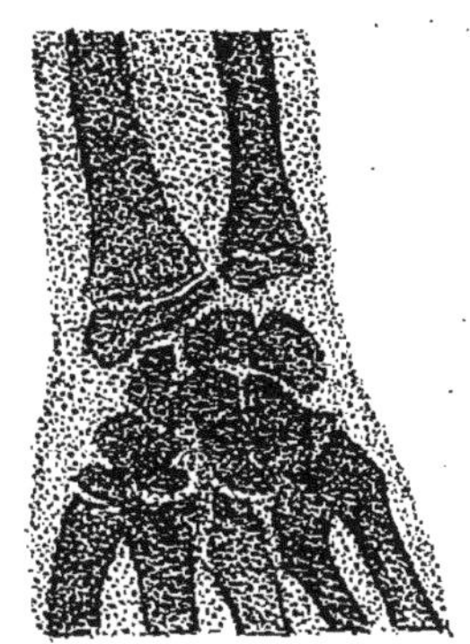

FIG. 781. — 10 ans, lésions de la région du carpe (normal, fig. 778).

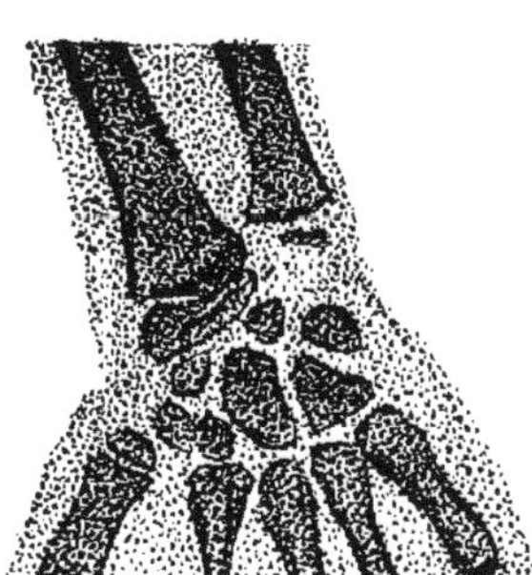

FIG. 782. — 6 ans 1/2, squelette normal; côté malade (fig. 779).

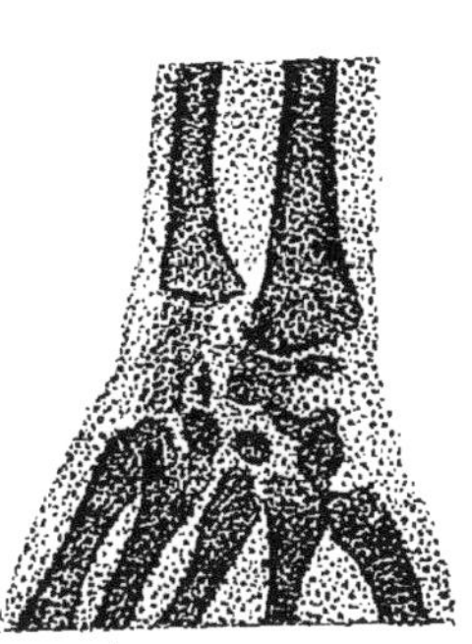

FIG. 783. — Début à 2 ans; fistules; usure profonde et irrégulière; guérison avec mouvements.

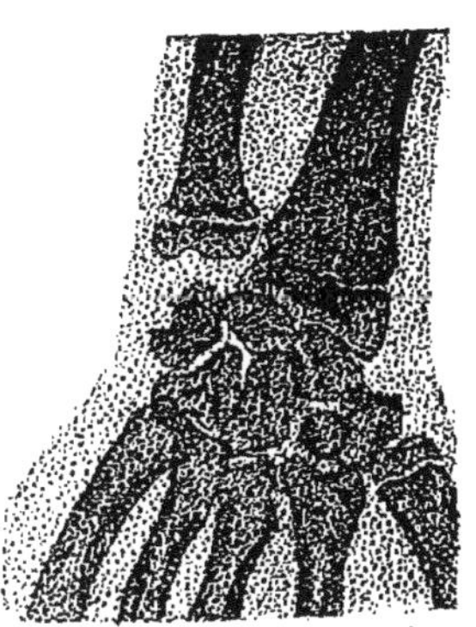

FIG. 784. — 12 ans; guéri après fistulisation; début à 5 ans 1/2; peu de lésions osseuses.

Étude clinique. — L'attention du malade est attirée par une *faiblesse dans les mouvements* du poignet, plus tard par une maladresse de la main et des doigts C'est dire que chez l'enfant en bas âge cela passe souvent inaperçu.

Le *gonflement* commence par la région dorsale; d'abord limité, sous forme d'un

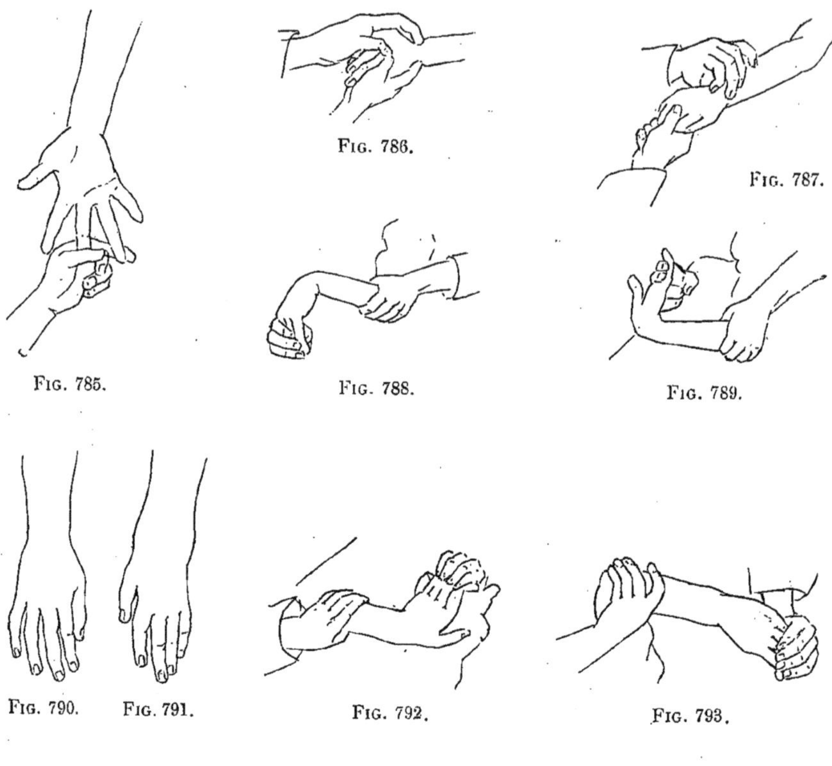

Fig. 786. Fig. 787. Fig. 785. Fig. 788. Fig. 789.

Fig. 790. Fig. 791. Fig. 792. Fig. 793.

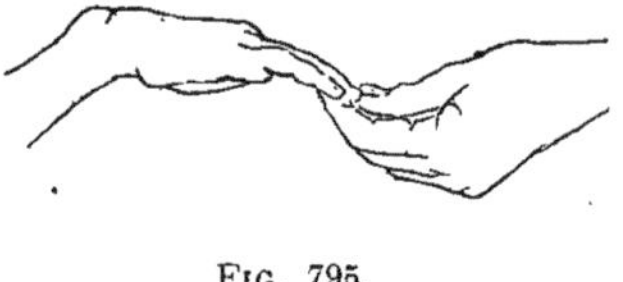

Fig. 795.

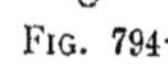

Fig. 794.

Exploration du poignet. — Aspect normal des faces antérieure (fig. 785) et postérieure (fig. 790), cette dernière étant celle qui devient cylindrique et élargie en cas d'arthrite fongueuse (fig. 791). Manière de repérer l'interligne sous les styloïdes, entre les deux index (fig. 786), les autres doigts communiquant à la main de petits mouvements alternatifs de flexion et d'extension; autre position (fig. 787), l'index gauche sur l'interligne, pouce et médius sur les styloïdes. — Amplitude normale des mouvements de flexion (fig. 788), d'extension (fig. 789), d'inclinaison cubitale (fig. 792) et radiale (fig. 793). — Attitude vicieuse en flexion et adduction d'une ostéo-arthrite fistuleuse (fig. 794 et 795).

empâtement mollasse, en regard du point osseux douloureux à la pression, il ne tarde pas à s'étendre sur le dos de la main, en y effaçant toutes les saillies tendineuses et osseuses : c'est l'état presque toujours constaté quand nous sommes consultés. Puis, en dedans et en dehors, les apophyses styloïdes disparaissent, la tabatière anatomique se comble et enfin la face palmaire à son tour se distend.

ses plis s'effacent, jusqu'à ce que le poignet devienne cylindrique, avec des bosselures dorsales ; l'avant-bras est atrophié; les doigts sont effilés, violacés, luisants, immobiles, étendus, le pouce sur le même plan que les quatre autres: la main paraît allongée, mais ne l'est pas. A cette période, le malade souffre et se présente la main malade appuyée sur la saine.

Les *mouvements* volontaires sont vite nuls ou à peu près. Quant aux mouvements communiqués, d'extension et flexion, d'adduction et d'abduction, ils sont comme partout limités d'abord, puis supprimés (1).

La gêne de la pronation et de la supination est en relation avec la prise fréquente de l'articulation radio-cubitale, où l'on trouve, en outre, du gonflement et de la douleur à la pression. Dans cinq cas de Girard, il y avait à ce niveau subluxation du cubitus en arrière.

Le poignet est une des jointures où la tuberculose est le plus souvent confondue avec une entorse (voy. p. 399) ou avec une *arthrite blennorragique*, dans la forme subaiguë de celle-ci. Notons aussi la possibilité de la *carpalgie* précédant le radius curvus (voy. p. 211). Ces diagnostics s'établissent conformément aux règles générales (voy. p. 353 et 399). Les caractères des *synovites tendineuses* sont indiquées p. 363 : la question est de déterminer, par la recherche des signes précoces, si la jointure est ou non malade; inversement, en cas d'arthrite certaine, on explorera toujours les gaines voisines. Je n'ai pas vu de cas où la syphilis héréditaire ait atteint le poignet (2).

Abcès et *fistules* sont de préférence dorsaux, en haut et en dehors pour le radius, en bas et en dedans pour le carpe. Dans les cas graves et mal soignés, on en voit tout autour du poignet.

L'*engorgement ganglionnaire* porte sur le *ganglion épitrochléen*, qui peut suppurer.

L'*attitude habituelle* est une flexion légère avec saillie en arrière de la tête cubitale qui peut à la fin se luxer.

Évolution. — Dans environ 70 p. 100 des cas, la lésion guérit sans suppurer (3). Quand elle *suppure*, la *fistulisation* est presque constante : mais malgré cela la guérison est la règle (4). La plupart des fistules, sans doute, suppurent pendant longtemps : elles se ferment cependant, même quand, le traitement ayant été mal dirigé, elles sont multiples autour d'un poignet gros, mou, violacé. A elle seule, une suppuration du poignet ne peut causer la mort par septicémie chronique : reste donc la seule diathèse tuberculeuse comme facteur de gravité. Sur nos

(1) On ne peut qu'étudier dans leur ensemble, assez grossièrement, ces quatre mouvements sans tirer de leur analyse minutieuse des conclusions en rapport avec ce que nous savons sur la mobilité spéciale de chaque rangée du carpe, où l'inclinaison radiale et cubitale s'associent en sens inverse à la flexion et à l'extension. (Henke, 1863, d'après Cunéo et Veau, *Presse méd.*, 15 décembre 1897, t. V, p. 361). C. Hubsche a imaginé, pour mesurer leur amplitude, un appareil analogue au périmètre des oculistes (*Deut. Zeit. f. Chir.*, 1897, t. XLV, p. 4).

(2) Mais j'ai observé un cas d'ostéite, sans arthrite, de l'extrémité inférieure du radius.

(3) Au contraire, Gangolphe écrit que chez l'adulte « la guérison par les moyens non opératoires est une curiosité ».

(4) Sur 39 cas de Bruns (injections iodoformées), Brigel compte 24 guérisons définitives, dont 13 avec fonctionnement « idéal », 7 non guéris, 7 morts.

31 malades nous comptons : 14 non suppurés guéris, 3 en bonne voie, 4 suppurés guéris, 3 en bonne voie, 7 observations incomplètes.

La durée pour les cas non suppurés est en moyenne d'environ un an et demi (neuf mois minimum); pour les cas suppurés, elle est au moins de deux ans, et va à quatre et cinq ans.

Pronostic. — Par elle-même, la tuberculose du poignet ne menace pas la vie. Elle est d'un pronostic médiocre en raison de l'ankylose (1) dont elle est souvent suivie, quoique celle-ci soit la plupart du temps partielle et compatible avec un fonctionnement très convenable (2). La raideur du poignet est bien moins gênante que celle des doigts. Celle-ci n'est pas facile à éviter lorsque les synoviales tendineuses sont envahies par la tuberculose; mais nous avons dit qu'on a exagéré la fréquence de cette complication. La raideur simple des doigts, par immobilisation prolongée, est d'ailleurs beaucoup moins à craindre chez l'enfant que chez l'adulte.

Traitement. — L'*immobilisation* (1) se fait en extension légère, avec une gouttière plâtrée palmaire en une seule pièce, et l'on exerce la compression sur la face dorsale. Au début, il est indispensable de prendre les doigts dans l'appareil, mais on leur rend la liberté lorsque le gonflement et la douleur ont cessé : le bord de la gouttière s'arrête alors aux têtes métacarpiennes, un trou permet le passage du pouce et de là des fonctions grâce auxquelles les mouvements reviennent vite dans les doigts.

Les *injections* interstitielles dans les fongosités, les injections modificatrices dans les abcès sont à peu près les seules opérations auxquelles nous ayons recours, et la plupart du temps, en y joignant les pansements propres et la compression, on voit se sécher même de véritables éponges purulentes. Par exception, dans certains cas rebelles, nous avons fait des *évidements* à la curette, des *cautérisations* profondes au thermocautère, des injections de chlorure de zinc. La cautérisation, actuelle ou potentielle, ne sera maniée ici qu'avec grandes réserves, en raison du voisinage des tendons et des vaisseaux.

Après la *résection* (2), dont nous n'avons pas l'expérience personnelle chez l'enfant, Ollier relate des reconstitutions anatomiques et fonctionnelles remarquables; il note chez une fille un raccourcissement de 8 centimètres (épiphyse fertile du radius), mais ce n'est que disgracieux, sans grandes conséquences fonctionnelles.

(1) J'ai revu, il y a quelques jours, un garçon de 24 ans auquel il y a dix ans j'ai songé à amputer l'avant-bras ; il a guéri après une série de séances d'ignipuncture et j'ai été stupéfait du résultat. Évidemment, flexion et extension sont très limitées (mais pas abolies), mais les mouvements des doigts sont normaux. — Sur l'ankylose du poignet, voy. von ABERLE, *Zeit. f. orth. Chir.*, 1906, t. XVI, p. 193.

(2) Sur la méthode de Bier appliquée au poignet, cf. W. MEYER, *Ann. of Surg.*, 1903, t. XXXVIII, p. 106.

(3) Il a été tenté au poignet, après évidement pour tuberculose, des greffes osseuses hétéroplastiques dont on a vérifié par la radiographie le succès à longue échéance (FORGUE, *Congr. franç. de Chir.*, 1891, p. 617 ; DUBAR, *Echo méd. du Nord*, 1897, p. 566).

TUBERCULOSE VERTÉBRALE — MAL DE POTT.

L'usage est de réserver le nom de *mal de Pott* à la *tuberculose des corps vertébraux :* cette localisation, de beaucoup la plus fréquente, constitue, en effet, un type clinique bien défini.

Exceptionnelle, la localisation aux différentes parties de l'*arc postérieur* ne sera que signalée ici. Elle se manifeste, avec ou sans douleurs locales préalables, par un abcès froid postérieur ou postéro-latéral qui, la plupart du temps, est considéré comme d'origine costale (voy. p. 379 pour le diagnostic) et au fond duquel, à l'incision, on trouve dénudée une pointe épineuse (1) ou transverse, rarement une lame ou une région pédiculaire. On tentera la cure de ces abcès par l'injection modificatrice, mais on n'attendra pas trop pour les ouvrir et réséquer l'os malade.

Quelques mots suffiront pour signaler également quelques très rares localisations sacrées et sacro-coccygiennes. *Au sacrum*, il faut noter l'envahissement possible du canal, d'où compression de la queue de cheval et du cône terminal. L'abcès est d'ordinaire pelvi-rectal supérieur.

La *tuberculose sacro-coccygienne* cause une douleur locale spontanée d'ordinaire médiocre, mais provoquée par la marche quelquefois, par la défécation surtout, et par la pression localisée. Abcès et fistule ont pour lieu d'élection la rainure interfessière. Quand ils existent, et même quand il y a simple gonflement, appréciable à la palpation extérieure ou au toucher rectal, l'erreur de diagnostic avec une fracture ou luxation, avec une coccygodynie, est impossible. Une fracture ou luxation avec déplacement ne prête en tout cas pas à l'erreur. Quant à la coccygodynie, on n'est en droit d'y conclure que si les douleurs sont vives et existent depuis plusieurs mois sans empâtement des parties molles. On réséquera le coccyx tuberculeux et la pointe correspondante du sacrum. (Sur la tuberculose du coccyx, voy. Caubet, *Revue de Chir.*, 1904, t. XXX, pp. 201 et 369 ; 1905, t. XXXI, p. 643).

L'*étude anatomique de la tuberculose des corps vertébraux* ne sera pas faite ici, en un chapitre d'ensemble. En effet, les lésions élémentaires servent de type à la description générale de la tuberculose du tissu spongieux (voy. p. 365). Quant aux conséquences spéciales de ces destructions osseuses, de l'ulcération compressive, elles trouveront mieux leur place en parallèle avec l'étude clinique et thérapeutique de l'attitude vicieuse, c'est-à-dire de la gibbosité. De même pour la description anatomique des abcès ; de même enfin pour les lésions auxquelles doivent être rapportés les troubles nerveux, ici fort importants.

L'*origine des lésions* paraît être toujours *osseuse*. Autrefois, on a cherché à individualiser, sous le nom de *polyarthrite vertébrale* (2), des altérations primitives des disques et à les opposer au mal de Pott vrai. Ces lésions seraient caractérisées par des gibbosités arrondies, étendues, progressives, ne se compliquant pas d'abcès : une bonne partie des spondyloses (V. p. 329) leur appartiennent sans doute. Mais, malgré

(1) Frölich (*Rev. méd. Est.* 1898, p. 513). a décrit à l'apophyse épineuse de la 7e cervicale deux cas de tuméfaction qu'il considère comme tuberculeux, sans que cette origine soit d'ailleurs prouvée. J'ai observé une fille de 15 ans chez laquelle j'ai craint un mal cervical en raison d'une tuméfaction douloureuse que la radiographie m'a montrée sur l'apophyse épineuse de la 3e cervicale ; j'ignore d'ailleurs la nature de cette tumeur. — Brewer et Wood (*Ann. of Surg.*, 1908, t. XLVIII, p. 889) ont publié un cas (garçon, 20 ans) de blastomycose, de l'apophyse épineuse de la 3e vertèbre dorsale avec abcès ; le diagnostic hésitait entre sarcome et tuberculose et ne fut fait qu'après ponction exploratrice; guérison par résection de l'apophyse nécrosée. Deux mois plus tard, nouvelle atteinte, guérie de même, aux apophyses épineuses des trois premières lombaires. — Ménard relate un fait de foyers multiples, sur les parties latérales du corps et sur les arcs, sans gibbosité.

(2) P. Broca, *Soc. chir.*, Paris, 1867, p. 455. — Ripoll, Th. de doct., Paris, 1850, n° 194.

les efforts de Poncet, on n'a pas encore apporté la preuve que ces « rhumatismes » (?) fussent tuberculeux.

Statistique, étiologie. — Il semble que le mal de Pott soit souvent secondaire à des localisations tuberculeuses autres, surtout pulmonaires ou ganglionnaires. Il n'est point rare de trouver dans les antécédents personnels des spinas ventosas, des gommes cutanées : peut-être en tous ces points l'ensemencement est-il simultané, ou à peu près, mais les manifestations cliniques sont d'autant plus tardives que le foyer est plus profond. En fait, il est de règle que, dans ces cas à manifestations multiples, le mal de Pott soit la dernière.

L'association à la coxalgie (1) n'est point fréquente, sans doute, mais elle n'est pas exceptionnelle (j'ai vu un cas de mal de Pott dorsal avec paraplégie suivi de double coxalgie). Ici encore, la coxalgie a coutume d'être première en date (2).

Étude clinique du mal de Pott. — Les symptômes et signes du mal de Pott sont plus complexes que ceux des autres ostéo-arthrites tuberculeuses en raison du voisinage de la moelle et des nerfs rachidiens : d'où des troubles nerveux, importants à toutes les périodes du mal.

Nous diviserons les périodes en deux, fort différentes par les considérations diagnostiques auxquelles elles prêtent :

1° La PÉRIODE DE DÉBUT ;

2° La PÉRIODE D'ÉTAT avec sa classique triade : *gibbosité; abcès par congestion; paraplégie.* On cite des cas où l'un de ces signes apparaît sans que rien jusque-là ait fait soupçonner le mal : on parle même de morts subites dans ces conditions. Mais si on analyse l'observation de près, on y trouve presque toujours que les troubles du début, en particulier les pseudo-névralgies, ont été méconnus.

I. PÉRIODE DE DÉBUT. — A la *période de début*, si les parents sont soigneux, leur attention est attirée par un certain degré d'amaigrissement ; l'enfant est paresseux, ne joue pas et ne marche pas volontiers ; il accuse quelques vagues souffrances dans le cou, le dos ou les reins, sa démarche est guindée, parfois claudicante avec faiblesse d'une jambe dans le mal dorso-lombaire ; il se fatigue vite, évite de se baisser et de se tourner : un peu plus tard, il reste debout le moins possible. L'attitude vicieuse d'un membre inférieur, du cou, sont déjà les phénomènes plus tardifs.

Parfois, tout en reste là, jusqu'au moment où apparaît un des trois grands signes de la période d'état. Mais sur un sujet bien observé, il est habituel que,

(1) S. VERAS, *Echo méd. Nord*, 1903, n° 51, p. 577 ; deux cas, à propos desquels il étudie la scoliose qui en résulte. — Notons ici en cas de coexistence, la difficulté de déterminer l'origine d'un abcès.

(2) Les chiffres de Lannelongue sont : 180 maux de Pott sur 1113 tuberculoses chirurgicales, soit 16,17 p. 100, la coxotuberculose étant 26,88 p. 100 Les enfants sont atteints surtout de 2 à 10 ans, principalement avant 5 ans. Lannelongue cite un cas sur un enfant de 5 mois, mais, quoi qu'on en ait dit, le mal vertébral est très rare au-dessous d'un an à 18 mois, et à notre sens, on fait des confusions fréquentes avec la cyphose rachitique (Voy. p. 128). Dans sa thèse sur ce sujet spécial, A. PERRIN (Paris, 1897-98, n° 660) donne trois observations : une probante (6 mois, cervical inférieur, autopsie) ; une qui est probablement une cyphose lombaire rachitique ; une qui concerne un nourrisson de 5 mois chez lequel un prétendu mal de Pott était une fracture consolidée (probablement obstétricale) des deux premières lombaires. Il insiste sur les troubles abdominaux précoces (flatulence, borborygmes, diarrhée paroxystique peut-être nerveuse). E. WEILL et PEHU (*Lyon méd.*, 1904, t. CIII, p. 21) ont vu un cas chez un nourrisson de 13 mois déjà atteint de tuberculose du rocher. — Pour ma statistique, voy. p. 348.

intenses ou légères, durables ou passagères, surviennent des *douleurs* dont il est important de connaître les caractères.

La douleur locale est, comme phénomène initial, aussi rare dans le mal de Pott que dans les autres tuberculoses ostéo-articulaires. Mais ici interviennent, à titre de *symptôme précoce*, des souffrances spéciales dans le territoire des nerfs rachidiens correspondant aux os malades.

Du côté des nerfs des membres, on observe des *pseudo-névralgies*, moins fréquentes sans doute chez l'enfant que chez l'adulte, mais fréquentes cependant si on sait les rechercher. On les trouve, sous forme d'élancements douloureux plus ou moins vifs et persistants, dans les nerfs sciatiques, dans les nerfs intercostaux dans ceux du membre supérieur. Si le sujet est assez âgé pour exprimer ses sensations, il parle de brûlures, d'élancements, de constriction de la poitrine dans un étau. Lorsque la lésion est dorsale ou cervico-dorsale, on peut noter de la dysphagie, de véritables crises gastriques avec vomissements, des crises intestinales ou vésicales. Ces troubles douloureux sont précoces et ont coutume de cesser à la période de gibbosité et de paralysie. Ces douleurs ont deux caractères des plus importants : presque toujours elles sont *bilatérales* ; elles sont intermittentes et en particulier *se calment par le décubitus* et s'exaspèrent par la station debout. Mais la bilatéralité n'est pas constante, et l'on conçoit par exemple combien, en l'absence de gibbosité caractérisée, une sciatique unilatérale, rebelle, est susceptible de donner le change (1).

Névralgie dite essentielle, rhumatisme articulaire, lombago, coliques viscérales diverses, gastralgie, autant de diagnostics auxquels on pense ; mentionnons encore — pour l'adulte — l'ataxie locomotrice dont éveillent l'idée les élancements parfois fulgurants dans les membres inférieurs ou les crises viscérales. Ces erreurs procèdent de deux causes : 1° on n'a pas analysé exactement le symptôme ; 2° on n'a pas cherché avec assez de soin les signes propres soit du mal de Pott, soit de la maladie simulatrice (2).

Ainsi, pour les diverses névralgies, on saura qu'ici on ne trouve d'ordinaire pas les classiques points douloureux à la pression : c'est qu'avant tout il y a névrite et celle-ci peut même être démontrée — assez tard, il est vrai — par des troubles trophiques tels que le zona, par exemple, des bulles de pemphigus ou même des eschares. Quant à l'ataxie locomotrice, outre qu'on ne constate pas ses autres

(1) Comme signes nerveux un peu anormaux, mentionnons des douleurs simulant des coliques néphrétiques, des accès de suffocation surtout nocturnes (LE ROY W. HUBBARD, *Med. News*, 1895, n° 8, t. 206, p. II). Ces signes d'irritation et ces douleurs sont sûrement dus en majeure partie aux nerfs enflammés, mais peut-être aussi aux méninges qui, à l'état normal, sont insensibles, mais sont excitables à la douleur quand elles sont enflammées (Vulpian et Philippeaux). Joffroy insistait sur ce point et cette irritation des centres nous rend compte : 1° d'un phénomène rare, le début de certains maux de Pott par des crises convulsives (Michaud, Lannelongue) ; 2° la *précocité de l'exagération des réflexes* (P. DELBET, *Leç. de clin. chir.*, et thèse de GIACOMMETTI, 1897-98, n° 507), constatée dès cette période prémonitoire. Cette exagération est de grande valeur pour le diagnostic, dans les formes qui en restent pendant longtemps à cette période, car dans le *tabes incipiens*, les réflexes sont abolis. Il est vrai que Giacommetti ne trouve presque jamais que l'exagération du réflexe rotulien et non le « phénomène du pied » ; or cette exagération n'est pas toujours facile à apprécier, chez l'enfant surtout, dont les réflexes sont pendant quelque temps mal fixés. Chez le nourrisson, même, ils ne le sont pas du tout et par exemple jusqu'à six mois le réflexe des orteils en extension serait normal ; variable de six à quinze mois, à partir de là, il se ferait en

signes de début, on l'éliminera par l'étude des réflexes tendineux, ici conservés et même presque toujours exagérés.

Chez l'enfant, d'ailleurs, il n'en saurait être question : et nous en dirons presque autant pour les névralgies. Celles-ci doivent toujours être, chez l'enfant, tenues en suspicion grave : elles ne seront admises que par élimination, après recherche attentive, faite à diverses reprises, du signe physique initial et capital, qui est la *rigidité du rachis*.

De celle-ci, les troubles fonctionnels initiaux sont déjà la marque. Pour la mettre bien en évidence, faisons aller et venir devant nous l'enfant tout nu ; il n'oscille pas en marchant, il tourne tout d'une pièce, avec hésitation, sans souplesse ; immobile, il ne se tient pas toujours tout à fait droit. Puis, nous commanderons certains mouvements réglés.

Si nous soupçonnons quelque chose vers le cou, ordonnons à l'enfant, vu de dos, de regarder en arrière, à plusieurs reprises, à droite ou à gauche : il va tourner en masse sur la colonne lombaire, sans mouvement du cou, et nous voyons en effet les épaules tourner en même temps que la tête du côté où il veut regarder.

Pour confirmer le diagnostic précoce d'un mal de Pott lombaire, faisons ramasser à terre un objet : un enfant normal va plier le tronc sur le bassin sans fléchir les genoux ; un pottique gardera le tronc vertical et, avec lenteur, pliera sur les genoux sans se pencher en avant ; presque toujours même il s'appuiera d'une main soit sur sa propre cuisse, soit sur un objet voisin, pendant qu'il se baissera et qu'il se relèvera. En jetant l'objet plus ou moins loin en avant, sur les côtés, et un peu en arrière, en le faisant ramasser avec chaque main alternativement, avec les deux à la fois, on étudie vite et bien la gêne des mouvements.

Cela fait, que l'enfant se couche sur le ventre. Déjà à cette période il est de règle que la cambrure lombaire nous apparaisse rectiligne : redressement plus que suspect. Et notre certitude sera complète si, soulevant l'enfant par les pieds, genoux fléchis, nous constatons que les reins, au lieu de se creuser, restent plats comme une planche ; et nous sentons durs les muscles sacro-lombaires contracturés. On ne laissera jamais l'enfant quitter le lit sans l'avoir mis sur le dos, pour chercher dans les fosses iliaques s'il n'y a pas un abcès latent.

Il est évident que, pour la région dorsale, ces modes d'exploration vont être peu probants, puisque les mouvements normaux sont à peu près nuls. Les douleurs névralgiques, il est vrai, ont ici leur maximum : mais il n'en reste pas moins que cette région est celle où le mal sera le plus aisément méconnu, attribué à un vague « rhumatisme », ou à des « douleurs de croissance », jusqu'au jour de la gibbosité ou de la paraplégie (1).

flexion (cf. R. LAURENT, Th. de Toulouse, 1904-05, n° 616 ; ZAIMONSKI, Th. de Paris, 1908-09, n° 244) ; il y a des faits analogues pour le « phénomène du pied ». Chez l'adulte (où le seul diagnostic important est celui de l'ataxie) le fait est que, dans le mal de Pott au début, les réflexes tendineux tout au moins ne sont pas abolis ; on cherchera avec soin les signes d'ataxie, celui d'Argyll Robertson en particulier ; il y aurait de la lymphocytose céphalo-rachidienne dans la syphilis et pas dans le mal de Pott (SICARD et CESTAN, *Soc. méd. hôp.*, 24 juin 1904, p. 715). Par contre, chez les pottiques le liquide est trouble et teinté en jaune, on y trouve, malgré la pauvreté leucocytaire, une réaction albumineuse intense, quelquefois de l'albumose (SICARD, FOIX et SALIN, *Presse méd.*, 28 décembre 1910, p. 977).

(1) Chez certains sujets, adultes surtout mais non point exclusivement, on peut observer quelques troubles gastro-intestinaux, avec douleurs gastriques et quelquefois thoraciques,

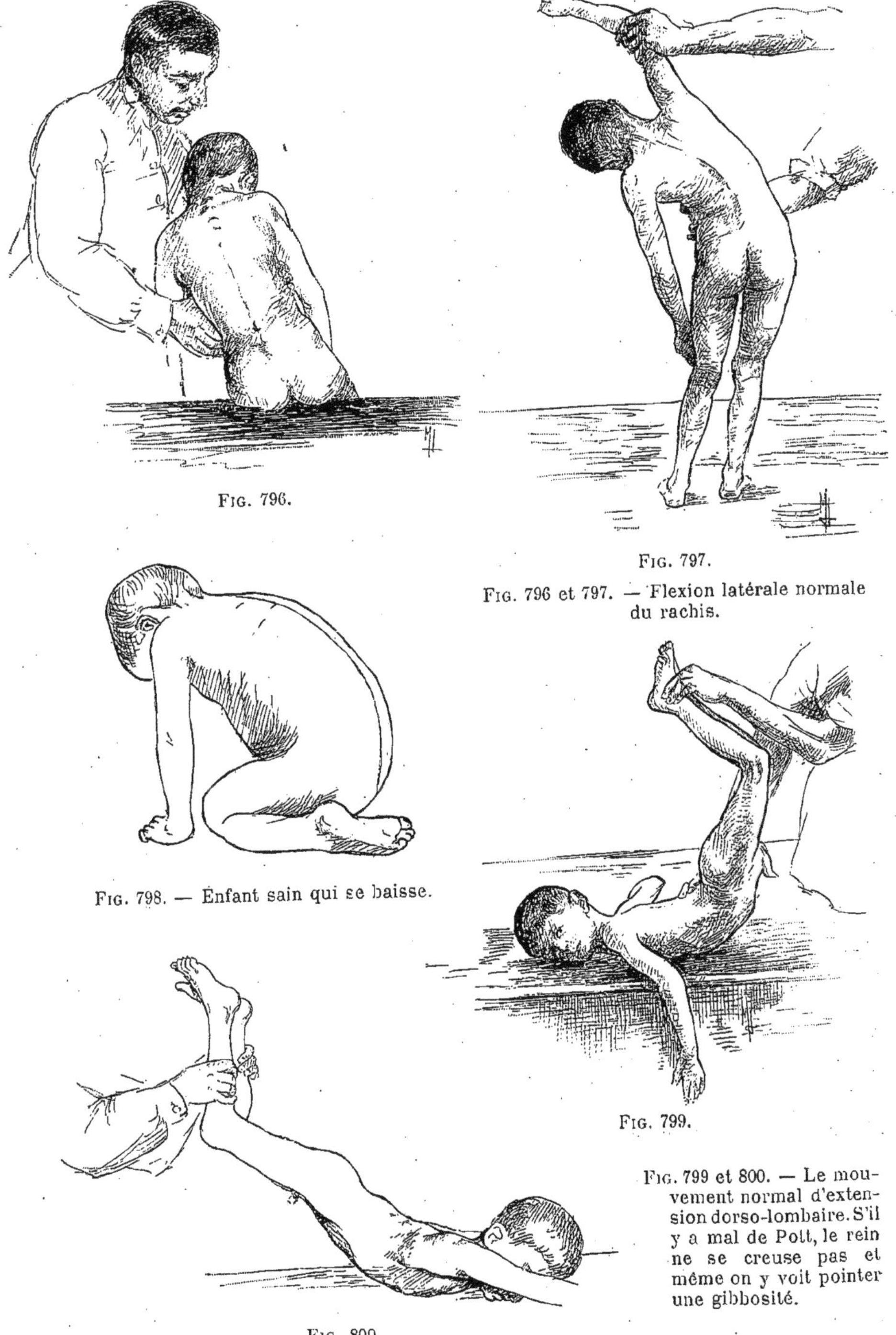

FIG. 796.

FIG. 797.

FIG. 796 et 797. — Flexion latérale normale du rachis.

FIG. 798. — Enfant sain qui se baisse.

FIG. 799.

FIG. 800.

FIG. 799 et 800. — Le mouvement normal d'extension dorso-lombaire. S'il y a mal de Pott, le rein ne se creuse pas et même on y voit pointer une gibbosité.

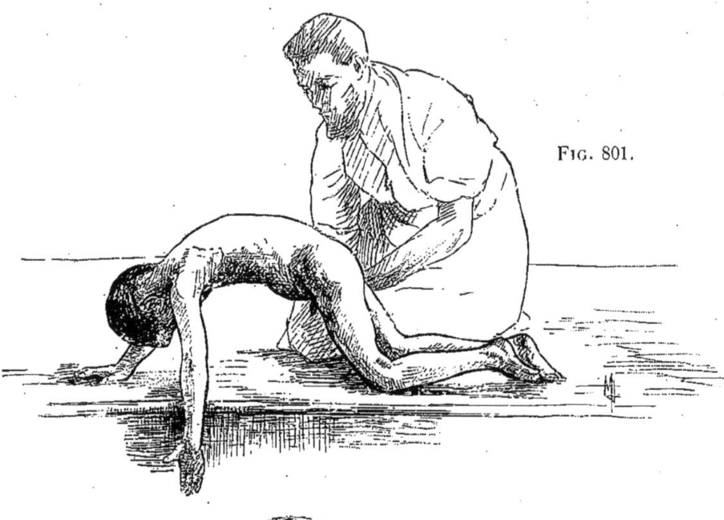

FIG. 801.

FIG. 801. — Flexion normale du rachis.

FIG. 802. — Mal de Pott dorso-lombaire, l'amplitude de la flexion est diminuée et l'on voit la gibbosité.

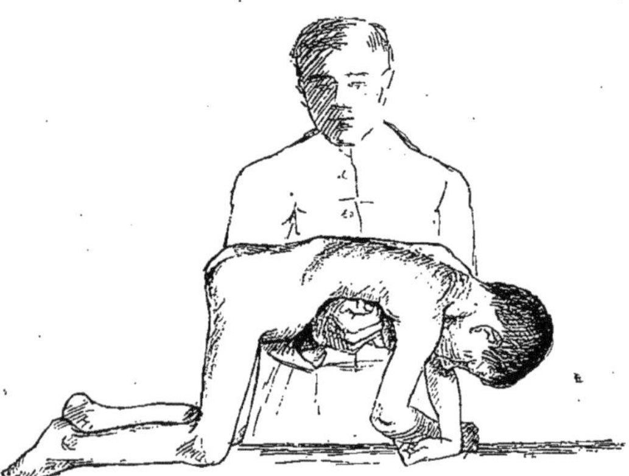

FIG. 802.

FIG. 803 et 804. — Manières dont se baisse un sujet atteint de mal de Pott dorso-lombaire, dos raide, une main prenant appui sur la cuisse. Comparez à la fig. 798 pour l'aspect normal.
(NICOLON DES ABBAYES, thèse de Paris, 1910-11, n° 369.)

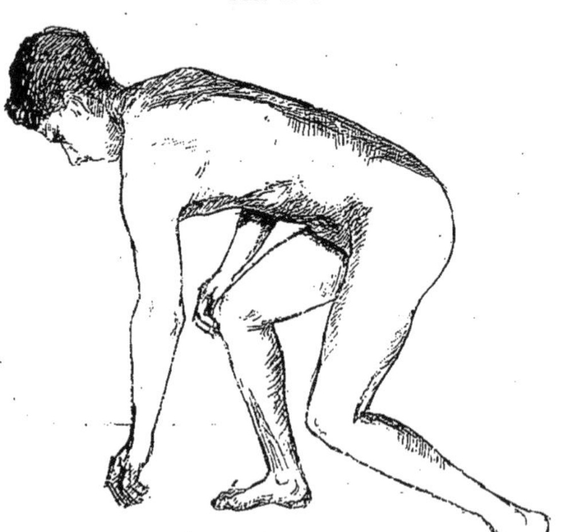

FIG. 803.

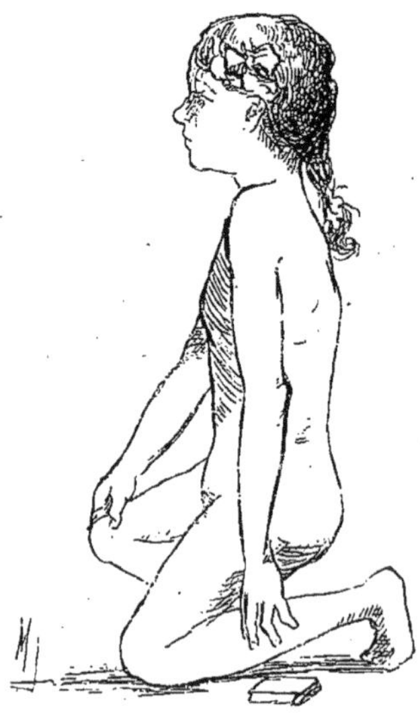

FIG. 804.

Certains auteurs attribuent de l'importance à la *douleur à la pression* (1) sur les apophyses épineuses. A notre sens, c'est un signe sans valeur aux régions dorsale et lombaire, sauf sur l'interligne sacro-lombaire et sacro-iliaque (voy. p. 483). *Au cou*, c'est un signe important, la douleur étant d'ailleurs provoquée par pression localisée sur une articulation latérale ; on l'éveille aussi par des mouvements communiqués de rotation ; en outre, dans cette région on constate souvent un engorgement précoce des ganglions.

Dans les lignes qui précèdent, nous avons énuméré, à propos du symptôme qui les justifie, certaines erreurs de diagnostic, dont nous pourrions allonger la liste, en nous demandant, par exemple, si l'enfant ne traîne pas la jambe à cause d'une coxalgie ou d'une sacro-coxalgie. Ces erreurs seront à coup sûr évitées si dans un premier temps de l'examen on établit que les autres signes propres de ces maladies n'existent pas ; si dans un second temps on démontre la rigidité de la colonne vertébrale.

On arrive ainsi à la certitude qu'*il y a une arthrite vertébrale*. La question est de préciser si elle est tuberculeuse. Or, il existe au rachis des arthrites subaiguës ou même chroniques que l'on dit « rhumatismales ». Au cou même, chez l'enfant, elles ne sont pas très rares : les symptômes sont ceux d'un torticolis aigu, avec vive douleur à la pression sur une articulation latérale. Aux lombes, c'est l'allure d'un lombago, avec moindre douleur à la pression, vu la profondeur de l'article. Aux deux régions, vive souffrance à la torsion.

L'acuité, quelquefois avec un léger mouvement fébrile, l'absence d'engorgement ganglionnaire cervical, sont des motifs sérieux pour ne pas attribuer à la tuberculose ces « torticolis rhumatismaux », mais il faut avouer que certains maux de Pott à début anormal y ressemblent de fort près : on ne portera donc pas du premier coup un diagnostic absolu, mais on soumettra le suspect à l'extension continue, en lui donnant du salicylate de soude, et on ne conclura que si au bout de huit à quinze jours il ne reste plus *rien* d'anormal ; après quoi on ne sera pas trop surpris si quelques semaines plus tard le mal de Pott est avéré.

A plus forte raison restera-t-on sur la réserve pour ces rhumatismes chroniques, que nous retrouverons dans un instant à propos des cyphoses et ankyloses diverses du rachis.

Dans tous les cas douteux, on étudiera avec soin l'*image radiographique* (2). Dès le

le rachis très légèrement scoliotique présentant quelques points douloureux à la pression sur les apophyses épineuses. On constate que le rachis est souple, que la douleur à la pression est une hyperesthésie superficielle, que le sujet est névropathe. J. SCHANZ (*Berl. kl. Woch.*, 5 août 1907, p. 986) fait de cela une « rachialgie » comparable à la tarsalgie ; voy. aussi M. DENUCÉ, *Rev. d'orthop.*, 1910, p. 113.

(1) F.-P. VALE (*Med. News*, 1904, t. II, p. 160) relate un cas où les douleurs gastriques étaient provoquées par la pression sur la colonne vertébrale. On a dit qu'on provoquait la douleur en appliquant une éponge chaude ou un courant galvanique sur la région suspecte ; les cliniciens qui ont du temps à perdre peuvent se livrer à ces exercices Mais nous proscrivons formellement la provocation de la douleur en faisant sauter, porter un poids, de même, malgré l'autorité de Sayre, la recherche de la rigidité par de grands mouvements provoqués : c'est trompeur et dangereux.

(2) KIRMISSON, *Rev. d'orthop.*, 1901, p. 405. — KIENBOCK, *Wien. med. Woch.*, 1901, p. 1329 et 1427.

début du mal de Pott, les espaces clairs entre les corps vertébraux deviennent moins hauts et perdent de leur netteté. Les disques ne sont plus égaux, on y voit des taches plus ou moins foncées et plus ou moins irrégulières ; puis les corps à leur tour deviennent moins nets et enfin plusieurs d'entre eux se fusionnent, mais c'est un phénomène relativement tardif. Quelques taches claires dans le corps malade sont fréquentes et assez précoces. Le mal de Pott est une des localisations de la tuberculose osseuse où les renseignements précoces de la radiographie sont le moins trompeurs : il est exceptionnel qu'on ne voie aucune anomalie sur l'image lorsqu'il existe des symptômes suffisants pour que l'on soit consulté. Une radiographie tout à fait négative doit faire beaucoup hésiter à diagnostiquer le mal de Pott.

II. Période d'état. A. *Gibbosité.* — Il y a deux formes anatomiques de tuberculose vertébrale : la carie superficielle et l'infiltration diffuse (étant mises à part les dénudations secondaires signalées plus loin).

Cette carie superficielle, sur laquelle déjà insistait Boyer, a donné lieu, il y a une cinquantaine d'années, à d'assez nombreuses discussions, pour déterminer si elle était de même nature que la carie profonde, c'est-à-dire tuberculeuse. Discussion aujourd'hui close, mais qui avait son point de départ dans ce fait qu'à ces formes anatomiques correspondent deux formes cliniques :

A la *carie superficielle*, l'abcès et la paraplégie, sans gibbosité, *forme plus fréquente chez l'adulte que chez l'enfant* ;

A la *carie profonde*, la *gibbosité*, avec ou sans abcès et paraplégie. Dans cette forme, il est possible qu'une petite caverne centrale s'enkyste : mais c'est exceptionnel, et son terme à peu près inévitable est l'affaissement des corps vertébraux malades.

La gibbosité est donc l'attitude vicieuse de l'ostéo-arthrite tuberculeuse du rachis, et ses conditions de production sont les mêmes qu'aux autres régions : 1° la *destruction* par une caverne tuberculeuse ; 2° l'*ulcération compressive*, celle-ci ayant pour agents : *a*) la *contracture musculaire* ; *b*) le *poids du corps* au-dessus de la lésion (1).

D'une manière générale, sous l'influence de ces deux causes, un ou plusieurs corps vertébraux s'usent en biseau aux dépens de leur face antérieure, de façon à peu près symétrique ; le biseau se marque avant tout sur le segment supérieur. Dans cet affaissement, il est de règle qu'à la région lombaire le contact soit immédiat entre les deux segments du rachis, mais au dos il n'en est pas de même : la cage thoracique, avec les têtes costales formant coin entre les corps vertébraux, arrête pendant plus ou moins longtemps la flexion et le contact ne se réalise que peu à peu ; ce qui explique comment, en cette région, on peut voir augmenter la gibbosité sur un sujet guéri que l'on débarrasse de son corset. Au cou, les lames costiformes antérieures de l'apophyse transverse, insérées sur le corps, produisent un peu cet effet.

Autour du foyer principal, il est de règle que les vertèbres immédiatement contiguës aient leurs faces antérieure et postérieure dénudées, qu'un ou deux disques aient disparu. Dans les formes les plus accentuées, cette dénudation s'étend fort loin (2) ; et sous le périoste décollé, il n'est pas rare qu'alors se creusent dans les corps un ou plusieurs foyers, assez accentués même parfois pour constituer un centre secondaire de destruction. C'est différent des cas à double foyer, avec vertèbres saines intermédiaires.

Le segment supérieur ne subit pas toujours une flexion simple sur l'inférieur : il

(1) Par le décubitus dorsal on supprime ce poids ; on diminue la contracture, mais on ne la supprime pas. Aussi peut-on voir une bosse s'aggraver et même se constituer sur un sujet couché et d'ailleurs, quand il y a une caverne, son affaissement est inévitable. N'empêche que *le rôle principal revient à la pesanteur* et Lorinser a fait remarquer depuis longtemps déjà que la gibbosité est moindre lorsque des douleurs vives immobilisent vite le sujet au lit.

(2) Gros, *Soc. an.*, Paris, 1859, p. 360 ; dénudation de l'axis au sacrum.

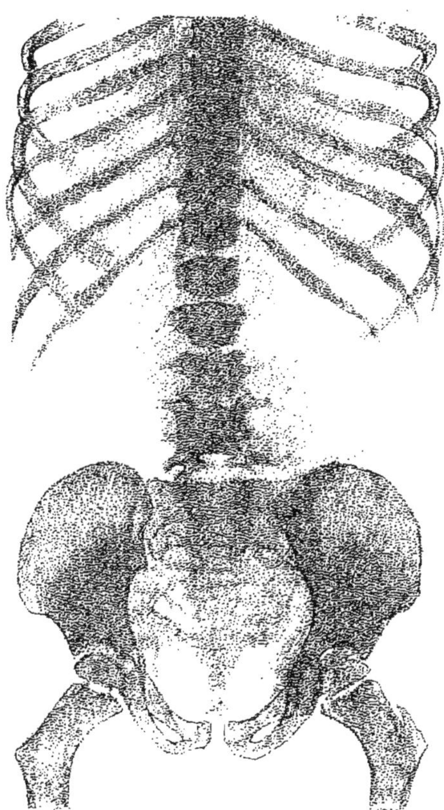

FIG. 805.

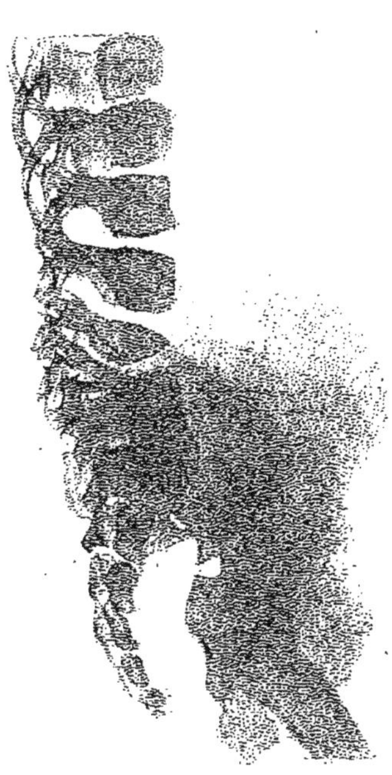

FIG. 806.

Mal de Pott lombaire. — Vue de face (fig. 805) montrant la fusion des 3 dernières lombaires dont le profil (fig. 807) montre l'usure cunéiforme. C'est par les arcs postérieurs que l'on peut compter les vertèbres détruites. De même sur le profil de la figure 806 (garçon de 8 ans), où il n'y a que redressement de la concavité lombaire. On voit sur la fig. 808 des lésions, avec gibbosité, de toutes les vertèbres lombaires qui sont l'origine du mal, mais avec altérations graves des dernières dorsales. Presque toujours, il y a incurvation en avant, l'apophyse épineuse de la vertèbre supérieure subissant en outre un recul qui la fait saillir en arrière. Sur la fig. 809 on voit une usure de forme anormale, prédominante en arrière sur un corps vertébral, d'où inclinaison en arrière du segment rachidien supérieur.

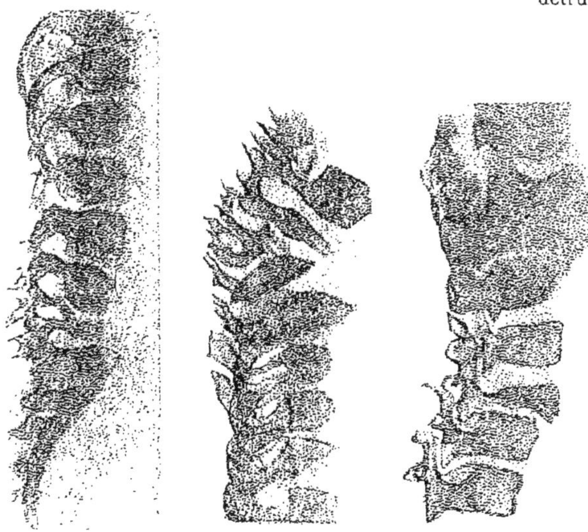

FIG. 807. FIG. 808. FIG. 809.

peut, les axes restant parallèles, subir une translation en arrière, plus rarement sur un côté. Les inclinaisons latérales s'expliquent par l'affaissement d'une caverne plus ou moins excentrique.

Le nombre des vertèbres malades est toujours plus grand qu'on ne le croit cliniquement. Aux lombes et au cou, il n'est souvent que de 2 ou 3; au dos, la moyenne est 5-6, et le chiffre peut monter à 8 ou 9.

Dans les gibbosités à grand rayon, avec peu de destruction des corps, l'arc postérieur s'incurve en arc de cercle à peu près continu et régulier. Mais quand un

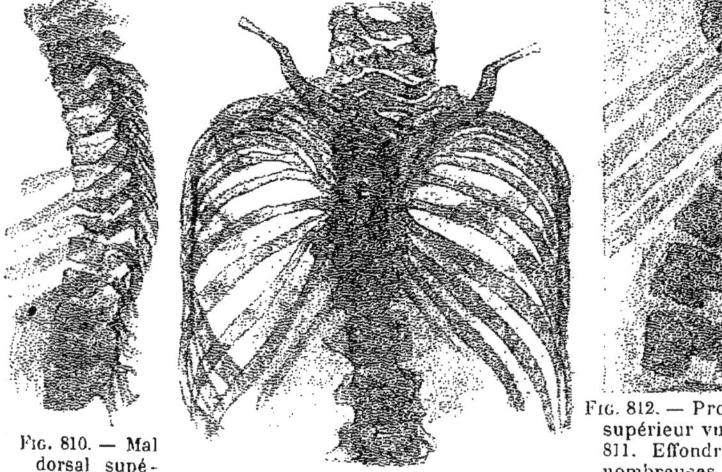

Fig. 810. — Mal dorsal supérieur récent.

Fig. 811.

Fig. 812. — Profil du mal dorsal supérieur vu de face sur la fig. 811. Effondrement énorme de nombreuses vertèbres. Thorax de polichinelle.

corps est détruit, l'arc postérieur correspondant, libre de toute attache en avant, subit un recul, est chassé en arrière et en bas par le poids du segment supérieur : cela est surtout marqué à la région dorsale, en raison de l'obliquité des apophyses articulaires inférieures qui glissent sur la vertèbre sous-jacente ; la bascule en avant de la vertèbre sus-jacente relâche et même détruit les connexions des apophyses supérieures. Ce recul de l'apophyse supérieure est surtout net quand s'affaisse un corps creusé par une caverne; il est moindre quand la tuberculose débute par la surface d'une vertèbre et passe de là au disque, puis à la vertèbre voisine, et il y a alors écartement en éventail. La saillie de la vertèbre qui a reculé se sent au-dessous du sommet de la gibbosité.

Au-dessus d'elle, les arcs postérieurs, tassés en extension — et à un moment donné atrophiés en hauteur — forment une courbe assez régulièrement continue avec ceux des régions voisines; ce mouvement d'extension tend à atténuer la gibbosité : il est d'autant plus marqué que la région est à l'état normal plus mobile (cou, lombes); au dos, il est à peu près nul (1). La courbe épineuse est d'autant plus grande que le nombre des corps détruits est plus grand : elle se ferme à mesure que se produit le contact, primitif ou secondaire, entre les deux segments vertébraux ; dans certains cas, l'ensemble des arcs postérieurs fait en arrière comme une anse de pot, mais la plupart du temps cette ligne subit une véritable plicature sur sa face antérieure (2).

(1) Voyez une étude expérimentale de V. Ménard et P. Guibal, *Revue d'orthop.*, 1900. pp. 34 et 123.

(2) Rien de spécial pour la caverne osseuse et son contenu (caséum, pus, fongosités, séquestres). Pour les abcès et leur migration, voy. p. 534 et suiv. ; pour la paraplégie et le

Les *organes voisins* sont presque toujours respectés. Cependant Bouvier a vu que l'aorte et la veine cave peuvent être soit coudées dans l'angle vertébral, soit soulevées et aplaties par des masses fongueuses ou par un abcès ; Lannelongue se demande si l'insuffisance de calibre ainsi produite n'est pas pour quelque chose dans la parésie des membres inférieurs. L'ulcération de l'aorte par l'abcès, qui alors devient pulsatil, est tout à fait exceptionnelle ; celle de l'artère vertébrale dans son canal cervical l'est un peu moins (1).

Étude clinique. — Par exception (sauf à la région cervicale supérieure où c'est assez fréquent), la pesanteur agit *brusquement* (2), en particulier dans certains cas où, par un saut, par le port d'un fardeau, une secousse ou une surcharge provoquera l'effondrement d'une caverne osseuse jusqu'alors latente ; peut-être y avait-il une petite gibbosité préalable, mais inconnue. Nous retrouverons ces faits à propos de la paraplégie. Ces conditions sont celles où le diagnostic avec une fracture est difficile : et en fait, il s'agit d'une fracture spontanée, dont on reconnaît l'existence d'après la disproportion entre la cause vulnérante et l'effet produit, d'après aussi les douleurs névralgiques que souvent, par un interrogatoire précis, on trouvera dans les antécédents.

Un cas intermédiaire, rare aussi, est celui où, sans doute après un écrasement dont le début a échappé, une grosse gibbosité se constitue en quelques jours.

La *gibbosité lente et progressive* est la forme à peu près constante, et ses caractères physiques sont les suivants :

1° Elle est *rachidienne* et non pas costale comme celle de la scoliose ; 2° elle est *médiane* et *symétrique* ; 3° elle est *angulaire*.

Le premier de ces caractères est absolu, mais non pas les deux autres, et l'*inclinaison latérale d'apparence scoliotique* (3) est moins rare qu'on ne l'a dit, en particulier à la région cervicale, où le torticolis associé à la cyphose est fréquent (voy. p. 555) et à la région lombaire.

A côté de la scoliose vraie, par affaissement latéral d'un corps, scoliose à petite courbure, à forme assez angulaire, à siège surtout lombaire, il faut mentionner la scoliose à grande courbure, avec flexion de la hanche, symptomatique d'un abcès de la gaine du psoas, concave du côté de cet abcès. Cette scoliose peut être assez difficile à différencier de la scoliose par sciatique (voy. p. 224). Un léger degré de scoliose n'est pas rare pendant la convalescence.

calibre du canal et des trous de conjugaison, voy. p. 540 ; pour la consolidation, voy. p. 550. Cette consolidation est toujours très lente et rendue aléatoire par la persistance fréquente de foyers susceptibles de reviviscence.

(1) W. JARWIN, *Archiv. f. kl. Chir.*, 1904, t. LXXII, p. 320 ; sur l'*œsophage*, dans les courbures graves.

(2) Aux faits anciens, relatés dans tous les livres, nous pouvons en ajouter un de GABOURD (*Rev. d'orthop.*, 1907, p. 373) sur un homme de dix-sept ans, pris de douleur avec craquement sec et de parésie des membres inférieurs, par affaissement d'un mal dorsal au début, tandis qu'il portait 50 kilogrammes sur la nuque. Ce malade a guéri. Cf. pour la région cervicale ; p. 561.

(3) Sur les *déviations latérales, scoliotiques*, voyez en particulier : KIRMISSON, *Revue d'orthop.*, 1892, n° 6, p. 440 ; 1894, n° 1, p. 14 ; NOVÉ JOSSERAND, *Écho de la méd. et de la chir.*, Lyon, 1908, p. 85 ; ROMAND MONNIER, th. de Lyon, 1899-1900, n° 159 ; ROBERT, th. de Nancy, 1903-04, n° 24 ; DONNEZAN, th. de Paris, 1906-07, n° 246.

Le mal lombaire à forme scoliotique est le seul qui puisse en imposer pour la scoliose essentielle : mais la forme des côtes (1), les pseudo-névralgies, la contracture de la masse sacro-lombaire et du psoas, celle-ci prouvée par la limitation de l'extension de la cuisse, la raideur du sujet qui se baisse, l'examen des radiographies empêchent l'erreur ; d'autant que toujours l'inclinaison en haut et en dehors conserve ici quelque chose de brusque et d'angulaire, se passant entre deux vertèbres, avec saillie d'une apophyse épineuse, au lieu de prendre la courbe régulière de la scoliose lombaire primitive (2).

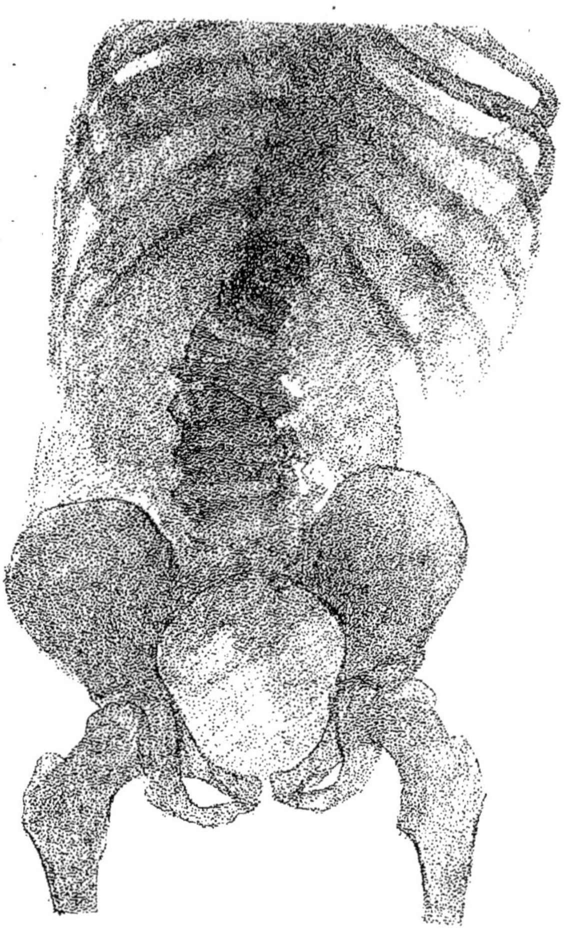

FIG. 813. — Mal lombaire scoliotique par usure osseuse latérale.

La *forme angulaire* est celle de la *gibbosité dorsale au début* ; elle provient de l'affaissement d'un corps vertébral, avec saillie en arrière de l'apophyse épineuse correspondante, qui de plus se relève en s'écartant de la sous-jacente : d'où résulte que dans les cas légers, où cette saillie apparaît peu à l'œil, elle arrête le doigt qui suit de bas en haut la ligne épineuse, et non de haut en bas (3).

(1) Cependant J. RIDLON (*Med. Rec.*, N. Y., 17 septembre 1892, t. II, p. 333) a publié deux cas rendus particulièrement difficiles par une rotation concomitante du rachis ; il ne fit le diagnostic qu'en voyant la lésion s'aggraver par la gymnastique. L'hésitation au début serait inévitable pour le cas, tout à fait exceptionnel, de mal de Pott se localisant sur un rachis préalablement scoliotique ; nous n'avons jamais observé cette complication, signalée ici parce que Poncet et ses élèves s'en servent, à tort, croyons-nous, pour leur théorie sur la nature tuberculeuse de la scoliose essentielle. C'est par l'anamnèse (abcès, troubles névralgiques), par quelque chose d'angulaire qui persiste, que l'on peut différencier de la scoliose un mal de Pott scoliotique ancien, guéri avec courbes de compensation, dans le cas exceptionnel où la difformité thoracique n'est pas symétrique.

(2) L'inclinaison latérale est rare à la région dorsale. J'ai observé deux cas de *malformation congénitale* (vertèbre dorsale cunéiforme) qui ressemblaient, n'eût été la radiographie, à un mal dorsal un peu scoliotique (voy. p. 228).

(3) On saura que chez l'enfant la 1re épineuse dorsale est souvent plus saillante, normalement, que la 7e cervicale. On ne doit pas sentir la 5e épineuse lombaire.

A partir de ce moment, la gibbosité s'accroît peu à peu, à mesure qu'autour du foyer primitif les vertèbres s'usent en plus grand nombre et que sur leur corps le périoste se décolle ; et la forme, l'importance de la cyphose sont assez variables, depuis la simple saillie d'une ou deux apophyses épineuses, jusqu'à la plicature en avant des corps vertébraux à angle aigu. En arrière, l'angle reste cependant marqué, la plupart du temps, à la région dorsale surtout, quoique dans son ensemble la bosse tende à prendre une forme arrondie, où même peut disparaître tout aspect angulaire : les arcs postérieurs font comme une anse de pot en arrière et presque tout le rachis est en cyphose, tandis qu'en avant sont effondrés jusqu'à six ou sept corps vertébraux.

Par ces fortes gibbosités dorsales et lombaires, le *canon* du corps se trouve considérablement modifié : le tronc ayant perdu de sa longueur, les mains pendent jusqu'aux genoux, dans les gibbosités lombaires ; le rebord costal descend jusqu'à toucher la crête iliaque. En outre, et d'autant plus que le sujet est plus jeune, il se produit des *courbes de compensation* (voy. Scoliose, p. 216), par exagération des lordoses physiologiques. Aussi le dos n'y participe-t-il que peu, par ses régions extrêmes, et souvent tard, après guérison. L'aspect qui en résulte dépend de la région primitivement atteinte (1).

Dans le *mal cervical*, la saillie initiale d'une apophyse épineuse n'est souvent pas sentie, et l'on est consulté à propos d'une attitude vicieuse, presque toujours en torticolis, où cependant dès le début domine la flexion. A un degré accentué, la nuque est élargie, d'abord rectiligne, puis même convexe en arrière ; la flexion peut être telle que le menton touche le sternum, le cou étant d'ailleurs raccourci par l'affaissement des corps. La compensation se fait par une lordose qui creuse le haut du dos, et surtout par une lordose cervicale supérieure, en proportion variable selon que la lésion cervicale est haute ou basse. Dans l'extension volontaire, pour permettre le regard horizontal, le mouvement est exclusivement cervico-céphalique, et parfois tel que l'occipital touche la nuque.

La *gibbosité cervico-dorsale* fait une saillie angulaire et interscapulaire ; on y voit pointer une apophyse épineuse d'abord, et bientôt plusieurs, à mesure que s'incline en avant le segment supérieur, lequel arrive à faire angle droit avec l'inférieur. A un degré léger, la compensation par lordose au-dessus et au-dessous est facile, les deux régions étant susceptibles de forte extension. La règle est que cette gibbosité devienne considérable, et une très forte lordose cervicale peut seule permettre le regard horizontal. Les épaules sont élevées et le cou raccourci peut arriver jusqu'à 90° d'extension.

Dans le *mal dorsal supérieur*, la gibbosité est presque pareille à la précédente, car il est de règle que bientôt la région cervicale y participe. A mesure que l'on examine une gibbosité plus bas située, on voit prédominer la lordose dorso-lombaire sur la lordose cervicale.

(1) D'après Ménard, la simple dénudation des vertèbres autour de la gibbosité empêche cette extension compensatrice : en sorte qu'on pourrait déterminer l'étendue du mal d'après l'endroit où commence la lordose (fait d'ailleurs difficile à préciser). Cette raideur des vertèbres dénudées serait encore intéressante pour reconnaître si deux foyers sont indépendants, cas auquel le segment intermédiaire resterait souple.

La *gibbosité dorsale*, quel que soit son siège, a coutume de débuter par l'écartement en éventail de deux ou trois apophyses épineuses, dont une, l'inférieure, recule et fait ainsi une saillie qui arrête le doigt si l'on suit la ligne épineuse de bas en haut. Peu à peu la cyphose augmente, perdant souvent le caractère angulaire, quoique presque toujours on puisse voir et surtout sentir la saillie épineuse de la dernière vertèbre détruite. Le nombre des vertèbres qui y participent est souvent considérable, et même toujours plus grand qu'on ne le croit. Les apophyses les plus divergentes sont en regard de l'inflexion des corps. La compensation se répartit à peu près également entre les deux régions sus et sous-jacentes, dont aucune lordose n'est dès lors considérable.

Comme la cervico-dorsale, la *gibbosité dorso-lombaire* peut devenir énorme ; elle se compense avant tout par une lordose lombaire avec bascule du sacrum en arrière, donc abaissement du pubis.

Rarement très volumineuse, la *gibbosité lombaire* se compense par ensellure dorso-lombaire, sacro-lombaire ou les deux à la fois, selon que la lésion est haute ou basse. Quand l'articulation sacro-lombaire est prise, le sacrum bascule en avant (Lannelongue l'a vu horizontal), le pubis s'élève, et de cette position du bassin résulte l'extension des cuisses et la flexion des genoux ; si on force le sujet à se tenir droit sur les genoux, c'est le bassin qui bascule, pubis en bas, et le tronc s'incline en avant de façon incompatible avec l'équilibre. Le sujet compensé se présente épaules en arrière, ventre proéminent, pubis élevé, crête sacrée verticale, genoux fléchis, tronc assez souvent incliné un peu latéralement.

Les gibbosités capables de devenir énormes sont les dorsales et dorso-lombaires; les cervicales et lombaires sont beaucoup moindres, car elles ont d'abord à transformer en cyphose la lordose physiologique; le *redressement rectiligne de la région avec saillie d'une apophyse* correspond déjà à une usure notable en avant et *le simple redressement avec raideur* doit être plus que suspect au clinicien.

Sur les saillies épineuses — et surtout si le malade porte un corset — la peau devient rouge, un peu sensible à la pression ; on a noté la formation d'un hygroma et même sa suppuration (1). La douleur profonde par pression de l'os est presque toujours nulle ou insignifiante. On observe quelquefois de l'empâtement latéral lorsqu'un abcès est en voie de formation. A l'auscultation, on peut entendre, à la région dorsale et lombaire, un souffle par sténose aortique (voy. p. 526).

D'autant plus que le sujet est plus jeune, les grandes gibbosités s'accompagnent de *déformations compensatrices* du thorax et du bassin. Le *thorax*, en cas de gibbosité dorsale supérieure, subit un aplatissement antéro-postérieur avec allongement vertical, les côtes grêles, à courbe redressée, descendant presque verticalement. Il est globuleux, au contraire, diminué de hauteur, sternum en avant, côtes horizontales, dans les gibbosités dorsales inférieures. C'est aux *gib-*

(1) P. Teissier et R. Benard (*Soc. méd. hôp.*, Paris, mai 1909, p. 851); un cas de dermatite polymorphe douloureuse (Dühring-Brocq) localisée au niveau d'une gibbosité pottique chez un enfant de quatre ans.

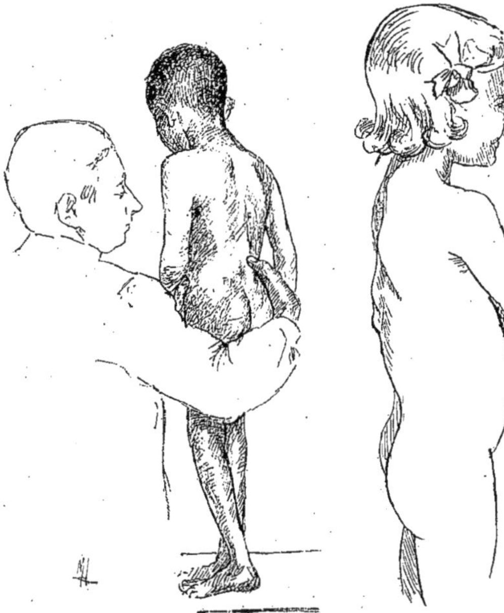

FIG. 814.

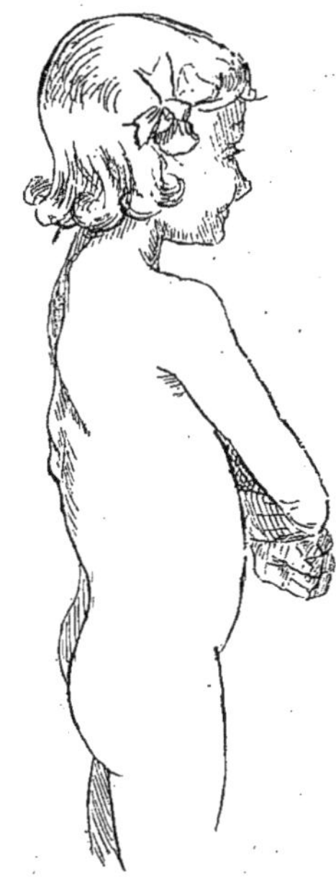

FIG. 815.

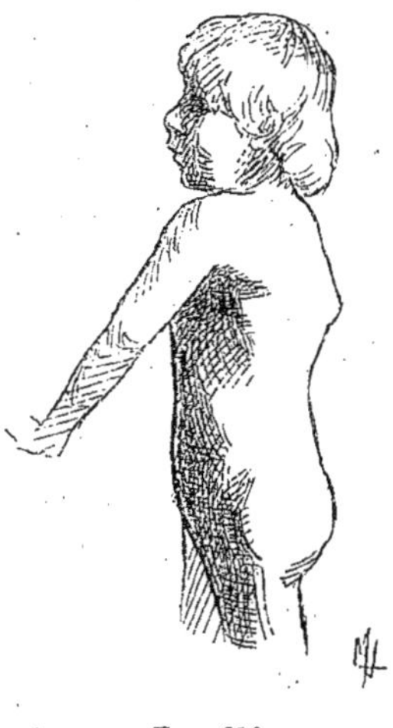

FIG. 816.

FIG. 814, 815 et 816. — Degrés de *gibbosité dorsale.* Au début, chercher la saillie de bas en haut avec un doigt qui remonte le long de l'épine.

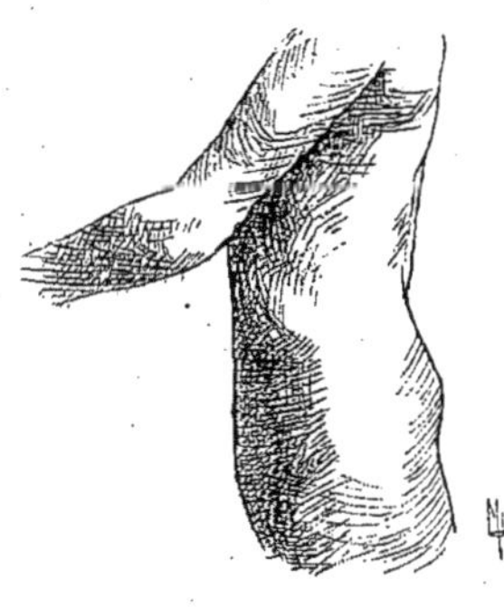

FIG. 817

FIG. 817, 818 et 819. — *Gibbosités avec courbures de compensation,* par mal dorsal supérieur ou moyen (lordose dorso-lombaire), le cas de la fig. 819 étant fort accentué ; la courbe de compensation se fait alors au-dessous de la gibbosité. FIG. 817, début de lordose lombaire au-dessus de la gibbosité par mal des 2ᵉ, 3ᵉ et 4ᵉ lombaires.

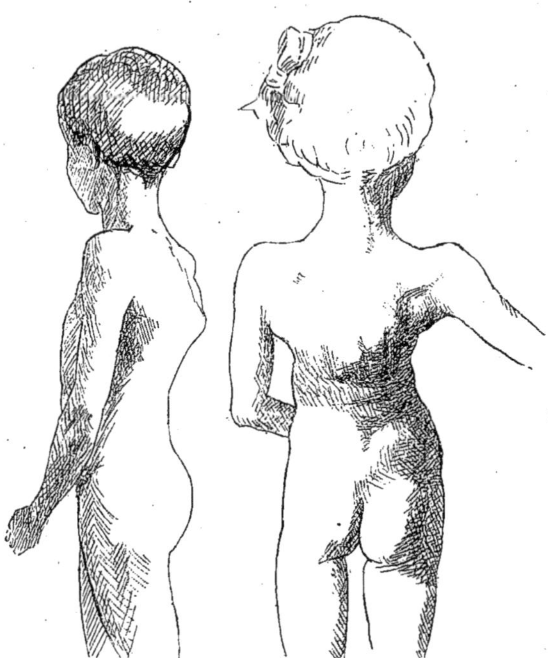

FIG. 818.

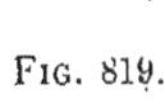

FIG. 819.

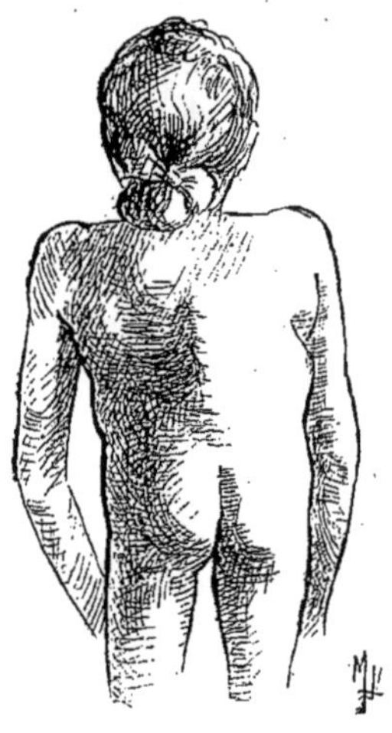

Fig. 820.

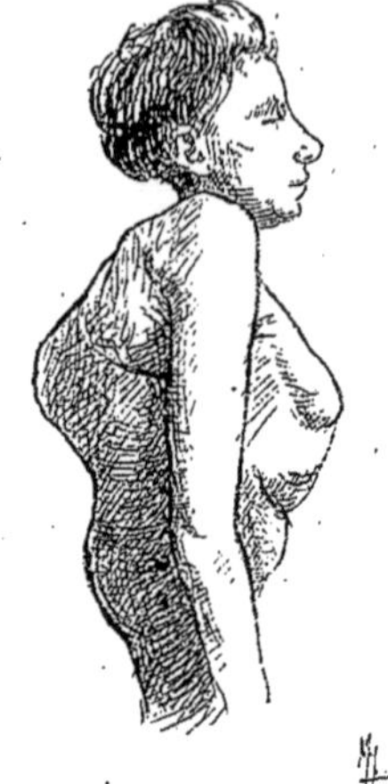

Fig. 821.

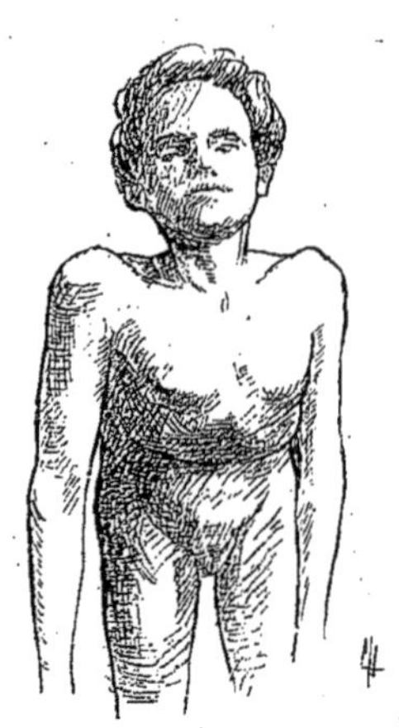

Fig. 822.

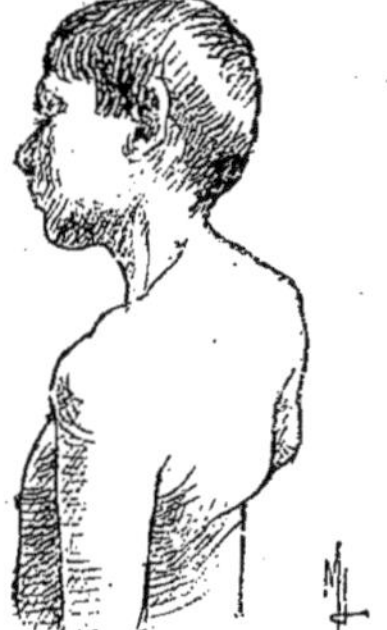

Fig. 823.

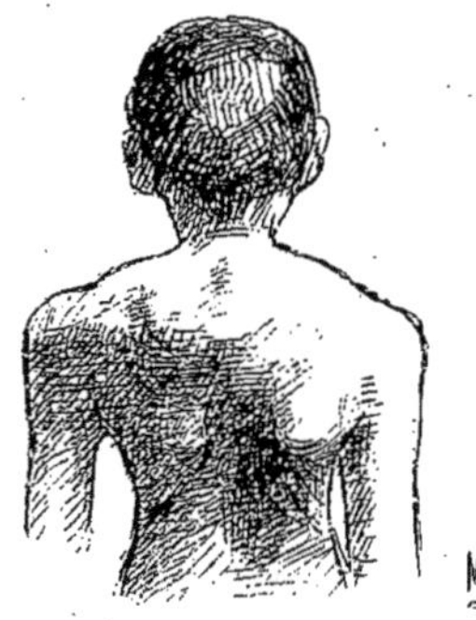

Fig. 824.

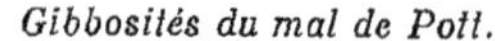

Gibbosités du mal de Pott.

Fig. 820 à 822. — Trois vues d'une fillette de 14 ans atteinte depuis sa première enfance d'un énorme *mal dorso-lombaire fistuleux*; raccourcissement du tronc, thorax globuleux ; lordose cervicale de compensation.

Fig. 823 et 824. — *Mal dorsal supérieur*, sans participation cervicale; la tête n'est pas dans les épaules; la région dorso-lombaire se creuse, les omoplates se détachent du tronc.

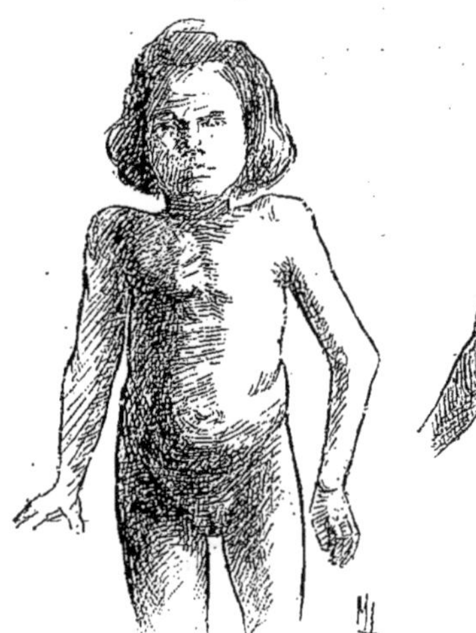

Fig. 825.

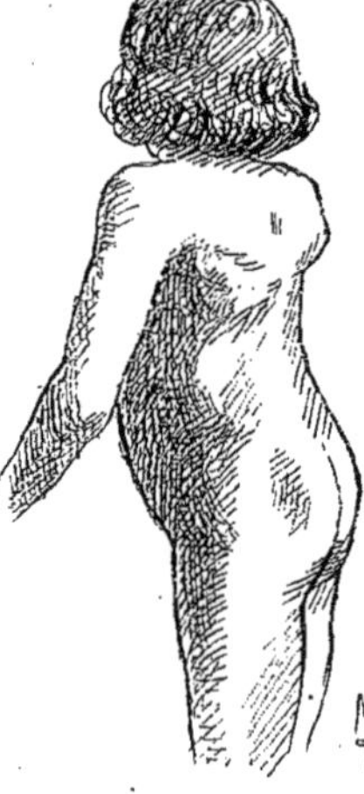

Fig. 826.

Fig. 825 et 826. — *Mal dorso-cervical*, où la colonne cervicale s'affaisse, en sorte que la tête s'enfonce dans les épaules.

bosités lombaires qu'appartiennent les déformations du *bassin cyphotique* (1).

Le *diagnostic différentiel de la gibbosité* ne prête à aucune discussion pour la forme angulaire habituelle : certains affaissements par néoplasme, par kyste hydatique peuvent la simuler il est vrai, mais il sera bien exceptionnel qu'on soit raisonnablement en droit de songer à ces raretés.

On peut affirmer que l'inclinaison latérale du mal de Pott ne ressemble jamais à une scoliose proprement dite : elle rappellerait plutôt — n'était le commémoratif — l'aspect de la scoliose congénitale (voy. p. 227).

La cyphose rachitique, avec laquelle nous croyons que la confusion est fréquente (voy. p. 128) se reconnaît à sa souplesse ; elle se corrige quand l'enfant est à plat sur le ventre.

Il n'y a de difficultés que pour différencier les gibbosités lentes et à grande courbure soit des ostéomyélites atténuées soit des cyphoses ankylosantes que nous avons décrites (p. 329) et nous n'avons qu'à renvoyer à ce parallèle symptomatique. Le problème paraît fort simplifié par l'assertion de A. Poncet (sans preuves anatomiques, il est vrai) que parmi ces infections ankylosantes du rachis il faut accorder la première place à la tuberculose. Ce ne serait toutefois qu'une apparence de simplification clinique, vu qu'on n'a pas encore noté le passage de ces spondyloses au mal de Pott tel que nous venons de le décrire ; la discussion consisterait alors à préciser le diagnostic entre le mal de Pott vrai et une autre forme morbide, d'évolution, de traitement et de pronostic très spéciaux (2).

L'application au mal de Pott de ce que nous avons dit sur l'étiologie traumatique possible des tuberculoses ostéo-articulaires prête à quelques considérations cliniques. L'origine traumatique du mal de Pott est admise depuis fort longtemps (voyez par exemple la thèse de Vidal, élève de Bouvier, Paris, 1853, n° 266), et en particulier les auteurs américains et anglais, à la suite de L.-A. Sayre, y insistent dans nombre d'observations.

Nous n'avons pas à nous demander jusqu'à quel point la doctrine pathogénique est exacte : mais le fait clinique est que certains maux de Pott de diagnostic évident, en particulier avec abcès froid typique, sont survenus plus ou moins vite après un trauma net, parfois même violent (3).

Quand il y a abcès, ou même gibbosité avec paraplégie accentuée, le diagnostic

(1) D'après Chantreuil (Th. d'agrég., Accouchements, 1869) ce bassin est presque toujours symétrique ; il est cependant oblique ovalaire soit lorsque l'articulation sacro-iliaque est malade (voy. p. 485), soit lorsqu'il y a inclinaison scoliotique. On en décrit deux types. Dans les *gibbosités dorso-lombaires*, la partie supérieure du sacrum est portée en arrière, de sorte que la pointe se porte en avant, les ischions se rapprochent. Dans les *gibbosités lombo-sacrées*, le sacrum, en partie détruit, en partie ostéophytique, devient moins concave ; les ailes iliaques basculent en dehors et les ischions en dedans.

(2) Voy. les thèses de Lyon, Gerspacher, 1903-4, n° 196 ; Montet, 1903-4, n° 117. Cependant Simon (cité par *Zeit. f. orth. Chir.*, 1907, t. XVIII, p. 532) cite un cas de spondylose (type Strümpell-Marie) terminé par carie aiguë avec paraplégie. E. Houlbrecque (Th. de Paris, 1906-7, n° 354) pense qu'en effet à côté des types de Marie et Betcherew, il y a une forme d'ankylose dorsale par ossification des ligaments prévertébraux au contact de la plèvre tuberculeuse.

(3) Cf. p. 526, 540 et 561 les gibbosités brusques et morts subites où, avec certitude, il existait une lésion ancienne des vertèbres. L'*hystéro-traumatisme du rachis* peut prêter à confusion (Kirmisson, *Soc. chir.*, Paris, 17 mars 1888, p. 235) ; presque toujours cependant des troubles nerveux d'apparence bizarre, en particulier la vivacité des douleurs et leur caractère superficiel, éveilleront l'attention.

n'est à discuter qu'avec d'autres ostéo-arthrites subaiguës qu'un trauma aurait pu provoquer. Mais il n'en est plus ainsi quand, de la triade classique, existe la seule gibbosité.

Certaines *lésions traumatiques du rachis*, en effet, s'accompagnent d'une petite gibbosité angulaire, par saillie d'une apophyse épineuse dorsale ou lombaire, à laquelle peut s'associer une cyphose à grande courbure, parfois avec un peu d'inclinaison latérale. La ressemblance objective est grande avec la gibbosité du mal de Pott, chose naturelle puisque dans les deux cas la lésion est un affaissement d'un corps vertébral.

Le diagnostic ne prête à aucune confusion lorsque la difformité s'observe immédiatement après un trauma d'intensité notable. Mais il y a des cas où la gibbosité ne se manifeste que lorsque le mal date de loin, quelquefois même au bout de plusieurs semaines ou plusieurs mois : douleurs locales et irradiées dans les nerfs correspondants, légère parésie des membres inférieurs avec exagération des réflexes attirent l'attention sur la région dorso-lombaire, où l'on voit une saillie épineuse (peut-être ancienne, mais méconnue) à laquelle s'ajoute une cyphose, d'abord réductible dans la suspension ou par l'hyperextension, mais finalement ankylosée. Cette gibbosité est progressive, difficile à enrayer (1).

N'est-ce pas alors un mal de Pott sans abcès? C'est probable, mais non sûr, si pendant assez longtemps la santé a été parfaite à la suite d'un trauma dont l'intensité n'est pas proportionnée à celle de la difformité rachidienne, si la gibbosité arrondie devient vite irréductible. Un argument plus important est fourni par la radiographie sur laquelle on voit une vertèbre affaissée, symétrique ou asymétrique, mais des lignes osseuses nettes et des cartilages clairs au lieu du flou décrit plus haut (V. p. 523). Dans le doute, on conclura de préférence au mal de Pott, car dans les deux cas il faut enrayer la gibbosité par le port d'un corset plâtré et par le repos au lit, et la seule différence est dans la durée du traitement, plus longue pour le mal de Pott : de cette durée on ne se préoccupera pas trop, car en cas de trauma pur, elle doit déjà être longue.

Ces cas traumatiques sont encore à différencier des accidents d'hystéro-traumatisme à prédominance rachidienne (railway spine, des auteurs anglais) : l'absence de signes physiques tranche la question.

On trouve un trauma provocateur dans une lésion singulière décrite par Betcherew

(1) Cette lésion a été décrite d'abord par Kümmel (1891), par Verneuil (1892); malgré des contestations, son existence semble réelle. On a cherché à expliquer le tassement progressif des vertèbres par un trouble trophique lié lui-même aux lésions subies par la moelle (Mikulicz, Henle); d'autres ont parlé d'ostéomalacie par inflammation chronique atrophiante ; pour Kümmel et la plupart des auteurs, il s'agit d'une fracture par compression avec insuffisance du cal dans le tissu spongieux ; par un processus analogue à celui qui est probablement l'origine de la coxa vara traumatique. F. Reuter (*Arch. f. Orth.*, 1904, t. II, p. 137) incrimine de petites ruptures ostéoligamenteuses. Ces faits sont certains, mais on en a abusé. Par exemple, nous ne pouvons voir qu'un mal de Pott banal avec abcès et paraplégie dans un cas de Fischer (*Deut. Zeit. f. Chir.*, 1896, t. XLIII, p. 412). Pour la bibliogr., voyez P. Grisel, *Rev. d'orthop.*, 1907, n° 2, p. 167 ; Brodnitz. *Zeit. f. orth. Chir.*, 1903-4, t. XII, p. 168; V. Bedusch, et B. Rossi, *Arch. di Ortop.*, 1904, t. XXI, p. 353; Temkin, Th. Paris, 1909-1910, n° 430; L. Imbert et F. Vial, *Presse méd.*, 1911, p. 561. — Dans un cas de Achard et Flandin (*Soc. méd. hôp.*, 1911, p. 583), il y avait dyspnée asthmatiforme intense.

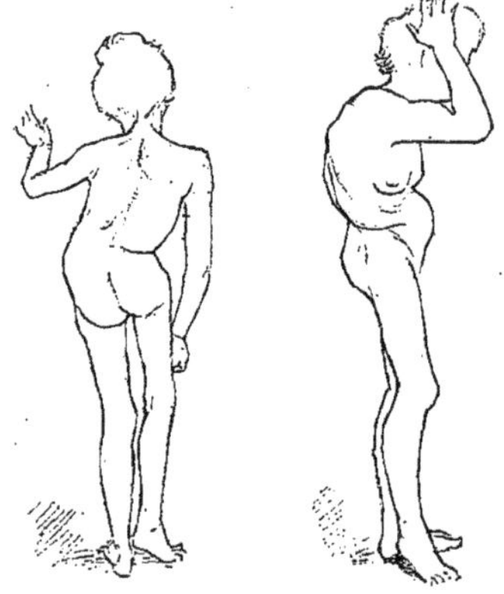

Fig. 827. — Cyphoscoliose traumatique (d'après Temkin).

chez des sujets à la fois syphilitiques et à prédisposition névropathique héréditaire. Une cyphose à grande courbure prend la région dorso-cervicale et aboutit à l'ankylose. Les douleurs névralgiques sont violentes. Quelques auteurs ne voient pas de différence entre cette *cyphose hérédo-traumatique* et les cas décrits par Kümmel. L'intégrité des jointures de la racine des membres constituerait une différence nette entre cette maladie et la spondylose rhizomélique.

B. *Abcès.* — Lorsque l'on pratique l'autopsie d'un mal de Pott, même peu ancien — ou autrefois lorsqu'on a tenté des opérations chirurgicales précoces — il est à peu près constant de trouver un ou plusieurs abcès, sous forme d'une ou plusieurs petites poches, médianes, unilatérales ou bilatérales, reposant sur le foyer caséo-fongueux des corps vertébraux cariés et soulevant le grand surtout ligamenteux antérieur.

Mais ces petits abcès restant sur place sont cliniquement latents — sauf à la région cervicale supérieure — et seuls acquièrent de l'importance chirurgicale les *abcès migrateurs*, dont le mal de Pott nous offre le type. Ils se pédiculisent en forme de sangsues et peu à peu se portent vers l'extérieur, selon des règles à peu près fixes.

Quelques collections, en rapport avec la face postérieure des corps vertébraux — ou communiquant en bissac avec un abcès antérieur — se développent vers le canal rachidien : nous en parlerons à propos de la paraplégie et ne nous occuperons ici que des poches à migration antérieure.

L'implantation a lieu plus souvent sur un des côtés que juste sur la ligne médiane ; la coexistence de deux poches, communiquant assez souvent entre elles, est fréquente. Rien de particulier au mal de Pott relativement à la possibilité d'abcès « circonvoisins » (1), sur le contenu des poches, sur l'oblitération du pédicule, aujourd'hui reconnue exceptionnelle, sur la rareté des ulcérations artérielles (aorte à la région dorso-lombaire ; un peu moins rarement artère vertébrale au cou) par l'abcès. Rien non plus sur les caractères physiques de la collection devenue accessible à la palpation.

Mais pour le devenir, elle a subi une migration lente, plus ou moins longue, en partie régie par la pesanteur, et dirigée par les plans aponévrotiques, le long des espaces conjonctifs, dans les gaines musculaires et vasculaires, à travers les orifices par lesquels les organes — les vaisseaux surtout — passent d'une région à une autre. Ces lois ne sont pas absolues : on a vu des abcès récurrents marcher contre la pesanteur ; nous savons que la paroi tuberculeuse peut ulcérer et franchir une lame aponévrotique au lieu de la suivre — et déjà Bouvier notait ces aboutissants que l'anatomiste ne prévoit pas. D'une manière générale, pourtant, on peut, pour chaque région, donner une description assez précise et savoir en quels lieux d'élection chercher les abcès pour les diagnostiquer de bonne heure.

A la région cervicale, les abcès peuvent apparaître sur toutes les faces, quoique assez rarement *en arrière*, vers la nuque. A migration d'ordinaire courte, ils sont même assez souvent presque sessiles.

(1) On a parlé, sans grandes preuves pour les régions profondes, d'abcès ganglionnaires, réels cependant au cours du mal cervical.

Les *antérieurs* sont rétropharyngiens ou, plus bas, rétro-œsophagiens ; il n'est pas fréquent qu'ils descendent vers le médiastin : Lannelongue a cependant observé une migration lointaine terminée par ouverture dans l'uretère. Leurs symptômes fonctionnels sont la dysphagie et — pour les supérieurs surtout — la dyspnée ; on constate physiquement, par l'inspection de la gorge et par le toucher pharyngien, ceux qui sont rétropharyngiens; plus bas situés, ils nous échappent tant qu'ils ne font pas saillie latéralement.

Les *latéraux* descendent le long des nerfs dans le creux sus-claviculaire (1) et de là, par exception, jusque dans l'aisselle.

A la région cervico-dorsale, les variétés sont les mêmes que les précédentes. La saillie en arrière, entre les apophyses transverses, est plus rare. Les abcès latéraux sont sus-claviculaires et suivent le long des nerfs inférieurs du plexus brachial un trajet ascendant (2). Les antérieurs, situés dans le haut du médiastin, nous échappent pendant longtemps.

A la région dorsale supérieure, presque tous les abcès sont *antérieurs* et la plupart du temps ils restent sessiles, se développant sur place et acquérant sans être accessibles un volume parfois considérable. Adhérents à la plèvre et au poumon qu'ils refoulent, ils peuvent finir par se fistuliser dans les voies aériennes (3) (trachée ou bronches) ou dans l'œsophage, ou bien par se rompre dans la plèvre.

Tant qu'ils sont contenus dans la cavité thoracique, on ne peut que les soupçonner s'ils sont petits ; l'ombre qu'ils donnent à la *radiographie* est quelquefois utile pour leur diagnostic précoce. Plus volumineux, ils se révèlent par de la matité sur un des côtés du rachis, ou des deux côtés : à l'auscultation, ils peuvent simuler un épanchement pleural, l'erreur n'étant évidemment excusable que s'il n'y a pas de gibbosité, ou bien en cas d'une coïncidence bien difficile à reconnaître. Les points où ils deviennent accessibles sont les suivants :

1° En arrière, près de la gibbosité, vers l'angle des côtes, le long du bord de l'omoplate ou sous elle, à travers une perforation en bouton de chemise d'un espace intercostal ;

2° Sur les côtés du thorax, et même fort loin en avant, par une migration entre les deux plans d'un espace intercostal, puis le long d'un des vaisseaux et nerfs perforants. A gauche, on en a vu arriver ainsi devant le péricarde et devenir pulsatiles ;

(1) Si l'on n'explore pas avec soin le rachis, on peut faire confusion, avec un kyste dermoïde.

(2) Ménard fait remarquer que, vu l'abaissement du sternum, la base du cou devenu presque horizontal se trouve en face des premières dorsales; la récurrence est donc plus apparente que réelle.

(3) Les *abcès ouverts dans les voies aériennes* (Bentz, Th. de doct., Paris, 1903-4, n° 110 et *Presse méd.*, 1902, p. 1157) sont surtout les dorsaux (11 cas sur 18) ; on en a vu de lombaires ; Aldibert en a observé un par mal vertébral postérieur. Il y a presque toujours adhérences pleurales (Chenieux, Th. Paris, 1873, n° 377) et peut-être quelquefois pleurésie purulente servant d'intermédiaire (Rommelaere, Herzenberg, Thèse, 1893-4, n° 357) (?). La fistule est aussi souvent broncho-cutanée que bronchique simple ; on a vu une fistule broncho-œsophago-cutanée (Dron). Les symptômes sont d'abord ceux d'une pleurésie adhésive (généralement méconnue), puis on est surpris par une vomique ; ou bien un jour, il sort de l'air par une fistule ; ou bien le liquide d'une injection passe dans les bronches. Le rejet de séquestres par la bouche est rare. Bentz compte 10 morts, 3 guéris, 5 inconnus. Cf. Ide et Lamborelle, *Bull. Soc. méd. Gand*, 1903, t. LXX, p. 7 (sequestres expectorés) ; J. Goldthwait, *Ann. Gyn. a. Pæd.*, 1897-8, t. XI, p. 544 ; E.-O. Goeltze, Dissert. Munich, 1905 (fistule œsophago-trachéale).

3° Par trajet récurrent au cou, le long de l'œsophage ou, pour les plus supérieurs, vers le creux sous-claviculaire le long des nerfs ;

4° Par trajet descendant vers l'abdomen, presque toujours par l'orifice aortique, quelquefois par celui des nerfs splanchniques de l'œsophage. Cette forme est fréquente pour ceux des dernières dorsales et une fois dans le ventre leur migration devient identique à celle des abcès lombaires antérieurs, sous-péritonéaux. Dans d'autres cas, du tissu sous-pleural ils passent sous l'arcade du carré lombaire et arrivent dans l'espace périnéphrique, puis à la région lombaire à travers l'espace de Grynfelt ou le triangle de J.-L. Petit, au bord externe de la masse sacro-lombaire, quelquefois en la perforant (1).

A la région dorso-lombaire, deux migrations s'observent : dans le tissu conjonctif sous-péritonéal et dans la gaine du psoas.

Les *abcès antérieurs, ou sous-péritonéaux* (2), identiques à ceux qui viennent d'être mentionnés, se développent comme eux vers la région périnéphrique et vers le bassin (3). Parvenus dans la fosse iliaque, ils tendent à descendre soit à la cuisse, soit vers le petit bassin, soit vers les deux à la fois. Ils arrivent à la racine de la cuisse le long des vaisseaux fémoraux refoulés en dehors ou en dedans, et une fois là ils peuvent passer en arrière, à la fesse, en s'insinuant sous le col du fémur, le long des vaisseaux circonflexes. La migration le long du canal inguinal, vers le scrotum ou la grande lèvre, est exceptionnelle. Ceux qui passent dans le petit bassin en sortent quelquefois vers la fesse par la grande échancrure sciatique (4) et de là, le long du nerf, on en a vu descendre au creux poplité ; par exception vers l'insertion des adducteurs, à travers le canal obturateur. D'autres vont jusqu'à la peau du périnée, après avoir perforé le muscle releveur de l'anus. La fistulisation a lieu soit en cette région, soit dans un des viscères creux du voisinage (rectum, vessie, vagin), soit en plusieurs endroits et viscères à la fois, en n'importe lequel des points mentionnés dans les lignes précédentes.

L'*abcès antéro-latéral*, plus fréquent, descend dans la gaine du psoas et, après un temps d'arrêt à l'arcade de Fallope, jusqu'à l'insertion de ce muscle au petit trochanter. Une fois-là, si on l'abandonne à lui-même il franchit la gaine et en bas s'étale vers la fesse, de même qu'en haut il se développe, comme les précédents, dans la fosse lombaire. Le passage dans l'articulation de la hanche, à la faveur de la bourse de glissement du muscle, d'où coxalgie consécutive, est exceptionnel.

Lorsqu'un sujet atteint de mal de Pott dorso-lombaire est porteur d'un abcès caractérisé et quelque peu enflammé dans une des fosses lombaires, et surtout dans la partie correspondante de la gaine du psoas, il est assez fréquent — mais

(1) Une hernie consécutive est possible (C. Claeys, *Gaz. hôp.*, Paris, 1911, p. 585).

(2) Notons la tuberculose possible du péritoine voisin. Dans un cas de Pic et Bonnamour (*Soc. méd. hôp.*, Lyon, 15 décembre 1908, p. 532) l'infection a passé de là au foie d'où, le mal de Pott (4ᵉ et 5ᵉ lombaire) étant tout à fait latent, une hépatite tuberculeuse avec ictère prise pour un néoplasme des voies biliaires.

(3) Par abcès lombaire, on a noté la *compression de la veine iliaque* (œdème du membre inférieur), de l'*uretère* (dilatation du bassinet ; Gauché, *Soc. anat.*, Paris, 1878, p. 171), du duodénum (Gaussel, *Arch. gén. méd.*, Paris, 1905, p. 652 ; Patel, *Gaz. hôp.*, 1900, n° 102, p. 1135).

(4) D'après Ménard, cela n'a lieu que si l'abcès a pour origine une dénudation concomitante du sacrum.

non point constant — qu'il incline le tronc du côté de cet abcès : et c'est une des

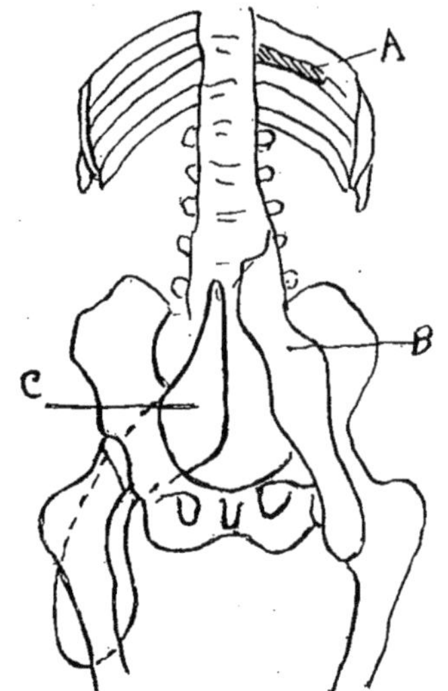

Fig. 828.

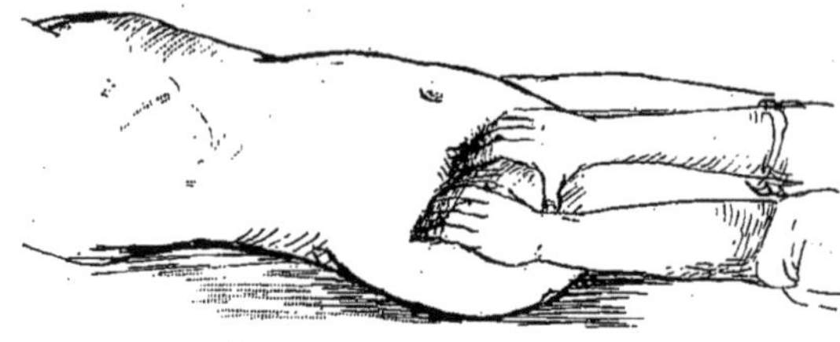

Fig. 829.

Fig. 828. — *Schémas des principaux abcès pottiques*, d'après Testut et Jacob. A, abcès intercostal; B, abcès dorso-lombaire de la gaine du psoas; C, abcès lombo-sacré, pelvien, migrant par l'échancrure sciatique; fig. 829, palpation de la fosse iliaque : pénétrer en suivant les mouvements d'expiration.

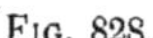

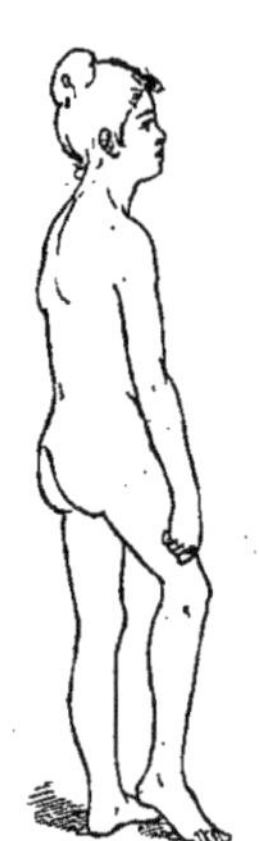

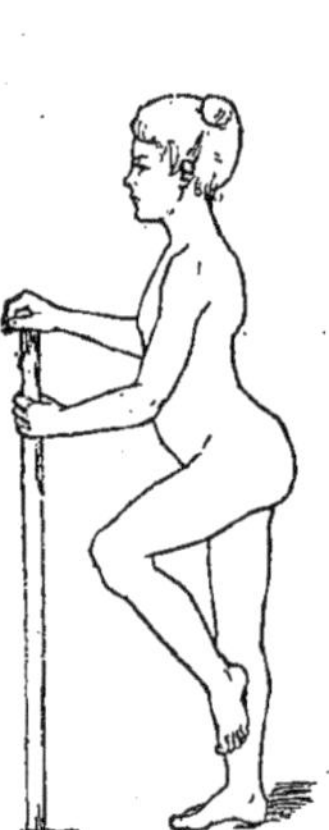

Fig. 830 et 831. — Attitude (rare) par contracture du psoas.

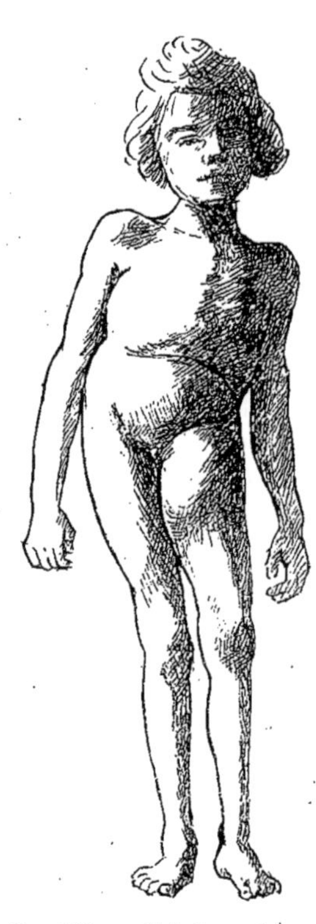

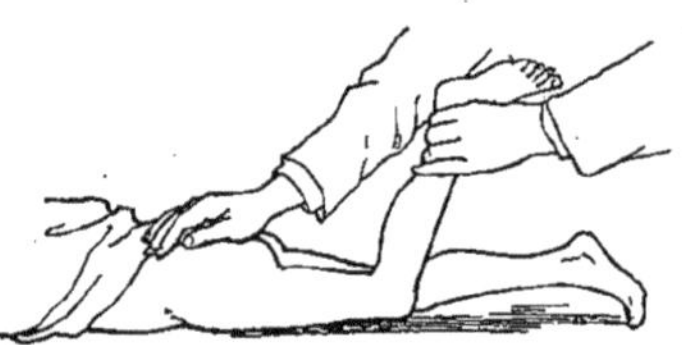

Fig. 832. — Recherche de la contracture du psoas, au début.

Fig. 833. — Mal dorso-lombaire scoliotique; abcès du psoas.

formes du mal de Pott scoliotique. En même temps, le membre prend l'attitude de la psoïtis, en flexion, abduction et rotation en dehors. A cette période, on sent une grosse masse, fluctuante entre les deux mains appuyées l'une en avant, l'autre en arrière, au-dessous des dernières côtes.

Ces signes sont ceux qui, atténués, doivent faire soupçonner que, tout en haut, un abcès commence à pénétrer dans la gaine du psoas ; l'enfant ne se tient pas tout à fait droit, et l'une des jambes est plus faible, plus maladroite que l'autre. Au début, on ne sent rien à la palpation, mais en mettant le sujet sur le ventre et en soulevant alternativement les deux cuisses avec une main, tandis que de l'autre on appuie le bassin contre le plan du lit, on constate que le mouvement d'extension de la cuisse sur le bassin est moins souple que du côté opposé. Si le mal de Pott est certain, cette symptomatologie est pathognomonique d'un abcès commençant. Puis, quelques semaines plus tard, et souvent sans que les phénomènes de psoïtis se soient accentués, par la palpation profonde de la région costo-iliaque, bien relâchée par la flexion des cuisses, en profitant d'expirations successives pour enfoncer les doigts bien à fond, on sent une tumeur allongée, se perdant en haut et devenant en bas de plus en plus saillante pendant les semaines qui suivent, jusqu'à remplir toute la fosse iliaque d'une grosse masse arrondie et fluctuante arrivant au contact de l'arcade de Fallope. Plus tard encore, la partie externe de l'arcade est soulevée et au-dessous d'elle se prolonge l'abcès, oblique en bas et en dedans, passant derrière les vaisseaux qu'on sent battre devant lui, et venant enfin faire une saillie fluctuante en haut et en dedans de la cuisse, à la région du petit trochanter.

A cette période, on obtient la fluctuation entre les deux mains, de la région crurale à la région iliaque; et, en appuyant sur la poche crurale, on constate une réductibilité d'autant plus nette que la tension est moindre dans l'abcès.

Dans cette forme, le siège de l'abcès dans la gaine du psoas ne saurait être mis en doute. De même siègent sûrement hors de cette gaine les gros abcès iliaques à prolongement pelvi-périnéal, ou pelvi-fessier sortant par l'échancrure sciatique: prolongements pelviens dont on se rend compte par le toucher rectal avant qu'ils ne fassent saillie au dehors. Si l'on assiste au début d'une migration fémorale par l'anneau crural, ou par le canal sous-pubien, ou bien à la rare migration inguinale, en sentant la fluctuation bimanuelle et la réductibilité partielle entre la poche extérieure et la poche iliaque, on pourra encore diagnostiquer avec sécurité un abcès sous-péritonéal. Ce siège encore est probable lorsqu'un gros abcès en bissac occupe la région lombo-iliaque, avec perforation du triangle de Jean-Louis Petit : la grosse saillie lombaire, la distension de la région périnéphrique ne sont pas dans les habitudes de l'abcès de la gaine du psoas.

Il est assez fréquent que la suppuration du mal dorso-lombaire soit bilatérale ; et les deux poches, qui ordinairement n'ont pas commencé en même temps, peuvent être l'une dans la gaine du psoas et l'autre dehors.

Diagnostic. — Cette précision du diagnostic anatomique est sans intérêt pour le mal de Pott rendu évident par une gibbosité. Elle est utile lorsque, la gibbosité faisant défaut, il est nécessaire : 1° d'établir s'il existe un mal de Pott ; 2° de déterminer si possible son siège exact, d'après les voies de migration du pus.

Le diagnostic des abcès du mal de Pott se présente sous deux aspects (1) :

1° *Il y a un mal de Pott, existe-t-il un abcès ?* La réponse à cette question se trouve dans la recherche des signes de début énumérés plus haut, dans la palpation attentive des lieux d'élection; en particulier dans l'étude de la contracture commençante du psoas.

2° *Il existe un abcès ou une fistule* aux lieux d'élection énumérés ci-dessus : *existe-t-il un mal de Pott?* La question ne se pose pas si on trouve un des deux autres signes de la triade : car si un kyste hydatique peut alors induire en erreur, il faut dire que seule la ponction permet d'éviter la faute. En cas de paraplégie de nature douteuse, le moindre signe d'abcès au début (résistance de la fosse iliaque ; contracture légère du psoas) doit faire conclure au mal de Pott.

Si on explore avec grand soin le rachis, en y cherchant la moindre raideur, la moindre saillie épineuse, si on étudie dans les commémoratifs les pseudo-névralgies prémonitrices bilatérales, les cas prêtant à confusion deviennent peu nombreux. De même si on recherche avec attention le moindre signe de la lésion simulatrice possible. Nous nous bornerons donc à énumérer :

Au cou, les abcès ganglionnaires. Car dans le mal de Pott, il peut y avoir engorgement assez volumineux d'un ganglion, et même suppuration de l'un d'eux; et inversement une adénite tuberculeuse un peu échauffée peut causer du torticolis par contracture musculaire. Ces abcès ganglionnaires concomitants existent peut-être aux régions profondes du rachis, mais le clinicien ne les reconnaît pas.

Au thorax : *a*) les *abcès froids de la paroi*, qu'ils soient ossifluents, ganglionnaires ou pleuraux; ceux qui siègent en arrière peuvent être assez embarrassants; *b*) la *pleurésie purulente*, si, par ponction, on obtient du pus dans une zone mate, et la coexistence des lésions est telle que parfois même à l'autopsie on ne peut préciser (V. Ménard).

Dans la *fosse lombaire* peuvent pointer des abcès froids : *a*) par *ostéite de l'aile iliaque*; *b*) par *tuberculose rénale* (2) massive, fermée, unilatérale, sans modification de l'urine.

Dans la *fosse iliaque*, le bassin, la racine de la cuisse, la fesse, certains abcès de coxalgie, de sacro-coxalgie, d'ostéites péricoxales sont identiques à ceux du mal de Pott. Donc, étant donné un de ces abcès, contenu ou non dans la gaine du psoas, il faut chercher attentivement par la pression localisée et les mouvements communiqués, les signes propres à ces différentes ostéites et ostéo-arthrites. Il n'est point rare qu'une contracture du psoas fasse penser d'abord à une coxalgie : on sera mis en éveil par ce fait que, dans cette contracture, on peut augmenter la déviation, c'est-à-dire que le membre résiste à l'adduction et à l'extension, mais qu'on peut pousser au maximum la flexion et l'abduction.

Les *fistules pelvi-rectales supérieures* s'ouvent en dehors du sphincter, et même d'ordinaire plus en dehors que les fistules ischio-rectales. On les reconnaît à

(1) Nous croyons inutile d'insister sur le *diagnostic différentiel de l'abcès* envisagé en soi (lipome, hernie, etc.). Je signalerai en passant l'hématome du psoas chez un hémophile.

(2) A. Broca, *Leç. clin.*, t. I, p. 460; et Mad. Dalayrac, Th. de Paris, 1909-10, n° 367 (trois observations).

l'obliquité en haut et en dehors et à la profondeur où l'on enfonce le stylet. Leur diagnostic d'origine est le même que pour les abcès du bassin énumérés ci-dessus.

3° *On a rapporté l'abcès au rachis :* l'ostéo-arthrite est-elle tuberculeuse ? Nous n'avons pas encore rencontré de cas où l'hésitation ait été bien grande. L'*ostéomyélite* vertébrale chronique d'emblée, avec abcès, nous paraît tout au moins bien exceptionnelle. Certains cas subaigus et limités peuvent s'offrir à nous ; mais quelques jours d'observation suffisent pour établir qu'il y a de la fièvre.

C. *Paraplégie.* — ANATOMIE ET PHYSIOLOGIE PATHOLOGIQUES. — Pour comprendre la valeur clinique des *troubles nerveux du mal de Pott*, il faut préciser les *conditions anatomiques de leur production.*

Nous avons ici le type des *paraplégies par compression lente de la moelle*; deux ordres d'organes se trouvent lésés dans le canal rachidien : 1° la moelle elle-même et ses méninges ; 2° les racines nerveuses et leur tronc de jonction (1).

On a d'abord cru que la *compression* de ces organes avait pour agents les *os déplacés*, et ce mécanisme se trouve en effet assez souvent vérifié à la région cervicale supérieure, en particulier à la région sous-occipitale (voy. p. 557). Aux autres régions, il est tout à fait exceptionnel. Au dos, on cite quelques cas d'effondrement brusque du rachis avec gibbosité et paralysie immédiate, mais dans la presque totalité des cas, la paraplégie est lente, elle peut survenir alors que la gibbosité sera plus tardive ou toujours nulle ; elle peut guérir alors que la gibbosité reste stationnaire ou s'aggrave, et dans les conditions inverses elle peut s'aggraver (2). Ces faits, déjà signalés par Louis, Boyer, J. Cruveilhier, ont permis de conclure que la compression par les os déplacés ne doit d'ordinaire pas être invoquée : et d'ailleurs, quand on a disséqué des gibbosités même accentuées et fortement angulaires, on a constaté que le canal rachidien et les trous de conjugaison ont conservé des dimensions presque normales. L'angle vertébral saillant dans le canal pourrait paraître offensant, mais à l'état frais il est matelassé par des fongosités. Il semble cependant, pour le canal central, exister un certain degré de rétrécissement intervenant comme cause adjuvante, d'où la cessation de certaines paralysies sous l'influence de redressements lents ou brusques de la gibbosité.

Charcot et son élève Michaud (Th. de doct., Paris, 1871, n° 163) ont montré que le *tissu tuberculeux, fongueux, caséeux ou abcédé, est le véritable agent de ces compressions.* Du corps vertébral sort en arrière un champignon caséo-fongueux, semblable à celui qui en avant formera l'abcès par congestion. D'abord limité par le grand surtout ligamenteux postérieur, il n'a qu'une action de compression mécanique ; puis il franchit la lame fibreuse, après l'avoir décollée sur une étendue parfois grande (3), et à partir de ce moment le tissu tuberculeux se propage aux organes nerveux. Un semis de granulations, puis de la *pachyméningite caséeuse* se forment à la face externe de la dure-mère, la plupart du temps sur une partie seulement de la circonférence, en avant presque toujours ; plus tard, et rarement, la dure-mère à son tour est perforée et il se constitue des lésions de pachyméningite interne, avec semis

(1) Peut-être dans certains cas les troubles circulatoires par coudure de l'aorte jouent-ils un rôle (Lannelongue). Voy. une observation intéressante de BOUCHACOURT (Kirmisson), *Soc. anat.*, Paris, 1895, p. 143 ; WIETING, *Deut. Zeit. f. Chir.*, 1903, t. LXX, p. 112 (il y avait en outre thrombose des veines iliaques ; paraplégie brusque).

(2) Ménard a vu deux fois la moelle dorsale comprimée par des fragments de corps séparés de leur arc postérieur et comme énucléés en arrière par pression entre les deux segments (GUIBAL, *Soc. an.*, Paris, 1899, p. 945).

(3) Un abcès cervical intra-rachidien peut descendre sur toute la longueur du canal (PETITJEAN, *Lyon méd.*, 1906, t. CVI, p. 618).

de granulations et adhérences; Lannelongue a vu une hémorragie entre la dure-mère épaissie et la moelle (1).

Sous ces lésions des méninges, la *moelle* (2) subit à la fois de la compression et

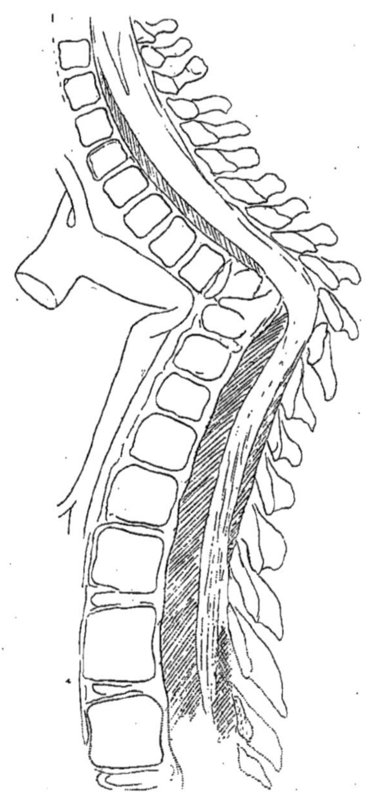

Fig. 834.

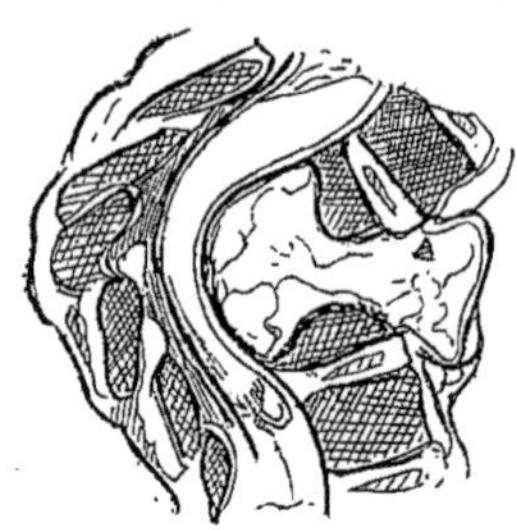

Fig. 835. — Abcès comprimant la moelle. (Collection de V. Hutinel.)

Fig. 834. — Pièce d'un sujet mort de dégénérescence amyloïde des viscères par mal dorsal fistuleux ayant détruit plus de 5 vertèbres. On voit que la moelle n'est aucunement comprimée ; on notera par contre une coudure considérable de l'aorte thoracique dans l'angle rentrant de la gibbosité. La compression est due aux fongosités, aux abcès intra-rachidiens (voy. fig. 835)

de l'inflammation. Quelquefois, alors que cependant la paralysie est accentuée, les lésions échappent à nos moyens actuels d'investigation. Mais presque toujours il se produit au niveau de la région comprimée un foyer de *myélite transverse*, puis, au-dessous et au-dessus de lui, des *dégénérations secondaires*, descendantes dans le faisceau pyramidal, ascendantes dans les cordons de Goll et cérébelleux directs. Des faits expérimentaux, où l'on a introduit des corps inertes (cire, cylindres métalliques) entre le rachis et la moelle, prouvent que les lésions peuvent être purement mécaniques ; il y a destruction plus ou moins complète de tubes nerveux et sclérose de la névroglie d'abord proliférée ; d'où induration et rétraction finale de la moelle devenue grisâtre. Certainement aussi il se passe des phénomènes d'irritation inflammatoire, de congestion, d'œdème causant de l'ischémie et dissociant des tubes nerveux en partie élongés, en partie disloqués (I. Hellich), dont la continuité toutefois est respectée (3). Parfois, enfin, on trouve quelques lésions spécifiques, par lymphangite

(1) Mosny et Malloisel (*Soc. méd. hôp.*, Paris, 1906, p. 1097) ont noté la lymphocytose du liquide céphalo-rachidien.

(2) Sur les altérations de la moelle, outre les travaux cités plus loin, de Babinski, Alquier, van Gehuchten, voy. : Rosenheim, *John Hopk. hosp. Bull.*, 1898, t. IX, p. 240 ; I. Rossi, *Arch. de neurol.*, 1905, p. 417. — V.-P. Gibney, *Journ. of nerv. and mental dis.*, 1897, t. XXIV, p. 195 (70 observations) ; Gaussel et Smirnoff, *Montpellier méd.*, 1905, p. 389 (discordance entre les lésions et l'état des réflexes) ; H. Daxenberger, Dissert., Erlangen, 1893 (dégénérations descendantes et ascendantes) ; Heinecke, Dissert., Erlangen, 1903 (3 cas, 1 autopsie).

(3) Sur des lésions d'œdème, de myélomalacie où la compression par pachyméningite est nulle ou d'importance légère, voy. F. Dupré et P. Camus, *Rev. de neur.*, 1906, p. 1 ; H. Boschi et A. Gaziani, *Rev. neur.*, 1906, p. 799.

ou artérite tuberculeuses. Peut-être encore, d'après Philippe et Cestan, doit-on tenir compte d'une inflammation simple due aux toxines tuberculeuses imprégnant la moelle. La part exacte de ces différents processus n'est pas bien délimitée, et de leurs proportions relatives dépendent sans doute certaines variétés symptomatiques.

Lorsque le processus guérit, les fongosités de la pachyméningite se sclérosent, parfois même s'ossifient en partie (Ollivier, Andral, Lannelongue), d'où possibilité d'une striction permanente à laquelle on a mis fin par ablation de la plaque indurée (Jaboulay, Macewen). Quant à la moelle, on est frappé du petit calibre suffisant à son fonctionnement (plume de corbeau, Charcot). On a d'abord cru que les tubes nerveux y existant après retour des fonctions s'étaient régénérés : il est probable que ce sont, libérés de leurs entraves, les tubes conservés que nous venons de signaler.

Du côté des *nerfs*, de leurs racines et du ganglion correspondant, les résultats de la pachyméningite sont les mêmes : compression, irritation, névrite interstitielle puis sclérose, névrite parenchymateuse.

Il est à noter que souvent la pachyméningite s'étend plus ou moins au-dessus et au-dessous de la région osseuse malade, d'où extension possible de la paraplégie plus haut qu'on ne l'eût présumé d'après le siège de la gibbosité.

Étude clinique. — La compression lente de la moelle est caractérisée (Charcot) par :

1° Des *symptômes intrinsèques*, avant tout moteurs, dus à l'irritation et à la compression de la moelle elle-même ;

2° Des *symptômes extrinsèques*, avant tout sensitifs, dus à l'irritation et à la compression des racines et nerfs.

Les *symptômes extrinsèques sensitifs* sont précoces, précèdent parfois de fort loin les troubles moteurs : c'est à propos du mal de Pott au début que le clinicien doit préciser leur valeur diagnostique (voy. p. 518). Quant aux *symptômes extrinsèques moteurs*, ils sont accessoires dans le type habituel de la paraplégie pottique, que nous allons décrire avant de mentionner leurs caractères spéciaux.

1° *Troubles intrinsèques* (*médullaires*). — Ainsi qu'il a été dit plus haut, la paraplégie du mal de Pott peut avoir un début *brusque*, lié à un affaissement brutal des corps vertébraux malades. Presque toujours, elle s'installe *insidieusement*, quoique avec une vitesse d'évolution assez variable.

On peut noter quelques *phénomènes prémonitoires* : picotements, fourmillements, crampes, arthralgies, sensations de constriction dans les membres qui vont être paralysés ; constipation opiniâtre, dysurie ou même rétention passagère d'urine. Mais bien vite les *troubles moteurs* deviennent prédominants. C'est d'abord une maladresse de la marche ; le sujet titube, bronche, trébuche, tombe même souvent. Dans la station debout, il fléchit un peu les jambes, tête dans l'extension ; il marche lentement, en écartant les jambes, en fauchant, en levant avec plus en plus de peine des pieds lourds avec lesquels il accroche le sol. Un degré de plus et pour se baisser ou se relever, puis marcher, pour enfin se tenir debout, il est obligé de prendre appui sur la cuisse avec une ou avec les deux mains. Un degré encore, et il ne peut plus rester debout sur des jambes flasques qui fléchissent sous lui. Couché, à cette période il peut soulever le membre du lit, puis le plier seulement, et il en arrive, enfin, à l'immobilité absolue de la paraplégie complète.

Au premier abord, cette paralysie est *flasque*, et en effet elle le peut être réellement, c'est-à-dire sans contracture des muscles paralysés et avec abolition des réflexes tendineux. Mais presque toujours on trouve, les muscles n'étant pas contracturés, que *les réflexes tendineux sont exagérés*, très souvent au point que par flexion brusque du pied — ou même par une irritation superficielle du membre — on obtient la trépidation épileptoïde. Au degré extrême, les membres paralysés se contracturent en extension. Le réflexe des orteils, par chatouillement de la plante du pied (Babinski), a lieu en extension et non, comme à l'état normal, en flexion. On a cru, il y a une trentaine d'années, que la flaccidité complète était l'état originel, à la période de destruction par myélite transverse, l'exagération des réflexes, les crampes et la contracture indiquant l'entrée en jeu de la dégénération descendante du faisceau pyramidal. Il est reconnu aujourd'hui que l'exagération des réflexes est un phénomène précoce, contemporain de la simple fatigue des membres inférieurs, voire des pseudo-névralgies; que d'autre part, même la trépidation épileptoïde est possible sans dégénération secondaire (Coleman). Il semble que cet état spasmodique en puissance soit normal dans ces paraplégies par compression incomplète et inflammatoire, avec conservation partielle des tubes nerveux dans la moelle irritée.

Dans les muscles paralysés, la *contractilité électrique* est longtemps conservée, ce qui est d'un bon pronostic.

Quelquefois intacte, la *sensibilité* est d'ordinaire altérée, mais non supprimée, et, sauf exception rare (Tavignot), troublée plus tard et bien moins que la motilité. On note de l'anesthésie tactile incomplète, plus tard thermique, plus rarement de l'hyperesthésie, des sensations douloureuses subjectives, des paresthésies, des erreurs de localisation, et avant tout du retard de transmission. La dissociation syringomyélique de la sensibilité est possible (1), et serait d'un pronostic fâcheux, car elle serait en rapport avec une lésion destructive de la moelle.

Les membres paralysés sont froids, à circulation lente, facilement couverts d'une sueur visqueuse, mais il y a peu de *troubles trophiques* : l'atrophie musculaire est tardive et médiocre, en rapport plutôt avec l'émaciation du sujet; on a signalé le dessèchement de la peau, l'œdème, l'inégalité de température des deux côtés, les arthralgies (souvent précoces, rarement persistantes), les arthrites subaiguës, avec hydarthrose passagère (2), où Poncet croit voir une atteinte de tuberculose « inflammatoire »; les eschares graves au sacrum, au trochanter, aux talons sont assez rares.

Il est à noter enfin que, mis à part les troubles initiaux mentionnés plus haut, rectum et vessie fonctionnent bien pendant longtemps, souvent même pendant toute la durée du mal. Rétention d'urine et incontinence vraie ou fausse par regorgement sont cependant possibles : incontinence, dit-on, pour une lésion dorsale basse, rétention pour une lésion cervico-dorsale. Dans ces vessies mal

(1) A. Pic et G. Regaud, *Prov. méd.*, 1895, n° 40, p. 469 ; D.-L. Edsall, *Journ. of nerv. and ment. dis.*, N. Y., 1898, t. XXV, p. 257. — Diminution de la sensibilité des tibias au diapason, Sabrazès, *Gaz. hebd. sc. méd.*, Bordeaux, 1905, p. 183.

(2) Arthropathies du mal de Pott, Chipault, *Trav. neurol.*, 1900, t. V, p. 76. — Ménard explique ainsi deux luxations de la hanche qu'il a vu se produire au lit.

nourries, la moindre septicité d'un cathéter cause très facilement une cystite suppurée des plus graves (1).

Les *troubles oculaires* — en général myosis, quelquefois mydriase, quelquefois alternance des deux — sont propres au mal de Pott cervico-dorsal; ils sont unilatéraux ou bilatéraux. A ce siège élevé appartiennent encore la toux et la dyspnée, les crises gastriques, le hoquet, la gêne de la déglutition.

Une forme propre à la région cervicale est la *paraplégie cervicale de Gull*, caractérisée par l'atteinte d'un seul ou des deux membres supérieurs, les membres inférieurs n'étant pris que plus tard ou même jamais. Comme si, formant la surface du renflement médullaire correspondant, les faisceaux nerveux des bras étaient les premiers comprimés. Le pouls lent permanent est un résultat possible de ces compressions cervicales supérieures.

Les symptômes de la compression médullaire sont presque toujours bilatéraux, quoique souvent pas tout à fait symétriques. Très exceptionnellement au dos, un peu moins rarement à la région cervicale supérieure, ils peuvent être unilatéraux (fait déjà vu par J. Cruveilhier) et revêtir la forme de l'*hémiplégie spinale de Brown-Séquard, avec hémianesthésie croisée* (2). C'est-à-dire que, du côté comprimé, il y a paralysie motrice d'un membre ou des deux, avec paralysie vasomotrice et hyperesthésie; de ce côté, une bande d'anesthésie marque la limite supérieure de la paralysie; le côté opposé est anesthésié.

2° *Troubles extrinsèques* (*radiculaires*). — Abstraction faite des pseudo-névralgies, qui, à la période de paraplégie, ont coutume d'avoir cessé, les *troubles nerveux extrinsèques* (3) sont, eux aussi, des anesthésies et des paralysies motrices par compression.

A *l'anesthésie* Chipault (4) attribue un caractère diagnostic intéressant : radiculaire, elle serait fixe, tandis que, médullaire, elle serait sujette en intensité et en étendue à des oscillations spontanées de durée variable, surtout vers ses limites supérieures, à la face antérieure du pied et de la cuisse.

Les *paralysies motrices* diffèrent des précédentes par les caractères classiques des *paralysies périphériques*, c'est-à-dire qu'elles sont flasques, avec abolition

(1) D'après l'association des divers symptômes, Van Gehuchten (*Presse méd.*, 1899, n° 7, p. 218) établit quatre types, pouvant, il est vrai se succéder chez le même malade :
1° Paralysie spasmodique avec exagération des réflexes, sans troubles de la sensibilité ;
2° Paralysie flasque avec abolition des réflexes, sans troubles de la sensibilité ;
3° Paralysie flasque, avec abolition des réflexes et dissociation syringomyélique ;
4° Paralysie flasque, avec abolition des réflexes et anesthésie. Mais quelle est la valeur pronostique exacte de la flaccidité, de l'exagération des réflexes, de l'anesthésie, etc., nous n'en savons pas grand'chose. Nous avons appris peu à peu qu'il n'y a pas corrélation entre l'état des réflexes et la dégénération des faisceaux pyramidaux ; si la flaccidité avec anesthésie complète est d'ordinaire incurable (Babinski), ce n'est pas constant (Grasset) : au total, nous ne pouvons porter un pronostic précis. (Cf. Babinski, *Arch. de méd. exp. et an. path.*, 1891, p. 228. — Lannois, *Lyon méd.*, 1902 ; t. XCVIII, n° 8, p. 262; et 15 janvier 1905, t. CIV, n° 3, p. 81.

(2) Sur ce point spécial, voy. un travail de Rosenthal, *Wien. med. Presse*, 1888, pp. 265 et 307. — Observation de Troisier et Letulle, *Arch. de neurol.*, 1882, p. 322; Londe, *Rev. neurol.*, Paris, 15 mai 1898, p. 356; Marx, Dissert., Bonn, 1908.

(3) Voy. Touche, *Soc. méd. hôp.*, Paris, 1901, p. 34.

(4) Chipault, *Presse méd.*, 12 septembre 1896, n° 75, p. 465. C'est probablement lié à des variations de la congestion et de l'œdème; ce serait propre à la paraplégie pottique.

des réflexes et atrophie musculaire rapide. D'autre part, les paralysies motrices et sensitives sont, dans ces conditions, systématisées sur le trajet non point d'un des troncs nerveux émergeant des grands plexus cervical, brachial, lombaire ou sacré, mais des fibres nerveuses qui constituent une racine nerveuse déterminée, motrice ou sensitive : c'est-à-dire qu'elles affectent le type des *paralysies radiculaires*. Leur répartition, enfin, est bien moins régulière et symétrique que celle des paralysies médullaires : on les voit limitées à un membre, à un groupe musculaire dans ce membre.

Lorsque ces paralysies « extrinsèques » sont pures, elles sont faciles à reconnaître : c'est elles, par exemple, que l'on observe (quoique rarement) dans certains maux de Pott lombaires et sacrés, à partir du point où, la moelle n'existant plus, il n'y a plus dans le canal que les nerfs de la queue de cheval avec le cône terminal (qui parfois imprime des caractères spéciaux à la symptomatologie).

De même, la symptomatologie médullaire est pure et nette pour le mal dorsal moyen où les nerfs intercostaux, fort importants pour les pseudo-névralgies en ceinture du début, sont négligeables dans leur innervation motrice.

Mais dans le domaine des plexus cervical et brachial, il en va autrement. Dans les longues gouttières des apophyses transverses, les nerfs sont ici particulièrement exposés au contact des fongosités, et il semble bien que les troubles radiculaires, seuls (1) ou associés à la compression médullaire (2), entrent souvent en jeu. Certaines paraplégies de Gull doivent s'expliquer ainsi, surtout lorsque les membres inférieurs restent définitivement intacts, lorsqu'un seul des membres supérieurs est pris; et en fait on note parfois qu'aux membres supérieurs les réflexes sont abolis, et qu'ils sont exagérés aux membres inférieurs.

Cette paralysie flasque, atrophique et au premier abord irrégulière, d'un seul des deux membres supérieurs peut ressembler au premier aspect à une localisation, rare il est vrai, de la paralysie infantile : mais le début apyrétique, avec pseudo-névralgies, la marche lentement progressive, la distribution radiculaire font éviter l'erreur.

Le DIAGNOSTIC consiste à rapporter à un mal de Pott les troubles nerveux constatés. Nous nous bornerons, pour remplir le cadre, à mentionner ce qui ne concerne que l'adulte.

Le diagnostic est évident *s'il y a un abcès* concomitant, avec ou sans gibbosité.

Il est presque évident *s'il y a gibbosité* sans abcès, quoique déjà quelques difficultés soient à signaler. D'abord, la différenciation est à peu près impossible avec diverses *tumeurs primitives* (3) (kystes hydatiques, sarcomes), qui à la fois affaissent le rachis et compriment la moelle : on ne doit pas songer à ces raretés; des tumeurs secondaires, il n'y a pas à parler. Les *maladies nerveuses s'accompagnant de gibbosité* (voy. p. 224) peuvent donner le change, la syringomyélie en particulier (4) ; mais le

(1) LORTAT-JACOB et LAIGNEL-LAVASTINE, *Soc. méd. hôp.*, 1906, p. 1268 (cas sans gibbosité durant depuis 14 mois).

(2) A. BROCA, *Gaz. hebd. de méd. et chir.*, 1900, p. 25; *Leç. de clin.*, t. I, p. 316.

(3) Dans un cas de A. MUTHMANN (*Arch. de Virchow*, 1903, t. CLXXII, p. 324) au lieu du mal de Pott diagnostiqué, on a trouvé une tumeur angiomateuse du rachis. De même furent des trouvailles d'autopsie, 3 ostéosarcomes de A.-B. JUDSON (*Med. Rec.*, N. Y., 31 octobre 1891, t. II, p. 533) où il y avait gibbosité légère ; la douleur locale semble avoir été plus vive que dans le mal de Pott et l'état général vite plus mauvais. Pour les tumeurs des méninges, voy. H. VERGER et J. ABADIE, *Prov. méd.*, Paris, 1909, p. 458.

(4) Voyez une observation de Raymond et Alquier.

rachis est presque toujours en cypho-scoliose ; et à cette période relativement avancée, les signes spéciaux de la maladie sont presque toujours nets. Avec ou sans gibbosité, la syringomyélie (parfois fort embarrassante) ne cause pas de pseudo-névralgie. Pour les troubles nerveux (presque toujours légers) associés aux cyphoses traumatiques, aux spondyloses diverses, voy. le diagnostic de la gibbosité, p. 532.

S'il n'y a *ni abcès ni gibbosité* (ce qui, il est vrai, est exceptionnel chez l'enfant) nous devons distinguer : 1° les pseudo-névralgies du début ; 2° les troubles de paraplégie. Nous ne nous occuperons que de ces derniers, les premières ayant été étudiées p. 518 ; mais nous rappelons leur valeur séméiologique considérable dans les antécédents.

Ces douleurs, en effet, font défaut dans :

L'*hystérie*, où certains cas d'*astasie-abasie* (quelquefois vus chez l'enfant) en imposent. Les réflexes sont normaux, le rachis souple ; quelques discordances doivent nous frapper.

La *myopathie progressive* (où parfois au début les réflexes sont exagérés), où l'atrophie, la marche en lordose, la manière de se baisser et de se relever avec appui des mains, quoique le rachis soit certainement souple, doivent éveiller notre attention.

Diverses paraplégies ou plutôt *parésies*, peut-être assez mal déterminées dans leur cause, que l'on observe chez l'enfant après des maladies infectieuses : nous en avons vu à la suite de la rougeole, de la grippe, avec réflexes tantôt normaux, tantôt abolis, tantôt exagérés, avec sensibilité normale. Le commémoratif de la maladie infectieuse doit, *si le rachis est souple* (2), faire réserver le diagnostic.

Les *polynévrites* causent des névralgies préalables ; mais la localisation aux membres inférieurs, la prédominance moins nette des troubles aux extrémités, l'indolence des masses musculaires au ballottement, les troubles sphinctériens sont en faveur du mal de Pott.

Diverses *myélites transverses*, en particulier syphilitiques, peuvent donner des paraplégies fort analogues ; de même certaines tumeurs de la moelle. Les pseudo-névralgies y sont généralement absentes, en tout cas moindres. Chez les syphilitiques, on recherchera avec soin le signe d'Argyll-Robertson. Pour le *tabes incipiens*, l'abolition des réflexes est importante. Le diagnostic semble impossible (et même Alquier signale des cas qu'il n'a pu déterminer par l'autopsie) pour certaines associations de syphilis et de tuberculose (3) ; impossible encore pour établir si, chez un tuberculeux, il y a un foyer de myélite ou un mal de Pott.

Par ces éliminations, on arrive à *diagnostiquer une compression lente de la moelle* : il s'agit de préciser si elle est produite par une lésion des méninges (pachyméningite cervicale, tumeurs) ou du squelette (syphilis, arthrite sèche, cancer), autres que le mal de Pott. *Chez l'enfant*, on peut dire que du mal de Pott seul on doit tenir compte (4) ;

(1) Le mal de Pott à troubles nerveux et sans gibbosité est connu depuis assez longtemps : Lorinser enseignait que le rachis restait droit dans les cas où des douleurs précoces confinaient le malade au lit. Dans ces dernières années, les modalités cliniques de cette forme ont été précisées par A. Siredey et Grognot (*Soc. méd. hôp.*, Paris, 16 février 1897, p. 319; Thèse de Grognot, Paris, 1897-8, n° 229), par Alquier (*Nouv. icon. Salp.*, 1906,, pp. 2, 380 et 510 ; *Gaz. hôp.*, 1906, p. 687 (Bibliog.) et 1907, p. 243 ; *Encéphale*, 1907, p. 48).

(2) Nous avons vu un enfant chez lequel il y a eu de la rigidité lombaire sans gibbosité et de la parésie des membres inférieurs avec exagération des réflexes sans que nous ayons su à quoi attribuer ces symptômes, guéris en quelques semaines par simple repos au lit. Nous croyons donc exagéré d'affirmer alors le mal de Pott à cause des réflexes (Toubert, *Soc. chir.*, Paris, 1902, p. 893).

(3) Voyez par exemple un cas d'association des deux ordres de lésions (mal de Pott certain, syphilis des racines postérieures) publié par Claude, *l'Encéphale*, septembre 1907, p. 292. Des cas à peu près impossibles à débrouiller sont ceux où, comme chez un malade de Specker et Renard (*Rev. méd. Est*, 1894, p. 494), un foyer de myélite transverse (septique) s'est produit chez un malade atteint de tumeur blanche du genou : on a naturellement diagnostiqué un mal de Pott.

(4) Il y a cependant au cours de la *syphilis héréditaire tardive*, dont on recherchera avec

les autres variétés sont des raretés que le clinicien doit en principe ignorer. Les douleurs préalables très vives et souvent très anciennes, l'exagération des réflexes, les oscillations de l'anesthésie (Chipault) sont, en cas de doute, des signes pottiques : mais tous peuvent être en défaut.

Dans toutes ces discussions, il est évident que le premier soin doit être de rechercher le signe capital du mal de Pott : la *rigidité du rachis*, tout en reconnaissant qu'au dos, siège le plus fréquent des cas à symptômes nerveux, il est de moindre netteté qu'ailleurs. La plus légère saillie d'une apophyse épineuse peut être révélatrice. Enfin, on fera toujours la *radiographie*.

Marche. Durée. Pronostic. — Le mal de Pott est la plus longue et la plus grave des tuberculoses ostéo-articulaires ; on doit compter sa durée par années.

Même quand il est soigné attentivement et de bonne heure, un mal dorsal et surtout dorso-lombaire ne peut être considéré comme guéri avant quatre ans environ. Et après de longues années de calme apparent, les rechutes ne sont pas rares : elles sont plus fréquentes qu'en toute autre région.

La *mortalité* est grande, quoique les résultats se soient améliorés depuis l'époque où Bouvier comptait 78 morts sur 82 cas (1). Le pronostic a changé depuis que nous savons mieux soigner les abcès, qui sont la cause la plus importante de mort.

Après ponction, et même sans traitement direct, un *abcès* peut se résorber, pourvu que l'immobilisation du rachis soit rigoureuse. Mais si le mal est abandonné à lui-même, et trop souvent quand il est bien soigné, l'abcès s'enflamme, s'ouvre à la peau ou dans un organe creux du voisinage (2), et à partir de ce moment entre d'ordinaire en jeu la septicémie locale et générale par inflammation mixte (voy. p. 395 et 402), avec abcès demi-chauds, successifs, fistules multiples, échappant à toute description, suppuration abondante et infecte. Il guérit certainement des maux de Pott fistuleux, mais tant qu'il persiste une fistulette insignifiante, ou même quand la cicatrisation paraît obtenue depuis longtemps, on doit craindre des échauffements septiques graves et même mortels. De ce chef, le mal dorso-lombaire est de tous le plus lent dans son évolution et le plus grave.

La *paraplégie* a coutume de guérir, mais est sujette à la récidive ; il en reste d'habitude une exagération des réflexes qui n'a pas d'importance fonctionnelle. Quand elle persiste, elle fait du sujet un infirme, et elle menace la vie par infection septique ayant pour point de départ soit une eschare incurable au sacrum, soit une rétention d'urine. Nous rappellerons la mort rapide ou même subite par compression cervicale brusque.

La *gibbosité* peut être en grande partie prévenue. Une fois constituée, elle est incurable (voy. p. 550) ; le malade est un infirme disgracieux, exposé plus encore que les scoliotiques (voy. p. 246) à des troubles cardio-pulmonaires graves par le

soin tous les stigmates, des *paraplégies spasmodiques* fort analogues (A. Marfan, *Presse méd.*, 9 octobre 1909, p. 705 ; A. Broca, *Bull. méd.*, 1909, p. 147).

(1) 82 cas ; 45 avec une autre tuberculose ; 78 morts dont 44 directement par le mal de Pott et 34 par autre tuberculose.

(2) Nous rappellerons la mort, d'ailleurs fort rare, par ulcération d'un gros vaisseau.

fait même de la bosse et des déformations thoraciques consécutives (1) ; exposé, si c'est une femme, à la dystocie par viciation pelvienne (2).

Traitement (3). — A. PRINCIPES GÉNÉRAUX. — Quelle que soit la symptomatologie d'un mal de Pott, le traitement consiste avant tout dans l'*immobilisation*; et nous avons deux procédés pour la réaliser : le décubitus dorsal ; l'appareil plâtré (4).

Le *décubitus dorsal prolongé*, sur un matelas dur, buste fixé par une brassière, est une excellente méthode. Quand les parents y consentent (ce qui n'est pas toujours facile), nous préférons lui joindre l'*extension continue*, avec un poids de 1.500 grammes à chaque jambe (appliqué comme dans la coxalgie) et un à la tête (appliqué avec une fronde en toile) ; les enfants s'y habituent beaucoup mieux que ne le pensent certains médecins.

Le *corset plâtré* a été imaginé par Sayre (de New-York) pour éviter le repos au lit : par point d'appui extérieur, le poids des parties supérieures du corps passerait directement des aisselles aux crêtes iliaques, en sorte que le rachis en serait allégé dans la station verticale. On a même inventé des dispositifs pour que, le malade étant debout, la colonne fût soumise à l'extension. Le malade appareillé pourrait ainsi marcher, avec et même sans béquilles. A notre avis, c'est un leurre : si l'on se décide en faveur du traitement par le corset, il faut ni plus ni moins le décubitus dorsal pendant trois et même souvent quatre ans. Cette opinion que, depuis de longues années, Lannelongue soutient, a fini par dominer, même en Amérique. Quant à six mois de lit, c'est comme si on ne faisait rien.

Le défaut du corset est d'empêcher (quoique moins qu'on ne le prétend parfois) le développement du thorax ; inconvénient que n'aurait pas le *lit plâtré* préconisé par Lorenz : l'enfant étant sur le ventre (5), on le garnit dans sa demi-circonférence postérieure, de l'occiput au sacrum, avec des bandes plâtrées appliquées en long et exactement moulées, et sur ce lit on le fixe avec des bandages circulaires.

En principe, nos préférences sont pour le décubitus dorsal avec extension con-

(1) Lannelongue fait jouer un rôle aux coudures et compressions de l'aorte, lesquelles sont également en cause, aux yeux de P. ROBIN (Th. de Paris, 1908-9, n° 62), dans la genèse de certaines néphrites tardives. Signalons que d'après VELLAY (Th. de Paris, 1898-9, n° 89), il y aurait dans le sang des gibbeux une hyperglobulie compensatrice, jouant un rôle analogue à celui de l'accélération du pouls et de la respiration.

(2) Le mal de Pott survenu dans l'enfance, et d'autant plus que le sujet est plus jeune, est, une cause d'infantilisme persistant, étudié par P. MARIE et A. LERI (*Soc. méd. hôp.*, Paris. 1904, p. 281). Pour ces auteurs, ce n'est pas une conséquence de la cachexie, parfois absente. D'après ce que nous avons observé (nous avons publié avec Andrieu une observation très nette, *Rev. mens. mal. enf.*, 1907, p. 324), il nous semble, au contraire que c'est en rapport avec la septicémie chronique par fistule plus ou moins persistante. (Sur la croissance dans le mal de Pott, voy. H.-L. TAYLOR, *N. Y. med. journ.*, 1898, t. LXVIII, p. 507). Jusqu'à un certain point, des faits analogues s'observent après coxalgie suppurée et même après tumeur blanche du genou. Ce serait une sorte de *nanisme toxique* (M. PERRIN et L. RICHON, *Presse méd.*, 1910, p. 339). — Cf. l'*infantilisme palustre* étudié par H. DE BRUN, *Rev. de méd.*, 1910, p. 802.

(3) Comme travaux d'ensemble sur le traitement du mal de Pott, voy. : L. WULLSTEIN, *Zeit. f. orth. Chir.*, 1904, t. XII, p. 723 ; WOLLENBERG, *Berl. Klinik*, 1906, t. XVI, fasc. 217, p. 1 ; H.-L. TAYLOR, *Zeit. f. orth. Chir.*, 1903, t. XI, p. 514 ; A. HUGELSHOFER, *Jahrb. f. Kinderh.*, 1903, t. LVIII, p. 806 ; C. HELBING, *Berl. kl. Woch.*, 1905, p. 1451 et 1480 ; MATANOWITCH, *Beitr. z. kl. Chir.*, 1903, t. XXXVI, p. 74. Discussion au *Congrès français de chir.*, Paris, 1894 (rapport de Kirmisson) ; à la *Société belge de chirurgie*, 1898 (rapport de GEVAERT).

(4) Nous passons volontairement sous silence la révulsion (cautères ; pointes de feu).

(5) Ce qui est analogue au vieux « prone system » de Banting (1824).

tinue, surtout pour les localisations cervico-dorsales, dorso-lombaires, et plus encore pour les lombaires inférieures. Même pour les autres localisations, le corset n'est qu'une manière de parer aux désobéissances de parents et enfants, car trop souvent, lorsque nous ne pouvons imposer l'extension, nous avons la notion que, malgré nos prescriptions, à tout instant, sous un prétexte quelconque, on laisse le malade s'asseoir. Aussi l'appliquons-nous toutes les fois que nous avons des

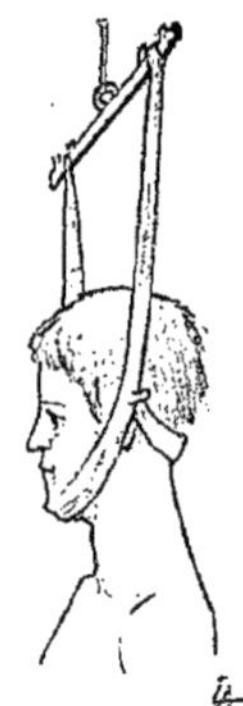

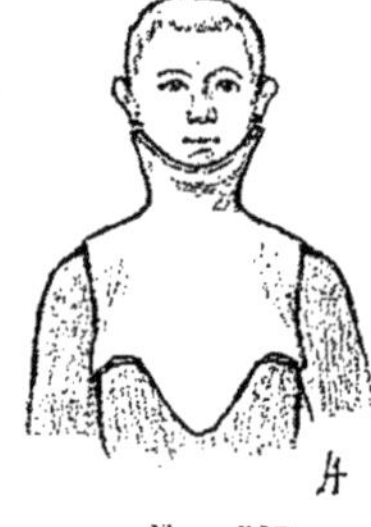

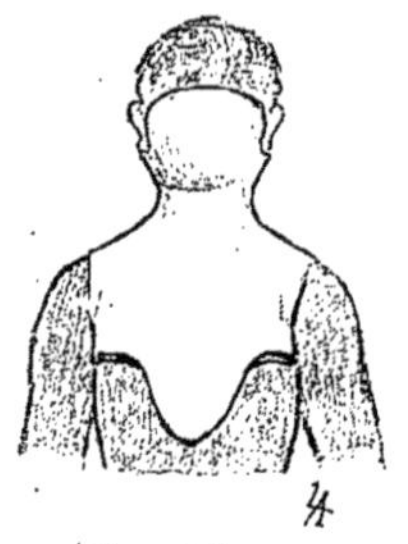

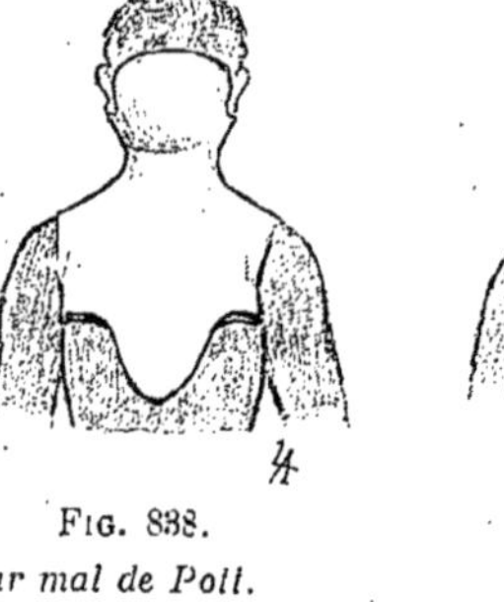

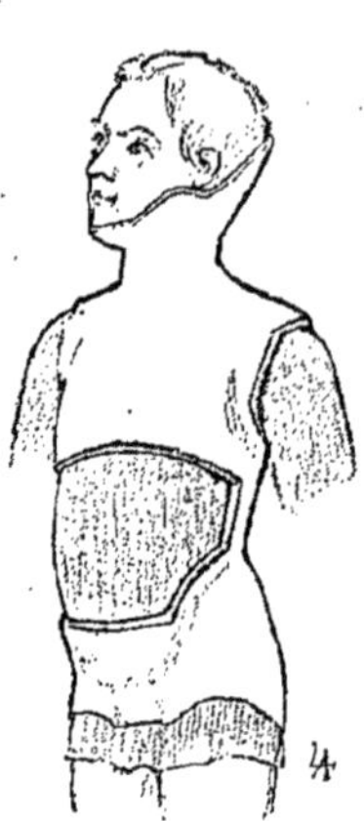

FIG. 836.

FIG. 837. FIG. 838.

Forme des corsets pour mal de Pott.

FIG. 837. — Manière d'appliquer la fronde pour suspension.

FIG. 837 et 838. — Minerve pour mal cervical supérieur : points d'appui aux épaules, à l'occiput et à la mâchoire.

FIG. 839.

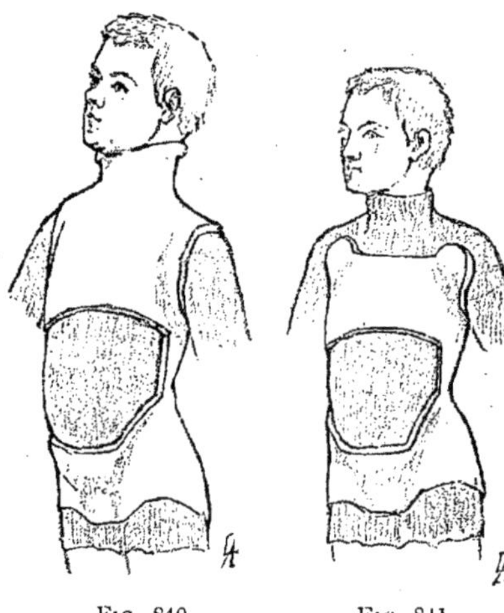

FIG. 840. FIG. 841.

FIG. 839. — Corset pour mal cervico-dorsal. Il doit prendre point d'appui à la base du crâne et de la face en haut, sur le contour osseux du bassin en bas.

FIG. 840. — Corset pour mal dorsal moyen et dorso-lombaire ; il suffit de maintenir en haut la tête par un col officier.

FIG. 841. — Corset pour mal lombaire ; l'appui supérieur sous les aisselles, en forme de béquillon suffit ; appui inférieur au bassin. (Figures empruntées à Ducroquet.)

doutes sur la rigueur avec laquelle nos ordres seront suivis. Rien ne vaut le décubitus absolu, sans corset, mais nous sommes trop souvent tenus à des nécessités telles que le corset nous est d'un grand secours. Chez les ouvriers des grandes villes, en particulier, nous ne nous faisons aucune illusion : nous savons fort bien qu'une fois appareillé, il y a de grandes chances pour que l'enfant s'assoie et même pour qu'il marche ; mais sans corset il en serait de même, et ce serait pis.

Par ce traitement, nous cherchons l'ankylose : c'es la meilleure terminaison ;

la plus sûre. Elle se fait la plupart du temps par soudure entre les arcs postérieurs, et nous allons retrouver ce fait à propos du traitement de la gibbosité.

B. Traitement de la gibbosité. — Nous avons supposé un rachis droit, ou à peu près. Que faire quand il y a gibbosité ? Nous retrouvons les deux méthodes générales : le redressement brusque, le redressement lent.

De tous temps des charlatans, médicaux ou autres — dont Lannelongue a dressé en 1888 une liste qu'il n'a point close — ont prétendu redresser des bossus, que ce fussent des scoliotiques ou des pottiques, et l'on reste confondu devant les appareils de torture qu'on a inventés pour le *redressement brusque*. Le malade étant soit sur le ventre, soit sur le dos, on peut soit exercer des pesées sur la gibbosité, soit des tractions (manuelles ou avec des mouffles) sur la tête et les pieds, soit faire les deux manœuvres à la fois.

A grand renfort de réclame, on nous a fait connaître il y a quelque dix ans, une méthode de redressement violent, avec chloroformisation ; pour mieux redresser, on a même conseillé de *réséquer les apophyses épineuses*. Cette opération est en réalité nuisible, car nous savons que la consolidation, après arrêt du processus tuberculeux, c'est-à-dire l'*ankylose curatrice*, se fait presque toujours entre les arcs postérieurs et les têtes costales (1) et non par ossification au niveau des corps qui furent malades ; après affaissement, ceux-ci se touchent, mais ne se soudent que par quelques tractus fibreux, avec parfois un petit noyau d'os dur au sommet de l'angle.

On a complètement renoncé à ce redressement brusque parce qu'il est : 1° dangereux ; 2° inefficace (2). Quoi qu'en ait prétendu le promoteur de la méthode, il n'y a aucune comparaison à établir entre ce redressement, où l'on écarte les surfaces osseuses, incapables de se souder ensuite, et celui où, au genou, on les applique au contraire l'une contre l'autre. Lambotte prévoyait qu'une fois hors du plâtre les malades « retrouveraient leur bosse » : et ils l'ont retrouvée.

On n'en saurait être surpris, car le contact osseux par affaissement vertébral et l'ankylose progressive, vraie ou fausse, de la gibbosité ainsi produite sont la condi-

(1) C'est ce que Shaw appelait l'ankylose fausse, opposée à la rare ankylose vraie des corps. Pour les détails d'anatomie pathologique, voy. F. Regnault, *Soc. anat.*, Paris, 1897, p. 181; *Trav. de neurol. chir.* (de Chipault), 1897, t. II, p. 122. Ce fait avait donné à Chipault l'idée de pratiquer l'avivement des lames et la ligature des apophyses épineuses après redressement de la gibbosité, comme l'avaient fait Hadra (1891), A. Lane (1892) pour certaines lésions traumatiques (Chipault, *Trav. de neurol. chir.*, 1895, p. 222, bibliogr. ; *Gaz. des hôp.*, 1897, n° 21, p. 197). C'est une opération abandonnée. En 1900 (*Trav. de neur. chir.*, 1900, t. V, p. 20) Chipault a publié un cas pour paraplégie. Dans le mal de Pott fistuleux, il se produit, par ostéomyélite secondaire, des hyperostoses notables, mais la consolidation ne s'en fait pas mieux, au contraire.

(2) Vulpius, *Centr. f. Chir.*, 1897, n° 49, p. 1257 ; mort de convulsions ; Lorenz, *Deut. med. Woch.*, 1897, n° 35, p. 556; parésie transformée le soir même en paraplégie complète. Il y a des faits analogues de E. Vincent, Latouche, Willems ; Malherbe, *Gaz. méd.*, Nantes, 12 juin 1897, p. 132 ; mort au 11e jour avec hémothorax ; rupture d'un abcès ; d'ailleurs des ruptures de la dure-mère, des déchirures du foyer dans le tissu cellulaire, des écartements impossibles à combler ont été vus sur le cadavre par Ménard (*Presse méd.*, 1897, n° 57, p. 17) par Wullstein (*Soc. all. de chir.*, discussion de 1898). Ces déchirures sont l'occasion possible de tuberculoses aiguës, de broncho-pneumonies dont on trouvera des exemples mortels dans les discussions de la *Société de chirurgie de Paris* (1897, p. 394) dans un rapport de Ch. Monod à l'*Académie de médecine* (1897, 3e sér., t. XXXVII, p. 611). Hoffa en citait 14 à la *Société allemande de chirurgie* (1898, t. XXVII, 1re part., p. 64). Les mêmes constatations furent faites en Angleterre, en Amérique. Sur le redressement et son historique, voy. une revue d'Ombrédanne,

tion même de la guérison : tous les auteurs qui connaissent l'anatomie pathologique et l'évolution du mal de Pott l'affirment depuis longtemps, et leur opinion s'est trouvée précisément vérifiée par la tentative même où l'on a cherché à les contredire.

Le *redressement lent* est lui aussi limité par ce que nous venons de dire sur l'écartement des surfaces cariées (1). Dans une certaine mesure, toutefois, il est réalisable.

L'extension continue, prolongée, est pour cela ce que nous avons de mieux : il est aisé de s'en rendre compte sur les paraplégiques que l'on traite de la sorte. Dans les cas récents, on voit la colonne se rectifier un peu quand on suspend le malade pour appliquer un corset en plâtre : et en plusieurs suspensions successives on arrive à améliorer la difformité. L'effet est net, surtout si on chloroformise (2) le sujet suspendu, sans faire d'ailleurs aucune manœuvre de redressement brusque.

Quant à la compression exercée sur la bosse avec des carrés d'ouate à travers une fenêtre du corset plâtré, nous avouons y avoir médiocre confiance : la fenêtre est indispensable, si la saillie de l'épine est notable, pour éviter les eschares ; si on la laisse ouverte, la gibbosité s'y engage et s'y arrondit de plus en plus, en sorte que toujours tous les chirurgiens ont eu soin de la fermer avec des carrés d'ouate bien tassés sous les bords de plâtre, puis dans l'épaisseur de la fenêtre, et assujettis avec une bande circulaire de tarlatane amidonnée. Cela empêche la bosse de grossir : si elle diminue (ce qui est vrai en partie), c'est sous l'influence heureuse du décubitus dorsal.

Par tous ces moyens, en effet, on fait cesser la contracture musculaire et tout ce qui, par conséquent, lui est dû dans l'arrondissement du dos autour de la caverne affaissée, dans l'ulcération compressive de l'angle rentrant des corps vertébraux. Quant à obtenir un cal entre ces surfaces écartées, nous continuons à croire que c'est impossible.

C. — Traitement de la paraplégie. — Il y a une dizaine d'années encore, la paraplé-

Gaz. méd. de Paris, 1897, nos 37 et 38, pp. 433 et 445. — H. Meyer, *Corr. Bl. f. schw. Aerzte*, 1898, n° 8, p. 225 ; autopsie après 2 mois et demi, pas de consolidation. — Kirmisson a présenté à la *Société de chirurgie* (24 avril 1901, p. 459) un malade chez qui l'affaissement vertébral ultérieur, considérable, s'accompagnait d'une grande gêne respiratoire. Tous ces échecs furent assez nets pour que la méthode, après avoir donné lieu à une littérature des plus fournies (que l'on trouvera dans les thèses de Gayet, Lyon, 1896-7, n° 131 ; de Hayes, Paris, 1907-8, n° 68; dans le rapport de Gevaert à la *Société belge de chirurgie* en 1898) n'ait plus fait parler d'elle au bout de deux ans environ. Il nous suffit donc de la mentionner en quelques lignes, d'autant plus que son promoteur, tout en cherchant à sauver la face, est revenu à l'appareillage dont tout le monde avait l'habitude. Nous nous garderons de discuter la suggestion qu'il avait faite de redresser par ostéotomie les gibbosités pottiques ankylosées, c'est-à-dire guéries.

(1) Cela est si vrai que souvent, le mal étant à peu près guéri, on voit l'affaissement augmenter quand on retire le corset (voy. p. 523). Consultez les thèses de Bordeaux, 1901-2, de Peltier (n° 59), Barotte (n° 93).

(2) Les tentatives de redressement brusque ont en effet prouvé que la chloroformisation est fort bien supportée par un sujet suspendu, contrairement à ce que l'on enseignait classiquement. Il faut mettre entre les molaires d'un côté un cylindre de bois (environ 20 millim. de diamètre) contre lequel on lie la pince avec laquelle on tire la langue hors des arcades dentaires. Après avoir essayé et vite abandonné le redressement brusque (toujours modérément brusque), nous avons continué pendant plusieurs années les appareillages sous chloroforme, sans manœuvres (A. Broca et A. Mouchet, *Congr. int. des sc. méd.*, section de chir. de l'enf., Paris, 1900, p. 141).

gie pottique était considérée comme une indication opératoire (1) : par l'ablation des lames vertébrales, on donnait du jeu en arrière et on faisait ainsi cesser la compression. A la suite de ces *laminectomies*, on a sûrement vu céder des paralysies ; de même en allant, par voie latérale, évider le corps vertébral et ouvrir les abcès intra-rachidiens comme l'a conseillé Ménard (2). Mais on n'a pas tardé à enregistrer des récidives ; on a eu assez bon nombre de fistules primitives ou secondaires avec tous leurs dangers éloignés ; on a appris l'importance de l'arc postérieur dans la consolidation définitive : et le résultat est que ces opérations — dont bien peu de chirurgiens d'enfants furent partisans — sont aujourd'hui presque complètement abandonnées (3). C'est à peine si on les considère comme indiquées lorsqu'une lésion cervico-dorsale cause des troubles respiratoires qui persistent malgré l'extension continue.

Pendant les quelques mois où la mode fut au redressement des bossus, on a cité des cas où ce redressement amenda ou fit cesser une paraplégie ; mais, par contre, on en a vu où il fut la cause de son apparition (voy. p. 350). La conclusion actuelle de presque tous les auteurs est de s'abstenir de cela aussi (4).

Le meilleur traitement consiste à soumettre ces malades à l'extension continue (3), en entretenant par le massage les muscles paralysés. S'il y a un abcès, il va sans dire qu'il sera ponctionné et les observations sont déjà anciennes, où l'on a signalé la guérison de la paralysie après évacuation spontanée ou chirurgicale du pus. Quant à la révulsion sur la région malade du rachis, par les pointes de feu répétées, nous n'y recourons jamais, pas plus qu'aux cautères dont P. Pott se louait fort.

Ces moyens réussissent parce qu'*en règle générale une paraplégie pottique guérit lorsque le rachis est bien immobilisé.* Les eschares au sacrum, les troubles vésicaux prolongés, les contractures, l'anesthésie persistante avec abolition des réflexes, les signes de dégénération descendante sont d'assez mauvais augure : mais même dans ces conditions, on a vu la guérison. Il y faut en moyenne un an à dix-huit mois ; puis peu à peu les mouvements reviennent. Mais l'exagération des réflexes persiste, indice de l'irritation de la moelle et quelquefois, au bout d'assez longtemps même — cinq ans dans un cas de A. Lane — on note des rechutes. Tous les chirurgiens d'enfants connaissent depuis longtemps (Bouvier) ce pronostic relativement favorable de la paralysie pottique.

D. — TRAITEMENT DES ABCÈS. — L'incision des abcès de mal de Pott, avec nos moyens actuels, doit être proscrite. Elle a donné de beaux succès (5), mais la plupart du temps elle est suivie de fistule, puis d'infection mixte et de mort. On

(1) MÉNARD, *Rev. d'orthop.*, 1894, n° 1, p. 47 ; 1895, n° 2, p. 134.

(2) La laminectomie serait admise par Trendelenburg (d'après 14 cas relatés par SULTAN, *Deut. med. Woch.*, 1905, p. 48 ; et *Deut. Zeit. f. Chir.*, 1905, t. LXXVIII, p. 20) lorsque les lésions paraissent définitives et ont résisté à tous les autres moyens. Voy. aussi A.-H. HARTE, *Ann of surg.*, 1906, t. XLIII, p. 309 ; J. HOMANN, Dissert., Kiel, 1900. Consultez ROZOY, Th. de Paris, 1900-1901, n° 465 (Bibliogr.).

(3) Cf. E. REINERT, *Beitr. z. kl. Chir.*, 1895, t. XIV, fasc. 1-2, p. 447.

(4) JABOULAY (*Mercredi méd.*, 10 octobre 1894, p. 489) a vu au cours d'une laminectomie une plaque fibreuse préméningée, due à la guérison de fongosités par sclérose, dure-mère et moelle étant respectées. Des cas analogues auraient été observés par Macewen (2 opérations), par Chipault (autopsie). Si le diagnostic était posé, ce serait opérable, mais l'est-il ?

(5) D'environ 1880 à 1895, on a tenté contre le mal de Pott, d'abord à travers les abcès et fistules largement débridés, puis par des incisions à travers les parties molles saines, des opérations plus ou moins complexes (évidement des corps vertébraux, ouverture d'abcès). Au cou, on a agi par voie latérale devant les vaisseaux (Burckhardt) ou derrière eux (Boudot et Chiene) ; on a même passé par la paroi postérieure du pharynx ; aux lombes, on a eu

n'incisera donc que les abcès rouges, infectés, prêts à se fistuliser d'eux-mêmes, et encore après essai de la ponction.

Le manuel opératoire de la ponction n'a rien de spécial. Elle sera faite dès que la collection sera accessible : au point saillant de la tumeur pour les abcès devenus superficiels; à 2 centimètres en dedans de l'épine iliaque, à hauteur du quart externe de l'arcade de Fallope pour ceux de la fosse iliaque.

La plupart du temps, le mieux sera de traiter ces malades par le décubitus dorsal, pour palper et ponctionner facilement les abcès. Il est cependant aisé d'entailler dans le corset au-dessus d'une des fosses iliaques une large échancrure qui nous donne accès ; cela devient impossible si l'abcès est bilatéral.

E. — Convalescence. — Le traitement d'un mal de Pott doit toujours être prolongé. *Quand il n'y a pas d'abcès*, le malade doit rester pendant deux ans au moins absolument à plat sur le dos; sauf cependant pour le mal cervical, sûrement plus vite guéri, et auquel environ un an suffit. Au bout de ce temps, s'il n'y a pas trace de douleurs, si la gibbosité n'augmente plus, s'il n'y a soupçon ni d'abcès ni de paraplégie, on applique un corset plâtré et on essaye la station assise pendant quelques minutes d'abord, peu à peu davantage ; vers la fin de la troisième année on autorise la marche avec un corset de celluloïd et c'est au total dans la quatrième année, que le malade est à peu près debout, mais destiné à rester, pendant plusieurs années, étendu au moins 12 heures sur 24. On lui fait alors faire un corset de coutil, baleiné, qui le met à l'abri des entorses et qu'il est prudent de porter pendant deux ou trois ans.

Quand il y a une *paraplégie*, le traitement de la convalescence s'en trouve peu modifié: en moyenne, la paralysie disparaît en un an à dix-huit mois et quand elle a cessé on commence la station assise, puis la marche, qui évidemment s'en trouvent retardées d'une quantité impossible à préciser.

Mais l'*abcès* surtout recule dans des limites que nous ne pouvons prévoir le début de la convalescence. On ne commencera celle-ci que six mois au moins après la disparition de toute collection, après la cicatrisation de toute fistule et ces cas sont ceux où la surveillance sera le plus attentive, les rechutes d'abcès étant fréquentes.

Variétés d'après le siège.

Dans notre description générale, nous avons pris pour type le mal dorso-lombaire, tout en indiquant, chemin faisant, quelques particularités régionales. Nous donnerons, pour ces variétés symptomatiques, un court résumé clinique, mais en n'insistant que sur le mal sous-occipital (1).

par la région périrénale un accès facile ; au dos même, Vincent (*Rev. chir.*, 1892, n° 4, p. 273), Ménard ont fait de larges drainages transsomatiques après résection costo-transversaires et au besoin réclinaison de la moelle. Une discussion de l'Association médicale britannique de 1892, nous montre de quelle faveur ont joui ces opérations, aujourd'hui à peu près universellement abandonnées, quoique nous puissions citer deux thèses allemandes (Flagemann, Rostock, 1905; J. Juft, Leipzig, 1900-1901) où l'on parle encore du traitement opératoire moderne du mal de Pott.

(1) Les chiffres de Lannelongue sont : mal dorsal, 85 ; lombaire, 34 ; dorso-lombaire, 21 ; cervical, 21 ; lombaire, 4 ; cervico-dorsal, 1. Bouvier, Taylor donnent des proportions analogues.

Voici la fréquence des localisations d'après 803 cas de ma statistique.

Mal sous-occipital	52 cas.
Mal cervical	109 —
Mal cervico-dorsal	84 —
Mal dorsal	232 —
Mal dorso-lombaire	143 —
Mal lombaire	148 —
Mal lombo-sacré.	35 —

On peut ranger toutes ces localisations diverses de la tuberculose vertébrale sous trois chefs principaux : 1° le mal de Pott sous-occipital, qui se différencie bien de tous les autres par le risque spécial de mort subite et par une grande partie de sa symptomatologie clinique, dominée par ce fait qu'il est avant tout une arthrite, tandis que les autres sont avant tout des ostéites. Sa fréquence est de 6,47 p. 100 dans l'ensemble des maux de Pott; 2° les maux de Pott cervicaux, cervico-dorsaux et dorsaux, se différenciant des suivants par l'importance de la gibbosité, la rareté des abcès et la fréquence de la paréplégie ; leur fréquence est de 425 à 803, ou 52, 72 p. 100 ; 3° les maux de Pott dorso-lombaires, lombaires et lombo-sacrés, se différenciant des précédents par la moindre importance de la gibbosité, rareté de la paraplégie et au contraire la fréquence des abcès ; ils sont 326 sur 803, soit 40,60 p. 100.

I. **Mal lombaire.** — *Pseudo-névralgies :* moins habituelles que dans les deux formes suivantes ; se manifestent sous forme de douleurs sciatiques dont la bilatéralité est importante. *Raideur :* facile à mettre en évidence (voy. p. 519). *Gibbosité :* moins volumineuse que la dorsale, assez souvent absente (1) ; par compensation, thorax globuleux et bassin cyphotique. *Abcès :* dans environ les trois quarts des cas. *Paraplégie :* troubles médullaires nuls ; paralysies radiculaires (queue de cheval) rares, pouvant être fort difficiles à différencier de compressions analogues par lésion du sacrum (néoplasme ou tuberculose (2), sans mal de Pott. En cas de localisation lombo-sacrée, *propagation possible à la symphyse sacro-iliaque*, qu'il faut toujours explorer avec soin.

II. **Mal dorsal.** — C'est celui qui prend les vertèbres de la 3e ou 4e dorsales à la 8e ou 9e. *Douleurs pseudo-névralgiques en ceinture :* très fréquentes, très prolongées souvent avant la triade symptomatique. *Raideur :* très peu marquée, difficile à constater pendant cette longue période de pseudo-névralgies (d'où les erreurs de diagnostic, surtout avec l'ataxie chez l'adulte) (voy. p. 518). *Gibbosité :* commence par une saillie épineuse, puis s'arrondit, devient souvent énorme. *Abcès :* ne s'extériorisent que dans environ un tiers des cas, rarement en arrière, d'ordinaire vers la fosse iliaque ; la matité, l'obscurité à la radiographie, la ponction exploratrice peuvent faire reconnaître dans le thorax une collection, mais celle-ci est parfois, même à l'autopsie, fort difficile à différencier d'une pleurésie purulente concomitante. *Accidents nerveux :* paraplégie médullaire (voy. p. 542) dans plus de la moitié des cas. Nous signalerons la compression et l'irritation du pneumogastrique (toux coqueluchoïde, suffocations et syncopes, mort même) par les ganglions trachéo-bronchiques.

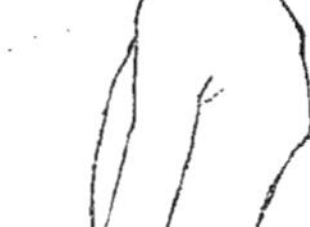

FIG. 842.

III. **Mal cervical.** — *Pseudo-névralgies :* vives, irradiées dans les membres supérieurs. *Raideur :* qui gêne les mouvements du cou ; puis *attitude vicieuse* en *torticolis*, et à ce moment, si la lésion est haute, le malade en se déplaçant se tient la tête dans

(1) Bouvier exagère en disant dans la moitié des cas.
(2) CESTAN et BABONNEIX, *Gaz. des hôp.*, 1901, p. 169 (tuberculose) ; H. OPPENHEIM et F. KRAUSE, *Deut. med. Woch.*, 22 avril 1909, p. 697 (hyperostose ; enchondrome).

les mains (voy. mal sous-occipital) ; ce torticolis n'est point l'attitude pure du muscle sterno-cléido-mastoïdien (voy. plus loin). *Gibbosité* (1) : habituelle, mais ordinairement petite, angulaire, avec saillie d'une ou deux apophyses ; celle des vertèbres inférieures et des premières dorsales devient au contraire volumineuse, plus arrondie, et c'est alors que le thorax se déforme en poitrine de polichinelle ; cou raccourci, tête dans les épaules, en lordose compensatrice avec face regardant en l'air. *Abcès :* presque constants, pointant soit au cou (sur les côtés ou en arrière), soit vers l'espace rétropharyngien (voy. p. 535). *Accidents nerveux :* fréquents (2) (moins cependant qu'à la région dorsale), où les phénomènes radiculaires (douleurs initiales ; paralysies flasques et partielles), sont importants au milieu des phénomènes médullaires (voy. p. 544) ; ils sont dangereux, jusqu'à la mort subite, d'autant plus que le mal est plus élevé, et le déplacement osseux y joue alors un rôle important ; si le malade échappe à ces dangers médullaires, il guérit plus vite que les autres maux de Pott. *Exploration physique* (douleur à la pression localisée ; palpation des empâtements et abcès) : par la région de la nuque (apophyses épineuses, masses latérales) et par le *toucher pharyngien* (corps ; au ras du voile du palais, on arrive sur le corps de la 2e cervicale.

Quelques *diagnostics* sont *spéciaux à la région.*

Au début, le *torticolis rhumatismal* (3) peut en imposer, car certains maux de Pott débutent comme lui brusquement, par une douleur vive, avec attitude vicieuse immédiate. On a dit que le torticolis rhumatismal est musculaire : il est articulaire, et l'on provoque une douleur très vive sur une articulation latérale, soit par la pression localisée, soit par un mouvement de torsion cherchant à redresser le torticolis. La fièvre, l'action du salicylate de soude et surtout l'évolution de l'arthrite qui, par extension continue, guérit en huit à quinze jours, feront établir le diagnostic : mais certains maux de Pott cervicaux commencent ainsi, semblent guérir, puis rechutent.

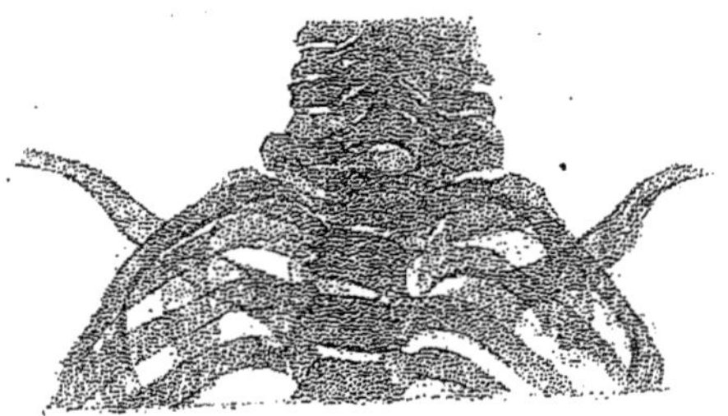

Fig. 843. — Mal cervical avec torticolis.

Les articulations cervicales sont une des localisations du rhumatisme scarlatin, difficile à reconnaître à une période éloignée de l'infection causale, quand il passe à la chronicité, avec raideurs, hyperostoses, craquements ; et nous signalerons ici les rhumatismes chroniques de cause inconnue. La nuque est élargie, indurée, rectiligne mais sans gibbosité.

On connaît les torticolis par *myosite du muscle sterno-cléido-mastoïdien* consécutive à des inflammations de l'apophyse mastoïde, de la mâchoire inférieure, des ganglions. A la période initiale, une erreur ne s'explique guère que par un examen clinique insuffisant. Mais la difficulté peut être réelle, quand, par exception, l'attitude vicieuse devient habituelle, et même arrive à se fixer par rétraction musculaire (4). Dans ces conditions, toutefois, il est de règle que la rétraction porte avant tout sur le sterno-cléido-mastoïdien, qu'elle puisse sans peine être exagérée par mouvement communiqué, et qu'une fois le muscle ainsi relâché, les articulations indolentes à la pression retrouvent leur mobilité. L'interrogatoire permet alors de préciser les causes que nous venons d'énumérer.

(1) Bouvier ne trouve la gibbosité que dans un tiers des cas ; si on tient compte d'une saillie épineuse légère, nous croyons au contraire qu'elle est presque constante.

(2) Nous ne croyons pas, comme Bouvier, qu'il y ait paraplégie dans la moitié des cas.

(3) Humeau, Th. de doctorat, Paris, 1896-97, n° 9 ; A. Broca, *Leç. clin.* t. I, p. 304.

(4) Sur le *diagnostic entre le mal cervical et la mastoïdite*, voy. Gougeon, Th. de Bordeaux, 1905-6, n° 103. J'ai vu plusieurs malades que l'on proposait d'appareiller pour mal de Pott

L'*hystérie* se manifeste par des torticolis brusques, parfois énormes, dont aucune action musculaire connue n'explique l'attitude. A l'examen local et général, on constate des bizarreries comme celles dont nous avons parlé pour la coxalgie (voy. p. 444).

Quelques adolescents un peu âgés ou des adultes jeunes se plaignent de douleurs, purement névropathiques, vers la région cervico-dorsale légèrement cyphotique et où l'apophyse épineuse de la 7e cervicale est plus proéminente que normalement (1). Cette rachialgie en impose aisément pour un mal de Pott : mais la colonne est souple ; le sujet est nerveux, la pression superficielle est mal supportée.

L'*engorgement des ganglions* est habituel au cours du mal cervical. Quand il est anormalement volumineux et surtout suppuré, deux erreurs en peuvent résulter : un observateur peu attentif méconnaîtra le mal de Pott, s'il ne cherche pas avec soin une saillie épineuse, la raideur (toujours bien moindre dans l'adénite tuberculeuse), la douleur à la pression ; il peut être plus délicat, le mal de Pott étant reconnu, de déterminer si un abcès est ganglionnaire ou ossifluent.

Un abcès froid antéro-latéral de mal cervical sans gibbosité peut ressembler à un *kyste dermoïde*, si l'on n'étudie avec grand soin la mobilité de la région.

La *syphilis vertébrale* a pour lieu d'élection (42 fois sur 55, K. Petren) la région cervicale (2) ; elle atteint soit les corps, soit des parties plus ou moins limitées de l'arc postérieur. La plupart du temps il s'agit d'une syphilis acquise de l'adulte ; quelquefois d'une syphilis héréditaire tardive. Les lésions (ostéo-périostite simple ou gommeuse) sont celles de la syphilis osseuse en général, les seules particularités provenant des organes nerveux (moelle, nerfs) qui sont, comme dans le mal de Pott, irrités, comprimés ou altérés dans leur substance par le tissu spécifique. La suppuration gommeuse peut aboutir à un véritable abcès par congestion : fait assez fréquent à la région des corps cervicaux (abcès et fistule rétropharyngiens par lesquels peut faire issue un séquestre) et exceptionnel ailleurs.

Une douleur irradiée, à topographie d'ordinaire radiculaire, exagérée par les mouvements, est presque toujours le phénomène initial. Puis vient la rigidité de la colonne cervicale et le redressement de la lordose physiologique ; dans certains cas, cela va jusqu'à la cyphose avec saillie épineuse, mais cet affaissement d'un corps vertébral est relativement rare. On sent au toucher pharyngien une hyperostose plus ou moins saillante, quelquefois une gomme ramollie, et celle-ci peut s'ouvrir et se fistuliser. Les hyperostoses de l'arc postérieur sont accessibles à la palpation extérieure. Les troubles nerveux, identiques dans leur essence à ceux du mal de Pott (voy. p. 542), sont radiculaires ou radiculo-médullaires ; on a même observé la mort subite.

La ressemblance est surtout grande avec les *spondylites déformantes* (voy. p. 329) ; mais celles-ci ont coutume de s'étendre peu à peu à tout le rachis, et la participation des autres articulations du corps n'est pas rare. Le mal de Pott est bien moins limité à une partie du corps vertébral, l'affaissement osseux y est plus net, les troubles nerveux portent davantage sur la moelle elle-même ; mais on ne pourra avoir qu'une présomption, en tenant compte en outre des antécédents du malade.

Nous ne ferons que signaler les diagnostics exceptionnels (actinomycose, néoplasme).

consécutif à une mastoïdite opérée et que j'ai guéris en quelques jours par extension continue (A. Broca, *Presse méd.*, 1909, p. 585).

(1) A propos de cette saillie, nous signalerons 2 cas que Frölich (*Rev. méd. Est*, 1898, p. 513) interprète comme des ostéites tuberculeuses non suppurées de l'apophyse épineuse de la 7e cervicale et qui peuvent fort bien être de simples hygromas (dont un chez un débardeur) sur cette apophyse proéminente.

(2) Feltgen, Th. de Nancy, 1902-3, no 31 ; Frölich, *Presse méd.*, 8 juin 1904, no 48, p. 361 ; Concetti, *Riv. di clin. ped.*, 1904, no 8, p. 594 ; Neumann, *Wien. med. Presse*, 1904, p. 13 ; F.-R. Fry, *Journ. of nerv. a. ment. dis.*, N. Y., 1905, t. XXXII, p. 101 ; Joachimsthal, *Zeit. f. orth. Chir.*, 1903, t. IX, p. 199 ; Vignolo Lutati, *Gaz. med. it.*, 1910, p. 211 (dorsal, avec cyphose) ; K. Petren, *Mitth. a. d. Grenzgeb.*, etc., 1910, t. XXI, p. 777 ; Ziesche, *ibid.*, 1910, t. XXII, p. 357.

Mal de Pott sous-occipital

La tuberculose des articulations situées entre l'occipital, l'atlas et l'axis est individualisée à juste titre sous le nom de mal de Pott sous-occipital : son caractère fondamental est la fréquence de la mort subite par luxation de ces os l'un sur l'autre (1). Les lésions ne sont d'ailleurs pas toujours limitées à cette région mais peuvent, sans préjudice du point de départ, occuper une ou plusieurs autres vertèbres cervicales.

Anatomie pathologique. — A l'autopsie, presque toujours les trois os sont malades, sans que l'on puisse préciser quel fut le premier pris ; quelques autopsies précoces nous font soupçonner la prédisposition des amas spongieux de l'axis et de son odontoïde. Quant à dire avec Denucé père que l'atteinte atloïdo-occipitale est plus fréquente parce que les pièces d'ankylose de cette région sont plus nombreuses, le raisonnement est vicieux : on peut seulement conclure que cette ostéo-arthrite guérit par ankylose plus souvent que l'atloïdo-axoïdienne (2) ; nous verrons en effet que celle-ci est plus grave, et elle semble la plus fréquente.

Sur l'*occipital*, le siège de prédilection est dans les condyles, généralement dans les deux ; l'ostéite peut atteindre tout le tour du trou et même se propager sur une des deux faces de l'apophyse basilaire.

L'*atlas* présente surtout des lésions sur les masses latérales et sur l'arc antérieur. Sur les *masses latérales*, si les deux faces sont malades (ce qui est habituel), les lésions prédominent : en avant sur la face supérieure, en arrière sur la face inférieure, ce qui est en rapport avec le glissement de chaque os en avant sur l'os sous-jacent et avec l'ulcération compressive qui en résulte. Sur l'*arc*, les séquestres ne sont pas rares ; la baguette osseuse peut être fragmentée par les fongosités.

Le *corps de l'axis* est dénudé en avant, avec des foyers caséeux qui pénètrent dans la base de l'*odontoïde*, elle aussi dénudée, cariée, plus ou moins détruite, fracturée. L'ulcération compressive siège surtout en avant (glissement de l'atlas) ; quand elle est asymétrique, la tête s'incline latéralement.

Aux ligaments, plus ou moins désinsérés, ramollis, nous avons à noter la fréquence de : 1° la désinsertion des ligaments odontoïdiens ; 2° la destruction du ligament transverse. C'est en effet ce qui permet les déplacements brusques ou luxations.

Luxations. — Dans ces articulations, la *position vicieuse* est avant tout la *flexion* et le *glissement en avant*, sous l'influence de la contracture musculaire, et surtout du poids de la tête. Il est à noter, en outre, que les masses latérales subissent un *tassement vertical*, tel que si l'odontoïde n'est pas détruite, elle pénètre dans l'intérieur du crâne (3) (Lannelongue). Cette position vicieuse se transforme aisément en un déplacement brusque, dont Malgaigne a décrit les types suivants :

A. *Luxation de l'occipital sur l'atlas.* — C'est une luxation presque toujours lente, se faisant presque toujours *en avant et d'un seul côté* par rotation autour de l'autre ; la compression de la moelle par le bord du trou occipital contre la moitié postérieure de l'atlas du côté non déplacé est possible. On a noté, comme formes

(1) Déjà Hippocrate décrit cette « angine » très particulière où des déplacements vertébraux causent des troubles paralytiques et souvent la mort. On trouvera toute la bibliographie ancienne dans Malgaigne, *Tr. des fract. et lux.*, Paris, 1855, t. II, p. 335 ; F. Guyon, art. *Atlas* du *Dict. Encycl. des sc. méd.*, Paris, 1867. Voir une autopsie très nette de Villemin, *Soc. chir.*, Paris, 1905, p. 567. D'après les chiffres de Lannelongue, ce mal est plus fréquent après 15 ans qu'avant (8 cas sur 37) et surtout de 15 à 25 ans (17 cas).

(2) Dès 1841, Teissier, dans sa thèse, réunissait 26 cas d'ankylose. J. Gelsam, Dissert. Kiel, 1895; ankylose congénitale. Cf. Regnault, *Soc. an.*, Paris, 1900, p. 1049.

(3) Cloquet l'a vue soudée au pourtour du trou occipital.

exceptionnelles, le déplacement *en arrière* et le déplacement *oblique* (en avant d'un côté, en arrière de l'autre).

B. *Luxation de l'atlas sur l'axis.* — Ce sont les seules importantes, à la fois par leur fréquence et par leur gravité. Malgaigne ne connaissait, comme *luxation en arrière*, que le cas de Nichet; et Lannelongue n'en a pas trouvé d'autre. Donc, c'est négligeable, et nous ne nous occuperons que des *luxations en avant*.

Le type le plus grave est la *luxation par inclinaison ;* les ligaments transverse et odontoïdien étant détruits, occipital et atlas basculent en avant, et l'odontoïde, barrant le canal, comprime et contond le haut de la moelle (ou le bas du bulbe, dit Lannelongue, en raison de l'ascension mentionnée plus haut).

La *luxation bilatérale par glissement* est le plus souvent lente et progressive. Elle exige soit la destruction des ligaments, soit celle de l'odontoïde (ou sa fracture). Si les ligaments sont détruits et l'odontoïde conservée, la moelle sera écrasée entre elle et l'arc postérieur, moins cependant que dans la forme précédente, et il y a des pièces d'ankylose. Si l'odontoïde est fracturée à sa base, les ligaments étant conservés, elle se porte en avant avec l'arc antérieur de l'atlas et fait de la place, en sorte qu'il faut un grand déplacement pour que la moelle soit guillotinée par l'arc postérieur. De même si l'odontoïde est détruite par la carie.

Dans la *luxation unilatérale*, il y a une sorte de rotation autour d'une articulation restée saine. L'autre se déplace très exceptionnellement *en arrière*, presque toujours *en avant :* et c'est le type le plus fréquent de toutes les luxations. Si l'odontoïde est conservée et les ligaments détruits, la compression de la moelle est à craindre presque autant que par la luxation bilatérale. Une forme bénigne, mais rare, est la *luxation oblique*, en avant d'un côté, en arrière de l'autre, *par rotation autour de l'odontoïde*.

C. On a enfin décrit des *luxations simultanées des deux articulations*, la plupart du temps toutes deux bilatérales et en avant, mais avec des variétés échappant à la description.

Après guérison par ankylose, on est souvent frappé de l'étroitesse du canal, le sujet ayant cependant guéri.

Étude clinique. — Les *signes fonctionnels de début* sont la raideur et les douleurs.

La *raideur* se manifeste d'abord par un air guindé ; puis les mouvements sont abolis et la tête ne tarde pas à s'immobiliser en une *position vicieuse*, ici précoce, où elle peut être fléchie presque directement, mais où il est de règle qu'en même temps elle s'incline d'un côté ; la rotation est souvent absente et quand elle se produit, ce n'est pas forcément du côté opposé à l'inclinaison.

Les *douleurs locales* sont rares, les *pseudo-névralgies*, fréquentes, sont exagérées par les mouvements, par la déglutition (1) ; elles irradient vers les régions occipitale, temporo-pariétale, sur les côtés du cou et jusqu'à l'épaule : c'est-à-dire sur le trajet des nerfs occipitaux et du plexus cervical superficiel. Presque toujours elles s'amendent à la période d'état. Leur importance pour le diagnostic est considérable, car on peut poser en principe que, chez l'enfant, seul le mal sous-occipital peut les expliquer.

Les *signes physiques* qu'alors on doit rechercher par la *palpation*, sont d'abord l'empâtement profond qui masque les apophyses épineuses, puis, à une période plus avancée, l'*effacement de la fossette de la nuque* et des reliefs musculaires; par

(1) Dysphagie qui faisait parler d'angine par les anciens.

la *pression localisée*, on éveillera une *douleur limitée*, d'ordinaire latérale ; de même par des *mouvements*, de rotation et d'inclinaison surtout, *communiqués avec grande douceur*. On aura toujours soin de pratiquer le *toucher pharyngien*, sans

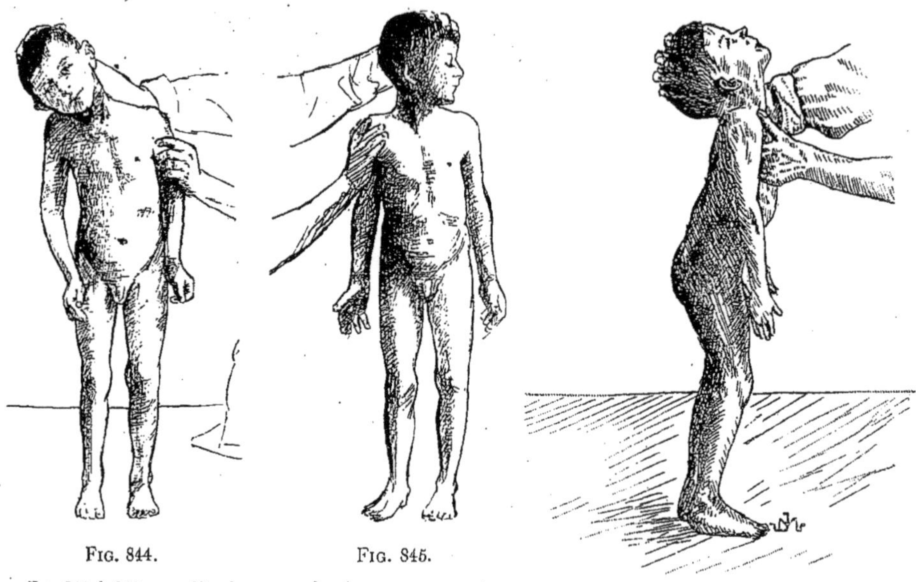

Fig. 844. Fig. 845.

Fig. 844 à 846, amplitude normale des mouvements cervicaux et sous-occipitaux.

Fig. 846.

brutalité, la tête étant fixée en arrière, pour prévenir tout mouvement brusque capable de provoquer une luxation (fig. 847). On sent ainsi l'*empâtement* et on éveille de la *douleur*.

On cherchera attentivement l'*engorgement des ganglions*, facile à percevoir dans la nuque et dans le haut du triangle sus-claviculaire.

Les considérations diagnostiques sont, au siège près, identiques à celles que nous avons exposées pour le mal des autres vertèbres cervicales [torticolis aigus par arthrite (1), contracture ou myosite, voy. p. 555]. Souvent on n'arrivera pas au diagnostic du premier coup, mais seulement après des palpations répétées et minutieuses, et en étudiant la marche du mal.

A la PÉRIODE D'ÉTAT, l'attitude en torticolis s'exagère ainsi que la raideur. Et bientôt, ne s'en fiant plus à la contraction musculaire seule, le malade se soutient la tête entre les mains, marche en évitant avec soin toute secousse, ne se tourne pour ainsi dire jamais. Pour se coucher, il monte au lit souvent sur un genou, puis sur l'autre, pose sur l'oreiller la tête toujours soutenue entre les mains, étend alors seulement le tronc, et enfin lâche la tête.

Les *signes physiques* à cette période ne laissent guère place à l'erreur : élargissement de la nuque où ont disparu toute saillie et tout méplat, abolition des mouvements, attitude, engorgement des ganglions, douleur à la pression ren-

(1) Böger (*Arch. f. Orth.*, 1905, t. III, p. 96) a observé un cas, où après un début fébrile et douloureux, le terme fut une ankylose des deux articulations.

dent le diagnostic certain, sans discussion différentielle, réserve faite cependant pour certaines ostéo-arthrites ankylosantes et hyperostosantes dont les relations avec l'ostéomyélite chronique, le rhumatisme et la tuberculose bénigne sont encore mal connues (voy. p. 329).

Peut-on *préciser les lésions ?* Jusqu'à un certain point au début, par la douleur limitée à la pression. Mais plus tard, c'est bien aléatoire, d'autant que la plupart du temps les deux articulations sont prises. On a dit que si l'axis est sain, les mouvements de rotation restent souples. C'est plus que douteux. Du degré et du sens de l'inclinaison latérale et de la rotation associées à la flexion, on n'a pas à tirer grand'chose; il n'y a même dans ces attitudes rien de bien fixe en cas de *luxation.* Du sens du déplacement, selon qu'il est uni ou bilatéral, la logique permet de conclure aux attitudes habituelles: mais Ollivier (d'Angers) a trouvé une luxation bilatérale de l'atlas en avant alors que la tête était en extension ; dans le seul cas que Malgaigne connût de luxation de l'occipital unilatérale en avant observée cliniquement, la tête avait été inclinée à gauche.

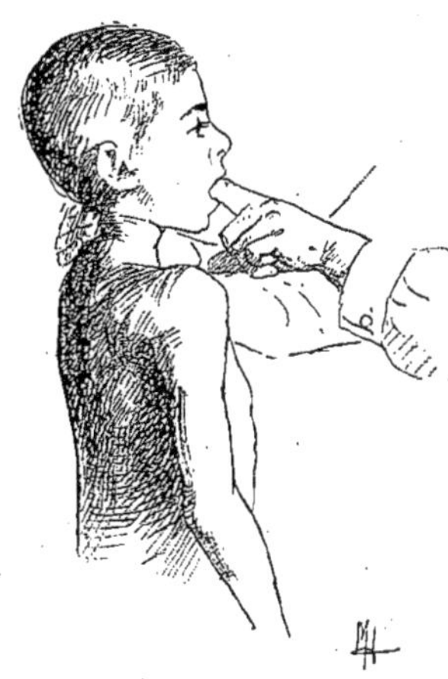

FIG. 847. — Toucher pharyngien.

Mais par la palpation, si l'empâtement et les abcès ne cachent pas toutes les saillies osseuses, on a des renseignements utiles pour soupçonner le début des déplacements osseux. Lorsque l'*atlas glisse en avant,* l'apophyse épineuse de l'axis, voilée au début par l'empâtement profond, se remet à faire saillie à la nuque; et en même temps on sent dans le pharynx la saillie du corps. Si le glissement est bilatéral, l'apophyse épineuse reste sur la verticale de la protubérance ; s'il est unilatéral, elle se dévie latéralement du côté vers lequel regarde le menton.

ABCÈS. — L'histoire des *abcès intra-rachidiens* est celle des troubles par compression lente de la moelle. Ils peuvent communiquer avec les extra-rachidiens, presque toujours par l'intermédiaire du foyer extra-articulaire, exceptionnellement par le trou condylien antérieur. On les a vus s'étendre fort loin, et vers la base du crâne et vers le rachis cervical. L'ulcération de l'artère vertébrale, sans être fréquente, est à craindre.

Les *abcès extra-rachidiens* sont postérieurs ou antérieurs. *Postérieurs,* ils bombent soit sur les côtés, soit sur le milieu de la nuque : leurs signes n'ont rien de spécial. *Antérieurs,* plus fréquents, ils sont *rétropharyngiens* (1). Quelquefois rapidement révélés par le nasillement, la dyspnée et la dysphagie, ils sont souvent insidieux, au point même d'être méconnus jusqu'au jour où le malade crache du pus. Aussi faut-il de parti pris les rechercher par le toucher pharyngien (2).

(1) Sur les *abcès rétrophar yngiens du mal de Pott,* voir WIETING, *Arch. f. kl. hir.*, 1903, t. LXXI, p. 479.

(2) Ces abcès ont très peu de tendance à migrer. Lannelongue cependant en a vu un aller jusque dans le médiastin et causer la mort par compression de la trachée.

Les abcès semblent moins fréquents dans le mal occipital que dans les autres formes du mal de Pott : peut-être en partie parce que la gravité des compressions nerveuses ne lui laisse souvent pas le temps d'évoluer jusqu'à suppuration.

On ne croira pas à de simples abcès ganglionnaires, ce à quoi peut faire penser l'engorgement habituel des ganglions voisins, si on recherche avec soin la douleur à la pression sur le squelette et la raideur.

Les ACCIDENTS NERVEUX revêtent cliniquement deux formes : brusque et lente. Anatomiquement, ils sont dus à la *compression* soit par les *os*, soit par la *pachyméningite* et les abcès.

La *compression brusque* (presque toujours par déplacement osseux) cause des accidents graves de paralysie des quatre membres, avec dyspnée et mort rapide. La gravité va jusqu'à la *mort subite* au moment d'un mouvement, d'une secousse de rire, d'un accès de toux, ou même en dormant (1). Quelquefois ces accidents surviennent chez un sujet souffrant de compression lente, le mal étant en évolution. Quelquefois il semblait guéri (2).

La *compression lente* (3) diffère de celle du mal de Pott ordinaire parce qu'elle peut avoir pour agent non seulement la pachyméningite, mais aussi les os, et en particulier l'odontoïde, dans les glissements lents. Nous avons dit comment s'explique la compression possible du bulbe (4).

La *paralysie* atteint *les quatre membres*, assez souvent en premier les deux membres supérieurs (5) ou un seul (voy. p. 544) ; la monoplégie brachiale peut même persister (Guersant), mais elle est presque toujours le prélude d'une paraplégie ou d'une hémiplégie.

Rien de spécial sur les troubles sensitifs intrinsèques ou extrinsèques, sur les troubles oculo-pupillaires, le pouls lent permanent (voy. p. 544). Les troubles propres à la localisation bulbaire inférieure ou cervicale supérieure sont la raucité de la voix, la gêne de la déglutition (à laquelle viennent prendre part aussi les abcès), des paralysies motrices de la langue, des yeux (6).

(1) L. GAUTHIER a consacré sa thèse (Paris, 1907-8, n° 8) à la *mort subite dans le mal de Pott*. Le symptôme le plus constant est alors l'*asphyxie*. On observe des accidents, moins fréquents sans doute, mais semblables, dans le mal cervical et même cervico-dorsal. Dans un cas de Morestin (1902), un trauma léger causa ainsi une fracture des 5e et 6e cervicales, profondément altérées par une carie latente. Ces accidents peuvent se produire pendant la suspension pour application d'un corset de Sayre ; on conçoit quelle serait alors la responsabilité du chirurgien. Gauthier signale aussi la mort sinon subite au moins très rapide, par ulcération vasculaire (hémorragie ; ou pénétration de pus dans le vaisseau).

(2) Cet ensemble de troubles nerveux n'appartient qu'au mal de Pott. Cependant WINZE (de Christiania) (d'après *Sem. méd.*, 1885, p. 98) a vu un sarcome de l'axis chez un homme de 47 ans, causer des douleurs violentes, exaspérées par les mouvements, sans difformité ni tuméfaction ; un jour, craquement subit, paralysie des membres supérieurs, soubresauts des inférieurs, anesthésie des quatre membres ; mort le lendemain.

(3) Comme dans les autres localisations du mal de Pott, les troubles nerveux peuvent être précurseurs (L. ROUSSET, Th. de Paris, 1909-10, n° 14), plus souvent il est vrai chez l'adulte que chez l'enfant ; on observe alors le plus souvent des névralgies irradiées, quelquefois des troubles moteurs, quelquefois enfin des troubles sensoriels (vertiges ; nystagmus).

(4) F. TISSOT (*Progr. méd.*, 15 août 1908, p. 399) a vu mourir subitement un idiot de 49 ans, chez lequel il a trouvé un mal sous-occipital suppuré, jusque-là méconnu. L'auteur ajoute que, le bulbe étant sain, il s'est agi d'inhibition (?)

(5) E. DUPRÉ (*Rev. neurol.*, 1903, p. 733) ; cas remarquable par sa lenteur : début à 4 ans, paraplégie brachiale à 27 ans, prise des membres inférieurs à 36 ans.

(6) On trouvera dans les recueils de neurologie des observations d'*hémiatrophie de la langue* par compression (ou destruction) du *grand hypoglosse* dans le trou condylien anté-

On a observé l'hémiplégie spinale (syndrome de Brown-Séquard, voy. p. 544).

Pronostic. Évolution. Terminaisons. — Il est très grave en raison des accidents nerveux, même la mort subite mise à part. Mais si le malade est bien soigné il a de grandes chances d'y échapper, et alors le pronostic devient relativement bénin : les abcès manquent assez souvent, et même quand ils se produisent la ponction y est efficace.

On a dit que la durée moyenne n'est que de cinq à sept mois : mais a-t-on bien précisé la date de début ? et dans un calcul de moyenne, en outre, les morts subites (qui peuvent être précoces) viennent nous troubler. Nous pouvons dire, cependant, que c'est de tous les maux de Pott celui qui, quand il guérit, guérit le plus vite et le mieux, en dix-huit mois environ.

Après guérison, il persiste plus ou moins de raideur et d'*attitude vicieuse*, et si l'on n'a que des renseignements imparfaits sur l'évolution du mal, ces *torticolis osseux* peuvent prêter à erreur.

Bouvier, par exemple, se proposait de redresser ce qu'il croyait être un torticolis sterno-mastoïdien chez une jeune fille qui mourut de fièvre typhoïde, et il trouva une ankylose sous-occipitale. Mais avait-il constaté que la souplesse des mouvements redevenait parfaite si on relâchait le muscle en exagérant l'inclinaison ; avait-il noté si la tête était bien en extension et en rotation inverse ; avait-il, par le palper et le toucher pharyngien, étudié la saillie des apophyses épineuses et celle des corps vertébraux ?

Ces signes, et surtout l'attitude avec rotation nulle, ou légère de même sens que l'inclinaison latérale sont ceux de *l'ankylose céphalo-rachidienne ou cervicale supérieure*. Quant à déterminer rétrospectivement si l'ostéo-arthrite causale a été tuberculeuse, la question est plus délicate.

Chez l'enfant quelquefois — nous en avons vu un cas et nous en citons p. 559 un de Böger, — chez l'adulte un peu moins rarement, on observe de ces *rhumatismes ankylosants* à début subaigu, où la nuque élargie reste empâtée. Mais à aucun moment il n'y a eu de fongosités ni d'abcès, les articulations recouvrent presque toujours quelques mouvements pendant lesquels on les sent craquer.

Traitement. — En raison des déplacements osseux et de leur gravité, le mal sous-occipital est de tous les maux de Pott celui pour lequel l'immobilisation doit être la plus rigoureuse.

Pendant la période d'activité, tant qu'il y a de l'empâtement, de la douleur à la pression, rien ne vaut l'*extension continue*, appliquée à la fois aux membres inférieurs et à la tête (1.500 grammes à chaque jambe, dans le *décubitus dorsal sans oreiller* : le refoulement de la tête en avant par l'oreiller est en effet dangereux. Le résultat de ce traitement est d'ordinaire remarquable ; quoique l'amélioration soit rapide, on continuera pendant au moins six mois (plus vaut mieux) et alors seulement on mettra, dans la suspension, une minerve en plâtre. On ne permettra qu'au moins deux à trois mois plus tard la station, puis la marche avec une minerve en celluloïd.

rieur ; Kölpin (*Arch. f. Psych.*, Berlin, 1903, t. XXXVII, p. 724) a étudié un cas de compression du *spinal*. D'autres troubles sont liés à des altérations du pneumogastrique.

S'il y a *attitude vicieuse*, faut-il la réduire ? Par manœuvres manuelles, certainement non. Mais l'extension continue donne — et assez vite — d'excellents résultats. A elle seule, avec des poids plus lourds, nous conseillons d'avoir recours en cas de paralysie, même brusque et tout de suite menaçante, provoquée par un déplacement osseux.

Les *abcès* seront ponctionnés et ne seront ouverts qu'à la dernière extrémité. Les rétropharyngiens doivent être ponctionnés par voie cutanée et non par voie pharyngienne. Au-dessous de l'apophyse mastoïde, on enfonce le trocart contre l'apophyse transverse de la deuxième cervicale, et de là on le dirige obliquement en haut et en dedans vers l'abcès, en rasant les corps vertébraux.

En cas de *fistules persistantes*, les articulations semblant en bonne voie, on peut par exception être conduit à débrider pour extraire un séquestre (1).

ARTICULATIONS A RESSORT

En annexe à l'étude des ostéo-arthrites, j'indiquerai ici quelques faits relatifs aux *articulations à ressort*, parce que, de temps en temps, je vois des malades qui, atteints de ces troubles fonctionnels sans importance, sont traités à tort pour tumeur blanche. Ces troubles ne s'observent guère que chez l'adulte; aussi me bornerai-je à une mention.

La HANCHE A RESSORT (2) débute souvent à la suite d'un trauma quelconque, ou d'un mouvement forcé ou même d'une simple fatigue; quelquefois on ne lui trouve aucune cause. Les sujets sont en général des hommes bien musclés, adultes jeunes. Le phénomène consiste en un ressaut senti par le malade, douloureux ou non, la plupart du temps vu et même entendu à distance. On voit quelque chose qui saute alternativement en avant et en arrière de la voussure trochantérienne; si on met la main sur la région, on sent passer comme une bride, que par pression on peut maintenir en arrière du trochanter. Le bruit, rarement nul, quelquefois très intense, ne se produit d'ordinaire que dans le passage d'arrière en avant, mais il est possible dans les deux temps. Jamais ce ressaut n'a lieu à propos de mouvements passifs. Pendant la marche, il se produit à chaque pas; le sujet debout ou même couché peut le provoquer à volonté par certaines attitudes, par certains mouvements. Les troubles fonctionnels sont ordinairement nuls.

C'est avec certitude dû au ressaut d'une bande musculo-tendineuse sur la saillie du grand trochanter et l'on discute pour savoir si c'est la partie de l'aponévrose du fascia-lata dite « bande de Maissiat » ou si c'est le bord antérieur du grand fessier : discussion sans grand intérêt, car grand fessier, tenseur du fascia-lata et bande

(1) PAYR (*Deut. med. Woch.*, 1906, n° 50, p. 2021) chez une femme de 35 ans, avec fistules, a obtenu la guérison en enlevant les parties malades de l'atlas. Il recommande ce traitement pour les lésions limitées; mais le diagnostic nous en semble bien obscur.

(2) Les deux premiers auteurs qui se soient occupés de la question sont deux chirurgiens militaires français, M. Perrin puis, longtemps après, Ferraton. On trouvera tous les documents dans les mémoires récents de : GAUGELE, *Zeit. f. orth. Chir.*, 1910, t. XXVII, p. 132; MOUCHET et MAUGIS, *Paris médical*, 1911, p. 575; ROCHER, *Gaz. des hôp.*, Paris, 1911, pp. 445 et 493; HEULLY, *Rev. de Chir.*, Paris, 1911, t. XLIII, pp. 589 et 760, t. XLIV, p. 117.

de Maissiat sont à vrai dire le même muscle, deltoïde de la fesse avec partie intermédiaire aponévrotique (1).

Ce phénomène est purement fonctionnel, et avec de l'éducation d'assez nombreux sujets peuvent le provoquer : les malades sont souvent soit des médecins ou étudiants en médecine, soit des « accidentés du travail » en quête d'une rente, qu'ils obtiennent parfois, à tort selon moi.

Le rôle d'un hématome du grand fessier, d'un ostéome, d'une saillie anormale du grand trochanter, d'une oblitération des bourses séreuses est plus que problématique.

Le *diagnostic* consiste à déterminer, ce à quoi peut servir la radiographie, s'il ne s'agit pas d'un *claquement ou craquement intra-articulaire* par subluxation unilatérale ou bilatérale rendue possible par une insuffisance du bourrelet cotyloïdien (2) ou par une paralysie infantile des muscles péri-articulaires (Kirmisson); dans d'autres cas, on pourrait faire confusion avec des craquements par arthrite sèche. Dans ces deux cas, le phénomène peut être provoqué par certains mouvements passifs. Il n'y a là rien à vrai dire qui ressemble à une coxalgie (3).

On a proposé comme *traitement* soit la fixation du bord antérieur du grand fessier à l'aponévrose du vaste externe, soit (Vœlcker) la myotomie des fibres antérieures du grand fessier. Est-il bien utile d'opérer pour un tic, souvent trouvé par hasard et entretenu par intérêt ?

J'énumérerai quelques LÉSIONS DU GENOU que l'on confond parfois avec la tumeur blanche : au moins ai-je vu, pour chacune d'entre elles, deux ou trois malades que l'on proposait d'immobiliser comme atteints de tuberculose.

Le *genou à ressort* se caractérise par une sorte de ressaut qui se produit lorsque la flexion arrive à un degré déterminé; souvent inconstant, le phénomène est indolent; on ne trouve en général aucune modification objective de l'articulation qui en est le siège, et il est bien possible qu'il s'agisse alors d'un simple phénomène spasmodique, musculaire, comme Carlier l'a soutenu pour le doigt à ressort (4). Si ce déclanchement cause une gêne, une sensation d'insécurité dans la course, on fera porter au sujet une genouillère élastique.

Dans certaines observations publiées sous ce titre (5), il y a eu un trauma préalable évident, contusion ou entorse, et il en est résulté une laxité ligamenteuse, persistante, se traduisant par des mouvements de latéralité. Aussi est-il possible qu'il s'agisse alors d'un déplacement léger d'un ménisque intra-articulaire (6). Dans

(1) Il est stupéfiant que la plupart des auteurs « modernes » découvrent cette disposition et ses conséquences, faute d'avoir lu FARABEUF, art. *Fessiers* du *Dict. Enc. des sc. méd.*, Paris, 1877.

(2) C'est à rapprocher de certaines subluxations congénitales ; G. PREISER, *Zeit. f. orth. Chir.*, 1907, t. XVIII, p. 112.

(3) Dans ces cas, on a pratiqué diverses opérations, soit pour rabattre au-dessus de la tête le rebord cotyloïdien mal saillant (Braun), soit pour fixer le haut du fémur en faisant passer dans un tunnel du grand trochanter une bande du demi-membraneux, par là insérée à la face externe de ce trochanter (Ch. Nélaton). Mais il est vicieux de parler à ce propos de la hanche à ressort ordinaire.

(4) CARLIER, Th. de Paris, 1888-1889, n° 187. Chez des malades de Thiem (de Cottbus), de Tubby il y avait ressort concomitant des pouces. FERÉ, *Rev. de Chir.*, 10 janvier 1899, p. 74.

(5) DELORME, *Soc. chir.*, Paris, 1894, p. 309 ; BAR et BERTAIN, *Echo méd. Nord*, 1909, p. 195. Voyez p. 639 le *genou à ressort congénital*.

(6) LANNELONGUE, *Congr. d'obst., gyn. et péd.*, Bordeaux, 1893, p. 870 (à propos d'un cas de Demons).

les cas typiques, cette *subluxation d'un ménisque* se reconnaît à la saillie qu'au moment de la flexion un ménisque, l'externe de préférence, fait au niveau de l'interligne. Le diagnostic avec une arthrite peut être délicat lorsque le ménisque finit par s'enflammer, par devenir un peu gros, empâté, douloureux à la pression.

A vrai dire, je signale ici ces phénomènes de déclanchement par pure forme, car ils ne ressemblent en rien à une ostéoarthrite tuberculeuse, même dans ses formes les plus légères. S'ils ressemblent à quelque chose, c'est soit à l'accrochement tendineux dont j'ai parlé à propos de certaines *exostoses ostéogéniques* situées sous les tendons de la patte d'oie (voy. p. 117), soit aux crises brusques des *corps étrangers* du genou. Mais celles-ci sont douloureuses et s'accompagnent d'hydarthrose. Que ces corps étrangers soient traumatiques ou spontanés, par « chondrite dissécante (1) », ils sont quelquefois observés chez l'enfant, mais rarement et sans particularités cliniques ou anatomiques, en sorte que je renvoie pour leur histoire aux traités classiques de pathologie.

J'ai parlé précédemment des aiguilles qui se sont, sans qu'on l'ait su, fichées dans les tissus périarticulaires et peuvent simuler une tumeur blanche (voy. p. 400).

Le CRAQUEMENT SOUS-SCAPULAIRE (2) est un phénomène assez banal et fort anciennement connu, bien décrit vers 1874 par Terrillon, Demarquay, Le Dentu, Gaujot. On peut observer soit des froissements ou même des frottements indolores, soit, mais rarement, des craquements proprement dits, douloureux, s'accompagnant de gêne des mouvements. Ces craquements sont provoqués par les divers mouvements actifs des bras et perçus presque toujours par le malade lui-même, en tout cas par la main du chirurgien, appuyée sur l'omoplate, presque toujours au niveau de l'angle inférieur d'après Chauvel et Le Dentu, plutôt au niveau de l'angle interne d'après Renon et Moncany. On peut les entendre à distance, et, d'après Mauclaire, certains médiums savent tirer parti de ce fait. La bilatéralité est fréquente. La douleur peut être la cause d'une impotence grave.

A ces craquements on a trouvé quelquefois des causes matérielles telles qu'une exostose de l'omoplate, que l'on traite alors par l'ablation (3), un hygroma sous-scapulaire à grains riziformes, une carie de l'omoplate ou des côtes (?). A. Poncet a invoqué, sans preuve d'ailleurs, une « tuberculose inflammatoire » du tissu cellulaire sous-scapulaire; Renon et Moncany, sans conclure, pensent que ces sujets sont d'ordinaire des tuberculeux. Mais Miramond de Laroquette, d'après l'examen de 824 sujets, conclut que c'est hors de relation avec l'âge, le sexe, la profession, l'état de santé ou de maladie, la vigueur du sujet; à son sens, c'est un phénomène physiologique, volontaire, lié aux mouvements actifs, et c'est pour cela que je le rapproche ici des articulations à ressort. Envisagé de la sorte, et dans ces conditions très fréquent, ce symptôme doit être différencié des formes à lésions matérielles, osseuses ou autres, souvent douloureuses, auxquelles seules convient le traitement chirurgical.

(1) J'en ai observé un cas où les deux genoux furent pris successivement (voy. GUINEMANT, *Th. de Paris*, 1908-1909, n° 378); à la première atteinte, j'avais admis l'origine traumatique (*Journ. des Prat.*, 1908, p. 305).

(2) Voyez la thèse récente de M. LAISNEY, Paris, 1910-1911; et le mémoire de MIRAMOND DE LA ROQUETTE, *Arch. gén. méd.*, déc. 1910, t. CCI, p. 707.

(3) HUGUIER; R. HABERMANN, *Berl. kl. Woch.*, 1911, p. 612.

CHAPITRE VI

SYPHILIS HÉRÉDITAIRE DES OS ET ARTICULATIONS

Généralités (1). — Les lésions spécifiques de la syphilis sont dues à la formation d'un tissu spécial, le tissu gommeux, auquel, par réaction inflammatoire. un tissu scléreux s'associe en proportion variable. Depuis quelques années, on a découvert un microbe spécial, le spirochète, qui est presque sûrement (car la preuve *absolue*, par cultures et inoculations, n'est pas encore donnée) l'agent de l'infection.

En clinique, on divise la syphilis en trois périodes : 1° le chancre, lésion d'inoculation; 2° les accidents secondaires; 3° les accidents tertiaires. Ceux-ci sont à proprement parler les lésions gommeuses, mais il y a, en anatomie pathologique comme en clinique, des transitions mal limitées entre eux et les secondaires. Il en est ainsi pour la syphilis acquise et plus encore pour la syphilis héréditaire, où le chancre n'existe pas et où les lésions viscérales précoces sont gommeuses, en même temps que sur les téguments font efflorescence des éruptions secondaires typiques.

Dans cette syphilis héréditaire, à ses diverses périodes d'évolution, la participation du squelette est pour le chirurgien ce qu'il y a de plus important, et l'on peut dire, d'une manière générale, que l'analogie est grande avec ce que l'on observe au cours de la syphilis acquise chez l'adulte : après avoir très brièvement résumé ce qui concerne celle-ci, nous comprendrons mieux quelles sont avec elle les analogies et les différences de la syphilis héréditaire.

A la période secondaire de la syphilis acquise, il se fait des périostites et des périostoses surtout faciles à reconnaître sur les os superficiels, tels que la voûte du crâne, la clavicule, la face interne du tibia; à la période tertiaire, des foyers d'ostéomyélite gommeuse plus ou moins profonde. On a parlé de périostites qu'il ne faut pas séparer de la forme précédente, car si la profondeur de la lésion est variable, sa forme anatomique est la même et plus ou moins de pénétration dans le tissu osseux n'a pas grande importance : l'ostéite superficielle est toujours méconnue chez les malades qui guérissent et souvent aussi à l'autopsie, quand on n'a pas la précaution de faire éclater les os selon leur axe, comme je l'ai dit pour l'ostéomyélite (voy. p. 284).

Ces foyers gommeux, qui créent dans l'os des vermoulures, des caries souvent très étendues, très accentuées, ont tendance à s'ouvrir, à gagner vers la surface. Autour d'eux, la tendance est grande à l'ossification sous-périostée et à l'éburnation du tissu osseux voisin, d'où des exostoses et des hyperostoses. En outre, il n'est pas rare (au crâne surtout) qu'il se fasse des nécroses et des séquestres, obligeant à une intervention chirurgicale.

Dans la syphilis héréditaire, en principe, les lésions sont les mêmes : mais elles

(1) Les deux ouvrages fondamentaux à consulter sont : J. Parrot, *la Syphilis héréditaire et le rachitisme*, leçons publiées par E. Troisier, Paris, G. Masson, 1886; A. Fournier, *Leçons sur la syphilis héréditaire tardive*, Paris, G. Masson, 1886.

surviennent à un âge où de l'accroissement du squelette résultent des conséquences assez spéciales pour qu'une description particulière soit indispensable. Ces lésions sont, les unes précoces, les autres tardives : et c'est un point sur lequel il est indispensable de bien s'entendre avant d'aller plus loin.

On a d'abord connu les seules manifestations précoces de la syphilis héréditaire, celles qui surviennent chez le nourrisson, et la plupart du temps avant le sixième mois : et l'on a cru que si la maladie ne s'était pas manifestée ou avait guéri durant cette période, le sujet était à l'abri des accidents à longue échéance. Il est aujourd'hui bien établi que c'est une erreur, et que des phénomènes tardifs s'observent comme dans la syphilis acquise; ils apparaissent de préférence vers 10 à 12 ans, mais aucun n'âge n'est épargné, chez l'enfant à partir de 2 ou 3 ans, chez l'adulte même jusqu'à 25 à 30 ans : et l'on a recueilli des observations — très probables mais non certaines (1) — où il s'agit de vieillards; à partir de 15 à 18 ans, toutefois, cela devient exceptionnel.

Chez certains enfants, on apprend avec certitude qu'il y a eu des manifestations précoces; on constate même parfois une sorte de continuité d'évolution comme pour les syphilis acquises graves, soit en une série ininterrompue, soit avec des sommeils prolongés et des reprises inexpliquées. Mais il y a des enfants chez lesquels les lésions tertiaires ouvrent la scène; et dans ces conditions seulement quelques auteurs consentent à parler de syphilis héréditaire tardive. Cette manière de voir, qui prête à des discussions théoriques, ne saurait être admise par le clinicien. Pour celui-ci, en effet, peu importe que l'enfant ait eu, au début de la vie, quelques plaques muqueuses inconnues ou méconnues : dans le problème de diagnostic qui se pose, elles sont inexistantes et le fait à retenir est que nous pouvons nous trouver en présence de lésions gommeuses que, d'après leur aspect propre, d'après certaines tares spéciales du malade, nous serons en droit de rapporter à la syphilis héréditaire.

Antécédents héréditaires. — Chez tout enfant soupçonné de syphilis, il faut interroger avec soin les parents :

1° Quelquefois de l'un des deux ou des deux on obtient tout de suite l'aveu de la contamination. Mais notre interrogatoire est souvent rendu fort délicat par des conditions conjugales sur lesquelles nous ne devons pas insister. Il révèle quelquefois des faits de grande valeur : l'existence, par exemple, du tabès ou de la paralysie générale.

2° Un renseignement fort important nous est fourni par ce qui s'est passé aux autres grossesses — précédentes ou ultérieures selon qu'il y a syphilis héréditaire précoce ou tardive. On connaît en effet la mortinatalité considérable des syphilitiques. Selon l'intensité de l'infection, on observe tous les intermédiaires entre la série régulière des avortements à 6 semaines, et les accouchements à terme d'enfants tous bien portants. D'une manière générale, on peut dire pour les grossesses successives que la virulence s'atténue à mesure que la vérole des ascendants vieillit; l'influence du traitement est capitale. On ne négligera pas l'examen attentif des autres enfants vivants, la connaissance aussi exacte que possible de leur passé pathologique. Mais dans cette discussion complexe on évitera les conclusions absolues : la vérole n'est pas la seule cause des fausses couches en série (2); un enfant notoirement syphilitique peut fort bien naître à terme; dans une série d'enfants bien portants, un seul peut être syphilitique (toutes réserves faites sur un changement avoué ou inavoué de père). On saura enfin que les vices de conformation sont fréquents dans la descendance de certains syphilitiques : mais ce n'est qu'un argument de présomption.

(1) N'est-il pas un peu excessif d'attribuer à l'hérédité une gomme du frontal, sans autre stigmate, chez une femme de 50 ans parce que sa sœur (vierge de 36 ans) est tabétique ? (POULARD, *Progr. méd.*, 16 oct. 1909, n° 42, p. 525).

(2) Je citerai par exemple, comme autres causes possibles, certaines intoxications professionnelles (plomb, tabac), l'albuminurie maternelle, etc.

Je me bornerai à signaler les **recherches de laboratoire** par esquelles on peut déceler ou confirmer le diagnostic de la syphilis héréditaire ou acquise. On peut : 1° *rechercher le spirochète* dans les lésions en activité, ou peut-être dans le mucus conjonctival et dans le liquide céphalorachidien obtenu par ponction lombaire (R. Duperié, *Gaz. heb. sc. méd.*, Bordeaux 1903, n° 45, p. 531); 2° pratiquer la *séroréaction de Wassermann*, dont la valeur démonstrative est considérable mais non absolue; 3° l'analyse du sang y révèle (même quelquefois chez l'adulte atteint de syphilis héréditaire) l'anémie pseudo-leucémique infantile avec réaction myéloïde (type von Jacksch) (1).

Mode d'action de la syphilis héréditaire. — Sur l'enfant, sujet en croissance, la syphilis a une double action, aussi bien *in utero* qu'après la naissance :

1° Comme je viens de le dire, elle produit des *lésions spécifiques* précoces ou tardives;

2° Elle a, comme d'autres intoxications, mais à un degré extrême, une *action dystrophiante* qui se caractérise pendant la vie intra-utérine par une tendance aux malformations par arrêt de développement; pendant la vie extra-utérine, par une insuffisance d'accroissement dont l'infantilisme peut être le dernier terme. A propos de la syphilis héréditaire tardive, nous aurons à énumérer quelques lésions dystrophiques du système dentaire en particulier, qui peuvent nous mettre sur la voie du diagnostic.

L'insuffisance du développement du fœtus par rapport au poids considérable du placenta est un fait important à noter, toutes les fois que l'on peut avoir ce renseignement : fait rare, il est vrai, en dehors des services hospitaliers bien organisés.

§ 1. — Syphilis héréditaire précoce (2).

Anatomie pathologique. — Les statistiques sont peu concordantes sur la *fréquence relative des altérations osseuses chez les nouveau-nés qui succombent à la syphilis héréditaire.* Il est certain qu'on les trouve habituellement, Parrot disait même constamment, si on prend soin de faire éclater systématiquement les os à l'autopsie; il en est d'ailleurs ainsi pour toutes les lésions viscérales. Mais cela ne veut pas dire qu'elles soient aussi fréquentes chez les enfants qui guérissent après avoir présenté des accidents certains sur la peau et les muqueuses.

On constate le *premier degré des lésions* sur les *mort-nés* prématurés ou à terme, sur les *nouveau-nés d'une semaine* environ. On voit des périostoses, des ostéophytes superficiels et un épaississement de la couche chondro-calcaire du cartilage conjugal. Sous le périoste épaissi et facile à décoller s'amasse un tissu jaune paille, poreux, pouvant entourer tout l'os comme un manchon ou rester au contraire limité à une partie de la circonférence. Ces productions sont denses et l'os est lourd.

Jusqu'à l'âge de trois mois, évolue le *deuxième degré*, où une substance gélatiniforme, d'abord jaune serin, puis rouge, infiltre le tissu spongieux juxta-épiphysaire ; celui-ci est remplacé par une masse couleur sucre d'orge, surtout contre la couche chondro-calcaire. Au degré le plus prononcé, le tissu morbide provoque un décollement entre

(1) Labbé et Armand-Delille, *Soc. méd. hôp.*, 6 févr. 1903, p. 159 ; Lenoble, *Soc. biol.*, 1905, p. 839 ; Ribadeau-Dumas et Poitou, *ibid.*, 16 févr. 1907, p. 247 ; Petit et Minet, *Echo méd. du Nord*, 2 juin 1907, p. 255 ; Minet et Fontan, *ibid.*, 1909, n° 70, p. 588. Mais cette réaction sanguine n'appartient pas à la seule syphilis. Sur le *diagnostic de la syphilis par les moyens de laboratoire*, rapport de J. Nicolas, M. Favre et H. Moutot, *Ass. fr. av. sc.*, d'après *Presse méd.*, 1911, p. 685 ; Ch. Leroux et R. Labbé, *Arch. méd. enf.*, 1911, p. 881 ; d'Astros et Teissonnière, *Marseille méd.*, 1912, p. 713.

(2) Pour la bibliographie générale, je renvoie à M. Labbé, *Presse méd.*, 1900, p. 199 ; H. Rayol, Th. de Lyon, 1904-1905, n° 114.

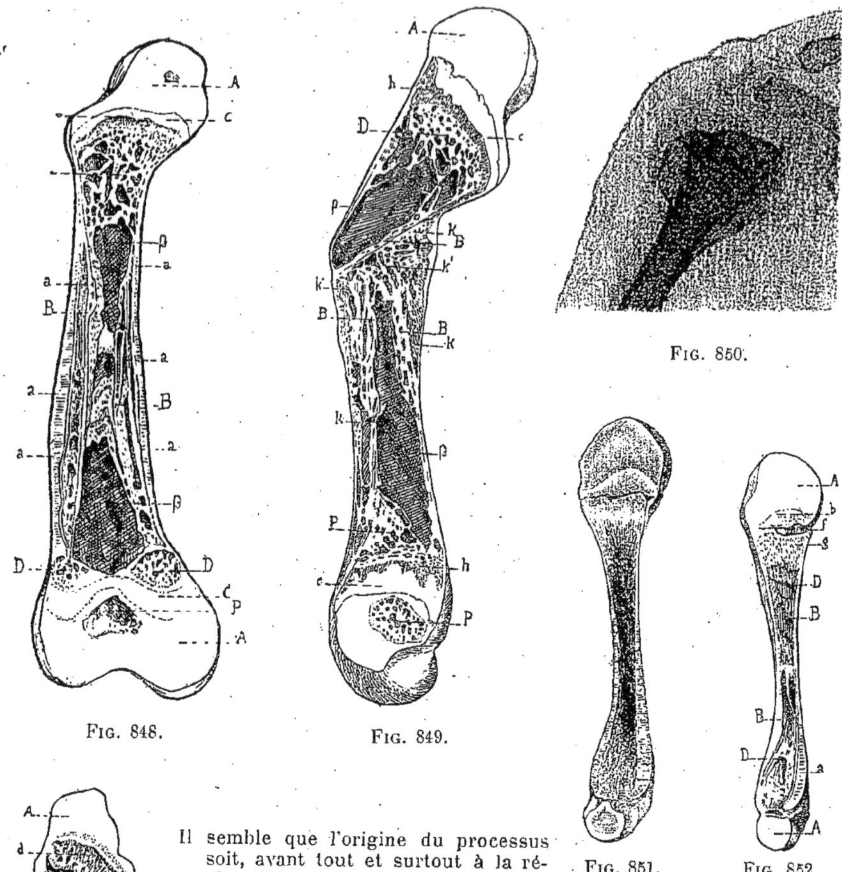

Fig. 848. Fig. 849. Fig. 850. Fig. 851. Fig. 852.

Il semble que l'origine du processus soit, avant tout et surtout à la région dia-épiphysaire, une production de tissu gommeux se substituant à la moelle et irritant l'os : d'où, sous le périoste et jusqu'à une hauteur variable de la diaphyse, une hyperostose qui, tant que la lésion est en évolution, a tendance à être envahie par la gomme dans ses couches profondes, tandis qu'à la surface se forment d'autres couches d'os nouveau. La zone d'ossification, malade, est anormalement épaisse et mal calcifiée, mais quoi qu'en ait pensé Parrot, la ressemblance n'est que lointaine avec le rachitisme (voy. les figures p. 136).

Figure 848, coupe d'un fémur de nouveau-né. A, épiphyses cartilagineuses avec, en *p*, leurs noyaux épiphysaires petits et centraux ; B, diaphyse ; β, moelle centrale normale ; C, couche chondroïde ; *h*, couche chondrocalcaire vermoulue et anormalement haute ; D, moelle juxta-épiphysaire ; *aa* couches successives d'hyperostose sous-périostée, à couches profondes vermoulues.

Les mêmes lettres pour repérer les tissus sur la figure 849, humérus où l'on voit une fracture diaphysaire, lésion assez rare, entourée en *k* d'ostéophytes mous ; de même sur les figures 851 à 853 où l'on voit les étapes du décollement juxta-conjugal qui est la forme habituelle de solution de continuité.

Fig. 853.

Figure 850, aspect radiographique de l'ostéophyte (lequel est souvent transparent).

la diaphyse et le cartilage conjugal; par exception, la raréfaction occupe la diaphyse elle-même, d'où une fracture proprement dite.

Le *troisième degré* s'observe de *trois à six mois*. L'ossification reprend à la place de la dégénération gélatiniforme qui a perdu son activité, et le tissu médullaire se substitue peu à peu à celui des ostéophytes. Ceux-ci sont, comme la diaphyse ancienne, rendus poreux par cette médullisation, à laquelle fait suite, si l'enfant guérit, une reprise de l'ossification normale.

Parrot décrit ensuite, passé le 6e mois, un quatrième degré qui conduit au rachitisme : c'est une opinion qui n'a plus de défenseurs.

Les os le plus souvent atteints sont les os longs des membres (surtout l'humérus et le tibia) et le crâne; puis l'omoplate, l'os coxal; puis viennent les petits os longs et les vertèbres, mais seulement dans les cas très accentués. Les lésions sont multiples et symétriques, mais les constatations d'autopsie sont un peu différentes de ce qu'on observe en clinique, où l'on ne connaît guère que les lésions des os longs des membres et du crâne, et où, d'autre part, la multiplicité théoriquement réelle est souvent pratiquement absente.

Aux maxillaires aussi les altérations sont possibles, sous forme de raréfaction et même de perforation, mettant à nu dans les alvéoles les dents de la deuxième dentition : je n'ai jamais observé ce fait.

Quelquefois l'articulation voisine s'enflamme à côté de la lésion osseuse : cela se voit surtout à l'épaule. Dans la synoviale rouge et épaisse existe un liquide plus ou moins abondant et plus ou moins louche, quelquefois purulent; les cartilages sont ramollis, jaunes, érodés.

Ces lésions sont dues à l'infiltration des os par du tissu gommeux, et nous pouvons oublier la discussion entre Wegner (1870) et Parrot (1872) pour savoir si c'est un processus inflammatoire, une ostéochondrite, comme le veut le premier, ou une dystrophie syphilitique, comme le veut le second (1).

Étude clinique. — *Examen local.* — Les lésions osseuses de la syphilis héréditaire précoce sont quelquefois reconnues par la palpation attentive du squelette, démontrant l'existence d'une périostose ou d'un point douloureux à la pression sur les parties accessibles, c'est-à-dire sur les faces superficielles du tibia, du cubitus, sur le bas de l'humérus, quand on fait l'examen complet d'un nourrisson convaincu ou suspecté de syphilis, sans qu'une symptomatologie spéciale ait dirigé nos investigations du côté des os.

Ces cas sont relativement rares aux membres, faute peut-être d'une exploration toujours méthodique, tandis qu'ils sont la règle *au crâne* où des *bosselures* limitées, médiocrement sensibles à la pression, se soulèvent en nombre variable, en des points divers, de préférence au front, aux bosses pariétales et attirent l'œil sur ces régions découvertes (2).

Aux membres, il est habituel que la suppression du mouvement soit le phénomène initialement connu, et pour ces cas, autrefois attribués à une *paralysie*, Parrot a démontré qu'il s'agissait d'une *pseudo-paralysie*, c'est-à-dire d'une *impotence* fonctionnelle.

(1) Sur les rapports avec le rachitisme, voyez p. 133.

(2) On a noté, à titre d'exception, la *perforation palatine* ; BONNET (*Soc. nat. méd.*, Lyon, 20 janvier 1908 ; *Lyon méd.*, t. CX, p. 307) en rapporte un cas et cite ceux de Steffen, Neumann, Genser. L'*affaissement du nez* est possible mais rare ; on peut en rapprocher diverses lésions naso-lacrymales étudiées par ANTONELLI (*Ann. des mal. vénér.*, 1910, n° 1, p. 65). — Sur les *perforations du crâne*, voy. PARROT, *Rev. mens. méd. et chir.*, 1879, p. 769 ; les conclusions de cet auteur semblent d'ailleurs excessives.

Un ou plusieurs membres sont inertes : l'enfant étant couché, le bras soulevé retombe comme une masse sur le lit; l'enfant étant tenu en l'air, sous le bras, la jambe pend sans mouvements. Cette impotence est de degré fort variable, tantôt partielle, tantôt absolue, disait Parrot : je n'ai jamais vu de cas où elle fût réellement absolue. Si on laisse le membre reposer sur le lit, au bout de quelques minutes, on s'aperçoit que, tout déplacement en masse étant impossible, de petits mouvements animent les doigts ou les orteils, les poignets ou les cous-de-pied; ces mouvements, ébauche de défense, sont provoqués si on pique ou pince la peau du membre, et en même temps l'enfant crie, ce qui prouve que la sensibilité est conservée. Donc les muscles ne sont pas paralysés; et d'ailleurs — ce qui n'est pas, il est vrai, d'exploration facile, en pratique courante — ils réagissent normalement à l'électricité.

S'il n'y a point de gonflement extérieurement appréciable, on est en droit de discuter le diagnostic avec une *paralysie*, confusion autrefois faite très souvent, même pour les cas où il y a un gonflement accentué (1). Je n'ai pas encore rencontré de nourrisson syphilitique chez lequel, toute douleur locale étant absente, on pût croire à une *paralysie syphilitique* proprement dite, par lésion du système nerveux central. Au premier abord, la ressemblance est assez grande avec les *paralysies radiculaires obstétricales* supérieures, où sont conservés les mouvements partiels de la main : mais alors la paralysie existe dès la naissance et non point seulement à partir de 6 semaines à 3 mois. Même remarque pour les *paralysies cérébrales congénitales*. Les *paralysies acquises*, cérébrales (fort rares à tout âge) ou spinales (au contraire très fréquentes), ne se rencontrent guère sur des sujets aussi jeunes; la paralysie spinale se caractérise par un début aigu et fébrile.

Mais pour toutes ces paralysies, il y a un élément absolu de diagnostic : la *douleur*. Tant que l'enfant est immobile, il ne paraît pas souffrir, mais il crie dès qu'on touche le membre inerte. D'où la conclusion certaine qu'il s'agit d'une impotence par lésion douloureuse et non d'une paralysie. Puis, par la pression limitée, méthodique, on localise facilement un point douloureux sur une région juxta-épiphysaire, où la plupart du temps on trouve, en outre, un certain degré d'hyperostose.

Dans les cas les plus accentués, l'inspection révèle le *gonflement* d'une ou plusieurs régions juxta-épiphysaires; quelquefois, mais rarement, avec participation de l'articulation voisine; la peau est peu tendue; quelques veines la sillonnent. Mais aujourd'hui nous sommes ordinairement consultés, et surtout nous savons reconnaître le mal, à une période plus précoce, lorsque nous sentons autour d'une extrémité diaphysaire un renflement demi-fusiforme, ayant son maximum près d'une ligne conjugale. Au premier degré, enfin, le volume de l'os nous paraît normal, mais en un point, contre une épiphyse, nous éveillons par la pression localisée une douleur constante.

Le degré extrême des lésions est la *solution de continuité*, presque toujours

(1) Et même encore de nos jours. Voy. par exemple PETERS, *Rev. de méd.*, 1900, p. 624; discussion par A. BROCA, *Leç. clin.*, t. II, p. 1.

juxta-conjugale, par décollement dia-épiphysaire, exceptionnellement diaphysaire, par fracture proprement dite : d'où mobilité anormale et crépitation, celle-ci rendue obscure et molle par le tissu gommeux.

Tous ces degrés se trouvent réunis en même temps sur les enfants profondément infectés et chez lesquels le traitement n'a pas été institué, soit par négligence des parents, soit par diagnostic erroné du médecin. Dans la maladie abandonnée à elle-même, en effet, la multiplicité des lésions est habituelle : elles se constituent non pas rigoureusement ensemble et symétriquement, mais en fort peu de jours; et elles vont vite, en sorte, qu'un explorateur attentif trouve à la fois sur un os le simple point douloureux à la pression, sur un autre le gonflement, sur un troisième la mobilité anormale. Mais Parrot et ses successeurs immédiats ont eu tort de considérer la multiplicité des foyers comme un caractère à peu près inévitable : erreur due à ce que les formes graves furent les premières connues et servirent à notre éducation clinique. Si nous sommes consultés pour la première lésion, à son premier degré, et si nous la diagnostiquons, presque jamais il ne s'en constituera une seconde sous nos yeux; et presque jamais elle n'arrivera au décollement épiphysaire, lui aussi considéré à tort comme à peu près obligatoire par les premiers observateurs.

Une erreur des mêmes auteurs a consisté à croire que l'impotence est en relation avec la solution de continuité ; elle existe certainement dans les cas au début, sans gonflement appréciable même, et la douleur que démontre la pression localisée en est une explication suffisante. C'est alors surtout, il est vrai, que s'observent les mouvements partiels dont j'ai signalé la conservation.

Examen général du sujet (1). — Chez un nourrisson qui souffre de ces troubles locaux, nous devons examiner attentivement les téguments et les viscères. En effet, le diagnostic est évident lorsque l'enfant porte *d'autres marques de la vérole.*

Celles-ci sont *quelquefois constatées dès la naissance*, mais le fait est relativement rare, le fœtus frappé à ce degré ayant coutume de mourir *in utero* ou très peu après l'expulsion. La lésion congénitale la plus caractéristique est la *syphilide bulleuse* ou *pemphigus syphilitique*, dont le siège presque exclusif est aux mains et aux pieds : une bulle pleine de pus s'élève, entourée d'un liséré rouge vif, sur la peau de couleur hortensia.

Mais il est fréquent que le petit syphilitique naisse en bonne santé apparente et que les accidents cutanéo-muqueux débutent en quinze jours à un mois. Une des premières manifestations est alors le coryza, avec jetage et concrétions jaunâtres autour des narines, dont l'obstruction entrave l'allaitement et la respiration. Puis sort une éruption ayant l'aspect de macules rosées un peu violettes, laissant des taches brunâtres, un peu plus tard ressemblant aux syphilides papuleuses secondaires, de coloration cuivrée ; elles envahissent la face autour des orifices naturels, les fesses et la partie postérieure des cuisses (2), le scrotum et les grandes lèvres ; les sourcils sont clairs et squameux ; dans les régions humides, s'exulcèrent des plaques muqueuses, suintantes, avec des fissures

(1) A. Kaldnine, *les Signes de la syph. héréd. précoce*, Th. de Paris, 1899-1900, n° 302.

(2) Mais Parrot semble avoir souvent pris à tort pour des syphilides les banales excoriations des enfants qui digèrent mal. (Cf. L. Jacquet, *Rev. mens. mal. enf.*, mai 1886, p. 208.)

radiées ou rhagades autour des lèvres, principalement au niveau des commissures; aux ongles, l'onyxis est fréquente. Enfin, on connaît la grande importance clinique de l'hypertrophie du foie et de la rate. On palpera les testicules (1) et on se méfiera des hydrocèles bilatérales avec induration des glandes.

Diagnostic différentiel. — Il n'offre de réelles difficultés que s'il n'y a nulle part, même à un degré léger, aucun des signes cutanés et viscéraux que je viens d'énumérer : et dans ces conditions, relativement rares, la lésion osseuse peut nous révéler la vérole. Je me suis déjà expliqué sur le diagnostic des paralysies.

Le *scorbut infantile* (2) (voy. p. 154) a une symptomatologie locale identique. Mais pour les cas, rares, où fait défaut tout autre phénomène scorbutique ou syphilitique, on se souviendra que la « maladie de Parrot » frappe les nourrissons toujours avant 6 mois, presque toujours avant 3 mois et la « maladie de Barlow » toujours après 6 mois, presque toujours après 8 ou 10 mois. Dans le doute, d'ailleurs, il est facile d'associer les deux traitements.

Lorsqu'il y a mobilité anormale et crépitation, on peut songer à une *fracture*. Mais, si c'est une fracture par trauma obstétrical, on est tout de suite guidé par cette notion que l'impotence date du moment même de la naissance. Quant aux traumas accidentels, souvent méconnus ou dissimulés, ils prêtent plus facilement à l'erreur : le siège diaphysaire est en faveur d'une fracture, tandis que le siège juxtadiaphysaire doit faire incriminer la vérole.

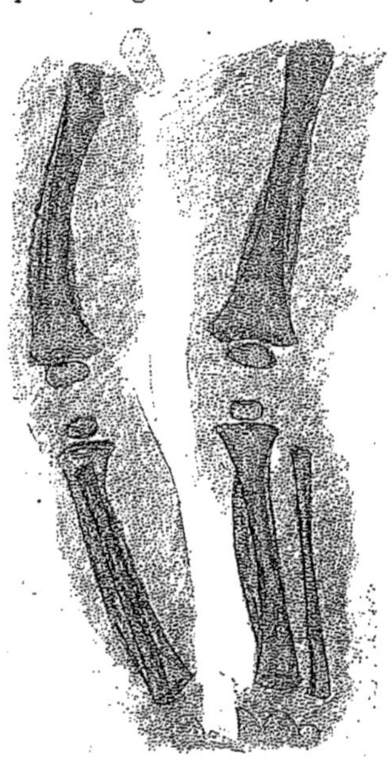

FIG. 854. — Nourrisson de 5 mois guérison par le traitement mercuriel. Ressemblance avec la tuberculose (fig. 545 et suiv.).

L'*ostéomyélite* (voy. p. 339) ne prête pas à l'erreur lorsqu'elle ou la syphilis revêtent leur aspect clinique habituel. Mais deux ordres d'anomalies sont possibles : 1° l'ostéomyélite à foyers multiples peut être apyrétique (je me souviens d'un cas à pneumocoques); 2° certaines lésions syphilitiques, osseuses ou articulaires, peuvent s'infecter secondairement (ce que nous expliquent les nombreuses excoriations servant de porte d'entrée) et prendre l'aspect d'ostéites (3) ou d'arthrites aiguës (4). Le chirurgien doit alors, évidemment, d'abord inciser les abcès; il cherchera ensuite les autres signes de syphilis, lesquels d'ailleurs, dans les cas de ce genre, ont coutume d'être fort nets.

La *tuberculose diaphysaire à infiltration sous-périostée* des nourrissons res-

(1) HUTINEL, *Rev. mens. méd. et chir.*, 1878, p. 107. La lésion peut aboutir à l'atrophie. Dans un cas, HAUSHALTER (*Rev. méd. Est*, 1906, p. 381) a trouvé à l'autopsie de la pachyvaginalite à liquide un peu hémorragique ; le testicule était sain.

(2) Sur un cas d'erreur de diagnostic, voy. F. HUBER, *Phila. med. Journ.*, 1899, t. III, p. 735.

(3) Un des premiers cas, celui de Valleix (1834) est précisément de ce genre. Voy. MARFAN, *Rev. mens. mal. Enf.*, 1906, p. 193.

(4) RIBADEAU-DUMAS et P. CAMUS, *Soc. péd.*, Paris, 6 juin 1908, p. 223 (à streptocoques) ;

semble assez à la syphilis, mais: 1° elle est rare avant 6 mois; 2° elle s'accompagne très souvent de gommes tuberculeuses sous-cutanées.

Dans toutes ces lésions, s'il n'y a aucun autre signe de vérole, le diagnostic d'après l'examen local, et même avec le secours de la radiographie peut être à peu près impossible. On fera alors la réaction de Wassermann. En cas de doute, si l'enfant a moins de 3 mois on instituera le traitement spécifique.

Évolution. — Les syphilides faciales laissent la plupart du temps des cicatrices, sous forme de petites plaques gaufrées, blanches et souples, au menton, de lignes blanches interrompant le rouge des lèvres, de rides irradiées autour des commissures labiales et quelquefois palpébrales. Des « gourmes » qui ont marqué de pareilles traces doivent être tenues pour très suspectes. De même aux fesses, quoique bien moins.

Au crâne, il est fréquent qu'il persiste une déformation des bosses frontales, qui bombent d'une façon exagérée ; la saillie en carène de la suture métopique est plus rare. Les bosselures des pariétaux ne sont pas rares : quelquefois volumineuses, avec dépression médiane intermédiaire, elles constituent le crâne « natiforme ». Ces crânes sont assez souvent asymétriques. Aucun de ces caractères n'est pathognomonique. L'hydrocéphalie n'est pas rare, et quand elle guérit, le crâne en garde la forme. Ces stigmates sont utiles comme appoint pour certains diagnostics rétrospectifs.

Traitées à temps, les lésions osseuses des membres guérissent sans laisser de traces, avec une rapidité surprenante.

Traitement. — De la précocité du traitement dépend le pronostic, très bon si on ne laisse pas aux viscères le temps de trop dégénérer.

On peut donner à la mère, si elle allaite, de l'iodure et du mercure : ce lui est utile, et l'enfant en absorbe un peu.

Mais le *traitement mercuriel* direct est indispensable. On a employé toutes les méthodes, toutes les préparations : et la conclusion générale est que le nourrisson supporte à merveille le mercure à hautes doses. Je n'ai aucunement l'intention de développer ici la posologie du mercure à cet âge : c'est affaire aux livres de médecine. Je dirai seulement, que pour mon compte particulier, j'ai d'ordinaire recours aux frictions avec l'onguent napolitain. Quand il faut aller vite, en raison des lésions internes et multiples ou lorsque le cas est rebelle, j'emploie les injections sous-cutanées de biiodure de mercure à la dose de un centigramme par jour. Certains auteurs préfèrent le sublimé, dans le lait, à dose de X gouttes 3 fois par jour dans le premier mois, XX gouttes le second, XXX gouttes le troisième.

Le traitement est fait avec continuité et intensité tant que les accidents sont en évolution, ce qui dure en général trois semaines à un mois. Pendant l'année suivante, on le prescrit par intermittences. Les rechutes sont rares; on n'a guère de renseignements sur la fréquence ultérieure de la syphilis gommeuse tardive.

F. Scherer (*Jahrb. f. Kinderh.*, 1902, t. V, p. 556); deux cas d'infection streptococcique généralisée chez des nourrissons syphilitiques, atteints de paralysie des bras sans lésions osseuses (?) ; G. Renaud, Th. de Paris, 1903-1904.

§ 2. — Syphilis héréditaire tardive (1).

Anatomie pathologique. — Dans les os longs, A. Fournier a décrit, en trois formes successives, l'ostéopériostite simple, l'ostéopériostite gommeuse, l'ostéomyélite gommeuse. Cette classification semble arbitraire, car la lésion initiale est la même : c'est la formation du tissu gommeux, identique à celui de l'adulte ; et quelquefois, à la face par exemple, l'évolution est identique à celle de l'adulte ; mais souvent, et surtout aux membres, des phénomènes normaux d'ostéogénèse résultent des caractères spéciaux à l'enfant.

On peut sans doute observer la simple gomme circonscrite, mais la plupart du temps l'infiltration gommeuse a une action irritante sur le périoste voisin et de là une *hyperostose sous-périostée* très compacte d'où provient le caractère spécial imprimé par l'âge. Au tibia, par exemple, où est le lieu d'élection, il est démontré que, dans l'os incurvé que nous allons décrire, l'os ancien reste rectiligne, la modification de forme tenant à la production d'os nouveau, abondant surtout sur le bord antérieur, épaissi au point de devenir une véritable face. De là une apparence d'aplatissement latéral.

La lésion initiale peut être franchement diaphysaire, mais elle semble avoir pour origine habituelle la face diaphysaire du cartilage conjugal.

Rien n'est variable comme la proportion de l'hyperostose sous-périostée et de la vermoulure gommeuse centrale. On s'en rend d'ailleurs compte par la radiographie.

Étude clinique (2). — Nous distinguerons : 1° la gomme circonscrite, 2° l'ostéopériostite diffuse, hyperostosante.

1° *Gomme circonscrite* (3). — Celle-ci est le type habituel chez l'adulte. On peut l'observer aussi chez l'enfant, *au crâne* en particulier. Elle se manifeste d'abord par des céphalées nocturnes, puis une bosselure plus ou moins volumineuse se soulève, bientôt ramollie, fluctuante, ulcérée ; et après issue du liquide gommeux on voit une nécrose tantôt limitée à la table externe, tantôt perforante ; et je n'insisterai pas sur ces vermoulures, ces géodes, ces excavations gommeuses auxquelles la nature héréditaire du mal et l'âge du sujet n'impriment aucun cachet particulier.

Même aspect parfois *aux membres*, où le tibia et le cubitus — peut-être simplement parce que, superficiels, ils sont accessibles à la vue et au toucher — sont le lieu d'élection de ces tuméfactions circonscrites. Avec ou sans douleurs préalables, un gonflement limité se produit sur les faces superficielles de ces os ; il est d'abord dur, puis pâteux, puis fluctuant avec rougeur de la peau infiltrée et adhérente. La résorption en est possible, et il reste alors une dépression osseuse. Ou bien l'ulcération a lieu et sous elle l'os est soit nécrosé en lame superficielle, soit rendu friable par de l'ostéite raréfiante.

Les caractères extérieurs de ces ulcérations sont ceux de toutes les gommes,

(1) Thibierge, *Ann. derm. et syph.*, 1898, p. 143 ; Landow, *Deut. Zeit. f. Chir.*, 1905, t. LXXIX, p. 508 ; R. Neurath, *Monatsch. f. Kinderh.*, 1903, t. II, p. 65 ; Picard, Th. de Nancy, 1903-1904, n° 34 ; A.-H. Freiberg, *Am. journ. of derm. a. gen. ur. dis.*, 1906, t. X, p. 315.

(2) J'ai résumé les faits principaux dans mes *Leç. clin.*, t. II, p. 26 ; voy. aussi *Tribune méd.*, 1904, p. 645.

(3) H. Diard, Th. de Paris, 1900-1901, n° 548. Sur les fractures dans la syphilis héréditaire, voy. la thèse de Delouvrier, Paris, 1906-1907.

circulaires, à bords taillés à pic, entourés d'une peau rouge violacé, à sécrétion relativement peu purulente, mais facilement fétide.

Cette gomme circonscrite est rare dans l'hérédosyphilis tardive. La forme presque constante est l'ostéomyélite gommeuse diffuse et hyperostosante.

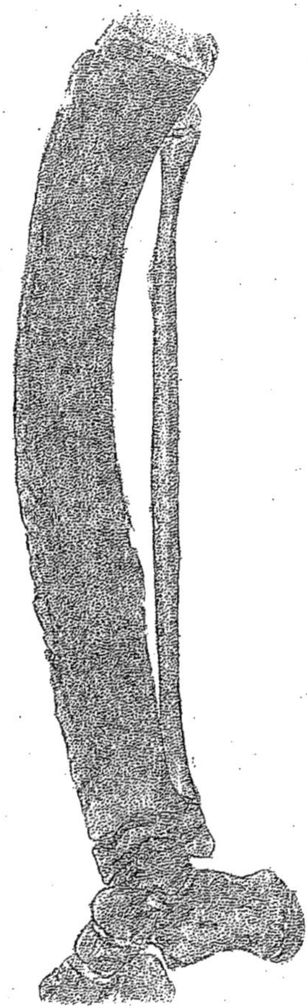

FIG. 855.

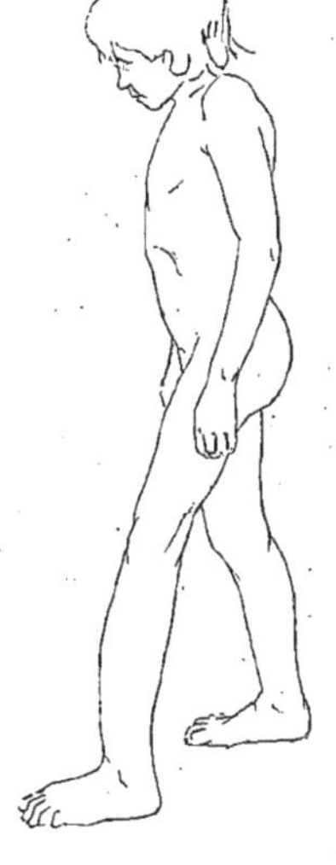

FIG. 856.

Fig. 855 et 856, aspect extérieur et radiographique du tibia « lame de sabre », avec allongement.

2° *Ostéomyélite gommeuse diffuse et hyperostosante.* — Le *début* a coutume d'être marqué par des *douleurs dites ostéocopes*, sans rien d'appréciable extérieurement, volontiers nocturnes, occupant souvent plusieurs os, irrégulières. Dans ces conditions, si l'on n'a pas, d'après les commémoratifs personnels ou héréditaires, de motifs pour soupçonner la vérole, on diagnostique des névralgies, des rhumatismes, — ce qui ne signifie rien — ou surtout des *douleurs de croissance*. Mais bientôt un ou plusieurs os deviennent douloureux spontanément et à la pression sur une étendue variable, et peu à peu on voit se constituer l'hyperostose caractéristique.

Les os d'élection de cette *hyperostose* sont le tibia et le cubitus (toujours sans doute pour la même raison). Souvent, elle est fusiforme, ayant son diamètre maximum vers le haut du tiers moyen du tibia; un peu moins souvent, elle est en demi-fuseau, avec son maximum vers la ligne conjugale supérieure; et, au degré extrême, l'os prend la forme en massue. D'ordinaire, l'hyperostose s'étend jusqu'à prendre à peu près toute la longueur de l'os, et c'est alors qu'on observe le *tibia arqué*, en *lame de sabre* (1). Cette hyperostose est d'abord assez régulière, mais elle ne tarde ordinairement pas à être plus ou moins bosselée. A cette période, les douleurs ont coutume de s'atténuer, mais non de disparaître; elles

(1) La valeur de cette apparence extérieure est bien démontrée depuis les recherches de LANNELONGUE (*Soc. de chir.*, Paris, 1881, p. 370, et thèse de BERNE, Paris, 1883-1884, n° 115). On a cependant été longtemps à l'admettre, surtout en Allemagne. (Cf. WIETING, *Beitr. z. klin. Chir.*, 1901, t. XXX, p. 615; F. FINCKH, *ibid.*, 1904, t. XLIV, p. 709, et H. MOSÈS, p. 718; MÉNARD, LEMOINE et PÉNARD, *Gaz. des hôp.*, 1908, p. 567 et 613; E. GIROU, *Journ. des prat.*, 1909, p. 780; BENAZET, Th. de Paris, 1911-1912 (documents radiographiques intéressants).

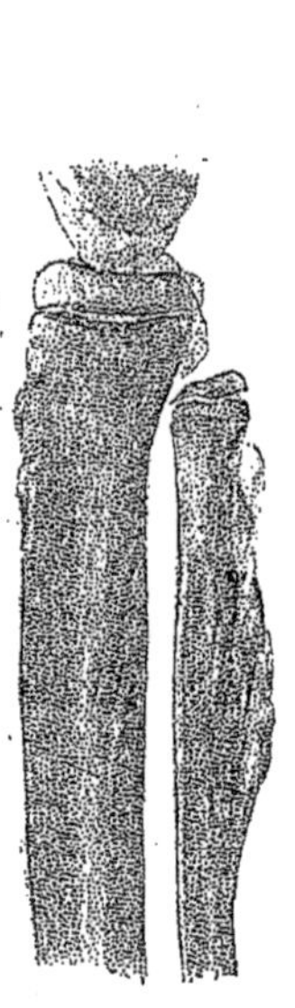

FIG. 857.

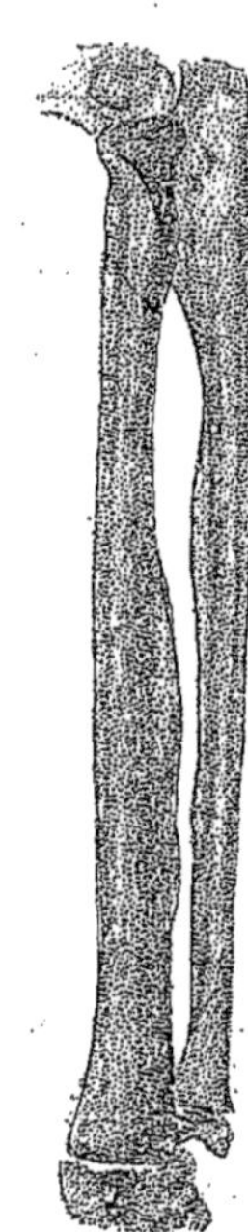

FIG. 858.

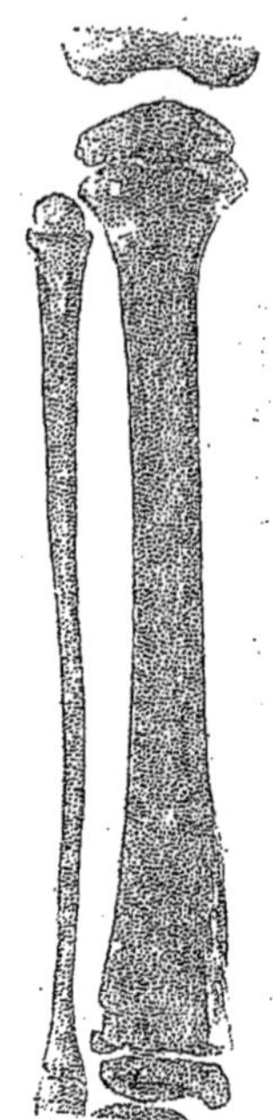

FIG. 859.

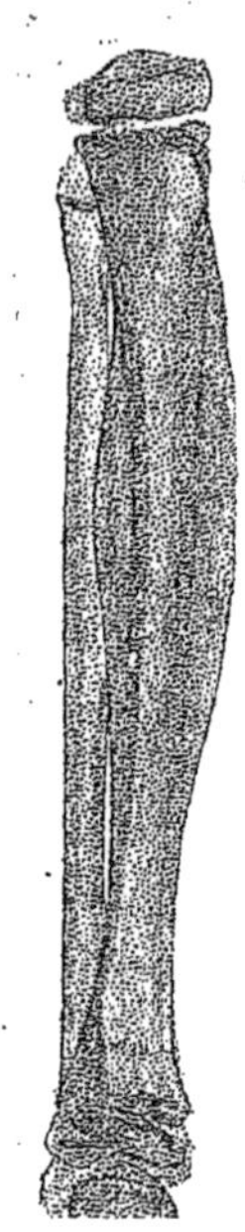

FIG. 860.

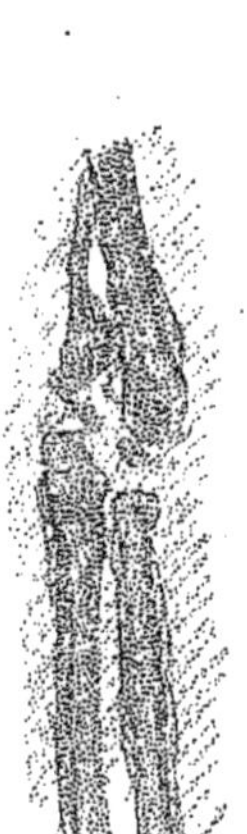

FIG. 861.

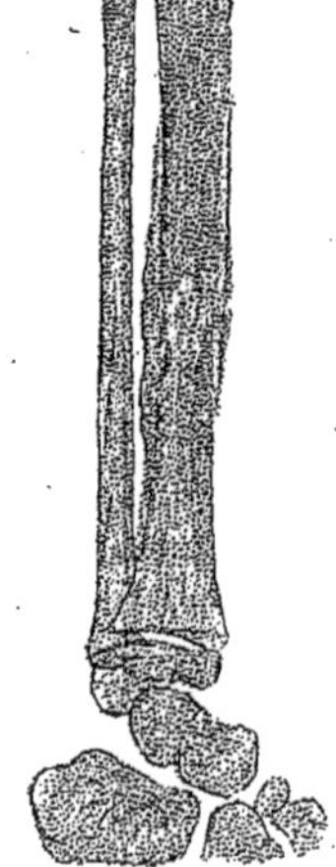

FIG. 862.

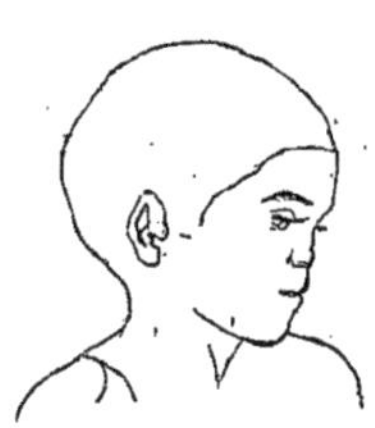

FIG. 863.

Fig. 857, hyperostose récente, claire et diffuse, du péroné, avec usure de la surface diaphysaire; fig. 858 et 860, hyperostoses anciennes, opaques, diaphysaires (avant-bras); fig. 859, vermoulure gommeuse dia-épiphysaire (tibia); fig. 861 et 862, hyperostoses ostéomyélitiques par infection après fistule; fig. 863, le nez qui, dans ce dernier cas, fut révélateur.

sont assoupies, avec des réveils plus ou moins intenses et prolongés, capables de troubler le sommeil et la nutrition du malade.

L'hyperostose met longtemps, quelquefois des années, à se constituer, par des poussées successives entrecoupées d'accalmies. Abandonnée à elle-même, elle présente souvent des foyers gommeux, isolés ou nombreux, prenant les caractères spéciaux des ulcérations syphilitiques tertiaires. Après guérison des foyers gommeux, résorbés ou évacués au dehors, l'os sous-périosté perd un peu de son volume, mais peu, et l'hyperostose, que le sujet finit par oublier, persiste avec un aspect capable de permettre au clinicien un diagnostic rétrospectif. Les séquestres et la carie sont assez rares.

Le tibia, dans la forme que je viens de décrire, est l'os révélateur par excellence. Un caractère fort important est la *multiplicité des os malades*, et en particulier il est de règle que le second tibia se prenne à son tour; mais souvent il n'y a pas simultanéité. On explorera avec soin toutes les faces superficielles des os : crête du cubitus, tête du radius, clavicules, crâne; et depuis que nous possédons la radiographie, nous découvrons parfois des ossifications sous-périostées autour d'os profonds, tels que le fémur, que sans elle nous aurions crus sains (1).

Mais il convient d'ajouter que d'ordinaire cette multiplicité n'est pas initiale et qu'il convient de savoir s'en passer si l'on veut porter un diagnostic précoce.

Les troubles de l'accroissement de l'os en longueur ne sont pas rares, l'allongement surtout, mais à un faible degré (2). Aux doigts, Taylor a décrit un raccourcissement dont je n'ai pas vu d'exemples. Dans une observation remarquable de Fournier, où les os constituant le coude étaient pris, il y avait 6 centimètres de raccourcissement, dont 4 et demi pour l'humérus et 1 et demi pour l'avant-bras.

La forme de tuberculose dite *spina ventosa* avec hyperostose (voy. p. 380) ressemble à la syphilis héréditaire tardive et, comme elle aussi, est souvent à localisations multiples. Mais en cas de syphilis, les lésions ont coutume de prédominer sur les grands os longs, ne s'accompagnent pas d'adénopathie, suppurent beaucoup moins vite et moins souvent, sont douloureuses spontanément et surtout la nuit, évoluent par poussées. Les caractères radiographiques sont indiqués par les figures 857 à 862 : on voit qu'ils sont parfois difficiles à interpréter.

(1) Avec Taylor, certains auteurs considèrent comme fréquente la localisation sur les phalanges des *doigts et orteils*. Je ne l'ai rencontrée qu'une fois, chez une fille atteinte de lésions multiples et graves, et elle s'est présentée à l'examen clinique aussi bien qu'à la radiographie avec l'aspect de la tuberculose périostique (voy. p. 384) non suppurée. Quand on attribue à la syphilis une semblable ostéite, isolée, il est probable que d'assez nombreux de ces cas ressortissent à la tuberculose : c'est ce que je crois, en particulier, malgré les efforts de E. Gaucher, pour la forme *spina ventosa* devenant vite fistuleuse. La lésion peut être syphilitique, mais rarement, et le diagnostic avec la tuberculose, d'après l'examen local, me paraît actuellement impossible.

J'en dirai autant pour les lésions du *métacarpe*. F. Mratcek, *Wien. kl. Woch.*, 1901, p. 432; C. Hochsinger, *Wien. med. Presse*, 1900, p. 2273; A.-P.-C. Ashhurst, *Journ. of the Am. med Ass.*, 1906, t. XLVI, p. 584; N.-A. Tcherniawski, *Zeit. f. orth. Chir.*, 1906, t. XVI, p. 306 (observation sans preuve aucune de syphilis); G. Noir, Th. de doct., Paris, 1905-1906, n° 218; E. Gaucher, *Ann. des mal. vénér.*, 1890, t. V, p. 327 (dont deux cas de syphilis acquise). Pour parallèle de diagnostic, je citerai un cas de syphilis de la gaine du fléchisseur de l'index, d'aspect sarcomateux (syphilis acquise), publié par J. Nicolas, M. Durand et H. Moutot, *Lyon méd.*, 12 avril 1908, t. CX, p. 851.

(2) Spieler (*Münch. med. Woch.*, 1906, n° 3, p. 145) cite un cas d'allongement de 5 centimètres; j'en ai vu un semblable (fig. 856).

Un des diagnostics les plus difficiles est celui de l'ostéomyélite chronique d'emblée; il me semble même impossible quand un seul os est pris et quand l'apyrexie est parfaite.

Mais si, dans ce cas comme dans d'autres, — et nous en dirons plus loin autant pour les ostéosarcomes — l'état local peut être parfois très délicat à interpréter, l'examen général du sujet est presque toujours probant. En cas de doute, on administrera le traitement mixte (1).

3° *Lésions du massif maxillaire supérieur* (2). — Une mention suffira pour ces lésions, identiques à celles de l'adulte : mais elles laissent après elle des marques fort importantes pour le diagnostic des autres lésions. On s'est demandé si elles débutaient par la muqueuse ou par l'os; cette dernière opinion semble aujourd'hui démontrée. Elles sont d'autant plus à craindre qu'elles ont coutume d'être indolentes, de se manifester d'abord par un *coryza* auquel souvent on ne prête pas assez d'attention, malgré deux symptômes suspects, la *chronicité* et la *fétidité;* l'odeur ozéneuse doit toujours inciter à un examen soigné des fosses nasales et à la recherche de la syphilis si on ne veut se laisser surprendre par l'*élimination des séquestres*. La nécrose est en effet la conséquence habituelle de l'ostéite syphilitique autour des fosses nasales, et de là des difformités définitives, qui varient avec la localisation. Ce sont :

a) Les *nécroses*, exceptionnelles, du *bord alvéolaire*.

b) *Les perforations de la voûte palatine.* Ces perforations sont presque toujours médianes, et chez l'enfant leurs dimensions sont quelquefois énormes, au point que la brèche soit chirurgicalement incurable. Après une période d'ozène, sur laquelle on ne saurait trop insister pour établir un diagnostic précoce, le premier signe extérieurement appréciable est une petite tuméfaction, vite ramollie, sur la ligne médiane de la voûte palatine; mais à ce moment la nécrose est déjà effectuée : sous la fistule de la gomme qui se rompt on trouve déjà l'os dénudé et sa chute est inévitable. On a dit que l'origine était palatine, elle semble être nasale.

c) Les *nécroses* soit des *os propres du nez*, soit du *vomer* et de la cloison cartilagineuse, et de là deux formes d'*effondrement du nez :* le nez camard avec pointe

(1) Pour certains auteurs, la *maladie osseuse de Paget* est une forme de syphilis héréditaire très tardive (Lannelongue) ou acquise ; A. Fournier aurait trouvé la syphilis dans un quart des cas. Mais il y a sûrement de nombreux malades chez lesquels, malgré les récents procédés de laboratoire, on ne peut trouver aucune trace de syphilis (G. Thibierge, *Soc. méd. hôp.*, Paris, 1910, p. 345) et d'autre part l'ensemble symptomatique et anatomique semble bien être celui d'une maladie toujours la même, sans avoir besoin de discuter longuement pour savoir si l'incurvation du tibia, réelle dans ce cas, apparente en cas de syphilis, fournit ou non un signe différentiel de quelque valeur. En réalité, la maladie osseuse de Paget est une hypertrophie osseuse généralisée, accompagnée d'un ramollissement du squelette ; c'est une affection de l'âge mûr, qui débute en général vers la cinquantaine, et on a observé chez les animaux des faits analogues. L'analogie clinique avec la syphilis tardive est nulle (voy. une *Revue générale* récente de Merle, *Gaz. des hôp.*, 1910, n° 44, p. 617).

(2) On peut en rapprocher les localisations, rares d'ailleurs, sur l'*orbite* (Péchin, *Rec. d'opht.*, 1906, p. 235) ; celles-ci peuvent, par compression, causer des *paralysies oculaires*, lesquelles d'ailleurs peuvent encore être dues soit à une compression par une lésion de la base du crâne, soit à une lésion nerveuse centrale (cf. F. Rose, *Rev. neurol.*, 1904, p. 629 ; O. de Spéville, *Ann. d'ocul.*, 1895, p. 270 ; Quilliet, Th. de Bordeaux, 1903-1904 ; Ginestoux et Campana, *Gaz. hebd. des sc. méd.*, Bordeaux, 1909, n° 43, p. 510). Les lésions du maxillaire inférieur ne méritent pas une description spéciale.

et narines retroussées (perte des os propres); le *nez en lorgnette*, où, la cloison médiane étant détruite, la pointe recule vers la base, et s'y invagine au-dessous d'un bourrelet qui marque la limite des os propres conservés. On a parfois considéré comme stigmate, d'origine dystrophique, le nez camard sans passé pathologique proprement dit, mais c'est de valeur fort douteuse. Le diagnostic rétrospectif, au contraire, est certain si on a le commémoratif de l'*issue* des morceaux d'os. Les *nécroses des cornets* ne laissent pas de difformité.

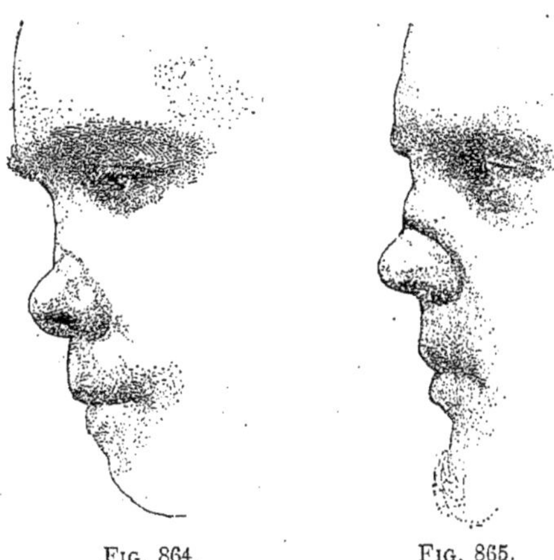

FIG. 864. FIG. 865.

Fig. 864, nez « en selle », par effondrement à la racine après destruction des os propres ; fig. 865, nez « en lorgnette », par recul après destruction du cartilage de la cloison. (A. Fournier.)

d) Les *perforations de la cloison* cartilagineuse ou osseuse doivent encore être mentionnées, ainsi que les pertes de substance ulcéreuses des cartilages de l'aile du nez et de la sous-cloison.

e) De ces atteintes du massif maxillaire supérieur nous rapprocherons celles du *voile du palais et du pharynx*, quoiqu'elles ne soient pas osseuses, car cette association régionale n'est pas rare. Les gommes circonscrites sont plus rares que les gommes diffuses, infiltrant toute l'épaisseur du voile, sous forme d'une masse rouge framboisé, d'aspect vernissé, dure, remarquable à la fois par son indolence et par la légèreté des troubles fonctionnels, en sorte que trop souvent on se trouve pris au dépourvu par une fonte ulcéreuse d'une rapidité quelquefois extrême; de là soit des perforations, soit des divisions en rideau, avec fente intéressant le bord libre du voile, dont les deux moitiés s'écartent l'une de l'autre; de là encore des destructions plus ou moins étendues, des adhérences vicieuses, des cicatrices trop souvent dures et irrégulières laissant après elles des retrécissements du pharynx (1). Ceux-ci portent soit sur l'isthme du gosier, soit sur le nasopharynx et les piliers postérieurs, soit sur le pharynx inférieur. Ces diverses lésions, quand elles sont isolées, sont d'un diagnostic difficile avec certaines formes de tuberculose. Les traces qu'elles laissent sont au contraire fort utiles au diagnostic d'autres lésions associées.

4° *Lésions du rachis* (voy. p. 556).

5° *Lésions articulaires* (2). — Les lésions articulaires de la syphilis héréditaire

(1) Les cicatrices, les pertes de substance sont telles que bon nombre de ces divisions de la voûte et du voile sont impossibles à opérer. Quand on les juge anatomiquement opérables, on n'interviendra qu'après traitement spécifique prolongé et cicatrisation de toutes les ulcérations.

(2) Les lésions de la syphilis acquise sont très bien étudiées dans deux thèses de Paris, dues à Méricamp (1882) et Defontaine (1883) ; on y trouvera quelques renseignements sur la syphilis héréditaire. Pour celle-ci spécialement, voy. : KIRMISSON et JACOBSON, *Rev. orthop.*,

tardive sont presque toujours des réactions, au voisinage d'une lésion osseuse. Elles sont sûrement moins rares qu'on ne le croyait avant l'emploi de la réaction de Wassermann. On observe :

a) Des *arthralgies*, de cause anatomique mal déterminée, souvent prises pour des douleurs de croissance et surtout pour des rhumatismes jusqu'au jour où on les rapporte à leur véritable cause, en raison d'autres accidents.

b) Les *hydarthroses*, qu'on ne connaît guère qu'au genou, où elles sont volontiers symétriques. L'articulation est peu tendue, presque ou même tout à fait indolente; la synoviale est peu épaissie. Par exception, cela peut tenir à l'irritation par un petit foyer gommeux dans la synoviale; la cause habituelle paraît être une légère périostose que l'on met en évidence par la radiographie. Lorsqu'elle n'existe pas, le diagnostic est difficile avec la tuberculose, qui est chez l'enfant l'autre cause habituelle des hydarthroses du genou (voy. p. 416) (1).

c) La *pseudo-tumeur blanche* (nom vicieux) est une forme que naguère on croyait rare : elle est caractérisée par un certain degré d'hydarthrose, d'épaississement péri-articulaire et de raideur articulaire au voisinage de l'hyperostose massive, à maximum juxta-conjugal, que je viens de décrire; le second os est presque toujours sain; on ne trouve jamais d'empâtement fongueux. La ressemblance est grande avec les ostéo-arthrites tuberculeuses relativement sèches (2).

d) Méricamp a publié une observation fort intéressante d'A. Fournier où une *hyperostose de la tête radiale* s'accompagnait de *craquements dans le coude* et d'ostéophytes; les mouvements étaient fort limités, les muscles très atrophiés, le membre raccourci. Il est à noter qu'il s'agissait du reliquat, devenu indolent, d'une lésion de la première enfance. On peut observer d'autres variétés d'*arthrites déformantes*, isolées ou multiples, avec irrégularités de la surface articulaire et raréfactions épiphysaires visibles à la radiographie.

Diagnostic. — Dans notre description de chaque localisation, nous avons signalé au passage les lésions qui peuvent induire le clinicien en erreur et décrit les principaux caractères différentiels. L'examen local est en effet à lui seul d'une grande importance : mais il nous donne de grandes probabilités, non une certitude. Celle-ci n'existe que si nous démontrons la vérole :

1° Par l'interrogatoire des parents (voy. p. 567) ;

1897, pp. 364 et 446 ; M. MÉTAYER, Th. de Paris, 1903-1904, n° 243 ; R.-N. TAYLOR, *Med. Rec.*, N. Y., 1906, t. LXIX, p. 820 ; v. HIPPEL, *Münch. med. Woch.*, 1903, n° 31, p. 1321, bibliogr. ; JORDAN, *ibid.*, p. 1324 ; ROCHER et SAUCET, *Gaz. hebd. sc. méd.*, 1904, n° 39, p. 462 et SAUCET, Th. de Bordeaux, 1903-1904, n° 120 ; MÉRY et GUILLEMOT, *Soc. méd. hôp.*, Paris, 1903, p. 325 ; GRIFFON et ABRAMI, *Soc. an.*, Paris, 1906, p. 594 (cytologie) ; MÉRY et TERRIEN, *Péd. prat.*, 1904, p. 163 (4 ans, forme douloureuse) ; G.-H.-M. DUNLOP, *Med. chir. Soc.*, Edimbourg, 1905, n° 3, t. XXIV, p. 21 (synovite). Sur la syphilis articulaire en général, voy. : MORESTIN, *Arch. gén. méd.*, 1901, n° 3, t. V, p. 101 ; CH. FOUQUET, Th. de Paris, 1904-1905, n° 387; CORRADO CASTRO, *Lyon chir.*, 1910, p. 325 (démonstration par la réaction de Wassermann à la fois dans le sang et dans le liquide articulaire).

(1) KRUKENBERG (d'après *Bull. méd.*, 1909, n° 5, p. 129) a observé un hérédo-syphilitique (kératite parenchymateuse), chez lequel évolua une *polyarthrite* aiguë d'allure rhumatismale, rebelle au salicylate et guérie par le traitement antisyphilitique. Dans la syphilis acquise, des faits analogues sont décrits par Baumler et Duffin (1870), par A. Fournier (1887). Cf. J.-P. TOURNEUX, *Prov. méd.*, 1910, n° 52, p. 533.

(2) Un cas remarquable par la multiplicité des atteintes est dû à MOUSSOUS, *Journ. de méd.*, Bordeaux, 1900, p. 944.

2° Par les procédés de laboratoire (voy. p. 568);

3° Par l'étude approfondie du malade lui-même sur lequel nous devons rechercher avec attention toutes les traces de lésions concomitantes ou antérieures. Je me suis déjà expliqué sur la valeur considérable, mais non absolue, de la *naissance avant terme*. Quant à l'empreinte de la vérole héréditaire, elle se marque de deux manières sur l'enfant et l'adolescent : *a*) par un *trouble général de la nutrition; b*) par des *lésions spécifiques*.

C'est depuis que Hutchinson, en 1859, nous a appris à pratiquer ces examens, que nous avons commencé à différencier la syphilis de la scrofule et de la tuberculose.

a) La *dystrophie générale* est spéciale aux enfants, et tient à l'action puissante de cette diathèse sur le *sujet en évolution*. Dans les cas accentués, les syphilitiques héréditaires ont le teint pâle, terreux et grisâtre, ils sont chétifs, prédisposés au rachitisme, grandissent lentement, parlent tard, restent petits; cela peut même aller jusqu'à l'*infantilisme* avec atrophie des organes génitaux, des seins, du système pileux, avec retard de la virilité et de la menstruation, voire avec insuffisance intellectuelle poussée jusqu'à l'idiotie. On doit alors faire une part à l'influence générale de l'atrophie testiculaire consécutive à des lésions locales. Mais il est à noter que cette « faiblesse de constitution » est en grande partie justiciable du traitement mixte, même quand nous ne connaissons aucune localisation viscérale.

b) Les *traces de lésions* préexistantes sont d'abord celles de la *période secondaire précoce*, dont les commémoratifs avoués manquent habituellement de certitude. A la face, aux lèvres, on cherchera les cicatrices, bien plus importantes que celles de la région lombo-fessière; au front et au crâne, les restes des hyperostoses (voy. p. 574).

Mais surtout ces tares, ces *stigmates*, constitués à des époques variables, depuis la vie intra-utérine, dus en partie à la dystrophie générale, en partie à des localisations virulentes successives, portent sur trois organes dont l'examen s'impose chez tout sujet suspecté de syphilis héréditaire : *dents*, *œil*, *oreille*. Cette célèbre *triade d'Hutchinson* (1859) a donné lieu à bien des controverses, dues surtout à ce que certaines affirmations exagérées ont provoqué des négations excessives : si l'on se met à l'abri de confusions aujourd'hui bien connues, sa valeur clinique est considérable et grâce à elle on a agrandi le domaine de la vérole aux dépens de celui de la « scrofule ».

A. Lésions dentaires (1). — Les altérations dentaires sont fréquentes et variées chez les hérédo-syphilitiques, et si l'on a eu tort d'abuser de leur spécificité, il n'en reste pas moins que, sainement interprétées par le clinicien, elles apportent assez souvent un appoint précieux au diagnostic étiologique d'une lésion sans grand caractère par elle-même.

On notera d'abord, mais en sachant que bien des maladies et surtout le rachi-

(1) Capdepont (*Rev. de stomat.*, 1906, p. 15) a donné de ces érosions une étude très complète. — Thieuveny, Les dents chez le fœtus et le nouveau-né syphilitique, *Odontologie*, 15 févr. 1907, p. 97.

tisme en sont là également, le retard dans l'évolution des dents, qui va de pair avec l'insuffisance de tout le développement physique. Mais les faits vraiment importants concernent la forme et la structure des dents.

Si l'on envisage ces malformations dans leur ensemble, on leur trouve comme *caractères généraux* habituels la multiplicité et la symétrie, celle-ci portant même assez souvent sur les dents homologues des deux mâchoires. En outre, quoique Parrot en ait vu quelques-unes sur les dents de lait (1), on peut dire qu'elles atteignent à peu près exclusivement les dents permanentes, et par ordre de fréquence les premières grosses molaires (dents de 6 ans), les incisives et les canines : c'est-à-dire celles dont la dentification a lieu entre le cinquième ou le sixième mois de la vie intra-utérine (pour les grosses molaires) et le quatrième mois extra-utérin (canine), celle des incisives se produisant vers le premier mois extra-utérin (Magitot). C'est en effet la période où l'infection bat son plein chez les hérédo-syphilitiques viables.

Les troubles observés sont de deux sortes : 1° des *irrégularités de forme* et d'implantation; 2° des *altérations de structure*.

1° *Irrégularités morphologiques*. — Les dents sont souvent *inégales*, la plupart d'entre elles étant de dimensions normales, mais quelques-unes — ou une seule — étant tantôt naines, tantôt, mais plus rarement, géantes. En outre, elles peuvent être obliquement dirigées (comme nous le verrons pour la dent d'Hutchinson) et disgracieusement écartées. On note encore certaines déviations de type, une dent à forme de canine poussant à la place d'une incisive ou inversement.

2° *Défauts de structure*. — Ceux-ci constituent ce qu'on appelle *érosion dentaire*, ce nom ancien ayant été conservé quoiqu'il provienne d'une pathogénie reconnue erronée. On a cru, en effet, qu'il y avait destruction de l'émail par le liquide corrosif des follicules, et il n'y a pas longtemps encore c'était l'opinion d'Hutchinson, pour qui il y avait relation avec des lésions locales (stomatite, ostéite). En réalité, l'émail ne s'est jamais formé et la dent sort tout érodée de son alvéole. L'absence partielle ou totale de l'émail a pour résultat des dépressions rugueuses qui noircissent par encrassement; de plus, l'examen histologique prouve que la tranche horizontale correspondante de l'ivoire a subi la transformation globulaire (Magitot).

Cette *lésion en tranche* est l'indice d'une action pathologique passagère, après laquelle la formation des tissus redevient normale : quelque chose de comparable aux cannelures transversales des ongles, marquant la date d'une maladie grave. Quand il y a plusieurs retours offensifs du mal, les lésions se font en *gradins* successifs. Quand, ainsi qu'il est de règle, les dents atteintes sont multiples, les tranches sont au même niveau sur les dents homologues et symétriques, à des hauteurs diverses, correspondant à leur chronologie d'évolution, sur les dents non homologues. De là résulte que plus une dent est d'évolution précoce, plus la lésion est rapprochée du bord libre.

Les érosions peuvent, en effet, porter soit sur le corps de la couronne, soit sur

(1) M. Tronchon, Th. de Paris, 1906-1907, n° 128.

son bord libre, ce qui ne correspond qu'à une différence d'aspect extérieur. D'une manière générale, Parrot les croit plus marquées à la face postérieure, et si on ne s'en rend pas toujours compte, c'est parce que l'examen de cette face n'est ordinairement pas pratiqué.

Les *érosions du corps* les plus habituelles sont de petites *cupules*, punctiformes ou en godets, creusées en nombre très variable à la surface de la couronne, quelquefois sans ordre apparent, souvent en une ou plusieurs lignes horizontales. Leur fond, où reste parfois une mince couche d'émail rugueux, est à l'origine blanc ; il devient gris, puis noir, donnant alors à la dent, souvent en outre petite et mal formée, un aspect très disgracieux. A un degré moindre, l'absence d'émail ne se manifeste que par de petites *facettes*, comme limées, qu'on voit à la loupe après avoir essuyé la dent. Souvent, il se forme une ou plusieurs rayures transversales, faisant ou non tout le tour de la dent, en *sillons* tantôt larges et facilement visibles, tantôt étroits et sentis à l'ongle. Dans certains cas, enfin, sous un émail lisse et qui paraît normal, on aperçoit une *ligne blanche*, comme crayeuse, horizontale, haute de 1 à 2 millimètres, prenant toute la largeur de la couronne, ayant pour siège d'élection les incisives supérieures.

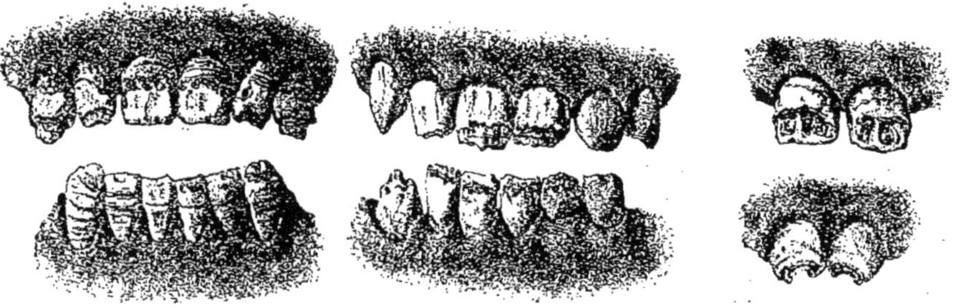

Fig. 866. — Atrophie cupuliforme (incisives) et cuspidienne (canines).

Fig. 867. — Atrophie sulciforme (incisives) et cuspidienne (canines, première molaire).

Fig. 868 et 869. — En haut, atrophie cupuliforme des incisives supérieures ; en bas, dent d'Hutchinson.

Les *érosions du bord libre*, fort importantes, sont dues à un trouble plus précoce que les précédentes, survenant au moment où commence la dentification, par formation du capuchon d'émail. Celui-ci fait défaut et de cette *atrophie cuspidienne* résulte que sur la base de la couronne s'implante le dernier quart, atrophié, sous forme d'une ou plusieurs pointes rugueuses et sales : plusieurs cuspides pour la dent de six ans (atteinte seule, mais souvent, parmi les molaires) ; un petit cône grenu pour la canine ; un bord aminci, quelquefois comme une feuille de papier, dentelé en scie ou même presque informe pour les incisives.

Toutes ces formes d'érosion (sauf la « dent d'Hutchinson » dont je vais parler) s'associent volontiers entre elles et aux irrégularités de forme. De là ces dents « en gâteau de miel » comme disait Tomes, piquées, rabougries, noires, extrêmement disgracieuses, comme des chevilles informes et espacées.

Ces dents à émail et à ivoire mal constitués, sont *très vulnérables* à la *carie* et à l'*usure*. Celle-ci se produit sous l'influence de la mastication et lime l'ivoire des atrophies cuspidiennes du bord libre. Le bord libre, surtout sur la première molaire et la canine, se transforme en un *plateau* lisse, à centre jaune ; la couronne a perdu en hauteur tout ce qui était érodé.

Aux *incisives médianes supérieures de la deuxième dentition* appartient la très importante *dent d'Hutchinson*. La lésion est presque toujours symétrique. Les dents sont d'ordinaire un peu *obliques* en bas, en dedans et en arrière ; elles sont courtes, de largeur souvent diminuée, légèrement renflées en tournevis au collet, et au bord libre elles portent une *échancrure semi-lunaire*, à angles arrondis, symétrique par rapport à l'axe de la dent, quoique avec tendance à remonter plus haut sur le bord interne ; presque toujours la face antérieure est taillée en biseau.

Cela tient à l'obliquité de la dent en arrière, d'où usure de la face antérieure par l'incisive inférieure correspondante. En effet, cette *échancrure* est une *lésion secondaire, par usure* de l'atrophie cuspidienne en scie précédemment décrite. De là résulte que c'est un *stigmate passager :* il se constitue assez vite, une fois la dent entièrement sortie ; puis, vers la fin de l'adolescence, à l'échancrure fait place la dent courte avec usure en plateau, sur lequel le dernier vestige — à son tour disparu vers 20 à 25 ans — est le biseau de la face antérieure. L'échancrure semi-lunaire est donc une conséquence spéciale d'une érosion du bord libre. On l'aurait vue aux autres incisives (et même, dit Parrot, à celles de la première dentition, ce qui est douteux), à la canine.

Quoi que Parrot en ait prétendu, les *érosions peuvent être sous la dépendance de maladies fort variées*, frappant l'enfant pendant la période de dentification : la syphilis est parmi ces maladies une des plus fréquentes, et les altérations dentaires que je viens de décrire doivent la faire soupçonner dans les cas douteux par ailleurs. Mais on ne saurait conclure à la syphilis d'après ce seul symptôme. Jusqu'à nouvel ordre, cependant, l'échancrure semi-lunaire de l'incisive permanente supérieure (à laquelle il faut réserver le nom de dent d'Hutchinson) paraît pathognomonique de la syphilis héréditaire (1).

B. Œil. — Les *stigmates oculaires* peuvent être :

1° Une *choriorétinite* semblable à celle de la syphilis acquise ;

2° *Peut-être, certaines rétinites pigmentaires*, *cataractes zonulaires* et *atrophies du nerf optique*.

3° *L'iritis ou ses restes* sous forme de synéchies, quelquefois aiguë, généralement chronique ; celle-ci est une complication possible, quoique rare, de la syphilis *précoce*. On l'observe par exception comme manifestation *tardive* sur des sujets de 6 à 15 ans, avec ou sans kératite concomitante ; froide, tout au plus subaiguë, facile donc à méconnaître, elle est caractérisée par l'abondance de ses exsudats plastiques. A. Trousseau a décrit une *iritis gommeuse*, avec de petites nodosités jaunâtres, peu nombreuses, occupant le bord pupillaire surtout en dehors et en dedans. L'iritis séreuse ou *aquocapsulite* pourrait être syphilitique.

(1) Cette valeur semble avoir été jusqu'à ces derniers temps fort discutée en Allemagne, à tort d'après E. Oberwarth, *Jahr. f. Kinderh.*, 1907, t. XVI, p. 220.

4° La seule vraie manifestation oculaire pathognomonique est la *kératite parenchymateuse* (1), autrefois confondue parmi les ophtalmies scrofuleuses, et dont Hutchinson (1859) a bien montré la spécificité, quoique Panas voulût encore (1871) en faire une lésion « de misère ». Les phénomènes inflammatoires sont même tels que Fournier semble avoir tort de la considérer comme une dystrophie; il pense d'ailleurs que d'autres troubles de nutrition peuvent la produire, comme nous l'avons dit pour les érosions dentaires. Je crois que c'est une lésion spécifique, et dans sa vraie forme (car on a commis de nombreuses erreurs de diagnostic) je ne l'ai jamais observée que chez les hérédo-syphilitiques. Il est à noter que dans la syphilis acquise de l'adulte les lésions cornéennes sont fort rares et il est encore plus exceptionnel (malgré une observation de Galezowski) qu'elles revêtent cet aspect clinique. Par contre, dans l'hérédo-syphilis, l'iritis concomitante est rare.

La kératite parenchymateuse est pour ainsi dire cyclique, chronique, durant souvent un an et plus et passant presque forcément, quel que soit le traitement mis en œuvre, par les trois stades suivants :

Le *début* a lieu presque toujours entre 8 à 15 ans, surtout vers 10 à 12 ans (1). Exceptionnellement aigu (et n'y a-t-il pas alors quelques confusions avec la kératite phlycténulaire?), il est presque toujours insidieux : sans congestion notable autour de la cornée, il se produit *au centre* de cette membrane de *petits points grisâtres*, très ténus, causant une sorte de brouillard de la vision, donnant l'aspect d'une vitre ternie par la buée, visibles à la loupe, à l'éclairage oblique.

Peu à peu la nébulosité augmente, la congestion survient et, au bout de 2 à 4 semaines, on entre dans la période d'*opacification inflammatoire*. La cornée tout entière est alors, pour commencer, d'un gris bleuâtre qui laisse à peine voir la pupille et l'iris; l'opacité est tantôt générale, tantôt partielle et alors surtout centrale. Bientôt sur la sclérotique se marque le cercle rouge des vaisseaux périkératiques injectés, et de la périphérie au centre la vascularisation gagne sur la cornée, bientôt prise tout entière par un réseau qui devient assez confluent pour former une tache d'apparence homogène — quoique à la loupe le réseau reste visible — soit rose, soit même rouge cerise : d'où une diminution d'acuité visuelle qui va jusqu'à la cécité si la lésion est bilatérale. Malgré cette rougeur, la réaction fonctionnelle (photophobie, douleurs périorbitaires, blépharospasme, épiphora) a coutume d'être très médiocre, parfois même nulle, et quand elle est très nette, cela doit faire admettre plutôt une kératite phlycténulaire.

Cette période d'état dure au moins deux ou trois mois, souvent plus, jusqu'à 8 à 9 mois. Puis peu à peu la vascularisation diminue, et la vue s'éclaircit à mesure que la résorption se produit. Par exception, celle-ci sera complète, ce qui est possible, même dans les cas les plus graves. D'ordinaire, il persiste soit de petits néphélions centraux, peu gênants, soit peut-être des leucomes ou même la tache blanc porcelaine de l'albugo.

(1) On a parlé de kératite interstitielle d'origine traumatique, d'ailleurs chez des syphilitiques, fait important pour certaines discussions d'accident du travail, où je conclurais d'ailleurs par la négative (F. TERRIEN, *la Méd. prat.*, 1911, p. 407 ; F. DUPAU, *ibid.*, p. 677, et Th. de Paris, 1910-1911).

Il faut encore de 3 à 6 mois pour que le refroidissement soit absolu. On voit qu'au total la durée est au moins de 6 à 8 mois; souvent elle va à 18 mois et plus; et pendant des années sont possibles des poussées successives. La lésion est toujours bilatérale, mais non simultanée, quoique l'atteinte du second œil ait coutume de suivre d'assez près celle du premier.

On a décrit des cas se terminant par ulcère et perforation de la cornée, d'où leucome simple ou adhérent. Je répéterai pour eux ce que j'ai dit pour ceux où les douleurs sont vives : après avoir attribué à tort ces kératites à la scrofule, on semble avoir tendance à exagérer leur fréquence aux dépens de la kératite phlycténulaire, laquelle se caractérise, à sa période d'état, par la petite exulcération qu'aborde un pinceau vasculaire, et plus tard, précisément, par la fréquence relative de ces leucomes et albugos. C'est faute d'avoir bien fait ces distinctions que certains auteurs aujourd'hui encore contestent la valeur de la kératite interstitielle, laquelle, dans la forme spéciale dont je viens d'esquisser l'évolution, me paraît être un des meilleurs stigmates de la syphilis héréditaire tardive.

Elle survient rarement avant 8 à 10 ans, quoiqu'on cite un cas de Parinaud où elle fut intra-utérine, rarement après 12 à 15 ans. Fournier ne l'a jamais vue passé 26 ans. Avec Parinaud, il la croit plus fréquente chez la fille, ce qui ne me paraît pas exact.

Cette kératite est fort rebelle au traitement mixte, que cependant il faut instituer avec persévérance. Localement, on instillera des collyres à l'atropine pour prévenir les adhérences iriennes; on soumettra la cornée opacifiée à l'action de la pommade à l'oxyde jaune de mercure à 1/100; durant la période inflammatoire, on appliquera devant les yeux des compresses d'eau bouillie chaude recouvertes d'un taffetas gommé, puis on prescrira le port de conserves fumées.

C. Oreille. — Du côté de l'oreille, on a attribué à la syphilis : 1° certaines otites suppurées; 2° une surdité spéciale.

1° Fournier décrit chez l'enfant de quelques semaines à quelques mois une *otite suppurée* qui possède d'après lui un cachet spécial d'apyrexie, d'indolence, avec perforation tympanique survenant sans avertissement, persistant sans douleurs et passant à l'otorrhée si on la néglige, ce qui est fréquent vu son insidiosité, guérissant au contraire vite et bien si on institue le traitement général et local. Je ne crois pas qu'il existe une semblable otite syphilitique. Vu la fréquence de leurs infections naso-pharyngiennes, les petits syphilitiques à plaques muqueuses sont plus exposés que les autres nourrissons à l'otite moyenne suppurée, mais il ne s'agit pas là d'un processus spécifique, et le caractère d'indolence ne me paraît pas suffisant pour que l'on soupçonne la vérole chez un sujet ayant eu de l'otorrhée dans la première enfance.

2° Le seul stigmate sûrement syphilitique est une *surdité spéciale*, qui survient brusquement dans une oreille, sans otite préalable, se confirme jusqu'à devenir en peu de jours absolue, ou à peu près, puis a coutume de prendre vite l'autre oreille, quoique avec moins d'intensité. Les symptômes fonctionnels sont : quelques bourdonnements, quelques vertiges, quelques étourdissements. On ignore s'il s'agit d'une lésion labyrinthique ou nerveuse. C'est un stigmate *rare* et quand on dit que les lésions de l'oreille sont fréquentes chez les hérédo-syphilitiques, c'est par attribution abusive de l'otite suppurée à la vérole. On a cité quelques cas analogues au cours de la syphilis acquise. Le traitement est inefficace.

D. A cette triade d'Hutchinson nous ajouterons les *lésions cutanées*, syphilides tertiaires ecthymateuses.

Ces *lésions cutanées* sont des syphilides tertiaires tuberculeuses ou gommeuses, sèches ou ulcéreuses, corymbiformes, cerclées, serpigineuses, identiques à celles de la syphilis acquise, aussi bien par leurs éléments en activité que par leurs cicatrices. Leurs lieux d'élection sont la face et la jambe; à la face, elles sont fréquentes et à tendance mutilantes sur le nez et les parties voisines. Elles servent rarement, pendant leur période d'activité, à établir le diagnostic d'une lésion concomitante, mais, au contraire, sont souvent confondues avec le lupus, si on ne recherche avec soin les stigmates du trépied d'Hutchinson. Les cicatrices, blanches, gaufrées, souples, arrondies, constituent un stigmate permanent et caractéristique.

E. On n'oubliera pas de palper les *testicules* (1), sur lesquels peuvent se produire, quoique rarement, des lésions identiques à celle de la syphilis tertiaire de l'adulte (2).

Syphilis héréditaire ou acquise en bas âge (3)? — Ces diverses traces, tares et stigmates prouvent que *le sujet est syphilitique*. Mais *l'est-il par hérédité?* on en est *certain* quand on a l'aveu des parents, quand on voit des lésions ou leurs traces sur eux ou sur leurs autres enfants, quand l'histoire de la polyléthalité des jeunes est nette, quand enfin le sujet lui-même, né avant terme, a présenté des lésions, sinon congénitales, au moins très précoces. Mais ces arguments de certitude, ou de quasi-certitude, assez souvent sont absents, ou tout au moins sujets à discussion. Le diagnostic alors est quelquefois fort obscur — et même impossible — avec la *syphilis acquise en bas âge*, la contamination étant due à un contact accidentel ou criminel avec une personne (la nourrice surtout) ou un objet (4). Des cas indubitables, à chancre connu, démontrent que si la vérole acquise des enfants est en général plutôt bénigne, elle peut acquérir, d'autant plus que le sujet est plus jeune, une virulence considérable, provoquer des accidents locaux ou dystrophiques presque aussi graves et profonds que ceux des hérédo-syphilis accentuées. Des plaques muqueuses chez un enfant du deuxième âge sont presque sûrement la suite d'un chancre méconnu : mais une gomme osseuse ou une périostose diffuse? L'existence des stigmates de la triade est presque sûrement en faveur de l'hérédité : la kératite et la surdité toutefois sont possibles au cours de

(1) MARFAN et WEILL-HALLÉ, *Soc. de péd.*, Paris, juin 1907, p. 209. — C. FOUQUET (*Acad. sc.*, 1910, t. CL, p. 280) a vu le spirochète.

(2) Je signalerai les lésions viscérales portant sur le cerveau (épilepsie curable à 7 mois et demi [Fournier], mort à 10 ans [Dowse]), le foie, les reins, et capables de causer la mort. Parrot a commis une erreur en attribuant à la vérole la « glossite exfoliatrice marginée ».

(3) La forme des lésions tient à l'âge du sujet en croissance, et non au mode d'infection. Cf. une observation de PAPILLON (*Soc. péd.*, Paris, 1908, p. 109), ostéo-arthrite des coudes par syphilis acquise chez une fille de 2 ans.

(4) G.-F. LYDSTON, *N. Y. med. Journ.*, 8 oct. 1904, p. 694; contamination d'un garçon de 6 ans par coït avec une fille de 9 ans. Les chancres, à l'anus en particulier, ne sont pas très rares chez les enfants de 3 à 4 ans : j'en ai vu un exemple récent chez deux sœurs, avec roséole.

la syphilis acquise. Quant aux dents, il faut distinguer : les érosions du corps de la dent sont un argument de grande probabilité, mais non de certitude, car les couronnes de la deuxième dentition ne s'achèvent qu'après la naissance ; mais pour les dents étudiées plus haut, les capuchons cuspidiens commencent à se former pendant la vie intra-utérine et en clinique on ne voit pas d'érosions de la surface triturante hors des cas héréditaires.

On n'oubliera pas d'étudier chez les parents la réaction de Wassermann.

Traitement. — On administrera avec intensité le traitement mixte, mercure et iodure de potassium. La plupart du temps, on aura recours aux injections mercurielles; on donne l'iodure à raison de 0 gr. 20 par année d'âge. La plupart du temps, l'action sur les douleurs est rapide, et quand il y a des infiltrations gommeuses, elles se résorbent. Mais les hyperostoses ont coutume de persister. D'autre part, les récidives sont très fréquentes et le traitement doit être prolongé. Il est sans action sur les lésions dystrophiques et cicatricielles.

Les indications opératoires sont à peu près nulles. On conseille cependant parfois d'évider certaines hyperostoses douloureuses (1) : je n'en ai jamais trouvé l'indication.

(1) Guyot, *Gaz. hebd. de méd.*, Bordeaux, 1903, p. 631.

CHAPITRE VII

TUMEURS DES OS

Il ne sera question ici que des tumeurs des membres. Celles des mâchoires seront étudiées à part.

Les *seules tumeurs primitives* des os sont les *tumeurs conjonctives*, dans le sens le plus large du terme. Dans le tissu osseux, mésodermique, ne peut en effet pas se former l'*épithélioma* (1) primitif. Si à cette conception on oppose l'existence de cet épithélioma dans les maxillaires, il est aisé de voir que l'objection est de nulle valeur, la tumeur prenant alors origine dans les formations adamantines spéciales à la région : ces tumeurs, comme les kystes à paroi épithéliale, exigent une description particulière. Les inclusions épithéliales capables de dégénérer sont exceptionnelles dans les autres os, sinon douteuses. GUIBÉ (*Soc. de chir.*, Paris 1909, p. 117) a publié un cas de tumeur claviculaire par inclusion congénitale de tissu thyroïdien.

Les *épithéliomes* des os sont donc *secondaires* et on les observe dans deux conditions : par *propagation* ou par *généralisation*. Par propagation : c'est le cas pour les dégénérescences des vieilles fistules de l'ostéomyélite prolongée (voy. p. 312). Par généralisation : c'est le cas assez souvent observé au cours des cancers du sein, de l'hypernéphrome (SCUDDER, *Ann. of. surg.*, 1906, t. XLIV, p. 85), des tumeurs du corps thyroïde (GIERKE, *Arch. f. path. An. u. Phys.*, 1912, t. CLX, p. 464 ; SCHMIDT, Th. de Rostock, 1906). Ces tumeurs, exceptionnelles chez l'enfant, ont la structure de celle qui leur a donné naissance. Elles se forment surtout dans le fémur, l'humérus, le rachis ; aux membres, la fracture spontanée est souvent leur symptôme révélateur. Je m'en tiens à cette mention sur un sujet d'intérêt fort accessoire pour nous.

Les *tumeurs conjonctives* (2), au contraire, sont de grande importance, moins par leur fréquence, heureusement, que par leur gravité et par les considérations pratiques auxquelles elles donnent lieu.

Ces tumeurs ne peuvent provenir que des cellules constitutives de l'os normal, lesquelles sont : 1° les cellules fibreuses de la moelle et du périoste ; 2° les cellules adipeuses de la moelle et du périoste ; 3° les médullocelles ; 4° les ostéoblastes de la moelle et du périoste ; 5° les cellules endothéliales des vaisseaux sanguins et lymphatiques ; 6° les cellules cartilagineuses soit des cartilages normaux (conjugaux et articulaires), soit de certains îlots de préossification anormalement persistants. Il convient de réunir les médullocelles et les ostéoblastes, c'est-à-dire les éléments proprement dits de l'ostéogenèse. A chacune de ces catégories correspondent des *tumeurs bénignes* et *malignes*, selon que les éléments y arrivent à un degré d'évolution plus ou moins avancé (toutes réserves faites sur les exceptions auxquelles est soumise cette loi très générale).

(1) AUCHÉ, Th. de doct., Bordeaux, 1887-1888, n° 1.
(2) M. POLLOSSON et L. BÉRARD, Rapport au *Congrès franç. de Chirur.*, 1899, p. 513 (et discussion).

Dans ces deux groupes, aux phénomènes de prolifération cellulaire peuvent s'ajouter des phénomènes d'ossification plus ou moins marqués, d'où des *tumeurs ostéoïdes* qui ne constituent pas une classe à part.

§ 1. — Tumeurs bénignes.

Je dirai un mot des *fibromes* et des *lipomes*. Les chondromes bénins ont été mis en parallèle avec les exostoses de croissance (voy. p. 119). Quelques lignes seront consacrées aux *kystes*, à propos desquels seront décrits les kystes hydatiques, tout en sachant que ce ne sont pas des néoplasmes. Nous ne parlerons pas des ostéomes et de certains endothéliomes bénins.

A. — Fibromes et lipomes.

Anatomie pathologique. — Les *fibromes et lipomes centraux* des os sont au moins douteux, si l'on met à part les maxillaires, où d'ailleurs ils sont exceptionnels et où les follicules dentaires jouent un rôle très spécial. On ne connaît qu'une observation de lipome central des os longs (tibia) due à Cornil et Ranvier.

Les *fibromes du périoste* s'observent surtout sur les os du crâne et de la face, sur le maxillaire inférieur (certaines épulis) ou sur les bords de l'orbite.

Ils sont extrêmement rares sur les os longs, mais on en rencontre quelques-uns sur les os courts du rachis et sur les os plats du bassin.

Ces fibromes sont constitués par des cellules conjonctives, fusiformes ou polygonales, allongées, séparées par des faisceaux conjonctifs ; parfois il existe une dilatation caverneuse des vaisseaux. A la longue, peut survenir l'infiltration calcaire ou graisseuse.

Les *lipomes ostéo-périostiques* (1) *ou périostiques* occupent, par ordre de fréquence, la voûte cranienne, le rachis et les os longs.

Tumeur rare, cette variété de lipome est un lipome banal, dans sa partie superficielle ; sa partie profonde seule pénètre dans l'os (Lannelongue, Chipault) ; le plus souvent elle reste périostique ; son adhérence au périoste est d'étendue et de laxité très variables.

Sur le crâne et le rachis, ces lipomes siègent souvent en regard de sutures osseuses ou d'anciennes fissures de développement. Sur le rachis, Reclus, Lannelongue les considèrent comme des spina bifida guéris ; les lipomes des os longs sont souvent implantés au voisinage des cartilages épiphysaires (Ch. Walther, A. Broca).

Schwartz et Chevrier estiment cependant que ces relations avec les sutures craniennes d'une part, avec les points épiphysaires ou apophysaires d'autre part, ne sont pas d'une netteté indiscutable.

Il n'est pas rare que ces tumeurs soient *congénitales* dans le sens propre du terme, c'est-à-dire connues dès la naissance ; et sans doute le sont-elles souvent aussi quand elles ne se manifestent cliniquement que plus ou moins tard après la naissance. Mais il ne semble pas que cette pathogénie soit constante. On note quelquefois, dans les antécédents, un trauma, soit unique et violent (Bergmann, Wahl, Schwartz et Chevrier), soit sous forme de frottements répétés (Braquehaye, Reclus).

Suivant la prédominance du tissu conjonctif ou du tissu muqueux dans le stroma, on a affaire à un *fibro-lipome* ou à un *myxo-lipome*. Si les vaisseaux sont très nombreux, on a affaire à un *lipome érectile*. On a vu, dans quelques cas rares, des *fibres musculaires striées*.

(1) E. Schwartz et Chevrier, *Revue de chir.*, 1906, t. XXXIII, pp. 76, 260 et 469 (bibliogr.) ; H. Mayet, *Bulletin méd.*, 1907, p. 249 ; Maillet, Th. de Bordeaux, 1907-1908. — Guéry, Lipome intra-osseux. *Rev. orth.*, 1900, p. 113.

La présence de ces lipomes peut entraîner soit une atrophie ou une déviation osseuse par compression (Wood, Jeanbrau), soit des hyperplasies osseuses, des exostoses, au niveau de la zone d'implantation, causées par une irritation du périoste. Ces exostoses ne sont pas constantes : on les a signalées surtout sur les os longs, mais on les a vues aussi sur les os plats (crâne, Mayet).

Schwartz et Chevrier distinguent de ces lipomes primitivement périostiques ceux qui ne le sont que secondairement. La pathogénie de cette variété est aussi obscure que celle de la première.

Étude clinique. — Les lipomes ostéo-périostiques sont des tumeurs mollasses, sessiles ou pédiculées, dont le volume varie d'un pois à une tête de fœtus à terme.

La peau glisse facilement à la surface de ces tumeurs dans certains cas ; elle est envahie dans d'autres par la lipomatose. Les muscles sont soulevés, quelquefois adhérents, d'autres fois perforés (Smith).

Les lipomes périostiques *craniens* sont ordinairement sessiles, séparés de l'os par un sillon. Ils siègent habituellement sur le frontal, soit sur la ligne médiane ou au voisinage de cette ligne, soit au-dessus du sourcil ; rarement sur la partie postérieure du crâne.

La tumeur est régulière, lisse, nettement limitée, de consistance molle ou élastique, parfois fluctuante, mais non réductible. On sent sur son pourtour un bourrelet qui se perd insensiblement sur l'os. Le lipome est adhérent aux plans profonds, quelquefois d'une façon très marquée ; la peau glisse à sa surface et présente de grosses veines dilatées.

Les symptômes fonctionnels et généraux sont nuls. La marche est ordinairement lente et progressive, mais chez les tout jeunes enfants, elle peut être très rapide. Aussi peut-on chez eux croire au développement d'un sarcome.

Un lipome congénital, à siège « fissural », peut ressembler à une encéphalocèle, mais celle-ci est le plus souvent réductible et se fend par les cris de l'enfant. Avec le kyste dermoïde, la confusion est plus aisée.

Les lipomes périostiques *rachidiens* peuvent s'insérer soit sur les apophyses transverses, soit sur les apophyses épineuses.

Les premiers n'existent qu'à la région cervicale : ils sont irréguliers, énormes, multilobés et font saillie dans la région carotidienne, à la nuque et dans le creux sus-claviculaire. Par leur volume, ils peuvent provoquer des troubles de déglutition ou des troubles respiratoires. La marche est tantôt rapide, tantôt lente.

La confusion est facile avec les angiomes profonds, réductibles cependant par la pression, avec les kystes congénitaux du cou, les tumeurs ganglionnaires, et le névrome plexiforme dont la lobulation est cependant beaucoup plus grosse, enfin avec la lipomatose symétrique à prédominance cervicale (Mayet).

Les lipomes insérés aux apophyses épineuses siègent en arrière du rachis, à la région cervicale ou dorsale, et font saillie sur la ligne médiane. Ils ne s'accompagnent d'aucun trouble et leur marche est lente.

En pareil cas, la ressemblance est possible avec les abcès froids d'origine pottique dont on devra toujours rechercher les signes fondamentaux (douleur osseuse, raideur rachidienne, etc.) et avec le spina bifida, qui s'accompagne de symptômes nerveux toujours marqués.

Les lipomes périostiques *des membres* ont la consistance habituelle et l'indolence des lipomes (1). Ils varient comme forme et comme volume avec la région dans laquelle ils se développent. On les a rencontrés au voisinage du petit trochanter, à la partie inférieure du fémur, à la clavicule. Leur évolution est ordinairement lente; parfois elle serait rapide, simulant celle du sarcome, mais on a eu tort de leur attribuer une évolution souvent maligne.

On peut hésiter quelquefois entre un lipome périostique et un abcès froid, plus rarement un kyste hydatique des muscles ou un lipome profond non périostique (2).

Traitement. — Discutable, si l'évolution est lente, l'extirpation s'impose pour peu que l'évolution soit rapide. L'extirpation doit être totale, sous peine de récidive. Elle peut offrir quelques difficultés à cause du voisinage des vaisseaux et des articulations. Il faut enlever le périoste et ruginer l'os au niveau du pédicule; enlever l'exostose concomitante, lorsqu'elle existe.

B. — TUMEURS A MYÉLOPLAXES.

Anatomie pathologique. Nature. — Dans certaines tumeurs osseuses, l'élément cellulaire caractéristique est le *myéloplaxe*, bizarre cellule géante à noyaux multiples, analogue à celles que l'on rencontre en petit nombre dans la moelle osseuse normale. Mais quelques auteurs contestent l'identité de ces deux espèces cellulaires, en raison de réactions histochimiques différentes. Il y a longtemps déjà que Malassez et Monod en ont fait des amas angioplastiques, ce qui explique bien l'évolution vasculaire de ces néoplasmes; pour Bard, c'est un élément d'inflammation chronique, comparable à la cellule géante de la tuberculose, et Pierre Delbet (*Soc. chir.*, Paris, 1908, p. 519) se demande si certaines « tumeurs à myéloplaxes » ne sont pas en réalité une forme de tuberculose locale. Le fait incontestable est que : 1° ces tumeurs peuvent exister hors de l'os (voy. p. 363, gaines tendineuses); 2° celles que l'on rencontre dans les os prennent une marche locale et générale très variable : la plupart sont bénignes, mais quelques-unes sont malignes et généralisées, sans que la structure nous donne le motif de ces différences. Il y a des cas dans lesquels les myéloplaxes constituent presque toute la masse, toujours cependant avec quelques médullocelles et dans un stroma plus ou moins riche, d'ordinaire fibreux, quelquefois cartilagineux ou ostéoïde; et par là nous sommes conduits aux ostéo-sarcomes vrais, où la présence de quelques myéloplaxes n'est pas rare, mais sans que nous soyons en état de marquer la limite entre « ces sarcomes à myéloplaxes » et ces « tumeurs à myéloplaxes » d'évolution anatomique et clinique si spéciale. On peut seulement dire

(1) BLANC et SAVOLLE, *Loire méd.*, 1907, p. 267; un cas au col du radius, avec paralysie des nerfs radial et cubital.

(2) On trouvera, dans le livre de LANNELONGUE et MÉNARD (*Affect. cong.*, I, tête et cou, Paris, 1891), d'assez nombreuses observations de *lipomes congénitaux, sans connexions osseuses*, de la tête et du cou (régions qui sont leurs lieux d'élection), du tronc et des membres. Ces tumeurs, quelquefois énormes, peuvent occuper à la fois le cou et l'aisselle et causer des troubles de déglutition. Ils citent un cas de Jallet (de Poitiers) où il y avait des lipomes à la fois au dos et au cou; quelques observations de lipomes fibreux diffus de la paume de la main ou de la plante du pied. J'en ai observé un, énorme, au niveau du sacrum. Si l'on met à part les évolutions lipomateuses des angiomes, les lipomes, soit encapsulés, soit diffus, n'ont rien de spécial dans leur structure, dans leur aspect clinique (très différent, quoi qu'on en ait dit, de celui des kystes multiloculaires (voy. p. 735), et nous ne savons rien de leur pathogénie.

que, si quelques myéloplaxes dans une tumeur ne sont pas un élément pronostic, leur prédominance est une présomption de bénignité.

Le siège de beaucoup le plus fréquent de ces tumeurs est aux mâchoires (voy. *Epulis*) ; mais elles existent aussi dans les régions bulbaires des os longs, dans le tissu spongieux des os courts ; elles sont exceptionnelles dans les diaphyses (1).

De consistance ferme, mais facile à déchirer, le tissu néoplasique est quelquefois blanc grisâtre, mais la plupart du temps d'un brun violacé assez spécial, pouvant aller au rouge musculaire. La vascularisation, en effet, est considérable, et même avec tendance télangiectasique. Et si, dans la masse, peuvent se rencontrer des îlots jaunâtres, quelquefois fort étendus, de dégénérescence graisseuse, ou des formations kystiques par ramollissement, les kystes sont la plupart du temps hémorragiques ; et il n'est même pas rare que la tumeur se présente à nous sous forme d'une cavité pleine de sang, qui boursoufle une région dia-épiphysaire, et où on ne trouve de myéloplaxes qu'en une mince couche, à peu près sans stroma, contre une paroi osseuse lisse ou anfractueuse, de structure normale, en générale assez dense.

Cette tendance à l'enkystement est d'ailleurs la même lorsque la masse reste solide. D'origine habituellement intra-osseuse, la tumeur distend progressivement sa coque (os ancien et périoste épaissi ou même ossifié) qui enfin se laisse perforer ; mais le bourgeon néoplasique a coutume de refouler, de comprimer les organes voisins sans les ronger. Les cartilages conjugal et diarthrodial, l'articulation sont en général respectés.

Nous ignorons entièrement la nature de ces tumeurs. Nous connaissons seulement quelques *causes secondes* : les malades ont le plus souvent de 15 à 30 ans ; un trauma semble l'origine assez fréquente. Mais il nous est bien difficile de préciser les cas où le trauma ne fit que révéler, avec ou sans fracture, une tumeur latente à partir de ce moment plus rapide dans sa marche ; et, d'autre part, nous ne connaissons pas la structure histologique détaillée de ces « cals soufflés » (voy. p. 40) par fracture itérative, que nous n'opérons pas.

Étude clinique. — La *tumeur solide* ressemble de très près à un ostéo-sarcome central, avec cependant des douleurs initiales presque toujours modérées et souvent même nulles. Peu à peu, sans que l'état général périclite, sans fièvre, semble-t-il, l'os subit un gonflement en masse, régulier ou avec quelques bosselures ; plus rarement, c'est une intumescence latérale. Puis vient l'amincissement de la coque avec crépitation parcheminée, puis sa perforation par une tumeur ici dure, là molle et même fluctuante, quelquefois télangiectasique avec battements et souffle : cette inégalité de consistance est un des bons symptômes. En certains points, la peau amincie peut laisser transparaître une couleur rougeâtre. L'accroissement, capable d'être très considérable, a lieu de façon très variable, tantôt très lente, tantôt au contraire avec rapidité (2), souvent alors à partir d'un coup. L'ulcération est très rare ; les ganglions ne sont pas engorgés. L'articulation voisine est intacte, mais ses mouvements sont gênés mécaniquement. Au membre inférieur, cela peut entraver la marche. La fracture spontanée est possible.

Cette évolution lente, durant quelquefois des années, cette indolence sont les signes distinctifs les plus importants entre ces tumeurs et les ostéo-sarcomes.

(1) Les trois cas que j'ai observés aux membres concernent : le haut du tibia ; le bas du péroné ; l'épine de l'omoplate (Fraval, Th. de Paris, 1808-1909, n° 94).

(2) Routier, *Soc. de chir.*, 1890, p. 410. Début probable à 2 ans ; désarticulation de la hanche à 17 ans, après quelques mois d'évolution rapide.

L'aspect radiographique, sous forme d'une tache grise uniforme, nettement ajoutée à l'os ou distendant sa région dia-épiphysaire, est très spécial : il n'a de ressemblance, et encore moins qu'on ne l'a dit, qu'avec celui des *cals soufflés*

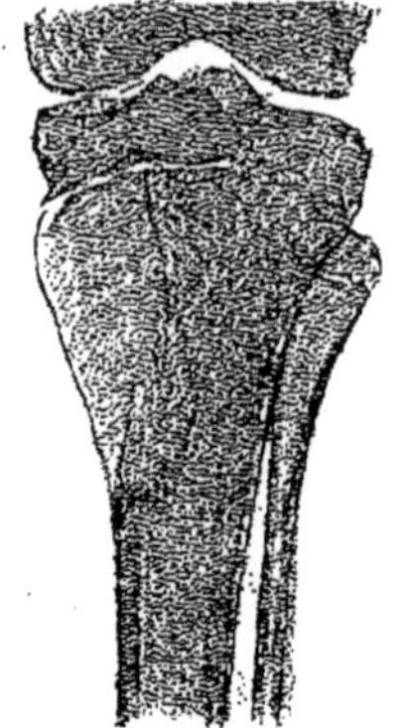

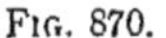

FIG. 870.

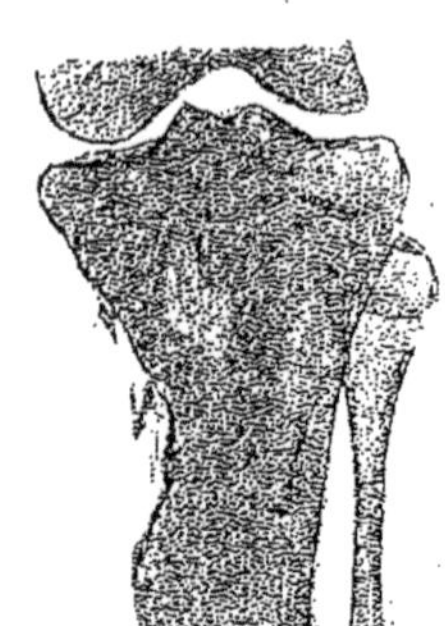

FIG. 871.

Fig. 870 et 871, tumeur à myéloplaxes ; résultat à longue échéance de l'évidement.

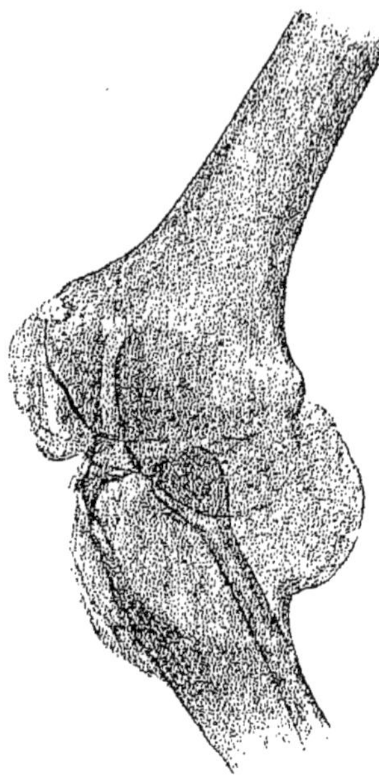

FIG. 873.

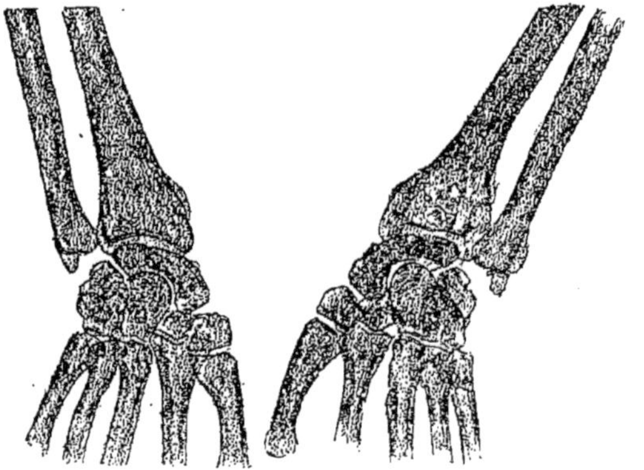

FIG. 872.

Fig. 872 et 873, tumeurs à myéloplaxes chez l'adulte (tibia, radius) ; clichés communiqués par Ch. Walther. — La fig. 872 (sain et malade) est celle de la jeune femme guérie après résection totale franche et greffe osseuse (*Soc. de Chir.*, 1912, p. 580).

(voy. p. 40), qui d'ailleurs semblent avoir avec ces tumeurs certaines connexions de nature (1).

Dans la *forme kystique*, après la crépitation parcheminée (voy. p. 603), on perçoit de la fluctuation vraie, et par la ponction on donne issue à du sang noirâtre. Une cavité kystique, qui distend en masse une région dia-épiphysaire, doit être considérée comme étant une tumeur à myéloplaxes. L'image radiographique, dans le cas que j'ai observé, était semblable à celle de la tumeur solide.

Il est extrêmement probable que la plupart des *tumeurs pulsatiles des os* (voy. p. 596) sont des tumeurs à myéloplaxes de forme kystique, où des vaisseaux artériels s'ouvrent librement dans la cavité.

(1) BÉRARD et MAILLAND, *Lyon méd.*, 1904, t. CII, p. 1244, et CIII, p. 32 (cal vicieux ou tumeur).

Pronostic. — On a vu, je le répète, des tumeurs dites à myéloplaxes, se comporter comme le pire des sarcomes, mais la plupart du temps c'est une lésion locale et bénigne, ne récidivant sur place après évidement que si l'opération est incomplète et ne se généralisant pas : il me paraît impossible qu'il s'agisse de la même maladie. De certains sièges, chirurgicalement peu ou même pas accessibles, au bassin et surtout au rachis, peuvent résulter des conséquences locales graves.

Traitement (1). — De ce pronostic résulte le traitement. Depuis longtemps déjà, on a reconnu qu'il suffisait d'amputer, au lieu de désarticuler comme on doit le faire le plus souvent pour l'ostéo-sarcome vrai : et à parcourir les observations de cure radicale, vérifiée au bout de plusieurs années, après les opérations pour ostéo-sarcome, on acquiert la conviction que la plupart du temps il s'agissait de tumeurs à myéloplaxes.

Aussi, depuis quelques années, les chirurgiens sont-ils devenus plus conservateurs : la résection dans la continuité (2), avec ou sans greffe réparatrice, a donné de bons résultats. Je crois que l'on peut aller plus loin encore et considérer l'*évidement* (3) comme le procédé de choix : il m'a donné, avec tamponnement, trois succès à longue échéance sur trois cas.

Si la tumeur est inopérable, on la soumettra aux rayons X.

C. — Tumeurs pulsatiles (4).

P. Pott semble avoir été le premier à signaler les tumeurs pulsatiles des os parmi lesquelles, dès 1826, Breschet a établi deux groupes : 1° les anévrysmes des os ; 2° les tumeurs vasculaires de différente nature. Celles-ci, bénignes ou malignes, sont pour divers auteurs les seules à étudier, tandis que A. Richet (1864) a continué à admettre l'existence des anévrysmes.

Elles occupent presque toujours le haut du tibia ; mais on les a vues dans n'importe quel os, presque toujours à l'épiphyse utile, creusée d'une cavité anfractueuse, parfois énorme, où s'ouvrent directement des vaisseaux nombreux et dilatés, limitée par une lame osseuse ou même par le seul périoste épaissi. L'articulation voisine est toujours respectée, les parties molles voisines sont comprimées mais non envahies.

Y a-t-il de ces tumeurs qui soient seulement des tumeurs érectiles, comme le voulait déjà Breschet (5) ? Le fait certain, c'est que bon nombre d'entre elles sont des

(1) Dans un cas, inopérable, du bassin, Durodié et Dubourg (*Journ. de méd.*, Bordeaux, 1909, p. 235), auraient eu une guérison par injections de trypsine.

(2) E. Schwartz (*Revue d'orthop.*, 1899, p. 89), pseudarthose consécutive, guérie par électrolyse.

(3) J.-C. Bloodgood, *John Hopk. hosp. Rep.*, 1903, p. 134 ; *Ann. of. Surg.*, 1912, t. LVI, p. 210. — Monod et Macaigne, *Soc. An.*, Paris, 28 novembre 1902, p. 926 ; radiographie un an après — Jaboulay, *Soc. nat. de méd.*, Lyon, 21 juillet 1902, p. 131. — Quelques observations sont dues à Lambret, *Echo méd. du Nord*, 1902, p. 521 (tibia en bas, amputation). — Picqué et Dartigues, *Revue de chir.*, avril 1900, p. 437 (à ce propos, mémoire sur l'ablation de l'omoplate pour tumeurs « malignes »). — Bauby, *Toulouse méd.*, 1902, p. 7 ; *Echo méd.*, Toulouse, 1907, p. 43.

(4) On trouvera ces rares faits réunis par Le Dentu, *Acad. de méd.*, 27 décembre 1909, t. II, p. 289. — Nakayama, *Deut. Zeit. f. Chir.*, 1909, t. LXIV, p. 524. — Bard, *Rev. méd. Suisse romande*, 20 mars 1910, n° 3, p. 308 ; tumeurs multiples, précédées de douleurs d'abord prises pour des « rhumatismes » ; à rapprocher d'un cas d'enchondromes multiples télangiectasiques de A. Nehrkorn, *Beitr. z. kl. Chir.*, 1898, t. XXII, p. 800.

(5) A. Gallet, *Soc. Belge de chir.*, 1896, p. 196 ; tumeur énorme du bassin ; osseuse ? — Morestin, *Soc. de chir.*, Paris, 1909, p. 481.

néoplasmes solides à cavité vasculaire énorme, l'élément cellulaire étant devenu une simple couche contre la paroi, mais étant susceptible de récidiver sous forme de tumeur, voire de tumeur maligne, après succès temporaire dû à l'évidement, à la ligature de l'artère principale du membre (au bout de 7 ans et demi dans un cas de Dupuytren), à l'amputation même (Scarpa). Il semble d'ailleurs que ces sarcomes télangiectasiques soient rares, que presque toujours il s'agisse de tumeurs à myéloplaxes et que la bénignité soit la règle.

Je n'ai jamais vu ces tumeurs chez l'enfant; les faits publiés concernent d'ailleurs des adultes le plus souvent jeunes, hommes de 24 à 45 ans. Un trauma préalable semble fréquent, mais rien ne prouve qu'il soit causal.

Leur *symptomatologie* du début est celle de toutes les tumeurs intra-osseuses (douleur, puis tuméfaction, peau chaude avec réseau veineux, crépitation parcheminée, etc.), jusqu'au moment où se produisent — quelquefois d'abord dans un trou de la coque où s'engage le doigt — les battements avec expansion et le souffle systolique (celui-ci étant inconstant). A partir de ce moment, le développement est rapide, le volume devient considérable ; la marche est douloureuse. Le sujet est exposé à la fracture spontanée. Mais il n'y a pas la cachexie, l'infiltration diffuse des parties molles qui caractérisent les sarcomes malins télangiectasiques. On détermine d'ordinaire assez facilement que la tumeur distend l'épiphyse et par conséquent n'est pas un anévrysme de la tibiale antérieure, ce qu'aujourd'hui la radiographie met hors de doute.

Traitement. — Nous mettrons à part les sarcomes télangiectasiques, à traiter comme sarcomes sitôt le diagnostic posé. Dans les autres formes (anévrysmes des os ? angiome ? tumeur à myéloplaxes ?) il semble que l'on doive d'abord tenter la *ligature de l'artère principale du membre*, laquelle a donné des guérisons définitives ; si elle échoue, il sera temps d'amputer. Mieux vaudrait peut-être alors évider et tamponner serré, opération rendue possible par la bande d'Esmarch, malgré la vascularisation énorme. D'ailleurs, je n'ai aucune expérience personnelle du sujet ; et les faits publiés sont trop rares, trop disparates, d'interprétation anatomique trop obscure pour permettre de fixer une ligne de conduite.

D. — Kystes des os.

Il faut extraire de ce chapitre les *kystes symptomatiques* de lésions inflammatoires (faux abcès, p. 289) ou néoplasiques (sarcomes, p. 601 ; tumeurs à myéloplaxes, p. 594), et, naturellement, les kystes dentaires des mâchoires. Ces éliminations faites, il reste dans les os longs quelques kystes fort rares, d'interprétation fort obcure et ne paraissant pas néoplasiques. Ils n'ont pas de paroi épithéliale.

Quelques auteurs admettent, il est vrai, à la suite de Virchow, qu'ils sont dus à des enchondromes devenus kystiques (1), ce qui paraît très peu probable; l'hypothèse de ceux qui les rattachent au rachitisme (2) ou à l'obscure ostéite fibreuse de Recklinghausen n'est guère plus séduisante (3). Il est cependant à retenir que, chez certains sujets que l'on peut considérer cliniquement comme ostéomalaciques (fractures multiples, os ramollis) on peut trouver des kystes nombreux dans le tissu spongieux des os longs (4).

Ces kystes, séreux ou sanguins, uni ou multiloculaires, observés de préférence

(1) F. König, *Arch. f. kl. Chir.*, 1898, t. LVI, p. 667.

(2) C. Beck, *Arch. f. kl. Chir.*, 1903, t. LXX, p. 1049.

(3) En rapprocher une tumeur multiple à myéloplaxes, avec ostéite déformante et 3 fractures spontanées, ayant duré 9 ans chez une femme de 23 ans, vue par Rehn, *Arch. f. kl. Chir.* 1904, t. LXXIV, p. 426.

(4) Bramann, *Congrès de la Soc. all. de chir.*, 1887, t. XVI, p. 31. — Heinecke, *Beitr. z. kl. Chir.*, 1903, t. XL, p. 481.

près des épiphyses des grands os longs des sujets jeunes, semblent au premier abord être souvent d'*origine traumatique* (1), consécutifs à une contusion ou à une fracture et avoir des connexions avec ces *cals soufflés* de l'enfance auxquels j'ai déjà plusieurs fois fait allusion. Mais il faut éviter la confusion avec une contusion ou une

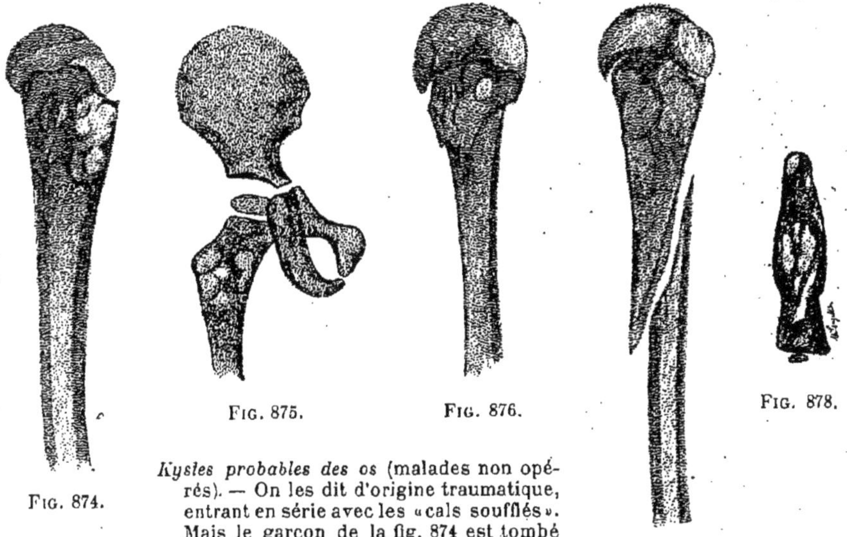

FIG. 874. FIG. 875. FIG. 876. FIG. 877. FIG. 878.

Kystes probables des os (malades non opérés). — On les dit d'origine traumatique, entrant en série avec les « cals soufflés ». Mais le garçon de la fig. 874 est tombé le 25 décembre et a été radiographié le 27, et depuis juillet il souffrait un peu, par moments, de l'épaule, à propos de certains mouvements. De même aucun trauma chez la fille (3 ans 1/2) de la fig. 875, qui fut amenée pour des signes de coxalgie au début. Il y a fracture certaine chez le garçon (13 ans) de la fig. 876, mais l'accident eut lieu la veille de la radiographie, montrant une lésion ancienne. De même, chez le garçon (14 ans 1/2) de la fig. 877 : la fracture, radiographiée au 17e jour, est en région saine de la diaphyse ; fig. 878, cal soufflé du fémur, à deux mois, après fracture obstétricale. Ressemblance nulle avec la tumeur à myéloplaxes (fig. 870 à 873).

fracture dans un kyste préexistant. Cette interprétation seule convient aux cas habituels selon mon expérience, où la radiographie immédiate démontre que l'os est altéré. On a expliqué certains de ces kystes par une « ostéite kystogène » (Gosselin), par une « ostéodystrophia cystica » (Mikulicz), noms qui ne font que constater notre ignorance.

Dans la symptomatologie, outre les signes locaux propres à tous les kystes (voy. p. 595), il faut noter la tendance de l'os à subir une incurvation, analogue à celle

(1) KUMMER, *Revue de chir.*, Paris, 1906, t. XXXIV, n° 12, p. 806. — D'ARCIS, Th. de Genève, 1906, et *Arch. int. de Chir.*, Gand, 1906, t. I, p. 571. — CHANNING et C. SIMMONS (*Bost. med. a. surg. Journ*, 1909, t. CLXI, n° 12, p. 392) donnent 3 observations : 1° Garçon, 6 ans, chute sur l'épaule, douleur, gros gonflement ; vu au 19e jour ; à la radiographie, « tumeur médullaire au niveau de laquelle s'est faite une fracture », évidement ; liquide sanglant, parois tapissées de granulations saignantes ; consolidé en 12 jours ; à l'examen histologique, tissu fibreux dense, cellules géantes, pas trace de cartilage ; 2° Garçon, 5 ans, fracture du fémur il y a 8 semaines, consolidée ; radiographie d'une cavité ; ouverture, guérison en 15 jours (maintenue 3 ans après) ; même histologie que dans le cas précédent, avec cependant quelques îlots de cartilage et tissu myxomateux. Ces deux faits sont peut-être des cals soufflés qu'il eût mieux valu ne pas toucher, semblables à ceux que DELANGLADE (*Soc. de Chir.*, Paris, 3 juin 1903, p. 628) et L. BÉRARD (*Soc. de Chir.*, Lyon, 28 avril 1904, t. VII, p. 158), ont eux aussi évidés, en croyant à une tumeur ; dans le cas de Delanglade, il y avait peut-être quelques myéloplaxes ; 3° Cette

de l'ostéomalacie ou une fracture. Dans un cas de Schlange, cette incurvation a été redressée par ostéoclasie et il n'y a pas eu récidive.

On est consulté soit à propos d'une tumeur, soit à propos d'une fracture. Dans ce dernier cas, il importe d'établir si la disproportion entre la cause et l'effet, si des douleurs préalables doivent faire songer à une fracture spontanée. On songera à la fracture itérative et à ses conséquences, pour éviter une opération inutile.

Lorsque la tumeur, accessible à travers une perforation de la coque, est reconnue pour un kyste, le diagnostic avec un néoplasme bénin ou malin (tumeur à myéloplaxes ou sarcome) peut rester hésitant et n'être jugé que par la marche de la maladie. Lorsque définitivement, par la palpation et la radiographie, on se croit en droit d'affirmer le kyste, il faut enfin s'assurer qu'il ne s'agit pas d'un *kyste hydatique.*

Kystes hydatiques (1). — Rares dans nos pays, ces kystes se présentent à nous sous deux formes, infectés et non infectés.

Non infectés, ils sont souvent indolents et latents, quoique dans l'anamnèse on relève plus souvent qu'on ne l'a dit une certaine gêne, ou même des douleurs passagères, mais vives.

Si l'on examine l'os à ce moment, on le trouve volumineux. Mais l'habitude est que le mal soit révélé par une *fracture spontanée*, dont les caractères sont : peu de gonflement, pas d'ecchymose, pas de crépitation. Toutefois, en pressant sur l'os, on peut obtenir la sensation dite crépitation parcheminée (Voy. p. 603). A la palpation, l'os est élargi, mais non pas épaissi comme dans les fractures par tumeur proprement dite.

Le diagnostic est alors celui des fractures spontanées. La syphilis, l'ostéomyélite, les tumeurs malignes primitives et secondaires, l'ataxie locomotrice en sont d'autres causes, bien plus fréquentes, que l'on reconnaît à leurs signes propres, locaux ou généraux. En fait, on ne peut songer que par exclusion au kyste hydatique ; et encore n'y songe-t-on guère que dans les pays, comme l'Argentine, où le parasite est banal.

Cependant, d'après Cranwell, la radiographie est caractéristique : on voit un

observation n'est peut-être pas de la même catégorie, car s'il y a eu fracture chez cette femme de 38 ans, il existait depuis 15 jours des douleurs dans la cuisse; à l'examen histologique, tissu inflammatoire, pas de cartilage. — Je signalerai une observation (garçon de 6 ans) où KEHR (*Deut. Zeit. f. Chir.*, 1896, t. XLIII, p. 186) a trouvé des tissus probablement inflammatoires (guérison 2 ans après) dans un kyste du fémur ; l'os avait subi 2 fractures, consolidées en temps normal, mais précédées de douleurs depuis 2 ans. — On consultera encore SEQUI, Th. de Lyon, 1903-1904, n° 91 ; BRAUN, *Beitr. z. kl. Chir.*, 1906, t. LII, p. 476 ; E. LEXER, *Arch. f. kl. Chir.*, 1906, t. LXXXI, p. 363 ; HALSTED, *John Hopk. hosp. Bull.*, 1904, t. XV, p. 262; FLEISCHAUER, *Deut. med. Woch.*, 1905, p. 775; KÖNIG, *ibid.*, 1906, p. 1763; GLIMM, *Deut. Zeit. f. Chir.*, 1905, t. LXXX, p. 476; H. LETT, *Lancet*, London, 1910, t. II, p. 202; MAUCLAIRE et BURNIER, *Arch. gén. chir.*, 1911, p. 875; LECÈNE et LENORMANT, *Journ. de chir.*, 1912, p. 605.

(1) Les hydatides du tissu spongieux prolifèrent souvent par formation exogène des vésicules filles, d'où l'aspect de kystes multiloculaires dont de très petites vésicules infiltrent les trabécules osseux. Cette forme est due à des conditions de compression et non à une espèce parasitaire spéciale, car dans les diaphyses la vésicule, à l'aise dans le canal médullaire, prend la forme uniloculaire, à germination endogène; de même dans les prolongements extra-osseux (Willm). Les sièges de prédilection sont d'abord l'humérus, puis viennent fémur, tibia, péroné. Ces kystes naissent de préférence au bulbe de l'os et de là se développent surtout vers la diaphyse, qui peut être bourrée de vésicules filles. Le tissu compact est aminci et réduit à l'épaisseur d'une feuille de parchemin; autour de lui, le périoste ne prolifère que si, avec ou sans fracture, une infection secondaire, d'ailleurs fréquente, se produit. — GANGOLPHE, Th. d'agr., Paris, 1886. — REICH, *Beitr. z. kl. Chir.*, 1908, t. LIX, p. 1. — CRANWELL, *Revue d'orthop.*, 1907, p. 513. — Rachis : TOCHÉ, Th. de Bordeaux, 1910-11.

os élargi, plein de cavités transparentes, de diverses tailles, séparées par des travées opaques irrégulières; cela peut remplir presque toute la diaphyse, avec à peine de lames osseuses conservées. Quand s'est produite l'ostéomyélite surajoutée, ces lames s'épaississent et il se forme des ossifications sous-périostées.

Inutile d'insister sur les symptômes de l'ostéomyélite subaiguë. Aux abcès succèdent des fistules, par lesquelles on peut voir sortir des vésicules avec le pus.

Traitement. — Les fractures, abandonnées à elles-mêmes, n'ayant à peu près aucune tendance à la consolidation, on a souvent conseillé de traiter ces cas par l'amputation, et même par la désarticulation. Des faits de Cranwell il résulte que l'évidement permet la consolidation, même s'il y a déjà infection secondaire. Après évidement, il est bon de verser une solution de formol dans la mince coque osseuse conservée, pour tuer tous les parasites.

§ 2. — **Tumeurs malignes. Ostéo-sarcomes des membres** (1).

La plupart des tumeurs des os sont d'une grande malignité, sans que l'on puisse facilement établir un lien entre leur pronostic et leur structure. Il convient de réunir en un faisceau ces ostéo-sarcomes, en leur annexant quelques variétés rares, souvent mal interprétées, qui ne méritent pas une description spéciale.

Anatomie pathologique. — FORMES HISTOLOGIQUES. — Selon le degré d'évolution des *cellules conjonctives, d'origine médullaire*, qui constituent la tumeur, on divise ces sarcomes, comme ceux de n'importe quel organe, en globo-cellulaires (ou à médullocelles) et fuso-cellulaires.

Le seul vrai sarcome fuso-cellulaire dérive des cellules non ossifiantes de l'os, à la face externe du périoste : son origine centrale est douteuse. Sa structure et sa malignité sont celles des sarcomes en général ; théoriquement, toutefois, il entre en série avec le fibrome. Les fibro-sarcomes nasopharyngiens appartiennent à cette série.

Les *ostéo-sarcomes proprement dits*, dérivés des médullocelles et des ostéoblastes sont *centraux* ou *périostiques* ; leur type est globo-cellulaire, avec tendance à l'allongement des cellules lorsque l'origine est à la couche profonde du périoste. Je me suis expliqué plus haut sur la valeur des myéloplaxes (voy. p. 593).

Autour de ces cellules existe un stroma qui souvent est embryonnaire, banal, peu abondant, mais qui peut subir des évolutions variées vers les tissus fibreux, myxomateux, adénoïde, cartilagineux, qui peut se calcifier ou s'ossifier, qui peut subir des dégénérescences diverses, qui peut présenter des formations kystiques, des hémorragies, des dilatations vasculaires. De là des formes mixtes (fibro, chondro, myxo, cysto-sarcomes, etc.), qui sont loin d'être toutes élucidées.

Le *myxome* a quelquefois été vu à l'état pur : c'est alors une tumeur qui, soit centrale, soit périphérique, présente une tendance à la repullulation locale si l'exérèse a été incomplète, mais qui ne se généralise guère ; il peut être kystique. A l'état

(1) Pour toute la bibliographie ancienne, voy. E. SCHWARTZ, Th. d'agr., Paris, 1880. — W. B. COLEY, *Ann. of Surg.*, 1907, t. XLV, p. 321 (66 cas). — Ch. HILAIRE, Th. de Paris, 1903-1904 (Extrémité inférieure du fémur). — La bibliographie moderne sur le sujet est d'une étendue considérable ; presque tous les mémoires concernent des adultes et sont consacrés au traitement. On trouvera de nombreuses observations citées par Berger dans ses recherches sur l'amputation inter-scapulo-thoracique; dans les travaux consacrés à l'étude technique de la désarticulation de la hanche, de l'ablation de l'omoplate, de la désarticulation interilio-abdominale et de la greffe osseuse ; trop souvent la distinction avec les tumeurs à myéloplaxes y est omise.

d'élément dans une tumeur mixte — qui est alors d'ordinaire un myxo-chondro-sarcome — il n'imprime aucune modification au pronostic local ou général.

Ces *chondro-myxo-sarcomes* sont d'ordinaire malins ; rares aux membres, ils atteignent plutôt les mâchoires, sous forme de chondromes ossifiants.

Le *chondrome pur* (1) (voy. p. 119) peut envahir, mais fort rarement, les grands os longs des jeunes sujets et acquérir un volume énorme (1 m. 75 de diamètre à la cuisse dans un cas de Lugol et Nélaton ; 2 m. 15, Crampton). D'ordinaire bénin, il peut se généraliser, aux poumons surtout. Dans ces grosses tumeurs se trouvent des kystes considérables. Elles sont dures, arrondies, lobulées, translucides, à évolution très lente, quoique à un moment donné elles puissent devenir malignes, avec généralisation surtout pulmonaire. Elles refoulent les organes voisins, et prennent leur empreinte, mais elles ne les envahissent pas.

Les *endothéliomes* (2) sont des tumeurs malignes (quoique d'Urso rapporte des guérisons après résection simple) formées d'un tissu conjonctif rétiforme, à mailles tapissées de petites cellules arrondies ou polyédriques en couches stratifiées autour de lacunes contenant des globules sanguins ; la tumeur, considérée en général comme un sarcome d'origine vasculaire, est quelquefois très vasculaire et pulsatile.

Examen a l'œil nu. — La prédilection est nette pour le début aux régions diaphysaires juxta-conjugales les plus fertiles : fémur en bas, tibia et humérus en haut ; E. Rollet a publié un cas exceptionnel d'ostéo-sarcome bipolaire d'emblée. Le début épiphysaire est rare. Pour les formes articulaires, voy. p. 401.

Ces tumeurs sont capables d'atteindre un *volume énorme*, inconnu au cancer épithélial : on en a vu peser de 25 à 30 livres.

Rien de variable comme leur *forme*, qui dépend de leur siège, de leur manière de dissocier ou d'envahir les parties molles voisines ; comme leurs *modifications* par des kystes (3), des hémorragies, des foyers ramollis. Cela se produit surtout à partir du moment où la tumeur, ayant franchi sa capsule primitive, passe à la période d'envahissement, se substitue aux tissus voisins, envoie dans les veines des bourgeons fort importants pour la généralisation, comprime et dissocie les nerfs, ulcère parfois les artères, qui cependant ont coutume de bien résister.

Les *sarcomes centraux* sont inclus au milieu de la substance osseuse, que peu à peu ils distendent autour d'eux en même temps qu'ils l'amincissent par envahissement progressif, jusqu'au moment où le tissu morbide fait irruption au dehors par une perforation de cette coque, quelquefois consolidée pour un temps par ossification sous le périoste irrité.

Le sarcome central fuso-cellulaire, rare, forme des tumeurs quelquefois très volumineuses, arrondies, lisses, en général assez fermes, criant sous le scalpel, à coupe lisse, succulente, parfois feuilletée, de couleur rosée, par places blanc grisâtre, ailleurs jaunâtre par dégénérescence graisseuse, par places brune par épanchement sanguin. Les éléments y sont des cellules fusiformes, à un ou plusieurs noyaux, grands dans les tumeurs dures, petits dans les masses molles, encéphaloïdes. La vascularisation y est médiocre ; la dégénérescence kystique, la calcification et l'ossification y sont rares.

Le sarcome central globo-cellulaire est, de tous les néoplasmes centraux, celui qui atteint le plus souvent la diaphyse des grands os longs des membres. De consistance

(1) Le chondrome des grands os longs semble être de préférence central ; celui des os plats serait plutôt un périchondrome. Sur la structure, voy. Cornil et Coudray, *Revue de Chir.*, août 1908, t. XXXVIII, p. 214.

(2) P. Gaymard, Th. de Lyon, 1897-1898, n° 110. — Destouesse, Th. de Bordeaux, 1900-1901. — J. Minkel, Th. de Wurzbourg, 1904.

(3) Des kystes drainés et récidivés sous forme de sarcomes purs ou mixtes ont été étudiés par Godefroy Th. de Paris, 1882, n° 12 ; L. Thomas, E. Schwartz (*Soc. de Chir.*, 20 avril 1887, p. 266) ; Hartmann (*Ibid.*, 1894, p. 203) ; on en trouvera dans les mémoires de Glimm, de König (voy. p. 597 et 599).

molle, pseudo-fluctuante, analogue à celle de la pulpe cérébrale, de coupe grisâtre, il a pour élément fondamental des cellules rondes, analogues aux globules blancs du sang ; le stroma y est un tissu conjonctif, quelquefois lymphadénoïde, à réseau de capillaires abondants, fins, dont la paroi embryonnaire se rompt facilement ; les vaisseaux sont quelquefois considérables, d'où la forme télangiectasique. Les kystes, la calcification et l'ossification n'y sont pas exceptionnels.

Le *sarcome périostique* fuso-cellulaire, de tous le plus pernicieux d'après Gross, est presque toujours d'origine dia-épiphysaire. Rarement très volumineux, dur ou élastique, pendant assez longtemps limité par le périoste qui à la fin se laisse perforer, il érode l'os et envahit le canal central. D'abord lisse, puis bosselé, il donne une coupe grisâtre, où l'on voit des lamelles osseuses rayonnant vers le centre de l'os. Il est formé avant tout de cellules fusiformes et en outre de cellules stellaires et réticulées de Virchow, de quelques cellules rondes, de quelques cellules géantes. Il n'est jamais très vasculaire.

Le sarcome périostique à cellules rondes, à évolution très rapide, entoure l'os, le ronge, envahit le canal médullaire, et au bout de peu de temps on ne peut le différencier anatomiquement du sarcome central globo-cellulaire, dont il acquiert le volume, la consistance, la vascularisation.

Le sarcome ostéoïde est presque toujours d'origine périostique, et il appartient plutôt à la variété fuso-cellulaire. Très volumineux, capable d'être dur comme de la pierre ou au contraire de rester mou, il est caractérisé par la présence dans le stroma d'un tissu ostéoïde qui, d'après Virchow, ressemble aux ossifications sous-périostées du rachitisme. Avec cela, il y a plus ou moins de tissu fibreux et cartilagineux.

C'est une des formes les plus graves et une de celles où l'on observe le plus souvent des *noyaux secondaires dans l'épiphyse opposée*. Ce mode d'envahissement, n'est d'ailleurs rare dans aucun ostéo-sarcome, et pour le chirurgien, c'est un argument en faveur de la désarticulation au lieu de l'amputation dans la continuité.

Le *cartilage conjugal* met pendant plus ou moins longtemps *obstacle à la propagation du néoplasme vers l'épiphyse* et de là vers la jointure voisine : mais celle-ci ne reste pas intacte aussi souvent qu'on l'a dit et elle participerait au mal environ 19 fois sur 100 d'après E. Schwartz, 22 fois sur 100 d'après Gross, proportion supérieure à ce que j'ai observé. Il faut noter, en effet, que les cas les plus curieux sont plus volontiers publiés ; et, d'autre part, les malades que l'on soumet à l'amputation sont ceux chez lesquels la lésion n'est pas très avancée, en sorte que je n'ai pas l'expérience de ce que devient l'ostéo-sarcome abandonné à lui-même. L'envahissement articulaire est plus fréquent par les sarcomes centraux que par les périostiques. D'autre part, il faut distinguer, ce qu'on ne fait pas toujours, la simple irritation de voisinage (adhérences, hydarthrose) et l'envahissement néoplasique vrai, avec destruction des ligaments et de l'os par les bourgeons, avec épanchement hémorragique où se trouvent des débris osseux. La propagation se fait d'ordinaire par perforation, unique ou multiple, du cartilage conjugal, puis de l'épiphyse ; quelquefois les sarcomes périostiques respectent d'abord l'épiphyse et s'infiltrent le long des ligaments. Le Dentu a vu la tumeur suivre ainsi la capsule, d'un os à l'autre, sans pénétrer dans la jointure. Par exception, le foyer osseux primitif peut être fort petit, facilement méconnu, et l'on conçoit la difficulté clinique de ces cas, lorsque la lésion articulaire semble constituer tout le mal (1).

L'*envahissement des veines* et la *généralisation viscérale* par embolies multiples est fréquente, mais on a exagéré la rareté de l'engorgement ganglionnaire. Les foyers osseux multiples sont fréquents, mais moins peut-être que les foyers viscéraux, si l'on met à part certaines tumeurs encore mal connues, qui semblent initialement

(1) Sur les complications articulaires des ostéo-sarcomes, voy. V. SCHALDENMOSE, *Hosp. Tid.*, Copenh., 1903, t. XI, pp. 121 et 153. — Sur les *tumeurs des articulations*, voy. p. 401.

disséminées dans la moelle, et dont les relations avec le sarcome, le lymphosarcome, le lymphadénome, la pseudo-leucémie myélogène, le myélome à foyers multiples, sont encore obscures (1). Une forme spéciale est celle où ces tumeurs, que quelques auteurs considèrent comme des endothéliomes, s'accompagnent d'albuminurie : ces tumeurs sont très nombreuses, causent une mort rapide, mais respectent les viscères.

Étiologie. — Nous ne savons à peu près rien sur les causes des ostéo-sarcomes. On les observe surtout de 10 à 30 ans ; ils pourraient être congénitaux (2). Leur fréquence est deux fois plus grande dans le sexe masculin. Les sarcomes centraux sont plus fréquents que les périostiques. L'hérédité cancéreuse est possible.

On note souvent l'évolution de la tumeur dans un ancien foyer *traumatique*, en particulier dans un cal (3). Dans les faits publiés sous cette rubrique, on n'a toutefois pas toujours évité la confusion avec des fractures spontanées sans lésion préalablement connue, celle-ci devant être admise quand le néoplasme devient évident en quelques semaines après l'accident.

Le *siège* des ostéo-sarcomes aux membres est le plus fréquent, et surtout aux os longs. Le membre inférieur est atteint bien plus souvent que le supérieur, 3 fois sur 4 d'après les statistiques de Schwartz ; dans chaque membre, la fréquence diminue à mesure qu'on s'éloigne du tronc; au pied et à la main la localisation est rare. Parmi les os plats, l'omoplate est souvent atteinte.

Étude clinique. — 1° DÉBUT. — *Symptômes*. — La *douleur*, sourde et contusive, ou pongitive et lancinante, a coutume d'être initiale dans les *sarcomes centraux;* elle augmente par la marche, mais aussi par la chaleur du lit et peut de bonne heure être cause d'insomnie.

Pendant un temps variable, elle existe seule, sans tuméfaction, sans même rien de visible à la radiographie, et le diagnostic de sa cause reste impossible, ou à peu après, jusqu'au jour où l'os se met à grossir. Vers une zone dia-épiphysaire se produit une *tuméfaction*, assez régulièrement circulaire d'abord, peu accentuée; et la consistance est alors celle de l'os normal, sans que l'on trouve de différence selon que la tumeur est solide ou liquide, dure ou molle. Avant de se perforer, la *coque osseuse s'amincit*, et c'est à cette période que l'on obtient la *crépitation parcheminée* de Dupuytren. C'est une sensation très spéciale, un claquement fourni à l'aller et au retour par une mince lame osseuse formant coque et se laissant déprimer sous l'appui du doigt ; quelquefois, le retour à l'état initial ne se fait que lentement, et il est impossible de reproduire tout de suite le phénomène. Peu importe que la coque soit formée par l'os ancien aminci ou par

(1) DUBOS, Th. de doct., Paris, 1896-1897, n° 238. — DEVIC et BÉRIEL, *Rev. de Chir.*, 1906, t. XXXIV, p. 459. — PALLASSE, ROUBIER et GOYET, *Lyon chir.*, 1911, p. 303.

(2) GOEBEL (*Arch. f. kl. Chir.*, 1908, t. LXXXVII, p. 191) a traité chez un garçon de 3 semaines, par l'évidement suivi de radiothérapie (2 séances opératoires) un sarcome congénital à développement rapide de l'extrémité inférieure du fémur droit. Guérison qui se maintient depuis 14 mois, quoique la tumeur fût infiltrée dans les parties molles (?).

(3) HABERERN, *Arch. f. kl. Chir.*, 1892, t. XLIII, p. 352 (tumeurs du col). — C.-G. CUMSTON, *New-York. med. Journ.*, 1904, t. II, p. 169. De ces influences traumatiques résultent des discussions relatives aux accidents du travail; à notre sens, comme pour tous les cancers, il faut conclure par la négative.

une couche nouvelle sous-périostée ; peu importe aussi la nature, kystique ou solide, de la tumeur située sous cette coque.

De cette sensation, on rapproche une autre crépitation, qui n'est plus celle du parchemin, mais qui est due à la fracture des trabécules superficielles de la tumeur elle-même, lorsqu'il s'y produit des phénomènes d'ossification. Elle donne au clinicien une impression très spéciale d'écrasement et n'est pas un phénomène de tumeur centrale encore enkystée.

A partir du moment où la coque est perforée, on sent à la palpation une bosselure qui s'accroît rapidement, et où l'on trouve les caractères de consistance propre à la tumeur. Il est d'ailleurs exceptionnel d'être consulté — ou si par hasard on l'est, de porter le diagnostic — avant cette période. Une accalmie dans les souffrances marque la perforation de la coque, jusqu'à ce qu'ait lieu l'envahissement diffus des parties molles.

Dans les *sarcomes périostiques*, cette période de souffrance est moins marquée ou même nulle, et c'est alors que le premier phénomène connu est la *tumeur*, que l'attention ait été attirée sur son siège par une douleur légère, spontanée et à la pression, par une gêne des mouvements ou de la marche, ou enfin, ce qui est assez rare, par la seule augmentation de volume du membre. Quand on est consulté de bonne heure, on sent une tumeur directement accolée à une partie d'une diaphyse, d'ordinaire près de l'épiphyse. Cette masse peu à peu s'étend jusqu'à entourer toute la circonférence de l'os, en même temps que la substance compacte sous-jacente se trouve rongée. Tantôt lisse, tantôt tout de suite lobulée, implantée par une base plus ou moins large, écartant ou comprimant plus ou moins les organes voisins, la tumeur se révèle tout de suite à nous avec sa consistance dure ou molle, osseuse, cartilagineuse ou charnue; et, plus rapidement que dans la forme précédente, a lieu la perforation de la membrane périostique, puis la diffusion au dehors.

Le premier phénomène connu peut être la *fracture spontanée*, dont les lieux d'élection sont le fémur et l'humérus. Il est rare, cependant, qu'elle n'ait pas été précédée par quelques symptômes qui auraient dû attirer l'attention : la douleur pour les sarcomes centraux; la tumeur pour les sarcomes périostiques, où c'est d'ailleurs une complication bien plus rare et plus tardive. Si le trauma provocateur fut de quelque intensité, on croit alors à une fracture simple, et il faut parfois plusieurs semaines pour que le néoplasme devienne évident : quand la tumeur se manifeste vite, avant consolidation, on n'est pas en droit de croire à la production d'une tumeur dans un foyer traumatique.

On a dit que ces fractures peuvent se consolider, ce qui est douteux, sauf peut-être dans certains sarcomes ossifiants exceptionnels. Il s'agit, en réalité, d'une masse néoplasique au milieu de laquelle se perdent les extrémités osseuses érodées, continues avec elle.

2° Période de diffusion. — A partir du moment où sont franchis soit la coque osseuse, soit le périoste, l'ostéo-sarcome est une tumeur quelquefois énorme, se substituant à une partie plus ou moins étendue d'un os, parfois à tout un segment de membre. A la racine des membres, à l'épaule, à la hanche surtout, il en résulte un gonflement en gigot. L'immobilité de la masse sur le squelette est absolue. Sur la tumeur, on voit la peau assez souvent épaissie, de coloration assez animée, sillonnée de grosses veines en réseau, lisse, tendue, luisante. Tantôt la surface est à peu près égale, tantôt on y sent des bosselures plus ou moins saillantes. D'une manière générale, on y trouve la consistance charnue, la dureté fibreuse et quelque peu élastique du sarcome ; mais de la structure, des dégénérescences résultent de grandes variations d'un sujet à l'autre et même d'un point à l'autre sur une tumeur. Sans parler des cas rares de tumeurs ossifiées tout à fait dures, ou capables de donner de la crépitation trabéculaire (voy. p. 604), ni des chondro-sarcomes un peu moins résistants, dans les ostéo-sarcomes habituels on peut trouver sur tout ou partie une mollesse presque fongueuse, de la fluctuation vraie quand se sont formées des poches kystiques ou des épanchements sanguins. La tumeur est quelquefois multilobulée, elle envoie entre les muscles, auxquels elle ne tarde pas à adhérer, des prolongements qu'il importe de délimiter aussi exactement que possible par la palpation. Lorsque l'élément vasculaire est considérable, enfin, il se produit dans la masse une pulsation expansive, avec souffle systolique, que l'on arrête par la compression de l'artère principale ; le souffle peut exister sans l'expansion. Dans les segments à deux os, il y a diastasis souvent très marqué de l'espace interosseux.

La douleur, à cette période, est très variable. A la pression, elle est en général légère. Spontanée, elle est quelquefois nulle, quelquefois très intense; elle semble surtout en rapport avec la compression (1) ou l'envahissement des nerfs voisins par la tumeur, sans que l'on puisse en tirer argument de bénignité ou de malignité. De là des anesthésies, des paralysies par compressions nerveuses.

L'articulation voisine, irritée ou envahie, peut se mettre en position vicieuse et perdre ses mouvements.

L'état général, dans cette période de diffusion, ne tarde pas à s'altérer, et l'amaigrissement est rapide. Il est à noter que, parfois presque dès le début, l'*hyperthermie est fréquente* (2) ; on note, par moments, des élévations au-dessus de 38° ; dans certains cas la température atteint, pendant de longues périodes, 39° et plus. Cela ne s'accompagne pas d'état saburral de la langue et des autres phénomènes habituels de la fièvre. L'explication du fait n'est pas claire, et ne semble pas la même que pour l'hyperthermie locale, fréquente, sans doute en relation avec la circulation artérielle considérable de ces tumeurs à évolution très rapide.

3° Cachexie et généralisation. — La masse néoplasique ne tarde pas à se bosseler d'élevures que recouvre une peau violacée, adhérente ; puis vient, quelquefois à la suite d'une ponction ou d'une incision exploratrices, l'ulcération par distension ou par envahissement, et par là font issue des bourgeons sanieux, sécrétant une sérosité abondante, donnant des hémorragies graves et même

(1) L'enfant que j'ai vu souffrir le plus — avant la période de diffusion et de cachexie — était un garçon auquel j'ai amputé la cuisse pour un sarcome relativement bénin (au bout de 18 mois il n'y avait pas encore de récidive) de la tête du péroné, avec douleurs empêchant tout sommeil, dans le territoire du sciatique poplité externe. De là aussi des anesthésies, des paralysies par compression nerveuse.

(2) G. Maurat, Th. de Montpellier, 1907-1908 (fièvre dans les néoplasmes) ; P. Bull, *Nord. ark. f. Lagev.*, juin 1906, t. IV, p. 687.

brusquement mortelles. Quand des cavités kystiques s'ouvrent au dehors, leur infection est fréquente et l'état général, déjà fort précaire, se trouve aggravé.

Amaigrissement, souffrances atroces, fracture spontanée qui confine le malade au lit, cachexie, phlegmatia alba dolens, diarrhée, fièvre hectique, tels sont les phénomènes principaux au milieu desquels survient la *mort par généralisation*. Quoi qu'on en ait dit, celle-ci se fait en partie par voie lymphatique et l'*engorgement ganglionnaire*, sans être aussi précoce que dans l'épithélioma, est toutefois un signe fréquent, à toujours rechercher avant de prendre une détermination opératoire. Ces ganglions peuvent s'ulcérer et constituer des tumeurs très volumineuses à la racine du membre. Quelquefois même, quoique rarement, ils prennent le pas, comme dans l'épithélioma, sur la tumeur originelle; et je me souviens d'un petit sarcome du haut du sternum avec très grosse adénopathie carotidienne.

Les *généralisations viscérales* échappent souvent à l'examen clinique, quoique l'on puisse trouver des signes d'induration pulmonaire (1), d'épanchement pleural, d'hypertrophie splénique ou hépatique. Celles qui atteignent le squelette sont fréquentes: au crâne, quelquefois aux côtes et au bassin, des tumeurs secondaires poussent avec rapidité; à la colonne vertébrale, il en résulte des douleurs atroces, puis une paraplégie par compression de la moelle et des eschares au sacrum ainsi que j'en ai observé un exemple, où cette généralisation, remarquablement fébrile, survint près d'un an après amputation de cuisse pour sarcome du tibia.

Diagnostic. — Tant que la *douleur* est le seul symptôme, les erreurs de diagnostic sont à peu près inévitables. On croit à une névralgie (par exemple à une sciatique) dont on connaît toutefois la rareté chez l'enfant; on parle de rhumatisme, ce qui ne veut pas dire grand' chose; on songe à la syphilis, dont on s'assure par l'action du traitement; on se rabat enfin sur les douleurs de croissance, quoique la fixité et l'intensité de la souffrance empêchent d'y penser pendant bien longtemps. Il va sans dire qu'on aura recours à la radiographie, mais celle-ci ne montre souvent rien tant que l'os n'est pas volumineux et surtout que la coque osseuse ne s'est pas laissé perforer en un point : elle permet alors le diagnostic un peu plus tôt que s'il faut attendre l'inconstant phénomène de la crépitation parcheminée ou la formation d'une tumeur péri-osseuse, difficile à sentir dans les régions profondes. Du siège plus ou moins profond résultent, en effet, des difficultés plus ou moins grandes, bien moindres, par exemple, à la jambe qu'en haut du fémur, qu'au bassin, qu'au rachis: en ces deux derniers sièges, pendant assez longtemps on pourra rapporter à un mal de Pott ou à une sacro-coxalgie les névralgies, suspectes, cependant, par leur ténacité et leur persistance malgré le repos. Je n'ai vu qu'un cas de sarcome vertébral et pendant plusieurs semaines la symptomatologie eût été tout à fait celle d'un mal de Pott horriblement douloureux et sans gib-

(1) G. ANTONELLI, *Boll. dell. Acad. med. di Roma*, 1909, t. XXXVIII, fasc. 6-7. ; sarcome métastatique ossifiant dans le lobe supérieur du poumon droit, chez un homme de 34 ans, syphilitique, qui avait été amputé 3 ans auparavant pour ostéo-sarcome ; les signes furent au début ceux de la tuberculose, à laquelle on crut jusqu'au jour où on connut le motif exact de l'amputation, d'abord rapportée à une tuberculose du genou.

bosité, si je n'avais pratiqué au sujet quelque temps auparavant une amputation de cuisse pour ostéo-sarcome du tibia.

A la période de *tumeur*, la discussion clinique n'est plus la même, et il faut distinguer la tumeur centrale et la tumeur périostique. Le cas habituel est celui de l'*ostéo-sarcome diaphysaire.*

Si le néoplasme a d'abord été *central*, l'apparition de la tumeur a été précédée d'une période douloureuse qui ne laisse guère place au doute. L'erreur est plus aisée pour un ostéo-sarcome *périostique*, au début indolent. On se trompe facilement avec une *ostéomyélite chronique d'emblée* (voy. p. 316) ou même subaiguë (1), car la fièvre est fréquente au cours de l'ostéo-sarcome. Des confusions sont parfois commises avec le *spina ventosa* des grands os longs (voy. p. 380); et j'ai vu plusieurs cas de tuberculose de l'omoplate avec fongosités élastiques, se développant entre cet os et le gril costal, qui ressemblaient à un néoplasme. Chez un rachitique, on saura qu'une grosse masse du milieu de la diaphyse est souvent le cal d'une *fracture méconnue*. La syphilis (voy. p. 570) se reconnaît à la dureté homogène de l'hyperostose, à l'atteinte habituelle de plusieurs os à la fois, aux stigmates concomitants. Dans le doute, on administre le traitement spécifique. Je n'ai pas, chez l'enfant, l'expérience des lésions de l'actinomycose, de la sporotrichose capables de simuler l'ostéo-sarcome ; il semble que parfois le laboratoire seul permette de trancher la question.

Un cas assez spécial et parfois embarrassant est celui des ostéo-sarcomes occupant soit une *épiphyse* (au genou par exemple), soit une extrémité diaphysaire impossible à palper bien sous d'épaisses masses musculaires, à l'extrémité supérieure du fémur par exemple. A la hanche, on croit d'abord à une *coxalgie*, quand on constate une limitation des mouvements communiqués, avec douleur à la pression. L'erreur est moins fréquente au *genou*, où l'on a tout de suite sous les doigts les fongosités et leur consistance spéciale. Comme l'ostéo-arthrite tuberculeuse est de beaucoup plus fréquente, dans les cas douteux c'est toujours à ce diagnostic qu'on se rallie d'abord, et souvent on ne le rectifie que peu à peu, quand la ténacité d'une douleur que ne calme pas le repos ou qui n'est pas en rapport avec une attitude vicieuse prononcée, quand la médiocrité de l'atrophie musculaire (2) de la région éveillent nos soupçons; puis le gonflement rapide ne tarde pas à nous démontrer notre faute.

L'*aspect radiographique* (3) est loin d'être toujours caractéristique. D'abord, il est des sarcomes périostiques pour lesquels l'image osseuse est, au début, tout à fait normale : si on sent alors une masse charnue faisant corps avec l'os, on peut affirmer qu'il s'agit d'un néoplasme. Quand, à une période un peu plus avancée, la limite diaphysaire apparaît légèrement érodée (fig. 880), quand l'os est — primi-

(1) SENÉCHAL, rapport de LEJARS, *Soc. de Chir.*, 1911, p. 855.— L'allure inflammatoire d'un ostéo-sarcome peut même être telle qu'on a parfois incisé une bosselure chaude et fluctuante en la prenant pour un abcès. — Sur le diagnostic avec l'*ostéite fibreuse*, voy. FRANGENHEIM, *Beitr. z. kl. Chir.*, oct. 1911, t. LXXVI, p. 227.

(2) Cependant, d'après M. Pollosson, l'atrophie musculaire est précoce dans l'ostéo-sarcome.

(3) DIETZER, *Fortschr. a. d. Geb. der Röntgenstr.*, 1902, t. VI, p. 99. — IMMERWOHL, *Soc. all. de Chir.*, 1900, t. XXIX, 1re partie, p. 46.

tivement ou consécutivement — atteint dans la profondeur, les géodes, les destructions de trabécules se manifestent par des images fort analogues à celles de la tuberculose de l'ostéomyélite, de la syphilis. En règle générale, cependant, on peut dire qu'une hyperostose sous-périostée volumineuse, fusiforme ou demi-fusiforme, n'est pas en rapport avec l'ostéosarcome; d'autre part, je n'ai pas vu de cas où la vermoulure fût semblable à celle de la forme centrale du spina ventosa; en cas de fracture méconnue (1), on aperçoit un trait de fracture entouré d'un cal périostique. Mais j'ai vu des ostéomyélites subaiguës, sans hyperostose, avant

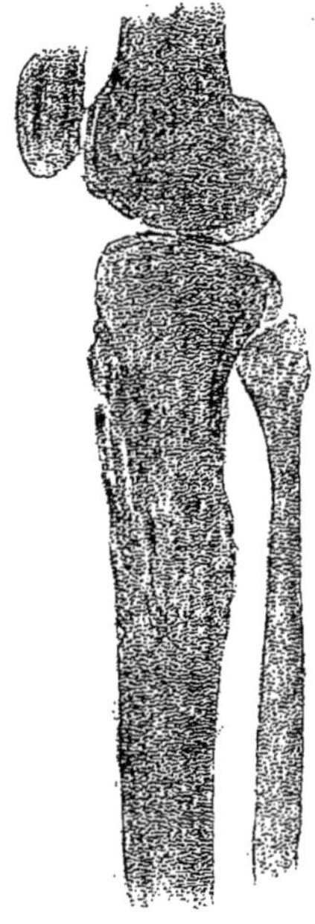

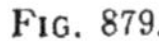

Fig. 879.

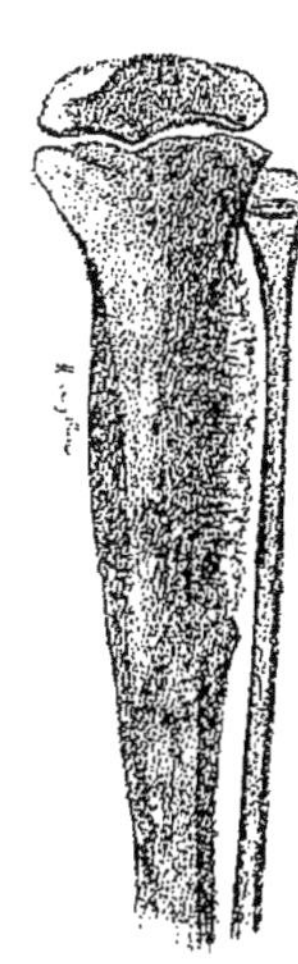

Fig. 880.

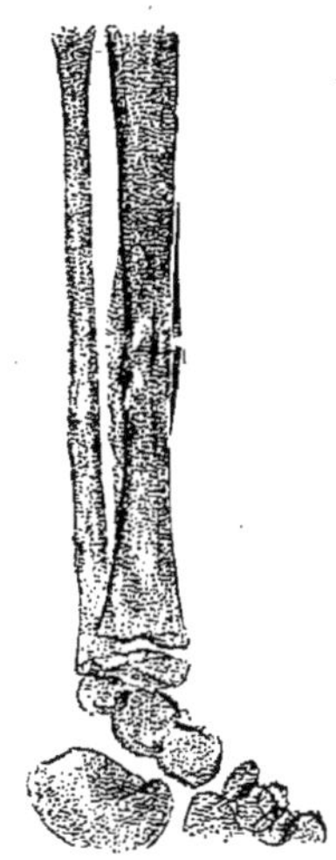

Fig. 881.

Ostéosarcome central, adulte (Walther). Cf., fig. 500, ostéomyélite. — Fig. 880, ostéosarcome périostique avec érosion de la surface diaphysaire; fig. 881, comparaison avec une hyperostose syphilitique secondairement fistuleuse et infectée (voy. p. 577).

formation de séquestres, fournir un cliché fort analogue à celui de la figure 879. Tout cela peut être, au début, de netteté fort médiocre (2); il va sans dire que l'aspect devient évident quand l'os est perforé, éclaté, quand une masse néoplasique ait issue au dehors, quand enfin la destruction est profonde et étendue : mais à cette période, on n'a plus besoin de la radiographie pour établir le diagnostic.

Une tumeur osseuse étant reconnue, on détermine sa nature avant tout par son évolution. Pour cette étude, je renvoie aux paragraphes précédents et aux radiogrammes qui y sont contenus (voy. p. 595 et 598).

Pronostic. — La mort est la terminaison inévitable de l'ostéo-sarcome abandonné à lui-même. Elle a presque toujours lieu en moins de 18 mois à partir du moment où le diagnostic a été porté.

(1) Je n'ai jamais vu d'ostéo-sarcome ressemblant aux « cals soufflés » (voy. p. 40).

(2) Destot (*Soc. de Chir.*, Lyon, 12 janvier 1911, t. XIV, p. 5), insiste sur la valeur de l'amincissement du péroné par compression en cas d'ostéo-sarcome du tibia.

Le pronostic n'est guère amélioré par l'intervention chirurgicale. Celle-ci est aujourd'hui devenue bénigne, même quand il s'agit de désarticuler la hanche. Mais après guérison opératoire, l'échec thérapeutique est, chez l'enfant tout au moins, à peu près constant, *si l'on met à part les tumeurs à myéloplaxes.*

La *récidive sur place* est moins fréquente que pour les carcinomes : car, d'après les relevés de Gross, elle est d'environ 50 p. 100 pour les sarcomes périostiques, pour les centraux elle n'est que de 20 (fuso-cellulaires) à 25 p. 100 (globo-cellulaires). Sur mes opérés personnels, même, je ne l'ai jamais observée dans le moignon, ce qui tient sans doute à ce que j'ai toujours recours à la désarticulation et non à l'amputation : mais, sauf dans un cas, la généralisation ganglionnaire, osseuse à distance, ou viscérale a eu lieu.

Nous sommes incapables d'établir une relation entre la forme anatomique et le pronostic d'un ostéo-sarcome. Tout au plus pouvons-nous dire que plus la structure est embryonnaire et plus la gravité est grande : encore, d'après les relevés de Gross, la gravité maxima appartient-elle aux sarcomes périostiques fuso-cellulaires.

Traitement. — Jusqu'à présent tous les essais de sérothérapie ont échoué. De même pour la radiothérapie ou la radiumthérapie. Notre seule ressource est l'*extirpation sitôt le diagnostic porté.*

Jusqu'à ces dernières années *l'amputation*, et mieux la *désarticulation* (à cause des foyers à distance dans l'os malade) ont seules été conseillées (1). J'ai dit plus haut la nullité habituelle du résultat définitif : l'opération cependant est à entreprendre, parce qu'elle supprime la période ultime d'ulcération avec douleurs intenses et parce qu'elle semble même donner une prolongation de vie (environ un an, dit-on). Les malades meurent de généralisation et souvent sans grandes souffrances, si le foie et les poumons sont seuls atteints.

Depuis quelque temps, on mène campagne en faveur de la *résection partielle*, limitée à la région malade. Tantôt on évide seulement l'os, en laissant la cavité se réparer sous tamponnement, ou en suturant au-dessus d'un caillot, d'un « plombage » ; tantôt on résèque complètement l'os dans la continuité, périoste compris, et si, comme alors il est de règle, on a dû enlever une longueur notable, on termine par une implantation d'os vivant hétéroplastique, homoplastique ou autoplastique (voy. p. 315) : la faveur va surtout aujourd'hui à la greffe autoplastique, pour laquelle les deux greffons de choix semblent être le péroné ou une lame plus ou moins épaisse de tibia.

Pour une tumeur aussi maligne que l'ostéo-sarcome, ces tentatives conservatrices peuvent paraître déraisonnables : il serait plutôt vrai de les justifier par cette malignité même.

(1) Pour les tumeurs de l'omoplate, la désarticulation scapulo-thoracique est préférable à l'ablation de l'omoplate : P. Berger, *Congrès de Chir.*, 1902, p. 850. — Nancrède, *Ann. of Surg.*, 1909, t. L, p. 1. — Clavicule : Patel, *Soc. Chir.*, Lyon, 23 juin 1910, t. XIII, p. 222. — W.-B. Coley, *Ann. of Surg.*, décembre 1910, t. LII, p. 776 (bibliogr.). — C. Bourg, Th. de Paris, 1901-1902. — Achard, Th. de Lyon, 1910-1911. — Sven Johansson, *Deut. Zeit. f. Chir.*, 1912, t. CXVIII, p. 121. — Boeff, Th. de Nancy, 1903-1904 (voûte du crâne). — Bianchetti, Th. de Montpellier, 1903-1904 (tarse). — Lazaroff, Thèse de Montpellier, 1899-1900 (rachis). — Côtes : Chevillard, Th. de Paris, 1906-1907, n° 303. — Matry, Th. Paris, 1907-1908. — Camo, Th. de Lyon, 1910-1911 (chondromes).

Elles ont donné des succès, dont l'explication n'est pas toujours claire. Sans doute, bon nombre de ceux-ci concernent des tumeurs à myéloplaxes, que je me refuse à assimiler au vrai ostéo-sarcome. Mais il en est pour lesquels, dans l'état actuel de la science, on doit parler d'ostéo-sarcome ; et ces succès surprenants, parfois même obtenus après des opérations incomplètes, nous prouvent une fois de plus que, pour les os comme pour tous les autres tissus et organes, nous ne savons pas grand'chose de scientifique sur le sarcome, sa nature, ses variétés, ses connexions avec certains produits inflammatoires. Et l'amputation ne nous permet pas de conclusions plus précises : telle opération pour petite tumeur enkystée n'empêche pas une généralisation rapide; telle autre pour tumeur déjà en voie de diffusion procure une survie notable, exceptionnellement définitive, sans que nous puissions donner de ces différences une explication anatomique ou clinique.

Dans ces conditions, donc, pourquoi ne pas tenter une opération partielle, dont l'efficacité ne peut être moindre, parce qu'à vrai dire à peu près tous les amputés meurent de généralisation, et dont le résultat sera infiniment plus agréable au malade pendant les quelques mois qui lui restent à vivre ; à plus forte raison s'il est destiné à la si rare guérison, que nous sommes incapables de prédire.

Aussi est-on vivement impressionné par certains résultats favorables à longue échéance, tout en reconnaissant que la plupart des observations sont publiées trop tôt pour être probantes. Le vrai argument contre ces tentatives conservatrices est qu'elles sont souvent suivies de récidives locales. On peut recourir alors à la désarticulation secondaire au bout de quelques semaines ou de quelques mois, mais pas toujours, et on perd le principal bénéfice de l'intervention opératoire, qui est de supprimer douleurs et suppuration locale. Mais comme, à notre sens, l'ostéo-sarcome vrai, chez l'enfant, est fatalement mortel, comme, quel que soit le radicalisme apparent de l'exérèse, les cures définitives nous paraissent en rapport avec des erreurs de diagnostic que nous sommes incapables d'éviter, la question est de savoir si nous ne sommes pas en droit de conserver le membre aux sujets capables de guérir, en échange de quelques mois de survie moins pénible pris à des condamnés à mort. Si le malade (ou ses parents) refusent l'amputation, on recourra sûrement à la résection. Si le chirurgien est libre de ses appréciations, on ne saurait lui fixer une ligne de conduite (1).

(1) NEUMANN, *Arch. f. kl. Chir.*, 1893, t. XLVI, p. 272. — MIKULICZ, *ibid.*, 1895, t. L, p. 660. — LEJARS, *Congrès franç. de Chir.*, 1896, p. 732. — KLAPP, *Deut. Zeit. f. Chir.*, 1900, t. LIV, p. 576. — GANGOLPHE, *Lyon Chir.*, août 1909, pp. 396 et 401. — POTEL et LEROY, *Echo méd. Nord*, 27 décembre 1908, p. 629. — R. LE FORT, *ibid.*, 1909, n° 42, p. 429. — E. LEXER, *Arch. f. kl. Chir.*, 1909, t. XC, p. 263. — Thèses de Lyon de CHIRPIZ-CERBAT, 1907-1908; d'AGNELY, 1908-1909. — ALTSCHUL, *Beit. z. kl. Chir.*, 1910, t. LXVII, p. 359. — W.-B. COLEY, *Cong. franç. Chir.*, 1911, p. 1058. — Sur les greffes osseuses, voyez LÆWEN, *Arch. f. kl. Chir.*, 1910, t. XC, p. 469. ; FRANKENSTEIN, *Beitr. z. kl. Chir.*, 1909, t. LXIV, p. 121 ; BARTH, *Arch. f. kl. Chir.*, 1908, t. LXXXVI, p. 859 ; BERGEMANN, *ibid.*, 1909, t. XC, p. 389. — Discussion à la *Société de Chirurgie* de Paris, 1911, p. 739; 1912, p. 580 à propos de faits de Tuffier, de Viannay, de Walther. — Désarticulation de la hanche, QUÉNU et DESMARETS, *Rev. Chir.*, 1903, t. I, p. 561.

CHAPITRE VIII

MALFORMATIONS DES OS ET ARTICULATIONS (1)

Il faut distinguer, en principe, les malformations des articulations et celles des os, mais ajouter tout de suite que souvent elles s'associent entre elles, en des formes complexes, de variété infinie, dont on trouve des exemples plus ou moins curieux dans les recueils spéciaux d'orthopédie et de tératologie.

Nous ignorons à peu près tout de leurs causes, et la discussion pathogénique peut, pour chaque cas, être à peu près calquée sur celle de la luxation congénitale de la hanche, mais je mentionnerai ici l'importance : 1° de l'hérédité, similaire ou non; 2° des influences dystrophiantes parmi lesquelles semble tenir la tête la syphilis, dont il est intéressant d'étudier, par la réaction de Wassermann, la fréquence chez les malformés (2); 3° des compressions amniotiques.

I. — MALFORMATIONS ARTICULAIRES

§ 1. — Luxation congénitale de la hanche.

Étiologie et pathogénie. — La luxation congénitale de la hanche est une des malformations les plus fréquentes ; elle frappe avant tout les filles, dans la proportion de 7 contre 1 environ; elle est souvent héréditaire et familiale (25 p. 100), cas auquel il est habituel que dans une lignée les filles seules y soient sujettes. On la dit exceptionnelle dans la race jaune et surtout dans la noire. Dans un pays, certaines contrées en souffrent plus que d'autres; en France, par exemple, la Bretagne, les Cévennes.

La coexistence avec diverses autres malformations (spina bifida, pied bot, bec-de-lièvre) est assez rare. Encore pour le spina bifida, pour le pied bot, faut-il peut-être rapprocher ces faits de ceux où on note la coïncidence avec la maladie de Little, avec l'hémiplégie spasmodique infantile (3). Peut-être s'agit-il alors, la plupart du temps, de déboîtement par contracture vicieuse en adduction.

(1) Outre les traités d'orthopédie cités p. 10, je renvoie, pour toutes les difformités congénitales, à KIRMISSON, *Traité des maladies chirurgicales d'origine congénitale*, Paris, 1898, que je cite ici une fois pour toutes. Ce chapitre est la reproduction presque intégrale d'une monographie de A. BROCA et A. MOUCHET sur les *Malformations des membres*, Steinheil, 1912.

(2) Voyez une statistique de RUDAUX et LE LORIER, *Ann. gyn. et obst.*, 1911, p. 497.

(3) Ces faits sont étudiés par Ludloff, par Gaugele. Ce dernier auteur (*Zeit. f. orth. Chir.*,

Sur la pathogénie, nombre de théories ont été émises, où un trouble d'évolution n'est pas invoqué.

Depuis Hippocrate, en passant par Ambroise Paré, on a parlé de *luxations traumatiques intra-utérines* par choc sur le ventre de la mère. D'autres, avec Dupuytren, Cruveilhier, se sont demandé s'il n'y aurait pas *luxation progressive par position vicieuse intra-utérine* en flexion et adduction, comme nous venons de le dire pour la maladie de Little (1). C'est encore de trauma qu'il s'agit d'après J.-L. Petit, Brodhurst, mais au moment de l'accouchement, et l'on a dit qu'en effet ces sujets naîtraient par le siège avec prédilection : fait controuvé d'après les statistiques étudiées par Delanglade. D'ailleurs, l'absence de déchirure capsulaire va contre toute assimilation aux luxations traumatiques (2).

On s'est rabattu sur une comparaison avec les *luxations pathologiques*, inflammatoires. On a décrit quelques coxalgies intra-utérines (?) ; d'où Pravaz, Parise sont partis pour incriminer une hydarthrose passagère, qu'ils n'ont du reste jamais vue. Enfin, allant plus loin, Verneuil a soutenu et fait soutenir par P. Reclus (3), que *cette luxation n'est pas congénitale*, puisque jamais on ne la constate avant que le sujet n'ait marché (proposition d'ailleurs erronée) et qu'en réalité il s'agit d'une luxation par trouble musculaire, par paralysie des fessiers avec contracture des adducteurs. Or, on n'a jamais vu de lésion dégénérative dans les muscles périarticulaires, grêles, mais de structure normale.

En outre, deux faits grossiers : l'hérédité, la prédisposition du sexe féminin, nous conduisent à admettre qu'il s'agit d'une *malformation*.

De celle-ci, nous ignorons la nature exacte. Lannelongue (4) invoque une lésion nerveuse centrale, médullaire, sans préciser d'ailleurs si elle agit directement sur le développement de la jointure ou indirectement par contracture musculaire (Jules Guérin). Nous ne sommes pas plus avancés, sur le mécanisme des choses, que nos devanciers avec leur « aberration du *nisus formativus* », mais cette aberration nous paraît certaine, et nous croyons qu'elle s'exerce directement sur l'articulation. On a discuté pour savoir si l'origine est cotyloïdienne, ou fémorale, ce qui est d'ailleurs sans intérêt. Il est probable que les deux os sont primitivement en cause. Le trouble de développement osseux (5) nous semble primitif, et non la malformation des ligaments; en notant, d'ailleurs, que le membre entier a souffert dans son développement, ainsi que le prouve la gracilité de tout le système musculaire.

1906, t. XVII, p. 312) a noté 5 luxations (complètes ou incomplètes) sur 9 cas de maladie de Little; proportion fort supérieure à ce que nous avons rencontré personnellement.

(1) Roser a prétendu que l'obstacle réflexe mis à l'adduction par le testicule, de compression douloureuse, expliquerait la rareté chez le garçon (?).

(2) Frölich (*Rev. méd. Est*, 1907, p. 301) croit cependant devoir conserver cette classe de luxations traumatiques d'un pronostic bien plus favorable que les autres (?).

(3) P. Reclus, *Rev. de chir.*, 1878, p. 176 ; A. Verneuil, *Rev. d'orthop.*, 1890, p. 23.

(4) Lannelongue, *Bull. méd.*, 28 août et 22 septembre 1895, pp. 820, 839; 11 mars 1896, p. 246.

(5) D'après P. Le Damany (*Journ. de l'anat.*, 1904, p. 1; *Rev. de chir.*, 1903, t. II, p. 709; 1904, t. I, pp. 175 et 371 ; 1905, t. II, p. 27; 1907, t. I, pp. 742 et 1062), le trouble de développement serait de *nature évolutive*. Chez les vertébrés quadrupèdes, le cotyle est orienté non point directement en dehors, mais assez obliquement vers la face ventrale; cette orientation persiste à un certain degré chez l'homme, dont, en outre, le fémur est tordu, avec antéversion du col. De là résulte constamment un « défaut de la hanche humaine » mal emboîtée en haut et en avant dans la station bipède; ce défaut est en général faible, et l'adaptation fonctionnelle par redressement de l'axe cervical se fait peu à peu, après la naissance, sous l'influence de la fonction elle-même; s'il est originellement trop marqué, les surfaces sont en contact insuffisant et sous l'influence des mouvements, de la marche surtout, se produit cette *luxation anthropologique*, fréquente, à type régulier, curable, bien différente de la luxation tératologique exceptionnelle, sans type régulier, incurable. Ce vice d'orientation serait la seule lésion primitive : l'appui du membre causerait le déboîtement lorsque l'angle entre le plan du cotyle et l'axe du col serait trop grand. L'adduction du membre aggrave avec évidence la tendance au déboîtement, d'où le rôle possible des maladies nerveuses mentionnées plus

On n'a rien trouvé de net sur l'influence possible des hérédités syphilitique, tuberculeuse, alcoolique.

Anatomie et physiologie pathologiques. — La luxation congénitale peut être unilatérale ou bilatérale : l'unilatérale est la plus fréquente, avec prédominance à gauche; nous croyons que Lorenz exagère en la considérant comme deux fois plus fréquente si l'on tient compte des malformations légères, que nous constatons encore assez souvent par l'examen attentif (palpation, radiographie) de la deuxième jointure, quand nous sommes consultés pour une seulement. Les luxations bilatérales parfois ne sont pas symétriques.

ÉTAPES ; ÉVOLUTION ANATOMIQUE. — Les *lésions originelles* sont mal connues, malgré quelques autopsies de nouveau-nés ou même de fœtus (1). Celles-ci ont prouvé que si le déboîtement de la tête hors du cotyle est exceptionnel avant la naissance et même avant la marche, certains auteurs ont eu tort de mettre en doute cette possibilité, démontrée en outre par quelques radiographies (fig. 882 à 887).

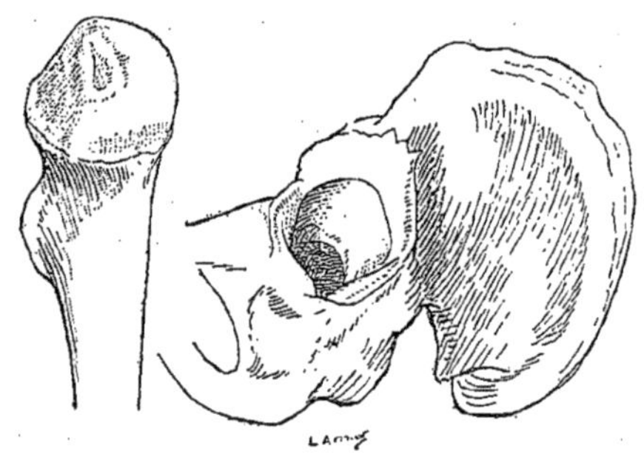

FIG. 882. FIG. 883.

FIG. 882 et 883. — Déformation de la tête et du cotyle, dans un cas de luxation congénitale de la hanche chez un nouveau-né de 19 jours (avec genu recurvatum, voy. p. 640).

Donc presque toujours les surfaces articulaires, primitivement en regard l'une de l'autre, se déboîtent parce qu'elles sont mal adaptées l'une à l'autre; les déformations osseuses observées plus tard sont en grande partie secondaires, mécaniques. La tête mal emboîtée s'écarte du toit du cotyle dans l'attitude d'extension et de rotation en dehors; et sous l'influence du poids du corps dans la station debout, dans la marche surtout, le *bassin descend contre le fémur*, qui fait effort contre la partie supérieure de la capsule. Il descendra tant qu'il ne sera pas arrêté soit par une suspension musculaire ou ligamenteuse, soit par un contact osseux. Mais en même temps il bascule autour de son axe transversal : et de ce double mouvement de descente et de bascule du bassin résultent les étapes, les formes de la luxation.

Si l'on fait abstraction soit de certains cas spontanés, trop exceptionnels pour avoir une importance pratique, soit de certaines transpositions, rares d'ailleurs, dont nous parlerons à propos du traitement, on peut dire que *toute luxation congénitale de la hanche se fait dans la fosse iliaque externe*, par conséquent au-dessus et en arrière du cotyle. Mais dans cette fosse iliaque, le point de contact entre la tête et l'os coxal est variable.

Au-dessus du cotyle, en arrière de son centre, part une crête mousse à peu près verticale, qui divise l'aile iliaque en deux versants, et aboutit à l'élargissement triangulaire par lequel, à deux doigts en arrière environ de l'épine iliaque antéro-supérieure, la crête iliaque donne insertion à la puissante lame aponévrotique dite bande de Maissiat.

Sur le bord du versant antérieur, fort étroit, situé presque directement au-dessus du cotyle, on voit la saillie des deux épines antérieures, inférieure et supérieure ; c'est

haut; d'où aussi la prédisposition de la femme, à bassin large, donc à fémurs fort obliques en bas et en dedans.

(1) Vernher a constaté sur un enfant de 9 jours l'absence bilatérale du cotyle; sur un sujet de 7 mois, Vrolik a vu le fémur se terminer par une éminence arrondie. KIRMISSON, *Rev. orth.*, 1905, p. 319 ; POTOCKI, *ibid.*, p. 325 ; SAINTON, Thèse de doct., Paris, 1892-1893 ; LEPAGE et GROSSE, *Rev. d'orthop.*, 1901, p. 257; KIRMISSON, *ibid.*, 1902, p. 57; CAUDET, *Soc. an.*, Paris, 1903, p. 332; *Arch. méd.*, de Toulouse, 1906, p. 121.

toujours par là que se produit le déboîtement, en une *luxation sus-cotyloïdienne*, d'abord incomplète et qui peut se compléter en une *luxation sus-cotyloïdienne appuyée*.

Mais cette fixation est rare, et d'ordinaire la tête passe en arrière du dos d'âne, soit fort peu en arrière, remontant presque verticalement jusque sous le « triangle de Maissiat », soit franchement dans la partie postérieure, au-dessus de la grande échancrure sciatique, en deux positions que l'on peut appeler, si l'on veut, moyenne et postérieure.

Souvent, le plus souvent même peut-être, une luxation passe par toutes ces étapes : et d'ailleurs quand on exerce la flexion de la hanche chez un enfant jeune, on transforme à volonté une luxation sus-cotyloïdienne en luxation tout à fait postérieure. C'est en effet cette flexion qui est la cause de la migration progressive de la tête autour du cotyle : sur le sujet vertical, immobile ou en marche, elle ne tient pas à un mouvement de la cuisse, mais à la bascule du bassin en avant, destinée à rétablir l'équilibre toutes les fois que l'appui du fémur sur l'os coxal a lieu en arrière du centre du cotyle : or c'est presque constant. Dans la luxation sus-cotyloïdienne incomplète, sans doute, l'appui est presque sur la verticale cotyloïdienne, quelquefois même d'abord un peu en avant : mais si, tout au début, on peut observer, en conséquence de cet équilibre pelvien, une légère tendance au renversement du bassin en arrière, avec région lombaire rectiligne, il est rare que cela persiste, et la plupart du temps, sous l'influence du poids du tronc dans la marche, commence une antéversion du bassin qui, une fois amorcée, augmente fatalement, bien plus fort et bien plus vite dans les luxations bilatérales.

Il est habituel que, en cinq à sept ans, la luxation parcourre les quatre étapes que nous venons de décrire, mais elle peut s'arrêter à l'une des premières, soit définitivement, soit pour un temps plus ou moins long, lorsqu'elle y trouve un appui dont nous ne connaissons d'ailleurs pas toujours exactement les raisons.

Sur un *enfant ayant marché*, on constate les lésions suivantes, d'autant plus accentuées que le sujet est plus âgé.

1° Os ILIAQUE. — *Le cotyle ancien* est atrophié, aplati, en forme de triangle isocèle à sommet vers la fosse iliaque ; son bord postérieur, que parfois marque seulement une sorte d'exostose, est la plupart du temps assez saillant. Il semble que ce cotyle soit plus creux vers l'âge de 3 à 4 ans qu'à la naissance : mais souvent alors, sur la pièce fraîche, son arrière-fond est plus ou moins comblé par des tissus fibreux et fibrocartilagineux ; son orifice peut être, mais tardivement, fermé par la capsule ancienne adhérente au pourtour. Le bourrelet cotyloïdien est presque toujours atrophié, quelquefois même absent dans la partie postéro-supérieure.

A côté de cette cavité déshabitée se creuse, comme dans les anciennes luxations traumatiques, un cotyle nouveau, rarement aussi bien formé ici, parce que, la luxation étant intracapsulaire, les contacts et frottements osseux ne sont pas directs. Cette nouvelle cavité est au-dessus et surtout en haut et en arrière de l'ancienne. Quelquefois, entre elle et l'ancienne, une première étape du déplacement a laissé sa trace sous forme d'une dépression, empiétant sur le bord postéro-supérieur, aplati, du cotyle primitif : cette cavité peut causer des erreurs de sensation au moment de la réduction. Dans certains cas, entre l'ancienne cavité et la nouvelle existe une sorte de plan oblique, sur lequel glisse et se reluxe facilement, après réduction, la tête que n'arrête plus le rebord cotyloïdien.

On a noté l'épaississement de la paroi pelvienne de l'os coxal.

La néarthrose fibreuse qui se constitue est plus ou moins serrée. On signale la possibilité de son ankylose, que nous n'avons jamais observée.

2° FÉMUR. — Sur toutes les radiographies, on voit avec évidence que l'*épiphyse de la tête* est petite, atrophiée et comme luxée en haut et en avant sur le col (1) ; ce

(1) DUCROQUET, *Indép. méd.*, 1898, pp. 19 et 57.

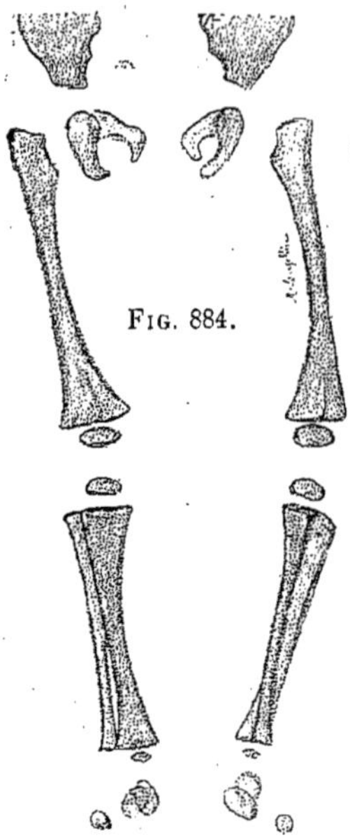

Fig. 884. 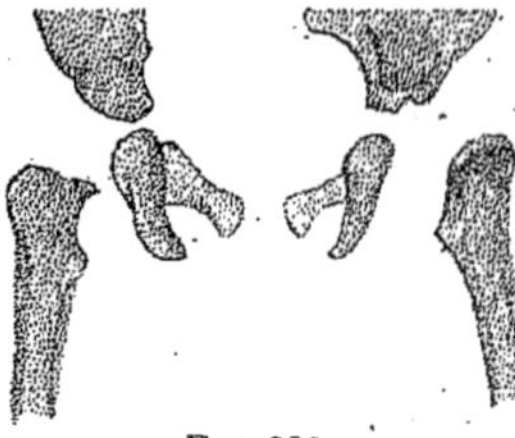 Fig. 886. 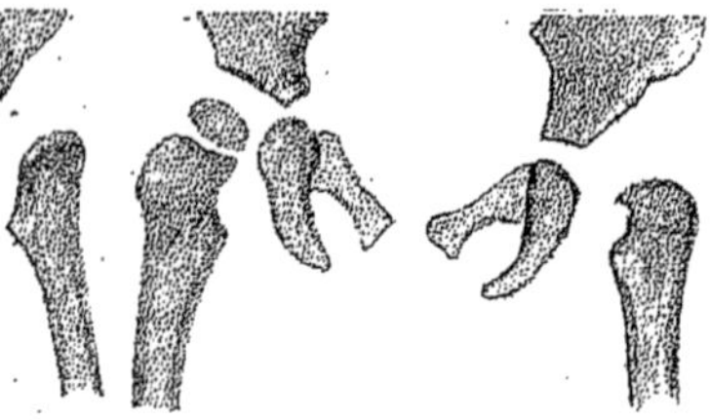 Fig. 887.

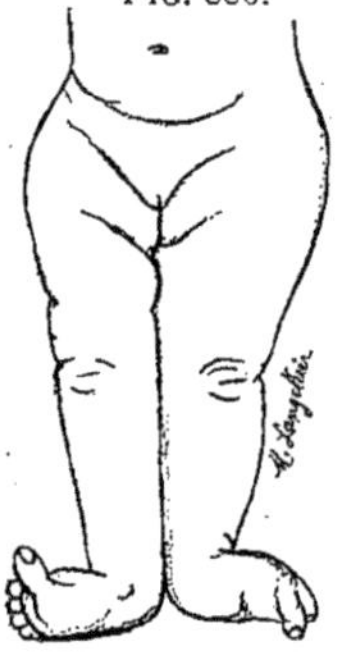

Fig. 884. — Radiographie d'une fille de 3 mois 1/2, dont l'aspect extérieur de rotation externe est représenté fig. 885 ; on juge de la luxation à l'écartement entre le fémur et le cotyle, le point céphalique n'étant pas visible. De même sur la fig. 886 (7 mois), où le côté droit est luxé. De même, encore, sur la fig. 887 (13 mois), où, à droite, on note le retard de l'ossification céphalique.

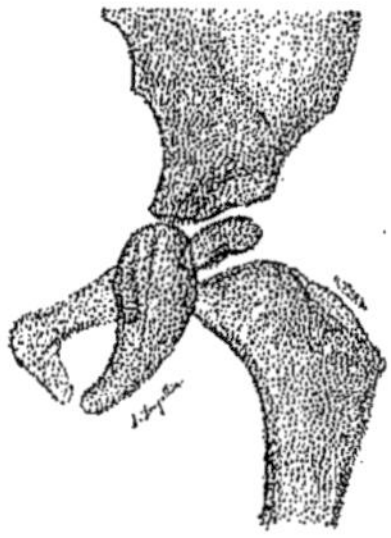

Fig. 885.

Fig. 888. 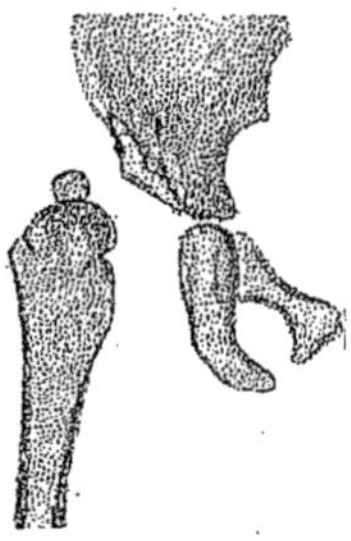 Fig. 889. 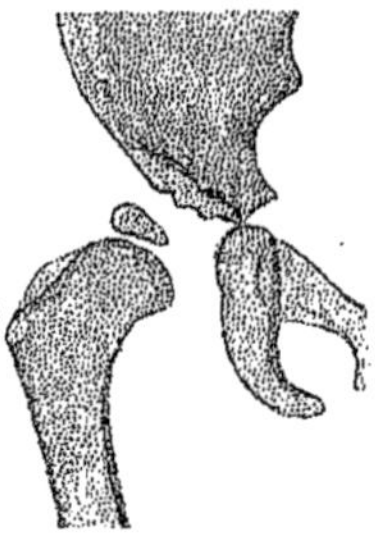 Fig. 890. 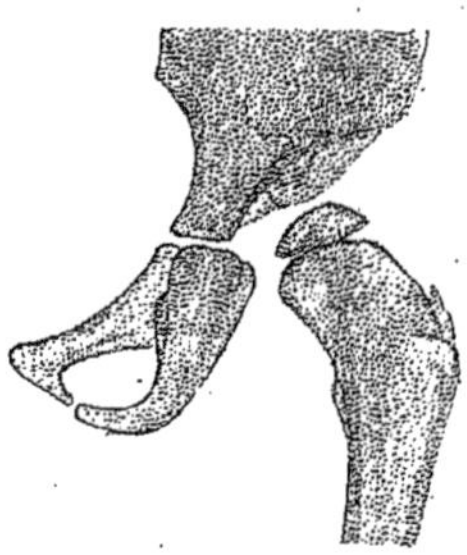 Fig. 891.

Fig. 888, hanche normale ; fig. 889, fille de 2 ans, écartement du fémur ; atrophie céphalique qui se voit aussi sur les fig. 890 et 891, 3 et 4 ans ; et l'on voit le cotyle, dont le toit manque, se prolonger vers la fosse iliaque.

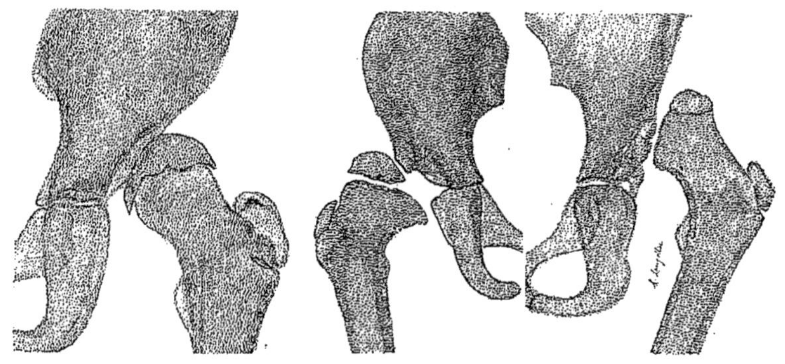

Fig. 892. Fig. 893. Fig. 894.

Degrés de la luxation en haut, bien appuyée (fig. 892, fille, 10 ans), mal appuyée (fig. 893, 6 ans), non appuyée (fig. 894, 10 ans) dont le résultat (fig. 919) fut finalement bon.

déplacement est d'ailleurs secondaire aux pesées par la marche. De là résulte l'aplatissement de la joue céphalique qui est au contact de l'aile iliaque, c'est-à-dire, dans la luxation ordinaire, de la joue postéro-interne. Cette tête est en cône, et c'est par

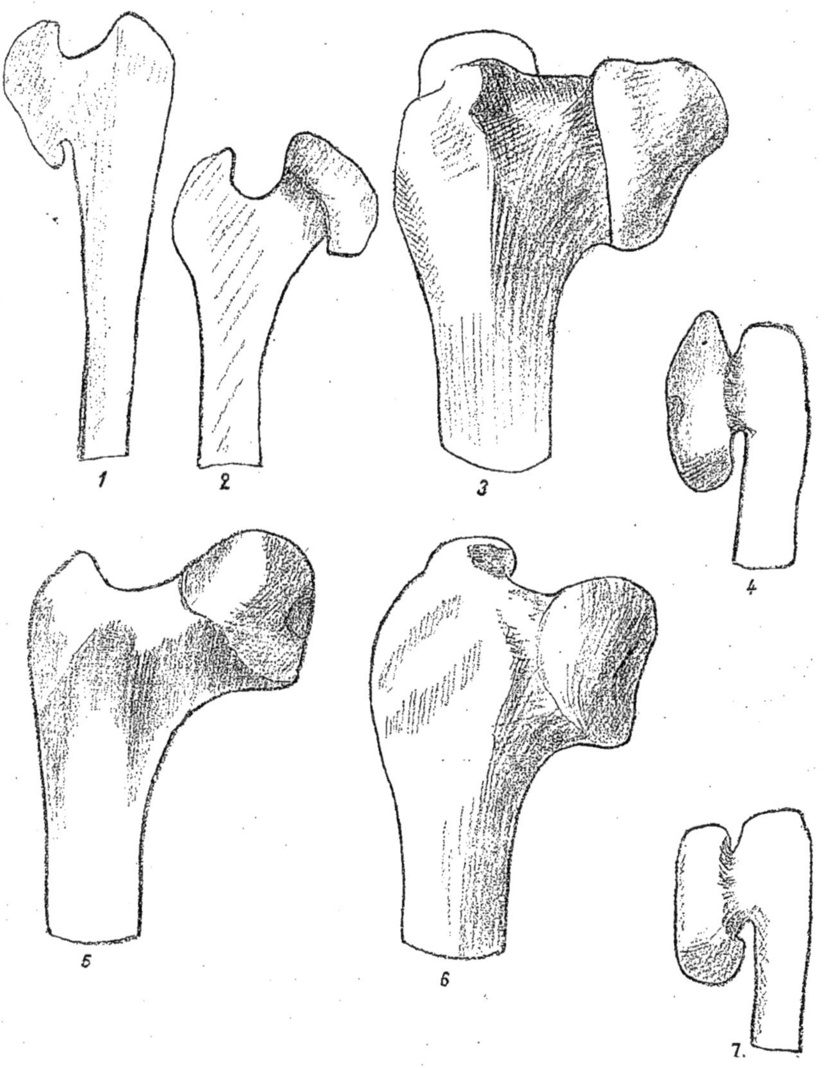

Fig. 895 à 901. — Degrés successifs de déformation de la tête par aplatissement (fig. 3, 5, 6) et par étalement « en tampon de wagon » (Lorenz), (fig. 1, 2, 4, 7), avec raccourcissement simultané du col et coxa vara (Lorenz).

cette pointe émoussée qu'elle peut être réduite, même lorsque le cotyle est assez fortement rétréci. Dans certains cas, elle prend la forme d'une sorte de disque irrégulier, débordant en champignon un col malformé; c'est ce que Lorenz a appelé la tête « en tampon de wagon » (fig. 895 à 901).

Le *col* est presque toujours court relativement, d'autant plus que le sujet est plus jeune, et souvent rapproché de l'horizontale, en coxa vara ; mais l'obliquité normale est loin d'être rare, et la coxa valga est possible (1). L'antéversion est fréquente, Le Damany dit même originellement constante ; et quand elle est accentuée, elle est fort gênante pour le traitement (G. Agard, Th. de Bordeaux, 1911-1912).

La *diaphyse* a coutume d'être plus grêle que celle du côté opposé dans la luxation unilatérale.

3° Capsule. — Le type habituel est la luxation postéro-supérieure, *intra-capsulaire*, où la tête refoule en dôme la partie postéro-supérieure, distendue, de la capsule ; la partie antéro-inférieure remonte avec la tête et le col et passe au-devant du cotyle déshabité. Dans cette ascension, il est évident que la ligne inter-trochantérienne antérieure se rapproche de l'épine iliaque antéro-inférieure : en sorte que le puissant éventail fibreux appelé ligament de Bertin, devient horizontal et se raccourcit pour s'adapter à la distance nouvelle de ses insertions. Cette partie antérieure de la capsule, et un peu la bride postérieure correspondante, forment ainsi entre le dôme supérieur et la partie inférieure un isthme rétréci que devra franchir la tête pour être réduite dans le cotyle : c'est ce qu'on appelle la capsule « en sablier », à grande poche postéro-supérieure.

Primitivement, le *ligament rond* est normal ; au bout d'un temps variable, et quelquefois après une période d'hypertrophie, il se laisse étirer et finalement se rompt. Quand nous opérions par méthode sanglante des enfants de 5 à 6 ans, nous le trouvions d'ordinaire conservé.

4° Muscles. — Les muscles sont, dans tout le membre, plus grêles que ceux du côté sain, mais Lannelongue et Achard ont fait voir qu'ils sont de structure normale, sans trace de dégénérescence paralytique ; il y a atrophie numérique.

L'ascension de la tête fémorale a pour effet de rapprocher les points d'insertion des muscles qui vont du bassin au fémur et au tibia : *muscles courts*, c'est-à-dire fessiers et pelvi-trochantériens ; *muscles longs* pelvi-fémoraux (adducteurs) ou pelvi-tibiaux (droit interne, couturier et droit antérieur, demi-tendineux, biceps, demi-membraneux). A ces muscles longs doit être associée la « bande de Maissiat », c'est-à-dire le rectangle de l'aponévrose fascia lata inséré en haut à l'épaississement triangulaire antérieur de la crête iliaque, en bas au condyle externe du tibia ; cette

(1) Sur la *coxa vara congénitale*, voy. p. 204 ; malformations concomitantes du cotyle, Savini Castano, *Zeit. f. orth. Chir.*, 1909, t. XXIII p. 158. — Pour Preiser (*Zeit. f. orth. Chir.*,

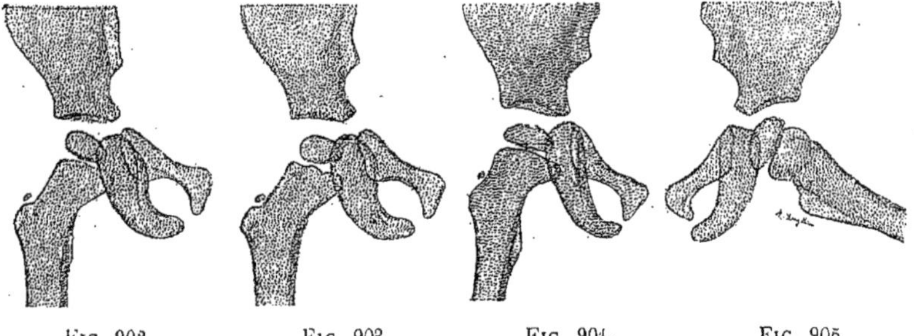

Fig. 902. Fig. 903. Fig. 904. Fig. 905.

Les aspects du col selon l'attitude, en rotation nulle (fig. 902) ; interne (fig. 903), col long, on ne voit pas le petit trochanter ; à rotation externe (fig. 904), col court, on voit le petit trochanter ; en rotation externe et abduction (fig. 905), col presque annulé.

1908, t. XXI, fasc. 1-2, p. 177), la *coxa valga congénitale* est le premier stade de la luxation ; Klapp, *Deut. med. Woch.*, 1906, p. 1884. Pour apprécier ces inclinaisons du col, on doit bien connaître les apparences données, en radiographie, selon le degré et le sens de la rotation du fémur (fig. 902 à 905).

bande est tendue en avant par le tenseur du fascia lata, en arrière par le grand fessier, qui intriquent leurs fibres avec les siennes et par là s'insèrent à vrai dire sur le tibia; et en haut, sa face profonde est fixée derrière le grand trochanter par le puissant tendon du grand fessier, inséré à la trifurcation externe de la ligne âpre.

Les muscles longs ne sont que raccourcis. Les fessiers et pelvi-trochantériens changent de direction; le moyen et le petit fessier deviennent horizontaux; les pelvi-trochantériens sont obliques en haut et en dehors. Ces changements de direction ont des conséquences mécaniques fort importantes (voy. pp. 202 et 620).

5° Lésions de compensation. — Il nous suffira de mentionner les *lésions mécaniques*, de *compensation*.

L'*orientation du bassin* est changée. Nous avons déjà noté la *bascule* en avant ou en arrière, sous l'influence du poids du corps, selon que le contact fémoro-pelvien est en arrière ou en avant de l'axe du cotyle. Le cas de beaucoup le plus fréquent est la bascule en avant, et il en résulte, pour compenser cette flexion pelvienne, une lordose *lombaire* proportionnée.

Dans les luxations unilatérales, le membre malade est plus court, d'où une inclinaison du bassin de ce côté et, par compensation, une scoliose lombaire convexe du même côté.

Les modifications du bassin (1) sont importantes pour l'accouchement ultérieur. Dans les luxations, l'appui du fémur a lieu au-dessus du cotyle ancien, sur l'aile iliaque, en sorte que cette aile se trouve refoulée en dedans; mais en même temps l'ischion se porte en dehors, en sorte qu'il y a rétrécissement du détroit supérieur et élargissement de l'inférieur. La déformation est asymétrique dans la luxation unilatérale.

Étude clinique. — Nous envisagerons deux périodes cliniquement différentes : 1° avant la marche; 2° après la marche.

1° Avant la marche (2). — Sur le nourrisson jeune, au-dessous d'un an, quelquefois dès les premiers mois, certains signes sont susceptibles d'attirer l'attention de la mère. Dans les cas rares de malformation considérable où il y a déboîtement primitif, alors presque toujours postérieur, le membre est raccourci, quelquefois difficile à étendre lorsque l'on veut emmailloter l'enfant, en rotation permanente presque toujours externe : ces deux derniers signes seuls sont appréciables en cas de luxation bilatérale, où les membres sont d'égale longueur (3).

Presque jamais la malformation n'est soupçonnée avant la fin de la première année; les parents soigneux sont alors inquiétés par un *retard de la marche*. Un enfant atteint de luxation unilatérale ne marche guère avant dix-huit à vingt mois; et de vingt à vingt-quatre mois en cas de luxation bilatérale.

Ce retard peut être simplement dû à la paresse d'un enfant très gros; le rachitisme en est la cause habituelle. Ou bien il s'agira de troubles musculaires d'origine centrale, et nous énumérerons les contractures unilatérales ou bilatérales de l'hémiplégie spasmodique ou de la maladie de Little (lesquelles sont cause de raideur en flexion de la hanche chez les nourrissons jeunes) ; la paralysie infantile dans la forme, rare mais réelle, où elle est à la fois très limitée et à début apyrétique, insidieux ; certaines formes, exceptionnelles, de spina bifida latent.

(1) Palmary, Thèse de Montpellier, 1911-1912.

(2) Vuillaume, Thèse de Nancy, 1910-1911.

(3) Peter Bade a dit qu'on peut diagnostiquer une luxation lorsque les deux plis (pli du genou, pli des adducteurs), si marqués chez le nourrisson gras à la face interne des cuisses, ne sont pas au même niveau. C'est un signe sans valeur.

Le *diagnostic*, dans tous les cas, s'établit de la même manière : 1° rechercher les autres signes et symptômes des maladies que nous venons d'énumérer ; 2° rechercher les *signes physiques de la luxation*, qui d'ailleurs peut coexister avec ces maladies.

Sur le sujet qui n'a pas encore marché, on n'a pas les signes nets que nous décrirons plus loin : le déboîtement est nul ou faible, la tête fémorale est très petite, la fesse est très grasse. Quelquefois, on pourra soupçonner que l'on sent la tête rouler dans la fosse iliaque ; mais la plupart du temps, on perçoit seulement un claquement, intermittent, quand on imprime au membre fléchi des petits mouvements de circumduction, de rotation : c'est la tête qui se déboîte et se remboîte, en sautant par-dessus le rebord du cotyle. Dans la luxation, en outre, l'amplitude des mouvements communiqués est anormale, en particulier il y aurait exagération de la rotation en dedans (1).

2° Après la marche. — *L'enfant, qui a marché tard, a toujours marché mal*; ce commémoratif, établi avec précision, suffit à éviter toute confusion avec la coxalgie. L'erreur est souvent commise, mais est inexcusable, car les coxalgies de nourrissons laissent toujours des attitudes vicieuses, des raideurs ici inconnues.

La *marche* est disgracieuse, oscillante, « en cane », disent les familles, « en plongeant », avec un déhanchement élastique que nous allons analyser plus loin ; elle manque de sécurité, de solidité, s'accompagne de chutes fréquentes et d'une fatigue telle qu'à chaque instant l'enfant demande à être porté. Il peut jouer sur place à peu près comme les autres, au moins dans les cas habituels, mais il est incapable d'une course continue. Il est de règle que ces troubles s'aggravent peu à peu, à mesure qu'augmente la descente du bassin sous l'influence du poids du corps : à la fin, dans les luxations postérieures surtout, surviennent des contractures et attitudes vicieuses, dont nous ne nous occuperons pas en ce moment, et qui sont rares sur l'enfant au-dessous de 4 à 5 ans.

Au premier abord, la démarche rappelle le dandinement du petit rachitique en varus bilatéral ; ou bien — quoique d'assez loin — celle de la coxa vara unilatérale, traumatique ou congénitale. L'erreur est facile à éviter si l'on fait un *examen physique précis*. Nous prendrons pour premier type un *enfant au-dessous de 3 à 5 ans*, atteint de luxation congénitale unilatérale dans la partie postérieure de la fosse iliaque.

A *l'inspection du sujet debout*, on constate d'abord que l'appui se fait d'ordinaire sur le membre malade, lequel est en extension tandis que le membre sain est légèrement fléchi : c'est la caractéristique des raccourcissements légers (au-dessous de 3 à 4 centimètres) et indolents. La rotation est quelquefois indifférente, rarement interne, souvent légèrement externe. Le membre est plus grêle que celui du côté

(1) Pour chercher ce signe chez le nourrisson, on couche l'enfant sur le côté sain, on fléchit à angle droit cuisse et genou, on met le membre en adduction, genou au contact de la table et on imprime le mouvement de rotation en tenant dans la main le genou bien à angle droit. La rotation interne normale ne doit pas dépasser 60° ; à 70° il y aurait malformation légère (antéversion du col, laxité ligamenteuse) ; à 90° la luxation serait certaine. (Trillat, *Lyon méd.*, 1910, t. II, p. 17 ; Gourdon, *Presse méd.*, 29 septembre 1909, p. 681.)

opposé. La fesse y est saillante, mais moins qu'elle ne le sera plus tard ; et surtout le grand trochanter, écarté de l'axe sagittal, déborde l'aplomb de la crête iliaque.

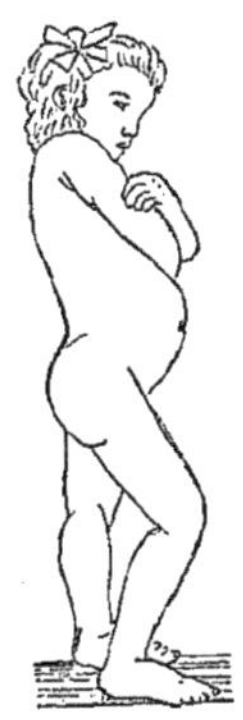

Fig. 906. — Luxation gauche ; appui sur le membre malade.

Le bassin est abaissé du côté malade, avec les conséquences de cet abaissement : pli fessier plus bas ; scoliose lombaire convexe du côté le plus bas. Si la luxation est déjà très postérieure, il y a un peu d'antéversion du bassin et de lordose compensatrice.

Si maintenant nous disons à l'enfant de se tenir à cloche-pied sur le membre malade, sur lequel cependant nous venons de le voir prendre appui principal, il ne le peut, s'il n'incline fortement le tronc de ce côté : le bassin penche tout de suite sur le côté sain et un point d'appui doit être pris de ce côté avec le membre supérieur correspondant pour éviter la chute. A plus forte raison est impossible le saut à cloche-pied (1).

Faisons marcher l'enfant (2), pour analyser ce dandinement dont nous a parlé la famille ; nous sommes d'abord frappés par une mollesse spéciale, par une élasticité des oscillations du tronc. A chaque appui sur le membre malade, celui-ci s'incline de ce côté et s'abaisse bien plus qu'à l'état normal, où cet abaissment du bassin est insignifiant. Cela tient, pour une bonne part, au raccourcissement du membre ; mais, en outre, ce plongeon se fait peu à peu et non point d'un coup, il continue pendant que le membre sain oscille autour du membre malade appuyé, comme si le bassin, suspendu au fémur par des parties molles, muscles et ligaments postérieurs, ne trouvait pas la cale osseuse immuable que doit lui fournir le contact entre la tête du fémur et le toit du cotyle.

Le raccourcissement du membre a encore cet effet que, pour rétablir de son mieux l'égalité de longueur, l'enfant diminue le plus possible les mouvements de flexion de ce membre pendant les différents temps de la marche et augmente ceux d'extension, jusqu'à en venir, dans les cas accentués, au soulèvement final du talon en équinisme complet pour terminer l'appui unilatéral ; et par contre le membre sain conserve toujours un certain degré de flexion dans les temps où il devrait être en extension ; il exagère cette flexion dans les temps où elle est normale. Ce membre plus court et indolent est celui dont la pose est le plus sonore.

A cela s'ajoute une inclinaison très disgracieuse du haut du tronc, en bas et en arrière, ventre en avant vers le côté, une sorte de brisure entre le thorax et le

(1) Ce signe dit « de Trendelenburg » est dû (voy. p. 202) à *l'action insuffisante du moyen fessier* (Duchenne de Boulogne) dont l'éventail, devenu horizontal, perd l'action abductrice grâce à laquelle il empêche le bassin d'être entraîné d'un côté par le poids du corps au moment de l'appui unilatéral sur le côté opposé. *Durant la marche*, cette insuffisance se manifeste à chaque pas, pendant que le membre malade appuie, tandis que le membre sain oscille. Pour empêcher la chute du bassin du côté oscillant, il n'y a plus que l'action des muscles spinaux postérieurs et abdominaux latéraux de ce côté (Gerdy) qui élèvent le bassin en prenant insertion fixe sur le thorax fortement incliné vers le côté malade. L'insuffisance du moyen fessier et du petit porte également sur leur action rotatrice, supprimée aux fibres antérieures et moyennes ; d'où la modification dans la rotation du bassin pendant l'oscillation du membre sain (Desfosses et Ducroquet, *Presse méd.*, 1908, p. 297 ; Ducroquet, *Rev. d'hyg. et de méd. inf.*, 1910, t. IX, p. 297). La paralysie isolée du moyen fessier cause une démarche fort analogue à celle de la luxation ; mais elle ne s'accompagne pas des signes physiques de la luxation. — Auffret, *Rev. d'orthop.*, 1908, p. 145.

bassin, avec projection de l'épaule en bas, en arrière et en dehors (1). Lorsque vient à l'appui le membre sain, cela se redresse, mais pas complètement, et l'axe vertical du tronc, la ligne des épaules restent constamment un peu orientés vers le côté malade. Enfin, le mouvement de rotation du bassin autour de la hanche d'appui, avec projection en avant à mesure que se porte en avant le membre oscillant, se trouve diminué ou supprimé : même s'il tourne, le bassin reste constamment orienté en arrière.

La course est beaucoup moins disgracieuse que la marche.

Analysée avec soin, en cas de luxation unilatérale, cette démarche est presque pathognomonique. Mais le diagnostic n'est établi avec certitude que par les *signes physiques recherchés sur l'enfant couché*, bien à plat, bassin tout à fait symétrique sur un plan dur et uni.

L'*inspection* montre alors, par comparaison avec le membre sain : 1° le raccourcissement du membre ; 2° la saillie de la région trochantérienne ; 3° le rapprochement (égal au raccourcissement) entre cette saillie et la crête iliaque. Il est aisé de préciser ces données par la palpation et la mensuration (2), et tout de suite se trouve ainsi établi que tout se passe au-dessus du trochanter, au niveau du col ou de l'articulation coxo-fémorale. Lequel des deux : coxa vara ou luxation ? On le détermine par l'exploration de la hanche, puis par la radiographie (voy. p. 615).

Les mouvements communiqués de flexion, d'adduction, et de rotation interne sont normaux ou, d'ordinaire, augmentés d'amplitude ; par contre, ceux d'extension, d'abduction et, d'ordinaire, de rotation en dehors sont diminués. Si l'on exécute le classique mouvement de flexion, abduction, rotation en dehors, on constate qu'il s'arrête vite : les muscles adducteurs se tendent ; mais on a, en outre, la notion d'un obstacle profond, non élastique, lequel est dû à la tension du ligament de Bertin, comme dans la luxation traumatique en arrière. A cette période, les adducteurs ne se tendent pas en corde comme plus tard.

Entre eux et le couturier, dans cette attitude, le triangle de Scarpa nous apparaît bien plus creux que du côté opposé, chose facile à vérifier en faisant la manœuvre des deux côtés à la fois. Palpons alors : dans ce creux notre doigt s'enfonce, parfois jusque dans le cotyle dont il sent le bord antérieur ; il ne sera pas arrêté par la résistance de la tête ; il percevra mal les battements de la fémorale, à laquelle manque l'appui osseux postérieur. A cette *dépression anormale antérieure* correspond une *saillie anormale postérieure* dans la fesse, soulevée par une masse arrondie qu'on fait bomber davantage en exagérant la flexion et l'adduction de la cuisse, le sujet étant couché sur le côté sain ; qu'on sent rouler sous le doigt, si au fémur demi-fléchi sur le bassin, genou à angle droit, on imprime de petits mouvements de rotation.

(1) La projection en arrière est en rapport avec l'antéversion du bassin, laquelle s'exagère à chaque appui sur le bassin, d'où exagération concomitante de la lordose compensatrice.

(2) Il est presque toujours superflu d'ajouter à cela la mesure de *l'ascension trochantérienne* au-dessus de la ligne ilio-ischiatique dite de Nélaton-Roser. Sur quelques points précis relatifs à cette exploration, voir des travaux récents de Voigt et de de Saxl, *Zeit. orth. Chir.*, 1907, t. XVIII, p. 278. De Quervain prend comme repère la ligne ilio-trochantérienne : à l'état normal, sa prolongation passe par l'ombilic ou au-dessus de lui ; s'il y a ascension trochantérienne, elle passe au-dessous.

Sur un enfant au-dessous de 2 ans, il n'est pas rare que, dans ces mouvements, on sente un petit ressaut dû au passage de la tête en dehors et en dedans du rebord cotyloïdien. Quelquefois, si l'on tire un peu sur le membre pendant le mouvement d'abduction en flexion, il suffit d'une légère pression d'arrière en avant sur le grand trochanter pour que le ressaut soit brusque et que le creux du triangle se remplisse : il y a eu véritable réduction, et l'on reluxe par le mouvement inverse, comme nous le verrons en parlant du traitement.

Les muscles sont grêles, les ganglions normaux, la région partout souple indolente.

Ces signes sont ceux d'une luxation de la hanche. Reste à déterminer la *nature de cette luxation*. Les seules causes d'erreur possible sont :

1° *La luxation traumatique non réduite*, exceptionnelle, où l'on a le commémoratif d'un accident violent chez un sujet ayant eu une période préalable de marche correcte : je n'ai jamais vu cette luxation au-dessous de 7 à 8 ans ;

2° *Les luxations paralytiques*, fort rares elles aussi, où les muscles du reste du membre sont eux aussi flasques, grêles (voy. p. 716) ;

3° *Les luxations par arthrites aiguës*, suppurées ou non suppurées, lorsque fait défaut un commémoratif précis, ce qui n'est pas rare pour l'arthrite suppurée des nourrissons ; mais alors on voit vers la fesse une cicatrice, et en outre l'image radiographique démontre une usure osseuse importante (voy. p. 341) ;

4° Nous ne parlerions point de la *coxalgie*, si on n'y observait parfois des luxations ou pseudo-luxations ballantes ; j'en ai même observé un cas bilatéral où, par l'examen physique seul, l'erreur eût été possible, s'il n'y avait eu un commémoratif net de maladie longue et une radiographie caractéristique par l'usure des os.

Formes. — Nous avons pris pour type de description la luxation unilatérale

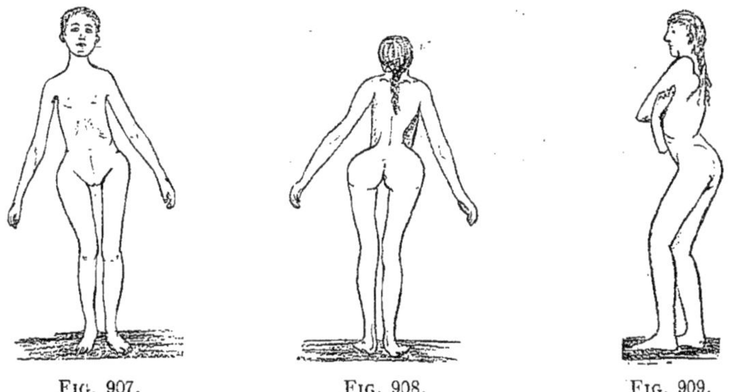

FIG. 907. FIG. 908. FIG. 909.

Luxation congénitale bilatérale, postérieure, avec forte bascule du bassin en avant.

postérieure. Dans la *luxation bilatérale postérieure symétrique* font défaut les signes fournis par comparaison avec le côté sain (raccourcissement; asymétrie dans la station et dans la marche). Debout et immobile le sujet est en forte lordose; il appuie symétriquement sur les deux jambes, en rotation nulle ou interne ; par descente du bassin, les membres inférieurs paraissent courts relativement au tronc et les mains pendent parfois jusqu'aux genoux ; les deux trochanters font une forte saillie au-dessous des crêtes iliaques, et entre les deux cuisses, fortement obliques en bas et en dedans, on voit un triangle où passe le jour ; les fesses sont grosses en haut et en arrière ; le bassin a basculé en avant, d'où proéminence du ventre tandis que vulve et anus regardent en arrière. Lorsque l'antéversion pelvienne est considérable (ce qui n'a lieu que chez les malades assez âgés) la lordose ne suffit plus à la compensation, et le sujet fléchit les genoux pour porter en masse le torse en arrière. La marche a lieu avec une oscillation latérale très ample, où il n'y a pas de projection du tronc en arrière, pour compenser l'antéversion symétrique du bassin, qui d'autre part plonge élastiquement, à chaque appui, comme la caisse d'un huit-ressorts au bout de ses cour-

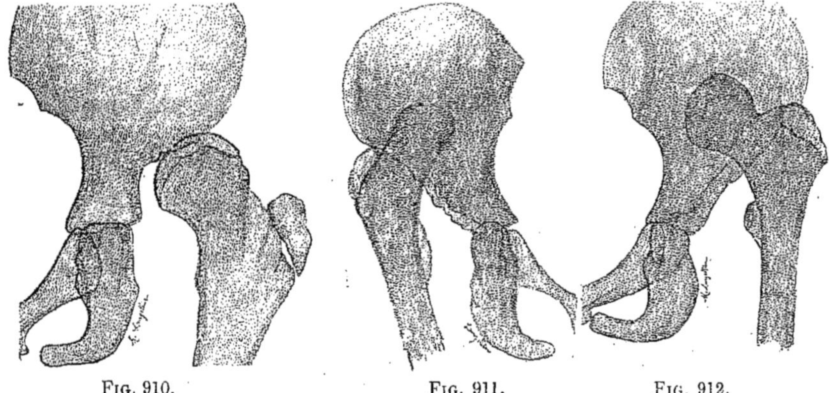

Fig. 910. Fig. 911. Fig. 912.

Luxation chez les filles âgées : en haut (fig. 910, fille de 12 ans) ; dans la fosse iliaque (fig. 911 et 912, filles de 9 et 13 ans).

roies. Cette démarche ressemble beaucoup à celle de l'amyotrophie progressive, à début par les muscles fessiers et lombaires : mais il est facile de vérifier que les têtes fémorales sont en place. Lorsque la luxation est fortement en arrière et bien symétrique, l'antéversion du bassin et la lordose sont très considérables, mais l'appui des têtes sous les crêtes iliaques se fait assez bien et on voit ces sujets marcher avec un peu de déhanchement, avec un léger balancement en fléau du bassin qui plonge peu.

Par contre, *la situation élevée de la tête peu en arrière du cotyle,* juste contre l'épaississement de la crête qui donne insertion à la bande de Maissiat, constitue un appui très défectueux. Le raccourcissement est notable. Le muscle moyen fessier perd toute action abductrice et le membre se met en abduction très marquée, avec légère rotation interne. Si la lésion est *unilatérale*, le sujet corrige cette adduction par l'élévation du bassin de ce côté, ce qui augmente le raccourcissement fonctionnel et oblige à l'appui en équinisme ; quand, dans la marche, le poids porte sur le membre malade, cette élévation du bassin augmente, d'où projection considérable et très disgracieuse de l'épaule correspondante en dehors et en arrière.

Lorsque la lésion est *bilatérale*, le bassin ne peut s'élever ni d'un côté ni de l'autre, et si, dans les cas médiocrement accentués, une oscillation latérale très ample du tronc suffit à rétablir l'équilibre, une adduction notable oblige à la marche bassin immobile et légèrement fléchi, genoux arc-boutés, par élévation alternative sur la pointe des pieds, comme cela a lieu dans l'ankylose bilatérale de la hanche.

La *luxation dans la partie antérieure de la fosse iliaque* est exceptionnelle chez l'enfant du second âge, si l'on met à part les transpositions obtenues par tentative de réduction orthopédique. Le raccourcissement est médiocre, l'oscillation avec plongeon est de peu d'amplitude. De la postéro-version du bassin résulte un redressement compensateur de la colonne lombaire. Le membre est en rectitude et en rotation externe, on sent la tête qui roule sous le doigt au-dessous et en avant de l'épine iliaque antéro-supérieure, sous le psoas ; elle pointe en avant, au bout d'un col dont l'antéversion est en général très prononcée. La fesse est aplatie. Dans les cas très accentués, la rotation en dehors masque la saillie du grand trochanter ; et à ce degré la démarche en rotation externe est très disgracieuse. Cela s'observait davantage autrefois, lorsque l'on faisait porter aux enfants, durant les premières années, des appareils ayant pour but de fixer le membre en rotation externe pour empêcher la transformation d'une luxation supérieure en luxation postérieure.

Le fonctionnement le plus défavorable est celui des *luxations bilatérales asymétriques*. Les associations possibles sont :

1° Une luxation sus-cotyloïdienne et une postérieure ;

2° Une postérieure en arrière de la fosse iliaque ; une postérieure en avant de la fosse iliaque, près du couturier.

Dans ces deux formes, chaque côté se comporte suivant la statique qui lui est propre, mais avec cette aggravation qu'il ne se prête pas aux compensations utiles au côté opposé.

3° Si la luxation est antérieure d'un côté et postérieure derrière le couturier de l'autre, la marche est très défectueuse, parce que seuls les muscles iléo-costaux du côté de la luxation postérieure sont capables de produire l'élévation du bassin, indispensable à la correction de l'adduction. D'où une très forte inclinaison du tronc vers ce membre quand il pose sur le sol : et encore les genoux ont-ils tendance à se cogner. Les sujets y obvient partiellement en marchant sur le bord interne du pied qu'ils écartent, mais cela provoque un *genu valgum*.

Toutes ces modalités de la marche ont été précisées par Ducroquet (1).

Évolution. Pronostic. — Au degré moyen, habituel, de la malformation, les premiers essais de marche ont pour effet de produire une *luxation incomplète* directement en haut, sus-cotyloïdienne, à tête légèrement orientée en avant, située dans la partie antérieure de la fosse iliaque, sous l'épine iliaque antérieure et inférieure.

Le jeune enfant se présente alors à nous en rotation externe, avec raccourcissement de 10 à 15 millimètres. Il boite peu, presque sans plongeon; la fesse est

(1) C. Ducroquet, *Rev. d'hyg. et méd. inf.*, 1908, p. 472.

légèrement aplatie, le trochanter peu saillant. L'extension de la hanche est plus ample que du côté sain, et dans ce mouvement d'hyperextension avec rotation en dehors, on pince facilement entre le pouce et l'index la tête, qui fait saillie à la partie externe du triangle de Scarpa, en dehors de l'artère qu'on sent battre. Cette tête est, à vrai dire, à cheval sur le bourrelet cotyloïdien, qu'on lui fait franchir avec petit ressaut.

Quelquefois, on constate cet état sur un enfant de 18 à 20 mois, on le vérifie par la radiographie ; et quelques mois plus tard, on trouve, sans traitement aucun, la jointure normale. Cela nous est arrivé, en particulier, lorsqu'à cette lésion est associée du côté opposé une luxation postérieure, par le traitement de laquelle nous avons commencé (1).

Cette cure spontanée est rare, au moins d'après les documents que nous possédons. Dans d'autres cas, au contraire, la luxation se complète. Souvent alors le contact osseux s'établit avec solidité sous l'épine iliaque antéro-inférieure, et cette luxation *sus-cotyloïdienne appuyée* cause peu de boiterie. Mais il n'en est pas toujours ainsi, et même il m'est arrivé d'être consulté par des adultes qui s'étaient mis à souffrir et prétendaient n'avoir jamais boité avant cela (2). D'ordinaire, cependant, on apprend que la marche a toujours été fatigante et médiocrement assurée. Ces phénomènes douloureux (3), d'arthrite traumatique secondaire, peuvent arriver à faire de ces malades de véritables infirmes, souffrant dès qu'ils recommencent à marcher. C'est dans ces conditions que le diagnostic peut être difficile. Quand le déplacement de la tête est très léger, il peut n'être pas facile à affirmer, à différencier d'une coxa valga, par exemple. Quand à cela se joignent des phénomènes nets et prolongés d'arthrite, on hésite à éliminer la coxalgie. La radiographie nous est alors d'un grand secours en nous faisant voir en haut et un peu en avant du cotyle une tête souvent aplatie, de forme assez irrégulière, mais non point raréfiée et rongée par une ostéite. Le pronostic de cette luxation est donc en général bon, et certains auteurs conseillent de ne pas la traiter chez l'enfant. Ce n'est pas notre avis : 1° à cause des accidents douloureux tardifs que nous venons de signaler ; 2° à cause de la transformation possible en luxation antérieure ou postérieure, comme nous verrons que ce fut fréquent après les transpositions obtenues par la méthode primitive de Lorenz. Et nous connaissons quelques sujets qui, traités d'un côté pour une luxation postérieure, se trouvent assez gênés par le côté opposé, non traité. On n'agira pas vite, en raison de la possibilité, plus haut signalée, de la cure spontanée. Rien ne presse, d'ailleurs, car dans cette forme la réduction reste possible, et même facile, jusque vers 12 à 15 ans.

La plupart du temps, la fixation n'a pas lieu et à mesure que l'enfant marche, la tête migre derrière le dos d'âne de la fosse iliaque, c'est-à-dire en arrière de l'axe transversal bicotyloïdien.

(1) Frölich, *Rev. orth.*, 1906, p. 21.
(2) Frölich, *Congr. franç. chir.*, 1907, p. 697 ; C. Roederer, *Presse méd.*, 1912, p. 260 ; C. Benoit, *Gaz. méd.*, Paris, 1912, p. 47.
(3) Sur les formes douloureuses, voy. Nové Josserand et Rendu, *Lyon chir.*, 1er juin 1909, p. 13 ; Mottet, Thèse de Lyon, 1908-1909. Chez les sujets âgés, il en peut résulter une indication à la résection.

Un cas assez favorable est celui où la tête s'arrête dans la partie antérieure de la fosse iliaque externe, entre l'épine antéro-supérieure et le dos d'âne qui, prolongeant en bas l'insertion de la bande de Maissiat, sépare en deux versants cette fosse iliaque : c'est à vrai dire une forme de luxation sus-cotyloïdienne appuyée. Il est fréquent que la difformité en reste là jusque vers l'âge de 5 à 6 ans pour les luxations unilatérales, jusque vers 3 à 4 ans pour les bilatérales.

Mais déjà cet appui de la tête en haut et un peu en arrière de l'axe bicotyloïdien est une cause à peu près inévitable d'antéversion du bassin, qui se compense tout de suite par un peu de lordose lombaire : et cette position du bassin fait que la plupart du temps la tête franchit le dos d'âne peu à peu et passe dans la partie postérieure de la fosse iliaque externe. C'est alors qu'elle peut remonter presque directement en haut, jusque derrière le tubercule de Maissiat et aboutir à la très mauvaise forme que nous avons signalée précédemment. Plus souvent, elle va franchement en arrière, près de la surface auriculaire : et c'est le type qui, unilatéral ou bilatéral, a servi à notre description.

Arrivée à ce degré complet, la luxation congénitale devient une infirmité grave : elle est très disgracieuse, en raison de la marche dont nous avons indiqué les défauts ; elle cause une fatigue considérable et il est fréquent que, à partir de 7 à 8 ans, elle se complique de poussées d'arthrite sèche, qui à la fin se manifestent à nous par de gros craquements quand nous manipulons la jointure. Ces *arthrites à répétition* ont pour résultat d'aggraver la contracture en adduction et rotation interne. A cette période, il est fort difficile de déterminer s'il ne s'agit pas d'une *coxalgie* (1) se développant dans une articulation luxée. L'éventualité est rare, mais réelle, et au début le diagnostic nous paraît impossible. La question serait cependant fort importante à résoudre, car les manipulations nécessaires à la réduction sont désastreuses en cas de coxalgie : nous nous en sommes aperçu une fois après opération sanglante ; une fois après manœuvres externes. La rareté de la coxalgie est telle qu'à notre sens, en cas de doute — ce qui est la règle — il faut courir la chance de la réduction.

La luxation unilatérale est, en principe, de pronostic moins mauvais que la bilatérale, mais elle a sur celle-ci le gros désavantage de provoquer un raccourcissement qui peut, sur les sujets de 10 à 15 ans, arriver à 8, à 10 centimètres, d'où station et marche en équinisme, inclinaison du bassin et scoliose.

Les plus mauvais cas sont ceux de luxation bilatérale asymétrique.

Dans ce pronostic nous devons encore faire entrer en ligne les *difficultés possibles de l'accouchement*, mais on les a souvent exagérées (2).

Traitement. — Dupuytren, auquel nous devons une bonne description clinique de cette malformation, l'a déclarée incurable ; et malgré les essais de Humbert et Jacquier, de Pravaz, il a eu raison jusqu'à la fin du dix-neuvième siècle. On avait comme unique ressource de fixer à peu près le bassin sur les grands trochanters à l'aide d'une ceinture à godets ; quelques auteurs soumet-

(1) Lamy, *Rev. orth.*, 1909, p. 62, Bibliographie. Ces coxalgies semblent suppurer facilement. Elles mettent obstacle à la réduction et ne laissent comme ressource que l'ostéotomie après guérison en attitude vicieuse.

(2) E. Chataing, Th. de Paris, 1910-1911.

taient les enfants à une extension continue d'ailleurs parfaitement inutile. Quand vint l'antisepsie, on réséqua la tête du fémur, et cela n'aboutit à rien de bon. Puis, de 1888 à 1896, sous l'influence de Poggi, de Hoffa, de Lorenz, on s'ingénia à creuser le cotyle pour y reloger la tête, sans cela trop grosse pour lui. Les résultats furent parfois assez bons, en moyenne médiocres, mais ces explorations *in vivo* nous donnèrent des renseignements anatomiques précis, grâce auxquels put être régularisée par Lorenz (1896) une méthode de réduction non sanglante dont Paci (1887) fut le promoteur, puisque les tentatives de Pravaz étaient tombées dans l'oubli (1). La « méthode de Lorenz » n'est plus guère employée aujourd'hui telle que son auteur l'a décrite : nous croyons même que le principe fondamental de cet auteur (la marche immédiate après réduction) ne doit pas être maintenu ; mais en tout cas en a-t-on conservé le procédé de réduction.

Nous ne décrirons que ce *traitement orthopédique*, lequel doit être fait en trois temps : la réduction ; le modelage des os et ligaments de la jointure réemboîtée ; la restitution des fonctions.

1° Extension préliminaire. — Pour abaisser la tête, on a parfois eu recours à l'extension continue, et en particulier à l'extension immédiate, brutale, à l'aide de la vis de Lorenz, telle qu'on la pratiquait pour réduire dans le cotyle artificiellement creusé par opération sanglante. Cette manœuvre a causé des accidents nombreux et graves (2) ; en outre, elle donne bien peu d'abaissement, car on sait combien les ligaments résistent aux tractions brusques. *C'est par flexion qu'il convient d'abaisser la tête,* et cela se fait au cours des manœuvres de réduction, sans appareil spécial. Par l'examen clinique, on se rend bien compte si la flexion communiquée a une amplitude telle que la tête descende sous le bord postéro-inférieur du cotyle, cas auquel on entreprendra la réduction d'emblée. Si au contraire la flexion est limitée, si la tête s'abaisse mal dans ce mouvement, ce qui est la règle à partir de 6 à 7 ans dans les luxations unilatérales, de 5 à 6 ans dans les bilatérales, on soumettra d'abord le membre à *l'extension continue,* pendant 5 à 6 semaines, ce qui fatigue les muscles et allonge les ligaments antérieurs.

2° Réduction. — La réduction peut être faite :

A. — Par le bord supérieur du cotyle (Schede), en appuyant de haut en bas et d'arrière en avant sur le grand trochanter pendant qu'on exerce des tractions (3) sur le membre en abduction et en rotation interne. Ce procédé, utilisable pour certaines luxations très peu postérieures, est abandonné de presque tous les chirurgiens ;

(1) A. Broca, *Congr. fr. de chir.*, 1893, p. 807 ; *Congr. d'obst., gyn. et péd.*, Bordeaux, 1895, p. 925 ; *Soc. chir.*, Paris, 1896, pp. 295 et 345 ; 1897, p. 125 ; 1899, p. 271 ; *Rev. prat. obst. et péd.*, 1901, p. 321 ; *Bull. méd.*, 1911, p. 453 ; et Thèses de Delanglade, Paris, 1895-1896 ; Lauvinerie, Paris, 1900-1901.

(2) Il faut une violence dont je n'ai jamais eu l'expérience pour produire ainsi (et par les manœuvres de réduction) les *paralysies* (assez facilement curables) par élongation du crural ou du sciatique (Hoffa, Lorenz) pouvant être graves et s'accompagner d'anesthésie, d'incontinence des sphincters (Schlesinger) ; *des déchirures de la vulve et de l'urètre* (Hoffa) ; *des hernies crurales* consécutives à des ruptures profondes des tissus (Narath, Lorenz, Deutschländer), une *déchirure de la veine fémorale* qu'il fallut suturer (Petersen) ; la déchirure de la peau. — Sur les paralysies, voy. Peltesohn, *Zeit. f. orth. Chir.*, 1909, t. XXIII, p. 222.

(3) D'où la fréquence des paralysies du sciatique par élongation.

B. — Par le bord postérieur du cotyle, membre en abduction, soit que l'on refoule directement le trochanter, soit que l'on agisse par mouvement de levier;

C. — Par le bord postéro-inférieur du cotyle, en refoulant d'arrière en avant et de bas en haut le grand trochanter par pression directe, membre en abduction, la tête étant d'abord abaissée par flexion forcée.

Ces deux dernières manœuvres, ne différant que par le degré de flexion, conviennent chacune à certains cas (1).

L'enfant endormi très complètement (quoique Lorenz ait conseillé le contraire) est couché bassin tout à fait à plat sur une table, la fesse correspondant au membre que l'on manipule reposant sur l'angle de cette table, le membre, par conséquent, dépassant et pouvant être mû en tous sens.

Sur un enfant jeune, jusque vers 3 ans pour une luxation unilatérale, on peut

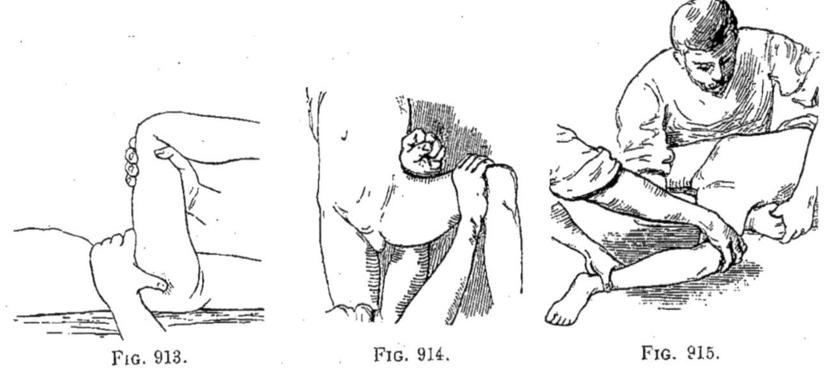

FIG. 913. FIG. 914. FIG. 915.

Manœuvres de réduction (DUCROQUET) avec propulsion au pouce (fig. 913); levier sur le poing de l'opérateur (fig. 914) ou sur le poignet de l'aide, « en sangle » (fig. 915).

souvent se passer d'aide : placé du côté à opérer, le chirurgien saisit la crête iliaque d'une main (gauche pour le côté droit), doigts en crochet, et fixe ainsi le bassin en même temps que du pouce il refoule en avant et en dedans le grand trochanter, et que de l'autre main (droite pour le côté droit) placée dans le jarret, jambe fléchie, il tire sur le membre placé en flexion et en abduction. C'est ce que l'on fait souvent avec succès sur les tout petits, non endormis.

Si le cas est un peu plus avancé, cette « réduction à main libre » réussit encore souvent, si un aide fixe solidement le bassin. Le mieux est qu'il se place du côté sain et qu'il fléchisse à fond la cuisse et le genou, en pesant avec le sternum sur le membre maintenu par une main en cette position, l'autre main appuyant sur la crête iliaque opposée. Cette fixation solide du bassin est indispensable quand, à partir de 4 à 5 ans, devient nécessaire la *manœuvre du levier*.

Le chirurgien place derrière le trochanter le poing, ou mieux l'extrémité infé-

(1) La régularisation de cette technique est surtout due à BRUN et DUCROQUET, *Presse méd.* 1900, t. II, p. 459; BRUN, *Soc. de chir.*, Paris, 1899, p. 269; 1900, p. 853; DUCROQUET, *Gaz. des hôp.*, 1899, p. 419; *Progrès médical*, 1901, t. XI, p. 33; communications nombreuses au *Congrès franç. de chir.*, depuis cette date. — Voy. la thèse de doctorat de CAUBET (Paris, 1903-1904, n° 109); DUCROQUET, *Rev. d'hyg. et de méd. inf.*, 1909, pp. 113 et 326.

rieure, plus dure, des os de l'avant-bras (droit pour réduction du côté droit) tandis que de l'autre main, et au besoin en appuyant avec le sternum, il pèse d'avant en arrière sur le genou en abduction. Dans ce mouvement de porte à faux, on distend les muscles adducteurs, que l'on sent céder peu à peu, par l'abduction et la rotation en dehors; on met la tête en face de l'isthme capsulaire et à ce moment on donne des deux mains à la fois une secousse; la tête réintègre le cotyle tantôt assez doucement, tantôt avec un claquement brusque.

Toujours la distension par abduction doit suffire pour vaincre la résistance des abducteurs, dont nous ne conseillons ni la ténotomie, ni la rupture par « massage forcé », en sciant pour ainsi dire avec la main, phalanges fléchies, leur corde préalablement tendue. La vigueur de ces muscles est indispensable, car après réduction ils ont pour fonction d'appliquer le fémur au fond du cotyle par traction selon l'axe, à la manière des haubans de la drisse; en outre, après rupture, souvent ils ne se cicatrisent pas, il persiste en dedans de la cuisse une dépression profonde, et la force du membre est compromise.

Dans les cas de réduction difficile, l'obstacle n'est pas musculaire, mais capsulaire, par raccourcissement du ligament de Bertin et par rétrécissement tel du col du sablier que la tête est trop grosse pour y passer ; et c'est alors qu'il faut *abaisser la tête au maximum par flexion forcée,* qu'il faut répéter à maintes reprises cette flexion avec quelque brutalité — ce que Hoffa appelait le « mouvement de pompe » — pour rompre certaines adhérences, certains ligaments, pour forcer le passage de l'isthme. Cet assouplissement obtenu, il reste à refouler brusquement la tête dans l'isthme puis dans la cavité, par action d'arrière en avant, de bas en haut et de dehors en dedans sur le trochanter, tête maintenue en flexion forcée (1). Dans certains cas, l'appui sur le poing du chirurgien peut suffire; mais dans les cas difficiles, il faut que l'aide se mette à la manœuvre : tandis que du sternum il fixe le bassin, des deux mains en sangle il entoure la fesse du côté opposé, extrémité des os de l'avant-bras supérieur (droit pour le côté droit) derrière le grand trochanter, et il tire en même temps que, membre fléchi, l'opérateur exerce le mouvement d'abduction. Tous deux doivent agir par secousse, avec synergie, et ils n'agissent bien que s'ils sont habitués l'un à l'autre. Cette manœuvre paraît préférable à l'appui sur un coin rembourré, tel que le pratique Lorenz.

La réduction est annoncée par un claquement avec ressaut, d'intensité très variable, que l'on sent, que l'on voit, que l'on entend. On vérifie alors que la fesse s'est aplatie et que le triangle de Scarpa s'est rempli ; que les rapports de cette saillie au pli de l'aine sont bien ceux de la tête en place, que nulle part on ne peut enfoncer le doigt vers le creux du cotyle. Il y a en effet de *fausses réductions* s'accompagnant de ressauts analogues : 1° lorsqu'il existe au-dessus et un peu en arrière du cotyle une fausse cavité que la tête avait commencé à se

(1) Dans cette manœuvre, indispensable pour les luxations très postérieures, le refoulement fait passer la tête sur la grande échancrure et sur l'épine sciatique, d'où possibilité de la *contusion du nerf grand sciatique*, accident rare d'ailleurs, que je n'ai observé qu'une fois. On le reconnaît à ce qu'après réveil, il y a une anesthésie du pied avec équinisme que l'enfant ne peut redresser volontairement. Dans mon cas, je n'ai pas enlevé l'appareil et la guérison a été assez rapide. Mais je connais des infirmités persistantes.

creuser dans la première étape de sa migration, et dans laquelle d'ailleurs, après réduction vraie, elle se reluxe avec grande facilité ; 2° lorsque la tête saute sur l'épine sciatique et va se loger dans la grande échancrure ; 3° lorsqu'elle passe en avant du cotyle.

La vérification se fait en imprimant au membre de petits mouvements de rotation qui se communiquent à la tête dont on veut étudier avec précision les rapports. Cela se fait encore en reluxant et en réduisant plusieurs fois de suite la tête, dont la réduction est, après la première fois, devenue très facile, et cela permet en outre de mieux frayer la voie, de modeler jusqu'à un certain point les surfaces cartilagineuses et d'étudier la valeur des bords du cotyle pour y prendre point d'appui.

Lorsque, après réduction, le membre est abandonné à lui-même, bassin fixé, il trouve d'ordinaire sa *position d'équilibre* en demi-flexion et demi-abduction, avec 15 à 20° de rotation en dehors ; il pend ainsi hors de la table, genou fléchi, suspendu comme un levier où le point d'appui, donné par le ligament de Bertin, est intermédiaire à la résistance (contact de la tête sous le cotyle) et à la puissance (poids de la jambe appliqué au genou) ; jusqu'à un certain point, les muscles longs agissent à la façon de haubans, quoique leur tonicité soit bien diminuée par la distension et par l'anesthésie.

Si, dans cette position, on imprime au genou un léger mouvement d'adduction et de rotation en dedans, la tête se reluxe tout de suite, en franchissant le bord postéro-supérieur du cotyle. Si on fléchit le membre et si on le ramène en adduction, ou si on imprime au fémur une propulsion directe de haut en bas, on reluxe en faisant franchir le bord postéro-inférieur. Dans ces essais, le déboîtement exige un mouvement d'autant plus accentué que le rebord correspondant est plus saillant. En outre, la force du ressaut donne une indication, moins importante il est vrai que la précédente. Et après diverses manipulations de ce genre, après des mouvements communiqués tout en appuyant le plus possible le fémur contre le cotyle, on se rend compte que peu à peu la tête se fait mieux sa place et tient mieux. On acquiert ainsi sur la valeur du squelette et sur le pronostic ultérieur des notions bien préférables à celles que donne la radiographie. Ces manipulations répétées ont encore pour effet d'augmenter l'intensité de la coxite traumatique *indispensable* au résultat final.

Accidents de la réduction. — Quelques-uns sont dus à une brutalité peu excusable. Par exemple, il faut une violence dont nous n'avons jamais eu l'expérience pour produire ainsi (et par les manœuvres de réduction) des fractures de l'os coxal (pubis, crête iliaque, Lorenz); des *paralysies* (assez facilement curables) par élongation du crural ou du sciatique (Hoffa, Lorenz) pouvant être graves et s'accompagner d'anesthésie, d'incontinence des sphincters (Schlesinger) ; *des déchirures de la vulve* et de l'urètre (Hoffa) ; *des hernies crurales* consécutives à des ruptures profondes des tissus (Narath, Lorenz) ; une déchirure de la veine fémorale qu'il fallut suturer (Petersen); la déchirure de la peau. Nous rapprocherons de cela *les fractures du fémur* qui sont plus à craindre, et encore depuis plus de dix ans n'avons-nous plus produit qu'une fois *la fracture sous-trochantérienne,* dont on est averti par un craquement brusque et une mobilité anormale :

accident qui force à interrompre les manœuvres et à recommencer l'essai après consolidation. On est beaucoup moins maître d'éviter, par une technique douce, que l'*épiphyse supérieure ne se décolle* et ne se luxe en haut et en arrière. La plupart du temps on ne sent pas un craquement vrai, mais une sorte d'écrasement; quelquefois même on n'a aucune sensation manuelle, c'est une surprise de radiographie. Cette complication, d'ailleurs rare, ne doit pas arrêter les manœuvres ; on fait entrer le col dans le cotyle et on obtient un résultat passable, avec un peu de raccourcissement et de coxa vara. La *contusion du nerf sciatique* par refoulement en avant de la tête très abaissée est parfois inévitable (voy. p. 629).

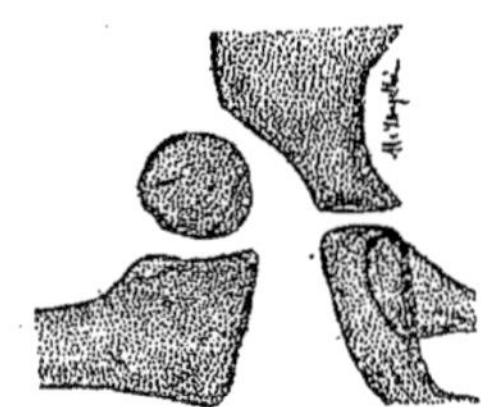

FIG. 916. — Tête guillotinée pendant la réduction.

3° IMMOBILISATION. — Nous venons de faire voir l'instabilité constante, quelquefois extrême, de la réduction. En immobilisant de façon convenable l'articulation, que nos violences vont faire enflammer, on arrivera au modelage grâce auquel la réduction sera définitive. Cela nécessitera plusieurs étapes, plusieurs positions, dans lesquelles il faut adapter par pression réciproque, continue, les surfaces osseuses l'une à l'autre ; adapter les ligaments à cette nouvelle position des os.

A. *Première position.* — Pendant cette première étape, qui va durer en moyenne trois mois, nous obtenons l'adaptation des os et la rétraction de la partie postéro-supérieure de la capsule. La position que presque toujours il convient de donner au membre est l'abduction à 90°, la rotation en dehors à 90°, et un peu de flexion, entre 15 et 20° ; quelquefois même, pour abaisser avec stabilité la tête, il faut augmenter un peu l'abduction.

Dans quelques cas, au contraire, on pourra se rapprocher tout de suite davantage de la rectitude, y arriver même avec abduction et flexion à peu près nulles, et en rotation nulle. On s'en rend compte d'après la valeur de l'emboîtement de la tête en haut et en arrière, sous le toit du cotyle. Notre principe doit être, d'ailleurs, de toujours explorer avec soin les bords, d'observer à quel moment nous produirons le déboîtement, d'étudier ainsi, par conséquent, la position d'équilibre spontané, fort instable, après réduction, et d'immobiliser dans une attitude d'abduction qui donne de la stabilité à l'emboîtement (1).

Il faut toujours donner un certain degré de flexion, parce que la rotation en dehors associée à l'extension tend à faire saillir en avant la tête mal appuyée. Toutefois, dans ce premier temps nous devons mettre un peu en tension le ligament de Bertin, pour prendre point d'appui sur lui ; son allongement est indispensable

(1) On n'usera qu'avec grande réserve de ces rectifications immédiates. Ducroquet les conseille dans le cas spécial de luxation à grand raccourcissement, où le toit du cotyle donne appui très solide. La « bande de Maissiat », alors très courte, se tend dans l'adduction et appuie fortement de dehors en dedans contre le grand trochanter, bien raidie en avant et en arrière par le tenseur du fascia lata et le grand fessier, *pourvu que la rotation soit nulle*, car un peu de rotation suffit à le faire sauter en avant ou en arrière du grand trochanter, ce qui le relâche et ôte toute solidité à l'appui osseux. (DUCROQUET, *Rev. d'hyg. méd. inf.*, 1903, t. II, n° 6, p. 548.)

pour que soit possible l'extension du membre, tête abaissée ; mais pas trop, pour ne pas l'avachir définitivement.

La rotation en dehors, *si elle est associée à la flexion et à l'abduction*, applique bien au fond du cotyle l'extrémité conoïde de la tête, dont le grand diamètre ne s'emboîtera que peu à peu. Certains auteurs pensent que par la rotation interne primitive (1) on assure mieux le contact osseux : nous croyons qu'en abduction c'est une erreur, exception faite pour certains cas spéciaux, dont on se rend compte après réduction.

L'immobilisation sera réalisée dans un appareil plâtré exactement moulé sur les saillies osseuses du bassin (crête iliaque et pubis), de la fesse (grand trochanter), du genou (rotule et condyles). On le fait en bandes plâtrées, selon la méthode de Sayre, appliquées sur deux jerseys de coton, sans interposition d'ouate, avec seulement un carré de 6 ou 8 lames de tarlatane non apprêtée derrière le sacrum. On peut appareiller sur un simple pelvi-support, un aide tenant les jambes ; mais il est bien plus sûr d'avoir un lit orthopédique spécial, sur lequel l'enfant est fixé sans mouvement possible, et de ces lits le meilleur est celui de Ducroquet. Après réduction, on passe le jersey, puis on porte sur le lit l'enfant, dont la luxation s'est alors toujours reproduite ; on réduit à nouveau après mise du tronc et du bassin sur le lit, puis on fixe les membres inférieurs sur l'appareil, et alors seulement on commence le plâtrage, en prenant le tronc des deux côtés jusqu'à la base du thorax (2) et en descendant jusqu'à mi-jambe. La prise du genou est indispensable pour le maintien de la rotation en dehors. Nous n'avons jamais vu qu'il en résultât une raideur ensuite gênante de cette jointure (3). La prise du pied nous paraît inutile (4).

Les suites de l'opération sont presque toujours fort simples. L'enfant a coutume de souffrir notablement pendant un ou deux jours, exceptionnellement davantage : *la douleur est un signe de réduction stable ;* elle est d'autant plus marquée que les manœuvres furent plus laborieuses et que l'enfant est plus âgé (5). Il suffit de quelques injections sous-cutanées de morphine pour rendre supportable cette « coxite », dont nous trouvons déjà mention dans les observations de Pravaz. Si l'on n'a pas rompu les adducteurs, le gonflement et l'hématome sont peu prononcés ; nous n'avons jamais observé dans cet hématome la suppuration

(1) A un moment donné Hoffa (1896), Lorenz, Nové-Josserand en ont été partisans ; Hendrix dit avoir dû à cette attitude 57 p. 100 de résultats parfaits.

(2) Plus haut du côté sain, ce qui met obstacle à l'adduction.

(3) Frölich aurait cependant observé quelques cas, assez rebelles, de rétraction des tendons fléchisseurs.

(4) Lorenz a dû désarticuler la cuisse pour gangrène par compression vasculaire entre le plâtre et la tête du fémur : c'est à mettre sur le compte d'un appareil plâtré mal fait. J'ai vu un cas analogue chez une fille appareillée par un de mes confrères pour une luxation confondue avec une coxalgie et par conséquent non réduite ; j'en connais un autre (mortel) pour fracture de cuisse.

(5) Hoffa a vu mourir dans les convulsions un enfant très nerveux. Cf. Schanz, d'après *Sem. méd.*, 1910, p. 20 ; Codivilla, *ibid.*, 1911, p. 125 ; Gaugele, *Zentr. f. Chir.*, 22 avril 1911, p. 568 ; Piollet, *Soc. chir.*, Lyon, 17 janvier 1907, t. X, p. 26. Dans ce dernier cas, il a persisté un peu d'hémiplégie. S'agit-il d'embolies graisseuses ? — Von Aberle, *Zeit. f. orth. Chir.*, 1907, t. XIX, p. 89 (redressement de pieds bots). Je n'ai jamais observé de faits semblables. — Bajac (Thèse de Bordeaux, 1908-1909) étudie les variations du pouls, qu'il explique par un réflexe parti du sciatique irrité.

dont parlent quelques auteurs. Une hyperthermie légère (38 à 38°,5) est possible.

Sitôt passés et le malaise de l'anesthésie et cette douleur, soit au bout de deux ou trois jours, on *vérifie par radiographie la position de la tête*, qui doit être juste en regard de la bande claire qui marque, au fond du cotyle, la place du cartilage en Y. Il est à peu près sans exemple qu'ensuite la luxation se reproduise si l'appareil est bien confectionné.

L'immobilisation dans ce premier appareil dure en moyenne trois mois ; un peu plus, quatre mois environ, si l'on opère des sujets jeunes, dont les tissus se rétractent peu et si la réduction paraît instable ; un peu moins chez les sujets de 6 à 7 ans, à ligaments facilement durcis et chez lesquels la raideur articulaire peut par la suite causer des ennuis. Mais on n'abrégera le premier temps qu'avec prudence et lorsque l'emboîtement initial aura paru particulièrement stable.

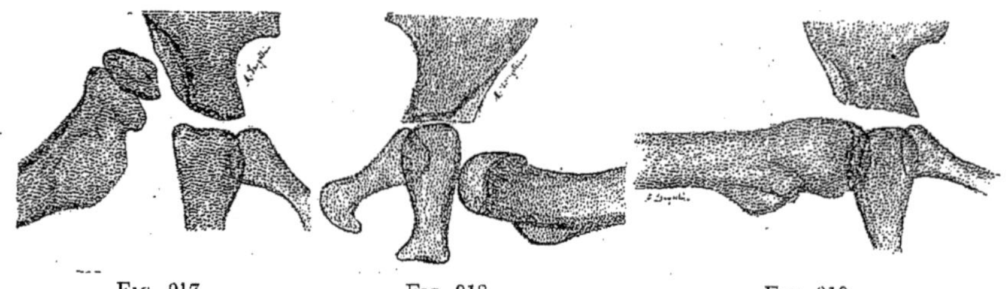

Fig. 917. Fig. 918. Fig. 919.

Réduction manquée : cuisse trop étendue, tête trop haute, fig. 917 ; trop d'abduction, tête trop basse, fig. 918. — *Réduction bonne*, tête en face de la ligne conjugale du cotyle, fig. 919.

B. *Deuxième position. — Rectification d'attitude.* — Certains orthopédistes s'en tiennent à l'appareil que nous venons de décrire, porté pendant quatre à cinq mois il est vrai ; puis, au lit, l'enfant rectifie de lui-même peu à peu sa position.

Nous nous rangeons parmi ceux qui préfèrent un modelage mieux surveillé de l'articulation reconstituée. En particulier, l'accord est à peu près complet actuellement, entre chirurgiens, sur la nécessité de détordre progressivement l'articulation, pour passer *de la rotation externe à la rotation interne* (1): si le membre, en effet, arrive à la verticale étant encore en rotation externe, la tête appuie sur la partie antérieure de la capsule et s'y reluxe.

Un procédé fort simple, pour réaliser la détorsion, consiste, après quatre mois environ de premier appareil, à couper cet appareil au-dessus du genou (ou à en appliquer un autre en abduction si le premier est usé) pour trois à quatre mois encore : le poids de la jambe fait obligatoirement de la rotation interne, avec abduction persistante ; les muscles se contractent et reprennent leur tonicité ; peu à peu (mais sans se hâter) on fait recommencer la marche.

Pour réaliser cette deuxième étape, pendant laquelle de parti pris il permet

(1) C'est une différence capitale entre le procédé initial de Lorenz et celui que nous employons. Codet-Boisse (*Rev. d'orth.*, 1910, p. 305) dans ses premiers essais ne s'y est pas rallié, malgré l'expérience de ses prédécesseurs, et reconnaît qu'il a eu tort.

la marche, Le Damany (de Rennes) a inventé un appareil mécanique fort ingénieux (1), que l'on fixe par une ceinture plâtrée et qui laisse la cuisse à l'air. Le Damany insiste sur l'importance des rectifications qui, dans cette attitude et avec cet appareil, se font dans l'orientation du cotyle et dans l'antéversion du col.

Depuis quelques mois, pour les enfants jeunes, nous avons mis à l'étude cet appareil. Mais jusqu'à ce moment nous pratiquions le *redressement manuel* en une ou deux étapes. Le sujet étant endormi, on *saisit le membre un peu au-dessous du grand trochanter* (2), à deux mains, pouces en dessous, et on lui imprime avec douceur de petits mouvements de circumduction, puis d'adduction et de rotation interne, en maintenant toujours la flexion entre 15 et 30°. Nous pensons, avec Ducroquet, qu'il faut toujours associer, en proportions à peu près fixes, l'abduction à la rotation externe, selon les chiffres suivants :

Abduction	Rotation externe	Adduction	Rotation interne
—	—	—	—
90°	90°	40°	20°
80°	50°	50°	30°
75°	10°	15°	30°
65°	0°		(position finale)

Durant ce temps, on prend un point d'appui sur la capsule postérieure rétractée, et l'on obtient la rétraction de la partie antérieure. Ducroquet a construit un appareil articulé à l'aide duquel cette rectification d'attitude s'obtient en séances multiples, à petites étapes, sans qu'il soit besoin d'endormir l'enfant. L'appareil mécanique a encore l'avantage de permettre la marche en rotation interne lorsque le membre sera à peu près parallèle au plan sagittal. A l'hôpital, on est forcé de s'en tenir à l'appareil plâtré, lequel devra encore descendre au-dessous du genou, fixé à peu près à angle droit, car c'est la seule manière d'imposer au membre la rotation que l'on veut.

4° La marche. — Dans le procédé de Lorenz, décrit en 1896 par cet auteur qui lui est resté fidèle, le principe est *de faire marcher immédiatement* les enfants, deux ou trois jours après la réduction, le membre étant fixé en abduction et rotation externe par un plâtre qui descend au-dessous du genou ; puis en deuxième position avec un plâtre ne prenant que la cuisse. Après réduction bilatérale, quelques pas sont même possibles. Cette marche en abduction ne peut se faire qu'avec abaissement du bassin, dont l'aile iliaque se rapproche ainsi de l'horizontale et le cotyle, appuyé par le poids du corps, est comme enfoncé par le fémur, qui fait pilon. Il a paru à presque tous les orthopédistes que le résultat habituel de cette méthode était la transposition de la tête en avant. Le Damany y revient sans doute, avec un appareil plâtré, que nous savons, il est vrai, appliquer de façon bien plus exacte qu'autrefois ; mais nous continuons à trouver plus pru-

(1) Le Damany, *Rev. de chir.*, 1905, t. I, pp. 134 et 226; 1908, t. I, p. 430; t. II, p. 491.

(2) Si on prend au genou, on produit avec facilité des *fractures* ou des *décollements épiphysaires* de l'extrémité inférieure du fémur, raréfié par trois mois d'immobilisation. Les fractures en haut sont exceptionnelles : nous n'en avons jamais provoqué. Sur ces atrophies par immobilisation, voy. p. 406. On a signalé le décollement céphalique.

dent de laisser les enfants couchés, ou à cheval sur une chaise, pendant le temps d'abduction et de rotation externe. Dans la méthode du redressement progressif, nous ne permettons même la marche qu'après rotation interne franche.

Ces malades sont aussi faciles que les coxalgiques à aérer, à surveiller pour l'alimentation et la constipation, à tenir propres. Sous un plâtre bien fait, bien modelé, on peut dire que les eschares n'existent pour ainsi dire jamais ; on observe, rarement, quelques éruptions impétigineuses sans importance.

Lorsque le dernier appareil plâtré a été enlevé, le malade est maintenu au lit, pendant trois à quatre semaines, s'il n'a pu faire les frais de l'appareil orthopédique spécial pour marche en rotation interne. Au lit, on met le membre en rotation interne en soulevant sur un coussin le genou, la jambe pliée à angle droit. Pendant ce temps, on masse les muscles, ceux de la fesse surtout, puis on mobilise très prudemment. La marche est ensuite permise peu à peu, avec précaution, vu la prédisposition aux fractures créée par ostéoporose (on a même vu le fémur se casser au lit), sur béquilles d'abord, avec canne ensuite. Dans les premiers temps, on élève de 5 à 6 centimètres la semelle du membre sain, ce qui contraint le membre opéré à la marche en abduction, mais il faut maintenir la rotation nterne par un appareil ; on peut aider à l'assouplissement de la hanche à l'aide d'appareils mécanothérapiques plus ou moins dérivés de la bicyclette.

Au total, il faut compter entre dix mois et un an de traitement.

Résultats. — La réduction vraie avec résultat anatomique et fonctionnel par-

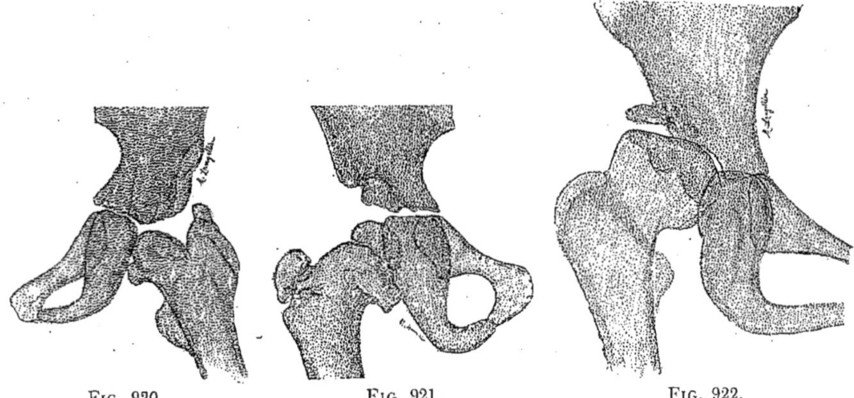

Fig. 920. Fig. 921. Fig. 922.

Fig. 920 et 921, guérison définitive, avec coxa vara, tête atrophiée, cotyle irrégulier ; bon résultat fonctionnel. — Fig. 922 ; toit cotyloïdien par ossification secondaire.

fait a été contestée autrefois. Sa réalité a été démontrée dès les premiers essais par l'examen local, par l'état des fonctions, par la radiographie et enfin par quelques autopsies tardives (1). L'articulation présente sans doute des surfaces osseuses un peu irrégulières, un col assez souvent en coxa-vara (2) et par excep-

(1) Les premières sont dues à Nové-Josserand (*Rev. mens. mal. enf.*, 1900, p. 529); à Veau et Cathala (*Arch. méd. enf.*, 1902, p. 26); à N. Allison (*Interst. med. Journ.*, 1905, t. XII, p. 784).

(2) Cette coxa vara est rarement due à un décollement épiphysaire lors de la réduction; elle est quelquefois antérieure à toute tentative ; quelquefois elle est progressive. A

tion en coxa-valga, un cotyle à bords émoussés et comme baveux ; mais l'emboîtement est solide et définitif. La radiographie prouve qu'avec le temps il a coutume de s'améliorer.

Lors des premières tentatives, par la méthode primitive de Lorenz, cette réduction vraie était exceptionnelle (1), *la transposition en avant* était la règle. Depuis que la technique a été perfectionnée, surtout par l'immobilisation plus rigoureuse du premier temps et par la rotation interne du deuxième temps, les statistiques donnent une moyenne de 52 p. 100 de succès complets (2). La proportion semble devoir être portée, comme le dit Drehmann, aux environs de 80 p. 100 si l'on ne prend que les statistiques obtenues depuis cinq à six ans par les spécialistes vraiment exercés. Le pronostic est plus favorable pour les luxations unilatérales.

Parmi les réductions imparfaites, certaines transpositions à la partie antérieure de la fosse iliaque donnent des améliorations fonctionnelles très nettes, par luxation sus-cotyloïdienne appuyée.

Mais ce n'est qu'un pis-aller, car la tête fémorale est toujours exposée, même après plusieurs années, à se reluxer vers la partie postérieure de la fosse iliaque.

Il n'est pas rare qu'une luxation bilatérale, même tout à fait symétrique à l'examen clinique et radiographique, donne un résultat bon d'un côté et imparfait de l'autre : le raccourcissement de ce dernier peut alors être fort gênant.

Après réduction vraie, la *reluxation* (3) est rare, mais possible, quand le sujet commence à marcher. Cela peut tenir à un défaut de contention, à un appareillage en mauvaise position à ce moment, à un excès par exemple dans la rotation interne. Mais d'ordinaire cela se produit lorsque la cavité est insuffisante, et alors soit peu à peu, soit brusquement ; dans ce dernier cas, quelquefois à la suite d'une chute. La plupart de ces reluxations sont précoces, mais on en a observé de tardives; et par exemple, en cas de luxation bilatérale, le premier côté opéré est parfois compromis par la surcharge qu'il subit quand commence la marche après cure du deuxième côté.

Les cas de ce genre doivent être soumis, sitôt le diagnostic posé, à une nouvelle réduction. Si le cotyle emboîte mal, il est évident qu'on est exposé à l'échec définitif : mais, même dans ces formes, nous avons obtenu des succès complets, à condition d'immobiliser pendant très longtemps ces sujets dont la rétraction capsulaire est lente.

Avec une réduction anatomiquement certaine, le résultat fonctionnel peut être compromis par la *raideur exagérée de l'articulation*, surtout lorsqu'à cela s'ajoute

un degré léger, non gênant, elle nous paraît assez fréquente. Elle a été notée par Ludloff, Frölich, Curtillet, Lange (qui l'évalue à 10,98 p. 100). Voy. le travail de son élève R. PURKHAUER, *Zeit. f. orth. Chir.*, 1910, t. XXV, p. 112 ; LEHÉRISSEY, Thèse de Paris, 1910-1911 ; MOREL, Thèse de Lyon, 1907-1908 ; A. BIENVENUE, Thèse de Bordeaux, 1911-1912.

(1) A. BROCA et A. MOUCHET, *Congr. int. des sc. méd.*, Paris, 1900, Sect. de péd., p. 47.

(2) KIRMISSON, Rapp. au *Cong. int. des sc. méd. ; Rev. d'orth.*, 1906, p. 366. Nous ne croyons pas aux statistiques à 100 p. 100 de succès.

(3) Il faut en distinguer nettement les reluxations qui se produisent pendant l'appareillage de la première séance et que l'on doit reprendre tout de suite, après vérification radiographique; sous l'appareil consolidé, c'est très exceptionnel ; de même, entre les mains d'un opérateur exercé, pendant les manœuvres de changement de position.

une position vicieuse soit en abduction et en rotation en dehors, soit en adduction et rotation en dedans. Cette complication est exceptionnelle sur les sujets opérés au-dessous de 7 à 8 ans; avec de la patience, on en vient alors presque toujours à bout. Sur les sujets plus âgés, c'est une grave source d'ennuis. On arrive cependant d'ordinaire, mais avec beaucoup de temps, par l'extension continue, les mobilisations sous chloroforme, le massage, la mécanothérapie, à obtenir une hanche sinon souple, tout au moins raidie en position sinon bonne, au moins assez bonne : la claudication solide, sans fatigue et sans déhanchement est alors celle de l'ankylose de la hanche. A un léger degré, un peu de raideur, un peu d'atrophie musculaire peuvent causer quelque claudication, mais c'est à vrai dire insignifiant, et l'on peut dire que, mises à part les attitudes vicieuses par âge du sujet ou par traitement consécutif mal dirigé, le résultat fonctionnel va de pair avec le résultat anatomique.

Age où il convient d'opérer. — De tout temps, certains auteurs ont soutenu qu'il fallait réduire sitôt le diagnostic posé, même chez les nourrissons. Après avoir agi ainsi, nous y avons renoncé, bien moins à cause des ennuis de l'appareil plâtré chez l'enfant qui se salit au lit, qu'en raison du peu de solidité de la réduction dans ces articulations où l'appareil ligamenteux se rétracte mal. Depuis quelques mois cependant, nous avons mis à l'étude la réduction vers l'âge de 18 mois avec l'appareil de Le Damany : les succès sont sûrement plus nombreux que par la méthode ancienne, mais nous ne possédons pas encore une statistique assez nombreuse pour être probante.

Pour le procédé par étapes, l'âge d'élection nous paraît être de 3 à 4 ans pour les luxations unilatérales, de 2 à 3 ans pour les bilatérales, qui bien plus vite deviennent très postérieures et très éloignées, et pour lesquelles, en outre, il faut compter qu'il y aura environ un an d'écart entre le traitement du premier côté et celui du second. Dans la méthode en étapes que nous avons décrite, nous avons coutume, en effet, d'opérer les deux côtés successivement : on commence par le côté le plus gravement atteint.

L'irréductibilité (1) est habituelle passé 10 à 11 ans pour les luxations postérieures unilatérales, vers 8 à 9 ans pour les bilatérales; elle est souvent retardée jusqu'à 12 ou 15 ans pour les sus-cotyloïdiennes. Dans ces limites d'âge, une tentative est justifiée, après extension continue, car, si elle est conduite avec prudence, elle laisse les choses en l'état: mais on ne s'entêtera pas trop aux manœuvres brutales, car c'est dans ces conditions qu'on a les accidents que nous avons mentionnés au cours de la réduction. En outre, on saura qu'en cas de succès, on aura souvent à lutter pendant des mois contre les raideurs en position vicieuse : si donc on n'est pas sûr que la famille s'astreindra à un traitement fort long et ennuyeux, souvent même douloureux, on s'abstiendra. Nous ne pensons pas, malgré Nové-Josserand et Petitjean (2), que la transposition soit la règle à ces âges relativement avancés.

On sera beaucoup moins hardi pour les luxations franchement postérieures,

(1) Sur les causes d'irréductibilité, voy. THOMASSIN, Thèse de Nancy, 1911-1912.
(2) NOVÉ-JOSSERAND et PETITJEAN, *Rev. orth.*, juillet 1906, p. 289.

qui ne peuvent se réduire que par flexion forcée, la tête passant sur l'échancrure et l'épine sciatiques où elle broie souvent le nerf sciatique si le refoulement de la tête vers le cotyle exige une action violente.

L'irréductibilité à une première tentative, chez un sujet entre 5 et 8 ans, ne doit pas faire renoncer à la méthode. Schlesinger, Drehmann ont conseillé, après échec, de fixer le membre en abduction forcée et rotation externe pour une quinzaine de jours dans un appareil plâtré : d'où élongation musculaire et ligamenteuse rendant parfois fructueuse une deuxième tentative. Nous préférons renouveler l'essai après six semaines environ d'extension continue.

Luxations irréductibles. — *Indications de diverses opérations sanglantes.* — Sur les sujets trop âgés (1) pour qu'une tentative soit raisonnable, ou après échec avéré de la méthode précédente, l'infirmité peut être telle que l'on soit obligé à prendre le bistouri.

L'*ostéotomie sous-trochantérienne*, préconisée par Kirmisson, Hoffa, Frœlich (2), est un bon palliatif, lorsque l'adduction et la flexion sont considérables, en particulier dans les formes bilatérales où la marche n'a plus lieu que genoux au contact : elle corrige la lordose et l'adduction, diminue la fatigue et les douleurs. En cas de luxation unilatérale, elle permet de diminuer un peu le raccourcissement.

Deux fois, nous avons essayé, sans résultat appréciable, de désinsérer au bistouri la partie antérieure de la capsule et de réduire après six semaines d'extension continue. D'autres auteurs ont eu des succès par incision de la capsule pour élargir le col du sablier, et réduction immédiate (3).

Pour les cas très mauvais, très anciens, même chez les adultes, Hoffa a conseillé ce qu'il a appelé l'*opération de la pseudarthrose* (4), pour obtenir une soudure en abduction du col contre la fosse iliaque, après résection de la tête fémorale et extirpation de la capsule. R. Le Fort (5), sans réséquer la tête, a creusé à son niveau une cavité dans l'aile iliaque et a eu un bon résultat ; cela évite les manœuvres laborieuses, au cours desquelles l'infection est si facile, que nécessitait l'ancienne opération de Hoffa (6). Celle-ci consistait à ouvrir l'articulation, à creuser l'ancien cotyle à la fraise et à y réduire la tête fémorale : opération grave, à résultat fonctionnel médiocre, à ankylose en position vicieuse fréquente. Aussi y a-t-on complètement renoncé chez l'enfant : après en avoir été, en France, un des principaux vulgarisateurs, nous avons reconnu que chez l'enfant elle doit être

(1) Frölich, *Rev. orth.*, 1909, p. 35; Sylvestre, Thèse de Paris, 1908-1909; Jouon, *Gaz. méd.*, Nantes, 1909, p. 242.

(2) Baumann, Thèse de Nancy, 1902-1903.

(3) Bradford, *Surg., gyn. and obst.*, août 1906, t. III, p. 247. Mais certaines observations concernent des sujets jeunes, que nous croyons toujours justiciables de la méthode non sanglante.

(4) Hoffa, *Congr. int. des sc. méd.*, 1900, Sect. de péd., p. 6 ; Cuneo, *Arch. di ort.*, 1907, p. 386. — Siraud (Garnier, Thèse de Lyon, 1902-1903) a fixé à la fois à l'aile iliaque et à la jonction cervico-céphalique le grand trochanter détaché, pour obtenir une ankylose.

(5) R. Le Fort, *Écho méd. du Nord*, 1906, p. 510.

(6) Nous omettons volontairement les opérations de König (soulever au-dessus de la tête un lambeau périostique iliaque qui en s'ossifiant fera butoir), de Witzel (fixer la tête par une palissade de clous implantés dans l'aile iliaque au-dessus d'elle).

abandonnée (1); depuis au moins dix ans nous n'avons même pas rencontré un cas où nous ayons jugé bon d'y recourir après échec du traitement non sanglant. Peut-être conserve-t-elle quelques rares indications chez les adultes devenus complètement infirmes (2).

§ 2. — Malformations congénitales du genou.

Les malformations du genou sont bien plus rares que celles de la hanche et du pied. Nous nous bornerons à quelques mots sur la *flexion congénitale*, et étudierons davantage le *genu recurvatum* et la *luxation de la rotule* (3).

La flexion du genou (4), assez rare, est en général bilatérale et symétrique, plus fréquente chez le garçon que chez la fille, rarement isolée, le plus généralement associée à d'autres malformations (absence ou atrophie de la rotule, pied-bot, contracture des hanches, flexion permanente des coudes). Nous ignorons la cause de cette rétraction musculaire.

Elle est remarquée soit à la naissance, soit quelques jours ou même quelques mois après, parce qu'elle gêne pour emmailloter l'enfant. L'angle de flexion est plus ou moins obtus, rarement aigu. On peut diminuer passivement la flexion, mais sans arriver à la rectitude du membre. Si l'angle est aigu, on n'obtient guère que la flexion à angle droit.

L'*obstacle au redressement* paraît constitué par les tendons postérieurs rétractés, biceps et surtout demi-membraneux et demi-tendineux.

La face antérieure du genou est normale ou, si la rotule manque, elle est aplatie et laisse même saillir en avant les condyles fémoraux. On peut y voir des sortes de cicatrices congénitales, déprimées.

Les muscles, les nerfs sont normaux, sauf parfois quelque gracilité des masses musculaires. Les os ne sont déformés que secondairement.

La malformation *ne tend pas à s'atténuer lorsqu'on ne la traite pas;* elle s'accentue jusqu'à même rendre impossible la marche et imposer l'obligation de se traîner sur les genoux.

A moins d'être observée sur un enfant déjà grand, et sans aucun renseignement d'origine, la flexion congénitale du genou est *facile à reconnaître;* et même dans ces conditions, elle sera vite distinguée de la maladie de Little ou d'une ostéo-arthrite tuberculeuse du genou.

Traitement. — On exécutera le redressement progressif en plusieurs séances en maintenant le résultat soit par des appareils plâtrés, soit par des attelles de zinc ou d'aluminium incorporées à un pansement ouaté.

(1) Sur la décadence de l'opération sanglante, voy. Drehmann, *Zeit. f. orth. Chir.*, t. XIII, p. 266. — Kirmisson, *Rev. d'orth.*, 1906, p. 260.

(2) Lambotte, *Ann. Soc. belge de chir.*, 1900, p. 268; femme de 26 ans.

(3) Signalons un *genou à ressort congénital*, vu par Frölich, *Rev. d'orth.*, 1906, p. 465; L. Rocher, *Gaz. hebd. sc. méd.*. Bordeaux, 1911, p. 519. *L'absence congénitale de la rotule*, presque toujours bilatérale, s'accompagne en général de malformations soit du genou, soit d'autres articulations du membre inférieur; mais quelquefois le fonctionnement est normal et la forme seule est modifiée (Teissier, *Rev. d'orth.*, 1911, p. 270; bibliogr.). — Codet-Boisse et Fleutelais, Raideur congénitale du genou, *Soc. gyn., obst. et péd.*, Bordeaux, 1911, p. 413. Sur les raideurs congénitales, voy. Fournié, Th. de Bordeaux, 1911-1912.

(4) P. Tridon, *Rev. d'orth.*, 1907, pp. 51-78 (29 cas dont 2 personnels). Nous signalerons ici un cas personnel où une palmure cutanée, avec trousseaux fibreux sous-jacents, que nous avons excisée, causait une flexion du genou. Il y avait en outre équinisme, atrophie des muscles de la jambe, amputation congénitale des orteils. — C. Helbing, *Berl. kl. Woch.*, 1908, p. 277, luxation bilatérale par flexion et rotation en dehors.

Si la flexion est très accentuée, il vaut mieux tenter la réduction sous chloroforme en une séance. On peut produire ainsi une fracture accidentelle, laquelle est d'ailleurs favorable.

A partir de la deuxième année, lorsque la malformation est un peu prononcée, l'ostéoclasie manuelle ou l'ostéotomie se trouve indiquée. Cette méthode nous paraît préférable à la section ou à l'allongement par dédoublement des tendons postérieurs.

A. — Genu recurvatum (1).

(Luxation de la jambe en avant.)

Le *genu recurvatum* est une malformation rare, à peu près aussi souvent unilatérale (54 cas, Drehmann) que bilatérale (48 cas); elle est deux fois plus fréquente chez les filles que chez les garçons. La difformité est tantôt isolée, tantôt associée à d'autres anomalies (angiomes, bec-de-lièvre, etc.), portant surtout sur le pied et plus encore sur la hanche (16 p. 100, Tridon).

Signes. — La jambe, en hyperextension sur la cuisse, forme avec elle un angle ouvert en avant, généralement obtus, capable d'arriver presque à l'angle droit. Le diamètre antéro-postérieur du genou est très augmenté. On voit en avant le relief du tendon tricipital et un sillon transversal plus ou moins profond; en arrière, la saillie de l'extrémité inférieure du fémur.

A la palpation, on précise les contours des extrémités osseuses déplacées, on délimite plus ou moins facilement la rotule petite, maintenue haut par le triceps; on sent l'échancrure inter-condylienne. La rotule manque assez souvent.

On peut, en général, exagérer le mouvement d'hyperextension ; on ne peut pas déterminer la flexion du genou; quelquefois, on parvient à rendre l'axe de la jambe parallèle à celui de la cuisse; mais, aussitôt abandonnée à elle-même, la jambe reprend sa position première. Il existe souvent des mouvements de latéralité.

On a dit que c'est une malformation sans grande importance fonctionnelle. C'est possible quelquefois, mais trop souvent il n'en est pas ainsi, surtout quand il y a des mouvements de latéralité du genou. Un genu recurvatum, en réalité, gêne notablement la marche (2).

(1) Déjà signalé par Châtelain, Cruveilhier, Bouvier, Jules Guérin, Guéniot, le genu recurvatum a été ainsi dénommé par Albert (de Vienne). Les travaux à consulter sont ceux de Potel (Thèse de Lille, 1897-1898), de Tridon (*Rev. orth.*, 1905, p. 497) et surtout le mémoire de Drehmann (*Zeit. f. orth. Chir.*, 1899, t. VII, p. 459) sur les *luxations congénitales du genou* (102 cas de genu recurvatum, soit de luxation en avant, dont 5 personnels). Citons les faits de Derocque, de Kirmisson; Delanglade (*Rev. orth.*, 1903, p. 193). Une observation de mon service est publiée par Mouchet (*Arch. méd. enf.*, juillet 1905, p. 385); dans ce dernier cas, il y avait association au talus valgus et à la luxation congénitale de la hanche. — Mutel, *Rev. orth.*, 1911, p. 303 ; Berny, *Soc. obst.*, Paris, 1911, p. 370 ; F. Magnus, *Deut. Zeit. f. Chir.*, 1905, t. LXXVIII, p. 355 (chez trois sœurs).

(2) Nous mettons à part le cas de Reiner : garçon de 8 ans; association à des luxations de la hanche et à des pieds bots: genoux en hyperextension à angle droit. Dans la station debout, le sujet se tenait donc sur les deux mollets; pour marcher il se prenait les pieds avec les mains et soulevait une jambe, puis l'autre, tout en penchant le tronc alternativement du côté de la jambe immobile.

Anatomie. pathologique. Nature. — La simple attitude en hyperextension du genou (1) doit être nettement distinguée de la *luxation congénitale du tibia en avant* qui, d'après les constatations radiographiques (2) et surtout nécropsiques, est la condition anatomique du vrai genu recurvatum congénital, comparable à la luxation congénitale de la hanche. On peut observer tous les degrés et même assister aux divers stades du déplacement, depuis le cas léger où les changements des rapports articulaires sont à

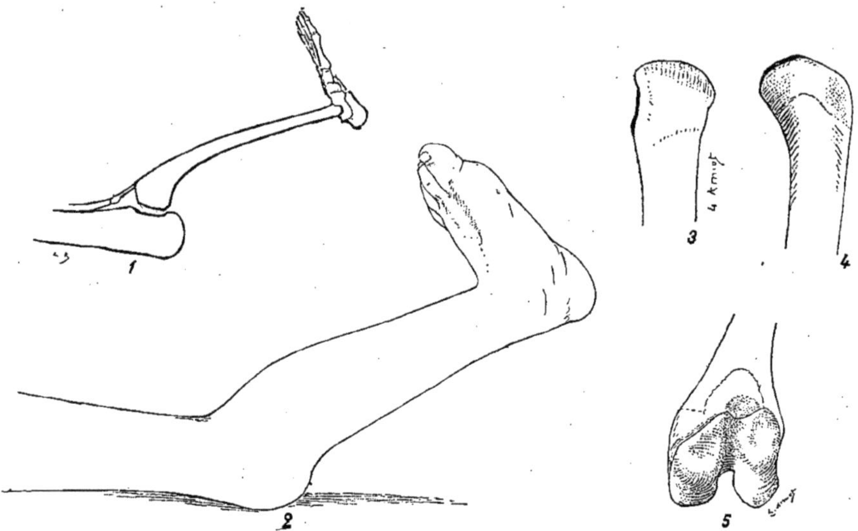

FIG. 923 à 927. — Genu recurvatum (figures du mémoire de Mouchet) : attitude (fig. 2); position du tibia luxé en avant sur le fémur (fig. 1) ; forme de l'extrémité supérieure du tibia (fig. 3 et 4), et de l'extrémité inférieure, face antérieure, du fémur (fig. 5).

peine marqués, jusqu'à celui où le tibia chevauche complètement sur le fémur, les axes des deux os étant parallèles. Et toujours on constate une *malformation des surfaces articulaires* déplacées, avec ou sans malformation surajoutée des parties voisines de la diaphyse. Les condyles fémoraux sont atrophiés, à peine saillants en arrière du plan de la diaphyse; les versants de la trochlée sont élargis pour entrer en contact avec le tibia, dont l'épiphyse supérieure a la forme d'une tête saillante à deux plans en dos d'âne, dont le postérieur seul s'articule avec la trochlée fémorale.

On peut observer quelquefois une inflexion dia-épiphysaire à concavité antérieure, dont Kirmisson nous paraît avoir exagéré l'importance ; ce fait est à rapprocher des malformations du col observées dans la luxation congénitale de la hanche (coxa vara ou valga).

Traitement. — Il faut *réduire immédiatement la luxation, dès la naissance.* La narcose chloroformique est souvent nécessaire ; les obstacles à la réduction sont représentés non seulement par les tendons rétractés (quadriceps crural surtout, et aussi tendons du biceps de la patte d'oie luxés en avant des condyles), mais encore par le modelage osseux dû à la situation du tibia au-devant de la trochlée.

(1) Ces cas existent, et par exemple BONNAIRE (*Soc. d'obst. Paris*, 15 juin 1911, d'après *Bull. méd.*, p. 575) a vu deux enfants chez lesquels l'hyperextension (à 90°) cessa de se produire au 5e et au 12e jours.

(2) On y aura toujours recours, quoique chez les tout jeunes enfants la transparence des os cartilagineux empêche souvent d'obtenir des épreuves probantes.

Il faut commencer par exagérer l'hyperextension, et, faisant tirer très fortement sur le tibia dans cette position, ramener peu à peu ses cavités glénoïdes sous les condyles fémoraux, par une manœuvre semblable à celle qui permet la réduction de la luxation du pouce (voy. p. 29). Cette réduction est généralement facile, mais souvent aussi elle reste incomplète ou ne se maintient pas ; enfin elle est quelquefois impossible.

On la maintient pendant quelques semaines par une gouttière plâtrée appliquée sur la jambe en flexion légère.

Si l'enfant a déjà commencé à marcher, Drehmann conseille de le laisser aller et venir avec son appareil, dans l'espoir que le poids du corps permettra aux condyles fémoraux de tarauder les cavités glénoïdes du tibia. Nous craindrions qu'il n'en fût ici comme à la hanche (voy. p. 634).

Si la réduction a été complète, il n'y a guère à craindre que la luxation se reproduise ; cela est possible, dit-on, mais peut-être y avait-il eu alors réduction incomplète, ce qui d'ailleurs peut être compatible avec une marche facile.

Quand l'enfant a plus de 2 ou 3 ans, la rétraction du tendon tricipital est telle que la *ténotomie* peut devenir indispensable ; quelquefois on s'en passera grâce au redressement par étapes successives.

En cas d'échec du redressement ou lorsqu'il s'agit de sujets plus âgés, l'*arthrotomie* permettra de corriger la difformité. Au besoin on aura recours à la *résection*, dans les limites où la croissance y autorise (voy. p. 431).

Le massage du membre, la mobilisation progressive de la jointure devront être continués longtemps. Le port d'une genouillère en cuir, en celluloïd reste parfois indispensable.

B. — Luxations congénitales de la rotule.

Le terme de *luxations congénitales de la rotule* s'applique à une malformation de l'articulation du genou à la faveur de laquelle apparaît, à un âge quelconque, — toujours après les premières tentatives de marche — une luxation de la rotule (1).

Fréquences. — Causes. — La luxation congénitale de la rotule est *assez rare ;* elle est une fois et demie plus fréquente dans le sexe masculin.

Elle est *bilatérale* dans la moitié des cas ; unilatérale, elle siège *indifféremment à droite ou à gauche.*

Sauf dans le cas d'Albert (garçon nouveau-né) c'est généralement à la suite d'un

(1) La première observation est due à Paletta : Malgaigne la trouve aussi douteuse que celles de Chelius, Wutzer, Michaëlis. Mais depuis, les faits se sont multipliés (Lannelongue, Kirmisson, A. Broca, Nové-Josserand, Potel, pour ne parler que de la période moderne). Cf. D.-G. Zezas (*Rev. de chir.*, Paris, 1902, t. XXV, pp. 304 et 455) réunit 64 cas et Philippe (Thèse de Nancy, 1908-1909), 107. Voy. une revue générale de Billon, *Gaz. hôp.*, 9 avril 1910, p. 575. Mes observations sont publiées par Ricoulleau, Thèse de Paris, 1900-1901. — A. Broca, *Gaz. des hôp.*, 1912, p. 1379. — Voir la bibliographie dans Beaurain, *Rev. méd. norm.*, 1908, p. 101. — Association au pied varus, P. Ewald, *Arch. f. kl. Chir.*, 1905, t. LXXVIII, fasc. 4, p. 824.

trauma — *à n'importe quel âge* — qu'elle est remarquée. L'hérédité est fréquente.

Nous ne savons rien sur les *causes* de cette luxation; on a invoqué les mêmes (mécaniques, nerveuses, etc.) que pour les autres malformations articulaires, auxquelles d'ailleurs elle peut être associée.

Caractères anatomiques. — *Le fait anatomique, primordial*, est — à quelques exceptions près — un *arrêt de développement du condyle externe*, quelquefois absent, toujours atrophié, diminué de volume et changé de forme, aminci, aplati, incliné en dehors.

Normalement, le tendon quadricipital et le ligament rotulien forment un angle ouvert en dehors, mais la saillie du condyle externe empêche la rotule de se luxer en dehors quand le triceps se contracte. Si le condyle externe n'est pas assez développé, il suffira d'un léger trauma, d'une simple contraction énergique du quadriceps crural, pour que survienne une subluxation ou une luxation complète de la rotule en dehors.

C'est en effet presque toujours *en dehors* qu'a lieu la luxation de la rotule : 100 sur 107, Philippe ; 5 en haut, 2 en dedans, dont un cas douteux.

On signale assez souvent l'hypertrophie du *condyle interne;* mais on peut se demander si elle n'est pas parfois plus apparente que réelle, en raison de l'atrophie du condyle externe.

Le *corps du fémur* est généralement tordu en rotation interne, souvent atrophié.

La *rotule* est souvent amincie, aplatie ; le *tibia*, tordu en rotation externe.

Le *ligament* rotulien est allongé et atrophié; les ligaments croisés sont relâchés. L'aileron rotulien externe est épaissi, rétracté ; l'interne très relâché.

Il y a quelque analogie entre ces modifications ostéo-ligamenteuses et celles du *genu valgum*, lequel est d'ailleurs souvent associé à cette luxation. Contrairement à Malgaigne, on admet aujourd'hui qu'il lui est consécutif et non préalable.

On a noté un certain degré d'atrophie musculaire, du quadriceps crural surtout.

Quelle que soit leur direction, les luxations de la rotule présentent des *degrés* divers.

1° Dans la *luxation incomplète*, la rotule reste en contact partiel avec la face antérieure du condyle externe durant la flexion du genou, et l'extension la ramène à sa place normale. A cette forme doit se rattacher la *luxation intermittente*.

2° La luxation *complète* est caractérisée par la situation permanente de la rotule luxée, qui se met de champ contre la face externe du condyle.

Symptômes. — La luxation « congénitale » de la rotule ne se produit que plus ou moins longtemps après la naissance, soit au moment des premières tentatives de marche, laquelle est tardive et défectueuse, soit plus souvent à un âge variable — enfance et adolescence surtout — à la suite d'un trauma.

1° Luxations incomplètes et intermittentes. — Même aspect des deux genoux. Mais la palpation révèle une mobilité exagérée de la rotule dans le sens transversal ; quelquefois même, par pression de dedans en dehors, on peut l'amener en position anormale. Dans l'extension, elle est à sa place normale, mais dans la flexion elle quitte l'échancrure intercondylienne pour se mettre à cheval sur le bord du condyle ou même se placer sur la face externe de ce condyle (1).

Le genou paraît alors élargi ; le relief de la rotule entre les deux condyles est remplacé par une dépression où l'on sent la trochlée sous les doigts. L'hydarthrose est fréquente.

(1) J'ai vu une fillette chez laquelle la rotule, subluxée en demi-flexion, se replaçait en bonne position soit par l'extension, soit par la flexion complètes.

Même quand la rotule est en place, la marche est difficile, en raison de cette hydarthrose et surtout du relâchement de l'appareil ligamenteux, d'où un sentiment d'insécurité et une progression hésitante. Le sujet se méfie de la flexion du genou, car il sait qu'à un degré donné, la luxation se produit brusquement, parfois avec douleur, en tout cas avec une gêne d'équilibre qui oblige à l'arrêt et peut même provoquer la chute ; par action vive du quadriceps, le sujet obtient en général, mais pas toujours, la *réduction*, qui peut exiger la propulsion directe, à laquelle il se livre d'ailleurs lui-même.

L'accident a tendance à se reproduire, et au degré extrême cela nous conduit à la *luxation récidivante ou intermittente*, produite plusieurs fois par jour (Periat) ou même tous les dix pas (Kirmisson). Alors la marche, fort gênée, exige une surveillance attentive, dont les enfants ne sont pas capables de bonne heure, d'où chutes fréquentes. Ils ne peuvent courir, descendre ou monter un escalier sans se trouver exposés à une luxation qui généralement est douloureuse. Ils sont donc condamnés à marcher à petits pas, la jambe raide, posant le pied à plat sur le sol, fauchant (1).

2° LA LUXATION COMPLÈTE, PERMANENTE présente, même dans l'extension, un aspect caractéristique : pas de saillie rotulienne, attitude en *genu valgum*, dépression intercondylienne avec saillie externe un peu anormale formée par la rotule déplacée.

Dans la flexion, l'échancrure intercondylienne est plus accentuée, elle est vide et le doigt peut parfois s'y enfoncer.

On sent la rotule déformée, soit encore en contact avec la face *antérieure du condyle externe*, soit sur sa *face externe* ; on la mobilise, mais on ne peut pas la replacer dans l'espace intercondylien.

Les troubles fonctionnels sont variables, depuis la simple gêne jusqu'à la sensation de faiblesse qui interdit toute marche prolongée. A côté de sujets bons marcheurs, qui ne se doutent pour ainsi dire pas de leur luxation, il en est qui ne peuvent marcher que peu de temps, le membre étendu, en abduction ; ils se fatiguent facilement ; ils montent et surtout descendent avec peine les escaliers.

Les *luxations internes* sont décrites de façon à peu près nulle.

La *luxation en haut* cause une dépression à la place de la saillie rotulienne normale, et au-dessus de celle-ci, la rotule déformée est remontée à deux ou trois travers de doigt de l'interligne articulaire. Il y a peu de gêne fonctionnelle dans la flexion et l'extension, mais de la faiblesse s'il y a laxité ligamenteuse.

Diagnostic. — L'insignifiance de la violence initiale, les malformations locales concomitantes permettront aisément d'éliminer la luxation traumatique : et le diagnostic ne doit pas échapper à un clinicien attentif. C'est seulement dans la première année, avant l'ossification de la rotule, que la malformation pourrait passer inaperçue ; à cette époque, on pense d'autant moins à la rechercher qu'on n'est guère consulté par les parents.

La radiographie ne doit pas être négligée — sauf dans les deux ou trois pre-

(1) Potel fait observer que, lorsque la flexion est légère, la rotule demeure au-devant de l'axe mécanique du tibia sur le fémur et le quadriceps reste extenseur. Mais dès que la flexion augmente, ce muscle devient fléchisseur, et il est impossible d'obtenir la réduction.

mières années où elle ne peut donner que des renseignemente insuffisants.

Traitement. — Quelquefois la gêne fonctionnelle est nulle : et on ne fera aucun traitement, mais en sachant que certains sujets, capables pendant des années de se livrer à leurs occupations habituelles, se trouvent parfois forcés tout d'un coup à y renoncer et à se faire soigner parce qu'ils éprouvent des douleurs dans l'article ou qu'ils présentent une poussée d'hydarthrose..

Le *traitement orthopédique* suffit à la plupart des luxations incomplètes : on réduit par pression directe, et on maintient par le port d'une genouillère élastique ; quelquefois dans les premiers temps on fait porter une genouillère en celluloïd, d'abord rigide, puis articulée. On soumet le membre à des séances de massage pour prévenir l'atrophie musculaire.

Le *traitement chirurgical* est indiqué si la *luxation récidive* malgré le traitement précédent ou lorsque la réduction manuelle de la *luxation permanente* est devenue impossible.

On a fait des opérations *sur la capsule* et sur *les os.*

Les *opérations sur la capsule* seront préférées toutes les fois que les déformations osseuses ne sont pas trop accentuées. On a pratiqué la résection de la partie interne de la capsule, mais il est préférable de la plisser seulement. Cette *capsulorraphie* interne par plissement a donné d'excellents résultats à Le Dentu, Hoffa, Schanz, etc.

Si l'atrophie du condyle externe est très marquée, avec absence de la trochlée fémorale, il est préférable de recourir à une *opération osseuse*, de creuser la trochlée et au besoin le condyle interne pour permettre à la rotule de s'y loger (Lucas-Championnière, Aug. Broca).

On a pratiqué des opérations *mixtes* en réséquant la capsule, en la plissant et en creusant en même temps dans le fémur une loge destinée à la rotule (A. Broca).

Roux (de Lausanne) détacha au ciseau la tubérosité antérieure du tibia pour l'enclouer en dedans sur la tubérosité interne du tibia et changer ainsi l'axe de traction du quadriceps. Cela aussi peut s'associer au plissement de la capsule (A. Broca).

Il ne faut pas recourir primitivement à l'ablation de la rotule, inutilement mutilante ; ni à l'ostéotomie sus-condylienne, pour corriger un genu valgum, dans l'espèce très secondaire ; ces opérations ne doivent être que complémentaires et exceptionnelles.

§ 3. — **Pied bot congénital** (1).

Nomenclature. — On appelle *pied bot* une attitude vicieuse et permanente du pied sur la jambe, telle que le pied ne repose plus sur le sol par ses points d'appui normaux.

(1) On se reportera pour toute la bibliographie ancienne à la thèse d'agrégation de SCHWARTZ, Paris, 1883 (Chir.), sur les différentes espèces de pieds bots. — WALSHAM et HUGHES ont publié (Londres, 1895) un *Traité des difformités du pied.*

Suivant le sens de la déviation, on a décrit quatre variétés :

a) Le pied bot équin répond à l'extension permanente : le talon reste au-dessus du sol, le malade marche sur les orteils.

b) Le pied bot talus est fixé en flexion sur la jambe ; le talon touche le sol le premier.

c) Le pied bot varus est en adduction forcée, enroulé sur son bord interne, pointe en dedans, plante en dedans et en arrière, dos en avant et en dehors ; le pied porte sur le sol par son bord externe.

d) Le pied bot valgus est en abduction, dans une attitude inverse du précédent ; il porte sur le sol par son bord interne.

Ordinairement, ces attitudes vicieuses se combinent entre elles, pour donner des *formes mixtes :* le type habituel (Bessel-Hagen, 86 p. 100) est l'association de l'adduction à l'extension (*varus équin*) ; c'est la seule variété qui mérite une description détaillée ; plus rare est l'association de la flexion à l'abduction (*talus valgus*, 11, 2 p. 100) ; les formes très rares sont l'équin pur (0,7 p. 100), le talus pur (1 p. 100), l'équin valgus (0,3 p. 100).

A. — Pied varus équin.

Étiologie et pathogénie. — Parmi les pieds bots, les congénitaux sont, pour Bessel-Hagen, 73,8 p. 100 du total. Ils sont assez fréquents pour constituer 1/10 des malformations congénitales.

L'*hérédité* n'existe guère que dans 4 à 5 p. 100 des cas. On note parfois la malformation chez plusieurs enfants nés de la même mère. Tous les spécialistes ont observé quelques cas familiaux (1).

Les *garçons* sont atteints dans la proportion de 2 sur 3. La lésion est *unilatérale dans* 40 p. 100 seulement des cas, et siège le plus souvent *à gauche.* Lorsque les deux pieds sont déformés, l'aspect est à peu près semblable des deux côtés ; mais le degré peut être plus accentué d'un côté, à gauche principalement. Il est rare de rencontrer le varus équin d'un côté et le talus valgus de l'autre.

Le pied bot est généralement la *seule malformation* présentée par l'enfant ; mais il est une des difformités les plus fréquemment observées chez les fœtus atteints de malformations multiples et importantes (2). Il peut coexister avec d'autres déformations telles que modifications numériques des orteils, absence partielle ou totale du péroné ou du tibia, incurvations congénitales des os de la jambe, luxation congénitale du genou ou de la hanche, bec-de-lièvre, et enfin malformations du système nerveux [spina bifida (3), hydrocéphalie].

On a invoqué des théories pathogéniques multiples entre lesquelles il est impossible de se prononcer et qu'on peut en réalité ramener à deux :

Ou bien, par un *vice de développement* dont la cause peut être variable, *les os subissent une malformation primitive* dont l'attitude vicieuse du pied est la conséquence (Scarpa, P. Broca, Lannelongue, Hueter, Thorens).

(1) D'après Deway et Boudin (cités par S. Duplay, *Sem. méd.*, 1897, p. 294), il y aurait 1 pied bot sur 2.000 naissances, mais 1 sur 161 en cas de mariage consanguin.

(2) Wirth (*Med. News.*, Phil., 1891, t. II, p. 541) a publié un cas de difformités portant à peu près sur toutes les jointures.

(3) Sauf le cas spécial du *spina bifida latent*, ces formes ne sont guère chirurgicales. Cependant Delagénière (*Arch. prov. de chir.*, 1907, p. 149) a opéré de tarsectomie bilatérale un enfant auquel il avait antérieurement réséqué un spina bifida.

Ou bien, au contraire, le pied prend, sous l'influence d'une cause variable, une *attitude vicieuse primitive*, en sorte que, modelé par des pressions défectueuses, *le squelette subit des déformations passives*, auxquelles l'attitude vicieuse doit secondairement sa fixité. Car, ce qui caractérise l'état pathologique, ce n'est pas seulement la position où est le pied : souvent la déviation ne dépasse pas, n'atteint pas même, chez l'enfant en bas âge, l'amplitude du mouvement normal d'adduction ; mais le retour en sens inverse est impossible, et c'est cela qui est pathologique.

A chacun de ces deux processus ressortissent sûrement certains faits. Mais, tandis qu'il y a quelques années encore presque tous les auteurs invoquaient, pour la plupart des cas, la malformation osseuse primitive, les partisans de la déformation secondaire gagnent du terrain.

On peut incriminer un vice de développement quand il y a absence concomitante d'un ou de plusieurs orteils, de l'extrémité inférieure du tibia (varus) ou du péroné (valgus), de certains os du tarse (scaphoïde en particulier) ; quand il y a ankylose congénitale du tarse : encore faut-il distinguer ici les malformations de la jambe qui impriment au pied une attitude vicieuse, fixée secondairement.

Ces déformations secondaires par attitude vicieuse satisfont bien mieux l'esprit. On a attribué ces attitudes à des compressions intra-utérines (trauma abdominal de la mère, tumeur abdominale, oligoamnios, enroulement du cordon ou de brides amniotiques autour du pied), mais Cruveilhier a fait remarquer que le pied bot a été observé dans des cas d'hydramnios, qu'il n'est pas plus fréquent chez les gros enfants ni chez les jumeaux.

On a dit que le pied bot est la persistance anormale d'une attitude intra-utérine normale, car chez tous les nouveau-nés, on note une tendance manifeste à l'adduction de la pointe du pied (Hueter). D'après Eschricht, Scudder, dans les premières périodes de la vie embryonnaire, les membres inférieurs sont en rotation externe et le pied en varus équin. La détorsion normale serait empêchée par une anomalie de développement de l'amnios (adhérences, brides amniotiques), d'où compression sur l'extrémité inférieure de l'embryon (Dareste).

C'est à la théorie de l'attitude vicieuse qu'il faut ramener la *théorie nerveuse*, où le pied se dévierait par suite de contractures ou de paralysies partielles, et les os se modèlent secondairement (Morgagni, Béclard, Rudolfi, J. Guérin). La chose est certaine pour les pieds bots que l'on voit souvent accompagner les malformations (anencéphalie, hydrocéphalie, spina bifida surtout) du système nerveux central, dans lequel, d'autre part, on a parfois trouvé soit des lésions évidentes de l'hémisphère opposé (Gibb, Leale), soit des altérations des cellules antérieures de la moelle (Michaud, Dejerine, Pitres, Courtillier, Achard et Durante) ; mais en dehors de ces faits, rares, nous ne croyons pas qu'on puisse généraliser cette théorie en admettant avec GILLES DE LA TOURETTE (*Sem. méd.*, 1897, p. 517) la possibilité d'une myélite ayant guéri sans trace. La règle est que les muscles soient grêles, mais sains (1).

Signes physiques. — 1° AVANT LA MARCHE. — C'est à cette période qu'il faut chercher la déformation à l'état de pureté. On est d'abord frappé par l'*adduction de l'avant-pied sur l'arrière-pied*, d'où, sur le bord interne, un *pli d'adduction* au niveau de l'articulation médio-tarsienne; cet angle de l'avant-pied sur l'arrière-pied et la jambe peut être droit et même aigu dès la naissance (2). Au mouvement d'adduction s'ajoute ce que Delpech appelait la *volutation*, ce qu'aujourd'hui on appelle plus volontiers *supination* : par une rotation autour d'un axe

(1) Voy. COURTILLIER, *Soc. biol.*, 1896, p. 1003; ex. histol., par Achard et Durante, myélite diffuse, probablement toxique; et Thèse de Paris, 1896-1897; COURTILLIER et DURANTE, *Gaz. hebd. méd. et chir.*, 1897, p. 265.

(2) Il peut y avoir association au metatarsus varus (voy. p. 663).

fictif antéro-postérieur, le bord interne, devenu concave, se porte en haut et en dehors, le bord externe, devenu convexe, se porte en bas et en dedans. En sorte que la plante regarde non plus en bas, mais en dedans et plus ou moins en arrière, jusqu'à devenir presque verticale; avec plicature concave entre l'avant-pied et l'arrière-pied, d'où *pied creux;* tandis que la face dorsale devient externe et même inférieure, sur une étendue d'autant plus grande que la malformation est plus prononcée. Ce mouvement d'adduction et de volutation existe à l'arrière-pied; mais en cette région la déviation principale est l'*équinisme*. La partie calcanéenne de la plante est oblique en bas, en avant et en dedans, avec orientation en dedans; le talon est élevé et légèrement porté en dehors, surmonté par deux ou trois plis transversaux dans les cas accentués, et au-dessus de lui on sent le tendon d'Achille rétracté. Dans son ensemble, le pied est court, le gros orteil est écarté du deuxième.

Par la palpation, en faisant mouvoir les jointures, on se rend compte à peu près de la position des os: on sent en dehors la face externe du calcanéum, orientée en bas; elle se termine en avant par une forte saillie de la grande apophyse et du cuboïde; subluxé hors de la mortaise, le corps de l'astragale est largement accessible en avant de la malléole externe, très saillante. Au bord interne, au contraire, les saillies de l'astragale, du scaphoïde et du premier cunéiforme sont à peine ou même pas du tout accessibles au-dessous et en avant de la malléole interne, mal dessinée.

Dans son ensemble, l'enfant a tendance à porter le membre en dehors, tandis qu'au contraire l'extrémité inférieure du tibia a subi une rotation en dedans.

Un pied bot proprement dit peut être aggravé par mouvement communiqué mais ne peut jamais être redressé sans violence, même chez l'enfant qui vient de naître, car dès ce moment existent des rétractions fibro-tendineuses et des déformations du squelette. Mais rien n'est variable comme la souplesse de ce pied, comme la force qu'il faut développer à la première manipulation. Un pied bot se juge à la main, non à l'œil, a dit Farabeuf. Il semble qu'en règle générale les pieds gras soient moins souples que les pieds maigres.

2° Sous l'influence de la marche se produisent, d'autant plus et d'autant plus vite que la déviation est plus grande, des modifications secondaires importantes. La volutation du pied surtout s'aggrave, à tel point que la plante en vient à regarder en dedans, en arrière et surtout en haut, en avant d'un sillon qui la coupe profondément en deux et dans lequel on sent se tendre, en dedans surtout, la corde de l'aponévrose plantaire dès que l'on veut redresser l'avant-pied. Dans son ensemble, le pied forme un vrai pilon globuleux, et la marche a lieu sur la face externe du calcanéum et sur le dos de l'astragale, devenu inféro-externe. En raison de l'équinisme, le membre est allongé, et de là une *déviation compensatrice en genu valgum*. Au niveau des points d'appui anormaux, sur le sol ou dans la chaussure, se produisent des bourses séreuses, matelassant les saillies de la malléole externe, de l'astragale, de la pointe calcanéo-cuboïdienne : hygromas qui peuvent devenir douloureux, s'enflammer, suppurer et se fistuliser (1). Un peu

(1) Il en peut résulter de l'arthrite suppurée: Adenot, *Gaz. heb. méd. et chir.*, 1895, p. 181; tarsectomie; guérison.

atrophiés dès le début, ainsi qu'on s'en rend compte quand la difformité est unilatérale, les muscles de la jambe, les jumeaux surtout, s'atrophient de plus en plus, et finalement la jambe est grêle et cylindrique.

Si l'on met à part les complications venant des hygromas, un pied bot unilatéral, même très accentué, est compatible avec une fonction assez bonne de station et de marche. Mais quand la difformité est bilatérale et fort accusée, la station debout sur ces deux pilons est difficile sans canne; les sujets se tiennent très droits, tronc en arrière, membres en rotation externe; ils marchent en faisant osciller le bassin et en pliant le genou pour que chaque avant-pied puisse passer successivement au-dessus puis en avant de l'autre. C'est à cette période avancée qu'on peut observer la rotation de la jambe en dehors, malléole externe en arrière.

A cette période, l'irréductibilité est complète; c'est même à peine si on peut augmenter, par quelques petits mouvements, le degré de la difformité existante. Cette irréductibilité est due avant tout à des déformations ostéo-articulaires, et aussi à des rétractions ligamenteuses.

Abandonné à lui-même, le pied bot varus équin est voué à l'aggravation sous l'influence de la marche, à un degré tel que parfois les sujets, en cas d'atteinte bilatérale, en sont réduits à la progression quadrupède. Mais le *pronostic* fonctionnel, et même morphologique, est modifié du tout au tout par la thérapeutique : presque tous les pieds bots traités bien et de bonne heure guérissent sans trace ; ceux que l'on entreprend tard restent assez disgracieux d'apparence, mais permettent une marche correcte.

Diagnostic. — Le *diagnostic de l'existence* d'un pied bot est purement objectif et impossible à méconnaître, réserves faites pour certains cas où, chez le nouveau-né, l'attitude normale en adduction est un peu exagérée, mais redressable à la main avec amplitude normale du mouvement inverse (1). (Pour l'aspect du metatarsus varus, voy. p. 663.)

Le *diagnostic de la nature* est d'ordinaire évident, car il faut une incurie toute spéciale des parents pour que manque la notion de congénitalité. Quand la lésion est avec certitude congénitale, elle peut être en relation avec certaines lésions nerveuses centrales (maladie de Little, hémiplégie spasmodique) faciles à reconnaître aux signes et symptômes concomitants. On recherchera le spina bifida latent. Nous croyons inutile d'insister sur les pieds bots acquis des diverses myélites (syringomyélie, sclérose en plaques, syphilis, mal de Pott, pachy-méningite cervicale hypertrophique).

Même quand tout commémoratif fait défaut, le *pied bot paralytique* prête très rarement à erreur : il reste pendant bien plus longtemps réductible, ou à peu près ; les muscles du mollet sont non seulement grêles, mais bien plus flasques et surtout dégénérés ; il est habituel que d'autres muscles soient atteints au même membre ou à l'autre ; les déformations osseuses sont lentes à se produire ; en cas de bilatéralité, la symétrie est rare, et d'ailleurs il est habituel qu'un pied bot

(1) Guéniot a conseillé de provoquer le redressement actif en mettant les pieds devant le feu; ou bien on pique un peu la plante. Ces procédés servent pour apprécier les guérisons.

paralytique diffère par quelques détails de forme du typique varus équin congénital ; la peau est souvent froide et violacée.

Anatomie pathologique (1). — Le pied bot est une attitude vicieuse en équinisme, varus et volutation, mouvements qui à l'état normal s'associent, de même que le talus, le valgus et le déroulement de la plante. A mesure que l'attitude vicieuse s'accentue, les *articulations médio-tarsienne et sous-astragalienne se subluxent* dans les directions précitées, soit *en bas, en dedans et vers la plante ;* de là des *changements d'appui* et un *modelage des os.* Ceux-ci, en même temps, changent de direction (2).

Par suite de l'*équinisme,* qui se passe dans la *tibio-tarsienne,* l'*astragale* « baisse le front » (Ch. Nélaton), de plus en plus sort de la mortaise et s'expose au dos du pied ; au degré extrême, seule l'ancienne petite face postérieure reste dans la mortaise, les deux faces latérales s'énucléent des malléoles qui restent en arrière, surtout l'externe quand entre en jeu la rotation en dehors, qui porte la malléole péronière en arrière. L'axe général est oblique en bas et en dedans ; il peut arriver à être presque vertical. La partie postérieure du corps vient à supporter la pression du tibia et s'aplatit, en même temps qu'elle s'atrophie en dedans ; la partie antérieure, au contraire, libre de compression, s'hypertrophie ; une « barre prétibiale », transversale, et deux « cales prémalléolaires », dont la prépéronière est la plus accentuée, s'élèvent et mettent obstacle au retour dans la mortaise, devenue trop petite (Adams, Ch. Nélaton, Farabeuf).

Le *varus* et la *supination* exagérés déforment l'*articulation astragalo-scaphoïdienne.* Le scaphoïde de plus en plus se subluxe selon un trajet en spirale, d'abord en dedans et en bas, puis en dedans et en haut, remontant jusqu'à toucher la malléole tibiale par son tubercule interne devenu postérieur ; il est un peu aplati en dedans, mais conserve à peu près sa forme. La *tête de l'astragale,* par ce nouveau contact, est aplatie en dedans et vers la plante, tandis que sa partie supéro-externe perd toute capacité articulaire, devient mamelonnée, sans cartilage ; et entre les articulations, l'ancienne et la nouvelle, s'élève une sorte de crête ; à un moment donné des insertions y fixent la capsule. Donc, la tête astragalienne devient asymétrique, comme pointue en avant parce que sa partie interne est aplatie par pression vicieuse. Si l'on prend comme *axe du col* (3) celui qui passe par le centre de cette partie articulaire nouvelle, on constate que l'angle ouvert en dedans formé par cet axe avec l'axe du corps se ferme de plus en plus : il est pour Kirmisson et Charpentier de 156 à 161° chez l'adulte, de 156 à 164° chez l'enfant, de 137° en moyenne dans le pied bot. Mais Bouvier, Kocher, Bessel-Hagen et surtout Farabeuf ont montré que si on prend le centre réel de la surface articulaire, en tenant compte de la partie externe déshabitée, jusqu'à la ligne d'insertion de l'ancienne capsule, le col reste dans sa direction normale, au moins pendant fort longtemps ; sur une coupe transversale et

(1) On trouve dans les auteurs anciens des descriptions très précises, dues par exemple à Scarpa, à Adams, à Bouvier ; quelques points intéressants ont été étudiés par Kirmisson, par Bessel-Hagen. Mais les recherches capitales, en corrélation avec les indications opératoires, sont celles de FARABEUF (*Précis de manuel opér.*, 4e éd., 1893-95, p. 816 ; Thèse de LAPEYRE, Paris, 1894-1895).

(2) F. MONOD et J. VANVERTS (*Gaz. hebd. méd. et chir.*, 1896, p. 1002) ont constaté l'amorce de ces déformations sur un fœtus de six mois ; ils citent des autopsies de fœtus par Rudolphi, Bouvier, Little, Gross. — Autopsie d'un fœtus à terme par ARDOUIN, *Soc. anat.*, 22 janvier 1897, p. 52. — BURRELL, *Ann. of Surg.*, mars 1893, t. XVII, p. 393, fœtus de sept mois.

(3) Cette déviation de l'axe du col en bas et en dedans, comme phénomène initial, est admise par Parker, par Scudder. Pour Parker, elle est normale chez les singes, et en rapport avec l'adduction considérable de leur avant-pied ; de même, à un moindre degré, chez le nouveau-né. Le pied bot serait-il donc une anomalie réversive ? Mais il est à noter que singes et nouveau-nés ont un mouvement de talus valgus non moins ample, et c'est précisément celui-là qui est supprimé en cas de pied bot. Sur l'axe du col, voy. KIRMISSON et CHARPENTIER, *Rev. d'orth.*, juillet 1895, p. 291.

horizontale, Farabeuf a constaté que le cartilage est déformé, mais que le noyau

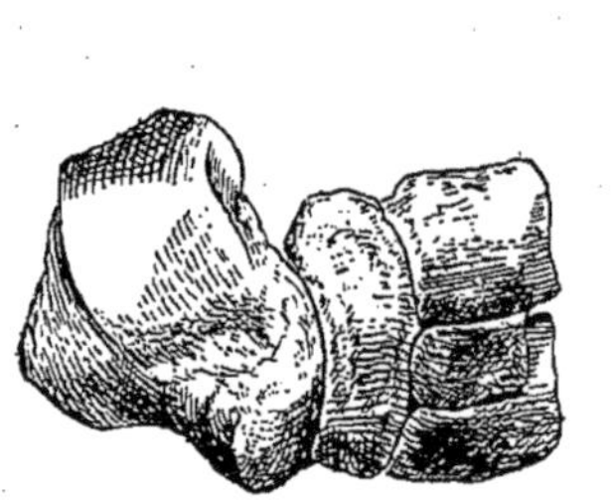

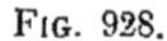

FIG. 928.

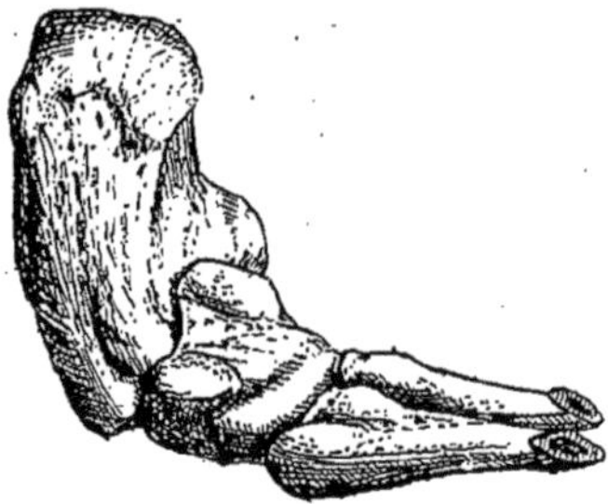

FIG. 929.

Fig. 928. — Pied varus droit, face dorsale (astragale, scaphoïde, cunéiformes). Le scaphoïde subluxé découvre la partie frontale de la tête ; le bord interne du pied est courbé (adulte). Fig. 929. — Pied varus gauche, face plantaire (calcanéum, cuboïde, IVe et Ve métatarsiens). Le cuboïde est subluxé jusque sous le sustentaculum tali et l'use de son éperon (FARABEUF).

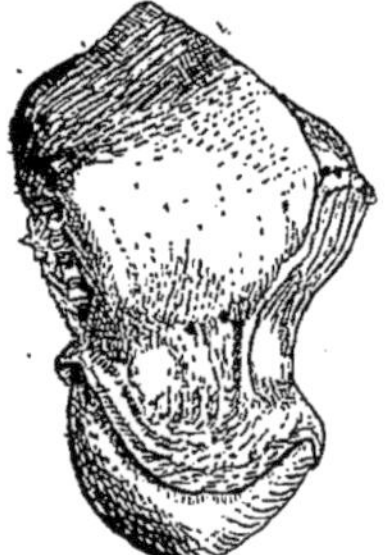

FIG. 930.

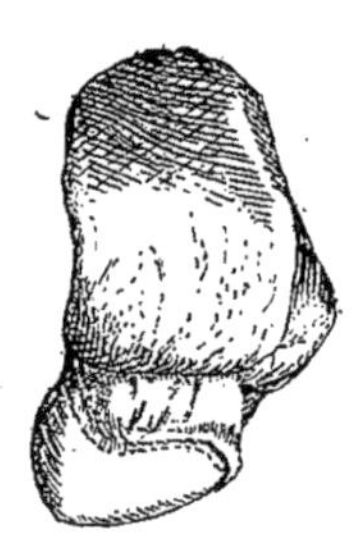

FIG. 931.

Fig. 930. — Astragale gauche de varus équin. La *tête* est divisée en deux territoires : un frontal, tourné en avant comme à l'état normal, un antéro-interne (interne surtout) auquel correspond le scaphoïde subluxé. La *trochlée* est divisée en une partie postérieure, devenue seule articulaire ; la partie antérieure est unie par des filaments « arachnéens » à la partie correspondante, épaissie, de la capsule. La fig. 931, provenant cependant d'un sujet de 2 ans seulement, montre la déformation antérieure très accentuée, mais elle n'atteignait pas le noyau osseux (FARABEUF).

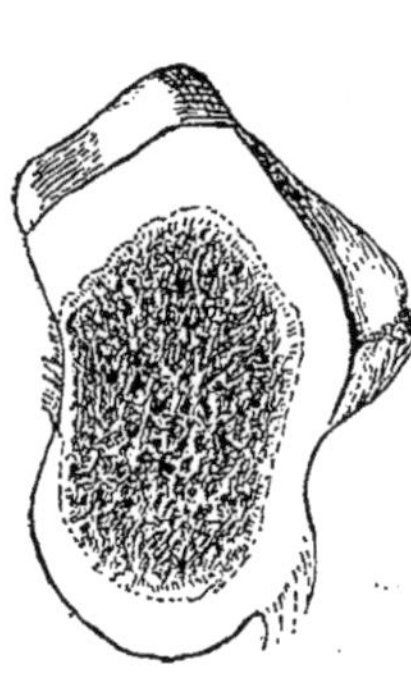

FIG. 932.

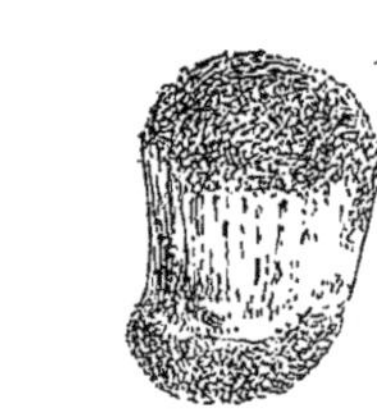

FIG. 933.

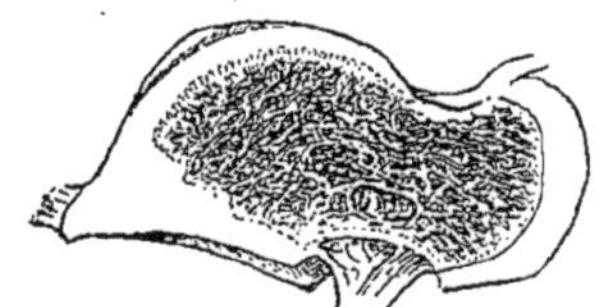

FIG. 934.

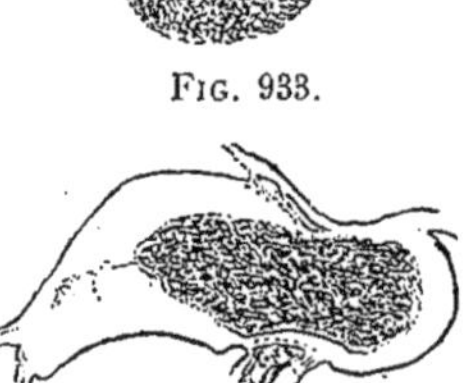

FIG. 935.

Fig. 932 à 935. — *Développement du noyau osseux de l'astragale.* — Fig. 932. Enfant de 3 ans 1/2 ; astragale très coudé, où cependant le noyau osseux a poussé droit. Mais, à cet âge, une incurvation du noyau osseux est déjà possible, comme le montre la fig. 933. A l'état normal (fig. 934, enfant de 8 ans, coupe sagittale), on voit que col et corps sont osseux, l'accroissement continuant à se faire vers la queue encore cartilagineuse. Même disposition, avec noyau osseux droit, dans le varus équin à 2 ans (celui de la fig. 935) et ce noyau était droit également sur une coupe horizontale (FARABEUF).

osseux de l'astragale pousse d'abord droit. L'*inflexion du col en dedans est un phénomène secondaire et même relativement tardif.*

La mortaise, s'articulant avec la queue aplatie de l'astragale, descend de façon que les deux malléoles touchent le calcanéum.

Le *calcanéum*, d'abord, *change de direction*. Il *glisse en avant;* son corps devient *oblique en bas, en avant, en dedans*, tandis que le *talon est oblique en sens inverse :* il a *viré* comme un bateau, la proue cheminant à l'envers de la poupe; il a *tangué*, la pointe piquant en bas et le talon en haut; mais en même temps il a *roulé*, face interne s'orientant en haut et face externe en bas (1).

Ainsi dirigé, le *calcanéum se déforme;* ses faces inférieure et interne tendent à s'atrophier et à devenir concaves; c'est l'inverse pour les faces dorsale et externe. D'une manière générale, son extrémité antérieure s'hypertrophie, en dehors principalement; et surtout sa partie articulaire est modelée par la subluxation de la médiotarsienne en varus. Exagérant son excursion normale, le *cuboïde* se porte en dedans et vers la plante, sous la petite apophyse : en dedans, en bas et en arrière, cuboïde et calcanéum sont aplatis; en dehors et en haut, au contraire, ils sont saillants, hypertrophiés, c'est ce qui rend le bord externe du pied plus long que l'interne (2).

Les cunéiformes, les métatarsiens, les phalanges même ont tendance à atrophie et hypertrophie dans les mêmes sens : atrophie interne et plantaire, hypertrophie externe et dorsale. Mais sur eux, dans les cas habituels, c'est peu accentué. Dans les cas graves, le premier cunéiforme touche la malléole interne. Les deux derniers métatarsiens se subluxent en dedans et en bas sur le cuboïde.

Dans les cas anciens, on note que les os du pied sont graisseux et friables. Les cartilages articulaires sont érodés.

Les *ligaments* s'adaptent à ce nouveau fonctionnement. Ceux de la plante sont courts, en dedans surtout, mais non hypertrophiés comme on l'a dit, sauf l'aponévrose plantaire; les autres, au contraire, sont atrophiés (3). Farabeuf a fait voir, à l'inverse, que si les ligaments dorsaux et externes sont allongés sur la bosse du pied, ils sont anormalement épais, car c'est eux, qui, de plus en plus à mesure que s'accentue la difformité, portent le poids du corps. Il y a en particulier hypertrophie du ligament en Y. Le ligament tibio-astragalo-scaphoïdien, par contre, se tasse en une sorte de ménisque entre la malléole et le scaphoïde. Les ligaments tibio-tarsiens postérieurs, qui vont au talon élevé, en particulier les fibres unissant le ligament interosseux aux crêtes du calcanéum (fibres péronéo-calcanéennes de Bessel-Hagen), sont très courts.

Les *muscles* sont en général grêles, leurs tendons se rétractent, surtout ceux du triceps sural et des jambiers (principalement le postérieur). En outre, ils se déplacent. Le tendon d'Achille devient externe en raison du déplacement du talon, le jambier postérieur peut en venir à passer en avant de la malléole interne usée, le fléchisseur propre creuse sa gouttière sur le calcanéum; tous les tendons antérieurs

(1) Le glissement en avant du calcanéum est dû : 1° à l'action du triceps sural quand elle élève le talon, en raison des fortes lames aponévrotiques qui unissent le tendon d'Achille au tibia; 2° à l'adduction de l'avant-pied. Tiré par les deux jambiers, le postérieur surtout, le scaphoïde tire à sa suite le cuboïde, mais celui-ci bute vite sous la petite apophyse du calcanéum et dès lors entraîne cet os avec lui; mais la pointe du calcanéum, en raison de la forme des surfaces articulaires, ne peut se porter en bas et en dedans sans que la sous-astragalienne glisse en avant. Ce glissement est permis par les faisceaux interosseux externes, très obliques en bas et en avant, qui donnent du jeu en se redressant; mais les faisceaux internes, courts et verticaux, se soudent, forment point fixe et obligent le calcanéum à tanguer en même temps qu'il vire.

(2) L'*adduction* de l'avant-pied est forcément *associée à la supination*. « Quand l'avant-pied est en flexion, l'obliquité de flexion du bord plantaire externe, gouverné par le cuboïde, déjà porté en adduction sous l'astragale, devient plus considérable que celle du bord interne, gouverné par le scaphoïde dont l'obliquité de flexion sur l'astragale n'a pas changé. » (Lapeyre.) En sorte que métatarsiens et orteils externes se mettent en supination et le bord externe tend à croiser le bord interne.

(3) Mais ils sont encore assez puissants pour pouvoir empêcher le redressement, toutes les autres parties molles étant coupées (Coote, Parker).

sont déviés en dedans. Les attaches scaphoïdiennes des deux jambiers sont réduites à une mince languette, tandis que se développent les tendons destinés au premier cunéiforme et aux métatarsiens, sur lesquels seuls ils continuent à tirer.

Nous avons déjà signalé *le genu valgum compensateur*, *la rotation des os de la jambe*, en dedans chez les enfants jeunes, puis en dehors. On a noté des *modifications de la hanche* (tête usée en arrière et en dehors, Meyer; changement de direction du col, Jaboulay).

Traitement. — Notre principe directeur doit être que l'attitude vicieuse entraîne : 1° des déformations ostéo-cartilagineuses ; 2° des raccourcissements des ligaments dans la concavité des articulations subluxées. Ces deux ordres de modifications vont de pair, et notre but doit être : 1° de modeler les articulations dans le bon sens tant que le squelette est malléable ; 2° de supprimer les obstacles quand nos moyens orthopédiques sont devenus impuissants à les modifier. D'une manière générale, on peut dire qu'après avoir été très opératoire, par tarsectomie en particulier, ce traitement est devenu de plus en plus orthopédique. Nous ne sommes cependant pas de ceux qui ne peuvent se résoudre à enlever quelques os du tarse (1).

Age ou il convient d'opérer. — Avec tous les pédiatres, nous déclarons qu'un pied bot doit être traité par les manipulations *aussitôt après la naissance* : le jour même, disait Sayre ; mettons qu'on peut attendre 8 à 10 jours, que l'enfant ait repris son poids. On a objecté les dangers de la chloroformisation : ils sont nuls, même à cet âge, et d'ailleurs elle est la plupart du temps inutile sur l'enfant tout jeune. Quoi qu'on en ait dit, les appareils plâtrés, rarement utiles, sont bien supportés, malgré la délicatesse de la peau, et on peut les protéger contre l'urine (enfant en culotte ; coton non hydrophile autour du pied) ; ces objections tombent pour les appareils en gutta-percha (2) ou pour le diachylon. Le traitement sans doute est long, minutieux, exige des parents une grande patience ; mais il donne presque toujours un pied normal à la fois d'aspect et de fonctions, tandis que si la tarsectomie est fonctionnellement excellente, elle donne un pied d'ordinaire assez difforme. Nous ne saurions donc accorder à Lucas-Championnière que le mieux soit de laisser aller les choses jusqu'à l'âge de 5 ou 6 ans, puis de désosser le tarse : ce sera une ressource précieuse pour les enfants qu'on aura négligés jusque-là et qu'on guérira en 6 semaines à 2 mois ; de même encore pour ceux — très rares il est vrai — chez lesquels l'efficacité des manipulations aura été insuffisante.

Ces principes généraux posés, nous avons à notre disposition (3) :

1° Les *manipulations simples*, applicables aux nouveau-nés.

2° Le *redressement modelant*, qui exige la chloroformisation et réussit presque

(1) On trouvera les documents nécessaires en se reportant à Forgue, *Congr. franç. de chir.*, 1896, p. 74 (et discussion) ; Kirmisson, *Rev. d'orthop.*, 1er mai et 1er juillet 1896, pp. 228 et 273 ; Arréat, Thèse de Montpellier, 1896-1897. — Cf. König, *Arch. f. kl. Chir.*, 1890, t. XL, p. 818 ; Heusel, *ibid.*, 1894, t. XLVII, p. 338 ; Lauenstein, *ibid.*, 1894, t. XLVIII, p. 552 ; de Vlaccos, *Rev. de chir.*, 10 novembre 1906, p. 598.

(2) M. Lentz (*Congr. franç. de chir.*, 1897, p. 678) a préconisé le feutre poroplastique : nous le croyons inférieur au plâtre ou à la gutta-percha.

(3) Nous passons volontairement sous silence les appareils redresseurs permettant la marche, tels que le soulier de Scarpa ou le sabot de Venel.

toujours sur l'enfant qui n'a pas encore marché. L'évidement des noyaux osseux centraux doit être rangé dans cette méthode.

3° La *tarsoclasie*, que l'on pratique avec des appareils spéciaux, chez des sujets de tout âge auxquels on redresse le pied après un véritable broiement sous-cutané des os du tarse (1). Nous passerons sous silence cette méthode, dont nous n'avons aucune expérience, car sa brutalité nous a toujours répugné.

4° La *méthode sanglante*, que nous préférons à la précédente, et qui est constituée par deux procédés : l'opération de Phelps, la tarsectomie.

1° *Manipulation sur le nouveau-né* (2). — Il est bien établi, depuis Adams, que le redressement doit se faire en deux temps : le *varus d'abord*, *l'équinisme ensuite* (3). L'appui donné en arrière au calcanéum par le tendon d'Achille rétracté favorise les manœuvres de correction du varus.

Pour *corriger le varus*, on prend l'avant-pied d'une main, l'arrière-pied de l'autre (4), les deux pouces appuyant sur « la bosse du pied » et la refoulant avec force en même temps que les deux mains font effort pour ouvrir l'angle de la plante du pied. A ce mouvement on en ajoute tout de suite un autre, par lequel on *détord la volutation*. On saisit avec force calcanéum et malléoles, de façon à ne pas faire subir à la jambe de fracture par torsion, et de l'autre main on prend l'avant-pied, auquel on imprime un mouvement d'élévation du bord externe.

Le redressement de l'avant-pied sur l'arrière-pied s'obtient d'ordinaire en trois à quatre semaines, à raison de trois séances par semaines, de cinq minutes environ chacune.

On passe alors à *l'équinisme*, en imprimant un mouvement de talus à l'articulation tibio-tarsienne : il faut avoir bien soin de prendre toute la plante à plat dans la paume d'une main, et autant que possible d'abaisser en même temps le talon avec deux doigts recourbés en crochet au-dessus de lui, sans quoi on n'agit pas sur la tibio-tarsienne, mais on produit dans la médio-tarsienne une hyperextension nuisible, astragale et calcanéum conservant leur orientation vicieuse. Pendant cette manœuvre encore plus que pendant la précédente, on fixe solidement de l'autre main la région malléolaire.

Après ce redressement, il est bon de masser les muscles de la jambe. On termine en maintenant le pied par un bandage roulé avec une bande de flanelle, celle-ci étant enroulée avec soin en sens inverse de la déviation, c'est-à-dire que le 8 a une boucle plantaire allant du bord interne au bord externe et, remontant de là au bord interne du tibia, forme en arrière de la jambe la seconde boucle. La peau est largement saupoudrée de poudre de talc. Dans les cas où le redressement est difficile à maintenir, on le maintient entre les séances avec une ban-

(1) Depuis très longtemps, Delore (de Lyon) a préconisé cette méthode; *Rev. d'orthop.*, 1893, p. 122, et Thèse de son élève LAURENÇON, Lyon, 1892-1893; voy. aussi VINCENT, *Arch. prov. chir.*, de mars à mai, 1893; DUGÉ DE BERNONVILLE, Thèse de Bordeaux, 1900-1901, n° 60.

(2) SPRENGEL, *Zeit. f. orth. Chir.*, 1897, t. V, p. 109.

(3) OWEN (*Soc. roy. méd. et chir.*, Londres, 22 novembre 1892, *Lancet*, t. II, p. 122) a cependant soutenu qu'il fallait commencer par la ténotomie et la correction de l'équinisme.

(4) Si l'on prend, au lieu de l'arrière pied, la jambe au-dessus des malléoles, on provoque, surtout si l'enfant est rachitique, une infraction des deux os en valgus (L. HEULLY, *Rev. méd. Est*, 1909, p. 707); d'ailleurs, Lorenz a conseillé la fracture sus-malléolaire du péroné (A. DE SAXL, *Zeit. f. orth. Chir.*, 1908, t. XIX, p. 51).

delette de diachylon enroulée comme il vient d'être dit. Nous n'avons pas coutume de faire porter à nos patients la plaquette de Saint-Germain (1) ou une botte en gutta-percha (2).

Ces manœuvres suffisent d'ordinaire, dans les cas légers, pour arriver à la guérison en 5 à 6 mois : *la guérison n'est guère assurée que si on obtient une hypercorrection passive, en talus valgus, et si l'enfant effectue volontairement le mouvement actif en ce sens.*

Dans les cas plus accentués, quand l'enfant est âgé de 5 à 6 semaines, on coupe le tendon d'Achille et on reprend au bout de 8 à 10 jours, une fois toute plaie cicatrisée, les manœuvres précédentes. Comme on a endormi l'enfant, on en a profité pour compléter le redressement par les manœuvres dites de Lorenz (voy. plus loin).

La *section du tendon d'Achille* peut être exécutée par voie *sous-cutanée;* avec le ténotome pointu, on ponctionne à 1 centimètre environ au-dessus du calcanéum, contre le bord interne du tendon, tendu par flexion du pied, et on insinue l'instrument, lame à plat, tranchant en bas, entre la peau et le tendon. Dans la voie ainsi frayée, on introduit, à plat également, le ténotome mousse, et quand le bout a dépassé le bord externe du tendon, on tourne la lame, perpendiculairement à celui-ci; on appuie en sciant légèrement, en même temps que le tendon, toujours tendu avec force, vient pour ainsi dire se couper de lui-même; quand la section est achevée, brusquement s'obtient la flexion complète, avec un petit claquement spécial.

En cette région (3), la méthode sous-cutanée n'offre aucun danger : il faut une grande impéritie pour blesser les vaisseaux ou nerfs tibiaux internes. Nous préférons cependant la *section à ciel ouvert*, dont la cicatrice de 5 à 6 millimètres nous paraît négligeable, parce qu'elle seule nous permet de couper à fond, d'un coup de pointe, en avant du tendon, les fibres ligamenteuses tibio-calcanéennes (4).

A cet âge, l'indication de couper les tendons jambiers ou l'aponévrose plantaire est très rare à notre sens. Le faisceau interne de l'aponévrose, allant de la

(1) Lamy (*Gaz. hôp.*, 1910, p. 2009) a perfectionné cette plaque.

(2) Nové-Josserand et Rendu (*Rev. d'orth.*, 1909, n° 4, p. 289) ont recours à la *méthode de Finck.* Le pied étant réduit aussitôt que possible après la naissance (sans anesthésie), pendant les premiers jours on le maintient avec un bandage de flanelle appliqué de la manière suivante : on enduit tout le pied, la jambe et le tiers inférieur de la cuisse, d'un mélange adhésif (térébenthine de Venise, mastic, colophane, résine blanche, alcool), on entoure le pied d'une couche de coton, on place sous ce pied une semelle d'aluminium ou de laiton mince et on roule une bande de flanelle. Plus tard, on exerce une traction élastique avec des liens en caoutchouc adaptés à la semelle et qui vont s'attacher à une genouillère en celluloïd, unie par des courroies à une ceinture pelvienne également en celluloïd. — Quand on peut commencer le traitement dès la naissance, il est rare, d'après notre expérience, qu'un appareillage aussi compliqué soit nécessaire. Les appareils construits par mon élève Versepuech (Thèse de Paris, 1909-1910) me paraissent bien plus simples.

(3) Tapie (*Écho méd.*, Toulouse, 1890, n° 49, p. 577) dit, d'après l'expérimentation et l'histologie, que si la section est faite trop près de l'insertion osseuse, il en peut résulter une atrophie du bout inférieur et la soudure ne se fait pas.

(4) Ces fibres, déjà vues par Thorens, ont été spécialement décrites par Bessel-Hagen. Nové-Josserand (Blondel, Thèse de doct., Lyon, 1910-1911) va plus loin et à l'incision postérieure en ajoute une qui contourne la pointe de la malléole interne; par là il va, sous les vaisseaux, couper le ligament latéral interne; la solidité de l'articulation ne s'en trouve pas compromise.

tubérosité interne du calcanéum à la base du gros orteil est le plus rétracté, mais il faut couper en dehors de lui une lame assez large : la section sous-cutanée est facile. Pour couper le jambier postérieur, en raison du voisinage de l'artère tibiale postérieure, il est sage d'opérer à ciel ouvert.

Les *soins consécutifs* sont de haute importance. Quoi qu'on en ait parfois cru, des ténotomies sans manipulations préalables et ultérieures ne servent à rien. On ne laisse l'enfant marcher que tard, vers 18 à 20 mois, et jusque-là on continue à manipuler le pied quoique déjà assoupli ; on masse et au besoin on électrise les muscles (1) de la jambe et en particulier les abducteurs (extenseur commun, péroniers latéraux); et pour cela il est bon, si possible, d'exercer les parents aux manœuvres, ainsi exécutées très souvent. La marche a lieu avec souliers spéciaux, à guêtre et lacés, fendus sur le dos pour que le pied y entre sans torsion en varus, à semelle dure (et même métallique), élevée et débordante en dehors, à contreforts solides. On surveille très attentivement la manière dont la plante pose sur le sol : un peu d'adduction du gros orteil, un peu d'équinisme doivent être aussitôt corrigés. *Il faut que la flexion tibio-tarsienne atteigne au moins l'angle droit.* Et pendant longtemps on se méfiera de la tendance à la récidive (2).

2° *Redressement modelant.* — Certains pieds bots, même pris dès la naissance, sont rebelles aux manipulations et appareillages que nous venons de décrire : ils sont tout à fait exceptionnels si le traitement est bien dirigé. D'autres enfants nous sont présentés âgés déjà de 5 à 6 mois sans avoir été traités, ou ayant subi une ténotomie sans manipulations préalables et ultérieures, ce qui revient au même. A partir de cet âge, et jusqu'à 2 ans environ, nous avons recours au redressement modelant, préconisé depuis longtemps par Delore (de Lyon) et bien réglé par Lorenz (de Vienne) (3).

C'est un *redressement brusque, en une séance, sous chloroforme*, où l'on modèle le pied en attaquant l'un après l'autre chacun des éléments de la déviation, sans que les règles soient à vrai dire autres que celles des manipulations sur le nouveau-né.

Pour attaquer le *varus* (4), par lequel on commence, on fait porter à faux le pied sur un coin de bois à arête mousse, garni de flanelle : la « bosse du pied », soit le bord dorso-externe, à peu près au cuboïde, repose sur l'arête, tandis que des deux mains, doigts en bas, on saisit l'arrière-pied et l'avant-pied. On fait effort des deux mains en sens inverse, de haut pour que le poids du corps agisse, jusqu'à ce qu'on entende claquer les ligaments plantaires rompus; après quoi, on ouvre la charnière par une série de mouvements pour l'assouplir jusqu'à ce que la plante soit devenue plane et même convexe. Le bord de la table peut remplacer le coin.

(1) Sur l'atrophie consécutive du mollet (bras de levier calcanéen raccourci, diminution des mouvements tibio-tarsiens), voyez Joachimsthal, *Berl. kl. Woch.*, 1896, p. 946.

(2) Kocher (*Corr. Bl. f. schw. Aerzte*, 1898, p. 525) a constaté que les os étaient encore déformés chez un enfant mort de diphtérie au neuvième mois du traitement.

(3) A. Broca, Thèse de Boquel, Paris, 1895-1896. Frölich, Thèse de Mutel, Nancy, 1910-1911.

(4) Dans les cas très accentués (et quelquefois même chez le nouveau-né), pendant cette manœuvre on rompt la peau dans le sillon d'adduction. On peut profiter de ce « Phelps » accidentel pour redresser le varus, mais les autres manœuvres sont arrêtées.

La plante est plane, mais bord interne en haut, bord externe en bas parce que le pied est en *volutation* ou *supination*. On en fait ce déroulement à la main, en relevant le bord externe de la plante prise en dessous. Quelques auteurs croient

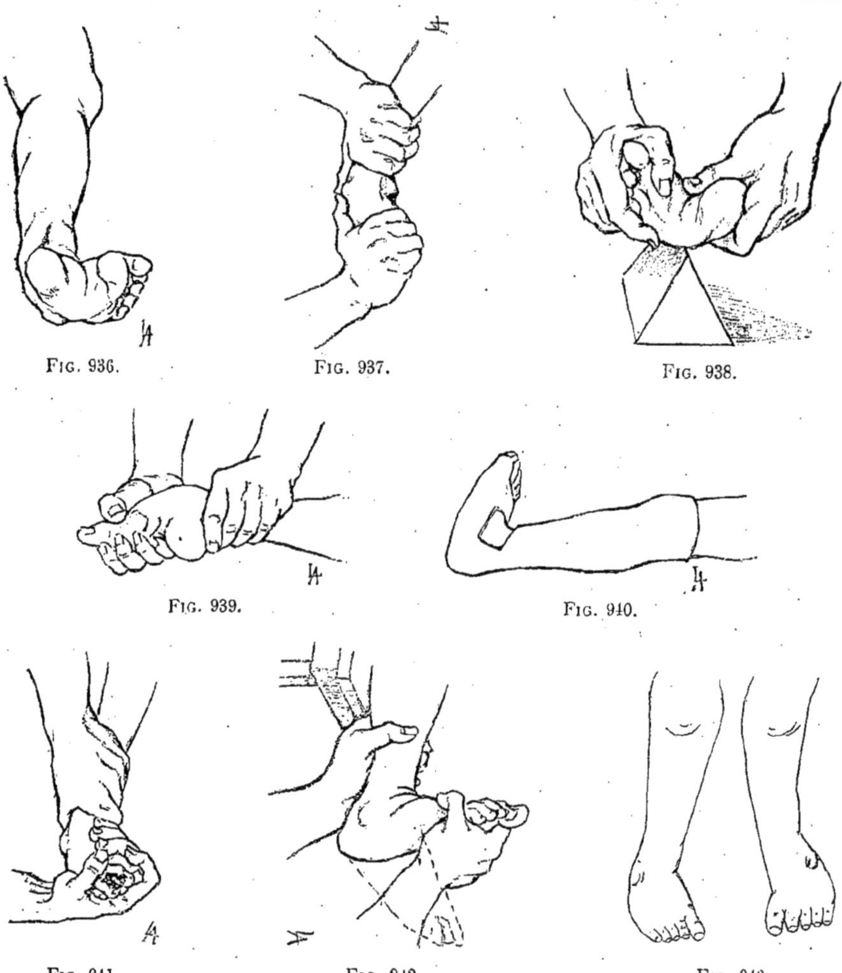

Fig. 936. Fig. 937. Fig. 938.

Fig. 939. Fig. 940.

Fig. 941. Fig. 942. Fig. 943.

Les éléments de la difformité (fig. 936) sont le varus, l'enroulement de la plante, l'équinisme ; 1° on corrige d'abord le varus en écrasant la « bosse du pied » sur les deux pouces (fig. 937) ou sur un coin (fig. 938), si le sujet a passé 6 semaines à 2 mois ; 2° on corrige le pied creux par extension de la médio-tarsienne (fig. 939) ; 3° on détord la volutation (fig. 941) ; 4° on coupe alors le tendon d'Achille et l'on corrige l'équinisme par flexion tibio-tarsienne (fig. 942). L'appareil plâtré, muni d'une large fenêtre, tient bien, si le pied est à angle un peu aigu sur la jambe (fig. 940). — Valgus par infraction du péroné, si on fixe mal le bas de la jambe (fig. 943).

avoir plus de force et de précision en fixant le cou-de-pied non pas seulement avec la main, mais avec une sangle sur laquelle on tire.

Quand le pied est déroulé, on passe à l'*équinisme*, et d'office on coupe le tendon d'Achille, puis on manipule comme il a été dit plus haut, en accrochant le talon de haut en bas, pour agir sur la tibio-tarsienne et non sur la médio-tarsienne.

A la fin de la séance, le pied doit être tout à fait mou, tenir en hypercorrection sous une pression très faible, sans aucune « force de retour », selon l'expression de Lorenz, et l'on termine alors par l'application d'un appareil plâtré qui va fixer le pied en talus valgus. Cet appareil est une botte roulée, laissant passer le bout des orteils et ne remontant pas assez pour gêner la flexion du genou ; on a soin d'y pratiquer une fenêtre en avant, sans quoi le pli de flexion s'ulcère facilement. On surveille avec soin la circulation des orteils : s'ils deviennent violacés, que tout de suite on coupe la botte trop serrée. Le pied brutalisé gonfle un peu; l'hyperflexion gêne la circulation (1) : et cependant elle est nécessaire, non seulement pour la correction orthopédique, mais encore pour que le plâtre tienne en place, ce qui est, sans cette sorte de crochet, presque impossible sur le pied gras et court d'un nourrisson (2).

Au bout de six semaines à deux mois, on change l'appareil, en redonnant encore, au besoin, un petit coup de redressement. Au bout de cinq à six mois, on peut commencer à faire marcher l'enfant avec son appareil.

Notre pratique personnelle est un peu différente; nous n'immobilisons que pendant quinze jours à trois semaines, et nous manipulons. L'appareil de Versepuech nous semble précieux pour compléter le redressement dans ces conditions; mais alors il ne faut, comme chez le nouveau-né, corriger d'abord que le varus et la volutation et on coupe secondairement, au bout d'un à deux mois, le tendon d'Achille : encore est-on surpris du nombre des cas où cette section est inutile.

Nous répéterons que, passé environ 2 ans (cela dépend de la force musculaire de l'opérateur), nous renonçons à la méthode : le redressement manuel devient vite impossible quand l'enfant non traité se met à marcher, et nous nous refusons à nous exposer aux dangers (eschares ; ostéite et embolie graisseuse, d'après Hoffa) de la tarsoclasie instrumentale.

Dans les cas un peu durs, *l'évidement sous-cutané des os du tarse* [col de l'astragale, calcanéum, cuboïde (3)] rend possible, sans brutalité, le modelage de la coque cartilagineuse, ainsi devenue souple. C'est une opération qu'on aurait tort, croyons-nous, de généraliser, mais qui permet de reculer, jusque vers 3 et 4 ans, les limites du redressement modelant, en diminuant d'autant les indications de la tarsectomie. Le pied reste de forme absolument normale.

(1) W.-G. Stern, *Clev. med. Journ.*, 1911, t. X, n° 7, p. 594.

(2) J. Wolff a appliqué ici aux cas difficiles sa méthode « en étapes » : en séances successives, il redresse le pied après ablation d'un coin externe au plâtre coupé circulairement. Nous ne voyons pas l'avantage du procédé, inapplicable sur les petits enfants ; et chez les grands, nous nous prononçons en faveur de la tarsectomie.

(3) Ogston (*Brit. med. Journ.*, 1902, t. I, p. 1524), promoteur de la méthode, puis Lauenstein (*Centr. f. Chir.*, 1903, n° 39, p. 158) agissaient par longue incision; Mencière (*Congr. fr. de chir.*, 1905, p. 306; 1908, p. 974) puis Lamy (*Soc. de péd.*, 1910, p. 428 ; *Paris méd.*, 1911, n° 20, p. 468; *Gaz. hôp.*, 1911, pp. 809 et 825) ont perfectionné le procédé en allant à la recherche des points d'ossification de l'astragale et du calcanéum par trois petites ponctions à la peau et trois perforations du cartilage. Puis redressement modelant, trois semaines de plâtre; et à partir de là l'enfant (s'il est en âge) peut commencer à marcher. On a opéré ainsi des enfants de 6 à 8 mois : à cet âge, l'orthopédie seule suffit presque toujours. La première mention de cette énucléation du noyau du col nous paraît due à Meusel, *Congr. Soc. all. chir.*, 1890, p. 84.

Pour le *traitement consécutif*, voy. plus haut, p. 656.

PIED BOT INVÉTÉRÉ. — A partir de 3 à 4 ans, les opérations orthopédiques précédemment décrites doivent, à notre sens, céder le pas à la chirurgie proprement dite. Deux méthodes sont ici en présence : 1° l'opération de Phelps-Kirmisson ; 2° la tarsectomie. Les os sont subluxés et déformés ; une corde tendue dans la concavité plantaire les maintient en cette position : Phelps conseille de couper la corde ; par la tarsectomie on donne du jeu au squelette et on rend possible le redressement, le pied étant raccourci (Farabeuf).

A. *Opération de Phelps-Kirmisson.* — Phelps (1880) ne coupait que les parties molles superficielles ; Kirmisson (1889) a insisté sur la nécessité d'une large arthrotomie médio-tarsienne (1).

Par une incision verticale, perpendiculaire au bord interne du pied, au-devant

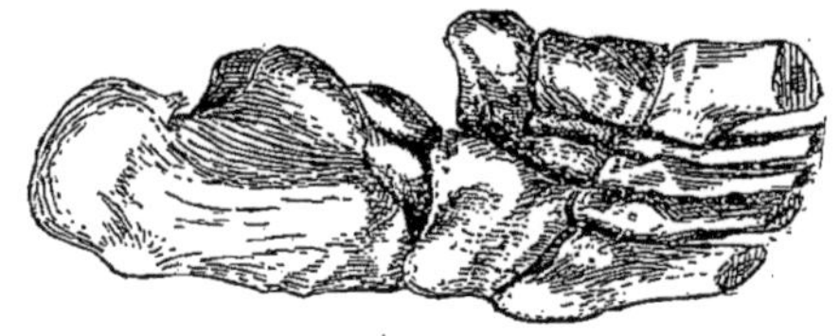

FIG. 944. — Redressement d'un pied varus gauche (adulte) après section des parties molles (vue plantaire) ; il n'y a plus appui que par la partie externe du calcanéum et l'astragale, sans soutien, apparaît dans l'hiatus certainement instable. Voir, sous le calcanéum, la gouttière qu'occupait l'éperon du calcanéum.

de la malléole interne, commençant sur le dos du pied, un peu en dehors du relief du tendon jambier antérieur, on sectionne les tendons des jambiers antérieur et postérieur, puis on se dirige sur l'articulation médio-tarsienne, à travers les fibres musculaires de l'adducteur et du court fléchisseur du gros orteil qu'on sectionne, pour la faire bâiller largement ; on coupe ainsi tous les ligaments qui viennent s'insérer sur le scaphoïde, c'est-à-dire le ligament latéral interne de la tibio-tarsienne, les ligaments astragalo-scaphoïdiens latéral interne et supérieur, et le ligament calcanéo-scaphoïdien inférieur. On exerce une pression sur les deux extrémités du pied, et la pointe du bistouri, pénétrant jusqu'à l'articulation qui bâille, va sectionner le ligament en Y. C'est là la clé de l'intervention. On luxe ensuite l'avant-pied sur l'arrière-pied, en dehors et en haut ; on termine par la section du tendon d'Achille.

Le membre est immobilisé en talus valgus dans une gouttière plâtrée, pour les deux ou trois mois nécessaires à la cicatrisation complète (2).

On fait alors commencer la marche, avec soulier spécial. Mais *il est nécessaire de compléter la cure par la mobilisation de l'avant-pied et le massage*, car il per-

(1) KIRMISSON, *Gaz. hebd. méd. et chir.*, 31 mai 1889, p. 349 ; *Soc. chir.*, 1890, p. 113 ; *Rev. de chir.*, 1889, p. 953. Thèse de son élève BONNEMAISON, Paris, 1891-1892, n° 327.

(2) A elle seule, tout le monde l'accorde, l'opération de Phelps est impuissante contre l'équinisme : d'où l'indication de faire rentrer l'astragale de force dans la mortaise après section du tendon d'Achille. Cela échoue quand l'astragale est très déformé. Il y a même des cas, assez nombreux, où le varus se corrige mal : et alors PHELPS (*Med. Rec.*, N. Y., 29 nov. 1899, t. IV, p. 593 ; *Univ. med. mag.*, Phila., 1892, t. IV, p. 407) conseille de sectionner le col de l'astragale, d'enlever même au besoin le cuboïde ou un coin du calcanéum. Quel est alors l'avantage sur la tarsectomie faite de parti pris par incision externe ? Il n'est pas prouvé, même, que la section interne préalable la rende plus économique, quoi qu'en pense Coville (*Presse méd.*, 7 septembre 1901, n° 72, p. 129) qui conseille de systématiser le procédé. Inversement, TH.-Q. MORTON (*Ass. chir. am.*, 1890, p. 71) conseille, quand après astragalectomie la

siste la plupart du temps une tendance à la récidive de l'adduction de l'avant-pied. En effet, les os qu'on met bout à bout dans la médio-tarsienne sont déformés, et ceux de la rangée antérieure reglissent très facilement vers la facette plantaire de l'astragale et du calcanéum (fig. 944).

Cette méthode est incontestablement susceptible de bons résultats, même avec cicatrice souple et mobile, et elle évite les délabrements osseux, par suite, le raccourcissement du pied. Mais elle est infidèle et, même dans les cas les plus favorables, le pied est disgracieux, élargi en avant en une sorte de battoir. Nous croyons que, en règle générale, la tarsectomie donne chez l'enfant, sans soins orthopédiques consécutifs, un pied mieux formé.

B. *Tarsectomies.* — Nous avons vu que les os déformés sont avant tout l'astragale et le calcanéum. Aussi ne saurait-on être surpris que les diverses tentatives de *tarsectomie antérieure* (ablation du scaphoïde ou du cuboïde, ou des deux) aient échoué ; nous n'en parlerons donc pas.

L'*astragalectomie* (Otto Lund, 1878 ; Langenbeck, Eug. Bœckel, Ollier) est

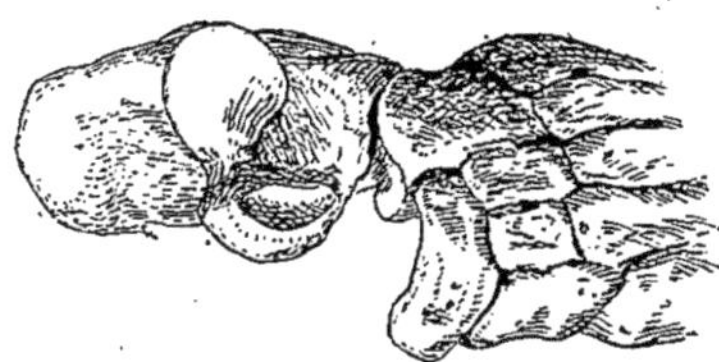

Fig. 945. — Pied varus gauche (adulte) ; redressement après ablation de l'astragale ; il n'est stable que si la malléole interne descend dans l'hiatus, mais c'est aléatoire et la sécurité est bien plus grande, même chez l'enfant, si l'on raccourcit le bord externe, en abattant la grande apophyse du calcanéum. (Farabeuf.)

excellente contre l'équinisme mais *insuffisante dès qu'il y a tendance au varus.* Quand on enlève l'astragale pour trauma, par exemple, la mortaise chevauche le calcanéum et la malléole interne prend, derrière le scaphoïde qu'elle maintient, la place de la tête astragalienne. Mais dans le cas de pied bot varus congénital, si le cuboïde subluxé continue à pousser en dedans le scaphoïde, il n'en est plus de même.

En réalité, comme l'a montré Gross [de Nancy (1)], il faut *combiner à l'astragalectomie la résection de la grande apophyse du calcanéum*, hypertrophiée et déformée, et, dans les cas accentués, ajouter l'ablation d'une tranche de cuboïde. On donne ainsi du jeu, et l'on peut immobiliser en talus valgus, ce qui est impossible sans cela ; et pour l'avenir on a supprimé la poussée exercée de dehors en dedans par le calcanéum hypertrophié. Nous croyons ce procédé infiniment supérieur à celui où A. Hahn ajoute à l'*astragalectomie l'ablation du cuboïde.* Après cette opération, le jeu est suffisant pour qu'on n'ait à couper ni le tendon d'Achille ni les ligaments plantaires.

La technique est celle de l'astragalectomie par incision externe ; puis on

correction ne se fait pas bien, de couper les parties molles de la plante à ciel ouvert et de combler la plaie avec un lambeau autoplastique. Disons à propos de ce dernier point qu'après incision de Phelps presque tous les auteurs bourrent la plaie à la gaze ; quelques-uns ont suturé ; Willems (*Congr. franç. chir.*, 1893, p. 787) a inséré avec succès une greffe libre prise à l'avant-bras.

(1) Gross, *Congr. fr. de chir.*, 1885, p. 27 ; 1886, p. 255 ; 1896, p. 17 ; *Sem. méd.*, 1891, p. 233 (bibliogr.), et 23 août 1895, p. 385 (résultats éloignés) ; Thèse de son élève Adam, Nancy, 1890-1891, n° 325.

ouvre l'articulation calcanéo-cuboïdienne ; et on abat le calcanéum au ras de la mortaise, au bistouri si l'enfant est jeune, au ciseau et au maillet si l'os est déjà dur.

Jalaguier (1) a préconisé un *procédé économique* où on n'enlève que *la tête et le col de l'astragale et du calcanéum*. Il a opéré ainsi des enfants très jeunes, avec de fort beaux résultats ; et nous aussi avons ainsi procédé avec succès pendant quelques années. Nous avons cependant renoncé à cette opération pour deux motifs : 1° chez l'enfant jeune, le redressement modelant nous donne de meilleurs résultats ; 2° après succès immédiat, il n'est pas rare que peu à peu, et surtout à la poussée de croissance qui a lieu de 6 à 8 ans, l'équin d'abord, puis le varus récidivent. C'est que l'on n'a pas touché au corps déformé de l'astragale. A plus forte raison n'est-il pas question de cette opération limitée quand est avancée l'ossification du corps de l'astragale (2).

Dans les cas invétérés, on a la ressource de la *tarsectomie large* (3), selon les préceptes de Lucas-Championnière : après ablation de l'astragale, on désosse du tarse tout ce qu'il faut — calcanéum, cuboïde, scaphoïde, cunéiformes, extrémité des métatarsiens — pour que soit possible l'hypercorrection en talus valgus : s'il persiste un peu d'équinisme, c'est, selon la remarque d'Eug. Bœckel, une amorce au retour obligatoire du varus sous l'influence de la marche. A cela suffit presque toujours, chez l'enfant, l'opération de Gross ; plus tard, il faut faire plus, sans qu'on puisse alors préciser une technique.

Après tarsectomie, nous conseillons six semaines d'immobilisation (4) en hypercorrection dans un appareil plâtré. Le traitement orthopédique consécutif est nul, sauf le port d'une chaussure à semelle surélevée en dehors. L'opération de Gross donne un pied plat et très peu raccourci, de forme extérieure excellente et, quoi qu'on en ait dit, le développement du pied n'est pas arrêté (5). Après tarsectomie large, on a un pied d'éléphant très disgracieux.

L'inconvénient de la croissance du pied, après les opérations pratiquées chez

(1) Jalaguier ; Thèse de son élève F. Monod, Paris, 1900-1901.

(2) Ch. Nélaton (*Arch. gén. méd.*, 1890, t. II, p. 386 ; *Soc. de chir.*, 29 janvier 1890, p. 61) a réussi, avec quelques résultats remarquables, à réintégrer l'astragale dans la mortaise après avoir abrasé la cale prépéronière (et au besoin faudrait-il abattre la barre pré-tibiale) puis en réséquant la tête de cet astragale et celle du calcanéum. Chez l'enfant, nous ne nous y sommes jamais fié, parce que nous avons appris combien peut être cause de récidives le corps de l'astragale, même laissé en faible partie et en arrière, quand arrive la période de croissance vers 7 à 8 ans. A notre sens, c'est un procédé à réserver à l'adulte. Lucas-Championnière à ce propos (*Soc. de Chir.*, 29 janvier et 5 février 1890, p. 29) s'est élevé contre le principe des opérations économiques, réglées ; Trélat, dont nous partageons l'avis, n'a pas eu de peine à lui montrer que s'il ne faut pas hésiter à employer la tarsectomie large quand elle seule permet un bon redressement, il n'est pas nuisible d'étudier un peu l'anatomie pathologique de façon à tenter, si possible, l'attaque limitée aux points spécialement déformés.

(3) Lucas-Championnière a toujours été le défenseur principal et même excessif de ce principe : enlevez tout si besoin, sauf la malléole externe. Un jour cependant (*Soc. de chir.*, 7 octobre 1889, p. 901), il a reproché à Le Dentu d'avoir enlevé trop d'os (astragale et cuboïde, pointe du calcanéum, partie du scaphoïde) ; en cette même séance, L. Le Fort a dit qu'à son sens il valait mieux, dans les cas rebelles, recourir à l'amputation ostéoplastique du pied qu'à la tarsectomie (?)

(4) Quelques auteurs, Lucas-Championnière en particulier, sont opposés à cette immobilisation.

(5) Sur le résultat orthopédique de l'astragalectomie chez l'enfant, voy. Lamy, Thèse de Paris, 1909-1910 ; *Rev. d'orthop.*, 1911, p. 47.

l'enfant, est tout autre : il est dans les récidives assez fréquentes au moment des poussées de croissance, en particulier vers 7 à 8 ans. Les os ne poussent pas tout à fait droit, nous venons de le dire pour le corps de l'astragale, à propos du procédé de Jalaguier : à cela peut même suffire la queue du corps, encore cartilagineuse, que l'on coupe parfois au lieu du ligament interosseux et qu'on laisse dans la mortaise, faute de technique pas toujours facile à éviter. C'est dans ces conditions que l'on peut être contraint, pendant la période de croissance, à des opérations osseuses successives.

Quelquefois, et quel que soit le procédé de redressement employé, il persiste une *torsion en dedans des os de la jambe*, d'où obliquité en dedans et en avant du pied, bien corrigé cependant dans ses attitudes propres et dans son équinisme. On a alors eu recours à l'ostéotomie linéaire transversale du tibia (1) à mi-hauteur, suivie d'immobilisation en rotation externe. Nous n'avons pas l'expérience de cette opération, et dans les cas de ce genre nous croyons que la plupart du temps il reste quelque chose de vicieux dans le pied, en particulier dans la direction du calcanéum.

Le *metatarsus varus* (voy. p. 663) persistant peut être une gêne et nécessiter un traitement. A un degré léger (un peu d'adduction du gros orteil), il n'est pas très rare.

B. — Variétés rares.

Le **pied équin congénital** (2) pur est très rare ; nié par quelques auteurs, il est admis par Adams, Bessel-Hagen. Nous en avons observé un exemple. Il se complique plus tard de pied creux.

La partie talonnière du calcanéum est très fortement attirée en haut. On a vu se produire, en arrière de la sous-astragalienne, de nouvelles surfaces articulaires entre le tibia et le calcanéum, entre le sommet de la malléole externe et la face externe du calcanéum.

Le massage et les manœuvres de redressement sont indiqués le plus précocement possible comme pour le pied bot varus équin ; et l'on évitera d'ordinaire la ténotomie.

C'est seulement dans les cas invétérés que les opérations osseuses devront être pratiquées : il faut alors enlever l'astragale.

Le **pied creux** pur est encore plus exceptionnel (voy. pied bot paralytique, pp. 712 et 713).

Le **pied plat valgus congénital** (3) est rare d'après Hoffa qui, sur 100 pieds plats, en compte tout au plus 4,3 p. 100 de congénitaux. Par contre Küstner, sur 150 nouveau-nés, en aurait compté 13 atteints de pied plat, uni ou bilatéral. Il est évident que, si on ne fait pas confusion avec l'aplatissement normal de la voûte chez le nouveau-né, c'est Hoffa qui a raison.

Le pied valgus coïncide quelquefois avec un pied bot varus du côté opposé.

(1) Quand Townsend en a parlé à la Société orthopédique de New-York, R. Whitmann lui a dit que c'était de notion ancienne : Dubreuil, *Rev. orthop.*, 1890, p. 185 ; Grattan, *ibid.*, 1891, p. 320 ; Swan, *Brit. med. Journ.*, 15 juin 1895, t. I, p. 1317 ; Lauenstein, *Berl. klin Woch.*, 7 mai et 9 juillet 1894, pp. 461 et 659 ; Purckhauer, *Münch. med. Woch.*, 1910, p. 571.

(2) Tillaux (Thèse de Bouron, Paris, 1890-1891, n° 179) a signalé des cas où l'équinisme survient, sans cause déterminante connue, plus ou moins tard, et guérit par section du tendon d'Achille.

(3) Franke, *Arch. f. kl. Chir.*, t. LXIV, fasc. 2, p. 364.

Presque toujours il est associé au talus. *Au degré extrême, il doit toujours faire penser à l'absence du péroné.*

L'aspect extérieur, les déformations osseuses, mécaniques, secondaires, sont les mêmes que dans le pied plat statique.

Le pied talus, presque toujours associé au valgus (1), n'est pas très rare, à un degré léger. Souvent bilatéral, il s'accompagne en général d'une longueur démesurée du talon. Il est fléchi, parfois au point de toucher la face antérieure de la jambe ; la saillie du tendon d'Achille est effacée, la plante est plate ; les tendons dorsaux se tendent dès qu'on veut effectuer le redressement (2).

Pied plat valgus, pied talus sont presque toujours d'un bon pronostic. Souvent même ils guérissent seuls et ne sont à vrai dire qu'une exagération d'une disposition normale à la naissance, car on sait que la voûte plantaire ne se creuse que peu à peu. Presque toujours on en vient à bout en quelques semaines de manipulations (inverses de celles que nous avons décrites pour le varus), et il reste seulement un aplatissement sans importance de la voûte. La plupart du temps, il est inutile de maintenir le pied dans un bandage entre les séances. Nous n'avons jamais eu besoin de recourir à la ténotomie des tendons dorsaux (Dumreicher et Tubby). Une seule fois la difformité a résisté aux manipulations simples : j'ai tenté sans succès le redressement modelant sans anesthésie, et j'ai dû aboutir à une tarsectomie cunéiforme interne.

C. — Metatarsus varus (3).

Le **metatarsus varus** (ou *adductus*, Cramer) est une malformation rare (3) sur 5.000 difformités, d'après Helbing), plus fréquente chez le garçon. Le bord interne du pied est coudé à sa partie moyenne, de telle sorte que l'avant-pied forme avec l'arrière-pied, dont le bord interne est normal, un angle ouvert en dedans, dont le sommet répond au premier cunéiforme ; le cou-de-pied est saillant et le pied est déjeté vers le côté externe. Le gros orteil, presque toujours dirigé fortement en dedans, semble plus long que dans un pied normal.

Le pied est court ; sa circonférence est rétrécie à la base des métatarsiens, élargie au niveau de leur partie antérieure ; il est creux.

Sur la face dorsale, on sent les saillies en escalier des extrémités postérieures des métatarsiens, la marche supérieure étant représentée par le deuxième métatarsien, la marche inférieure par le cinquième.

Sur la *radiographie*, le premier métatarsien est en général rectiligne, tandis que les deuxième, troisième et quatrième sont courbés en bas et en dedans (pied creux), le cinquième est ordinairement rectiligne.

(1) Messner, *Arch. f. kl. Chir.*, 1891, t. XLII, p. 578.

(2) Les *modifications anatomiques* résultent de la flexion exagérée dans la tibio-tarsienne. L'astragale peut avoir un col très développé, comprenant la majeure partie de l'os ; sur sa face supérieure, là où la poulie articulaire disparaît dans le col, on a noté la présence d'une petite fosse plate à laquelle correspond, sur le bord antérieur de la surface articulaire du tibia, une bordure osseuse anormalement développée. Le calcanéum se tient presque vertical, la tubérosité antérieure en haut. Cette tubérosité est très allongée. Le corps proprement dit est très court, mais haut. Le sustentaculum tali est peu développé. Les surfaces d'articulation avec l'astragale sont dirigées non pas juste en haut, mais en haut et en dedans. On a observé la luxation en avant des tendons péroniers (Nicoladoni). Sur la luxation congénitale de ces tendons, voy. Puyhaubert, *Rev. orth.*, 1908, p. 321.

(3) Le métatarsus varus est décrit depuis longtemps comme difformité compensatrice dans le *genu valgum* (Schuh, 1849), dans le *pied bot* varus équin congénital (Mikulicz, Albert, Lorenz) ; mais en tant que *malformation isolée*, il n'a été décrit qu'en 1904, par Cramer, puis Helbing, Joachimsthal, Hirsch ; Frölich (de Nancy), *Rev. d'orthop.*, 1909, n° 5, 1er septembre, p. 385 ; 17 cas, dont 3 personnels. — Blumenthal, Un cas consécutif à l'absence congénitale du péroné (*Berliner klin. Woch.*, 1907, n° 16, p. 472).

Les muscles de la jambe ne sont pas atrophiés.

Le metatarsus varus est *tantôt unilatéral, tantôt bilatéral*. Dans ce dernier cas, la marche est très gênée par le croisement des avant-pieds ; même unilatéral, le varus peut être gênant s'il est très prononcé.

Dans la plupart des observations, la mobilité du gros orteil (et aussi du deuxième et du troisième) est très exagérée, ce qui permet aux enfants de saisir des objets, à la façon des singes ; d'où l'opinion que cette malformation est réversive.

La confusion avec le pied bot varus équin ou avec le pied creux est impossible, pour peu qu'on examine l'arrière-pied.

Le *traitement*, aussi précoce que possible, consistera en manœuvres orthopédiques de redressement forcé sous chloroforme. On se servira, au besoin, du coin de Lorenz, sur lequel on appuiera le bord externe puis la face dorsale du pied, de façon à corriger le varus, puis le creux plantaire.

Pour corriger l'adduction du premier métatarsien et du gros orteil, on sectionne le tendon extenseur, et on pratique une ostéotomie, oblique d'avant en arrière et de dedans en dehors, de l'extrémité antérieure du métatarsien.

§ 3. — Luxation congénitale de l'épaule (1).

On observe, rarement, des luxations presque toujours postérieures, sous-acromiales ou sous-épineuses, chez des enfants plus ou moins âgés, mais qui sont infirmes depuis leur naissance. Le membre, dont le coude a presque toujours ses mouvements normaux, pend le long du corps en rotation interne, et l'abduction, à peu près nulle dans l'épaule, ne se fait que par bascule de l'omoplate. Les muscles de l'épaule, souvent aussi du bras, sont atrophiés. Il n'y a ni troubles trophiques ni troubles de la sensibilité. La radiographie démontre le déplacement osseux.

Quelques auteurs ont alors soutenu qu'il s'agit d'une *luxation par trauma obstétrical* (2) : aucun fait n'a permis cette constatation immédiate, et l'expérimentation sur le nouveau-né a toujours échoué.

Y a-t-il des cas par *malformation articulaire primitive* (3) ? La preuve absolue n'en est pas donnée, parce que le déplacement osseux n'a jamais été démontré sitôt après la naissance. Certains auteurs se rallient à cette pathogénie lorsqu'ils trouvent normales les réactions électriques des muscles. D'après ce que j'ai observé, je crois malgré cela que presque toujours cette luxation est consécutive à une *paralysie radiculaire supérieure obstétricale* (4), les racines rachidiennes ayant été arrachées par traction soit sur la tête, épaules retenues, soit sur les épaules, tête dernière.

Malgré Abadie et Pélissier, il faut distinguer tout à fait de cela la luxation par paralysie infantile, que je n'ai jamais rencontrée sous cette forme.

On a conseillé comme *traitement* la réduction soit par manœuvres non sanglantes, soit par incision postérieure (Phelps, Cumston) ou axillaire (Küster). Je crois que le mieux est de s'en tenir au massage et à la mobilisation.

(1) Picot, Th. de Bordeaux, 1900-1901 ; Serrès, Th. de Paris, 1904-1905 ; Coudray, Th. de Lyon, 1905-1906 ; Abadie et Pélissier, *Rev. orth.*, 1910, p. 245 ; C.-G. Cumston, *Arch. prov. de chir.*, 1905, t. XII, p. 231 ; Forbes, White et Russell, *Montreal med. Journ.*, 1906, t. XXXV, p. 804 ; A.-C. Andreas, Th. de Leipzig, 1905 ; E. Ranzi, *Fortschr. a. d. Geb. d. Röntgenstr.*, 1904, t. VII, p. 183 (bilat.) ; Leniez, *Rev. orth.*, 1er mars 1909, p. 159.

(2) Ollier, *Soc. chir.*, Lyon, 25 juillet 1898, n° 4, p. 45 ; résection chez un adulte.

(3) Torp (*Ann. Soc. méd.*, Anvers, 1906, t. LXVIII, p. 249) a décrit une *épaule bote congénitale* par contracture ou par brièveté des muscles.

(4) Ces paralysies sont supérieures, inférieures, ou totales. A. Broca, *Gaz. des hôp.*, 1900, p. 387 ; *Journ. des prat.*, 1906, p. 835. — Sur ces lésions scapulo-humérales encore mal connues, voyez Van Neck, d'après *Presse méd.*, 1912, p. 1049.

§ 4. — Luxation congénitale de la tête du radius (1).

Cette malformation semble moins rare dans le sexe *masculin* (70 p. 100) que dans le sexe féminin, à l'inverse de la luxation congénitale de la hanche. Elle coexiste souvent avec d'autres malformations portant surtout sur les membres. Cela, joint à la fréquence relative de l'hérédité, est contraire aux opinions émises sur le rôle d'actions traumatiques pendant la grossesse ou lors de l'accouchement, et même sur les compressions intra-utérines. Peut-être y a-t-il des luxations obstétricales, mais elles sont encore impossibles à différencier.

Anatomie pathologique. — La malformation paraît être un peu plus souvent *unilatérale* et alors siéger de préférence à droite. Il y a prédominance du déplacement en arrière; le déplacement en dehors est le plus rare.

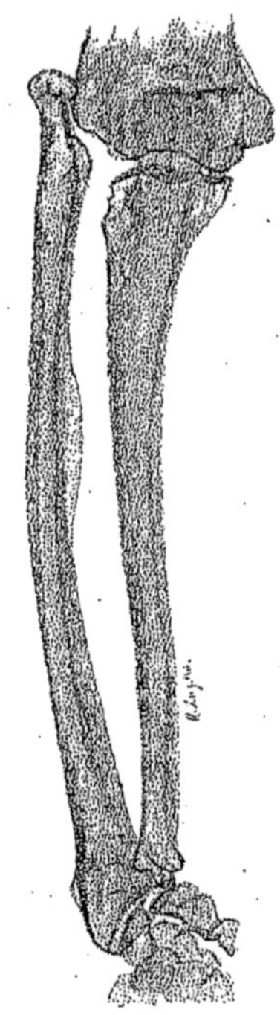

Fig. 946. — Luxation congénitale du radius en dehors et en arrière (adulte). Le condyle huméral est atrophié; le col du radius est allongé.

Parfois le radius est soudé au cubitus (Allen, Sandifort). La tête radiale est généralement déformée, tantôt hypertrophiée, tantôt atrophiée. Le cartilage peut manquer totalement ou disparaître sur plusieurs points. La surface articulaire peut être aplatie ou même convexe, au lieu d'être concave. Le col peut être allongé ou au contraire raccourci et presque supprimé. Les ligaments articulaires peuvent être relâchés, et leur direction modifiée ; on a noté l'existence de faisceaux ligamenteux supplémentaires ou de capsules articulaires surnuméraires.

Sur l'humérus, quelquefois normal, on observe souvent une malformation des surfaces articulaires, surtout de la partie externe, et l'absence d'un véritable condyle (Hoffa, Humphrey, Allen, Adams). Dans la luxation en avant, le condyle est éversé plus forment en avant pour recevoir la tête radiale.

On constate souvent une torsion et un allongement du radius, si bien que sa longueur atteint ou dépasse celle du cubitus. C'est peut-être le premier degré de l'arrêt de développement de cet os, assez souvent constaté en même temps pour que certains auteurs attribuent la luxation du radius à cette *malformation du cubitus* (2). L'arrêt de développement peut porter sur la partie supérieure du cubitus en totalité ou sur l'apophyse coronoïde seule ; ou encore sur la partie inférieure ou moyenne. Quand il n'existe pas d'arrêt de développement du cubitus, on peut noter un épaississement de l'olécrâne ou un agrandissement de l'apophyse coronoïde et de la grande cavité sigmoïde. La petite cavité sigmoïde peut manquer entièrement. Toutes ces malformations sont précisées par la radiographie.

Les muscles péri-articulaires sont tantôt normaux, tantôt atrophiés : en particulier le biceps, les extenseurs, le long supinateur. Le tendon du biceps peut faire une

(1) R. Riss, Th. de Paris, 1901-1902; Blodgett, *Am. J. of orth. Surg.*, 1906, t. III, p. 253 (réunit 51 cas). Dhoste, Th. de Bordeaux, 1912-1913. Je mentionnerai ici d'autres luxations et malformations complexes du coude, avec altérations à la fois de l'humérus, du radius, du cubitus. Voy. par exemple Guérin-Valmade et Jeanbrau, *Nouv. Montp. méd.*, 1900, p. 333; radius en arrière, cubitus en avant.

(2) Comparez à la luxation consécutive aux exostoses ostéogéniques.

saillie anormale sous la peau et même présenter une rétraction permanente qui maintient le radius luxé.

Symptômes. — La luxation congénitale du radius est rarement constatée à la naissance. Souvent elle est reconnue par hasard au bout de quelques années, parfois seulement dans l'adolescence.

Dans certains cas, quelques phénomènes attirent l'attention sur le coude. Ainsi, on a pu noter une impotence presque absolue du membre. D'autre part, Riss, Leisrink ont constaté qu'à l'occasion d'un mouvement de flexion de l'avant-bras, la tête radiale peut s'accrocher, et l'enfant ne peut plus étendre l'avant-bras sur le bras. Si alors on exerce un mouvement d'extension assez fort, un claquement se fait entendre et les mouvements reviennent.

L'inspection révèle ordinairement un certain arrêt de développement du bras, en même temps qu'une augmentation de volume de la partie supérieure de l'avant-bras. Parfois on observe une désaxation de l'avant-bras, soit en cubitus valgus exagéré, soit au contraire en cubitus varus.

L'avant-bras, dans les luxations en arrière, est ordinairement en pronation et flexion légère; dans les luxations en avant, il est en supination ou en position intermédiaire. La main est soit fléchie, soit en adduction, soit en abduction.

A la palpation, on sent une cavité ou une dépression au point où se trouve normalement la tête radiale, le condyle semble plus saillant. Quant à la tête, elle est soit en avant, soit en arrière de l'épiphyse humérale, soit en dehors, au-dessus du condyle externe.

Rarement on note de la crépitation (Chassaignac, Bessel-Hagen) peut-être due à un dépoli articulaire. Plus fréquente est la mobilité exagérée de la tête radiale autour de la partie articulaire de l'humérus dans les divers mouvements de l'avant-bras.

La flexion est le plus souvent possible, sauf dans les luxations en avant. L'extension est normale dans 60 p. 100 des cas. C'est dans les luxations en arrière qu'elle est le plus souvent gênée. La pronation est conservée dans 50 p. 100 des cas. Dans les luxations en avant, elle est limitée et souvent difficile. La supination est impossible dans 33 p. 100 des cas, surtout dans les luxations en arrière. Riss a observé des mouvements de latéralité anormaux.

Le diagnostic est à établir avec une luxation traumatique ancienne où le commémoratif fait défaut. La bilatéralité, les déformations du cubitus et de l'humérus, l'hérédité, les malformations concomitantes sont caractéristiques. On n'oubliera pas la fréquence d'une trace de fracture sur le cubitus au cas de luxation traumatique (1).

Traitement. — Bon nombre de cas, compatibles avec une fonction très suffisante, ne seront pas traités.

S'il y a gêne fonctionnelle notable, on aura recours à la *résection de la tête radiale*. En effet, la réduction après arthrotomie (2) est presque toujours impos-

(1) On a observé également des luxations bilatérales par arthrite suppurée, en bas âge (DELANGLADE et LACHARME, *Marseille méd.*, 1912, p. 450; variole); on les reconnaît à la cicatrice. Cf. luxations de la hanche, p. 341.

(2) GALEAZZI, *Arch. di ort.*, 1907, n° 3, p. 230.

sible à obtenir et toujours impossible à maintenir. La résection du coude (Langenbeck) est tout à fait hors de proportion avec la gravité de la lésion.

§ 5. — Synostose radio-cubitale (1).

La synostose radio-cubitale consiste en une *soudure des deux os au point où ils se croisent en pronation ;* la soudure ne porte que sur le tissu compact superficiel. De là résulte une immobilisation complète des deux os l'un sur l'autre, mais les articulations radio-cubitales ne sont pas ankylosées, même quand elles sont malformées, ce qui n'est pas rare; on a noté, par exemple, la luxation de la tête du radius, de préférence en arrière. Les mouvements du coude sont libres ou fort peu limités.

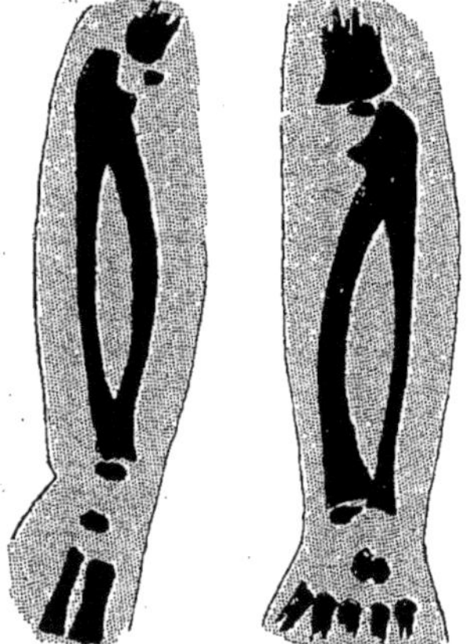

FIG. 947. FIG. 948.

Fig. 947 et 948. — Synostose radio-cubitale supérieure congénitale (garçon de 3 ans); ostéotomie.

Cette lésion est *le plus souvent bilatérale*. Le sexe semble indifférent.

On a noté *l'hérédité*, remontant même à trois générations (Blumenthal, Kreglinger), et cela a été donné comme argument pour soutenir qu'il s'agit d'un retour atavique à la fusion des deux os de l'avant-bras, normale chez les amphibies et chez de nombreux mammifères.

Des *malformations concomitantes* peuvent s'observer soit sur l'autre membre, grêle, dans les cas unilatéraux ; soit sur tout le membre, y compris la ceinture scapulaire (Joachimsthal), soit sur les membres inférieurs (genu valgum, luxation de la rotule, pied bot).

Étude clinique. — Le seul trouble fonctionnel est l'immobilisation du membre en position intermédiaire à la pronation et à la supination. Par la palpation, on détermine si la tête du radius paraît normale dans sa forme et dans sa position, et on reconnaît sans peine si elle est luxée. Mais il existe des soudures radio-humérales qui causent le même arrêt de mouvement.

C'est par la *radiographie* qu'on détermine la région diaphysaire de la soudure ; et cet examen, en outre, est indispensable pour dépister certaines simulations. Si, en effet, le commémoratif de trauma ne permet presque jamais de méconnaître la synostose consécutive à une fracture des deux os de l'avant-bras, il est des sujets qui, atteints de synostose congénitale, cherchent à l'attribuer à un accident de travail à la suite d'un trauma plus ou moins net de l'avant-bras (Kreglinger). Mais la synostose traumatique est due à un cal volumineux, presque toujours appréciable à la palpation, en tout cas à la radiographie. Dans le cas qui nous occupe, au contraire, les os sont nets, non déformés, de volume normal.

(1) CRAMER, *Zeit. f. orth. Chir.*, 1908, t. XX, p. 127; P. REDARD, *Rev. d'orthop.*, 1908, p. 113 (bibliogr.); G. RAIS, *Rev. orth.*, 1907, p. 430.

Au niveau de la soudure, l'image est assez floue, aussi bien dans le plan frontal que sur la vue latérale et l'on ne peut avoir ainsi des renseignements très précis sur la forme et les dimensions de la fusion osseuse. Celle-ci peut avoir de 20 à 25 millimètres de long.

Traitement. — Plusieurs chirurgiens ont abattu le pont osseux d'un coup de ciseau et par interposition musculaire (court supinateur ou anconé) ont évité le retour de la synostose; et quelques-uns ont ainsi obtenu une fonction parfaite (Cramer). Mais le plus souvent, les mouvements restent peu étendus (Kümmel, Morestin, Schilling); et même dans un cas où fut réséquée en même temps la tête radiale, le résultat fut nul (Biesalski). Peut-être cela tient-il aux parties molles, adaptées à ce fonctionnement depuis la naissance : aussi Gœrlich conseille-t-il de n'opérer que les individus jeunes.

Mais peut-être est-il, en principe, préférable de ne pas intervenir. La plupart des sujets, en effet, sont très peu gênés par leur difformité. Il y a suppléance suffisante par le poignet, et surtout par l'épaule; l'accoutumance fait le reste.

§ 6. — Main bote congénitale (1).

Description. — La *main bote* est caractérisée par une déviation permanente de la main sur l'avant-bras. Par analogie avec le pied bot, on distingne : une *main bote équine pure* ou palmaire, une *main bote tala vara*, une main bote *équine valga* ou radio-palmaire, une main bote *équine vara* ou cubito-palmaire, une main bote *vara pure* ou cubitale, enfin une main *bote valga* ou radiale.

On doit, avec Kirmisson, considérer deux grandes variétés, suivant que le squelette est ou non malformé.

I. — *Main bote avec squelette bien conformé.* — Cette forme, fort rare, est la seule qui puisse être comparée au pied bot ordinaire.

La main est habituellement déviée dans le sens cubito-palmaire (Bouvier, Hoffa, Redard, Kirmisson, Sayre, P. Bezançon).

Les mouvements actifs de la main sont ordinairement peu étendus et pénibles, mais les mouvements passifs sont faciles. Quand la main se redresse, les doigts se fléchissent, comme si les muscles fléchisseurs étaient trop courts pour supporter ce mouvement. Dans le mouvement inverse, ce sont les extenseurs qui semblent trop courts.

Cette forme de main bote est souvent associée à d'autres malformations, comme le pied bot ou la syndactylie.

Le squelette est normal, les muscles ne sont pas paralysés, ils réagissent à l'électrisation. Il suffira d'un peu d'attention pour éviter de confondre cette malformation avec une paralysie radiale.

Cette main bote est peut-être une attitude vicieuse par compression due à l'étroitesse du capuchon amniotique.

Son pronostic n'est en général pas grave, car on obtient presque toujours le redressement par le massage précoce combiné au port d'appareils de contention. Par excep-

(1) Leprince, Th. de Paris, 1900-1901, n° 141. Certains auteurs admettent que le *radius curvus* (voy. p. 210) est, souvent au moins, dû à l'aggravation par action mécanique d'une subluxation congénitale du poignet (Robinson et Jacoulet, *Arch. gén. de chir.*, 1909, p. 1). — Sur les malformations congénitales du poignet, voy. P. Redard, *Rev. orthop.*, 1903, p. 247; P. Ardouin, *ibid.*, 1902, p. 351; Grandjean, Th. de Nancy, 1904-1905; Blencke, *Zeit. f. orth. Chir.*, 1904, t. XIII, p. 654; Haudeck, *ibid.*, 1906, t. XVI, p. 342.

tion, il pourra être utile de pratiquer une ou plusieurs ténotomies portant, selon le sens de la déviation, sur les muscles grand ou petit palmaires, radiaux ou cubitaux (1).

II. — *Main bote avec squelette malformé.* — On peut observer, par exception, des déviations de la main par *malformation des os du carpe*. Les deux seules variétés importantes sont associées à *l'absence du radius ou du cubitus* (voy. p. 686), que l'absence soit totale ou porte sur l'extrémité inférieure seulement; la main est alors repoussée par l'os normal du côté de l'os absent. C'est exactement ce qui se passe lorsque, au même segment de membre, un des deux os est, pour un motif quelconque (décollement épiphysaire, exostose de croissance, ostéite), arrêté dans son développement en longueur; et il en est de même à la jambe.

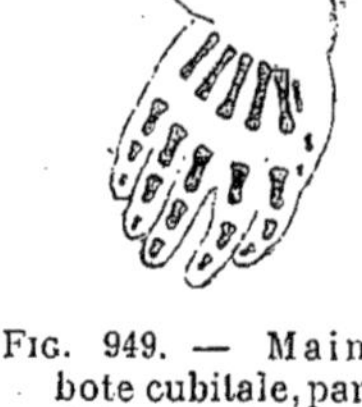

Fig. 949. — Main bote cubitale, par défaut de l'extrémité inférieure du cubitus. Pouce supplémentaire (inclus).

Traitement. — Chez le jeune enfant, dès la naissance on peut commencer le massage combiné à l'emploi d'*appareils*, d'abord en gutta-percha et plus tard en cuir moulé, ou en celluloïd, articulés au niveau du poignet.

Si la rétraction musculaire oppose une résistance trop grande au redressement, on peut exceptionnellement joindre au traitement la *ténotomie* qui portera, suivant le sens de la déviation : tantôt sur le grand et le petit palmaires ; tantôt sur les deux radiaux externes ; tantôt sur les muscles cubital antérieur et postérieur.

Les *anastomoses tendineuses* peuvent être employées dans certains cas (Rochet).

L'*arthrodèse* pourrait avoir son application dans les cas où les muscles atrophiés seraient inutilisables et en cas de laxité anormale de l'articulation du poignet.

Dans certains cas, enfin, où la main inutile est presque gênante, Kümmel a proposé la *désarticulation* (?).

§ 7. — Déviations des doigts et orteils.

A. — Déviations congénitales des doigts.

Ces déviations, congénitales ou acquises, portent le nom de clinodactylies (2), Elles sont antéro-postérieures (*camptodactylie*) ou latérales, et dans ce dernier cas avec déviation vers le bord radial (en *valgus*) ou vers le bord cubital (en *varus*).

Les clinodactylies congénitales ont pour caractère commun d'être très fréquemment bilatérales (et mêmes symétriques) et héréditaires.

1° *Camptodactylie.*

La flexion permanente des doigts est avant tout, sans qu'on sache pourquoi, une lésion de l'auriculaire, assez souvent de l'annulaire (3) ; elle porte sur l'*articulation des*

(1) Cf. à un cas probable de *Brièveté congénitale des fléchisseurs* (Mouchet et Gy, *Méd. prat.*, 1909, p. 154), ressemblant à une « paralysie de Volkmann » (voy. p. 43).

(2) Héron, Th. de Bordeaux, 1906-1907 (latérales); Pouvreau, Th. de Bordeaux, 1908-1909 (camptodactylie); Dubreuil-Chambardel, *Gaz. méd. du Centre*, 1906, p. 55; 1908, pp. 56 et suiv. Ces auteurs soutiennent, avec raison je crois, qu'il s'agit d'une malformation congénitale ostéo-articulaire.

(3) Voyez un cas de Gourdon (*Journ. de méd.*, Bordeaux, 1909, p. 762) : lésion de plusieurs doigts à la fois; pieds bots; compression amniotique probable.

deux premières phalanges. Elle est d'ordinaire bilatérale (mais souvent pas au même degré des deux côtés). Elle atteint le sexe féminin dans les deux tiers des cas. La fréquence semble plus grande en Normandie et en Angleterre.

A ne pas regarder les choses de près, on admettrait souvent à tort qu'elle n'est pas congénitale et c'est pour cela qu'on a invoqué des causes extérieures diverses : en clientèle de ville (où la fréquence semble plus grande) on a incriminé la prise du maillet de croquet, de la raquette de tennis, du guidon de bicyclette. En effet, il est de règle que la lésion soit reconnue lorsque le sujet est déjà assez âgé, et d'autre part pendant les premières années de la vie elle s'accentue peu à peu. Mais très souvent, par un interrogatoire précis, on constate qu'il y avait amorce de cette flexion chez l'enfant; que souvent la même lésion existe soit chez la mère, soit chez une sœur encore enfant, soit chez les deux : l'idée d'une malformation congénitale s'impose à nous quand nous relevons l'hérédité, pouvant même porter sur plusieurs générations successives. Nous ne contestons d'ailleurs pas le rôle d'actions extérieures (et peut-être diathésiques) pour expliquer l'aggravation habituelle de la difformité avec l'âge, et sa prédominance ordinaire à droite [quoique celle-ci semble exister même chez les gauchers (1)].

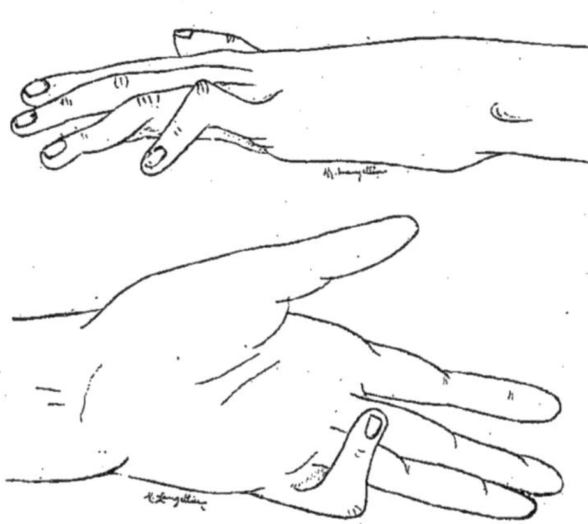

FIG. 950 et 951. — Camptodactylie congénitale héréditaire; absence de brides à la face palmaire.

Certains auteurs admettent une *attitude vicieuse* d'origine musculaire, par insuffisance des lombricaux et interosseux (Adams) ou par rétraction d'un prolongement fibreux allant des muscles de l'éminence hypothénar à la deuxième phalange du petit doigt (Nicaise); il y aurait fixation de la difformité par déformation secondaire du squelette, comme dans le pied bot congénital. En réalité, la malformation osseuse, diaphysaire ou épiphysaire, semble primitive. En tout cas, elle existe et explique la permanence de la subluxation de la deuxième phalange, de la même façon que dans l'orteil en marteau (voy. p. 672).

Symptômes. — Pour bien observer la camptodactylie, on doit faire tenir la main grande ouverte, les doigts en extension forcée. Alors que le pouce et l'index toujours, le médius presque toujours, peuvent être complètement étendus, *l'auriculaire et à un moindre degré l'annulaire restent en flexion permanente irréductible*, au niveau de l'articulation phalango-phalanginienne; l'articulation de la phalangette est tantôt normale, tantôt fléchie, tantôt en hyperextension légère. Toujours l'articulation phalango-métacarpienne reste normale. La courbure peut être assez faible pour passer inaperçue si on ne la recherche; dans d'autres cas, elle est si prononcée (angle de flexion obtus ou presque droit) qu'elle saute tout de suite aux yeux.

(1) Il y a certainement des camptodactylies acquises, consécutives à des arthrites diverses (sèche, tuberculeuse, blennorragique, etc.), mais je les crois bien plus rares que la forme congénitale, et dès lors je ne saurais admettre les diverses pathogénies que l'on a voulu généraliser, pour la tuberculose « inflammatoire » en particulier. HORAND, *Gaz. des hôp.*, 1908, p. 231; CREPIN, Th. de Paris, 1907-1908 (tuberculose); LANDOUZY, *Presse méd.*, 1906, p. 251; HERBERT, Th. de Paris, 1897-1898 (neuro-arthritisme).

La peau du doigt est normale, parfois un peu lisse, celle de la paume de la main est toujours normale. Les mouvements de flexion sont libres, mais l'extension, communiquée ou volontaire, est impossible. L'indolence est constante. La camptodactylie ne gêne ordinairement pas dans la vie usuelle, ni même pour jouer du piano.

Le *diagnostic* objectif est évident : nous avons seulement à mettre hors de cause les attitudes semblables, causées soit par des lésions sous-cutanées aiguës ou chroniques (panaris, rétraction de l'aponévrose palmaire), soit par des lésions rhumatismales, tuberculeuses, syphilitiques des gaines tendineuses, soit enfin par des lésions osseuses ou articulaires. Toutes ces causes seront faciles à reconnaître; la rétraction de l'aponévrose palmaire, en particulier, forme dans la paume une bride évidente qui tire sur la première phalange et très accessoirement sur la deuxième.

Il semble y avoir des flexions progressives portant sur l'auriculaire surtout et en relation avec des phénomènes d'arthrite, que Landouzy attribue au neuro-arthritisme et Poncet à la tuberculose. Mais on se gardera de conclure trop facilement en ce sens quand la lésion sera héréditaire, bilatérale, et remontera à l'enfance.

Traitement. — Chez l'enfant, on pourra tenter de modeler en bonne direction les surfaces par des appareils spéciaux à traction élastique dans le sens de l'extension, et peut-être réussira-t-on de la sorte, sinon à obtenir un redressement complet, au moins à empêcher l'aggravation. Des séances de massage, de mobilisation seront utiles.

Lorsque, *par exception*, la difformité devient gênante, on pourra *peut-être* recourir à la résection de la tête de la première phalange, selon le conseil de Secheyron et Mériel (1); par le massage, on évite l'ankylose. Celle-ci semble fatale après la résection des deux os (Coudray).

La ténotomie du fléchisseur est une mauvaise opération.

2° *Clinodactylies latérales.*

On observe aux doigts des déviations latérales congénitales (2), quelquefois assez disgracieuses et pouvant même, quand elles sont très prononcées, justifier l'amputation. Il suffit de les mentionner et de consacrer quelques mots à celles du pouce et du petit doigt. Les principes du traitement sont les mêmes que pour la camptodactylie.

La déviation latérale du *pouce*, assez exceptionnelle et dénommée improprement pouce bot, présente deux variétés différentes :

1° Dans l'une, il y a *inclinaison latérale de la deuxième phalange du pouce sur la première*, tels sont les cas de Monnier (3), de Hoffa, de Joachimsthal;

2° Dans la deuxième variété, il y a *inclinaison latérale de la totalité du pouce :* cas de Kümmel, de Kirmisson, de Gasne (4).

(1) SECHEYRON et DESFORGES-MÉRIEL, *Arch. méd.*, Toulouse, 1909, p. 228.

(2) BOIX appelle *doigts en coup de vent* une déviation de tous les doigts à la fois vers le bord cubital (*Nouv. Icon. Salpêtrière*, 1897, p. 180); PAULY, déviation en valgus et en flexion (*Rev. de méd.*, 1902, p. 1078).

(3) MONNIER, *France médicale*, 24 juillet 1891, p. 465.

(4) E. GASNE, *Revue d'orthop.*, 1907, p. 298; 1910, p. 67.

Kümmel invoque une malformation de l'articulation trapézo-métacarpienne ; Kirmisson et Gasne, une déviation de l'articulation métacarpo-phalangienne. Dans ces cas de déviation latérale du pouce, l'examen radiographique montre en général des phalanges raccourcies, un métacarpien raccourci et ne présentant pas trace d'épiphyse. Il peut exister une subluxation congénitale de la première phalange du pouce.

Petit doigt valgus. — La plus fréquente des déviations latérales des doigts est celle où la phalangette du petit doigt s'incline vers le bord radial, formant avec la phalangine un angle obtus. C'est une malformation congénitale héréditaire, dont Féré (1) fait un stigmate de dégénérescence ; elle est d'ordinaire bilatérale ; unilatérale, elle est plus fréquente à gauche.

On note, à la radiographie, une brièveté de la deuxième phalange, surtout sur la moitié externe de sa partie articulaire inférieure. L'aspect est disgracieux, mais la déviation s'atténue dans la flexion. Les mouvements ne sont pas gênés.

B. — Déviations congénitales des orteils.

Orteil en marteau (2).— La seule malformation congénitale réellement importante est l'orteil en marteau : l'hérédité fréquente, la bilatéralité habituelle, le début souvent constaté dès l'enfance doivent nous faire admettre une origine congénitale. Le sexe féminin paraît prédisposé.

Tous les orteils peuvent être atteints et quelquefois plusieurs ensemble. Mais il y a prédilection considérable pour le deuxième orteil.

La lésion consiste en une *flexion permanente de l'articulation phalango-phalanginienne :* la cupule phalangienne reste en contact constant avec la face plantaire de la tête phalangienne, qui à ce niveau se déprime sous l'influence de cette pression continue tandis que la surface frontale, déshabitée, s'hypertrophie plutôt. En sorte que, par un processus semblable à celui que nous avons décrit pour le pied bot, la luxation s'aggrave peu à peu et devient irréductible, d'autant plus que les ligaments latéraux se raccourcissent.

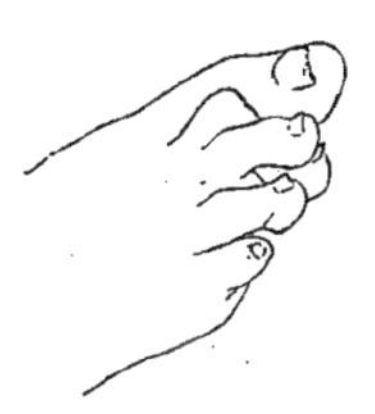

Fig. 952. — Orteil en marteau, bilatéral.

Cette flexion permanente a pour conséquence que la troisième phalange, verticale, dépasse la face plantaire des orteils voisins, ce qui est incompatible avec la marche : cette phalange se met donc en hyperextension sur la deuxième, et de la sorte sa pulpe pose à plat sur le sol. Mais la deuxième phalange reste verticale et, par extension métacarpo-phalangienne, refoule en haut la première phalange, dont la tête dépasse la face dorsale des orteils voisins : cette saillie osseuse frotte sous l'empeigne de la chaussure et sur elle se développe ainsi une *bourse séreuse* qui à un moment donné s'enflamme, devient douloureuse, suppure même et se fistulise. A partir du moment où l'hygroma est constitué, l'infirmité devient très gênante, empêche la marche.

Traitement. — Chez l'enfant jeune, quand on s'aperçoit de la malformation, on réussit souvent à modeler la jointure dans le bon sens par des manipulations

(1) Féré et Perrin, *Rev. chir.*, 1905, t. XXXI, p. 66 ; Féré, *ibid.*, 1906, t. XXXIII, p. 185.
(2) Longuet, *Revue orth.*, 1904, p. 385.

en extension phalango-phalanginienne, par le port de petits appareils à bague.

Quand l'hygroma est formé, le seul traitement efficace est chirurgical. Autrefois, on avait recours à l'amputation. Aujourd'hui, on a d'excellents résultats par *résection de l'articulation :* on aborde la jointure par incision dorsale médiane et on décolle de chaque côté la moitié du tendon extenseur et l'appareil ligamenteux. S'il y a un hygroma, on le circonscrit par une incision en ellipse. On aura toujours soin, quand un orteil est douloureux, d'examiner s'il n'y a pas au pied opposé un orteil en marteau encore indolent, qu'il convient d'opérer dans la même séance.

Hallux valgus (1). — On appelle ainsi la subluxation en dehors du gros orteil sur la tête du premier métatarsien. Le port de chaussures pointues joue un rôle dans son aggravation, mais c'est presque toujours une lésion inflammatoire, progressive, par arthrite sèche, chronique : et l'on a invoqué les causes diathésiques les plus variées, y compris la tuberculose « inflammatoire ». C'est quelquefois une déviation héréditaire *congénitale* (2) peu à peu aggravée.

La tête métacarpienne, libérée de son contact avec la phalange, fait au bord interne du pied une saillie sur laquelle se forme un *hygroma par frottement* dit « oignon » très rarement suppuré, mais souvent rouge, assez douloureux, surtout en hiver où cette peau est un siège de prédilection des engelures.

Au degré extrême, l'orteil se dévie au point d'être presque transversal, au-dessus du deuxième : l'infirmité est alors incompatible avec la marche.

Le traitement consiste dans la *résection de la tête du métacarpien.*

Hallux varus congénital (3). — Cette déviation, fort rare, peut être telle que le gros orteil soit à angle droit sur le bord interne du pied, ce qui est incompatible avec la confection d'une chaussure. On a quelquefois réussi à ramener l'orteil dans le rang

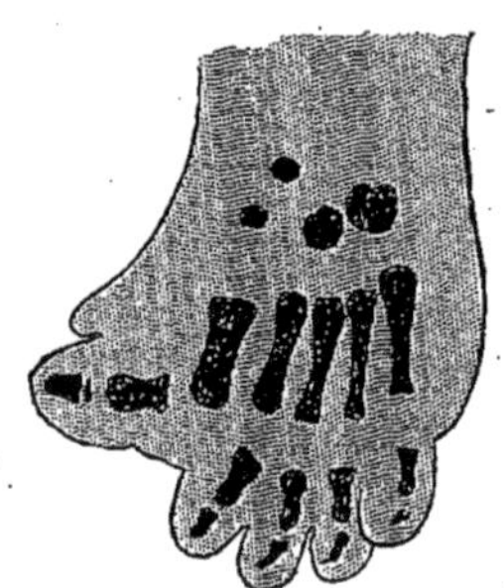

FIG. 953.
Hallux varus.

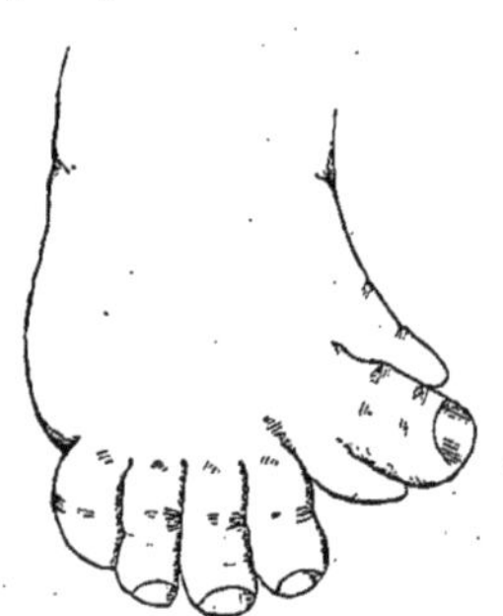

FIG. 954.
Hallux varus.

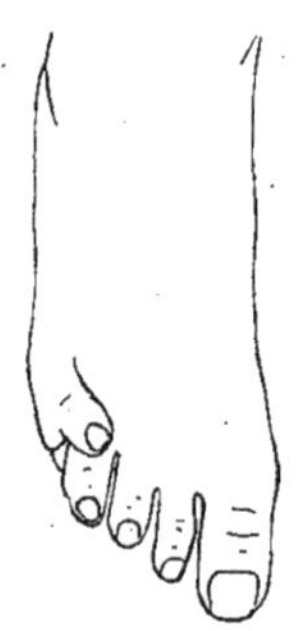

FIG. 955.
Petit doigt varus.

par arthrotomie ou par résection de la tête métacarpienne (4) ; dans le seul cas que j'aie observé, la réduction a été impossible, et j'ai dû amputer.

Déviation en dedans du 5e orteil. — Quelquefois le 5e orteil chevauche obliquement sur la face dorsale du 4e. Cette malformation, très gênante dans la chaussure cède souvent aux manipulations ; sinon, il faut amputer l'orteil.

(1) CHIRAY, Th. de Nancy, 1908-1909 ; RŒPKE, *Deut. Zeit. . Chir*, 1903-1904, t. LXXI, p. 137 ; PERRIN, *Rev. orth.*, 1911, p. 128.
(2) KLAR, *Zeit. f. orth. Chir.*, 1905, t. XIV, p. 304 ; ZEZAS, *ibid.*, 1905-1906, t. XV, p. 36.
(3) G. TEICHMANN, *Zeit. f. orth. Chir.*, 1902, p. 127.
(4) KIRMISSON, *Rev. orth.*, 1908, p. 249.

II. — MALFORMATIONS DIVERSES DES MEMBRES

On observe des malformations : 1° par défaut; 2° par excès. Les seules malformations par excès que nous ayons à étudier sont celles des doigts : nous les rapprocherons de la syndactylie (voy. p. 691).

L'absence des membres est *totale* ou *partielle*. Elle s'explique tantôt par un vice de développement, tantôt par une lésion d'ordre traumatique (amputation congénitale).

La *phocomélie* est caractérisée par l'absence ou l'état rudimentaire du segment basilaire d'un ou de plusieurs membres, le segment terminal étant au contraire bien développé, ou à peu près (1).

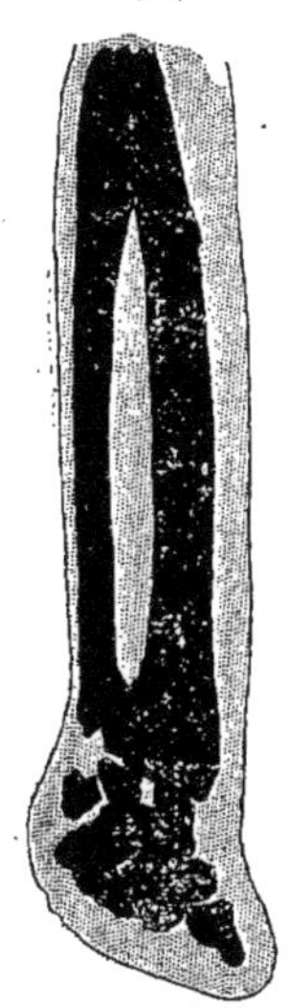

FIG. 957. — Absence des doigts et métacarpiens.

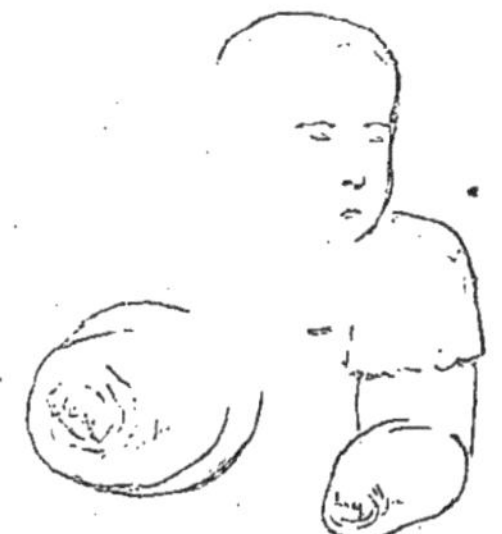

FIG. 956. — Main rudimentaire terminant un avant-bras tronqué.

L'*hémimélie* (2), au contraire, est caractérisée par l'absence ou l'état rudimentaire de tout ou partie du segment terminal, le segment basilaire étant normal ou à peu près. Quand elle est totale (*ectromélie*) le membre entier fait défaut ou est réduit à un moignon ; elle est alors rarement limitée à un membre, quelquefois elle porte sur les quatre membres.

L'*hémimélie partielle* transversale consiste dans l'arrêt de développement de tout le segment terminal à partir d'un point déterminé. L'hémimélie *partielle et longitudinale* est caractérisée par l'absence ou l'atrophie d'un « rayon » longitudinal d'un membre. Par rayon, on entend le système formé par l'un des os de l'avant-bras ou de la jambe, continué par les os correspondants du carpe ou du tarse, du métacarpe ou du métatarse, des doigts ou des orteils. Les quatre grands rayons longitudinaux sont : les rayons radial, cubital, tibial et péronier. Les petits rayons ou rayons digitaux comprennent un doigt avec le métacarpien et les os du carpe correspondants (*ectrodactylie*). L'os absent peut être remplacé par un cordon fibreux.

L'ectromélie longitudinale se différencie théoriquement de l'absence d'un os du segment moyen des membres (radius, cubitus, péroné, tibia) en ce que, dans ces derniers cas, la malformation du reste du rayon n'est pas obligatoire. Mais en pratique nous devons réunir ces descriptions.

L'ectromélie longitudinale d'un membre est souvent associée à d'autres malformations, en particulier à la lésion similaire de l'autre membre (radius et tibia ; cubitus et péroné). Dans l'étiologie générale, on note parfois l'hérédité, sous forme même d'une vraie action familiale. Comme pour toutes les malformations, on peut relever syphilis ou tuberculose chez les ascendants. On invoque souvent ici une compression par étroitesse de l'amnios (Dareste) ; peut-être aussi des lésions inflammatoires de l'amnios. Le fait certain est que la présence d'une dépression cicatricielle à siège typique est fréquente sur ces membres.

(1) GRANDMAIRE, *Une famille de phocomèles*, Th. de Bordeaux, 1897-1898 ; renseignements complémentaires et description radiographique, CHAMBRELENT et BALARD, *Gaz. hebd. sc. méd.*, Bordeaux, 1911, p. 606. — SALMON (Th. de Lille, 1905-1906) soutient que ce sont des malades et non des monstres et que c'est une forme d'achondroplasie ; G. SALMON, Th. de doct. de la Faculté des sciences, Paris, 1908 (sur les variations ontogéniques des membres chez les vertébrés ; étude des ectromélies).

(2) KLIPPEL et BOUCHET, *Nouv. Icon. de la Salp.*, 1907, pp. 290 et 396 (bibliogr.).

Amputations congénitales, sillons congénitaux et brides amniotiques (1). — A côté des absences par insuffisance de développement, nous devons mentionner celles qui sont dues à l'amputation d'un membre normalement constitué, amputation due à la striction par une bride amniotique (2).

Le premier degré est représenté par les *sillons congénitaux*, presque toujours multiples, ayant une prédilection marquée pour le membre inférieur (26 contre 1, P. Grisel). Les lésions concomitantes des doigts (syndactylie surtout) sont presque constantes à la main ; le pouce est rarement atteint, tandis qu'au pied le gros orteil l'est autant et peut-être plus que les autres (P. Grisel).

Habituellement perpendiculaire au membre, le sillon est partiel ou total ; dans ce dernier cas, il est soit circulaire, soit spiroïde. Il peut ne représenter qu'une dépression médiocre de la peau, ou au contraire une rainure profonde, étroite, comme celle d'une ligature énergique, accolant à l'os une peau amincie et des muscles et tendons atrophiés ; mais la circulation et l'innervation persistent au-dessous de la striction. Le siège sus-malléolaire est fréquent; et alors le péroné fracturé peut par ses deux bouts adhérer au tibia contre lequel il est serré (A. Broca).

Au-dessous du sillon, le membre (pied) est d'ordinaire atrophié, quelquefois hypertrophié par œdème et adipose chroniques (3).

Histologiquement, le fond du sillon est formé par le derme atrophié et fibreux. C'est une lésion mécanique, presque sûrement due à une striction par bride amniotique (4) ; elle n'a pas d'activité propre et, quoi qu'on en ait dit, n'a rien de comparable à l'aïnhum.

Dans l'état actuel de la science, c'est par le degré extrême de cette striction que l'on explique les cas où un sujet naît avec un ou plusieurs membres absents, avec un moignon qui occupe sur le squelette un siège quelconque et se termine soit par une cicatrice plus ou moins déprimée, soit exceptionnellement (Kirmisson) par une plaie granuleuse cicatrisée après la naissance. On a pu trouver à côté du fœtus le membre amputé, mais il faut reconnaître que c'est d'une rareté extrême.

On a de bons résultats par l'*excision de la bride*, suivie de réunion immédiate.

§ 1. — Absence congénitale du fémur.

Cette très rare malformation est d'ordinaire unilatérale et incomplète; Reiner doute même de l'absence complète. Le sexe est indifférent. La malformation est assez souvent associée à l'absence de rotule, de péroné, d'orteils, à la luxation de la hanche opposée, au pied bot, à des malformations du membre supérieur.

D'après Reiner (5), les malformations du fémur se rangent dans la série suivante, étudiée surtout grâce à la radiographie :

1° Le fémur est atrophié en volume et en longueur, avec coxa vara congénitale.

(1) P. Grisel, *Revue d'orthop.*, 1903, pp. 72 et 139; Bize, *ibid.*, 1904, p. 459; Bassetta, *ibid.*, 1908, p. 46 (pied bot); P. Durand, Th. de Toulouse, 1907-1908.

(2) Très exceptionnellement, le lien constricteur est constitué par le cordon du fœtus lui-même ou d'un jumeau : Wanner, *Rev. méd. Suisse Rom.*, 20 août 1903, p. 540; Rocher et Lafond, *Gaz. heb. sc. méd.*, Bordeaux, 1910, p. 87.

(3) Bize et Grizel, *Rev. orth.*, 1904, p. 460 (Éléphantiasis). — Bridoux (*Journ. des sc. méd.*, Lille, 1902, t. I, p. 150) a noté une névralgie cubitale ayant compliqué une amputation congénitale de la main et ayant nécessité l'excision des nerfs.

(4) Cependant pour A. Rousseau (Th. de Paris, 1900-1901), cela n'est vrai que pour les amputations congénitales; la bride proprement dite serait due à un trouble trophique.

(5) Reiner, *Zeit. f. orth. Chir.*, 1901, t. IX, p. 544, et 1903, t. XII, p. 297 ; Drehmann, *ibid.*, 1903, t. XI, p. 220 ; Prudhomme, Th. doct., Paris, 1911-1912.

2° Le fémur est séparé en segments distincts; le plus important est la partie inférieure de la diaphyse avec l'épiphyse inférieure; en haut sont séparés le trochanter et la tête.

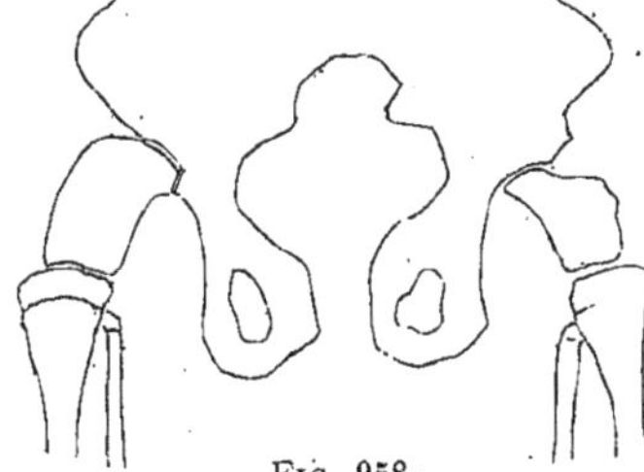

Fig. 958.

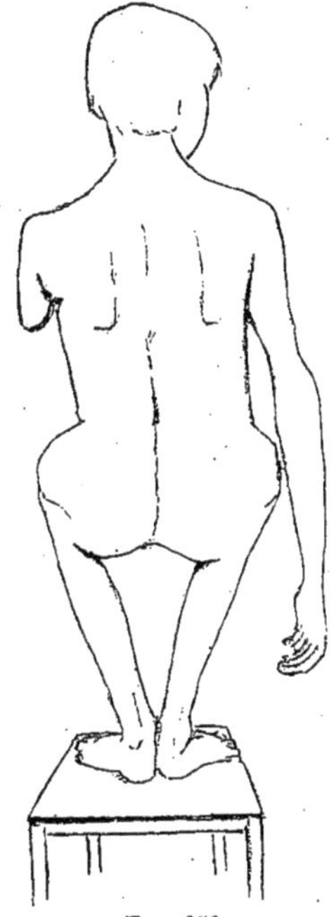

Fig. 959.

Fig. 958 et 959. — Absence congénitale de la partie supérieure du fémur. (Petit de la Villéon).

3° Même disposition, mais avec fragment inférieur très petit, continu avec le tibia, il n'y a pas d'articulation du genou. C'est cette forme que d'ordinaire on appelle à tort absence complète.

4° La tête fémorale est dans le prolongement direct de la diaphyse (1); il n'y a pas de col et la diaphyse atrophiée est courbée dans sa partie supérieure; il y a une articulation du genou.

5° La diaphyse fémorale est extrêmement raccourcie, les épiphyses supérieure et inférieure, le genou et la hanche ont un développement presque normal.

Traitement. — Un appareil prothétique qui fixe le pied en équinisme pour obvier au raccourcissement est indispensable si la malformation est unilatérale. En cas de malformation bilatérale, certains sujets marchent avec une facilité étonnante, en dandinant très fort, il est vrai.

L'intervention chirurgicale peut avoir quelques indications spéciales, par exemple en cas de coxa vara accentuée (ostéotomie supérieure du fémur) ou d'ankylose vicieuse du genou à angle aigu, avec varus ou valgus de la jambe (arthrodèse du genou en position rectiligne).

§ 2. — Absence congénitale du tibia (2).

Étiologie. — C'est la plus rare des malformations de la jambe. Elle est plus fréquente chez le garçon; de préférence unilatérale droite. Dans plus de la moitié des cas, on note des malformations concomitantes (absence ou atrophie d'orteils et de métatarsiens, surtout des premiers; polydactylie avec un ou deux orteils supplémentaires du côté interne; absence de rotule; luxation congénitale de la hanche; absence de radius, malformation des doigts).

(1) Pour Drehmann, ce n'est pas la tête qui répond à cette extrémité diaphysaire incurvée et atrophiée, car avec les progrès de l'âge on voit à un moment apparaître une tête dans le cotyle d'enfants chez lesquels l'aspect radiographique initial eût fait croire à l'absence, et plus tard cette tête se fusionne avec la diaphyse. Drehmann considère la coxa vara congénitale comme le degré atténué d'une absence partielle du fémur. Mouchet et Ségard, De la coxa vara congénitale, *Paris médical*, 30 mars 1912, pp. 421; Petit de la Villéon, *Gaz. heb. sc. méd.*, Bordeaux, 1911, p. 207 ; absence bilatérale, avec ectromélie du membre supérieur gauche.

(2) Launois et Kuss, *Rev. d'orth.*, 1901, pp. 326 et 411; Peter-Bade, *Zeit. f. orthop. Chir.*, 1906, t. XXI, p. 592 (réunit 55 cas); W. Schwarzbach (*Zentralbl. f. Chir. u. mech. Orthop.*, Bd VI, sept. 1912, pp. 345-370) réunit 67 cas ; H. Myers, *Med. Rec.*, 1905, n° 2, p. 93. Nous avons une observation personnelle inédite (fig. 960).

Anatomie pathologique. — Le tibia manque d'ordinaire en totalité, quelquefois en partie; on a étudié le squelette par autopsie ou par radiographie.

L'*absence partielle*, sauf dans un cas de Parona où le manque était en haut, porte sur les deux tiers ou la moitié inférieure de l'os; le plateau supérieur s'articule normalement avec le fémur (1).

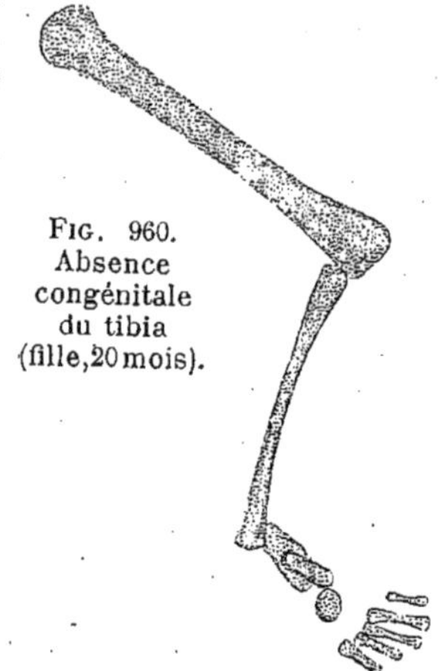

Fig. 960. Absence congénitale du tibia (fille, 20 mois).

Dans l'*absence totale*, l'extrémité inférieure du fémur est toute déformée. Elle se renfle sans trace d'échancrure intercondylienne, ou bien s'élargit en palette, ou bien se divise en deux branches qui divergent presque à angle droit. Quelques auteurs pensent que l'une des branches de la fourche représente le tibia. L'*articulation du genou* est inexistante : pas de ménisques, pas de ligaments croisés, pas de rotule. Il n'existe qu'une capsule mince et lâche.

La *tête du péroné* est remontée en arrière du condyle externe, auquel elle est unie plus ou moins solidement par du tissu fibreux. Si la jambe est très fortement en adduction, la tête du péroné, tout à fait libre, soulève les téguments en dehors, et c'est la face interne de la diaphyse péronéale qui est unie lâchement aux condyles fémoraux. Souvent le péroné est plus volumineux que normalement et il s'articule avec le condyle fémoral externe par une vraie articulation.

Étude clinique. — Le membre est grêle et court, notablement par le segment fémoral, considérablement par le segment jambier. Les deux signes typiques sont : une *flexion* plus ou moins marquée *du genou* et un *pied varus équin* ou seulement *varus* très accentué (homologie complète avec la main bote radiale, par absence du radius).

La déformation peut être telle que le pied soit accolé à la face interne de la jambe et que la malléole externe forme le point le plus déclive du membre.

Il y a souvent de l'*adduction* et de la *rotation externe de la jambe*, très prononcées parfois.

On ne sent *pas de rotule* sur le devant du genou; déformée, la tête du péroné luxée en haut, en arrière et souvent en dehors, soulève les téguments en ces points.

L'*extrémité inférieure du fémur*, atrophiée et déformée, forme dans l'absence totale une saillie mousse, arrondie.

Le *genou est absolument flottant*. En raison de cette laxité, le sujet n'est capable que de mouvements spontanés insignifiants : un peu d'exagération de la flexion et de la rotation externe. On ne peut pas redresser la jambe entièrement, mais seulement diminuer sa flexion.

Les *muscles* de tout le membre sont très atrophiés, non seulement au pied et à la jambe où ils sont particulièrement grêles, mais à la cuisse.

Dans l'*absence partielle du tibia*, le bout inférieur du *segment supérieur* (le

(1) Comparez un cas de Nové-Josserand, où il y avait pied varus par insuffisance de l'extrémité inférieure du tibia, dont l'épiphyse était cependant normale (A. Rendu et L. Gravier, *Rev. orth.*, 1911, p. 297).

tiers ou la moitié supérieure de l'os) fait une saillie plus ou moins marquée sous la peau, l'articulation du genou est médiocrement conformée, mais existe.

Que l'absence du tibia soit totale ou partielle, on observe assez souvent sur la jambe des *dépressions cutanées* d'aspect cicatriciel.

Par la *palpation*, on se rend facilement compte que dans la jambe, seul le péroné existe, que le tibia fait défaut soit en bas seulement, soit de bout en bout; la *radiographie*, d'ailleurs, nous évite actuellement toute hésitation sur le diagnostic pour certains pieds varus extrêmement accentués dès la naissance où, à travers la graisse du nouveau-né, on sent mal la malléole interne.

A mesure que le sujet grandit, le raccourcissement relatif du membre, par défaut d'allongement tibial, devient de plus en plus grand; le pied dévié est à 20, 30 centimètres du sol.

Traitement. — Chez les jeunes enfants, il n'y a qu'à manipuler le membre pour combattre autant que possible la flexion du genou et le varus du pied. Puis on fait commencer la marche avec des appareils prothétiques, légers, redresseurs.

Le sujet, d'ailleurs, est voué à la prothèse, car jamais on ne pourra : 1° donner au membre la longueur qui lui manque; 2° redonner au pied, par arthrodèse, un appui vraiment solide sur le péroné. Mais on peut, par une opération : 1° obtenir, à l'aide du péroné, une tige rigide continue avec le fémur; 2° mettre le pied à angle droit. De la sorte, la prothèse devient bien meilleure qu'avec un membre flottant et en varus.

1° Pour obtenir une *tige jambière rigide*, nous distinguerons l'absence totale et l'absence partielle.

A. Dans l'*absence partielle*, on dispose des trois opérations suivantes (1) :

a) Si le péroné est assez solidement uni au fémur, se borner à suturer à ce péroné (suture métallique) l'extrémité inférieure du segment tibial par simple accolement (J. Bœckel).

b) Sectionner le péroné au niveau de l'extrémité libre du tibia, et suturer son bout inférieur au-dessous de ce tibia avivé (Nové-Josserand);

c) Réséquer une certaine longueur du bout inférieur du tibia, et abaisser très fortement le péroné, de façon à implanter son extrémité supérieure dans le bout inférieur du tibia, sans recourir à la suture osseuse (Peter Bade).

B. Dans l'*absence totale*, on peut: soit réséquer l'extrémité inférieure du fémur et l'extrémité supérieure du péroné et les suturer après avivement; soit plus simplement, avec Albert, implanter la tête péronéale avivée dans le renflement fémoral.

2° Pour *redresser le pied*, on peut soit tailler en fourche l'extrémité inférieure du péroné et y fixer l'astragale, soit de préférence enlever l'astragale et implanter l'extrémité inférieure du péroné dans le calcanéum (Nové-Josserand).

Il n'est pas rare que le membre atrophié soit plutôt gênant; le mieux est alors de l'amputer.

(1) A. Wittek, *Zeit. f. orth. Chir.*, 1906, t. XVII, p. 473.

§ 3. — Absence congénitale du péroné.

Étiologie. — L'absence congénitale du péroné est la plus fréquente des absences des os; beaucoup de cas n'en sont pas publiés, la plupart des nôtres, par exemple. La lésion est d'ordinaire unilatérale. Le sexe est indifférent.

L'absence du péroné est *le plus souvent totale;* elle n'est partielle que dans le tiers des cas environ et c'est alors la partie inférieure qui manque. La *convexité concomitante du tibia en avant* se rencontre dans plus de la moitié des cas (1).

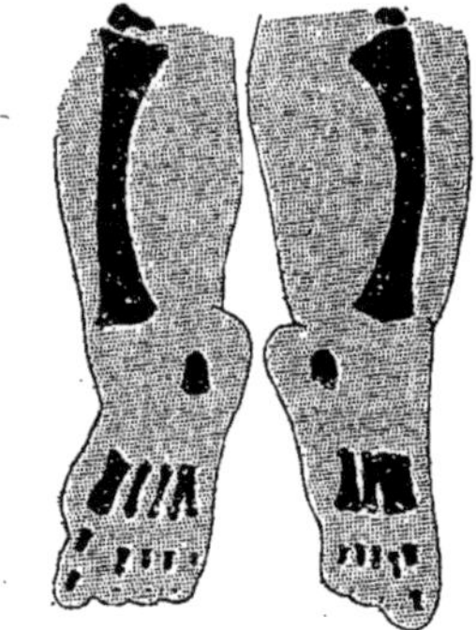

FIG. 961. FIG. 962.
Absence bilatérale du péroné (garçon de 4 mois).

Anatomie pathologique. — Le péroné est remplacé en tout ou en partie par un cordon fibreux, qui se continue avec le ligament interosseux et à l'extrémité supérieure duquel vient aboutir le tendon du biceps. En bas, ce cordon peut se terminer, si l'absence d'os est seulement partielle, dans un noyau osseux mobile qui représente la malléole externe.

L'articulation du genou est souvent malformée : rotule absente, condyles plus ou moins atrophiés, ligaments amincis. Celle du pied peut être luxée (2).

Les muscles du membre sont atrophiés ou même partiellement absents (3).

Les malformations concomitantes du tarse et des orteils, surtout à la partie externe du pied, sont fréquentes (absence du 5ᵉ orteil seul ou du 4ᵉ et du 5ᵉ orteils ensemble, plus rarement du 4ᵉ seul, ou du 1ᵉʳ, du 2ᵉ, du 3ᵉ; absence du cuboïde et du scaphoïde; déformations de l'astragale et du calcanéum qui sont souvent soudés entre eux). On a encore noté la coexistence de nœvi, bec-de-lièvre, hypospadias, etc.

Étude clinique. — L'aspect extérieur est — à quelques détails près — le même dans toutes les observations.

Le *membre inférieur* est *plus ou moins raccourci,* et *diminué de volume.* Le *tibia est fortement courbé en avant* et quelquefois un peu en dehors, à l'union du tiers moyen avec le tiers inférieur, à tel point que le pied peut être presque vertical, plante en arrière. La *peau* présente, au-devant de la saillie osseuse, un *sillon vertical,* linéaire, en coup d'ongle, d'aspect cicatriciel, qui adhère quelquefois au squelette.

Le pied est en *valgus,* généralement considérable, plus ou moins équin, avec les fréquentes malformations du tarse ou des *orteils* signalées plus haut (4).

L'*équinisme* est constant; mais au lieu de valgus, le varus est possible, quoique

(1) On se documentera par le travail de SCHARFF (*Zeit. f. orth. Chir.*, 1909, t. XXIII, p. 391), où sont réunies 159 observations. Trois de mes observations sont publiées par R. DUBRAC, Thèse de Paris, 1904-1905; voy. aussi A. MOUCHET, *Rev. mens. mal. enf.*, 1906, p. 1; DIMITRIEFF, Th. de Nancy, 1899-1900, n° 34; RENDU, *Revue d'orthop.*, 1ᵉʳ mars 1912, n° 2, p. 169; ANZINOTTI, *Arch. di orth.*, 1909, p. 1.

(2) FREIBERG, *Ann. of Surg.*, 1903, t. XXXVIII, p. 545; l'absence du péroné est la condition nécessaire de ces luxations congénitales du cou-de-pied.

(3) Sur la structure du tibia, voy. F. REGNAULT, *Soc. An.*, Paris, 1903, p. 323.

(4) CH. NÉLATON, Du valgus équin congénital accompagné de courbure antérieure du tibia et d'absence plus ou moins complète du péroné et des orteils (*Rev. orth.*, 1ᵉʳ juillet 1891, p. 254).

rare (Kirmisson, Walther, Broca et Mouchet). On a observé du metatarsus varus.

La dépression cutanée pré-tibiale, en forme de sillon, peut manquer, surtout quand il n'existe pas de coudure du tibia; elle ne doit pas être interprétée comme une cicatrice résultant de la perforation de la peau par un fragment du tibia sous-jacent; elle a les caractères d'une atrophie de la peau par suite d'une pression exercée de dehors en dedans [adhérence amniotique(?) Haudeck].

Le *palper* montre qu'*il n'y a pas de malléole péronière* et ne permet pas de sentir de tige osseuse sur le côté externe du tibia. On sent à nu sous la peau les tendons péroniers. Il faut cependant savoir que, chez les petits enfants, cette constatation peut être difficile. Il nous est arrivé de croire à une absence partielle chez des enfants de quelques jours et même de quelques mois présentant une incurvation congénitale convexe en dedans du tibia, surtout s'il y a valgus concomitant; nous ne pouvions pas parvenir à sentir le péroné au-dessus de la malléole externe; la radiographie nous montrait que cet os, également incurvé, était absolument accolé au tibia (1).

Une autre difficulté, quel que soit l'âge de l'enfant, est de préciser si l'absence du péroné est partielle ou totale. La *radiographie* seule peut nous renseigner exactement sur ce point.

A mesure que l'enfant grandit, la déformation devient plus apparente, parce que *le membre malformé grandit moins que l'autre*, et parce que les tentatives de marche exagèrent de plus en plus le valgus. Les troubles fonctionnels, cependant bien moindres que ceux de l'absence congénitale du tibia, dépendent surtout du raccourcissement, qui peut atteindre et dépasser 15 centimètres; quelquefois, par contre, il est très faible, et le sujet peut marcher sans appareil, ou simplement avec une chaussure pour valgus.

Traitement. — Ces cas à bonne fonction sont l'exception : la plupart des malades sont des infirmes, auxquels nous ne pouvons, par la chirurgie, que faciliter le port d'un appareil prothétique. Nous ne pouvons rien, en effet, contre le raccourcissement progressif du membre; mais la suppression de la courbure tibiale et la mise à plat de la plante du pied permettent la marche assez facile, avec une semelle élevée si le raccourcissement est médiocre, sur un pilon s'il est fort.

Chez le nourrisson, il faut se borner au massage des muscles, aux *manipulations* du pied; cependant, si l'équinisme est prononcé, il faut couper le tendon d'Achille et maintenir la correction par de petits appareils amovibles légers, en celluloïd, en aluminium, etc.

A partir de 2 ans, le *traitement opératoire* s'impose le plus souvent.

1° Pour corriger *l'incurvation tibiale et l'équinisme* qui en résulte, on aura recours à la section du tendon d'Achille et à l'*ostéotomie* linéaire ou mieux *cunéiforme* du tibia. Cette opération ne suffit pas le plus souvent, même suivie du

(1) On a fait souvent confusion, depuis Vilcoq (Th. de Paris, 1888-1889), avec les fractures intra-utérines du tibia. Il est vrai que l'absence du péroné s'accompagne souvent d'une courbure du tibia, mais le fait n'est pas constant et d'ailleurs cette courbure, comme nous le verrons, n'est pas une fracture intra-utérine.

port d'un appareil prothétique, dont l'application est désormais plus facile.

2° Il faut, en effet, *corriger le valgus et maintenir la correction.* Pour cela, trois opérations sont possibles :

a) Pratiquer l'arthrodèse tibio-astragalienne et astragalo-calcanéenne (Ch. Nélaton, Kirmisson, Broca et Mouchet) ;

b) Implanter l'astragale dans l'extrémité inférieure creusée du tibia (Bardenheuer, Nasse, Mikulicz);

c) Enclouer l'extrémité postérieure, avivée, du calcanéum dans la partie inférieure du tibia, de façon à obtenir un pied en équinisme forcé, comme après l'opération de Wladimiroff-Mikulicz (Franke ; Guyot, de Bordeaux). Le sujet devient digitigrade. On remédie ainsi au raccourcissement, mais souvent d'une façon insuffisante.

Il convient de ménager les cartilages épiphysaires pour ne pas nuire à la croissance déjà compromise des os.

§ 4. — Courbures et pseudarthroses congénitales de la jambe (1).

Ces deux états doivent être rapprochés l'un de l'autre, et il faut, au contraire, bien distinguer les pseudarthroses congénitales des fractures intra-utérines (2). D'autre part, certaines pseudarthroses au premier abord acquises, consécutives à une fracture après trauma évident, doivent être rapportées à un vice de développement de l'os : la fracture suivie de pseudarthrose a été l'aboutissant d'une courbure simple.

Courbures et pseudarthroses sont des *malformations* congénitales, caractérisées par *un trouble de développement de la jambe, à l'union du tiers moyen et du tiers inférieur, s'étendant plus ou moins au pied.*

1° **Courbure.** — La coudure congénitale est une *courbe à convexité antérieure*, quelquefois antéro-interne, qui, sur un tibia souvent aplati transversalement, siège à l'union du tiers moyen et du tiers inférieur de l'os. La lésion est rarement bilatérale. La courbure inverse est très exceptionnelle; je l'ai vue deux fois.

Au sommet, on observe presque toujours une *cicatrice cutanée* linéaire, en coup d'ongle, quelquefois déprimée en cul de poule, qu'on peut rapporter à une atrophie de la peau par compression intra-utérine. Elle n'est pas adhérente à l'os, mais la peau est cependant moins mobile à son niveau. Unilatéralité, congénitalité, cicatrice : cela ne doit pas laisser place à la confusion avec une courbure rachitique.

On constate le plus souvent une *atrophie* du segment inférieur de la jambe et du pied; atrophie assez souvent étendue à la partie supérieure de la jambe et

(1) Gasne, *Rev. d'orth.*, 1907, pp. 267 et 319; Rabère, *Gaz. des hôp.*, 1907, p. 1203; Gluge, Th. de Nancy, 1907-1908.

(2) Cette assimilation a été pendant longtemps admise. On a même considéré la cicatrice dont nous parlerons comme la preuve qu'il s'agissait d'une fracture intra-utérine avec plaie terminée par consolidation vicieuse ou par pseudarthrose. Sur l'état de la question à cette époque, voy. Vilcoq, Th. de Paris, 1888-1889 ; Saint-Cyr, Th. de Paris, 1898-1899.

même à la cuisse. Exceptionnellement, quelques auteurs (Reichel, Kirmisson) ont signalé un allongement compensateur du fémur.

Le pied est en équinisme ; mais d'ordinaire il se met en talus quand l'enfant a marché.

Le péroné est accolé au tibia, souvent aminci, et par suite très difficile à sentir ; il est infléchi comme le tibia, quelquefois fracturé au-dessus de la malléole. On se rend compte de sa position par la radiographie : et sur celle-ci le tibia, tantôt gros, tantôt grêle, ne présente pas d'altérations apparentes de structure.

Une courbure analogue du tibia accompagne presque toujours l'*absence con-*

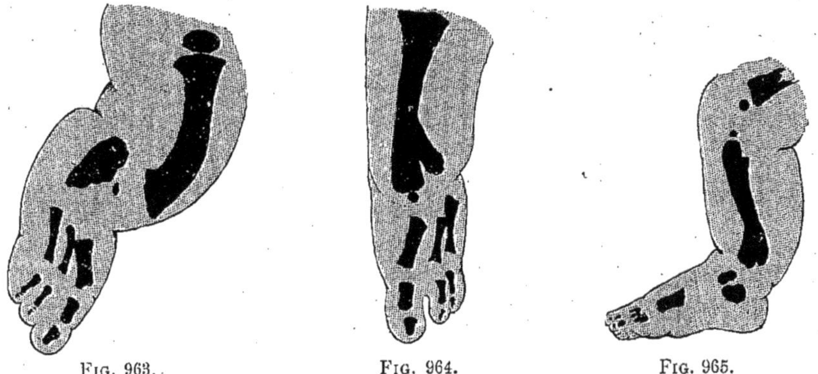

Fig. 963. Fig. 964. Fig. 965.

Fig. 963 et 964, incurvation congénitale du tibia. Le péroné, qui paraît absent sur le profil, apparaît sur la vue de face. Absence de deux orteils et de leurs métacarpiens. — Fig. 965, cas exceptionnel d'incurvation à concavité antérieure (fille, 6 semaines).

génitale du péroné, et avec évidence il y a quelque chose de vicié dans le développement osseux, puisque le membre ne s'allonge pas ; mais il y a une différence considérable, en pratique, entre ces deux états, car, en cas d'absence du péroné, le tibia, assez souvent gros, s'est bien consolidé dans les cas où nous l'avons redressé par ostéotomie ; tandis que dans la courbure ici décrite, si l'on fait une ostéotomie, on aboutit d'ordinaire à la pseudarthrose (1).

L'Évolution de la courbure simple du tibia est variable. Après que l'enfant a commencé à marcher, l'incurvation peut augmenter sous l'influence du poids du corps ; ou elle persiste telle quelle, n'augmentant pas avec l'âge, avec un tibia qui semble acquérir de plus en plus de solidité ; ou elle aboutit à une fracture à la suite d'un trauma parfois insignifiant ou de tentatives de redressement. Et la caractéristique de cette fracture est qu'elle ne se consolide pas.

Il est fréquent que la jambe subisse un *arrêt de développement en longueur* gênant la marche et exigeant la prothèse. Souvent cependant le raccourcisse-

(1) Qu'il y ait ou non fracture, l'Anatomie pathologique est caractérisée par de l'*atrophie* des parties molles et du tissu osseux. La dépression cicatricielle de la peau, étudiée par Haudeck (*Zeit. f. orth. Chir.*, t. IV, p. 326), donne l'impression d'une atrophie par compression extérieure. Au niveau de la coudure, Nové-Josserand a trouvé « un tissu éburné, renfermant une moelle fibreuse, inactive et donnant dans son ensemble l'impression d'une ostéite guérie ». Est-ce cela ou une altération d'ordre trophique ? Nous n'en savons rien. Est-ce dû à une compression amniotique ? Le péroné est toujours atteint, sinon dans sa structure, au moins dans sa forme.

ment est médiocre et la fonction est bonne ; le pied se met en un talus peu gênant.

Le *traitement sera donc presque toujours nul,* et on ne pratiquera l'ostéotomie ou l'ostéoclasie que dans les cas très accentués, incompatibles avec la marche.

Sur le nourrisson, puis sur l'enfant qui commence à marcher, on protège autant que possible le membre par une gouttière, en gutta-percha d'abord, en celluloïd ensuite. S'il y a raccourcissement, on y pare par une semelle élevée.

2° **Pseudarthrose** (1). — LES SIGNES PHYSIQUES de la pseudarthrose n'ont ici rien de spécial : on constate la mobilité anormale, et soit par l'appui sur le sol, soit par mouvements communiqués, on voit s'exagérer la courbure du membre en avant ; celle-ci est due à l'action du triceps sural.

Cette courbure toujours en avant est un caractère déjà important pour certains diagnostics rétrospectifs; les deux autres, plus importants encore, sont le siège constant au tiers inférieur de la jambe et l'existence fréquente de la dépression cicatricielle décrite à propos de la courbure.

Déjà avant la marche, l'angle est plus accentué que celui de la coudure. Sous l'influence de la marche, il arrive à l'angle droit et, le pied se plaçant en talus, l'extrémité inférieure du fragment supérieur peut toucher la face dorsale du pied. Le péroné est fracturé le plus souvent en même temps que le tibia.

Cette position secondaire du pied habituellement en talus contraste avec l'équinisme le plus souvent persistant de l'absence du péroné.

Les *troubles fonctionnels* sont sérieux, d'autant plus que, dans ces conditions, l'arrêt d'accroissement en longueur est la règle. Certaines pseudarthroses serrées permettent cependant la marche dans des conditions à peu près convenables.

Le DIAGNOSTIC comporte deux points : y a-t-il pseudarthrose? est-elle congénitale?

L'*existence de la pseudarthrose* ne prête pas à discussion. Il n'en est pas de même du second point.

Lui aussi est évident quand *on constate la lésion sur un nouveau-né,* ou quand le commémoratif de congénitalité est certain (2). Mais ce commémoratif peut être méconnu, quand la pseudarthrose est serrée et que la mobilité anormale ne s'y accuse que sous l'influence de la marche. Et puis, il y a des cas où on n'a aucun renseignement sur l'évolution du mal.

Quand on apprend que dès la naissance la jambe était convexe en avant, on ne peut s'y tromper. De même quand on voit sur la peau, à ce niveau, la cicatrice signalée plus haut. Y avait-il vraiment pseudarthrose primitive? Cela n'a aucune importance. En effet, la *fracture accidentelle du tibia incurvé,* suivie de pseudarthrose, plus ou moins tard après la naissance, est identique, par sa nature et son évolution, à la pseudarthrose congénitale au sens strict du terme. Cette fracture

(1) J'ai observé deux cas de *pseudarthrose sus-malléolaire du péroné* (fig. 972). Quelques cas semblables, très exceptionnels, existent à l'*avant-bras* : C. BECK (*Am. med. Ass.*, 52° session, tir. à part, p. 6) en a publié une radiographie.

(2) La pseudarthrose congénitale est-elle le résultat d'une fracture intra-utérine (os fragile sur lequel agit un trauma extérieur, ou la contraction utérine); ou bien un cordon fibreux remplace-t-il un os qui ne s'est jamais ossifié? On ne peut répondre à la question. Nous avons mentionné les lésions atrophiques étudiées au microscope. Les deux fragments sont d'ordinaire effilés, soit plus ou moins distants, soit emboîtés. Quelquefois ils sont, partiellement au moins, encroûtés de cartilage (fig. 965 et 966). A l'œil nu, l'os est rouge, souvent poreux.

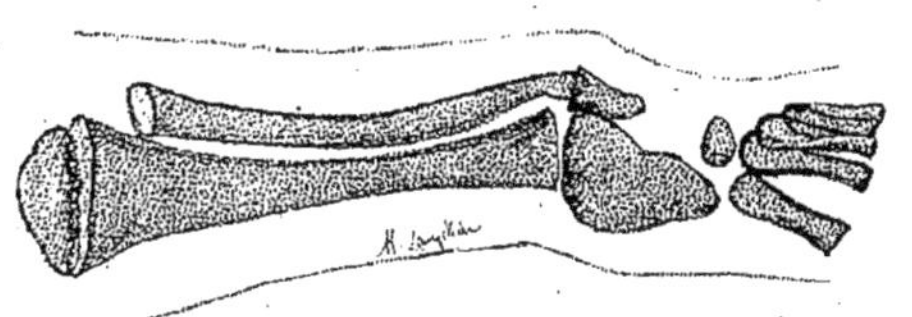

FIG. 966.

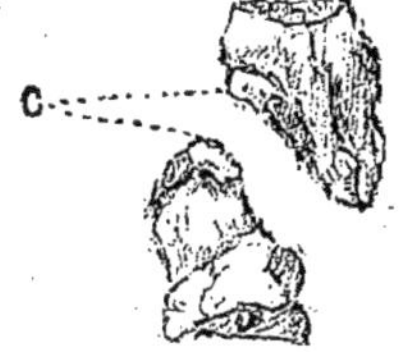

FIG. 967.

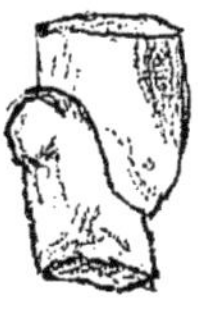

FIG. 968.

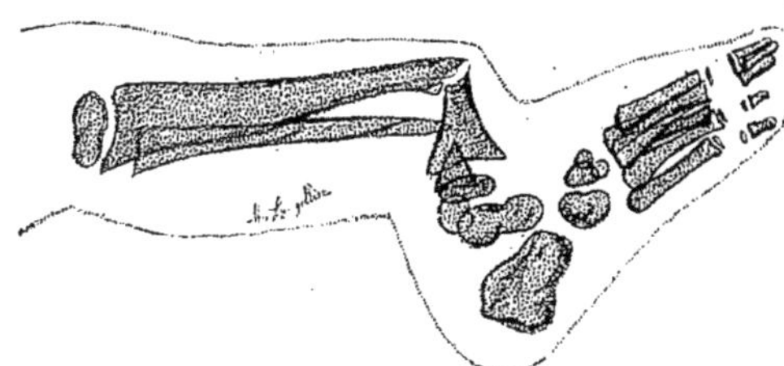

FIG. 969.

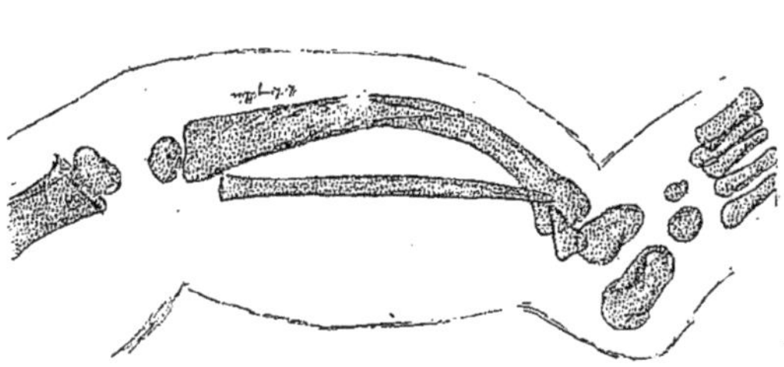

FIG. 970.

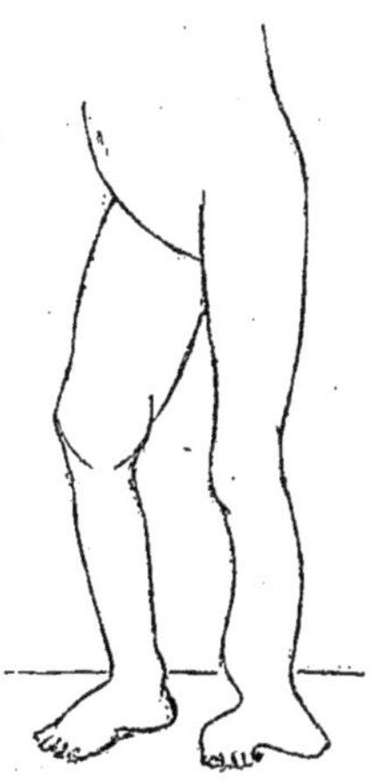

FIG. 971.

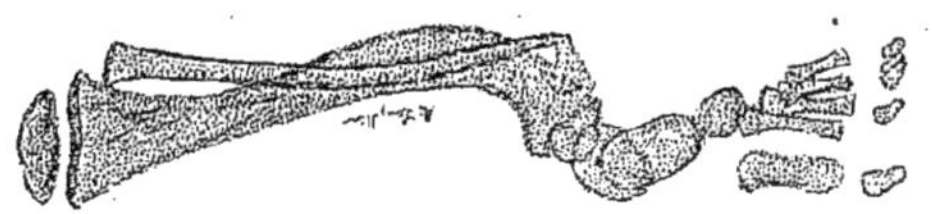

FIG. 972.

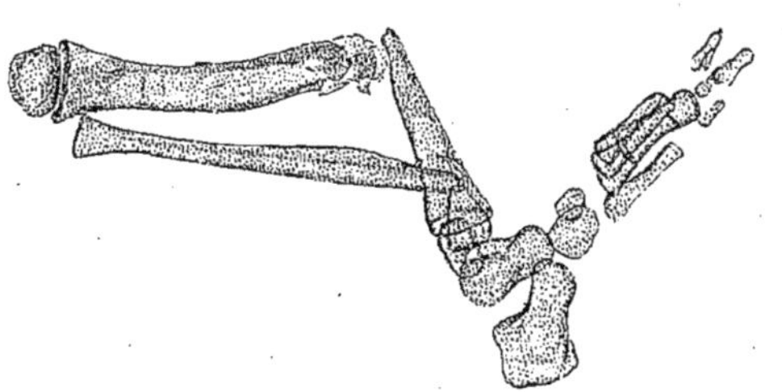

FIG. 973.

Pseudarthrose congénitale. — Aspect extérieur (fig. 971) et disposition des fragments (fig. 968), en contact par deux petites surfaces cartilagineuses (fig. 967). Pseudarthrose des deux os (fig. 966 et 969). Pseudarthrose du péroné avec incurvation du tibia (fig. 973), qui ne s'est pas consolidé après ostéotomie (fig. 973, garçon de 27 mois).

peut être faite volontairement par un médecin, désireux de redresser une courbe qu'il croit rachitique.

La discussion est possible pour les cas où on n'a *rien remarqué à la naissance*, pas même de coudure, et où il n'y a pas de cicatrice cutanée: mais il semble que presque toutes les pseudarthroses de la jambe chez l'enfant soient liées à une nutrition spéciale et insuffisante, congénitale, du tissu osseux. En un temps variable, souvent plusieurs années après la naissance, une fracture survient à l'occasion d'un trauma quelquefois très minime, faisant par conséquent songer à une altération osseuse; puis il se constitue une pseudarthrose rebelle aux traitements ordinaires. Les premiers essais de marche peuvent suffire : mais alors n'y avait-il pas pseudarthrose serrée?

Le PRONOSTIC est mauvais parce que la pseudarthrose n'a aucune tendance à la consolidation et qu'elle nécessite le plus souvent ou le port d'un appareil prothétique gênant ou un traitement opératoire qui n'est pas suivi toujours d'un résultat satisfaisant, il s'en faut.

Traitement. — L'immobilisation prolongée ne sert à rien.

L'avivement simple échoue presque toujours : sur six cas, Kirmisson a eu un succès, nous n'avons jamais réussi, sauf dans deux cas de pseudarthrose post-traumatique.

Codivilla (1) a eu l'idée de fretter le tibia, sous le périoste, par quatre petits copeaux osseux allongés, pris sur le tibia sain, cerclés au catgut ou au fil de lin autour des deux fragments avivés; il a réussi, mais nous avons échoué. De ce procédé dérive celui où Frœlich met à la face externe de la pseudarthrose un seul large copeau tibial, non fragmenté, et, en outre, creuse le centre des deux fragments tibiaux au perforateur, de façon à arriver jusqu'à la moelle, dans l'espoir que celle-ci contribuera à l'ostéogénèse.

Reichel a eu un succès par la *transplantation à l'italienne* d'un lambeau cutanéo-ostéo-périostique pris à la jambe saine. Nové-Josserand (2) a imité cette pratique et s'en est bien trouvé.

Anschütz a implanté les diaphyses fémorales d'un fœtus mort deux heures auparavant entre les deux bouts d'une pseudarthrose déjà opérée trois fois sans succès chez une fille de 7 ans. Au bout de 8 mois il y aurait « une rigidité suffisante », et on voit à la radiographie un cal « délicat ».

On est donc autorisé à tenter des opérations, mais en sachant que dans cet os malade l'échec est la règle (3). D'autre part, on sera bien averti que notre unique but, pour ce membre voué à l'arrêt d'allongement, est de faciliter la prothèse : le pied ballant gêne dans l'appareil plus qu'il ne sert; le pied à plat, au bout d'une jambe courte mais droite et raide, permet la marche solide sur un pilon. Aussi, ne devrons-nous plus, comme nos devanciers, considérer l'amputation comme le traitement de choix; mais quand nous n'aboutissons pas à la consolidation ou à la pseudarthrose rectiligne, nous y sommes quelquefois acculés.

(1) CODIVILLA, *Arch. di ort.*, 1907, n° 3, p. 213.
(2) NOVÉ-JOSSERAND, *Soc. de chir.*, Lyon, 5 nov. 1908, t. XI, p. 296; ANAGNOSTOSE, Th. de Lyon, 1908-1909.
(3) Voy. par exemple FRÖLICH, *Rev. orth.*, 1910, p. 1.

§ 5. — **Hémimélie radiale et absence du radius** (1).

Cette malformation, assez rare (2), est unilatérale dans les deux tiers des cas; bilatérale, elle peut être asymétrique. Une fois sur 16 elle coexiste avec son homologue au membre inférieur, l'hémimélie tibiale; quelquefois avec celle du péroné (Antonelli).

L'absence est le plus souvent totale, un cordon fibreux remplaçant le radius; partielle, elle siège d'ordinaire à l'extrémité inférieure.

Les *malformations squelettiques* habituellement concomitantes sont la gracilité et la brièveté de l'humérus correspondant, dont le condyle radial est, en outre, atrophié ou absent.

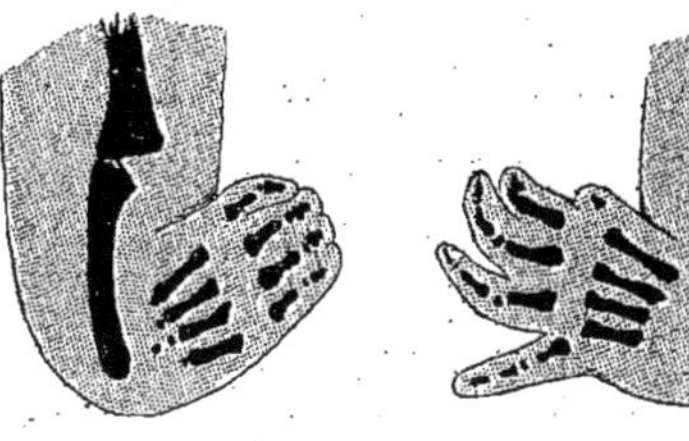

FIG. 974. FIG. 975.

Fig. 974 et 975. — Absence bilatérale du radius (fille, 8 mois); ébauche, à droite (fig. 975, du pouce qui est absent à gauche (fig. 974).

Le cubitus, incurvé à concavité externe, manque de ses surfaces articulaires radiales ; il oppose au carpe, souvent malformé, une surface large.

Très fréquemment, on note une aplasie des os correspondants du carpe, du métacarpe et des doigts, ainsi que des parties molles correspondantes. Le pouce manque le plus souvent ou est très atrophié; il en est de même de l'index; dans certains cas, l'atrophie s'étend au médius, très rarement à l'annulaire. Les métacarpiens suivent le sort des doigts correspondants. Quant au carpe, les os externes font défaut; parfois les os qui persistent sont au nombre de deux, un pour chaque rangée du carpe. Les anomalies musculaires consistent, soit dans l'absence des muscles à insertion radiale, soit en anomalies d'insertion et de distribution des muscles à insertion cubitale, souvent fusionnés partiellement (3). Le long biceps (avec sa gouttière) manque souvent; les muscles de l'épaule (deltoïde, pectoraux, scapulaires), les supinateurs, les thénariens sont plus ou moins atrophiés ou malformés. L'humérus est grêle, ordinairement raccourci, plus rarement allongé, souvent avec absence ou atrophie du condyle. Dans certains cas d'hémimélie radiale unilatérale, on a signalé une atrophie du thorax et de la mâchoire du même côté.

L'absence de l'extrémité supérieure (4) a pour conséquence l'inclinaison de l'avant-bras en cubitus valgus. La totale ou celle de l'extrémité inférieure a pour conséquence la *main bote radiale*, en inclinaison radiopalmaire, avec saillie de la tête cubitale; sur cette tête, la peau présente un petit godet cicatriciel.

Les mouvements actifs du poignet sont ordinairement impossibles : parmi les mouvements passifs, la flexion et l'abduction sont les plus faciles à provoquer, ceux de pronation et de supination sont le plus souvent supprimés.

La peau qui recouvre l'avant-bras et la main est fréquemment anesthésiée par

(1) L'*absence d'humérus* est tout à fait exceptionnelle et je me borne à la citer. Cf. ADRIAN, *Beitr. z. kl. Chir.*, 1901, t. XXX, p. 40; J.-C. GITTINGS, *Pediatrics*, 1898, t. VI, p. 498; JEANBRAU et DAUPHIN, *Soc. an.*, Paris, 1901, p. 85.

(2) APERT et MORISETTI (*Nouv. Icon. de la Salp.*, 1908, p. 442) réunissent une centaine de cas.

(3) Voyez en particulier les dissections avec figures de Kirmisson. Signalons les anomalies sans importance pratique des *nerfs et vaisseaux radiaux*.

(4) G. APRAILLÉ, Th. de Paris, 1900-1901.

places. Quelques muscles ont perdu leur contractilité électrique et volontaire. Le pouls radial fait défaut.

On a pratiqué quelques opérations pour fixer la main en position rectiligne : par exemple, Sayre a implanté entre les os du carpe le cubitus taillé en pointe; inversement, Bardenheuer a enfoncé entre deux lames du cubitus fendu en long le carpe aminci. Romano a eu de bons résultats par l'ostéotomie cunéiforme du cubitus.

§ 6. — Hémimélie cubitale et absence congénitale du cubitus (1).

Statistique. Étiologie. — L'absence congénitale du cubitus est 5 fois plus rare que celle du radius. On l'observe de préférence dans le sexe masculin (18 hommes contre 7 femmes et 3 non spécifiés). Elle est bilatérale dans le tiers des cas; unilatérale, elle est peut-être plus fréquente à droite (11 contre 7 à gauche et 2 non spécifiés).

Anatomie pathologique. — Les dissections sont rares, mais nous avons d'importants documents radiographiques.

L'os peut manquer en totalité (14 sur 28) ou en partie. Dans ce dernier cas, il peut persister soit les deux extrémités, réunies par un cordon fibreux, soit une seule de ces extrémités (2). Quand l'extrémité inférieure persiste, le nombre des doigts est normal; quand elle est absente, il manque d'ordinaire en même temps un ou plusieurs doigts sur le bord cubital. Le plus souvent on trouve le pouce, avec un ou deux doigts, par exception le pouce seul avec son métacarpien.

Les malformations des membres inférieurs (absence du péroné) accompagnent l'absence du cubitus bien moins souvent que l'absence du radius. Mais celles de l'autre membre supérieur sont fréquentes dans les cas unilatéraux; en particulier on y a constaté de l'ectrodactylie (cubitale surtout) ou de la syndactylie. Trois fois seulement (absence totale), des malformations viscérales coexistaient (Hohl, Göller, Sœmmering).

Kümmel décrit à cette malformation trois types, d'après l'état du radius:

1° *Le radius est normal* ou seulement plus ou moins incurvé en dedans, en dehors ou en *S* italique. L'absence concomitante du muscle cubital antérieur, du nerf cubital ou de l'artère cubitale n'est pas rare dans les cas soumis à dissection.

2° *Le radius est ankylosé à angle plus ou moins obtus sur l'humérus;* si l'extrémité supérieure du cubitus existe, elle aussi se fusionne avec le radius et avec l'humérus; les malformations concomitantes de la palette humérale sont fréquentes (absence du condyle, de la trochlée); on a même noté l'absence de la tête du radius. A la main, le pouce peut manquer (Steffel, Pringle). Dans les cas exceptionnels que l'on a disséqués, on a pu constater l'absence totale (Wierzejewski) ou partielle (Pringle) du triceps.

3° *La tête radiale est luxée en haut et en dehors*, d'où une déformation de l'articulation du coude. Si le segment supérieur du cubitus existe, il est mobile sur l'humérus. Dans les cas disséqués, on a noté parfois l'absence du pisiforme et diverses anomalies musculaires portant surtout sur le groupe antibrachial postérieur; la luxation du radius semble devoir être considérée comme un phénomène secondaire.

Étude clinique. — Dans les trois types, l'avant-bras, fortement raccourci, est plus

(1) A. Mouchet, *Soc. an.*, 1899, p. 937; *Journ. belge de chirurg.*, 1901, p. 655; Palmieri, Th. de Paris, 1902-1903; Wierzejewski, *Zeit. f. orth. Chir.*, 1910, t. XXVII, pp. 100 et 504; W. Schwarzbach, *Zentralbl. f. Chir. u. mec. Orthop.*, sept. 1912, t. VI, Heft 9, pp. 345-370 (rassemble 39 cas).

(2) Sur un cas *d'arrêt de développement de l'extrémité inférieure*, voy. Jouon, *Rev. orth.*, 1905, p. 81. — Association à l'absence d'articulation du coude et à l'ectromélie des doigts du milieu, Kirmisson, *Rev. orth.*, 1908, p. 141; Abadie, *ibid.*, p. 317.

ou moins fléchi sur le bras. Il se présente à nous en position intermédiaire à la pronation et à la supination et le fait extérieur le plus frappant est la *main bote cubitale*, inclinée en demi-pronation vers le bord cubital du membre par le radius qui la repousse. Les mouvements de flexion et d'extension sont possibles, mais difficiles; ceux d'adduction et d'abduction sont supprimés.

L'atrophie musculaire est constante. Nous avons signalé les absences musculaires possibles.

Les mouvements du coude sont presque toujours limités; ils sont abolis dans le deuxième type anatomique que nous avons décrit. Rappelons la déformation propre à la luxation du radius dans le troisième type. Les mouvements du poignet sont, eux aussi, souvent très limités.

§ 7. — Malformations des doigts.

Je ne ferai que mentionner les *ankyloses* congénitales des doigts (1).

Ectrodactylie. — L'ectrodactylie est le degré le plus léger de l'hémimélie (2). Il peut se faire que tous les doigts fassent défaut, il s'agit alors d'une *ectrodactylie totale* (voy. fig. 957); le plus souvent elle est partielle, un ou plusieurs doigts sont conservés. Quand il n'y a qu'un doigt, c'est ordinairement l'auriculaire ou le pouce.

Une disposition intéressante est celle de la main à deux doigts, pouce et auriculaire, en *pince de homard* (Morel-Lavallée, Ménière, Guéniot, Thibierge, Le Roy des Barres et Garde, Mouchet, Guinard et Porcher, Chaleix). Cette anomalie peut exister aux quatre membres. Si le médius seul et son métacarpien font défaut, cette malformation est désignée par les auteurs allemands sous le nom de *main ou pied fourchu* (Spalthand). Dans certains cas de pince de homard, le squelette est réduit à deux métacarpiens et deux phalanges qui représentent ordinairement le premier et le cinquième doigt; parfois chaque doigt est formé de deux ou trois pièces squelettiques (Bousquet).

Le degré le plus léger de l'ectrodactylie est celui où il ne manque qu'un seul doigt; ce peut être le médius (Nicaise), plus souvent l'auriculaire (Cléret).

L'absence du pouce est la plus grave fonctionnellement des ectrodactylies. Elle supprime d'autant plus le mouvement d'opposition, qu'elle s'accompagne presque toujours de l'absence du premier métacarpien, du scaphoïde, du trapèze, assez souvent du radius, même quand le pouce, atrophié, mais non absent, est appendu par un petit pédicule au bord radial de la main.

L'ectrodactylie est souvent bilatérale (20 fois sur 32 cas). Elle peut affecter à la fois les mains et les pieds. Elle coïncide parfois avec d'autres anomalies, comme la syndactylie, le bec-de-lièvre, etc. Elle est parfois héréditaire,

On a tenté, mais sans succès, d'implanter sur le deuxième métacarpien le pouce réduit à la deuxième phalange. En réalité, il faut amputer le petit moignon appendu au bord radial de la main.

Brachydactylie. — Cette malformation rare, et sans intérêt pratique, ne mérite qu'une mention.

Le raccourcissement d'un doigt peut tenir à l'absence ou à l'atrophie d'une phalange ou d'un métacarpien [Klippel et Rabaud (3)]. Les quatre derniers doigts sont

(1) G. Walker, *John Hopk. hosp. Bull.*, 1901, t. XII, p. 129; Aderholdt, Lameris, Lücke, *Münch. med. Woch.*, 1906, pp. 175, 2298, 2572.

(2) Picqué et Poix, *Bull. Soc. Anat.*, 1896, p. 226; Bilhaut, *Annales de chir. et d'orthop.*, septembre 1896, n° 9, p. 257; Mouchet, *Bull. Soc. Anat.*, 1904, p. 26; Descarpentries et Gaudier, *Écho méd. Nord*, 1905, p. 200.

(3) Klippel et Rabaud, *Nouvelle Iconog. Salpêtr.*, n° 4, juillet-août 1903, p. 238. Voir encore le cas d'Erhardt, *Rev. d'orthop.*, 1890, t. I, p. 205.

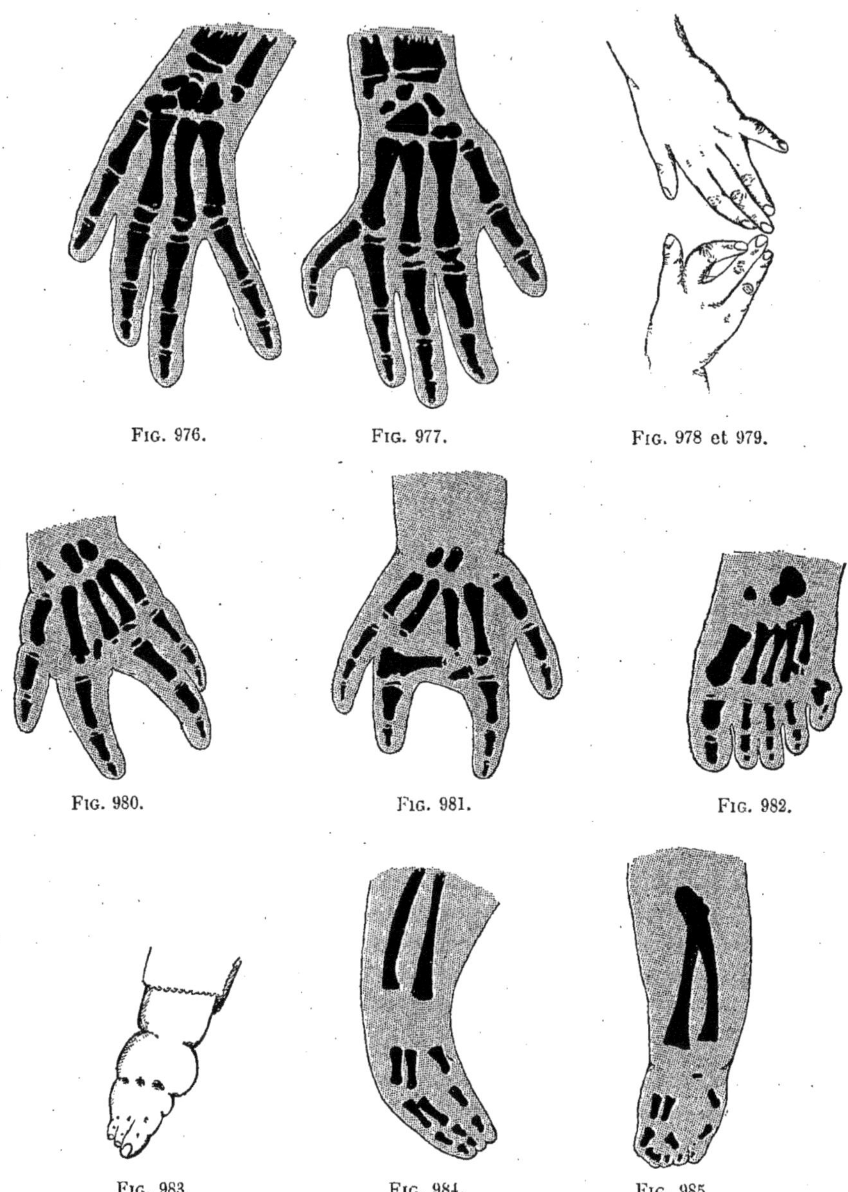

Fig. 976 à 985. — *Formes diverses d'ectrodactylie.*

Fig. 976 à 978 : Fille de 8 ans. A gauche, ectromélie de l'auriculaire ; à droite, le métacarpien V manque et l'auriculaire s'insère sur le IV (division concomitante du voile du palais). — Fig. 980 et 981 : Absence bilatérale du médius dont le métacarpien existe et dont les phalanges rudimentaires, à gauche surtout, sont incluses dans la commissure. — Fig. 982 : Déviation de l'auriculaire et atrophie de ses phalanges (fille, 2 ans 1/2). — Fig. 983 : Syndactylie avec absence de deux doigts cubitaux et de leur métacarpien; libération du pouce, après ablation du squelette du doigt intermédiaire (garçon, 1 an). — Fig. 984 et 985 : Syndactylie avec absence de deux doigts du milieu et de leur métacarpien.

plus souvent touchés que le pouce. Le plus souvent, c'est la phalangine qui fait défaut. Dans un cas de Ménier, l'apparence extérieure était normale, l'allongement de la première phalange compensant l'absence de la seconde.

Les malformations portent souvent à la fois sur les phalanges et les métacarpiens correspondants [Ménier, A. Mouchet (1)]. Les doigts incomplets peuvent être privés de sensibilité (Renaut).

Fig. 986. — Brachydactylie du 4e.

L'hérédité est fréquente. On a noté la transmission à tous les enfants des deux sexes (Klippel et Rabaud), jusqu'à la sixième génération (Makinder). Dans ce dernier cas, il n'y avait d'ailleurs pas identité dans la disposition des parties.

Excès de volume. — Certaines hypertrophies semblent être dues à ce qu'un segment de membre, un membre ou toute une moitié du corps subissent un développement exagéré, sans aucune altération de structure des tissus.

Dans d'autres cas, il y a altération de structure, et en particulier on trouve dans les parties molles des lésions soit de lymphangiome, soit d'adipose diffuse, soit des deux à la fois, le squelette sous-jacent étant d'ailleurs d'ordinaire, lui aussi, volumineux.

Cette hypertrophie du squelette, avec lésion de nature mal déterminée dans les parties molles, ne s'observe guère qu'aux *doigts* (2) *et aux orteils* (3), avec participation plus ou moins étendue de la main ou du pied. L'hérédité est exceptionnelle (Boichet, Hawkins-Ambler) ; la fréquence serait aux doigts deux fois plus grande dans le sexe masculin, mais aux orteils le sexe serait indifférent ; il y a prédominance à droite.

A la main, le siège de prédilection est le médius ; puis viennent index, pouce, annulaire, auriculaire ; au pied, il s'agit habituellement du gros orteil et du deuxième.

On a invoqué, en pathogénie, des causes diverses, nerveuses ou vasculaires : en réalité, nous ne savons rien. Ici encore, on a parlé d'un stigmate de dégénérescence.

D'après certaines dissections après amputation, et surtout depuis l'emploi de la radiographie, on a décrit les *altérations du squelette*. Phalanges et métacarpiens ou métatarsiens, quelquefois décalcifiés, sont volumineux, surtout au niveau des apophyses, rendues plus ou moins irrégulières par des exostoses ; et aux troubles des cartilages conjugaux, bien plus qu'au poids du lipome plantaire (Böhm) ou à la brièveté relative des tendons (Polaillon), ressortissent sans doute les déviations habituelles des doigts et orteils malades.

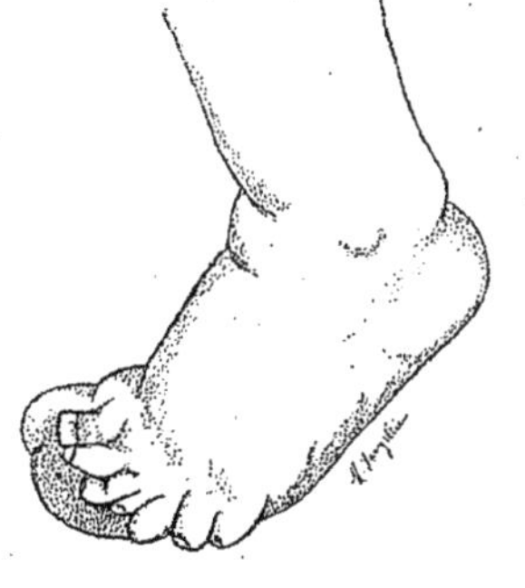

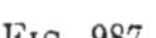

Fig. 987.

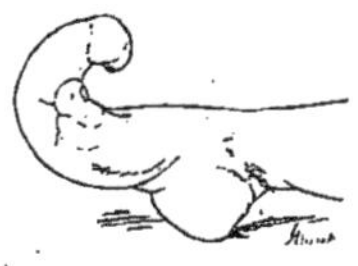

Fig. 988.

Fig. 987. — Polydactylie, syndactylie et lipome plantaire.
Fig. 988. — Hallomégalie « à la poulaine. » (Giribaldo.)

Du côté des parties molles, il faut noter l'existence constante d'une hypertrophie graisseuse des tissus palmaires et plantaires, capables de remonter plus ou moins vers le bas de la jambe ou de l'avant-bras.

(1) A. Mouchet, *Rev. d'orthop.*, 1902, p. 53.
(2) Boinet, *Presse méd.*, 1901, p. 117 (bibliogr.).
(3) Caubet et Mercadé, *Rev. de chir.*, 1904, t. I, pp. 86, 493, 613.

Aspect extérieur. — Le doigt est augmenté dans toutes ses dimensions, jusqu'à avoir 15 à 20 centimètres de long. Il est recouvert d'une peau de coloration normale, à veines parfois un peu dilatées; sensibilité, température sont presque toujours normales ; la sudation est parfois exagérée, les ongles sont larges, courts, quelquefois cannelés. Les tissus plantaires sont mous, très épais (fig. 987).

La plupart du temps, le doigt hypertrophié est plus ou moins dévié selon son axe, ou tordu. Aux doigts, la déviation est le plus souvent latérale ; au gros orteil, on observe une incurvation vers la face dorsale, ressemblant à celle des souliers à la poulaine (fig. 988).

Évolution. — Il s'agit sûrement d'une lésion congénitale, et d'une manière générale on peut dire que l'organe hypertrophié se développe en proportion du reste du corps. Mais, au pied, il semble qu'il se produise quelque aggravation à partir du moment où le sujet commence à marcher. La lésion est fort disgracieuse et, au pied surtout, cause une gêne fonctionnelle notable.

Traitement. — Le seul traitement consiste dans l'amputation, qu'on pratiquera presque toujours au pied, impossible à chausser sans cela ; dont les indications esthétiques et fonctionnelles sont certainement plus rares à la main.

Excès de nombre. Polydactylie. — La seule malformation des membres

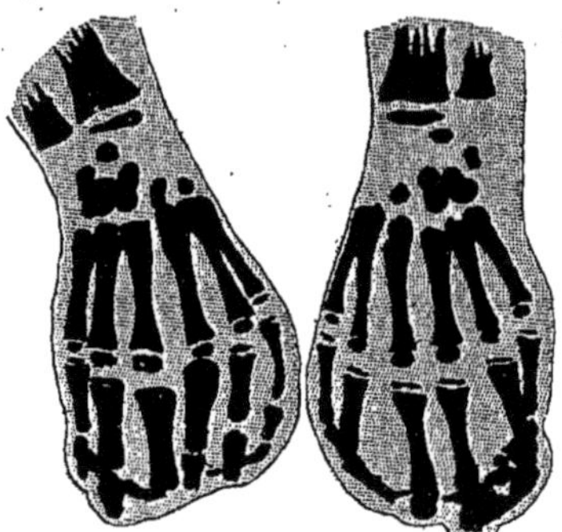

Fig. 989. Fig. 990.
Fig. 989 et 990. — Polydactylie et syndactylie ; main en battoir.

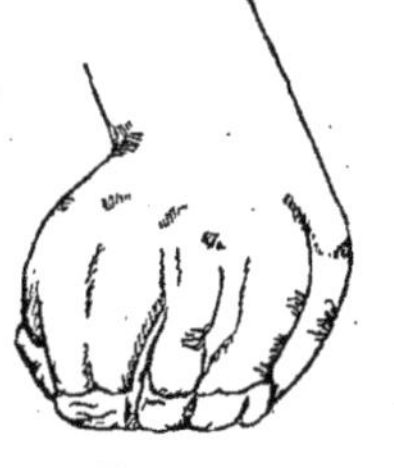

Fig. 991.

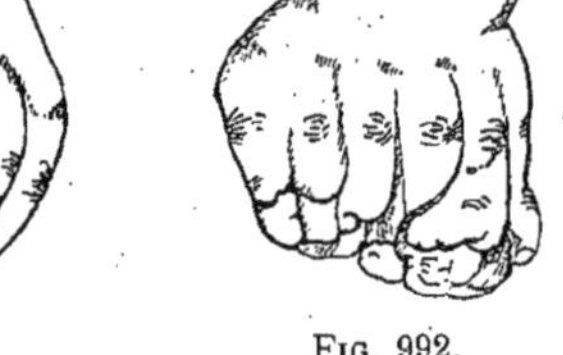

Fig. 992.

Fig. 991 et 992. — Aspect extérieur du même sujet.

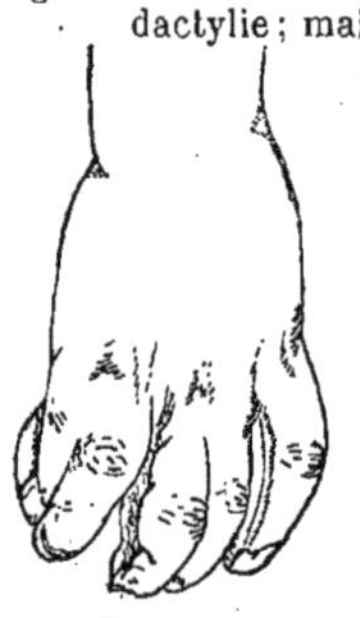

Fig. 993.
Résultat opératoire.

par excès de nombre, importante dans l'espèce humaine, est la *polydactylie* (1).

Deux cas sont à distinguer, selon que les doigts surnuméraires sont *dans le rang* ou *hors du rang*. Ces doigts sont pourvus d'un métacarpien propre, ou bien ils s'articulent à deux sur une tête; le cas intermédiaire est celui du métacarpien bifurqué.

Pour l'association à la syndactylie, voy. les fig. 989 à 993.

1° Les doigts sont dans le rang. — C'est une malformation souvent héréditaire et familiale, où l'on remonte parfois à de nombreuses générations, si bien qu'on l'a observée chez presque tous les habitants d'un village (Devan) ; où souvent sont atteints à la fois — mais pas toujours avec symétrie — les deux mains et les deux pieds. Serait-ce donc une réapparition atavique de

(1) Costantini, *Nouv. Icon. de la Salp.*, 1911, p. 81.

doigts ancestraux, dont les crochets latéraux de la gouttière carpienne seraient le rudiment?

Il n'y a d'ordinaire qu'un doigt supplémentaire, mais on a vu des mains à douze doigts et même des pieds à quatorze orteils (Hagenbach).

Ces doigts peuvent être égaux et bien formés ; la plupart du temps, pourtant, ceux du bord cubital sont plus petits qu'à l'état normal. Tantôt ils ont leur métacarpien; tantôt deux doigts sont portés sur un seul métacarpien.

L'excès de nombre est rare vers le bord radial et exceptionnel aux doigts du milieu.

Une forme remarquable, vue par Murray, est celle d'une main à huit doigts, en deux groupes de quatre, les deux paumes accolées étant douées d'un mouvement de pince.

Ces doigts surnuméraires sont pourvus de leurs muscles et tendons et ne gênent pas le sujet.

2° Les doigts sont hors du rang. — On n'observe alors presque jamais qu'un

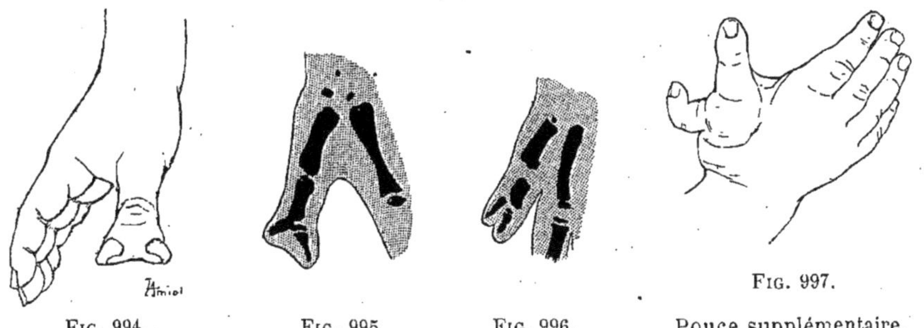

Fig. 994. Fig. 995. Fig. 996. Fig. 997. Pouce supplémentaire.

Fig. 994, 995 et 996. — Pouce bifide et son aspect radiographique.

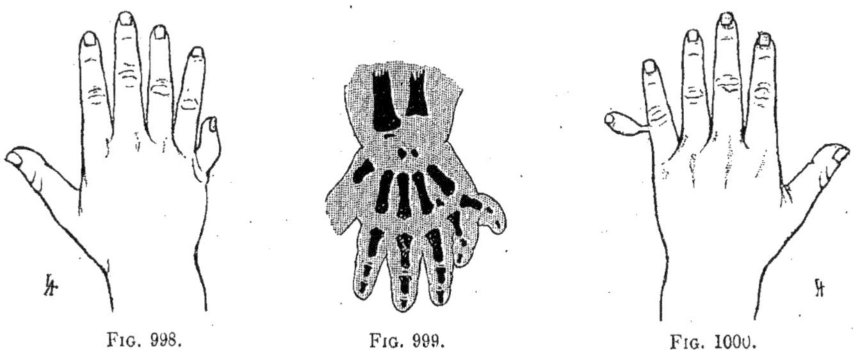

Fig. 998. Fig. 999. Fig. 1000.

Fig. 998 à 1000. — Auriculaire supplémentaire.

doigt supplémentaire, sur un des bords de la main. C'est une malformation quelquefois symétrique, rarement héréditaire, atteignant rarement main et pied à la fois.

Au pouce, deux cas sont à distinguer (fig. 994 à 997) :

a) Il y a vraiment *pouce supplémentaire* (1), avec ses deux phalanges, celui-ci s'implantant sur une bifurcation (continue ou articulée) du premier métacarpien, ou bien, plus souvent, la tête est divisée en deux versants, un pour chaque pouce. Le pouce le plus externe est petit, d'ordinaire incurvé en pince de homard vers l'autre, lui aussi un peu incurvé.

b) Il y a seulement *deuxième phalange supplémentaire*, les deux phalanges de ce pouce bifide étant symétriques et articulées sur la tête de la première phalange. Quelquefois ces deux phalanges sont en syndactylie, sous forme d'un petit battoir qui présente un sillon longitudinal prolongé sur l'ongle.

Au *bord cubital*, on n'observe presque jamais la bifidité de la dernière phalange. L'insertion en crochet sur un métacarpien bifide est plus fréquente que l'articulation de deux doigts sur un seul métacarpien. Ce doigt supplémentaire est quelquefois (forme exceptionnelle au bord radial) représenté par un renflement uni par un mince pédicule cutané au bord de la main au niveau du cinquième métacarpien ou, plus souvent, de la première phalange. Ce petit renflement peut avoir forme de doigt, avec un ongle; ce n'est souvent qu'un petit globe de peau partout lisse (fig. 998 à 1000).

Traitement. — On n'enlèvera que les doigts disgracieux et gênants, ce qui n'est guère le cas que pour ceux, hors rang, des deux bords. Il faut alors désarticuler avec soin le doigt à sa base, car si on laisse l'épiphyse proximale, elle peut s'allonger par la suite et reformer une saillie apparente. On opère le sujet quand il est vigoureux, vers 3 à 4 mois. Les petits appendices cubitaux (qui parfois tombent tout seuls) seront traités par ligature au fil sur le pédicule cutané.

L'ablation d'une des deux phalanges du pouce bifide laisse un doigt mal axé. Un procédé fort élégant est d'aviver en V entre les deux, et de les suturer l'une à l'autre après les avoir ramenées ainsi à la largeur d'une phalange normale (Cloquet).

La main palmée du type de Murray sera respectée, car elle sert bien à la préhension.

Syndactylie (2). — La syndactylie est l'accolement plus ou moins étroit de deux ou plusieurs doigts, sur tout ou partie de leur longueur.

Il y a deux formes de syndactylie congénitale:

1° Une bride amniotique serre les doigts les uns contre les autres. Il s'agit donc d'une véritable action traumatique et non d'une malformation.

2° Il y a un trouble de développement.

1° Syndactylie par bride amniotique. — Les doigts sont pris en nombre variable, le plus souvent sans le pouce, en un point variable de leur hauteur. De là résulte une forme conique de la main. Au-dessous de la bride, la partie terminale représente un moignon informe, où souvent les ongles disparaissent et même

(1) On a observé l'*hyperphalangie de ce pouce*, comme d'ailleurs celle du pouce normal. Nous nous bornons à signaler cette malformation, sans intérêt opératoire. Hilgelreiner, *Beitr. z. kl. Chir.*, 1907, t. LIV, p. 585; Bauchet, Th. de Bordeaux, 1909-1910; Dubreuil-Chambardel, *Gaz. méd. Centre*, 1910, p. 25.

(2) Mes observations sont dessinées dans la thèse de Roblot, Paris, 1905-1906 (bibliogr.).

où l'on compte mal les tubercules rudimentaires représentant les doigts. Vers la racine des doigts, on trouve une fente commissurale épidermisée ou tout au moins un canal où l'on peut enfiler un fin stylet.

Cette syndactylie est, à vrai dire, une forme de l'ectrodactylie traumatique à laquelle elle est parfois associée. Comme elle, elle n'est pas héréditaire. Le sujet porte souvent d'autres brides sur les membres, aux doigts et orteils ou dans la continuité (voy. p. 675).

Le *traitement* est des plus simples : on divise, au-dessous de la commissure,

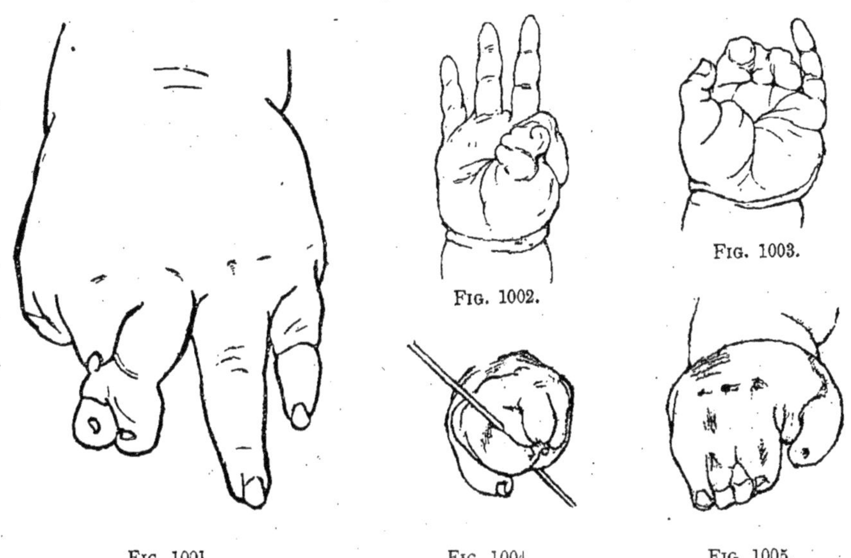

Fig. 1002. Fig. 1003. Fig. 1001. Fig. 1004. Fig. 1005.

Fig. 1001 à 1005. — Syndactylie terminale par brides amniotiques.

qui est conservée, les surfaces fusionnées, et la plupart du temps l'application d'un lambeau autoplastique est inutile. Quelquefois les phalanges sont fusionnées au point où serre la bride : on les sépare d'un coup de ciseaux.

On peut opérer ainsi des enfants de quelques jours.

2° Syndactylie par vice de développement. — C'est une malformation assez volontiers héréditaire, assez souvent symétrique. Elle porte sur deux ou plusieurs doigts, le pouce étant le plus souvent libre.

Les doigts peuvent être unis par une simple palmure, mince, parfois fort large (fig. 1011). Au degré extrême, ils sont accolés l'un à l'autre, avec un simple sillon marquant sur la peau leurs limites respectives dorsale et palmaire (fig. 1008). La soudure des os est exceptionnelle.

La palmure, étroite ou large, part toujours de la commissure, et de là elle descend plus ou moins bas (fig. 1010). Au plus haut degré, les doigts sont ainsi accolés sur toute leur longueur, y compris les phalangettes, avec fusion des ongles.

Une forme fréquente, souvent symétrique, est l'accolement du médius et de l'annulaire (fig. 1006 et 1007).

Il n'est pas rare qu'un doigt soit plus court que l'autre ou que les autres ; ceux-ci alors sont fixés en flexion (fig. 1008).

La syndactylie peut être associée à la polydactylie, à la brachydactylie par brièveté des phalanges ou par absence de la deuxième, à la macrodactylie, à l'ectrodactylie (voy. sur ces diverses formes p. 689 et suivantes).

Traitement. — La différence capitale avec la variété précédente est qu'il faut toujours refaire une commissure, sans quoi la récidive par le mécanisme de la cicatrisation angulaire des plaies est fatale.

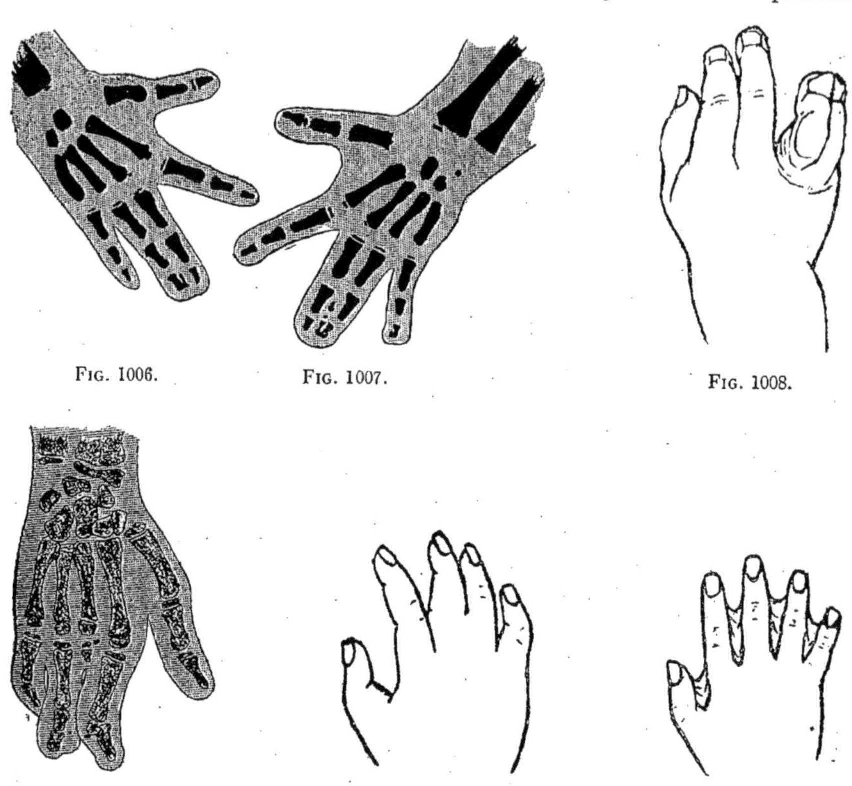

FIG. 1006. FIG. 1007. FIG. 1008.

FIG. 1009. FIG. 1010. FIG. 1011.

Fig. 1006 à 1011. — Syndactylie par vice de développement.

Si les palmures sont minces et larges (fig. 1011), on peut les couper selon l'axe de l'espace interdigital et sur chaque doigt suturer les lèvres de la plaie. La possibilité de cette opération très simple est exceptionnelle.

Si la palmure est étroite, et encore plus s'il y a accolement des doigts, on a imaginé des procédés multiples pour refaire la commissure.

Un vieux procédé consiste à faire cicatriser autour d'un fil la commissure fabriquée par perforation, comme on fait au lobule de l'oreille pour y mettre des pendants. Puis, on a imaginé de créer un canal commissural tapissé par un lambeau dorsal (Zeller) ou par deux lambeaux, un dorsal et un palmaire appliqués l'un en haut et l'autre en bas (Felizet). Après constitution de ce canal épidermisé, on sépare les doigts l'un de l'autre et on laisse la cicatrisation se faire par deuxième intention. Le gros défaut de cette méthode est que cette cicatrice a très souvent pour conséquence une flexion ou une déviation latérale des doigts.

En réalité, il faut, en une seule séance, faire la commissure et recouvrir de peau toute la surface cruentée de chaque doigt.

Dans nombre de cas, l'étoffe est suffisante pour qu'on emploie le procédé de Didot : on taille sur un doigt un lambeau palmaire, sur l'autre un lambeau dorsal, que l'on suture l'un à la face dorsale, l'autre à la face palmaire de l'autre doigt.

Mais souvent il n'y a pas assez de peau pour que l'on puisse suturer ainsi sans tendre la peau : celle-ci, appliquée sur l'os que rien ne capitonne, pâlit et facile-

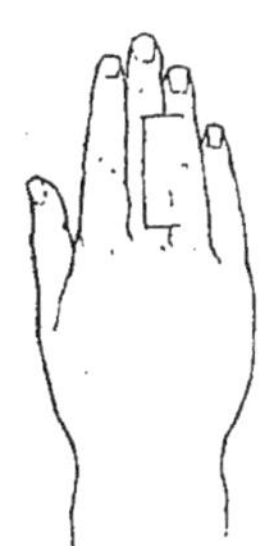

Fig. 1012. — Procédé de Didot, face dorsale.

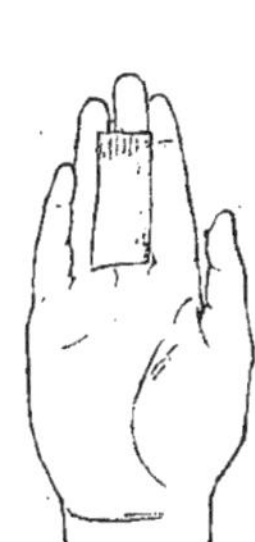

Fig. 1013. — Procédé de Didot, face palmaire.

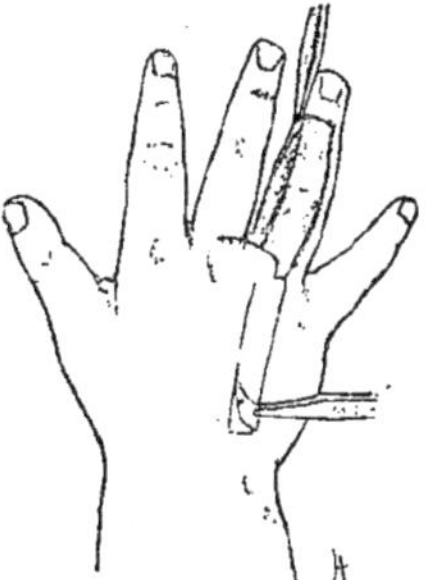

Fig. 1014. — Procédé de Forgue, tracé.

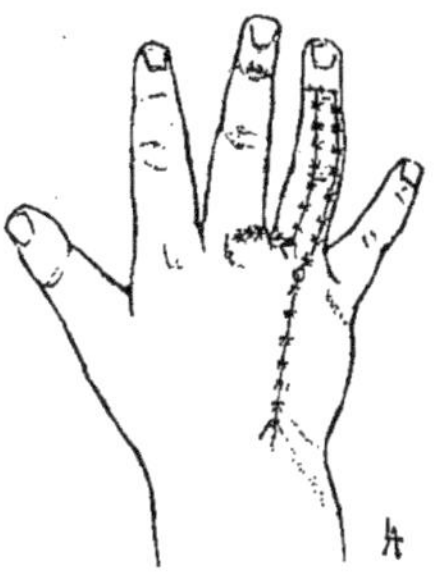

Fig. 1015. — Procédé de Forgue, résultat.

ment se sphacèle ; la compression peut même avoir pour conséquence le sphacèle en masse du doigt. Si donc l'accolement est étroit, on recouvrira un doigt avec la peau dorsale de l'autre, dont on prendra même au besoin une partie de la peau palmaire. Puis sur ce doigt dépouillé, on appliquera un lambeau pris sur la face dorsale de la main et amené en bas par torsion du pédicule, selon la méthode indienne (1). Par exception, on pourra être forcé de prendre un lambeau thoracique, selon la méthode italienne.

Si plusieurs doigts sont accolés, on n'opère qu'une ligne interdigitale par séance, pour éviter toute tension de la peau. Si l'accolement est très étroit, on peut être amené à sacrifier un doigt, dont le désossement donne ainsi du jeu à la peau, avec laquelle on recouvre les doigts voisins.

Ces opérations ne seront guère pratiquées avant l'âge de 4 à 5 ans. Le nourrisson semble particulièrement exposé au sphacèle des doigts.

(1) Forgue, d'après Jeanbrau, *Rev. orth.*, 1901, p. 39.

§ 8. — Élévation congénitale de l'omoplate (1)

Définition. Statistique. — L'élévation congénitale de l'omoplate est caractérisée par la position de cet os sur le thorax au-dessus de sa place, entre le bord supérieur de la deuxième côte et le bord inférieur de la septième. Cette élévation est ordinairement associée à un mouvement de bascule, rapprochant du rachis l'angle inférieur et elle s'accompagne le plus souvent de modifications dans le volume et dans la forme de l'os.

On a d'abord cru à une malformation exceptionnelle : on sait aujourd'hui que, sans être très fréquente, elle n'est cependant pas rare si on sait la chercher : en 1908, Horwitz en réunissait 136 cas publiés ; et, examinant systématiquement des recrues, Bergel en a trouvé environ 1 cas sur 3.000 hommes.

La statistique de Zezas donne : garçons 48, filles 34, sexe non précisé 18. Le siège est à droite 36 fois, à gauche 47, bilatéral 11.

Étude clinique. — 1° ÉLÉVATION UNILATÉRALE. — L'attention est attirée soit par l'*attitude du sujet*, soit par des *troubles fonctionnels*, généralement peu accentués. On note une *douleur*, rarement spontanée, le plus souvent provoquée par la pression sur le bord supérieur de l'omoplate, de la gêne des *mouvements*. Ceux-ci sont en général *limités*, l'abduction du bras ne pouvant dépasser ni même atteindre l'horizontale, malgré l'intégrité de l'articulation de l'épaule. Quelquefois cependant l'abduction va à 145, 170, 180° même. Le sujet se fatigue facilement, assez même quelquefois pour qu'il renonce à se servir couramment du bras correspondant.

Les mouvements peuvent s'accompagner de *craquements* assez forts (Gourdon), perceptibles au niveau du corps de l'omoplate et dus peut-être à des exostoses sous-jacentes.

A l'*inspection* du sujet tout nu et debout, bien droit, en position du port d'armes, *de face*, nous voyons que le *moignon de l'épaule* est élevé (jusqu'à 8 centimètres au-dessus de l'autre), rapproché de la ligne médiane, aplati par petitesse de la saillie acromiale, porté en avant ; et en même temps il a un peu basculé. L'acromion s'incline en avant et en bas. Le membre supérieur pend en rotation interne, et le sujet debout ou assis a tendance à le mettre derrière le dos, en position « napoléonienne ». La *ligne cervico-scapulaire* (bord du trapèze) est raccourcie et sa courbe se redresse ; en dedans, elle est souvent soulevée par une saillie, celle de l'angle supéro-interne de l'omoplate. La région sus-claviculaire est courte mais creuse ; le creux sous-claviculaire est effacé, le creux de l'aisselle est profond. La clavicule est oblique de haut et en dehors, courte, à courbes souvent accrues.

De dos, même apparence du moignon et de la base du cou. Les reliefs de l'omoplate sont d'ordinaire peu marqués, d'autant plus que les muscles corres-

(1) Ignorant des travaux préalables d'Eulenburg, de Willett et Walsham, de Mc. Burney, SPRENGEL (*Arch. f. kl. Chir.*, 1891, t. XLII, p. 545) s'est attribué une paternité qu'on lui a d'abord reconnue sans difficulté, mais à tort. TRIDON, Paris, 1903-1904, n° 381 ; ZEZAS, *Zeit. f. orth. Chir.*, 1905-1906, t. XV, p. 1 ; A. BROCA, *Presse médic.*, 24 janvier 1906, p. 49 ; Mme NAGEOTTE, *Soc. péd.*, 1910, p. 522 ; APERT, *ibid.*, 1911, p. 20) ; Revue gén. de A. MOUCHET et P. CLÉMENT, *Gaz. des hôp.*, Paris, 1903, p. 985 ; MIYAUCHI, *Arch. f. Orth.*, 1912, t. XXX, Heft 2-3, p. 231.

pondants sont atrophiés. Comparé à celui du côté opposé, l'angle inférieur est élevé, jusqu'à 11 centimètres et demi : mesure facile à préciser en prenant départ à la crête iliaque. En outre, l'*os a basculé* en sonnette, bord spinal oblique en

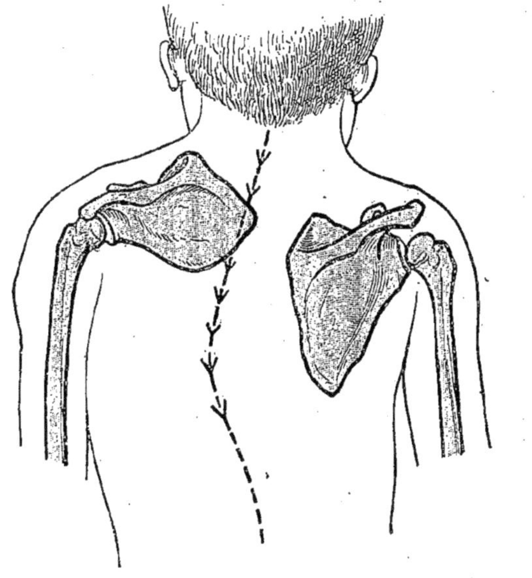

FIG. 1016.— Déformation de l'omoplate gauche (TRIDON, d'après un cliché de MERCIER).

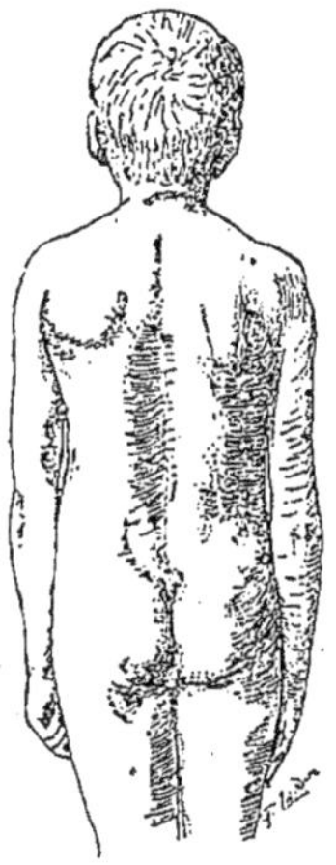

FIG. 1017. — Aspect extérieur (obs. de mon service, thèse de TRIDON).

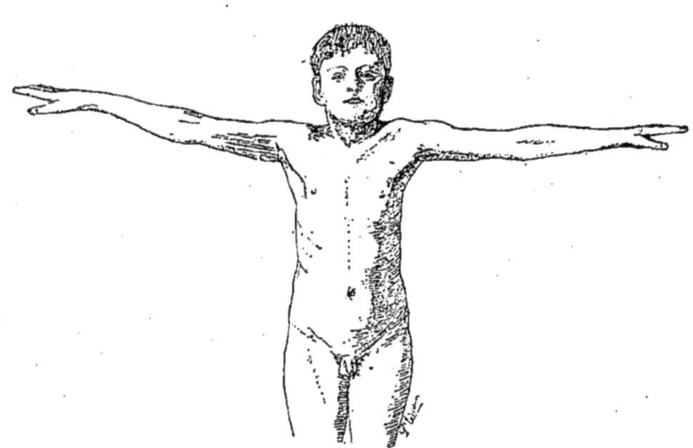

FIG. 1018. — Le malade précédent, bras en croix. Noter l'élévation du moignon de l'épaule gauche.

bas et en dedans, de sorte que l'angle inférieur s'élève tout en se rapprochant de la ligne épineuse (jusqu'à la franchir et toucher l'angle opposé) tandis que la glène (et avec elle l'épaule) s'abaisse. La bascule inverse est possible (Kirmisson) mais exceptionnelle. La bascule du bord antérieur en avant, avec angle détaché du thorax, est moins rare.

A la palpation, on se rend compte que l'angle inférieur, normalement en regard du 7e espace intercostal, répond au 6e, quelquefois au 5e ; et, remontant au-dessus du 1er espace, l'angle supéro-interne soulève le trapèze ainsi qu'il est dit plus haut. D'ordinaire même, et avec lui tout le bord supérieur, il se courbe en avant, et à un degré suffisant pour que, dans 19 p. 100 des cas (Horwitz), il forme dans le creux sus claviculaire une saillie que certains observateurs non encore avertis (Kölliker, A. Broca) ont pu prendre pour une exostose. La coracoïde fait sous la clavicule une forte saillie.

L'omoplate déplacée est rarement de forme et dimensions normales (1). Quelquefois agrandie, elle est presque toujours diminuée, soit dans tous ses diamètres, soit dans un seul, lequel peut être ou le frontal, ou, moins souvent, le vertical. Le bord axillaire est aminci, l'épine est souvent allongée.

Le trapèze est grêle surtout dans sa partie inférieure, mais ses réactions électriques sont normales. De même quelquefois les muscles du bras.

De ces symptômes et signes résulte que le *diagnostic* est presque toujours évident, et si quelques malades ont été opérés pour torticolis, pour exostoses, c'est parce que le chirurgien n'a pas songé à l'élévation congénitale, par ignorance.

Il est en effet facile de voir que l'omoplate est élevée. L'unique difficulté, pour les cas où la lésion a passé inaperçue en bas âge, est d'en différencier certaines *élévations acquises de l'omoplate*.

Il en est, par exemple, d'*origine musculaire*, dues à la paralysie des abaisseurs de l'omoplate ou à la contracture des élévateurs, de cause locale ou d'origine hystérique [Pravaz (2), Lilienfeld (3)]. Les troubles fonctionnels sont plus intenses et, sauf dans l'hystérie, l'on observe des modifications dans les réactions électriques des muscles qui n'existent pas dans l'élévation congénitale.

L'*ankylose de l'épaule en abduction* fait basculer l'omoplate, angle inférieur en haut et en dedans. Mais, 1° on constate très facilement que l'articulation est immobile, tandis que dans l'élévation congénitale elle est souple ; 2° on a le commémoratif de la cause (arthrite, fracture).

Quand il y a *scoliose* concomitante, on peut se demander s'il ne s'agit pas d'une scoliose ordinaire avec élévation secondaire de l'omoplate. Mais il faut une scoliose intense (ici fort rare) pour causer une pareille ascension de l'omoplate. De plus, dans la scoliose vraie, quand l'omoplate est surélevée, le bord spinal s'écarte de la ligne épineuse. Enfin, dans l'élévation congénitale, tandis que l'omoplate subit des changements de forme appréciables, les côtes restent absolument normales; c'est l'inverse dans la scoliose pure.

Ces sujets nous sont souvent présentés comme atteints de *torticolis* et le sont en effet ; la question est de constater les signes de l'élévation scapulaire.

L'*élévation acquise d'origine rachitique* (Kölliker, Gross, Bender) apparaît quelques années après la naissance. Souvent bilatérale (trois fois sur quatre),

(1) Cf. l'omoplate « scaphoïde », malformation héréditaire étudiée par W.-W. Graves, *Med. Rec.*, N.-Y., 1910, t. I, p. 861.
(2) Clerc, Th. de Lyon, 1899-1900; Louis, Th. de Lyon, 1901-1902.
(3) Lilienfeld, *Zeitschr. für orthop. Chir.*, 1909, XXIII, p. 462.

elle présente comme caractères particuliers les dimensions anormales de l'apophyse coracoïde et de l'acromion, la direction de la cavité glénoïde qui regarde plus en avant qu'en dehors; l'intensité des troubles fonctionnels : ainsi le bras atteint rarement l'horizontale, car la tête humérale heurte le butoir osseux formé par l'apophyse coracoïde allongée et élargie. En outre, on note l'existence d'autres déformations rachitiques, telles que les nouures épiphysaires, la courbure anormale des tibias, le genu valgum bilatéral.

2° Élévation bilatérale. — Si la malformation unilatérale n'entraîne pas de gêne grave, il n'en est pas de même de la bilatérale. Le malade se présente la tête enfoncée entre les deux épaules, qui se relèvent de chaque côté du cou. Celui-ci disparaît et la tête est en quelque sorte repoussée en avant. Cet aspect fait penser à une ostéo-arthrite tuberculeuse cervicale : le malade, dont le regard se dirige habituellement vers le sol, est obligé pour regarder au loin de redresser la tête en arrière, amenant ainsi la production, au niveau de la nuque, d'un profond sillon entre l'occiput et la ligne des épaules.

Évolution. — Quoique congénitale, la malformation peut augmenter avec l'âge et devenir à la fois plus disgracieuse et plus gênante.

Elle passe souvent inaperçue à la naissance, et n'est reconnue que plus tard, à 8 ou 10 mois, à 3 ou 4 ans, souvent même plus tard encore, à 12 ou 13 ans. Le travail journalier pénible paraît avoir sur la malformation une fâcheuse influence. Certains adolescents contraints à se livrer à un travail manuel fatigant, éprouvent au bout de quelque temps une gêne fonctionnelle notable et même une véritable douleur pendant l'abduction du bras du côté difforme. Et surtout l'attitude en scoliose s'aggrave.

Anatomie pathologique. — Nous avons décrit dans l'étude clinique la forme de l'omoplate. En outre, ces *sujets sont souvent assez gravement malformés*, soit du reste de la région, soit à plus ou moins grande distance.

Dans 48 p. 100 des cas, il y a *scoliose concomitante*, rarement très considérable, à courbe variable, généralement dorsale ou cervico-dorsale, mais par exception dorso-lombaire, à convexité tantôt homologue (23 p. 100), et tantôt croisée (15 p. 100).

Dans 10 p. 100 des cas, Horwitz note un *torticolis* sterno-mastoïdien par rétraction, toujours homologue. D'ailleurs, les *muscles de la région* subissent des altérations; on a noté soit la *transformation fibreuse*, soit même l'*absence* de certains muscles ou faisceaux musculaires, en particulier du trapèze (partie inférieure, Kausch, Reich); du grand pectoral (partie costale, Wolfheim, Schlesinger); du petit pectoral (Purchkauer); le sterno-mastoïdien (Kayser), le rhomboïde (Lameris, Reich), l'angulaire, font plus rarement défaut.

Il n'est pas rare que coexistent à la *ceinture scapulaire* des *pièces anormales, osseuses ou ostéo-cartilagineuses*. Ces prolongements naissent le plus souvent du bord spinal, de préférence vers l'angle ou la racine de l'épine; ils sont avec lui en continuité osseuse ou fibreuse. De là, ils se portent en haut et en dedans, lisses et aplatis, rectilignes ou incurvés en S, et tantôt atteignent le rachis (6e et surtout 7e apophyse épineuse cervicale), tantôt plus ou moins loin de lui ; ils lui sont unis par un cordon fibreux (1).

(1) Dans ces cas, on a pu voir des malformations graves du rachis : soudure de plusieurs vertèbres; déformation des arcs postérieurs, et même fente de ces arcs à la région cervicale (Sick, Hutchinson). Et il est probable qu'il y avait spina bifida latent chez des fillettes dont la région sacro-lombaire portait une forte touffe d'hypertrichose (Sick, Greig).

On apprécie ces lames osseuses par la palpation plutôt que par la radiographie, car: 1° elles restent longtemps cartilagineuses, donc transparentes; 2° elles s'enchevêtrent avec les ombres des côtes et des vertèbres; 3° l'épaisseur du thorax a pour conséquence des déformations considérables dans les rapports des ombres portées.

Certains de ces prolongements semblent devoir être considérés comme des côtes cervicales. L'absence de quelques côtes thoraciques n'est pas rare (Willet et Walsham, Schlesinger, Sick).

C'est encore dans le voisinage que nous noterons l'*asymétrie faciale*, la gracilité de tout le squelette du *membre supérieur*, et cela nous conduit à de véritables difformités de ce membre mal développé (Joachimsthal, Wolfheim, Rager), à des malformations telles que l'absence du radius (Bolten), ou la polydactylie (Bergel).

On a parfois constaté le développement imparfait du membre inférieur correspondant (Freiberg), une luxation de la hanche (Saison), un double pied bot valgus (Pischinger).

Le malade de Hödlmoser avait un *testicule petit*, l'autre en ectopie et un *rein mobile*: celui de Mercier, une *division de la voûte et du voile du palais;* ceux de Kirmisson, de Pankow, des *malformations anales;* celles de Wolfheim, de Pischinger, une *hypertrophie du sein* correspondant.

Le *système pileux* peut être moins développé du côté de la malformation (Schlesinger); ce fait est d'ailleurs fréquemment noté dans les cas d'absence congénitale du grand pectoral.

Étiologie et pathogénie. — L'*hérédité* similaire n'est notée qu'une fois (Sick).

On a cherché la cause de la malformation dans des *accidents pendant la grossesse* (chutes, Kirmisson, Joüon ; maladies, travail fatigant, Lamm). On a quelquefois noté l'hydramnios (Moor). Par contre, Sprengel admet que, par *oligoamnios*, le fœtus, comprimé par les parois utérines, eut le bras maintenu en torsion forcée en arrière, avec élévation consécutive de l'omoplate.

Quelques auteurs invoquent des *actions musculaires.* Hoffa, Bolten admettent un raccourcissement primitif des muscles trapèze et angulaire. Schlange ajoute qu'il est dû probablement à la fixation d'adhérences amniotiques, par un mécanisme analogue à celui qu'invoque Petersen pour le torticolis. Kausch incrimine une absence du trapèze, totale ou limitée à la partie inférieure, qu'il aurait constatée dans ses 5 cas. Bloch, Reich croient à une *poliomyélite antérieure aiguë* comme cause de ces troubles musculaires, peut-être à une lésion cérébrale : mais la contractilité est normale.

La forme vicieuse de l'omoplate, la fréquence des pièces osseuses surajoutées omo-rachidiennes, nous obligent à admettre une malformation primitive du squelette: Kirmisson et Tridon, à la suite de Slomann (de Copenhague), de Rager ont soutenu qu'il s'agit d'*un arrêt de développement.*

Vers la troisième semaine, en effet, les bourgeons de la lame musculo-cutanée qui forment les ébauches des membres apparaissent les uns à la région cervicale en arrière de la tête, les autres au niveau de l'anus, c'est-à-dire assez loin de leur attache définitive. De l'origine des nerfs de l'épaule et du bras, nous pouvons conclure que l'ébauche de la ceinture scapulaire se produit au niveau des vertèbres cervicales moyennes et inférieures et que l'omoplate est un organe primitivement cervical. Si sa descente n'a pas lieu, elle reste en position élevée, et il s'agirait, en somme, d'une ectopie, comparable à celle du testicule.

Exceptionnellement, en raison d'une altération, soit primitive, soit consécutive à un accident du système nerveux, les muscles paraissent être la cause de cette descente incomplète. Mais les pièces osseuses surnuméraires dont nous avons montré la fréquence, qu'elles aient une origine vertébrale ou qu'elles représentent l'épiphyse marginale du scapulum hypertrophiée, démontrent que le plus souvent l'ectopie semble liée à des troubles de l'ébauche scapulaire embryonnaire et paraît comparable aux anomalies de migration de l'os iliaque (1). C'est un trouble de développement très précoce, dont nous ignorons la cause et la nature.

Traitement. — Très souvent, la difformité n'étant pas très marquée et les troubles fonctionnels étant peu gênants, le sujet ne consulte pas. Dans le cas contraire, on a le choix entre le traitement orthopédique et l'opération sanglante.

Le traitement orthopédique s'adresse surtout aux cas simples où l'élévation, simplement disgracieuse, ne compromet pas les fonctions.

On cherchera à rendre une mobilité plus grande au scapulum en fortifiant la musculature par le massage, la gymnastique suédoise, la mobilisation passive, l'électrisation. Dans l'intervalle des séances on pourra appliquer un corset destiné à attirer l'épaule en bas et en dedans. Kölliker a fait construire une ceinture pelvienne à tuteur latéral avec appareil élastique appuyant sur l'épaule correspondante.

Le traitement sera prolongé pendant des semaines et des mois et pourra être repris à intervalles réguliers dans le cours de la croissance. Il ne semble pas fournir des résultats bien encourageants.

Le traitement opératoire consiste dans la section des éléments qui semblent faire obstacle à l'abaissement de l'omoplate. On a fait des ténotomies sous-cutanées, généralement abandonnées à l'heure actuelle, des myotomies à ciel ouvert (Verneuil, Monnier, Hoffa, Goldthwait et Painter). On obtient ainsi quelques centimètres d'abaissement. On se trouvera parfois bien de réséquer — quand il existe — le prolongement de l'angle supéro-interne de l'omoplate qui gêne les mouvements d'abduction et de rotation externe (Kölliker, A. Broca, Frœlich, Tilanus).

S'il y a des pièces osseuses reliant l'omoplate au rachis, il faut en pratiquer l'extirpation (Willett et Walsham, Wilson et Rugh, Torrange, Goldthwait).

Les troubles fonctionnels peuvent être ainsi améliorés ou supprimés. Mais la correction de la difformité est toujours médiocre. En effet, tous les éléments qui unissent l'omoplate et le membre supérieur au tronc se sont accommodés au cours du développement à leur situation nouvelle et s'opposent au déplacement du scapulum, comme le cordon en cas d'ectopie testiculaire. Quand on a sectionné deux ou trois muscles ou enlevé un crochet osseux, il reste un squelette malformé, et en outre le tissu cellulaire, les vaisseaux et les nerfs avec leurs gaines ne se prêtent qu'à une élongation très limitée.

§ 9. — Côtes supplémentaires.

Nous ferons abstraction ici des côtes supplémentaires accompagnant les malformations vertébrales de la scoliose congénitale et de l'omoplate élevée (voy. pp. 227

(1) Cet os, chez l'embryon, s'articule d'abord principalement avec la 27e ou la 26e vertèbre, puis il s'élève peu à peu et atteint le niveau de la 25e vertèbre et l'englobe dans le sacrum, ne laissant au-dessus d'elle que 5 vertèbres lombaires au lieu de 6 ou 7, comme au moment de son apparition. On peut parfois rencontrer chez l'adulte des rachis offrant 6 vertèbres lombaires, par exemple. L'ascension de l'os iliaque a été incomplète : l'os est resté en quelque sorte en ectopie. C'est, en sens inverse, le même arrêt dans la migration normale qui entraîne la production de l'élévation congénitale de l'omoplate.

et 700). Nous ne parlerons pas des côtes supplémentaires lombaires, cliniquement sans intérêt, mais nous devons une mention aux *côtes cervicales* (1). Celles-ci ne sont (comme les lombaires) que le développement anormal de la lèvre antérieure de l'apophyse transverse. On les observe presque exclusivement sur la 7e cervicale, très rarement à la fois sur la 7e et la 6e (Struthers, Karg); l'existence à la 6e cervicale seule est douteuse, car le cas publié par Stiffler n'est vérifié ni par l'opération ni par la radiographie.

C'est une *malformation*. Aussi peut-elle être associée à d'autres malformations utéro-vaginales, Ballantyne; pied bot, Roland (2)]. Mais la plupart du temps le reste du corps est indemne.

Quoi qu'on en ait pensé avant la radiographie, la *bilatéralité* est presque constante; mais le développement est rarement égal des deux côtés.

Le *sexe féminin* est prédisposé: sur 42 sujets soumis à l'opération, Keen compte 31 femmes.

Anatomie pathologique. — La côte supplémentaire est de longueur très variable, depuis une simple saillie de quelques millimètres jusqu'à un os complet s'articulant directement avec le sternum. Lorsqu'il n'y a pas articulation sternale, l'extrémité antérieure peut être libre, ou bien être unie à la première côte thoracique ou à son cartilage par un tractus fibreux, par un cartilage ou même par synostose; quelquefois elle va comme à la rencontre d'une exostose de la première côte thoracique.

L'*artère sous-clavière*, dans ces conditions, est toujours anormalement élevée (3): elle est à hauteur de la pointe si la côte est courte, au-dessus de la côte si elle est longue, jamais au-dessous (4). Sur cette côte, elle se coude à angle plus ou moins aigu, se coinçant quelquefois entre l'os et le tendon du scalène antérieur qui, lui aussi, s'insère sur l'os supplémentaire; à ce passage elle s'aplatit et après l'avoir franchi elle se dilate. Sa paroi est amincie et la formation d'un anévrysme est possible. La thrombose est rare, mais non exceptionnelle. La *veine* est en avant et au-dessous, nettement en avant du scalène et elle n'est pas exposée à la compression. Les *nerfs* du plexus brachial sont au-dessus de l'artère. Lorsque la côte est longue, elle peut être unie à la sous-jacente par un muscle intercostal, ayant d'ordinaire la direction de l'externe. Comme l'artère, le *dôme pleural* est anormalement élevé.

Czerny (5) a vu cette côte, rudimentaire, s'entourer, chez une fille de 14 ans, d'un gros lipome contenant des points de calcification et d'ossification.

Symptômes et diagnostic. — La plupart du temps, la symptomatologie est nulle ou à peu près: la lésion est reconnue au hasard soit d'une autopsie, soit d'un examen du cou pour autre motif, chez des sujets d'âge très variable, de quelques mois (Rosenmüller, Pilling) à la vieillesse.

Les troubles fonctionnels sont rares avant l'adolescence; ils peuvent à partir de là se manifester à un âge quelconque, soit sans cause connue, soit à l'occasion d'un acte physique (porter un fardeau, mettre un fusil sur l'épaule, lever brusque-

(1) D'après Hunauld (1742) auquel nous devons le premier mémoire sur le sujet, Galien aurait signalé cette anomalie sur le cadavre. Les premiers cas reconnus sur le vivant seraient ceux de Willshire et de Huntemüller : ils se sont multipliés depuis l'emploi de la radiographie. On trouvera tous les documents dans Keen, *Am. Journ. of med. sc.*, février 1907, t. CXXXIII, p. 173. — F. Gardner, *Gaz. hôp.*, 1907, pp. 699 et 735.

(2) Est-ce ainsi qu'il faut interpréter l'association possible à la syringomyélie (Borchardt, Oppenheim, Marburg, Schœneberck), à l'atrophie musculaire progressive du type cervico-bulbaire (Spiller et Gittings)?

(3) On conçoit la gêne que cela peut apporter à la ligature du vaisseau. Par contre, cela a facilité à Stanley Boyd la compression pour anévrisme.

(4) Quand il y a une côte de la 6e cervicale et une de la 7e, elle passerait entre les deux.

(5) Voelcker, *Beitr. z. kl. Chir.*, 1898, t. XXI, p. 201.

ment les bras, etc.). Ils consistent en *troubles de compression* du côté de :

1° *Les nerfs*. On observe des douleurs névralgiques au cou, avec irradiations la plupart du temps dans le membre supérieur, quelquefois vers le thorax, vers la tête. Les mouvements de bras sont faibles, vite suivis de fatigue, éveillant facilement les souffrances. On a pu noter des anesthésies et paresthésies. Par exception, il y a des troubles par compression du grand sympathique.

2° *L'artère sous-clavière*. Le pouls est affaibli, quelquefois même temporairement aboli par certains mouvements tels que l'abaissement de l'épaule ou l'élévation thoracique par inspiration profonde. L'abolition définitive est signe de thrombose. La main est violacée et froide, comme dans la maladie de Raynaud, et cela peut aller jusqu'à la gangrène partielle des doigts.

3° L'œdème par *compression veineuse* est exceptionnel.

On a signalé une *dysphagie* probablement avant tout nerveuse.

La *constatation physique* qui permet le diagnostic est celle d'une tumeur souvent accessible au toucher et même à la vue, à un ou deux doigts au-dessus du milieu de la clavicule. Cette tumeur est dure, quelquefois légèrement mobile. Sur elle on sent battre l'artère sous-clavière anormalement élevée, où l'on peut entendre un souffle et parfois percevoir un thrill, ce qui a fait croire à la fréquence, en réalité faible, de l'anévrisme concomitant : ces signes, en effet, ont coutume de disparaître une fois la tête réséquée. Le siège élevé des battements artériels doit faire rechercher attentivement la tumeur osseuse, dont le diagnostic est aujourd'hui facile et certain, grâce à la *radiographie*.

La *scoliose* concomitante est fréquente; elle peut être due à une demi-vertèbre supplémentaire, portant la côte, mais il semble que souvent ce soit une coïncidence (1).

Traitement. — S'il y a des troubles de compression, et après avoir mis hors de cause une symptomatologie analogue par lésions médullaires, on pratiquera l'*extirpation de la côte supplémentaire*.

La plupart des opérations ont été faites par *incision horizontale antérieure*, comme pour lier l'artère sous-clavière : on récline les nerfs en haut et en dehors, l'artère en bas et en dedans, et on libère avec soin les insertions que les scalènes prennent sur l'os anormal. Quelquefois on n'a pas pu éviter l'ouverture du dôme pleural, mais il n'en est pas résulté de complication grave. On résèque alors soit à la pince coupante, soit à la scie de Gigli, sinon toute la côte au moins sa partie moyenne, sur laquelle reposent et sont tendus les vaisseaux et nerfs.

Streissler (2) conseille de commencer par une *incision postérieure ;* on résèque l'apophyse transverse derrière la côte supplémentaire qu'on libère à son articulation postérieure. On aborde l'extrémité antérieure par voie sus-claviculaire.

Certains auteurs ont pratiqué la résection sous-périostée (Borchardt, Rafin, Israël) : cette complication opératoire nous paraît d'autant plus inutile qu'elle expose à la reproduction de l'os et à la récidive des accidents (Beck). Les résultats fonctionnels sont presque toujours excellents et la mortalité est nulle.

(1) G. ECKSTEIN, *Zeit. f. orth. Chir.*, 1908, t. XX, p. 176. — Sur les *anomalies vertébrales*, J.-C. CHEVRIER, Th. de Paris, 1911-1912.

(2) STREISSLER, *Zentr. f. Chir.*, 2 mars 1912, p. 283.

CHAPITRE IX

DIFFORMITÉS CONSÉCUTIVES AUX MALADIES DU SYSTÈME NERVEUX (1)

Chaque jointure est maintenue dans une position moyenne, compatible avec ses mouvements et son utilisation, par la tonicité des muscles qui, directement ou indirectement, agissent sur elle. Lorsque l'équilibre est rompu, soit par la paralysie, soit par la contracture de certains groupes musculaires, l'articulation se dévie, attirée par les muscles prépondérants : et peu à peu elle se fixe en cette position vicieuse, progressivement aggravée : 1° par rétraction des tendons, aponévroses, ligaments ; 2° par modelage des surfaces articulaires soumises à des pressions anormalement réparties. C'est ce que nous avons vu, à un bien plus haut degré, en étudiant le pied bot congénital : et d'ailleurs une discordance d'action entre des muscles soit paralysés, soit contracturés, a été invoquée pour expliquer les malformations articulaires (2).

Les deux grands types de paralysie et de contracture nous sont offerts : 1° par la paralysie infantile ; 2° par le syndrome de Little. Quand, à leur propos, on a étudié les principes opératoires, on comprend sans peine quelle conduite tenir dans certains cas spéciaux et rares de difformités acquises. Il ne sera question ici que des conséquences mécaniques de ces maladies et des indications thérapeutiques.

I. — PARALYSIE INFANTILE

§ 1. — Généralités.

La paralysie infantile, ou poliomyélite aiguë de l'enfance, est une maladie infectieuse et même contagieuse, survenant parfois sous forme de petites épidémies, dont le microbe n'a encore pu être isolé, mais que l'on a réussi à provoquer expérimentalement chez le singe (3).

Les conséquences orthopédiques et chirurgicales de cette maladie résultent de

(1) En collaboration avec M. le docteur Mouchet.

(2) Cette théorie générale semble erronée. Mais il y a certainement des contractures congénitales, portant même sur les quatre membres à la fois, justiciables du massage et des manipulations. J'ai observé quelques cas de ce genre, sans remonter d'ailleurs à leur cause.

(3) Ombrédanne, Rapport à la *Soc. intern. de pédiatrie*, Paris, 1912. Rapports et discussions à la *Soc. all. d'orthop.*, 1912, d'après *Presse méd.*, p. 316. Pour la *scoliose*, voy. p. 224.

ce fait que, certains groupes musculaires étant *paralysés et atrophiés*, les articulations qu'ils commandent se trouvent tantôt *ballantes*, tantôt *vicieusement déviées :* le premier cas correspond aux paralysies qui frappent tous les muscles d'une région, ou à peu près ; le second, aux paralysies limitées à certains muscles d'une région, ou même à certaines parties de muscles, en sorte que les antagonistes entraînent de leur côté le segment de membre auquel ils s'insèrent. Secondairement, les jointures déviées se fixent en position vicieuse, par rétractions fibrotendineuses et par modelage des os (1) ; nous donnerons sur ce point des détails à propos du pied bot paralytique.

Le caractère dominant de toutes ces difformités (2) est leur diversité extrême. Rien n'est irrégulier comme la façon dont la paralysie se localise et tous les degrés s'observent, avec toutes les distributions imaginables, de l'atrophie totale des muscles d'un membre définitivement inerte à l'atteinte partielle d'un muscle.

Il est à noter que la *nutrition du membre est gravement compromise*. Les os sont grêles et courts (3), la peau froide, violacée, sujette aux engelures ; au membre inférieur, le mollet est le lieu d'élection de celles-ci. La sensibilité est conservée ; le réflexe tendineux des muscles paralysés est aboli.

A ces caractères, on reconnaît presque toujours, du premier coup d'œil, une paralysie infantile. Et par l'interrogatoire on apprend alors que presque toujours la maladie eut un début brusque, fébrile, avec ou sans convulsions, avec une paralysie quelquefois extrêmement étendue, pouvant s'installer en quelques heures. Puis, une partie plus ou moins grande des muscles reviennent vite à l'état normal tandis que d'autres subissent une atrophie d'une rapidité extrême. On détermine par la palpation, par la réaction électrique de dégénérescence et surtout par l'analyse des mouvements volontaires commandés (4), quels sont les muscles atteints ; certains peuvent sembler de volume à peu près normal, par substitution de tissu adipeux, mais le fait est rare dans la paralysie infantile.

Nous signalerons la possibilité d'atrophies musculaires partielles, presque toujours assez bénignes, s'installant sans fièvre et sans qu'on puisse marquer avec précision le début d'une déchéance fonctionnelle progressive.

Indications thérapeutiques générales (5). — Une fois passé la période aiguë, la paralysie infantile ressortit d'abord à la *physiothérapie :* l'électrisation, principalement galvanique, des muscles, le massage, la gymnastique d'opposition, les mouvements actifs au commandement, l'assouplissement passif des jointures seront mis en œuvre avec persévérance pendant des mois et des années. On voit

(1) Ces résultats sont d'ordinaire définitifs ; on peut cependant, par exception, observer des reprises plus ou moins tardives (CESTAN, *Progr. méd.*, 1899, t. LX, p. 1 ; INGELRANS, *Echo méd. Nord*, 1906, p. 197 ; E. GUELMA, *Prov. méd.*, 1912, p. 170) étudiées en particulier pour la scoliose (P. MARIE, R. GAULTHIER et BAÏSOIU, *Gaz. des hôp.*, 1909, p. 943).

(2) RABÈRE, Th. de Bordeaux, 1904-1905.

(3) Par exception, les diaphyses sont fragiles, sujettes aux fractures dites spontanées (MEZROURIAN, Th. de Paris, 1903-1904 ; A. BROCA, *Journ. des prat.*, 1904, p. 401). A la radiographie, les os sont anormalement clairs. Ceux du tarse, en cas de pied bot, sont souvent friables et graisseux. Sur les radiographies, ACHARD et L. LÉVI, *Nouv. Icon. Salpêtrière*, 1897, n° 5, p. 324.

(4) C. DUCROQUET (*Presse méd.*, 3 avril 1909, p. 237) a précisé cette technique pour chaque muscle du membre inférieur : il faut faire exécuter le mouvement propre à ce muscle et sentir si le tendon se tend.

(5) VULPIUS, *le Traitement de la paral. spin. infant.*, Paris, 1913.

ainsi la partie restante des muscles malades se développer et le sujet arriver souvent à un état fonctionnel convenable. Aussi ne doit-on pas se presser de recourir aux opérations chirurgicales dont nous allons parler. Durant ce temps, il sera souvent bon de faire porter à l'enfant un appareil orthopédique pour maintenir les jointures en attitude favorable. On recommandera en même temps la médication arsenicale et phosphorée, la balnéation saline.

Lorsque l'on juge que le résultat est définitif, ce qui demande souvent deux ou trois ans, on détermine avec précision quels sont les muscles paralysés, et l'on entreprend le traitement orthopédique et opératoire.

A l'aide des *appareils* à tiges métalliques, avec des bagues et ceintures en cuir bouilli, ou mieux en celluloïd, on peut : 1° fixer une jointure en bonne position fonctionnelle (coude à angle droit, genou dans la rectitude), au besoin avec un verrou permettant de lui rendre sa liberté ; 2° lutter contre la tendance à l'attitude vicieuse soit par des contreforts, soit par des tractions élastiques disposées de façon à suppléer la tonicité des muscles paralysés (muscles artificiels) ; 3° au membre inférieur, corriger le raccourcissement et rendre possible la marche sur une tige rigide allant du bassin au sol.

Mais ces appareils sont toujours lourds, dispendieux ; ils exigent des réparations fréquentes ; ils causent facilement, sur une peau mal nourrie, des ulcérations, des durillons douloureux. Aussi la tendance actuelle est-elle de recourir à des opérations pour les réduire au strict minimum.

Nomenclature des opérations. — Ces opérations peuvent porter : A. sur les muscles ; B. sur les nerfs ; C. sur les os.

A. *Opérations sur les muscles et tendons.*—Ces opérations sont : 1° la ténotomie ; 2° les transplantations musculaires.

1° *Ténotomie* (1). — La ténotomie a deux résultats : elle met au tendon une pièce cicatricielle qui l'allonge ; elle *affaiblit définitivement le muscle correspondant.* C'est à côté d'elle qu'il faut mentionner les allongement et raccourcissement tendineux. La technique de l'allongement est facile à comprendre : on peut soit faire sur un tendon, s'il est assez large (tendon d'Achille), des incisions qui, alternées sur chacun des deux bords, vont à mi-largeur, en sorte que le tendon s'allonge en accordéon ; soit diviser le tendon en deux bandes longitudinales que l'on réunit l'une à l'autre à la longueur voulue. On peut associer à cela le raccourcissement du tendon antagoniste.

Ces opérations sont efficaces pour obtenir la réduction d'une difformité, et alors la simple ténotomie du muscle prédominant est presque toujours suffisante. Mais elles ne préviennent pas la récidive de la déviation, sauf dans certains cas fort légers. Elles ont pour complément souvent nécessaire le port d'un appareil ou une opération fixatrice.

2° La *transplantation musculaire* a pour but de *faire travailler un muscle sain à la place d'un muscle paralysé.* Elle peut se pratiquer soit de tendon à tendon, soit de tendon à périoste, soit de muscle à muscle (2).

I. *Transplantation de tendon à tendon.*— Elle comporte trois modes (fig. 1019 à 1026).

(1) On a beaucoup expérimenté et écrit sur la *réparation des tendons*. Voy. le mémoire récent de Waren Sever (*Bost. med. a. Surg. Journ.*, mai 1911, t. CLXIV, p. 748).

(2) Derocque (*Congr. d'obst., gyn. et péd.*, in *Rev. orth.*, 1904, p. 348), Gaudier (*Congr. franç. de chir.*, 1907, p. 133) ; on trouvera dans ce dernier tous les détails de technique opératoire ; monographie de M. H. Vegas et J.-M. Jorge, Buenos-Aires, 1910 ; L. Richard, Th. de Nancy, 1907-1908.

1° Le tendon sain, sectionné près de son extrémité périphérique, peut être fixé au tendon paralysé : c'est la *transplantation descendante, active*, intraparalytique.

Si le muscle à suppléer est entièrement paralysé, on sectionne transversalement les deux tendons, et on suture le bout central du muscle sain au bout périphérique du muscle paralysé. On a d'abord laissé isolé le bout périphérique ; mieux vaut, comme depuis longtemps on fait pour certaines plaies accidentelles à bout supérieur introuvable, l'anastomoser à un synergique voisin.

Si le muscle à suppléer n'est pas entièrement paralysé, on sectionne transversalement le tendon du muscle sain et on le fixe à une languette à insertion inférieure

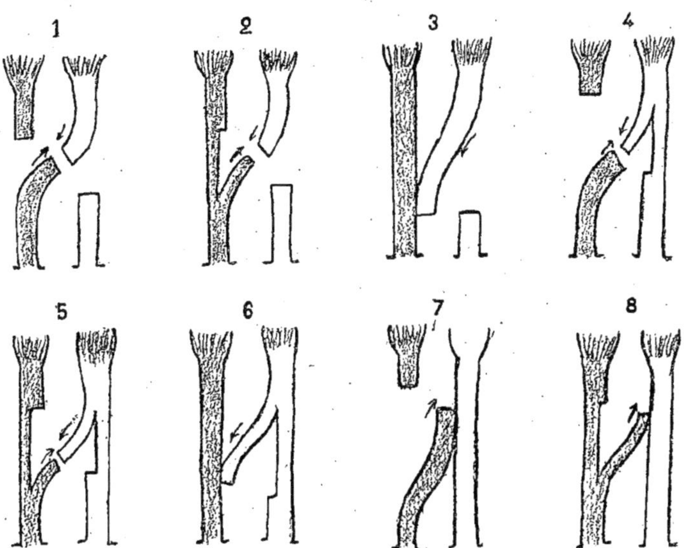

Fig. 1019 à 1026. — *Schémas de Vulpius*. Le tendon sain (blanc) complètement sectionné est uni au tendon paralysé (gris) sectionné entièrement (1), divisé en deux languettes (2) ou laissé intact (3) ; ou bien il sera divisé en deux moitiés, dont l'une sera suturée au tendon paralysé divisé complètement (4), partiellement (5) ou pas du tout (6) ; ou il reste intact et on lui suture tout (7) ou partie (8) du tendon paralysé.

détachée du tendon du muscle paralysé, dont la continuité sera ainsi conservée. Pour vérifier l'état des fibres musculaires, la plupart des auteurs conseillent de mettre à nu les ventres musculaires par de longues incisions.

On peut encore sectionner transversalement le tendon du muscle sain et le fixer sur le tendon du muscle paralysé, conservé intact.

Enfin on peut sectionner transversalement les deux tendons : le bout central du muscle sain est fixé au bout périphérique du muscle paralysé et le bout périphérique du muscle sain est fixé au bout central du muscle paralysé.

2° Dans d'autres cas, le tendon paralysé, séparé de son ventre musculaire dégénéré, est suturé au tendon du muscle sain. C'est la *transplantation ascendante, passive*, intrafonctionnelle.

Si le muscle à suppléer est entièrement paralysé, son tendon est sectionné transversalement et le bout périphérique réuni au muscle sain intact.

Si le muscle à suppléer a conservé quelques fibres saines, son tendon est dédoublé et une languette est fixée au muscle sain, dont la continuité est respectée.

3° Dans un autre procédé, on dedouble le muscle sain : une de ses moitiés, sectionnée près de son extrémité périphérique, vient s'entre-croiser avec une bandelette taillée en sens inverse sur le muscle paralysé et lui est fixée par la suture. C'est la *transplantation bilatérale*, ou encore l'échange de tendons.

Certains auteurs ont employé de préférence les *transplantations musculaires*, unissant non plus seulement les tendons, mais des portions de muscles (Drobnik, Péraire, Le Roy des Barres). Cette opération est plus délicate, car il faut éviter avec grand soin de léser les vaisseaux et les nerfs, pour ne pas affaiblir la vitalité du muscle que l'on transpose et qui est souvent fort diminuée, quelquefois même compromise.

II. *Transplantation périostale* (1). — Dans ce procédé, surtout employé au membre inférieur, le tendon sain n'est plus fixé au tendon paralysé, mais suturé directement ou par l'intermédiaire d'un tendon de soie au périoste.

Ce procédé a pour but d'éviter l'anastomose d'un tendon sain avec un tendon malade, friable, susceptible de se déchirer et surtout de se distendre sous l'effort de la traction. Il permet encore, et c'est alors surtout à notre sens qu'il est intéressant, de modifier jusqu'à un certain point l'axe de traction et par conséquent les actions secondaires d'un muscle dont on respecte l'action principale.

A l'insertion du muscle paralysé, après incision et décollement du périoste, on suture le tendon du muscle sain, après l'avoir, s'il est besoin, allongé avec de la soie. Lange évite de pénétrer dans l'articulation, mais sans hésiter, il passe dans la capsule et les ligaments.

La *suture périostale est solide ;* Lange a démontré sur des cadavres que chez l'enfant la suture périostale ne cédait que sous un poids de 14 à 15 kilogrammes (30 kilogrammes chez l'adulte), alors qu'un poids de 2 à 3 kilogrammes (10 kilogrammes chez l'adulte) suffisait à rompre une suture de tendon à tendon. S'il a fallu une rallonge de soie, on voit peu à peu se constituer autour d'elle un tendon solide.

Quelle que soit la méthode choisie, la suture tendineuse du muscle sain doit être pratiquée sous tension, en position d'hypercorrection, qui sera maintenue pendant environ six semaines dans un appareil plâtré, pour épargner jusqu'à solide cicatrisation toute distension au tendon, qu'il faut obtenir aussi court que possible.

A ce moment, en faisant porter au sujet un appareil orthopédique, on permettra la reprise modérée des fonctions ; à partir du deuxième et même du troisième mois seulement, on pratiquera massages, gymnastique, électrisation.

La rééducation du sujet est assez facile et rapide si le muscle transplanté possède une fonction de même sens que le muscle paralysé. Il en va tout autrement si les deux muscles sont antagonistes, comme c'est très souvent le cas : en réalité, il faut alors que le sujet apprenne à faire, pour ainsi dire, fonctionner son cerveau à l'envers. Quoi qu'on en ait dit, ce résultat n'est presque jamais obtenu, et malgré les assertions de certains auteurs, il semble bien que les résultats définitifs soient alors presque toujours fort médiocres : aussi bien ne nous a-t-on encore fourni aucune statistique intégrale de résultats éloignés. Pendant quelques semaines, la tonicité du muscle transplanté donne une amélioration ; mais peu à peu elle s'affaiblit et la plupart du temps le résultat final est à peu près celui de la ténotomie (2).

On n'accordera aucune importance aux résultats obtenus par des opérations trop précoces, entreprises six ou huit mois après l'atteinte paralytique, alors que la restauration partielle spontanée des muscles compromis est encore possible.

B. *Opérations sur les nerfs* (3). — On a, dans quelques cas exceptionnels, appliqué à la paralysie infantile les *transplantations* ou *anastomoses nerveuses*, qui consistent soit à greffer sur le bout périphérique d'un nerf paralysé tout ou partie du bout central d'un nerf moteur voisin (suture termino-terminale), soit à faire entre ce dernier et le bout périphérique du nerf paralysé une greffe par approche (suture termino-latérale). Des

(1) Bibliographie dans une revue de P. Vignard et G. Monod, *Gaz. des hôp.*, 1907, p. 843.
(2) Sur les résultats éloignés, voy. Kirmisson, *Congr. franç. de chir.*, 1907, p. 213 ; Bourrel, Th. de Lyon, 1906-1907 ; Desmoulins, Th. de Paris, 1907-1908 ; Abadie, *Rev. orth.*, 1908, p. 104.
(3) Voy. la bibliographie dans Gaudier, *Congr. franç. de chir.*, 1907, p. 189.

greffes ont été ainsi pratiquées entre le musculo-cutané et le tibial antérieur, entre le sciatique poplité interne et le poplité externe ou ses branches, entre le musculo-cutané et l'obturateur. Certains auteurs auraient obtenu quelques bons résultats, et d'après Spitzy (1) la méthode serait à recommander lorsque l'extension de la paralysie à tout le territoire musculaire d'un nerf rend illusoires les essais de greffes tendineuses. Nous avouons que nous aurions alors scupule, pour un résultat fort hypothétique, à sectionner un nerf sain, et nous n'avons jamais pratiqué cette opération.

C. *Opération sur les os.* — Au lieu de s'opposer au retour de la déviation en tentant de rétablir, ainsi qu'il vient d'être dit, l'équilibre musculaire, on peut, selon le conseil déjà ancien (1878) d'Albert (de Vienne), ankyloser l'articulation en bonne position fonctionnelle (*arthrodèse*). L'opération consiste à abraser tous les cartilages d'encroûtement de la jointure, dont les surfaces osseuses cruentées se souderont en six semaines environ, dans un appareil plâtré ; je crois la suture ou l'enchevillement inutiles.

L'arthrodèse ne doit pas être entreprise avant l'âge de 8 à 10 ans, de préférence même plus tard : sur les enfants jeunes, les extrémités articulaires sont trop cartilagineuses et on n'obtient pas l'ankylose.

Si la déformation du squelette empêche la correction de la difformité, une résection plus ou moins étendue est le prélude de l'arthrodèse.

But des opérations. — Les opérations ci-dessus énumérées ont pour but : 1° de réduire la difformité ; 2° de la maintenir réduite, puisque la persistance de la lésion musculaire serait cause de récidive si on n'y parait par un acte spécial.

1° La *réduction* se fait quelquefois sans opération (pied ballant), ou bien (pied bot proprement dit) elle exige des ténotomies, des sections d'aponévroses, des résections osseuses.

2° La *contention*, quelquefois confiée ensuite à un appareil, peut être obtenue soit en augmentant la force des muscles paralysés (anastomoses musculaires, transplantations nerveuses), soit en diminuant (ténotomies) ou en changeant de sens (transplantations tendineuses) l'action des muscles prépondérants.

Les difformités paralytiques de beaucoup lés plus importantes et les plus fréquentes sont celles du membre inférieur. La bilatéralité est fréquente, mais non la symétrie : la règle est que d'un seul côté il y ait à s'occuper des lésions.

Bon nombre de ces infirmités, quand le membre est raccourci, quand presque tous les muscles sont flasques, ne sont justiciables que de l'*appareillage.* L'installation de celui-ci peut exiger la section de certains muscles (fascia lata, psoas mettant la hanche en flexion et abduction), le redressement de certaines positions vicieuses (ostéotomie pour genu valgum ; arthrodèse pour pied bot). Les fonctions sont toujours finalement fort médiocres ; et très mauvaises si, ce qui n'est pas rare, les deux membres inférieurs sont pris ensemble. Dans les cas graves, la station debout et la marche ne sont possibles que sur béquilles. Les cas extrêmes, avec atrophie considérable des membres, conduisent à l'état de cul-de-jatte.

Certaines formes de paralysie presque totale, mais sans raccourcissement du membre, l'autre membre étant sain ou à peu près, ont pu être traitées par l'arthrodèse simultanée du pied, du genou ou de la hanche : le corps trouve alors appui sur un vrai pilon rigide. L'arthrodèse de la hanche est une opération médiocre.

(1) Spitzy, *Zeit. f. orth. Chir.*, 1904, t. XIII, pp. 145 et 326.

§ 2. — Pied bot paralytique.

Formes anatomiques. — Les paralysies de la jambe (de beaucoup les plus fréquentes) ont pour conséquence les déviations du pied.

Deux cas sont à considérer, selon que la paralysie est totale ou partielle.

La *paralysie totale* a pour résultat le *pied* ballant, privé de tout mouvement, qui pend, sous l'influence de la pesanteur, en équinisme plus ou moins marqué et la marche a lieu, pointe raclant le sol, en soulevant le pied par inclinaison du bassin du côté opposé, puis en le portant en avant par une secousse de steppage.

Cette démarche persiste dans les *paralysies partielles*, surtout dans celles où le *pied bot* se met en équinisme, avec plus ou moins de déviation latérale en varus ou en valgus, avec pied tantôt creux, tantôt plat ; la déviation en talus est plus rare. En effet, le siège de prédilection de la paralysie est aux muscles antéro-externes, et le type habituel est en varus équin.

Mais si certains types sont plus habituels, on se souviendra que l'aspect d'un pied bot paralytique est extrêmement individuel, et pour s'en rendre compte il faut connaître avec précision l'action des muscles de la jambe, telle que Duchenne (de Boulogne) nous l'a enseignée.

Ces muscles s'insèrent au tarse postérieur (triceps sural) ; au tarse antérieur (les deux jambiers, le péronier antérieur, le court péronier latéral) ; au premier métatarsien (long péronier latéral); aux orteils (extenseurs et fléchisseurs des orteils). Pour arriver au pied, tous subissent une réflexion en poulie autour du cou-de-pied. Quand ils se contractent, leur première action s'exerce sur leur insertion la plus éloignée (orteils, tarse), mais si leur raccourcissement

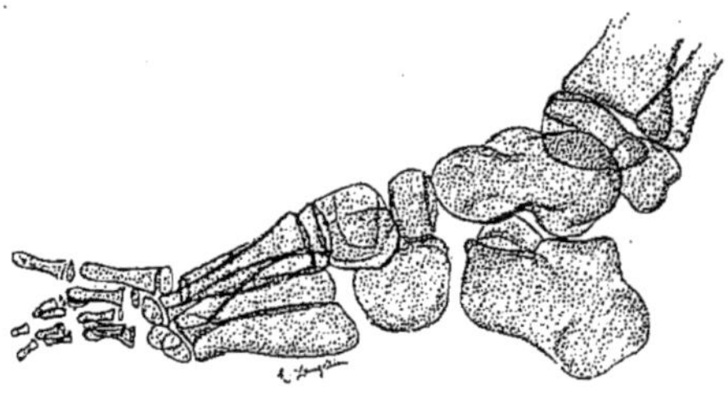

Fig. 1027.— Radiographie de la figure 1028.

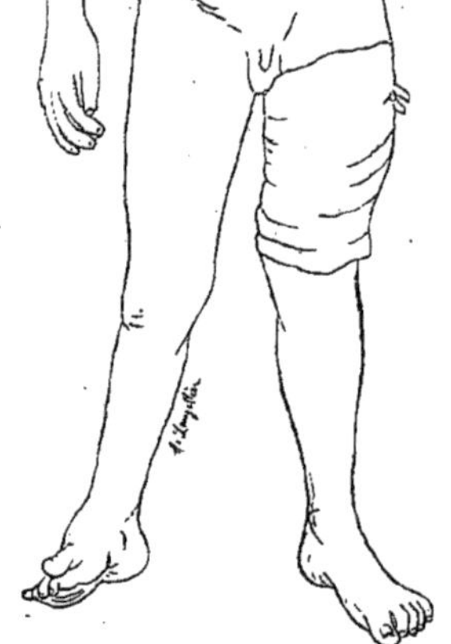

Fig. 1028. — Pied varus équin.

continue, il a pour effet de fléchir (muscles-prémalléolaires) ou d'étendre (muscles rétro-malléolaires) le pied sur la jambe. Cette dernière action est principale pour le triceps sural (fémoro-tibio-calcanéen), accessoire pour les muscles tarsiens et phalangiens. Soit, par exemple, le long péronier latéral : son action première, après la deuxième réflexion de son tendon sous le cuboïde, est de creuser la voûte du pied dont il applique solidement sur le sol le talon antérieur ; son action seconde, après sa réflexion derrière la malléole externe, est de porter l'avant-pied en valgus ; son action troisième (très faible) est l'extension du pied sur la jambe. Son action de valgus s'associe à celle du court péronier (extenseur du pied), du péronier antérieur et de l'extenseur commun des orteils (fléchisseurs du pied). Les muscles courts de la plante ont pour action principale de maintenir la voûte de cette plante.

L'action schématique des muscles de la jambe est la suivante : le triceps sural met le pied en équin varus ; le long péronier latéral met le pied en creux valgus ; leur contraction simultanée a pour résultat l'équin direct.

Le jambier antérieur met le pied en creux varus ; le long extenseur commun avec le péronier antérieur met le pied en talus valgus ; leur contraction simultanée a pour résultat le talus direct.

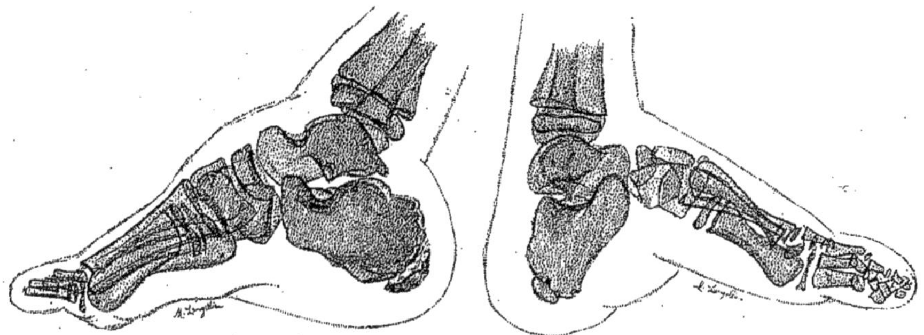

Fig. 1029. — Pied normal. Fig. 1030. — Pied creux talus paralytique du même sujet.

Le jambier postérieur met le pied en varus.

Le court péronier latéral met le pied en valgus.

On voit que les deux jambiers, antérieur et postérieur, sont, avec le triceps sural, les muscles du varus ; que l'extenseur commun des orteils et le court péronier sont les muscles du valgus ; avec le long péronier, les fléchisseurs longs et courts sont les muscles qui creusent la voûte.

Supposons une paralysie du triceps sural seul (1) : rien ne s'opposera plus à la traction des muscles courts plantaires, et le calcanéum va se mettre en position verticale, ou à peu près, d'où pied creux talus (fig. 1030), avec appui de la jambe sur un calcanéum faisant pilon (Adams).

Le pied étant au repos, de la paralysie du long péronier latéral résulte un pied plat varus. Mais quand alors le sujet, debout, appuie sur l'arrière-pied, l'avant-pied se déjette passivement en valgus.

Si les deux sont paralysés ensemble, le bord interne du pied est relevé par les deux jambiers, les métatarsiens sont fléchis sur le tarse par les fléchisseurs longs et courts, et le pied se met en creux varus.

(1) C. Ducroquet, *Presse méd.*, 1911, p. 503. Nous mentionnerons ici le talus avec atrophie du pied par cicatrice de brûlure en bas âge (Clément et Dugas, *Gaz. méd.*, Paris, 1910, p. 5) ou de phlegmon (Bayer). Sur les diverses formes du *pied creux*, voy. Binet et Heully, *Rev. d'orthop.*, 1910, p. 159. Sur les diverses formes du pied bot acquis, voy. Kirmisson, *Leç. sur les mal. de l'appareil locomoteur* ; Cormon, *Rev. orth.*, 1908, p. 255.

La paralysie associée du long péronier et du fléchisseur commun des orteils a pour conséquence le talus pied plat direct ; si l'extenseur commun des orteils est atteint en même temps, de la prédominance des jambiers résulte le varus concomitant de l'avant-pied.

Le triceps sural et le long fléchisseur étant paralysés, avec intégrité du long péronier, il se produit un talus pied creux avec valgus.

La paralysie des deux jambiers a pour conséquence le pied plat valgus.

La paralysie du court fléchisseur du gros orteil est un cas assez fréquent. Alors le long extenseur, ayant épuisé son action, que rien ne contre-balance, sur la deuxième, puis sur la première phalange du gros orteil, attire cet orteil en arrière, en marteau, et abaisse la tête du premier métatarsien, d'où pied creux avec martellement du gros orteil, et tendance à la bascule en varus (1). Il se produit sous la tête du premier métatarsien un hygroma souvent douloureux (fig. 1031).

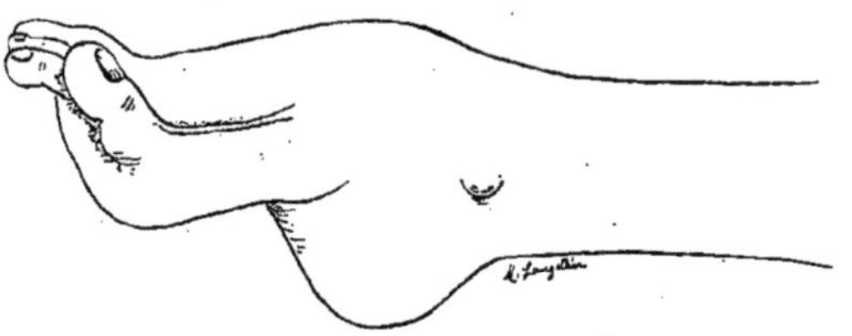

Fig. 1031. — Pied creux par rétraction de l'extenseur du gros orteil.

La flexion directe du pied sur la jambe n'est possible que par association du jambier antérieur et de l'extenseur commun ; si l'un des deux est paralysé, l'autre tire en varus (jambier) ou en valgus (extenseur). Si les deux sont paralysés ensemble, le triceps sural entraîne le pied en équinisme, avec un peu de varus.

Traitement.—Duchenne a émis l'aphorisme « qu'il vaut mieux avoir perdu tous les muscles moteurs du pied sur la jambe que d'en conserver un certain nombre ». Il avait raison, à une époque où la septicémie rendait impossibles les opérations ostéo-articulaires. De nos jours, il a tort. En cas de pied ballant, l'arthrodèse totale, des trois articulations du pied, rend aujourd'hui des services réels, et on peut jusqu'à un certain point la remplacer par des appareils rigides, en celluloïd, fixant le pied à angle droit : encore cela ne vaut-il pas les résultats fonctionnels que nous pouvons obtenir opératoirement dans les paralysies partielles. Celles-ci ont le grave inconvénient de provoquer des attitudes vicieuses, qui tordent peu à peu en varus ou en valgus à peu près n'importe quelle chaussure orthopédique, mais on y porte remède par l'emploi judicieux de l'arthrodèse et de certaines transplantations tendineuses.

Nous empruntons à Gaudier un schéma sur les indications des transplantations tendineuses et sur les opérations déjà pratiquées.

A) Pied équin. — Rarement pur, associé au varus ou au valgus, suivant que prédominent les jambiers ou l'extenseur commun.

(1) C. Ducroquet, *Presse méd.*, 1911, p. 566.

a) *Paralysie du jambier antérieur et de l'extenseur commun.*

- **Transplantation**
  - de tendon à tendon
    - I. — 1° Allonger le tendon d'Achille ;
      2° Court péronier sur l'extenseur commun ;
      3° Extenseur propre sur jambier antérieur ;
      4° Raccourcir les extenseurs ;
    - II. — 1° Allonger le tendon d'Achille ;
      2° Raccourcir le jambier antérieur ;
      3° Extenseur propre sur extenseur commun.
  - périostale
    - 1° Allonger le tendon d'Achille ;
    - 2° Insérer
      - court péronier à cuboïde.
      - extenseur propre à scaphoïde.

b) *Paralysie de tous les muscles antérieurs.*

- **Transplantation**
  - de tendon à tendon
    - 1° Allonger le tendon d'Achille ;
    - 2° En transplanter une languette, passée à travers le ligament interosseux, sur le jambier antérieur, l'extenseur commun, ou les deux ;
    - 3° Raccourcir les extenseurs ;
    - Ou bien : 4° Transplanter sur le jambier antérieur une languette du long fléchisseur propre.
  - périostale
    - 1° Insérer le jambier postérieur à la face dorsale du scaphoïde ;
    - 2° Raccourcir les extenseurs.

B) Pied valgus. — *Paralysie du jambier antérieur, et souvent du postérieur.*

- **Transplantation**
  - de tendon à tendon
    - 1° Allonger le tendon d'Achille ;
    - 2° Transplanter l'extenseur commun (ou les deux) sur le jambier antérieur ;
    - 3° Transplanter le court péronier sur le jambier postérieur (s'il est pris).
  - périostale porter l'insertion
    - 1° Du court péronier sur le scaphoïde (devient adducteur) ;
    - 2° De l'extenseur propre sur le 1er cunéiforme (élève le bord interne).

C) Pied varus. — *Paralysie de l'extenseur commun (quelquefois du propre) et des péroniers. Équinisme si le triceps sural est normal.*

- **Transplantation**
  - de tendon à tendon
    - 1° Allonger le tendon d'Achille ;
    - 2° Transplanter sur l'extenseur raccourci, soit l'extenseur propre (s'il est intact), soit une partie du jambier antérieur ;
    - 3° Une partie du triceps sur le long péronier ;
    - 4° Jambier postérieur sur court péronier ;
  - périostale
    - 1° Allonger le tendon d'Achille ;
    - 2° Faire passer devant le tendon d'Achille, et insérer à la tubérosité du 5e métatarsien, le tendon du jambier postérieur allongé à la soie (devient abducteur).

D) Pied talus.

- **Transplantation**
  - de tendon à tendon
    - 1° Raccourcir le tendon d'Achille ;
    - 2° Fléchisseur propre ou jambier postérieur sur le bord interne du tendon d'Achille ;
    - 3° Court péronier sur bord externe du tendon d'Achille.
  - S'il y a valgus
    - Long péronier sur tendon d'Achille.
    - Court péronier sur fléchisseur commun.

Je n'ai jamais été très séduit par le principe des transplantations de tendon à tendon, et l'absence habituelle de renseignements fonctionnels à longue échéance ne m'a pas converti en pratique : aussi bien est-il certain que très souvent il n'y a qu'amélioration passagère, et Lange a reconnu en 1907, au Congrès français de chirurgie, que la méthode n'a pas, au pied, tenu ses promesses. Elle aboutit d'ordinaire aux résultats de la ténotomie simple. Il nous semble, au contraire, que l'on peut demander à la transplantation périostale de réels services, en conservant l'action principale d'un muscle dont on change une action secondaire, par déplacement de son insertion périphérique. Soit, par exemple, la forme assez fréquente de pied creux avec martellement du gros orteil due à l'insuffisance du long fléchisseur propre : l'extenseur propre, que rien ne contre-balance, amène la première phalange en hyperextension sur la tête du métatarsien et s'il continue à tirer abaisse celle-ci vers la plante (fig. 1031). Par ténotomie, on supprime l'extension phalangienne, et en outre, en insérant sous la tête métacarpienne le tendon, coupé assez loin en avant, on le rend extenseur du métacarpien. De même on laisse fléchisseur et on rend abducteur le jambier antérieur si, après l'avoir coupé à son insertion antérieure, on le fixe, en le faisant passer sous les tendons extenseurs, à l'extrémité postérieure du cinquième métatarsien ; et l'on corrige ainsi le varus mieux que par ténotomie simple (type des fig. 1027 et 1028).

Nous avons pris les deux exemples les plus fréquents, pour faire comprendre comment le changement d'insertion augmente de beaucoup l'action de la ténotomie ; et il n'a pas le gros inconvénient de confier à un muscle les fonctions de son antagoniste.

C'est au pied que l'*arthrodèse* (1) trouve ses meilleures et ses plus fréquentes indications.

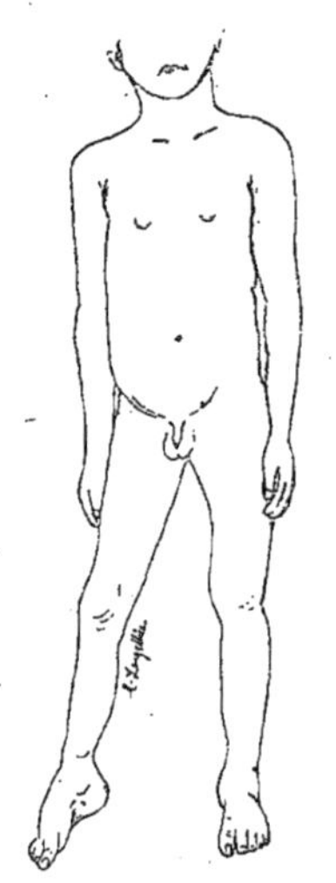

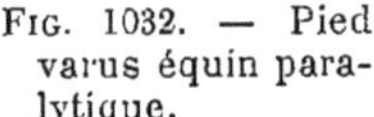

Fig. 1032. — Pied varus équin paralytique.

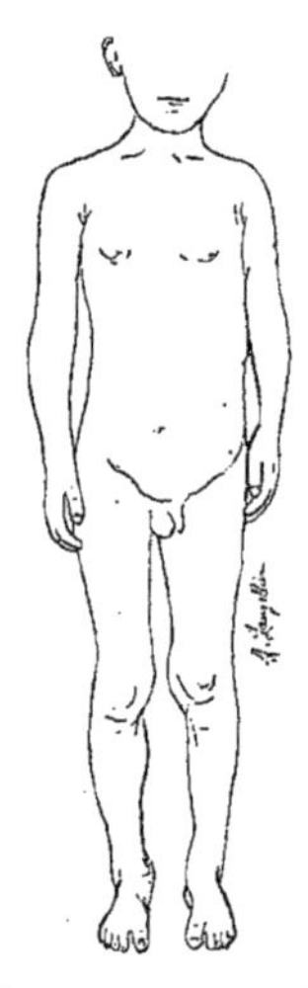

Fig. 1033. — Résultat de l'arthrodèse partielle.

On a d'abord cherché à ankyloser la seule articulation tibio-tarsienne, et l'on a vu récidiver le varus ou le valgus ; ces mouvements se passent, en effet, dans les articulations médio-tarsienne et sous-astragalienne (voy. p. 490) sur lesquelles doit porter en même temps l'opération (arthrodèse totale). Ducroquet (2) a

(1) A. Broca, *Rev. orth.*, 1894, p. 81 ; *Rev. prat. obst. et pæd.*, 1895, p. 41 ; *Journ. des prat.*, 1907, pp. 193 et 433 ; Thèses de mes élèves Brunswic (1895-1896) ; Bakradzé (1897-1898). — Je crois très suffisant le procédé classique par incision externe, et ne vois guère l'avantage de l'extraction temporaire de l'astragale pour le mieux peler (Lorthioir, *Ann. Soc. belge chir.*, 1911, p. 184).

(2) C. Ducroquet et P. Launay, *Presse méd.*, 1909, p. 465. Quoi qu'en pense Jaboulay (*Prov. méd.*, 1907, p. 417), c'est, en cas de pied talus paralytique, très supérieur à la résection de la tubérosité postérieure du calcanéum.

bien fait voir que la plupart du temps on peut s'en tenir à elles et pratiquer l'arthrodèse partielle : quand elles sont raidies, les attitudes en valgus ou en varus sont supprimées et les muscles portent toute leur action sur la tibio-tarsienne, où seules sont possibles la flexion et l'extension directes. On ne recourra à l'arthrodèse totale que si toute action musculaire d'extension ou de flexion est supprimée ou presque supprimée.

L'arthrodèse peut toujours, croyons-nous, être pratiquée par une seule incision externe. Dans les cas habituels, les déformations osseuses sont légères ou même nulles, et l'abrasion des cartilages donne aux jointures assez de jeu pour que la réduction soit possible après quelques ténotomies. Par exception, certains cas très invétérés aboutissent à des modelages vicieux du squelette presque comparables à ceux du pied bot congénital, et la tarsectomie devient indiquée (voy. p. 660). L'immobilisation doit avoir lieu en hypercorrection, et on n'oubliera pas qu'un talus léger facilite la confection de la chaussure.

§ 3. — **Articulations diverses.**

I. *Genou.* — On peut observer le *genou ballant* par paralysie de tous les muscles de la cuisse : les deux seules ressources sont alors soit la résection de très minces tranches avec ankylose dans la rectitude, soit l'appareillage, ce dernier ayant l'avantage de permettre, à l'aide d'un verrou, une flexion favorable à la position assise.

Dans les *paralysies limitées au quadriceps*, le genou se met en flexion et en valgus. On a *transplanté* sur les côtés de son *tendon* un ou plusieurs de ceux des biceps, demi-tendineux, droit interne, couturier ; si les jumeaux sont paralysés, on doit, nécessairement, ne pas toucher à l'un des fléchisseurs ; si avec le quadriceps les muscles postérieurs sont atrophiés, on peut le renforcer avec le tenseur du fascia lata et le couturier. Comme nous l'avons dit plus haut (voy. p. 433), on peut tenter de rendre les fléchisseurs extenseurs en *transportant leur insertion en avant*, sur la rotule ou (avec rallonge à la soie) sur la tubérosité tibiale. Nous croyons ces diverses opérations inférieures soit à l'appareillage avec verrou et muscles artificiels, soit à l'arthrodèse, lorsque les muscles de la hanche sont bons.

Le genu valgum peut nécessiter l'ostéotomie sus-condylienne du fémur.

Le *genu recurvatum* peut être la conséquence de la paralysie des fléchisseurs avec conservation du quadriceps.

II. *Hanche* (1). — Lorsque certains groupes musculaires seuls sont paralysés, les antagonistes lui impriment une attitude vicieuse en adduction (paralysie des fessiers et des abducteurs) ou en abduction (paralysie des adducteurs et rotateurs en dehors) et comme à cela se joint un relâchement progressif de la capsule articulaire, cela peut aboutir à la subluxation et même à la luxation iliaque (paralysie des fessiers) ou pubienne (paralysie des adducteurs). Il n'est pas rare que la luxation iliaque soit intermittente, la tête sortant du cotyle et y rentrant par les mouvements communiqués d'adduction ou d'abduction, comme cela s'observe au début de la luxation congénitale ; il se produit alors un ressaut, que l'on a vicieusement appelé hanche à ressort paralytique. Dans l'abduction, le sujet se tient assez bien hanché.

(1) P. Reclus, *Rev. mens. de méd. et chir.*, 1878, p. 551 ; de Gaulejac, Th. de Lyon, 1900-1901 ; Mouchet, *Soc. An.*, 1903, p. 530 ; Grisel, *Rev. d'orthop.*, 1908, p. 121.

Les diverses transplantations musculo-tendineuses et périostiques nous semblent avoir donné des résultats médiocres. L'ankylose artificielle par résection ne s'obtient souvent pas. On est presque toujours réduit aux appareils.

III. *Membre supérieur.* — Les paralysies du membre supérieur sont beaucoup plus rares. Heureusement, car nos moyens d'action sont bien médiocres.

Les diverses formes de *main bote* sont exceptionnelles et sans grand intérêt pratique jusqu'à nouvel ordre.

Le coude ballant peut être rendu utilisable par un appareil ou une arthrodèse le fixant à angle droit, si les mouvements des doigts et de l'épaule sont conservés. S'il persiste quelque puissance soit de flexion, soit d'extension, l'appareil articulé à verrou, avec muscles artificiels antagonistes, est préférable à l'arthrodèse.

La paralysie du deltoïde rend impossible l'élévation du membre supérieur, laquelle se passe, jusqu'à l'angle droit, dans l'articulation scapulo-humérale. Mais si les muscles qui font basculer l'omoplate (grand dentelé en particulier) sont bons, une *arthrodèse* scapulo-humérale peut leur permettre d'agir. La soudure n'est parfois que fibreuse et se relâche peu à peu, mais on a exagéré ce défaut (1).

Les transplantations de tendon à tendon ou de muscle à muscle n'ont pas été souvent employées. Il est évident que s'il y a paralysie du fléchisseur ou de l'extenseur d'un doigt, on peut sans peine anastomoser le bout périphérique de ce tendon au faisceau vigoureux d'un doigt voisin, comme on fait en cas de plaie accidentelle lorsqu'on ne trouve pas le bout supérieur rétracté. On imagine sans peine l'opération pour renforcer les muscles du pouce ou les extenseurs par un des radiaux ; le triceps par un faisceau du deltoïde, etc.: les résultats sont toujours assez médiocres. Nous ne répéterons pas ce que nous avons dit sur les emprunts faits à des antagonistes.

II. — SYNDROME DE LITTLE

On a beaucoup disserté sur la délimitation exacte de « la maladie de Little », sur la possibilité de décrire sous ce nom un état morbide spécial caractérisé à la fois par son étiologie (naissance avant terme), sa lésion (arrêt de développement du faisceau pyramidal), ses symptômes (contracture des membres inférieurs). Malgré Pierre Marie, Brissaud, Van Gehuchten, on n'a pu réussir cette individualisation, et sous le nom de syndrome de Little on réunit des cas étiologiquement différents, mais cliniquement fort analogues.

Étude clinique. — La *description symptomatique* précise de ce syndrome appartient aux traités de médecine (2), mais pour comprendre son rôle orthopédique et opératoire, le chirurgien a besoin de quelques notions schématiques.

Dans sa *forme la plus bénigne*, le syndrome se révèle à nous par une contrac-

(1) Sur l'épaule ballante, voy. FRÖLICH, *Rev. mens. mal. enf.*, 1898, p. 49. Sur l'*arthrodèse*, VULPIUS, *Zeit. f. orth. Chir.*, 1907, t. XIX, p. 130. En parallèle avec la paralysie infantile, nous mettrons ici la *paralysie radiculaire supérieure*, qui chez l'enfant s'observe assez souvent comme conséquence d'accouchements difficiles. Elle a donné lieu à quelques opérations sur les racines arrachées ou sur les nerfs périphériques. SPITZY (d'après *Rev. orthop.*, 1906, p. 464) a pratiqué une anastomose partielle du médian au radial (Résultat ?) ; VIGIER, Th. de Montpellier, 1904-1905. — Sur les luxations progressives qui peuvent la compliquer, voy. p. 664.

(2) HUTINEL et BABONNEIX (étiologie, anatomie pathologique, pathogénie); HAUSHALTER (symptomatologie); A. BROCA (traitement) : rapports à l'*Association française de pédiatrie*, Paris, 1911, p. 1; LONG-LANDRY, Thèse de Paris, 1910-1911 et *Paris médical*, 1911, p. 153.

ture des deux membres inférieurs, sans troubles de la sensibilité, sans atrophie, sans troubles convulsifs, sans troubles de l'intelligence, sans participation des membres supérieurs. La contracture fixe les pieds en équinisme, les genoux en demi-flexion, les hanches en flexion et adduction. Elle se manifeste parfois très près de la naissance, par l'équinisme, par l'impossibilité d'étendre les genoux pour emmailloter l'enfant ; dans les cas les plus légers, où les pieds sont presque seuls raidis, on ne s'aperçoit parfois de rien, jusqu'au moment de la marche, laquelle est retardée et se fait en équinisme.

Cette rigidité est fréquente chez les prématurés, et semble alors en relation avec le développement incomplet du faisceau pyramidal. Mais ce développement s'achève, si le sujet survit, et l'état est à peu près normal quand vient l'âge de la marche.

Dans certaines formes vraiment pathologiques, il en est à peu près de même, et pendant les premières années de la vie les troubles s'atténuent, au point de disparaître à peu près complètement : cette amélioration commence par les membres inférieurs et se produit de haut en bas.

Les *formes graves* sont caractérisées par des contractures qui prennent non seulement les membres inférieurs, où toujours elles prédominent, mais encore le tronc, les membres supérieurs, les muscles oculaires (strabisme) ; et avec cela on note un retard intellectuel considérable, un facies figé et stupide, de la salivation par la bouche toujours ouverte, langue pendante, une parole pâteuse pour prononcer des mots sans suite, parfois des crises convulsives. Au degré extrême, le sujet est condamné au lit, immobile, incapable de tout mouvement spontané ; les bras sont serrés contre le corps, les avant-bras et les mains demi-fléchis, les doigts repliés dans la paume de la main, le pouce parfois en adduction, les cuisses en flexion sur le bassin et fortement accolées, les jambes presque étendues, les pieds en varus équin, soit d'une façon permanente, soit seulement par intervalles, la tête penchée en avant ou déjetée de côté par un torticolis persistant. Quand on saisit L'enfant par une partie quelconque du corps, on le soulève tout d'une pièce, comme une masse rigide. Les mouvements passifs rencontrent une grande résistance ; la raideur domine dans les muscles adducteurs, comme on peut s'en assurer en cherchant à séparer les deux cuisses ou à écarter les bras du thorax.

Les mouvements spontanés sont maladroits, mal adaptés au but à atteindre. Quand le malade veut saisir un objet, sa main décrit une série de grands mouvements oscillatoires et semble planer un moment au-dessus de l'objet, pour le prendre enfin avec lenteur et hésitation.

Si l'on fait asseoir l'enfant sur une chaise, il se tient la tête fléchie sur la poitrine, le cou rigide et enfoncé dans les épaules, le tronc penché en avant, le rachis formant une courbe à convexité postérieure. Les cuisses sont à demi fléchies sur le bassin, étroitement accolées, les jambes légèrement fléchies sur les cuisses et écartées l'une de l'autre, les pieds en extension, les pointes tournées en dedans et souvent entre-croisées. Par suite de la flexion des cuisses, l'enfant repose exclusivement sur les ischions, et parfois il faut l'attacher à sa chaise pour l'empêcher de tomber. Si le malade est assis à terre, il tend aussitôt à basculer en arrière et à tomber à la renverse, les cuisses ne pouvant se fléchir suffisamment.

Si on met l'enfant debout, ses jambes se raidissent immédiatement ; ses cuisses, ses pieds s'entre-croisent et la chute est inévitable, si on l'abandonne à lui-même.

Quand la raideur est moins marquée, les enfants finissent par faire quelques pas, soutenus sous les aisselles, ou s'appuyant sur une chaise qu'ils poussent devant eux. Certains peuvent marcher seuls, mais lentement et d'une façon mal assurée. Ils penchent la tête et le tronc en avant et regardent leurs pieds qu'ils dirigent et soulèvent malaisément. Les cuisses et les genoux sont un peu fléchis et fortement serrés, avec rotation interne, les pointes des pieds en équinisme avec un certain degré de varus. Dans la marche, les genoux ne peuvent presque pas se fléchir et se desserrer, en sorte qu'à chaque pas le pied est détaché du sol par inclinaison du bassin. Il s'ensuit une sorte de dandinement avec secousse très caractéristique de la marche, et la stabilité est sensiblement compromise par l'appui sur la pointe seule.

La sensibilité est toujours intacte : les réflexes tendineux sont toujours exagérés (tendons rotuliens, achilléens, tricipitaux, radiaux). Le réflexe de Babinski (extension du gros orteil par excitation de la plante) est constant ; le clonus du pied manque souvent, comme dans beaucoup d'états spasmodiques de l'enfance, le fonctionnement des sphincters est normal.

L'état intellectuel est important à considérer avant d'entreprendre le traitement. Les malades sont toujours des arriérés, mais certains sont assez intelligents pour se prêter à tous les efforts qu'on exigera d'eux ; tels autres sont d'une intelligence médiocre, d'autres enfin sont complètement inintelligents et on n'en saurait attendre aucun effort utile.

Des *données étiologiques* nous n'avons pas à tirer grand'chose pour la thérapeutique. Little, dès 1843, a montré que ces sujets sont souvent soit des prématurés, soit des enfants ayant subi des traumas obstétricaux et étant nés en état d'asphyxie. Toutes les maladies infectieuses ou intoxications de la mère pendant la grossesse peuvent retentir ainsi sur le fœtus : mais si, de la naissance avant terme, résultent quelques faits spéciaux relatifs au développement du faisceau pyramidal, il semble certain que cette agénésie n'est pas seule en jeu et qu'il y a des lésions cérébrales constantes. La syphilis est, on le sait, la cause principale de naissance avant terme : et en fait bon nombre de ces sujets (mais pas tous comme on l'a dit) sont des syphilitiques héréditaires. Le traitement mercuriel, cependant, est presque toujours sans effet (1).

De *l'évolution spontanée* du mal, nous avons quelque chose à conclure. Quelle que soit notre opinion scientifique sur la valeur de l'agénésie du faisceau pyramidal, le fait est que, dans ses formes typiques, le syndrome de Little a tendance à s'amender peu à peu. Ces sujets, sans doute, ne seront presque jamais normaux mentalement et physiquement, mais il faut, pour une bonne part, les considérer avant tout comme des arriérés.

Dans les formes sérieuses, les contractures s'installent définitivement, s'ag-

(1) On cite cependant un succès de GALLOIS et SPRINGER (d'après *Zeit. f. orth. Chir.*, 1903, t. XI, p. 656) chez un enfant de 4 ans, presque idiot.

gravent même, et des rétractions fibro-tendineuses peuvent fixer les jointures en position vicieuse.

La valeur relative de la déchéance mentale et de la déchéance physique est très variable, et l'échelle est ininterrompue entre les vrais idiots et les sujets à intelligence presque normale. En tenant compte des cas intermédiaires, pour lesquels notre jugement chirurgical est question d'espèce, nous pouvons diviser les malades en deux grandes catégories : spinaux et cérébraux ; c'est indispensable pour comprendre les indications thérapeutiques.

Traitement. — Le traitement de la maladie et de ses lésions originelles est nul. Nous en sommes réduits à un traitement symptomatique, pour éduquer l'intelligence et la motilité.

L'éducation initiale de l'intelligence, chez ces arriérés, ressortit au pédagogue et non au chirurgien. Celui-ci ne doit entrer en jeu que si, primitivement ou après éducation, l'enfant est capable de comprendre. Même les traitements opératoires les plus complexes, en effet, ne sont que des adjuvants d'un traitement orthopédique et éducateur, où la collaboration volontaire du sujet est indispensable. Ce traitement devra être entrepris avant et continué après nos tentatives chirurgicales. Nous devons savoir, pour les cas douteux, que l'intelligence de l'arriéré se développera mieux une fois l'enfant mis en meilleure posture physique par la diminution des contractures des membres inférieurs.

La mobilisation passive et le massage devront être institués sitôt le diagnostic posé, chez le nouveau-né au besoin, au risque d'avoir perdu son temps si le sujet est voué à l'idiotie. *L'électrisation est nuisible.*

Après une période d'éducation passive, où l'on doit presque toujours faire appel à la collaboration continuelle de la mère ou de la nourrice, on entre dans celle *d'éducation active*, où l'on s'occupe parallèlement de l'intelligence et du mouvement.

On commencera par obtenir l'équilibre en station assise, en fixant par une sangle le tronc contre le dossier de la chaise et en portant les fesses aussi en arrière que possible, genoux fléchis. On s'occupe ensuite de l'équilibre en station debout, en soulevant l'enfant sous les aisselles et en maintenant les pieds plante à plat ; puis on obtient la station avec appui sur un meuble, sur une canne, puis sans appui. Alors peut débuter l'éducation à la marche, laquelle se fait par mouvements exécutés au commandement, mouvements que l'on doit varier à l'infini, en les adaptant à chaque cas particulier, mais pour lesquels certaines règles sont faciles à comprendre.

Soit l'enfant debout : au commandement, on lui fait successivement soulever chacun des pieds et le reposer bien à plat ; et pendant les premiers temps, on aura soin de fixer celui qui doit rester immobile, à la fois pour supprimer toute erreur de compréhension et toute velléité de mouvements associés. Quand cet exercice est exécuté correctement, que l'on passe à la projection des membres en avant, le sujet soutenu par deux personnes, par deux béquilles, par deux bâtons enfin ; ou bien on a conseillé la marche entre deux barres parallèles passant sous les aisselles, ou bien avec béquilles montées sur roues en un véritable chariot : appareils que chacun construira à sa mode. Mais toujours on veillera à la pose régulière du pied à plat. Chaque pas sera exécuté au commandement, et pour qu'il n'y ait pas d'erreur possible, on a recommandé l'artifice suivant : nouer au bas de chaque jambe une ficelle sur laquelle on tire, pour déterminer le mouvement au moment précis.

De pair avec cette éducation de la station et de la marche doivent aller certains *exercices musculaires*, où l'on s'occupe de rendre peu à peu actifs divers mouvements d'abord seulement passifs (abduction des cuisses, extension des genoux).

Pour ces exercices, plus encore que pour les massages et les mouvements passifs, il faut de petites séances multiples où l'on s'applique à enseigner à l'enfant un ou deux mouvements ; où l'on développe du mieux que l'on peut sa capacité d'attention. Cette action incessante est un argument important en faveur de l'éducation maternelle, sous la direction d'un spécialiste.

Dans les cas plus accentués, les *appareils orthopédiques* seront indispensables : non seulement les chaussures, presque toujours utiles pour combattre la tendance habituelle au varus, mais des appareils plus ou moins complexes, prenant les jambes, les cuisses, le tronc, et munis soit de ressorts, soit de tractions élastiques pour lutter contre l'équinisme du pied, la flexion des genoux, la flexion et l'adduction des cuisses.

Les tuteurs articulés sont fixés sur une ceinture pelvienne; dans certaines formes graves et étendues, on y adjoint, pour soutenir le tronc, des tuteurs latéraux remontant jusqu'aux aisselles.

Le *redressement brusque* des membres inférieurs sous chloroforme a été conseillé par quelques-uns ; il est suivi de l'application d'un grand appareil plâtré, en position d'hypercorrection, pendant cinq à six semaines, après quoi on commence le traitement orthopédique.

La *ténotomie* (ou la *rupture sous-cutanée*) des muscles dont l'action est prédominante, permet de corriger l'attitude et en outre diminue définitivement la réflectivité des muscles divisés. C'est toujours à elle que nous nous adressons. Elle portera sur le tendon d'Achille pour vaincre l'équinisme ; sur les jambiers, s'il s'y ajoute un varus notable. La section des tendons du creux poplité remédiera à la flexion du genou. On peut encore couper les tendons de la patte d'oie. Toutes ces ténotomies seront faites de préférence à ciel ouvert. On n'oubliera pas les connexions du tendon du biceps avec le nerf sciatique poplité externe.

Pour vaincre la contracture des adducteurs, on peut avoir recours à la *rupture sous-cutanée* ou myorrhexis; je préfère la myotomie à ciel ouvert par une petite incision.

Les *extirpations de muscles*, tenseur du fascia lata (Gibney), adducteurs, fléchisseurs (R. Jones) ne nous paraissent pas nécessaires et leurs résultats éloignés sont encore à attendre.

Après ténotomie, les membres sont fixés en hypercorrection pendant quatre à cinq semaines, par un appareil plâtré; chez les enfants très jeunes, il faut veiller à ce que l'appareil ne soit pas souillé par l'urine.

Il ne m'a jamais semblé utile de remplacer la section du tendon d'Achille par l'*allongement tendineux* (voy. p. 707).

On a fait quelques essais de transplantations musculo-tendineuses. Par exemple, une moitié du tendon d'Achille étant allongée en accordéon, l'autre moitié peut être suturée au tendon du court péronier latéral (Sonnenburg, Codivilla); on a transplanté le biceps sur le tendon du quadriceps (Lange), etc. L'avantage est problématique.

Les chirurgiens ne sont point d'accord sur l'âge auquel il convient de songer à la ténotomie. Quelques-uns, comme Kirmisson, n'opèrent pas avant sept ou huit ans. Il me semble que c'est bien tardif. Évidemment, il ne faut pas trop se presser, parce que l'affection tend à s'améliorer spontanément. Mais, d'autre part, la bonne statique du pied est favorable à une bonne attitude ultérieure du genou, de la hanche et du tronc. La ténotomie assez précoce des tendons d'Achille a l'avantage de permettre de bonne heure à l'enfant de bien poser la plante des pieds à plat, et la possibilité de la marche favorise le développement intellectuel. On sectionne plus tard, et selon les besoins, les fléchisseurs de la jambe, puis les adducteurs de la cuisse.

A la fin de l'enfance ou même à l'âge adulte, chez des sujets qui parfois ont subi sans succès diverses ténotomies, Pierre Delbet (1) a pratiqué l'*ostéotomie fémorale* sous-trochantérienne bilatérale. L'idée directrice de cette opération est toute mécanique et consiste à supprimer l'attitude vicieuse de la hanche en flexion et adduction. Tant que celle-ci existe, en effet, la flexion du genou et l'équinisme doivent s'aggraver car, entre ces diverses positions vicieuses, il y a relation obligatoire ; le genou se redressera forcément si le centre de gravité du tronc est, par une opération sur les hanches, reporté en arrière. C'est par le même mécanisme qu'un sujet atteint de mal de Pott, avec centre de gravité en avant, doit plier sur les genoux pour se tenir debout, surtout si des abcès des gaines des psoas font plier les hanches.

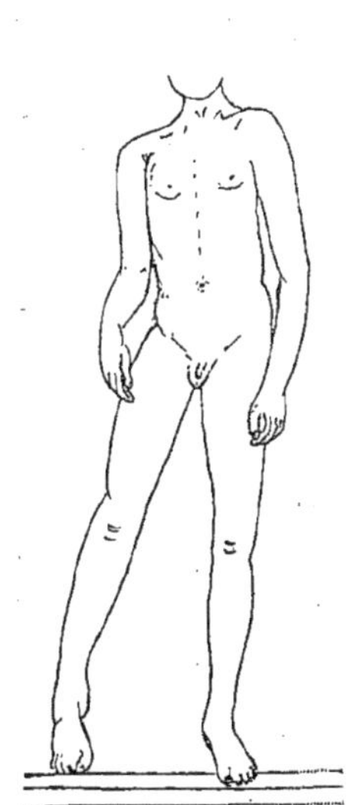

Fig. 1034. — Hémiplégie spasmodique infantile.

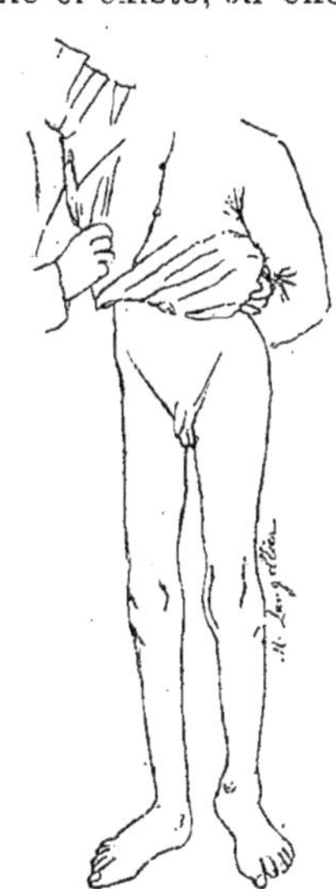

Fig. 1035. — Résultat de l'arthrodèse.

Contre le varus accentué, on pourrait songer à l'*arthrodèse médio-tarsienne et sous-astragalienne*. C'est une opération que j'ai plusieurs fois pratiquée, avec de bons résultats, contre les déviations du pied de l'hémiplégie spasmodique infantile; je n'ai pas encore rencontré de maladie de Little où elle m'ait paru indiquée et la ténotomie du tendon d'Achille m'a suffi.

(1) Pierre Delbet, *Rev. d'orthop.*, 1910, p. 285. L'opération a donné un résultat fonctionnel très remarquable. Le défaut en fut qu'à un certain degré, la rétraction des adducteurs mettait obstacle à l'abduction en attirant en haut et en dedans le fragment inférieur qui perdait

Restent à envisager les *opérations pratiquées sur le système nerveux.*

A diverses reprises, les chirurgiens, par exemple Hoffa, Lorenz, au lieu de couper ou de rompre les adducteurs, ont *sectionné le nerf obturateur*, ce qui les paralyse. Opération facile, par incision verticale conduisant entre le grand adducteur et le pectiné ; il faut avoir soin de bien chercher et couper la branche profonde du nerf.

Mais cette section franche n'est applicable qu'à un petit nerf comme l'obturateur. En s'attaquant ainsi au sciatique ou à ses grosses branches, on provoquerait une paralysie sensitive et motrice incompatible avec un fonctionnement convenable du membre et on s'exposerait en outre à des troubles trophiques sérieux.

Signalons seulement en passant la plastique *médiano-radiale* par laquelle, en dérivant sur le tronc du nerf radial, une partie du médian, Spitzy a cherché à parer aux mouvements athétosiques du membre supérieur, et arrivons aux *opérations pratiquées sur les racines rachidiennes.*

Depuis assez longtemps déjà, Redard a conseillé, dans le traitement de ces malades, d'insister sur la suspension qui élongerait la moelle et diminuerait sa réflectivité. Allant plus loin, Förster (1908) a proposé de couper les racines postérieures rachidiennes pour interrompre de la sorte l'arc réflexe et supprimer la réflectivité exagérée d'où résulte la contracture musculaire (1). On sait que chaque muscle reçoit des fibres de plusieurs racines, avec prédominance de l'une d'elles : ainsi les extenseurs du pied reçoivent des 3ᵉ, 4ᵉ et surtout 5ᵉ lombaires ; les adducteurs de la hanche, de la 2ᵉ lombaire surtout, de la 3ᵉ et de la 4ᵉ. En cas de maladie de Little, Förster a coupé les 2ᵉ, 3ᵉ et 5ᵉ lombaires et la 2ᵉ sacrée ; son exemple a été suivi par Göbell, Codivilla, Küttner, Anschütz.

L'opération de Förster est assez grave ; la mortalité a été notable, soit par septicémie, soit par écoulement continu de liquide céphalo-rachidien malgré la suture dure-mérienne. Il faut réserver cette opération aux cas où l'on n'a rien pu obtenir de satisfaisant par le traitement orthopédique et les opérations simples (2).

Après guérison des plaies, il faut appliquer, en hypercorrection, des appareils plâtrés amovo-inamovibles, et les enlever pour une rééducation que l'on commencera aussitôt que possible ; quelquefois même, on devra, au cours de ce traitement orthopédique, pratiquer des ténotomies et transplantations en nombre variable. La section des racines diminue l'état spasmodique, mais c'est tout ; c'est quelque chose, peut-être, pour certains cas très sérieux, mais mon impression actuelle est que ce sera toujours une méthode d'exception.

ainsi contact avec le supérieur. Aussi Delbet se demande-t-il s'il ne vaudrait pas mieux couper l'os, par ostéotomie supracondylienne, au-dessous de l'insertion des adducteurs.

(1) O. FÖRSTER, *Zeit. f. orth. Chir.*, 1908, t. XXII, p. 203 et *Ther. der Gegenwart*, 1911, t. LII, p. 13 ; GÖBELL, d'après *Zeit. f. orth. Chir.*, 1911, t. XXVI, p. 482 ; GULECKE, *ibid.*, 1911, t. XXVIII, p. 306 ; FÖRSTER, *id.*, p. 572 ; CODIVILLA, *ibid.*, p. 573 ; Rev. générale de F. ROSE, *Sem. méd.*, 1909, p. 313 ; S. PERLIS, Th. de Lyon, 1910-1911 ; CODIVILLA, *Arch. di ortop.*, 1910, p. 94 ; ANSCHÜTZ, d'après *Presse méd.*, 1909, p. 759 ; discussion à la Société allemande de chirurgie, sur un mémoire de Küttner (voy. *Beitr. z. klin. Chir.*, nov. 1910, t. LXX, p. 393) ; HOVELACQUE, Th. de Paris, 1911-1912.

(2) Voy. un beau résultat de CUNÉO, *Soc. de chir.*, Paris, 1912, p. 792.

A côté du syndrome de Little, nous ferons une place à l'hémiplégie spasmodique infantile. Cette lésion, unilatérale, a sans doute, avec le syndrome de Little, des rapports pathogéniques, d'ailleurs encore fort obscurs.

Pour l'orthopédiste, il faut distinguer l'état du membre inférieur et celui du membre supérieur.

Malgré quelques tentatives récentes de greffe tendineuse ou nerveuse, nous croyons qu'on ne peut pas grand'chose contre la contracture avec mouvements athétosiques du *membre supérieur*. Nous conseillons de s'en tenir aux massages, aux assouplissements passifs des jointures, à l'éducation des mouvements volontaires. Besogne plus facile que pour la maladie de Little parce que l'intelligence est d'ordinaire moins atteinte.

Au *membre inférieur* intervient un facteur mécanique spécial : un équinisme considérable avec varus. D'où non seulement torsion constante du pied en dedans, mais allongement du membre qui oblige à la marche en abduction et en fauchant. Pour la plupart des cas, la section du tendon d'Achille suffira ; elle sera suivie d'une immobilisation de cinq à six semaines en talus valgus. Si les os sont déjà déformés, une arthrodèse, soit partielle, soit totale pourra être utile : elle donne assez de jeu aux jointures, sans qu'il soit besoin de recourir à la tarsectomie. On a ainsi de bons résultats, et les malades peuvent marcher plante du pied à plat (voy. p. 722).

MALADIES DES DIVERS SYSTÈMES ORGANIQUES ET DES RÉGIONS

CHAPITRE PREMIER

SYSTÈME VASCULAIRE. — PEAU ET PLAN SOUS-CUTANÉ. — MUSCLES

I. — SYSTÈME VASCULAIRE

Par exception on peut observer chez l'enfant :

1° Des *plaies du cœur*, par piqûre d'aiguille (1), le corps étranger restant fiché dans le viscère ;

2° De petits *anévrysmes traumatiques*, au front ou au cuir chevelu, régions où les artères, directement appliquées contre l'os, sont facilement rompues, à l'occasion d'une chute. J'ai vu à la région pariétale un anévrysme cirsoïde par *phlébartérie traumatique* (2), traité par l'extirpation. Je n'ai jamais vu d'anévrysmes spontanés.

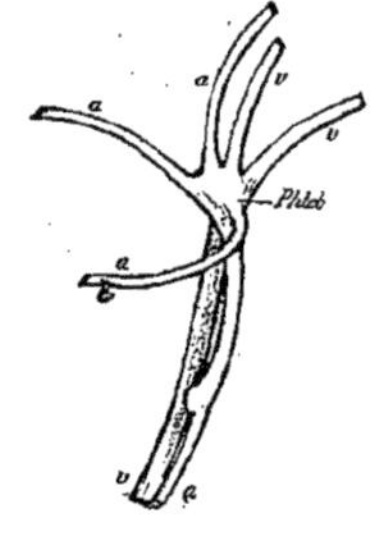

Fig. 1036. — Anévrysme cirsoïde du cuir chevelu, par phlébartérie limitée (*phléb.*) autour de laquelle se sont dilatées les artères *a* ; veine *v*.

3° La *symphyse cardiaque* (3) est relativement fréquente chez l'enfant, et l'on sait que, depuis quelques années, on a proposé de la traiter par la *cardiolyse*, c'est-à-dire par résection des côtes au-devant du péricarde, pour rendre au cœur une mobilité plus facile derrière la paroi thoracique désossée. J'ai opéré trois fois dans ces conditions, sur des asystoliques que m'ont confiés Marfan et Hutinel. Chez l'enfant, je crois la chloroformisation indispensable : et l'on sait que la symphyse cardiaque la rend dangereuse. Un de mes opérés est mort de syncope chloroformique. Les deux autres n'ont obtenu qu'une amélioration légère et temporaire.

4° *L'ectopie cardiaque avec fissure du sternum* est presque toujours une malformation associée à une fissure abdominale sus-ombilicale et incompatible avec l'existence (4). Dans quelques cas très rares le cœur bat, sans faire hernie, derrière une paroi malformée, où le squelette fait défaut, et l'on a pu protéger par un lambeau autoplastique le péricarde à nu (5).

(1) Voy. par exemple Gunson, *Lancet*, 1912, t. I, p. 1533; on ne voyait rien extérieurement, mais on trouva dans le corset, après une chute, une épingle cassée ; hémopéricarde.

(2) A. Broca, *Lec. clin.*, t. I, p. 341; Courchet, Th. de Paris, 1900-1901.

(3) Leriche et Cotte, *Lyon chir.*, 1909, p. 612.

(4) Kirmisson, *Rev. orth.*, 1910, p. 291.

(5) Lannelongue, *Acad. sc.*, Paris, 1888, t. CVI, p. 1336 et *Bull. méd.*, 1888, p. 620 ; Abadie, *Rev. orth.*, 1907, p. 381.

§ 1. — **Angiomes** (1).

Les angiomes sont des tumeurs constituées par des vaisseaux capillaires dilatés, flexueux et probablement néoformés. Mais cette néoformation n'est pas certaine, et, d'autre part on ne peut établir avec netteté s'il s'agit d'une néoplasie proprement dite ou plutôt d'une malformation du système vasculaire (2).

Anatomie pathologique. — On divise les angiomes en *simples* et *caverneux*. Le type de description doit être *l'angiome de la peau.*

L'*angiome simple* est une tumeur d'ordinaire nettement séparée des tissus voisins, quoique limitée par une membrane conjonctive très mince ou même nulle. A l'œil nu, c'est une masse violacée, grenue, lobulée, saignant très facilement à la section; sitôt séparée de l'économie, elle devient d'un blanc grisâtre; elle est nourrie par peu de gros vaisseaux artériels, souvent même par un seul. On y voit de fines granulations, grosses comme un grain de mil ou comme un pois, appelées granulations de Luigi Porta.

Au microscope, apparaissent des capillaires pelotonnés, enroulés; ils sont dilatés, flexueux, allongés, probablement multipliés, sans que l'on puisse dire s'ils se développent par bourgeonnement ou par cellules vaso-formatrices. Ces canaux enchevêtrés sont dilatés fort inégalement d'un vaisseau à un autre, d'un point à un autre d'un même vaisseau. Les granulations de Porta sont dues, dit Billroth, à la dégénérescence angiomateuse des petits systèmes vasculaires indépendants des glandes cutanées. Entre les lobules vasculaires, sont des cloisons conjonctives très minces, presque nulles par places, dans lesquelles rampent les artères et veines anormalement dilatées, dont les branches vont dans les lobules. Les parois de ces capillaires sont épaisses, formées d'une couche hyaline tapissée d'une rangée de cellules endothéliales.

Ces vaisseaux, dans l'angiome simple, ne communiquent pas entre eux. Mais en se développant ils s'usent pour ainsi dire les uns contre les autres et *l'angiome caverneux* se constitue, caractérisé par des lacunes, tapissées par un endothélium analogue à celui des veines, creusées entre des trabécules fibreuses pourvues de fibres musculaires lisses et striées, de cellules adipeuses, de vasa vasorum, quelquefois de filets nerveux. Ces angiomes sont tantôt *encapsulés,* tantôt *diffus.*

On conçoit que, dans ces amas vasculaires, la circulation doive se faire avec une rapidité très variable : si l'allongement des vaisseaux domine, elle est fort lente, et dans la tumeur violacée on trouve du sang veineux, autour d'elle les veines se dilatent; si c'est la dilatation qui l'emporte, le sang traverse vite ces capillaires et y reste rouge. C'est en ce sens qu'il faut comprendre la distinction (cliniquement utile) en angiomes veineux et artériels, et non en admettant que la lésion porte, selon le cas, sur les capillaires artériels ou veineux.

Le cas extrême est celui où la circulation se fait, dans des cavités à large accès, avec une rapidité telle qu'elle devient comparable à celle d'une phlébartérie proprement dite; et tantôt presque tous les vaisseaux servent à cette communication anormalement facile, tantôt elle n'a lieu que par un vaisseau limité : distinction fort utile en thérapeutique. C'est alors que l'angiome se transforme en *anévrysme cirsoïde* et qu'il se produit, tout autour de la tumeur, des modifications secondaires fort importantes des artères et des veines. Ces vaisseaux se dilatent, s'allongent; les parois veineuses

(1) Voir l'article de QUÉNU, *Traité de chir.*, Paris, G. Masson; 2e éd., 1897, t. I, p. 484; P. BROCA, *Traité des tumeurs*, t. II, p. 160, Paris, 1869.

(2) R. BOURGUIGNON (Th. de Lyon, 1907-1908) soutient que tout angiome profond circonscrit doit être considéré comme une tumeur conjonctive angiomateuse.

s'épaississent, les artérielles s'amincissent : et ces canaux flexueux, de volume considérable, forment à grande distance, autour de la tumeur originelle, comme une véritable tête de méduse. Les lieux d'élection de cette lésion sont le cuir chevelu, les doigts (où la dilatation secondaire peut remonter jusqu'au bras).

D'autres *transformations* de la tumeur méritent d'être signalées : des *concrétions calcaires*, assez grosses pour être senties au palper, et quelquefois vues à la radiographie (Kirmisson) se forment dans les cavités vasculaires ; la trame conjonctive irritée s'épaissit, s'indure, devient *fibreuse* et c'est un processus d'arrêt, sinon de guérison ; les masses adipeuses se développent et l'angiome guéri devient un *lipome*, réserves faites sur ce point que les capillaires du tissu adipeux sont un des sièges d'élection de l'évolution angiomateuse (angiomes lipogènes de Virchow).

La dégénérescence maligne semble possible, chez l'adulte.

On a expliqué par *transformation kystique* des vaisseaux par places oblitérés les kystes séreux congénitaux multiloculaires (Holmes Coote). Cette opinion est erronée, mais jusqu'à un certain degré, la formation de petits kystes hématiques ou séreux semble possible ; et il est possible aussi que certains kystes multiloculaires relèvent d'un angio-lymphangiome.

Dans les membres atteints d'angiomes diffus, on a noté l'augmentation de volume et de longueur des os (1) ; un léger degré d'état éléphantiasique du tissu conjonctif et de la peau.

A la muqueuse buccale, Cornil et Arragon (2) ont remarqué que les papilles voisines s'allongent parce que leurs artérioles centrales se dilatent très rapidement, et leurs cavités vasculaires élargies peuvent s'isoler en de petits kystes à revêtement endothélial, assez volumineux même pour être cliniquement appréciables.

Dans un cas d'angiome de la parotide, H. Hartmann a constaté l'atrophie des éléments glandulaires, comprimés par les vaisseaux dilatés du stroma conjonctif.

Statistique. — On ne sait rien de précis sur les causes de ces « envies », comme disent les mères, qui les attribuent à une envie, qu'elles auraient eue pendant la grossesse, d'un fruit dont la forme se trouverait ainsi marquée sur la peau du fœtus. L'hérédité est douteuse. Les filles sont prédisposées. La multiplicité est fréquente.

Les angiomes sont relativement fréquents chez les sujets malformés, et ils sont même souvent en association directe avec certaines malformations telles que le spina bifida et l'encéphalocèle ; mais, malgré leur prédilection pour la face, où il est possible qu'ils soient en rapport avec un trouble d'évolution des bourgeons branchiaux (angiomes fissuraux de Virchow), ils sont très rarement associés au bec-de-lièvre.

Toutes les statistiques démontrent la *prédominance à l'extrémité céphalique ;* puis vient le tronc, puis les membres, très rarement les organes génitaux.

Étude clinique. — Presque tous les angiomes existent dès la naissance : un tiers des nouveau-nés en seraient porteurs, dit même Depaul, ce qui est possible si l'on tient compte de petites taches punctiformes vite disparues. Le début après deux ou trois ans est exceptionnel, et il est d'ailleurs probable qu'en réalité il s'agit de l'accroissement d'un petit angiome jusqu'alors caché. Peut-être est-ce l'explication des *angiomes séniles* des vieilles femmes (P. Broca, Dubreuilh).

J'étudierai ici les *angiomes cutanés et sous-cutanés*. Ceux des organes profonds, fort rares, sont à signaler à propos des lésions qu'ils peuvent simuler.

I. Taches. — On observe très souvent, chez les jeunes enfants, à la face (3),

(1) Duzéa, Th. de Lyon, 1885-1886 ; Filhouleau, *Rev. orth.*, 1905, p. 549.

(2) Arragon, Th. de Paris, 1883, n° 293 ; *Arch. phys.*, 1883, p. 352 ; Yersin, *ibid*,, 1886, p. 428.

(3) C'est probablement ce que décrit Zappert, *Wien. med. Woch.*, 1906, pp. 2056 et 2106.

surtout en un triangle frontal dont le sommet est à la racine du nez, des zones qui, par la moindre émotion, prennent une coloration animée et tranchent passagèrement sur les parties voisines. C'est peut-être le premier degré des *taches de vin*, plaques indolentes où l'on voit toute la gamme des rouges et des violets et que l'on divise, de ce chef, en *artérielles* et *veineuses*; ces couleurs sont quelquefois assorties sur une même plaque; elles se dégradent sur les bords et meurent sur la peau saine en de fines varicosités. Elles pâlissent pendant les maladies aiguës, se décolorent sous la pression du doigt, par la syncope, par la mort. Colson y a constaté un peu d'hyperthermie locale.

Il n'y a ordinairement qu'une seule de ces taches, dont le siège presque exclusif est la face; quelquefois deux symétriques. Elles dépassent très rarement la ligne médiane (1); on en a vu couvrir toute une moitié de la face.

C'est une lésion bénigne, n'ayant tendance à gagner ni en surface ni en profondeur, très disgracieuse, susceptible d'une certaine décoloration à mesure que le sujet avance en âge. Elle fait cependant sur la peau voisine une très légère saillie, sa surface est très légèrement mamelonnée, quelquefois elle se prolonge aux lèvres avec une tache de la muqueuse boursouflée et saignante; par exception, enfin, elle s'accroît en épaisseur et devient une véritable tumeur.

II. Tumeurs érectiles proprement dites. — Je signalerai d'abord les *télangiectasies punctiformes*, existant dès la naissance ou constatées dans les premières semaines de la vie; ces petits points rouges, ressemblant à des piqûres de puce un peu proéminentes, abordées par quelques vaisseaux radiés, ont coutume de disparaître assez vite après la naissance. Mais on n'oubliera pas qu'*elles sont souvent le début d'une tumeur érectile à développement rapide*, qu'on eût évitée par un traitement en temps voulu. L'accroissement peut être retardé jusqu'à la puberté, jusqu'à une grossesse.

La *tumeur érectile* est d'un rouge généralement assez vif; sa surface est mamelonnée, glabre, molle, douce au toucher, quelquefois déprimée par quelques points et tractus blancs et cicatriciels; sa forme est de préférence arrondie, souvent même très régulièrement. Son bord fait sur la peau voisine une saillie de 2 ou 3 millimètres et au premier abord paraît tout à fait net; mais à le regarder de près on y aperçoit des arborisations vasculaires, de petits points rouge vif un peu saillants et glabres; c'est avec certitude une zone d'extension, et dans les cas à accroissement rapide les points rouges sont très gros et très nombreux. La tumeur diminue de volume et se décolore par la pression; elle devient transparente et foncée par les efforts, pendant les émotions. On a dit qu'elle n'a presque pas de tendance à s'ulcérer et à saigner; d'après mon expérience, c'est exact pour l'hémorragie, mais l'ulcération n'est pas rare.

Ces tumeurs sont très souvent envahissantes, à marche diffuse. Elles peuvent devenir énormes et, saillantes de plus d'un centimètre, occuper la surface d'une moitié du cou, d'une moitié du thorax, tout en restant superficielles, limitées à la peau et au tissu sous-cutané.

La *tumeur sous-cutanée* est, dans sa forme typique, recouverte d'une peau

(1) Est-ce en rapport avec une région branchiale, avec une distribution nerveuse?

normale, parcourue cependant par une ou deux grosses veines bleues, serpentines; elle est molle, pâteuse (1), donnant l'impression d'un lipome (auquel d'ailleurs elle est assez souvent associée), non adhérente aux plans profonds, partiellement réductible; un de ses sièges d'élection est la partie interne de la joue, entre le nez et l'orbite, et dans l'angle de l'œil monte la veine angulaire dilatée. On en voit encore assez souvent dans le tissu de la boule de Bichat, et les grosses veines sont visibles non seulement à la peau, mais sous la muqueuse (2).

Ces angiomes veineux sont presque toujours bien circonscrits et stationnaires, même quand ils atteignent une muqueuse, même quand, aux membres par exemple, ils occupent une étendue considérable.

D'autres, dans lesquels la circulation est rapide, et qui appartiennent cliniquement à la variété dite artérielle, se développent vite, au point d'acquérir un volume quelquefois énorme. La peau sur ces angiomes diffus est tantôt intacte, tantôt prise en une surface d'étendue très variable (j'en ai vu un cas où toute la face était comme bourgeonnante et violacée) et sous elle on sent une masse réductible, pulsatile, qu'abordent de toutes parts de grosses artères serpentines et battantes. Cette évolution grave se voit avec fréquence relative sur les angiomes de la pointe du nez, de l'oreille, sans que d'ailleurs on en connaisse la raison; la tumeur a coutume alors de rester superficielle. Aux lèvres, à la joue, elle prend les tissus profonds, arrive à la muqueuse, atteint la gencive, passe à la langue. Au niveau des muqueuses, on voit de petites saillies papillaires, avec points kystiques transparents ; cette muqueuse est souvent boursouflée, facilement ulcérée par les dents, donnant lieu à des hémorragies plus ou moins graves. Chez l'adulte, cela pourrait simuler le cancer.

Cela a pu commencer par un très petit point télangiectasique et le développement dans la profondeur se produit avec une rapidité d'abord extrême : et quelquefois, cependant, on est surpris qu'à un moment donné la masse devienne stationnaire. Par contre, il est d'autres cas où une tumeur, pendant plusieurs années immuable, se met tout d'un coup à grossir et à s'étendre, souvent sans cause connue, quelquefois à la suite d'un coup. Il est possible qu'alors se soit produite une phlébartérie et une transformation en *anévrysme cirsoïde*, laquelle ne s'observe d'ailleurs guère que chez l'adulte.

Cela semble être un degré, parfois de démarcation difficile, de l'angiome diffus, pulsatile, que je viens de décrire. Il se caractérise cliniquement, outre les dilatations vasculaires à grande distance, en tête de Méduse, par un souffle continu avec redoublement et, à la main, par la sensation de thrill. Ce signe est celui de la phlébartérie et on le constate sous deux formes différentes : souvent, il est diffus, sans qu'on puisse lui trouver un maximum; mais souvent aussi, par une exploration attentive, on le trouve maximum en un point, dont la compression fait immédiatement affaisser et taire la tumeur. On reconnaît ainsi une phlé-

(1) Elle est en principe indolente, comme tous les angiomes; cependant, c'est une des formes anatomiques du « tubercule sous-cutané douloureux ». Voy. une revue sur ce point par Beurnier, *Arch. gén. méd.*, 1884, t. II, p. 402. Je n'ai rien vu de semblable chez l'enfant; mais j'ai enlevé à un adulte un angiome veineux labial compliqué de crises névralgiques.

(2) P. Berger a vu un angiome de ce siège causer, par compression du canal de Sténon, de la lithiase parotidienne.

bartérie limitée, dont l'extirpation mettra fin à toutes les lésions secondaires (1). Il peut être difficile de dire, en l'absence d'une altération angiomateuse concomitante de la peau, si la phlébartérie dérive d'un angiome ou est traumatique (voy. p. 727) ; d'autant plus qu'un trauma peut avoir, sur un angiome, cette conséquence.

A la face, on observe quelques hypertrophies diffuses, énormes, stationnaires, à circulation semblant médiocrement active. On n'a pas encore bien précisé les associations possibles entre ces *angio-éléphantiasis* et les lymphangiomes. J'y reviendrai à propos de la macrocheilie et de la macroglosie (voy. pp. 832 et 840).

Je signalerai quelques *particularités propres à certains sièges :*

Les *angiomes intramusculaires* (Gorse, *Rev. de chir.*, 1912, t. XLVI, p. 83; bibliogr.) sont d'ordinaire caverneux, tantôt capsulés, tantôt diffus. La tumeur est molle, souvent grenue, sans contour appréciable à la palpation, réductible par compression, turgescente par striction à la racine du membre, immobilisée par la contraction musculaire. Il peut y avoir quelque gêne fonctionnelle et quelques douleurs par compression nerveuse (2). — *Angiomes du psoas*, Naudet, Thèse de Lyon, 1910-1911. — Les tendons sont très rarement envahis. Pour les *angiomes articulaires et périarticulaires*, voy. p. 420.

Au cou (3) on se souviendra que les angiomes profonds peuvent communiquer largement avec la jugulaire interne (Cot, Th. de Montpellier, 1910-11) et cela est à rapprocher de ce fait que certains angiomes du cuir chevelu, au niveau de la suture sagittale ou métopique, sont intéressants par une large communication avec le sinus longitudinal supérieur (Lannelongue, *Congr. franç. chir.*, 1886, p. 411 ; Gaudier, *Écho méd. du Nord*, 1906, p. 570).

Je renverrai aux thèses de Cesbron (Paris, 1908-1909) pour les angiomes du pavillon de l'oreille; de Fermont (Bordeaux, 1899-1900) pour ceux de l'orbite.

Traitement. — Toutes les fois qu'elle est anatomiquement possible, l'*extirpation* au bistouri, suivie de suture, est la méthode de choix dans le traitement des angiomes; et dans la plupart des cas c'est, même à la face, celle qui donne la cicatrice la moins disgracieuse (4). Et cette opération sera pratiquée sitôt la tumeur reconnue : car je répéterai qu'un très grand nombre des angiomes trop volumineux pour être ainsi traités ont commencé, sur le nouveau-né, par des taches très limitées. On dit parfois que l'hémorragie est trop abondante pour qu'on puisse opérer avant la fin de la première année. C'est une erreur manifeste, si le chirurgien circonscrit la tumeur à 2 ou 3 millimètres de son bord, coupe à fond peau et plan sous-cutané et fait pour ainsi dire sauter la rondelle d'un coup de ciseaux courbes sous elle. Seul, en effet, le tissu propre de l'angiome

(1) F. Terrier, *Rev. de chir.*, Paris, 1897, p. 147.

(2) J'ai vu (*Soc. péd.*, 1904, p. 373) un cas de cornage par un angiome comprimant la trachée.

(3) Je ne parle de la *vaccination* que pour la proscrire. Quant aux *infections coagulantes*, autrefois en vogue, elles sont dangereuses; cependant Morestin a proposé de supprimer leurs inconvénients (intoxication, embolie), par la ligature préalable de la carotide externe et de la veine faciale, et il a obtenu (au formol) des succès pour des angiomes diffus impossible à enlever (*Soc. chir.*, Paris, 1912, pp. 1208 et 1219).

(4) Voy. la thèse de mon élève Mlle Pasternak, Paris, 1893-1894; Coulon, Th. de Paris, 1907-1908; Cranwell, *Rev. de chir.*, 1907, p. 557; *les Traitements des angiomes et leurs indications*, Atger, Th. de Montpellier, 1912-1913.

saigne et il n'y a qu'un ou deux vaisseaux à lier. J'ai opéré des sujets de quelques jours et n'ai jamais eu d'accidents. A la face, au front, la suture est faite dans la direction des plis normaux et la cicatrice est une ligne à peine visible.

Voici maintenant les dérogations au principe :

1° Pour les *télangiectasies punctiformes*, la destruction sur place avec la très fine pointe du thermocautère (ou, dit-on, en piquant une aiguille trempée dans l'acide nitrique) sera faite si la tache ne disparaît pas en quelques semaines après la naissance, et surtout si elle manifeste la moindre velléité d'accroissement.

2° Les *taches* sont presque toujours trop étendues et de forme trop irrégulière pour être enlevées. On a proposé de les tatouer ; on en a fait pâlir par les scarifications quadrillées (Balmanno Squire) ; l'électrolyse n'a pas grande action ; le meilleur moyen semble être la radiothérapie, et surtout la radiumthérapie.

3° Pour un *angiome diffus*, volumineux, le mieux est de recourir à l'*électrolyse*. Celle-ci a sans doute le défaut d'être un traitement long, exigeant des séances multiples et douloureuses et un outillage spécial ; mais elle donne des résultats remarquables. Elle est médiocre pour les angiomes veineux sous-cutanés. On la présente quelquefois comme supérieure à tout parce qu'elle ne laisse pas de cicatrices. C'est une erreur : chaque piqûre est marquée par une cicatrice souvent large comme une lentille et quand l'extirpation est possible elle laisse après guérison, en huit jours, une trace moins disgracieuse (1). Pour ces angiomes gros et diffus, je crois l'électrolyse supérieure à la radiumthérapie, qu'on a eu tort de présenter comme une méthode toujours efficace et bénigne (2). La radiothérapie a donné quelques succès, mais est infidèle.

Lorsque l'évolution est rapide, ce que l'on juge au nombre et au volume de petits points rouges de la peau autour de la masse principale, on saura que l'arrêt obtenu par l'électrolyse n'est pas toujours assez brutal. Il faut en ces conditions aller vite, et pour cela rien ne vaut la destruction profonde, étendue, au *thermocautère*. On circonscrit par des pointes de feu la base de la tumeur, on brûle la surface et on larde la masse en tunnels ; si la tumeur est très grosse, on fait plusieurs séances sur le centre. On obtient ainsi à peu près à coup sûr l'arrêt immédiat. Pour des tumeurs un peu trop grosses pour être enlevées, siégeant en des places où la cicatrice est sans importance, et qui à la face seraient justiciables de l'électrolyse, la destruction au thermocautère rend de grands services au praticien non spécialiste.

J'ai détruit à l'air chaud (3), en enlevant à mesure l'eschare à la curette, quelques angiomes volumineux ; et j'ai été frappé de la petitesse et de la souplesse ultérieures de la cicatrice.

4° Les *angiomes pulsatiles*, et surtout devenus *cirsoïdes* sont d'une thérapeutique bien plus difficile, sauf le cas spécial où l'on reconnaît et où l'on enlève une phlébartérie circonscrite. Après cette ablation, le retour des vaisseaux périphériques à la normale est pour ainsi dire immédiat. Ces cas favorables sont rares.

(1) Notre décision est donc une question d'espèce. Il est ridicule de perdre des mois pour un petit angiome du cuir chevelu ; c'est nécessaire pour une paupière.

(2) KIRMISSON (*Soc. de chir.*, Paris, 1912, p. 372), a montré des accidents graves.

(3) A. BROCA, *Soc. de chir.*, 1910, p. 555 ; DARRICAN, Th. de Paris, 1912-1913.

Dans les autres, les méthodes précédentes échouent. Le mieux semble être de lier autour de la tumeur les principaux vaisseaux que l'on sent battre, puis de larder le centre avec le thermocautère, ou de faire des ablations partielles, après que l'on a ainsi diminué le danger d'hémorragie. Cette méthode, applicable au cuir chevelu, à l'oreille pour les cas modérément avancés, ne l'est plus pour les énormes tumeurs diffuses, surtout quand elles gagnent la face. On a alors lié la carotide externe, la carotide primitive, mais d'ordinaire sans grand résultat.

§ 2. — Lymphangiomes.

Définition. — Les lymphangiomes, dit Quénu (1) sont « des productions composées de vaisseaux lymphatiques de nouvelle formation » ; ils sont donc au système lymphatique ce que les angiomes sont au système sanguin. Mais il faut reconnaître que souvent il est impossible de marquer, même au microscope, une différence anatomique précise entre le lymphangiome ainsi compris et certaines lymphangiectasies (2). J'aurai à y revenir à propos de la macroglossie, de la macrocheilie. Mais il y a des lésions congénitales du système lymphatique, qui semblent, il est vrai, être des malformations plutôt que des tumeurs au sens propre du mot, et qui doivent être étudiées ici.

Nous ignorons tout des *causes* du lymphangiome. Nous savons que l'on a trouvé des kystes multiloculaires sur des fœtus de 4 à 5 mois; que certaines associations à des vices de conformation divers sont possibles. De ceux-ci quelques-uns peuvent occuper la région kystique ou son voisinage (fissures faciales, spina bifida), et l'on a pu se demander si la tumeur n'est pas alors la cause mécanique d'un défaut de soudure : mais il est plus probable, pour le spina bifida en particulier, qu'il s'agit d'une malformation concomitante du système lymphatique.

Formes anatomiques et cliniques. — Depuis Wegner (1877), on divise les lymphangiomes en : simples, caverneux, kystiques.

Le lymphangiome *simple* est formé de fentes et de capillaires lymphatiques dilatés entre lesquels peuvent persister des débris de l'organe atteint, quand il subit, par un processus analogue à celui que l'on observe dans les angiomes, la *transformation caverneuse;* et le maximum de cette disposition nous est présenté par le *lymphangiome kystique*, auquel on a coutume de rapporter les *kystes congénitaux*, ou *multiloculaires*.

Les *types cliniques* correspondants sont: 1° certaines hypertrophies congénitales; 2° les kystes multiloculaires. Je me bornerai à signaler ici les hypertrophies, que l'on retrouvera aux diverses régions (voy. p. 832 et 840). Il faut cependant mentionner cette forme de l'*hypertrophie des membres* (3). Cet œdème lymphatique dur, sous-cutané, avec muscles et squelette normaux, est différent de l'hypertrophie vraie, quelquefois observée sur un seul membre ou sur les deux du même côté, et où on met en évidence par la palpation l'intégrité de la peau et du plan sous-cutané, par la radiographie et la mensuration, l'accroissement anormal du squelette. Cette hypertrophie par lymphangiome sera traitée par la compression.

La seule forme sur laquelle je vais donner quelques détails est celle des kystes congénitaux multiloculaires.

(1) Quénu, *Trait. de chir.*, Paris, 2e éd., 1897, t. I, p. 505; Lannelongue et Achard, *Traité des kystes congénitaux*, Paris, 1886.
(2) Ch. Monod, *Congr. franç. chir.*, 1888, p. 422.
(3) Sur l'éléphantiasis congénitale, voy. Subert, Th. de Paris, 1898-1899; Gayet et Pinatelle, *Rev. orth.*, 1904, p. 1. Ces faits sont fort différents de la rare hypertrophie de toute une moitié d'un corps, ou d'un membre, tissus normaux; j'en ai fait publier un cas par Barbet, *Rev. orth.*, 1908, p. 467.

LYMPHANGIOME KYSTIQUE. KYSTES SÉREUX MULTILOCULAIRES.

Anatomie pathologique. — Pendant longtemps, on a décrit les kystes séreux congénitaux multiloculaires à la région cervicale seulement : c'est en effet leur lieu d'élection. Mais il n'est pas d'endroit du tronc, ou des membres, ou des cavités viscérales où on ne puisse les rencontrer, identiques à l'œil nu et au microscope (1). Satellites habituels des gros paquets vasculaires, ils sont assez fréquents à l'aisselle (2). Ils forment une masse primitivement sous-aponévrotique, en connexion étroite avec les gros vaisseaux de la région, le long desquels elle envoie, contre les veines surtout, des prolongements profonds. C'est une masse à bosselures fluctuantes et transparentes, assez régulièrement arrondies, très inégales de volume, d'une couleur générale blanc rosé, avec des transparences bleuâtres. On a comparé ces agglomérations à une grappe de raisin, à des œufs de poisson; le nombre des kystes varie de quelques-uns à plusieurs centaines et leur volume de celui d'une orange à celui d'une tête d'épingle.

De ces cavités s'écoule une sérosité transparente, un peu onctueuse au toucher, tantôt tout à fait incolore, tantôt ambrée ou verdâtre, quelquefois hématique, au point même de former une boue couleur chocolat, quelquefois ressemblant à de la gelée de groseilles, quelquefois louche et en voie de suppuration. Ces divers contenus coexistent dans les diverses poches de la tumeur.

Après évacuation, il reste une membrane mince, souple et flasque, d'un blanc grisâtre; les cavités ont une surface interne lisse, d'aspect séreux, avec des cloisonnements pariétaux qui rappellent ceux des cavités cardiaques. Dans les cloisons intermédiaires, on sent au palper de petites nodosités dures, plus ou moins volumineuses, qui sont de petits kystes en voie d'évolution; par places sont des épaississements lardacés, de petits amas adipeux.

Les organes voisins (muscles, glandes salivaires) sont souvent dissociés et atrophiés par des prolongements insinués dans les interstices conjonctifs; la peau à un moment donné adhère et s'amincit.

Quelquefois le kyste est *uniloculaire*, ou tout au moins il le paraît ; car il est bien rare qu'en opérant (ou par exception à l'autopsie) on ne trouve pas de petits grains kystiques autour de la grande poche, surtout le long du paquet vasculaire.

Histologiquement, on met en évidence par l'imprégnation argentique un endothélium moins dentelé que celui des lymphatiques, reposant sur une paroi conjonctive mince, quelquefois de structure embryonnaire. Dans les cloisons sont des vaisseaux sanguins nombreux, et il semble que soit possible l'association d'une dégénérescence angiomateuse. C'est ce qui a fait soutenir que ces kystes sont d'origine vasculaire sanguine (Hawkins, voy. p. 729); mais on est d'accord aujourd'hui pour les attribuer au lymphangiome kystique; les communications, certainement possibles, avec le système sanguin, seraient secondaires.

On voit au microscope, dans le liquide, des cellules épithéliales, des cristaux d'hématoïdine et de cholestérine, des globules rouges et blancs en proportion variable. Le liquide est très aqueux, un peu alcalin, albumineux, riche en chlorure de sodium.

(1) Ce qui suffit à ruiner les théories où l'on invoque, pour leur genèse, l'appareil branchial, le « ganglion carotidien », les glandes salivaires, etc. La théorie du lymphangiome, que l'on trouvera exposée dans le *Traité des kystes congénitaux*, de LANNELONGUE et ACHARD, est contestée par ESTOR et MASSABUAU (*Rev. de chir.*, 1908, t. XXXVIII, p. 341) pour qui ces tumeurs sont d'ordinaire mixtes. Ce n'est pas ce que j'ai observé.

(2) A. BASSETTA, *Rev. orth.*, 1906, p. 529.

Étude clinique (1). — Les kystes séreux congénitaux multiloculaires constituent des masses bosselées, à limites diffuses, recouvertes d'une peau primitivement normale et mobile, plus tard amincie par distension, parcourue de grosses veines dilatées et d'arborisations intra-dermiques ; plus tard encore prenant, au sommet de quelques bosselures, une teinte bleuâtre, mais ne présentant presque jamais une transparence proprement dite.

A la *palpation*, on sent une masse spongieuse, mollasse, irréductible, mal limitée, à fluctuation partielle dans de grandes poches mal tendues. Dans cette masse, on rencontre des indurations sphériques, rénitentes, de volume très variable, ressemblant tantôt à des ganglions lymphatiques, tantôt à de petits grains rappelant les granulations du lipome ; ces deux formes coexistent d'ailleurs souvent. Il est fort exceptionnel que les grands kystes assez flasques, en apparence uniloculaires, ne soient pas entourés de quelques granulations de ce genre, qui permettent d'établir le diagnostic.

Cet aspect et cette consistance, la coloration normale de la peau, l'absence de réductibilité et de turgescence, évitent la confusion avec l'angiome, réserves faites sur l'association possible des deux lésions.

Si l'on fait abstraction de toutes les particularités cliniques dues au siège de la tumeur, on peut dire que le DIAGNOSTIC est facile. Les deux méprises le plus habituelles sont avec une tumeur ganglionnaire ou avec un lipome.

Mais un *engorgement ganglionnaire* n'est jamais réellement congénital, comme le sont presque toujours ces kystes, et jamais les glandes n'y sont entourées d'une gangue tremblotante, flasque, diffuse : celle-ci, même en cas d'inflammation des kystes, ne ressemble jamais à la péri-adénite.

Quant au *lipome congénital*, il est assez exceptionnel pour qu'en principe on n'y doive pas songer ; d'ailleurs, il n'est pour ainsi dire jamais à son volume au moment de la naissance ; en outre, il est mou et grenu, mais non flasque, diffus, avec de petits grains durs comme des grains de plomb.

Les difficultés de diagnostic ne sont réelles que pour les cas, rares sans doute, mais moins qu'on ne le pense, où la tumeur se développe plus ou moins tard après la naissance (quelquefois même chez l'adulte), probablement à l'occasion d'une poussée inflammatoire dans une petite masse jusque-là ignorée.

Il n'y a pas, à vrai dire, à établir un diagnostic avec l'angiome kystique, mais à se demander s'il n'y a pas association des deux malformations vasculaires, ce que l'on juge, en particulier, par la recherche d'une dégénérescence angiomateuse concomitante des vaisseaux cutanés.

Quelques *particularités régionales* doivent être mentionnées encore, il faut penser au fort rare *goitre kystique congénital*, dont on trouvera, p. 921, les caractères propres ; aux régions postérieures du cou, du tronc, du bassin, on songera à l'encéphalocèle, au spina bifida, aux tératomes (voy. pp. 784, 791 et 804) ; j'ai vu un lymphangiome inguinal enflammé ressembler à une épiploïte herniaire. Pour le mésentère, voy. p. 1023.

(1) A. BROCA, *Soc. an.*, Paris, 1890, p. 462 ; *Tribune méd.*, 1908, p. 805 ; *Journ. des prat.*, 1906, p. 545 ; *Concours méd.*, 1907, p. 389. Thèses de GIOVANNONI, 1892-1893 ; E. DÉFOSSES, 1908-1909.

Les *troubles fonctionnels* propres à la tumeur sont nuls; en particulier elle est indolente, sauf complication inflammatoire. Dans certaines régions, elle cause par son volume des accidents de compression, par exemple au cou (dyspnée, dysphagie, compression du pneumogastrique) ou au médiastin : encore sont-ils la plupart du temps remarquablement légers, et quand on extirpe un kyste cervical, les prolongements dans le médiastin ne sont presque jamais diagnostiqués à l'avance, sauf le cas (rare) où il y a saillie et retrait de la masse à la base du cou pendant l'inspiration et l'expiration. En dehors de toute inflammation, cependant, certains kystes véritablement énormes, au point de causer de la dystocie (1), distendant le cou de toutes parts, sont, par compression, graves et même mortels. La tendance à l'accroissement (si l'on met à part la distension inflammatoire) paraît le plus souvent nulle.

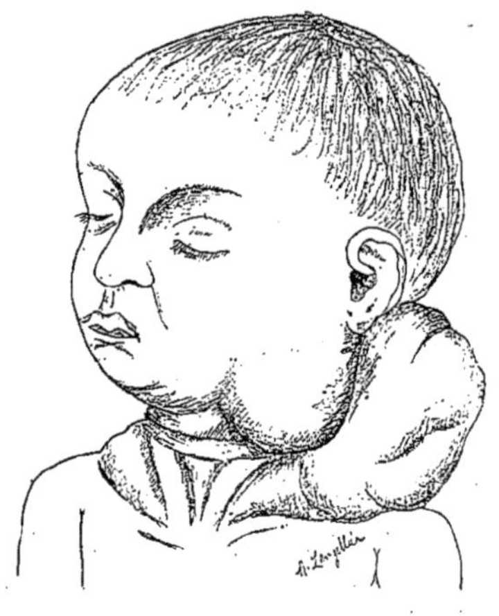

FIG. 1037. — Kyste séreux multiloculaire du cou (Lannelongue).

Ces énormes poches lymphatiques sont exposées à des *complications inflammatoires.* La masse subit une forte tension avec accroissement de volume, elle est sinon douloureuse, au moins sensible à la pression; la peau, moins facile à plisser, prend une teinte rose diffuse; la température s'élève entre 38° et 39°; les troubles de compression se manifestent; quelquefois, une bosselure s'ouvre au dehors, il en sort un liquide louche, fibrineux, puis elle reste fistuleuse, et si, par exception, cela peut se terminer par guérison de la tumeur, cette fistule est la source à peu près constante d'écoulements abondants, de poussées inflammatoires graves, causant la mort par septicémie subaiguë. D'ailleurs, même sans fistulisation, l'inflammation une fois installée ne s'éteint presque jamais complètement et pour longtemps ; l'enfant dépérit peu à peu, et dans certaines régions la mort par compression (asphyxie par certains kystes cervicaux) peut être rapide.

En dehors de ces poussées inflammatoires, les kystes séreux congénitaux sont la plupart du temps stationnaires ; ils évoluent comme une tumeur bénigne.

Traitement. — Je passe volontairement sous silence la ponction, le séton, les injections irritantes : méthodes infidèles et dangereuses. Le seul bon traitement est l'*extirpation;* on sera averti que l'opération est difficile, exige toujours la dissection des gros vaisseaux voisins, des veines surtout, à la gaine desquels adhère la tumeur. Souvent l'ablation des prolongements profonds, dans le médiastin en particulier, est impossible; mais il est de règle que ces parties restantes ne causent pas d'accident; peut-être même s'atrophient-elles.

Une opération de cette importance ne sera entreprise dès la naissance que si, la tumeur étant très grosse, on a la main forcée par des troubles de compres-

(1) R. DULAC, Th. de Paris, 1910-1911.

sion. En règle générale, on peut attendre quelques semaines ou quelques mois, plus ou moins selon la vigueur de l'enfant, la tendance de la tumeur à s'accroître, la gravité des accidents. On opérera de bonne heure si des phénomènes inflammatoires se déclarent.

Après ces extirpations, il n'est pas rare que, par lymphorragie, un épanchement se collecte : et la moindre faute d'asepsie y est une origine facile de suppuration. Aussi est-il le plus souvent prudent de drainer. Mais quelquefois, même quand on retire le drain au bout de vingt-quatre heures, il peut s'écouler pendant longtemps par l'orifice où il était de la lymphe roussâtre, gommeuse, qui retarde en ce point la cicatrisation; et par cette fistulette pénètre facilement une infection secondaire à poussées successives.

§ 3. — **Adénites.**

Les ganglions lymphatiques de l'enfant sont d'une susceptibilité extrême aux inflammations, simples ou tuberculeuses. Je ne dirai des premières que quelques mots. Il ne sera question de la syphilis que pour le diagnostic avec la tuberculose.

A. — Adénites simples

Les *portes d'entrée* de l'infection sont surtout fréquentes à l'*extrémité céphalique*, d'où des *adénites cervicales*, dont les sièges les plus ordinaires sont (1) :

1° A la nuque, à la région mastoïdienne, au creux sus-claviculaire, par les lésions du *cuir chevelu*, qui sont quelquefois de petites plaies non pansées, presque toujours des croûtes impétigineuses dont la filiation est : phtiriase, démangeaisons, grattage;

2° A la région sous-maxillaire, par excoriations autour des *orifices naturels* (narines, lèvres, paupières, voy. p. 831), de la *muqueuse buccale* (éruption dentaire) ; par *carie dentaire pénétrante* ;

3° A la région péripharyngienne (voy. p. 869);

4° A la région carotidienne, par lésions amygdaliennes le plus souvent (voy. p. 876).

Aux membres, il faut signaler les *adénites axillaires* ayant pour origine des écorchures périunguéales, souvent une tourniole, souvent aussi une petite brûlure négligée; les *adénites inguinales* (quelquefois iliaques), dont une porte d'entrée banale se trouve à une écorchure infectée devant le genou chez les enfants à l'âge où on est jambes nues; à une écorchure du pied (surtout cou-de-pied et talon) par chaussure; à des engelures ulcérées. D'où des inflammations des ganglions *cruraux*, verticaux.

Il me semble qu'aux membres les abcès lymphangitiques sont relativement moins fréquents que chez l'adulte; que l'étape ganglionnaire intermédiaire (épitrochléenne, poplitée) est peut-être moins rare.

Les portes d'entrée génitales des adénites inguinales obliques sont rares. On observe cependant quelquefois celles-ci chez la fille, de préférence en bas âge : et l'on remarque alors que la siège du gonflement est, chez le nourrisson, nettement au-dessus de la ligne de l'arcade de Fallope.

(1) Chez l'enfant, il faut connaître la *tendance des petits adénophlegmons parotidiens à s'ouvrir dans le conduit auditif*, d'où erreur de diagnostic possible avec une otite moyenne A. Broca, *Journ. des prat.*, 1909, p. 161).

On n'oubliera pas que toutes ces petites écorchures sont souvent cicatrisées lorsque nous sommes consultés.

Variétés. — La forme la plus légère de l'infection est la petite adénite indolente, souple, roulant sous le doigt, intéressante pour le clinicien lorsque dans une région les ganglions engorgés sont multiples, ainsi que cela se voit à tout instant à la nuque par phtiriase du cuir chevelu, à la chaîne carotidienne chez les adénoïdiens (1). Ces *micro-polyadénopathies* sont souvent tuberculeuses, mais il n'est pas démontré qu'elles le soient toujours; toujours, il est vrai, elles sont un assez mauvais son de cloche, comme indice d'un état général « lymphatique » ou « scrofuleux »; et elles semblent être une prédisposition à l'évolution ultérieure d'une lésion tuberculeuse.

L'*adénophlegmon*, d'une fréquence extrême, est dans son évolution identique à celui de l'adulte. On n'oubliera pas les évolutions un peu torpides, en deux temps, d'un diagnostic difficile, quelquefois même impossible, avec la tuberculose un peu enflammée. Les divers adénophlegmons seront étudiés, à chaque région, à propos des quelques particularités cliniques qu'ils peuvent présenter.

Je dois dire un mot de la prétendue *fièvre ganglionnaire* (2). On a appliqué ce nom aux cas où l'on voit une des régions carotidiennes être soulevée par une masse poly-ganglionnaire bosselée, assez douloureuse à la pression, un peu empâtée, accompagnée d'une fièvre souvent vive (40°) et à grandes oscillations. Il m'a toujours semblé que c'est seulement une forme d'adénite aiguë, à porte d'entrée presque toujours amygdalienne. Le fait certain est que, chez quelques enfants, on reste pendant plusieurs jours, quelquefois jusqu'à 15 jours et 3 semaines, à attendre une suppuration qui ne se produit pas; et finalement le paquet ganglionnaire se résorbe, quelquefois même avec une rapidité surprenante à partir du moment où la résorption commence. S'il persiste un peu d'engorgement, un séjour à la mer est très efficace.

B. — Adénites tuberculeuses (3).

Étiologie. — Les adénites tuberculeuses, extraordinairement fréquentes, sont la marque habituelle de ce qu'autrefois on appelait la scrofulose infantile; et

(1) Hipp. Martin (*Rev. de méd.*, 1884, p. 773) a montré par des inoculations en série que ces ganglions, d'abord simplement enflammés, deviennent secondairement tuberculeux. D'après Pizzini (*Zeit. f. kl. Med.*, 1892, t. XXI, p. 329), on trouve des bacilles dans 42 p. 100 des ganglions; mais ils y vivent en surface pour ainsi dire, sans altérer le tissu. Cela explique bien certaines adénites tuberculeuses se développant des années après une poussée inflammatoire ayant laissé derrière elle un engorgement léger et longtemps stationnaire.

(2) Rev. génér. de Cheinisse, *Sem. méd.*, 1906, p. 289.

(3) J'ai donné une bibliographie étendue dans un rapport au *Congrès français de chirurgie* (Paris, 1901, p. 677), où le traitement surtout est étudié. Il ne sera question ici que des localisations communes, axillaire, inguinale, et surtout cervicale. Je me bornerai à renvoyer à quelques sources pour les opérations dirigées contre les *ganglions mésentériques* : R. Peterson, *Med. News*, New-York, 28 août 1897, t. II, p. 258; Richardson, *Philad. med. Journ.*, 1900, t. II, p. 1043; Elliott, *Trans. of the Amer. Surg. Assoc.*, Philad., 1900, t. XVIII, p. 264; voy. aussi p. 1001. Ces opérations restent à l'état d'exception. Une mention suffit, en raison de leur petitesse et de leur extirpation facile, pour les *adénites géniennes*, sur lesquelles Poncet (de Lyon) a insisté. On trouvera les éléments de la question dans une revue générale de Thévenot, *Gaz. des hôp.*, Paris, 21 avril 1906, n° 46, p. 457. Je signalerai ici les associations d'adénites et de *lymphangites* tuberculeuses, souvent en relation avec une lésion

dans leur étiologie interviennent avec importance diverses causes secondes hygiéniques (défaut d'aération, d'alimentation) qui sévissent également sur certains adultes (jeunes soldats, prisonniers) pour lesquels on a renoncé à invoquer des causes locales plus ou moins bizarres (forme du col des soldats ; vent de la guérite, etc.). Mais la cause première est l'*inoculation tuberculeuse*. A celle-ci il faut le temps de se faire (voy. p. 347) : et c'est surtout à partir de dix-huit mois à deux ans que les adénopathies tuberculeuses se manifestent à nous.

L'importance médicale est grande, des adénopathies trachéo-bronchiques et abdominales, à porte d'entrée viscérale, pulmonaire ou intestinale. Mais le chirurgien n'a à étudier que celles des membres et du cou. De celles-ci, les *portes d'entrée* sont d'abord celles que je viens d'énumérer pour les adénites simples ; et souvent elles nous échappent (1). Il leur faut ajouter celles où *la lésion initiale est elle-même tuberculeuse :* j'ai dit combien est habituel l'engorgement ganglionnaire en rapport avec une ostéo-arthrite tuberculeuse, mais, dans certaines formes seulement (spina ventosa, scapulalgie), et sans que de cela on sache le motif, le paquet ganglionnaire se développe assez pour acquérir une individualité propre ; mentionnons un petit placard de lupus ; à l'aisselle, la possibilité d'une tuberculose prenant le feuillet pariétal de la plèvre (Grancher et Sanchez Toledo).

Chez l'enfant atteint d'écrouelles, l'intégrité *clinique* du poumon est la règle.

Anatomie pathologique. — Les divers degrés, assez différents *d'aspect à l'œil nu*, s'observent simultanément dans un paquet ganglionnaire ancien et volumineux. A la périphérie, on voit des ganglions volumineux mais souples, à coque lisse et non adhérente, à coupe grenue, gris rosé : ils ont l'air de ganglions sains, mais hypertrophiés. Plus près du centre, quelques-uns contiennent de petits points blancs, gros comme des pointes d'épingle ; et ceux-ci grossissent, jusqu'à transformer tout le ganglion, quelquefois énorme, en un bloc caséeux, puis en un véritable abcès froid à paroi tomenteuse. En même temps la coque dure, blanche, s'est entourée d'une gangue de périadénite (2), par laquelle les ganglions adhèrent à la fois entre eux et aux organes voisins, aux gros troncs veineux surtout, dont ils sont les satellites habituels. La calcification est possible, mais rare. Je n'ai jamais observé chez l'enfant, autour des ganglions non suppurés, la transformation lipomateuse (adénolipomatose cervicale) quelquefois vue chez l'adulte.

Histologiquement, on trouve les lésions élémentaires classiques, cellules géantes, follicules clos, granulations grises et jaunes ; elles débutent de préférence dans le tissu réticulé du ganglion, près de la capsule. Ces éléments spécifiques sont souvent absents dans les ganglions à l'œil nu seulement hypertrophiés, et il faut y chercher les bacilles par culture et *inoculation*.

On se souviendra que, dans le mastic caséeux de ganglions en apparence guéris

initiale des petits os longs de la main ou du pied ; j'en ai publié deux beaux exemples (*Journ. des prat.*, 1906, p. 47 ; TRÈVES et SCHREIBER, *Soc. de péd.*, 1911, p. 57). Sur un cas rare de *paralysie cubitale* par adénite brachiale interne, voy. CH. LUZET, *Rev. mens. mal. enf.*, 1889, p. 529. Les conséquences spéciales des *adénites parotidiennes* sont la paralysie faciale (fort rare) et la fistule du canal de Sténon (moins exceptionnelle).

(1) C'est alors qu'on a parfois parlé d'adénites tuberculeuses primitives, qui semblent ne pas exister, si l'on met à part l'exceptionnelle granulie ganglionnaire (A. ROBIN, *Soc. méd. hôp.*, 1883, p. 167). Comme porte d'entrée spéciale, signalons la *circoncision rituelle*, que peut inoculer par succion un « mohel » tuberculeux, et la pénétration en plein tissu conjonctif largement cruenté a pour conséquence une adénite inguinale particulièrement grave.

(2) Il y a des bacilles dans cette gangue. D'ailleurs, l'abcès est souvent, en partie au moins, péri-ganglionnaire. Sur le rôle des infections mixtes dans la genèse du pus, voy. p. 369.

depuis plusieurs années, persistent des bacilles susceptibles de reviviscence : et l'on sait leur importance dans la genèse des éclosions granuliques (voy. p. 349).

Il est à noter que, dans un paquet ganglionnaire donné, l'évolution anatomique tend à revêtir un type anatomique donné, hypertrophique ou caséeux, sans qu'on puisse préciser ce qui dépend, en cela, de la nature du bacille (voy. p. 347) ou de celle du terrain ensemencé.

Étude clinique. — La *micro-polyadénopathie*, signalée plus haut, ne prête pas à des considérations proprement chirurgicales.

Les *formes chirurgicales* sont le lymphome hypertrophique, les adénopathies caséeuses et suppurées. Toutes peuvent être limitées à un ganglion, mais la plupart du temps l'atteinte porte sur un paquet ganglionnaire.

I. LYMPHOME TUBERCULEUX HYPERTROPHIQUE (1). — Un gros ganglion souple, lisse, aplati en galet, indolent, mobile sous la peau et sur les parties profondes apparaît, presque toujours à la région sous-maxillaire ou vers l'angle de la mâchoire (2), et se développe peu à peu, jusqu'à devenir même gros comme un œuf de poule. La lésion peut être strictement mono-ganglionnaire; la plupart du temps, autour de cette grosse masse s'égrènent de petits ganglions. Puis, l'état devient stationnaire pour des années.

Dans certains cas, rares, l'hypertrophie atteint progressivement, de haut en bas, tous les ganglions d'un côté, et même des deux côtés du cou, soulevé par des masses souples arrondies, incomptables, grosses les unes comme un pois, les autres comme un œuf, accolées les unes aux autres, mais mobiles entre elles et sur les parties voisines, et ne causant presque jamais, même quand elles sont énormes, des accidents par compression de l'œsophage, de la trachée, des vaisseaux et nerfs. On peut observer l'atteinte des aisselles, du médiastin.

Souplesse, mobilité, absence de compression sont les caractères distinctifs très nets entre ce lymphome tuberculeux et le très exceptionnel lymphosarcome. Je n'établirai pas de *diagnostic différentiel* avec l'hypertrophie simple, avec le prétendu lymphadénome bénin (3) : il est prouvé aujourd'hui que ces lésions sont tuberculeuses, identiques à celle que je viens de décrire. De même ce que l'on a appelé l'adénie localisée.

L'adénie de Trousseau, c'est-à-dire l'hypertrophie de tous les ganglions du corps sans leucocythémie est très probablement, pour une bonne part au moins, constituée avec des faits de même ordre. Mais sur ce point nous ignorons encore bien des choses. J'en dirai autant pour diverses « cachexies ganglionnaires », pour diverses « pseudo-leucémies » avec fièvre, dont certaines sont probablement des infections à microbes connus ou inconnus; d'autres, des formes de tuberculose; d'autres enfin des tumeurs.

II. FORME ORDINAIRE, CASÉO-FONGUEUSE. — La forme hypertrophique, lympho-

(1) A. BROCA, *Gaz. heb. méd. et chir.*, 1902, p. 25 (bibliogr.).

(2) Quelquefois à la face, au-devant du tragus.

(3) Les *tumeurs malignes des ganglions* sont particulièrement rares. Elles peuvent soit être primitives (j'en ai vu un beau cas à l'aisselle ; H. MAYET, *Soc. an.*, 1894, p. 504), soit consécutives à un petit point d'ostéo-sarcome. On les reconnaît à la dureté des ganglions et à leur immobilisation rapide dans une gangue infiltrée, encore y a-t-il des lésions tuberculeuses ayant à peu près ces caractères (voy. p. 742, note). SICRE, Th. de Lyon, 1900-1901.

mateuse, est le degré extrême, et systématisé, de la si banale hypertrophie ganglionnaire, observée en particulier aux régions sous-maxillaire et carotidienne, en de petites masses souples, roulant sous le doigt, plus grosses et moins disséminées dans tout le corps que celles de la micro-polyadénopathie.

Le chirurgien entre en jeu lorsque se constitue un *paquet ganglionnaire*, à l'aine, à l'aisselle, au cou de beaucoup plus souvent. J'ai nommé les régions carotidiennes et sous-maxillaires; je signalerai la forme « en collier » où se prennent, d'un tragus à l'autre, les ganglions parotidiens et sous-maxillaires.

Dans ce paquet, autour duquel on sent s'égrener des ganglions plus souples, plus espacés, moins volumineux, la masse principale, centrale, est légèrement empâtée de péri-adénite, recouverte d'une peau un peu épaissie ; les ganglions y sont accolés, en bosselures, qui bientôt ne sont plus séparables et mobiles les uns sur les autres; quelques-uns sont très durs. Cette dureté indique la transformation caséeuse (1).

La masse peut rester stationnaire pendant des mois et des années, grossir et diminuer, se résorber presque entièrement, à quelques petits ganglions près, qui se remettront un jour à croître; c'est d'observation quotidienne chez les sujets qui reviennent de la mer « blanchis » plutôt que guéris.

Il est très fréquent qu'intervienne la *suppuration*. Une ou plusieurs bosselures se ramollissent, ensemble ou successivement, deviennent saillantes, prennent au sommet une coloration rouge ou violacée, puis s'ouvrent et, après issue d'un pus grumeleux, se *fistulisent;* ou bien même se constitue une vraie *ulcération*, à bords violacés, frangés et décollés ; au fond on peut voir un corps ganglionnaire presque nécrosé en masse ; dans la profondeur se créent des clapiers plus ou moins phlegmoneux, et la masse indurée, suppurante, constitue une sorte de bubon massif, à fistules en écumoire.

Après cicatrisation restent, comme traces indélébiles, des cicatrices chéloïdiennes, déprimées, gaufrées, adhérentes dans la profondeur, reposant sur des corps ganglionnaires rétractés, qui de temps à autre donnent une goutte de pus.

Dans cette forme, le *diagnostic* offre une difficulté réelle, je dirai presque une impossibilité. Il y a des adénites de cet aspect par *syphilis héréditaire :* j'en ai vu, où la nature, soupçonnée en raison de causes diverses (polyléthalité infantile, commémoratifs héréditaires certains, lésions concomitantes) fut vérifiée par la réaction de Wassermann, qui guérirent avec rapidité par le traitement mixte, et où je me demande encore quel caractère objectif différentiel eût pu être révélateur; de même pour dire, si, chez des syphilitiques avérés, telle fistule ou cicatrice ganglionnaire surajoutée est de même nature ou tuberculeuse. Cette

(1) Celle-ci, parfois, se systématise ; les ganglions égrenés autour du paquet sont eux aussi durs et caséeux; et il est à remarquer que parfois, malgré cela, la tendance au ramollissement est faible, que certains de ces paquets caséeux restent stationnaires pendant des mois. Une forme exceptionnelle et mortelle est celle où d'énormes masses caséeuses, avec réaction presque phlegmoneuse de la péri-adénite, mais sans abcès ni fistules, descendent du cou jusque dans le médiastin et les aisselles, avec réaction fébrile haute et persistante. C'est dans cette forme, et non dans la forme lymphomateuse, que le diagnostic est difficile avec le lymphosarcome, car les masses sont d'une dureté ligneuse, et il y a des troubles de compression (cou et médiastin).

question du « scrofulate de vérole », comme disait Ricord, est souvent fort difficile à juger.

Lorsque la suppuration, au lieu de ses allures torpides habituelles, prend des allures demi-chaudes, quand la région est rouge, empâtée, douloureuse, la ressemblance est grande avec les *adénites simples subaiguës*, dont bon nombre ne sont pas tuberculeuses. Sans le secours — quelquefois débile — de la bactériologie, nous ne pouvons que d'après l'évolution nous prononcer sur la nature tuberculeuse ou non; et de même, assez souvent, pour des paquets sub-inflammatoires, non suppurés. D'autant plus qu'ici intervient le débat sur les *suppurations mixtes*, où des microbes pyogènes s'ajoutent au bacille de Koch ; sur leur fréquence relative; sur le rôle pyogène plus ou moins actif du bacille de Koch seul; sur la curabilité plus rapide de ces suppurations à infection associée; et ces discussions ne sont pas encore closes.

Un gros abcès ganglionnaire, sans paquet périphérique appréciable, peut ressembler soit à un *abcès de mal de Pott cervical* (voy. p. 555), soit à un *kyste dermoïde* latéral et supérieur, à structure « amygdalienne » et secondairement enflammé (voy. p. 915). Dans ce dernier cas, la limitation exacte de la poche, l'absence de tout ganglion égrené autour d'elle doit faire porter le diagnostic exact. Quant au mal de Pott, il s'accompagne sans doute d'adénite, mais il est bien rare que les doutes ne soient pas vite levés par l'examen clinique du rachis et par la radiographie.

Un paquet ganglionnaire suppuré peut s'accompagner de fièvre. On aura alors soin d'examiner attentivement le poumon et les séreuses, de bien scruter l'état général, pour préciser si la fièvre est due à la suppuration (ce qui indique une opération rapide et complète) ou à une poussée de granulie.

Traitement (1). — Avant tout, on instituera le traitement médical classique (huile de foie de morue, arsenic), on prescrira une alimentation substantielle, une aération aussi intense que possible. On insistera sur le séjour au bord de la mer : la cure des adénopathies tuberculeuses est son triomphe ; il suffit dans nombre de cas s'il est assez prolongé ; il est un adjuvant précieux à nos interventions chirurgicales.

Celles-ci, en effet, restent indispensables lorsque s'est constitué un paquet caséeux, et surtout suppuré. Alors s'impose une distinction capitale, selon la région atteinte.

A l'aine, à l'aisselle, à la région sus-épitrochléenne, je crois que l'extirpation est, nettement, la méthode de choix. Au cou, la question change : non pas, quoi qu'on ait prétendu, à cause des difficultés de technique, mais parce que nous devons tout faire, chez la fille surtout, pour éviter une cicatrice disgracieuse,

Parmi les moyens de *physiothérapie* (voy. p. 357), il faut retenir la *radiothérapie*. d'une efficacité incontestable. Elle conduit à des résorptions souvent remarquables, quelquefois à la suite d'une poussée inflammatoire et d'un abcès presque aigu qu'il faut évacuer par ponction, ou par une moucheture et un petit drain au point déclive, ce qui laisse une marque insignifiante.

(1) HAMEL, Th. de Paris, 1909-1910 et *Gaz. des hôp.*, 1910, p. 1119 (bibliogr.).

Les *injections interstitielles*, à la seringue de Pravaz, ont été faites avec des substances très nombreuses : teinture d'iode, chlorure de zinc à 1/10, naphtol (toxique) ou thymol camphrés, éther iodoformé. On cherche, grâce à elles, à obtenir soit la sclérose d'un ganglion non encore caséeux, soit le ramollissement rapide d'un ganglion caséeux ; dans le premier cas, je préfère quelques gouttes d'éther iodoformé ; quelques gouttes de thymol camphré dans le second, qui est de beaucoup le plus fréquent. Il faut avoir soin, ce qui est facile, de ne pas perforer le ganglion de part en part, ce qui fait injecter la substance dans le tissu cellulaire péri-ganglionnaire.

S'il y a un ou plusieurs *abcès*, il faut évacuer le pus par ponction, selon les règles posées page 373, et injecter de l'éther iodoformé, en ayant un soin tout particulier pour éviter la distension de la poche et le sphacèle de la peau puisque notre but principal est d'éviter toute cicatrice apparente. Toujours le liquide se reproduit ; il peut ensuite se résorber après une seule injection ; la plupart du temps, il faut ponctionner à plusieurs reprises. Assez souvent, le liquide sort par une fistulette insignifiante, qui peut servir à évacuer grumeaux et fongosités à l'aide d'une fine curette.

Un seul abcès peut ainsi guérir vite et bien. Dans un foyer à abcès multiples, à fistules, à coques caséeuses, à ganglions nombreux et volumineux, caséeux ou hypertrophiés, il faut des injections répétées. Quelquefois on obtient la fonte progressive des ganglions, autour des principaux que seuls il est alors utile de traiter ; la règle est que chaque ganglion (mis à part les petits encore souples) a besoin d'être traité individuellement. Il nous faut donc des mois, quelquefois des années, et d'autre part on ne saurait piquer à l'aveuglette les glandes profondes, dont on ne connaît pas la situation exacte devant ou derrière la veine jugulaire : donc, malgré quelques assertions inverses, ce n'est pas toujours l'idéal que de faire suppurer le paquet ganglion par ganglion ; j'en ai vu des résultats médiocres obtenus par des chirurgiens qui cependant mènent grand bruit autour de leurs succès constants ; j'ai vu des fistules, des ulcérations, des cicatrices vicieuses. De tout cela, aucune méthode n'est à l'abri.

Les fistules et ulcérations caséeuses sont curettées, les clapiers purulents sont débridés ; mais quand nous sommes ainsi acculés à la cicatrice obligatoire, l'extirpation bien conduite est souvent ce qu'il y a esthétiquement de mieux.

L'extirpation est presque toujours indispensable pour le *lymphome hypertrophique* ; il suffit d'une incision qui laisse passer sans morcellement le gros ganglion principal ; et on y fait venir sans peine, même de très loin, les autres ganglions, non adhérents. Le sujet est ensuite soumis à la médication arsenicale (un séjour à la Bourboule en particulier), plus efficace dans cette forme que le traitement marin ; mais avant opération ces moyens échouent. La cicatrice est une mince ligne blanche, cachée dans un pli, de réunion immédiate.

C'est la meilleure méthode, dans le sexe masculin surtout, pour un *paquet caséeux non suppuré*, dont le ramollissement artificiel, par foyers successifs, est long et aléatoire.

C'est enfin bien préférable au curettage des grosses masses suppurées, fistuleuses, à clapiers multiples. D'une incision on circonscrit les fistules et l'on va franchement à la coque ganglionnaire, qu'aux ciseaux courbes on dissèque (1). Notre principe opératoire doit être d'aller aussi directement que possible à la jugulaire interne; quand on l'a vue, on la dissèque sans danger.

On a objecté que la dissection complète est impossible, qu'on ne peut triompher des adhérences aux gros vaisseaux et aux nerfs, que l'hémorragie est formidable, etc. Je suis certain que ces objections ne sont pas valables; quelle que fût la complexité des dégâts, ni au cou, ni à l'aine je ne suis jamais resté en route; aucun de mes opérés n'a succombé; la récidive est rare; la cicatrice est celle que nous imposent les délabrements préalables, dus à la lésion elle-même (2). Les complications opératoires et post-opératoires dont on a parlé, et que je n'ai jamais observées, sont l'entrée de l'air dans les veines, la section du pneumogastrique, le torticolis par section transversale du sterno-cléido-mastoïdien (que je n'ai jamais coupé). Celles que j'ai constatées (quoique rarement et sans inconvénient réel) sont la section du nerf spinal, de la branche inférieure du facial, quelques phénomènes oculo-pupillaires par lésion du sympathique cervical (3), un léger œdème facial par stase lymphatique.

II. — PEAU ET TISSU SOUS-CUTANÉ

§ 1. — Lésions traumatiques.

Les lésions traumatiques compliquées de *corps étrangers* sont fréquentes chez les enfants. Très souvent il s'agit d'*aiguilles*, avec lesquelles parfois le nourrisson se pique tandis que la mère le tient contre sa poitrine où le corsage lui sert de pelote; que l'enfant plus âgé rencontre en se traînant par terre. Les lieux d'élection sont la main et le pied. Quelquefois on est tout surpris de trouver un bout d'aiguille en incisant un abcès de la paroi thoraco-abdominale. Un fragment piqué autour du genou cause une gêne chronique et un peu d'empâtement capable d'en imposer pour un début de tumeur blanche. J'ai signalé page 727 les piqûres du cœur.

Ces aiguilles, qu'aujourd'hui nous repérons bien par la radiographie, sont d'extraction quelquefois difficile: on la réussit presque toujours si on a soin d'inciser perpendiculairement à la direction du corps étranger, que de la sorte on arrive toujours à toucher avec la pointe du bistouri.

Au front, au-devant du genou, certaines petites tumeurs douloureuses, certains petits abcès, certaines fistulettes, ont pour cause un *gravier*, introduit dans une plaie au moment d'une chute en courant.

Je suis étonné, depuis quelques années, du nombre de *balles de revolver ou de pistolet* que j'ai à extraire, de la main surtout.

Il faut décrire un peu plus longuement les brûlures et les froidures.

(1) Pour la technique, voir les thèses de mes élèves MANSON, 1894-1895; R. PETIT, 1896-1897.

(2) Cette cicatrice est, surtout au cou, très prédisposée à la dégénérescence chéloïdienne, même quand on a obtenu une réunion immédiate parfaite; mais en un à deux ans, elle s'assouplit, pourvu qu'on l'abandonne à elle-même (GOUGEROT et LAMY, *Gaz. des hôp.*, 1908, p. 1179).

(3) Sur les lésions nerveuses, voy. V. MEISEN WESTERGAARD, *Hosp. tid.*, 26 février et 4 mars 1908, pp. 217 et 262.

A. — Brûlures.

Rien de spécial n'est à dire sur les *trois degrés* des brûlures : érythème, phlyctène, gangrène, celle-ci pouvant être plus ou moins profonde (peau, muscles, toute l'épaisseur des tissus), ce que Dupuytren a érigé en trois degrés de plus. A partir du moment où la gangrène entre en jeu, une cicatrice indélébile est inévitable, et l'on sait combien elle est rétractile, dure, à tendance chéloïdienne.

La *fréquence* est particulièrement grande : peut-être en partie, dit Le Dentu, parce que sur la peau plus tendre (1) un liquide à 40° suffit pour soulever une phlyctène; et surtout parce que les enfants (2) qui commencent à marcher seuls touchent à tout par curiosité, ignorance du danger; parce que plus tard ils sont turbulents, tombent sur la marmite ou dans le feu, jouent avec des allumettes ou renversent des lampes à essence. De la sorte ils s'aspergent de liquides bouillants (eau, bouillon, lait, bol de soupe, friture), mettent le feu à leurs vêtements, prennent dans la main une barre métallique chauffée ou s'appuient sur la plaque du fourneau. Les petites brûlures des doigts sont une des portes d'entrée banales des adéno-phlegmons de l'aisselle. Tel épileptique tombe la tête dans l'âtre et s'y brûle au point d'y perdre par nécrose plus ou moins de la boîte cranienne. Je mentionnerai les brûlures du thorax par des cataplasmes trop chauds, surtout s'ils sont sinapisés.

En *clinique*, il faut mentionner la *gravité bien plus considérable du pronostic immédiat* chez l'enfant que *chez l'adulte* et d'autant plus que l'enfant est plus jeune. La mort en moins de quarante-huit heures est fréquente, tantôt dans l'agitation, les cris, les convulsions, l'hyperthermie, avec pouls misérable et respiration irrégulière; tantôt au contraire dans le choc, la prostration, une sorte de coma. Albuminurie, anurie, hématurie, vomissements, puis pneumonie, sont spécialement fréquents et rapides.

Ces accidents — sur la pathogénie desquels cliniciens et physiologistes ont écrit des volumes — sont bien plus en rapport avec l'étendue des brûlures qu'avec leur profondeur (Gerdy) : quand est pris un tiers de la surface du corps environ, le cas est grave; à la moitié il est presque fatalement mortel, même s'il ne s'agit que d'un érythème par flambage, à peu près sans phlyctènes.

Le *traitement* que je recommande est le suivant : je me garde d'anesthésier ces enfants, que déjà le choc menace, pour leur faire subir par savonnage et brossage une désinfection cutanée que je crois d'ailleurs toujours incomplète; sans aucun lavage, je me borne à percer les phlyctènes aux points déclives, et leur épiderme s'applique sur les surfaces dénudées.

(1) Cette susceptibilité est très grande pour les *antiseptiques*, dont on n'usera qu'avec grande modération chez les enfants. Mais je n'ai jamais vu, par la préparation de la peau à la teinture d'iode, les accidents que l'on a signalés (Codet-Boisse, *Gaz. heb. sc. méd.*, Bordeaux, 1912, p. 235).

(2) Quelquefois on met le feu aux rideaux du berceau. Je mentionnerai les « enfants martyrs » que l'on « corrige » en les brûlant avec un fer à repasser, avec un tisonnier rougi. Il en est à qui on brûle les fesses en les mettant sur un vase où l'on a versé de l'eau bouillante dont la vapeur combattrait, dit-on, la constipation.

Je n'emploie aucun des topiques que l'on a vantés, depuis les diverses graisses, le liniment oléo-calcaire, la vaseline, jusqu'à l'acide picrique et aux pommades plus ou moins modernes. J'entoure simplement le membre avec du *lint boriqué*, recouvert d'un peu d'ouate; à la face, on applique un masque de lint perforé devant les yeux, les narines et la bouche. S'il n'y a que des phlyctènes, leur liquide fait croûte avec le lint et la cicatrisation sans suppuration, souvent même sous un seul pansement, est la règle : vers le huitième ou dixième jour, on est tout surpris de la facilité avec laquelle, sans douleur, les croûtes se détachent; et sous le pansement, l'enfant n'a pas souffert.

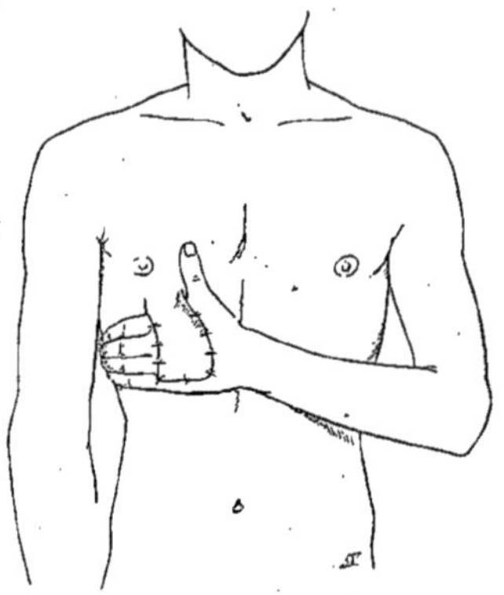

FIG. 1038. — Greffe italienne. Le pédicule est coupé au 12e jour.

S'il y a des points mortifiés, la suppuration est inévitable, mais la plupart du temps elle se limite autour des eschares. On doit alors panser plus souvent, mais rarement plus que tous les deux jours. On décolle le lint en coupant peu à peu sur les bords les parties qui font croûte, et presque jamais il n'est besoin d'humecter le lint, qui adhère bien moins que les filaments d'une gaze.

Je ne mets de pansements humides que s'il y a complication de lymphangite.

Pendant les premiers temps, on combat le choc par les injections de sérum, les inhalations d'oxygène, les injections d'huile camphrée : quand on en est là, c'est que le cas est à peu près désespéré.

Rien ne me paraît spécial à l'enfance dans la lenteur de cicatrisation de ces vastes plaies granuleuses, et dans leur traitement par les *greffes épidermiques* d'Ollier-Thiersch ou de Reverdin; dans les rétractions cicatricielles et leur traitement par diverses *opérations autoplastiques* (en particulier par la greffe italienne, fig. 1038). Cependant, chez un sujet en croissance, une brûlure, même d'étendue et de profondeur médiocres, aurait tendance spéciale à se compliquer d'atrophie numérique des tissus (1).

B. — ENGELURES.

Les enfants (surtout les filles, les sujets anémiques ou lymphatiques) sont prédisposés aux *engelures*, soit au banal « érythème pernio », soit aux phlyctènes et aux ulcérations. Ces lésions, rares au nez et aux oreilles, s'observent de préférence aux doigts et surtout aux orteils, quelquefois au talon. Elles ont pour cause le froid humide bien plutôt que le froid sec, et sont nombreuses surtout aux jours de dégel : elles semblent bien plus fréquentes à Paris depuis que l'on fait fondre la neige par projection de sel sitôt qu'elle est tombée. Le port de galoches, à semelles de bois, est un fort bon prophylactique.

(1) KLIPPEL, dans la thèse de son élève DANIEL, Paris, 1899-1900.

Certains enfants ont les pieds couverts d'engelures érythémateuses, gonflées, prurigineuses, douloureuses même au point que la marche soit impossible.

Les engelures ulcérées confluentes se présentent sous forme de lambeaux épidermiques décollés, recouvrant des ulcérations noirâtres et sanieuses, entourées d'une peau violacée et œdémateuse : le gonflement peut prendre tout le dos du pied et les novices en pathologie infantile croient à une lésion gangreneuse grave. Il suffit de signaler les complications inflammatoires (lymphangite, adénophlegmon) auxquelles donnent lieu ces ulcérations.

Ces engelures graves, dont l'adulte ne souffre presque jamais à pareil degré, sont à mettre en parallèle clinique avec la « *maladie de Raynaud* » ou « gangrène symétrique des extrémités », maladie de nature inconnue à laquelle l'enfant, même en bas âge, est assez exposé (1). Dans les cas typiques, il s'agit de véritables petites plaques de gangrène sèche, pouvant faire tomber une ou deux phalanges, précédées par des accès de « syncope locale » sur un « doigt mort » qui brusquement pâlit et devient douloureux ; puis survient « l'asphyxie locale », avec teinte cyanique et même ardoisée. Ces phénomènes très spéciaux — dont on discute l'origine vasculaire ou nerveuse — et en particulier les accès douloureux névralgiques n'existent pas dans les engelures proprement dites. Encore faut-il remarquer que celles-ci sont particulièrement fréquentes chez les sujets à circulation défectueuse, à peau morte et froide, violacée, avec marbrures roses en réseau dès que surviennent les premiers froids ; que d'autre part l'action aggravante du froid sur la maladie de Raynaud est évidente ; qu'un état cyanique analogue — cette fois d'origine nerveuse certaine — s'observe sur les membres atteints de paralysie infantile et prédisposés (sur le mollet surtout) aux engelures gravement ulcérées. Et peut-être une première atteinte d'engelures, provoquées par un refroidissement intense, est-elle une prédisposition à des atteintes durant les années suivantes, en raison des névrites qui compliquent volontiers les froidures.

Le *traitement* consiste avant tout à tenir les pieds au chaud dans un pansement ouaté. On évite jusqu'à un certain point les engelures, et on atténue les douleurs des formes érythémateuses en durcissant la peau par des bains chauds à l'alun, par des badigeonnages avec une solution de formol ou de permanganate de potasse ; une pommade au menthol à 1 p. 100 calme bien les démangeaisons.

Les engelures ulcérées guérissent très vite par le pansement humide et l'enveloppement ouaté.

§ 2. — **Lésions inflammatoires et néoplasiques.**

1° Le *furoncle* est assez fréquent chez l'enfant ; je n'ai jamais vu l'anthrax ; je n'en parlerais pas, si je ne voulais dire que, même à cet âge, j'ai observé les accidents graves, voire mortels, du furoncle de la lèvre supérieure.

2° Le nourrisson, surtout dyspeptique ou convalescent de maladies infectieuses, est sujet à des abcès chauds multiples (quelquefois plus de cent), à staphylocoques (2),

(1) A. Broca, *Leç. de clin. chir. infant.*, t. II, p. 520, Paris, 1905 (bibliogr.). Chez le nourrisson, voy. C. Beck, *Jahrb. f. Kinderh.*, 1910, t. XXII, p. 84 ; Maugue, Th. de Paris, 1894-1895. Chez un syphilitique héréditaire, Krisowski, *Jahrb. f. Kinderh.*, 1895, t. XL, p. 57.

(2) Sur un cas à *colibacilles*, voy. Auché, *Journ. de méd.*, Bordeaux, 18 août 1907, p. 517.

disséminés sur tout le corps, avec intégrité relative de la face et des membres supérieurs. La réaction locale est médiocre ; un grain de plomb enchâssé dans le derme grossit très vite et forme une petite tumeur rouge, fluctuante, rarement plus large qu'une pièce de 50 centimes ; il y a peu ou pas de fièvre ; mais l'enfant souvent se cachectise et meurt. Abandonnés à eux-mêmes, ces petits abcès se fistulisent et peuvent guérir ; mais trop souvent ils s'étendent. Le mieux est de les percer vite avec la pointe d'un bistouri. On réglera avec soin le régime alimentaire.

Quelques filles, aux environs de la puberté, sont atteintes d'*abcès tubéreux de l'aisselle*, en série, durant la saison chaude.

3° **Verrues.** — Les verrues sont des papillomes, d'origine presque sûrement inflammatoire, pouvant revêtir des aspects assez variés.

Ce sont de petites éminences à contour circulaire, à surface libre aplatie, rugueuse, dure et comme cornée, fendillée, papillomateuse au début, mais où les papilles, rasées par frottement, se marquent bientôt simplement sous forme d'un piqueté noir ; au début, un petit point foncé soulève l'épiderme lisse, puis se développe peu à peu. Certaines verrues sont filiformes, coniques.

Si avec un rasoir on fait des coupes successives, parallèles à la peau, on voit sur la surface de coupe un pointillé manifeste. Lorsque la section est rapprochée de la base, ce pointillé est marqué par des gouttelettes de sang, car la base des papilles est vasculaire ; en même temps la douleur est ressentie.

Étiologie. — Les verrues sont une lésion de l'enfance, et en particulier des jeunes filles. Elles ont pour siège de prédilection la main, les doigts, à la face dorsale principalement ; assez volontiers encore la face et le cou, quelquefois les pieds. Elles peuvent d'ailleurs siéger n'importe où. Elles sont le plus souvent multiples et peuvent même former, à la main surtout, de véritables plaques confluentes ; c'est le plus souvent chez les sujets qui en ont aux mains qu'on en observe à la face, au pourtour des orifices naturels.

Ces constatations cadrent bien avec l'opinion vulgaire, d'après laquelle les verrues seraient contagieuses. Depuis longtemps les malades affirment qu'ils en voient s'élever sur les régions qu'a contaminées le sang au cours des opérations faites pour les débarrasser d'une de ces petites excroissances ; et en effet un microbe, le *Bacterium porri*, a été décrit.

L'*évolution* est caractéristique. Le plus souvent, en effet, après avoir formé une éruption abondante, les verrues disparaissent sans qu'on sache pourquoi et ne laissent aucune trace (cf. p. 930, Papillomes du larynx).

Le *pronostic* est donc bénin, et le principal inconvénient des verrues est d'être disgracieuses ; la face, le dos des mains sont en effet des parties difficiles à dissimuler toujours. Dans ces conditions, chez les jeunes filles surtout, on sera parfois appelé à intervenir, et il va sans dire qu'une des premières règles du traitement sera d'éviter la formation d'une cicatrice quelque peu visible.

Traitement. — Le traitement médical a été employé avec succès et surtout on a vanté les bons effets de la magnésie ou de l'arsenic, à l'intérieur, contre les verrues multiples. La dose de magnésie recommandée varie, suivant les auteurs, de 70 centigrammes à 6 grammes par jour.

Les applications externes les plus diverses ont été préconisées, et je n'énumérerai même pas tous les topiques populaires. Le suc de certaines plantes, de la grande chélidoine, de quelques Euphorbiacées, semble avoir de l'efficacité.

L'ablation à l'instrument tranchant est une mauvaise méthode. La cautérisation au thermocautère est efficace, mais douloureuse ; elle ne vaut pas la cautérisation chimique, pour laquelle les meilleurs agents sont les acides nitrique ou acétique. Chaque jour, jusqu'à dessiccation de la masse papillomateuse centrale, on imbibe la verrue en la touchant avec un petit morceau de bois trempé dans l'acide ; en une huitaine elle tombe et la cupule sous-jacente guérit sans plaie.

4° **Tuberculose.** — J'ai déjà signalé : 1° les gommes scrofuleuses sous-cutanées (voy. p. 370) ; 2° la tuberculose verruqueuse et les lymphangites bacillaires consécutives aux ostéites du pied et de la main (voy. p. 385).

Il me reste à dire ici que si le *lupus* grave, à la période d'état, est une maladie de l'adulte, le point initial remonte souvent à l'enfance (1). De temps à autre, quand on examine le territoire cutané correspondant à une adénite bacillaire, on y trouve soit un petit noyau unique, soit un petit placard à évolution centrifuge, le centre étant cicatrisé. Un des lieux d'élection est le centre de la joue où l'on voit un nodule gros comme une tête d'épingle, translucide, de coloration sucre d'orge.

Cette recherche est pratiquement importante, car il est fréquent qu'à cet âge le foyer lupique soit assez circonscrit pour être détruit chirurgicalement par exérèse au bistouri, ou, à la joue, par une pointe de feu large et profonde.

Les prétendus lupus vorax, ulcéreux, serpigineux, à évolution rapide, sont la plupart du temps, chez l'enfant, des manifestations de la syphilis héréditaire tardive dont on recherchera avec grand soin tous les signes et stigmates (voy. pp. 567 et 579).

5° **Molluscum contagiosum.** — Ce nom (qui cependant prête à confusion avec le molluscum fibreux) est préférable à celui d'*acné varioliforme* (Bazin), car la lésion n'occupe pas les glandes sébacées. Elle atteint les enfants, les filles de préférence ; les cliniciens ont depuis longtemps reconnu la contagiosité et décrit des épidémies d'école. L'agent causal semble être une psorospermie.

L'*élément* est constitué par une petite élevure dure, lisse, ayant un point foncé au centre ; peu à peu il s'aplatit, s'ombilique et ressemble à un élément de varicelle tandis que sa surface devient un peu granuleuse. Une mince cuticule épidermique laisse transparaître une masse jaunâtre, caséeuse, qu'on peut faire sortir par pression latérale. L'évolution de cet élément est variable. Tantôt il se vide et se rétracte, laissant une cavité cupuliforme. Tantôt il se pédiculise et persiste flasque, stationnaire, ou bien il tombe sans laisser de cicatrice. Tantôt il s'enflamme, se transforme en une pustule rouge, douloureuse, d'où sort un bourbillon et que remplace une ulcération croûteuse ; puis se constitue une cicatrice indélébile, arrondie, gaufrée.

Il se fait une *éruption*, la plupart du temps très discrète, dont la face est le siège de prédilection. L'évolution a lieu par poussées successives, en sorte que la durée est parfois très longue ; il est vrai que les inconvénients sont presque toujours nuls, l'indolence étant complète et la difformité insignifiante. Dans quelques cas exceptionnels, les boutons sont confluents et constituent à la face de vraies tumeurs, ayant jusqu'à la grosseur d'une noix, derrière lesquelles les yeux disparaissent, tandis que les surfaces de contact entre ces bosselures s'aplatissent, s'ulcèrent et suppurent.

Les éléments isolés, s'ils sont disgracieux, sont enlevés d'un coup de curette. S'ils deviennent confluents, une véritable excision chirurgicale peut être indiquée.

6° **Xeroderma pigmentosum.** — Cette maladie débute presque toujours entre le troisième mois de la vie et la fin de la deuxième année. On voit d'abord un érythème qui, de la face, descend peu à peu sur le haut du thorax, puis, au bout de quelques semaines ou de quelques mois, fait place à des macules pigmentaires ou à des télangiectasies. De là des taches de forme et de dimensions variables, irrégulières, un peu saillantes ; les unes brunes et noires, les autres rouges, vasculaires. Très nombreuses chez les jeunes sujets, elles deviennent moins abondantes après quinze ou seize ans. Des altérations atrophiques se produisent au bout d'un certain temps ; la peau de la face, amincie, laisse transparaître les vaisseaux dilatés, et parfois la rétraction détermine de l'ectropion, de l'atrésie des narines ou de la bouche. Puis, en même temps que les lésions précédentes occupent certaines régions, des tumeurs épithéliales se développent, multiples, d'abord semblables aux verrues séniles. Le plus grand nombre sont éliminées spontanément et laissent après leur chute des cicatrices analogues à celles de la variole. Mais toutes n'ont pas une semblable bénignité. Quelques-unes, surtout au voisinage des orifices muqueux, s'ulcèrent, creu-

(1) L. Baumel (*Journ. des prat.*, 1912, p. 33), un cas à 11 mois.

sent, détruisent; les ganglions correspondants s'engorgent, et le patient meurt cachectique, en général vers vingt-cinq ans. Il est à remarquer que les lésions occupent surtout les parties découvertes, et que là surtout elles deviennent ulcéreuses. Leur évolution est précipitée par le séjour à l'air vif, et presque tous les malades sont des campagnards. La maladie frappe souvent plusieurs enfants d'une même famille. Il n'y a pas d'hérédité directe, mais parfois des antécédents cancéreux.

Le traitement est nul.

7° **Épithéliome calcifié.** — L'épithéliome calcifié est une petite tumeur dure, de consistance pierreuse, occupant l'épaisseur de la peau et ayant la face pour siège d'élection. Sa marche est très lente, sa bénignité est absolue, son indolence est parfaite. Quelquefois se forme un petit abcès, puis une fistulette par laquelle le stylet arrive sur la concrétion. Les filles sont prédisposées. On traite cette lésion par l'extirpation (1).

Lymphangiome. — Le lymphangiome de la peau est rare. Hébra et Kaposi, puis plus récemment Pospelow, ont décrit un lymphangiome tubéreux multiple caractérisé par des tubercules nombreux, gros comme un pois à un haricot, ovalaires ou arrondis, rouge brun, luisants, quelque peu transparents, lisses, plats, légèrement saillants, fermes, élastiques, un peu douloureux à la pression sous laquelle ils pâlissent; ils sont mal limités, et, situés juste sous l'épiderme, font corps avec le derme. Pospelow insiste sur ce siège et sur la transparence. La lésion est congénitale. L'évolution est lente et bénigne; l'état général reste bon. Des fragments ayant été enlevés et examinés au microscope, les dilatations lymphatiques du lymphangiome ont été constatées.

§ 3. — Nævi pigmentaires congénitaux. Molluscums.

La peau est le siège d'excroissances, de pigmentations, de vascularisations anormales, toutes englobées par le médecin dans les *nævi materni ;* par les mères dans les *signes* et les *envies*. Les taches et tumeurs vasculaires sont étudiées parmi les angiomes. Je n'ai donc à parler que des *nævi pigmentaires*.

Ces nævi se présentent sous deux aspects : des taches, des tumeurs.

1° Les *taches pigmentaires congénitales*, *nævi spili* des anciens, occupent surtout la face, puis le cou, le dos des mains. La forme et le nombre sont des plus variables. De même les dimensions : la tache, parfois large comme une lentille, peut couvrir une moitié de la face, presque tout un membre même, dit Rayer. La couleur varie du jaune au noir ; quelquefois elle devient plus foncée pendant les premières années de la vie, puis s'atténue chez l'adulte, mais la décoloration complète est rare. La surface est lisse ou rugueuse, verruqueuse même. Sur cette tache s'implantent quelquefois des poils soyeux, à bulbes un peu saillants.

On ignore complètement les causes de cette difformité. Peut-être faut-il faire intervenir le rôle trophique du système nerveux. On ne s'étonnera pas que l'imagination populaire se soit donné libre carrière pour expliquer ces productions.

2° Les *tumeurs pigmentaires*, auxquelles on réserve en général le nom de *signes*, relèvent, elles aussi, de causes inconnues. Peut-être les femmes sont-elles plus souvent atteintes. La face est leur siège de prédilection. Elles sont quelquefois multiples, en général peu saillantes ; leur couleur est très variable, mais volontiers assez foncée ; à leur sommet s'implante une touffe de poils longs et frisés.

(1) Citons un cas d'*épithélioma vrai* du cuir chevelu chez un garçon de 14 ans : Estor et Étienne, *Montpellier médical*, 1912, p. 450.

Les inconvénients sont presque toujours nuls ; et même sur certaines régions privilégiées ces « grains de beauté » sont considérés comme un ornement. Quelquefois l'ablation devient utile, lorsque des masses lipomateuses se développant dans le nævus viennent constituer une véritable tumeur, parfois très volumineuse. Elle peut même être urgente, car dans quelques cas, rares heureusement, le signe dégénère en mélano-sarcome.

3° On doit, semble-t-il, rapprocher des nævi le *molluscum pendulum*, dans sa forme aplatie appelée dermatolysis. C'est une malformation congénitale, où la masse est cependant susceptible d'accroissement progressif. A la face, au cou, au tronc, s'insère un pli cutané épais et pilifère qui tombe plus ou moins bas. La ressemblance était grande, dans un cas de Nélaton, avec un manteau vénitien qui de la nuque descendait en arrière jusqu'au sacrum, en avant jusqu'à l'épigastre. Valentine Mott a vu un pli analogue aller de l'oreille à l'ombilic. On pourrait multiplier les faits de ce genre. J'en ai vu un bel exemple à la fesse. Il est inutile d'insister sur la difformité, sur la gêne mécanique. Chez les malades de Nélaton, de Marcacci, le poids de la masse a luxé l'articulation sterno-claviculaire.

Il est possible que certains *fibromes mous* solitaires, appelés eux aussi molluscum pendulum, relèvent d'une malformation semblable, légère et localisée, méconnue jusqu'au jour où, à un âge quelconque, la tumeur se met à grossir.

On a rapproché des lésions précédentes le *molluscum généralisé*, dont Recklinghausen a montré qu'il fallait faire, en réalité, une *neurofibromatose* (1) congénitale, souvent héréditaire et familiale, plus fréquente chez la fille.

La peau, qui porte habituellement de nombreuses petites taches pigmentaires, café au lait, parfois quelques arborisations angiomateuses, est couverte de tumeurs plus ou moins nombreuses, plus ou moins saillantes, arrondies, molles, indolentes. Elles siègent en n'importe quelle région ; elles sont rares à la paume des mains et à la plante des pieds, mais Mordzejewski a observé cette localisation. Le volume varie de celui d'une tête d'épingle à celui d'une noisette, d'une noix ; les dimensions d'un œuf de poule sont rares. Les plus petites de ces tumeurs échappent à la vue, mais le doigt les sent, enchâssées dans le derme comme des grains de plomb. Un peu plus grosses, elles sont arrondies, sessiles. Plus grosses encore, elles tendent à se pédiculiser. Sur elles, la peau est tantôt normale, tantôt un peu rose, tantôt parcourue, au sommet, de fines arborisations vasculaires qui lui donnent, de loin, un aspect violacé. La consistance est variable, mais toujours molle. De ces tumeurs, les unes sont tendues, les autres flasques, comme un scrotum vide, comme un grain de raisin vidé de ses pépins, dit Bazin. Mais en prenant entre deux doigts ce petit pli cutané, on y sent un nodule central, arrondi, lobulé parfois.

On peut observer quelques troubles de la sensibilité.

On sent quelquefois des nodosités le long des nerfs accessibles, du nerf cubital en particulier ; chez deux enfants auxquels j'ai enlevé, parce que douloureux, un névrome de cette région (2), il n'y avait pas de molluscums cutanés, mais des taches pigmentaires multiples.

L'évolution de ces tumeurs est très lente, stationnaire dans bien des cas ; l'état général reste bon. Sur quelques malades même, elles subissent à un moment donné une régression à peu près complète, et il persiste à leur place de petites excroissances flasques. Dans certains cas, au contraire, et surtout à l'occasion de la puberté,

(1) Signalons à ce propos le rare *névrome plexiforme* où les filets nerveux d'une région dégénèrent en des paquets de cordons blancs, durs, moniliformes, ressemblant à des amas de vers. Cf., au *cuir chevelu*, H.-F. Helmoltz et Cushing, *Am. Journ. med. sc.*, 1906, t. CXXXII, p. 355.

(2) Je ne consacrerai pas un chapitre aux trop rares *tumeurs des nerfs*. Je dirai seulement que chez un garçon de quatorze ans, j'ai enlevé un sarcome du nerf sciatique ; il y eut récidive rapide. J'ai rencontré deux cas de tumeur bénigne solitaire du nerf cubital. Cf. Duvergey, *Gaz. heb. sc. méd.*, Bordeaux, 1907, p. 16 ; myxosarcome du sciatique, garçon de 16 ans ; Fayol (Jaboulay), nerf médian (*Soc. nat. méd.*, Lyon, 5 février 1912 ; *Lyon méd.*, t. I, p. 721).

d'une grossesse, une ou plusieurs de ces tumeurs s'accroissent et prennent l'aspect du molluscum solitaire. Sauf cette circonstance, les accidents sont nuls et le malade ne consulte guère le médecin ; c'est à propos d'une affection intercurrente que plusieurs de ces observations ont été recueillies.

Le *traitement* est nul.

III. — ONGLES

Les *vices de conformation* (absence) n'ont qu'à être nommés (CHAMAILLARD, Th. de Paris, 1912-1913).

Les *contusions* sont très fréquentes chez les enfants qui, par exemple, se prennent le doigt dans une porte ; d'où, avec ou sans plaie de la pulpe, une contusion et un décollement de l'ongle.

La contusion légère se caractérise par un petit épanchement sanguin qui apparaît, brun noirâtre, à travers la transparence de l'ongle. Très lent à se résorber, il forme une tache, qui gagne vers le bord libre à mesure que l'ombre s'accroît, et finalement tombe sous les ciseaux. Si l'épanchement est plus abondant, le décollement a fréquemment pour conséquence la chute de l'ongle, repoussé par l'ongle nouveau qui naît sous lui. On peut assez souvent éviter cette conséquence ennuyeuse, et, en trépanant l'ongle, on donne issue à l'épanchement sanguin, ce qui a, en outre, l'avantage de faire cesser les douleurs, sans cela assez vives. Cette trépanation est très facile à faire en raclant l'ongle avec un bistouri, ou mieux avec un morceau de verre.

La contusion avec plaie peut relever de deux mécanismes : 1° il y a un vrai glissement de l'ongle sur son derme ; 2° il y a eu une forte pression sur l'extrémité antérieure, et l'extrémité postérieure a basculé de bas en haut, faisant éclater le derme sus-unguéal. Cette lésion est fort douloureuse ; elle entraîne fatalement la chute de l'ongle, même si on évite la suppuration.

On observe très souvent chez l'enfant, surtout lorsqu'il est atteint de lésions impétigineuses multiples, la *tourniole* avec suppuration péri-unguéale et sous-unguéale On peut parfois éviter la chute de l'ongle si, de la pointe du bistouri, on donne issue à la goutte de pus que, jaunâtre, on voit au début transparaître sous l'épiderme de la rainure latérale. S'il y a du pus sous l'ongle, il devient indispensable de mettre à nu la matrice, ce qui peut souvent se faire sans grande douleur en réséquant la lunule décollée, sans enlever le corps de l'ongle qui protège le derme sous-unguéal pendant la régénération. Après ce petit drainage, le pansement sec, aseptique, est très supérieur au pansement humide. On a dit que c'est une lésion « scrofuleuse », ce qui me paraît erroné.

Chez le nouveau-né, la *syphilis héréditaire* cause quelques suppurations croûteuses péri-unguéales.

Ongle incarné. — Quelquefois un ongle, épais et anormalement convexe, déprime fortement, par un de ses bords, le derme péri-unguéal correspondant ; et à un moment donné cette rainure s'infecte, devient douloureuse, rougit, s'enflamme, s'ulcère, puis il s'y soulève un bourrelet fongueux, suppurant.

Cette lésion occupe presque exclusivement le gros orteil, au côté externe. Elle est fréquente surtout dans la classe ouvrière, chez l'adolescent ; elle est favorisée par la marche, la malpropreté, les chaussures mal faites : mais ce sont des causes secondes, car il n'est pas exceptionnel que soient atteints des sujets confinés au lit.

Le fait initial semble être une *malformation*, une disproportion entre le développement de l'ongle et celui des parties molles. Celles-ci sont trop larges (1) et en dehors

(1) A. WAILL, Th. de Lyon, 1889-1890 (élève de A. Poncet).

montent pour ainsi dire sur le deuxième orteil, qui de la sorte les refoule de bas en haut et les font se couper sur le bord de l'ongle. J'ai vu des enfants de 3 à 4 ans chez qui l'ongle ainsi conformé gênait assez la marche pour qu'avant toute ulcération, l'opération ait été indispensable.

SYMPTÔMES. — Le *début* est marqué par une légère douleur, avec gonflement et rougeur, qui s'exagère pendant le jour par la marche et la station ; qui s'amende au contraire au repos, pendant la nuit. Puis une petite écorchure se forme dans la rainure unguéale, le plus souvent en avant, et dégénère peu à peu en une ulcération qui se creuse, gagne d'avant en arrière et arrive à occuper toute la longueur de la rainure. Parfois l'incarnation est bilatérale, et même l'ulcération peut entourer l'ongle en fer à cheval.

L'ulcération une fois constituée, la suppuration est fétide, assez abondante, les tissus voisins se tuméfient, le bourrelet latéral devient dur, saillant, tandis que de la perte de substance naissent des fongosités saignantes qui recouvrent plus ou moins la face dorsale de l'ongle. La couleur de la peau est d'un rouge violacé, qui s'éteint progressivement en se diffusant. Dans les cas anciens, la phalange déformée, élargie, aplatie, prend la forme d'une spatule. L'ongle, à un moment donné, se décolle, devient mince, tranchant, facile à déchirer : mais jamais il ne tombe de façon que la guérison spontanée puisse survenir. L'aspect ne ressemble en rien à celui de l'exostose sous-unguéale (voy. p. 118).

L'onyxis latérale est une lésion sérieuse, car la douleur devient vive dès que l'ulcération est quelque peu accentuée, et elle rend impossible ou tout au moins très pénible la marche, la station même. Dans la classe laborieuse, cet inconvénient n'est pas minime. De plus, le sujet porte une ulcération permanente et une ulcération du pied : aussi est-il exposé à des *complications inflammatoires*, à des lymphangites surtout.

TRAITEMENT. — Au début, l'*hygiène du pied* donne d'excellents résultats. L'ongle sera coupé carré, la propreté sera minutieuse, les chaussures seront aisées, le sujet gardera le repos dès que l'inflammation tendra à se manifester. Pour l'onyxis non ulcérée, ces pratiques simples suffisent souvent, à condition d'y associer l'*isolement de l'ongle et des parties molles*, par interposition d'une bandelette de linge, de quelques brins de charpie. Chez des sujets propres et soigneux, cela suffit presque toujours.

Une fois l'ulcération confirmée, il convient presque toujours d'opérer, et cela se fait à l'*anesthésie locale :* autrefois, on anesthésiait l'orteil par congélation (mélange de glace pilée et sel marin ; plus récemment, pulvérisation au chlorure d'éthyle) ; aujourd'hui, on emploie la stovaïne injectée en bague au-devant d'une ligature élastique qui fait l'hémostase en serrant la base de l'orteil.

Les procédés opératoires sont nombreux : mais la plupart de ceux où l'on a pour but de ne sacrifier que la partie incarnée de l'orteil, de l'ongle, ou des deux, exposent à la récidive.

On commence toujours par l'*arrachement de l'ongle :* on coupe l'ongle sur la ligne médiane avec des ciseaux dont la branche pointue est enfoncée entre lui et son lit et on arrache par torsion chaque moitié avec une pince hémostatique.

Le seul *procédé conservateur* qui soit à tenter me paraît être celui de Th. Anger (fig. 1039 à 1041) : par transfixion de C en D, pointe en haut, on taille un lambeau en dehors du bourrelet fongueux ; puis du bistouri conduit de C en A, de A en B on racle la face latérale de la phalangette, la ligne AC étant prise bien en arrière de la matrice de l'ongle (fig. 1040) ; le quadrilatère ACDB tombe de la sorte,

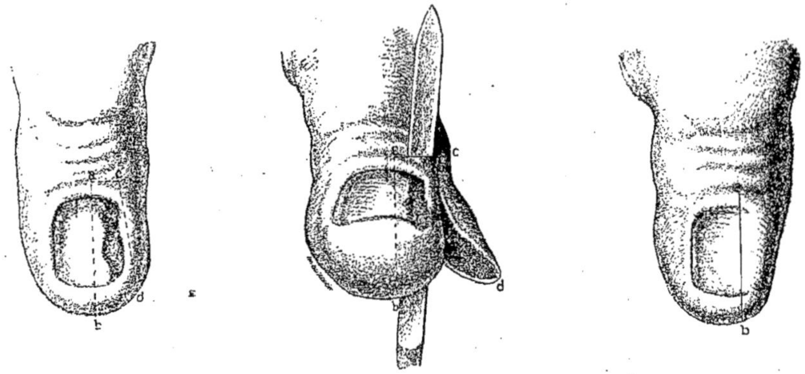

FIG. 1039 à 1041. — Procédé de Th. Anger.

et le lambeau est appliqué par quelques tours d'emplâtre adhésif sur la surface cruentée (fig. 1041).

Mais on n'est sûr du résultat que si l'on *supprime définitivement* l'ongle, par ablation de sa matrice. Cela peut se faire en circonscrivant celle-ci d'un coup de bistouri elliptique et en rasant d'arrière en avant toute la face dorsale de la pha-

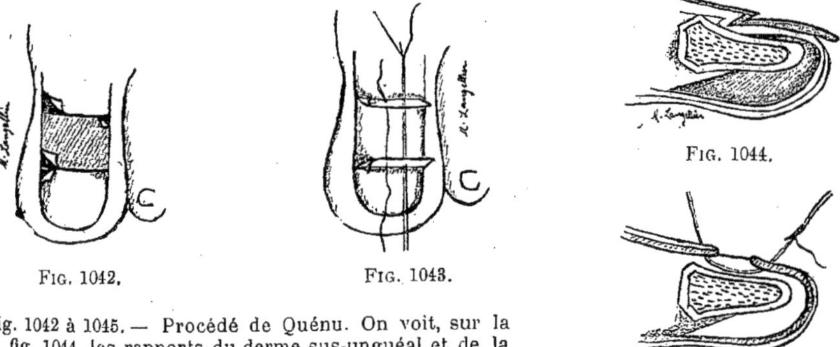

FIG. 1042. FIG. 1043. FIG. 1044. FIG. 1045.

Fig. 1042 à 1045. — Procédé de Quénu. On voit, sur la fig. 1044, les rapports du derme sus-unguéal et de la matrice, et fig. 1045 la pose du point de suture après excision de la matrice au niveau de la lunule.

langette : cette large surface cruentée se cicatrise, sous des pansements secs et rares, en 2 à 3 semaines. Des procédés plus élégants, dus à Stocquart, à Quénu, sont fondés sur ce fait que seule la partie postérieure de la matrice (correspondant à la lunule et à la partie d'ongle que recouvre le derme sus-unguéal) sert à la formation de l'ongle. On peut donc tailler en arrière un petit lambeau rectangulaire, disséquer jusqu'à l'os la partie active de la matrice et rabattre sur la surface cruentée le lambeau fixé par un point de catgut. Les petits mamelons cornés qui repoussent sur le derme sous-unguéal antérieur, respecté, sont presque toujours, mais non toujours, sans inconvénient.

IV. — MUSCLES

Les conséquences chirurgicales des paralysies sont étudiées page 705.

Je me bornerai, parmi les *lésions traumatiques* des muscles, à signaler la fréquence avec laquelle, dans une chute en tenant à la main un litre qu'on les a envoyés chercher chez le marchand de vin, les enfants se coupent les tendons fléchisseurs aux doigts ou au poignet et quelquefois aussi les vaisseaux et nerfs, d'où indication à la suture immédiate, ou, si on l'a à tort négligée, secondaire.

§ 1. — Myosite ossifiante progressive.

La plupart des myosites aiguës, subaiguës ou chroniques ne doivent pas nous arrêter. Quelques-unes d'entre elles sont à signaler à propos de certaines lésions spéciales (ostéomes par lésions traumatiques du coude, torticolis), mais de l'enfance ne résulte à vrai dire aucun caractère spécial des myosites non systématisées, aiguës ou chroniques, scléreuses ou suppurées, primitives ou secondaires. Nous avons seulement à dire quelques mots de la *myosite ossifiante progressive diffuse* (1), maladie congénitale qui évolue pendant les premières années de la vie, se caractérise par la formation spontanée de masses osseuses dans le tissu péri- et intra-musculaire et aboutit à une véritable pétrification de l'organisme.

Nous ignorons tout de son étiologie, sauf une prédilection marquée pour les garçons (4 contre 1) et peut-être pour la race anglo-saxonne (26 cas en Allemagne et 22 en Angleterre, dans les 66 cas réunis par Daval). La pathogénie est inconnue. L'anatomie pathologique en trois stades (infiltration embryonnaire, rétraction fibreuse, apparition de travées cartilagineuses, puis ossification) est banale. Les lésions sont surtout, au début, marquées au centre du muscle ou du tendon.

Étude clinique. — La maladie, d'origine très probablement congénitale, se manifeste souvent à nous dans le courant de la première année, parfois même chez le nouveau-né (14 jours, Kümmel); la plupart du temps, on la reconnaît de 1 à 5 ans.

Depuis Münchmeyer, on décrit trois périodes :

1re *période.* — Le début peut être lent et insidieux. Il a lieu dans la plupart des cas, par les muscles de la nuque et du rachis. A la partie postérieure du cuir chevelu apparaissent une ou plusieurs petites tumeurs intra-musculaires, isolées, mobiles, peu ou pas douloureuses, qui disparaissent souvent en peu de jours ; et plus tard des petites masses de consistance pâteuse d'abord, plus ferme ensuite. On peut alors croire, en raison de la rigidité immédiate du rachis, à un mal de

(1) Hutinel et R. Voisin, *Traité des malad. des enfants*, t. V, p. 673.

Pott sous-occipital. Plus rarement le début se fait par les muscles de l'épaule, du cou, de la face, des bras et des jambes.

Il n'existe habituellement ni réaction inflammatoire, ni douleurs, mais des déformations se montrent déjà ; le rachis se dévie, la nuque devient rigide. Dans quelques cas, le début est plus bruyant, avec fièvre (38°,5) et douleur locale. La peau est infiltrée, chaude, violacée. Les ganglions correspondants peuvent être engorgés. Par exception, le début est véritablement aigu, avec température élevée.

2e *période*. — Quand les phénomènes de tuméfaction douloureuse se sont calmés, on sent des masses arrondies ou irrégulières, séparées par du tissu sain, et faisant corps avec le muscle. Cet état est fort différent de celui des exostoses ostéogéniques, faisant corps dès le début avec la surface de l'os.

De consistance dure, ces ostéomes sont ordinairement indolores; mais parfois cependant, les mouvements sont douloureux. La peau sus-jacente est tendue et amincie, quelquefois même au point de se sphacéler, de s'ulcérer.

L'ossification peut atteindre tout le muscle ou seulement ses insertions tendineuses : elle peut faire défaut au niveau de certains muscles qui avaient présenté l'œdème initial : on note simplement une atrophie et une transformation fibreuse. A la période d'ossification, on a des renseignements par la radiographie.

3e *période*. — Bientôt les attitudes vicieuses apparaissent. La colonne cervicale s'infléchit et s'enraidit, le thorax devient alternativement bosselé et déprimé, les membres s'ankylosent en flexion. Progressivement tous les muscles striés sont atteints, ceux de la nuque, du dos, du cou, jusqu'au plancher de la bouche, les muscles thoraciques, les muscles des membres et tardivement les masticateurs. On est parfois obligé, dans ce cas, d'arracher les dents du malade et de le nourrir uniquement avec des aliments liquides. A un degré extrême, le sujet demeure pétrifié, les cuisses en légère flexion, le tronc penché en avant, les bras croisés sur la poitrine. Seuls le cœur, la langue, le diaphragme, les sphincters, les muscles du larynx, du périnée demeurent intacts. L'intelligence est conservée, la vie végétative n'est pas altérée, la sensibilité, les organes des sens sont normaux. Parfois, cependant, on a signalé de l'amaurose due à des plaques osseuses choroïdiennes.

Les fonctions sexuelles sont très retardées (arrêt des règles chez la fille, atrophie du pénis et du scrotum chez le garçon). Les vices de conformation concomitants sont fréquents (62 p. 100 : Helferich) : absence de la première phalange du pouce et du gros orteil, hallux valgus, microdactylie, absence du lobule de l'oreille, etc.

La *marche* est lente et envahissante ; l'affection procède par poussées successives avec des périodes de repos plus ou moins longues. Peu à peu la respiration est gênée par l'envahissement des muscles thoraciques et le malade présente des bronchites répétées, des congestions pulmonaires qui peuvent être mortelles. La tuberculose pulmonaire ultime est fréquente. Quelquefois le processus s'arrête mais en laissant au sujet des infirmités définitives, plus ou moins accentuées. On aurait observé quelques guérisons (?).

Traitement. — On a tenté, à peu près sans succès, d'enrayer le processus par diverses médications (acides phosphorique ou chlorhydrique, hyosciamine, iodure de potassium. Par exception, on peut être appelé à extirper quelques tumeurs musculaires devenues trop volumineuses ou trop douloureuses.

§ 2. — Tumeur du sterno-cléido-mastoïdien chez les nouveau-nés.

On observe chez quelques nouveau-nés une tumeur, la plupart du temps ovoïde, pouvant être grosse comme une amande, qui siège dans la moitié inférieure du muscle sterno-cléido-mastoïdien, la plupart du temps dans le chef sternal; quelquefois elle occupe toute la longueur du muscle et même les deux chefs à la fois. Elle est plus fréquente à droite, exceptionnellement bilatérale. Elle est dure, élastique, non fluctuante, indolente spontanément mais sensible à la pression ou à la tension, mobile transversalement à la pression, recouverte de peau normale. La tête est en attitude de torticolis.

On a souvent fait confusion entre cette tumeur et une lésion syphilitique, qui serait possible d'après une observation de Taylor, mais est exceptionnelle et se reconnaît aux manifestations concomitantes.

L'évolution habituelle est la suivante : la tumeur commence presque toujours un peu après la naissance — entre 8 et 15 jours —, grossit jusque vers 6 semaines à 2 mois, puis se résorbe, pour avoir disparu vers le 3e ou 4e mois. Après cela persiste quelquefois un torticolis sterno-mastoïdien, mais d'ordinaire il n'en est rien, même si l'on n'a pas manipulé et massé le cou.

La plupart de ces enfants sont nés par le siège et de là la notion qu'il s'agit d'une lésion traumatique, d'une rupture interstitielle avec hématome (1), comme cela a parfois été vérifié par l'autopsie, ou par l'examen histologique de tumeurs enlevées chirurgicalement. Mais : 1° aucune autre rupture musculaire (même celles du sterno-mastoïdien lui-même chez l'adulte) n'a pareille évolution clinique; 2° histologiquement, la myosite interstitielle est le fait dominant. D'après Couvelaire (2), elle est même le fait initial. Mais les conditions étiologiques conduisent cependant à admettre l'intervention d'une action traumatique. Couvelaire se demande si les infections et intoxications maternelles, telles que la tuberculose, la syphilis, le saturnisme ne jouent pas un rôle.

Le *traitement* est nul, réserves faites sur la syphilis possible.

§ 3. — Torticolis des nouveau-nés (3).

Étiologie et pathogénie. — Le seul torticolis fréquent est celui qui est provoqué par la rétraction du sterno-cléido-mastoïdien. On l'observe plus volontiers à droite et chez les filles. Toutes réserves faites sur une exagération que je signalerai plus

(1) Gaudier (*Rev. orth.*, 1894, p. 287) a vu deux fois une rupture avec hématome se produire sous ses yeux à l'occasion d'un mouvement brusque (enfants de 20 jours et de 2 mois).

(2) Couvelaire, *Ann. gynéc.*, 1911, p. 1. Thèse de son élève Wapler, Paris, 1904-1905.

(3) Pour la bibliographie ancienne, voir Guyon, *Dict. enc. sc. méd.*, Paris, 1887 ; Ch. Walther, *Traité de chir.* (Duplay et Reclus), 2e éd., Paris, 1898.

loin, la lésion atteint surtout le chef sternal. Elle a été étudiée autrefois à quelques rares autopsies (Guyon et Contesse), de nos jours sur des pièces obtenues après opération à ciel ouvert (Volkmann et tous les auteurs modernes). A l'*œil nu*, le musle raccourci, inextensible, est blanc, dur, fibreux, aminci, criant sous le scalpel : cet état s'observe dans sa partie inférieure et remonte plus ou moins haut, quelquefois sur toute la longueur des deux chefs; il serait maximum au niveau d'un « noyau d'induration », sur lequel insiste Volkmann et au-dessus duquel la sclérose diminuerait peu à peu. La gaine musculaire est, elle aussi, dure, épaissie, rétractée, et quelquefois de même la gaine vasculaire, à laquelle elle peut adhérer.

Au microscope, on voit une sclérose interstitielle qui étouffe les fibres musculaires; celles-ci subiraient une dégénérescence cireuse dont la valeur sera indiquée plus loin.

On a dit parfois qu'il s'agit d'une *malformation congénitale*, en donnant comme argument les cas où il y a une malformation concomitante; ceux aussi où la déviation a été constatée dès la naissance, surtout quand en même temps on observe l'atrophie de la moitié correspondante de la face et du crâne, sur ceux enfin où l'hérédité paraît entrer en jeu. Mais tous les cliniciens affirment que les cas des deux premières catégories sont exceptionnels; quant à la coexistence chez plusieurs frères et sœurs, elle aussi est rare, et dans les quelques faits de ce genre que j'ai rencontrés, il y avait eu succession d'accouchements par le siège.

Il semble que le torticolis soit une *lésion acquise du muscle* (1) et non un arrêt de développement. Et depuis Stromeyer beaucoup d'auteurs ont invoqué une *action traumatique*, une déchirure interstitielle d'origine obstétricale : car il est certain que les trois quarts environ de ces enfants sont nés par le siège ; que chez bon nombre des autres l'accouchement fut difficile, avec ou sans forceps ; que par conséquent le cou a subi des tractions plus ou moins vives. Jamais on n'a constaté, dans ces conditions, les signes d'une rupture complète, mais on a admis que d'une rupture interstitielle résultait un épanchement sanguin, puis une myosite sclérosante progressive : en fait, l'évolution clinique du torticolis est d'habitude progressive et assez lente.

Mais on doit reconnaître qu'à tous les autres âges, dans toutes les autres régions, les ruptures interstitielles ne se compliquent pas ainsi de myosite scléreuse et de rétraction progressive; elles guérissent sans laisser de traces. Dès lors, n'est-il pas possible que la rupture soit favorisée dans sa production et influencée dans son évolution par une *myosite préalable* (2), de cause d'ailleurs le plus souvent inconnue? D'après Beely, Nové-Josserand et Viannay, la lésion musculaire (dégénérescence cireuse de Zenker, suivie de sclérose interstitielle) serait tout-à-fait comparable à celle de la *paralysie ischémique* de Volkmann (voy. p. 43); or si le tiers supérieur du muscle est irrigué par des rameaux artériels (a. supérieure, venue de l'occipitale) anastomosés largement entre eux, les artères sterno-mastoïdiennes moyennes (thyroïdienne supérieure) et inférieure (sus-scapulaire) sont grêles et presque « terminales », en sorte que leur circulation est facilement interrompue par certaines attitudes au cours de l'accouchement (Beely), par la rotation extrême ou l'élongation du cou (Nové-Josserand et Viannay), peut-être aussi par certaines attitudes et compressions *in utero*, par certains processus emboliques.

(1) On a parlé, sans jamais en fournir la preuve, d'une origine cérébrale (Nélaton) ou médullaire (Gallavardin et Savy), d'une contusion du spinal (Kempf).

(2) Un fait des plus intéressants est celui où Kuss (*Rev. orth.*, 1898, p. 61) ayant autopsié (diphtérie) un enfant atteint de torticolis gauche, a constaté une myosite légère du muscle droit. Il y a quelques faits exceptionnels (Bouvier, J. Guérin) de rétraction bilatérale. — Nové-Josserand et Viannay, *Revue d'orth.*, 1906, p. 397. La lésion au début (dégénérescence sans sclérose) se voit sur le chef claviculaire, moins atteint que le sternal. Aucun phénomène clinique ne cadre avec une myosite infectieuse localisée par le trauma (Mikulicz). — Goldbergh, Th. de Paris, 1911-1912.

Étude clinique. — La tête est inclinée du côté malade, se rapprochant ainsi de l'épaule, qui est élevée ; en outre, elle est en extension légère avec rotation telle que la nuque est tournée vers le côté malade et la face vers le côté sain. Dans le torticolis droit, par conséquent, la face regarde vers la gauche et un peu en haut. Au degré extrême, la difformité est telle que l'oreille touche l'épaule.

Du côté malade, le cou est raccourci, et la peau y fait des plis transversaux ; du côté opposé, il est allongé et tendu. Sur le sujet vu de dos, apparaît une scoliose cervicale, convexe vers le côté sain.

Dès que l'on tente de redresser la position vicieuse on est arrêté : on voit et on sent se tendre le muscle rétracté. Cela s'observe par les mouvements volontaires et surtout par les mouvements communiqués (1). Si au contraire on augmente l'inclinaison, la corde tout de suite se relâche, et tous les mouvements du rachis deviennent souples.

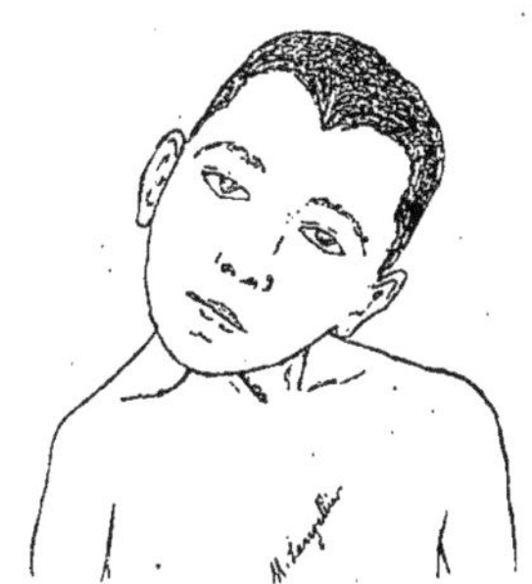

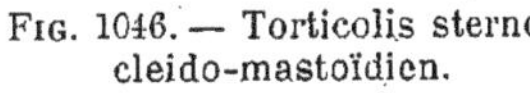
Fig. 1046. — Torticolis sterno-cleido-mastoïdien.

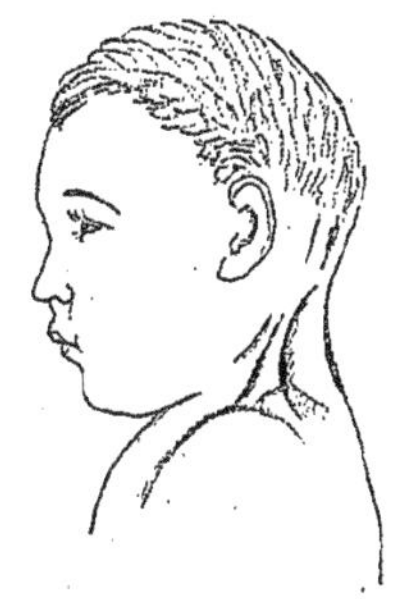

Fig. 1047. — Torticolis du trapèze.

La plupart du temps, la tension porte surtout sur le chef sternal, oblique en bas et en avant, depuis l'apophyse mastoïde jusqu'à la fourchette sternale, où il aboutit par une cordelette cylindrique et dure, nettement détachée ; et quelquefois en dehors de celle-ci, le chef claviculaire n'apparaît pas (2). Mais presque toujours la rétraction porte également sur le chef claviculaire, lame aplatie, séparée de la corde précédente par un creux en V. D'après Volkmann, on sentirait dans le muscle rétracté une sorte de noyau épaissi occupant son tiers inférieur ; je n'ai pas eu cette sensation.

Dans des cas fort exceptionnels, le chef claviculaire est seul atteint : et Malgaigne admettait qu'alors il y avait inclinaison pure de la tête, le chef sternal étant seul rotateur, ce qui est aujourd'hui reconnu erroné (3).

Toutes les parties molles du cou sont souples et normales, l'indolence est parfaite.

La face et le crâne sont déformés, d'une manière générale, par atrophie du

(1) D'après Phocas (*Rev. orthop.*, 1894, p. 38), certains nourrissons rachitiques prennent une attitude en torticolis, d'ailleurs très facile à redresser passivement.

(2) L'intégrité habituelle du chef claviculaire était admise autrefois sans conteste, un peu pour les besoins d'une cause spéciale : celle de la ténotomie sous-cutanée, qui n'est guère possible en toute sécurité que pour le chef sternal. Or l'examen clinique démontre qu'en réalité cette intégrité est rare, et même quand elle paraît réelle, dans nombre de cas on constate, après ténotomie du chef sternal, que la tension du claviculaire met obstacle au redressement complet. On a dit, encore, que le chef claviculaire ne subissait qu'un raccourcissement d'adaptation : proposition démontrée fausse par l'examen histologique (Guyon et Contesse) ; et d'ailleurs, si elle était exacte, l'élongation serait vite obtenue, tandis que la section du muscle est nécessaire.

(3) Maubrac, Th. de Bordeaux, 1883-1884.

côté rétracté. Pariétal et front sont aplatis, en « crâne oblique ovalaire » ; la joue est plate et raccourcie, la commissure labiale est abaissée. De même le sourcil, très oblique, et sous lui l'œil correspondant : mais l'angle externe des paupières tend à se relever, pour que restent parallèles les axes transversaux de ces yeux « en escalier » ; le nez est concave du côté malade (1).

La colonne cervicale est concave du côté rétracté, et au-dessous d'elle la colonne dorsale supérieure subit une courbe de compensation inverse. Par exception (Kirmisson en figure un exemple) une concavité dorsale prolonge la cervicale, et la compensation n'est que lombaire. Au degré extrême, dans des cas très accentués et très invétérés, il se produit une incurvation à triple courbure, par compensation de haut en bas (voy. p. 216). Mais s'il n'y a pas prédisposition ostéo-articulaire concomitante, cela n'aboutit que rarement, et très tard, à la scoliose proprement dite ; il n'y a ni déformation des corps vertébraux, ni gibbosité costale, et le redressement est immédiat après correction de l'attitude vicieuse (2).

Un torticolis a coutume de s'aggraver progressivement pendant la période de croissance, mais sans causer de troubles fonctionnels. On parle quelquefois, il est vrai, de gêne de la déglutition, de difficulté pour parler longtemps ou pour chanter. Une fois la croissance achevée, le redressement complet, et surtout la correction de l'atrophie cranio-faciale sont aléatoires.

Le DIAGNOSTIC comporte les étapes suivantes : 1° *y a-t-il torticolis* (torticolis simulé, reconnu à ce qu'il y a toujours des contractions bilatérales) ; 2° le torticolis *est-il chronique;* 3° est-il *musculaire; 4° y a-t-il contracture ou rétraction;* 5° *quel est le muscle rétracté ?*

L'existence et la chronicité sont jugées tout de suite, et tout de suite aussi on apprend si la difformité est ancienne, remonte sinon à la naissance, au moins à la première enfance. D'un coup d'œil encore, on voit si la tête est déviée par la traction d'une cicatrice vicieuse (torticolis cutané).

On méconnaît quelquefois un *torticolis ostéo-articulaire chronique*, par raideur ou ankylose, d'origine tuberculeuse ou autre, de la colonne cervicale (voy. pp. 329 et 555). Mais en pareil cas un observateur attentif trouvera presque toujours une modification de la nuque (élargissement, effacement de la fossette sous-occipitale, saillie épineuse), et surtout constatera que la gêne des mouvements est la même quand il relâche la corde musculaire. Il est d'ailleurs presque sans exemple que l'attitude soit alors exactement celle du torticolis par action d'un

(1) On a donné de ces déformations certaines explications par action musculaire (Dieffenbach, Witzel, Falkenberg) que j'avoue ne guère comprendre. Il est plus clair (mais pas certain) d'admettre un défaut d'irrigation cranio-cérébrale par insuffisance de la circulation carotidienne (Bouvier, P. Broca), l'artère étant coudée par l'inclinaison du crâne et rétrécie par sclérose de sa gaine; cela va avec une légère hypothermie (0°,4 environ, Weiss). L'atrophie porte en même temps sur l'hémisphère cérébral (P. Broca). En tout cas, il semble que, sauf exception (comme un cas de Meinhardt Schmidt, où atrophie et torticolis furent constatés dès la naissance et d'ailleurs disparurent spontanément assez vite), ce soit une conséquence mécanique, secondaire, de l'attitude vicieuse; car : 1° on en observe autant après certains torticolis invétérés mais sûrement acquis ; 2° crâne et face reprennent forme normale après cure du torticolis, si elle n'est pas trop différée.

(2) On connaît la classique autopsie de Bouvier sur une jeune fille de 22 ans, morte de fièvre typhoïde ; on n'a constaté qu'un léger amincissement du corps de l'axis à droite. On a décrit quelques cas d'ankylose : il s'agit évidemment de confusion avec des processus d'ostéo-arthrite et torticolis symptomatique.

muscle : en particulier il y a presque toujours flexion directe et peu ou pas de rotation. Et l'on établit ainsi le diagnostic même quand manquent les commémoratifs sur l'évolution, même sans radiographie. Pour l'*omoplate élevée*, voy. p. 697.

Le *torticolis articulaire aigu* est souvent attribué à tort à une contracture musculaire rhumatismale ; la douleur aux mouvements communiqués et à la pression sur une articulation cervicale sont caractéristiques (voy. p. 329).

Je ne mentionnerai que pour mémoire les *torticolis musculaires aigus*, par contracture, observés dans deux conditions principales.

Chez les enfants *hystériques* (1), d'abord, il se rencontre quelquefois ; mais presque toujours il débute brusquement, est rarement en attitude sterno-mastoïdienne pure, et le sujet, ignorant en pathologie, résiste à l'augmentation de la difformité aussi bien qu'aux tentatives de redressement. Mêmes considérations pour les simulateurs, qui d'ailleurs ne maintiennent guère la permanence de la difformité. Ces contractures cèdent toujours vite à l'extension continue (2).

L'autre cas est celui des *inflammations* cervicales (adénophlegmon carotidien, mastoïdite, amygdalite). Pendant la période aiguë, on ne s'y trompera pas, la lésion causale ayant ses signes locaux caractéristiques. Presque toujours il s'agit d'un torticolis passager, d'une attitude vicieuse (3), pour diminuer la douleur par relâchement de la tension musculaire ; mais quelquefois il persiste, et si cela peut tenir simplement à l'habitude, il est des cas où la gaine du muscle, puis le muscle lui-même sont atteints de myosite, puis de sclérose (4). Presque toujours, si l'on intervient d'assez bonne heure, le cou se rectifie et s'assouplit par quelques jours d'extension continue; mais par exception, dans les cas anciens, la ténotomie peut devenir nécessaire. La symptomatologie est alors identique à celle du torticolis dit congénital, et comme celui-ci peut ne se manifester avec évidence qu'assez tard, on conçoit la difficulté lorsque cette myosite acquise en bas âge a eu pour origine une adénite non suppurée, dont on ne voit pas la marque cicatricielle.

Je n'ai jamais observé le *torticolis paralytique* (5).

Lorsque l'on a diagnostiqué un *torticolis dit congénital* par rétraction, on détermine sans peine : 1° par l'attitude; 2° par la corde que l'on fait tendre en redressant la tête, si le muscle en jeu est le sterno-mastoïdien, et lequel de ses chefs. Et par là on reconnaît les quelques cas, fort exceptionnels, où sont en jeu d'autres muscles, tels que l'angulaire ou le trapèze (6).

Traitement. — Chez le nourrisson, on vient souvent à bout des cas légers par les manipulations redressantes et le massage du muscle.

(1) A. BROCA et HERBINET. *Nouv. icon. Salp.*, 1905, p. 443.

(2) Le *torticolis intermittent, spasmodique*, n'est pas une maladie de l'enfance. Sur des *absences congénitales des muscles du cou*, Voy. KREDEL, *Deut. Zeit. f. Chir.*, 1900, t. LVI, p. 398.

(3) Une attitude vicieuse prolongée peut-elle, sans inflammation, aboutir à la rétraction (torticolis des petits-maîtres, torticolis oculaire de Cuignet) (?).

(4) A. BROCA, *Presse méd.*, 1908, p. 585. On parle de cas analogues par adénite tuberculeuse : je n'en ai jamais observé.

(5) Un cas de HERNAMAN et JOHNSON, *Brit. med. Journ.*, 1911, t. II, p. 51.

(6) J'ai vu un cas de torticolis, probablement congénital, par rétraction du faisceau supérieur du trapèze (fig. 1017). Je crois que Delore a singulièrement exagéré l'importance du « torticolis postérieur ». On a parlé du peaucier (?).

A partir du deuxième âge, ces moyens échouent presque toujours et il faut recourir à la *ténotomie*. Celle-ci n'était jamais pratiquée autrefois que par la *méthode sous-cutanée :* avec le ténotome pointu, on ponctionne au côté externe de la *corde sternale* et on sectionne celle-ci — tendue passivement par un aide — au ténotome mousse. La plupart des chirurgiens introduisent cet instrument à plat entre la peau et le tendon puis le retournent pour couper d'avant en arrière; quelques-uns l'introduisent derrière le tendon. Il est dangereux de s'attaquer à la gaine, en rapports intimes avec carotide primitive et jugulaire interne. Quelquefois, on blesse la jugulaire antérieure, que cependant on repère presque toujours sans peine en la remplissant de sang par expression de haut en bas. Les complications opératoires (lésion de la jugulaire externe et même de la jugulaire interne) appartiennent à la *section sous-cutanée du chef claviculaire*, quand celle-ci est complète, va jusqu'au bord postérieur du muscle. Or, quoi qu'on en ait dit autrefois, la rétraction de ce chef est habituelle. On peut, il est vrai, rompre à la fois la gaine profonde et les fibres postérieures du chef claviculaire en portant brusquement la tête au contact de l'épaule du côté sain. Et l'on complète le résultat par un appareil plâtré, puis par le port d'un appareil redresseur à traction continue, des liens élastiques étant ajustés entre un bandeau occipito-frontal et un corset cervico-thoracique, enfin par des manipulations et massages (1).

Ces dangers et ces soins prolongés font que, depuis l'antisepsie, beaucoup d'opérateurs, à la suite de Volkmann, préfèrent la *section à ciel ouvert* (2). Celle-ci se pratique par une incision de 2 centimètres environ, soit transversale à environ 1 centimètre au-dessus du sternum, soit longitudinale entre les deux chefs : on divise ainsi sans danger et le muscle tout entier et sa gaine. Pendant les huit jours nécessaires à la cicatrisation, on soumet la tête à l'extension continue, dirigée obliquement vers le côté sain ; et d'après mon expérience tout appareillage ultérieur est inutile; on peut même presque toujours se passer du massage.

L'inconvénient de la méthode est dans la cicatrice, ce qui a de l'importance chez les filles. On a conseillé, pour qu'elle soit facile à cacher sous les cheveux, d'inciser transversalement au-dessous de la pointe de l'apophyse mastoïde : deux fois, chez des filles assez âgées, il est vrai, je n'ai pas vu en opérant la limite entre la gaine musculaire sclérosée et la gaine vasculaire adhérente, et j'ai blessé la jugulaire interne, ce qui a nécessité le tamponnement de la plaie. Après cet essai, je suis donc revenu à l'incision inférieure. Chez les filles, le mieux est peut-être de tenter l'opération sous-cutanée, en étant prêt à fendre la peau si le redressement est incomplet ou si un hématome se produit.

L'*extirpation complète du sterno-cléido-mastoïdien* [Mikulicz (3)] ne saurait être érigée en principe ; mais elle peut être utile dans certains cas invétérés.

Par exception, la scoliose peut nécessiter un traitement ultérieur.

(1) Desfosses, *Presse méd.*, 20 sept. 1911, p. 947 ; Lamy, *Gaz. hôp.*, 1912, p. 2081.

(2) P.-E.-M. Duval, Monogr. (37 fig.), G. Steinheil, Paris, 1891. J'ai fait publier une série d'observations (à longue échéance) par Osten, Th. de Paris, 1896-1897 ; voir aussi *Journ. des prat.*, 1905, pp. 205 et 401.

(3) Nové-Josserand la croit un peu supérieure à la ténotomie à ciel ouvert ; Thiers, Th. de Lyon, 1904-1905. Gaudier (*Écho méd. Nord*, 1909, p. 121) reconstitue le muscle avec une tresse de soie. Ricard, Th. de Montpellier, 1907-1908. L. Rousseau, *Rev. orth.*, 1906, p. 46 (obs. de Quénu). — Roux et Gallerand (*Marseille méd.*, 1907, p. 409) ont fait dans un cas très accentué (fille, 14 ans) la greffe du sterno-mastoïdien dans le trapèze.

CHAPITRE II

CRANE ET RACHIS

I. — LÉSIONS TRAUMATIQUES

Les lésions traumatiques du rachis sont très rares et ne méritent aucune description spéciale. Au crâne, les lésions des *parties molles* sont sans intérêt : il est inutile d'insister sur les « bosses » que les enfants se font en tombant. A la région pariétale, ces épanchements sous-périostés répondent plus souvent qu'on ne le pense à une fissure de l'os sous-jacent. On se souviendra qu'autour de la collection, dont le centre reste dépressible, se forme une induration annulaire un peu saillante, et que cela peut faire croire à un enfoncement osseux.

§ 1. — Fractures obstétricales du crâne.

On a beaucoup discuté sur la possibilité de fractures, quelquefois mortelles, produites par chute du fœtus sur la tête lorsque la mère, brusquement surprise, accouche debout en quelques minutes. Le problème intéresse le médecin légiste et non le chirurgien, car, même si l'on admet la possibilité de cet accident, il est certain que presque toujours c'est une explication destinée à cacher un infanticide (1). Dans l'accouchement spontané, on observe une lésion spéciale, le céphalématome, par exception un enfoncement. L'accouchement au forceps est responsable soit d'enfoncements, soit même, dans les bassins rétrécis, de délabrements cranio-cérébraux très graves.

1° **Céphalématome** (2). — Étude clinique. — Dans sa forme typique, le céphalématome est une tumeur qui chez le nouveau-né, de préférence chez le garçon et chez l'enfant gros de primipare, se constitue au niveau de l'angle postéro-supérieur du pariétal, à droite plus souvent qu'à gauche. Elle apparaît d'ordinaire peu après la naissance, quelquefois seulement au bout de deux ou trois jours (3) et s'accroît pendant quelques jours pour arriver, en moyenne, au volume d'une demi-mandarine; elle ne franchit jamais la ligne médiane. Arrondie, indolente, fluctuante, recouverte d'une peau normale, elle est d'abord molle, peu tendue, et

(1) Pujol, Th. de Toulouse, 1903-1904.
(2) Bioche, Th. de Paris, 1899-1900.
(3) Les « céphalématomes tardifs » sont douteux. Il s'agit soit d'abcès sanguinolents par ostéite, soit de céphalhydrocèles (voy. p. 772).

en la déprimant au centre, on arrive au contact de l'os sous-jacent. Puis elle s'entoure d'un bourrelet induré, au niveau duquel on perçoit quelquefois de la crépitation parcheminée ; le centre reste mou, mais le doigt qui le déprime ne sent plus l'os, et on a l'impression, erronée, d'un enfoncement osseux.

Les troubles fonctionnels sont nuls, et malgré l'assertion inverse de quelques auteurs anciens, il s'agit d'une lésion bénigne, se terminant presque invariablement, en un mois à six semaines, par résolution.

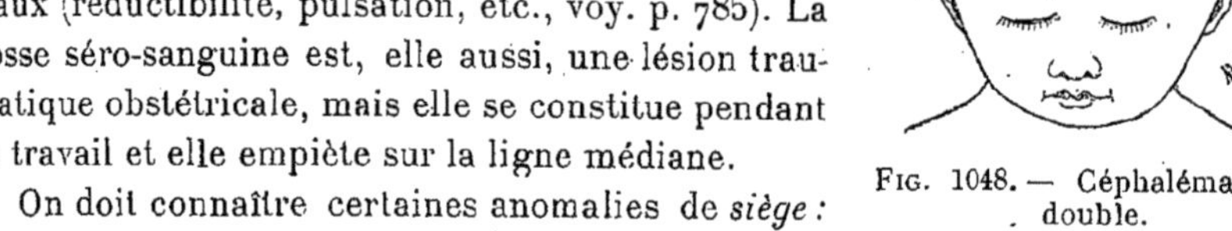

Fig. 1048. — Céphalématome double.

Le *diagnostic* est presque toujours évident et dans cette forme on ne peut songer ni aux kystes dermoïdes, ni aux encéphalocèles, dont le siège est médian; en outre, l'encéphalocèle a des caractères spéciaux (réductibilité, pulsation, etc., voy. p. 785). La bosse séro-sanguine est, elle aussi, une lésion traumatique obstétricale, mais elle se constitue pendant le travail et elle empiète sur la ligne médiane.

On doit connaître certaines anomalies de *siège :* il n'y a pas de région où le céphalématome ne soit possible ; à la région occipitale (1), il est quelquefois médian. On a noté la *multiplicité*, et quand les deux angles pariétaux sont atteints, un sillon médian s'enfonce entre les deux tumeurs (fig. 1048).

Nature. — On a reconnu depuis longtemps que la cause est le trauma obstétrical, par une contusion spontanée du pariétal droit contre le bassin, le fœtus étant en position occipito-iliaque gauche, d'où l'influence du volume, et par conséquent du sexe de l'enfant. L'épanchement siège entre le périoste et l'os, lequel au bout de quelques jours devient un peu poreux et rugueux ; mais quoi qu'on en ait dit autrefois, cette raréfaction est secondaire, et le céphalématome n'est pas le résultat d'une ostéite. Depuis les recherches de P. Broca (2) sur l'ossification du pariétal, on sait qu'il s'agit d'une fissure qui se produit entre des travées osseuses non encore solides, près de la suture sagittale, et qui se complique de la rupture d'une veinule perforante.

Cette fracture est presque toujours fort petite. Mais par exception elle peut être plus sérieuse, s'accompagner même d'un épanchement intracranien qui comprime le cerveau : ce *céphalématome interne* (3) est grave, en raison des accidents cérébraux concomitants, et il ouvre la série des véritables fractures obstétricales du crâne.

Le sang épanché se coagule avant de se résorber, surtout dans l'angle dièdre de jonction entre le périoste décollé et l'os ; et il se produit, en outre, une prolifération de la couche sous-périostée, avec ossification partielle : c'est ce qui nous explique le bourrelet et la crépitation parcheminée. Par exception, toute la face profonde du périoste s'ossifie, et Lannelongue a vu un gros céphalématome dont le casque osseux formait comme un second crâne surajouté au premier.

Traitement. — On a conseillé autrefois la ponction et même l'incision. En réalité, ces méthodes seront réservées aux cas, tout à fait exceptionnels, où la

(1) Fau, Th. de Toulouse, 1899-1900; Audebert et Gilles, d'après *Prov. méd.*, 1907, p. 24.

(2) P. Broca, *Soc. anthrop.*, Paris, 1875, p. 326 ; Ch. Féré, *Rev. de méd. et de chir.*, 1880, p. 112.

(3) Très exceptionnellement, il y a déchirure de la dure-mère et céphalhydrocèle (voy. p. 772). Je citerai un cas de Kirmisson, *Soc. péd.*, Paris, 1899, p. 51; sans forceps.

résorption est traînante ; à ceux, non moins exceptionnels, où l'on constate des troubles cérébraux. Dans l'immense majorité des cas, on n'a qu'à protéger la tumeur avec un peu d'ouate. Si on constate que la face profonde du périoste s'ossifie, on écrase cette coque au bout de deux à trois semaines, mais cela aussi est tout à fait exceptionnel.

2° **Enfoncements.** — Le crâne du fœtus à terme est constitué d'écailles osseuses mobiles les unes sur les autres : il se déforme en passant, pendant l'accouchement, dans la filière pelvienne, mais il est rare que les angles et saillies de celle-ci y marquent leur empreinte. La chose est possible, par compression sur le promontoire. La plupart des enfoncements obstétricaux sont dus à la pression directe de cuillers de forceps, surtout lorsque l'application a été irrégulière; leur siège de prédilection est la région fronto-temporale (1). Les rétrécissements du bassin sont une prédisposition évidente.

Anatomiquement, il peut se produire de la sorte un enfoncement sans fracture, « en balle de celluloïd », de cette écaille osseuse très élastique et dont les bords sont mobiles. Mais aussi une vraie fracture à fragments triangulaires restant engrenés est possible : c'est ce que j'ai constaté dans le seul cas que j'aie opéré.

Il est de règle : 1° que l'enfant ne présente aucun trouble cérébral; 2° que l'enfoncement se redresse de lui-même en 8 à 15 jours. Aussi n'a-t-on presque jamais à intervenir chirurgicalement. Mais dans les conditions inverses des deux précédentes, on opérera. C'est ce que j'ai fait dans un cas où la dépression, sans troubles fonctionnels, persistait au quinzième jour. Il me paraît mauvais de laisser le cerveau subir pendant longtemps cette compression. D'ailleurs, il est certain que des attritions cérébrales, sans phénomène ultérieur apparent, sont plus souvent qu'on ne le pense la cause de paralysies ultérieures, de convulsions, de dégénérescences scléreuses et kystiques de l'écorce, d'épilepsie, etc.

Pour relever l'enfoncement (2), Kœberlé a conseillé de le solliciter par une ventouse; Tapret, de l'attirer après y avoir vissé un tire-fond. Dans l'état actuel de la chirurgie, il est préférable d'inciser, d'essayer de relever avec un instrument passé sous une étroite trépanation et de trépaner largement si on ne réussit pas de la sorte (3). C'est ce que j'ai dû faire une fois, et l'os s'est reproduit.

Depuis quelques années, on a conseillé d'évacuer par ponction lombaire (Devraigne, Cathala, Jeannin, Bonnaire), par incision de la fontanelle (Channing, C. Simmons), par trépanation même (H. Cushing) les hémorragies méningées produites par trauma obstétrical, quelquefois d'ailleurs sans fracture (4). Les documents font défaut sur l'avenir de ces opérés.

(1) Les fissures concomitantes sont rares, ce qui s'explique par la mobilité des sutures largement membraneuses. Fruhinsholz (*Rev. méd. Est*, 1905, p. 185) relate un cas très exceptionnel de fissure de l'occipital.

(2) A. Galichon, Th. de Lyon, 1908-1909; Servel, Th. de Lyon, 1900-1901 ; Viannay, *Loire méd.*, 1912, p. 147.

(3) Commandeur insiste sur l'utilité d'aborder l'enfoncement par sa partie supérieure, où les os sont très peu vascularisés.

(4) Revue de Lance, *Gaz. hôp.*, 1912, p. 334 (bibliogr.).

§ 2. — Fractures du crâne après la naissance (1)

Les *conditions anatomiques de la résistance du crâne* se modifient peu à peu depuis la naissance jusqu'à l'âge adulte, où les pièces de la boîte osseuse sont pratiquement comme soudées entre elles. On peut dire que chez le nourrisson, tant que la grande fontanelle n'est pas soudée, l'analogie est étroite avec ce que nous venons de voir chez le fœtus : l'élasticité de chaque os est grande, et de plus chacun réagit pour son compte. C'est à partir de l'âge de 18 mois à 2 ans, plus tard si l'enfant est rachitique, que les os se solidarisent et que les types des fractures se rapprochent de ceux que l'on observe chez l'adulte. Mais même à la fin de l'enfance, au début de l'adolescence, ces fractures ont des caractères particuliers, parce que les os sont fort élastiques, parce que les sutures ont encore du jeu. A 15 ans, nous dit Manouvrier, le crâne est à peu près à son volume définitif, et cependant il pèse beaucoup moins que celui de l'adulte : il n'a pas encore pris toute son épaisseur. En outre, la base présente, chez l'enfant, des soudures fibrocartilagineuses qui, chez l'adulte, sont osseuses : il y en a une entre le rocher et l'écaille temporale jusqu'à 3 ou 4 ans, entre la masse latérale de l'occipital et l'apophyse basilaire jusqu'à 7 à 8 ans, entre le sphénoïde et cette même apophyse jusqu'à 15 ou 16 ans; il y a continuité osseuse, au contraire, entre l'écaille du frontal et la voûte orbitaire.

Il semble que l'élasticité du crâne permette plus facilement chez l'enfant que chez l'adulte des lésions cérébrales sans fracture (2), soit au point d'application de la force, soit au point diamétralement opposé. Et d'ailleurs, un caractère commun à toutes les variétés que nous allons étudier est dans la fréquence et l'intensité de l'attrition cérébrale concomitante. Celle-ci paraît assez bien supportée par les enfants, et l'on s'accorde à reconnaître que dans le jeune âge les fractures du crâne avec plaie sont relativement bénignes. Mais il ne s'agit que du pronostic immédiat, et il semble, au contraire, que sur ce cerveau en évolution les conséquences ultérieures [formations kystiques (3); accidents épileptiques] soient plus à craindre. Je me borne à mentionner ce fait, intéressant surtout pour la pathologie de l'adulte, et je n'étudierai que les particularités anatomiques et cliniques immédiates des fractures sans plaie : fractures fréquentes par chute d'un lieu élevé (arbre, fenêtre) et observées surtout en été.

Particularités anatomiques et cliniques. — Les *fissures de la voûte* (4) sont généralement simples et plutôt rectilignes, rarement rameuses; leur direction est tantôt transversale, avec tendance à l'obliquité en bas et en arrière, tantôt longitudinale, avec tendance à passer à la voûte orbitaire. La propagation à l'orbite est fréquente (5); au rocher, elle l'est moins, mais on a sûrement exagéré sa rareté : Kirmisson l'a observée sur un sujet de 2 ans et demi. D'après mon expérience, la fracture longitudinale du rocher (otorrhagie) est beaucoup plus fréquente que la transversale (écoulement de sérosité) (6); d'où la bénignité relative du pronostic.

(1) J'ai fait publier une série de faits par Poirier, Th. de Paris, 1897-1898. On se documentera dans Gasne, Th. de Paris, 1905-1906.

(2) Dans ce dernier cas, il faut peut-être faire intervenir la « compression hydraulique », dont Braun a parlé pour les plaies de tête par arme à feu. Cairon, Th. de Paris, 1888-1889.

(3) Courteville, Th. de Lille, 1900-1901; Hartmann, *Soc. chir.*, 1912, p. 1215; Ch. Julliard, (rapport par Auvray, bibliogr.), *Soc. de chir.*, Paris, 1913, p. 334.

(4) L'absence de sinus frontal fait qu'à ce niveau les fractures non pénétrantes ne s'observent pas chez l'enfant.

(5) Le passage à la voûte nasale est fréquent et la méningite est alors très à craindre. — Perforation de la voûte orbitaire, par chute sur un crayon d'ardoise, Gallemaertz, *Acad. roy. med. Belgique*, 30 sept. 1911, 4e série, t. XXV, p. 732.

(6) J'ai observé deux cas d'arrachement de la pointe du rocher avec paralysie tardive et

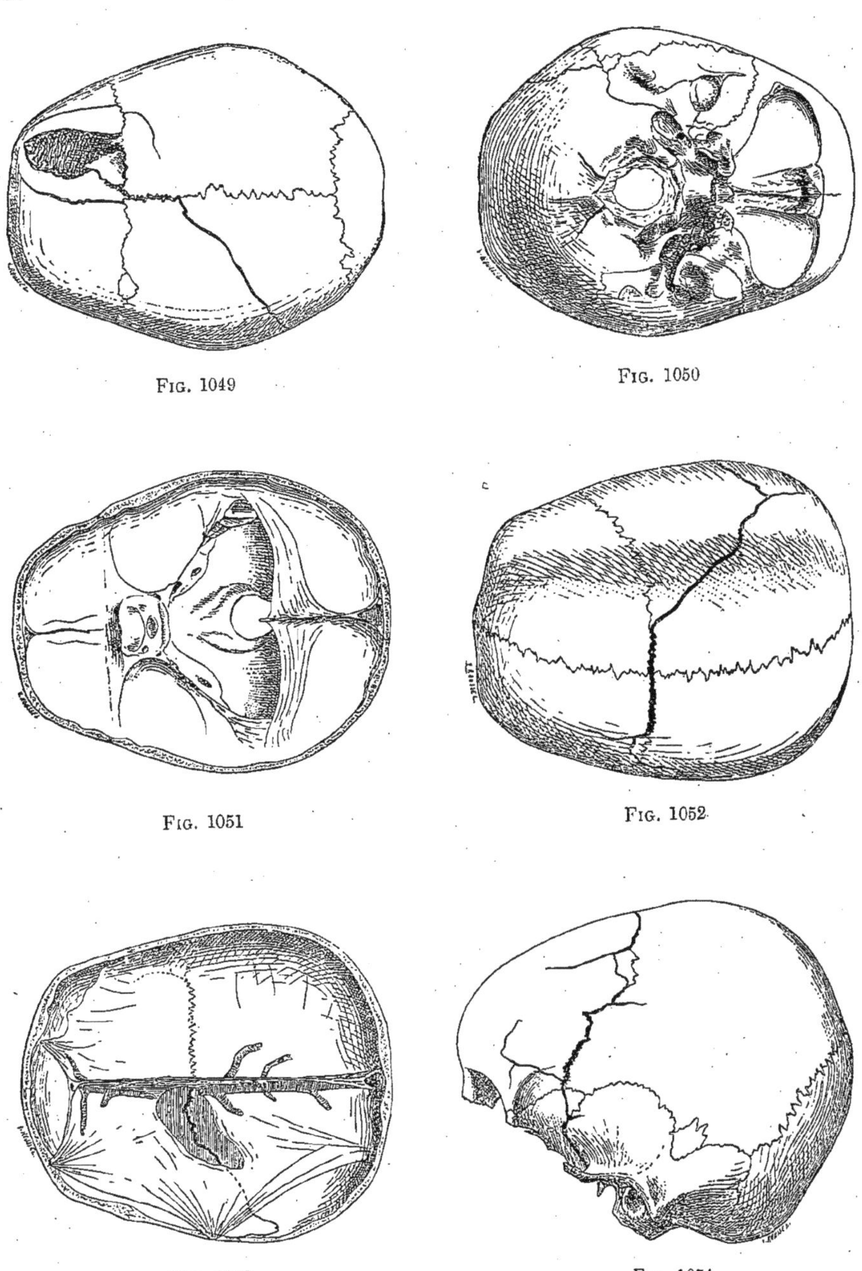

FIG. 1049

FIG. 1050

FIG. 1051

FIG. 1052

FIG. 1053

FIG. 1054

Fractures du crâne chez l'enfant (thèse de mon élève POIRIER). Fig. 1049 et 1050 : enfoncement du frontal ; éclatement de la voûte avec disjonction partielle de la suture sagittale ; rien au sinus, rien à la base. Fig. 1051 : rupture du sinus latéral droit, sans fracture. Fig. 1052 à 1054 : Fissure de la voûte ayant traversé la suture sagittale avec disjonction partielle des sutures fronto-pariétales et déchiré au passage le sinus longitudinal. De

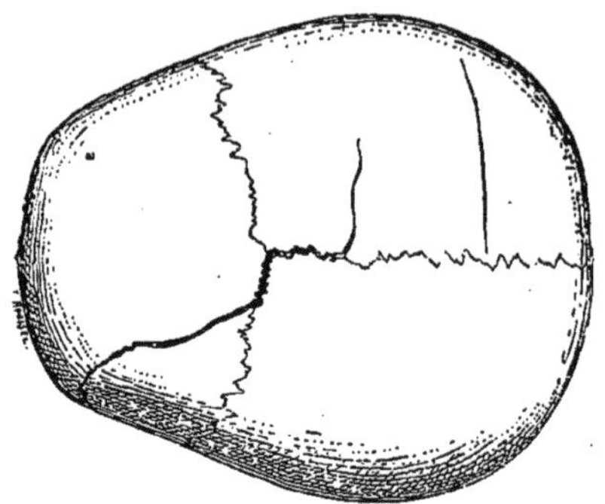

FIG. 1055.

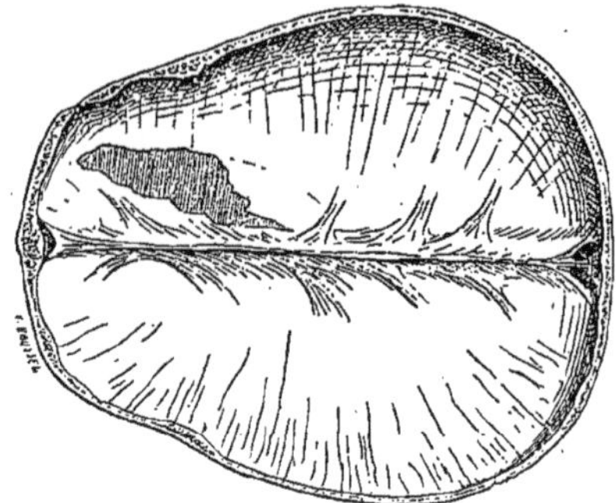

FIG. 1056.

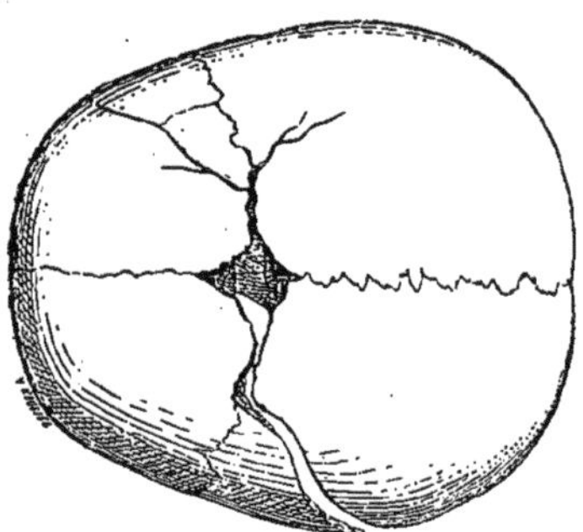

FIG. 1057.

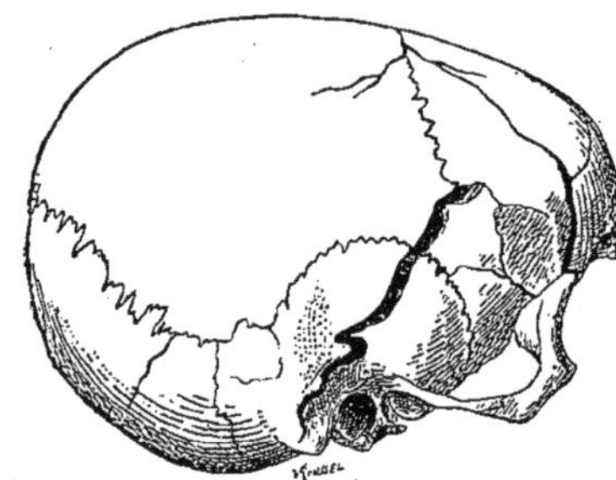

FIG. 1058.

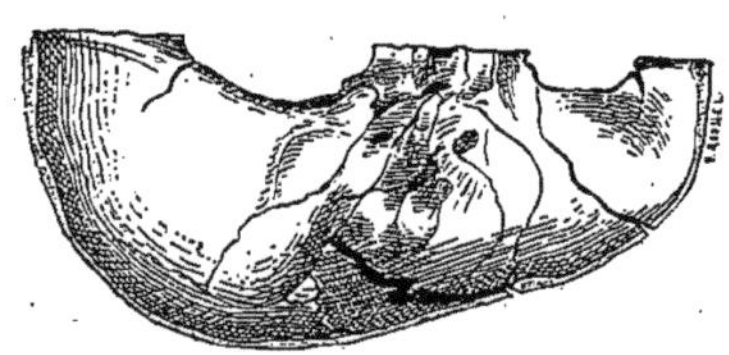

FIG. 1060.

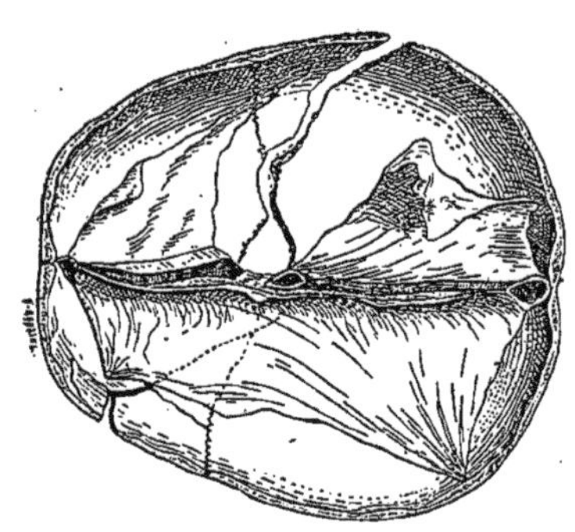

FIG. 1059.

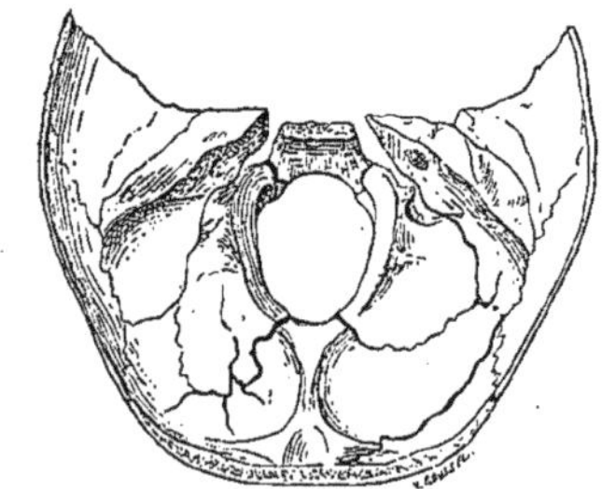

FIG. 1061.

même (sans déchirure de la dure-mère) sur les fig. 1055 et 1056, où il y a disjonction à la fois de la sagittale et de la fronto-pariétale. De même encore fig. 1057 à 1060, où il y a en outre irradiation à la base. Fig. 1061 : fracture de l'occipital chez une fille de 20 mois.

La *disjonction des sutures* — vue à toutes les sutures, y compris la métopique qui se soude à 2 ans et se marque encore vers 7 à 8 ans par une échancrure à chaque bout — est une particularité anatomique de l'enfance. On l'observe d'ordinaire avec d'autres fractures plus ou moins graves, mais elle peut devenir dominante. Tandis que, chez l'adulte, la plupart du temps une fissure passe d'un os à l'autre sans se dévier, chez l'enfant il n'est pas rare que, à la suture sagittale en particulier, elle se coude en baïonnette, empruntant sur une longueur variable le trajet de la suture disjointe.

Le jeune âge est celui des *enfoncements sans plaie*. La plupart du temps, il s'agit d'un enfoncement avec fracture rayonnée, les fissures ne se propageant qu'à courte distance; l'embarrure est exceptionnelle. On a contesté la possibilité, après la naissance, de la dépression «en balle de celluloïd», sans fissure, produite par chute sur un objet mousse mais limité; il y en a cependant quelques observations probantes dues à Volkmann, à Chipault sur des nourrissons, à Fontoynont sur un enfant de 4 ans. Dans ce dernier cas, l'enfant fut trépané à cause de crises convulsives et les deux tables de l'os ont été examinées.

Ces enfoncements ont pour lieu d'élection la bosse pariétale droite, ce qui explique la fréquence relative avec laquelle ils s'accompagnent de troubles moteurs, paralytiques ou convulsifs, précoces ou tardifs. Ils se relèvent parfois d'eux-mêmes, mais bien moins que les obstétricaux : quand ils persistent pendant quelques jours, le mieux est de trépaner, même s'il n'y a pas de troubles cérébraux actuels. Ceux-ci sont une indication à l'opération immédiate.

Le fait anatomo-pathologique le plus important chez l'enfant est que la fissure en apparence la plus simple, la plus nette se complique très souvent d'une *déchirure de la dure-mère* et d'attrition cérébrale. Quand, pour un motif quelconque, on opère ces sujets, on voit que les deux lèvres de la fissure osseuse chevauchent un peu en épaisseur, et entre elles on voit s'engager de la substance cérébrale contuse. La dure-mère est coupée net et ne se décolle presque jamais; le périoste, au contraire, reste la plupart du temps continu, et sous lui se collecte du liquide céphalo-rachidien plus ou moins teinté de sang. C'est ce que l'on appelle la *céphalhydrocèle traumatique*.

La compression du cerveau, par épanchement entre l'os et la dure-mère décollée, est tout à fait exceptionnelle (1) : je n'en ai observé qu'un cas, et le sang venait d'une artériole de la dure-mère; je n'ai jamais vu la rupture de la méningée moyenne et je n'en ai jamais observé les symptômes.

Peut-être les épanchements sanguins intra-craniens par déchirure des sinus de la dure-mère sont-ils moins rares que chez l'adulte (2).

passagère, probablement par épanchement sanguin, du moteur oculaire externe; dans un de ces cas, il y eut des accidents analogues du côté du facial et du glosso-pharyngien (A. Broca et Desplas, *Rev. de chir.*, 1912, t. XLVI, p. 349). Ces paralysies tardives et passagères semblent plus fréquentes chez l'enfant. Il faut signaler les *enfoncements et fissures du conduit auditif* par la mâchoire, dans une *chute sur le menton*. Cette lésion, le plus souvent unilatérale, souvent accompagnée de commotion cérébrale, a pour symptôme une *otorrhagie* qui peut faire penser à une fracture du rocher; mais on voit le tympan intact. Elle a pour conséquence possible une *ankylose temporo-maxillaire* (voy. p. 847).

(1) Voy. par exemple, Lebrun, *Rev. mens. mal. enf.*, 1902, p. 254. Cette rareté est en rapport avec la fréquence de la déchirure de la dure-mère.

(2) Cette rupture est possible sans fracture (fig. 1051). Je signalerai, à ce propos, la for-

Chez l'enfant surtout s'observent les épanchements intra-duremériens par attrition corticale, avec symptômes tardifs et lents de compression cérébrale (1).

Consolidation. — La plupart des fissures de la voûte se consolident chez l'enfant comme chez l'adulte, mais quelques-unes subissent une évolution spéciale : elles peuvent non seulement rester ouvertes, mais même s'élargir. Ce fait s'observe presque exclusivement chez le nourrisson, et chez l'enfant plus âgé s'il est rachitique.

On observe alors, plus ou moins longtemps après l'accident, une fente rectiligne ou incurvée, parfois de forme irrégulière, qui peut être longue de 10 à 12 centimètres et large de 5 à 6 mm. Ses bords sont d'ordinaire amincis, usés, non dentelés, lisses vers la table interne, usés en biseau et parfois hyperostosés sur la table externe. Le fond est comblé par une membrane fibreuse, où se fusionnent dure-mère et périoste, quelquefois contenant par places quelques plaques osseuses ou cartilagineuses; cette membrane adhère fortement aux bords osseux.

Sous cette membrane, le cerveau est tantôt intact, tantôt sclérosé, adhérent, atteint de dégénérescence kystique, de fausse porencéphalie lorsqu'une corne ventriculaire a été lésée et ouverte par le trauma initial (2). Dans quelques cas, assez rares, cette membrane se laisse soulever par une méningocèle ou une encéphalocèle secondaire.

Weinlechner a d'abord pensé (1884) que cette évolution avait pour condition anatomique obligatoire une déchirure primitive de la dure-mère avec céphalhydrocèle traumatique, l'adhérence de la dure-mère et du cerveau aux bords de la fissure empêchant la fermeture de celle-ci ; et de Quervain insiste sur le rôle de la dure-mère qui, piquée par les dentelures osseuses, s'éverse et met obstacle à la formation du cal (3). Mais Weinlechner a reconnu (1897) que la dure-mère peut fort bien n'avoir pas été déchirée, ou tout au moins s'être régulièrement cicatrisée ; et il faut incriminer le développement des os du crâne (4). Mais alors doit intervenir un processus pathologique, pour que la soudure osseuse ne s'effectue pas en quelques jours, ce qui couperait court à toute possibilité d'élargissement ultérieur de la fente. Pour cela semble intervenir le rachitisme avec craniotabes : la pression excentrique du cerveau et le développement osseux font le reste (5). L'élargissement a coutume d'aller assez vite pendant les premières semaines, puis de se ralentir ; et on peut même observer l'ossification secondaire ; mais l'aggravation progressive pendant des années est possible (Bayerthal, *Beitr. z. kl. Chir.*, 1890, t. VII, p. 367).

Céphalhydrocèle traumatique des nourrissons (6). — On nous présente quel-

mation possible d'une tumeur sanguine communiquant avec le sinus longitudinal supérieur, quoique je n'aie jamais observé cette lésion (Dupont, Th. de Paris, 1858, n° 78).

(1) Leclerc, Th. de Paris, 1895-1896 (et A. Broca, *Soc. chir.*, 1905, p. 309) ; Amice, Th, de Paris, 1896-1897 ; Lenormant, *Presse méd.*, 1913, p. 13.

(2) L.-M. Bonnet (*Soc. sc. méd.*, Lyon, 3 mai 1911), a publié l'observation intéressante d'un garçon de 16 ans chez lequel un enfoncement occipital s'est accompagné, probablement par hématome des deux cornes occipitales, d'une cécité complète d'abord, puis d'une hémianopsie qui a guéri au bout de 5 à 6 ans.

(3) C'est comparable à ce qui se passe dans le procédé de Chipault et Berezowski pour obtenir une fenêtre cranienne permanente.

(4) D'après Benedikt, une écaille d'os cranien subit un accroissement interstitiel, en surface, par une série de segments ayant chacun sa forme spéciale ; si, après une fissure, ces segments grandissent irrégulièrement et chacun pour son compte, il en peut résulter un élargissement de cette fissure.

(5) Chiari (*Prag. med. Woch.*, 1899, p. 629) a autopsié à 51 ans un sujet atteint à la fois de perforations multiples par craniotabes et d'une perforation traumatique survenue à 2 ans et demi. Sur les perforations rachitiques et syphilitiques du crâne, voy. Parrot, *Rev. mens. méd. et chir.*, 1879, p. 769.

(6) A. Broca, *Gaz. hôp.*, Paris, 1908, p. 569 ; Heully, *Rev. méd. Est*, 1909, p. 329 (bilatéral).

quefois des enfants, la plupart du temps âgés de moins de 18 mois, souvent rachitiques, qui portent à la région pariétale, à droite de préférence, une tumeur volumineuse, parfois même très volumineuse, capable de couvrir toute la moitié du crâne, y compris la région frontale. Cette tumeur est peu tendue, très facilement fluctuante, presque tremblotante à la chiquenaude, et l'on a l'impression que le liquide en est très fluide. La peau qui la recouvre est normale d'aspect et de consistance; la palpation est indolente. Si la tumeur est récente, on peut d'ordinaire, en déprimant le liquide, sentir sur le squelette sous-jacent, à la bosse pariétale, une inégalité qui marque la place d'une fissure. Il n'y a presque jamais d'ecchymose. La bilatéralité est possible.

Quand on a des commémoratifs de quelque précision, on apprend qu'en portant l'enfant on l'a laissé choir; ou bien que, faisant ses premiers pas avec maladresse, il est tombé, ou bien s'est cogné contre un angle de table, par exemple. Puis, au bout de 24 à 48 heures, on a vu se produire un gonflement, qui s'accroît pendant 5 à 6 jours. Le commémoratif de trauma fait souvent défaut, soit qu'une garde veuille le dissimuler, soit que l'enfant en marchant se soit heurté sans qu'on l'ait vu : mais l'état extérieur que je viens de décrire nous permet d'affirmer qu'il s'agit d'une fissure cranienne, sous laquelle la dure-mère est déchirée, en sorte que le liquide céphalorachidien, mêlé d'un peu de sang, est venu décoller et soulever le périoste, la plupart du temps continu.

La légèreté habituelle du trauma explique la rareté des troubles cérébraux concomitants : ils sont cependant possibles, parfois même graves. J'ai observé un cas de coma immédiat ayant duré 24 heures et suivi d'hémiplégie croisée, avec secousses convulsives dans le membre paralysé, accidents qui se sont amendés en une semaine.

Il est de règle que la poche liquide se résorbe en une quinzaine de jours et je n'ai vu mourir aucun des sujets que j'ai soignés (1). Quand la tumeur commence à se résorber, on sent autour d'elle un bourrelet analogue à celui du céphalématome; puis, en son milieu, quand elle est peu tendue, l'inégalité de la fissure.

On doit s'abstenir de toute opération s'il n'y a pas de troubles cérébraux, et seulement protéger la tumeur avec du coton. S'il y a des accidents cérébraux, on incise et on relève une lèvre, quelquefois enfoncée, de la fissure.

Évolution (2). — Lorsque la fissure s'accroît progressivement, il en peut résulter une asymétrie de la voûte cranienne, avec saillie du bord supérieur sur le bord inférieur. Mais la plupart du temps, l'inspection ne révèle rien et c'est en palpant qu'on trouve une région dépressible et pulsatile, que peuvent limiter des bords osseux éversés. Cette région est douloureuse à la pression, parfois au point d'être irritable au simple passage du peigne. D'ordinaire, cette surface membraneuse n'est pas saillante, mais il peut s'y produire peu à peu une hernie cérébrale réductible, qui se tend par les efforts et présente des battements synchrones à ceux du pouls. Alors doit être discuté le diagnostic avec l'encéphalocèle congénitale, lorsque le trauma initial, survenu en bas âge, a été ignoré et qu'il n'y a aucune cica-

(1) D'après Heully, Karewski aurait 50 p. 100 de morts par méningite (?).
(2) Josias et Roux, *Rev. de méd.*, Paris, 1897, p. 233.

trice apparente ; mais l'encéphalocèle congénitale de la voûte est toujours médiane et la traumatique est toujours latérale.

Même après formation d'une hernie secondaire, la guérison spontanée est possible; mais elle est exceptionnelle.

Trop souvent, à ces signes physiques se joignent des accidents cérébraux progressifs plus ou moins graves: épilepsie jacksonienne, paralysies, contractures, troubles mentaux, troubles de la parole, hydrocéphalie progressive, en relation possible avec une pseudo-porencéphalie ou avec des adhérences.

Il est alors indiqué de trépaner pour régulariser les bords épaissis de la fissure osseuse, pour exciser les cicatrices, libérer les adhérences, drainer les kystes, etc. Après quoi, on pourra peut-être essayer un des procédés de cranioplastie par plaque métallique ou par os vivant; ou bien tenter, comme l'a fait Weinlechner, d'appliquer sur la surface cruentée un lambeau comprenant la table externe d'une partie voisine de la voûte (procédé Müller-König). Ces opérations n'ont pas donné grand résultat (1).

S'il n'y a pas de troubles cérébraux, l'opération est contre-indiquée, même en cas d'encéphalocèle. On se bornera à protéger la région avec une plaque.

CÉPHALHYDROCÈLE DES ENFANTS DU 2e AGE. — La céphalhydrocèle s'observe chez les enfants plus âgés, mais alors à la suite d'un trauma violent, presque toujours chez les garçons au-dessus de 4 à 5 ans, à partir du moment où ils montent sur les appuis de fenêtre, grimpent aux arbres, descendent les escaliers sur la rampe, se font écraser dans la rue. La plupart du temps, dans ces conditions, l'atteinte cérébrale concomitante est importante, avec coma, paralysies, convulsions : il est alors indiqué de procéder au relèvement des fragments (2). Le pronostic est grave.

(1) A. BROCA, *Gaz. hôp.*, Paris, 1902, p. 1170.

(2) A. BROCA, *Soc. obst., gynéc. et pæd.*, Paris, 1903, p. 418. Quelquefois il reste chez ces enfants des paralysies avec contracture athétosique. On voit assez souvent des enfants qui, après une chute plus ou moins violente, présentent des signes de commotion cérébrale : depuis que nous connaissons l'emploi de la *ponction lombaire*, j'ai toujours obtenu du liquide céphalo-rachidien sanglant. C'est dire que toujours il y avait contusion de l'écorce cérébrale. Celle-ci est-elle possible sans fissure, en raison de l'élasticité cranienne? l'hypothèse est vraisemblable; en tout cas, il est certain que l'hémorragie intra-cranienne est une preuve de lésion cérébrale et non de fracture. Dans nombre de cas, les sujets se rétablissent très vite (*Journ. des Prat.*, 1906, p. 225; *Rev. prat. obst. et pæd.*, 1909, p. 129). LAURENT (*Écho méd. Nord*, 1912, p. 90) publie le cas d'une fille de 11 ans que Gaudier a trépanée croyant à un hématome extra-duremérien ; on n'a trouvé en opérant ni fissure du crâne, ni hématome et l'enfant a guéri; il est bien possible qu'une ponction lombaire eût suffi. Les commotions et convulsions cérébrales s'accompagnent souvent d'une *hyperthermie* que d'après Gasne (copié par Heully) j'ai comparée à celle des fractures sous-cutanées des membres. Dans ce que j'ai publié sur ce point (*Soc. an.*, 1891, p. 691; *Traité de chirurgie cérébrale*, p. 161), je ne crois pas avoir rien écrit de semblable; si je l'ai fait ailleurs, je reconnais que c'est une erreur. T.-O. SCHABAD (*Berl. kl. Woch.*, 9 nov. 1908, p. 2018) attribue à une fracture du crâne (à 3 ans) un cas de nanisme. On incrimine très souvent un *trauma comme cause* soit d'une *tumeur du cerveau*, soit d'une *méningite tuberculeuse*. Si l'on met à part certains kystes guérissant par le drainage, quand on a la bonne fortune de diagnostiquer leur siège (ce qui m'est arrivé deux fois, chez un adulte et chez un enfant, atteints au cervelet), et qui par conséquent ne sont pas néoplasiques, je suis plus que sceptique quand il s'agit d'un sarcome. Quant à la méningite tuberculeuse (voy. SCHILLING, *Münch. med. Woch.*, 1893, p. 750), malgré quelques auteurs importants, tels que Griesinger et Niemeyer, je n'y crois pas du tout : il n'est vraiment pas sérieux de s'appuyer sur des cas où l'enfant est mort 3 ou 8 jours

II. — LÉSIONS CÉRÉBRALES DIVERSES (1).

On ne trouvera rien, dans ce livre, sur la microcéphalie et sur l'épilepsie. Un essai de Lannelongue, pour donner du jeu au cerveau des microcéphales par craniotomie linéaire, n'a abouti à rien.

Les tentatives chirurgicales contre *l'épilepsie* essentielle, généralisée, semblent aussi ancienne, que le monde. Nos ancêtres trépanaient; nos contemporains les ont imités et de plus ont lié la carotide primitive, réséqué le ganglion cervical supérieur du grand sympathique. Je crois que le mieux est de passer ces opérations sous silence. Quant à l'épilepsie jacksonienne, elle indique nettement la trépanation exploratrice (voy p. 777) : on arrive ainsi fréquemment sur une lésion opérable ; si l'écorce apparaît saine, on n'a rien perdu à une exploration bénigne, et quelquefois (sans qu'on sache pourquoi) on obtient une amélioration, une guérison même. Il n'est pas démontré que l'excision du centre correspondant au signal-symptôme (Horsley) favorise ce résultat. Il est possible que bon nombre de ces épilepsies jacksoniennes sans lésion appréciable aient pour origine un trauma cranien subi dans l'enfance. Le fait certain, c'est que beaucoup d'épilepsies traumatiques remontent au jeune âge : cette forme d'épilepsie indique la trépanation, mais on sera averti que les résultats sont fort infidèles.

Atrophie cérébrale infantile. — Chez un enfant atteint d'hémiplégie spasmodique (2) nous ne pouvons rien contre la lésion initiale, c'est-à-dire contre l'atrophie cérébrale, ni contre la dégénération consécutive du faisceau pyramidal ; nous ne pouvons donc espérer que l'hémiplégie guérira.

Mais il n'est pas rare que la lésion se complique soit de pseudoporencéphalie, soit de cavités kystiques plus ou moins vastes et complexes ; c'est alors qu'à la symptomatologie primitive s'ajoutent, à une époque très variable de l'enfance, soit des crises d'*épilepsie jacksonienne* plus ou moins nette, soit même des *troubles fort analogues à ceux d'une tumeur*.

L'intervention chirurgicale est, en ces circonstances, pleinement justifiée. Elle ne donne pas grand'chose de bon si l'on tombe sur une cavité de porencéphalie (ce qui malheureusement ne peut être su à l'avance) ; mais le kyste méningé est bien plus fréquent, et en le drainant on obtient une grande amélioration des troubles convulsifs et mentaux, quelquefois leur cessation complète. J'ai constaté sur un malade que cette amélioration peut être progressive (3).

(Demme) ou même 25 jours (Hilbert) après l'accident. Pour des tubercules massifs certainement antérieurs au trauma, cf. KIRMISSON (rapp. de TERRILLON, *Soc. chir.*, Paris, 1885, p. 228); j'ai fait publier une observation de méningite tuberculeuse par MASBRENIER, *Gaz. hebd. méd. et chir.*, 1899, p. 181.

(1) Je renvoie pour la bibliographie à A. BROCA et MAUBRAC, *Traité de chirurgie cérébrale*, Paris, 1895.

(2) A. BROCA, *Congr. franç. de chir.*, 1891, p. 130. Voyez dans A. BROCA et P. MAUBRAC, *loc. cit.*, p. 459, la bibliographie de quelques faits semblables. BOUCHUT et BOUGOT, *Rev. de méd.*, 1912, p. 61 ; LAPEYRE, rapport de A. BROCA, *Soc. chir.*, Paris, 1911, p. 1349. Je ne crois pas bon de réséquer le centre cortical du membre atteint d'athétose, quoique cette suggestion soit de Horsley.

(3) On peut signaler à ce propos les *kystes et pseudoporencéphalies consécutifs à l'hydrencéphalocèle traumatique*. On peut espérer une amélioration, mais non une guérison. A. BROCA, *Gaz. des hôp.*, 1902, p. 1170. — Sur les « méningites séreuses circonscrites », à syndrome de tumeur, d'origine traumatique ou autre, voy. CH. LENORMANT, *Presse méd.*, 1912, p. 860.

§ 1. — Tumeurs intra-craniennes.

Il m'arrive assez souvent d'avoir à opérer un enfant de tumeur intra-cranienne pour qu'un résumé de la question doive trouver place en ce livre. Je ne parlerai que des indications thérapeutiques, sans m'étendre sur la technique.

Définition. — Nous devons réunir sous le nom de *tumeurs* toutes les grosseurs intra-craniennes, solides ou liquides, bénignes ou malignes. Toutes, en effet, sont identiques par les symptômes d'hypertension intra-cranienne qu'elles provoquent ; et nous n'arrivons jamais que par des raisonnements hypothétiques à soupçonner leur nature, même s'il s'agit de syphilis ou de tuberculose (1).

Étude séméiologique. — Une tumeur intra-cranienne cause : 1° des *symptômes diffus*, par hypertension constante ; 2° des *symptômes de localisation, inconstants*, dus à la destruction, à la compression ou à l'irritation de certaines régions à fonctions spéciales.

1° Symptômes diffus. — Ces symptômes sont en rapport avec l'excès de tension intra-cranienne dû primitivement à la tumeur elle-même, secondairement à l'hydrocéphalie surajoutée, le cerveau se trouvant ainsi trop à l'étroit dans une boîte cranienne inextensible. Ici intervient quelque chose de spécial à l'enfant. Durant la première année, les fontanelles ne sont pas encore soudées et le crâne, se laissant distendre, permet à l'hydrocéphalie symptomatique d'acquérir un volume inconnu à l'adulte ; chez l'enfant du second âge, et d'autant plus qu'il est plus jeune, il en est de même à un moindre degré, car les sutures se laissent plus ou moins disjoindre, ainsi qu'on s'en rend compte quelquefois à la palpation (et même par une voussure), par la radiographie, et enfin en opérant : d'où une gravité moindre des symptômes diffus, des douleurs en particulier, et une survie plus grande ; mais d'où, aussi, pour le diagnostic, un retard préjudiciable à l'efficacité de nos opérations (fig. 1062 et 1065).

Ces symptômes sont des *crises*, où s'associent la céphalalgie paroxystique, l'obnubilation intellectuelle et la torpeur aboutissant au coma, les vomissements et les vertiges ; peu à peu la vue s'affaiblit jusqu'à cécité, par stase papillaire et névrite optique, le pouls se ralentit. Leur valeur localisatrice est à peu près nulle. La fixité et la limitation de la *douleur* nous donneront quelquefois une indication sur le siège de la tumeur ; mais elle est inconstante et infidèle ; la sensibilité à la pression vaudrait peut-être un peu mieux.

L'importance et la fréquence des *vertiges* et des *vomissements* sont les signes probables d'une tumeur du mésocéphale, du cervelet en particulier.

La *névrite optique*, presque toujours bilatérale, est *peut-être* moins accentuée du côté malade.

2° Symptômes de localisation. — Ces symptômes, en principe fort importants

(1) Je signalerai au passage les *tumeurs du crâne ayant envahi les méninges* ou même le cerveau ; les *tumeurs des méninges*, ayant, inversement, atteint le crâne. Ces cas, où l'on opère pour une lésion visible et tangible, sont connus depuis fort longtemps et ne méritent à vrai dire pas une description spéciale. Je n'ai eu à opérer qu'une fois pour ostéo-sarcome du crâne, dure-mère intacte. J'ai publié (Broca et Maubrac, *loc. cit.* p. 382) un cas de fibro-sarcome de la dure-mère faisant saillie à travers une fissure médiane du frontal.

puisque ces tumeurs ne s'accompagnent d'aucun signe cranien extérieurement appréciable, sont malheureusement obscurcis parce que c'est précisément en cas de tumeur que s'y joignent des actions à distance (Wernicke) fort troublantes pour le clinicien.

Les *troubles de la motilité* qui ont de la valeur sont : les *paralysies*, qui sont croisées; l'hémiplégie nous renseigne peu si elle n'est pas tout à fait isolée des symptômes diffus ; une monoplégie est d'indication plus précise; la contracture

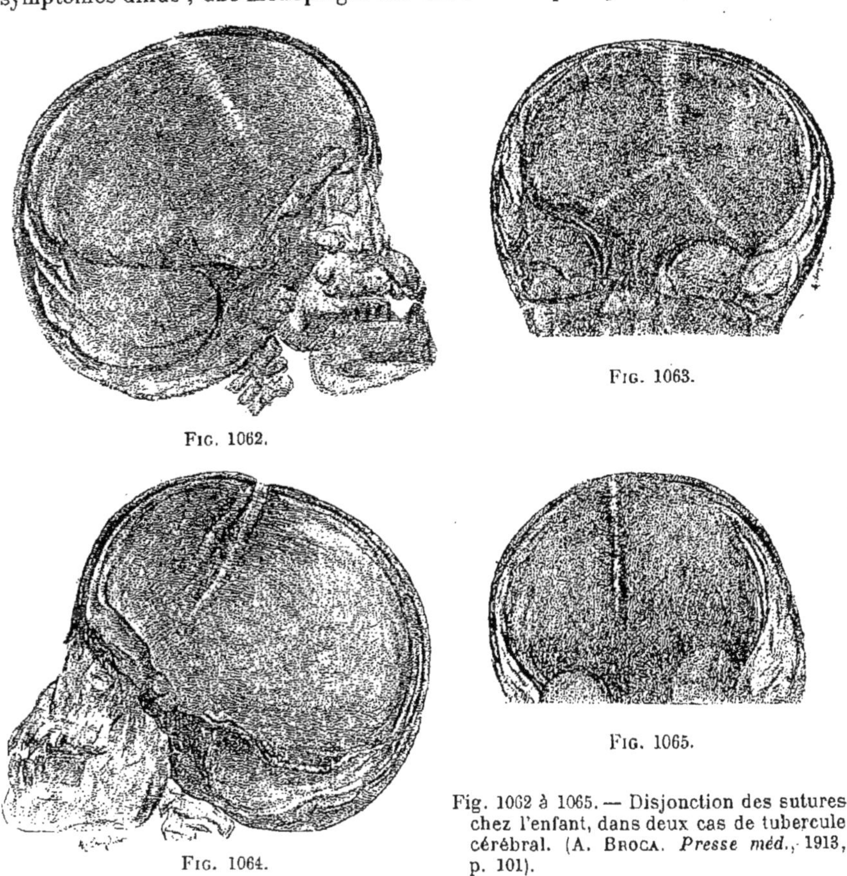

Fig. 1062.

Fig. 1063.

Fig. 1064.

Fig. 1065.

Fig. 1062 à 1065. — Disjonction des sutures chez l'enfant, dans deux cas de tubercule cérébral. (A. Broca. *Presse méd.*, 1913, p. 101).

secondaire est exceptionnelle, la dégénération du faisceau pyramidal n'ayant pas le temps de se produire. Les convulsions localisées de l'*épilepsie jacksonienne* sont de haute importance, à deux conditions : si le spasme initial est très nettement localisé et constant; si les symptômes diffus de l'hydrocéphalie secondaire n'ont pas encore débuté. Il n'y a rien à tirer des *troubles sensitifs*. Parmi les *troubles sensoriels*, l'hémianopsie bilatérale homonyme, sans réaction hémiopique, doit être prise en très sérieuse considération; elle nous révèle à peu près à coup sûr une lésion à la face interne du lobe occipital, vers la scissure calcarine. L'*aphasie*, malgré les discussions théoriques auxquelles elle donne lieu, reste utile au chirurgien, comme indiquant une lésion fronto-temporale gauche.

L'ensemble symptomatique de la *séméiologie cérébelleuse* (1) est rarement trompeur. Douleur occipitale, ataxie cérébelleuse, vertiges et titubation ébrieuse, vomissements : rien de tout cela n'est en soi caractéristique, mais l'ensemble l'est. Deux fois j'ai opéré à droite et trouvé en effet un kyste, parce qu'en marchant le malade inclinait à gauche.

L'analyse exacte des troubles dans le domaine des nerfs craniens nous permet de reconnaître à peu près la topographie des tumeurs de la base.

En pesant attentivement, pour chaque malade, la valeur de chaque symptôme, on arrive la plupart du temps à diagnostiquer l'existence d'une tumeur (2), à faire la part des symptômes directs et des symptômes à distance, à reconnaître le siège, s'il existe (chose relativement rare) des signes de localisation. Les succès chirurgicaux sont assez nombreux pour que nous soyons en droit d'agir ; les erreurs de localisation sont assez fréquentes pour que nous nous gardions des affirmations téméraires.

Indications thérapeutiques. — Tels sont les symptômes par lesquels peut se manifester une tumeur cérébrale : la question est de savoir dans quelles conditions cette tumeur est opérable. Cela dépend, en principe, de sa nature, de son siège, de son volume, du groupement symptomatique permettant de préciser ces données. Cela ne peut se discuter qu'après avoir expliqué quelles sont, en principe également, les opérations possibles.

Il est, plus qu'on ne le pense, des tumeurs cérébrales latentes ; d'autres qui provoquent des troubles cérébraux dont on ne peut préciser la nature, qui prennent, par exemple, le masque de la folie. Contre celles-là, de diagnostic impossible, le chirurgien est désarmé : elles seraient 20 p. 100 du total, d'après Oppenheim.

Contre celles dont le diagnostic est établi, nous pouvons agir :

1° Par un *traitement curatif*, ablation d'une masse solide ; drainage d'un kyste ;

2° Par un *traitement palliatif*, c'est-à-dire par une trépanation large qui, supprimant une partie de la boîte osseuse inextensible, enraye les accidents d'hypertension intra-cranienne.

1° Traitement curatif. — Tous nos efforts doivent, avec évidence, tendre à l'application aussi fréquente que possible du traitement curatif, mais encore cette application exige-t-elle diverses conditions.

Il faut que le diagnostic du siège soit possible, c'est-à-dire qu'il existe des *signes de localisation*. Ceux-ci, l'*épilepsie jacksonienne* surtout, ont leur pleine valeur s'ils sont *isolés* ; et c'est ainsi que Péan, Ballet et Gélineau ont guéri un enfant d'un angiome des méninges : même alors le diagnostic n'est pas certain, mais la trépanation exploratrice pour épilepsie jacksonienne est pleinement justifiée. Nos erreurs de localisation deviennent assez fréquentes lorsque les signes spéciaux se compliquent d'hypertension diffuse ; très fréquentes lors-

(1) *Tumeurs du cervelet chez l'enfant*, Berthaux, Th. de Paris, 1907-1908.

(2) Ce n'est pour ainsi dire jamais au chirurgien qu'incombe ce diagnostic, que par conséquent je n'étudie pas. Je m'en tiens à l'analyse de la valeur chirurgicale des symptômes.

qu'ils en ont été précédés. C'est dans cette dernière forme que l'on peut hésiter à inciser la dure-mère et à explorer le cerveau, au lieu de s'en tenir à la trépanation décompressive, car celle-ci est infiniment moins grave ; mais on opère sur un condamné à mort, et l'on est en droit de courir quelques chances pour arriver à la guérison, tout exceptionnelle que soit celle-ci (1).

La tumeur doit être *accessible* : et cela élimine presque toutes les tumeurs de la base ; presque toutes celles aussi du centre ovale. Mais ici entre en jeu la question de *nature*.

Les seules tumeurs réellement fréquentes sont les *tubercules* et les *sarcomes* ou *gliosarcomes* ; puis viennent, mais à titre de raretés, les *kystes*, les *tumeurs bénignes* telles que des angiomes, fibromes, les *reliquats de syphilis*.

Ces reliquats sont quelquefois à enlever, quand ils irritent l'écorce et causent des crises épileptiques, ce dont je ne connais pas d'exemple chez l'enfant, par syphilis héréditaire. Mais celle-ci peut, quoique très rarement, atteindre le cerveau : et les symptômes des gommes sont ceux des tumeurs. Le précepte doit être d'*essayer le traitement spécifique,* même si l'on ne relève pas d'autres stigmates de la diathèse, mais de ne pas s'y entêter plus de 3 semaines s'il n'amène aucune amélioration, car il fait perdre un temps précieux et même il aggrave un néoplasme.

Quant au diagnostic entre les diverses variétés ci-dessus énumérées, il est pour ainsi dire impossible. On soupçonne un tubercule (2) si le sujet est tuberculeux par ailleurs, mais ce n'est qu'un soupçon. Et ce n'est qu'un soupçon plus vague encore si on escompte la bénignité possible de la tumeur parce que les accidents furent relativement lents.

Le *tubercule* est rarement opérable avec succès, parce que souvent il est multiple, parce que l'évidement à la curette ne peut guère prétendre à être radical. Mais on peut, comme Wernicke et Hahn, rencontrer un abcès froid drainable ; et l'excision d'un tubercule massif a même donné quelques succès.

Le *sarcome* est d'une malignité extrême, d'une récidive presque certaine, et l'opération est grave : mais à supposer établi le diagnostic de néoplasme, syphilis et tuberculose étant éliminées, il est impossible de déterminer la nature bénigne ou maligne. Cela, joint à quelques succès définitifs en cas de sarcome, justifie nos tentatives d'exérèse.

Si l'on rencontre un *kyste*, on se gardera d'être trop optimiste, car bon nombre de kystes cérébraux sont des gliomes kystiques, et la mince couche de néoplasme qui tapisse la paroi prolifère ensuite sous forme de masse solide. Mais il y a des kystes curables qui sont : *a*) les kystes hydatiques (3) ; *b*) quelques très

(1) L'opération d'une *tumeur volumineuse* est très grave, par œdème aigu du cerveau. Mais comment apprécier ce volume ? Nous ne le pouvons guère, car autant que de lui l'hypertension relève de l'hydrocéphalie secondaire, et celle-ci, au mésocéphale surtout, peut être provoquée par une tumeur fort petite.

(2) On a tenté de voir si une injection de tuberculine aggrave les symptômes diffus, ou provoque, par irritation, quelques convulsions localisées passagères (?).

(3) Très rares en France, ces kystes sont fréquents en Argentine : sur 31 malades, Cranwell et H. Vegas comptent 27 enfants dont 18 garçons ; le siège d'élection est la région motrice droite. Le jeune âge des sujets explique la fréquence, favorable au diagnostic, de la voussure et de l'amincissement des os du crâne. L'opération est grave, parce que le kyste

rares kystes dermoïdes (Tillaux et Walther); *c*) des kystes centraux de nature inconnue, peut-être d'origine traumatique; j'en ai opéré un avec plein et durable succès, au cervelet; *d*) des kystes consécutifs aux atrophies cérébrales de l'enfance (voy. p. 774).

La conclusion de ce qui précède est que, si nous avons quelques données sur le siège probable d'une tumeur, nous devons ouvrir la dure-mère et explorer le cerveau. Malgré l'opinion de quelques chirurgiens, je continue à penser, avec Horsley, que mieux vaut alors *opérer en deux temps* : 1° ouvrir une brèche cranienne sans inciser la dure-mère; 2° explorer le cerveau 5 ou 6 jours plus tard. La gravité est certainement moindre. Celle du premier temps est la même que pour l'opération palliative. Celle du second temps reste réelle, car l'œdème aigu du cerveau, par décompression brusque, est indépendant des progrès de notre technique. Mais je répéterai qu'on y peut gagner et n'y rien perdre, car une tumeur bénigne est grave par son siège, en dépit de sa nature.

2° Traitement palliatif. — Les tumeurs qui réalisent les conditions cliniques et anatomiques requises pour le traitement curatif sont la minorité. Aux autres malades nous apportons un soulagement remarquable par la *trépanation décompressive*, certainement préférable aux ponctions lombaires répétées.

L'ablation d'une large rondelle aux os du crâne est en soi très bénigne, mais elle est assez grave chez un sujet qui souffre d'une hypertension intra-cranienne accentuée : le chirurgien doit être averti de la mort possible, en 24 ou 48 heures, avec hyperthermie excessive, probablement par décompression cérébrale brusque; mais ces malades étaient bien près de leur mort naturelle (1).

Ceux qui survivent sortent du coma, cessent de souffrir, recouvrent certains mouvements, et leur vue revient ou s'améliore. Ce dernier point mérite commentaire. En effet, tant que la lésion du nerf optique en est à la phase de stase papillaire, elle est susceptible d'amélioration, tandis que l'atrophie est incurable (2). D'où le conseil formel de faire opérer ces malades avant la période d'atrophie.

Si la tumeur est bénigne, cette amélioration définitive peut équivaloir à une guérison. J'observe depuis deux ans un garçon qui a été opéré pour un tubercule probable du mésocéphale, dont la vue est redevenue suffisante alors qu'il fut opéré presque aveugle, et qui est en excellente santé.

n'est souvent séparé du ventricule que par une mince lamelle, qui se rompt presque toujours, d'où écoulement excessif de liquide céphalo-rachidien. On a opéré quelques rares cysticerques, petits, diagnostiqués quand ils causent de l'épilepsie jacksonienne (Wacquet, Rapp. de A. Broca, *Soc. chir.*, Paris, 1905, p. 1079).

(1) Sahli a conseillé, pour augmenter la décompression, d'inciser la dure-mère et de provoquer ainsi en zone indifférente, au cervelet par exemple, une hernie de l'encéphale. Quelquefois on a ponctionné le ventricule distendu par hydrocéphalie; je l'ai fait chez une fille de 3 ans, atteinte d'une tumeur du mésocéphale ; cela aggrave notablement l'opération.

(2) Babinski, Chaillous et de Martel (*Soc. de neurol.*, 25 avril 1912, p. 638); une guérison d'œdème aigu de la papille, survenu sans cause connue.

§ 2. — Méningites aiguës (1).

Une méningite, quelle qu'elle soit, s'accompagne d'hypersécrétion du liquide céphalo-rachidien : et il semble même parfois que cette hydrocéphalie aiguë puisse devenir la cause d'accidents graves, le processus inflammatoire étant guéri, ou à peu près. Aussi n'est-on pas surpris que la ponction lombaire, devenue de pratique quotidienne, et indispensable au diagnostic des méningites, ait amélioré le pronostic des formes aiguës, à inflammation passagère, dues au pneumocoque par exemple; on trouvera p. 782 quelques renseignements sur les cas où, pour une hydrocéphalie persistante et limitée, le chirurgien a dû trépaner et ponctionner ou drainer un ventricule latéral.

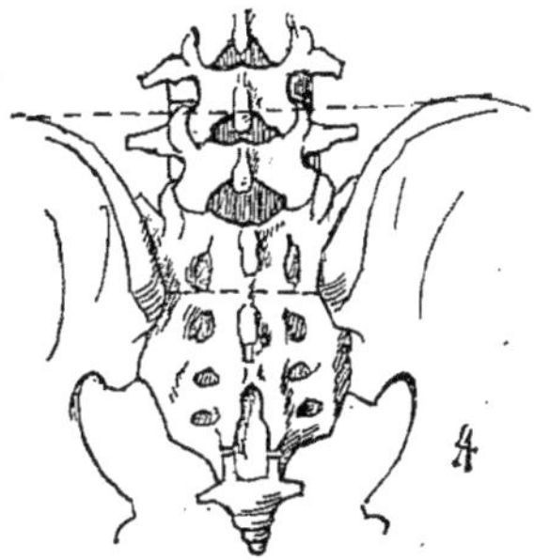

FIG. 1066.

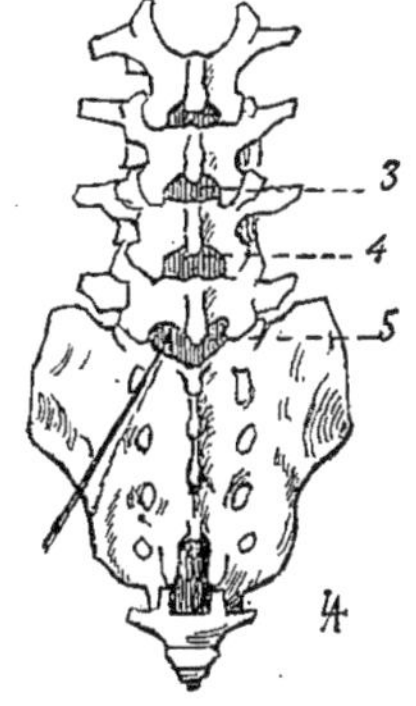

FIG. 1067.

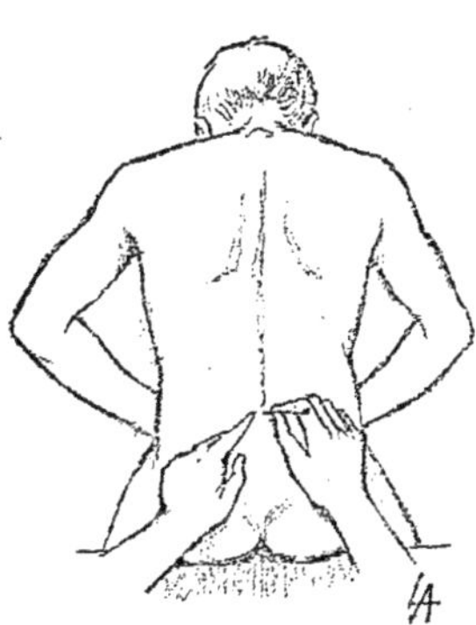

FIG. 1068.

Fig. 1066. — Rapports des crêtes iliaques et de la 4e épineuse lombaire.
Fig. 1067. — L'aiguille pénètre dans l'espace lombo-sacré.
Fig. 1068. — Position du sujet pour la *ponction lombaire*.

Les essais chirurgicaux (ponction lombaire ; drainage sous-arachnoïdien) n'ont abouti à rien dans le traitement de la *méningite tuberculeuse* classique ; mais par la ponction lombaire — qui ne trouve point place à vrai dire parmi les opérations réellement chirurgicales — les médecins ont appris à connaître certaines formes curables.

La **méningite cérébro-spinale épidémique** prête à quelques considérations chirurgicales (2).

1° DIAGNOSTIC. — A la période initiale, lorsque fait encore défaut la raideur de la nuque, des douleurs limitées, plus ou moins vives, peuvent induire en erreur : aux membres, elles ont fait croire à l'*ostéomyélite* (3) ; au ventre, à l'*appendicite* (4). Dans les deux cas on arrive au diagnostic si, ne trouvant pas de signes nets de gonflement, d'empâtement, de douleur précise à la pression, dans la région spontanément douloureuse, on songe à rechercher la moindre raideur de la nuque ; si l'on pratique, dans le doute, la ponction lombaire.

(1) On trouvera p. 824 les considérations chirurgicales relatives aux *méningites d'origine otique*.
(2) A. BROCA et R. DEBRÉ, *Assoc. franç. Péd.*, 1910, p. 278.
(3) Et inversement, une ostéomyélite peut être masquée par des troubles nerveux, d'allure méningitique.
(4) A. BROCA, *Journ. des Prat.*, 1908, p. 561.

Une difficulté spéciale surgit lorsqu'il y a *coexistence d'un syndrome méninge et d'une otite moyenne.*

Si l'otite est *aiguë*, sans mastoïdite, il ne faut pas opérer avant d'avoir vérifié par la ponction la nature microbienne de l'infection méningée : cette coexistence n'est pas très rare, et peut-être l'oreille a-t-elle été la porte d'entrée du microbe. Même conclusion pour les *otites chroniques*, au cours desquelles peut, très exceptionnellement, se déclarer une méningite cérébro-spinale à diplocoque de Weichselbaum : cas auquel il faut, par voie lombaire, injecter le sérum spécifique, et non trépaner apophyse et caisse.

2° Traitement. — La *ponction lombaire* est devenue un traitement médical. Dans quelques circonstances le chirurgien sera convoqué pour une trépanation :

a) Lorsque des adhérences mettent obstacle à la diffusion, jusque dans les méninges craniennes, du sérum spécifique : l'action de celui-ci est en effet localement microbicide. Cela ne s'observe guère que dans certaines méningites prolongées, subaiguës ou même chroniques. Il est alors indiqué de ponctionner un ventricule distendu, et d'injecter directement du sérum si le liquide est encore infecté. La trépano-ponction me paraît préférable à l'entrée dans les méninges par laminectomie supérieure ou par section du ligament atloïdo-occipital.

b) Lorsqu'un *abcès à méningocoques* se collecte. J'en ai vu un bel exemple, avec collection entre l'os et la dure-mère ; après ouverture large et pansement au sérum, la cicatrisation fut rapide. Malheureusement, une névrite optique double, définitive, existait avant l'opération, et l'enfant est resté aveugle.

c) J'ai pratiqué une *trépanation décompressive* (1) chez un enfant auquel une méningite cérébro-spinale avait laissé comme séquelle des *accidents fort graves d'hypertension, simulant ceux d'une tumeur.* Malheureusement, ici encore, j'ai agi à une période où la cécité était déjà définitive. Tous les autres symptômes ont complètement disparu.

§ 3. — **Hydrocéphalie.**

On désigne sous le nom d'hydrocéphalie l'accumulation du liquide céphalo-rachidien dans la cavité cranienne. C'est une lésion symptomatique de maladies cérébrales et méningées diverses : chez l'adulte, elle reste pour ainsi dire virtuelle, comme cela se voit par exemple en cas de tumeurs cérébrales, parce que le crâne ne se laisse pas distendre ; chez l'enfant du premier âge, les membranes fontanellaires se distendent, les sutures se disjoignent, le crâne grossit, devient même énorme ; chez l'enfant du deuxième âge, un certain degré de distension reste possible (voy. p. 775).

L'hydrocéphalie est dite externe ou interne selon que le liquide est situé à la face externe du cerveau ou dans les cavités ventriculaires ; cette dernière variété anatomique constitue seule l'hydrocéphalie vraie.

Variétés étiologiques. — L'hydrocéphalie est *congénitale* ou *acquise*, division qui se superpose assez bien à celle en hydrocéphalie *primitive*, dite essentielle, ou *symptomatique.* Il est de règle, en effet, qu'à l'autopsie nous ne trouvions pas à l'hydrocéphalie congénitale les lésions causales grossières de l'hydrocéphalie acquise : mais

(1) R. Debré, *Soc. de péd.*, 1911, p. 351.

on peut les rencontrer, et inversement, elles sont absentes dans certaines hydrocéphalies acquises.

De celles-ci, la lésion causale habituelle est une tumeur du mésocéphale ; souvent aussi une méningite aiguë ou subaiguë. La syphilis héréditaire est une cause à laquelle il faut toujours songer.

L'évolution est soit chronique (c'est le type de l'hydrocéphalie dite essentielle), soit aiguë ou subaiguë (c'est le type de l'hydrocéphalie symptomatique des méningites) : nous allons voir que cette dernière variété seule présente quelque intérêt pratique.

Indications thérapeutiques. — A tout enfant atteint d'hydrocéphalie congénitale ou acquise, on doit administrer le traitement anti-syphilitique : d'où quelques succès.

En cas d'échec, ce qui est la règle, nous devons conclure, malgré quelques tentatives faites il y a une vingtaine d'années, que *le traitement chirurgical de l'hydrocéphalie est nul.* Il n'est même pas démontré qu'on ralentisse la marche des accidents par les ponctions successives (à travers les fontanelles sur l'enfant jeune ; lombaires, après ossification du crâne) associées à la compression du crâne. Quant au drainage ventriculaire (1) ou sous-arachnoïdien postérieur, après trépanation, on n'en a rien obtenu, que quelques décès opératoires : j'ai essayé, et aujourd'hui je m'abstiens.

L'hydrocéphalie symptomatique des tumeurs et des méningites est étudiée à propos des lésions causales ; et par méningite (2) sans doute s'expliquent quelques observations éparses où, chez des sujets à crâne ossifié, le drainage d'un ventricule a procuré la guérison.

III. — VICES DE DÉVELOPPEMENT DU CRANE ET DU RACHIS.

J'étudierai successivement : 1° l'encéphalocèle ; 2° le spina bifida ; 3° les tératomes sacro-coccygiens.

§ 1. — Encéphalocèle.

L'encéphalocèle est un vice de conformation caractérisé par la situation hors du crâne d'une partie de l'encéphale ou de ses enveloppes (3). Mais il convient d'insister tout de suite sur ce fait qu'il s'agit d'une ectopie, c'est-à-dire d'un développement en mauvais lieu, et non d'une hernie, à travers un orifice accidentel, d'un cerveau primitivement en bonne place.

C'est une malformation rare (5 fois sur 12.900 accouchements, Trélat) et plus rarement encore de quelque importance chirurgicale pour le diagnostic ou le traitement ; aussi serai-je bref. D'après Larger, elle atteint 3 filles pour 1 garçon.

Nous ne savons rien de ses causes ; il n'y a rien de particulier à dire sur son association à diverses autres malformations (4).

(1) A. Broca, *Rev. de chir.*, 1891, p. 37 ; *Congr. franç. de chir.*, 1893, p. 496 ; A. Broca et P. Maubrac, *loc. cit.*, p. 479, bibliogr.

(2) Par exemple l'origine auriculaire est probable dans un cas cité partout de Mayo Robson.

(3) Cranioschisis sans encéphalocèle, Delanglade et Olmer, *Gaz. hebd. de méd. et de chir.*, 1901, p. 409.

(4) En particulier, Lawrence dit que sur 33 encéphalocèles il y avait 15 spina bifida concomitants. Dans les rares cas que j'ai observés, je n'ai pas noté cette coexistence.

Anatomie pathologique. — La tumeur est presque toujours unique. On l'observe en deux sièges :

1° Le plus souvent, à la voûte du crâne, presque toujours alors à la région occipitale ;

2° En avant, sur la ligne d'union entre la face et le crâne, c'est-à-dire à la glabelle, aux angles ou dans le fond de la cavité orbitaire, dans le sillon nasogénien (région du sac et du conduit lacrymal), par exception dans les fosses nasales, dans la cavité buccopharyngienne.

Dans le premier cas, l'*orifice* est toujours médian, malgré l'assertion inverse de Spring ; dans le second, il se trouve sur le trajet de la première fente brachiale (cranio-faciale). Il est arrondi ou ovalaire, à bords lisses et la plupart du temps mousses. Les rugosités de ce bord sont un signe d'encéphalocèle acquise. La largeur varie de celle d'une sonde cannelée à celle de trois doigts.

En cas d'orifice occipital, on peut observer une extension de la fissure jusqu'au trou correspondant et aux premières vertèbres cervicales (association au spina bifida) ; le siège vers la protubérance occipitale ou un peu au-dessus d'elle (à la place de l'os wormien de Kerkringius) n'est pas rare; le siège à la fontanelle postérieure ou à la suture sagittale est exceptionnel (1).

Les *enveloppes* sont constituées par la peau, plus ou moins angiomateuse, lipomateuse (2), ou au contraire atrophique et comme fusionnée avec une lame fibreuse qui est formée par la pie-mère et l'arachnoïde épaissies (Muscatello, Suchard) et non par la dure-mère, absente ici comme en cas de spina bifida (voy. p. 789). Quelquefois cependant on reconnaît la faux du cerveau et la tente du cervelet, avec leurs sinus.

Le *contenu* est formé par de la substance nerveuse ou seulement par les méninges que distend du liquide : d'où la division en encéphalocèle, méningocèle et hydrencéphalocèle; division discutable que nous retrouverons pour le spina-bifida.

L'*encéphalocèle* est une tumeur souvent petite, ayant peu tendance à l'accroissement, où l'on peut reconnaître, selon le siège de l'orifice, soit la corne frontale du cerveau, soit sa corne occipitale, soit le cervelet, soit le mésocéphale.. Mais souvent ses circonvolutions sont effacées et en outre sa structure est rendue anormale soit par un trouble de développement, soit par un processus néoplasique (3). La partie intracranienne du cerveau est souvent elle aussi plus ou moins arrêtée dans son évolution.

Autour de cette masse solide on trouve presque toujours en excès du liquide céphalorachidien, souvent plus ou moins louche. Mais la vraie *hydrencéphalocèle* est due à la distension de la corne ventriculaire, herniée avec le pôle encéphalique correspondant, par hydrocéphalie interne, partielle. Spring admet que le canal de communication entre cette poche et le ventricule latéral peut s'oblitérer, d'où un kyste clos; c'est douteux. Quand la distension est grande, la lame nerveuse s'amincit, s'étale, s'applique contre la paroi fibreuse avec laquelle elle arrive à se fusionner. Au degré extrême, il faut racler la face interne de cette membrane pour trouver, au microscope, des éléments nerveux invisibles à l'œil nu.

Il semble que les faits attribués à la *méningocèle*, soient presque toujours des hydrencéphalocèles de cette dernière variété (4). On admet encore la possibilité

(1) Dans des cas de Rouxeau (*Gaz. méd. Nantes*, 1888, p. 105), de Decamps, (*Gaz. méd. Picardie*, 1884, p. 169) l'orifice était au centre d'une membrane fibreuse remplaçant les pariétaux.

(2) Kirmisson a vu une masse myxomateuse simuler une encéphalocèle et pénétrer par un orifice du crâne pour adhérer à la dure-mère non herniée (Cf. *Spina bifida*, p. 796).

(3) Dans des cas de Périer, de Berger (examen histologique par Suchard) il y avait, à l'œil nu, une substance kystique, spongieuse, où l'on trouvait mélangés des éléments cérébraux et cérébelleux. Voir aussi Guillaume Louis, *Soc. de chir.*, Paris, 1911, p. 420 (rapport par A. Broca).

(4) Par exemple, Chiari a trouvé un épithélium cilié à la face interne d'une « méningocèle » opérée par Bayer.

de cette méningocèle, mais il est permis tout au moins d'affirmer sa très grande rareté (1).

Signes et diagnostic. — 1° A la *région occipitale*, on voit une tumeur de volume très variable : une noix seulement, ou une masse presque grosse comme la tête et reposant sur la nuque où elle tombe.

Quand elle est volumineuse, le crâne antérieur s'aplatit avec front fuyant,

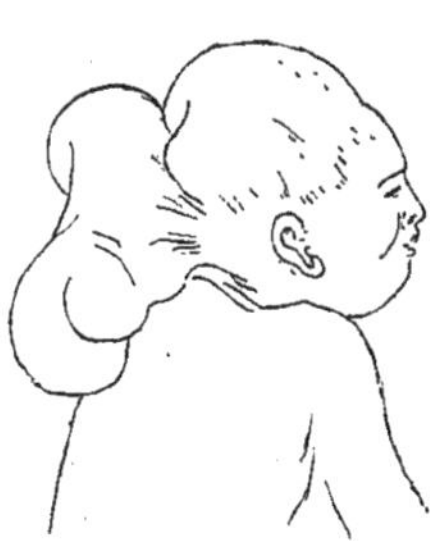

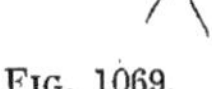

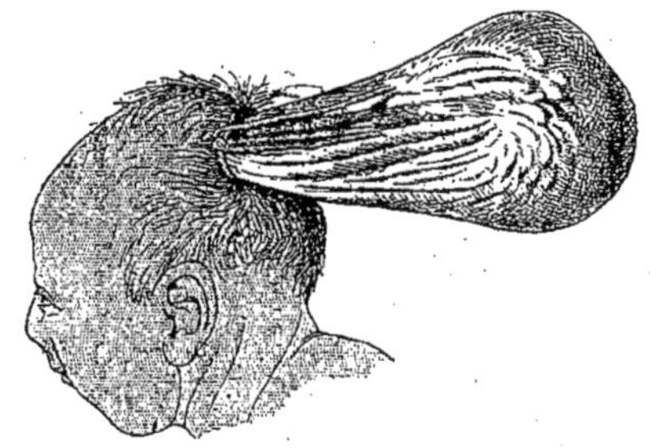

FIG. 1069. FIG. 1070.

Fig. 1069. — *Encéphalocèle occipitale.* Le cas de la fig. 1070 (DEGORCE et MOUZELS), fut opéré facilement et avec succès.

comme celui des anencéphales ; l'on peut voir pendre à l'occiput, quelquefois au bout d'un pédicule relativement mince et long, une masse piriforme, irréductible, de consistance pâteuse, recouverte d'une peau flasque, épaisse près du crâne, cicatricielle au sommet. Ces fœtus souvent ne sont pas viables.

(1) **Pathogénie.** — Dans une théorie dont Spring (1854) fut le principal défenseur, on admet que l'orifice cranien accidentel, pouvant siéger n'importe où, donne passage secondairement au cerveau, que pousse l'expansion circulatoire et respiratoire. Le trou pourrait être dû à un processus de craniotabes. Spring pense qu'il peut être foré par usure de dedans en dehors au niveau soit d'un foyer limité de méningite séreuse, soit d'une hydrocéphalie localisée à une corne cérébrale : dans le premier cas se fait une méningocèle où peut s'engager secondairement une encéphalocèle vraie; dans le second, il se forme une hydrencéphalocèle qui, d'après Houel, pourrait se transformer en méningocèle par rupture, puis rétraction de la corne ventriculaire. Küster et Ackermann (1882) admettent que, sans hydrocéphalie primitive, le cerveau peut faire hernie par un trou de craniotabes s'il est à l'étroit dans un crâne microcéphale.

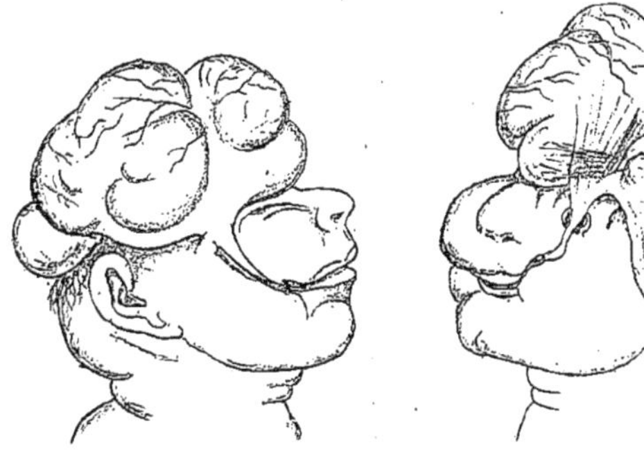

FIG. 1071 et 1072. — Brides amniotiques avec exencéphalie et fissures faciales (LANNELONGUE).

Cette doctrine tombe devant ce fait que l'orifice siège toujours en un point (médian, fronto-facial) d'une ligne de soudure primitive, et tout le monde pense aujourd'hui avec Meckel et Is. Geoffroy Saint-Hilaire qu'il s'agit d'un *arrêt de développement* comparable à celui du *spina bifida* (Cruveilhier, Leriche) : il y a *développement ectopique d'une partie cérébrale* plus ou moins grande, avec toute la série entre les petits cas chirurgicaux et l'exencé-

Plus souvent, on observe une tumeur régulière, sphérique avec un pédicule que son poids effile et allonge plus ou moins. La peau qui la recouvre est lisse, tendue, mince, difficile à plisser, d'aspect parfois cicatriciel, glabre avec au pédicule une base angiomateuse fréquente, plus ou moins large, et une collerette de longs cheveux. La tumeur est fluctuante, presque toujours transparente ; elle se tend par les cris et par contre est partiellement réductible, la pression pouvant alors provoquer quelques troubles cérébraux (douleur, convulsions, strabisme, somnolence et coma) ; l'expansion aux mouvements cardiaques et respiratoires y est rare. Ces caractères sont ceux de ce qu'on appelle classiquement *méningocèle*, toutes réserves faites (voy. p. 783) sur la réalité anatomique de cette forme.

Je ne crois pas qu'un kyste séreux congénital uniloculaire puisse revêtir pareil aspect et on doit considérer, dans cette forme, le diagnostic comme évident. Sauf cependant pour établir la différence avec un spina bifida sous-occipital : ce qui, à vrai dire, est la même chose, d'autant plus que, dans ces cas, il n'est pas rare que la fissure osseuse soit à la fois occipitale inférieure et rachidienne.

On peut observer sur la ligne occipitale médiane de petites élevures grosses comme des noisettes, que l'on réduit facilement, après quoi on sent un orifice au crâne. Les seules formes embarrassantes pour le clinicien sont les encéphalocèles sessiles, à consistance solide, plus ou moins irrégulière, à surface quelquefois bosselée.

Les *kystes dermoïdes* se produisent sur les mêmes lignes de soudure que l'encéphalocèle, c'est-à-dire sur la ligne médiane de la voûte, depuis la glabelle jusqu'à l'inion ; latéralement, autour de l'orbite. Un kyste dermoïde est, en principe, une tumeur opaque, non pulsatile, ronde, lisse, pâteuse, irréductible, compressible sans troubles cérébraux, ne se tendant ni par les cris, ni par la position déclive de la tête, recouverte par une peau normale, épaisse, bien garnie de cheveux ; elle adhère à l'os par un pédicule d'ailleurs en général mince ; presque jamais elle n'est reconnue dès la naissance. Mais quelquefois elle est cliniquement congénitale ; au bregma, elle peut être transparente et reposer sur une fontanelle qui lui transmet des battements, sans expansion il est vrai ; et l'on conçoit qu'alors le diagnostic puisse être hésitant. Par la ponction, on établit si le liquide est albumineux ou huileux, ou s'il a les caractères du liquide céphalo-rachidien. Sous le kyste, la fontanelle bregmatique s'ossifie normalement, et les pulsations cessent.

A l'inion, les kystes extra-craniens sont rares ; les intra-craniens sont cliniquement des tumeurs encéphaliques (1).

phalie totale. Secondairement le crâne membraneux ne se développe à ce niveau qu'incomplètement ou même pas du tout. La cause de l'ectopie est quelquefois la traction par une bride amniotique insérée sur la tumeur (synencéphalocèle de Spring); la plupart du temps, on l'ignore. Dareste a invoqué la compression par l'amnios trop étroit. D'après les faits de Ch. Périer, de P. Berger, il s'agit peut être parfois d'une altération néoplasique de cerveau. Leriche, Th. de Paris, 1871 (spina bifida cranien); Larger, *Arch. gén. méd.*, 1877, t. I, pp. 432 et 509; t. II, p. 55, Muscatello, *Arch. f. kl. Chir.*, 1894, t. XLVII, p. 162 ; P. Berger, *Rev. de chir.*, 1890, n° 4, p. 269.

(1) Lannelongue et Ménard, *Affect. congén.*, t. I, p. 9. Paris, 1891. De ces kystes je rapprocherai un fibrome molluscum congénital, adhérent au sinus longitudinal, que j'ai opéré avec succès (P.-E. Weil, *Gaz. hebd. méd. et chir.*, 1898, p. 485).

Les *angiomes occipitaux* n'ont pas les caractères de communication avec l'intérieur du crâne qui, à la région interpariétale, peuvent exister et prêter à l'erreur (voy. p. 732) ; mais en cette région, l'encéphalocèle n'existe pour ainsi dire jamais.

Le *céphalématome* est congénital, mais latéral.

Lorsque font défaut soit la notion de congénitalité, soit celle de trauma (commémoratif, cicatrice), l'*encéphalocèle acquise* pourrait prêter à l'erreur, mais elle n'est pas médiane.

Par la palpation, au besoin après ponction, on apprécie assez bien s'il y a dans la tumeur des productions encéphaliques solides. Mais leur nature est le plus souvent impossible à préciser (1).

Après ponction, on peut déterminer par la palpation quelle est, dans une hydrencéphalocèle, la part des éléments solides.

2° A la *région fronto-faciale,* on observe de préférence l'encéphalocèle, sous forme d'une tumeur sessile, plus ou moins bosselée, quelquefois réductible en partie, mais pas toujours, recouverte d'une peau souvent épaisse, rougeâtre, angiomateuse. Larger croit que si elle bat et souffle, cela est dû à un angiome concomitant de quelque importance.

Il peut y avoir deux encéphalocèles, symétriques ou non, d'un seul côté ou des deux, autour de l'orbite.

Si l'on étudie avec soin la réductibilité, les troubles par compression, les battements, les pulsations, il est impossible de confondre les encéphalocèles périorbitaires superficielles soit avec les *kystes dermoïdes*, de la queue ou de la tête du sourcil, soit avec les *angiomes* de la région. Le diagnostic, au contraire, est fort obscur pour les exceptionnelles tumeurs congénitales intra-orbitaires, ne se manifestant guère à nous que par de l'exophtalmie avec ou sans strabisme : on devra alors opérer avec grande prudence.

Je ne parle que pour mémoire des cas, à vrai dire non chirurgicaux, où une encéphalocèle fait saillie soit dans le naso-pharynx, soit à travers une fissure médiane ou latérale de la face.

Pronostic. — L'encéphalocèle est plus que la méningocèle compatible avec une longue existence, surtout quand elle est petite et fronto-faciale.

La méningocèle occipitale, quoique moins grave que le spina bifida lombaire, est exposée à la rupture et à la méningite consécutive.

Chez certains sujets, le développement de tout l'encéphale est compromis, et on note des paralysies, des convulsions, la cécité.

Traitement. — Une grosse encéphalocèle solide, occipitale ou fronto-orbitaire, sera traitée par l'*extirpation* (2) : on a toute l'étoffe voulue pour suturer la peau

(1) HORSLEY (*Brain*, juillet, 1884, p. 228) a pu préciser une fois, par faradisation, que la tumeur contenait les tubercules quadrijumeaux.

(2) Je passe sous silence, malgré quelques succès de chacune d'elles, les méthodes telles que la ligature élastique (Larger), l'électrolyse (Horsley), l'injection de vaseline iodoformée (VILLEMIN, *Soc. de péd.*, Paris, 1900, p. 149). L'extirpation a été proposée par Velpeau en 1844, on devine avec quel accueil ; la première semble avoir été pratiquée par Skliffasowski en 1881. Voy. CH. MAYO, *Ann. of Surg.*, 1893, t. VIII, p. 26 ; TÉMOIN, *Arch. prov. chir.*, 1894, p. 83 ; DELOFF, Th. de Paris, 1899-1900 (bibliogr. russe).

saine du pédicule, taillée en deux lambeaux. L'oblitération de l'orifice par des lambeaux ostéo-cutanés ou périostiques, ou bien par des pièces prothétiques, n'a pas donné grands résultats. Après ablation, on est quelquefois surpris du bon fonctionnement cérébral ; ce qui tient, disent Ch. Périer, P. Berger, à ce qu'on a enlevé à vrai dire une tumeur, un encéphalome.

L'opération de la méningocèle est plus grave si on n'évite pas la perte brusque de liquide céphalo-rachidien, mais on y parvient en liant le pédicule au catgut après dissection de la peau à la base et avant ouverture des méninges. L'exérèse devient alors assez bénigne. Mais on n'oubliera pas que, plus peut-être que pour l'encéphalocèle, l'hydrocéphalie chronique ultérieure est à craindre (1).

On se gardera, d'ailleurs, de considérer l'opération comme obligatoire et bien des petites encéphalocèles seront seulement protégées par une calotte rigide.

§ 2. — Spina bifida.

Le spina bifida est une malformation médullaire accompagnée d'une fente des arcs rachidiens en arrière (2), avec modifications fort variables des parties molles correspondantes. Elle se complique, dans la majorité des cas, d'une tumeur extérieurement appréciable.

On voit, d'après cette définition, que l'on n'admet plus l'opinion marquée par la dénomination restée habituelle : la fente de l'épine est accessoire et non principale. Elle est, il est vrai, à peu près constante, quoique l'on commence à connaître certaines malformations médullaires, appelées syringomyélies congénitales (3) avec intégrité de l'arc osseux. Quant à la tumeur par hydrorrachis, on a reconnu qu'elle est secondaire et contingente.

Ces données anatomo-pathologiques et pathogéniques ont été établies par les travaux de Tourneux et Martin (1881), Lebedeff (1881), Recklinghausen (1886), Muscatello, E. Rabaud (4).

Variétés anatomiques et pathogénie. — Dans les premières heures se creuse sur l'embryon, tout le long du dos, une *gouttière médullaire*, bordée par deux *plis médullaires* qui vont à la rencontre l'un de l'autre puis se soudent en arrière, formant ainsi un *tube médullaire*, que constitue l'ectoderme pénétrant par ce mécanisme dans la

(1) VIANNAY (*Loire méd.*, 1912, p. 95), fille de 4 ans, opérée à 1 mois; malgré une autoplastie périostique, la brèche est restée ouverte; il y a de l'hydrocéphalie unilatérale qui fait bomber le front et que l'auteur se propose de ponctionner. — Sur un cas d'extirpation du cervelet, voy. MEES, d'après *Sem. méd.*, 1913, p. 125.

(2) Je néglige les *fissures antérieures*, dépourvues d'intérêt chirurgical. Sur un cas associé à une scoliose congénitale, voy. LAFOND, *Loire méd.*, 1911, p. 303, avec radiographie. Il suffit de nommer la « diastématomyélie » (Ollivier, 1837) où la moelle est divisée, avec ou sans le rachis, en deux colonnes latérales.

(3) H. DUFOUR, *Rev. neurol.*, 1898, p. 128 ; ZAPPERT, *Wien. kl. Woch.*, 1901, p. 810; HAUSHALTER et RICHON, *Rev. mens. mal. enf.*, 1903, p. 552. Nous signalons seulement l'analogie de ces cas avec le spina bifida latent et leur évolution possible vers la syringomyélie de l'adulte.

(4) On trouvera toute la bibliographie nécessaire dans des *Revues générales* de LAPOINTE, *Progr. méd.*, 1901, pp. 401, 417, 433; MOUCHET et PIZON, *Gaz. des hôp.*, 1911, pp. 793 et 841; dans une volumineuse monographie de M. DENUCÉ, Bordeaux, 1906. Cf. A. BROCA, *Rev. prat. d'obst. et péd.*, 1902, p. 17.

profondeur. Ces éléments ectodermiques vont donner naissance aux centres nerveux, encéphalique et médullaire, avec leur canal épendymaire central. Le mésoderme s'insinue peu à peu entre la face postérieure de ce tube médullaire et la face profonde de l'ectoderme reconstitué derrière lui. Les parties antérieures fourniront les méninges et le rachis (sclérotome); les parties postérieures fourniront les muscles sacro-lombaires (myotome). Vers le 3e mois les vertèbres commencent à devenir cartilagineuses; elles sont coalescentes en arrière à partir du 4e mois.

Le processus de formation nerveuse précède le développement de l'appareil mésodermique de protection. La gouttière ectodermique se transforme en tube de haut en bas; et cela nous explique pourquoi presque tous les cas chirurgicaux sont inférieurs, lombaires et lombo-sacrés, parce que si le fœtus est frappé trop jeune il n'est pas viable. On observe quelques spina bifida cervicaux, en relation avec certaines encéphalocèles. Le spina bifida dorsal est d'une rareté extrême.

Il est établi aujourd'hui, comme Cruveilhier le premier l'a soutenu, que le spina bifida est un arrêt de développement, qui revêt des formes différentes selon que le processus a été plus ou moins précoce, à l'époque où la moelle est soit en gouttière, soit en tube (1).

Recklinghausen en a donné la division suivante :

1° Malformation de la *moelle en gouttière : myéloschisis*, qui s'accompagne toujours de fente osseuse postérieure (rachischisis), mais avec laquelle peut ou non exister une tumeur due à l'hydrorachis (spina bifida ordinaire; spina bifida latent).

Je ne fais que nommer le *spina aperta* où, sur une longueur variable, s'ouvre sur la ligne médiane une gouttière médullaire, avec un trou épendymaire à chaque bout, bordée par la peau sans interruption : malformation rare, de stade très précoce, souvent associée à l'anencéphalie, et observée seulement sur des fœtus non viables.

2° Malformation de la *moelle constituée en tube*, avec accumulation de liquide dans cette *myélocystocèle* qui fait plus ou moins saillie à travers une fente de rachischisis. Mais celle-ci n'est pas indispensable, et certaines syringomyélies, à canal rachidien fermé, semblent avoir pour origine une malformation médullaire congénitale.

3° Hernie des méninges, refoulées par hydrorachis externe, à travers une fente rachidienne : *méningocèle*, très rare, et même douteuse.

Dans ces diverses lésions, l'*hydrorachis* est pratiquement de grande importance : Cruveilhier déjà a fait voir qu'il peut être interne (dans le canal épendymaire) ou externe (entre la moelle et les méninges). Les deux coexistent dans la myélocysto-méningocèle (Muscatello).

La *myélo-méningocèle*, qui est la forme de beaucoup la plus fréquente, mérite une description anatomique précise, indispensable pour comprendre la valeur des opérations chirurgicales.

Dans sa forme typique, elle se présente à nous sous forme d'une tumeur au centre

(1) Nous ne savons rien sur la cause de cette malformation. La traction par des adhérences amniotiques (Cruveilhier, Lannelongue) est impossible, car la formation de la gouttière médullaire précède celle des replis amniotiques. Les cas où il y a une tumeur des parties molles (Recklinghausen) ou une exostose rachidienne (Houel, Sulzer), capable d'avoir empêché mécaniquement la coalescence des tissus sont certainement très exceptionnels. HOUEL, *Soc. chir.*, Paris, 9 mai 1877, p. 325. R. JONES et CH. LARKIN (*Brit. med. Journ.*, 14 août 1889, t. II, p. 310), monstre double, dont le fœtus rudimentaire adhère à un sac de spina bifida cervical. PILLIET (*Soc. biol.*, 18 nov. 1888, p. 752) : tumeur de l'épendyme. Le rôle pathogénique des déviations vertébrales parfois concomitantes (cyphose, Lebedeff; lordose, Marchand; scoliose, Kirmisson) est fort obscur. Rabaud invoque une méningite fœtale (?). L'action de la syphilis s'observe comme pour toutes les malformations. L'hérédité tératologique, similaire surtout, est rare; cependant Heusinger a vu deux frères atteints de spina bifida et un d'hydrocéphalie. Les malformations concomitantes ne sont pas fréquentes, si l'on met à part les déformations par troubles musculaires des membres inférieurs (pied bot).

de laquelle est un *îlot granuleux*, que l'on a parfois considéré comme une *ulcération* autour de laquelle serait une zone grise, cicatricielle. Recklinghausen a fait voir que cette *aire centrale* est *médullaire*, entourée de deux *zones concentriques*, l'une méningée (épithélio-séreuse) et l'autre cutanée.

Lorsqu'on examine au *microscope* cette *aire centrale*, en effet, on y voit en îlots plus ou moins irréguliers des éléments nerveux mal différenciés, mais cependant reconnaissables : et quand l'aire centrale paraît absente à l'œil nu, des traînées de ces cellules marquent sa place vers les fossettes polaires, vers l'émergence des nerfs.

D'ailleurs, la dissection montre toujours les *connexions* suivantes *entre la moelle et la paroi*. Si l'on fend la poche sur un des côtés, on constate, d'abord, qu'il y a une lame séreuse continue à sa face interne. A l'extrémité supérieure de la fente osseuse la moelle sort et elle s'étale pour aller constituer, avec ou sans aire médullaire appréciable à l'œil nu, la partie centrale, déprimée, de la paroi. Il est presque sans exception qu'au-dessous de la fossette polaire inférieure existe autre chose que le *filum terminale*.

De la face antérieure de cette plaque médullaire partent les *racines rachidiennes*, sensitives et motrices, de chaque côté en deux séries plus ou moins régulières. La plupart du temps, elles traversent la cavité séreuse, plus ou moins cloisonnée par des replis jetés sur elles, pour aller aux trous de conjugaison correspondants, presque horizontalement, parce que la moelle n'a pas subi son mouvement ascensionnel normal : cela semble correspondre au siège du liquide d'hydrorachis entre la pie-mère et l'arachnoïde. Quelquefois (peut-être lorsque le liquide s'est accumulé entre la dure-mère non fendue et l'arachnoïde ?) elles restent appliquées dans la paroi, où elles décrivent des anses pour aller au trou de conjugaison sans traverser la cavité.

La dure-mère semble fendue comme la moelle, et absente dans la *zone épithélio-séreuse*, formée de tissu conjonctif à peine vascularisé, représentant la pie-mère et l'arachnoïde. Cette couche tapisse la face antérieure de la moelle étalée.

Rabaud a soutenu pendant quelque temps que cet état correspondait à une myéloméningocèle, avec moelle étalée mais fermée et hydrorachis externe. Il a reconnu avoir été induit en erreur par certains aspects dus à un processus de méningite fœtale (1). En réalité, on ne se rendait pas compte, à la dissection, de la possibilité de cet hydrorachis interne. Les choses sont au contraire fort claires si on admet que, la moelle et les tissus de revêtement étant fendus en arrière, il se produit une véritable exstrophie avec étalement de cette moelle sous l'influence de la poussée exercée, d'avant en arrière, par un *hydrorachis externe* (fig. 1073 à 1077).

En parallèle avec cette forme, on doit mettre la *myélocystocèle* dans laquelle, os et dure-mère étant fendus comme dans le cas précédent (Recklinghausen, Muscatello), par cette fente fait saillie la moelle que distend un *hydrorachis interne*. La tumeur est ordinairement lombaire, quelquefois dorsale. Elle est recouverte d'une peau tantôt d'apparence normale, tantôt en état d'hypertrichose, mais où la plupart du temps le microscope révèle un processus d'aplasie (pauvreté ou absence des papilles, des glandes, du tissu sous-cutané), et celui-ci peut être tel, au centre, que l'aspect soit celui d'une zone épithélio-séreuse.

Sous cette peau, on trouve la *tumeur nerveuse*, sous forme tantôt d'une cavité sphérique, sessile, tantôt d'une masse pédiculée, comme en bouton de chemise, une grande poche extra-rachidienne se continuant avec une petite masse nerveuse antérieure restée dans le canal rachidien. Cette poche est, selon les cas, à cavité unique ou cloisonnée (processus secondaire) ; la solidité de son adhérence à la peau est très variable. Elle se termine en haut et en bas par deux fossettes polaires, dont l'inférieure correspond presque toujours au filum terminale.

La paroi de cette poche est constituée par une couche conjonctive où sont plus ou

(1) Rabaud, *Arch. gén. méd.*, 1906, p. 2136.

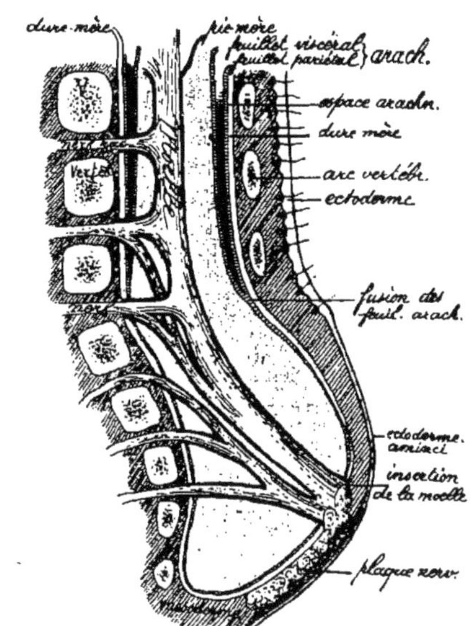

Fig. 1073.

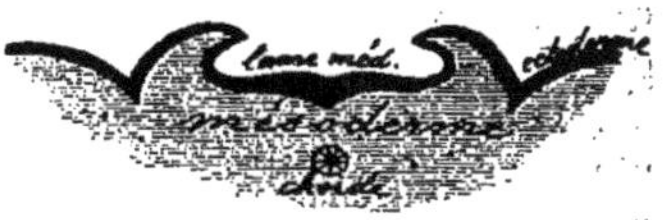

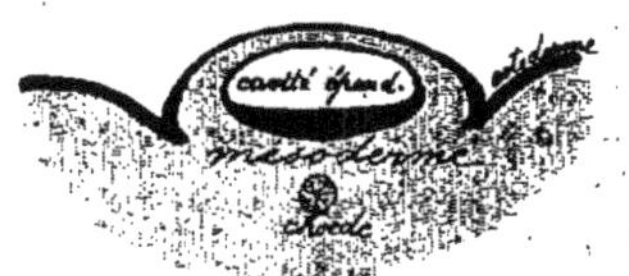

Fig. 1076.

Fig. 1077.

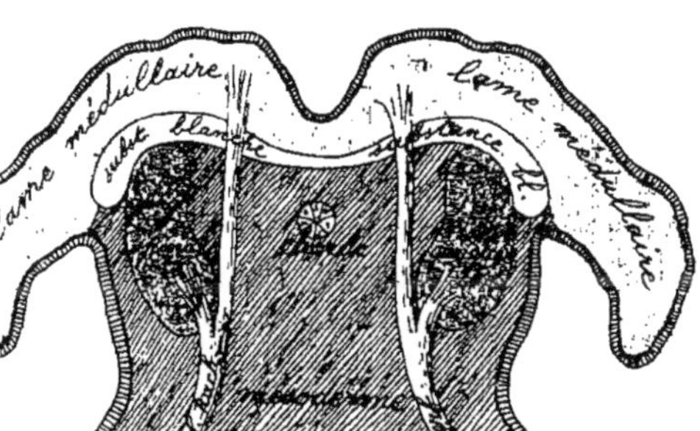

Fig. 1074.

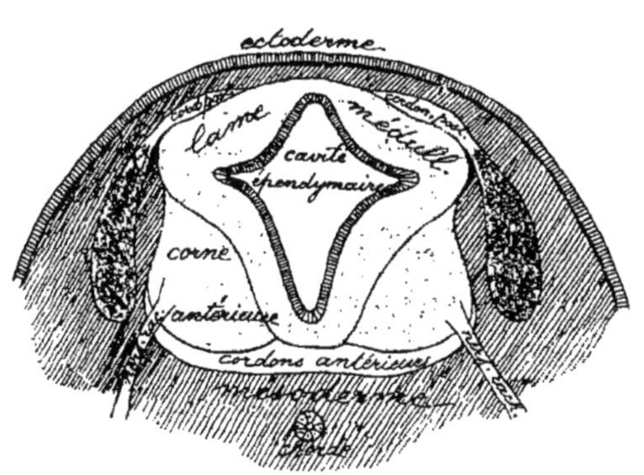

Fig. 1075.

Le tube médullaire se développe par coalescence sur la ligne médiane de deux crêtes ectodermiques (lames médullaires) qui limitent d'abord une gouttière (fig. 1076) ; après leur soudure, entre le tube médullaire (ectodermique) et le revêtement ectodermique, continu en arrière, s'insinue le feuillet moyen, d'où naîtront os, tissu conjonctif, muscles, organes mésodermiques (fig. 1075), en même temps qu'autour de la cavité épendymaire s'organise le tissu nerveux, ectodermique. Si la soudure des lames médullaires n'a pas lieu en arrière, la moelle étalée en champignon se continue avec l'ectoderme (fig. 1074), et ses connexions, une fois le développement achevé sont expliquées sur la fig. 1073. Celle-ci représente la forme typique de la myéloméningocèle, où le liquide n'est pas, quoi qu'en ait dit Rabaud (schéma 1077), collecté dans la cavité épendymaire.

moins fusionnées arachnoïde et pie-mère. Le tissu nerveux, mal évolué comme celui de la myéloméningocèle, se trouve, en îlots diffus, un peu sur toute la surface interne, lisse, du kyste, mais il est surtout abondant dans la partie antérieure : il a même coutume d'être presque absent dans la poche postérieure en cas de disposition en bouton de chemise. En avant, il forme une véritable *aire médullaire*, sous forme de deux bandelettes, en gouttière, desquelles naissent, à leur face antérieure, les racines rachidiennes accolées à la face ventrale, normale, des méninges et du rachis (1).

Il y a une association possible, en myélo-cystoméningocèle (Recklinghausen, Muscatello), avec l'hydrorachis externe, qui est alors d'ordinaire en arrière, quelquefois en avant du myélocyste.

On a noté l'isolement possible de la poche postérieure et de la partie intra-rachidienne, par effilement et oblitération du pédicule en bouton de chemise ; ou bien, par contre, la rupture et la rétraction de cette poche dorsale et la guérison apparente de la tumeur ; mais après cela l'hydrocéphalie est habituelle.

La vraie *méningocèle* serait caractérisée par une moelle normale, en arrière de laquelle fait saillie, à travers une fente rachidienne, une tumeur d'hydrorachis externe. Même alors, dit Recklinghausen, la dure-mère est fendue comme l'os, et la paroi kystique est limitée par la pie-mère et l'arachnoïde.

Tous les auteurs (sauf Muscatello, 7 sur 30) admettent que c'est une variété fort rare : Recklinghausen ne l'a jamais vue ; Muscatello et Bayer en citent chacun un cas. On se demande même si, dans sa forme pure, son existence est réelle et si dans les pièces, obtenues opératoirement, interprétées de la sorte, il ne s'agit pas soit d'une myélocystocèle pédiculisée avec à peine d'éléments nerveux dans la poche postérieure, soit d'une méningocèle associée à une malformation médullaire méconnue (2). Il en serait ainsi, même à la région sacrée, où cependant la moelle ne descend pas autrement que sous forme de filum terminale. Un examen histologique complet est indispensable pour affirmer qu'il n'y a à la face interne de la poche aucun élément nerveux ou épendymaire. (Voy. *Encéphalocèle*, p. 783.)

Le processus d'occlusion des lames mésodermiques postérieures parvient à un stade très variable ; et si, la plupart du temps, on voit les trois zones sus-décrites, tous les degrés s'observent depuis le *spina aperta* jusqu'aux cas où la peau est normale. Quelquefois même les vertèbres se sont soudées et la tumeur fait issue entre deux lames non fendues ; M. Denucé a insisté sur ce *spina occlusa*, rare d'ailleurs.

Ces tissus mésodermiques peuvent subir une *évolution néoplasique* (3), sous forme de tumeurs solides ou kystiques. Les masses solides sont de structure très variée, avec du tissu fibreux, myxomateux, cartilagineux, musculaire (strié de préférence), adipeux, osseux, vasculaire, angiomateux ou lymphangiomateux. On trouve quelquefois des éléments nerveux, gliomateux. Les masses kystiques s'expliquent en partie par des formations de lymphangiome, en partie par ramollissement de certains tissus solides, en partie peut-être par l'évolution des éléments de la membrane épithélio-séreuse. On signale certains cas bizarres de kystes multiples où se romprait secondairement une myélocystocèle. On dit encore que certains kystes en apparence indépendants sont des myélocystocèles en bissac dont le pédicule se serait oblitéré.

(1) Par exception, l'aire médullaire est en arrière, avec l'origine des racines. Il faut signaler aussi les poches à aire médullaire diffuse, où les éléments nerveux tapissent en mince couche, plus ou moins irrégulière, toute la surface interne. Le revêtement épendymaire, cylindrique, est continu ou discontinu, partiel ou total.

(2) Voy. par exemple la discussion, par M. Denucé, d'une observation de Sumita (de Tokio), *Gaz. hebd. sc. méd.*, Bordeaux, 1906, p. 242.

(3) Les formes les moins rares sont celles où le tissu conjonctif est d'aspect myxomateux. M. Duncan, *Ed. med. journ.*, oct. 1875, p. 343 ; Kirmisson, *Acad. de méd* (rapport par Berger), 11 août 1896, t. XXXVI, p. 176. J'ai observé à la région dorsale un cas certain de lymphangiome ; à la région sacrée un énorme lipome probablement de cette nature. Les cas de cette dernière catégorie sont à étudier, en clinique, comparativement aux tumeurs sacrococcygiennes (voy. p. 805).

Variétés cliniques. — Plusieurs variétés cliniques sont à mettre en parallèle avec ces diverses variétés anatomiques. Les seules intéressantes en pratique sont celles où il y a soudure plus ou moins imparfaite des éléments mésodermiques postérieurs, et nous devons étudier : 1° le spina bifida classique, avec tumeur; 2° le spina bifida latent.

1° — *Spina bifida avec tumeur.*

a) La *myéloméningocèle*, qui constitue la presque totalité des cas observés en pratique courante, occupe presque toujours la *région lombaire* ou lombo-sacrée, quelquefois la *cervicale* (1) où je ne l'ai jamais vue, exceptionnellement la dorsale (où je l'ai vue une fois). C'est une tumeur médiane, hémisphérique, ou légèrement ovalaire à grand axe longitudinal; son volume varie de celui d'une noix

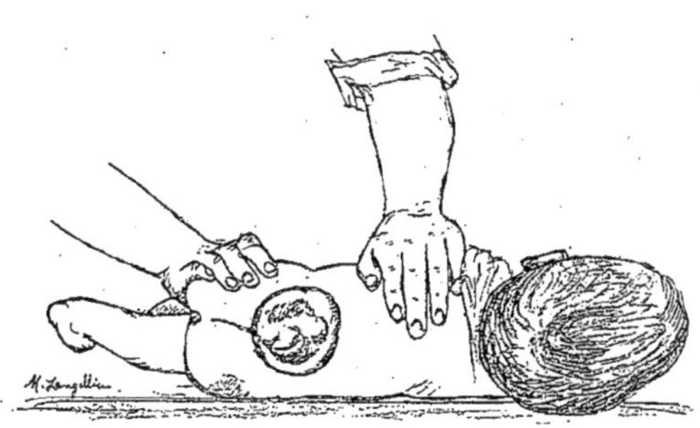

FIG. 1078.

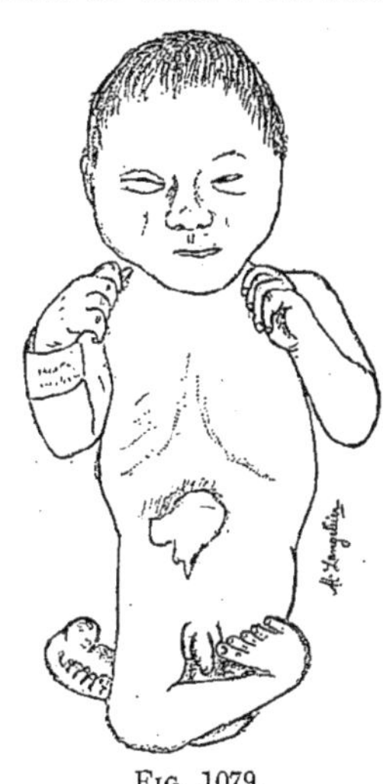

FIG. 1079.

Fig. 1078. — Aspect extérieur d'un spina bifida lombaire, volumineux, avec aire médullaire à nu.
Fig. 1079. — Vue de face dans un cas où il y a contracture extrême des membres inférieurs en varus.

à celui d'une grosse orange (2). Continue par une large base avec la peau voisine, elle présente quelques particularités de forme.

Déprimé en cul de tomate, comme si une corde adhérente à sa face profonde l'attirait en haut et en avant, son centre est la plupart du temps rouge, vasculaire. Cette surface d'apparence muqueuse, veloutée au contact, est arrondie ou ovalaire, quelquefois en cœur de carte à jouer; souvent elle laisser perler de claires gouttelettes de liquide céphalo-rachidien; souvent elle est recouverte d'un enduit muco-purulent. Quelquefois, à chaque bout de la ligne médiane on y voit un fin pertuis, la fossette polaire ; et par exception le supérieur, non oblitéré, laisse pénétrer une soie de porc.

Autour, on voit une membrane lisse, blanc grisâtre, d'aspect cicatriciel,

(1) MATTEI, Th. de Montpellier, 1903-1904; obs. de Forgue, ex-histol., tige nerveuse centrale, extirpation avec succès. LAURENT, Th. de Montpellier, 1911-1912.

(2) On cite le cas de P. Broca, où la tumeur tombait jusqu'aux talons. Mais cela remonte à une époque où on ne savait différencier les formes anatomiques.

laquelle se continue insensiblement, par une ligne souvent irrégulière, avec une peau d'ordinaire très vascularisée, angiomateuse même, se continuant avec celle du dos par un sillon où poussent des poils anormalement longs et abondants.

Cette tumeur est molle, fluctuante, transparente ; elle se tend par les cris ; à la pression, elle est sinon réductible au moins dépressible, avec transmission à la fontanelle des pressions exercées sur elle. Après l'avoir en partie réduite, on sent sur ses parties latérales les saillies des arcs rachidiens divisés, sous forme de deux ou trois petits tubercules osseux.

La fissure osseuse, qui porte la plupart du temps sur 3 ou 4 vertèbres, peut être étudiée par la radiographie même chez des enfants très jeunes ; cette recherche n'est en réalité utile que pour le spina bifida latent (voy. p. 796).

L'altération concomitante du système nerveux central est rendue cliniquement évidente par la coexistence habituelle de troubles musculaires (pieds bots, la plupart du temps en varus équin, incontinence vésicale et rectale, prolapsus du rectum) et quelquefois sensitifs ; par la formation de lésions trophiques si le sujet survit. Ces troubles nerveux peuvent n'être pas symétriques.

La forme extérieure que je viens de décrire est sujette à quelques variations, par modification dans l'étendue et dans la forme des trois zones. La zone rouge centrale peut faire défaut, toute la surface étant grisâtre, cicatricielle, et même parfois il y a partout un revêtement postérieur cutané.

De ces différences extérieures résultent des *différences d'évolution et de pronostic.*

Le spina bifida avec tumeur a coutume d'augmenter peu à peu de volume, et dans la forme habituelle, avec aire granuleuse centrale, il aboutit presque toujours, en quelques jours ou quelques semaines, à la mort par méningite, que celle-ci soit, comme d'habitude, consécutive à la rupture de la poche, ou seulement à une pénétration des microbes à travers une paroi dont le stillicidium céphalo-rachidien démontre la porosité.

Certaines grosses tumeurs à paroi mince se rompent pendant l'accouchement.

Les tumeurs à revêtement cutané continu ne sont guère menacées par cette complication, et elles sont compatibles avec une survie plus ou moins prolongée ; mais presque toujours les enfants sont alors hydrocéphales et exposés, en outre, aux troubles nerveux locaux que je viens d'énumérer.

b) La *myélocystocèle* forme une tumeur arrondie, sans dépression centrale en tomate, quelquefois pédiculisée, complètement recouverte de peau, molle, élastique, fluctuante et transparente, irréductible ou à peu près, mais pourtant avec transmission de la fluctuation à la fontanelle. D'après Muscatello, les courbures concomitantes anormales du rachis sont fréquentes. Les troubles nerveux sont moins accusés que dans la myéloméningocèle : en raison et de ce fait et de la solidité de la paroi cutanée, la lésion est compatible avec une survie prolongée.

c) La *méningocèle*, si elle existe, est impossible à différencier cliniquement de la forme précédente.

Traitement. — Le spina bifida est donc, en moyenne, de *très mauvais pronostic*. La myélocystocèle est compatible avec une existence assez prolongée, en particulier pour certains kystes de la région sacrée (1), et même sans troubles nerveux trop graves, musculaires ou trophiques. Mais presque tous les sujets atteints de myélo-méningocèle sont voués à la mort assez rapide par méningite, et ceux qui, par hasard, survivent sont voués souvent à l'idiotie par hydrocéphalie, presque toujours à une paraplégie plus ou moins accentuée.

On évite, ou tout au moins on retarde les accidents infectieux, en protégeant la tumeur par un pansement aseptique. Mais ce *traitement palliatif* n'a en réalité pas grande valeur, et l'on a cherché des *traitements curatifs*.

La *méthode de Morton*, qui a eu grande vogue il y a quelque 25 à 30 ans en Angleterre, consiste à ponctionner tous les 15 jours la tumeur avec une seringue de Pravaz et à remplacer 1 centimètre cube du liquide par 1 centimètre cube de solution d'iode dans la glycérine (teinture d'iode, 1 gramme; iodure de potassium, 8 grammes; glycérine, 48 centimètres cubes), et l'on a obtenu ainsi quelques guérisons, au prix, il est vrai, de quelques insuccès et de quelques morts par méningite.

Le seul procédé aujourd'hui recommandé est l'*extirpation*. On peut passer sous silence l'emploi de la ligature élastique : on n'a plus recours maintenant qu'à l'ablation au bistouri, suivie de suture. Lorsque la fente osseuse n'est pas trop large, il suffit de lier contre elle le pédicule de la poche. Une brèche de quelque importance peut être comblée par un procédé ostéoplastique : Dollinger suture sur la ligne médiane les lames mobilisées par fracture à leur base; Senenko, pour ce faire, les clive en deux plans au bistouri; Chipault, Bobroff prennent des lambeaux périostiques qui au sacrum, qui à la crête iliaque.

Pour juger la méthode, il faut étudier : 1° ses résultats immédiats; 2° ses résultats définitifs.

Tous les auteurs sont d'accord sur la *gravité immédiate* : la mortalité opératoire est de 20 à 25 p. 100, due soit à la décompression brusque par perte excessive de liquide céphalo-rachidien, soit à l'infection des méninges. Quelques morts retardées, mais d'ordre opératoire, se produisent par écoulement persistant du liquide céphalo-rachidien qui empêche la réunion et favorise l'infection secondaire.

Quant aux *résultats définitifs* (2), j'ai été des premiers à faire voir que la plupart du temps ils sont compromis par l'hydrocéphalie chronique ultérieure ou par la paralysie des membres inférieurs.

L'hydrocéphalie semble à craindre quelle que soit la variété anatomique de la lésion, mais davantage sans doute dans la myélocystocèle. L'hydrorachis, en raison duquel il y a tumeur et non spina bifida « latent », relève d'un processus auquel il semble que nous ne mettons pas fin en enlevant la poche extérieure : le

(1) Kirmisson, observation très probable chez une femme de 53 ans, extirpation, guérison. *Bull. de la Soc. de chir.*, 14 avril 1886, p. 317.

(2) A. Broca, *Rev. d'orthop.*, 1895, p. 38; Westermann, *Ned. Tidjschr. f. Genees.*, 1906, t. II, p. 1594; Boettcher, *Beitr. z. kl. Chir.*, 1907, t. LIII, p. 519; 64 cas de la clinique de Breslau, 39 opérations avec 13 morts immédiates, 17 morts secondaires (cachexie, hydrocéphalie) et 9 guérisons fournies : par 6 méningocèles simples (dont 1 avec incontinence d'urine persistante, 1 avec parésie des membres inférieurs), 1 méningocèle à contenu nerveux (sur 12 opérés), 1 myélocystocèle (sur 11), 0 myéloméningocèle. Voy. p. 791, pour les réserves sur la réalité de la méningocèle. Cf. Lecène, *Presse méd.*, 3 juillet 1907, p. 420.

sujet est à l'abri des accidents de rupture, mais l'hypersécrétion de liquide céphalo-rachidien continue, et ses effets sont plus graves après l'opération. Quand on observe avec soin ces enfants, surtout ceux dont la tumeur grossit plus ou moins vite, on leur trouve la plupart du temps un certain degré d'hydrocéphalie, et l'on voit le crâne se distendre avec rapidité à partir du moment où l'on a fermé la soupape de sûreté du rachischisis. Cette hydrocéphalie quelquefois est modérée, s'arrête à un moment donné dans son évolution, laissant un sujet arriéré, mais pas vraiment idiot ; par exception, elle est nulle (1). Elle est à peu près inévitable quand on opère un enfant dont la tumeur s'accroît vite, ce qui, malgré l'opinion parfois exprimée, est à mon sens une contre-indication.

La paralysie des membres inférieurs est inévitable quand on opère une myélocystocèle, car on est obligé de réséquer la plaque médullaire terminale et les racines rachidiennes qu'elle émet (fig. 1073). On a dit, autrefois, que la moelle fait dans la poche une hernie en anse que l'on peut réduire après section de quelques filets nerveux sans importance ; on sait aujourd'hui qu'il n'en est rien. La réduction de la plaque granuleuse conservée implique la méningite aiguë, sa suppression implique la paraplégie.

Les seuls cas favorables à l'extirpation sont les formes (souvent baptisées méningocèles) de myélocystocèle pédiculée à aire médullaire antérieure ; alors restent dans le rachis une moelle à peu près cylindrique et les racines correspondantes. C'est avec certitude de cela qu'il s'agit quand on parle d'une moelle en anse, saillante dans le liquide et réduite sans avoir été sectionnée : mais il convient d'ajouter que bien des observations sont d'une imprécision anatomique extrême.

Je déconseille donc l'opération d'une myéloméningocèle diagnostiquée avec certitude (aire médullaire granuleuse, dépression ombiliquée par adhérence de la plaque terminale). On peut avoir quelques bons résultats, sans paralysie, en cas de myélocystocèle : on opérera donc si on en établit à peu près ce diagnostic, chez un enfant qui survit pendant quelques mois et dont la tumeur ne grossit pas trop. L'hydrocéphalie est à craindre, mais on peut espérer.

2° — *Spina bifida latent* (2).

Je viens de dire que la tumeur du spina bifida est un phénomène contingent, en relation : 1° avec une poussée d'hydrorachis ; 2° avec une grande imperfection dans la soudure des tissus mésodermiques postérieurs. Dans les conditions inverses, il y a fente rachidienne plus ou moins longue, presque toujours lombaire, sans que par elle sorte une tumeur. Mais les modifications anatomiques sont, à cela près, les mêmes que dans le cas précédent. On ne peut préciser,

(1) Cf. De Rouville, *Rev. mens. mal. enf.*, 1901, p. 226 ; *Soc. chir.*, Paris, 1912, p. 362 : opéré à 8 mois, un peu hydrocéphale à 19 mois ; arriéré à 14 ans ; Walther, *ibid.*, 1909, p. 862 ; Ch. Périer, *ibid.*, 1912, p. 308 ; Kirmisson, Potherat, *ibid.*, 1911, pp. 1138 et 1143 ; R. Buccheri, *Zeit. f. orth. Chir.*, 1909, t. XXIII, p. 430.

(2) Bibliogr. dans Kirmisson, *Tr. des mal. chir. d'or. cong.*, 1898, p. 24. Depuis, ce chirurgien a publié et fait publier par ses élèves plusieurs observations. J'en citerai une (*Rev. orth.*, 1907, p. 505) où il y a coexistence de scoliose et de bassin oblique ovalaire.

d'après les rares opérations et même d'après les autopsies (1), si la moelle est atteinte de myéloschisis ou de myélocystocèle. Derrière elle manque la dure-mère fendue, et en général lui adhère, en même temps qu'à la peau, une masse lipomateuse plus ou moins volumineuse, ou bien un fibrome, ou bien un kyste dermoïde. Mais ce n'est pas obligatoire ; il peut n'y avoir qu'un cordon fibro-élastique ou fibro-musculaire, et quelquefois même rien du tout.

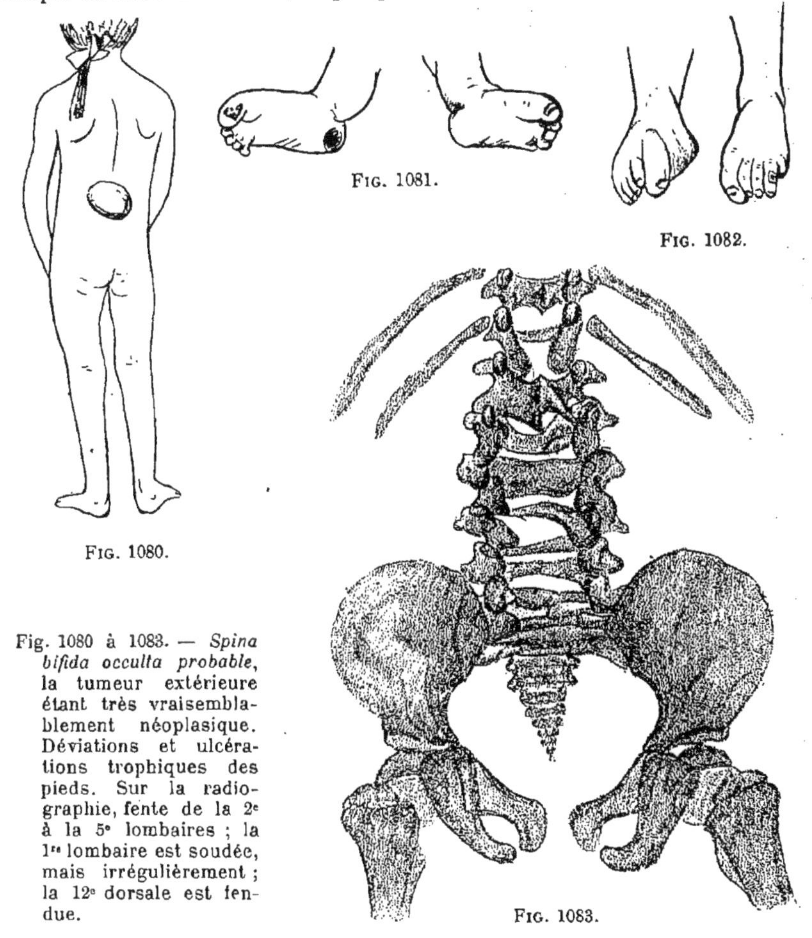

FIG. 1080. FIG. 1081. FIG. 1082. FIG. 1083.

Fig. 1080 à 1083. — *Spina bifida occulta probable*, la tumeur extérieure étant très vraisemblablement néoplasique. Déviations et ulcérations trophiques des pieds. Sur la radiographie, fente de la 2e à la 5e lombaires ; la 1re lombaire est soudée, mais irrégulièrement ; la 12e dorsale est fendue.

Même lorsque la peau ne recouvre aucune masse néoplasique, qu'elle n'est ni adhérente ni ombiliquée, elle a coutume d'être plus ou moins altérée, avec taches angiomateuses ou pigmentaires, et surtout avec hypertrichose ; il y avait une vraie queue de o m. 27 de long dans deux cas de Joachimsthal.

Ce *spina occulta* (Recklinghausen) est reconnu souvent tard, à l'occasion d'un trouble musculaire (2) ou trophique ; un sujet plus ou moins âgé nous est

(1) RIBBERT, *Corr. bl. f. Schw. Aerzte*, 1893, p. 371.

(2) A. ABRIKOSOFF a trouvé à l'autopsie d'une fille de 2 ans un mégacôlon considérable (*Med. obozr.*, 1909, t. LXXI, n° 10, p. 921).

présenté pour un pied bot, une luxation de la hanche, un mal perforant, une névralgie plus ou moins rebelle, une anesthésie douloureuse, une incontinence d'urine (1), etc. Ces troubles sont unilatéraux ou bilatéraux. Il n'est pas rare qu'ils se manifestent à un âge assez avancé, sans que nous sachions le motif de ce changement (2).

Dans ces conditions, nous devons toujours examiner la région lombaire, pour y chercher les signes physiques énumérés plus haut. Par la palpation, et mieux encore par la radiographie, nous mettons en évidence le rachischisis, et cela permet le diagnostic lorsque manquent les altérations de la peau.

Les troubles fonctionnels sont peut-être dus, en partie au moins, à la compression de la moelle par la tumeur surajoutée, ou à un processus adhésif secondaire, et quelques opérations libératrices ont réussi à procurer la guérison (3). L'état du pied a pu exiger l'amputation (Krönlein) (4). La plupart du temps, le traitement chirurgical sera nul.

§ 3. — Kystes congénitaux et tératomes sacro-coccygiens (5).

A. — Généralités sur les tératomes.

On doit réunir sous ce nom toutes les tumeurs dont l'origine est dans l'évolution vicieuse de tissus embryonnaires développés soit en mauvais lieu, soit en place normale, mais en ce dernier cas continuant à évoluer au lieu de subir la résorption à laquelle en principe ils étaient voués. Les variétés cliniques, anatomiques et pathogéniques de ces tumeurs sont nombreuses, et si nous pouvons établir ainsi quelques catégories très tranchées, nous sommes d'ordinaire fort embarrassés pour classifier dans l'une ou dans l'autre les cas limite. Je crois utile de donner ici les éléments d'une classification générale, d'après les cas tranchés, à interprétation certaine.

I. — Le premier terme de la série est constitué par les *kystes dermoïdes et mucoïdes.*

Dans les *kystes dermoïdes simples*, on trouve un magma sébacé, quelquefois avec un peu de liquide clair, ou bien un liquide émulsionné, d'apparence chyleuse, ou encore un liquide huileux (6) ; la paroi a la structure, souvent parfaite, de la peau ; on y voit des glandes sudoripares et sébacées, des poils follets et même de véritables cheveux qui, libres dans la cavité, y peuvent former une boule agglomérée par la substance sébacée.

Ces kystes se rencontrent avec prédilection extrême à la région cervico-céphalique, sur le trajet des rainures branchiales (voy. pp. 885 et 906), et ils s'expliquent sans peine par la *théorie de l'enclavement:* au fond d'une rainure restent pincés, au moment de la soudure normale, quelques éléments ectodermiques, origine d'une cavité peu à peu accrue à la fois parce qu'elle se développe et parce qu'elle est distendue par des

(1) Toussaint, *Rev. orthop.*, 1908, p. 338; G. Peritz, *Deut. med. Woch.*, 1911, p. 1205, insiste sur ce type, décrit par Fuchs, et, avec Lewandowski, sur la fréquence du rachischisis sacré supérieur chez les incontinents : 58 p. 100 chez les adultes; 35 p. 100 chez les enfants (?) Il peut alors être indiqué d'aller détruire au bistouri les adhérences (Katzenstein).

(2) Il est d'ailleurs à noter que certains cas avec tumeur en sont là. Cf. Rocher et Guyot, *Journ. de méd.*, Bordeaux, 23 nov. 1902, p. 735 ; fille de 5 ans et demi ; mal perforant.

(3) Vallas et Cotte, *Rev. orth.*, 1906, p. 321.

(4) C. Brunner, *Arch. f. path. An. u. Phys.*, 1887, t. CVII, p. 494.

(5) Pour la bibliographie, voy. Rieffel, *Traité de chir.* (Masson et Cie), 2e éd., t. VII, p. 89, Paris, 1899.

(6) A. Broca et Vassaux, *Arch. d'opht.*, 1883, p. 318.

produits de sécrétion. Le phénomène est comparable à celui qui donne naissance aux kystes épidermiques, traumatiques, de la main.

L'explication pathogénique est la même pour les *kystes mucoïdes simples.*

Mais si cette théorie est très claire pour certaines régions (face et cou, région caudale) où il y a des plis et rainures susceptibles de pincement, pour les cas aussi à structure simple et typique, la question n'est pas toujours nette, car : 1° il y a des kystes dermoïdes en n'importe quel point de l'organisme ; 2° il y a des formes anatomiques complexes.

Soit un kyste dermoïde simple à siège anormal et exceptionnel, dans un membre, par exemple, ou dans le mésentère : pour cette rareté atypique, on peut admettre un enclavement du feuillet externe anormalement disposé. Mais il n'en est pas de même quand nous voyons des *kystes dermoïdes d'organes profonds*, tel que l'ovaire, le testicule ; il est à remarquer que ces kystes sont presque toujours complexes (1).

II. — Les *kystes congénitaux complexes* sont ceux où à la poche dermoïde précédente, quelquefois associée à des éléments mucoïdes, sont annexés des tissus et organes plus ou moins complexes. Dents, fragments de cartilage et d'os, éléments conjonctifs, musculaires lisses et striés, nerveux, épithéliums de types multiples, etc. ; tout a été rencontré dans ces tumeurs.

Des cas les plus simples aux cas les plus complexes, nous arrivons par gradations insensibles, et dès lors on a cherché à adapter à tous une seule théorie. C'est ce qu'ont tenté Lannelongue et Achard pour la théorie de l'enclavement. Ce n'est plus sans doute, à l'ovaire, au sacrum un petit pincement de l'ectoderme qui est en cause; mais en ces régions à développement complexe peuvent persister et ensuite évoluer des organes et tissus voués normalement à une disparition complète.

Pourquoi ces tissus persistent-ils ? Pourquoi, une fois persistants, continuent-ils à s'accroître ? A cela nos réponses sont obscures, mais surtout il semble évident que parmi ces tumeurs, au premier abord si analogues, il y a des catégories profondément différentes en pathogénie.

Il n'y a pour ainsi dire pas de kystes dermoïdes complexes à la région cervico-faciale ; et il n'y en a pour ainsi dire pas de simples à l'ovaire, à la région sacro-coccygienne (2). Cela s'explique bien avec ce que je viens de dire. La différence de structure est grande entre les tératomes de l'ovaire et ceux du siège : aux seconds sont réservés les éléments nerveux et glandulaires, les épithéliums complexes ; aux premiers, que caractérise avant tout leur papille dermoïde où s'implantent poils et fragments d'os, sont souvent annexées des formations analogues aux ordinaires kystes multiloculaires. Cela encore s'explique bien par les tissus originels de la région.

Mais que penser quand, au lieu de ces éléments anatomiques disposés sans ordre systématique, nous trouvons des pièces de squelette morphologiquement reconnaissables, des organes bien constitués ? Et nous arrivons peu à peu aux cas où nous apparaît un deuxième organisme plus ou moins complet. Alors semble devoir entrer en compte quelque chose de tout à fait nouveau : le développement d'un second germe. Il est impossible d'admettre, dans l'état actuel de nos connaissances, que du bourgeon caudal puisse venir, par fissiparité, un deuxième fœtus.

III. — On a étudié chez quelques animaux, chez les pucerons en particulier, les phénomènes de la *parthénogénèse ;* les ovaires de ces animaux sont originellement fécondés et la reproduction a lieu sans l'intervention du mâle. Mathias Duval s'est fait le champion de cette théorie, pour expliquer les tumeurs complexes de l'ovaire (3).

La doctrine est plutôt, dans cette application, une hypothèse, et elle n'a pas fait

(1) Sur la *dégénérescence épithéliomateuse* des kystes dermoïdes, voy. H. Wolff, *Arch. f. kl. Chir.*, 1901, t. LXII, p. 731.

(2) Abstraction faite des kystes dermoïdes proprement dits, superficiels, en série avec les dépressions et fistules (voy. p. 800).

(3) Répin, Th. de Paris, 1891-1892.

fortune. Elle n'a toutefois pas été réfutée avec certitude, et d'ailleurs si elle était valable pour l'ovaire, cela ne prouverait rien pour les tumeurs du siège.

A l'ovaire, on n'observe pour ainsi dire jamais la complexité extrême, et surtout la formation d'organes proprement dits, éveillant l'idée de second germe, si l'on met à part, bien entendu, certaines confusions anciennes avec des grossesses extra-utérines. Au siège, au contraire, il y a avec presque certitude des *monstres doubles* (1).

Tout le monde connaît les monstres doubles tels que les deux frères siamois : deux individus, à part cela indépendants, sont soudés l'un à l'autre par un point quelconque de leur individu. Ces monstres sont *autositaires* lorsque les deux organismes sont bien développés ; ils sont *parasitaires* lorsque l'un d'entre eux, atrophié dans son ensemble ou réduit à un segment, vit en parasite sur son jumeau complètement développé. Dans un cas comme dans l'autre, il y a accroissement parallèle des deux germes, mais rien qui, dans le parasite, ressemble à une évolution néoplasique. Ces monstres doubles parasitaires, assez souvent possibles à opérer par exérèse (2), ont deux points d'implantation habituels : la cavité buccale ; la région sacrée.

Ils ne peuvent guère s'expliquer que par *diplogénèse*, c'est-à-dire par l'existence d'œufs à deux germes, connus depuis longtemps (Coste, 1838) et étudiés à maintes reprises par les savants modernes. Et l'on a vu, sur ce même œuf, non seulement deux embryons distincts, mais encore deux embryons unis (Davaine). En sorte que cela nous fait comprendre les monstres doubles par accolement.

Mais peut-il y avoir pénétration du parasite dans l'autosite ; le parasite peut-il, comme le voulait Geoffroy Saint-Hilaire, être un *endocymien*, inclus dans l'intérieur de l'autosite? On l'a cru, en particulier, et pour les tumeurs de l'ovaire, et pour celles, surtout, de la région sacro-coccygienne. Aucun fait n'en démontre la réalité, et à mesure que se sont perfectionnées nos connaissances en embryologie, au contraire, nous avons expliqué plus de cas par l'anatomie normale de la région.

IV. — Quelques *évolutions néoplasiques* ou d'apparence néoplasique viennent assez souvent obscurcir la question, pour l'anatomiste et pour le clinicien.

Qu'est-ce au juste que les angiomes et les lymphangiomes? Néoplasmes au sens réel du terme, ou malformations vasculaires? Nous n'en savons trop rien : car il en est, des angiomes surtout, qui ont une capacité remarquable d'accroissement et de diffusion. Or, ces altérations vasculaires, souvent présentes dans les tissus des tumeurs complexes, sont souvent aussi associées à des malformations, telles que l'encéphalocèle et le spina bifida, où l'origine néoplasique est hors de cause. Et en même temps, pour le spina bifida surtout, l'évolution des éléments est souvent troublée dans le feuillet moyen voisin, en sorte qu'on trouve, formant tumeur au sens clinique du terme, du tissu conjonctif lipomateux, myxomateux, muqueux, ayant même l'apparence sarcomateuse. Mêmes aspects, et plus encore, dans les tumeurs sacro-coccygiennes, que pendant longtemps on a décrites comme des cysto-sarcomes.

Ce fut une erreur, car ces tumeurs, une fois enlevées, ne se généralisent pas. Elles diffèrent cependant des kystes dermoïdes en ce que ceux-ci (sauf dégénérescence épithéliale secondaire) sont formés de tissus arrêtés dans leur évolution ; tandis qu'elles sont constituées par des éléments embryonnaires encore susceptibles d'accroissement, d'évolution, de différenciation, sans que l'on puisse cependant parler de néoplasme. La tumeur grossit, mais elle n'envahit pas ; les tissus sont malformés, mais pas néoplasiques.

(1) Les *pages* sont soudés par leur partie moyenne et de là divergent en H ou en X ; les *adelphes* sont en λ, soudés en haut et divergents en bas ; les *dymes*, sont en Y, soudés en bas et divergents en haut. On précise par la région de soudure : sterno-pages, thoracopages, etc.

(2) L'ablation d'un parasite atrophié ou incomplet est souvent possible (Cf. Gross, *Soc. méd.*, Nancy, 4 décembre 1876, *Rev. méd. Est*, 1877, p. 91). Certains monstres autositaires ont été opérés avec succès. Sur ce point, voy. M. Baudouin, *Rev. de chir.*, 1902, t. XXV, p. 513.

Il est cependant, à l'ovaire surtout, des *tératomes malins* qui, à un moment donné, sans que nous en saisissions la cause clinique ou anatomique, envahissent et se généralisent. Et par là nous arrivons à la théorie générale des tumeurs mixtes. Je ne parlerai pas, en ce livre consacré à la chirurgie infantile, des doctrines modernes sur les tumeurs mixtes des glandes salivaires, du testicule : l'origine embryonnaire, par dégénérescence d'éléments mal évolués, est probable, et doit être signalée, pour entrer en série avec ce que j'aurai à dire pour les tumeurs du rein (voy. p. 1051). Et il convient aussi de signaler la probabilité de certaines évolutions néoplasiques bénignes, que je mentionnerai à propos de la grenouillette (voy. p. 858).

Ces quelques mots suffiront à faire comprendre que nous ne puissions pas toujours marquer la limite entre la malformation des tissus et leur transformation néoplasique, et que cela vienne rendre encore plus difficile l'étude anatomique et clinique de ces tumeurs complexes, à tissus multiples, dues à la persistance, à l'accroissement et à la modification d'organes normalement transitoires.

B. — Dépressions, kystes et fistules de la région sacro-coccydienne.

Jusqu'à la fin du 2e mois, l'éminence coccygienne est développée chez l'embryon en une véritable *queue* (1), recourbée vers la face ventrale, et qui peu à peu s'atrophie (voy. les fig. des pag. 1066 et 1067); la place de sa pointe reste d'abord marquée par le centre d'un tourbillon de poils (vertex coccygien) destiné à disparaître après la naissance, époque où cette région est encore lanugineuse.

Vers le 5e mois, au-dessous de ce centre, à hauteur de la terminaison du canal sacré, on voit une petite zone glabre (glabelle coccygienne) à peau mince, richement vasculaire, moins visible quand diminuent les poils voisins, se terminant en bas par une fossette à fond glabre, due à l'attraction de la peau par l'adhérence du ligament caudal à la pointe du coccyx.

La *persistance de cette fossette*, autrefois crue rare, est en réalité très fréquente, mais elle s'atténue à mesure que le sujet avance en âge et de 95 sur 130 chez le jeune enfant, elle tombe à 1/30 chez l'adulte (Lannelongue). La prédominance chez la femme (Terrillon) est douteuse. Peut-être l'hérédité, l'influence familiale ont-elles quelque action. La prédisposition à d'autres malformations est douteuse.

Le *siège* presque constant est la ligne médiane, vers la jonction sacro-coccygienne; on a vu des fistules multiples et latérales (2). On observe :

1° Une *dépression*, très fréquente, de forme très variable [méplat, cupule, rainure antéro-postérieure (3), vrai infundibulum évasé ou canaliculé dont l'orifice est entouré d'un bourrelet graisseux ressemblant à l'ombilic].

Plus rarement, on voit une vraie *fistule*, profonde de 5 à 10 millimètres (4), se dirigeant vers le coccyx pour se terminer par une petite dilatation. Cette forme favorise la rétention de smegma, de produits divers, d'où irritations et même inflammations, suintement, démangeaisons, éruptions, accidents phlegmoneux proprement dits, ulcérations (5) autour de l'orifice, écoulement devenant définitivement purulent; et c'est alors que l'erreur de diagnostic est possible avec une fistule à l'anus, une ostéite

(1) La *persistance d'un appendice caudiforme*, cylindro-conique est rare. Elle a été étudiée surtout par les anthropologistes. L'appendice est presque toujours mou, sans os, avec un pédicule central allant au coccyx. Il subit un accroissement parallèle à celui du sujet. L'ablation est facile (Bartels, *Deut. Zeit. f. Chir.*, 1884, t. XX, p. 100). Certains de ces cas se compliquent de troubles nerveux et trophiques, par spina bifida latent (voy. p. 795).

(2) C'est à distinguer de très rares (et mal expliquées) *fistules lombo-sacrées* (Terrillon, *Soc. chir.*, Paris, 1882, p. 55) siégeant au nombre de 1 ou 2, médianes ou latérales, dans l'espace intermédiaire aux épines iliaques postéro-supérieures.

(3) Celle-ci a été prise pour une vulve dans certaines présentations du siège.

(4) Lannelongue raconte qu'une femme y mettait le thermomètre, et non dans le rectum.

(5) Kirmisson a vu cette ulcération être congénitale.

coccygienne (voy. p. 516) si on ne tient pas compte de l'ancienneté de la lésion, des renseignements obtenus par cathétérisme.

2° Le degré extrême de cette petite malformation est le *kyste dermoïde rétro-coccygien ou rétro-sacré*, adhérent au squelette, de préférence vers la pointe du coccyx, ne se développant souvent que chez l'adulte, sous forme d'une tumeur arrondie, molle, pâteuse, indolente, non adhérente à la peau d'abord, susceptible d'inflammation et de *fistulisation secondaire*. Ces kystes, à paroi cutanée généralement bien développée et pilifère, sont quelquefois multiloculaires (1). On y recherchera avec soin toute apparence de réductibilité, toute tension durant les efforts, pour ne point les confondre avec un spina bifida, fort rare d'ailleurs au niveau du coccyx.

Les tératomes sont plus gros, de consistance non homogène, et la plupart du temps bombent en avant du sacrum. Ils ressembleraient plutôt aux *kystes dermoïdes présacrés* (2) sentis au toucher rectal, ordinairement gros, souvent infectés d'assez bonne heure et ouverts secondairement à la peau ou dans le rectum, non adhérents au squelette, à cavités volontiers multiples, et à rapprocher probablement des kystes du raphé périnéal (voy. p. 1083); le clinicien ne peut souvent les différencier des kystes dermoïdes de l'ovaire (3). Comme ceux-ci, ils sont parfois une cause de dystocie.

Traitement. — Fistules et kystes doivent être traités par l'extirpation.

C. — TÉRATOMES SACRO-COCCYGIENS.

Depuis les premiers mémoires sur ce point (4), on a reconnu que ces tumeurs devaient être distribuées en plusieurs catégories, où intervenaient des processus tératologiques divers : monstres doubles ; spina bifida ; troubles dans l'évolution de l'extrémité caudale de l'embryon.

Statistique. — La prédisposition du sexe féminin est grande (126 contre 60, Taruffi, Calbet). On ne sait rien sur le rôle de l'hérédité, de lésions traumatiques intra-utérines. La fréquence serait de 1 sur 34.500 accouchements (Calbet).

Signes physiques. — La tumeur occupe une des fesses; elle est de volume très variable; quelquefois dépassant à peine le sillon interfessier, elle peut, dans d'autres cas, arriver au niveau des talons. Lisse ou bosselée, plus ou moins lobée, parfois divisée par une rainure médiane ou à peu près, elle est sessile ou pédiculée, et dans ce dernier cas quelquefois piriforme et flasque. Sur elle, la peau est tantôt normale, tantôt modifiée, glabre ou couverte de poils hypertrophiés, épaisse et comme éléphantiasique ou amincie, atrophiée, recouvrant des kystes susceptibles de rupture pendant l'accouchement, parcourue de grosses veines, marquée de taches violacées ou rougeâtres; tantôt même elle est absente et remplacée par une enveloppe ressemblant à celle des hernies ombilicales embryonnaires.

Quand on regarde la masse pendant quelque temps, on y voit des contractions, des ondulations, de vrais battements rythmiques même, signalés par

(1) La peau de ces fistules contient des glandes sudoripares, mais souvent elle est glabre et vers le fond prend un caractère muqueux (Tourneux). — Sur un *kyste mucoïde*, voy. Kirmisson et Kuss, *Rev. orth.*, 1899, p. 144.

(2) P.-A. Genay, Th. de Nancy, 1910-1911.

(3) König ne semble même pas avoir toujours évité la confusion anatomique, quand il nous parle des connexions ovariennes de ces kystes intra-pelviens.

(4) Braun, Veling, Molk; voy. S. Duplay, Rev. gén., *Arch. gén. méd.*, 1868, t. II, p. 723; Calbet, Th. de Paris, 1892-1893.

Preuss et Virchow, ce qui est évidemment dû à des contractions musculaires, que Bergmann a éveillées par l'électrisation.

A la *palpation*, on constate de grandes différences d'une tumeur à l'autre, et d'un point à l'autre dans une tumeur, ici dure (jusqu'à consistance osseuse), là molle et même fluctuante; on lui trouve en haut et en arrière un pédicule qui s'engage sous le bord inférieur du grand fessier, qui en avant se prolonge vers le périnée, et la masse refoule en avant et en dedans l'anus et les organes génitaux externes. Par le toucher rectal, on sent souvent, mais pas toujours, dans le bassin une masse plus ou moins grosse, immobile, faisant corps avec le sacrum et le coccyx (1). La tumeur est indolente, irréductible.

Dans un cas de Jordan, l'*auscultation* fit entendre des souffles.

Évolution. — Quand la tumeur est volumineuse, elle est une *cause de dystocie;* un tiers des sujets naîtraient morts avant terme ; beaucoup, nés à terme, succomberaient rapidement.

Cette première étape franchie, la tumeur peut gêner par son poids, comprimer la vessie refoulée en haut et en avant, l'urètre, l'uretère, le rectum, le vagin (Deahna a vu une fistule vésico-vaginale). Mais elle évolue comme une tumeur bénigne, s'accroissant sans diffusion et sans métastases. Elle a coutume, cependant, de grossir d'abord assez vite et le sujet se développe mal, succombe même souvent (61 sur 70, Molk) en quelques mois, à des troubles nutritifs mal déterminés ; après un ou deux ans, cet accroissement se ralentit, et la survie est définitive, réserves faites sur une possibilité de dégénérescence maligne.

Certaines morts tardives sont dues à des complications inflammatoires (suppuration, érysipèle, etc.) consécutives à des ulcérations, à des ruptures de kystes restant fistuleuses.

Anatomie pathologique. — Quand on dissèque ces tumeurs, on est d'abord frappé de leur *adhérence au squelette* (2), par un pédicule plus ou moins lâche, qui s'implante à la pointe du coccyx, à la face antérieure ou, moins souvent, à la face postérieure du coccyx et du sacrum (3). S'il y a une masse intrapelvienne, elle s'arrête la plupart du temps au-dessous du releveur de l'anus ; mais elle peut l'érailler et s'étaler dans l'espace pelvirectal supérieur.

A la coupe, sous la peau et le tissu sous-cutané, par places amincis et adhérents, on trouve une tumeur encapsulée; la capsule fibreuse, continue avec le périoste du point d'implantation, entoure les prolongements de la tumeur.

La masse morbide est d'une complexité extrême. Presque toujours on y voit des kystes isolés ou communiquants, plus ou moins nombreux et volumineux, à contenu séreux, hématique, sébacé, mucoïde ; des masses de graisse, de tissu conjonctif, de cartilage, d'os.

Par le microscope, on vérifie ces aspects à l'œil nu ; on précise qu'il y a des carti-

(1) On l'aurait vue se développer dans l'abdomen, jusqu'à la hauteur de l'ombilic.

(2) Mais le squelette sur lequel a lieu cette implantation ne subit que des altérations sans importance. Sacrum, coccyx surtout, sont parfois atrophiés, leur ossification est retardée, il leur manque une ou deux pièces ; mais, sauf coïncidence sur laquelle je reviendrai, on n'y voit pas de rachischisis ; la tumeur ne pénètre pas dans le canal sacré, et quand au premier abord on le croirait, on trouve qu'elle s'insère sur une lame fibreuse qui ferme ce canal.

(3) Taruffi, Calbet notent, par exception, l'adhérence à l'échancrure sciatique. On cite quelques cas où il y a seulement un pédicule vasculo-nerveux allant aux trous sacrés.

lages hyalin, fibreux, calcifié ou en voie d'ossification; que le tissu conjonctif est d'aspect plus ou moins embryonnaire et sarcomateux (1); qu'on trouve du tissu nerveux (névroglie avec ou sans myélocytes; corpuscules de Paccini, Ercolani et Petrini); que la paroi des kystes est, selon les places, dermoïde et pilifère, mucoïde, lymphangiomateuse; qu'il y a des muscles lisses et striés, des formations acineuses, glandulaires, ressemblant à des masses de parotide, de pancréas, des tubes ayant la structure de l'intestin, des revêtements épithéliaux pavimenteux, cubiques, cylindriques, vibratiles.

Cette complexité est à peu près constante. Mais, revenant à l'examen à l'œil nu, on établit grossièrement deux grandes catégories entre ces tumeurs. Il en est où les productions organoïdes ne sont pas de forme définie; il en est où elles prennent l'aspect d'organes bien déterminés: os avec périoste et revêtant une forme spécialisée (fémur, clavicule, mâchoires avec dents, etc.) ou se disposant en fragments plus ou moins étendus de squelette; larynx et poumons; globe oculaire; bouche et langue, etc.: tout cela, plus ou moins distinct, a été vu, et nous conduit, par gradations insensibles, aux fœtus atrophiés, mais reconnaissables.

Ces derniers cas, dans leurs formes nettement accentuées, doivent être considérés comme des *monstres doubles*, où l'un des fœtus, atrophié, vit en parasite sur le frère bien développé. Mais il ne semble pas, malgré l'opinion soutenue par Calbet, que cela corresponde à la majorité des faits. La complexité extrême de structure, quand on ne trouve pas dans la masse des fragments de fœtus bien constitués, s'explique fort bien par ce que nous savons aujourd'hui sur l'embryologie normale de la région, et presque tous ces tératomes sont *à un seul germe* (voy. les fig. des pp. 1066 et 1067).

Au 7e jour se dessine, sur la partie inférieure de l'embryon de lapin, une *ligne primitive*, bientôt devenue *gouttière primitive*, séparée en avant par le *nœud de Hensen* de la *gouttière dorsale ou médullaire*. Sur cette gouttière passe bientôt un pont, le *bouton caudal*, qui la divise en deux orifices: un antérieur, l'abouchement du *canal neurentérique*; un postérieur qui contribuera à la formation de l'anus.

A la face ventrale de la gouttière médullaire se forme, à partir du 9e jour, le cordon mésodermique de la *notocorde*, laquelle, ainsi que la *moelle*, se prolonge primitivement dans le bourgeon caudal; elle est donc traversée par le canal neurentérique.

A la face ventrale de la notocorde se trouve l'*intestin terminal* (ou *aditus posterior*), cul-de-sac qui pousse deux bourgeons: un antérieur, qui sera l'*évagination allantoïdienne*; un postérieur, qui sera l'*intestin post-anal*. Cet intestin descend dans le bouton caudal, et devient post-anal lorsque l'anus se trouve reporté en avant par l'incurvation ventrale de l'embryon. Primitivement, le bouton caudal contient donc les éléments non encore différenciés des trois feuillets du blastoderme, et comme organes le tube médullaire, la notocorde, les prévertèbres (c'est-à-dire les futurs muscles spinaux), l'intestin post-anal.

Le bouton caudal se développe d'abord en une véritable queue qui, au-devant de l'anus qu'il a dépassé en arrière, se recourbe vers la face ventrale; son segment proximal subsistera et donnera le coccyx; son segment distal est voué, vers le 2e mois, à l'atrophie. Alors disparaissent la notocorde, l'intestin post-anal, le tube médullaire: mais il en reste pendant assez longtemps des vestiges.

(1) Quoi qu'on en ait pensé il y a une trentaine d'années, ce ne sont pas des cysto-sarcomes, c'est-à-dire des néoplasmes se substituant aux tissus. Pas plus qu'ils ne sont dus, en général, à la dégénérescence de la glande sacro-coccygienne de Luschka; mais celle-ci peut être l'origine de certains *périthéliomes*, à structure épithélioïde, observés la plupart du temps chez l'enfant (mais pas dès la naissance) et quelquefois chez l'adulte. Ces tumeurs, quelquefois très volumineuses, remontant dans la concavité du sacrum auquel presque toujours elles adhèrent, sont douées d'une réelle malignité (F. Curtis et R. Le Fort, *Rev. de chir.*, 1911, t. XLIII, p. 1; bibliogr.). C'est comparable aux tumeurs du corpuscule carotidien. — Laugé, Th. de Montpellier, 1910-1911.

Pour le tube médullaire, Tourneux a fait voir que le rachis, plus vite développé que les parties molles, entraîne de bas en haut le tube médullaire ; mais l'extrémité inférieure de celui-ci continue à adhérer au tégument externe. Elle se recourbe en une anse, dont la branche profonde est en rapport avec la face dorsale des vertèbres coccygiennes (segment coccygien direct) et dont la branche postérieure se dirige obliquement de bas en haut et d'avant en arrière (segment coccygien réfléchi). Après disparition du segment direct, au 4e mois, le segment réfléchi continue à évoluer, et il laisse des *vestiges coccygiens du tube médullaire*, entourés d'une gaine lamineuse qui va du coccyx à la peau et fait terminaison aux surtouts vertébraux antérieur et postérieur.

Ainsi, en avant de la notocorde on trouve principalement des éléments intestinaux ; en arrière, des éléments nerveux.

On ne sera donc pas surpris que puissent se constituer ces *tératomes présacro-coccygiens*, mixtes, si complexes, et qu'on y trouve, vestige plus ou moins net de l'intestin post-anal, un tube intestinal central, organe constitué, visible à l'œil nu, et dont la présence s'explique sans diplogénèse (1) ; tous les éléments mésodermiques, dermoïdes et entodermiques y sont faciles à comprendre ; quant aux éléments nerveux, ils peuvent dériver soit du canal neurentérique, soit des vestiges médullaires, car la topographie pré-coccygienne et rétro-coccygienne n'est peut-être pas d'une délimitation parfaite, car le processus débute à une époque où les éléments ont plutôt une tendance à une évolution spécifique qu'une différenciation parfaite.

Il semble, cependant, que les éléments intestinaux caractérisés fassent défaut dans les *tératomes rétro-sacro-coccygiens*, dans lesquels prédominent, au contraire, les éléments nerveux.

Mais ces données générales une fois admises, nous devons reconnaître que nous n'avons pas de critérium pour marquer la limite précise entre le kyste dermoïde simple (enclavement), le tératome complexe (pré ou rétro-coccygien), le monstre double. D'autant qu'interviennent ici certains processus d'angiome et de lymphangiome (Hildebrandt) ; certains angiosarcomes (véritables néoplasmes) de la glande de Luschka (Buzzi) ; d'autant encore que nous devons tenir compte de certains spina bifida sacrés.

Le *spina bifida* coccygien est encore à prouver ; mais le sacré n'est pas rare (60 sur 297, Bellanger). La forme simple, qu'elle soit latente (Muscatello, Recklinghausen) ou kystique (2), ne nous intéresse pas en ce moment (voy. p. 787). Mais il y a des formes compliquées de masses angiomateuses ou lymphangiomateuses, de lipome (Kirmisson), de cavités polykystiques ; et si dans les cas à structure simple on ne s'y trompe guère, la limite n'est pas toujours nette avec certaines tumeurs mixtes peu compliquées, associées au rachischisis et au spina bifida. On peut alors se demander, si la malformation rachidienne est mécaniquement secondaire au tératome, ou si les deux relèvent d'un même vice de développement, d'ailleurs inconnu dans sa cause et sa nature. L'association à des tératomes bigerminaux peut s'observer de même.

Diagnostic. — Cette discussion anatomique nous fait comprendre la seule discussion diagnostique pratiquement importante.

(1) Middledorpf a vu un cas où il s'ouvrait à la peau par deux orifices, dont un laissait suinter un liquide à odeur fécaloïde, quoiqu'il n'y eût pas communication avec le rectum. A. Broca et Cazin, *Rev. d'orthop.*, 1895, p. 437 ; A. Broca et Gauckler, *ibid.*, 1904, p. 97. (Trois observations.) Sur un trajet fistuleux traversant le sacrum, voyez un fait de Keen et Coplin, *Surg., Gyn. and. Obst.*, nov. 1906, t. III, p. 661.

(2) La myélocystocèle et la myélo-cysto-méningocèle sont ici plus rares que la myélo-méningocèle. La région sacrée est à peu près la seule où l'on rencontre la méningocèle vraie. Il est à noter que celle-ci peut se développer dans une seule fesse, quoique sortie par la ligne médiane (quelquefois entre deux lames, sans fissure) ; elle peut sortir par un trou de conjugaison. On a vu, sur un sujet viable, une fissure sacrée antérieure.

Étant donnée une tumeur sacro-coccygienne congénitale, nous arrivons assez facilement, par la palpation extérieure, par le toucher rectal, à déterminer ses connexions avec le squelette, en avant ou en arrière du coccyx ; à savoir si elle est médiane ou latérale. Mais si un spina bifida (rarement latéral) est facile à distinguer dans sa forme habituelle (réductibilité partielle, troubles nerveux des membres inférieurs, tension par les efforts), il est à peu près impossible de préciser si, au centre du pédicule profond d'un gros néoplasme solide ou polykystique, existe ou non un canal de communication avec l'intérieur du rachis fendu. Il est possible que la radiographie nous rende quelques services; mais c'est une suggestion théorique. La difficulté est surtout grande en cas de tumeur rétro-coccygienne, où l'on cherchera avec grand soin les plus légers troubles nerveux (1). Si la tumeur est nettement présacrée, il s'agit d'une coexistence assez rare pour être à peu près négligeable. Au total, on doit conclure à l'impossibilité d'un diagnostic anatomique certain.

Traitement. — Les tératomes sacro-coccygiens doivent être enlevés à l'instrument tranchant.

Pour opérer une tumeur antérieure, il faut circonscrire la base par deux lambeaux destinés à se rabattre l'un sur l'autre, et disséquer jusqu'à l'implantation sacro-coccygienne; et l'on sectionne ensuite l'os comme dans l'opération de Kraske pour ablation du rectum. On entre ainsi largement dans le bassin, et l'on dissèque la partie intra-pelvienne, laquelle a coutume de refouler le rectum sans lui adhérer; il y a danger, cependant, de blesser rectum, péritoine, vessie même, si la masse a franchi le releveur.

C'est une opération assez longue, assez délicate, exposant à une perte de sang notable. Elle peut cependant être supportée même par un sujet jeune: je l'ai pratiquée avec succès sur un enfant de 6 semaines (tumeur de 400 grammes) que j'ai observé dès sa naissance et que j'ai opéré dès que je l'ai vu dépérir en même temps que grossissait le tératome. J'ai guéri de même un garçon de 15 jours. Mais si on a des doutes sur la résistance du bébé, on peut (comme cela avait été fait par un médecin chez mon autre opéré) retrancher, sans attaquer le squelette, la partie extérieure, et s'occuper plus tard de la partie osseuse et pelvienne.

Ces tumeurs ne récidivent pas après ablation.

(1) Cela aurait peut-être pu éclairer à l'avance Jefferson, qui vit succomber un enfant de 4 ans qu'il croyait atteint de lipome, mais qui présentait de l'incontinence des matières fécales et de l'urine. Sur les lipomes, voir GANGOLPHE, *Soc. chir.*, Lyon, 1898, p. 45.

CHAPITRE III

OREILLE (1)

§ 1. — Corps étrangers.

Certains enfants ont la manie de se fourrer dans les orifices naturels tout ce qui leur tombe sous la main. Les corps étrangers de l'oreille sont d'une grande importance pratique.

Introduits par le sujet lui-même ou par un camarade, ces corps étrangers sont des plus variés. On peut les diviser en deux classes : légumes secs (haricots, pois, lentilles), substances minérales (perles, bouts de crayons d'ardoise, petits cailloux). Les premiers gonflent sous l'influence de l'humidité, à l'action de laquelle les seconds ne sont pas accessibles : aussi seront-ils souvent moins bien tolérés, parce qu'en augmentant de volume, ils s'enclavent et bouchent complètement l'oreille. Un corps étranger mousse et lisse, comme une perle, est souvent bien toléré s'il n'a pas été du premier coup poussé avec violence de façon à perforer le tympan et à pénétrer dans la caisse ; l'introduction cause une surprise désagréable plutôt qu'une douleur, puis l'indolence est parfaite et on n'observe qu'un peu de dureté de l'ouïe. Encore cela même peut-il passer inaperçu : et quelquefois on nous présente des sujets chez lesquels le corps étranger est resté en place, sans grand inconvénient, pendant des semaines, des mois, des années même, jusqu'au jour où, autour de lui, le conduit s'enflamme — ce qui est rare — ou bien surviennent des troubles réflexes ; ou bien un peu de cérumen, une goutte d'eau complètent l'occlusion, d'où bourdonnements et surdité.

A l'aide du spéculum — introduit avec douceur extrême pour peu qu'on soupçonne un corps étranger — on voit l'objet, après avoir au besoin détergé très délicatement le conduit au-devant de lui ; souvent même, sans spéculum, on l'aperçoit en redressant le conduit par traction sur le pavillon.

Le diagnostic posé, un praticien doit savoir d'abord *ce qu'il ne doit pas faire*. Et voici le précepte : *n'employez jamais, pour l'extraction par les voies naturelles, un instrument quelconque, pince, stylet ou curette*. A cette loi, une seule excep-

(1) On ne trouvera dans ce chapitre que ce qui a trait à la pratique chirurgicale courante. Je ne ferai que nommer les *tumeurs malignes de l'oreille moyenne ;* thèse de mon élève Dupau, Paris, 1907-1908 ; Hébert et Masson, *Arch. de méd. exp.*, 1908, p. 822.

tion : un bourdonnet de coton poussé trop avant ou refoulé par son successeur et oublié dans le conduit. La pince, maniée très délicatement, en accrochant quelques brins qui dépassent et en ébranlant, *sans pousser*, par de petits mouvements de latéralité, est alors le seul instrument convenable : ne la prenez que si vous êtes certains du commémoratif ou si, à l'examen, le contact très doux du stylet vous a renseignés.

Pour tous les autres corps étrangers, avec la pince, on pousse presque à coup sûr l'objet jusque dans la caisse. Un corps étranger se présente par un pôle mousse et lisse, et il est impossible, dans le canal cylindrique et osseux qui l'entoure, d'ouvrir les mors de la pince jusqu'à dépasser le point du plus grand diamètre, l'équateur ; et dès que l'on serre les mors de la pince, l'objet file en arrière. On n'a même pas la place, la plupart du temps, d'insinuer une curette, un stylet, un crochet entre le corps étranger et la paroi, de façon à le ramener d'arrière en avant ; peu à peu, si on s'entête, on le refoule jusqu'au tympan, puis il crève le tympan et entre dans la caisse ; même, on a pu l'enfoncer jusque dans le crâne après effraction du mince toit de la caisse. Le refoulement dans la caisse a les plus graves conséquences : souvent enclavé dans l'attique — en sorte qu'alors il devient impossible à voir au spéculum — le corps étranger, joint aux manœuvres septiques par lesquelles on l'a refoulé, devient l'origine d'une otite moyenne suppurée avec toutes ses conséquences. Dans les cas qui tournent bien, le sujet perd une oreille, après une opération sérieuse ; dans ceux qui tournent mal, il peut y perdre la vie.

Ainsi, les corps étrangers sont bénins tant qu'ils restent dans le conduit, devant un tympan intact ; parvenus dans la caisse, ils deviennent, abandonnés à eux-mêmes, fort graves et même presque fatalement mortels. Cette transformation désastreuse du pronostic est presque toujours due au médecin, qui a tenté d'extraire à la pince un corps étranger qu'il voyait tout près du méat.

Le seul instrument convenable, en pareille occurrence, est l'irrigateur, du système que vous voudrez, Eguisier, poire dite américaine, seringue vulgaire, bock à injection suspendu environ 1 mètre au-dessus du sujet. Il faut un jet assez fin et assez puissant, qu'après redressement du pavillon on dirige contre la paroi postérieure du conduit : l'eau, qui sera de préférence tiède, passera entre le corps étranger et le tympan, y tourbillonnera et ressortira en chassant bientôt l'objet devant elle. Si le corps étranger est depuis assez longtemps en place et si on craint qu'il ne glisse pas facilement, on le lubrifiera en instillant de l'huile dans l'oreille pendant deux ou trois jours, matin et soir (1).

Le jet d'eau réussit même pour les légumes secs, si on est appelé tout de suite, car il faut plus de 5 minutes d'immersion dans l'eau pour faire gonfler un pois sec ou un haricot. Mais au bout de quelques semaines, l'obturation progressive a pu devenir assez hermétique pour que l'eau ne passe plus derrière le corps étranger : et l'irrigation échoue. Un praticien à main spécialement exercée pourra alors, s'il sent que l'objet est ramolli, l'évider lentement à la curette et

(1) Le traitement est le même pour les *bouchons de cérumen*, rares d'ailleurs chez l'enfant.

terminer par l'irrigation. Un procédé moins dangereux, mais qui échouera en général si le frottement est assez dur, consiste à envoyer au contact des corps étrangers un stylet dont l'extrémité est chargée de poix : et on tire à soi.

Mais en règle générale, quelle que soit la nature du corps étranger, si, pour un motif ou pour un autre, *l'irrigation est restée inefficace, continuez à proscrire la pince pour l'extraction par les voies naturelles.* Donnez du chloroforme à l'enfant et recourez à *l'extraction par voie rétro-auriculaire.* Après incision dans le sillon rétro-auriculaire, on décolle et on récline en avant le pavillon et le conduit membraneux; on est ainsi juste au niveau du corps étranger que l'on peut extraire, en y voyant bien, en introduisant derrière lui un crochet à strabisme. Là encore, on évitera la pince et la prise d'avant en arrière.

Si *le corps étranger est déjà dans la caisse*, au spéculum on établit d'abord un diagnostic aussi complet que possible sur sa nature, sa forme, sa direction, son siège, toutes réserves faites sur les cachettes (attique ou même seuil du tympan) où il peut être invisible. Même si on le voit bien, on ne prendra jamais une pince. Plus souvent qu'on ne le pense, on réussit avec l'irrigateur. Si on échoue, on procède comme il vient d'être dit, par incision rétro-auriculaire ; et si l'objet est enclavé dans l'attique, on le met largement à jour par l'opération de Stacke (voy. p. 823), puis on l'extrait soit au crochet, soit en le prenant, à plat, entre les chas de deux stylets aiguillés (1).

Si l'on opère tard, alors que l'oreille est déjà infectée, on aura à soigner l'otite, aiguë ou chronique.

§ 2. — Inflammations et furoncles de l'oreille externe.

Il faut signaler, au *pavillon*, l'impétigo, facilement guéri par les pansements humides puis, après chute des croûtes, par la pommade au calomel à 1/1000. Le *sillon rétro-auriculaire* est, chez le nourrisson, un des lieux d'élection de *l'intertrigo*, à traiter par la pommade à l'oxyde de zinc à 1/5, par la poudre de talc.

Au niveau du *lobule*, impétigo, lymphangites sont la conséquence fréquente du port des *boucles d'oreilles*, soit par infection immédiate, quand, avec un instrument malpropre, un bijoutier perce le lobule; soit plus tard, après cicatrisation du pertuis, lorsque l'anse de la boucle ulcère par pression à l'occasion d'une poussée de gourme. La plupart du temps, la mère ne songe même pas à retirer la tige coupable et les choses peuvent s'aggraver au point que, toujours creusée sous l'action du poids du bijou, l'ulcération linéaire sectionne verticalement le lobule. Après chute du corps étranger, la guérison rapide et spontanée est la règle. De même que vous l'obtenez en quelques jours, sous le pansement humide, si vous enlevez la boucle d'oreille. Ensuite, il est habituel que la mère fasse de nouveau porter l'ornement à sa fille; c'est tout au plus si elle ne demande pas

(1) J'ai publié une observation, *Ann. des mal. or. et lar.*, 1894, p. 34. Depuis, un ou deux auteurs ont inventé le procédé.

qu'on laisse un petit trou en haut, dans les cas où, après division du lobule en deux, on corrige cette difformité par avivement et deux points de suture.

L'*eczéma* ordinaire, sec ou suintant, acquiert *dans le conduit* une réelle importance. Traitez-le avec attention : s'il est sec, par instillations de goudron de hêtre à 1/10 dans l'huile d'amandes douces; s'il est suintant, par la pommade à l'oxyde de zinc ou même par l'attouchement avec une solution de nitrate d'argent, en ayant toujours soin de bien sécher le conduit ensuite. Par démangeaison et grattage, cet eczéma est une origine fréquente de lymphangites et de furoncles.

Le *furoncle du conduit* est dû à l'inflammation des glandes spéciales, dites glandes cérumineuses, annexées à la mince peau de la région. Comme le classique furoncle des glandes pilo-sébacées ordinaires, il se caractérise par une petite saillie inflammatoire, acuminée, d'où sort, avec suppuration, le bourbillon. Relativement à la minceur de la peau et au calibre du conduit, le gonflement est souvent considérable, en sorte que bien vite l'examen au spéculum est impossible ; la pointe du furoncle se perd dans l'œdème et si l'on peut, en gros, établir que l'inflammation siège en haut, en bas, en avant ou en arrière, pour préciser davantage on en est réduit à rechercher, par pression avec un stylet, le point maximum de la douleur. Car ce furoncle est particulièrement douloureux, jusqu'à empêcher le sommeil pendant 5 ou 6 nuits, jusqu'à ce que le pus s'écoule et que le bourbillon s'élimine.

Il est fréquent qu'il y ait plusieurs furoncles de suite. Ces séries s'observent surtout si on institue comme traitement, comme il est trop fréquent, les lavages à l'eau de guimauve tiède, les instillations à l'huile laudanisée pour calmer les souffrances. On y coupe court, au contraire, par le traitement antiseptique. S'il s'écoule du pus, on le déterge, sans lavage, avec de petits tampons de ouate hydrophile montés au bout d'un stylet et trempés dans la solution de sublimé à 1/1000. Puis on peut introduire bien à fond une mèche de ouate imbibée de sublimé à 1/2000, en versant sur elle plusieurs fois par jour quelques gouttes et en ne la changeant qu'une fois par jour, parce que son introduction est douloureuse; ou bien en versant trois fois par jour dans le conduit de la glycérine phéniquée à 1/20, à 1/40 si le sujet est jeune ou, ce qui est rare, supporte mal la solution concentrée.

Presque toujours cette instillation, surtout si la glycérine est tiédie, calme les douleurs remarquablement vite et bien, et le sujet passe confortablement les quelques jours nécessaires à l'élimination du bourbillon. Sitôt celle-ci achevée, la suppuration se tarit : mais pour éviter la série, continuez pendant plusieurs semaines l'instillation dans le conduit, matin et soir.

Le furoncle mal soigné a l'inconvénient sérieux de se compliquer très volontiers de *lymphangite péri-auriculaire :* complication banale, à un degré léger, de tous les furoncles, la lymphangite est, à l'oreille, spécialement fréquente et grave.

Mais si le furoncle est la cause la plus ordinaire de la *lymphangite péri-auriculaire* (1), à côté de lui on doit faire une place à toutes les écorchures, excoria-

(1) A. Broca, *Presse méd.*, 1895, p. 396 ; Favraud, Th. de Paris, 1894-1895 ; Zoepffel, Th. de Paris, 1911-1912.

tions du conduit et du pavillon : érosions par grattage dans un conduit prurigineux atteint d'otorrhée, petites plaies ; j'ai vu une lymphangite avec abcès rétro-auriculaire à la suite d'un bouton de variole logé dans la conque. Dans ces lymphangites, les ganglions qui s'engorgent sont, pour les inoculations du conduit et de la face concave de la conque, ceux qui sont situés derrière la parotide, devant le tragus, puis, en deuxième étape, ceux qui sont accolés, sous le sterno-cléido-mastoïdien, à la face profonde de l'apophyse mastoïde. Ils sont gros à la palpation et douloureux à la pression.

En même temps, le pavillon gonfle et rougit plus ou moins, jusqu'à prendre même un aspect érysipélateux ; l'infection, la rougeur et l'œdème gagnent la région rétro-auriculaire et lorsque le gonflement y devient volumineux, le sillon rétro-auriculaire est effacé, le pavillon s'éloigne du crâne, est refoulé en avant et un peu en bas. Il n'est pas exceptionnel que l'inflammation suppure, aboutisse à un abcès lymphangitique rétro-auriculaire ; la suppuration des ganglions est rare. Souvent l'abcès s'ouvre dans le conduit.

Cet aspect ressemble beaucoup à celui d'une mastoïdite : et je crois la confusion fréquente avec beaucoup de prétendues périostites mastoïdiennes. On l'évite si on constate : 1° le gonflement et la douleur du conduit ; 2° l'indolence à la pression directe sur l'os ; 3° la douleur à la traction sur le pavillon et à la pression sur les deux relais ganglionnaires précités.

Le traitement est celui du furoncle, avec pansements humides derrière l'oreille. S'il se forme un abcès rétro-auriculaire, on l'incise.

Outre la lymphangite à porte d'entrée auriculaire, on voit des *adéno-phlegmons mastoïdiens*, portant sur les petits ganglions qui, à 10 ou 15 millimètres en arrière du sillon rétro-auriculaire, siègent à la face externe de l'apophyse. Leur inflammation aiguë a en général pour origine une croûte écorchée, une petite plaie du cuir chevelu, vers la région temporo-pariétale ; elle est intéressante pour le diagnostic différentiel avec les mastoïdites. La guérison est rapide par l'incision verticale et les pansements humides. Ces abcès se différencient des mastoïdites par l'intégrité du tympan et la conservation du sillon rétro-auriculaire. Mais certaines mastoïdites de la pointe, sans otorrhée, ne peuvent être reconnues avant l'incision exploratrice, si l'on n'a pas vu d'excoriation au cuir chevelu.

§ 3. — **Inflammations de l'oreille moyenne.**

La description et le traitement de l'otite moyenne aiguë n'appartiennent pas au chirurgien. Mais tout praticien doit savoir limiter considérablement le nombre : 1° des otites ; 2° de leurs complications. Celles-ci, en effet, sont presque toujours la conséquence d'otites chroniques, et une otite chronique succède presque toujours à une otite aiguë mal soignée (1).

La *prophylaxie de l'otite moyenne aiguë* résulte de cette notion que la

(1) A. Broca et Lubet-Barbon, *les Suppurations de l'apophyse mastoïde et leur traitement*, Paris, 1895. — A. Broca, Opérations sur l'apophyse mastoïde. *Ann. mal. or. et lar.*, 1895, p. 1.

lésion a presque toujours pour origine une inflammation naso-pharyngienne propagée par la trompe d'Eustache. D'où l'utilité de débarrasser les enfants de leurs amygdales et adénoïdes ; d'où l'indication absolue de nettoyer dans la limite du possible nez, gorge et oreilles au cours des maladies infectieuses, rougeole et scarlatine surtout : vaseline boriquée, huile mentholée à 1/100 dans les fosses nasales ; gargarismes à l'eau iodée; instillations de glycérine phéniquée à 1/20 ou 1/40 dans le conduit auditif externe.

Et lorsque, malgré ces précautions, survient l'otite, qui souvent aboutit d'elle-même très vite à une perforation spontanée du tympan, si l'on continue les soins, en abstergeant en outre le pus du conduit avec de petits tampons d'ouate, on peut sans grand inconvénient attendre l'entrée en jeu du spécialiste appelé soit pour pratiquer la paracentèse, soit pour surveiller et rectifier au besoin une perforation spontanée. Que soit définitivement proscrit le lavage à l'eau de guimauve avec une seringue en verre.

A. — Complications mastoïdiennes des otites aigues.

Le clinicien, pour juger de l'acuité des cas, ne doit pas tenir compte de celle de l'inflammation mastoïdienne, mais de celle de l'otite. Le traitement est essentiellement différent, quelle que soit l'acuité de la mastoïdite, selon que l'otite originelle est aiguë ou chronique.

Étude clinique. — Une otite aiguë s'accompagne presque toujours d'inflammation des cellules mastoïdiennes, ce qui se traduit par un peu de douleur rétro-auriculaire spontanée, ou tout au moins à la pression : ces légers symptômes ne sont pas suffisants pour que la trépanation soit indiquée.

On ne doit parler de *mastoïdite* que si le pus est retenu dans l'apophyse, qui pour son propre compte s'altère plus ou moins profondément ; et à partir de ce moment l'otite passe au second plan.

Une otite à suppuration très abondante doit nous mettre en garde contre une participation mastoïdienne importante : la toute petite caisse ne peut sécréter beaucoup de pus. Cette otorrhée peut persister pendant qu'évolue la mastoïdite, mais souvent elle se tarit (1) : l'aditus s'est oblitéré, le pus est retenu derrière lui, et la mastoïdite n'en sera que plus grave.

Le début est presque toujours marqué par une *hyperthermie*, qui peut, il est vrai, être légère (37°,8, 38°) ; quelquefois par des accidents infectieux et une réaction méningée (céphalalgie, assoupissement). Les *douleurs*, qui avaient cédé à la paracentèse, reprennent avec intensité, irradient autour de l'apophyse. L'attitude en *torticolis* (2) est fréquente, surtout quand l'inflammation gagne vers la pointe de l'apophyse ; la propagation vers l'os tympanal rend la mastication douloureuse, une arthrite temporo-maxillaire peut se constituer (voy. p. 848).

A partir de ce moment, le pus peut rester enfermé dans l'os, ou migrer soit vers les parties extérieures en perforant la couche compacte corticale, soit vers

(1) D'où le préjugé, si nuisible, qu'il est dangereux de guérir un écoulement d'oreille.
(2) Munier, Th. de Toulouse, 1911-1912.

le crâne (1), en un abcès extradural que j'étudierai avec les complications intracraniennes des otites. Je commencerai par le cas habituel, celui de la *migration rétro-auriculaire.*

Pour établir si l'opération sera utile, on recherche d'abord la *douleur à la pression* derrière l'oreille : son siège habituel est à hauteur du conduit, au niveau de l'antre, quelquefois à la pointe. Le *premier degré de l'œdème*, sans changement de couleur à la peau, est un manque de souplesse de cette peau, qui se plisse moins bien et glisse moins bien sur les parties profondes, différence que nous apprécions en palpant des deux mains à la fois les deux apophyses du sujet assis, nous tournant le dos. Puis vient la rougeur de la peau, l'*infiltration œdémateuse et phlegmoneuse* où le doigt imprime un godet : et sur le sujet vu de dos, on constate que le sillon rétro-auriculaire s'efface, que le pavillon de l'oreille se décolle, se porte en bas et en avant. Bientôt se collecte un *abcès rétro-auriculaire*, rouge et fluctuant, dont le début est quelquefois marqué par une détente des symptômes.

Le *siège de la collection* est sujet à quelques variations : le sillon rétro-auriculaire peut être effacé en bas ou en haut, l'abcès peut occuper la pointe ou la base de l'apophyse; et quelquefois les abcès de la pointe sont assez éloignés du conduit pour que le sillon rétro-auriculaire reste marqué en avant d'eux. Chez l'enfant en bas âge, au-dessous d'un an, le siège est très élevé, ce que nous explique la situation de l'antre : le sillon rétro-auriculaire est conservé en bas, effacé en haut, le pavillon de l'oreille est fortement abaissé, et il n'est pas rare — fait d'ailleurs observé à tout âge — qu'au-dessus du conduit se développe, par décollement périostique de la fosse temporale, un abcès en fer à cheval à concavité inférieure, entourant le haut du pavillon.

Abandonné à lui-même, l'abcès s'ouvre au dehors en huit à quinze jours, et le soulagement est tout de suite considérable. Très rarement, l'apophyse se trépane spontanément d'un large orifice en bon lieu (2), et la cicatrisation, peu à peu obtenue, est définitive. Mais la règle, presque sans exception, est que l'abcès migre au dehors à travers une lame osseuse criblée de petits trous par ostéite raréfiante, et non point largement perforée ; c'est qu'au-dessous de cette lame, quelquefois osseuse et dure, qui répond d'ordinaire à l'antre, la pointe, les cellules secondaires ne se vident pas : l'ouverture spontanée de l'abcès extérieur pare aux accidents septiques immédiats, mais ensuite les lésions chroniques s'installent dans l'os mal drainé. Les conditions anatomiques sont les mêmes, pour l'os, après l'incision bornée aux parties molles, dite incision de Wilde : et je ne me lasserai pas de mettre en garde contre cette opération insuffisante.

J'ai décrit (p. 809) les *lymphangites et adénites rétro-auriculaires* capables d'induire le clinicien en erreur et indiqué leurs signes locaux différentiels. A vrai dire, on n'hésitera jamais si l'otite moyenne est bien caractérisée par l'anamnèse

(1) Par propagation vers la pointe du rocher semble s'expliquer la forme assez spéciale où il y a paralysie du moteur externe, quelquefois avec névralgie faciale. GRADENIGO, *Arch. f. Ohrenh.*, 1904, t. LXII, p. 255; HÉDON, *Montp. méd.*, 1908, p. 361.

(2) Quelquefois alors on observe le signe décrit par J.-L. Petit : un flot de pus par le conduit quand on appuie sur l'abcès.

ou par les signes actuels (otorrhée, perforation du tympan) ; mais il n'en est pas toujours ainsi, et quelques conditions spéciales rendent le diagnostic délicat.

L'otorrhée, diminuée au début de l'atteinte apophysaire, a coutume de recommencer : pas toujours cependant, et quelquefois même, la rétention mastoïdienne restant complète, la caisse se sèche tandis que le tympan se cicatrise. De là une difficulté de diagnostic, quand l'otorrhée initiale a été légère et très passagère ; quand la perforation tympanique, très petite, est cicatrisée sans traces, sans aucun signe de collection liquide dans la caisse.

Mieux encore, il existe des *mastoïdites que n'a précédées* aucune *otorrhée*, et cela s'observe surtout chez les enfants du premier âge (1) ; on s'est prévalu de cela pour décrire des périostites mastoïdiennes indépendantes de l'otite ; pour admettre que l'infection de la caisse n'est pas l'origine obligatoire des mastoïdites. Cela prouve que, dans ces cas, la résistance du tympan a été supérieure à celle du défilé mastoïdien, et l'on sait combien, chez l'enfant jeune, l'aditus est large et droit, comment il s'ouvre sur le prolongement de la trompe qu'on enfile facilement, en partant de l'antre, avec un stylet qui pénètre jusque dans le pharynx (fig. 1090). Quelquefois il y a, dans ces conditions, du pus dans la caisse, mais il n'y est pas sous tension, et les signes mastoïdiens prennent tout de suite le pas. Ou bien la muqueuse tympanique a peu réagi, a peu suppuré, tout de suite les communications avec l'apophyse ont été coupées et la muqueuse s'est séchée.

L'absence d'otorrhée, même si au spéculum le tympan paraît sain, même si d'après l'interrogatoire on est en droit d'affirmer qu'il n'y en a jamais eu, n'est donc pas un motif absolu pour refuser d'admettre une mastoïdite (2).

Dans les cas douteux, lorsque le tympan n'est pas perforé, l'examen du conduit au spéculum donne un renseignement quelquefois précieux, quand on constate ce que, d'un nom assez impropre, on a appelé « la chute de la paroi postéro-supérieure du conduit ».

Pendant que le gonflement inflammatoire soulève l'apophyse derrière l'oreille, le même phénomène se produit en regard des cellules limitrophes, qui s'approchent de la surface en haut et en arrière du conduit. Au fond du spéculum, on voit cette région bomber, parfois au point de masquer sur une très grande étendue la membrane du tympan. Ce signe n'est pas de grande utilité dans les cas ordinaires, à otite évidente, à grande collection rétro-auriculaire, mais il est utile pour les mastoïdites de Bezold, pour celles où fit défaut l'otorrhée du début.

La *mastoïdite de Bezold* (3) est celle où l'abcès mastoïdien perfore la pointe de l'apophyse vers la rainure digastrique, d'où un abcès du triangle maxillo-

(1) Sur la *mastoïdite des nourrissons*, voy. A. Broca, *Bull. méd.*, 1904, p. 73 ; Salamo, Th. de Paris, 1906-1907 ; Tron, Th. de Montpellier, 1907-1908. A cet âge, les suppurations auriculaires méconnues peuvent prendre le masque de troubles digestifs : Barbillion, *Rev. mens. mal. enf.*, 1903, p. 487 ; Kishi, *Arch. f. Ohrenh.*, 1907, t. LXX, p. 1.

(2) Et tout écoulement de pus par le conduit n'indique pas une otite moyenne. J'ai signalé l'ouverture des abcès parotidiens (p. 738), des abcès lymphangitiques rétro-auriculaires (p. 810). Je mentionnerai ici les *abcès maxillo-pharyngiens*, tant qu'existe à la paroi inférieure du conduit osseux, avant développement complet de l'os tympanal, un pertuis bouché par une lame fibreuse seulement. (J'ai fait publier une observation par Meslay, recherches anatomiques par Mayet, *Soc. an.*, Paris, 1895, p. 948.) Dans ces cas, le tympan n'est pas perforé.

(3) Sur les divers *abcès du cou consécutifs aux otites*, A. Broca, *Congr. franç. chir.*, 1896, p. 378.

pharyngien : on porte le diagnostic en établissant celui de l'otorrhée, de l'otite préalable, en recherchant la chute de la paroi postéro-supérieure du conduit ; de plus, la pression sur la face externe de l'apophyse est douloureuse, surtout quand on descend vers la pointe. A l'aide de ces signes, on reconnaît l'origine auriculaire, et l'on ne croit pas à un simple adéno-phlegmon péri-pharyngien ; pour ce dernier, par contre, on trouve souvent la porte d'entrée, dont le siège habituel est alors la région amygdalienne. Et si l'on dit que le pronostic de la mastoïdite de Bezold est particulièrement grave, peut-être est-ce en raison d'insuffisances dans le diagnostic et dans le traitement. C'est depuis quelques années seulement que le lien est connu entre ces abcès profonds et l'apophyse : on incisait la collection extérieure et on laissait la suppuration continuer à ronger l'os ; ou bien on ouvrait l'apophyse et on n'abordait pas franchement l'abcès profond, assez difficile à reconnaître pendant les premiers jours, et assez difficile à ouvrir dans une région rendue dangereuse par le passage de gros vaisseaux et nerfs. La première erreur était plutôt celle des chirurgiens, la seconde celle des auristes. Aujourd'hui, nous savons attaquer le mal dans ses deux foyers à la fois, et le pronostic est à peu près semblable à celui de la mastoïdite rétro-auriculaire.

J'ai observé deux fois, chez l'adulte, un *abcès maxillo-pharyngien* (d'où l'on faisait, par pression, refluer le pus dans le conduit) par ostéite de la paroi inférieure du conduit, sans mastoïdite, une fois par otite chronique réchauffée, une fois par otite aiguë (1).

On appelle quelquefois, à tort, mastoïdite de Bezold celle où la collection extérieure se constitue sous la pointe, dans la *partie supérieure de la gaine du sterno-cléido-mastoïdien*. D'où un empâtement induré de cette gaine, un torticolis plus accentué qu'en moyenne, une fluctuation tardive, une douleur à la pression sur l'os, limitée à la pointe. Le siège, les symptômes, les dangers de voisinage vasculaire ne sont pas les mêmes que dans la vraie mastoïdite de Bezold, et cette forme ne mérite pas une description spéciale. En trépanant au lieu d'élection, on ne trouve que des cellules insignifiantes, et il faut se porter vers la pointe, remplie de pus : un opérateur averti s'en tirera sans difficulté.

Les cas les plus habituels sont, surtout chez l'enfant dont la corticale est presque toujours mince et perméable, ceux où le pus tend rapidement à se faire jour vers l'extérieur. Mais quelquefois l'*abcès reste pendant des semaines, des mois même, au milieu d'une apophyse éburnée*, ou entre elle et la dure-mère; chez plusieurs de mes opérés, les deux apophyses furent atteintes ensemble de la même façon. De là des accès de fièvre persistants, des douleurs céphaliques quelquefois intenses ; et l'on conçoit combien le diagnostic est obscur si l'oreille n'a coulé que fort peu ou même pas du tout. Le plus léger degré d'épaississement des tissus derrière l'oreille, la chute de la paroi postéro-supérieure du conduit,

(1) Dans ces cas, l'éburnation de l'apophyse est la cause probable de cette ossification anormale, et l'on peut parler d'*otite périostique* ; de même pour quelques cas d'abcès rétro-auriculaires, sans participation des cellules, par décollement propagé le long du conduit. Mais, malgré quelques travaux modernes sur ce point, je persiste à croire que, chez l'enfant tout au moins, la périostite mastoïdienne, à traiter par l'incision simple, est douteuse; j'ai toujours trouvé du pus dans les cellules.

une douleur, même faible, à la pression sur l'apophyse, sont des indications opératoires nettes : d'autant plus que la trépanation est bénigne, tandis qu'un abcès profond non traité est mortel ; et, de plus, elle est efficace contre l'éburnation douloureuse de l'apophyse par ostéite condensante non suppurée, possible à la suite d'une otite passagère.

Traitement. — L'étude clinique qui précède a été écrite avec l'idée d'exposer en même temps à quel moment d'une inflammation mastoïdienne une opération devient utile.

S'il y a un abcès extérieur, on doit avant tout l'ouvrir largement et le drainer au point déclive ; pour un abcès rétro-auriculaire, l'incision sera placée juste contre le pavillon de l'oreille, sur toute la hauteur du sillon. Mais il faut enseigner que l'incision limitée aux parties molles, dite incision de Wilde, est d'une détestable pratique (1) : elle peut permettre d'attendre pendant un jour ou deux une opération complète, mais c'est tout ce qu'un praticien doit lui demander. Chez le tout jeune enfant, la mince lame criblée qui recouvre l'antre est assez disposée à la trépanation spontanée, d'où le succès possible de l'incision simple, puisqu'à cet âge l'antre est à peu près la seule cellule ; notre sécurité est bien plus grande si, chose alors très aisée, nous effondrons l'antre. Quant aux sujets plus âgés, l'incision de Wilde peut, sans doute, se cicatriser remarquablement vite, mais c'est pour se rouvrir plus ou moins tôt et finalement aboutir à la fistule; ou bien, sans fistule, le succès opératoire se maintenant, il persiste une otite chronique suppurée, lésion de haute gravité. En cas d'otite avec mastoïdite, l'incision de Wilde ne donne que des résultats temporaires ; les succès me semblent concerner souvent des confusions avec des lymphangites péri-auriculaires.

Lorsque le diagnostic est douteux, incisez toujours l'abcès largement, et au lieu d'élection pour la trépanation de l'antre, de façon à bien explorer l'apophyse; cherchez la dénudation en grattant avec l'ongle ou avec le stylet, et sachez que souvent cette dénudation est de très faible étendue, large comme une lentille, comme une pièce de 0 fr. 20.

Chez l'enfant au-dessous d'un an, après avoir vu que ce point dénudé répond bien à la partie postéro-supérieure du conduit, on a le droit de l'effondrer à la curette : l'os est friable, ce qui expose moins aux échappées; l'antre est haut situé, ce qui met à l'abri de toute crainte pour le sinus latéral ou le nerf facial. Ce cas est le seul où l'on puisse se dispenser de la trépanation typique, au lieu d'élection ; on ne se laissera jamais tenter par une dénudation spontanée si elle n'est pas au lieu d'élection.

Après ouverture d'un abcès de *mastoïdite de Bezold*, il faut abattre la pointe de l'apophyse, en se souvenant qu'à ce niveau on est tout près du nerf facial au sortir du trou stylo-mastoïdien. Le drainage étant par là bien assuré, on va séance tenante à l'antre et aux autres cellules de l'apophyse, par la trépanation typique.

MANUEL OPÉRATOIRE (2). — *La trépanation de l'antre au lieu d'élection* doit être le

(1) Quelques auteurs, cependant, admettent la périostite mastoïdienne. PÉCHARMANT, Th. de Paris, 1905-1906.
(2) A. BROCA, *Chirurgie de l'oreille moyenne*, Paris, G. Masson, 1899.

premier temps de tout évidement de l'apophyse, parce que, au milieu de variations considérables du système cavitaire mastoïdien, l'antre est la seule cellule constante et à rapports constants. Même quand il est très petit — je parle en ce moment des mastoïdites aiguës — on le trouve toujours et son ouverture est, comme l'a bien montré Schwartze, infiniment supérieure aux autres procédés que l'on a décrits pour la trépanation de l'apophyse. C'est une opération d'urgence, que tout praticien doit pouvoir réussir. Elle est rendue délicate par les rapports de l'apophyse avec trois organes importants : le sinus latéral en arrière, le cerveau en haut, le nerf facial en avant.

Vous tracez d'abord, poussée du premier coup jusqu'à l'os, une incision tout le long du sillon rétro-auriculaire et, sans chercher à ce moment à assurer l'hémostase, vous mettez à nu toute l'apophyse, en quelques coups de rugine sur chacune des lèvres ; en avant, allez jusqu'à ce qu'apparaisse le bord postérieur et le pôle supérieur du conduit osseux, avec l'épine de Henle si elle existe à cet âge. Cette libération faite, quelques pinces saisissent les artérioles sur les tranches cruentées ; par les antérieures, sur lesquelles on pose une compresse un peu lourde, le pavillon est récliné en avant.

Sur l'os bien dénudé, à hauteur de l'épine de Henle, vous attaquez avec un ciseau de 5 millimètres de large pour l'enfant, de 8 à 10 millimètres de large pour l'adulte, en prenant successivement chacun des bords d'un carré qui aura 5 millimètres de côté chez l'enfant, 10 millimètres chez l'adulte. Ce carré a les limites suivantes : en haut, la ligne temporale ; en avant, 3 à 5 millimètres, selon l'âge, derrière la moitié supérieure du conduit ; en arrière, 10 à 15 millimètres de ce bord du conduit. Vous commencez, le ciseau bien perpendiculaire à l'os, par les bords supérieur et antérieur ; le bord inférieur est marqué de 5 à 10 millimètres au-dessous ; pour ces trois bords, vous enfoncez le ciseau à 2 ou 3 millimètres de profondeur, à petits coups sec de maillet. Puis vous passez au bord postérieur, et vous dirigez le ciseau obliquement en bas et en avant, vers le conduit, de façon à faire sauter le carré de corticale en vous éloignant le plus possible du sinus.

Si sous le premier carré vous trouvez l'os encore dur, continuez au ciseau ; s'il est spongieux, prenez une curette petite, de 3 à 4 millimètres de diamètre, et bien emmanchée : et creusez en haut et en avant, vers le pôle supérieur du conduit, vers l'aditus par conséquent ; vous ne serez hors de danger que quand vous serez entrés dans une cavité naturelle de l'oreille moyenne, et dans cette direction vous la trouverez tout en restant loin du sinus, du cerveau et du facial.

Lorsque l'antre est ouvert, vous devez compléter l'évidement en poursuivant les cellules secondaires. A partir de l'antre, vous explorez dans diverses direction au stylet, ou mieux avec une sorte de sonde spéciale, plate et recourbée près du bout, le protecteur de Stacke. Vous insinuez ce bec dans tous les pertuis, sous tous les ponts ; vous travaillez du ciseau en étant ainsi gardés contre les échappées dans la profondeur, vers le cerveau en haut, vers le sinus en arrière. Vous complétez à la curette, doucement dans les deux directions périlleuses, l'œuvre du ciseau, puis vous abattez les lames osseuses qui surplombent l'orifice en avant et en arrière et vous pansez par tamponnement à la gaze sèche, aseptique ou iodoformée.

Pansement. Résultats. — Il faut de un à deux mois, quelquefois plus, pour obtenir la cicatrisation parfaite, en faisant environ deux pansements par semaine et en ayant bien soin que la plaie ne se ferme pas à la surface plus vite que dans la profondeur. Je ne conseille pas d'essayer la suture avec drainage, procédé que j'ai trouvé quelquefois très brillant, mais infidèle.

Si l'on met à part quelques cas exceptionnels d'otite aiguë pyohémique (voy. p. 825), la guérison est toujours rapide et complète.

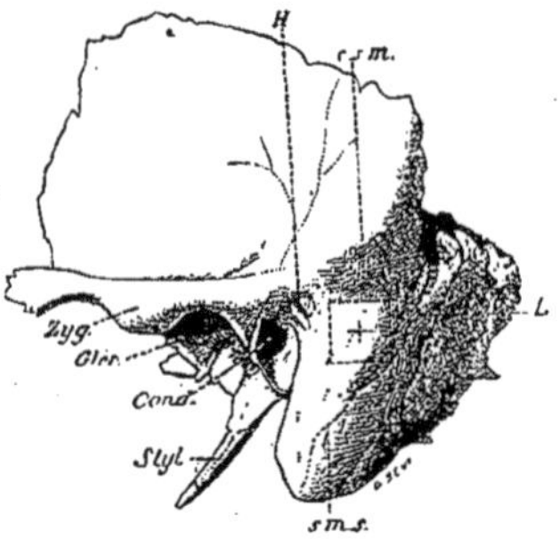

FIG. 1084.

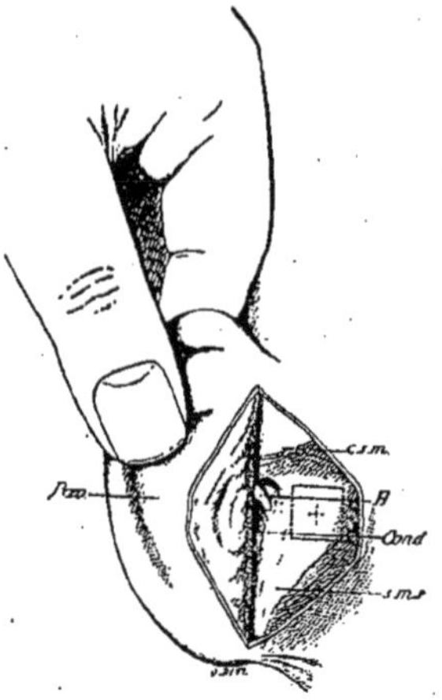

FIG. 1085.

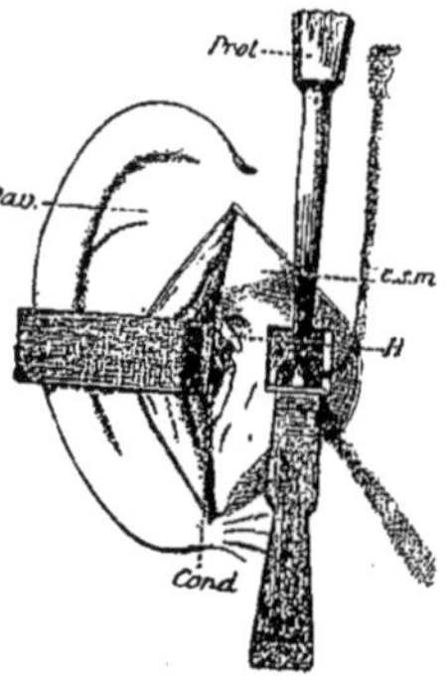

FIG. 1086.

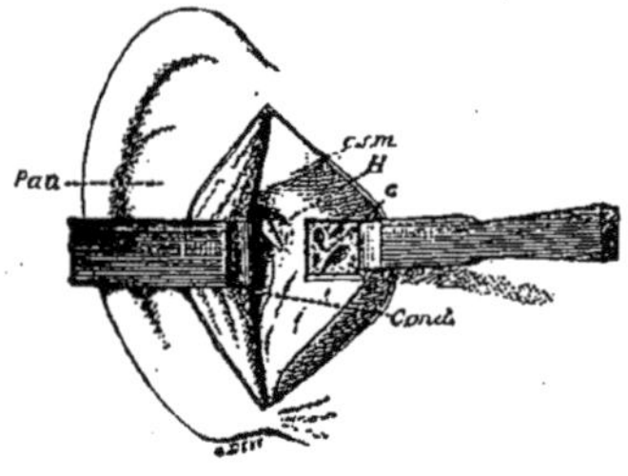

FIG. 1087.

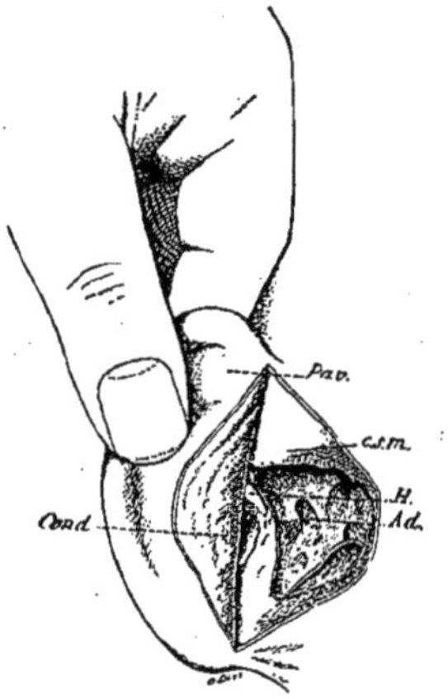

FIG. 1088.

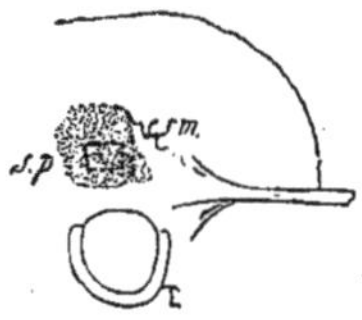

FIG. 1089.

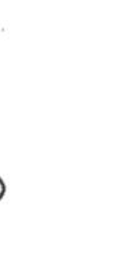

FIG. 1090.

Fig. 1084. — Aspect normal du squelette chez l'adulte. H, épine de Henle, surmontée de la fossette criblée ; *csm*, crête sus-mastoïdienne ; *zyg*, apophyse zygomatique ; *glé*, cavité glénoïde du temporal ; *c*, conduit auditif externe ; *sms*, suture mastoïdo-squameuse ; L, sinus latéral. On voit marqué le carré où l'on peut attaquer sans craindre soit cerveau, soit sinus.

Fig. 1085. — La même région vue par incision opératoire. Sur les figures 1086 et 1087, on peut suivre les temps opératoires et voir la direction à donner aux instruments. La figure 1088 représente le résultat obtenu, avec l'aditus débouchant en *Ad*, là où fut l'antre. Mais dans ces opérations, il faut tenir compte de grandes variations ; *selon l'âge*, car chez le fœtus l'antre est droit au-dessus du conduit, la crête sus-mastoïdienne étant fortement ascendante (fig. 1089) ; sur l'enfant de quelques mois, l'antre commence à descendre en arrière (fig. 1090) ; il est très large et il n'y a pas de cellules apophysaires. Celles-ci se soufflent peu à peu, mais de façon très variable, d'où des *variations individuelles*.

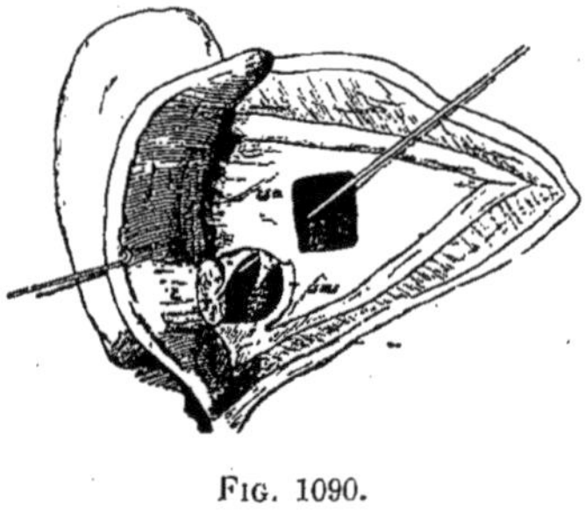

Au cours de l'opération, on ne touche pas à la caisse. Après l'opération, je me borne à nettoyer le conduit avec du coton et à y introduire, sans serrer, une mèche de gaze sèche. Pendant les pansements ultérieurs, je ne fais de lavage ni dans la plaie rétro-auriculaire, ni dans le conduit : et la règle à peu près sans exception est que l'oreille se sèche d'elle-même, en quelques jours, sans même qu'il ait été utile d'y instiller de la glycérine phéniquée en dehors des deux pansements mastoïdiens par semaine. Cela prouve que la caisse est négligeable dans le traitement des mastoïdites consécutives à l'otite moyenne aiguë ; et dans cette otite, l'otorrhée tire sa source avant tout de l'apophyse.

B. — Otites et mastoïdites chroniques.

Formes anatomo-pathologiques. — Les lésions produites sous l'influence de l'otite chronique siègent dans l'oreille moyenne et dans l'apophyse.

Dans la *caisse*, si quelquefois elles restent limitées à la muqueuse, chroniquement enflammée, ou aux osselets atteints de carie, elles ont une fâcheuse tendance à gagner les parois osseuses, parmi lesquelles deux surtout sont dangereuses: le *tegmen tympani*, que tapisse en haut la dure-mère temporale ; le plancher, mince aussi, en rapport direct avec le golfe de la jugulaire. Danger encore accru lorsque l'os présente des fissures anormales, des déhiscences comme on les appelle.

Dans l'*attique*, un siège relativement fréquent de l'ostéite est le mur de la logette, et de là des compressions, des destructions du nerf facial.

Pas plus que dans l'otite aiguë, l'*apophyse* ne reste étrangère à cette inflammation chronique. Mais l'infection peut y produire deux ordres de modifications essentiellement différents : 1° de *l'ostéite condensante* qui peu à peu oblitère les cavités de l'apophyse éburnée, les réduit à un rudiment d'antre au bout d'un aditus étroit; 2° de l'*ostéite raréfiante*, avec fongosités, caries, séquestres du corps de l'apophyse, de la corticale, de la paroi postérieure du conduit, du canal du facial, avec cavités purulentes où se concrète du liquide caséeux; avec formation de masses dites cholestéatomateuses, fétides, grasses, avec des paillettes brillantes. Ces foyers tendent à s'ouvrir au dehors, quelquefois par de larges trépanations spontanées de la face externe ou de la pointe ; ou bien c'est vers l'intérieur que l'os est rongé, vers le sinus de la fosse cérébelleuse en arrière, vers la fosse cérébrale au-dessus de l'antre. La perforation n'est pas indispensable à ces migrations du pus au dehors; comme pour les mastoïdites aiguës, l'infection se propage souvent le long des traînées conjonctives périvasculaires, d'où des suppurations sous le périoste ou la dure-mère décollés.

Moins l'apophyse est poreuse, moins l'infection s'y trouve à l'aise, et c'est ainsi que s'explique la plus grande fréquence des complications intra-craniennes lorsque l'apophyse est éburnée. Dans ces conditions également, on observe, mais de façon exceptionnelle, des décollements périostiques du conduit ayant pour conséquence des abcès rétro-auriculaires ou maxillo-pharyngiens sans mastoïdite : ces faits sont rares, quoique moins qu'au cours des otites aiguës.

Étude clinique.— I. Suppuration de l'attique. — L'attique est la partie de la caisse qui surmonte en coupole la fenêtre tympanique : là jouent la tête du marteau et le corps de l'enclume, là sont le tegmen tympani et le mur de la logette, là débouche l'aditus par où est versé le pus venant de l'apophyse. Donc, les suppurations révélatrices de ces lésions viennent de l'attique — paroi ou contenu — ou le traversent si elles ont leur source dans l'aditus et l'apophyse. Or cette propagation profonde est à peu près constante dans ces conditions : les opérations modernes nous l'ont prouvé, nous expliquant ce fait, connu depuis longtemps, que les suppurations de l'attique sont particulièrement rebelles et graves. D'où l'intérêt du diagnostic.

Celui-ci est évident lorsque, le tympan proprement dit étant intact, on voit que le pus est versé dans le conduit par une perforation supérieure, souvent il est vrai petite et difficile à voir, portant sur la membrane de Shrapnell ou, parfois, sur le mur de la logette. Mais souvent, quoique l'attique soit en jeu, on voit une perforation ordinaire du tympan : on peut alors nettoyer l'oreille et chercher à apercevoir le pus coulant goutte à goutte le long de la paroi labyrinthique. Signe aléatoire, et toujours difficile à constater pour un praticien ordinaire ; mêmes réserves pour la recherche des os dénudés au stylet coudé, d'autant mieux qu'entre les mains les plus exercées le renseignement peut fort bien manquer, quoique la carie soit grave et avancée.

Mais quelques données assez simples permettent au praticien de poser à temps les indications opératoires. Il faut agir vite si des bourgeons charnus rouges et saignants remplissent le conduit, baignant dans un pus abondant et fétide. Le conduit étant libre, la fétidité et la sanguinolence de l'écoulement doivent pousser à l'action opératoire. Enfin le fait capital est la *durée de l'écoulement*, rebelle depuis plusieurs mois à des soins réguliers ; il ne suffit pas que l'écoulement soit vieux, très vieux même : s'il n'a pas été bien soigné, cela ne signifie rien.

Les autres symptômes qui, sans signe mastoïdien local, indiquent l'intervention opératoire sont le mauvais état général de l'enfant qui se développe mal, mange irrégulièremeut, souffre de malaises fréquents qu'on qualifie d'embarras gastrique fébrile, de maux de tête survenant sans cause connue et pouvant, avec la fièvre, les vertiges, esquisser une crise de ce méningisme dont je parlerai plus loin. Un symptôme qui doit nous faire aller de l'avant est une paralysie faciale causée, non pas toujours comme on l'a dit, mais souvent par un séquestre, liée en tout cas à des lésions osseuses graves, exigeant une attaque rapide.

L'*éburnation de l'apophyse* peut être par elle-même la cause de symptômes locaux sérieux, de *névralgies* intenses et rebelles, qui doivent être traitées par l'évidement large. Ces cas sont ceux où le manuel opératoire est le plus difficile ; et d'autre part si l'évidement n'est pas complet, la névralgie persiste.

II. Mastoïdites (1). — Leur degré d'acuité est des plus variables. 1° Au bout d'un temps quelconque, tout sujet atteint d'otorrhée chronique, même intermittente et légère, est exposé à voir éclater une *mastoïdite aiguë*, à peu près identique à celle qui est décrite dans le paragraphe précédent. On peut noter, cependant, quelques caractères spéciaux. Le gonflement rétro-auriculaire est parfois moins phlegmoneux ; la couleur de la peau est d'un rouge livide et non point franc, l'œdème est léger et la peau relativement souple, peu épaissie, donne l'impression de recouvrir une poche flasque et étalée. C'est précisément ce qui a lieu, et au lieu de la petite dénudation décrite plus haut, on trouve un décollement périostique parfois très étendu, où l'os est blanc, quelquefois très loin vers

(1) P. Barbarin, Th. de Paris, 1901-1902.

la fosse temporale; entre lui et le périoste resté souple est un liquide séro-sanguinolent, à grumeaux grisâtres, à odeur souvent fétide, rappelant même celle de l'appendicite.

La réaction fébrile concomitante est des plus variables, et sans rapport avec le volume et l'aspect inflammatoire de l'abcès extérieur, sans rapport constant, même, avec la gravité de l'état général. Car dans ces vieilles otites, au fond de ces recoins osseux se font des pullulations microbiennes très complexes, encore incomplètement déterminées, où des micro-organismes anaérobies, particulièrement dangereux par les réactions gangreneuses qu'ils provoquent, jouent un rôle que l'on commence à entrevoir. Aussi faut-il réserver le pronostic immédiat, alors commandé par la possibilité d'une septicémie générale, quand on constate ces allures peu phlegmoneuses, chez un sujet dont la vieille otorrhée offre la fétidité aigre bien spéciale, qu'on reconnaît quand on l'a sentie une fois, quand, à l'incision, on entre dans le décollement périostique que je viens de décrire. On peut voir mourir en trois ou quatre jours, de septicémie suraiguë, des sujets chez lesquels une petite otorrhée fétide était le seul symptôme inquiétant.

Dès qu'une poussée mastoïdienne aiguë complique une otorrhée chronique, l'*indication opératoire est urgente:* s'il y a un abcès, il faut l'ouvrir largement; s'il n'y a pas d'abcès extérieur, il ne faut pas l'attendre.

2° L'indication est moins urgente, mais aussi formelle, pour les *mastoïdites chroniques*, presque latentes, à peu près sans modification extérieure de la région, et dont il faut, chez tout sujet atteint d'otorrhée chronique, rechercher les signes les plus légers (épaississement de la peau, douleur à la pression). Et toujours, alors, on est surpris du désaccord entre l'intensité des délabrements osseux et celle des signes et symptômes; quelquefois même, opérant pour otite chronique, sans aucun signe mastoïdien, on est étonné d'entrer, comme dans du beurre, dans une apophyse cariée (1).

3° Lorsqu'il existe une *fistule rétro-auriculaire* consécutive à un abcès abandonné à lui-même ou traité par l'incision de Wilde, on dit quelquefois que la fistule conjure le danger et que « ça passera à la formation ». Il est exact que la fistule, évitant la rétention, éloigne le danger, mais elle ne le conjure pas; et s'il est vrai que, après la « formation », vous n'observez que rarement des fistules remontant à l'enfance, c'est parce que les sujets en sont morts avant de parvenir à la puberté. On a prétendu, sans doute, qu'autour des foyers suppurés l'ostéite

(1) Il faut se méfier de la *tuberculose* lorsque, avec un écoulement médiocre par le conduit, surviendra un abcès mastoïdien torpide, avec couleur violacée d'une peau sans infiltration phlegmoneuse, lorsque le sujet présentera des tares spécifiques personnelles ou héréditaires. Ce n'est pas un motif pour ne pas opérer, car j'ai guéri complètement de leur oreille des malades chez lesquels il y a eu d'autres manifestations sûrement tuberculeuses. D'ailleurs, même en pareil cas, même d'après l'aspect de l'os et des fongosités au cours de l'opération, nous n'aurons le plus souvent qu'un soupçon sur la nature tuberculeuse et non une certitude. On a, il y a quelques années, exagéré la fréquence de la tuberculose du rocher, en lui attribuant tous les cas que terminait une fistule, une méningite subaiguë; en lui attribuant encore aujourd'hui, par désir inconscient d'excuser l'abstention, ceux qu'on laisse se terminer mal faute d'être intervenu en temps opportun. L'otite tuberculeuse existe, on en a la preuve scientifique, mais il faut renoncer à considérer l'otorrhée, les fistules mastoïdiennes, les séquestres du rocher comme des stigmates de tuberculose; ce n'est vrai que dans la minorité des cas, et même alors la guérison est possible.

condensante élève une barrière protectrice et fait cicatriser l'apophyse : en réalité, l'hyperostose du conduit, celle de l'apophyse rétrécissent les voies d'écoulement du pus au dehors et favorisent les complications intra-craniennes. A moins d'une opération radicale, apophyse et caisse continuent à suppurer jusqu'à ce que mort s'ensuive. Une fistule mastoïdienne est l'indice de lésions graves, et ce qui précède s'applique à la rare *fistule des cellules limitrophes* aussi bien qu'à l'ordinaire fistule rétro-auriculaire.

La fistule siège en un point variable de l'apophyse, de préférence en regard de l'antre. L'orifice est petit, suppurant peu; exceptionnellement, c'est une large ouverture au fond de laquelle apparaît une surface nécrosée. Le stylet trouve au fond du pertuis, et souvent en même temps sur la paroi postérieure du conduit, un os tantôt mou et carié, tantôt dur et sonnant sec; quelquefois, entre deux stylets on trouve la mobilité révélatrice d'un séquestre. Mais ces explorations au stylet, en réalité, ne servent à rien pour poser l'indication thérapeutique et exposent à léser le sinus latéral ou le nerf facial déjà fort compromis au milieu de la carie et des séquestres. C'est au début de l'opération, en y voyant clair dans la large incision rétro-auriculaire, que l'on examine attentivement l'état anatomique des parties et qu'on en tire les conclusions nécessaires.

Traitement. — La plupart des otites chroniques, même assez anciennes, peuvent être traitées avec succès *par les voies naturelles* : nettoyages et lavages de la caisse, pansements, instillations diverses, ablation de bourgeons charnus formant polype, extraction des osselets. On doit être averti, d'ailleurs, que ces petites opérations, en milieu très septique, provoquent quelquefois une poussée inflammatoire grave.

Quand ces moyens échouent, il faut recourir à une opération chirurgicale proprement dite, laquelle peut être :

1° L'*opération de Stacke*, par laquelle on ouvre largement la caisse, que l'on nettoie et d'où l'on enlève les restes des osselets. Mais on constate de la sorte que presque toujours l'apophyse, crue saine par le clinicien, est en réalité atteinte, et qu'il faut l'évider par voie rétrograde ;

2° L'*évidement pétro-mastoïdien*, qui consiste à ouvrir l'antre et les cellules mastoïdiennes comme il est dit plus haut, puis à mettre à jour l'aditus et la caisse. Le fait capital à retenir est que, dans ces « cas chroniques », contrairement à ce que j'ai dit pour les « cas aigus », il faut toujours aller jusqu'à la caisse ; et c'est alors qu'on observe quelquefois une complication fort désagréable, la section du facial.

Manuel opératoire. — 1° *Évidement pétro-mastoïdien.* — On trace une longue incision qui se recourbe au-dessus du pavillon de l'oreille et descend dans le sillon rétro-auriculaire jusqu'à la pointe de l'apophyse. A la rugine, on dénude largement la région, on fait l'hémostase, puis on soulève avec une mince rugine la paroi postérieure du conduit cutané. On pousse ce décollement jusqu'au fond du conduit osseux et là on coupe transversalement le bout du tube cutané, de la pointe de la rugine, qui suit d'arrière en avant la paroi antérieure et dénude ainsi complètement le conduit osseux. Pavillon et conduit cutané sont réclinés en avant par un écarteur et on a sous les yeux toute l'apophyse et tout le conduit osseux. Celui-ci, tube déclive, est plein de sang, que l'on étanche avec une lanière de gaze aseptique solidement tamponnée.

On regarde d'abord si rien d'anormal ne se voit à la surface de l'apophyse : perforation large ou étroite de la corticale, au fond de laquelle on aperçoit du pus, des fongosités, un séquestre ; zone violacée, amincie, dépressible, criblée de petits orifices. Ces signes sont ceux d'une ostéite raréfiante qui va rendre l'opération probablement facile. Les apophyses éburnées sont extérieurement blanches, dures, sonnant sec ; et souvent elles sont, chez l'enfant, déprimées au-dessous de la ligne temporale comme si elles avaient été arrêtées dans leur développement.

Les perforations et caries de la corticale ne doivent jamais être utilisées pour pénétrer dans la profondeur (elles ne doivent même jamais être explorées au stylet) avant d'avoir été repérées exactement par rapport au conduit, à l'épine de Henle, à la ligne temporale. Si elles répondent au lieu d'élection pour la recherche de l'antre, servez-vous-en ; si elles n'y répondent pas, ouvrez d'abord l'antre au lieu d'élection, puis portez-vous vers la lésion extérieurement appréciable en gardant la paroi osseuse profonde à l'aide du protecteur.

L'antre et les cellules étant ouverts (voy. p. 817), l'entrée dans la caisse est quelquefois très facile, achevée presque sans que l'on s'en doute : en allant à la curette vers l'aditus, on enlève des fongosités, on mord sur le conduit carié, friable, et en quelques minutes on est dans la caisse.

Mais dans la plupart des cas ce deuxième temps de l'opération est délicat à cause du nerf facial : il consiste à transformer en tranchée le tunnel de l'aditus, en faisant sauter la moitié supérieure de la paroi postérieure du conduit. A la surface, le facial est loin; dans la profondeur, il passe sous le seuil de l'aditus : le fragment osseux doit donc avoir la forme d'un trapèze, dont la grande base mesurera la moitié de la hauteur du conduit, dont la petite base n'aura que la hauteur de l'aditus. Cet aditus, enfilé par le protecteur de Stacke, va vous servir de repère. Introduisez d'abord dans l'antre le protecteur, oblique en haut et en avant, et vous pénétrez dans l'aditus; après avoir évidé l'apophyse autour du protecteur, vous pouvez lui imprimer une rotation d'un quart de cercle et, oblique en bas et en avant, il s'enfonce dans la deuxième partie de l'aditus, jusque dans la caisse, protégeant par son bec le facial et le canal demi-circulaire inférieur. Le ciseau est alors appliqué à la limite du pôle supérieur du conduit, bien perpendiculaire à l'os et enfoncé à 3 ou 4 millimètres de profondeur ; puis on commence le trait inférieur, à mi-hauteur du conduit, mais en tenant le ciseau très oblique en haut et en dedans. En travaillant ainsi alternativement en haut et en bas, on arrive en quelques coups au contact du bord du protecteur. On agrandit la brèche jusqu'à ce que ce bec sorte librement à plat.

Les difficultés créées par l'éburnation sont grandes : il est des cas où chercher un rudiment d'antre dans une bille de billard, c'est proprement chercher une épingle dans une botte de foin. Allez alors avec prudence, à petits coups, en vous portant en haut et en avant, en remontant au besoin un peu au-dessus de la ligne temporale : c'est là que vous avez chance de tomber sur l'aditus. Mais ne vous entêtez pas à cette manœuvre délicate et dangereuse, ne dépassez pas 8 à 10 millimètres de profondeur, car vous avez à votre disposition l'opération de Stacke pour ouvrir d'abord la caisse et à partir de là remonter vers l'apophyse.

2° *Opération de Stacke* (1). — On dénude apophyse et conduit comme dans le cas précédent ; puis avec une gouge courbe, on fait sauter la paroi postéro-supérieure du conduit, encore appelée le mur de la logette des osselets (voy. fig. 1094 à 1097).

(1) Sur l'*Anatomie de l'attique*, voy. SAUVÉ, *Soc. An.*, Paris, 1913, p. 77.

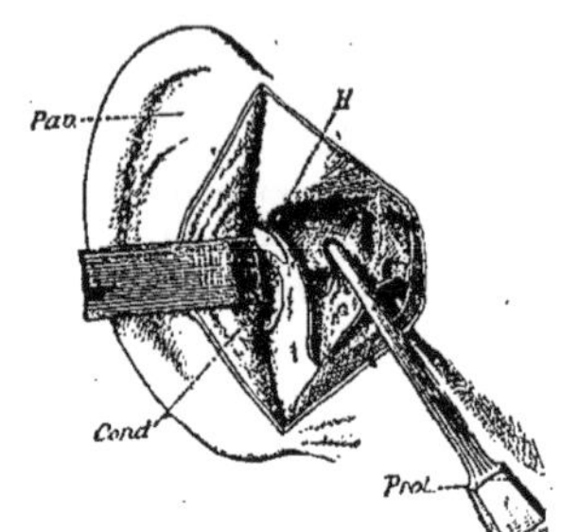

FIG. 1091.

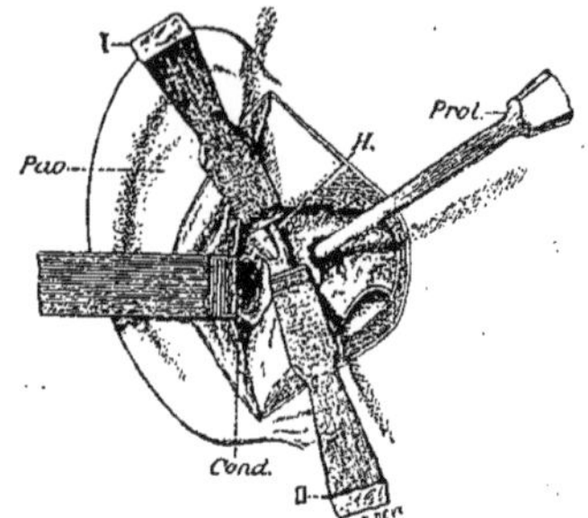

FIG. 1092.

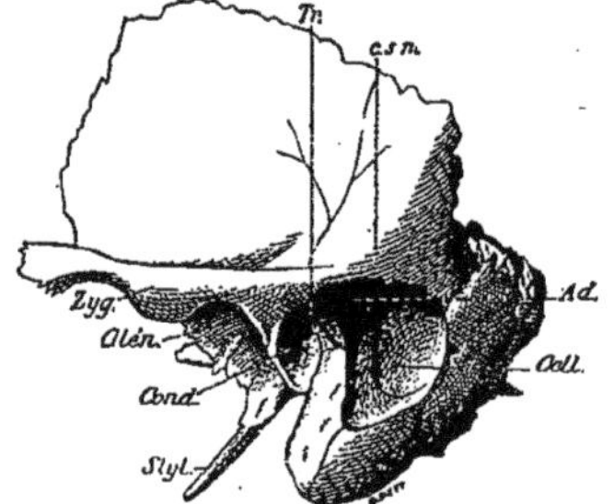

FIG. 1093.

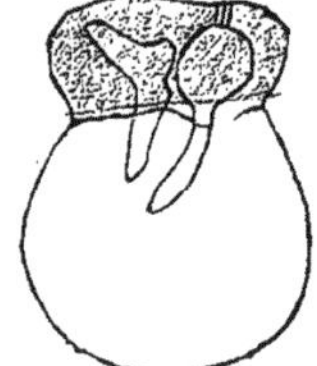

FIG. 1094.

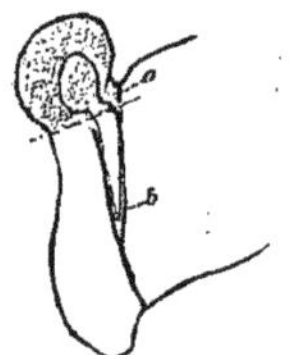

FIG. 1095.

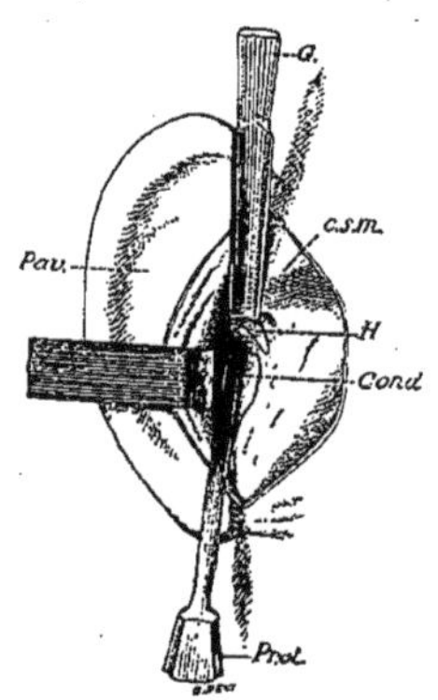

FIG. 1096.

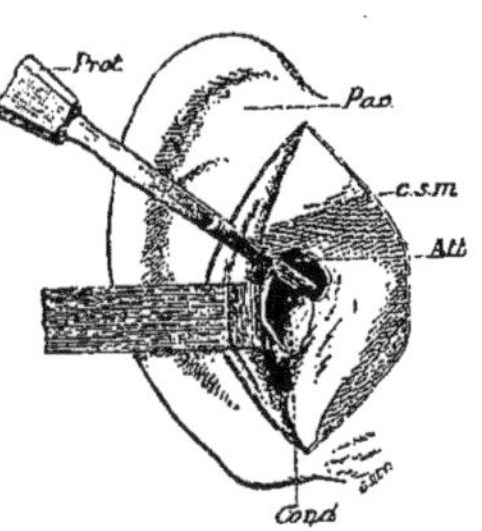

FIG. 1097.

Fig. 1091 à 1093. — *Évidement pétro-mastoïdien.* — On commence par l'ouverture de l'antre et des cellules, comme cela est représenté p. 817. Cela fait, on enfile l'aditus (fig. 1091) avec le protecteur (*prot*), dirigé en haut et en dedans ; après avoir élargi l'entrée de l'aditus, on donne du jeu au bec de l'instrument que l'on peut faire tourner d'un quart de cercle (fig. 1092), et son bec est alors dans la partie supérieure de la caisse du tympan appelée attique (fig. 1094 et 1095, face et profil). Sur la fig. 1092 on voit la direction à donner au ciseau pour faire sauter le « mur de la logette sans couper le nerf facial. La fig. 1093 représente le résultat final: *csm*, crête sus-mastoïdienne ; *Ad*, aditus ouvert ; *Ty*, tympanal ; *Cell*, cellules mastoïdiennes ; *Cond*, conduit auditif externe ouvert en arrière et en haut ; *Styl*, apophyse styloïde ; *Glén*, cavité glénoïde ; *Zyg*, arcade zygomatique.

Fig. 1094 à 1097. — *Opération de Stacke.* — On voit sur les fig. 1094 et 1095, de face et de profil, la logette des osselets ou attique. La tête du marteau et le corps de l'enclume jouent dans cette logette et, cachés par le mur de la logette teinté en noir, ne peuvent être vus au spéculum : seuls apparaissent le manche du marteau et la longue branche de l'enclume. C'est ce mur que l'on fait sauter à la gouge (le conduit membraneux étant décollé et écarté) après y avoir introduit le bec du protecteur (fig. 1096) ; la gouge est appliquée au-dessus de l'épine de Henle, H. La logette étant ouverte (fig. 1097) on peut enfiler l'aditus de la caisse vers l'apophyse et faire, par opération rétrograde, l'évidement complet.

C. — Complications intra-craniennes des otites (1).

Ces complications sont : 1° la méningite; 2° la phlébite des sinus ; 3° les abcès du cerveau. Il n'est pas rare qu'elles s'associent en proportions diverses, et de là des difficultés de diagnostic et de traitement; la clarté de la description didactique nous oblige à les étudier séparément, mais ces quelques mots font comprendre tout de suite quelle doit être la supériorité d'un procédé opératoire capable de convenir à toutes.

I. **Méningite.** — Chez tout sujet atteint de méningite, il faut examiner l'oreille, dont l'inflammation chronique est une cause fréquente de cette lésion. Méningite la plupart du temps aiguë, suraiguë même, mais quelquefois subaiguë, ressemblant par certains côtés à la méningite tuberculeuse (2): et l'on voit notre embarras si d'autres lésions bacillaires rendent probable que l'otite soit, elle aussi, de cette nature.

Je n'ai pas à décrire l'appareil symptomatique des méningites; mais je dois indiquer certaines formes cliniques où notre action chirurgicale peut être de quelque efficacité.

La guérison est possible dans quelques cas où, au-dessus du rocher, se collecte, entre les méninges, un abcès localisé, dont la symptomatologie rappelle avant tout, il est vrai, celle de l'abcès extra-dural ou cérébral.

Cette symptomatologie s'observe, même avec hémiplégie incomplète, sans que l'opérateur rencontre aucune collection purulente, et cependant l'opéré guérit (3). Et l'on voit aussi guérir par évidement pétro-mastoïdien des enfants chez lesquels céphalalgie, fièvre, vomissements, aspect typhoïde, sautes brusques de température, névrite optique même, semblaient indiquer une méningite diffuse, fatale. Ces faits s'expliquent probablement par ce que Huguenin a appelé « méningite à streptocoques incomplète », et l'hydrocéphalie ventriculaire localisée y joue sans doute un rôle important. Dans ces cas, la *ponction lombaire* donne issue à un liquide clair; il est louche s'il y a méningite suppurée diffuse, et celle-ci est presque toujours, mais non toujours, incurable (4).

En présence d'accidents méningés, nous devons avant tout supprimer toute rétention purulente de l'oreille. A certaines otites aiguës suffiront soit la paracentèse du tympan, soit la trépanation de l'apophyse; mais il s'agit presque toujours d'otites chroniques, et l'évidement pétro-mastoïdien est indispensable.

Cela fait, nous devons aujourd'hui attendre, en observant les effets produits par la ponction lombaire, que toujours nous aurons pratiquée déjà pour assurer notre diagnostic. Jointe à l'évidement osseux, elle peut suffire à faire cesser les accidents d'hypertension de la méningite séreuse. En la répétant, on guérit quelques méningites suppurées diffuses, pourvu que l'on intervienne de très bonne heure. Cette petite opération a donc, depuis qu'elle est vulgarisée, restreint les

(1) Monographie de Kœrner, Francfort, 1894 (plusieurs éditions ultérieures).
(2) A. Broca, *Bull. méd.*, 1904, p. 1001.
(3) A. Broca et G. Laurens, *Ann. mal. or. et lar.*, 1902, p. 5 ; Lecène, *Rev. de chir.*, 1902, p. 80.
(4) Lannois et Perretière, *Arch. int. laryng.*, 1906, p. 758 ; Hanns et Ferry, *Prov. méd.*, 1912, p. 448 ; Kravtchenko, *Beitr. z. klin. Chir.*, 1912, t. LXXIX, p. 233.

indications de l'ouverture des méninges craniennes. Celle-ci sera pratiquée : 1° secondairement, si l'hypertension persistante fait conclure à l'utilité probable d'une ponction du ventricule latéral; 2° d'emblée, si la symptomatologie permet de soupçonner un abcès du cerveau.

II. **Phlébite des sinus** (1). — La phlébite des sinus est moins fréquente chez l'enfant que chez l'adulte, parce que l'apophyse mastoïde, moins développée, affecte des rapports moins étendus avec le sinus latéral. Le côté droit est prédisposé. L'infection veineuse passe presque toujours de l'apophyse au sinus latéral; quelquefois, sans mastoïdite, de la caisse au bulbe de la jugulaire. Dans le premier cas, il y a presque toujours un abcès extra-dural.

Les *symptômes*, d'abord insidieux, sont une céphalée sourde, une douleur locale profonde, quelquefois une réaction méningée avec raideur de la nuque; puis ils s'aggravent, s'accompagnent de malaise avec nausées (quelquefois vomissements), d'oscillations thermiques brusques et de frissons.

Dans certains cas, la symptomatologie en reste là, sans altérations locales extérieurement appréciables. L'aspect clinique est alors celui soit d'une *méningite aiguë*, soit d'une *pyohémie* (2), avec formation d'abcès multiples, plus souvent dans les membres que dans les viscères. Une forme embolique spéciale est celle où se produisent des *infarctus gangreneux du poumon* (3) accompagnés de pleurésie putride.

Les signes locaux, inconstants, sont la douleur et l'induration de la jugulaire au cou, le gonflement de la région carotidienne et l'engorgement des ganglions, l'œdème de la face, quelquefois des troubles par compression du pneumo-gastrique (raucité de la voix, dyspnée, ralentissement du pouls, mort subite), du spinal (spasmes du sterno-cléido-mastoïdien), du glosso-pharyngien (gêne de la déglutition), de l'hypoglosse même (déviation de la langue), la névrite optique; quelquefois la phlébite se propage à la veine mastoïdienne, dont l'émergence au crâne est douloureuse à la pression. Et peu à peu les signes d'obstruction indiquent la propagation aux sinus pétreux, au sinus caverneux.

La cure spontanée est possible, mais trop rare pour que nous soyons en droit de l'escompter. L'*indication thérapeutique* est d'abord d'évider apophyse et caisse et de mettre à nu le sinus, auquel on est d'ailleurs presque toujours conduit par la carie osseuse; il faut, en effet, être certain de ne pas méconnaître l'abcès extra-dural, presque constant. Cela fait, si on trouve le sinus thrombosé, le mieux semble être de tout de suite l'inciser pour enlever le caillot et de le tamponner, puis de lier la jugulaire au cou, ou de la réséquer entre deux ligatures. Si le sinus n'est pas oblitéré, quelques chirurgiens agissent de même; la plupart préfèrent attendre les premiers signes de coagulation.

III. **Abcès encéphaliques.** — Les suppurations auriculaires — plus souvent encore chroniques que pour méningite et phlébite — sont de beaucoup (en dépit

(1) Cette complication est la moins rare des trois au cours des otites aiguës. La mastoïdite chronique peut être latente. Sur cette phlébite, voy. ROBINEAU, Th. de Paris, 1897-1898; LAURENS, Th. de Paris, 1903-1904; GIBERT, *Paris méd.*, 1912, p. 371.

(2) Monographie de H. HESSLER, Iéna, 1896; A. BROCA, *Sem. méd.*, 1900, p. 315.

(3) Quelquefois avec point de côté abdominal, faisant croire à l'appendicite, si on ne recherche dans l'oreille quelques gouttes de pus fétide. GUILLEMOT, Th. de Paris, 1898-1899.

des statistiques anciennes) la cause la plus fréquente des abcès encéphaliques : avec le trauma, c'est presque la seule. La marche de ces abcès est très souvent chronique.

L'abcès constitué, on cite quelques guérisons spontanées, par résorption ou par évacuation : raretés à négliger, et nous devons affirmer que seule une opération peut sauver le malade. Cela implique un double diagnostic d'existence et de siège, et c'est dans leurs relations avec l'indication thérapeutique et le manuel opératoire que je vais m'occuper des symptômes et de l'anatomie pathologique.

Les *symptômes* des abcès du cerveau sont : 1° ceux de la suppuration ; 2° ceux de l'excès de pression intra-cranienne ; 3° ceux qui résultent d'une localisation spéciale.

Ceux de la suppuration sont la fièvre, le malaise, les frissons erratiques : l'infection de l'oreille suffit à les expliquer. Mais on doit les prendre en sérieuse considération dès qu'ils s'accompagnent, même à un degré léger, de ceux de l'*augmentation de pression intra-cranienne :* c'est-à-dire, en première ligne, la céphalalgie fixe, prolongée, mais rémittente, parfois exagérée par la pression sur le crâne au niveau de l'abcès ; plus tard, le ralentissement du pouls, la somnolence, le coma, la stase papillaire même. Le fait principal est que ces accidents ne sont pas seulement aggravés par tout ce qui congestionne le cerveau (alcool, décubitus tête basse), mais encore subissent des variations corrélatives à celles de la fièvre, du malaise, et, en particulier, sont souvent plus nets le soir que le matin. En dehors des renseignements étiologiques montrant, dans les lésions anciennes ou actuelles, une cause possible d'abcès, ces variations, parallèles à celles de l'état général, sont une différence des plus importantes entre les abcès et les tumeurs de l'encéphale.

Mais la simple rétention de pus dans l'apophyse peut, comme je l'ai dit plus haut, se compliquer de phénomènes de cet ordre, très accentués même, et cela retarde notre diagnostic. La conclusion pratique est que nous devons évider largement l'os et, si la symptomatologie n'est pas absolument nette, attendre 24 ou 48 heures pour inciser la dure-mère et le cerveau.

Quand on reconnaît une complication intra-cranienne, la méningite se différencie, en général, par la fièvre plus vive, le début et la marche plus aigus ; et surtout par la ponction lombaire et l'examen du liquide céphalo-rachidien ; les frissons répétés font penser à la thrombose des sinus ; tandis que céphalalgie tenace, nausées et vomissements, ralentissement du pouls qui reste régulier, sont des signes d'abcès. Mais rien de tout cela n'est absolu ; en outre, les associations de ces diverses lésions ne sont pas rares : et de là bien des obscurités du diagnostic. Cependant, la *chronicité habituelle de l'abcès* permet d'arriver à une conclusion exacte par l'*analyse de l'évolution des symptômes*.

Certes, il est d'assez nombreux abcès encéphaliques qui semblent au premier abord remarquablement latents, jusqu'au jour où brusquement, se rompant dans les méninges ou dans les ventricules, ils causent la mort au milieu d'accidents comateux. Mais une étude clinique attentive évitera le plus souvent ces surprises pénibles. Après une période latente plus ou moins longue, ces abcès se manifestent le plus souvent par des crises d'intensité variable, avec des rémissions plus ou moins nettes : que l'on surveille attentivement la sécheresse de la langue, les accès fébriles irréguliers et médiocres, les nausées et la constipation, les douleurs, l'inappétence, l'amaigrissement, l'irritabilité de caractère, l'inaptitude aux travaux intellectuels de quelque durée; et si ces symptômes persistent malgré le large drainage de l'oreille moyenne, que l'on n'hésite pas à trépaner. S'il s'agit de poussées successives de méningite subaiguë — nous avons dit il y a un instant que la méningite aiguë prête moins à l'erreur — on n'aura pas nui au malade; et on peut lui sauver la vie s'il s'agit d'un abcès cérébral ou d'une thrombose des sinus.

Un abcès encéphalique étant reconnu, avant de l'opérer, il faut avoir *déterminé son siège.* Or ici, les *symptômes de localisation* sont de peu de valeur. Un abcès temporal gauche provoque souvent une aphasie de conductibilité, fort importante en outre pour le diagnostic précoce de l'existence ; mais à droite (et c'est le côté prédisposé) rien de semblable. Les abcès cérébelleux se manifestent quelquefois, mais non toujours, par vertiges, titubation ébrieuse, etc. On cite quelques rares abcès aberrants, occipitaux ou rolandiques, avec hémianopsie ou épilepsie jacksonienne. Exceptions sur lesquelles on ne peut pas compter : et dans la majorité des cas nous n'avons pour guide que nos *connaissances anatomo-pathologiques.*

Les autopsies nous ont appris que les *deux seules variétés importantes sont les abcès du lobe temporal* (1) *et ceux du cervelet* (2) ; que les premiers sont les plus fréquents, chez l'enfant surtout dont la courte apophyse descend peu vers la fosse cérébelleuse ; que les uns comme les autres sont à proximité des lésions osseuses auriculaires, souvent même en continuité avec elles par un abcès extra-dural, une thrombose des sinus pour l'abcès cérébelleux, une méningite localisée adhésive ou suppurée.

Donc, notre procédé opératoire doit être tel que nous allions chercher l'abcès supposé dans le lobe temporal d'abord, en cas d'échec dans le cervelet; que nous puissions en même temps traiter méningite et surtout abcès extra-dural et thrombose des sinus, qui non seulement sont parfois associés à l'abcès, mais peuvent en outre le simuler. Ces associations aggravent sans contredit le pronostic, mais elles ne sont pas un motif d'abstention; d'ailleurs elles sont moins fréquentes qu'on ne le croirait d'après les anciennes statistiques, faites avec les autopsies tardives de malades abandonnés à eux-mêmes.

On a dit, autrefois, que les lésions propres à l'abcès étaient incompatibles avec le succès opératoire. C'est une erreur anatomique, que d'ailleurs la clinique a vite rectifiée. L'abcès est presque toujours unique, ce qui est d'intérêt capital. Le volume du foyer — qui peut être gros comme un pois ou comme un œuf de dinde, — les qualités du pus — le plus souvent grumeleux et d'une grande fétidité — n'ont pas grande importance pour l'opérateur. Ce qui en a une réelle, c'est l'état du cerveau autour de la poche purulente. Quelquefois, la suppuration est diffuse, et l'on trouve une bouillie pulpeuse, grise, infiltrée de pus : il va sans dire que c'est un état aussi peu favorable que possible à l'efficacité du drai-

(1) H. Bourgeois, Th. de Paris, 1900-1901.
(2) V. Combier, Th. de Paris, 1910-1911. — Forgue et Rauzier, *Prov. méd.*, 1912, pp. 481 et 493.

nage. En général, la cavité est entourée par de la substance blanche en apparence saine, et même souvent par une membrane pyogénique enkystante.

Manuel opératoire. — On a décrit des procédés nombreux pour aborder les abcès cérébraux par une trépanation auriculaire ou sus-mastoïdienne; les abcès

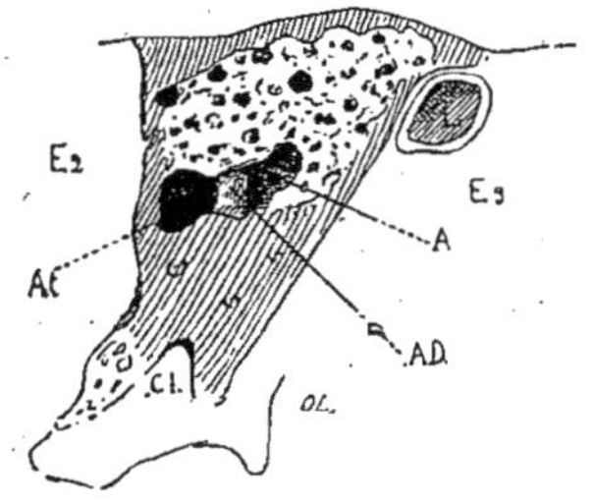

Fig. 1098.

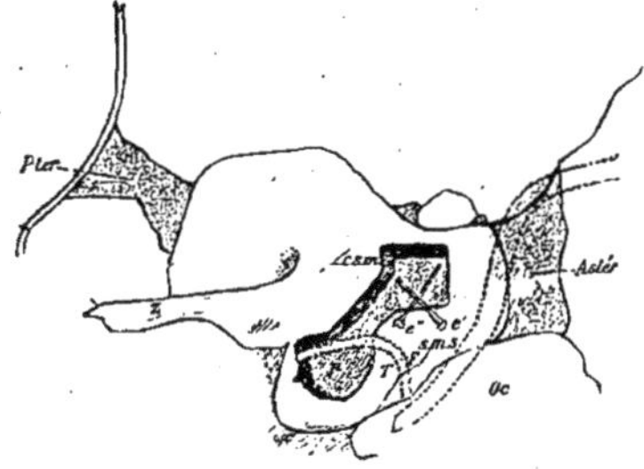

Fig. 1099.

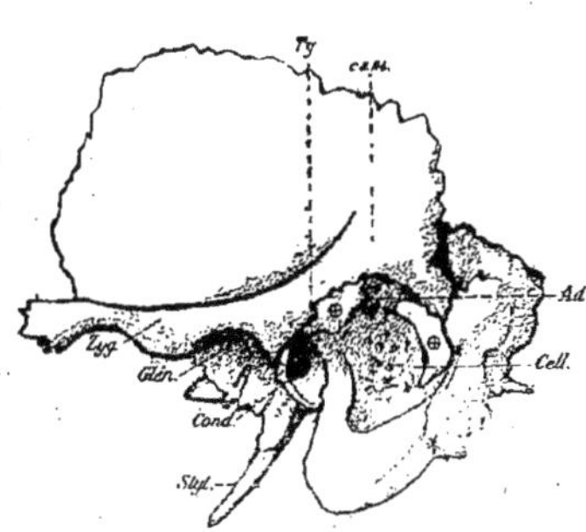

Fig. 1100.

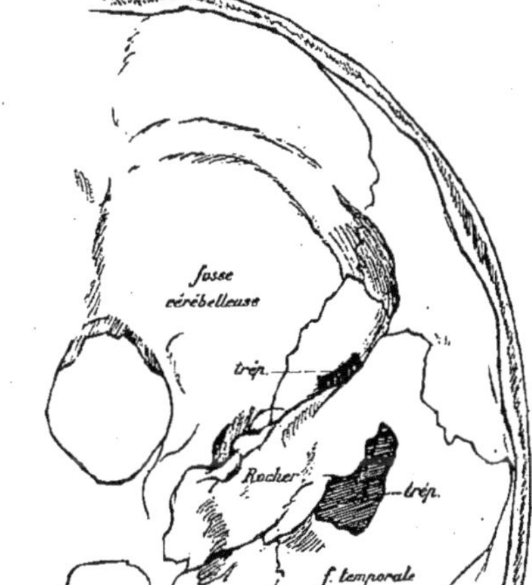

Fig. 1101.

Fig. 1099 à 1101. — *Trépanation du crâne par voie mastoïdienne.* — Le résultat de l'évidement complet étant celui de la fig. 1093 (reproduit fig. 1100), les rapports en coupe horizontale de l'attique (*At*), de l'aditus (*Ad*), de l'antre (*A*) avec les étages moyen (E^2) et postérieur (E^3) du crâne et avec le sinus latéral (*L*) sont représentés fig. 1098, et sur la fig. 1099 (où sont représentés en pointillé le facial et le sinus) on voit deux épingles enfoncées dans chacune des fosses encéphaliques (*Pter*, ptérion ; *Aster*, astérion ; *csm*, crête sus-mastoïdienne ; *sms*, suture mastoïdo-squameuse) et l'on voit sur la fig. 1100 comment on ouvre le crâne soit en haut, soit en arrière, l'arrivée dans le crâne étant marquée en *trép* sur la fig. 1110. Rien de simple comme d'agrandir ces brèches à la pince-gouge.

cérébelleux, par une brèche à l'écaille occipitale. Depuis une vingtaine d'années (1), j'ai soutenu qu'il fallait renoncer à ces trépanations indépendantes. Longtemps contestée, cette opinion est aujourd'hui admise.

On peut poser en principe, d'abord, que toujours la lésion auriculaire exige, par elle-même, l'évidement pétro-mastoïdien complet. Cela fait, rien n'est plus

(1) A. Broca, *Gaz. heb. de méd. et chir.*, 1893, p. 445; *Soc. An.*, 1894, p. 561; *Rev. prat. obst. et péd.*, pp. 206, 225, 289; *Soc. chir.*, 1896, p. 651 et 693; 1898, p. 1120 et 1141; 1899, pp. 778, 837, 908, 1122; 1913, p. 296.

simple que d'ouvrir la paroi supérieure, puis d'agrandir à la pince-gouge vers l'écaille du temporal, ce qui donne accès large et déclive sur les abcès temporaux; d'ouvrir la paroi postérieure et d'agrandir à la pince-gouge vers l'écaille occipitale, ce qui donne accès large à la fois sur le sinus et sur le cervelet. De la sorte, on est sûr, d'abord, de ne point passer à côté d'un abcès extra-dural, presque toujours identique, cliniquement, à l'abcès encéphalique; on sera conduit de proche en proche, par la carie osseuse, soit vers le cerveau, soit vers le cervelet, lorsque le diagnostic du siège de l'abcès aura été impossible; on est directement porté au sinus; rien de facile enfin comme d'explorer l'un après l'autre, en cas de diagnostic erroné ou douteux, cerveau, cervelet, sinus.

C'est donc seulement lorsque, par exception, des symptômes fonctionnels permettent de localiser l'abcès dans une région déterminée du cerveau qu'il sera indiqué de trépaner à distance de la mastoïdite, directement sur le point de l'encéphale supposé malade. Et encore devra-t-on, le jour même ou peu de temps après, trépaner la mastoïde et la caisse, pour guérir au plus vite la lésion auriculaire qui, si elle persistait, serait capable d'amener au bout d'un temps variable de nouveaux accidents.

Lorsque l'abcès a été trouvé à l'aide de la ponction aspiratrice, il sera incisé et drainé comme tout abcès cérébral: de l'origine auriculaire ne résulte aucune règle spéciale. On se souviendra de l'utilité d'un drainage assez prolongé.

J'ai suivi pendant plusieurs années quelques-uns de mes opérés et me suis assuré de la solidité de la cure.

CHAPITRE IV

FACE ET COU

Plaies de la cavité buccale. — Il n'est pas rare qu'un *corps pointu ou mousse, tenu dans la bouche* par l'enfant, un porte-plume, par exemple, s'enfonce plus ou moins profondément dans la muqueuse à l'occasion d'une chute.

Ces lésions n'ont guère de gravité que lorsqu'elles offensent le palais ou le pharynx. J'ai vu une déchirure du voile du palais par un crochet à tisonner que l'enfant s'était introduit dans la bouche et qu'il avait tiré brusquement d'arrière en avant.

La piqûre dans la *langue* ou dans le *pharynx* n'a guère d'intérêt par elle-même; mais on a vu la tige pénétrer jusque dans le triangle maxillo-pharyngien et y léser un gros vaisseau, d'où hémorragie mortelle lors de l'extraction.

La petite perforation quelquefois faite de la sorte au *palais* se comble presque toujours d'elle-même, vite et bien; on respectera les lambeaux et les esquilles primitives.

Au *voile du palais*, la forme habituelle est un véritable « accroc » triangulaire, comme celui d'une pièce de drap; l'hémorragie n'est presque jamais importante. Le chirurgien, en pareil cas, doit s'abstenir; j'ai toujours vu ces plaies guérir rapidement. Si, par exception, le bord libre est intéressé, les deux moitiés s'écartent en rideaux, et la suture immédiate est indiquée ; en effet, si on laisse la cicatrisation se faire d'elle-même, les lambeaux rétractés se recroquevillent parfois et les adhérences sont fort difficiles à libérer.

I. — LÉSIONS INFLAMMATOIRES ET NÉOPLASIQUES

§ 1. — Lèvres.

1° Les **froidures** sont représentées ici par la vulgaire gerçure des lèvres, siégeant d'ordinaire sur la ligne médiane de la lèvre inférieure, à son bord libre, plus rarement aux commissures. On observe une ulcération linéaire, recouverte d'une croûte qui se détache dans les mouvements de la bouche, ou que le malade arrache avec ses dents, avec ses ongles. De là de petits suintements sanguins.

Cette lésion s'observe surtout chez les sujets jeunes et lymphatiques. Elle peut être une cause d'adénite strumeuse. Elle ne mérite à l'ordinaire aucun traitement. Parfois pourtant ses bords s'indurent, elle devient assez rebelle et quelques cautérisations sont nécessaires.

2° Le pourtour des narines, de l'orifice buccal, est le siège d'élection de diverses *éruptions*, *érosions*, *excoriations*, intéressantes en ce qu'elles sont la porte d'entrée d'*infections ganglionnaires* aiguës ou chroniques, tuberculeuses ou non. En outre, elles se compliquent volontiers d'une *tuméfaction chronique de la lèvre supérieure*, **par lymphangite chronique**. Anatomiquement, on constate une infiltration œdémateuse du tissu sous-muqueux.

Cette lésion occupe principalement la lèvre supérieure chez les scrofuleux; souvent elle est provoquée par les sécrétions irritantes d'un coryza chronique, d'ordinaire révélateur de végétations adénoïdes du naso-pharynx. La lèvre est épaisse, proéminente, surtout à sa partie moyenne ; elle surplombe la lèvre inférieure, et la bouche prend un peu l'aspect d'un groin. Les dents marquent parfois leur empreinte dans l'œdème de la face muqueuse. Ce gonflement augmente par le froid, il est toujours indolent.

A la lèvre inférieure, cette tuméfaction est plus rare chez les scrofuleux. Mais d'autres causes entrent en jeu. Chez les idiots, les crétins, la lèvre inférieure, pendante, toujours humide d'une salive qui s'écoule continuellement, expose constamment à l'air et au froid sa face muqueuse, exulcérée, et de là un gonflement par inflammation chronique.

3° **Syphilis héréditaire.** — La syphilis héréditaire tardive peut détruire plus ou moins les lèvres, la supérieure surtout; et dans ce dernier cas, la participation du nez n'est pas rare. Les lésions sont les mêmes que celles de la syphilis acquise (sclérose et hypertrophie, gommes destructives). Elles peuvent ressembler beaucoup au lupus. (Pour les éléments de diagnostic, voy. pp. 353 et 567.)

4° **Lupus exedens.** — Tous mes efforts thérapeutiques, médicaux ou chirurgicaux, ont été impuissants chez une fille de 12 ans qui me fut présentée avec une exulcération inflammatoire subaiguë de la commissure labiale droite, et chez laquelle le lupus hypertrophique rongea les deux lèvres d'un pas égal, ne s'arrêtant qu'à la région massétérine du côté opposé. Il y eut ultérieurement adénite cervicale tuberculeuse et tumeur blanche d'un genou.

5° **Angiomes** (voy. p. 729). — Les lèvres sont un des lieux d'élection des tumeurs érectiles : l'inférieure, affirme Boyer, la supérieure, prétendent les auteurs du *Compendium;* et Bouisson donne raison à Boyer, car, sur 10 cas personnels, il en compte 6 à la lèvre inférieure, 2 à la supérieure, 1 à la commissure, 1 faisant tout le tour de l'orifice buccal. J'ai vu plusieurs fois un angiome circonscrit, médian, symétrique, du frein de la lèvre supérieure et des parties voisines. Les angiomes de la lèvre sont souvent diffus et très artériels, développés en une masse pulsatile à marche rapide, capable de simuler un sarcome télangiectasique. J'ai opéré un adulte chez lequel un angiome congénital de la lèvre inférieure, près de la commissure, s'était mis à causer de vives douleurs. Des dents déviées peuvent irriter ces tumeurs, y creuser des ulcérations fongueuses et saignantes.

Une tumeur même volumineuse, bien limitée à une lèvre, peut presque toujours être enlevée au bistouri; mais l'exérèse est impossible quand sont prises soit les parties voisines de la face et de la joue, soit les gencives. On a recours alors à l'électrolyse, aux destructions profondes par le thermocautère (voy. p. 733).

6° **Kystes.** — Les kystes des glandules salivaires labiales occupent surtout la lèvre inférieure. Ils sont solitaires ou multiples, et constituent de petites tumeurs indolentes arrondies, régulières, bleuâtres, translucides, dont le volume peut atteindre celui d'une noix. Leur coloration est bleuâtre, la transparence y est rare. Ils adhèrent aux plans profonds, mais la muqueuse glisse facilement sur eux. A l'incision, il s'en écoule un liquide clair, un peu visqueux, et l'on voit une cavité souvent parcourue de cloisons. L'ouverture spontanée est rare, et est suivie de récidive comme d'ailleurs l'incision simple. Il faut pratiquer l'*extirpation*.

7° **Macrocheilie.** — On appelle macrocheilie l'hypertrophie congénitale des lèvres; elle atteint de préférence la lèvre supérieure, quelquefois les deux, rarement l'inférieure seule (1).

Symptômes et marche. — Lorsque l'enfant naît, la lésion peut exister au degré maximum et prendre ensuite un accroissement proportionnel à celui du visage. Mais il est plus ordinaire que l'hypertrophie soit plus ou moins légère au moment de la naissance et se développe par la suite avec une rapidité variable, soit immédiatement, soit à la puberté, soit même plus tard encore.

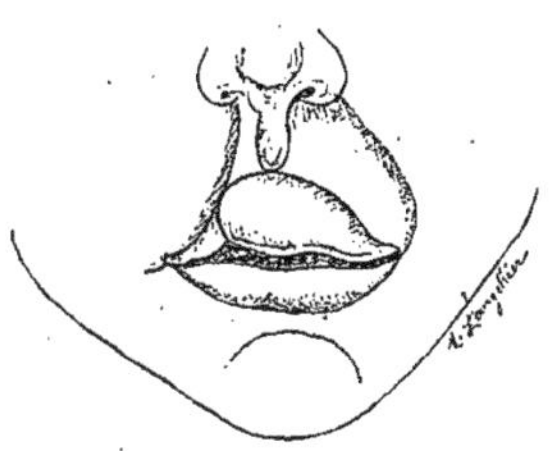

Fig. 1102. — Macrocheilie unilatérale (Lannelongue).

A la période d'état, la lèvre est augmentée dans tous ses diamètres, et peut devenir énorme. Cette tuméfaction est dure, égale, sans nodosités circonscrites; tantôt, et le plus souvent, elle est limitée à la lèvre, tantôt elle se continue sans démarcation nette avec la joue, le cou, la gencive. La lèvre, ainsi volumineuse et rigide, ne peut plus se mouvoir que d'une seule pièce, d'où des troubles, rares d'ailleurs, de la phonation, de la succion, de la mastication.

La lèvre inférieure, par son poids, tombe en ectropion, quelquefois jusqu'à adosser les faces cutanées de la lèvre et du menton. Ce lambeau informe, qui se soulève à peine de temps à autre, laisse constamment s'écouler la salive. La face muqueuse, exposée à l'air, s'enflamme, présente même des ulcérations. Visibles de l'extérieur, les dents sont écartées, déchaussées, incrustées de tartre.

La lèvre supérieure devient oblique en bas et en avant. Elle descend au-devant de l'inférieure, qu'elle masque plus ou moins, en même temps qu'à son bord supérieur se raccourcit la sous-cloison. De là un aspect tout à fait analogue à celui d'un groin de porc. La face muqueuse, visible sur une étendue variable, est quelquefois fissurée. L'hypertrophie est quelquefois unilatérale (fig. 1102).

(1) Dans cette forme, il s'agit presque toujours d'un *lymphangiome simple ou caverneux*, et non d'une lymphangiectasie secondaire comme à la langue (voy. p. 840); la forme kystique est rare. Le tissu est blanc, dur, criant sous le scalpel, des travées fibreuses dissocient les éléments musculaires. A la lèvre inférieure, la lésion est quelquefois celle de l'*angio-éléphantiasis*, de consistance plus molle, un peu réductible à la pression et turgescente à l'effort, avec une tache cutanée fréquente. — Le *squelette* subit des modifications importantes, dont certaines sont d'ordre purement mécanique. L'hypertrophie de la lèvre supé-

La lésion a souvent tendance à l'accroissement et peu à peu la joue, le nez peuvent être envahis ; accroissement tantôt continu et progressif, tantôt avec des rémissions temporaires. Les poussées inflammatoires aiguës sont fréquentes, laissant après elles une lèvre plus volumineuse encore. Le mieux qu'on puisse espérer est l'état stationnaire. Le pronostic est donc sérieux, non pour la vie, mais parce que le sujet est défiguré.

Le *traitement* est l'extirpation au bistouri, entre peau et muqueuse, d'un coin en quartier d'orange. L'opération est presque toujours bénigne, mais l'infection de cette éponge lymphatique est facile (voy. p. 738).

8° **Cicatrices vicieuses.** — On observe chez l'enfant :

1° L'*atrésie de l'orifice buccal*, à la suite du noma ;

2° L'*ectropion des lèvres* (souvent associé à celui des paupières, à des difformités des narines, à un peu d'atrésie buccale), à la suite des brûlures.

A. Atrésie de l'orifice buccal (1). — Sa variété la plus simple, le rétrécissement par cicatrisation d'une plaie commissurale, sans adhérences et sans perte de substance, a pour cause habituelle, chez l'adulte, le lupus ou la syphilis ; elle est exceptionnelle chez l'enfant, qui en était quelquefois atteint autrefois, à la suite de pustules varioliques. On la traite en excisant de chaque côté un fragment cutané triangulaire à sommet externe ; dans l'aire de ce triangle, on fend selon la bissectrice la muqueuse, dont les deux lambeaux sont ourlés à la peau.

A la suite du noma, la lésion est toujours plus complexe, avec adhérences et perte de substance, et elle exige les opérations par lesquelles on traite la constriction cicatricielle des mâchoires.

B. Ectropion. — La lèvre renversée montre sa face muqueuse en général pâle, fendillée, épaissie, indurée. Quelquefois, la lèvre entière est hypertrophiée. Les dents exposées à l'air se déchaussent. Dans certains cas la langue, elle aussi, est attirée en avant. La lèvre supérieure peut venir jusqu'au contact du nez; la lèvre inférieure, à celui du menton. Quand la lèvre inférieure est atteinte, la cicatrice adhérente à l'os est capable de dévier le maxillaire, en sorte que les incisives et canines se rapprochent de l'horizontale. En même temps, la tête est parfois fléchie par la cicatrice pectoro-cervicale. Il faut rechercher avec soin si la cicatrice a des adhérences osseuses, soit au maxillaire, soit au sternum. Les troubles fonctionnels spéciaux à l'ectropion de la lèvre inférieure, sont l'écoulement de salive, la chute des aliments pendant la mastication, la gêne de la déglutition lorsque la tête est fléchie. De là des accidents de dyspepsie, de gastralgie.

Dans les diverses plaies et ulcérations de la face et du cou, le *traitement préventif*, c'est-à-dire la surveillance de la cicatrisation, rendra quelques services.

rieure refoule en arrière le rebord alvéolaire correspondant. Celle de la lèvre inférieure agit au contraire par traction, et le rebord alvéolaire, tiré en bas et en avant, reproduit en petit la forme renversée de la lèvre ; sur lui s'implantent des dents écartées, divergentes. Mais tout n'est peut-être pas explicable mécaniquement et, par exemple, Trendelenburg, constatant que le corps de ce maxillaire a une hauteur exagérée, est disposé à faire intervenir des troubles de nutrition portant sur l'ensemble du premier arc pharyngien.

(1) On a observé l'*atrésie congénitale* incomplète (dite phimosis) ou complète de l'orifice buccal ; cette dernière, vue surtout sur des monstres non viables, a cependant pu être opérée avec succès (Percy). Quelquefois, la bouche est obturée d'un côté, et en macrostomie de l'autre. Cette atrésie est à différencier de l'oblitération par adhérence de l'amnios.

Mais on ne doit pas trop y compter. Une fois la déformation produite, le massage sera parfois utile, mais la plupart du temps le traitement chirurgical sera indispensable.

L'*incision simple* de la cicatrice est inefficace. Une bride étroite sera *extirpée* et les bords de la plaie suturés selon la méthode de Delpech. Mais des opérations plus complexes, qui n'ont rien de spécial à l'enfance, sont le plus souvent nécessaires.

9° **Ectropion muqueux.** — Ce vice de conformation, assez disgracieux, a reçu des noms divers : c'est la lèvre double (Doppellippe) des auteurs allemands, la *tumeur muqueuse des lèvres* de Jacobi, l'*exstrophie des lèvres* de Bouisson. Cet état est le plus souvent congénital, mais quelquefois développé après la naissance, et l'on dit alors qu'il s'observe surtout chez les joueurs d'instruments à vent. Il atteint plutôt la lèvre supérieure, dont le bord libre est légèrement renversé en dehors et laisse voir derrière lui un bourrelet transversal formé par la muqueuse. Dans les cas légers, ce bourrelet n'est appréciable que pendant le rire ; à un degré plus avancé, il forme une sorte de gros boudin, toujours exposé à l'air, gercé, croûteux, fongueux et pouvant en imposer pour un cancer (Dupuytren). Cet état peut être rendu assez sérieux par des morsures fréquentes, par des érysipèles à répétition. La plupart des auteurs admettent qu'il s'agit d'une hypertrophie soit du tissu sous-muqueux, soit des glandules labiales.

Le *traitement* consiste dans l'excision du bourrelet saillant sur toute sa longueur. Les deux lèvres de la plaie seront réunies par la suture.

§ 2. — Stomatites.

Les stomatites sont très fréquentes dans l'enfance, ce qui s'explique par le rôle prédisposant de la dentition et de la carie dentaire ; et trois âges surtout y sont exposés : de 1 à 2 ans, la première dentition s'accompagne souvent de stomatite catarrhale simple ou de stomatite aphteuse ; puis vient, de 6 à 15 ans, la deuxième dentition avec la stomatite ulcéro-membraneuse des enfants ; puis l'éruption de la dent de sagesse, de 18 à 22 ans surtout, avec la stomatite ulcéro-membraneuse des adultes. Ces inflammations sont pour la plupart d'ordre exclusivement médical. Mais deux d'entre elles doivent être sommairement connues du chirurgien : la stomatite ulcéro-membraneuse, le noma.

1° **Stomatite ulcéro-membraneuse.** — Symptômes. — Le début par quelques phénomènes généraux, inappétence, fièvre, malaise, est rare. D'ordinaire, le sujet accuse d'abord des troubles fonctionnels. La bouche est chaude et douloureuse, d'où de la dysphagie, et le sujet mâche le plus souvent à droite seulement, car les lésions ont une prédilection pour le côté gauche. L'haleine est d'odeur presque gangreneuse ; la salivation est abondante, fétide, striée de sang, et les enfants, qui ne crachent pas mais déglutissent, sont ainsi exposés à de la diarrhée par auto-intoxication. Il y a un peu de douleur à l'angle de la mâchoire, et le palper y révèle une légère adénite.

Les ulcérations occupent surtout le rebord gingival inférieur et la joue. Dans toute la moitié affectée, les gencives sont fongueuses; les dents déchaussées paraissent allongées, et chacune d'elles marque son empreinte sur la langue œdématiée. A la joue, il y a une plaque le plus souvent ovalaire, à grand diamètre antéro-postérieur, siégeant en regard des dernières molaires. Cette plaque est formée d'une eschare gris jaunâtre, molle, pulpeuse, insensible, entourée d'une auréole rouge. Peu à peu ses bords se décollent et elle se détache, tout d'une pièce ou peu à peu. Il reste alors une ulcération, souvent continue avec celle des gencives; souvent il y en a aussi une sur le bord correspondant de la langue; exceptionnellement, il s'en creuse à la face muqueuse des lèvres, à la voûte palatine, à l'amygdale. Tout autour existe de l'œdème, mais la joue tuméfiée reste molle et c'est un caractère important pour le diagnostic avec le noma.

Quand la maladie est bien traitée, elle ne dure que quelques jours et l'adénite sous-maxillaire ne suppure pas. Si le traitement est mal dirigé, l'ulcération peut devenir chronique et de là, à la longue, la chute des dents et même une légère nécrose du rebord alvéolaire (1). Les récidives ne sont pas rares.

Étiologie. — Il y a très nettement deux époques de la vie où l'on est exposé à la stomatite ulcéro-membraneuse: 1° de 4 à 8 ans (éruption de la 2e molaire) et ici interviennent les recherches des médecins d'enfants; 2° de 18 à 25 ans (éruption de la dent de sagesse), et cette forme a été étudiée surtout par des médecins de l'armée et de la marine. La carie pénétrante des molaires inférieures est quelquefois en cause. L'encombrement, l'insuffisance de l'alimentation, le manque de soins hygiéniques, etc., sont des causes secondes, d'efficacité d'ailleurs certaine. Ces conditions se rencontrent surtout, pour l'enfant, dans les hôpitaux, les écoles, les asiles, où se constituent des centres de contagion. Mais la contagion ne s'exerce efficacement que sur la muqueuse gingivo-génienne prédisposée par les phénomènes congestifs dus à la dentition. Il y a quelques rares cas pendant la première dentition.

Le microbe semble être le même que celui de « l'angine de Vincent ».

Le *traitement* sera d'abord préventif, par l'hygiène, l'isolement, la propreté buccale. Son efficacité est très grande et aujourd'hui on n'observe plus à l'hôpital les cas de contamination intérieure, autrefois fréquents. Le traitement curatif trouve des agents précieux dans les collutoires au chlorate de potasse, les attouchements à la teinture d'iode. On prescrit le chlorate de potasse à l'intérieur.

2° **Stomatite gangreneuse ou noma.** — On appelle noma la gangrène de la muqueuse buccale, gangrène qui, de là, s'étend presque toujours plus loin (2).

Étiologie. — Le noma est presque exclusivement une maladie de l'enfance, et surtout de 3 à 5 ans, affirment Rilliet et Barthez, tandis que Taupin, trompé par la confusion avec la stomatite ulcéro-membraneuse, donnait l'âge de 5 à 10 ans comme âge de prédilection.

C'est une gangrène septique aiguë, évoluant presque toujours à la faveur de la

(1) Sur un cas d'ostéomyélite, voy. Gilibertini, *Pédiatrie prat.*, 1907, p. 241.

(2) Cette gangrène primitive est à bien distinguer de celle qui, chez l'adulte, complique certaines stomatites mercurielles (O. Weber, Trendelenburg), bismuthique (Dalché et Villejean); ou, chez le nouveau-né, certaines nécroses des maxillaires (Klimentowsky, P. Bar).

débilitation engendrée par une maladie infectieuse (1). Celle-ci est le plus souvent la rougeole, plus rarement la scarlatine, la variole, la fièvre typhoïde, la coqueluche, la diphtérie. Mais le rôle des conditions hygiéniques est capital : le noma est une maladie des enfants pauvres, des bouches malpropres, des hôpitaux et des salles d'asile encombrés. On observait autrefois, dans nos hôpitaux d'enfants, de véritables épidémies, tandis que de nos jours, grâce aux progrès de l'hygiène et de l'antisepsie nosocomiales, le noma est devenu une rareté (2).

L'infection se fait par la face muqueuse de la joue ; Grancher et Krasine incriminent la compression de celle-ci contre les dents, si l'enfant reste couché toujours sur le même côté. Grancher a vu la porte d'entrée constituée par un impétigo des lèvres (3).

Symptôme et marche. — Le siège de prédilection est à la partie centrale des joues, à gauche de préférence, d'après Tourdes. Certains auteurs affirment que la lésion commence toujours sur la muqueuse, par une ulcération à fond grisâtre, précédée ou non d'une bulle ichoreuse. D'après le *Compendium*, le début dans les tissus sous-jacents est possible, par un noyau dur, qui gagne à la fois vers la muqueuse et vers la peau.

L'ulcération de la muqueuse envahit vite en surface et en profondeur, devient putrilagineuse, noire, entourée d'une zone rouge œdémateuse, sous laquelle un noyau d'induration se développe du 3ᵉ au 7ᵉ jour. L'œdème sous-cutané est précoce et intense, la peau est tendue, maculée de marbrures violacées. L'haleine est fétide, et la salive, abondante, devient vite sanguinolente, sanieuse, d'une odeur infecte. L'enfant ne souffre pas.

En général, le noyau d'induration envahit la peau. Au centre de la région violacée apparaît soit une tache noire, soit une phlyctène ichoreuse, et bientôt la joue subit une perforation par laquelle s'écoule une salive mêlée de sanie et de détritus gangreneux. Tout autour, tant que la lésion s'étend, les tissus sont indurés, infiltrés ; mais l'engorgement ganglionnaire est léger.

Les phénomènes généraux sont graves. Au début, la fièvre est souvent peu marquée, mais quand l'eschare s'étend, elle devient ardente, avec pouls fréquent, subdélirium, prostration rapide, adynamie, état typhoïde, face grippée, refroidissement des extrémités ; et la mort ne tarde point, en général du 5ᵉ au 15ᵉ jour, souvent précédée d'une diarrhée colliquative ou d'une broncho-pneumonie gangreneuse, indices de l'infection des voies digestives et aériennes par les produits septiques de la bouche. Ou bien c'est une hémorragie par ulcération vasculaire qui emporte le malade. A la fin, les souffrances peuvent être vives.

D'après les relevés de Tourdes, cependant, 27 p. 100 des sujets échappent à la mort. Mais c'est presque toujours au prix de délabrements hideux, de fistules,

(1) Par exception, au cours d'une septicémie chronique comme celle de la dilatation des bronches : Delacour, Th. de Paris, 1893-1894, n° 397 ; la tuberculose pulmonaire, Meret, *Rev. méd. Norm.*, 1905, p. 36.

(2) Netter, Sanson, Schimmelbusch ont depuis longtemps décrit dans les tissus et dans le sang des microbes variés. Sur ce sujet encore à l'étude, voyez comme travaux récents : D. Durante, *la Pediatria*, mai 1902, p. 232 ; H. Bruning, *Jahrb. f. Kinderh.*, 1904, t. X, p. 631 ; v. Pomialovsky, *Wratch. Gaz.*, 19 mai 1907 (*Sem. méd.*, p. 418).

(3) Je rapprocherai de cela un énorme phlegmon diffus mortel, cervico-facial, que j'ai observé chez un nourrisson à la suite d'une ulcération de la commissure labiale gauche.

de pertes de substance, de constriction cicatricielle des mâchoires. Heureux encore quand les dents ne sont pas tombées, quand la nécrose n'a pas détruit une partie plus ou moins étendue des maxillaires.

Les diverses régions de la cavité bucco-pharyngienne, souvent envahies par le processus génien, peuvent être le siège du foyer initial (1). On a vu la phlyctène première sur les lèvres (l'inférieure surtout), sur la langue (où la lésion est plus grave encore et, si par hasard elle guérit, cause l'ankyglosse), au pharynx ou à l'œsophage.

La localisation pharyngée est la plus sévère, car outre les accidents précédents elle peut se compliquer d'œdème de la glotte, de thrombose jugulaire, d'ulcération de la carotide. Les sujets meurent pour la plupart en moins de 6 jours : et pour ainsi dire jamais les survivants ne font les frais de la réparation.

Traitement. — Un *traitement local* énergique et précoce a parfois enrayé le mal (2). Depuis longtemps, c'est aux cautérisations qu'on s'est adressé. Certains chirurgiens ont préconisé les applications profondes de caustiques chimiques, tels que les acides minéraux concentrés, le nitrate acide de mercure, le beurre d'antimoine. Mieux vaut, selon le conseil ancien déjà de Chopart et de Desault, recourir au *fer rouge*, avec lequel on fend largement l'eschare, puis on fait libéralement des mouchetures profondes dans la zone œdémateuse et on applique des pansements antiseptiques humides. Kissel, Pomialowsky préfèrent aller à la curette jusqu'aux tissus sains, laver avec une solution très chaude (50°) de permanganate de potasse et soit tamponner à la gaze iodoformée, soit toucher à la teinture d'iode.

§ 3. — **Langue.**

A. — Lésions diverses.

1° Plaies. — Il arrive parfois aux enfants, langue tirée, de tomber sur le menton ou d'y recevoir un coup. De là des morsures profondes, pouvant aller jusqu'à la section totale de la pointe. Les arcades alvéolaires suffisent, rarement il est vrai, à produire des lésions analogues sans l'intervention des dents : ainsi chez un enfant de 4 mois auquel Vilches sutura la partie libre, presque entièrement détachée.

Une autre forme assez spéciale consiste dans les coupures qu'on se fait en tirant sur une feuille de graminée ou de cypéracée tenue transversalement dans la bouche, en mangeant avec un couteau. Pour les perforations par objet allongé, voyez page 830.

Les petites morsures sont dangereuses chez les hémophiles.

Si le bord de la langue est coupé, il faut faire la *suture*, avec quelques points de catgut ; on endort l'enfant, on attire la langue au dehors avec une anse de fil passée dans

(1) Il faut noter des gangrènes concomitantes possibles de la vulve, des extrémités.

(2) C. Springer (*Jahrb. f. Kinderh.*, 1904, t. X, p. 613) : mort constante si on n'opère pas; 87 p. 100 si on opère. A. Sokolov (d'après *Sem. méd.*, 1905, p. 54) a vanté les effets de la lumière rouge.

la pointe et on opère ainsi facilement. On est surpris de la vitalité de l'organe, et déjà A. Paré enseignait qu'une pointe presque entièrement détachée par les dents peut être recousue avec succès.

2° **Glossite exfoliatrice marginée.** — Cette glossite, très rare après 6 ans, fréquente surtout de 6 mois à 1 an et de 2 à 3 ans, débute par un épaississement épithélial à limites nettes, au centre duquel l'épithélium se met à desquamer, d'où un anneau rond ou ovale, gris jaunâtre, entourant une aire rouge. Plusieurs de ces cercles venant à empiéter les uns sur les autres, il en résulte des aspects comparés à celui d'une carte de géographie. La lésion peut récidiver sur l'aire desquamée, d'où des cercles concentriques. On a noté de la démangeaison, de la salivation, une légère hyperesthésie, mais presque toujours les signes fonctionnels sont nuls. La cause de cette lésion singulière est inconnue : le seul point important est de ne pas la considérer, malgré Parrot, comme un résultat de la syphilis héréditaire.

3° **Glossite parenchymateuse.** — Je n'ai jamais observé chez l'enfant la glossite parenchymateuse aiguë de la pointe, consécutive autrefois, assez souvent, aux pyrexies exanthématiques, et parfois alors suivie de gangrène.

J'ai observé quelques rares cas de *glossite basique aiguë*, véritable abcès de l'amygdale linguale. Les signes sont la fièvre, la douleur à la déglutition, la rougeur de toute la gorge, quelquefois la dyspnée et même la dyspnée grave par œdème de la glotte. La ressemblance est grande avec une angine phlegmoneuse aiguë, mais on voit le gonflement sur la base de langue et on sent au toucher, derrière le V lingual, une bosselure rénitente, qu'il faut inciser.

La *glossite chronique* est à étudier dans ses rapports avec la macroglossie.

4° **Maladie de Riga** (1). — La « maladie de Riga », sur laquelle ont insisté surtout (depuis Urban Cardarelli, 1857) les auteurs italiens, est une *ulcération spéciale du frein de la langue* chez le nourrisson, presque toujours de 7 à 12 mois. Le sexe est indifférent.

Sur le frein, et en avant de lui à la face inférieure de la langue, apparaît une petite tumeur à grand axe transversal, pouvant avoir jusqu'à 2 centimètres de large ; elle est grisâtre, peu douloureuse, entourée de peu de rougeur, de peu de gonflement ; à sa surface, on peut voir deux dépressions, en regard des incisives médianes inférieures, les ganglions ne sont pas engorgés. Les troubles fonctionnels sont médiocres, et la succion est peu gênée.

Cette ulcération est presque toujours consécutive à l'éruption des incisives inférieures, et on doit la considérer comme traumatique, analogue à celle de la coqueluche, le frein de la langue vivement projetée au dehors se coupant sur les dents. En principe, donc, c'est une lésion bénigne (2), et en fait il en est la plupart du temps ainsi, au moins pour les cas observés en France.

Il semble, en effet, que la lésion se rencontre dans l'Italie méridionale avec une fréquence et une gravité spéciales, chez des nourrissons prédisposés par des cachexies diverses, par des infections connues ou inconnues, pulmonaires, intestinales ou autres. Le sujet demeure de plus en plus pâle, maigre, se couvre de pétéchies, et souvent succombe. Cette forme grave, où l'ulcération linguale n'est à vrai dire qu'un épiphénomène, fut la première décrite, et d'abord considérée

(1) Les quelques cas que j'ai observés sont publiés par A. Mouchet, *Gaz. hôp.*, 1905, p. 3 ; E. Audard, *Rev. mens. mal. enf.*, 1902, p. 49 (bibliog.) ; et dans la thèse de Mlle Pianitzy, Paris, 1910-1911 (bibliog.).

(2) Histologiquement, il s'agit d'un papillome, mou, probablement par infection banale.

presque comme la seule. Alors surtout la prédisposition peut être telle que la contusion contre le rebord gingival puisse suffire à créer l'ulcération ; et ces cas chez les édentés (1) ont fait contester à tort l'origine mécanique du mal. C'est encore dans ces conditions que l'on a observé la contagion familiale.

Le *traitement* consiste avant tout dans l'hygiène (alimentation, aération). On touche l'ulcération avec un collutoire boriqué ou salicylé, à la teinture d'iode. Par exception, il sera indiqué d'enlever au bistouri la petite tumeur et de suturer la plaie au catgut fin ; de limer ou même d'arracher les incisives médianes inférieures.

5° On a décrit quelques cas de *tuberculose*, de *syphilis héréditaire tardive* (2). Leur aspect est le même que chez l'adulte.

6° **Ankyloglosse.** — On appelle *ankyloglosse* les adhérences congénitales ou acquises de la langue aux parties voisines.

Les *adhérences latérales* sont douteuses.

Les *adhérences supérieures* auraient été vues sous forme d'un large accolement, facile à décoller avec une spatule, entre le dos de la langue et le palais. Dias Illera (*Journ. des conn. méd.*, Paris, 1887, p. 559) a dû couper de véritables brides ; j'ai sectionné, chez un nouveau-né, une adhérence médiane fort dure : ces faits s'expliquent peut-être par une lésion ulcéreuse primitive (?).

L'*ankyloglosse inférieur* est total ou partiel.

Rien n'est variable, d'un sujet à l'autre, comme la longueur de la partie libre de la langue : quelquefois une petite pointe seule émerge du plancher buccal, quelquefois même tout l'organe est inclus et la muqueuse passe directement du rebord gingival sur la langue. Cette malformation, fort rare, compromet gravement la succion et la déglutition. Le traitement chirurgical s'impose donc : on a de bons résultats en disséquant aux ciseaux le plancher de la bouche, d'où l'on extrait la langue autour de laquelle on suture la muqueuse.

Pour l'*ankyloglosse partiel*, je citerai une observation de Maurrain (1774), où la langue était fixée par deux brides, d'origine peut-être ulcéreuse.

Le *filet* est dû à la trop grande brièveté ou à l'insertion trop antérieure du frein de la langue. Quand il est serré, il gêne la succion, plus tard la phonation ; mais les personnes non médicales ont coutume d'accuser le filet pour tous les troubles de ce genre et de réclamer à tort l'opération. On n'opérera que lorsque l'on aura constaté par la vue et le toucher que le filet existe bien réellement.

Pour *couper le filet*, on soulève la langue sur le pavillon de la sonde cannelée, mis à plat, le frein étant engagé dans la fente (imaginée pour cela par J.-L. Petit) ; et l'on donne un petit coup de ciseaux, de 2 ou 3 millimètres, sur le bord tendu de cette membrane ; on achève en approfondissant d'un coup d'ongle, et l'on est sûr ainsi de ne pas couper l'artère ranine, ce qui cause une hémorragie grave, à traiter par la ligature. Quelquefois, la petite plaie saigne, et l'on a vu

(1) A. Labbé, *Gaz. méd.*, Nantes, 23 décembre 1911, p. 1069 ; fille, 18 jours, sans incisives ; a eu les jours suivants 3 tournioles ; morte athrepsique.

(2) Morillon, Th. de Paris, 1906-1907 ; Comby et Schreiber, *Arch. méd. enf.*, 1911, p. 288.

mourir ainsi des enfants (1), même non hémophiles. On évite cet accident si l'on se souvient de sa cause, enseignée avec netteté par J.-L. Petit : l'enfant sent un liquide chaud couler dans la bouche et tette sa plaie ; en donnant immédiatement le sein, on supprime cette succion dangereuse.

Par cette pratique, on évite encore une autre complication quelquefois observée : l'asphyxie par renversement en arrière de la langue, insuffisamment maintenue en avant. Dès le début de l'asphyxie, il faut immédiatement ramener la langue en avant à l'aide d'un doigt introduit dans la gorge. Puis on surveillera attentivement l'enfant et on lui donnera le sein chaque fois qu'il commencera à sucer à vide.

Ce *renversement de la langue en arrière* a été observé également sans que l'on ait touché au frein, dont on incrimine alors la longueur exagérée. Dans un cas de Fairbairn, il y avait arrêt de développement concomitant des maxillaires. Un sujet de Hennig n'était pas un nouveau-né, mais un enfant chez qui le renversement fut provoqué par les quintes de toux de la coqueluche.

B. — Macroglossie.

Depuis bien des années, on trouve décrite dans les auteurs une lésion caractérisée par une hypertrophie, parfois énorme, de la langue, qui remplit la cavité buccale, puis pend au dehors d'elle.

Sans doute, dans ces *macroglossies*, sont englobées diverses lésions disparates, les unes congénitales, par exemple, les autres acquises. Quelle parité établir entre un prolapsus lingual constaté dès la naissance et un autre qui s'installe après une glossite aiguë, passée à la chronicité (2) ? Et cependant, pour la *macroglossie vraie*, celle de l'enfance, il ne semble pas qu'on puisse admettre la congénitalité comme critérium, car parfois la lésion, quoique survenue à un âge quelconque, sans cause connue, paraît semblable à la macroglossie congénitale. Serait-ce donc que, dès sa naissance, le sujet portait une lésion méconnue, qui s'est mise à croître sans qu'on sache pourquoi ?

C'est là une des obscurités de la question qui nous occupe : ce n'est pas la seule, et cela se conçoit, car il s'agit d'une lésion fort rare. Est-elle, comme on l'a dit, moins rare en Angleterre, en Amérique, qu'en France ? Le fait est possible. Ce qui est certain, c'est que cette maladie est exceptionnelle : je n'en ai observé que 3 cas.

La *cause* est tout à fait inconnue. L'influence héréditaire semble nulle. C'est à titre de curiosité que l'on relate encore les idées anciennes sur le rôle de l'imagination maternelle.

On a noté l'association de la macroglossie à des défectuosités cérébrales diverses : à l'idiotie (Parrot, Chalk), à l'anencéphalie (Bouisson), à des troubles mentaux, à une soudure prématurée des os du crâne, à une hypertrophie musculaire généralisée. La grosse langue des crétins et des myxœdémateux est due à une infiltration spéciale du tissu conjonctif.

Étude clinique. — Il est fréquent, dit-on, que la lésion passe inaperçue à la

(1) Reboul, *Gaz. hebd. méd. et chir.*, 1897, p. 786.

(2) Cela s'observait quelquefois, jadis, à la suite des pyrexies exanthématiques (scarlatine surtout), de la coqueluche, des stomatites mercurielles ; ces formes ont disparu depuis qu'on s'occupe de l'hygiène buccale.

naissance, et de là, sans doute, les discussions sur sa congénitalité. Mais encore cette fréquence est-elle exagérée par certains auteurs. Certes, le prolapsus est rare. Mais bien des observateurs ont constaté que la langue, contenue dans la bouche, était volumineuse, qu'elle sortait par moments entre les lèvres, que la salive s'écoulait volontiers au dehors, que la bouche avait tendance à rester ouverte. A ce degré, les enfants tettent ordinairement bien. Quelquefois, cependant, la succion est légèrement entravée et, par exemple, elle s'exerce mal sur les mamelons petits et courts ; ou bien, si la langue est prolabée, l'enfant tette d'une façon spéciale, en enroulant autour du mamelon la partie procidente. Quelquefois, enfin, il faut élever le sujet au biberon ou à la cuiller.

Peu à peu le volume augmente, la procidence commence ou s'accentue. La partie prolabée a d'abord l'aspect d'une langue normale : on dirait une langue d'adulte sortant d'une bouche d'enfant. Mais bientôt la muqueuse exposée à l'air se sèche, s'épaissit, ses papilles s'élargissent et proéminent. Assez souvent cette aggravation progressive, mais lente, subit une poussée brusque au moment de la dentition, lorsque sortent les incisives inférieures. Ou bien cette poussée a lieu vers 2 ou 3 ans.

La langue arrive de la sorte à ne plus pouvoir rentrer qu'avec effort, puis le rapprochement des mâchoires est difficile, puis enfin, à la période d'état, le prolapsus est définitif.

La partie prolabée peut alors avoir dix fois le volume d'une langue normale. Elle est de consistance ferme, elle ne tarde pas à devenir noire, ou au moins grisâtre, rugueuse, fendillée, couverte de papilles calleuses ayant jusqu'au diamètre d'une lentille. Sa forme est d'ordinaire cylindroïde, plus rarement étalée en tablier, quelquefois les bords sont relevés en gouttière. En soulevant cette masse, on sent quelquefois à sa face postéro-inférieure, souvent sillonnée de veines variqueuses sur les côtés du frein, des battements artériels d'une intensité anormale.

A la limite de la partie extra-buccale et de la partie intra-buccale, les dents exercent sur l'organe une compression fâcheuse et de là, à la face inférieure surtout, des ulcérations fréquentes et même de véritables accidents d'étranglement. Quelquefois, à la face inférieure, le frein est respecté, engagé qu'il est entre les deux incisives médianes, et il est flanqué de deux ulcérations latérales.

La partie intra-buccale est d'aspect normal, mais, par le poids de la partie procidente, la base est tirée en haut et en avant, et avec elle les piliers antérieurs du voile du palais, l'os hyoïde et le larynx. Ce déplacement fait quelquefois que la langue semble adhérer à la gencive.

Le maxillaire inférieur subit mécaniquement, et avec le temps, des déformations remarquables. Les incisives inférieures sont déviées en bas et en avant, déchaussées, écartées, ébranlées, usées, incrustées de tartre, et parfois c'est cette incrustation qui seule les empêche de tomber. A un degré de plus, la symphyse subit une déviation analogue et de là, avec la gencive et les dents, une véritable gouttière, que le tartre rend quelquefois lisse, ce qui préserve la langue des ulcérations. Entre la langue et le menton pend la lèvre allongée, abaissée, hypertrophiée. Les gencives sont rouges, fongueuses, saignantes.

Ainsi, la partie antérieure du maxillaire inférieur subit une inflexion, à angle obtus ouvert en bas et en arrière. Il en résulte que, même la langue enlevée, les dents antérieures ne peuvent venir au contact; et cela d'autant plus, ajoute Maisonneuve, que les molaires postérieures sont anormalement longues.

On a noté la luxation mécanique de la mâchoire inférieure.

Les dents supérieures subissent, dans les cas extrêmes, des déviations analogues. La voûte palatine est souvent anormalement haute et large.

Les *phénomènes fonctionnels* sont quelquefois remarquablement peu accentués. Mais en général ils sont notables. La mastication est difficile, à la fois à cause du volume de la langue et parce que les contacts dentaires sont limités aux molaires postérieures; en outre, pendant qu'elle s'exécute, les morsures de la langue sont habituelles. Le sujet doit pousser les aliments solides sous les molaires postérieures et les y maintenir avec les doigts. La déglutition des liquides se fait bien. La respiration, ordinairement nasale, est bonne; cependant Bouisson signale un cas où les tentatives de réduction amenaient des accès de suffocation. La phonation, quelquefois assez claire, est en général troublée, jusqu'à être inintelligible. Le goût n'est perdu que sur la partie prolabée.

On a signalé chez ces sujets la dénutrition par perte de salive et difficulté de mastication, la petitesse de la taille, le retard de la menstruation; le myxœdème n'est-il pas quelquefois en cause?

Marche. — La lésion peut subir un arrêt à partir de la puberté. Mais souvent son accroissement est continu, à l'occasion de poussées inflammatoires à répétitions provoquées par le froid, par une palpation trop brusque, par des morsures, ou coïncidant avec la période menstruelle. Il se fait, dans ces conditions, de véritables lymphangites aiguës, et c'est là une analogie de plus avec les éléphantiasis.

Si l'on ne considère que la vie, l'affection est bénigne, quoique l'on ait observé quelquefois la mort par inanition, par suffocation (1). Mais la guérison spontanée n'existe pas et, sauf intervention chirurgicale, les sujets, soumis pour toute leur vie à une infirmité dégoûtante, deviennent aisément hypocondriaques. Toutes les femmes ne trouvent pas à se marier (il en fut!) et toutes ne s'accommodent pas, comme une vieille de Leyde, de cacher dans un étui d'argent leur organe exubérant.

Le pronostic opératoire est sérieux. La mortalité, grande avant l'antisepsie, est aujourd'hui faible; mais plusieurs fois on a vu la récidive survenir, et, d'autre part, une fois la langue enlevée, il peut persister des déformations difficilement curables du maxillaire. De là la phrase de Bouisson : « Le prolapsus de la langue n'est pas grave, disent, avec Boyer, ceux qui n'ont jamais eu l'occasion de l'observer. »

Anatomie pathologique et nature. — Sur la partie prolabée, l'épithélium est épaissi, les parties exposées à l'air en sont kératinisées. Les papilles, volumineuses, sont pour la plupart creusées de vacuoles contenant des cellules lymphatiques; dans quelques-unes s'agglomèrent en petits amas, par places, quelques globules rouges.

(1) L. Guinon, *Soc. de péd.*, 13 novembre 1900, p. 211.

Certaines papilles sont réduites à une mince coque conjonctive doublant l'épithélium autour des lacunes. Dans la couche sous-muqueuse, existent également des travées de tissu conjonctif lacunaire, et au milieu de ces lacunes irrégulières apparaissent sur les coupes des espaces circulaires, véritables troncs lymphatiques. Ce même tissu conjonctif lacunaire dissocie, dans le corps charnu de la langue, les fibres musculaires, et, contrairement à l'état normal, elles deviennent moins abondantes que le tissu interstitiel. On a démontré, par l'imprégnation argentique, que les lacunes ont un revêtement endothélial.

De là, Virchow a conclu que, tout en admettant une hyperplasie musculaire concomitante, il fallait rapprocher la macroglossie de l'éléphantiasis congénitale, du lymphangiome, disons-nous aujourd'hui.

Certains faits indiscutables plaident en ce sens, quand on voit la macroglossie, d'emblée volumineuse et avec prolapsus, s'associer à l'hypertrophie congénitale des lèvres et de la face (Krönlein et Wegner); le développement exagéré peut se limiter à une moitié de la langue avec la joue correspondante (Billroth) ou avec toute la moitié du corps (Maas). De même, quand les auteurs anciens notent la coexistence avec des « grenouillettes congénitales », avec des kystes séreux multiloculaires du cou. De même encore quand, dans la langue, le lymphangiome prend cette forme caverneuse, polykystique.

Mais ces diverses associations sont exceptionnelles. La plupart du temps, la macroglossie existe seule : et l'on n'est pas sûr si ces espaces lymphatiques, indiscutables, sont dus à un processus de lymphangiome ou de lymphangiectasie.

D'où, pour bien des cas, l'opinion que l'origine des accidents est une hypertrophie en masse de l'organe — comme, sans cause connue, on en rencontre dans toutes les régions — sans altération primitive des tissus. La langue, trop grosse, sort des arcades dentaires, s'étrangle, s'exulcère, et, par irritation chronique, est atteinte d'éléphantiasis secondaire. A vrai dire, cela seul peut expliquer l'intégrité presque absolue de la partie intra-buccale, grosse, mais de structure normale (1).

Traitement. — A la première période, on aurait eu quelques résultats en élevant l'enfant au biberon ou en choisissant une nourrice à mamelons longs ; en maintenant la bouche toujours fermée à l'aide d'une fronde.

Lorsque la langue est prolabée — et ici la macroglossie acquise devient à peu près semblable à la congénitale — on a tâché d'agir sur elle par des lotions astringentes, et l'on en n'a rien obtenu. Les sangsues ont aggravé l'état des malades de Harris, de Hodgson. La compression a échoué.

La méthode de choix est l'amputation de la partie prolabée, exécutée depuis fort longtemps déjà à l'instrument tranchant, mais autrefois redoutable à cause

(1) Ce volume exagéré de la langue est primitif et non point, comme certains l'ont voulu consécutif au prolapsus, celui-ci ayant pour cause une insuffisance de la cavité buccale, une habitude vicieuse, des propulsions répétées par quintes de toux, une contracture des muscles propulseurs ou une paralysie des rétracteurs. Dès 1834, Rey a affirmé que cette hypertrophie initiale porte sur tous les tissus; en 1855, Sédillot a incriminé l'augmentation de volume des muscles, et cette manière de voir a été confirmée par Bouisson, par Paget, par Parrot; et il est à noter que, si O. Weber a décrit un développement vasculaire considérable et Virchow une ectasie lymphatique, tous deux ont vu les fibres musculaires être très hypertrophiées. Comme faits de ce genre, je citerai encore ceux de Lambl, de Gayraud. Ils se sont multipliés depuis que l'on a opéré de bonne heure, avant la période de prolapsus constant, secondairement irrité. C'est ce que j'ai vu sur une pièce personnelle (A. Bassetta, *Rev. orth.*, 1908, p. 421; bibliog.). Peut-être (et cela est admis par Wegner, par Variot et de Larabrie), que l'obstruction des ganglions lymphatiques chroniquement engorgés cause la lymphangiectasie par gêne de la circulation en retour (Ch. Monod, *Cong. fr. de chir.*, 1888, p. 422). Sur l'association possible à l'angiome, voy. J.-L. Reverdin et Buscarlet, *Rev. méd. suisse rom.*, 1892, p. 738. Un cas de lymphangiome, C. Berghinz, *la Pediatria*, août 1903, p. 577).

de l'hémorragie. On a donc essayé la ligature en masse, l'écraseur, l'anse galvanique : et l'on n'a évité ni le sang, ni l'infection. Grâce à l'antisepsie, nous sommes revenus au bistouri et à la suture. La technique de cette amputation n'a rien de spécial : on coupe la partie exubérante au ras de l'arcade dentaire ; ou bien on fait une excision en V, après laquelle on reconstitue mieux la pointe. J'ai opéré avec succès un enfant de 14 mois.

L'ignipuncture profonde, la ligature atrophiante des linguales, malgré quelques succès, sont à abandonner.

Les résultats de l'amputation sont bons. J'ai déjà dit que quelquefois il y a récidive : mais on en vient presque toujours à bout par une seconde intervention.

La langue une fois ramenée à ses proportions normales, la besogne du chirurgien n'est pas terminée : il faut s'occuper des déviations dentaires et osseuses. On redressera donc les incisives et les canines, on arrachera les molaires postérieures si elles sont trop allongées. On tentera de rectifier la direction du maxillaire inférieur en exerçant une compression constante avec une fronde passée sous le menton, ce qui aura en outre l'avantage de s'opposer à la récidive du prolapsus.

Si la lèvre inférieure reste exubérante, on fera la résection partielle, comme il a été dit à propos de la macrocheilie.

C. — Tumeurs.

1° **Angiomes.** — J'ai décrit (pp. 729 et 731) les caractères anatomiques principaux de ces angiomes; les formes cliniques où ils sont associés aux grosses tumeurs angiomateuses de la face.

L'angiome isolé de la langue est très rare. On l'a dit plus fréquent à la base, ce qui est douteux. La variété dite artérielle est la plus fréquente.

Les signes fonctionnels sont souvent nuls, et un petit angiome passe inaperçu ou n'est reconnu que lors d'un examen accidentel de la bouche. Quelquefois, l'attention sera attirée par une gêne légère de la parole. Chez certaines femmes, la période menstruelle ou la gestation s'accompagnent d'une turgescence de l'angiome lingual. Le seul accident réellement sérieux et spécial à la région est la possibilité d'hémorragies, capables de se répéter, et même de devenir graves.

On conçoit que si le sang est fourni par un petit angiome, non apparent, localisé à la base de la langue, l'origine pourra être difficile à déterminer, et qu'en particulier on pourra croire à des hémoptysies : le diagnostic, il est vrai, devient vite évident si l'on songe à l'angiome lingual, car il suffira de regarder la base de la langue dans le miroir laryngoscopique.

Cook a prétendu, à tort, que la guérison spontanée est la règle ; elle est possible à la suite d'une glossite, d'une salivation mercurielle. Par contre, certains accidents doivent faire faire des réserves expresses sur le pronostic. J'ai déjà dit, en effet, que les hémorragies sont quelquefois graves; et lorsque l'angiome est envahissant, on comprend de reste, étant donnée la région malade, qu'il puisse devenir bientôt inopérable. Cette considération opératoire explique aisément que le pronostic doive être plus sérieux pour les angiomes de la base, plus difficilement accessibles.

Les angiomes linguaux peuvent s'aggraver assez pour être pulsatiles, et cela nous conduit aux cas appelés anévrysmes cirsoïdes de la langue ; entre ces anévrysmes et les angiomes proprement dits, la démarcation est obscure.

Je mentionnerai les relations de ces angiomes avec les lymphangiectasies.

Si l'aspect extérieur n'a souvent rien de particulier, il devient quelquefois très spécial par développement des papilles (voy. p. 729). Il semble même que la plupart des tumeurs dites papillomes de la langue soient des angiomes (quelquefois peut-être des lymphangiomes).

Lorsque les petites cavités kystiques grossissent, elles deviennent visibles à la surface sous forme de petits points transparents; on a pu les voir développées dès la naissance, en de véritables grappes de raisin.

Le *traitement* de choix est l'ablation, lorsque la tumeur est suffisamment circonscrite et accessible. L'abondance de l'hémorragie a fait préconiser pour cette exérèse le thermocautère ou le galvanocautère : l'instrument tranchant est d'ordinaire préférable. Si l'extirpation est contre-indiquée par le volume et l'étendue de l'angiome, on aura recours à l'ignipuncture.

2° **Kystes salivaires.** — La langue est le siège de certaines productions kystiques ressemblant à la grenouillette, ou bien aux kystes salivaires des lèvres (sans préjuger la question de savoir si ces kystes se forment dans des glandes proprement dites ou dans des débris épithéliaux embryonnaires, voy. p. 858). On peut voir :

1° Une petite tumeur bosselée, tout à fait analogue à celle des lèvres, à la partie postérieure du bord, en avant du pilier antérieur ; la petite grappe kystique s'enfonce entre les fibres musculaires de la langue (comme le petit groupe glandulaire normal en ce lieu).

2° A la face inférieure, sur le côté du frein, une tumeur allongée d'avant en arrière, translucide, sillonnée de quelques veinosités, contenant un liquide limpide et visqueux. La lésion est indolente, mais son volume gêne assez vite la phonation, et, chez le nourrisson (P. Dubois, un cas congénital), la succion, la respiration même. Le siège est-il dans la glande de Blandin ? C'est douteux pour les cas que j'ai observés et où le kyste ne pénétrait nullement dans le corps charnu de la langue (1).

3° **Kystes séreux congénitaux.** — C'est par leur volume plus petit, leur limitation, leur poche unique, par leur contenu, que ces kystes se différencient des très rares kystes séreux congénitaux limités à la langue. Ceux-ci sont presque toujours associés soit à des kystes cervicaux, soit à certaines formes de macroglossie. Les *kystes sanguins* par angiome sont fort mal connus (2).

(1) Sabrazès et Houpert ont décrit de petits kystes épidermiques blanc jaunâtre, sur les côtés du frein de la langue, analogues à ceux que depuis longtemps Guyon a décrits sur les divers points de la muqueuse buccale.

(2) Frölich (*Rev. méd. Est*, 1912, p. 209) a observé un cas où la tumeur occupait la langue en se prolongeant dans la base, était recouverte d'une muqueuse rude et papillomateuse et se compliquait de poussées inflammatoires graves (dysphagie, dyspnée). La fille, âgée de 9 ans et demi, a été opérée à 22 mois d'un kyste sous-maxillaire. — C'est à ce propos que je mentionnerai certains *papillomes*, plus ou moins verruqueux, observés chez le nouveau-né (Clarke, Billroth), chez l'enfant du deuxième âge (Gaudier, Frölich) et associés à des productions kystiques pouvant pénétrer assez profondément dans la langue. Leurs relations avec

4° **Tumeurs mixtes.** — On observe à la langue, presque exclusivement *dans la base*, quelques rares tumeurs, congénitales sinon toujours au moins presque toujours, remarquables par leur structure complexe; et il est à noter que les prétendus lipomes, fibromes, ostéomes, chondromes parfois rencontrés dans la langue de nouveau-nés ou d'enfants (1) sont en réalité des tumeurs mixtes où le tissu principal s'associe, en proportions variées, à des productions de nature diverse. Cette complexité de structure atteint un degré très variable. Dans la pièce de Masson, c'était seulement un myxolipome : la femme, âgée de 27 ans, portait trois tumeurs congénitales qui s'étaient mises à grossir peu de temps avant l'opération. Laugier et Bastien ont observé une femme de 25 ans, chez qui la tumeur, paraissant également congénitale, était un lipome avec ossifications. Dans le cas d'O. Weber, c'est un mélange de tissus adipeux, fibreux et cartilagineux. Est-ce là des tératomes? La question reste douteuse. Elle ne l'est plus pour ces véritables lipomes dermoïdes dont Lambl, Arnold nous ont donné la description. Ces tératomes ont-ils quelques relations avec les observations analogues à celle où Hickmann a vu une tumeur kystique et polypiforme, qu'il qualifie d'adénome, causer la mort par suffocation dès la naissance? C'est encore là un point obscur. Peut-être ces tératomes peuvent-ils subir une évolution maligne, et expliquer ainsi le sarcome congénital dont parle Jacobi (2).

La tumeur est arrondie, circonscrite, généralement dure et élastique, à évolution très lente ; elle se développe vers la face dorsale de la langue, au point parfois de se pédiculiser et, en se renversant sur l'orifice du larynx, de causer de la suffocation. Il peut y avoir plusieurs nodosités à la fois.

5° **Kystes dermoïdes et mucoïdes** (3). — Dans la *pointe de la langue*, bombant à sa face inférieure, on observe quelquefois des kystes dermoïdes simples. Ces kystes ne sont qu'une variété des kystes dermoïdes du plancher de la bouche (v. p. 859), et souvent on constate, en effet, que la poche linguale est à vrai dire un diverticule d'une poche sus-hyoïdienne. Même lorsque la tumeur semble être exclusivement linguale, je rappellerai une observation de Nicaise où du kyste de la pointe de la langue partait un prolongement canaliculé qui s'incurvait en avant au point où la langue commençait à faire corps avec le plancher buccal et se rendait de là, dans ce plancher, jusqu'aux apophyses géni où il adhérait. Les kystes de cette espèce ne peuvent s'expliquer que par un enclavement anormal persistant au fond de la rainure située entre le *tuberculum impar* et le bourgeon maxillaire inférieur.

Les *kystes de la base de la langue* sont tout autres. Ils ont un contenu séreux ou mucoïde : leur paroi est *mucoïde*, tapissée d'un épithélium cylindrique, et même, dans certains cas au moins et par places, cet épithélium est cilié. Il y a là une analogie de structure évidente avec les prétendus hygromas de la bourse séreuse de Boyer, et l'embryologie nous l'explique en nous conduisant à rapprocher, par la pathogénie, ces kystes l'un de l'autre : tous se développent dans des restes de l'invagination médiane du corps thyroïde (4). Ceux de la langue s'appellent encore *kystes du canal de Bochdalek*.

les angiomes et les lymphangiomes sont mal déterminées. Pour les kystes sanguins et papillomes angiomateux, voyez p. 729. GAUDIER et CAMUS (*Ann. des mal. or. et lar.*, octobre 1903, p. 299) ont enlevé un lymphangiome circonscrit, gros comme une amande, ayant débuté 18 mois auparavant chez une fille de 14 ans. L. GUINON a présenté à la *Soc. de péd.* (1912, p. 162) un garçon de 10 ans, atteint de lymphangiome kystique unilatéral.

(1) Le lipome acquis, vrai, est exceptionnel, mais cependant possible.

(2) Pour quelques observations de *sarcome* et *lympho-sarcome* chez l'enfant, voy. MARION, *Arch. gén. méd.*, 1902, t. CLXXXII, p. 331. Il suffit de signaler ces faits exceptionnels. De même l'*épithélioma* (VARIOT, *Journ. de clin. et thér. inf.*, 1894, p. 369 ; garçon de 11 ans. MONOT, Th. de Paris, 1911-1912. GORSE et DUPUICH, *Rev. de Chir.*, 1913, t. I, p. 293).

(3) Pour la pathogénie et la bibliographie, voy. pp. 907 et 909

(4) Dans certains cas, autour du kyste ou du canal, on trouve une couche de tissu thyroïdien différencié, et cela me conduit à dire quelques mots des *goitres aberrants de la base de la langue* observés dans le sexe féminin principalement, quelquefois chez l'enfant (voy. Goitre, p. 920), et même chez le nouveau-né. La tumeur arrondie, régulière, pendant longtemps

La plupart du temps, la tumeur n'est reconnue que plus ou moins tard, à l'occasion d'une poussée inflammatoire, qui peut être aiguë; et certains « abcès », où l'épithélium de revêtement est plus ou moins détruit ou altéré, semblent être de cette nature.

Le *diagnostic* sera posé avec quelque probabilité quand on constatera une tumeur kystique, à caractères neutres; la notion de congénitalité fera faire un pas de plus, avec quelques réserves, cependant, pour les tumeurs mixtes, plus dures, il est vrai. La nature ne sera que soupçonnée lorsque la tumeur ne se manifestera que tardivement, et surtout à l'occasion d'une poussée inflammatoire. On songera cependant au kyste congénital quand on trouvera, avec un gonflement phlegmoneux médiocre, une poche fluctuante assez volumineuse, située dans la base de la langue.

Le pronostic de ces kystes est bénin. On saura toutefois que, vu leur siège, leur inflammation est capable de causer des troubles sérieux de la déglutition et même de la respiration.

Le traitement idéal est l'extirpation complète de la poche. On devra parfois se contenter de l'excision partielle suivie de grattage ou de cautérisation.

§ 4. — Gencives et mâchoires.

Les angiomes de la gencive ne sont souvent que la propagation d'un angiome lingual ou génien; parfois cependant ils naissent au niveau du bord alvéolaire et ils auraient alors, d'après S. Duplay, une implantation dans le tissu spongieux de l'os. Ces tumeurs sont bourgeonnantes, violacées, molles, facilement saignantes, compressibles, quelquefois réductibles. Elles sont congénitales, ou tout au moins leur place était marquée dès la naissance par une tache vasculaire. Les dents voisines, souvent incrustées de tartre, ne sont en général pas autrement altérées.

Quelques cautérisations interstitielles, faites avec la pointe d'un thermocautère, suffisent le plus souvent à enrayer le mal.

La transformation en *anévrysme cirsoïde* serait possible. Cet anévrysme se développerait de préférence au-devant du maxillaire inférieur, au niveau des incisives et de la canine; ses caractères seraient analogues à ceux des tumeurs érectiles, mais sa surface serait parcourue de vaisseaux faciles à distinguer; après avoir été vidé par la pression, il se remplirait en une ou deux pulsations. Si la tumeur était localisée, le mieux serait de l'enlever au bistouri; l'hémorragie serait abondante, mais s'arrêterait bien par la compression (1).

A. — Arthrites et ankyloses temporo-maxillaires.

Les arthrites chroniques ne doivent pas nous arrêter : sèches, elles n'existent pas chez l'enfant; tuberculeuses, elles existent à peine.

latente et méconnue, provoque, quand elle est grosse, des troubles de la déglutition, de la respiration, surtout à l'occasion des poussées inflammatoires auxquelles elle est sujette. On croit en général à un kyste; quelquefois à un angiome quand la muqueuse est enflammée, vascularisée, saignant facilement; dans deux cas de Jacques (*Rev. méd. Est*, 1906, pp. 151 et 182), des troubles concomitants d'hypothyroïdie firent soupçonner le diagnostic. Ces tumeurs seront enlevées, par voie buccale le plus souvent, quelquefois par pharyngotomie sus-hyoïdienne. (Voy. Armeilla, Th. de Lyon, 1900-1901; Leulier, Th. de Paris, 1908-1909; A. Antoni, *Clin. chir.*, Milan, 1910, p. 1619).

(1) *Anévrysmes de l'artère dentaire inférieure.* — Rufz, Heyfelder ont décrit des anévrysmes de l'artère dentaire inférieure qui ont usé la paroi osseuse du canal dentaire et sont venus constituer à la face externe du rebord alvéolaire une tumeur molle, fongueuse, réductible, de la grosseur d'un petit pois, donnant lieu à des hémorragies répétées, si bien même que la malade de Rufz, fille de 13 à 14 ans, en est morte.

Mais une mention est due aux *arthrites aiguës ou subaiguës*, qui au contraire sont à cet âge plus fréquentes que chez l'adulte et méritent une mention à cause de leurs conséquences fonctionnelles possibles.

Étiologie. — Nous pouvons passer sous silence la localisation, exceptionnelle, de maladies infectieuses diverses. Les causes à retenir sont :

1° Certaines *actions traumatiques* par *chute sur le menton*, le condyle enfonçant ou tout au moins fissurant l'arrière-cavité glénoïde, c'est-à-dire la paroi antérieure du conduit auditif externe (voy. p. 770, note). Dans les cas les plus violents, le condyle peut s'écraser lui-même ; quelquefois il pénètre dans le conduit. La fissure osseuse la plus simple peut avoir pour conséquence une ankylose de la mâchoire : la mince peau du conduit est déchirée en même temps, comme le prouve l'écoulement immédiat de sang par l'oreille, et cela explique la possibilité d'une arthrite consécutive, plastique ou suppurée, avec raideur ou même avec ankylose osseuse. Par exception, la lésion est bilatérale.

2° Ch. Heath a fait voir le rôle causal possible *d'une otite moyenne suppurée* (voy. pp. 811 et 813, note), en raison du large hiatus de la paroi inférieure du conduit chez l'enfant. Sur un très grand nombre d'enfants que j'ai opérés de mastoïdite, j'ai quelquefois constaté, pendant la période aiguë, quelque gêne à ouvrir la mâchoire, mais je n'ai pas souvenir d'une ankylose consécutive.

3° Les *ostéites diverses* du temporal ou, moins rarement, de la mâchoire inférieure, peuvent se propager à l'articulation, qu'il s'agisse d'une localisation primitive ou secondaire de l'ostéomyélite, ou d'une ostéite d'origine dentaire ayant gagné la branche montante et le condyle. C'est une complication possible de l'évolution de la dent de sagesse. Mais d'une manière générale, même après nécrose étendue, le rétablissement de la mobilité est remarquable.

Étude clinique. — L'arthrite se reconnaît à une douleur devant l'oreille, avec irradiations vers la tempe. La région est gonflée, douloureuse à la pression ; la mâchoire, dont les mouvements sont pénibles, reste entr'ouverte avec propulsion et diduction tantôt vers le côté sain, tantôt vers le côté malade. En cas de suppuration, l'abcès s'ouvre, soit devant le tragus, soit dans le conduit ; si alors on ne s'assure pas de l'état du tympan, la confusion avec une otite est facile.

Le seul intérêt de cette lésion est dans la possibilité d'une *ankylose* ultérieure, osseuse ou fibreuse, par soudure ou par cal périphérique exubérant, d'où impossibilité de mastiquer et même parfois d'introduire les aliments, en sorte qu'il faut nourrir ces sujets de substances liquides, à l'aide d'une sonde que l'on fait passer par la brèche d'une dent arrachée. Le maxillaire immobilisé subit un arrêt de développement (1), et le menton se met en retrait sur la mâchoire supérieure ; ce défaut de concordance des dents antérieures peut causer une gêne persistante de la mastication après rétablissement de la mobilité articulaire. Il va de soi que l'ankylose d'une seule jointure immobilise aussi l'autre : mais celle-ci reste libre même au bout de plusieurs années de constriction.

(1) Cette atrophie avec ce profil d'oiseau fait que, si le commémoratif manque de netteté, le diagnostic est difficile avec certaines *atrophies congénitales de la mâchoire inférieure*, quelquefois accompagnées soit de *luxation*, soit même d'*ankylose*. Ces lésions s'observent surtout sur des fœtus non viables, avec des malformations multiples de la face et de l'oreille (A. Broca et O. Lenoir, *Jour. an. et phys.*, 1896, p. 559). On peut quelquefois les traiter par la résection. Certaines constrictions congénitales sont dues à la largeur anormale de l'apophyse coronoïde, sans lésion articulaire, et on a de bons résultats par résection de cette apophyse (Langenbeck, Roser). — H. Lorenz, *Deut. Zeit. f. Chir.*, 1900, t. LVII, p. 73; Ovize et Paul Delbet, *Rev. de stomat.*, 1906, p. 463.

En tentant la mobilisation sous anesthésie, on détermine d'ordinaire bien s'il y a ou non soudure osseuse. Quant à préciser laquelle des deux jointures est immobilisée, cela n'est pas toujours facile, car souvent on ne voit et ne sent rien d'anormal en palpant la région, et la radiographie ne nous renseigne à peu près pas. On interrogera avec précision sur l'existence d'un écoulement de sang ou de pus par une des deux oreilles : encore ai-je vu une enfant chez laquelle l'otorrhagie, après chute sur le menton, aurait eu lieu du côté non soudé (1). L'atrophie faciale serait quelquefois plus marquée du côté soudé.

Une ankylose incomplète unilatérale laisse persister quelques *mouvements de diduction* (2), et le menton se porte alors vers le côté malade.

Traitement. — Les règles générales de traitement des arthrites ayant été appliquées pendant la période d'activité, on aura soin, pendant la convalescence, de mobiliser la jointure en écartant les mâchoires par la vis de bois.

Lorsque la constriction est réalisée, la raideur fibreuse peut être traitée par la mobilisation sous chloroforme ; puis on maintient l'écartement et la souplesse à l'aide de la vis.

Une ankylose fibreuse serrée ou récidivante, une ankylose osseuse seront traitées soit par l'ostéotomie du col du condyle soit par la résection de ce condyle, avec interposition d'une lanière du muscle temporal (3). C'est alors qu'il est fort utile de diagnostiquer de quel côté siège l'ankylose ; mais parfois on sera obligé de commencer au hasard, quitte à opérer du second côté si la première incision mène dans une jointure libre.

B. — Épulis.

On réunit sous le nom d'épulis toutes les tumeurs des gencives et du bord alvéolaire, depuis les hypertrophies congénitales (de nature peu connue) jusqu'aux tumeurs conjonctives ou épithéliales, bénignes ou malignes.

Quelques variétés, trop rares pour mériter autre chose qu'une mention, ont été observées chez l'enfant : tumeurs congénitales de nature mal déterminée (Gore, Neumann), épithélioma (Lee), fibrome, chondrome, sarcome simple ou ossifiant. Il est à noter que dans ces tumeurs conjonctives, comme parfois d'ailleurs chez l'adulte, l'aspect myxomateux peut être donné par des débris adamantins proliférés et plus ou moins dégénérés.

La seule tumeur importante de la région est la *tumeur à myéloplaxes*, à laquelle on tend de plus en plus à réserver le nom d'épulis. Elle n'est pas exceptionnelle chez l'enfant, sur lequel j'en ai opéré plusieurs cas (4).

Je ne reviendrai pas sur l'étude anatomo-pathologique et sur la nature de ces tumeurs à myéloplaxes (voy. p. 593). C'est pour l'épulis surtout qu'a été mise en avant la théorie angioplastique de Monod et Malassez. On discute sur la naissance du néoplasme dans le tissu conjonctif de la gencive ou du ligament alvéolo-dentaire, ou dans la moelle osseuse de la coque alvéolaire : cette dernière origine me paraît la

(1) A. Broca, *Bull. méd.*, 1910, p. 35.
(2) Kirmisson, *Soc. chir.*, Paris, 1912, p. 1377, et *Bull. méd.*, 1913, p. 143.
(3) Gernez et Douay, *Soc. chir.*, Paris, 1910, p. 220 ; Jourdan, *Marseille méd.*, 1912, p. 397 ; Donati, *Arch. gén. chir.*, 25 avril 1912, p. 374 ; Malatesta, *Policlinico*, Sez. chir., janvier 1912, t. XIX, p. 20.
(4) Ferrand, Th. de Paris, 1906-1907.

plus probable, mais le fait important est que la tumeur tend à se développer vers la dent, qu'elle repousse, et non vers le corps du maxillaire.

D'après mon expérience personnelle, la fréquence est nettement plus grande à la mâchoire inférieure. Rien n'est établi avec précision sur la valeur causale possible des irritations locales diverses, de la carie pénétrante, des éruptions difficiles.

Il y a prédisposition du sexe féminin.

Étude clinique. — Après une période obscure, plus ou moins longue, de douleurs plus ou moins accentuées, avec sensation de tension alvéolaire profonde, une dent — généralement une molaire — s'ébranle, puis tombe ou est arrachée. A partir de ce moment les souffrances cessent, et pendant quelques jours on croit à une simple odontalgie, terminée, lorsqu'un champignon violacé paraît au fond de l'alvéole, puis en sort, s'étalant vers le vestibule, vers la langue ou vers les deux à la fois, déviant, ébranlant, faisant tomber la plupart du temps (mais pas toujours) les dents situées en avant et en arrière.

La plupart du temps sessile, parfois pénétrant dans un alvéole par un pédicule, la tumeur est arrondie, mamelonnée, ferme, lisse, souvent de coloration brunâtre ou même rouge violacé ; grosse, elle peut être assez molle, et quelquefois pulsatile. Elle n'a point de forme propre, mais se moule sur les parties voisines. Elle est indolente spontanément et à la pression.

A sa surface se forme souvent, par plaques d'étendue variable, un enduit pultacé, sous lequel il n'y a d'ordinaire pas d'ulcération.

Au premier abord, la masse paraît s'implanter très largement sur la mâchoire; en relevant dans le vestibule ou dans la bouche le chapeau du champignon, on a coutume de voir une gencive saine, non envahie. En palpant le corps de la mâchoire, on le trouve de volume normal. Les ganglions sous-maxillaires ne sont pas engorgés. L'état général n'est pas altéré.

Ces caractères sont ceux d'une tumeur bénigne.

En effet, le développement est lent; il faut quelquefois plusieurs années pour que la masse devienne grosse comme une noix. La négligence des parents doit être extrême pour que la tumeur, volumineuse, maintienne les mâchoires écartées, gêne la mastication et la phonation, s'écorche et saigne, puis s'ulcère.

Après ablation, la récidive et la généralisation sont exceptionnelles : on les a observées cependant dans des cas où ni le clinicien, ni l'anatomo-pathologiste n'avaient été en défiance préalable.

Traitement. — On a assez souvent pratiqué le simple curettage puis la cautérisation au thermocautère de l'alvéole, presque toujours unique, où s'implante la tumeur; mais après cette opération tout à fait économique, les repullulations locales ne sont pas rares. Je préfère arracher les deux dents limitrophes et, au ciseau à froid, réséquer le bord alvéolaire sur cette longueur, et sur toute sa hauteur. Le corps de la mâchoire ne doit pas être attaqué.

C. — Tumeurs d'origine dentaire. Odontomes. Kystes. Épithéliomes.

La pathologie des mâchoires est dominée par les phénomènes anatomiques et physiologiques de l'éruption dentaire (1), et certains de ces faits doivent être précisés, si l'on veut comprendre ce que sont les tumeurs des mâchoires.

Développement des dents. — Dès les premiers temps de la vie intra-utérine, de la face profonde de l'épithélium gingival descend une crête sur laquelle s'individualisent des bourgeons pleins, en nombre égal aux futures dents de première dentition. Ces bourgeons se renflent en une sorte de cloche qui progressivement se retrécit à la base, en goulot, autour d'une petite masse mésodermique : la cloche épithéliale va donner l'émail, et cet *organe adamantin* entoure le *bulbe dentaire*, conjonctif, origine de la pulpe et de ses vaisseaux, de l'ivoire et du cément.

A cette *période embryoplastique*, où les éléments ne sont pas différenciés, fait suite la *période odontoplastique*, où commencent à apparaître des formes cellulaires spéciales : à la fois dans l'organe adamantin, dont les cellules centrales, séparées par une substance amorphe, poussent de longs prolongements qui leur donnent l'aspect étoilé ; et dans le bulbe, à la surface duquel apparaissent les odontoblastes.

Ces cellules spécialisées forment l'émail, tissu épithélial ; l'ivoire et le cément, tissus mésodermiques. Et l'évolution se fait successivement pour la couronne d'abord, pour la racine ensuite.

Durant la *période coronaire* se constitue le corps de la couronne, avec son ivoire et la pulpe centrale, avec le revêtement d'émail. Et lorsque la couronne est achevée, à sa dimension définitive, la racine se constitue sans participation de l'émail, formée d'un tissu osseux particulier appelé cément et s'allongeant peu à peu de façon à pousser la couronne au dehors : c'est la *période radiculaire*.

Autour de cet organe dentaire, et pendant les deux premières périodes, le tissu conjonctif s'est épaissi en un *sac folliculaire* d'où naîtront la paroi osseuse alvéolaire et le ligament (autrefois dit périoste) alvéolo-dentaire. Ce sac forme primitivement une cloche concave à l'envers de la cloche adamantine, et à un moment donné son goulot supérieur se ferme, coupant le cordon épithélial qui joignait la gencive à la future dent. Auparavant, de ce cordon s'est détaché, tout près du follicule, un cordon secondaire qui descend au-dessous du follicule primitif, pour se renfler à son tour et former le follicule de la dent de remplacement correspondante.

Mais les bourgeonnements épithéliaux ne se limitent pas de façon aussi étroite. Autour des follicules dentaires, principalement autour des follicules des dents permanentes, et peut-être, nous dit Albarran, par vestige de la troisième dentition normale chez les vertébrés inférieurs (Gegenbaur), il se constitue des petits bourgeonnements secondaires dont les cellules persistent en partie au milieu des éléments conjonctifs : ces *débris épithéliaux para-dentaires* forment près de la gencive un groupe né du cordon primitif ; les autres, plus profonds, alvéolaires, sont nés du cordon secondaire (2).

Classification des tumeurs. Variétés (3). — Il faut distinguer en deux grandes classes les tumeurs constituées avant ou après l'éruption des dents ou de la dent correspondante.

Avant l'éruption de la dent, se forment les *odontomes* et les *kystes dentifères ;*

Après l'éruption de la dent, on observe des *kystes dits radiculaires*, dont on a étu-

(1) Voy. p. 331, Ostéomyélite ; p. 738, Adénophlegmons ; p. 834, Stomatite ulcéro-membraneuse ; p. 838, Maladie de Riga.

(2) Y a-t-il connexion entre ces débris paradentaires superficiels et les petits kystes d'apparence sébacée qui se voient au bord alvéolaire supérieur (mais aussi à la voûte palatine) chez les nouveau-nés jusque vers l'âge de 2 mois ? (Guyon et Thierry.)

(3) Leriche et Cotte, *Rev. de chir.*, 10 juin 1910, t. I, p. 1037 ; P. Coryllos, *Ann. des mal. du nez, or., lar.*, 1912, pp. 246, 337 et 500.

dié depuis quelques années les relations avec les débris épithéliaux para-dentaires. Et de ces débris dérivent également diverses *tumeurs épithéliales* : kystes multiloculaires, épithéliomes adamantins, épithéliomes térébrants peut-être. De même, ils sont l'origine possible de dégénérescences kystiques au milieu des masses conjonctives des sarcomes des mâchoires.

On peut observer chez l'enfant, à titre de rareté, toutes les variétés de tumeurs, conjonctives ou épithéliales.

Parmi les *tumeurs conjonctives*, les *fibromes* centraux, développés entre les lames du maxillaire inférieur, semblent être ordinairement une variété d'odontomes (V. plus loin); rien de spécial sur les exceptionnels fibromes périostiques, sinon leurs formes de transition avec les *sarcomes*.

Ceux-ci, étant mis à part les épulis, ou tumeurs à myéloplaxes du bord alvéolaire (voy. p. 849) sont rares ; heureusement, car ils sont d'une gravité extrême. Ils me paraissent plus fréquents à la *mâchoire supérieure* (1) qu'à l'inférieure. La structure, l'origine centrale ou périostique n'ont rien de spécial à la région (voy. p. 600). Peut-être y a-t-il, à la mâchoire inférieure, origine possible dans le tissu conjonctif du canal dentaire : mais il est à remarquer que l'envahissement du nerf dentaire inférieur a coutume d'être tardif.

Un *sarcome périostique de la mâchoire inférieure* forme une petite tumeur, vite reconnue, parce qu'elle est superficielle. Le diagnostic de la nature maligne, évident au bout de quelque temps par la rapidité de la marche, peut être difficile au début, car l'analogie est grande avec certaines appositions osseuses sous-périostées à la branche montante, par ostéite chronique, non suppurée ou lentement suppurée. Cela se voit quelquefois autour d'une dent de sagesse restée incluse : c'est donc une lésion de la croissance, mais après l'enfance proprement dite. Je n'ai rien vu d'analogue chez l'enfant, par inclusion des dents de 6 ou de 12 ans. Mais j'ai diagnostiqué une fois un sarcome probable, et il s'agissait d'une ostéite qui suppura lentement et était due, sans connexions dentaires, à un microbe anaérobie (voy. p. 295).

Un sarcome central écarte en V les deux lames du maxillaire inférieur, et tant que l'os n'est pas usé ressemble à toute tumeur solide ou liquide, bénigne ou maligne née à la même place. On le soupçonne, pendant cette période, d'après la vivacité des douleurs et la rapidité d'accroissement. La coque osseuse est plus vite perforée que par les tumeurs bénignes, et à partir de ce moment on constate la consistance, l'ulcération, l'accroissement rapide, etc., caractéristiques de l'ostéosarcome.

Le pronostic me paraît désespéré, que l'enfant soit opéré ou non : et j'ai laissé mourir, sans leur réséquer la mâchoire, les rares sujets que j'ai rencontrés.

J'en dirai autant pour *l'épithélioma*, dont Soulé, Wutzer, Heath, F. Guyon ont relaté quelques cas chez l'enfant. J'ai observé une masse d'*épithélioma adamantin* qui remplissait le sinus et que, à la période précoce où les parois osseuses étaient intactes, j'ai pris pour un kyste de ce sinus : malgré la bénignité relative parfois attribuée à ces tumeurs, celle-là eut une évolution tout à fait maligne.

La *maladie kystique* ou *kystes multiloculaires* de la mâchoire inférieure mérite une mention en ce livre parce qu'elle semble en rapport avec une évolution morbide de débris para-dentaires (voy. p. 905, hypognathie) et que, vue le plus souvent chez l'adulte jeune, elle a été signalée chez l'enfant, et même à 6 mois (Coste).

C'est une tumeur mamelonnée, de consistance inégale, à bosselures les unes dures, les autres molles et fluctuantes, les autres donnant à la pression la sensation de crépitation parcheminée, les autres encore capables d'être transparentes. Elle occupe toute une moitié de l'os, jusque dans le condyle, mais franchit rarement la ligne médiane.

(1) *Ostéofibrome*, GAGNIER, Th. de Paris, 1909-1910; *Sarcome*, DAUPHIN, Th. de Montpellier, 1901-1902. J'ai observé un sarcome à 4 foyers simultanés, aux deux mâchoires, à évolution extraordinairement rapide. — *Ostéite tuberculeuse* simulant un sarcome, GAUDIER et BERNARD, *Soc. méd. Nord.*, 1906, p. 523 ; *Actinomycose*, GAUDIER, *Soc. chir.*, Paris, 1907, p. 125.

A la coupe, elle apparaît sous forme d'une masse polykystique, formée comme par des grains de raisin accolés, inégaux, quelques-uns à végétation kystique endogène, à paroi pulpeuse, vasculaire; entre ces cavités, on trouve un stroma fibreux ferme et même des bandes de tissu osseux. Le contenu est, selon les cavités, un liquide clair ou foncé, albumineux ou gélatineux. L'épithélium de revêtement est par places pavimenteux simple, par places adamantin à divers stades d'évolution.

Cet épithélioma serait relativement bénin, susceptible de guérison après ablation large : celle-ci n'est possible que par hémirésection de la mâchoire inférieure.

Mikulicz, Jeannel et Laulanié ont publié des faits de *kyste dermoïde* à l'intérieur du maxillaire inférieur.

Odontomes. — ÉTUDE ANATOMIQUE. — Les odontomes, dit P. Broca, auquel on en doit la première description d'ensemble, sont « des tumeurs constituées par l'hypergénèse de tissus dentaires transitoires ou définitifs ». C'est une lésion de l'appareil odontogène et les formes anatomiques sont fort différentes selon que le follicule est atteint durant sa période d'évolution embryoplastique, odontoplastique, coronaire ou radiculaire.

Caractères généraux. — L'odontome est contenu dans un sac folliculaire auquel il adhère par sa base et dont il peut être séparé, sur le reste de son étendue, par un liquide visqueux; autour du sac est une lame osseuse compacte. Cette masse correspond soit à un seul follicule, de la série normale, hétérotopique ou supplémentaire (O. simple), soit à plusieurs follicules à la fois (O. composé).

Le siège à peu près constant est aux molaires et surtout à la dent de sagesse; les dents permanentes sont presque seules atteintes; la fréquence serait plus grande à droite. Les dents voisines sont tantôt normales, tantôt arrêtées dans leur développement, tantôt ébranlées et expulsées.

Tant que la tumeur contient des tissus mous, elle est susceptible d'accroissement; elle se dentifie peu à peu, et lorsque ce travail est achevé, elle devient stationnaire. Mais à partir de ce moment elle peut, comme une sorte de corps étranger, provoquer autour d'elle des accidents inflammatoires.

Caractères spéciaux. — L'odontome embryoplastique est une masse de simple tissu fibreux, sans éléments histologiques spécifiques. Il est caractérisé par son enkystement et par son époque d'apparition. C'est lui sans doute que Dupuytren a décrit sous le nom de « corps fibreux des mâchoires (1) ».

Dans *l'odontome odonplastique*, apparaissent les cellules spécifiques : émail, odontoblastes. Une première forme (*O. bulbaire*) est due à une hypertrophie de la pulpe, avec saillies secondaires plus ou moins irrégulières à la surface desquelles il y a des cellules de l'émail; cette dentification extérieure, en plusieurs points à la fois, peut faire croire à la fusion de plusieurs dents; ou bien on voit une masse irrégulière, parsemée de grains de dentine. L'*odontome adamantin* est une petite saillie d'émail, grosse comme une tête d'épingle ou comme un pois, siégeant au collet ou sur la racine. L'*odontome cémentaire* est exceptionnel chez l'homme, où la coexistence du cément coronaire et de l'ivoire n'est pas normale, comme chez les herbivores.

La présence d'une couronne incomplète, mais de structure normale, caractérise l'*odontome coronaire*. Dans la *forme diffuse*, la pulpe hypertrophiée est recouverte au sommet d'une portion de couronne, le reste étant tantôt mou, tantôt recouvert d'une couche de dentine continue ou en traînées; cette lésion est possible sur les canines. Dans la *forme circonscrite* (dent verruqueuse de Salter), une sorte de végétation, formée d'ivoire et d'émail, se détache en un point de la couronne; cette lésion est possible sur les incisives.

(1) A mesure que la technique histologique a été perfectionnée, on a reconnu que, même dans les cas d'apparence fibreuse, le processus épithélial est important (NOVÉ-JOSSERAND et BÉRARD, *Rev. de chir.*, 1894, p. 477.). — D'ailleurs, surtout dans les faits anciens, le départ est souvent mal marqué entre les vrais néoplasmes et certaines malformations, quelquefois d'origine traumatique ou inflammatoire (avulsion; irritation par carie pénétrante).

Très rare, l'*odontome radiculaire*, à structure cémento-dentinaire ou cémentaire, est une couronne capable de faire éruption, qui tantôt naît par un pédicule sur un côté de racine, tantôt englobe les racines qu'on ne peut distinguer que sur une coupe.

Étude clinique. — Chez un sujet jeune, dont les dents n'ont pas fini leur évolution, de préférence chez un garçon, précédée ou non de douleurs sourdes ou névralgiques, une tumeur fusiforme ou arrondie apparaît à la partie postérieure de la mâchoire, dans la région des molaires. Dure, de consistance égale, indolente à la pression, elle grossit en se rapprochant peu à peu du bord alvéolaire et en faisant plutôt saillie vers l'intérieur de la parabole maxillaire. Cet accroissement, par exception rapide, est en général lent, et on l'a vu se prolonger jusqu'à 25 ou 30 ans. A un moment donné, l'os aminci se laisse déprimer, en donnant la sensation de crépitation parcheminée; puis la gencive se soulève et les odontomes coronaires circonscrits ou radiculaires y peuvent faire éruption, avec l'aspect d'une couronne plus ou moins irrégulière et rugueuse.

Les tumeurs qui restent incluses peuvent être indéfiniment stationnaires, une fois leur dentification achevée. Mais souvent elles s'enflamment, s'ouvrent au dehors et, accompagnées d'une nécrose plus ou moins étendue, restent fistuleuses tant qu'on n'a pas enlevé et le séquestre et la dent imparfaite qui forme corps étranger. Au fond de cette fistule, on peut obtenir au stylet, outre la sensation ordinaire du séquestre rugueux, celle d'un contact contre un corps particulièrement dur et lisse: dans ce cas, le diagnostic est évident.

A la mâchoire supérieure, l'ascension dans le sinus est exceptionnelle.

Le *diagnostic* d'un odontome ayant fait éruption est évident. En dehors de cette condition, il peut être assez délicat, et doit être établi de façon différente : pour une tumeur, pour une fistule.

En cas de fistule, il est malaisé parfois de remonter à la cause de l'ostéite. Cependant on note deux faits : une ou plusieurs dents manquent au rebord alvéolaire; il n'y a point, à ce niveau, de dent atteinte de carie pénétrante, et on n'en a point arraché.

Cette absence de dents est l'élément le plus important du diagnostic avec les diverses tumeurs, osseuses ou autres, du maxillaire, étant mis à part les kystes dentigères, qui sont d'ailleurs à rapprocher des odontomes. Mais il faut savoir qu'elle n'est pas constante, car l'odontome peut se développer dans un follicule de dent surnuméraire. Il faut savoir, aussi, que le siège alvéolaire n'est pas constant, et que l'atteinte d'un follicule hétérotopique cause une tumeur occupant des points plus ou moins éloignés de la gencive, par exemple au palais ou à la branche montante du maxillaire supérieur: cette dent manque, sans doute, à l'arcade correspondante, mais il n'est pas toujours facile d'affirmer qu'aucune extraction n'a été pratiquée.

Dans ces conditions, la *radiographie* (1) peut rendre des services réels, si dans la tumeur est une dent opaque aux rayons X.

(1) S. DUNOGIER, Les dents surnuméraires et les rayons Röntgen, *Gaz. hebd. des sc. méd.*, Bordeaux, 1906, p. 291, et *Arch. électr. méd.*, 1906, p. 443; L. HAUCHAMPS, De la radiographie des maxillaires et des dents, *Journ. de méd.*, Bruxelles, 1906, pp. 381 et 417.

Le *traitement* d'un odontome inclus dans la mâchoire consiste dans l'évidement de la tumeur et l'ablation de la dent incluse.

Kystes dentifères. — Étude anatomique. — Les kystes dentifères, fort comparables aux odontomes, sont des collections liquides contenues dans un sac en un point duquel on trouve une dent restée incluse, parvenue à un degré variable de développement. Cette dent, presque toujours permanente, est de préférence une petite molaire; puis viennent les grosses molaires, et enfin les canines et incisives. Elle peut siéger près du rang où elle aurait dû faire éruption, ou bien être hétérotopique, à une distance variable du bord alvéolaire. Il s'agit quelquefois d'une dent surnuméraire.

Le contenu, presque toujours clair, un peu filant, est par exception mélicérique. La poche est une membrane conjonctive, peu adhérente à l'os, tapissée d'une couche épithéliale pavimenteuse, à traînées souvent adamantines, qui parfois recouvre la dent (Albarran). Celle-ci, d'ordinaire fixée à la paroi, se présente sous forme d'une masse d'ivoire sans émail (kyste odontoplastique) ou d'une couronne normale (kyste coronaire), quelquefois même avec une racine bien formée. Il n'est pas rare que cette dent soit complète, facilement reconnaissable : et on s'explique qu'elle n'ait pas fait éruption parce qu'on la trouve plus ou moins déviée, et même complètement renversée. On a pu voir des rudiments de dents multiples, jusqu'à 28 dans un cas de Fellander.

Les kystes embryoplastiques, sans partie dentifiée de la paroi, sont mal connus.

Certaines de ces poches s'ossifient. Certaines ont deux ou trois loges.

Il est incontestable que ces kystes sont en relation avec un trouble de l'évolution folliculaire, à une des quatre périodes ci-dessus énumérées. Mais on discute pour savoir dans quelle poche s'accumule le liquide kystique. Pendant longtemps on a admis que c'est dans le sac folliculaire, entre lui et la dent, la lame épithéliale se clivant en deux feuillets, dont un fabrique l'émail tandis que l'autre reste, en se différenciant de façon incomplète, contre la paroi conjonctive : Tomes a montré, en effet, que certaines dents à éruption normale s'entourent, à la fin, d'une couche de liquide. Pour Albarran, le sac normal n'est pas en jeu, mais la poussée difficile d'une dent, dont l'*iter dentis* est oblitéré ou dévié, irrite les débris épithéliaux para-dentaires qui deviennent kystiques, et ce kyste coiffe la dent comme une séreuse coiffe les viscères sous-jacents; mais à la surface de la dent incluse le feuillet épithélial — que l'on a pu cependant y voir — a coutume de se détruire (1).

Étude clinique. — Dans son ensemble, l'aspect clinique d'un kyste dentigère ressemble de fort près à celui d'un odontome (voy. p. 854), avec cependant quelques caractères spéciaux (2).

Odontomes et kystes dentigères ont pour caractère commun le manque d'une

(1) Les kystes dentigères sont à distinguer des *kystes radiculaires*, développés sur une *dent adulte, atteinte de carie pénétrante*. Autour du sommet dénudé de la racine, se forme une petite poche à contenu séreux, hématique ou purulent qui, d'abord intra-alvéolaire, grossit peu à peu et se développe dans le bord alvéolaire, dans le sinus maxillaire, dans la voûte palatine. La paroi kystique, ordinairement mince, avec des points épaissis, est constituée par une lame fibreuse que tapisse un épithélium pavimenteux stratifié, par places adamantin. Cette couche épithéliale empêche d'admettre, avec Magitot, qu'il s'agisse seulement d'une inflammation du tissu conjonctif, le ligament dentaire subissant une transformation épithéliale ; il est peu vraisemblable, malgré Aguilhon de Sarran, que cet épithélium dérive de l'endothélium vasculaire, et l'on arrive à penser, avec Albarran, que la carie pénétrante a irrité des débris épithéliaux para-dentaires. On s'explique alors mal, il est vrai, le siège constant au sommet de la racine, là où les débris para-dentaires sont le plus rares.

(2) J'ai vu, une fois à chaque mâchoire, des kystes dentigères se développer symétriquement et à peu près simultanément, au niveau des petites molaires, à droite et à gauche.

ou de plusieurs dents au rebord alvéolaire correspondant : mais c'est un signe qui peut prêter à erreur. Une dent, en particulier, il est vrai, l'incisive latérale où ces tumeurs sont exceptionnelles, peut être congénitalement absente et non incluse. Cette malformation est assez volontiers symétrique et héréditaire. Il n'est pas rare que l'extraction d'une dent, pendant l'enfance, soit oubliée du sujet et de ses parents. Par contre, lorsque la dent de lait correspondante ne tombe pas, l'inclusion de la dent permanente sera méconnue par un observateur qui n'étudiera pas avec soin la forme extérieure des dents existantes.

La tumeur, recouverte d'une muqueuse et d'une peau saines, évolue très lentement (1), sans engorgement ganglionnaire, sans douleur, jusqu'au jour où débutent des phénomènes inflammatoires dont l'aboutissant est l'ostéite et la fistule.

D'une manière générale, le *kyste diffère de l'odontome* en ce qu'il s'arrête la plupart du temps à 1 centimètre environ au-dessous de la sertissure des dents voisines, dont il ne trouble pas l'éruption.

Après perforation de la coque osseuse, la fluctuation, et quelquefois la transparence, sont caractéristiques des kystes. Avant cette perforation, on aurait recours à la ponction exploratrice si l'on voulait une certitude de diagnostic d'ailleurs inutile, puisque le traitement est le même.

A la *mâchoire inférieure*, la tumeur, d'ordinaire un peu allongée parallèlement au corps de l'os, cause d'abord quelques douleurs, tant qu'elle est contenue, au-dessous du bord alvéolaire entre les deux lames de l'os, qu'elle écarte. Elle respecte la plupart du temps le canal dentaire inférieur, et aussi le bord alvéolaire, et elle vient faire saillie entre le bord et le corps de l'os, la plupart du temps dans le sillon du vestibule buccal seulement, sans participation de la face interne, vers le plancher buccal. C'est à ce niveau que se produisent la crépitation parcheminée, puis la perforation.

Toutes les tumeurs du maxillaire inférieur sont à peu près cliniquement identiques pendant la période où, contenues entre les deux lames de cet os, elles les écartent peu à peu, en causant des douleurs plus ou moins vives. Sans doute, les souffrances sont plus grandes et l'évolution plus rapide quand il s'agit d'un sarcome. Mais on ne peut apprécier les caractères propres à la tumeur qu'après perforation de la lame osseuse vestibulaire : alors on sent si la tumeur est dure ou molle, solide ou liquide. Aussi, pendant la période d'inclusion, un clinicien attentif ne devrait-il jamais prendre une décision opératoire avant incision exploratrice de l'os : il est pénible d'avoir réséqué un maxillaire inférieur cru sarcomateux et d'y trouver un kyste dentigère ou une dent de sagesse retenue.

A *la mâchoire supérieure*, les kystes dentigères se développent d'habitude dans le sinus où, pendant une durée variable, ils restent latents ; et le premier signe est une distension de ce sinus. La joue devient saillante, et l'on voit en même temps bomber la gencive dans le vestibule buccal effacé, la voûte palatine qui s'aplanit et même devient convexe, la fosse nasale correspondante qui s'oblitère;

(1) On a cependant vu de ces kystes, négligés de façon incroyable, en venir, par leur volume, à gêner mécaniquement la phonation, la déglutition et même la respiration.

il est rare que le volume soit suffisant pour que la paroi orbitaire se soulève. Peau et muqueuse restent de couleur normale, souples et mobiles sur les plans profonds. Puis le vestibule buccal se soulève de plus en plus ; la lame osseuse s'y amincit et on provoque, en la déprimant, le phénomène de la crépitation parcheminée ; elle s'use enfin et l'on obtient de la fluctuation et bientôt après la muqueuse se rompt et la cavité se fistulise.

Ce que je viens de dire des tumeurs incluses dans la mâchoire inférieure s'applique aux distensions du sinus. Mais ici nous devons, en outre, tenir compte de certaines accumulations de liquide soit par sinusite, soit par « hydropisie du sinus » en sorte que les renseignements fournis par une ponction peuvent nous laisser dans le doute. Le problème est simplifié par la grande rareté de la sinusite chez l'enfant. Quant à l'hydropisie du sinus, par hypersécrétion des glandes de la muqueuse pariétale, il semble qu'il s'agisse de kystes dont le sac a été soit méconnu par l'opérateur, soit rompu.

Aux deux mâchoires, certains *kystes radiculaires* peuvent, même chez l'enfant, se développer de la façon que je viens de décrire ; les canines et incisives sont leurs lieux d'élection. Constitués à l'état de tumeur proprement dite, ils présentent des caractères extérieurs identiques à ceux des kystes dentigères, aussi bien au maxillaire inférieur qu'au supérieur où eux aussi ont tendance à se développer dans le sinus. De même après rupture et fistulisation spontanées.

On établit le diagnostic en cherchant les antécédents de carie dentaire pénétrante avec poussées de périodontite, en comptant avec soin le nombre des dents, ici au complet, sauf extraction préalable. Ce diagnostic est de quelque intérêt, car on n'obtient la guérison que si à l'excision de la paroi kystique on ajoute l'extraction de la dent malade : il est vrai qu'après incision de la poche, il est facile de sentir si une pointe dénudée de racine y fait saillie.

Sur les kystes des follicules hétéropiques et surnuméraires, voyez page 854.

Traitement. — Ces kystes doivent être traités par la résection de la paroi osseuse vestibulaire ; on abrase la poche à la curette, et l'on examine avec soin la paroi, pour en enlever tout germe dentaire en cas de kyste dentigère, toute dent cariée à racine dénudée en cas de kyste radiculaire.

§ 5. — Plancher buccal.

Il suffit de dire que l'enfant est exposé au *phlegmon* circonscrit ou diffus (angine de Ludwig) du plancher buccal, par propagation soit d'une ostéite par carie dentaire, soit (exceptionnellement) d'un adénophlegmon.

Je signalerai la *sous-maxillite* suppurée, vue par Froussard après la fièvre typhoïde (fille, 8 ans); celle des oreillons à début atypique; celle du nouveau-né à infection buccale (P. Budin et son élève Chanaude-Baroz, Th. de Paris, 1899-1900).

Les *angiomes* sont à joindre à ceux de la langue.

Les deux lésions à décrire brièvement sont : 1° les grenouillettes; 2° les kystes dermoïdes.

1° **Grenouillette.** — On a, par vice de langage, appelé grenouillettes toutes les tumeurs du plancher buccal. Pour apporter quelque clarté dans la description, il faut réserver ce nom aux *tumeurs enkystées d'origine salivaire;* encore aurons-nous des réserves à faire sur cette origine (1).

C'est une lésion assez fréquente chez l'enfant, chez la fille surtout. Sa cause est inconnue.

ÉTUDE CLINIQUE. — I. *Grenouillette ordinaire.* — Après un *début* insidieux, caractérisé par quelque gêne des mouvements linguaux, ou simplement par hasard, on voit sur un des côtés du frein de la langue (mais le franchissant quelquefois) une tumeur arrondie, s'allongeant contre la face interne du maxillaire, élastique, translucide, bleuâtre ou jaunâtre, recouverte d'une muqueuse distendue, mais souple et mobile, indolente spontanément et à la pression, fluctuante, modérément tendue. En avant, on aperçoit l'ostiolum ombilicale d'où sort de la salive ; et si on réussit à l'enfiler avec une soie de sanglier, on constate que le canal de Wharton, perméable, passe au-dessus, puis en arrière de la tumeur. Par exception, on note des douleurs, par irritation du nerf lingual.

Le développement est en général lent et il est rare qu'on laisse grossir, assez pour gêner réellement les fonctions, cette tumeur qui de bonne heure rend pâteuse l'articulation des mots. D'autant qu'avant d'acquérir pareil volume elle a coutume de crever spontanément ; à la rupture, il en sort un liquide limpide, à peine teinté en jaune, plus ou moins consistant, visqueux, très albumineux, ne contenant ni ferment salivaire, ni sulfocyanure. Et l'on aurait vu ce liquide faire suffoquer le patient, en pénétrant dans les voies aériennes.

Après rupture, la récidive est constante ; si cela se répète, la muqueuse s'indure, et l'on assiste à la formation d'une grenouillette sous-hyoïdienne.

Aucune autre lésion ne ressemble à la grenouillette. Mais on peut, à son propos, signaler la *grenouillette congénitale*, tumeur cylindroïde, longeant le maxillaire, en arrière de l'ostiolum ombilicale, saillant sous forme d'une petite papille oblitérée ; il semble y avoir rétrodilatation du canal de Wharton.

Grenouillette sus-hyoïdienne. — C'est une forme très exceptionnelle chez l'enfant, et cela se comprend, car elle est lente à se produire, consécutive qu'elle

(1) *Anatomie pathologique et pathogénie.* — On trouve dans le liquide des noyaux granuleux, des cellules épithéliales polymorphes, des cellules colloïdes, des globes hyalins. La paroi (toujours souple chez l'enfant, quelquefois indurée chez l'adulte) est formée d'une couche fibro-élastique contenant des fibres musculaires striées, longitudinales ; en dedans est un épithélium discontinu, d'épaisseur très variable, par places en couches superposées dont les profondes sont cylindriques et les superficielles arrondies, en voie d'altération muqueuse (Suzanne) ; la paroi contient des lobules glandulaires ouverts dans la cavité kystique (Ch. Robin), comparables à des grenouillettes en miniature (de Gastel et Bazy). On a dit, autrefois, qu'il s'agit d'une tumeur par rétention salivaire : la perméabilité du canal de Wharton met hors de cause la glande sous-maxillaire, d'ailleurs toujours indépendante ; le liquide n'a d'ailleurs pas les caractères de la salive. Malgré Recklinghausen (dont l'opinion est admise à tort par Sonnenburg, Cornil et Ranvier), le siège dans la glande de Blandin (pointe de la langue) est inadmissible pour les cas ordinaires ; Neumann, généralisant à tort après examen d'un kyste à épithélium cilié, a invoqué le canal de Bochdalek ; à cause des fibres musculaires de la paroi, on a incriminé la glande sublinguale ; mais il y a de ces fibres erratiques dans tout le plancher buccal (Suzanne). En tout cas, d'ailleurs, il s'agit d'une dégénérescence muqueuse comparable à celle des kystes de l'ovaire (Suzanne) et non d'une rétention, et il est admis aujourd'hui qu'elle atteint non pas des glandes complètement formées, aberrantes ou non, mais des restes embryonnaires inclus dans le plancher buccal (Imbert et Jeanbrau ; Cunéo et Veau). Sabrazès a trouvé deux fois des microbes, qui n'ont sans doute pas d'importance pathogénique. (IMBERT et JEANBRAU, *Rev. chir.*, 1901, p. 131, bibliogr ; GUIBÉ, *Rev. orthop.*, 1905, p. 141, bibliogr.).

est à des récidives multiples après rupture ou opération (1). Avec ou sans tumeur sublinguale se développe une tumeur sous-maxillaire indolente, molle, mal limitée, toujours latérale au début, capable, en s'accroissant, de franchir la ligne médiane, bombant au plancher buccal quand on appuie sous la mâchoire, fluctuante d'une poche à l'autre s'il y a une collection sublinguale.

On ne peut guère établir le diagnostic que par la persistance ou le commémoratif de la tumeur sublinguale initiale.

Traitement. — Les injections irritantes (chlorure de zinc en particulier) sont infidèles et dangereuses par œdème aigu du plancher buccal ; l'incision simple est toujours suivie de récidive, et presque autant l'excision du dôme saillant, même si on suture la paroi à la muqueuse (batrachosioplastie de Jobert de Lamballe). Il faut pratiquer l'*extirpation ;* sous la muqueuse, le décollement est facile, mais dans la profondeur, entre les fibres musculaires du plancher buccal, la dissection est malaisée; et l'on fait souvent des opérations incomplètes, suivies de récidive. On a de bons résultats en tamponnant la plaie pendant vingt-quatre heures puis, une fois l'hémostase complète, en cautérisant le fond au nitrate d'argent.

2° **Kystes dermoïdes** (2). — Ces kystes sont presque toujours médians (3), entre les muscles géniens, au-dessus du mylo-hyoïdien ; ils sont fixés soit aux apophyses géni, soit à l'os hyoïde ; des premiers, on doit rapprocher certains kystes de la langue, se prolongeant jusqu'aux apophyses géni par une sorte de canal (Nicaise). Ce sont des kystes simples, pilifères, à paroi épaisse, à contenu assez souvent liquide. Les kystes mucoïdes sont rares.

On les observe indifféremment dans les deux sexes ; quelquefois reconnus dès la naissance, à la double saillie du menton, ils ne se manifestent en général que durant la deuxième enfance, à la puberté ou même chez l'adulte.

Étude clinique. — Sur la ligne *médiane*, on voit dans la bouche une saillie, souvent jaunâtre (4) par transparence, qui soulève la muqueuse d'ailleurs souple et saine ; en même temps bombe la région sus-hyoïdienne et, entre les doigts appliqués sur chacune de ces régions, on sent une tumeur indolente, arrondie, non adhérente aux téguments, mais qu'un tractus fixe soit à la mâchoire (K. adgéniens), soit à l'os hyoïde (K. adhyoïdiens) ; dans ce dernier cas, elle est attirée lors des mouvements de déglutition. La tumeur garde quelquefois l'empreinte du doigt. Elle s'accroît très lentement et n'arrive presque jamais à un volume suffisant pour entraver mastication, phonation, déglutition, respiration même ; les sujets consultent dès la première gêne. On en a vu, cependant, porter un kyste gros comme une orange, qui touchait la voûte palatine et empêchait le rapprochement des mâchoires.

(1) Elle est probablement due au développement de la grenouillette à travers les fibres du mylo-hyoïdien, ou le long du canal de Wharton, quand une induration cicatricielle empêche la distension vers la muqueuse.

(2) Cavaud, Th. de Bordeaux, 1903-1904. Tourrel, Th. de Montpellier, 1912-1913.

(3) Un cas latéral de Begouin, *Gaz. hebd. des sc. méd.*, Bordeaux, 1907, p. 197.

(4) Elle peut être bleuâtre et ressembler à une grenouillette (Duvergey, *Gaz. hebd. des sc. méd.*, Bordeaux, 1907, p. 433).

Un *kyste latéral* peut seul être confondu avec une grenouillette : encore faut-il de l'inattention pour méconnaître les différences de couleur et de consistance, l'adhérence au squelette.

Le *pronostic* est bénin ; mais en cas d'inflammation secondaire, le gonflement de la région est dangereux. Chez les nourrissons, les troubles de la respiration et de la succion sont parfois sérieux.

TRAITEMENT. — Ces kystes seront extirpés. Pour les adgéniens, la voie buccale est la meilleure ; malgré les craintes qu'on aurait pu concevoir, la plaie se réunit sans complications inflammatoires. Mais on ne peut atteindre avec sécurité que par incision sus-hyoïdienne le pédicule des kystes adhyoïdiens.

§ 6. — **Pharynx et nasopharynx.**

A. — HYPERTROPHIE DU TISSU LYMPHOÏDE PÉRIPHARYNGIEN.

Le pharynx nasal et buccal, la base de la langue sont tapissés d'une importante couche de tissu lymphoïde, dont les follicules clos, partout ailleurs disséminés, se conglomèrent en quatre amas principaux : deux latéraux, qui forment entre les piliers du voile des organes de forme déterminée, connus depuis longtemps, les amygdales palatines ; deux autres plus diffus, en tapis épais pour ainsi dire, dans le nasopharynx et à la base de la langue (1). On n'a attribué à ces deux derniers leur importance que depuis assez peu de temps.

Du siège de l'hypertrophie résultent des particularités symptomatiques, en sorte que nous devrons donner des localisations une description clinique propre, quoique dans presque tous les cas elles soient associées, l'une d'elles étant seulement prédominante. Mais certains caractères communs sont à indiquer,

1° *Caractères généraux.*

Étiologie. Nature. — L'hypertrophie débute en bas âge ; il est même probable que très souvent elle est congénitale, se développant ensuite sous l'influence de causes secondes. La prédisposition héréditaire et familiale est certaine et fréquente, mais la cause première nous échappe. On a invoqué l'action générale de l'arthritisme, du lymphatisme ; allant même plus loin, certains auteurs, Dieulafoy surtout, ont fait de ces lésions des localisations tuberculeuses, ce qui paraît inadmissible (2). Et par contre, on a soutenu que le lymphatisme est l'effet et non la

(1) La localisation linguale est peu importante chez l'enfant. Voyez *Glossite*, p. 838.

(2) Certaines végétations adénoïdes récidivantes sont en réalité des tuberculoses végétantes ; d'autre part, les lésions tuberculeuses méconnues des amygdales seraient fréquentes à l'autopsie des tuberculeux ; enfin la tuberculose amygdalienne est une porte d'entrée possible des écrouelles cervicales. Mais il ne faudrait pas exagérer cette dernière donnée ; et surtout je ne saurais accorder à Dieulafoy que les hypertrophies lymphoïdes soient des « tuberculoses larvées des trois amygdales ». Cette lésion est possible, mais exceptionnelle, et la fréquence des inoculations positives est due, comme pour la muqueuse nasale (Strauss)

cause. Presque tous les adénoïdiens sont rachitiques, sans que l'on puisse préciser le sens du lien étiologique. La fréquence est grande chez les arriérés et les dégénérés.

Quant aux causes secondes, il est très net que toute inflammation laisse après elle le tissu lymphoïde plus gros et plus dur. D'où le rôle des maladies infectieuses à localisation gutturale ou nasopharyngienne ; en tête viennent la diphtérie, la rougeole, un peu moins la scarlatine ; les angines banales, grippales ou autres. Et il y a cercle vicieux, car l'hypertrophie favorise les pullulations microbiennes.

La prédisposition dans les pays humides, dans les centres urbains, est douteuse. Celle de certaines races paraît certaine.

Anatomie pathologique. — L'anatomie pathologique se résume en une hypertrophie des follicules clos, entourés de plus ou moins de sclérose. Cela se constate à l'état élémentaire sur les granulations, quelquefois grosses comme un pois, de la pharyngite granuleuse. Il en est de même à l'amygdale : c'est de la valeur relative et du degré de la sclérose que dépend la dureté ou la mollesse de l'amygdale hypertrophiée; et c'est ainsi qu'à la longue, après des angines répétées, la forme molle peut devenir dure. Dans les cas ordinaires, la surface de section est gris rosé, le tissu est friable; les cryptes sont tantôt béantes, tantôt réduites à de simples fentes; les follicules, volumineux, sont visibles à l'œil nu et ont un centre jaunâtre qui les fait ressembler un peu à un ganglion scrofuleux. Mais la lésion histologique (1) est très différente : il y a seulement, nous enseigne Cornil, hypertrophie du réticulum, dans les mailles duquel sont des cellules tuméfiées et granuleuses, plus une sclérose périvasculaire, en sorte que les artères sont diminuées de calibre. Le chorion de la muqueuse est épaissi; les papilles sont ordinairement aplaties; l'épithélium est le plus souvent normal, mais Marfan a constaté qu'il peut se kératiniser.

Dans les cryptes, on trouve des amas souvent très malodorants de smegma; quelquefois de petites concrétions calcaires. Celles-ci s'accroissent lentement, et si, la plupart du temps, elles débutent dès l'enfance, on ne rencontre guère que chez l'adulte les véritables *calculs de l'amygdale*.

Étude clinique. — Les troubles engendrés par ces hypertrophies sont :

1° *Mécaniques*, par obstruction, en rapport direct avec le volume et le siège de la tumeur ;

2° *Réflexes* et *nerveux*, très variés, parfois mal expliqués, mais certains ;

3° *Infectieux*, locaux et généraux ; toujours facilement infecté, le tissu lymphoïde l'est plus encore quand il constitue des agglomérations anfractueuses où stagnent les microbes.

Pendant longtemps furent seuls connus les accidents mécaniques, et les premiers auteurs (Dupuytren, Robert) en ont rendu l'amygdale responsable. Depuis que W. Meyer (1868) a découvert les végétations adénoïdes du nasopharynx, on a reconnu qu'elles sont, et de beaucoup, plus importantes ; mais les deux sont associées dans la genèse des accidents infectieux, qui ne sont pas toujours en rapport avec le volume des hyperplasies lymphoïdes.

aux bacilles qui, sans y être pathogènes, habitent fréquemment les surfaces muqueuses. Sur des milliers d'ablations, je n'ai pas vu une tuberculose locale consécutive.

(1) L'anatomie histologique, normale et pathologique des adénoïdes est, à peu de détails près, semblable à celle de l'hypertrophie des amygdales. Voy. E. Retterer et A. Lelièvre, *Arch. méd. exp.*, juillet 1911, p. 388.

Passons sur les infections aiguës, angines ou adénoïdites, quoique par la répétition possible de leurs accès fébriles elles soient une cause de débilitation. Mais on ne songe pas toujours assez aux conséquences de l'infection chronique des muqueuses nasale et pharyngienne, où dans tous les recoins stagne du muco-pus. Cela prédispose aux maladies telles que grippe, scarlatine, diphtérie ; le pus avalé irrite l'intestin et cause dyspepsie, entérite chronique ou aiguë (1) ; les ganglions cervicaux, toujours engorgés, sont prédisposés à la tuberculose, et certains auteurs soutiennent que le lymphatisme, loin d'être la cause de tout cela, n'est que le résultat de cette septicémie chronique (2). Songeons, en outre, que ces enfants dorment mal, respirent mal, digèrent mal, entendent mal, et ne soyons pas surpris s'ils travaillent mal, s'ils ont toujours mal à la tête, sont toujours fatigués, se développent mal, restent petits et chétifs, retardés, arriérés, à l'air idiot, avec leur bouche ouverte. Et tout cela n'est pas un roman, car les cas sont nombreux où tout cela disparaît après une opération appropriée.

Indications thérapeutiques générales. Évolution. Résultats. — Malgré les relations diathésiques que l'on a cherché à établir entre les hypertrophies lymphoïdes du pharynx et le rachitisme ou le lymphatisme, le fait est que le traitement médical est localement inactif. Il est bon d'envoyer ces enfants à la mer, de leur prescrire une médication iodée, une hygiène attentive : mais les organes hypertrophiés ne rétrocèdent guère, et il faut les attaquer sur place.

Les différents attouchements plus ou moins astringents ou caustiques sont restés sans effet, et l'exérèse seule est efficace. Sa technique varie selon la localisation, et ne se prête par conséquent pas à une étude d'ensemble. Mais dans les indications thérapeutiques générales doit être précisé *à quel âge il convient d'opérer ;* cela nous est appris par l'évolution naturelle de la lésion.

L'hypertrophie augmente presque toujours pendant les premières années de la vie, jusque vers 5 à 6 ans en moyenne ; à partir de là, elle reste le plus souvent stationnaire jusqu'à l'adolescence ; puis elle se rétracte peu à peu par sclérose et il est rare qu'elle continue à causer chez l'adulte des accidents importants. Les poussées d'amygdalite et d'adénoïdite se font plus rares.

Cette évolution naturelle nous donne la clef de certaines *récidives*. Celles-ci sont, souvent, la suite d'une opération incomplète, par développement des parties restantes ; mais le nettoyage du nasopharynx, à vrai dire, n'est jamais complet, au sens anatomique du terme, et si on opère des enfants jeunes, au-dessous de 5 à 6 ans, à l'âge où le processus est en activité, il faut escompter la récidive et la nécessité d'une seconde opération vers 7 à 8 ans, ce qui est l'âge d'élection. On n'opérera donc les enfants du premier âge que si les troubles fonctionnels sont accentués ; mais alors on n'hésitera pas, chez le nourrisson en particulier, si l'accroissement pondéral est insuffisant ; on n'attendra pas que l'enfant dépérisse.

Une rougeole, une coqueluche, etc., sont souvent l'origine de ces récidives.

(1) Aviragnet, *Soc. méd. hop.*, 1899, p. 928. Sur l'association à l'*appendicite* (peut-être par analogie de tissus), voy. L. Guinon, *ibid.*, 1906, p. 805.

(2) P. Gallois insiste sur les « méfaits des spéléopathies ». *Arch. méd. enf.*, 1904, p. 641.

Quand faut-il opérer, en cas d'inflammation concomitante, angine ou adénoïdite? En principe, le mieux est de laisser les accidents phlegmasiques se calmer, car l'opération, d'asepsie forcément médiocre, risque de leur donner un coup de fouet : on a vu, à la suite, suppurer des ganglions du cou, une otite moyenne suppurée se déclarer, et même avec mastoïdite et complications intracraniennes. Complications fort rares entre les mains d'un chirurgien propre et exercé, complications réelles cependant. On ne s'y exposera donc que si, malgré des soins attentifs, l'inflammation ne rétrocède pas : il ne faut pas laisser dépérir un enfant par septicémie subaiguë, sous prétexte d'éviter un accident exceptionnel. Il n'y a pas longtemps, j'ai coupé des amygdales auxquelles, depuis trois mois, un spécialiste ne voulait pas toucher parce qu'elles étaient grosses et rouges, parce que l'enfant avait tous les soirs de la fièvre, maigrissait, ne mangeait pas : à gauche, il y avait un gros abcès intra-amygdalien et la guérison eut lieu en quelques jours. Le problème se pose assez souvent en cas d'*otite concomitante*. On s'abstiendra durant la période aiguë, mais on opérera si l'otorrhée passe ou seulement tend à passer à la chronicité : depuis vingt ans, j'agis ainsi, et m'en suis bien trouvé.

Je viens d'énumérer quelques *accidents* communs aux deux opérations, pour amygdales, pour végétations ; opérations que d'ailleurs presque toujours on associe : ce pourquoi on est guidé par l'examen local. Ces accidents sont rares ; de même l'hémorragie, dont je dirai un mot propre à chacune des deux localisations. Mais au total l'opération est d'une *bénignité* parfaite. Le premier soir, un accès de fièvre est fréquent, mais il est sans gravité. On fait gargariser à l'eau bouillie ; on fait renifler de la vaseline boriquée ou on fait couler dans les narines quelques gouttes d'huile mentholée ; les lavages du nasopharynx au siphon de Weber sont dangereux. Pendant deux ou trois jours, on alimente avec des substances molles, à partir du moment où l'opéré, dont l'estomac contient toujours un peu de sang, cesse de vomir, et en une huitaine tout est terminé.

L'anesthésie au bromure d'éthyle ou au chlorure d'éthyle est préférable, mais non indispensable. On peut très bien, même sans elle, enlever en une séance les amygdales et les végétations.

On obtient *d'excellents résultats définitifs*. Après l'opération — et c'est alors que devient utile un séjour à la mer ou à la campagne — la courbe de poids devient remarquablement ascendante, l'on voit cesser les troubles fonctionnels, l'intelligence quelquefois renaît pour ainsi dire.

2° *Hypertrophie des amygdales.*

Signes physiques. — L'hypertrophie amygdalienne (1) est bilatérale, mais pas toujours symétrique. Le volume est des plus variables, et Lawrence, Falloon l'ont vu parvenir à celui d'un œuf de poule. On l'apprécie par l'inspection, en faisant ouvrir la bouche au sujet : mais Chassaignac, dont on a souvent réinventé

(1) La forme hypertrophique intéresse seule le chirurgien proprement dit. Mais nous devons savoir que le volume est seulement un élément de la lésion, de la symptomatologie, et que de petites *amygdales lacunaires* (GAMPERT, Th. de Paris, 1891-1892) engendrent des accidents fort analogues.

la nomenclature, nous a avertis qu'il ne faut pas se fier à la vue seule pour l'évaluer. A côté des *amygdales dégagées*, en effet, ou même *pédiculisées* et tombant alors parfois dans le pharynx (*amygdales plongeantes*), il en est qui ne sortent qu'en partie, leur moitié externe restant en dehors des piliers, qui étranglent ainsi les *amygdales bilobées* (Houzé de l'Aulnoit). La partie interne devient peu de chose dans les *amygdales enchatonnées*, qui, en se développant surtout d'avant en arrière, peuvent même constituer ce que A. Ruault appelle une *hypertrophie latente*. Dans ces conditions, toutefois, Chassaignac a montré que la tonsille devient saillante, par une sorte de mouvement spiroïde, quand le sujet ouvre la bouche et surtout fait un effort de vomissement.

L'amygdale ainsi hypertrophiée immobilise le voile et dévie plus ou moins la luette ; sa couleur, le plus souvent pâle, peut au contraire être assez vive ; sa surface est lisse ou grenue, quelquefois mamelonnée, quelquefois polypeuse. Parfois le pilier antérieur est boursouflé par une sorte d'amygdale accessoire. On constate le plus souvent de la pharyngite granuleuse.

La palpation, parfois rendue facile par la diminution du réflexe nauséeux, peut permettre (mais c'est la plupart du temps inutile) d'apprécier la consistance, le volume (1).

Au cou, vers l'angle de la mâchoire, est la plupart du temps engorgé le ganglion horizontal que Chassaignac appelait amygdalien ; et au-dessous de lui il est fréquent que dans la chaîne carotidienne, sur une hauteur variable, *on sente des petits ganglions, roulant sous le doigt* (2).

Symptômes fonctionnels. — On a attribué autrefois à l'amygdale des symptômes où elle ne joue qu'un rôle accessoire ou nul. Les troubles mécaniques qui lui reviennent en propre sont en rapport à la fois avec le volume et l'état inflammatoire chronique ou subaigu : une gêne possible de la déglutition, quelquefois avec nausées et vomissements. Encore ces derniers accidents peuvent-ils être en relation avec une rhinopharyngite adénoïdienne, sans hypertrophie des amygdales (3). Quand les amygdales sont très grosses (mais en ce cas les végétations adénoïdes le sont aussi) elles causent de la dyspnée, avec respiration bruyante.

Certains faits démontrent la réalité d'*accidents réflexes* (4) tels que l'asthme, les accès de laryngite striduleuse, guéris par ablation des seules amygdales. La

(1) Chez l'adulte, c'est utile pour le *diagnostic* de certains néoplasmes (le lymphadénome, par exemple, qui peut être bilatéral), mais chez l'enfant les tumeurs proprement dites (quoique l'on rencontre quelques épithéliomes et quelques sarcomes) sont assez rares pour être négligeables ; leur malignité est telle que je me suis abstenu dans les cas que j'ai vus. — L'hypertrophie syphilitique secondaire, avec plaques muqueuses, est propre à l'adulte. — Je mentionnerai des *productions congénitales ostéo-cartilagineuses*, décrites par H. Deichert, *Arch. f. path. Anal. u. Phys.*, Berlin, 1895, t. CXLI, p. 455 ; A.-W. Stirling, *Journ. of the Amer. med. Assoc.*, Chicago, 3 oct. 1896, t. XXVII, p. 754.

(2) Certains *polypes amygdaliens* constituent une forme spéciale de l'hypertrophie tonsillaire. La tumeur pend dans le pharynx, peut descendre jusqu'à l'épiglotte, provoque des envies de tousser, de cracher, des enrouements, des accès de suffocation. Quand la tumeur est pédiculisée, rien de plus simple que de l'exciser d'un coup de ciseaux.

(3) Breton, *Rev. mens. des mal. enf.*, 1900, p. 235.

(4) Sur les *réflexes amygdaliens*, voy. Joal, *Revue de laryngologie*, Paris, 1894 p., 577. — Boulay et Martin (*Ann. des mal. de l'oreille et du larynx*, Paris, déc. 1896, t. XXII, p. 523) ont bien fait voir quelle disproportion il y a souvent entre le volume des amygdales et l'intensité des accidents qu'elles provoquent.

plupart sont plutôt d'origine naso-pharyngienne ; sauf cependant certaines *toux opiniâtres*, autrefois attribuées à une bronchite concomitante et capables de faire redouter à tort une phtisie commençante.

L'hypertrophie amygdalienne prédispose à des *poussées*, fort variables dans leur acuité, *d'angine* lacunaire, pultacée, phlegmoneuse même.

Technique opératoire. — Chez l'enfant, la discision, les pointes de feu au galvanocautère doivent céder le pas à l'ablation en une séance, à l'instrument tranchant.

Le sujet est enroulé dans un drap, les bras le long du corps, et assis sur les

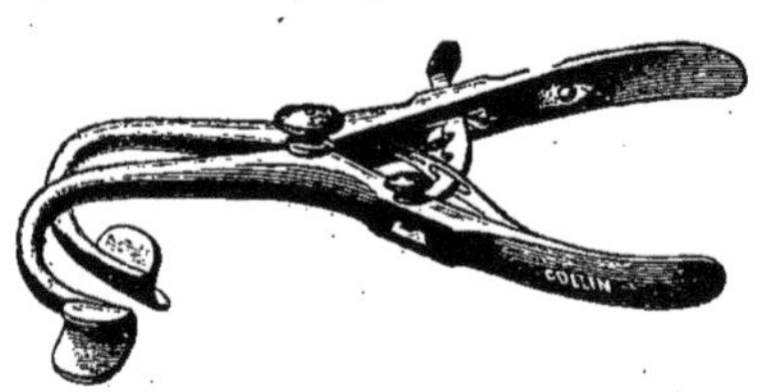

Fig. 1103. — Ouvre-bouche prenant appui sur les molaires.

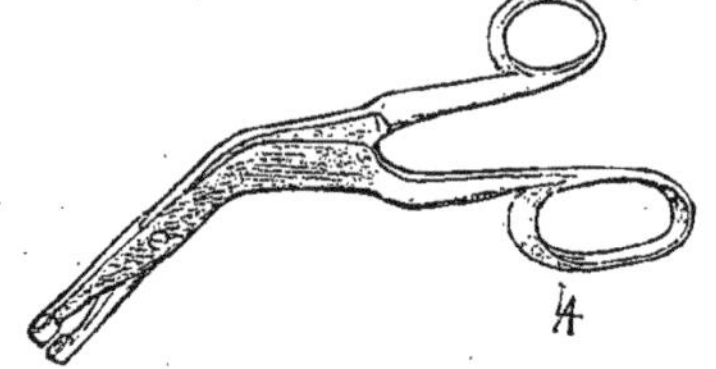

Fig. 1104.— Emporte-pièce pour morcellement des amygdales.

genoux d'un aide, en face de l'opérateur; un second aide, debout derrière le premier, fixe la tête.

Autrefois, on employait un amygdalotome de Fahnestock à guillotine, aujourd'hui abandonné. On l'a remplacé par des pinces coupantes, des morceleurs qui permettent d'enlever même les amygdales petites et enchatonnées ; je me sers souvent d'un bistouri à long manche pour sectionner de bas en haut l'amygdale, attirée en dedans par une pince à cadre.

On cite quelques *accidents* bizarres, tels que l'asphyxie par chute de l'amygdale dans le larynx, par œdème de la glotte. En réalité, *l'hémorragie* (1) seule mérite d'être signalée. Quelques opérateurs particulièrement maladroits semblent avoir blessé la carotide interne, dont on connaît les rapports avec la fosse amygdalienne. La seule source avouable du sang est dans les vaisseaux tonsillaires. Cette complication est à vrai dire inconnue chez l'enfant, en dehors de l'hémophilie dont il faut s'enquérir avec soin; elle se produit quelquefois si on coupe l'amygdale trop à la base, là où les artérioles ont encore un volume notable. Chez l'adulte, elle est assez redoutable pour avoir fait substituer, en principe, à l'instrument tranchant soit les séances répétées de galvanopuncture, soit l'ablation à l'anse galvanique. Les petites amygdales lacunaires sont traitées par la discision, qui draine les cryptes, dont les bords se rétractent ensuite.

En cas d'hémorragie, on injectera 20 centimètres cubes de sérum de cheval, et on comprimera le moignon avec une compresse, ou plutôt une éponge imbibée de ce sérum ; la compression digitale vaut mieux que les compresseurs spéciaux inventés à cet effet; on pratiquera au besoin la suture des piliers. Si tout cela échoue, la ligature de la carotide externe (2) est préférable à celle de la carotide interne : mais les succès sont rares.

Très exceptionnellement, on a observé des broncho-pneumonies ou des accidents septiques généraux graves, et même mortels (3).

(1) G.-H. Cocks, *Med. Rec.*, N.Y., 1er juin 1912, t. I, p. 1039 (bibl.).

(2) Zuckerkandl, *Wien. med. Jahrb.*, 1887, p. 309.

(3) Koplik, *Am. Journ. med. sc.*, 1912, t. CXLIV, p. 30. — R. Labbé, *Gaz. méd.*, Paris, 1912, p. 269 (bibliog.); Bassim, Th. de Paris, 1912-1913.

3° *Végétations adénoïdes.*

Topographie. — Le nasopharynx tout entier est tapissé, mais les follicules clos s'y agglomèrent d'habitude en trois groupes : un médian et supérieur, sous l'apophyse basilaire, un de chaque côté, autour de l'orifice correspondant de la trompe d'Eustache. La prépondérance de la masse médiane supérieure est la règle : en ce point surtout on rencontre l'hypertrophie formant une véritable tumeur. A l'hypertrophie se joignent toujours des lésions inflammatoires plus ou moins accentuées ; celles-ci peuvent être prédominantes, et il faut connaître les cas où les accidents relèvent de végétations peu saillantes, mais très infectées, qui matelassent toute la cavité d'une couche tomenteuse, recouverte de muco-pus.

Étude clinique. — Les ACCIDENTS MÉCANIQUES sont ceux de l'OBSTRUCTION NASALE, aggravés par ce fait que la déviation concomitante de la cloison nasale est fréquente. Les enfants *respirent* la bouche ouverte, au moment des efforts seulement, la nuit, le jour et la nuit, selon le degré de l'obstruction. La nuit, ils ronflent, sont sujets à des crises de laryngite striduleuse, à des cauchemars, à de l'agitation, à des réveils en sursaut. Cette respiration buccale a de multiples inconvénients : l'arrivée de l'air trop froid et non filtré prédispose aux laryngites, aux angines, aux bronchites ; l'hématose est insuffisante (1). Le sujet ne se mouche souvent que peu ou pas et, en cas de coryza, des mucosités s'écoulent sur la lèvre.

La *voix* est sourde, blanche, avec un timbre nasillard spécial, que l'on a appelé à tort « voix amygdalienne ». L'olfaction est diminuée, nulle même parfois, et avec elle tout ce qui de la gustation lui est associé.

A l'obstruction nasale, on rapporte d'ordinaire le *facies adénoïdien* (2) ; la face est étroite, le nez pincé, tantôt retroussé, tantôt aquilin, les fosses canines aplaties, la lèvre supérieure courte, la voûte palatine ogivale, l'arcade alvéolaire prognathe, les dents serrées et chevauchantes. Du tirage chronique par gêne respiratoire relèveraient les déformations thoraciques, très fréquentes, attribuées autrefois à l'hypertrophie amygdalienne : on observe tantôt, au-dessus du rebord costal un peu évasé, une dépression transversale ; tantôt un aplatissement latéral et une saillie en avant du sternum en carène ; la scoliose concomitante est fréquente.

Avec la *dureté de l'ouïe*, le plus souvent bilatérale, allant parfois jusqu'à la surdité, nous entrons dans les ACCIDENTS INFLAMMATOIRES. On a incriminé, sans doute, l'obstruction de la trompe d'Eustache par le paquet adénoïdien, mais il est prouvé aujourd'hui que c'est en relation avec le catarrhe tubaire par propagation de la pharyngite supérieure chronique (3). Les poussées aiguës de celle-ci se

(1) On sait, en effet, que le volume d'air inspiré est moindre par la bouche que par le nez ; donc, si les mouvements respiratoires ne sont pas accrus de nombre et de force, il n'arrive pas assez d'air aux poumons ; et une arrivée suffisante exige une fatigue exagérée.

(2) Les fosses nasales, dit-on, se développent mal, ainsi que les sinus correspondants, parce qu'elles sont obstruées. Mais il n'y a pas toujours corrélation entre l'obstruction et la déformation ; de même pour les déformations thoraciques. MARFAN (*Sem. méd.*, 1907, p. 445) soutient qu'adénoïdes et déformations osseuses sont concomitantes, en relation avec le rachitisme. Voy. J. ROUX, *Péd. prat.*, 1909, p. 155. — Sur la scoliose, voyez p. 247.

(3) Les poussées subaiguës successives sont une cause d'otite sèche et de surdité précoce.

manifestent à nous par des accidents fébriles et infectieux qui ne sont pas toujours faciles à rapporter à leur véritable cause lorsqu'il n'y a ni angine, ni coryza concomitant ; et elles sont l'origine des *otites suppurées et des mastoïdites*, si fréquentes chez l'enfant. D'où le précepte de toujours examiner non seulement la gorge, mais le nez et le nasopharynx de tout enfant fébricitant.

Le *coryza* est habituel, chronique avec périodes aiguës : et de lui dérivent, outre une aggravation de l'obstruction nasale, les écoulements qui excorient et rougissent narines et lèvre supérieure (voy. p. 831), les propagations au canal nasal qui expliquent le larmoiement, la dacryocystite, les blépharites impétigineuses et s'accompagnent souvent de *kératite phlycténulaire*.

Les TROUBLES RÉFLEXES principaux sont l'asthme, les spasmes laryngés, la céphalée, les vomissements parfois incoercibles, etc.

SIGNES PHYSIQUES. — A l'*inspection*, la gorge peut paraître normale (sauf hypertrophie concomitante des amygdales) ; cependant, en regardant avec attention, on voit le plus souvent des saillies folliculaires sur la paroi postérieure du pharynx, quelquefois une petite saillie latérale marquant la queue du groupe péritubaire ; ces points sont rouges en cas de poussée inflammatoire. Du muco-pus descend en traînées visqueuses le long de cette paroi.

Au toucher, pratiqué comme il est dit page 874, en passant derrière le voile, l'index recourbé en haut, on sent une masse molle, tomenteuse, et l'on détermine quel amas est le siège principal de l'obstruction. On ramène quelques petits fragments sur l'ongle, et un peu de sang coule par le nez. Si l'on est habitué au maniement des instruments spéciaux, la *rhinoscopie* antérieure et surtout postérieure permet d'éviter aux enfants le désagrément de cette manœuvre.

FORMES. — Il y a trois formes principales (avec associations intermédiaires variées) :

1° La forme respiratoire, où domine l'obstruction nasale par hypertrophie du paquet supérieur et médian ;

2° La forme auriculaire, par atteinte principale du paquet latéral ;

3° La rhinopharyngite à tumeur peu développée, à poussées inflammatoires successives, subaiguës ou aiguës.

Chez le nourrisson (1), l'obstruction nasale est particulièrement grave et, lorsqu'elle est accentuée, elle met *obstacle à la succion*, elle *trouble le sommeil*. Il y a là une cause de dénutrition grave, et même mortelle. Cette obstruction est rarement primitive ; elle est la conséquence quelquefois rapide des atteintes de coryza à répétition ; et par là syphilis héréditaire précoce et végétations adénoïdes ont action réciproque. Les coryzas antérieur et postérieur prédisposent ces sujets au si grave abcès rétro-pharyngien (voy. p. 872). La surdité précoce pourrait devenir vite définitive, par sclérose de l'oreille, et causer la surdi-mutité. On sait quelle est, chez le nourrisson, la fréquence des otites et des mastoïdites.

Technique opératoire. — Chez le nourrisson, on emploie la pince emporte-pièce spéciale, un peu recourbée, que l'on introduit mors écartés derrière le voile du palais : et à l'aveuglette on coupe de petits fragments. L'exérèse est toujours incom-

(1) ELMERICH, Th. de Paris, 1905-1906.

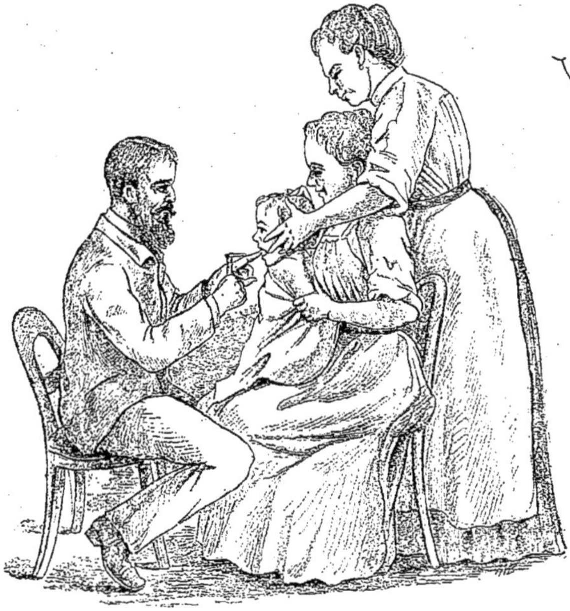

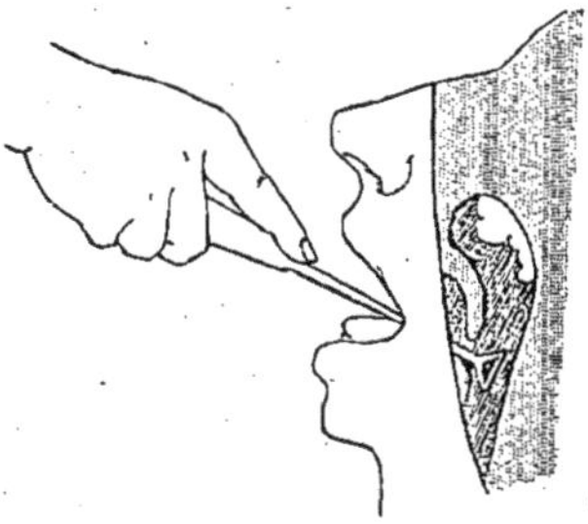

Fig. 1106.

Fig. 1105. — Position du chirurgien, de l'enfant enroulé dans un drap et des deux aides. Sur les fig. 1106 à 1108 on voit la technique de *l'ablation, au couteau annulaire, des végétations adénoïdes du pharynx.*

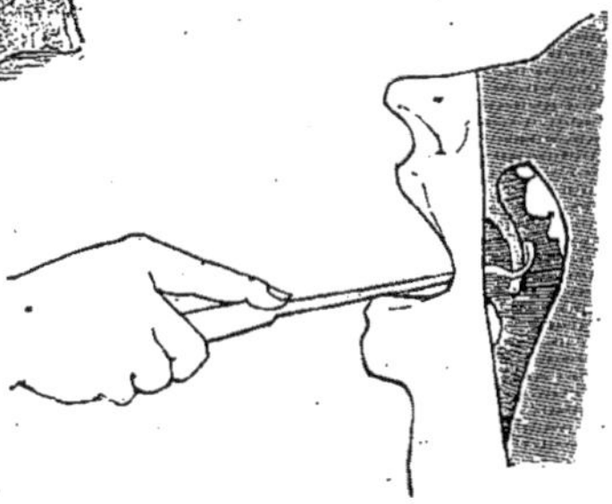

Fig. 1105.

Fig. 1107.

La langue étant prise sous un abaisse-langue rectangulaire bien emmanché, qui sert à ouvrir fortement la mâchoire (fig. 1108), on introduit le couteau sous la luette, anneau à droite (fig. 1106), puis, en abaissant un peu la main, le manche du couteau appuyant un peu sur les dents inférieures, on amène l'anneau, transversal, derrière le voile du palais (fig. 1107), que l'on tire fortement en avant, en même temps que l'on abaisse au maximum la main, tout en faisant remonter l'anneau, qui arrive ainsi à plat contre la voûte (fig. 1108), et, en relevant la main, on coupe en raclant de haut en bas : 1° la paroi postérieure ; 2° la paroi droite ; 3° la paroi gauche. (L'abaisse-langue n'est pas mis sur les fig. 1106 et 1107 pour qu'on voie bien la position du couteau annulaire.)

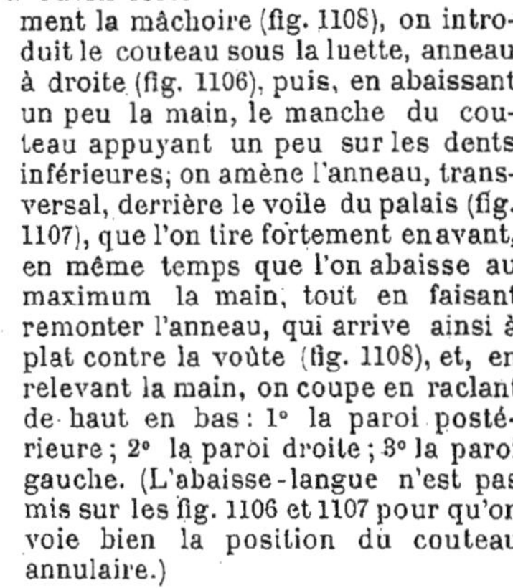

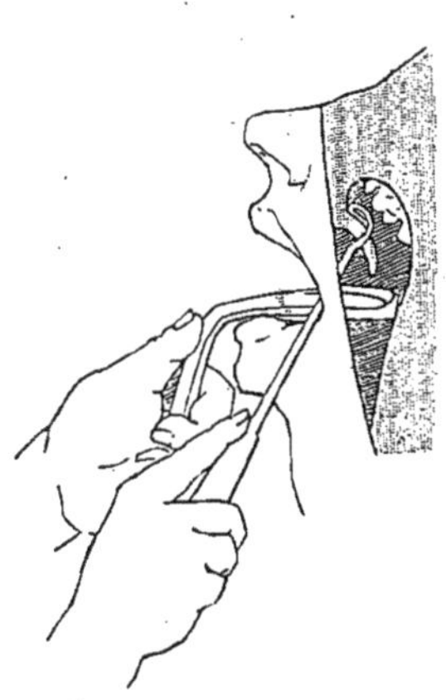

Fig. 1108.

plète, mais c'est le seul procédé possible, en raison de l'étroitesse des parties.

Dès que les dimensions du nasopharynx le permettent, il faut agir au *couteau annulaire*, qui, tranchant par sa circonférence interne, coupe, quand on racle la paroi, les saillies engagées dans son aire. Il faut introduire le couteau, coude en bas, derrière le voile du palais, *que l'on attire fortement en avant* en même temps que, par abaissement du manche, on fait remonter le couteau jusqu'à la voûte; puis on élève le manche tout en poussant contre la paroi que l'on veut racler, en haut et en arrière d'abord, puis sur chaque face latérale; à chacun de ces trois temps, on part du voile du palais, comme il vient d'être dit. On vérifie par le toucher, en terminant, s'il ne reste pas quelque masse pendante.

L'*hémorragie* est toujours notable; mais elle s'arrête en quelques instants, dès que l'enfant respire largement et s'est mouché. Quand elle persiste, on peut être à peu près certain qu'elle est fournie par un lambeau incomplètement détaché; et on l'arrête d'un coup de couteau complémentaire. Chez les très rares hémophiles par lesquels on se sera laissé surprendre, on aura recours à la médication sérique générale et locale; sauf ce cas très spécial, le tamponnement du nasopharynx doit être proscrit, car il expose à l'otite moyenne aiguë.

Pour les soins consécutifs et les résultats, voyez page 863.

B. — Angines. Abcès pharyngiens et péri-pharyngiens.

L'étude des angines est d'ordre médical. Mais, en dehors des suppurations, qui vont faire l'objet de cet article, quelques *complications chirurgicales des angines aiguës* sont à énumérer.

1° *L'excès d'inflammation locale* ne nécessite une intervention opératoire que lorsque le gonflement est suffisant pour causer une dyspnée menaçante due à l'œdème de la glotte. Ainsi, dans la glossite basique, l'orifice du larynx est vite menacé; de même dans l'angine épiglottique antérieure. En dehors de ces localisations spéciales, la suffocation est exceptionnelle, mais possible.

2° La propagation aux parties voisines est représentée par les *adénites*. L'engorgement ganglionnaire est à peu près constant au cours des angines simples, et l'on ne saurait s'en étonner si l'on songe à la richesse de la région gutturale en organes lymphoïdes. Presque toujours, cette adénopathie reste très légère et se termine par résolution, mais quelquefois elle suppure, alors que l'angine ne suppure pas. C'est l'origine de certains adénophlegmons, autrefois considérés comme idiopathiques, les uns directement péri-pharyngiens (latéro-pharyngiens surtout), les autres formés à distance, plus ou moins bas au cou, dans la chaîne sterno-mastoïdienne.

La propagation de proche en proche, à la trompe d'Eustache et à la caisse du tympan est d'une haute importance et l'origine angineuse des *otites moyennes suppurées* est d'une grande fréquence.

3° Les *métastases par infection générale* ont été observées avec prédilection sur les *organes génitaux* internes (ovarite, orchite et vaginalite). Le chirurgien doit connaître ces accidents testiculaires, au bout desquels est possible l'atrophie de la glande : ce qui justifie des réserves de pronostic quand on trouve une angine récente dans l'histoire d'un sujet atteint de vaginalite en apparence idiopathique.

Les autres métastases nous intéressent lorsqu'elles arrivent à suppuration comme cela a été vu pour la plèvre, pour les jointures; quelquefois une angine est la porte d'entrée d'une ostéomyélite. Certains sujets meurent de phlébite de la jugulaire, de septico-pyohémie.

1° *Angine phlegmoneuse.*

Anatomie pathologique. — Le foyer, de petites dimensions, ne contenant guère plus d'une cuillerée à café de pus, siège presque toujours dans le pilier antérieur du voile du palais, plus rarement à la face externe de l'amygdale refoulée en dedans. Dans ce dernier cas, on croit volontiers que l'amygdale elle-même est malade; en réalité, l'abcès intra-amygdalien est exceptionnel et l'abcès péri-amygdalien est la règle. D'après C. Rice (*Med. Rec.*, N. Y, 1891, t. XXIX, p. 125), chez l'enfant l'abcès amygdalien serait fréquent et chez l'adulte, le péri-amygdalien, en raison des adhérences qui, unissant les amygdales aux piliers, empêchent le pus de migrer vers le pharynx et le forcent à fuser vers le tissu cellulaire. Cela ne répond pas à ce que j'ai observé par moi-même, et chez l'enfant, j'ai eu à inciser presque toujours le pilier antérieur (1).

Étude clinique. — Sans qu'on sache pourquoi, certains sujets sont voués à l'angine suppurée, récidivante; cette prédisposition diminue à mesure qu'ils avancent en âge (2).

Le début est marqué tantôt par une angine vulgaire, tantôt par des accidents immédiatement graves, avec fièvre à 40°, frissons, céphalalgie, courbature, etc., quelquefois aussi accentués que dans la pneumonie.

Lorsque l'inflammation est devenue nettement phlegmoneuse, la douleur est vive et exagérée par la déglutition, en sorte que la sialorrhée, si fréquente dans les angines, devient un symptôme très pénible; la soif est vive et très douloureuse à satisfaire. Il y a sensation de corps étranger, avec ardeur gutturale et toux sèche; la voix est étouffée et nasillarde; la respiration est bruyante, gênée, quelquefois même jusqu'à la suffocation; les oreilles, plus ou moins assourdies, sont souvent le siège de bourdonnements, de tintements et même d'élancements douloureux. Les mouvements de la tête sont raides et la rotation se fait d'une pièce; un certain degré de constriction des mâchoires est de règle, et peut gêner l'examen direct. Les ganglions angulo-maxillaires sont engorgés.

La fièvre est presque toujours intense; la dépression des forces est considérable et rapide.

Lorsque, après avoir abaissé la langue, on regarde la gorge, on voit un gonflement rouge violacé, bilatéral, mais prédominant d'un côté. De ce côté, le pilier antérieur bombe en avant. Les deux amygdales sont grosses, quelquefois parsemées d'îlots caséeux. La luette est déviée vers le côté le moins gonflé.

A cette période, malgré l'intensité des phénomènes locaux, la résolution est possible, mais d'ordinaire l'affection se juge par abcès en trois à huit jours. La suppuration est annoncée par la prolongation et l'acuité des accidents locaux, de

(1) Ces abcès sont ceux que l'on rapproche, sous le nom d'abcès pré-styliens des vrais abcès latéro-pharyngiens, ou adénophlegmons rétro-styliens (voy. p. 875); en clinique, ils sont fort différents.

(2) J'ai vu l'angine phlegmoneuse chez le nourrisson : LAGARRIGUE, Th. de Paris, 1907-1908.

la douleur surtout, avec des exacerbations fébriles vespérales, avec une dysphagie extrême. Si l'on abandonne la maladie à elle-même, le point qui bombait fait de plus en plus saillie, se ramollit en même temps qu'il devient jaunâtre et fluctuant, et finalement s'ouvre spontanément dans la bouche ; le pus, souvent très fétide, est rejeté par expuition. Il en résulte un soulagement immédiat et persistant. Mais la faiblesse générale dure pendant assez longtemps. Le retour à la santé est assez souvent retardé par la formation d'abcès successifs, soit d'un seul, soit des deux côtés ; ces abcès évoluent plus vite que le premier et sont moins douloureux.

Qu'il y ait eu ou non suppuration, les angines phlegmoneuses, surtout quand elles sont à répétition, se terminent quelquefois par induration et hypertrophie de l'amygdale.

Elles peuvent finir par un *abcès chronique de l'amygdale*, capable de durer des mois et des années, sans phénomène général, avec un peu de gêne locale, de la toux, quelquefois de l'expectoration intermittente de pus.

Si le pronostic de la maladie abandonnée à elle-même est presque toujours bénin, il faut cependant tenir compte de quelques cas mortels, soit par œdème de la glotte, soit par irruption du pus dans les voies aériennes, l'abcès s'étant ouvert pendant le sommeil. Les ulcérations vasculaires, quelquefois considérées comme une complication de l'amygdalite phlegmoneuse, appartiennent en réalité aux adénophlegmons latéro-pharyngiens.

Traitement. — Il est rare que l'angine phlegmoneuse évolue naturellement jusqu'au bout ; il est rare surtout qu'on laisse l'abcès bomber, devenir jaunâtre et fluctuant. Presque toujours l'acuité des symptômes et les souffrances sont telles qu'un médecin est rapidement appelé.

Au début, les astringents sont nuisibles : on prescrira des gargarismes antiseptiques et émollients. Bientôt on reconnaîtra qu'un point tend à faire saillie et est spécialement douloureux à la pression. Les médecins recommandent alors volontiers d'ordonner un vomitif : dans les efforts de vomissement, le foyer purulent se rompt. Mais en règle générale, sauf pusillanimité du patient, mieux vaut inciser aussi vite que possible en donnant un coup de bistouri sur le point le plus douloureux à la pression. Bientôt on est guidé par la constatation, avec la pulpe de l'index, d'un point dépressible au niveau duquel on sent une boutonnière par laquelle le pus a passé, entre deux faisceaux musculaires du pilier.

Pour opérer, on limite d'abord à 1 centimètre ou 1 centimètre et demi environ la pointe du bistouri, en enroulant autour de la lame une feuille de papier de soie (aussi efficace et plus propre que le diachylon), et on incise en tenant la lame bien parallèle au plan médian.

2° *Abcès rétro-pharyngiens.*

Anatomie pathologique. — Ces abcès sont des *adénophlegmons* (1) que, d'après leur siège, Gillette divise en trois variétés : les supérieurs sont situés sous l'apo-

(1) Luschka, Sappey, Simon, Gillette nous ont donné une description anatomique exacte des ganglions, pairs et latéraux, situés au-devant de la colonne cervicale, le plus souvent en haut, entre l'aponévrose prévertébrale et le pharynx. Ils s'atrophient à mesure que le sujet

physe basilaire, ils sont donc naso-pharyngiens; les moyens occupent le pharynx buccal; les inférieurs, enfin, le pharynx laryngien.

Les abcès moyens sont les plus fréquents, et c'est là, en effet, que se trouvent d'ordinaire les ganglions lymphatiques rétro-pharyngiens, au-devant du corps de l'axis. L'abcès est originairement latéral, et non médian, ce qui se conçoit puisque les ganglions sont disposés par paires; mais autour de lui le gonflement phlegmoneux prend très vite en masse toute la paroi postérieure du pharynx. Le volume de la poche varie de celui d'une noisette à celui d'un œuf de poule et c'est seulement quand l'abcès, abandonné à lui-même, est devenu très considérable, qu'il pointe au cou vers le haut de la région carotidienne. Le pus, situé entre le pharynx et l'aponévrose prévertébrale, est ordinairement jaune, bien lié, quelquefois sanguinolent; sa fétidité est presque toujours grande.

Étiologie. — La *prédisposition par l'âge* est extrêmement nette. Les enfants sont presque seuls atteints, surtout dans le cours des deux premières années et principalement pendant la première. La prédominance dans le sexe féminin, admise par Schmitz, est douteuse.

Certains sujets sont à l'avance débilités; d'autres sont convalescents de fièvres éruptives (rougeole, scarlatine et même simplement varicelle), le catarrhe naso-pharyngien de celles-ci ayant servi de porte d'entrée. Mais la plupart du temps le nourrisson est bien portant; il est atteint, sans cause bien déterminée, d'un coryza aigu ou subaigu, et brusquement éclate l'abcès rétro-pharyngien. C'est de la sorte que la syphilis héréditaire précoce prédispose à cette complication aiguë, laquelle est surajoutée, accidentelle, et non spécifique. La « scrofule » et le « lymphatisme » ont été invoqués à tort, sauf peut-être comme agents possibles de coryza chronique, avec végétations adénoïdes.

Étude clinique. — Avant que n'éclate l'abcès rétro-pharyngien, il existe une *période angineuse*. Ce nom n'est pas très exact, car la phlegmasie muqueuse préalable est plutôt un coryza. Chez le nourrisson, le coryza est rarement méconnu — car on sait quels troubles de la succion il provoque — tandis que l'angine passe aisément inaperçue. Cette maladie initiale dure un temps variable, avec une intensité variable. Puis survient l'infection ganglionnaire : alors commence à proprement parler le phlegmon rétro-pharyngien.

Ce phlegmon a des allures générales de tous les adénophlegmons. C'est dire qu'il peut avoir un début brutal, une évolution rapide; ou bien qu'il peut être insidieux, subaigu, l'adénite suppurant lentement, en quelque sorte en deux temps. La première forme est, de beaucoup, la plus fréquente.

1° Forme aiguë. — Le début brusque est la règle : fièvre vive, céphalalgie, vomissements, quelquefois frissons, convulsions. En même temps existent les signes fonctionnels d'une angine plus ou moins intense, avec une douleur exaspérée par la déglutition : le nourrisson ne refuse pas le sein et même, affamé, le prend quelquefois avec avidité; mais au premier essai de déglutition, il se rejette

avance en âge, et de là la rareté de leur adénophlegmon lorsque l'enfance est passée. Leurs lymphatiques viennent de la pituitaire, de la partie supérieure du pharynx et peut-être de l'oreille moyenne : la pathologie vérifie ces données en nous montrant souvent à l'origine du mal une angine ou un coryza, plus rarement une otite moyenne, ce qui explique assez bien la plus grande fréquence au printemps et en hiver.

violemment en arrière, pousse des cris et se refuse à une nouvelle tentative. La *dyspnée* est déjà plus marquée à cette période qu'elle n'a coutume de l'être dans les angines. La douleur est exagérée par les mouvements de la tête.

Dès ce moment, la gorge — et l'on sait que cet examen s'impose chez tout enfant malade — est rouge, avec une voussure plus ou moins asymétrique de la paroi postérieure du pharynx. Au toucher, on sent un empâtement phlegmoneux, sans fluctuation, qui à ce moment a coutume de prédominer nettement d'un côté, mais ne fait pas saillie à la région cervicale latérale : c'est la période d'adénite, à laquelle la *résolution* est encore possible, et même, d'après Bokay, plus fréquente qu'on ne le croit, l'adénite rétro-pharyngienne étant aisément méconnue dans les cas qui n'aboutissent pas à suppuration.

Les *adénophlegmons suppurés* constituent les cas réellement chirurgicaux. La douleur devient vive, la voix est nasillarde et sourde, la toux est sèche et très douloureuse ; le cou est raide, quelquefois incliné en arrière ou latéralement ; la dysphagie est constante et absolue, au point que le sujet n'avale même pas sa salive et la laisse s'écouler par la bouche entr'ouverte.

Chez les nourrissons, cette *dysphagie* — qui est la seule extériorisation de la douleur — acquiert une grande importance, car les enfants à la mamelle supportent très mal la privation de nourriture. Mais ce qui est plus grave encore, c'est la *dyspnée*, qui menace directement l'existence. Elle est due à l'occlusion mécanique du pharynx par la saillie de l'abcès et à l'œdème de voisinage. Un élément spasmodique intervient aussi dans sa genèse : aussi des accès de suffocation se greffent-ils, par crises, sur une gêne respiratoire continue. Ces accès se manifestent souvent dès que le sujet est couché. Ils sont d'autant plus graves que le malade est plus jeune.

A ne se fier qu'à ces signes fonctionnels, on commettrait de fréquentes erreurs de diagnostic, avec toutes les affections infantiles caractérisées par une dyspnée brusque et intense. En fait, des confusions sont commises journellement avec la laryngite striduleuse, le croup, l'œdème de la glotte et même les corps étrangers des voies aériennes ou pharyngo-œsophagienne. De même, lorsque prédominent, au début, les convulsions et les vomissements, on a pu croire à des affections du cerveau, de l'estomac ou du péritoine.

Une analyse exacte des signes fonctionnels est vite démonstrative. La dysphagie prouve que le pharynx est douloureux : son intensité est presque caractéristique ; et on apprend, par l'interrogatoire des parents, que la déglutition a été gênée avant la respiration. Enfin, l'attention doit être attirée par la raideur du cou, avec torticolis assez souvent. Ces renseignements imposent, en tout cas, un examen attentif de la gorge par la vue et le toucher.

L'*examen physique* par la vue ne fournit en général que des renseignements imparfaits, d'autant plus que souvent les mâchoires contractées s'ouvrent incomplètement. On aperçoit une tuméfaction du pharynx, de couleur écarlate, quelquefois violacée et même ecchymotique ; en un point de la face postérieure existe une saillie plus accentuée. Pour apprécier sa forme et ses dimensions, Arnozan et Moure ont conseillé d'user du laryngoscope ; la dyspnée et le jeune âge du sujet en rendent l'emploi presque toujours impossible.

C'est surtout par le *toucher* que l'on détermine le siège et les dimensions du phlegmon ; le doigt donnera en outre des renseignements sur la consistance de la tumeur et sur la fluctuation.

Le chirurgien assied l'enfant sur ses genoux et fait fixer l'occiput, en l'appuyant sur sa poitrine, par un aide ; il enfonce l'index gauche au milieu de la joue pour écarter les mâchoires, que le patient dès lors ne cherche plus à serrer, parce qu'il se mordrait lui-même, et cela fait il introduit d'avant en arrière, à fond, l'index droit. On sent une tuméfaction diffuse, au milieu de laquelle on trouve une région plus empâtée, plus saillante, formant pour ainsi dire tumeur. Pour bien préciser le siège de l'abcès, il faut chercher le relief que fait, sur l'œdème de voisinage, le pourtour du phlegmon proprement dit; on trouvera plus facilement ce relief à la demi-circonférence inférieure que vers le naso-pharynx. Dans la tumeur ainsi circonscrite, on étudie si le gonflement est fluctuant et en quel point exactement, ce que l'on apprécie par la sensation de rénitence et de *choc en retour* obtenue par la pression d'un seul doigt.

Il y a souvent un certain degré de gonflement d'une des régions angulo-maxillaires ; mais l'abcès abandonné à lui-même a coutume de tuer l'enfant avant tuméfaction et surtout fluctuation appréciables.

Dans la forme aiguë, le pus est collecté en quatre à huit jours. Quelquefois la rapidité est plus grande et l'évolution est suraiguë, foudroyante. Gautier a même constaté des accidents gangreneux. Ces formes graves s'observent surtout chez les sujets débilités par une pyrexie antérieure.

Quelques symptômes fonctionnels spéciaux, mais peu importants, existent dans les *abcès supérieurs et inférieurs*. Ainsi le reflux des liquides par le nez est plus fréquent pour les abcès supérieurs; dans les inférieurs, le passage des liquides déglutis dans les voies aériennes, l'œdème ary-épiglottique, le refoulement du larynx en avant sont habituels.

2° Forme subaigue. — La forme subaiguë de l'adénophlegmon rétro-pharyngien est moins fréquente que la précédente, mais est loin d'être exceptionnelle : seulement, elle attire moins l'attention. La période angineuse y dure, dit Gautier, de six à quinze jours, puis le gonflement de la gorge peut se terminer par résolution, comme cela s'observe pour tous les adénophlegmons et pour ceux du cou en particulier. Mais il ne faut pas affirmer trop tôt que la suppuration sera sûrement évitée : après une résolution apparente, elle est possible, même au bout de plusieurs semaines ; et il faut admettre les abcès rétro-pharyngiens presque chroniques, évoluant pour ainsi dire en deux temps.

Ces abcès chroniques sont, il est vrai, la plupart du temps, des abcès froids par adénite rétro-pharyngienne tuberculeuse ; si presque tous les abcès froids rétro-pharyngiens sont dus à de l'ostéite vertébrale (voy. p. 560), il en est où, avec ou sans lésion squelettique, les ganglions sont en cause. Ces adénopathies, encore assez confusément décrites, sont assez difficiles à différencier de l'adénophlegmon subaigu. Elles sont cependant plus torpides et surtout s'accompagnent en général d'autres adénopathies cervicales.

Pronostic. — Le pronostic des abcès subaigus est bénin. Celui des abcès aigus dépend absolument du traitement : abandonnés à eux-mêmes, ils sont presque fatalement mortels ; incisés à temps, ils guérissent presque toujours.

L'abcès rétro-pharyngien a peu de tendance à s'ouvrir spontanément, et la mort est fatale par asphyxie (obstruction du pharynx et œdème de la glotte) par spasme de la glotte ou par compression des gros troncs nerveux du cou. Ou bien le sujet succombe à des complications du côté des voies aériennes, telles que la bronchite, la pneumonie, la pleurésie ; ou bien, mais c'est exceptionnel, le phlegmon diffuse dans le tissu cellulaire profond du cou et jusque dans le médiastin. Si l'abcès s'ouvre, le pronostic n'en vaut guère mieux, et la mort est la règle, car l'évacuation est insuffisante et les accidents précédemment énumérés n'en suivent pas moins leur cours ; quelquefois même cette ouverture est la cause directe de la mort, le pus faisant irruption dans les voies aériennes. Cette complication rare s'observe surtout lorsque l'abcès s'ouvre pendant le sommeil.

Par l'incision précoce et franche, au contraire, on obtient une détente immédiate et presque toujours une guérison rapide.

Traitement. — Pendant un jour ou deux, si la dyspnée est médiocre et à condition de la surveiller, on pourra attendre, en espérant la résolution. Mais *dès que l'on constate la présence de l'abcès, l'incision doit être pratiquée.*

Elle sera faite par la face muqueuse avec un bistouri droit dont la pointe seule est laissée libre. L'enfant est mis sur les genoux d'un aide, la bouche ouverte, dans la même position que pour opérer les végétations ; le chirurgien assis en face abaisse d'une main la langue et opère en y voyant, ou souvent guide sur l'index gauche, poussé au contact de l'abcès, la lame du bistouri (1), tenue bien parallèle au plan médian vertical. L'accès des abcès inférieurs n'est pas toujours aisé et l'on recommande parfois dans ces conditions l'emploi du trocart courbe, mais je n'en ai jamais eu besoin. Un flot de pus s'écoule immédiatement et il faut avoir soin de pencher brusquement la tête de l'enfant en avant et en bas, ce qui évite la mort par pénétration du liquide dans les voies aériennes.

L'incision pharyngienne s'oblitère quelquefois et un second coup de bistouri est nécessaire ; souvent, on doit plusieurs jours de suite rouvrir l'incision à la sonde cannelée. Il est, je crois, tout à fait inutile, pour maintenir l'orifice béant, de réséquer la paroi muqueuse avec un conchotome de Hartmann (Guarnaccia).

Quelquefois, on a cru devoir pratiquer d'abord une trachéotomie pour parer aux accidents urgents d'asphyxie : il faut ouvrir l'abcès comme il vient d'être dit et ne pas inciser la trachée.

Certains auteurs ont proscrit, au nom de l'antisepsie, l'ouverture par les voies naturelles, et ont conseillé l'incision cervicale latérale : je crois qu'il faut la réserver aux abcès latéro-pharyngiens.

3° *Abcès latéro-pharyngiens* (2).

Siège anatomique. Étiologie. — Les abcès latéro-pharyngiens sont quelquefois une

(1) Un chirurgien de métier ne voit pas grand intérêt à remplacer le bistouri par la sonde cannelée (COMBY, *Arch. méd. enf.*, 1912, p. 425 ; HALIPRÉ et KARMAN, *Rev. méd. norm.*, 1912, p. 166).

(2) Jusqu'à l'article que dans le *Traité de chirurgie* (Masson, 1891) j'ai écrit sur ce sujet, il

extension des abcès rétro-pharyngiens, mais presque toujours ils sont tels primitivement, et diffèrent des précédents par leur étiologie : ce sont des lymphangites et adénites ayant presque toujours pour porte d'entrée non pas un coryza, mais une angine proprement dite, quelquefois une lésion gingivo-dentaire (carie, éruption d'une molaire). Ils sont rares dans le cours de la première année, et fréquents dans la seconde enfance. L'angine scarlatineuse y est assez exposée.

De cette lymphangite peuvent résulter des abcès sous-muqueux, ou des abcès relativement superficiels du tissu conjonctif pré-stylien, bombant dans le pilier antérieur du voile (voy. p. 870). Les abcès profonds, rétro-styliens, du triangle maxillo-pharyngien, me paraissent être presque toujours, sinon toujours, des adénophlegmons.

Étude clinique. — Après une *angine initiale*, qui souvent fut médiocrement intense, et qui en tout cas n'eut pas d'allures phlegmoneuses locales, on observe un gonflement diffus d'une région angulo-maxillaire, et l'on y sent quelques ganglions engorgés ; la fièvre est assez vive ; l'irritation du sterno-cléido-mastoïdien, qui recouvre le foyer, cause souvent du torticolis. L'attention est attirée avant tout par la dysphagie douloureuse, et par le timbre spécial, « de canard », de la voix nasillarde et sourde. La déglutition est difficile, l'enfant avale de travers. La respiration est gênée, mais d'abord légèrement, et c'est peu à peu que s'installe, en 5 à 6 jours, la dyspnée proprement dite, sur laquelle se greffent des accès de suffocation, de préférence nocturnes d'abord ; et je n'ai jamais vu l'asphyxie permanente, rapidement mortelle, de l'abcès rétro-pharyngien.

Je n'ai jamais observé les convulsions et les vomissements dus, a-t-on dit, au voisinage des nerfs spinal et pneumogastrique. Le trismus est fréquent et fort gênant pour l'*examen local*.

A l'inspection, la gorge apparaît rouge, d'un côté surtout ; le pilier antérieur est modérément gonflé ; l'amygdale, volumineuse et rouge, est refoulée en avant et en dedans. Derrière elle bombe la paroi latérale du pharynx : par le toucher, associé à la palpation avec l'autre main de la région carotidienne supérieure, on sent la tuméfaction, ses limites, sa consistance, sa fluctuation ; on sent engorgés les ganglions carotidiens superficiels.

Le doigt pharyngien doit toujours rechercher avec soin s'il ne sent pas battre la carotide interne, refoulée parfois en dedans par la collection purulente : chez l'adulte, ce phénomène pourrait en imposer pour un anévrysme ; l'erreur inverse a aussi été commise.

Quand la lésion a quelques jours de date, le décollement gagne vers la paroi pharyngienne postérieure. Le diagnostic avec un abcès rétro-pharyngien propagé en dehors pourrait alors être délicat, si on n'était guidé par l'âge du sujet, la cause, la symptomatologie initiale.

était classique de mêler la description des abcès latéro-pharyngiens à celle des rétro-pharyngiens, auxquels ils ne ressemblent pas du tout. Depuis, des auteurs nombreux ont précisé les variétés de ces abcès (où l'on peut, sous le nom d'abcès pré-styliens, faire rentrer ceux de la périamygdalite phlegmoneuse). JUVARA, Th. de Paris, 1895-1896 ; DESCOMPS, *id.*, 1908-1909 ; DIEULAFÉ, *Bull. méd.*, 1908, p. 781 ; NOVÉ-JOSSERAND, *Prov. méd.*, 1909, p. 177 ; SOUBEYRAN et SASSY, *Gaz. hôp.*, 1911, pp. 1243 et 1279 (bibliogr.). *Abcès odontogènes péri-amygdaliens* : ESCAT, *Arch. intern. de lar.*, 1908, p. 58 ; GIBERT, Th. de Toulouse, 1907-1908. — A. BROCA, *Bull. méd.*, 1903, p. 579 ; *Journ. des prat.*, 1904, p. 737 (nourrisson syphilitique), 1905, p. 529 (ulcération de la carotide externe) ; E. MOREAU, Th. de Paris, 1895-1896 ; LOAREC et RENDU, *Lyon méd.*, 1912, t. CXVIII, p. 1019 (nourrisson, ouverture dans l'oreille).

La marche est le plus souvent aiguë, mais non suraiguë ; on a deux ou trois jours de marge pour agir. Parfois elle est subaiguë, et même presque chronique.

Abandonnés à eux-mêmes, ces abcès peuvent guérir par ouverture spontanée soit dans le pharynx, soit au cou. Cette heureuse terminaison cependant est rare : ils tuent bien moins que les abcès rétro-pharyngiens par asphyxie ; mais ils fusent bien plus dans la profondeur du cou, et en outre ils se compliquent quelquefois d'ulcération de gros vaisseaux du cou, jugulaire ou carotide (1). Le bubon scarlatineux expose spécialement à cette complication.

Lorsque la carotide s'ulcère dans une poche purulente non rompue, il en résulte un anévrysme faux, battant dans le pharynx. Les battements ne sont peut-être pas toujours très nets et c'est ainsi sans doute qu'il faut expliquer la méprise de Chassaignac, incisant comme simple phlegmon un de ces anévrysmes faux : il répara, il est vrai, son erreur en liant avec succès la carotide primitive. Mais les faits analogues sont rares, et d'ordinaire rien ne fait soupçonner l'ulcération vasculaire, jusqu'au jour où se produit dans le pharynx une hémorragie, tantôt foudroyante, tantôt à répétition, mais presque toujours mortelle dans un cas comme dans l'autre. Moizard, cependant, a enregistré une guérison après plusieurs hémorragies successives. Le vaisseau ulcéré est soit la carotide ou la jugulaire internes, soit une branche de la carotide externe. Il serait important de porter le diagnostic du vaisseau lésé, de savoir, en particulier, si c'est la carotide interne ou une artère secondaire. *A priori*, on est porté à croire que les hémorragies médiocres, mais répétées, doivent provenir d'une petite artère : cependant dans des cas de ce genre on a parfois trouvé une perforation de la carotide interne.

Traitement. — Il faut ouvrir rapidement le foyer, dès que le pus est collecté. Quelques chirurgiens, Nové-Josserand en particulier, recommandent ici encore *l'incision par les voies naturelles*, après repérage précis du paquet vasculo-nerveux ; et l'on a ainsi des succès pour les poches superficielles, saillantes sous la muqueuse amincie. Mais en principe cette ouverture me paraît souvent insuffisante, toujours aveugle ; j'ai vu quelques enfants chez lesquels elle a été désastreuse. Aussi ai-je coutume d'inciser par l'extérieur, parallèlement au bord antérieur du sterno-cléido-mastoïdien, à hauteur de l'angle de la mâchoire. Après libération du bord de ce muscle et énucléation, pour se donner du jour, des ganglions superficiels engorgés, on vise obliquement, de la sonde cannelée, le foyer repéré par l'index gauche mis dans le pharynx, on élargit le trajet avec une pince hémostatique, introduite fermée et retirée ouverte, puis on place un drain. Presque tous mes opérés ont guéri, sauf ceux qui ont été traités trop tard, pour d'énormes décollements ; sauf un qui est mort d'accidents cérébraux après ligature de la carotide primitive secondairement ulcérée. Un autre enfant chez qui se produisit cette complication a guéri après ligature dans la plaie.

En cas d'hémorragie soit dans l'abcès non ouvert, soit dans le pharynx, il serait important de reconnaître exactement la source du sang, de façon à lier suivant le cas la carotide externe ou la carotide primitive. Mais ce diagnostic étant en général impossible, il vaut mieux, dans le doute, lier d'emblée la carotide primi-

(1) Laurens, Th. de Lyon, 1907-1908.

tive. D'ailleurs, vu la largeur des anastomoses intra-craniennes, on ne s'étonnera pas que même la ligature de la carotide interne en amont de la perforation puisse se montrer insuffisante. H. Clutton a guéri un malade en lui liant à la fois la carotide primitive et les deux secondaires (1).

C. — Adhérences et perforations du voile du palais. — Rétrécissements du pharynx (2).

Étiologie. — La principale cause des ulcérations, destructions, cicatrices vicieuses du voile du palais et du pharynx est la *syphilis héréditaire tardive* (voy. p. 579). L'importance du diagnostic précoce est capitale, car à la période d'infiltration gommeuse non ulcérée notre action thérapeutique est très puissante. Cependant, on a décrit au nasopharynx une sclérose sténosante diffuse, analogue au syphilome ano-rectal et rebelle au traitement.

La *tuberculose*, dans sa forme relativement atténuée, lupique, très souvent secondaire à un lupus de la face et des fosses nasales, est la seconde cause à citer. Quand on connaissait mal la syphilis héréditaire tardive, on lui attribuait à tort bon nombre de cas, sous le nom d'angine scrofuleuse.

L'*angine gangreneuse* entre très rarement en jeu, parce qu'elle est très rare, et parce que presque toutes ses victimes meurent en quelques jours. Il y a cependant, en particulier au cours de la scarlatine (3), des sphacèles relativement bénins laissant soit des perforations, soit des divisions en rideaux et des adhérences vicieuses.

J'ai observé deux cas *traumatiques*, un accidentel, un consécutif à une ablation un peu brutale de végétations adénoïdes.

On admet en général, avec H. Paul (de Breslau), que les adhérences vicieuses exigent la division préalable du voile dont un lambeau, devenu flottant, se soude au pharynx ulcéré. Mais Homolle pense que la lésion peut être produite par une cicatrisation angulaire avec rétraction de proche en proche.

Étude clinique. — Ces rétrécissements et adhérences peuvent porter soit sur l'isthme du gosier, soit sur le naso-pharynx, soit sur le pharynx inférieur :

1° Le *rétrécissement de l'isthme*, dû au rapprochement quelquefois extrême des piliers antérieurs, est exceptionnel ; son symptôme est la dysphagie.

(1) Les abcès antéro-pharyngiens, situés entre le pharynx et la face postérieure du larynx, sont encore mal décrits et succéderaient surtout à des inflammations laryngiennes. Leurs signes fonctionnels ressemblent beaucoup à ceux des abcès rétro-pharyngiens inférieurs. L'œdème de la glotte y est relativement fréquent. Le toucher permet de déterminer le siège exact de la collection et d'établir ainsi le diagnostic. L'incision ne peut guère être faite qu'avec un instrument à pointe recourbée, guidé sur l'index. — Massei (*Arch. it. di lar.*, Naples, 1897, p. 11) a décrit un adénophlegmon prétrachéolaryngé propre aux enfants, dont les symptômes simulent ceux du croup si l'on ne palpe avec soin le cou ; on le guérit par incision cutanée. Citons ici le rare *phlegmon latéro-pharyngo-trachéal* consécutif au tubage (Dufour et J. Broca, *Soc. péd.*, Paris, 1905, p. 342).

(2) Rousset, Th. de Lyon, 1897-1898 ; Albertin, *Soc. chir.*, Lyon, 1900-1901, t. IV, pp. 54 et 57. — Sur les *perforations*, voy. Sauvan, *Marseille méd.*, 1909, n° 17 à 21.

(3) Albertin (*Prov. méd.*, 26 août 1893, p. 397) ; un cas après angine variolique. — Sur les *angines ulcéro-perforantes de la scarlatine*, voy. E. Weill, *Progrès méd.*, 8 juin 1912, p. 283 ; bibliogr.

2° Le *rétrécissement inférieur* est rare. Dans une première variété, il enserre l'épiglotte dans un entonnoir plus ou moins étroit allant de la base de la langue à la paroi postérieure du pharynx, et dès lors à la dysphagie, parfois extrême, se joint une dyspnée grave, mortelle même. La dysphagie est aussi prononcée, mais la dyspnée est moins à craindre dans la seconde variété, où la sténose siège en regard de la face postérieure du cricoïde.

3° Le *rétrécissement naso-pharyngien* est la forme la moins rare.

4° Ces diverses formes s'associent souvent de façons diverses et de là des symptômes sur lesquels il est inutile d'insister.

Le *diagnostic* s'établit par l'analyse des symptômes fonctionnels, par l'inspection, par le toucher. On pratiquera avec soin, dans les limites du possible, l'examen rhinoscopique antérieur et postérieur, l'examen du pharynx inférieur avec le miroir laryngoscopique. De la sorte on arrivera à déterminer exactement le siège des lésions, l'étendue et la résistance des cicatrices ; on s'assurera s'il y a encore des ulcérations en activité.

L'étude des commémoratifs conduit au diagnostic de la cause. Mais quand on sera remonté ainsi à une angine ulcéreuse chronique, on restera souvent dans le doute entre la scrofule et la syphilis.

Ces diverses lésions, abandonnées à elles-mêmes, sont incurables ; traitées chirurgicalement, elles sont d'ordinaire très rebelles, et l'on doit s'estimer heureux si l'on obtient un résultat palliatif. Le *pronostic* est donc sérieux. Il est même grave pour les rétrécissements de l'isthme, à cause de la dysphagie, et plus encore, en raison de la dyspnée, pour les rétrécissements inférieurs. Pour ces derniers, la mort n'est pas rare.

Traitement. — Tant qu'il existe des ulcérations, on les traitera par des topiques locaux ou par une médication générale, selon leur nature. Localement, on tâchera de diriger la cicatrisation pour la rendre aussi peu vicieuse que possible (1).

Le traitement curatif ne sera entrepris qu'après achèvement de la cicatrisation. Il est absolument indiqué pour les rétrécissements antérieurs et inférieurs, qui en effet compromettent la vie. On doit alors pratiquer des débridements pour créer un orifice suffisant, qu'on entretient ensuite dilaté par le cathétérisme avec des instruments spéciaux. Ces incisions donnent beaucoup de sang, en sorte que certains auteurs conseillent la trachéotomie préliminaire. Souvent, d'ailleurs, cette question ne se posera pas, car le sujet aura été trachéotomisé d'urgence, durant un accès de suffocation.

Si l'on néglige ultérieurement le cathétérisme, la récidive est à peu près inévitable. Mais comme la vie est en jeu, cette sujétion est justifiée. Il n'en est pas de même pour les ankyloses palato-pharyngées, où les troubles fonctionnels sont désagréables, mais non dangereux. Si cette ankylose est incomplète (c'est-à-dire s'il persiste un orifice naso-pharyngien), le mieux sera donc de s'abstenir. Si au contraire l'oblitération est complète (physiologiquement au moins, car Rice,

(1) Cl. Martin (de Lyon) a imaginé des appareils de prothèse immédiate pour maintenir l'orifice béant après débridement.

Bosworth nient qu'elle puisse l'être anatomiquement), on sera autorisé à tenter des débridements suivis de suture, de canule à demeure, de dilatation graduelle, pour rétablir un orifice : mais il faut être prévenu que la récidive est la règle.

Dans un cas grave, où il y avait rétrécissement du pharynx à la fois en haut et en bas par syphilis héréditaire, Vallas, après trachéotomie, a incisé directement le rétrécissement, abordé par une pharyngotomie transhyoïdienne, après section médiane de l'os hyoïde.

D. — Polypes fibreux naso-pharyngiens.

Anatomie pathologique. — Les polypes naso-pharyngiens sont des tumeurs très spéciales par leur étiologie, par leur évolution clinique, mais dont l'histologie n'a pas encore donné une explication nette. Il y a quelques années, on a cru qu'il s'agissait de fibromes, et l'on a tenté de substituer ce terme, de signification précise, à celui de polypes, qui éveille tout simplement l'idée de tumeur pédiculée. Mais ne sont-ils pas bien bizarres, ces fibromes coutumiers de la récidive, parfois même de l'envahissement qui caractérise les sarcomes des plus malins? On a donc parlé de sarcomes naso-pharyngiens. Cela aussi serait vicieux, — car à supposer qu'il s'agisse de sarcomes, nom qui convient, en effet, aux tumeurs malignes conjonctives — parmi les tumeurs conjonctives malignes du naso-pharynx, celles-ci présentent des particularités qui légitiment une description spéciale. Histologiquement, d'ailleurs, on peut, suivant les cas, dire fibrome, fibro-sarcome, sarcome : ce qui n'est pas étonnant étant donnée notre ignorance sur les tumeurs conjonctives. Ces polypes semblent en rapport avec une évolution néoplasique du périoste, si actif au moment de l'adolescence.

La tumeur, quelquefois très volumineuse, est recouverte d'une muqueuse souvent rouge, enflammée ; sa consistance est ordinairement dure, sa coupe blanche rappelle celle des fibromes. Par un pédicule elle s'implante sur un os, en continuité avec son périoste : et le siège précis de ce pédicule, but visé dans l'attaque opératoire, est fort important à connaître. On a dit pendant longtemps, avec A. Nélaton, que toujours il s'implante sur la voûte du naso-pharynx, c'est-à-dire sur la face inférieure du corps du sphénoïde et de l'apophyse basilaire; généralement il est médian, assez volumineux, en continuité avec le tissu sous-muqueux, ici fort épais et confondu avec le périoste. Peu à peu, à cette règle on a trouvé des exceptions de plus en plus nombreuses, surtout depuis que, grâce aux progrès de la rhinoscopie, on diagnostique le polype de bonne heure. Le pédicule est difficile à délimiter exactement dans les grosses tumeurs que seuls connaissaient les chirurgiens, d'autant plus que des implantations secondaires semblent possibles. On le voit bien, au contraire, sur la tumeur au début ; celle-ci n'est connue que des « spécialistes », qui tendent à conclure, contrairement à l'opinion classique, que l'implantation nasale, sphéno-ethmoïdale, est la règle; d'aucuns la disent même constante.

De son insertion supérieure, le polype descend, sous forme de battant de cloche, vers le pharynx buccal et se présente constitué par des masses charnues, de coloration rougeâtre, de consistance ferme, irrégulièrement lobulées. La cavité du naso-pharynx est bientôt trop étroite pour contenir le polype, qui pousse du côté où il trouve à s'étendre. Les fosses nasales et le pharynx s'offrent tout d'abord ; d'où, le plus souvent, deux lobes, l'un pharyngien, l'autre nasal. Le lobe pharyngien remplit plus ou moins le naso-pharynx ; arrêté en arrière par la colonne vertébrale, il refoule en avant le voile du palais. Le lobe nasal envahit l'une des deux narines ou les deux à la fois, en écartant les os : ce qui explique que la voie nasale, tortueuse et étroite à l'état normal, sera rendue plus accessible du fait même du polype.

Une fois dans les fosses nasales, le fibrome, si on le laisse se développer, entre dans le sinus maxillaire, d'un seul ou des deux côtés, dans les sinus sphénoïdal et ethmoïdal, et de là il peut user et perforer la base du crâne. On peut également observer des prolongements pénétrant par la fente sphéno-maxillaire jusque dans l'orbite, ou encore suivant la fosse ptérygo-maxillaire pour atteindre la fosse temporale et s'y développer. En un mot, l'évolution périphérique des polypes se fait suivant trois ordres de prolongements : pharyngien, nasal et facial.

L'histologie nous révèle des tumeurs variant du fibrome le plus typique au sarcome proprement dit, sans que nous puissions déterminer à quelle structure correspond une évolution clinique spéciale, une tendance plus ou moins grande à la récidive : et après ablation d'un fibrome paraissant pur, on a pu voir une récidive de structure franchement sarcomateuse.

Certains de ces fibromes sont remarquablement vasculaires. Sur les coupes, on trouve de nombreux vaisseaux, parfois même une véritable dégénérescence caverneuse; et l'on conçoit que ces tumeurs aient été parfois considérées comme des tumeurs veineuses caverneuses ou encore comme des angio-fibromes. Ce qui est certain, c'est que pendant les opérations, les tumeurs incisées fournissent une hémorragie toujours importante et souvent redoutable. Quant aux hémorragies, parfois inquiétantes, dont s'accompagne le polype en dehors de l'opération, leur cause semble être dans la vascularisation de la muqueuse épaissie.

Étiologie. — Deux faits méritent d'être mis en relief : les sujets atteints sont âgés de 15 à 20 ans, rarement au-dessus ou au-dessous, jamais après 30 ans ; ils appartiennent au sexe masculin. Sans doute, on a réuni quelques observations chez la femme, et il y a quelques années Pluyette en a compté 9 : mais, par leur évolution, par l'âge des malades, ces tumeurs doivent être rapprochées des rares néoplasmes naso-pharyngiens observés également chez l'homme adulte et différenciés, au contraire, de la tumeur à allures spéciales que nous étudions ici.

Symptômes. — Les polypes naso-pharyngiens sont latents pendant une première période, pouvant durer des mois. Une gêne légère se traduit cependant parce qu'assez souvent le sujet avale de travers ; et surtout la tumeur cause de l'enchifrènement tenace avec de fréquentes épistaxis. On croit à un simple coryza chronique, bien qu'une céphalalgie sourde, tenace, parfois localisée, puisse déjà éveiller l'attention du médecin. On n'aura pas de surprise désagréable, si l'on pratique, comme on doit le faire, la rhinoscopie chez tous les sujets dont les fonctions nasales paraissent anormales.

A une période plus avancée, les troubles fonctionnels s'exagèrent, et au premier rang sont les troubles de la respiration nasale. L'entrée de l'air à travers les fosses nasales ne peut plus avoir lieu, d'un seul côté ou des deux en même temps, et lorsqu'on dit au malade de fermer la bouche et de souffler avec force, on constate que le rejet de l'air par les fosses nasales est devenu impossible. Si la tumeur gêne le fonctionnement du voile du palais, il en résulte des nausées, de la gêne de la déglutition, et parfois le passage des liquides par le nez, si les fosses nasales ne sont pas envahies par les prolongements de la tumeur. Le malade a la sensation d'un corps étranger dans les fosses nasales, l'enchifrènement augmente, l'odorat et le goût sont émoussés ; un écoulement d'abord séreux, puis muco-purulent, a lieu par les narines.

Alors s'impose, bien évidemment, l'examen du pharynx et des fosses nasales. Si la tumeur est encore petite, on ne la verra pas proéminer dans la gorge, mais le voile du palais sera déformé et un peu asymétrique, il n'aura plus sa concavité régulière. Grâce au *speculum nasi* et au toucher digital, on peut constater l'existence d'une tumeur dure, non élastique, saignant au moindre contact. L'expiration forcée, la bouche étant fermée, montre que cette tumeur est le plus souvent immobile ou tout au moins fort peu mobile. Dès que le lobe pharyngien déborde le voile du palais, il devient visible par la bouche. Dans tous les cas on peut le sentir, grâce au toucher buccal (voy. p. 874); il faut constater le volume de la tumeur, apprécier sa dureté et s'efforcer de remonter aussi haut que possible le long du pédicule. Mais le doigt peut rarement atteindre le point d'implantation : il en est empêché par le volume du lobe pharyngien, qui remplit tout le nasopharynx. Après cet examen, même pratiqué avec douceur, le doigt ramène un peu de sang, et souvent même on provoque une hémorragie abondante.

Le polype, continuant à croître, devient trop volumineux pour les cavités qui le logeaient primitivement; alors apparaissent les modifications profondes du squelette et des parties molles de la face : c'est la *période des déformations.*

Les troubles de l'ouïe, du goût, de l'odorat sont très marqués, la respiration nasale est complètement supprimée, et chacun des prolongements de la tumeur amène des déformations en rapport avec son siège. Le prolongement nasal repousse les parois osseuses des fosses nasales, d'où l'effacement des sillons naso-géniens. Le prolongement orbitaire peut causer des troubles profonds de la vision — exophtalmie, diplopie, épiphora, cécité par compression des nerfs optiques. Cette dernière complication est rare; lorsque la cécité existe des deux côtés, on doit l'expliquer par l'existence d'un prolongement cranien comprimant le chiasma des nerfs optiques; le prolongement temporal produit un empâtement de la face du côté correspondant, et la force d'expansion de la tumeur est telle que l'arcade zygomatique peut être déjetée en dehors.

Un prolongement intra-cranien ne cause que rarement des troubles cérébraux graves; le cerveau s'habitue à cette compression graduelle, et souvent rien ne peut, à l'examen le plus attentif, révéler avant l'opération l'existence de ce prolongement.

Diagnostic. — On fait rarement le diagnostic dès le début : les malades croient à un simple coryza et ne viennent pas consulter. Appelé à la période initiale, le chirurgien doit attacher une grande importance à la céphalalgie si tenace qui existe parfois et à l'écoulement muqueux continu, surtout lorsqu'il se fait par une seule narine.

On pratiquera alors l'examen complet des fosses nasales et du nasopharynx.

La tumeur étant ainsi constatée, une erreur de diagnostic est à peu près impossible. On parle, classiquement, de diagnostic différentiel avec les polypes muqueux des fosses nasales; mais, en dehors de toute différence d'aspect, il suffit de constater que le nasopharynx est libre; quant aux tumeurs du voile du palais, il suffit du toucher pharyngien pour constater que les polypes ne font pas corps avec la face postérieure du voile.

Deux sortes de tumeurs seulement obstruent le nasopharynx et pendent de sa voûte : les végétations adénoïdes, les polypes muqueux. Les végétations sont mollasses, tapissent le pharynx de toutes parts et s'accompagnent souvent d'hypertrophie amygdalienne.

La seule difficulté consiste à reconnaître les polypes fibro-muqueux qui, nés des fosses nasales près des choanes, descendent dans le nasopharynx et y prennent un développement inconnu aux polypes ordinaires, à évolution nasale. Cependant, la tumeur est alors moins dure, moins rouge, moins facilement saignante; parfois la coexistence d'un ou de plusieurs polypes muqueux bien caractérisés des fosses nasales apporte au clinicien un argument de plus. L'âge du sujet, enfin, sera prise en sérieuse considération : deux fois j'ai observé de ces gros polypes muqueux chez l'enfant, et j'ai porté le diagnostic exact, en me fondant surtout sur ce que les sujets n'avaient que 8 à 10 ans.

En lui-même, le diagnostic d'un polype naso-pharyngien est donc assez facile. Mais ce qui est plus délicat — et c'est le point capital pour déterminer le choix du procédé opératoire — c'est de préciser avec soin le volume du polype, son point d'implantation, et surtout ses prolongements.

Les prolongements du côté de la face sont évidents quand les déformations sont considérables, mais pour les dépister au début il faut regarder le sujet bien en face, relever la moindre asymétrie de la joue ou de la tempe, examiner avec soin l'œil, la profondeur et la rougeur des culs-de-sac conjonctivaux, la dimension des fentes palpébrables, faire fermer et ouvrir les paupières à plusieurs reprises pour saisir le début de l'exophtalmie, comparer la pupille des deux côtés, déterminer l'acuité visuelle. On explorera l'olfaction, l'audition, la sensibilité et les mouvements de la face, la tuméfaction de la région temporale. Les prolongements vers les fosses nasales sont reconnus le plus souvent à la simple inspection. Et c'est grâce au toucher buccal que l'on évaluera le volume du prolongement pharyngien, tout en cherchant à préciser le siège d'implantation. Le prolongement intra-cranien est le plus souvent latent.

Pronostic. — La marche des polypes naso-pharyngiens est d'autant plus rapide que le sujet est plus jeune. Outre les troubles mécaniques qui peuvent devenir graves, les hémorragies abondantes et répétées, la suppuration, la méningite possible aggravent encore le pronostic. Celui-ci est donc toujours très sérieux; les opérations sont longues et laborieuses, on est souvent obligé d'y revenir à plusieurs fois, et, même après les extirpations les plus complètes, on observe fréquemment la récidive. Il est à noter que si le malade, opéré ou non, arrive à l'âge adulte, à partir de ce moment on constate une tendance à l'état stationnaire ou même à la régression; ce fait doit être pris en sérieuse considération, car plus le sujet sera éloigné de cette période favorable et plus il sera utile de surveiller le pédicule pour y attaquer rapidement les récidives.

Traitement. — Il faut : 1° aborder la tumeur; 2° l'enlever.

Les procédés anciens d'ablation par morcellement, par ligature, par section du pédicule au serre-nœud ou à l'anse galvanique sont aujourd'hui supplantés par l'*arrachement par torsion*, pour lequel on a inventé des pinces puissantes, que l'on applique à la base du pédicule. C'est là, en effet, qu'il faut agir directement, car si on morcelle, ou même si on excorie à la surface, la masse polypeuse, on provoque une hémorragie grave, quelquefois formidable et rapidement mortelle ; or le sang s'arrête dès que le pédicule est arraché.

Si le diagnostic est porté de bonne heure, avant envahissement des cavités faciales, on agit *par les voies naturelles*, par voie nasale si la tumeur est nasale et petite, par voie buccale si elle est déjà assez développée vers le nasopharynx. Les pinces ont des coudures spéciales et variées permettant d'arriver aux divers points d'implantation. L'arrachement peut se faire sur le sujet assis, anesthésié localement à la cocaïne, ou sur le sujet chloroformisé et placé tête pendante, en position de Rose. Avec l'outillage moderne, l'incision médiane du voile est devenue inutile.

Lorsque se sont formés les prolongements faciaux, lorsque sont remplis et les fosses nasales et le pharynx, il faut agir par une *voie artificielle*. On a renoncé et à la voie nasale de Dupuytren (fente médiane) ou d'Ollier (renversement du nez de haut en bas), et à la résection définitive ou temporaire du maxillaire supérieur. Par une incision qui longe le nez et la narine (celle de la résection), on décolle les parties molles de la face, on fait une large fenêtre en réséquant la paroi antérieure, la paroi interne, puis la paroi postérieure du sinus maxillaire, et l'on arrive sur le pédicule avec autant de jour que par la résection franche, mais on a conservé voûte palatine et arcade dentaire. S'il y a un prolongement ptérygo-maxillaire, on l'attaque après résection, par incision horizontale, de l'arcade zygomatique.

Après cicatrisation, on surveille attentivement le point d'implantation, sur lequel, en cas de repullulation, on agit par cautérisation.

II. — VICES DE DÉVELOPPEMENT

Au début du développement de l'extrémité céphalique (1), le cou n'existe pas, la tête, marquée par la proéminence de la vésicule cérébrale antérieure, touche le cœur ; sous ce renflement, le tube intestinal se termine par son cul-de-sac céphalique. A la rencontre de celui-ci va une dépression ectodermique, la fossette buccale : et l'on discute pour savoir auquel des deux appartient l'œsophage (2).

Autour de ces cavités, le feuillet moyen s'insinue entre les feuillets ectodermique et entodermique, sous forme de bourgeons ou arcs faciaux et cervicaux, pairs et symétriques. Le premier arc — le plus élevé et le premier en date — vient de la base du crâne, et avec un bourgeon frontal médian va constituer la face. Les suivants formeront le cou.

On admettait, autrefois, qu'à un moment donné les feuillets épithéliaux se résorbaient entre les arcs branchiaux, dès lors séparés les uns des autres par des *fentes branchiales*, où l'entoderme se continuait avec l'ectoderme. Il est démontré aujourd'hui qu'il n'en est rien, et qu'entre les arcs, chez les mammifères, les plaques épithéliales adossées ne se résorbent pas : il y a des *rainures ectodermiques* et des *rainures entodermiques;* mieux vaut appeler ces dernières *poches branchiales*, à cause de leur

(1) Sur l'embryologie, voir : VERDUN, *Dérivés branchiaux chez les vertébrés supérieurs*. Th. de Toulouse, 1896-1897.— O. GROSSER, dans : *Handbuch der Entwicklungsgeschichte des Menschen*, pub. par KEIBEL et MALL, 2e vol., 1911, p. 436.

(2) Les *cloisonnements congénitaux* (M. Duval et Hervé, A. Pinard) siègent avant l'entrée de l'œsophage.

plus grande profondeur. De ces poches naissent des formations spéciales pour le développement du corps thyroïde, du thymus.

Les arrêts de développement observés en cette région sont :

1° Des fissures, par défaut de coalescence des bourgeons;

2° Des kystes, par enclavement de restes dérivant des rainures soit ectodermiques (kystes dermoïdes), soit entodermiques (kystes mucoïdes);

3° Des fistules, par défaut de coalescence partielle ou par ouverture secondaire de kystes.

On n'observe guère à la face que des fissures; au cou que des kystes et fistules.

§ 1. — Vices de développement de la face.

Embryologie normale. — L'arc facial ou mandibulaire, né de chaque côté à la base du crâne, se bifurque bientôt en avant en deux bourrelets secondaires : les bourgeons maxillaires supérieur et inférieur.

Le bourgeon maxillaire inférieur est dès le 25e jour soudé sur la ligne médiane avec son congénère du côté opposé; son squelette est formé par le cartilage de Meckel (1), dans la concavité duquel se développera l'os maxillaire inférieur.

Fort obliques en bas, en avant et en dedans, les deux *bourgeons maxillaires supérieurs* sont séparés de la base du renflement céphalique par un angle qui deviendra l'orbite; et les deux orbites sont séparés l'un de l'autre par la descente d'un *bourgeon frontal*, aux dépens duquel se formera le nez : en sorte que nulle part il n'y a coalescence médiane des deux arcs maxillaires supérieurs.

Lorsque le bourgeon frontal a dépassé l'orbite, son bord inférieur devient concave, avec de chaque côté de cette échancrure une sorte de corne, le *bourgeon nasal interne*; les deux bourgeons nasaux internes bientôt se rapprochent, se fusionnent, et s'élargissent en une masse médiane, appelée bourgeon incisif. Entre ce bourgeon et l'œil descend le *bourgeon nasal externe*, séparé de lui par une *fossette olfactive* d'abord très large, destinée à se rétrécir en une fente, la narine. On discute pour savoir si, comme l'a dit Coste, le bourgeon nasal externe reste à la hauteur de la narine, le bourgeon incisif s'étalant au-dessous de lui pour aller se souder au bourgeon maxillaire inférieur; ou si, comme l'affirme Albrecht, il descend jusqu'à la bouche, s'interposant, au-dessous de l'aile du nez, entre les deux bourgeons précédents.

Pendant que ces phénomènes se passent vers l'extérieur, d'autres ont lieu dans la profondeur, grâce auxquels se cloisonne la cavité bucco-nasale : de la face interne de l'arc maxillaire partent les lames palatines, d'abord très obliquement ascendantes, mais destinées à devenir horizontales, sur lesquelles tombe à angle droit une cloison médiane, dépendance du bourgeon frontal. On décrit encore, tout à fait dans la profondeur, un bourgeon ptérygo-palatin, dépendance du bourgeon maxillaire supérieur, qui se soude : d'une part, sur la ligne médiane, avec son homologue; d'autre part, avec la base du crâne, dans la région du sphénoïde.

Les parties osseuses développées aux dépens de ces divers bourgeons sont les suivantes. L'arc maxillaire donne l'os malaire, le corps du maxillaire supérieur, c'est-

(1) La partie extra-tympanique de ce cartilage est destinée à se résorber tandis que de la portion intra-tympanique se constitueront l'enclume et le marteau. J'ai étudié avec O. Lenoir (*Journal de l'anat. et de la phys.*, 1896, n° 5, p. 559) un fœtus dont la face et l'oreille étaient malformées. D'après ce que nous avons vu sur ce sujet, il nous a semblé que probablement les deux premiers arcs branchiaux entrent dans la constitution du marteau et de l'enclume, l'apophyse de Raw et le manche du marteau représentant respectivement les prolongements postérieurs de ces arcs. Nous croyons, d'autre part, que le cartilage de Meckel intervient directement dans l'ossification du condyle et du bord postérieur de la branche montante du maxillaire inférieur.

à-dire toute la partie postérieure de cet os jusqu'à la canine inclusivement, sauf la branche montante. Le bourgeon nasal externe forme la paroi externe des fosses nasales : masses latérales de l'ethmoïde, unguis, os propres du nez, apophyses montantes de l'intermaxillaire et du maxillaire. Le bourgeon frontal donne la cloison des fosses nasales, lame perpendiculaire de l'ethmoïde et vomer, et tout ou partie de l'intermaxillaire. Ce dernier point est contesté et sera repris à propos de l'ostéologie du bec-de-lièvre.

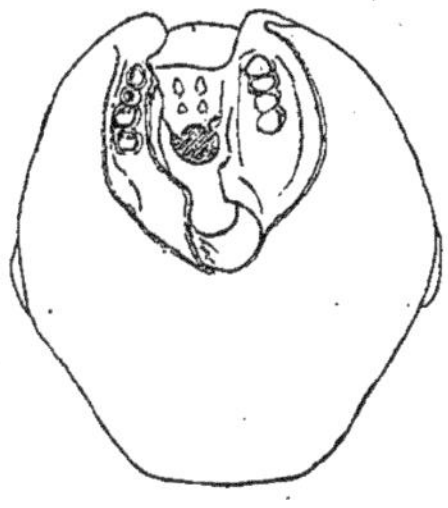

Fig. 1109. — Absence du bourgeon médian.

En résumé, les lignes de coalescence autour de la cavité buccale sont :

1° La ligne médiane, aux deux lèvres, aux deux mâchoires, au palais. La question de la langue est réservée jusqu'à nouvel ordre (becs-de-lièvre médians);

2° Une ligne sous chaque narine (bec-de-lièvre ordinaire);

3° La gouttière lacrymale, se branchant en Y sur la précédente, d'après la plupart des auteurs, allant jusqu'à la bouche, d'après Albrecht (coloboma facial);

4° La ligne commissurale ou intermandibulaire (macrostomie);

5° La ligne interptérygoïdienne.

La coalescence de toutes ces parties est très rapide. Elle commence superficiellement, sur la ligne médiane. Elle est achevée, sauf au niveau du voile du palais, dès la neuvième semaine.

Sur ces lignes on observe : 1° des fissures; 2° des kystes et fistules (1).

A. — Fissures faciales (bec-de-lièvre).

Toutes les fentes et rainures normales ci-dessus énumérées peuvent être le siège de fissures, auxquelles on applique le nom générique de « bec-de-lièvre », quoique cet aspect ne ressemble qu'à celui de la fente vulgaire de la lèvre supérieure au-dessous de la narine.

Quelle que soit la variété considérée, toutes ces fissures présentent des *caractères communs* sur lesquels il sera insisté à propos du bec-de-lièvre proprement dit : c'est là, en particulier, que sera décrit l'aspect cutanéo-muqueux des bords de la fente. Les caractères généraux sont les suivants :

1° Toutes ces fissures rayonnent autour de l'orifice buccal. A partir de là, dans un premier degré, elles fendent la lèvre seule : mais dans un deuxième degré elles sont *prolongées* et s'étendent ainsi plus ou moins loin, soit vers la face, soit vers le cou,

2° Cette prolongation a souvent lieu sous forme non point de fissure, mais sous forme de *lignes cicatricielles* plus ou moins saillantes ou au contraire déprimées. Ces lignes peuvent même être, avec une légère encoche labiale, la seule marque du

(1) Je ne ferai que mentionner les absences de parties. L'absence complète de la face s'appelle *aprosopie*. L'imperfection plus ou moins marquée de diverses parties de la face s'appelle *atéloprosopie*. L'*astomie* est caractérisée par l'absence de l'orifice buccal et de la cavité correspondante : c'est donc différent de la simple *atrésie buccale*, par excès de soudure entre les lèvres. L'*agnathie* est l'absence du maxillaire inférieur. Ces vices de conformation n'ont pas d'importance chirurgicale, car ils s'accompagnent presque toujours de malformations incompatibles avec la vie. L'*achélie*, ou l'absence des lèvres, peut être totale ou partielle. Comme absence partielle, je mentionnerai *l'absence des bourgeons nasaux internes*, d'où un vaste hiatus médian où font défaut le tubercule charnu et le tubercule osseux du bec-de-lièvre bilatéral. J'en ai disséqué une pièce fort nette, fig. 1109. Houel a décrit un bec-de-lièvre où la peau se continuait directement avec la muqueuse palatine, sans interposition de vestibule buccal. L'opération destinée à combler ces pertes de substance devient une véritable cheiloplastie. — Je mentionnerai encore *l'absence du voile du palais, de la langue* ; mais peut-être s'agit-il le plus souvent dans ces cas d'un défaut d'un coalescence avec atrophie des parties non soudées.

trouble de développement. Il est classique d'appeler cet état une *guérison intra-utérine du bec-de-lièvre*, et c'est presque toujours sous ce nom que les observations sont publiées. Cette dénomination me paraît cependant mauvaise. Certes, Klose et Paul, Trendelenburg ont vu au microscope que ce tissu est cicatriciel, mais ce n'est pas un motif pour assimiler le bec-de-lièvre à une plaie. Les plaies intra-utérines existent, elles peuvent même se cicatriser avant la naissance, comme l'a vu A. Verneuil, sur un fœtus atteint à la fois d'une cicatrice à la lèvre supérieure et d'une solution de continuité la prolongeant à la lèvre inférieure. Mais c'est essentiellement différent du trouble d'évolution, inconnu dans sa nature, qui rend inodulaire et visible une ligne de soudure normalement invisible; rien ne prouve, même, que cette coalescence vicieuse ait été anormalement tardive.

3°. Jusqu'ici il n'a été question que des parties molles. Mais toutes ces fissures sont capables de dépasser l'épaisseur de la lèvre et d'entamer, à une profondeur variable, le squelette sous-jacent et les parties molles profondes. Le bec-de-lièvre est dit *simple* quand il ne fend que la lèvre; il est *complexe* quand le squelette est fendu.

Étiologie et pathogénie. — Ces fissures sont des arrêts de développement, par défaut de soudure entre les fentes normales de la face. Une fissure déterminée est d'autant plus rare que les bourgeons entre lesquels elle existe doivent se souder plus rapidement. En effet, plus la cause perturbatrice agira sur un embryon jeune, et plus y aura de chances pour qu'elle provoque des troubles profonds, des anomalies incompatibles avec la vie.

Mais cette cause, quelle est-elle? Pourquoi ces défauts de soudure? La réponse est aisée, lorsque sur la région cranio-faciale existent des traces diverses de processus pathologiques, capables de produire des *actions mécaniques*, d'écarter anormalement les bourgeons qui devaient aller à la rencontre l'un de l'autre. On a vu, par exemple, des tumeurs (A. Broca, *Bull. Soc. an.*, 1887, pp. 395, 446), des adhérences amniotiques (Haymann, *Arch. f. kl. Chir.*, 1903, t. LXI, p. 1032; bibliogr.; adhérences; hérédité), et celles-ci, en particulier, semblent être la règle (souvent avec exencéphalie ou encéphalocèle) dans les fissures faciales prolongées.

Mais si, pour ces fissures profondes et graves, nécessitant une action perturbatrice intense, la cause mécanique est souvent prise sur le fait, il n'en est pas de même pour le bec-de-lièvre. Dans la grande majorité des cas chirurgicaux, aucun indice ne nous guide; c'est sans doute que, pour produire cette malformation légère, il a suffi d'une cause médiocre, disparue sans laisser de traces. Certains faits, toutefois, sont établis. L'influence de l'hérédité est indiscutable, et parfois à l'hérédité se joint la consanguinité. Il n'est pas rare que ces enfants soient porteurs de malformations diverses des pieds, des doigts et des orteils. Il est admissible qu'un coup sur le ventre de la mère, qu'une émotion vive puisse troubler brusquement le développement de l'embryon; mais autrefois on a abusé de ces causes, on a invoqué des émotions survenues à une période avancée, où déjà les soudures faciales étaient achevées; on a raconté des histoires merveilleuses, et de là le discrédit où cette étiologie est tombée. On a parlé, ce qui n'explique pas grand'chose, de la malformation primitive des germes. L'influence dystrophique de la syphilis héréditaire peut intervenir.

Serres a incriminé l'insuffisance du système artériel; Béclard, Tiedmann, Dugès, celle du système nerveux; rien de tout cela ne repose sur des données scientifiques. On a discuté pour expliquer la prédominance du bec-de-lièvre à gauche et l'on a parlé de la moindre énergie des phénomènes vitaux dans la moitié gauche du corps (?).

1° *Bec-de-lièvre vulgaire de la lèvre supérieure.*

Variétés. Aspect extérieur. — Fissure labiale ou simple. — Le bec-de-lièvre vulgaire est une fente située sur la verticale tracée à la lèvre au-dessous de la narine. C'est donc une *fente bucco-nasale*. Cette fissure siège le plus souvent à gauche. Elle occupe une hauteur variable de la lèvre, depuis la simple encoche du bord libre jusqu'à la fente qui remonte dans la narine. Les deux bords ont l'aspect de lèvres normales, c'est-à-dire qu'on y voit une muqueuse rouge, légèrement éversée, se continuer avec la peau en un ourlet net et régulier. Le bord interne est vertical, l'externe est oblique en bas et en dehors ; tous deux se continuent avec le bord inférieur de la partie correspondante de la lèvre par un angle arrondi, droit pour l'interne, obtus pour l'externe. Un espace en forme de V renversé est donc limité par ces deux bords ; on a voulu, jadis, voir là la preuve d'une perte de substance, mais Louis a bien montré que cet écartement est simplement dû à la contraction de l'orbiculaire, exactement comme dans les plaies accidentelles. Cette contraction, Cooper, Bouisson l'ont parfois vue dessiner des ondulations légères sur les bords ordinairement rectilignes de la fente :

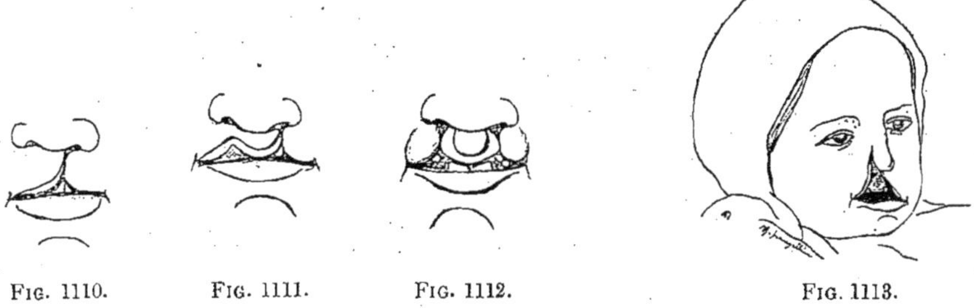

FIG. 1110. FIG. 1111. FIG. 1112. FIG. 1113.

Fig. 1110 à 1113. — Degrés de la fissure labiale incomplète (fig. 1111, à droite), complète (fig. 1110), complète et bilatérale (fig. 1112), prolongée (fig. 1113, cas de P. Broca).

c'est encore elle qui explique comment l'écartement s'accroît dans le rire, les pleurs, pour diminuer, au contraire, quand le sujet fait la moue ou un mouvement de succion.

Lorsque la fissure remonte jusque dans la narine, il est de règle que ses bords soient fixés à la gencive correspondante chacun par un repli muqueux, fort important pour l'opérateur. De plus, la narine est très souvent alors aplatie, élargie ; moins, il est vrai, que dans le bec-de-lièvre complexe, mais déjà suffisamment pour qu'on doive s'en préoccuper au moment de la restauration plastique. Assez souvent, la partie externe de la lèvre est atrophiée en hauteur et en épaisseur, quelquefois même elle présente un aspect cicatriciel.

La fissure labiale est *unilatérale* ou *bilatérale*. Le bec-de-lièvre simple bilatéral est d'ailleurs exceptionnel : presque toujours la fente est alors complexe. Les fissures sont d'ordinaire, mais pas toujours, symétriques. Entre elles est comprise la partie médiane de la lèvre, sous forme d'un *tubercule charnu*, situé sous la sous-cloison, volontiers atrophié, sphéroïdal, trop court pour bien recouvrir les dents.

La *fissure prolongée* est celle qui dépasse la narine et l'ouvre du côté de la joue en remontant vers l'angle interne de l'œil. Cette fissure est fort rare.

Le *squelette* est rarement normal, même dans le bec-de-lièvre simple : le corps du maxillaire, sous la lèvre externe de la fissure, est d'ordinaire atrophié, en retrait, et de là une encoche plus ou moins appréciable à la face externe de la gencive. Cette atrophie peut même être considérable et l'intermaxillaire interne, soudé à son congénère du côté opposé, fait dès lors une saillie, parfois très volumineuse, appelée *promontoire*, sous le bord interne de la fissure ; si bien que la réparation exige une opération portant sur le squelette et que le bec-de-lièvre, simple anatomiquement, devient chirurgicalement complexe. L'évolution dentaire est généralement vicieuse derrière la fente, parfois même au point symétrique du côté opposé : absence de l'incisive latérale, retrait de cette incisive vers la voûte palatine, incisive supplémentaire, telles sont les principales anomalies observées, comme dans le bec-de-lièvre complexe.

2° Fissure complexe. — La fissure complexe totale intéresse le rebord alvéolaire, le palais osseux et le voile du palais. Son siège exact au *rebord alvéolaire* a donné lieu, il y a une vingtaine d'années, à des discussions importantes.

Elle est oblique en dedans et en arrière, pour atteindre la ligne médiane au trou palatin antérieur, mais avec certitude elle ne passe pas entre l'intermaxillaire et le maxillaire, quoi qu'on en ait dit, à la suite de Gœthe, jusqu'aux recherches d'Albrecht (1). En effet : 1° elle ouvre la narine, donc laisse en dehors d'elle la branche montante de l'intermaxillaire; 2° elle ne passe pas entre l'incisive et la canine, mais presque toujours une incisive borne la lèvre externe de la fissure alvéolaire. Sur la lèvre interne, d'ailleurs, les dents sont presque toujours à la fois en surnombre et irrégulièrement plantées. En cas de *fissure unilatérale*, il est de règle que le bord osseux soit saillant en dedans (fig. 1114 et suiv.).

Voûte palatine. — Une fois parvenue au contact de l'apophyse palatine de l'intermaxillaire, le trou palatin antérieur de son côté une fois atteint, la fissure se redresse : oblique en dedans et en arrière au rebord alvéolaire, elle devient à la voûte palatine exactement antéro-postérieure.

Cette fissure palatine peut être unilatérale ou bilatérale.

Unilatérale, elle longe le bord correspondant du vomer, ordinairement dévié du côté normal. L'atrophie du massif maxillaire supérieur du côté de la fissure est plus considérable que dans le bec-de-lièvre simple, et de là une saillie souvent très marquée du promontoire constitué par l'intermaxillaire interne, sous la lèvre. L'atrophie de la lame palatine qui borde la fissure est souvent très accentuée. D'ailleurs, la lame palatine du maxillaire du côté où le palais est intact est, elle aussi, souvent très étroite, mais une modification singulière du vomer vient à son aide : tandis que du côté de la fissure palatine la lame vomérienne reste verticale, du côté opposé elle devient horizontale et vient s'unir avec l'apophyse palatine par une suture tout à fait apparente.

La fissure palatine bilatérale est souvent appelée médiane. Terme vicieux, car la ligne médiane est ici représentée par une baguette osseuse — le vomer et les

(1) Je mentionnerai seulement ces débats, dont l'intérêt pratique est médiocre, pourvu que l'on retienne la *fréquence des anomalies dentaires* (forme, nombre, position), et je renverrai à Albrecht, *Arch. f. klin. Chir*, 1885, t. XXXI, p. 227; Th. Kölliker, *Actes de l'Acad. des naturalistes de Halle*, 1882, t. XLIII, p. 227; A. Broca, *Bull. de la Soc. anat.*, 1886, p. 350; 1887, pp. 255, 325, 385; *Ann. de gyn.*, 1887, t. XXXVIII, p. 81; Rossi, Thèse de doctorat de Paris, 1886-1887, n° 302.

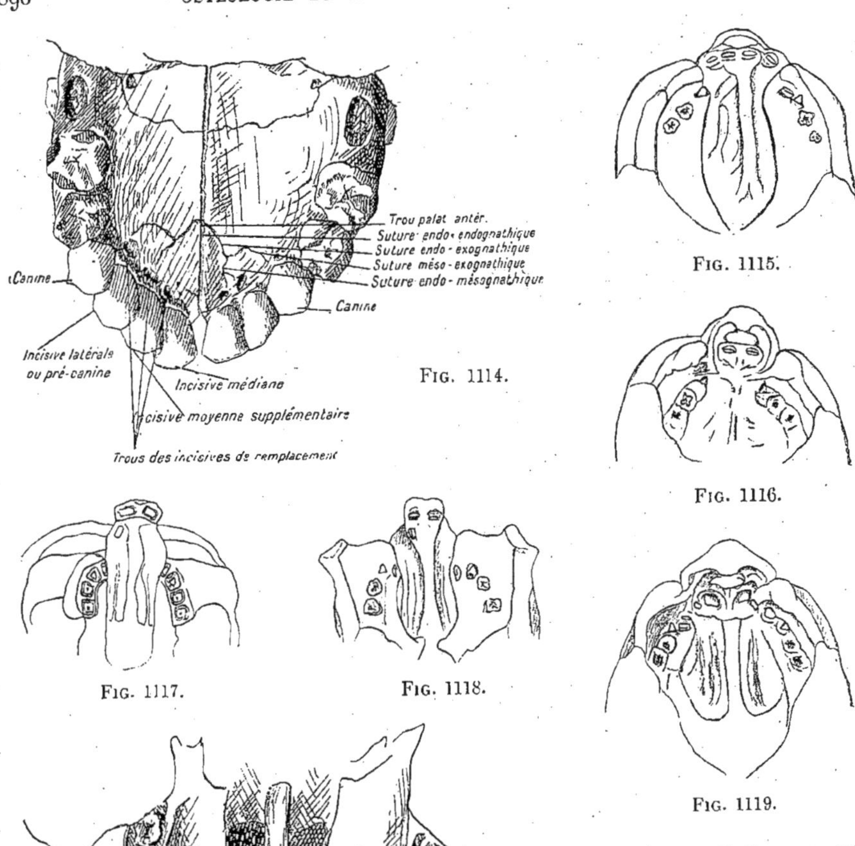

FIG. 1114.

FIG. 1115.

FIG. 1116.

FIG. 1117.

FIG. 1118.

FIG. 1119.

FIG. 1120.

Sur certains squelettes normaux (fig. 1111) on voit la persistance des sutures intermaxillaires en Y ; dans ce cas particulier il y avait en même temps une incisive supplémentaire à droite. D'après les anciennes descriptions, la fissure passerait le long de la suture endoexognathique, entre l'incisive latérale et la canine. Donc, dans le bec-de-lièvre bilatéral, le tubercule médian doit porter quatre incisives et sur le bord opposé de la fissure on doit trouver la canine. Souvent les dents limitrophes de la fente sont de petits capuchons adamantins, contenus dans un alvéole membraneux qui disparait sur la pièce sèche. La pièce de la figure 1115 répond à cette théorie, mais est exceptionnelle. Il semble qu'il y ait dents surnuméraires en dedans, anomalie par défaut en dehors. En effet, l'incisive précanine est absente tout aussi bien avec tubercule médian à deux incisives (fig. 1116).

Le *type normal* est le passage entre l'intermaxillaire interne et l'intermaxillaire externe, c'est-à-dire que dans le bec-de-lièvre bilatéral il y a un tubercule médian à deux incisives, avec une incisive précanine en dehors de la fissure (fig. 1117), mais les *anomalies* dentaires viennent la plupart du temps nous troubler. Il est habituel, en effet, que, l'incisive précanine étant absente (comme dans le cas précédent), ou présente (ce qui est la règle), le tubercule médian contienne 4 incisives (fig. 1119) ou, ce qui est plus étrange, 3 (fig. 1118). Il y a donc anomalie par excès dans le domaine de l'intermaxillaire interne. Il semble qu'il s'agisse d'une bifidité de germe, comme cela se voit sur la figure 1120, où une couronne d'incisive médiane est divisée en deux.

apophyses palatines des intermaxillaires — plus ou moins sinueuse, et bordée sur chacune de ses faces par une fissure. Il ne peut y avoir fissure médiane dans de semblables conditions, et en effet il y a fissure bilatérale, par où, de chaque côté, on pénètre dans la fosse nasale correspondante, la cloison étant intacte (fig. 1122).

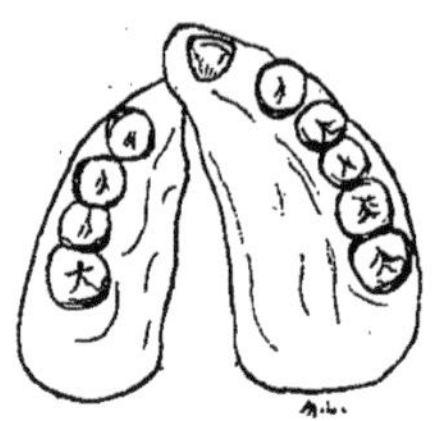

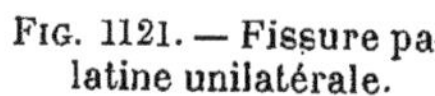

Fig. 1121. — Fissure palatine unilatérale.

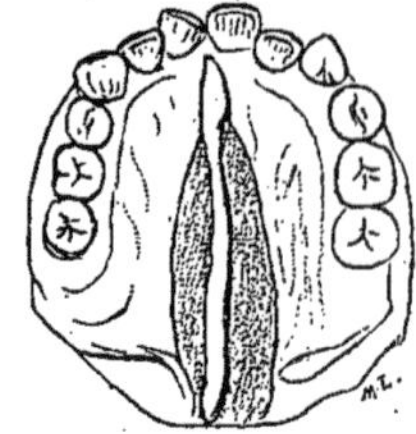

Fig. 1122. — Fissure palatine bilatérale

Voile du palais. — Que la fissure palatine soit unilatérale ou bilatérale, la fente du voile du palais est médiane : ce qui ne veut pas dire qu'elle soit toujours chirurgicalement symétrique ; quand elle prolonge une fissure labio-palatine unilatérale, la moitié située de ce côté est quelquefois atrophiée. Souvent, d'ailleurs, l'atrophie est bilatérale et très prononcée, en sorte que le voile est raccourci et rétréci ; si bien même que parfois on parle de son absence. Il semble toutefois que deux petits rudiments latéraux marquent toujours sa trace. La brièveté trop grande du voile explique pour beaucoup d'auteurs la persistance du nasillement après la staphylorraphie.

3° Association des lésions. — J'ai à ajouter les remarques suivantes :

1° Une fissure palatine bilatérale peut faire suite à une fente labio-alvéolaire unilatérale. Parfois la seconde fissure palatine (celle du côté de la lèvre saine) n'entame que la partie postérieure de la voûte.

2° Le *bec-de-lièvre complexe* bilatéral total est celui que l'on appelle gueule-de-loup. Il est formé de deux fentes, coudées chacune en un angle obtus ouvert en dehors. Entre ces deux fentes est le *tubercule osseux*, porteur typiquement de deux incisives, mais souvent de trois ou quatre, en sorte qu'alors il est fort large ; les latérales sont en général mal rangées. De plus, ce tubercule est d'ordinaire fort proéminent, jusqu'à être presque appendu sous le lobule du nez, la sous-cloison disparaissant. Il est constitué par les deux intermaxillaires internes accolés et sa proéminence est due à l'allongement des apophyses palatines de ces intermaxillaires, apophyses qui prolongent en avant la baguette vomérienne, dont une suture toujours très nette les rend distinctes ; le vomer n'est pas allongé. Les narines sont aplaties, la face est élargie.

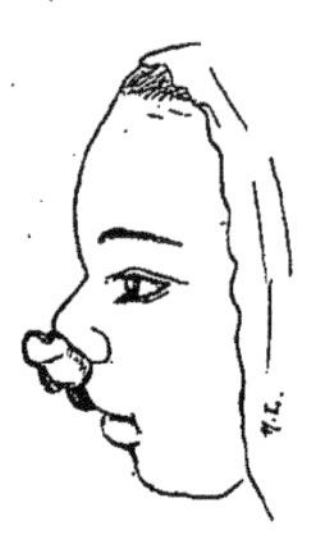

Fig. 1123. — Tubercule osseux suspendu à la pointe du nez.

3° Une *fissure complexe antérieure partielle*, ne fendant que le bord alvéolaire et s'arrêtant au palais, est possible avec un bec-de-lièvre bilatéral, mais tout à fait exceptionnelle. Un bec-de-lièvre bilatéral est presque toujours complexe et total.

2° *Les fissures postérieures* sont celles qui, fendant la luette, vont de là plus ou moins loin en avant. Tous les degrés existent, de la simple bifidité de la luette à la fente qui atteint le rebord alvéolaire. La fissure osseuse est en général unilatérale, mais elle peut être bilatérale. Il est ordinaire que, dans les divisions complètes du voile, le bord postérieur de la voûte osseuse subisse une échancrure plus ou moins marquée. A un degré moindre, une autre lésion assez intéressante se constitue : il y a absence des parties osseuses, les parties molles étant normales ou ne présentant qu'une insignifiante division de la luette ; et un tissu fibreux revêtu de muqueuse comble le vide plus ou moins étendu, généralement triangulaire à bord postérieur, de la lame osseuse.

3° *Coexistence des deux variétés.* — Chrétien a vu, la partie moyenne étant intacte, une fissure incomplète et une postérieure coexister avec une division de la lèvre et du voile du palais. Quelquefois, la lésion étant bilatérale, le rebord alvéolaire seul forme deux minces ponts entre les fissures labiales et les fentes palatines. La coalescence alvéolaire est la conséquence habituelle de la restauration labiale faite avec succès dans la première enfance.

4° *Les perforations congénitales* (1) sont extrêmement rares.

Symptômes. Pronostic. — Le bec-de-lièvre simple n'a en général aucune conséquence sérieuse. Il n'entrave pas la succion et l'enfant s'élève aisément au sein ou au biberon.

Il en est le plus souvent de même pour la fente du voile du palais seul, et de plus cette fente ne gêne pas la déglutition (2).

La fissure labio-palatine, surtout quand elle est bilatérale, est une malformation grave, qui menace souvent et rapidement l'existence. La succion, toutefois, est moins troublée qu'on ne le croit souvent. Avec une tetine molle, longue, que l'on introduit loin et sur laquelle l'enfant tette par pression entre la base de la langue et le pharynx, l'élevage au biberon est souvent possible, quelquefois même au sein, si le mamelon réalise les conditions précédentes. Si on échoue dans cette tentative, on élèvera l'enfant à la cuiller. Quelquefois la déglutition est entravée, les fosses nasales et la bouche formant une sorte de cloaque et les mucosités nasales, d'autant plus sécrétées qu'il y a presque toujours du coryza chronique, passent constamment dans la cavité buccale. Il faut alors un soin extrême : or souvent la mère ou la nourrice négligent un être monstrueux qui leur répugne, et c'est une cause de plus pour que ces enfants à fissure complexe totale fournissent une mortalité considérable.

Si le sujet survit, il restera très difforme et de plus la mastication et la déglutition seront gênées, les actes de siffler, de souffler seront impossibles. L'olfaction est diminuée, ce qui est sans doute en rapport avec l'existence à peu près constante d'un coryza chronique. La phonation sera rendue vicieuse par un nasillement intense, et souvent même certaines lettres, dites linguo-palatines, ne pouvant être prononcées, elle sera extrêmement indistincte, presque incompréhensible. Ce nasillement existe, quelquefois même à un degré marqué, chez des sujets atteint du simple défaut d'ossification mentionné plus haut.

Traitement. — Toutes les fissures faciales comportent le même traitement :

(1) Faits réunis par Sauvan, *Marseille méd.*, 1909, n°s 17 à 21. J'en ai observé sur le vivant deux exemples fort nets. J'ai vu, d'autre part, une perforation large comme une tête d'épingle sur le voile du palais, mais c'était sur le passage d'une bride amniotique. Trélat a publié un cas de perforation congénitale du voile, mais c'était un cas bien anormal, puisque après la naissance il y a eu, sous les yeux de Trélat, *guérison spontanée*.

(2) Je signalerai les faits de Dieffenbach, d'Ad. Alt, où les deux moitiés du voile, rabattues sur les trompes d'Eustache, les ont oblitérées, d'où surdi-mutité acquise.

il faut aviver leurs lèvres et les rapprocher par la suture, après avoir pratiqué les libérations nécessaires pour que l'affrontement se fasse sans tension. Mais il va sans dire que si, pour toutes ces malformations, le principe chirurgical fondamental est le même, le manuel opératoire est essentiellement différent, et, d'autre part, il existe, relativement à l'âge où il faut intervenir, des indications thérapeutiques toutes spéciales, selon qu'on doit restaurer les parties molles seules, le rebord alvéolaire ou la voûte palatine. Tout ce qui va suivre a trait au bec-de-lièvre vulgaire de la lèvre supérieure.

A. Bec-de-lièvre unilatéral. — *Restauration des parties molles.* — Louis a été un des premiers à faire voir qu'il y a écartement et non perte de substance réelle, que par conséquent il suffit d'aviver et de suturer. Mais on n'a pas tardé à reconnaître que l'avivement simple donne de très mauvais résultats : la cicatrice se rétracte et ainsi se reproduit une encoche prenant le quart ou même le tiers

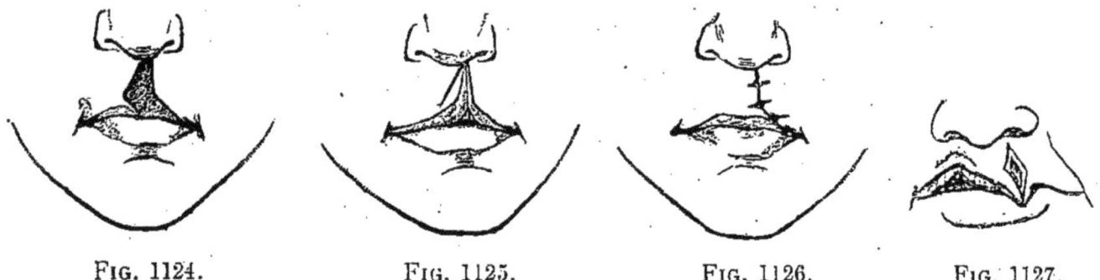

Fig. 1124. Fig. 1125. Fig. 1126. Fig. 1127.

Fig. 1124 à 1127. Réfection de la lèvre par le procédé de Mirault, à lambeau interne. — Fig. 1127. Procédé de Nélaton (plusieurs fois inventé depuis) dérivé du procédé de Clémot, à double lambeau (à droite), pour les fentes partielles où l'on peut conserver le bord libre faisant point de suture naturel (représenté sur le côté gauche).

de la hauteur de la lèvre. Il faut reconstituer le bord libre de la lèvre par un procédé à lambeau, dont le type est celui de Mirault (d'Angers).

Un temps opératoire indispensable est d'inciser la muqueuse du vestibule buccal, à la réflexion entre la lèvre et la gencive, de façon à couper les deux replis qui vont du bord de la fente labiale au bord alvéolaire ; et par cette petite plaie on décolle très largement du squelette sous-jacent le nez en dedans, la narine et la joue en dehors, en remontant jusque sous l'orbite. On a dit que l'hémorragie est dangereuse, d'où l'emploi du thermocautère et du galvanocautère : depuis vingt ans j'emploie le bistouri et la rugine, et j'ai toujours vu le sang s'arrêter par quelques minutes de compression.

L'*avivement* (fig. 1124) se fait sur la lèvre externe en deux coups de ciseaux, l'un presque vertical, au-dessous de la narine, l'autre presque horizontal, se joignant au sommet de la courbure de la lèvre. A l'extrémité externe, vers la commissure, il faut arrêter l'avivement droit, par une sorte de marche d'escalier. On ne doit pas craindre d'enlever une épaisseur notable de tissus, surtout au pied de la narine : le résultat final est meilleur que par l'avivement épidermique simple dont j'ai été pendant longtemps partisan.

Le *lambeau interne* (fig. 1125) se taille par transfixion de bas en haut avec un bistouri étroit et très pointu ; la lame doit cheminer en pleine peau.

Pour éviter la perte de sang, certains chirurgiens prennent la lèvre, contre la commissure, dans une pince à pression garnie de caoutchouc. Je me contente de la saisir entre le pouce et l'index gauches tandis que de la main droite je façonne (avivement, puis mobilisation) le côté correspondant de la fissure; pendant que j'avive le second côté, un aide comprime le premier.

La *suture* (fig. 1126) est faite à points séparés (1): deux crins de Florence, un sur l'angle du lambeau et de l'avivement, l'autre à la narine ; plusieurs points au crin de cheval entre les deux précédents et sur les deux faces, cutanée et muqueuse, du lambeau. On place d'abord le crin de Florence « angulaire », lequel doit embrasser les deux tiers environ de l'épaisseur de la lèvre pour passer derrière la coronaire, toujours coupée, et y arrêter le sang.

Le meilleur pansement est de n'en point mettre. On touche la ligne de sutures à l'alcool, et le sang forme une croûte protectrice ; on fixe les bras contre le thorax en épinglant les manches au corps de la brassière, pour que l'enfant ne se gratte pas. Dès le soir, l'opéré peut reprendre soit le sein, soit le biberon; au bout de quarante-huit heures, l'alimentation est redevenue normale. Les fils sont coupés au 5ᵉ jour, après anesthésie au chloroforme : sans cela, un mouvement intempestif risque de tout arracher.

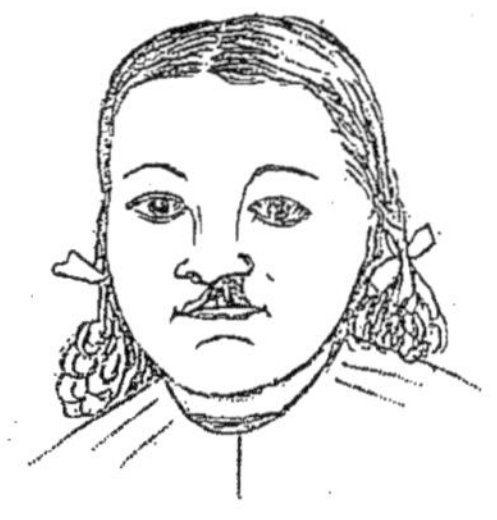

Fig. 1128. — Écartement d'une fissure non opérée.

Un *bec-de-lièvre partiel*, remontant au-dessus de mi-hauteur, s'accompagne presque toujours d'aplasie de la lèvre au-dessus de l'encoche et d'épatement de la narine. Le mieux est alors de compléter la fente et de réséquer largement ses bords, y compris le pied de la narine.

Restauration du bord alvéolaire. — Certains becs-de-lièvre unilatéraux (et même quelquefois sans fissure alvéolopalatine) s'accompagnent d'une *forte saillie du promontoire*, qu'il convient d'abattre d'un coup de bistouri ou de ciseaux pour éviter la distension de la suture.

S'il y a fissure alvéolaire, d'ailleurs, c'est presque toujours inutile chez l'enfant au-dessous d'un an : il suffit de refouler d'un coup de pouce l'intermaxillaire interne. La pression constante des parties molles fait le reste : et quand on revoit les opérés âgés de 2 à 3 ans, on voit que les deux bords de la fissure alvéolaire sont en contact intime. La fente palatine se rétrécit, mais ne s'oblitère pas.

Cette fissure, au contraire, s'élargit jusqu'à devenir horrible si la lèvre n'a pas été refaite dans le jeune âge (fig. 1128); et il convient d'arracher les dents mal plantées, puis de refouler contre le bord alvéolaire externe l'intermaxillaire interne, mobilisé à sa base avec un mince ostéotome (2) ; on le fixe par un point de suture, et il comble la brèche alvéolaire.

Quelle que soit la largeur de la fente osseuse, je crois qu'on réussit toujours à restaurer les parties molles par le procédé de Mirault. Et toujours, après mobi-

(1) Si la mobilisation est large, toutes les complications que l'on a imaginées pour éviter la tension sont inutiles.

(2) J'ai souvenir que ce procédé a été « inventé » il y a quelques mois, par un auteur oublieux de S. Duplay, *Soc. chir.*, Paris 1873, p. 573.

lisation large de la joue, je suture la narine en même temps que la lèvre. Ce fil coupe quelquefois (bien moins souvent qu'on ne l'a dit) et peu à peu la narine s'épate vers la joue de façon très disgracieuse. On la reconstitue en libérant complètement son cartilage par un coup de bistouri qui contourne le sillon naso-génien et va jusqu'à l'os; et on suture sa pointe à la sous-cloison avivée (P. Berger).

B. Bec-de-lièvre bilatéral. — *La restauration des parties molles* se fait en taillant de chaque côté sur le bord externe un lambeau, que l'on suture au tubercule charnu avivé rectangulairement. On peut affronter les deux pointes des lambeaux sur la ligne médiane, en une sorte de petite trompe d'abord très disgracieuse mais qui presque toujours se rétracte peu à peu. S'ils sont épais, on peut aviver la face muqueuse de l'un des deux, que seul on suture au bord inférieur du tubercule charnu, et qui se trouve ainsi horizontalement superposé au deuxième.

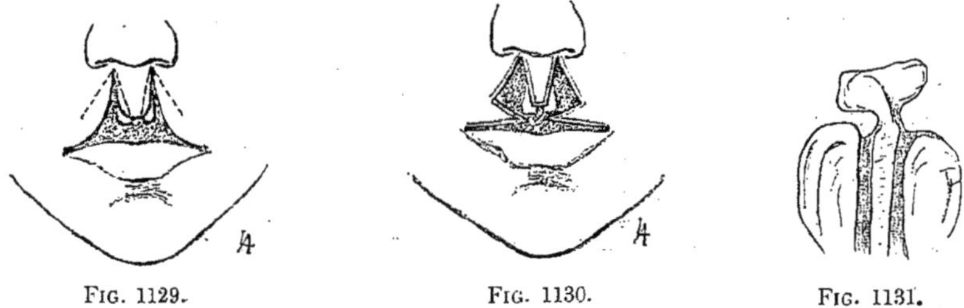

Fig. 1129. Fig. 1130. Fig. 1131.

Fig. 1129 et 1130. — Restauration des parties molles pour bec-de-lièvre bilatéral.
Fig. 1131. — Proéminence et largeur exagérées du tubercule osseux.

Quand le tubercule charnu est rudimentaire, on s'en sert pour refaire la sous-cloison, elle aussi d'une brièveté extrême : et les deux lambeaux externes sont suturés sur la ligne médiane, selon le procédé de Clémot.

Quelquefois le *tubercule osseux* n'est que peu ou pas saillant : et l'on ne s'en occupe pas. En général, il est saillant, appendu sous la pointe du nez : quelquefois il est hypertrophié, plus large que l'écartement des deux maxillaires.

On a alors proposé — et quelques chirurgiens le font encore — de simplement réséquer ce tubercule gênant, puis de recoudre la lèvre (procédé de Franco). Le résultat esthétique a coutume d'être très médiocre. Il vaut bien mieux si on refoule dans la brèche alvéolaire le tubercule osseux mobilisé par résection triangulaire de son pédicule. L'enfant étant en position de Rose, on incise la muqueuse sur la ligne médiane du vomer, on la décolle sur chaque face de la cloison avec une rugine étroite et mince, et de deux coups de ciseaux on abat le coin osseux dénudé : je n'ai jamais été inquiété par l'hémorragie.

Si le tubercule est trop large (fig. 1131), on abat de chaque côté sa corne saillante, qui correspond à une incisive supplémentaire.

Résultats. Accidents. Age où il convient d'opérer. — Je ne veux pas reprendre ici toutes les discussions sur l'âge convenable pour l'opération. Ma pratique est d'opérer à 3 mois environ les parties molles et le bord alvéolaire de tout bec-de-lièvre simple ou complexe (1).

(1) Il y a une vingtaine d'années j'ai cru, sur la foi des classiques, à l'inconvénient d'opérer en période de dentition ; ce que n'a pas confirmé mon expérience.

L'opération est presque toujours d'une bénignité et d'une efficacité parfaites : au 5e jour, la réunion est complète (1). Il est de règle que pendant vingt-quatre à quarante-huit heures la température ait monté vers 39° : et tous les cinq ou six ans je vois un de mes petits opérés mourir ainsi brusquement dans la première nuit. Il s'agit probablement d'une congestion pulmonaire suraiguë, que presque toujours on réussit à enrayer par les enveloppements froids du thorax. Les opérés ont souvent pendant un jour ou deux un peu de diarrhée verte, vite arrêtée par la diète hydrique. Je n'ai jamais eu de mort par hémorragie (2).

Mais un nourrisson ne peut être opéré sans danger que s'il est, avec sa mère ou une nourrice, en salle de crèche, et non en salle commune. On évitera les saisons extrêmes, trop froide (pneumonie) ou trop chaude (entérite) ; et d'autre part on tiendra compte de l'état général, du développement de l'enfant.

FISSURE VÉLOPALATINE (3). — La *prothèse* peut rendre des services, pour certaines fissures extrêmement larges, presque toujours bilatérales, où les parties molles sont insuffisantes, ou bien lorsque l'opération a échoué par gangrène des lambeaux: et l'on peut alors faire fabriquer des appareils remarquables, qui tiennent en place, n'ulcèrent pas la perforation, n'ébranlent pas les dents, sont munis d'un voile du palais artificiel souple et mobile, permettent une phonation parfois étonnamment correcte. Mais néanmoins ils gardent des inconvénients sérieux : ils sont fort dispendieux, ils constituent une servitude des plus ennuyeuses, de temps à autre on en voit tomber dans les voies aériennes ou dans l'œsophage ; enfin il est incontestable qu'en moyenne leur résultat phonétique est inférieur à celui de l'urano-staphylorraphie. C'est donc l'opération sanglante qui est la méthode de choix.

Les procédés opératoires que l'on a imaginés sont nombreux. Je suis toujours resté fidèle à *l'urano-staphylorraphie en double pont*, selon le procédé de Baizeau-Langenbeck, mis au point par U. Trélat. C'est le seul que je décrirai en détail.

D'une manière générale, l'opération est possible quand, à hauteur de la dernière molaire, la muqueuse a environ 15 millimètres de large. La forme ogivale de la voûte rend le décollement plus difficile : mais elle est favorable en ce que les lambeaux, devenus horizontaux après suture, remontent par leur bord externe sur le plan osseux oblique et forment ainsi pont au niveau de la partie la moins large de la fissure.

Pour désinfecter autant que possible la bouche, on extrait les dents atteintes de carie pénétrante et on enlève les végétations adénoïdes, s'il y en a.

L'opération se pratique sur le sujet endormi, couché sur le dos, tête pendante hors de la table (position de Rose) et reposant sur les genoux de l'opérateur, assis à la tête du lit.

Pour maintenir la bouche ouverte, le procédé le plus simple est le meilleur :

(1) Un coryza antérieur est une cause d'infection de la suture et doit par conséquent faire différer l'opération.

(2) Malgré les statistiques publiées, il y a quelque vingt ans, en Allemagne, il ne me semble pas que les nourrissons, débilités par l'opération, succombent ensuite en grand nombre (59 p. 100, a-t-on dit) à des maladies ultérieures (entérite, fièvres éruptives, etc.).

(3) A. BROCA, *Rev. d'orthop.*, 1905, p. 1.

un ouvre-bouche à crémaillère, de modèle banal, sur les molaires ; une pince sur la langue qu'un aide maintient tirée au dehors. Je ne me sers jamais des ouvre-bouche spéciaux que l'on a inventés.

Le procédé opératoire se comprend sans peine sur les figures 1132 à 1140 et leur légende. Ces figures représentent l'urano-staphylorraphie totale ; on saura que la staphylorraphie exige le même décollement complet des lambeaux, avec dédoublement des deux lames supérieure et inférieure du voile.

L'*opération en deux temps* consiste à faire un jour la libération des lambeaux, et cinq ou six jours plus tard l'avivement et la suture. Elle est fort utile pour les fissures très larges, car entre les deux séances les lambeaux se congestionnent, grossissent et s'élargissent, et leur suture réussit dans des cas où sans cela on les eût presque sûrement vus se sphacéler. Mais je ne crois pas utile de recourir à ce procédé pour diminuer la durée opératoire et le choc quand on opère des nourrissons : cela est peut-être bon si l'opération doit durer une heure ou deux ; mais un opérateur exercé doit mettre environ vingt-cinq minutes pour terminer, à peu près sans hémorragie, une restauration complète.

Soins consécutifs. — L'opéré doit garder un silence absolu. Il est alimenté pendant le premier jour avec de l'eau ; pendant les deux suivants avec des grogs sucrés, du bouillon ; puis avec des purées peu à peu plus consistantes. Le lait forme dans les anses de fil des grumeaux difficiles à nettoyer. A partir de la 2e semaine on permet les panades, les viandes et poissons bien pulpés ; le pain quand il n'y a plus de point granuleux susceptible d'être écorché et de saigner.

Pendant la première journée, on se méfiera des hémorragies retardées, rares d'ailleurs, que l'on traite par compression avec une éponge saupoudrée d'antipyrine ; les hémorragies secondaires n'existent pas si l'alimentation est bien dirigée.

Les fils sont enlevés du 5e au 8e jour.

Résultats opératoires. — Si l'on met à part quelques cas, très exceptionnels, de broncho-pneumonie (j'en ai observé 2 en vingt ans), on peut dire que l'opération est *sans gravité* ; ses résultats immédiats sont les suivants :

Dans un peu plus de la moitié des cas, on obtient la réunion par première intention totale de la suture et des incisions libératrices ; dans un quart environ il y a désunion partielle, et il reste à la jonction du voile du palais et du palais osseux une petite perforation, qui se comble ensuite d'elle-même en deux à trois mois. Le quart restant est à réopérer au bout de trois à quatre mois, qu'il y ait eu échec total ou partiel, par sphacèle d'une mince bande le long de la ligne de sutures ; et presque toujours on réussit à la 2e, quelquefois à la 3e opération. Très exceptionnellement, du sphacèle en masse d'un des lambeaux résulte une perte de substance devenue inopérable : j'évaluais autrefois ces cas à 2 p. 100 ; je n'en ai plus vu depuis qu'aux fentes très larges j'applique l'opération en deux temps.

Résultats fonctionnels. — Ce succès opératoire donne déjà aux patients un bénéfice immédiat considérable : le cloaque naso-buccal est supprimé, la déglu-

(1) En fait, Morestin a obtenu une fois une grande amélioration par l'allongement des piliers postérieurs incisés en travers et suturés en long.

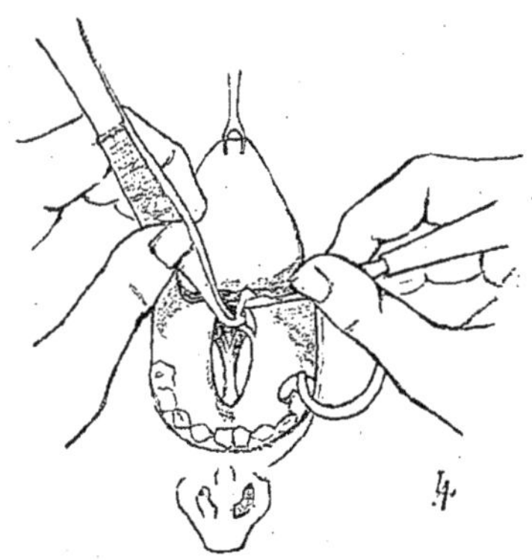

FIG. 1132.

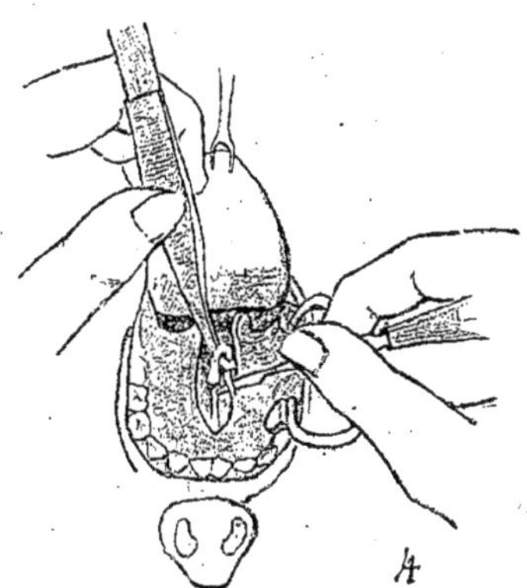

FIG. 1133.

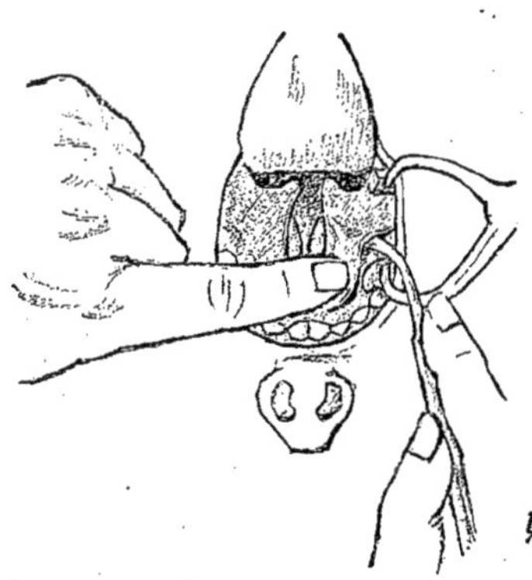

FIG. 1134.

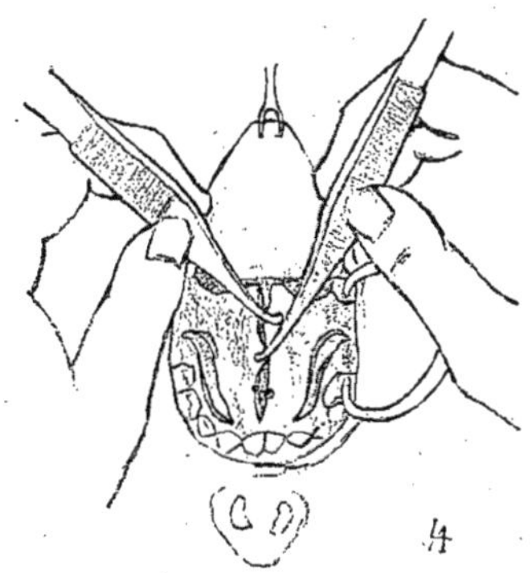

FIG. 1135.

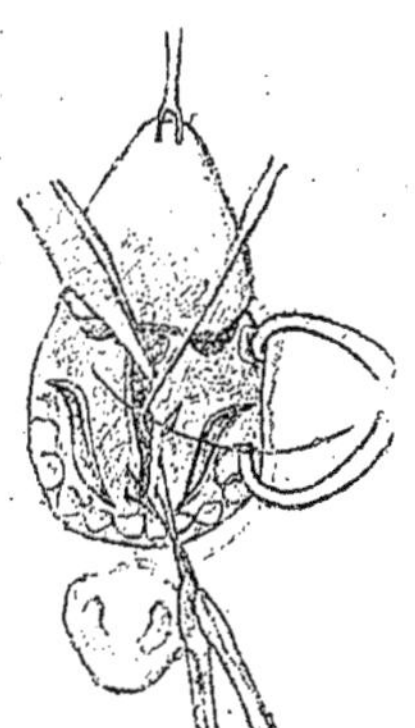

FIG. 1136.

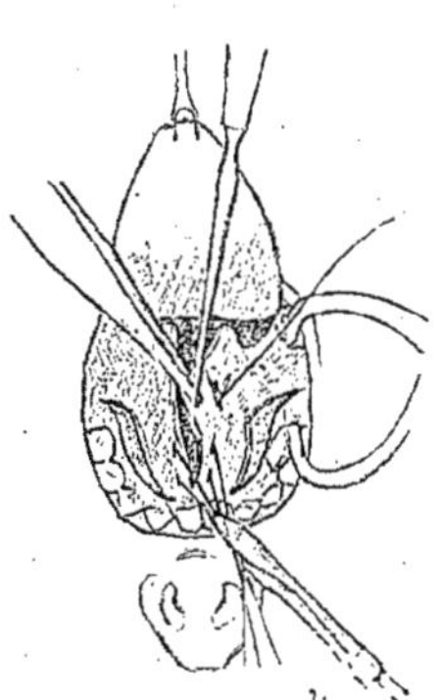

FIG. 1137.

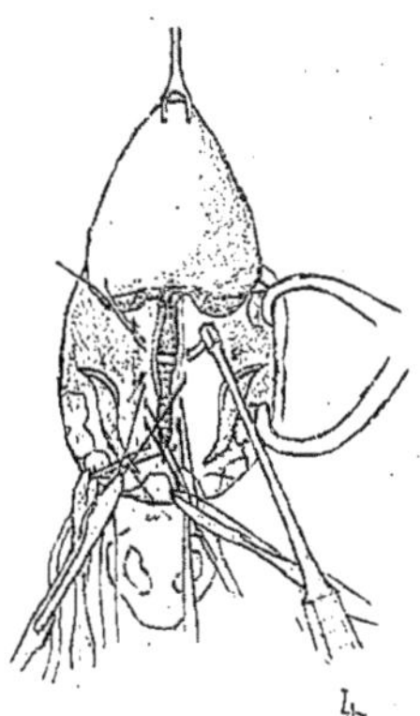

FIG. 1138.

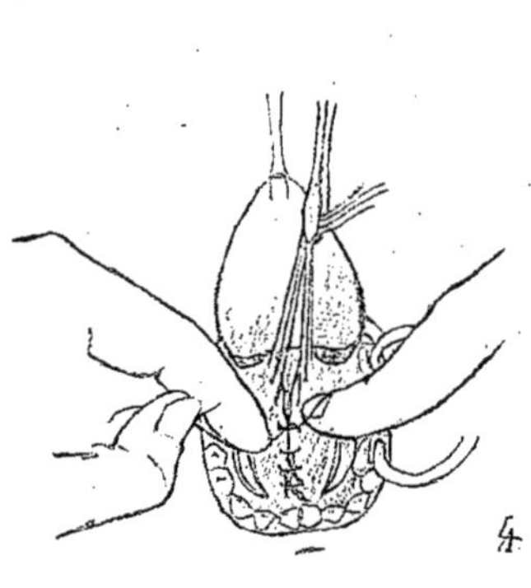
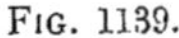

FIG. 1139.

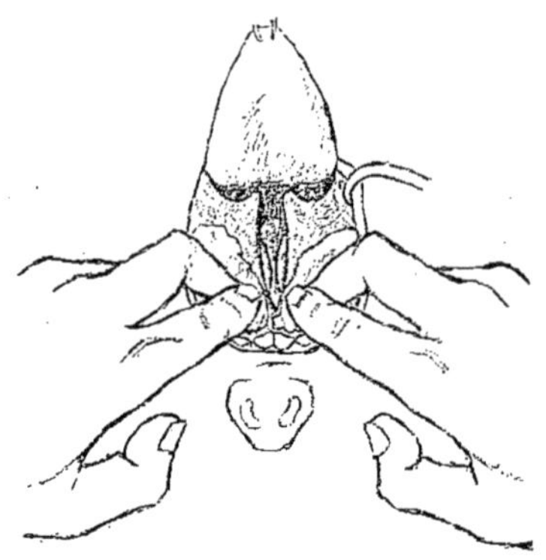

FIG. 1140.

La technique de la palatoplastie. — Le sujet étant tête hors de la table, *l'avivement* se fait avec un bistouri à lame très étroite que l'on pique, tranchant en arrière, à la base de la luette, et celle-ci est avivée jusqu'à la pointe (fig. 1132) ; cette petite lanière est prise dans une pince, et on continue à la détacher d'arrière en avant sur le bord droit (fig. 1133), puis d'avant en arrière sur le bord gauche. Les *incisions libératrices* sont tracées contre la sertissure gingivale des dents, en contournant la dernière grosse molaire, et par là on introduit une rugine coudée avec laquelle on décolle le lambeau correspondant (fig. 1134), en ayant soin de libérer très complètement l'insertion ptérygoïdienne. Il faut que les lambeaux, pris chacun dans une pince, puissent être approchés sans tiraillement aucun (fig. 1135). *Les fils* sont passés soit avec l'aiguille en U de Trélat (fig. 1136 et 1137 indiquant la manœuvre), soit avec une aiguille coudée, à chas fixe ou à chas mobile (fig. 1138) ; le meilleur fil est celui de bronze, d'aluminium, de 1 dixième de millimètre de diamètre. Il est très facile de tordre les fils avec les doigts (fig. 1139). L'*hémostase* se fait par compression sur les incisions libératrices à l'aide d'éponges rectangulaires (fig. 1140). Elle doit être très attentive et faite à plusieurs reprises pendant les intervalles où l'on reprend la chloroformisation.

tition, la mastication, la succion deviennent normales. Mais ce n'est pas assez pour l'opéré et pour son entourage : ils ne sont réellement satisfaits que si la *phonation* devient distincte. Or, à cet égard il ne faut pas se laisser entraîner à des promesses trop optimistes ; il faut savoir que souvent la phonation reste défectueuse, que toujours même elle le restera si l'enfant ne s'astreint à une éducation post-opératoire minutieuse. On a émis bien des théories pour expliquer cette imperfection persistante de la prononciation ; une de celles qui ont eu le plus de vogue est celle de Passavant. D'après cet auteur, tout tient à la brièveté anormale du voile du palais, incapable de venir au contact de la paroi postérieure du pharynx : et Passavant propose une staphylo-pharyngorraphie, pour suturer au pharynx le bord postérieur du voile. Mais H. Paul (de Breslau) a répondu à cette proposition que les adhérences du voile suffisent, à elles seules, pour produire le nasillement. La persistance du vice de prononciation provient sans doute de la conformation vicieuse de tout l'appareil de résonance, du palais et du naso-pharynx, de la bouche et des fosses nasales. On supprime un des éléments, le principal il est vrai, la fissure palatine, mais on ne restitue pas aux cavités voisines une configuration normale. Néanmoins si, par des exercices bien dirigés, on apprend au sujet à se bien servir de cet outil défectueux, on obtiendra des résultats remarquables.

Age où il convient d'opérer. — Bien plus grave autrefois, par hémorragie et par broncho-pneumonie, chez les enfants au-dessous de 2 à 3 ans, l'opération est certainement devenue plus bénigne : nous savons mieux arrêter le sang ; nous opérons plus vite et la broncho-pneumonie est moins fréquente. Aussi, après avoir, comme Trélat, opéré seulement à partir de 6 à 7 ans, ai-je peu à peu abaissé cette limite d'âge, et même dans ces deux dernières années ai-je opéré avec plein succès plusieurs nourrissons au-dessous de 1 an. Je n'en ai pas opéré avant 3 mois, quoique Arbuthnot Lane (1) conseille d'agir dès le jour de la naissance.

L'intérêt est sans doute réel, de réparer aussi vite que possible la difformité ; il est des enfants qu'après cela on peut alimenter, tandis que jusque-là ils dépérissaient. A cet avantage, on ajoute celui-ci : que la phonation est plus correcte, parce que l'enfant parle tout de suite avec un appareil de bonne forme, et par conséquent ne prend pas de mauvaises habitudes, indispensables à corriger plus tard. D'autres chirurgiens ont prétendu qu'en tout cas une éducation phonétique post-opératoire est nécessaire, et elle n'est possible que sur un enfant assez âgé pour en comprendre l'utilité, d'où les indications de l'opération tardive. Il faut reconnaître qu'aucun auteur n'a étayé par une statistique réellement probante l'une ou l'autre de ces assertions contradictoires.

2° *Fissures rares.*

1° **Colobome facial** (2). — Le colobome de la lèvre supérieure n'est connu qu'à l'état de *fissure prolongée, bucco-orbitaire*, et peut-être n'est-il possible qu'à cet état. Tout au moins, comme dans des observations de Pelvet, de Kraske, une ligne cicatricielle marque-t-elle la place où serait la fente faciale au-dessus de la fente labiale.

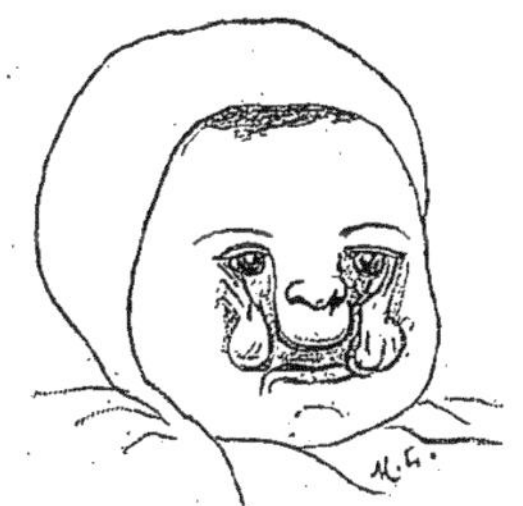

Fig. 1141. — Colobome complexe bilatéral.

Cette fissure est unilatérale ou bilatérale ; elle siège à la lèvre plus en dehors que celle du bec-de-lièvre vulgaire. De là elle remonte *en dehors de la narine et de l'aile du nez*, et va jusqu'à la paupière inférieure, souvent elle aussi atteinte de colobome (3).

(1) Le procédé d'A. Lane me paraît inférieur au « double pont » ; sur ce procédé, voyez Gaudier, *Soc. de chir.*, Paris, 1911, p. 586. Le procédé de Brophy, mis à l'essai de divers côtés, ne semble pas avoir tenu les promesses de son auteur.

(2) Jalaguier, *Revue orth.*, 1909, p. 481 ; Kirmisson, *ibid.*, 1910, p. 48.

(3) Du côté du squelette, les dissections assez peu précises de Morian et les miennes ont montré que, dans ces conditions, la fissure laisse en dedans d'elle l'intermaxillaire entier, le vomer, l'os nasal, l'unguis, l'ethmoïde et le cornet inférieur. J'ai même vu qu'alors l'apophyse montante de l'intermaxillaire, suppléant celle du maxillaire, va s'articuler avec l'unguis. La fissure osseuse, selon qu'elle remonte plus ou moins haut, va jusqu'à l'unguis ou en reste séparée par le rebord inférieur formant pont (A. Broca, *Arch. opht.*, 1889, p. 213). A l'arcade alvéolaire, on croirait, puisque l'intermaxillaire entier est en dedans, que jamais il ne devrait y avoir d'incisive précanine. Souvent, pourtant, cette incisive borde la lèvre externe de la fissure. Pour Albrecht, ce colobome de la lèvre supérieure est tout entier dû à la non-coalescence du bourgeon nasal externe et de l'arc maxillaire supérieur. Il est incontestable qu'il en est ainsi dans la partie supérieure de la fissure, au-dessus de la narine, mais la partie labiale peut fort bien être, en bas, semblable à celle du bec-de-lièvre vulgaire ; partir, par conséquent, entre le nasal interne et l'arc maxillaire et, en haut, dévier en dehors et non en dedans, vers la gouttière lacrymale et non vers la gouttière olfactive. Cela irait bien avec la similitude de la fente alvéolaire, avec l'existence de l'incisive précanine dans le colobome facial, et c'est une des raisons pour lesquelles il faut douter des explications embryologiques d'Albrecht.

2° **Fissure médiane supérieure** (1). — Autrefois on a affirmé que la fissure médiane de la lèvre supérieure constituait le bec-de-lièvre ordinaire ; on se demande comment une pareille erreur a pu être commise. Puis on a nié complètement, mais à tort, la possibilité de cette lésion. La fissure peut être simplement labiale, et même, dans un cas de Bouisson, elle se bornait à une encoche. La fissure prolongée, divisant le dos du nez, a été vue par O. Witzel et j'en ai observé deux exemples (2).

La fissure complexe, niée à tort par P. Albrecht, fend le rebord alvéolaire entre les deux incisives centrales et entre les apophyses palatines des deux intermaxillaires. Puis, plus profondément, Kundrat a montré qu'elle dédouble la cloison médiane des fosses nasales, ce qui doit faire admettre avec His et contre A. Kölliker que cette cloison est primitivement formée de deux lames accolées. J'ai vérifié le fait sur un enfant et, avec une netteté absolue, sur un veau (3).

Hoppe, Lannelongue ont observé la fissure médiane du nez seul.

3° **Macrostomie.** — Les fissures commissurales, qui constituent la *macrostomie*, sont d'une assez grande rareté.

La fissure commissurale typique des parties molles est *horizontale*, au moins jus-

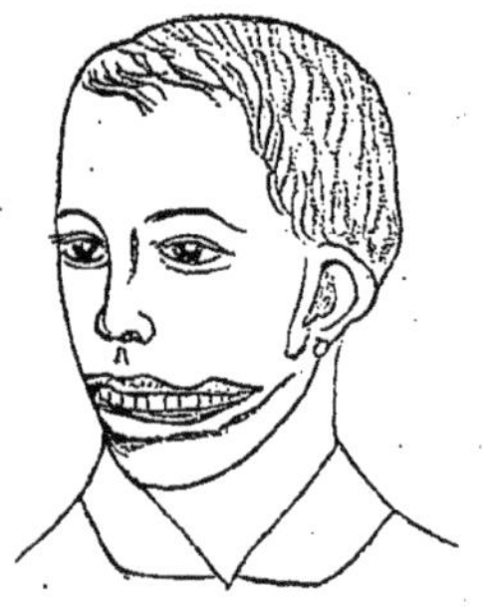

Fig. 1142.

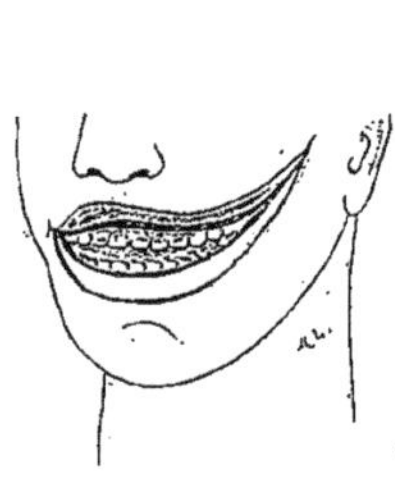

Fig. 1143.

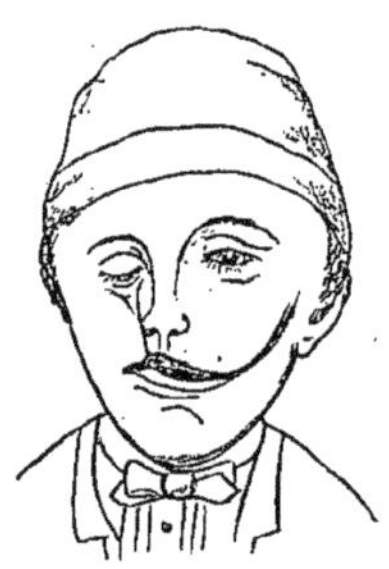

Fig. 1144.

Fig. 1142 et 1143.— Les deux formes de la macrostomie ; fig. 1144, association à une fente de colobome (Pelvet).

qu'au bord antérieur du masséter (4). C'est d'ailleurs là sa limite habituelle. Mais parfois, que ce soit sous forme de sillon ou de vraie fissure, elle se prolonge, un peu ascendante, vers le tragus, souvent plus ou moins dévié et déformé. Lorsque la macrostomie est bilatérale et au premier degré, la bouche est fendue presque d'une oreille à l'autre. Au second degré, la macrostomie bilatérale va d'une tempe à l'autre, la fente devenant sillon plus ou moins près de la tempe.

Le canal de Sténon, dans le cas de Rynd, s'ouvrait sur la lèvre supérieure de la fente. Au fond de cette fente, on voit les gencives et les arcades dentaires dans une étendue variable. Les bords de ces fissures ont le même aspect que dans le bec-de-lièvre ordinaire. Chez le malade de Pelvet, des brides muqueuses les unissaient étroitement aux arcades alvéolaires (5).

(1) P. Jouve, Th. de Bordeaux, 1911-1912. On a sûrement commis autrefois confusion avec l'hiatus médian par absence du tubercule médian et de la cloison vomérienne (A. Broca, *Soc. anat.*, 1891, p. 534).

(2) Morestin (*Soc. chir.*, 1913, p. 57) a montré un beau cas de rhinoplastie par insertion de cartilages costaux pour remplacer ce « nez de dogue ».

(3) A. Broca, *Soc. anat.*, 1887, pp. 395 et 588 ; Bougon et Derocque, *Rev. orth.*, 1908, p. 219.

(4) Sidoun, Th. de Paris, 1910-1911.

(5) A côté de cette fissure, due certainement à un défaut de soudure de la fente intermandibulaire, on a décrit des fissures géniennes obliques, allant en général de la commissure vers l'angle externe de l'orbite, par exception à l'angle interne. Mais dans ce groupe il y a sûrement des confusions. Si l'on pense, avec Mathias Duval, que l'arc maxillaire supé-

La fissure génienne s'accompagne souvent de quelques difformités osseuses. Pelvet a vu le maxillaire inférieur dévié ne plus répondre exactement au supérieur dont le bord était épaissi, tandis que la paroi antérieure du sinus maxillaire était amincie et déprimée. L'atrophie du maxillaire inférieur a été notée par Morgan, par Rynd ; l'absence d'articulation temporo-maxillaire par Roulland (1). Il est fréquent, d'autre part, que chez ces sujets l'oreille externe et l'oreille moyenne soient malformées, absentes même, l'oreille interne étant bien conformée ; que l'on constate au-devant du tragus l'existence d'appendices préauriculaires. Delanglade a publié un cas où toutes ces malformations étaient réunies.

Les fissures prenant toute la largeur de la joue ou toute la hauteur de la lèvre inférieure s'accompagnent d'un symptôme spécial : l'écoulement continu de la salive capable même d'être une cause de dépérissement.

4° **Fissure de la lèvre inférieure** (2). — La fissure typique de la lèvre inférieure ne peut être que médiane. C'est une malformation très rare, si bien que Cruveilhier en contestait à tort l'existence. Je ne parle pas du fait de Faucon ; là, en effet, la fissure labiale et osseuse était latérale et non point médiane. Ce qui se comprend d'ailleurs, car la malformation était provoquée par une volumineuse tumeur (voy. p. 905).

Du côté des parties molles, on observe une fissure labiale de hauteur variable, depuis une simple encoche jusqu'à une division de toute la lèvre, et même dans les faits de Parise, de Lannelongue, de Wœlfler, un sillon cicatriciel médian descendait de là le long du cou, jusqu'à la fourchette sternale.

En regard de la solution de continuité des parties molles, existe parfois une solution de continuité du maxillaire inférieur et de la langue. La bifidité de la langue a, d'autre part, été observée sans que la lèvre et la mâchoire fussent fendues (3).

Septours a publié une observation bizarre, mais trop peu précise pour être concluante, de *trifidité de la langue*.

5° **Association des diverses fissures.** — Il est fréquent, pour les fissures prolongées, que les deux côtés de la face présentent chacun une fente, mais les lésions dans bien des cas ne sont pas symétriques, et l'on peut observer les associations les plus variées entre les diverses formes, simples ou complexes, totales ou partielles, qui viennent d'être décrites. On peut aussi observer l'association d'une lésion purement mécanique, par bride, et d'une fissure typique située du côté opposé. Quelquefois avec une fissure génienne, typique ou atypique, existe un bec-de-lièvre simple du même côté. Au massif maxillaire supérieur en particulier, Meckel a vu un trait médian et un trait latéral, et sur des pièces non moins exceptionnelles de Leuckart, de Hallez, de Deramond, au trait médian s'ajoutaient deux traits latéraux. Ces diverses fissures s'associent parfois aux malformations du nez, des oreilles, des yeux.

rieur naît directement de la base du crâne, on peut admettre que la fissure à concavité supérieure, remontant à la région temporale, soit typique. Mais les sillons et cicatrices allant de la commissure à l'angle externe, au milieu et mieux encore à l'angle interne de l'orbite, ne sauraient s'interpréter ainsi : il s'agit là, sans doute, de brides amniotiques atypiques. Sur ces formes atypiques et les « amputations congénitales de la face » par brides amniotiques, voy. A. Broca, *Gaz. hebd. méd. et chir.*, 1887, p. 537 ; *Bull. Soc. anat.*, 1890, p. 137.

(1) Battesti, Th. de Paris, 1908-1909.

(2) Ici intervient une difficulté embryologique : on admet aujourd'hui, avec His, que la pointe de la langue, tout comme la base, naît par un germe primitivement unique, le *tuberculum impar*. Aussi His affirme-t-il, dans une lettre à Wœlfler, que la bifidité de la langue ne peut s'expliquer par un simple défaut de coalescence. Mais, ajoute-t-il, le tronc aortique, primitivement pair, puis soudé en un tronc médian, a son origine première dans la région où sera le *tuberculum impar*, et de là, secondairement, il descend jusque dans la cage thoracique. Supposons donc là une *adhérence anormale*, une migration tardive, et nous pouvons comprendre que le *tuberculum impar* soit de la sorte pour ainsi dire coupé en deux. D'ailleurs, un autre fait est à mettre en regard de l'explication précédente, l'existence du sillon médian allant du menton au sternum, alors que dans cette région, occupée par le champ méso-branchial, aucune coalescence embryonnaire n'a lieu.

B. — Kystes dermoïdes et fistules.

1° **Kystes dermoïdes.** — Les enclavements ayant pour conséquence des kystes dermoïdes (et par exception mucoïdes) s'observent : *a*) à la jonction entre la base du crâne et les bourgeons maxillaire supérieur et frontal ; *b*) le long des lignes de coalescence décrites à propos des fissures faciales. Ce sont des kystes pilifères simples (voy. p. 797).

Les premiers, ceux de la *région périorbitaire*, sont parmi les plus fréquents. A la *queue du sourcil*, leur lieu d'élection, ils constituent une petite tumeur sphérique, régulière, assez souvent indolente, mobile sous la peau, souvent fixée au squelette par un pédicule plus ou moins large (1) ; la forme aplatie et molle est rare. Cette tumeur souvent n'est pas connue dès la naissance. Les kystes de la tête du sourcil

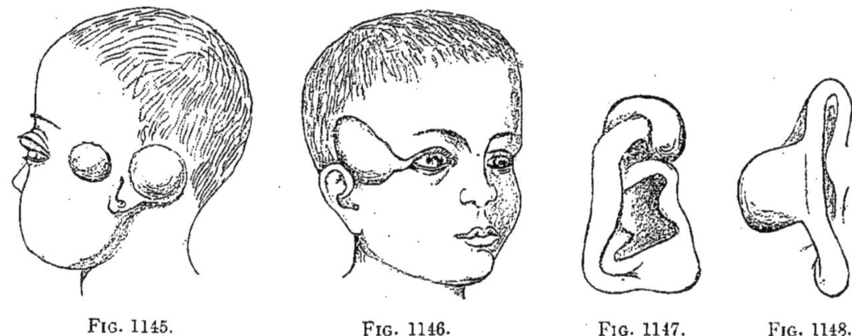

Fig. 1145. Fig. 1146. Fig. 1147. Fig. 1148.

Fig. 1145 et 1146. — Tumeurs congénitales (Lannelongue).
Fig. 1147 et 1148. — Kystes dermoïdes du pavillon.

et de l'angle naso-orbitaire sont moins fréquents ; ils ont les mêmes caractères, mais leur forme est souvent allongée verticalement. Les kystes de la région orbitaire offrent quelque intérêt pour le diagnostic de l'encéphalocèle (voy. p. 787).

On en observe quelques-uns *autour de l'oreille* (Levesque, Th. de Paris, 1906-1907), au-devant du tragus, au-dessus ou en arrière du pavillon, vers la tempe ou vers la région mastoïdienne. Ceux de la *joue* (fente intermandibulaire) ou de la *fosse canine* (gouttière lacrymale), sont plus rares encore ; ces derniers peuvent être mucoïdes.

Sur *la ligne médiane*, on rencontre quelques rares kystes dermoïdes, depuis la région intersourcilière jusqu'à la pointe du nez (2). Ces kystes sont presque toujours fistuleux et Lannelongue soutient même qu'ici le fait primitif est la fistule, le kyste succédant à l'oblitération de celle-ci. Quoique l'orifice fistuleux, par lequel sort souvent une touffe de poils, ait coutume de siéger à la pointe du nez, Lannelongue a fait voir que ces fistules et kystes sont d'origine cranienne et non point faciale, qu'il faut les rapprocher des kystes de la glabelle, de l'inion. Ils sont dus, en effet, à un défaut de soudure de la rainure ectodermique postérieure (neurale) de l'embryon. Mais juste au-dessous de l'extrémité de cette gouttière, qui s'arrête à la glabelle, naît le bourgeon frontal, capable, dans sa descente, d'entraîner, même jusqu'à la pointe du nez, l'extrémité restée béante de la rainure cranio-rachidienne ; et voilà pourquoi ces fistules dermoïdes conduisent dans un trajet toujours ascendant, capable de

(1) Elle est sous-jacente au muscle sourcilier, et non cutanée comme le kyste sébacé.

(2) Mougeot et Okinczyc, *Rev. orth.*, 1904, p. 413 ; Hébert, Th. de Bordeaux, 1911-1912 ; Oyez, Th. de Lille, 1911-1912. Sur les *kystes de crâne*, voy. p. 785.

s'engager dans le frontal au niveau de la glabelle et même d'aller jusqu'au contact de la dure-mère.

Les kystes dermoïdes de la face n'ont pas de caractères cliniques spéciaux. Leurs signes ne sont guère que négatifs et leur diagnostic n'est porté que par exclusion ; on tiendra aussi grand compte du siège.

L'ablation est toujours très facile.

2° **Fistules.** — Les fistules dermoïdes sont : 1° primitives ; 2° consécutives à l'inflammation et à l'ouverture d'un kyste dermoïde. Dans ces derniers cas, en effet, que l'ouverture ait été spontanée ou chirurgicale, il persiste une fistule tant que la poche n'a pas été extirpée. A la face, elles sont toutes borgnes externes. Il faut les traiter par l'extirpation du trajet.

Je viens de mentionner les fistules, peut-être primitives, du *dos du nez*.

Au *pavillon de l'oreille* elles siègent soit à l'extrémité antérieure de l'helix, soit au lobule, et peuvent se compliquer de surdité. Quelquefois, elles sont familiales comme celles du cou.

Il suffit de citer celles de la *lèvre supérieure* (1), quelquefois latérales et communiquant avec un kyste de la joue ; celles, très exceptionnelles, des diverses lignes faciales de coalescence.

A la *lèvre inférieure* (2), on voit quelquefois deux petits pertuis, situés symétriquement de chaque côté du frein, s'ouvrant au bord libre, plus près de la face interne que de l'externe et conduisant dans un petit canal sous-muqueux. Ces deux canaux, généralement parallèles ou convergents, mais que Rose a vus divergents, ne communiquent pas entre eux, ainsi qu'on s'en assure par le cathétérisme. La pression en fait sourdre un peu de mucus ; pendant les efforts, la muqueuse peut faire hernie sous forme d'une petite papille. Ce vice de conformation s'accompagne parfois d'un renversement hideux de la lèvre. Dans un fait de Lannelongue, il y avait une *fente transversale* située sur le bord libre et allant à 1 centimètre de profondeur (3).

Le traitement, indiqué surtout lorsque l'ectropion concomitant rend la face hideuse, consiste dans l'excision en V de la région médiane de la lèvre.

C. — Diplogénèse faciale et tératomes.

La face est un des endroits où s'insèrent le plus volontiers les tumeurs complexes, où l'on reconnaît des parties fœtales hétérotopiques plus ou moins développées.

La *diplogenèse* est évidente dans quelques observations, quand on voit s'implanter dans la cavité buccale, au pharynx, à la base du crâne, des masses où l'on reconnait des os, des membres plus ou moins formés, des intestins, et même un fœtus à peu près entier. Les cas capables de devenir réellement chirurgicaux ne sont pas les plus typiques au point de vue théorique; ils sont, au contraire, le plus souvent des cas limite (4). Je citerai la *duplicité de la face*, pour signaler une observation de Bimar où cette malformation, en général constatée sur des monstres non viables, a été compatible avec la vie.

(1) Clavet, Th. de Bordeaux, 1899-1900.

(2) Touchard, Th. de Bordeaux, 1904-1905.

(3) La pathogénie de cette malformation n'est pas élucidée. Jusqu'à nouvel ordre, en effet, nous ne connaissons pas, sur les côtés de la ligne médiane, d'état transitoire normal dont la persistance puisse être invoquée. Mais pour faire intervenir un vice de développement, il y a deux arguments importants : le siège et la disposition invariables des pertuis ; leur association à peu près constante au bec-de-lièvre de la lèvre supérieure, soit chez le sujet lui-même, soit chez ses collatéraux. Rose met en jeu un intermaxillaire inférieur dont Chassaignac parlait déjà, dont parlent aujourd'hui His, Wœlfler.

(4) Dans un cas, Severeanu a enlevé une masse implantée sur une bifurcation anormale de l'os nasal et on reconnaissait l'ébauche grossière d'un fœtus : en bas, entre deux cuisses, pendait un pénis caverneux et érectile. J'ai vu la photographie communiquée par Clément à la *Société de chirurgie* en 1885. Le rapport n'a pas été fait.

Les *tératomes* sont de vrais néoplasmes. Chaque région en particulier en possède qui lui sont propres.

Les tumeurs à tissus multiples existent à la langue (voy. p. 846), au voile du palais, identiques quand elles sont manifestes dès la naissance ou quand elles ne commencent à évoluer que plus ou moins tard. Elles peuvent mécaniquement provoquer des arrêts de développement.

Certaines d'entre elles, entourées de muqueuse et de peau, contenant des tissus graisseux, musculaire, cartilagineux, osseux, ont quelquefois été opérables. Elles s'implantent en des points variables. Elles ont été vues — et quelques-unes ont été enlevées — à la lèvre inférieure, au palais ou au voile du palais, au pharynx, à la base du crâne. Quelles relations y a-t-il entre ces tumeurs complexes et les kystes simples à contenu sébacé observés à la voûte palatine par J. Cruveilhier, par Ad. Henrot?

Aux mâchoires, on appelle souvent *polygnathes* tous les sujets dont la bouche laisse sortir une tumeur complexe, et on les divise en hypognathes et épignathes, selon que la tumeur s'insère sur la mâchoire supérieure ou sur l'inférieure. Pour les hypognathes, pas de contestation. Mais parmi les épignathes on compte souvent des fœtus, chez lesquelles une tumeur insérée dans le nasopharynx, dans les fosses nasales, à la base du crâne, dans l'encéphale même comme l'a vu Rippmann, vient faire saillie dans la bouche à travers une fente due à l'écartement ou à l'absence des os de la voûte palatine. Il s'agit souvent de diplogénèse et il faut réserver le nom de polygnathie aux cas de maxillaire surnuméraire : en ce sens, l'*épignathie* est fort exceptionnelle et sans intérêt pratique.

L'*hypognathie*, moins rare, a donné lieu à quelques opérations chirurgicales.

Le maxillaire surnuméraire s'implante ordinairement, par sa symphyse, au voisinage de la symphyse normale. Il offre, plus ou moins altérée, la forme d'un maxillaire inférieur, et on y trouve des follicules dentaires qui peuvent être ceux de la série des dents temporaires et permanentes. Mais cette disposition n'est pas toujours d'une netteté parfaite. La plupart du temps, incisives et canines ont été trouvées au complet ; mais les molaires sont le plus souvent remplacées par une masse polykystique, ayant la structure et le contenu ordinaires des kystes des mâchoires.

Anatomiquement, une constatation est importante pour le chirurgien. Tantôt, en effet, la tumeur s'implante sur l'os, lui adhère avec une solidité variable, par une continuité osseuse ; tantôt au contraire — et c'est ce que Isidore Geoffroy Saint-Hilaire appelait les *myognathes* — cette union n'est due qu'à des parties molles ; tantôt enfin — et c'est ce que Geoffroy Saint Hilaire appelait les *desmiognaphes* — la tumeur est véritablement pédiculisée.

La tumeur, dont le volume varie d'après le développement de la masse kystique, peut s'accroître vers la joue, au-dessous de la ligne allant de la commissure au tragus; vers le plancher buccal ; vers la région antérieure du cou. C'est une masse de consistance inégale, par places de dureté osseuse, par places molle et même fluctuante. Elle peut subir après la naissance une augmentation de volume, par accroissement des kystes, suffisante même pour provoquer des phénomènes dyspnéiques. Dans le cas de Faucon, elle était assez lourde pour que dès la naissance l'articulation temporo-maxillaire fût luxée ; et plus tard elle s'est accrue en même temps que ses kystes s'enflammaient et s'ouvraient à l'extérieur en des fistules rebelles, tandis que ses dents faisaient éruption en perforant la peau.

Pendant la vie intra-utérine, la tumeur devint assez volumineuse, dans le cas de Lafont et Nepveu, pour avoir causé des accidents de dystocie.

Une masse morbide semblable n'est pas sans troubler autour d'elle le développement; ainsi Faucon, Lannelongue ont vu la polygnathie associée à la fissure congénitale de la mâchoire inférieure et à des altérations de la région antérieure du cou. Mais tandis que, dans le cas de Lannelongue, la fissure osseuse était médiane, c'est-à-dire due à un arrêt de développement, dans celui de Faucon elle était latérale, d'ordre mécanique.

On a pratiqué avec succès quelques ablations. Il sera souvent indiqué, si la tumeur ne gêne pas la succion, la déglutition, la respiration, de ne pas opérer dès la naissance, mais d'attendre que l'enfant ait acquis quelque résistance, car l'opération pourra être laborieuse, intéressera le squelette et donnera du sang. Mais il est impossible de poser une règle précise et il n'y a aucune parité à établir entre les tumeurs largement adhérentes au squelette et celles qui lui sont unies seulement par un pédicule fibreux.

§ 2. — Kystes branchiaux et fistules du cou (1).

Embryologie normale. — Ces kystes et fistules sont dus à des enclavements et persistances anormaux de productions épithéliales entodermiques ou ectodermiques en rapport avec le développement du cou et des organes glandulaires correspondants (thymus, corps thyroïde), au milieu des productions mésodermiques (arcs branchiaux et champ méso-branchial) qui constituent la charpente de la région.

1° *Arcs branchiaux.* — Les arcs cervicaux sont au nombre de trois : ils constituent les arcs branchiaux 2, 3 et 4, l'arc maxillaire étant le premier. Ils sont primitivement parallèles et régulièrement superposés, mais ils ne tardent pas à subir des déplacements réciproques très importants. Les deux premiers, en effet, se développent plus vite que les autres, en sorte que, dès la quatrième semaine, ceux-ci rentrent dans leur courbe, comme rentrent l'un dans l'autre les cylindres d'une lorgnette, le 4e étant recouvert par le 3e, recouvert à son tour par le 2e. De la sorte, se creuse, à la face antéro-externe du cou, une dépression profonde, le *sinus præcervicalis* de His. La paroi antérieure de cette poche est formée par les 3e et 4e arcs, qui dès lors ne sont plus visibles de l'extérieur, cachés qu'ils sont par le 2e. La paroi postérieure est constituée par la paroi latérale du cou. L'orifice est limité en haut par le bord inférieur du 2e arc, en bas par le bord supérieur de la paroi thoracique antérieure, et le bord inférieur du 2e arc se prolonge en un *processus operculaire* qui descend peu à peu au-devant de l'orifice et se soude à la paroi cervico-thoracique, elle aussi développée pour aller à la rencontre de l'opercule.

Les *rainures branchiales* ectodermiques (voy. p. 884) sont peu profondes. Je parlerai plus loin des dépressions entodermiques (2).

2° *Champ méso-branchial.* — Au-dessous du premier, les arcs branchiaux ne se touchent pas sur la ligne médiane. Ils restent d'autant plus écartés qu'ils sont plus inférieurs (d'où le déjettement latéral du *sinus præcervicalis*), et entre eux est interposé un *espace mésodermique triangulaire*, à base inférieure, répondant à la paroi thoracique; c'est ce que His appelle le champ méso-branchial. A sa face entodermique, tout à fait en haut, est une saillie arrondie, le *tuberculum impar* de His, situé juste au-dessous de l'arc mandibulaire; plus bas est une autre saillie en fer à cheval, et allongée dans le sens vertical, la *furcula* de His, ayant déjà la forme de l'épiglotte, dont elle est en effet le rudiment, et se prolongeant en bas en deux crêtes qui bordent une gouttière. La limite inférieure de la furcula répond au quatrième sillon branchial entodermique, limité en dedans par un bourrelet qui suit le bord de la furcula, et que His appelle *crista terminalis*.

(1) Germond, Th. de Paris, 1901-1902.

(2) Chacun de ces arcs a un nerf axial : le facial pour le 2e, le glosso-pharyngien pour le 3e, le laryngé supérieur pour le 4e ; au 3e répond de même l'origine de la carotide interne ; au 4e à gauche, la crosse de l'aorte, et à droite le tronc brachio-céphalique. Aux dépens du 2e arc, appelé de ce chef stylo-stapédien, se forment l'étrier et l'appareil suspenseur de l'os hyoïde, y compris les petites cornes. On dit souvent que le corps et les grandes cornes proviennent du 3e arc ; le fait est très admissible pour les grandes cornes, latérales, mais il semble qu'il faille rattacher le corps, médian, à l'évolution du champ méso-branchial.

Les *sillons branchiaux internes* sont bien plus accentués que les externes, si bien que His les nomme *poches branchiales ;* et surtout le quatrième se creuse, contre la furcula, en une profonde dépression, le *fundus branchialis* de His (1).

Le premier sillon laisse sa trace, sous la forme de la trompe d'Eustache et de la cavité de la caisse. Le sillon externe correspondant donne le conduit auditif externe.

Le deuxième sillon se prolonge, d'après Rabl, en un *conduit branchial* qui se dirige vers l'opercule branchial du 2e arc et se met ainsi en rapport avec la paroi antérieure du *sinus præcervicalis*.

Les poches branchiales, à partir de la 3e, sont en rapport intime de voisinage avec le sinus précervical : notion importante à retenir, pour l'explication de certaines fistules branchiales.

A l'état normal, chez les vertébrés terrestres, les poches branchiales s'effacent complètement. Mais leur épithélium est le point de départ d'une série de végétations qui perdent toute connexion avec l'entoderme, se développent dans la profondeur du cou, et forment des organes complexes, groupés aujourd'hui sous la dénomination organogénique commune d'*organes branchiaux*.

3° *Développement de certains organes.* — His a montré que trois ébauches concourent à la formation de la *langue*. L'une d'elles est le *tuberculum impar*, qui se soulève au plancher de la bouche, au sommet antérieur du triangle méso-branchial, immédiatement au-dessous des bourgeons maxillaires inférieurs ; il fournit les deux tiers antérieurs de la langue. Les deux ébauches postérieures naissent en dedans des extrémités des 2e et 3e arcs. Ces trois ébauches se soudent, d'abord les deux postérieures entre elles, puis celles-ci à l'ébauche antérieure, laissant un vestige de leur indépendance première, sous forme d'un sillon temporaire, qui correspond au V lingual de l'adulte.

On croyait autrefois avec Stieda, Born et His que le *corps thyroïde* se développait par trois ébauches, également importantes : l'une impaire et médiane, provenant du plancher de la bouche, les deux autres, paires et latérales, provenant du *fundus branchialis*. On sait maintenant, depuis les recherches de Nicolas (1897), de Soulié et Verdun (1897), etc., confirmant l'ancienne opinion de Kœlliker, que les ébauches latérales ne donnent naissance qu'à des organes rudimentaires (vésicules ciliées) bien étudiés par Prenant, et que l'ébauche médiane donne à elle seule tout le tissu thyroïdien proprement dit.

Cette ébauche médiane se détache de l'épithélium du plancher de la bouche (au point de rencontre des trois ébauches de la langue), sous forme d'un bourgeon, qui descend le long de la ligne médiane du cou, se renfle à son extrémité distale, et perd (à l'état normal) toute connexion avec le plancher de la bouche.

Habituellement, la tige épithéliale qui réunit le renflement thyroïdien au plancher buccal se résorbe complètement. Mais elle laisse souvent un petit diverticule court annexé à la papille caliciforme médiane (*foramen cæcum*), et plus rarement un canal plus ou moins long (*canal thyréo-glosse*). Les *thyroïdes accessoires*, très communes, sont développées sur le trajet de l'ébauche épithéliale. La pyramide de Lalouette ne serait pas un reste du pédicule de cette ébauche, mais un bourgeon secondaire ascendant.

Les *organes rudimentaires* provenant du *fundus branchialis* (5e poche) sont généralement inclus dans les parties latérales de la glande thyroïde.

Glandules parathyroïdes. — Ces glandules sont de petits organes voisins de la glande thyroïde ou logés à son intérieur, mais qui ne sont à aucun point de vue

(1) Le *fundus branchialis* est subdivisé en deux poches superposées, bien distinctes dans plusieurs espèces de mammifères, notamment chez l'homme (Tourneux et Soulié, 1907) ; se fondant sur l'embryologie comparée, on le considère maintenant comme représentant une 5e et une 6e poches branchiales, rudimentaires, auxquelles ne correspond aucun sillon externe, et dont les arcs intermédiaires seraient soudés entre eux chez la plupart des espèces.

rudimentaires. Typiquement, il y en a deux paires. La paire inférieure se développe aux dépens des extrémités dorsales des 3es poches branchiales.

La paire supérieure se développe aux dépens des extrémités dorsales des 4es poches. Il y a donc entre les deux paires de glandules un entre-croisement longitudinal qui s'explique par la descente du thymus, auquel aussi donne naissance la 3e poche.

Le *thymus* se développe par deux ébauches latérales, paires et symétriques, provenant de la 3e poche. Ces ébauches s'allongent et descendent loin de leur lieu d'origine, avec lequel elles perdent toute relation (Stieda, Born, De Meuron, Prenant, etc.).

L'organe, d'abord purement épithélial, qu'elles forment par leur réunion, est ensuite pénétré par des cellules provenant du mésoderme, et transformé en une sorte de tissu lymphoïde (tissu lympho-épithélial).

Des nodules thymiques accessoires peuvent naître isolément des trois dernières poches, ou résulter de l'égrènement des ébauches principales.

A. — Kystes et fistules médians (1).

Étant donné qu'il n'y a pas coalescence des arcs cervicaux sur la ligne médiane antérieure où le champ méso-branchial s'interpose entre eux, il est évident qu'il ne peut pas y avoir en cette région de fistule cutanée primitive, si l'on met à part quelques cas fort rares, et mal expliqués, de fistule superficielle, cutanée, descendante, associée parfois à un processus cicatriciel vers le menton et la région sous-mentale (2). Je ne ferai que mentionner les fistules trachéales, douteuses. Certaines fistules médianes, borgnes externes, très rares, siègent au-dessous du larynx. On cite, sans l'expliquer, une fistule congénitale (au sens propre du mot) vue par Heschl à la région sus-hyoïdienne.

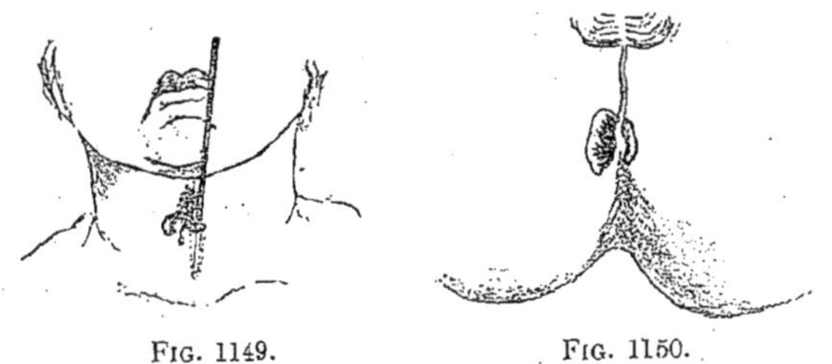

Fig. 1149. Fig. 1150.

Fig. 1149 et 1150. — Fistule médiane ; et sur le même sujet une bride antéro-postérieure cloisonnait l'anus.

1° **Kystes dermoïdes.** — Sur la région médiane peuvent se rencontrer des *kystes dermoïdes,* presque toujours assez bas situés, adhérents soit à la trachée, soit au sternum, et quelquefois très inférieurs, descendant au-devant du sternum (3), ou plongeant dans le médiastin (4). Cela nous conduit aux cas où, sans prolongement cervical, ces kystes, peut-être en relation avec le développement du thymus, siègent soit au-devant du sternum, soit dans le médiastin.

Y a-t-il des kystes dermoïdes sous-hyoïdiens réellement médians ? La démonstration n'est pas absolue, et dans quelques observations, en effet, on note que l'implantation sur la membrane thyro-hyoïdienne ou sur l'os hyoïde est nettement latérale, à hauteur de la grande ou de la petite corne (5). D'ailleurs, la démonstration scien-

(1) Pour les kystes du plancher buccal et de la langue, voy. p. 846 et 859. Ils semblent s'expliquer par un enclavement intermandibulaire très précoce, avant la formation du *tuberculum impar*.

(2) J'en ai observé deux cas, dont un, associé à une petite saillie corniculée, est représenté fig. 1149. Je connais un cas analogue de Veau (*Soc. Péd.*, 1908, pp. 210 et 268).

(3) J'en ai enlevé avec succès un qui descendait devant la trachée jusqu'à la crosse de l'aorte et adhérait à la gaine du thymus.

(4) Poingt, Th. de Bordeaux, 1904-1905 ; Grigoroff, Th. de Montpellier (univ.), 1904-1905.

(5) Weitzel, *Bull. méd.*, 1911, p. 811. — L. Rocher, *la Pédiatrie prat.*, 1911, p. 403 ; dans ce

tifique d'un siège sûrement médian ou sûrement latéral n'est pas toujours aisée à donner : et l'on conçoit qu'une déviation soit facile pendant les migrations descendantes des divers organes cervicaux. C'est ainsi, par exemple, que les kystes présternaux peuvent avoir une structure pharyngo-salivaire.

Les *kystes dermoïdes du médiastin* ont pour siège presque constant la partie supérieur du médiastin antérieur. J'ai trouvé un cas (1) où un de ces kystes (diagnostiqué hypertrophie du thymus) asphyxia un nourrisson de 9 mois. Mais les manifestations cliniques ne débutent presque jamais que chez l'adulte, par des accidents de suppuration chronique, de cachexie, de compression médiastinale, de vomique; on ne diagnostique guère ces kystes avant opération exploratrice, et l'on croit, en particulier, à une pleurésie purulente chronique. On doit, en principe, les traiter par l'extirpation, efficace, mais difficile et dangereuse (adhérence au péricarde et aux gros vaisseaux) ; la marsupialisation aboutit d'ordinaire à la mort par septicémie (2).

2° **Kystes mucoïdes et fistules thyro-hyoïdiens** (3). — ÉTUDE CLINIQUE. — Un kyste congénital mucoïde thyro-hyoïdien est une petite tumeur exactement médiane, ronde, lisse, indolente, accolée au bord inférieur de l'os hyoïde, avec lequel elle s'élève pendant les mouvements de déglutition. Si elle est plus bas située, elle s'élève de même, et un cordon fibreux se tend au-dessous d'elle. La peau est mince, souple, mais la tumeur est peu mobile sur les parties profondes. Quand on l'abaisse, on attire avec elle l'os hyoïde.

Il est presque sans exemple que la tumeur ait été connue dès la naissance ; elle grossit presque toujours chez l'enfant du deuxième âge ou vers la puberté, quelquefois chez l'adulte jeune (par exemple chez une femme à la suite d'une couche), et à partir de ce moment il est de règle que l'évolution soit rapide. D'abord dure, la tumeur ne tarde pas à fluctuer, à s'enflammer légèrement, puis à s'ouvrir spontanément, si elle n'a pas été incisée comme abcès. Il sort un liquide muqueux, épais, le plus souvent louche, et ainsi s'installe une fistule intarissable, donnant issue à un liquide clair, visqueux, peu abondant. L'orifice est petit, déprimé en cul de poule, et au-dessus de lui on sent un cordon qui se perd derrière le corps de l'os hyoïde ; quand cet os s'élève pendant la déglutition, l'orifice fistuleux se creuse en un petit entonnoir. Un stylet s'engage jusqu'à l'os, mais ne sent aucune dénudation.

Si l'on tient compte : 1° de ces signes spéciaux (siège médian, pédicule hyoïdien) ; 2° de l'absence de tout autre ganglion cervical engorgé, on évitera l'erreur de diagnostic, fréquente quoique peu excusable, avec une adénite tuberculeuse ou une fistule ossifluente.

La fréquence est plus grande dans le sexe masculin.

ANATOMIE PATHOLOGIQUE ET PATHOGÉNIE. — La paroi conjonctive de ces kystes est tapissée par un épithélium cylindrique, cilié s'il n'y a pas eu suppuration de la poche, et le restant même souvent par places en cas de fistule ; mais souvent aussi il

dernier cas, la structure était pharyngo-salivaire et chondro-thyroïdienne, comme celle de certains kystes latéraux et même présternaux (CHEVASSU, *Rev. de chir.*, 10 avril 1908, p. 411).

(1) A. BLACKADER et D.-J. EVANS, *Arch. of ped.*, mars 1911, p. 194.

(2) RENON et DILLE, *Soc. méd. hôp.*, Paris, 1907, p. 1498 ; NANDROT, Th. de Paris, 1906-1907 ; PERVÈS et OUDARD, *Soc. chir.*, Paris, 1912, p. 1512.

(3) CHEMIN, Th. de Bordeaux, 1895-1896 ; FAURE, Th. de Toulouse, 1911-1912 ; GARCIN, Th. de Lyon, 1901-1902. Sur les tumeurs solides, BÉRARD et CHALIER, *Arch. gén. méd.*, janvier 1908, p. 1. — Kyste mucoïde sus-hyoïdien, BATUT, *Soc. chir.*, Paris, 1912, pp. 1218 et 1227 (rapp. Routier).

s'altère alors, et peut même devenir en partie aplati, pavimenteux. L'épithélium s'insinue dans la paroi en boyaux dont les culs-de-sac dépassent quelquefois sa limite externe : et ces formations pseudo-glandulaires sont importantes à connaître pour l'opérateur. Dans quelques cas, on voit dans la paroi des éléments plus ou moins différenciés de tissu thyroïdien. D'autre part, les rapports anatomiques sont ceux de l'invagination thyroïdienne médiane, le pédicule du kyste ou de la fistule s'insérant soit sur la face postérieure du corps de l'os hyoïde, près du bord supérieur, soit sur la membrane thyroïdienne. Il est donc inutile d'exposer les diverses théories que l'on a émises, et il faut invoquer une persistance anormale de l'invagination thyroïdienne (voy. p. 907), ce qui explique les malformations suivantes : 1° la *fistule borgne interne*, qui est le canal de Bochdalek s'ouvrant au foramen cæcum et allant plus ou moins bas vers la membrane thyro-hyoïdienne, le traversant quelquefois ; 2° le *kyste mucoïde de la base de la langue* et les goitres linguaux (voy. p. 846 et 920) ; 3° le *kyste thyro-hyoïdien*, quelquefois canaliculé et descendant vers l'isthme du corps thyroïde, quelquefois accompagné d'une distension kystique vers la langue sentie au toucher ou vue au miroir. La *fistule borgne externe* ou, très exceptionnellement, *complète* est forcément secondaire. On conçoit aussi la possibilité de kystes sus-hyoïdiens mucoïdes.

Traitement. — Il faut pratiquer l'ablation de la poche ou du trajet fistuleux, et si on laisse un peu de la paroi épithéliale, la fistule récidive. Or, tous les chirurgiens signalent la fréquence de ces récidives, qu'expliquent et les culs-de-sac diverticulaires signalés plus haut (Buscarlet) et la difficulté de ruginer complètement l'insertion hyoïdienne du pédicule. Aussi ai-je coutume de réséquer le corps de l'os hyoïde, après dissection faite aux ciseaux courbes, par incision médiane, loin du trajet fistuleux. Même ainsi on est exposé à des récidives, dues sans doute à quelques prolongements aberrants sus-hyoïdiens.

B. — Fistules et kystes latéraux.

1° *Fistules congénitales pharyngiennes.*

Aspect extérieur et signes objectifs. — Ces fistules sont : 1° complètes, s'ouvrant à la fois à la peau et dans le pharynx ; 2° borgnes externes, ne s'ouvrant qu'à la peau ; 3° borgnes internes, ne s'ouvrant qu'à la muqueuse. Les fistules unilatérales sont les plus fréquentes, mais les bilatérales sont loin d'être rares ; dans ce dernier cas, la symétrie des deux orifices inférieurs est habituelle, mais non constante.

A. Fistule complète. — On doit prendre pour type la fistule qui, lorsqu'elle est complète, s'ouvre en bas à la peau contre le bord antérieur du muscle sterno-cléido-mastoïdien, un peu au-dessus de l'articulation sterno-claviculaire, et en haut dans le pharynx, à la région amygdalienne (1).

Les dimensions de l'*orifice cutané* sont très variables. Le plus souvent il est petit, quelquefois même à peine visible et n'admettant qu'un stylet filiforme. Parfois il peut recevoir une sonde de femme, exceptionnellement même le petit doigt.

(1) On a parlé autrefois de fistules trachéales (Dzondi), ce qui bientôt a été démontré faux (Ascherson). L'orifice cutané peut être médian, sans que le reste du trajet en soit modifié.

En général circulaire, il peut avoir la forme d'une fente transversale à lèvres inégales. Il est soit à fleur de peau, soit supporté par un petit mamelon charnu, quelquefois garni d'une sorte d'opercule cutané. La difformité saute aux yeux, lorsque le pourtour a l'aspect d'une muqueuse rouge, éversée, très sensible au contact des instruments explorateurs ; d'ordinaire ce bord, renversé en dedans, a l'aspect cutané. Garnissant pour ainsi dire cet orifice, on a observé de petites excroissances cartilagineuses ou ostéo-cartilagineuses, de longueur et de saillie très variables, mobiles sous la peau et sur les parties profondes.

Par cet orifice, parfois oblitéré par une petite croûte, s'écoule un liquide d'ordinaire peu abondant, clair, visqueux, inodore, quelquefois jaunâtre, plus abondant pendant les repas. Presque jamais il n'en sort des matières alimentaires.

Le siège de l'orifice cutané est sujet à quelques variations. On l'a vu au niveau du larynx, à hauteur du bord supérieur du cartilage thyroïde ou de l'os hyoïde et même près de l'angle de la mâchoire. Sarrazin, Faucon ont prétendu qu'il est d'autant plus près de la ligne médiane qu'il est plus élevé, ce qui est erroné.

2° Le *trajet* est souvent senti par la palpation, sous forme d'un cordon dur, en moyenne gros comme une plume de corbeau, se dirigeant vers la grande corne de l'os hyoïde. Mais c'est surtout par le cathétérisme qu'on apprécie ses caractères. Son diamètre, très variable, variable même d'un point à l'autre sur sa longueur, n'est nullement proportionnel à celui de l'orifice externe. Ces inégalités de calibre, les flexuosités possibles, rendent quelquefois le cathétérisme difficile, d'autant mieux que cette exploration est susceptible de provoquer des sensations pénibles. Un patient de Heusinger y prenait plaisir, mais la plupart des sujets accusent des douleurs vives, ont des accès de toux avec des picotements dans le pharynx, de l'enrouement et même de l'aphonie tant que la sonde est dans le trajet. Cette sonde, verticale ou légèrement oblique en haut et en dehors, se trouve presque toujours arrêtée au niveau de la grande corne, ou tout au moins vers l'angle de la mâchoire, et souvent alors on constate qu'elle est mobile dans une partie élargie. Cet arrêt n'est pas la preuve que la fistule soit borgne externe et souvent il est dû seulement à une coudure du trajet dans sa portion terminale, et l'on peut alors, si on a la main heureuse, pénétrer jusque dans le pharynx, grâce à une inclinaison particulière de la tête ou à une flexion déterminée de la sonde. On peut étudier le trajet par la radiographie après cathétérisme.

Quelquefois la fistule présente, à une hauteur quelconque, des trajets diverticulaires.

3° L'*orifice interne* siège toujours vers la région amygdalienne. Il a été vu sur le cadavre. Sur le vivant, on l'a quelquefois mis en évidence par le cathétérisme, par e laryngoscope, par une injection de lait. Ces injections colorées, déjà recommandées par Ascherson, ne permettent d'ailleurs souvent pas de déterminer le siège exact de l'orifice, mais au moins prouvent-elles dans certains cas que la fistule est complète, alors que l'échec du cathétérisme eût fait conclure volontiers à une fistule borgne externe. On a aussi parlé d'injections incolores, mais sapides : la sensation gustative perçue démontrerait le passage dans le pharynx. Mais cette expérience ne serait pas décisive, car on se demande, sans l'avoir il est vrai nettement démontré, si le haut du trajet, innervé par le glosso-pharyngien, ne serait pas apte à percevoir ces sensations. Ces diverses injections peuvent provoquer des incidents semblables à ceux du cathétérisme.

Chez certains malades, le cathétérisme a pu être réussi par la bouche à l'aide d'une sonde courbe.

Cet orifice est en général très petit, en sorte qu'il échappe aisément à l'inspection clinique ; tantôt c'est une petite fente ; tantôt, analogue à un point lacrymal, il s'ouvre au sommet d'un petit mamelon. Mais Heusinger l'a vu assez large pour recevoir la dernière phalange de l'index, et même, dans un cas de Mayr, il s'accompagnait de poches diverticulaires où stagnaient des aliments.

B. Fistule borgne externe. — L'orifice cutané est identique à celui de la fistule complète. Le trajet qui lui fait suite se termine en cul-de-sac, quelquefois en ampoule, à une hauteur variable, plus ou moins près de l'os hyoïde. Quelquefois même il dépasse cet os et vient presque sous la muqueuse du pharynx.

On a admis que les fistules complètes étaient fort rares relativement aux borgnes externes. C'est qu'on se fondait dans bien des cas sur le seul insuccès du cathétérisme. Or, si je m'en rapporte à mes opérations personnelles, je crois que la fistule complète est la plus fréquente (1).

C. Fistule borgne interne. — Ces fistules sont rares, et même Sarrazin doute de leur existence, aujourd'hui établie avec certitude (2).

A ces fistules il faut rattacher les *diverticules* « par pulsion » du pharynx et de l'œsophage. Ils se forment sous l'impulsion des matières alimentaires qui s'accumulent dans une dépression peu à peu élargie, qui finalement en vient à constituer une véritable tumeur cervicale, à provoquer des troubles dysphagiques spéciaux, mais cela n'a jamais lieu qu'à l'âge adulte, et dès lors, je m'en tiens à ces quelques mots.

Signes fonctionnels. Marche. Pronostic. — Les signes fonctionnels sont nuls ou à peu près. La déglutition est presque toujours normale. Dans le fait de Mayr, il y avait sans doute de la dysphagie, mais il est à noter qu'il existait des diverticules pharyngiens concomitants. Quelquefois les mouvements de déglutition font remonter l'orifice externe, qui se déprime.

On a signalé la rougeur, la sensibilité du trajet, l'exagération de la sécrétion, une sensation prurigineuse au moment des règles. Quelquefois, même en dehors de ce cas particulier, la peau, irritée par le liquide qui s'écoule, rougit quelque peu.

Il est fréquent qu'à un moment donné, quelquefois à l'occasion d'une angine aiguë, le trajet s'infecte ; à partir de là l'écoulement est purulent et abondant ; il se fait de temps à autre des poussées inflammatoires douloureuses. Sarrazin et Cusset me semblent exagérer la fréquence des complications pulmonaires (3).

(1) Il est possible que, soit spontanément (Seidel), soit après des injections irritantes (P. Broca et Faucon), l'orifice s'oblitère secondairement.

(2) Je signalerai une autopsie minutieuse de Watson. Dans ce fait la fistule, canaliculée, descendait fort bas au cou, et c'est sans doute par une disposition analogue qu'i faut expliquer les observations de P. Broca et S. Duplay, de Cusset, où une fistule complète s'est formée secondairement par ouverture à la peau, après la naissance, d'une fistule borgne interne, pendant plus ou moins longtemps latente.

(3) Monnier, Le Meignan et Amérand (*Gaz. méd.*, Nantes, 1910, p. 190) ont noté l'association au myxœdème. Est-ce en rapport avec un trouble d'évolution du corps thyroïde?

Diagnostic. — Le diagnostic, fondé sur les commémoratifs, le siège de l'orifice, le cathétérisme, est d'une évidence telle qu'il serait déplacé d'établir les caractères différentiels des fistules dentaires, ganglionnaires ou osseuses.

Autrefois on a décrit des fistules salivaires (1) congénitales qui sont très probablement des fistules branchiales. De même les prétendues fistules trachéales.

Il y a des fistules latérales, très rares, haut situées, derrière l'angle de la mâchoire et au-dessous, qui communiquent avec l'*oreille moyenne*, ou s'accompagnent d'une malformation de cet organe, de surdité : on les reconnaît à la direction que prend le stylet, en haut et en arrière.

Les fistules pharyngiennes à orifice médian ressemblent aux *fistules thyro-hyoïdiennes* ; mais celles-ci sont toujours secondaires, elles sont attirées par l'élévation de l'os hyoïde, leur trajet est médian et verticalement ascendant. La ressemblance n'est réelle qu'avec les fistules dermoïdes « paramédianes » (voy. p. 908) ; mais la confusion est sans intérêt pratique.

Étiologie. Pathogénie. — Il s'agit d'un vice de conformation prédominant chez le garçon (moins cependant que le kyste thyro-hyoïdien), remarquable par la fréquence relative de cas héréditaires et même familiaux, à générations successives. La coexistence d'autres vices de conformation, même sur le territoire des arcs branchiaux (sauf les appendices cartilagineux mentionnés plus haut), est rare (2). On trouve quelquefois chez les ascendants des tares diathésiques, comme pour toutes les autres malformations. D'après toutes les statistiques, les observations allemandes sont en grosse majorité : est-ce question de race? ou est-ce étude plus attentive dans le pays où la lésion fut découverte ?

Le trajet fistuleux a des rapports et une structure caractéristiques.

A la *dissection* (pratiquée quelquefois sur le cadavre, moins rarement sur le vivant), on voit que le trajet traverse la peau, puis l'aponévrose, longe la face profonde du sterno-mastoïdien puis, parvenue à hauteur de la grande corne de l'os hyoïde (où s'insèrent les fistules borgnes externes), il s'engage dans la profondeur, derrière le ventre postérieur du digastrique (devant l'hypoglosse, ajoute Rehn) pour aller au pharynx en passant entre les deux carotides secondaires, au-devant du nerf glosso-pharyngien (qui l'innervait dans un cas de Watson) et du ligament stylo-hyoïdien.

Au microscope, on trouve deux tuniques, une fibreuse, avec des fibres musculaires quelquefois, une muqueuse. Celle-ci est de structure un peu variable. L'épithélium y est tantôt cylindrique (et même cilié), tantôt pavimenteux, tantôt sous les deux formes à la fois, et alors, en général cylindrique en haut, pavimenteux en bas. Dans la muqueuse s'enfoncent quelquefois des culs-de-sac d'apparence glandulaire. Le chorion a, la plupart du temps, surtout dans sa partie supérieure, une structure adénoïde sur laquelle j'insisterai à propos des kystes. Dans un cas encore inédit, j'ai vu dans la paroi des cellules d'apparence thymique.

Dans ces conditions, il est évident qu'il faut d'invoquer un arrêt de développement de l'appareil branchial. Mais on ne saurait plus adopter l'idée ancienne, soutenue par Cusset, qu'il s'agit d'une persistance de la 4e fente branchiale : nos connaissances embryologiques actuelles s'y opposent (voy. p. 906).

(1) Jalaguier et Lechevallier (*Soc. an.*, 1912, p. 92). Un kyste dermoïde sous-hyoïdien avec fistule secondaire du canal de Wharton.

(2) Eschbach (*Soc. péd.*, 1905, p. 334), un cas de cinq fistules concomitantes : 1 orbitaire droite, 2 orbitaires gauches, 2 cervicales.

L'orifice interne de la fistule complète appartient certainement au domaine de la 2e poche branchiale, prolongée par le canal branchial de Rabl, et ceci nous explique en outre comment, à sa partie supérieure, le trajet passe au-dessous du facial et au-devant du glosso-pharyngien, entre la carotide interne et la carotide externe, c'est-à-dire, en somme, entre les vaisseaux et les nerfs du 2e arc en haut et en avant et du 3e arc en bas et en arrière. Voilà donc pour les fistules borgnes internes et pour la partie supérieure, identique, des fistules complètes. Les fistules borgnes externes semblent dues à une béance persistante du *sinus præcervicalis;* or, l'on sait combien ce sinus s'approche de la 2e poche interne, si bien même que certains auteurs admettent là, malgré His, une communication normale entre le pharynx et l'ectoderme. Mais pourquoi, puisque le *sinus præcervicalis* est toujours en cause, le siège si variable de l'orifice externe, presque toujours, il est vrai, latéral et inférieur, comme celui du sinus, mais quelquefois supérieur et même médian sans que rien change à l'orifice supérieur? Peut-être les invaginations thymiques, thyroïdiennes latérales et leurs annexes jouent-elles quelquefois un rôle.

Traitement. — Des traitements fort variés ont été mis en œuvre. Leur principe est toujours de détruire l'épithélium, sans quoi l'oblitération du trajet est impossible.

On a eu recours d'abord aux injections caustiques ; mais Dzondi a vu périr en sept jours une fillette de trois ans à laquelle il avait injecté du nitrate acide de mercure. Le cautère actuel semble moins dangereux, et on a enfoncé dans ces trajets des stylets rougis, des fils métalliques que l'on a fait chauffer galvaniquement; les succès sont fort rares, si même il en est de probants. Les injections simplement irritantes sont encore moins efficaces.

Weinlechner a conseillé l'excision de la muqueuse suivie de cautérisation : mais si l'excision est complète, la cautérisation est inutile. On a quelquefois prôné l'électrolyse.

L'extirpation totale est le procédé de choix. Un chirurgien qui sait disséquer finement enlèvera sans peine et sans danger la plupart de ces fistules. Pour mener à bien cette opération, on suivra la technique indiquée par Sarrazin : on introduira d'abord dans le trajet une sonde qui servira de conducteur et autour de laquelle on fera la dissection.

Pour les fistules borgnes externes, tout le monde accorde que l'intervention est indiquée, sauf pour les petits orifices à peu près invisibles et à peine suintants, préférables à une cicatrice apparente. Il faut seulement avoir soin de pousser bien au fond du trajet la sonde conductrice et d'extirper complètement le cul-de-sac épidermisé. On peut opérer à l'aide d'une petite incision circonscrivant l'orifice de la fistule et assez peu prolongée en haut. La paroi est assez résistante pour qu'on puisse, par traction, abaisser le cul-de-sac postérieur, si elle n'est pas ramollie par la suppuration.

Il était naguère encore classique de dire que, dans les fistules complètes, il faut s'abstenir de l'intervention sanglante. Cette opinion est aujourd'hui reconnue erronée, et de nombreuses dissections ont été menées à bien. L'inconvénient du procédé classique, par incision tout le long du trajet, sur le bord du muscle sterno-cléido-mastoïdien est dans la cicatrice. Aussi nombre de chirurgiens attendent-ils qu'une complication leur force la main. J'ai montré (1) qu'on peut, par

(1) A. Broca, *Soc. chir.*, Paris, 1906, p. 385.

une incision circonscrivant l'orifice inférieur, libérer le trajet en tunnel jusqu'à hauteur de l'os hyoïde, par traction comme il est dit plus haut ; puis on fait derrière l'angle de la mâchoire, sur le bord du sterno-mastoïdien, une incision de 3 centimètres tout au plus par laquelle on fait sortir l'extrémité inférieure du tube fistuleux, et par là on suit le bout supérieur jusqu'au pharynx, où on le ferme par une ligature au catgut. Le résultat esthétique est excellent.

2° *Kystes latéraux* (1).

Étude clinique. — Ces kystes sont congénitaux au sens pathogénique du mot, et quelquefois ils le sont aussi cliniquement. Mais il est fréquent qu'ils ne se manifestent que plus tard, comme tous les kystes dermoïdes d'ailleurs, après ce que Verneuil a appelé une phase de stagnation plus ou moins longue. Souvent alors c'est vers la puberté qu'ils se mettent à croître. Je n'insisterai pas davantage sur ces faits, qui ne sont pas spéciaux à la région.

Ces kystes constituent au cou une masse indolente, molle et fluctuante, en général peu volumineuse, mais susceptible d'acquérir de grandes dimensions. La peau est mobile sur eux ; ils sont assez peu mobiles sur les parties profondes.

Les latéraux occupent ordinairement la région sterno-mastoïdienne, en haut, au milieu, en bas ; quelquefois la région sous-maxillaire. Ils peuvent être bilobés, quand ils sont bridés par une aponévrose ou par un muscle. Souvent ils ont une forme allongée parallèlement au sterno-mastoïdien, avec un pédicule qui, en haut, se perd dans la profondeur. Dans certains cas, ils peuvent transmettre les pulsations de la carotide. Une poche observée par Langenbeck faisait saillie dans le pharynx.

Il semble qu'assez souvent cette poche ait été prise pour un abcès froid, en particulier pour un abcès ganglionnaire ; mais elle donne la sensation d'une cavité unique, largement fluctuante, sans engorgement des ganglions voisins, à paroi bien limitée. Cela ressemblerait davantage à un abcès ossifluent, si on ne savait qu'au cou la seule cause de celui-ci à retenir en pratique est le mal de Pott, dont on ne trouve aucun signe rachidien.

A un moment donné, surtout chez l'adulte, le kyste s'enflamme, devient douloureux, et se fistulise spontanément ou après un coup de bistouri.

Anatomie pathologique. — Les *kystes branchiaux latéraux* (2) ont pour caractère ordinaire, à la dissection grossière, d'adhérer au squelette. Lücke, Langenbeck ont constaté qu'ils sont quelquefois unis à l'apophyse styloïde ; en général ils adhèrent à la grande corne de l'os hyoïde.

Ces connexions osseuses ne sont pas les seules, et pour les kystes latéraux il en existe souvent avec la gaine des vaisseaux carotidiens, avec la jugulaire interne surtout ; il en était ainsi chez des opérés de Langenbeck, de Schede. Mais il est à remarquer, disent Volkmann, Max Schede, que ces adhérences sont peut-être secondaires :

(1) Gigante, Th. de Montpellier, 1909-1910.

(2) Rappelons l'analogie de structure des kystes présternaux, qui semblent être d'origine cervicale. De même pour les *kystes parotidiens*, qui se développent vers le cou.

elles sont en effet inconstantes et ne s'observent guère que lorsque le kyste a été enflammé, à la suite d'une ponction par exemple. De même c'est sans doute par une altération secondaire de la paroi veineuse qu'il faut expliquer le cas où Gluck a vu la jugulaire interne s'ouvrir largement dans un kyste mucoïde.

La structure de ces kystes est la même que celle des fistules congénitales et l'on trouve : 1° des kystes dermoïdes proprement dit, pilifères, à contenu sébacé; 2° des kystes mucoïdes, à épithélium cylindrique cilié, rares; 3° des poches dont la paroi est riche en éléments lymphoïdes au point de ressembler à l'amygdale : et dans ces kystes « amygdaloïdes » ou pharyngoïdes, on trouve souvent des formations ressemblant aux glandes salivaires; leur contenu est un liquide laiteux. Malgré l'opinion ancienne, soutenue encore il y a quelque 25 ans par Albarran, il ne s'agit pas là de kystes « ganglionnaires » mais d'un enclavement congénital de la 2e poche pharyngienne, si riche, comme on le sait, en tissu adénoïde (1).

Weiss, Gillette Malherbe (de Nantes) ont observé au cou des kystes à contenu huileux. On a parfois attribué une origine traumatique à ces kystes, rencontrés chez l'adulte. Mais si l'on s'en rapporte à ce que nous savons sur les divers kystes huileux étudiés histologiquement, il est probable qu'il s'agit de kystes dermoïdes pendant longtemps latents.

Virchow, de Saussure, Ford ont décrit des kystes dermoïdes complexes, contenant des masses ostéo-cartilagineuses. Mais nous nous rapprochons alors des tératomes au moins autant que des kystes par simple enclavement. S'agit-il d'un processus néoplasique ayant envahi secondairement un de ces kystes ? Le fait est possible, car il existe certainement des épithéliomas qui ont pour point de départ un kyste dermoïde pendant plus ou moins longtemps inconnu et Volkmann nous a fait connaître ces *carcinomes branchiogènes* (2).

Les *kystes latéraux dermoïdes* sont probablement dus au pincement, dans la profondeur, d'une des rainures branchiales au niveau du *sinus præcervicalis*. Les kystes mucoïdes latéraux, plus rares, sont sans doute dus à l'enclavement du cul-de-sac du conduit branchial de Rabl, au niveau de la 2e poche branchiale; et ce que j'ai dit des connexions de ce conduit avec le *sinus præcervicalis* explique la possibilité des kystes à paroi mixte. Peut-être certains kystes mucoïdes latéraux sont-ils en relation avec l'évolution vicieuse d'une des invaginations thymique ou thyroïdiennes (3) et de leurs dépendances, nées d'ailleurs elles aussi dans le *fundus branchialis*. On le voit, l'analogie pathogénique est grande avec les fistules congénitales, et d'autres faits encore parlent en faveur de cette assimilation. Max Schede a noté l'existence d'un kyste dermoïde chez un garçon dont la sœur portait une fistule; souvent les fistules borgnes se terminent dans une véritable ampoule, et par contre d'assez nombreuses observations prouvent que les kystes dermoïdes du cou ont volontiers une forme canaliculée.

Traitement. — Comme pour les fistules et pour les mêmes motifs, le seul traitement rationnel est l'extirpation totale, toutes les fois qu'elle est possible.

L'extirpation complète des kystes médians et fistules est assez aléatoire, en raison des diverticules plus ou moins irréguliers que présente le revêtement épi-

(1) Sulicka, Th. de Paris, 1893-1894; Terrier et Lecène, *Rev. de chir.*, 1905, t. XXXII, p. 757; Ferry, Th. de Montpellier, 1906-1907; Le Gland, Th. de Lille, 1907-1908; Thévenin, Th. de Bordeaux, 1911-1912; Forgue et Massabuau, *Presse médic.*, 1909; p. 79; A. Broca et P. Masson, *ibid.*, p. 641. — Sur les kystes multiloculaires associés aux kystes séreux, voy. p. 735, note.

(2) Je ne ferai que signaler ces *branchiomes malins*, qui appartiennent à l'adulte; Veau, Th. de Paris, 1901-1902; Duret, *Journ. sc. méd. Lille*, 1908, t. I, p. 217 (médiastin); Siegel, Th. de Paris, 1906-1907; Geyer, Th. de Montpellier, 1910-1911.

(3) Par exemple, un examen histologique de Verdun, dans la thèse de Lucas, Lille, 1902-1903. — Achard et Paisseau, *Arch. méd. exp.*, 1908, p. 78 (épithélioma thymique).

thélial. En fait, même quand on croit avoir bien ruginé l'os hyoïde, à la face postérieure duquel la paroi adhère, les récidives sont fréquentes. Tous les chirurgiens les signalent ; aussi je répète que j'ai coutume de réséquer franchement tout le corps de l'os hyoïde.

Pour les kystes latéraux, l'extirpation totale est quelquefois rendue difficile par les adhérences aux vaisseaux ; et certains opérateurs ont dû réséquer la jugulaire interne entre deux ligatures. Mais, avec l'innocuité conférée aux plaies veineuses par la méthode antiseptique, il n'y a pas lieu de s'en inquiéter outre mesure. C'est seulement lorsque, le bistouri en main, on aura reconnu l'impossibilité de l'extirpation totale, qu'on se contentera, comme pis aller, de la résection partielle de la poche avec grattage et cautérisation de la partie restante, suturée à la peau. Par ce procédé de nécessité, la cure est beaucoup plus longue et la cicatrice est beaucoup plus difforme. Avec un peu d'adresse, en disséquant aux ciseaux courbes, je crois qu'on peut toujours l'éviter.

§ 3. — **Appendices fibro-cartilagineux de la face et du cou** (1).

Ces petits appendices (souvent appelés à tort fibrochondromes) sont de petits prolongements conoïdes, longs au plus de 1 centimètre, à corps parfois un peu renflé, quelquefois portés par un pédicule légèrement rétréci. Sur eux, les téguments sont normaux. Leur consistance souvent est ferme et, à la palpation, on sent une petite tige centrale plus résistante.

Ils ont pour siège de prédilection la région préauriculaire, près du tragus, puis, avec une fréquence moindre, la région faciale inférieure, au-dessous d'une ligne allant du tragus à la commissure. Ils peuvent, mais le fait est rare, faire saillie sous la muqueuse de la lèvre inférieure. Souvent les appendices préauriculaires sont multiples, et alors volontiers disposés par paires, sur une ligne verticale ; ils peuvent être symétriques. On observe des appendices analogues sur les autres régions de la face, par exemple sur la ligne médiane du nez, mais le fait est rare.

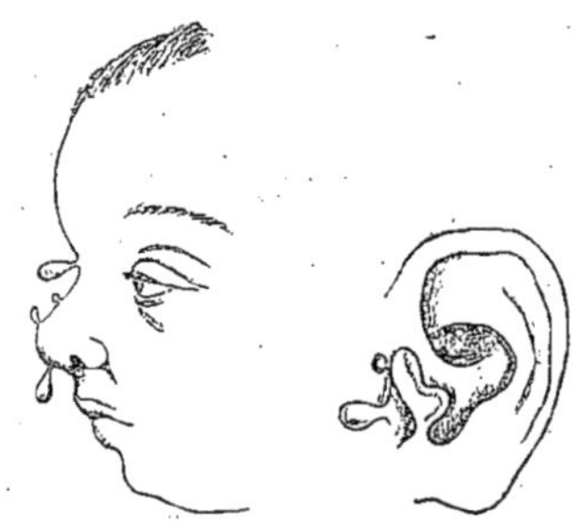

Fig. 1151 et Fig. 1152. — Appendices fibro-cartilagineux (Lannelongue).

Au cou, ils occupent presque toujours le siège de l'orifice externe des fistules congénitales, un peu au-dessus de l'articulation sterno-claviculaire. Nous avons vu d'ailleurs que des excroissances analogues s'élèvent parfois à l'orifice cutané de ces fistules. Ici encore la bilatéralité est fréquente.

En clinique, l'importance de ces appendices est à peu près nulle. Quelquefois ceux qui font saillie sur la muqueuse labiale sont susceptibles de s'engager entre

(1) Rieffel, *Rev. mens. mal. enf.*, 1905, p. 145. — Bichelonne, *Rev. hebd. laryng., obst. et chir.*, 1907, p. 401.

les arcades dentaires et de devenir gênants. Mais presque toujours leur seul inconvénient est d'être disgracieux.

Ils semblent s'accroître un peu après la naissance, mais ne tardent pas à rester stationnaires. On s'est demandé s'ils ne pourraient pas subir ultérieurement une évolution néoplasique : le fait est possible, quoique obscur, pour certains débris cartilagineux congénitaux de la profondeur du cou, mais pour les appendices cutanés aucune observation ne le démontre.

L'ablation au bistouri est indiquée quand les appendices sont gênants ou disgracieux. On aura soin de creuser à la base pour extirper la tigelle cartilagineuse qui s'enfonce sous la peau.

Anatomie pathologique. — Sous un épiderme et un derme normaux, existe une petite tige fibro-cartilagineuse entourée d'un mince périchondre et se prolongeant par un pédicule fibreux. Il semble, pour les appendices préauriculaires, que ce pédicule se continue quelquefois avec le tragus; quelquefois, il se dirige vers le maxillaire inférieur, mais sans s'y insérer d'une façon nette.

Cette tige fibro-cartilagineuse n'est d'ailleurs pas constante et, par exemple, elle ferait défaut dans les appendices de la région faciale supérieure, sur le territoire du bourgeon frontal en particulier.

Il y a souvent coexistence d'autres troubles de développement dans les parties voisines [macrostomie, *malformations de l'oreille externe* (1), atrophie du maxillaire inférieur]. Peut-être des adhérences amniotiques jouent-elles un rôle dans la genèse de cette difformité (van Duyse), due sans doute à la persistance anormale, avec excroissance, du squelette cartilagineux primitif du 1er arc branchial. J'ai disséqué un fœtus macrostome, chez qui deux brides funiculaires symétriques, prolongeant une vaste adhérence cranio-encéphalique, s'inséraient symétriquement sur les deux pommettes et avaient attiré de la sorte deux petites colonnes cutanées longues d'environ 5 millimètres.

(1) **Les malformations de l'oreille externe**, qui peuvent donner lieu à quelques opérations cosmétiques, sont la chute de la partie supérieure en avant (oreilles de chien), le décollement (H. MORESTIN, *Rev. orth.*, 1903, p. 289), l'absence de lobule. J'ai plusieurs fois traité par résection du cartilage de la conque (abordé par incision postérieure du pavillon) certain plissement très disgracieux, convexe en avant, de ce cartilage. — Quelquefois le pavillon est presque absent, réduit à quelques bosselures plus ou moins informes, et je l'ai vu, en pareil cas, déplacé en avant, inséré presque au milieu de la joue (F. BARBET, *Rev. orth.*, 1908); il est alors habituel (et quelquefois avec un pavillon à peu près bien formé) que le méat auditif soit imperforé. Il faut être averti que, dans ces conditions, l'arrêt de développement du conduit osseux et de l'oreille profonde est à peu près constant, que même il y a la plupart du temps des altérations non seulement du rocher, mais du maxillaire, du frontal, que dès lors les opérations chirurgicales sont inutiles (LAUNOIS et LE MARC' HADOUR, *Rev. orth.*, 1903, p. 1; R. PERIER, Th. de Paris, 1910-1911).

CHAPITRE V

CORPS THYROIDE. THYMUS. VOIES AÉRIENNES ŒSOPHAGE.

§ 1. — Corps thyroïde (1). Goitre.

Le goitre est une tumeur thyroïdienne, bénigne dans son essence, remarquable surtout par son étiologie et par ses relations avec le crétinisme. C'est une lésion de nature épithéliale, de cause première inconnue (2).

Étiologie. — Le goitre est dit sporadique, endémique et épidémique, mais les contacts entre ces trois variétés sont assez intimes pour que cette classification soit à bien des égards arbitraire.

Le goitre dit *sporadique* commence souvent de très bonne heure et presque toujours dans la deuxième enfance; il est nettement plus fréquent dans le sexe féminin, où on connaît depuis fort longtemps l'action du système génital sur le corps thyroïde (congestions de la puberté, des règles, de la grossesse). On a incriminé la congestion du cou chez les écoliers qui travaillent le cou tendu; mais il semble évident que le rôle initial et principal revient à des causes inconnues, dans leur essence, dont l'histoire du goitre *endémique* nous fait saisir l'importance; et il est probable que les congestions et causes locales diverses n'agissent efficacement que chez les sujets prédisposés. Même pour le goitre dit sporadique, l'hérédité n'est pas rare; et plus

(1) Dans sa forme chirurgicale, la *thyroïdite* est fort rare chez l'enfant : des abcès ont été incisés au cours de maladies infectieuses diverses (Lannelongue, ostéomyélite; Tavel, fièvre typhoïde); mais il s'agit presque toujours de poussées congestives et inflammatoires susceptibles de résorption (GARNIER, Th. de Paris, 1898-1899), en particulier au cours du rhumatisme articulaire aigu ; et, sans cause connue, pareil gonflement peut provoquer des accidents simulant le croup, ainsi que j'en ai observé un exemple dans le service de Barbier (BARBIER et ULLMANN, *Rev. mens. mal. enf.*, 1898, p. 297). Ces lésions tirent leur intérêt de l'altération possible, définitive quelquefois, de la fonction thyroïdienne, d'où des accidents légers ou graves, passagers ou permanents soit d'hyperthyroïdie (Marfan), soit d'hypothyroïdie et de myxœdème. On peut se demander si la *sclérose du corps thyroïde* chez les produits de mères tuberculeuses (Charrin et Nattan-Larrier) ou syphilitiques n'est pas de quelque intérêt pour les troubles généraux de nutrition présentés par ces sujets. A côté du corps thyroïde, il faut alors sans doute faire place aux autres glandes vasculaires sanguines. On cite quelques cas de *tuberculose* miliaire ou caséeuse.

(2) Je renvoie aux traités de chirurgie générale pour l'étude de *l'anatomie pathologique* macroscopique (g. parenchymateux, folliculaire, nucléaire, vasculaire, colloïde, fibreux, kystique) ou microscopique. Je signalerai seulement les recherches, aujourd'hui classiques, par esquelles Wölfler a fait voir que le goitre se développe aux dépens de formations glandulaires embryonnaires, à vascularisation atypique, qui peuvent soit persister à cet état, soit passer à l'état de tissu thyroïdien fœtal. Le *cancer thyroïdien* ne s'observe guère que chez des goitreux préalables ; Schuh, Demme l'ont vu chez l'adolescent et l'enfant.

souvent qu'on ne le croit on apprend, par un interrogatoire précis, que le sujet est originaire d'un pays à goitre.

Dans tous les pays du monde, dans toutes les races, on connaît depuis des siècles des *régions où sont endémiquement associés le goitre et le crétinisme*. On voit, dans ces régions, le goitre être habituel chez des sujets non crétins, atteints, toutefois, d'une légère dégradation physique et mentale. Mais le goitre, constant chez les « crétineux », est nul ou léger chez les crétins ; car il ne se développe avec rapidité — pour devenir à partir de là stationnaire et dur — que vers la puberté; et chez le crétin complet la stérilité est absolue, la puberté ne s'établit pas. En pays d'endémie, les deux sexes sont pris à peu près également.

Les quatre cinquièmes des crétins naissent de parents goitreux ; en pays d'endémie, le mariage de deux goitreux procrée fatalement des crétins ; le rejeton d'un conjoint sain et d'un crétineux est toujours dégénéré, celui d'un sujet sain et d'un goitreux est menacé, mais moins. L'hérédité (maternelle 23 fois sur 24) est constante dans le goitre congénital (1).

On sait qu'il y a des pays à goitre, où les animaux eux-mêmes sont atteints. Parmi les diverses conditions climatériques et telluriques, on a démontré, ou à peu près, que le rôle principal revient à l'eau : mais on ignore quelle est, dans cette eau, la qualité goitrigène, chimique ou microbienne. Et le rôle de l'eau a encore été rendu évident par l'étude des *épidémies* observées dans certains pensionnats, dans certaines garnisons : toujours sur des *sujets jeunes*.

Il est démontré aujourd'hui que le goitre est le phénomène initial; que le crétinisme en est la conséquence symptomatique par insuffisance de la fonction thyroïdienne : un sujet, un enfant surtout, transporté en pays goitrigène y devient goitreux d'abord, crétin ensuite ; et les chirurgiens ont reconnu que l'on crée le crétinisme — sous le nom de myxœdème opératoire — par ablation du corps thyroïde.

Étude clinique. — Les tumeurs goitreuses siègent les unes (de beaucoup les plus fréquentes) dans le corps thyroïde normal, qui entoure larynx et trachée en fer à cheval ; les autres (goitres aberrants) en des endroits divers du cou, dans la base de la langue en particulier (2). Il ne sera question ici que du corps thyroïde normal.

Un *goitre parenchymateux diffus* est une tumeur mobile sous la peau, molle, en général symétrique, en fer à cheval à concavité supérieure, occupant la région cervicale antérieure. Ses deux cornes supérieures remontent plus ou moins haut sous le muscle sterno-cléido-mastoïdien, les deux inférieures s'approchent plus ou moins du sternum et même s'engagent sous lui. La tumeur est mobile latéralement, et ses mouvements sont transmis au larynx et à la trachée, dont elle suit d'autre part l'ascension verticale pendant les mouvements de déglutition.

Dans la *forme nucléaire* — peu importe qu'il s'agisse de noyaux solides ou kystiques (3) — on sent des masses arrondies et dures, qui pourraient en imposer pour des ganglions si elles n'étaient comme enchâssées dans le tissu plus mou d'un corps thyroïde plus ou moins hypertrophié en masse, présentant les caractères que je viens d'énumérer.

(1) Cela ruine l'hypothèse qu'il s'agisse d'une congestion obstétricale. Il est d'ailleurs fort possible que nombre de goitres de l'enfance aient une origine congénitale méconnue. On a aussi invoqué à tort la syphilis héréditaire.

(2) Voy. pp. 907 et 909 (développement et kystes du cou) et p. 846 (tumeurs de la langue).

(3) J'ai extirpé, sans l'avoir d'ailleurs diagnostiqué, un kyste hydatique chez une fille de 14 ans.

Un goitre volumineux ne reste presque jamais symétrique, mais il pend au-devant du cou, du sternum, en une masse dont l'irrégularité de forme et de consistance (associations de kystes, d'amas colloïdes, de régions fibreuses et dures; formes vasculaires avec souffles) défient toute description. Je m'y attarderai d'autant moins que ces grosses tumeurs ne se développent presque jamais avant la puberté. De même sont tardifs, après l'aggravation évidente due à l'activité sexuelle, la plupart des troubles fonctionnels par compression de la trachée ou des nerfs récurrents, par altération cardiaque secondaire; ils sont d'ordinaire en relation avec de subites augmentations, par hémorragie intrakystique, par congestion brusque, par inflammation. Mais chez l'enfant on rencontre parfois de petits goitres constricteurs, plongeants ou annulaires.

Il faut signaler de façon spéciale le *goitre congénital* (1), d'abord dans ses rapports possibles avec la *dystocie* (2), soit par volume, soit par présentation vicieuse, frontale, provoquée par l'empêchement à la flexion de la tête (Simpson). *A la naissance*, la tumeur est le plus souvent volumineuse, bosselée, kystique, provoquant des troubles de compression graves de la trachée aplatie d'avant en arrière (3), de l'œsophage (4), des vaisseaux carotidiens; souvent alors elle est vasculaire, se tend et grossit durant les efforts. En ce cas, le diagnostic est aisé; sans doute, on ne détermine pas très facilement si la tumeur suit les mouvements du larynx; mais la seule confusion possible semble être avec les kystes multiloculaires, en réalité très différents (voy. p. 736).

La difficulté est de rapporter à un goitre plongeant, à peu près invisible au cou, la cyanose (légère et limitée aux bras, aux oreilles, ou généralisée), la dyspnée quelquefois violente, avec cornage, les accès de suffocation susceptibles de diminution par renversement en arrière de la tête, la gêne de déglutition (si bien que l'enfant refuse le sein) par compression de l'œsophage. N'est-ce pas alors le résultat d'une hypertrophie du thymus? On songera donc à explorer attentivement la région thyroïdienne, où la moindre hypertrophie sera prise en considération; mais on saura aussi que la congestion et l'hypertrophie concomitantes du thymus sont capables de revendiquer tout ou partie des accidents; problème clinique moins intéressant depuis que l'on opère également pour hypertrophie du thymus.

Je ne parlerai pas de l'évolution du goitre chez l'enfant; seul le crétinisme concomitant importe. Mais je dois signaler celle du goitre congénital : sur 39 cas bien étudiés, Richard compte 23 morts (2 pendant l'accouchement, 21 en quelques jours) et 16 survies [7 sans troubles de compression; 7 guérisons spontanées progressives (5); 2 exothyropexies].

Cachexie strumiprive. — On connaît bien aujourd'hui le rôle capital du corps thyroïde pour la nutrition et l'accroissement du sujet, rôle important surtout dans l'enfance (voy. p. 98). Le fonctionnement insuffisant de cette glande a pour conséquence le myxœdème, dont le crétinisme est le degré extrême; l'arrêt de

(1) Plauchu et Richard, *Gaz. des hôp.*, 1907, n° 54, p. 639; Fabre et Thévenot, *Rev. de chir.*, Paris, 1908, n° 6, p. 781; *Bull. méd.*, 1907, p. 452, forme kystique.

(2) D'après Demme, le trauma obstétrical peut faire suppurer le goitre.

(3) Cas de Fabre; lumière réduite au passage d'un stylet.

(4) Réduit au calibre d'une bougie n° 6 (Gibb).

(5) Ce qui s'explique par la fréquence relative des formes vasculaires.

développement squelettique a pour dernier terme le nanisme myxœdémateux. Le corps thyroïde volumineux, mais dégénéré, des goitreux, fonctionne mal ; et les sujets atteints dès leur jeunesse dans les pays à endémie sont fatalement crétins ou crétinoïdes.

Ce fait physiologique est d'intérêt majeur pour le chirurgien. En effet, lorsque l'antisepsie eut rendu bénigne la thyroïdectomie, on a pratiqué largement cette opération dans certains pays, et l'on a provoqué des accidents sérieux. Parmi ces accidents quelques-uns, immédiats et souvent graves, mortels même, sont rapportés maintenant à la suppression des glandes parathyroïdes (manie, tétanie, convulsions, accidents hystériformes), mais d'autres sont dus à l'ablation du corps thyroïde. On en doit la découverte à J.-L. Reverdin.

Le début est lent ; quelques semaines après l'opération on note de la pâleur, de la lassitude, de la maladresse et de la pesanteur des membres avec quelques douleurs et surtout une grande fatigue générale. Peu à peu l'anémie augmente, le tissu cellulaire sous-cutané s'épaissit, et on arrive à la période d'état. La description classique est alors celle du myxœdème : on la trouvera dans les traités de pathologie interne. Mais nous devons retenir que la thyroïdectomie totale — défectueuse même chez l'adulte — est une opération physiologiquement interdite chez le sujet en période de croissance.

Traitement. — Un goitre parenchymateux mou, diffus, sera traité par la médication iodée ; depuis quelques années, on l'a remplacée par l'administration de corps thyroïde, ou de substances chimiques extraites du corps thyroïde. Le succès est presque constant.

Un goitre nucléaire — à noyaux solides ou kystiques, peu importe — diminue de volume par ce traitement, par résorption de la gangue parenchymateuse. Mais les noyaux, les kystes surtout, persistent ; et s'ils sont disgracieux ou gênants, il faut les *énucléer par thyroïdectomie partielle intraglandulaire*, opération qui ne compromet pas la fonction thyroïdienne. L'indication à la thyroïdectomie partielle extracapsulaire est fort rare. Les injections modificatrices interstitielles ou intrakystiques sont dangereuses.

Chez le nouveau-né à dyspnée médiocre, on peut quelquefois parer aux accidents les plus pressants par la dérivation sanguine (sinapismes aux membres inférieurs), par la saignée locale (sangsues au cou), par le renversement de la tête en arrière. En cas d'asphyxie menaçante, la trachéotomie donne de mauvais résultats; on a eu quelques succès (Pollosson) par l'exothyropexie. On institue tout de suite la médication iodée ou thyroïdienne.

§ 2. — **Hypertrophie du thymus** (1).

Le thymus peut être le siège de lésions bien déterminées qui augmentent son volume et produisent par compression des accidents : on a vu des abcès, des tumeurs

(1) Rapports de Weill (physiologie) ; Marfan (pathologie et histologie) ; Veau (chirurgie) à *l'Ass. fr. de péd.*, 1910, pp. 1 et suiv. ; disc., pp. 223 et suiv. — Olivier, Th. de Paris, 1911-1912 et *Journ. de chir.*, 1912, p. 233 (bibliogr.).

(sarcomes, épithéliomes, lymphomes), des kystes, des altérations syphilitiques ou tuberculeuses. Tout cela est fort rare. La seule lésion fréquente est appelée *hypertrophie* (1), elle a pour causes possibles diverses infections aiguës ou chroniques; elle peut être associée à des altérations des autres glandes vasculaires sanguines, au rachitisme grave; mais dans la plupart des cas, sa genèse nous échappe. L'organe est hyperémié, gros (il peut peser jusqu'à 100 grammes au lieu de 5 à 10), rouge violacé; il s'y produit quelquefois des infarctus apoplectiques.

Étude clinique. — Les *troubles fonctionnels* sont avant tout d'ordre mécanique, par compression de la trachée et se caractérisent par une dyspnée chronique avec paroxysmes ou par des accès de suffocation avec intervalles de respiration calme. Il est fort exceptionnel que les accidents (qui peuvent commencer dès les premières semaines de la vie) débutent passé 2 ans.

La *dyspnée chronique* s'accompagne : 1° d'un *cornage* exagéré pendant le sommeil, entendu aux deux temps mais à l'inspiration surtout, ressemblant à un râle grave et humide ; d'un *tirage* qui peut être épigastrique comme celui du croup, mais la plupart du temps déprime le thorax en une ligne horizontale sous-mammaire, le rebord thoracique s'évasant, le sternum se projetant en avant et l'épigastre se soulevant (1). Les enfants jeunes bourrés d'adénoïdes cornent presque mais ne tirent pas.

La *voix* est intacte, ce qui immédiatement élimine du diagnostic les lésions du larynx (papillomes surtout, voy. p. 930), la compression des nerfs récurrents, par adénopathie trachéo-bronchique (2).

Cornage et tirage ne sont pas supprimés par le tubage, sauf avec tube long: et c'est une différence capitale avec le stridor vestibulaire, par malformation de l'orifice supérieur du larynx. Ce stridor d'ailleurs est exclusivement inspiratoire; celui de la compression trachéale par adénopathies prédomine au contraire à l'expiration.

A cette dyspnée chronique s'ajoutent des *accès paroxystiques de suffocation*, avec angoisse et cyanose, survenant soit sans cause connue, soit mécaniquement par hyperextension de la tête (et l'on a pu voir de ces enfants mourir pendant qu'on leur examinait la gorge) ou par décubitus dorsal, soit au cours d'une bronchite (souvent coexistante) ou d'une maladie infectieuse provoquant une poussée congestive.

Les *signes physiques*, dans cette forme complète et chronique, permettent un diagnostic assez précis. *A l'inspection*, on voit que le larynx ne s'abaisse pas pendant l'inspiration et qu'à l'expiration apparaît au-dessus du manubrium une tumeur mollasse, dont le refoulement avec le doigt peut faire cesser le cornage; quand cette tumeur est nette, on peut être assuré que la dépression inspiratoire sus-sternale qui suit ne relève pas d'un tirage simple, comme celui du croup, par exemple, ou d'un rétrécissement congénital de la trachée. Quand le thymus est très gros, la voussure permanente du manubrium et des deux premières côtes est

(1) Forme probablement en rapport, dit Marfan, avec le rachitisme concomitant.
(2) La compression de l'œsophage peut causer de la dysphagie au moment des accès de suffocation.

possible. A la *percussion*, une matité absolue (1) au niveau du manubrium, plus étendue à gauche, est un signe de haute importance, mais 1° elle peut manquer quand se développe derrière le sternum le poumon emphysémateux ; 2° elle peut être due à des ganglions trachéo-bronchiques engorgés ou à un goitre constricteur (voy. p. 921) ; il est rare, sans doute, que ce dernier ne s'accompagne pas de quelque tuméfaction cervicale caractéristique, cas auquel l'association à l'hypertrophie thymique peut encore troubler notre diagnostic. La *radioscopie* nous fait voir une ombre qui se continue avec celle du cœur et se dévie vers la gauche; celle du goitre n'a pas cet aspect typique ; celle des ganglions trachéo-bronchiques siège plus bas, vers les 5e et 6e dorsales, et obscurcit le champ pulmonaire.

D'autres lésions comprimant ou obstruant les voies aériennes causent dyspnée et cornage, par exemple un abcès froid rétro-pharyngien, un angiome cervical profond (j'en ai souvenir d'un cas) : elles ont leurs signes physiques propres et n'ont point les précédents (2).

Les *formes cliniques* sont assez variées.

Dans la *forme cyanotique* — sans doute due à la compression prédominante de l'oreillette droite et des gros troncs veineux — la teinte bleuâtre persiste en dehors des accès pendant lesquels elle s'accentue : mais on ne fera pas confusion avec la cyanose congénitale si on recherche les signes précédemment énumérés et si, par contre, on songe à ausculter le cœur. Les paupières sont un peu bouffies, les veines du cou dilatées.

Quelquefois, la dyspnée chronique avec cornage est à peu près nulle, complètement même, et il n'y a que des *accès de suffocation*. On songe alors aux accès d'asthme, au spasme de la glotte, à un abcès rétro-pharyngien : seuls les signes physiques font faire le diagnostic.

Au cours d'un de ces accès, la *mort brusque* n'est pas rare, et cela nous conduit à la discussion des cas de *mort subite chez le nourrisson*. Celle-ci doit être, à vrai dire, distinguée de la mort au cours du premier accès de suffocation, par une hypertrophie thymique latente jusque-là ; et l'on doit réserver le nom de mort subite à celle qui survient par syncope, sans phénomènes prémonitoires. Elle arrive souvent sans aucune cause appréciable, au milieu de la nuit ; ou bien elle est provoquée par une anesthésie chirurgicale (3) (et quel que soit l'anesthésique employé), par une immersion dans l'eau froide, etc. ; il est des cas familiaux de cette mort subite. A l'autopsie — qui parfois alors est médico-légale — on trouve souvent un gros thymus, auquel on rapporte le décès, sans pouvoir d'ailleurs préciser quel est, en pareille occurrence, le rôle des compressions nerveuses et vasculaires, de l'inhibition cardiaque, peut être aussi d'une intoxication par hyperthymie. Et quand à l'autopsie le thymus paraît normal, nous ne savons à peu près rien sur le mécanisme de ces morts subites.

(1) Je signale le petit débat entre Hochsinger et Marfan pour savoir si en ce point une *petite* matité normale ne peut pas être absolue, ou n'est que relative.

(2) Compression par un kyste probablement dermoïde du médiastin, voy. p. 909.

(3) C'est un danger possible quand on opère les adénoïdiens, chez lesquels l'hypertrophie thymique est fréquente. J'ai vu mourir par bromure d'éthyle (pour redressement d'une tumeur blanche du genou) un garçon de 8 ans chez lequel le thymus était resté très volumineux. — LAPOINTE, *Progrès méd.*, 1907, n° 15, t. XXIII, p. 225; importance pour la chloroformisation.

Traitement. — Quoique cela ait été contesté et que l'on ait voulu rapporter plutôt les accidents à l'hyperthymie, il semble prouvé que, dans la forme chronique de dyspnée avec stridor, la cause soit mécanique, par compression de la trachée (1), cela est prouvé par des autopsies, par la trachéoscopie (Jackson), et aussi, indirectement, par les résultats de la *thymectomie.*

On administrera le traitement antisyphilitique, si l'on soupçonne cette cause. *On tentera d'abord l'action atrophiante, presque toujours efficace, des rayons X.* Si l'on échoue, ou si les accidents dyspnéiques sont urgents, on pratiquera la thymectomie. Celle-ci peut être une opération d'urgence, bien préférable à la trachéotomie. J'ai signalé l'inefficacité du tubage.

Manuel opératoire. — Malgré les craintes que les rapports dangereux du thymus avec le cœur, les voies respiratoires, les gros vaisseaux, les nerfs, ont fait concevoir, la thymectomie est une opération facile, car la glande s'énuclée sans peine d'une capsule fibreuse à laquelle elle n'adhère presque pas. On fait une incision médiane, et au-dessus du manubrium, bien mis à jour, on voit la pointe du thymus bomber dans l'expiration; sur cette voussure on incise la gaine fibreuse, et l'on attire la glande, saisie dans une pince. Puis on suture la plaie. L'ablation extra-capsulaire est à rejeter (2).

Résultats. — S'il n'y a pas eu trachéotomie préalable (quelquefois pratiquée d'urgence, par erreur de diagnostic), l'opération est bénigne ; une plaie trachéale la rend grave, par infection. Les accidents dyspnéiques cessent et l'enfant guérit. On a craint que l'ablation du thymus ne fût, comme celle du corps thyroïde, incompatible avec un développement normal du sujet. Les faits cliniques et expérimentaux ont prouvé qu'il n'en est rien. C'est une opération physiologiquement permise, et dès lors préférable à l'exothymopexie, qui n'est ni plus rapidement exécutée, ni moins grave. Il semble, d'ailleurs, que toujours des fragments de glande restent au fond de la loge médiastine, et que l'ablation ne soit jamais totale.

§ 3. — Voies aériennes.

A. — Corps étrangers.

Il est classique de diviser les corps étrangers en gazeux (toxiques ou caustiques), liquides et solides. On ne peut à vrai dire appeler ainsi les gaz (3). Les liquides (pus d'un abcès rétro-pharyngien, matières de vomissement) causent soit une asphyxie

(1) La trachée est aplatie et ordinairement déviée à droite; cette lésion siège presque toujours (comme en cas de goitre plongeant) au niveau du pourtour osseux de l'orifice thoracique supérieur ; par exception plus bas, et même sur une bronche. — Dans la symptomatologie habituelle, la compression des troncs veineux est de quelque intérêt (cyanose) ; celle des nerfs est de rôle encore obscur.

(2) On a proposé la *résection du manubrium sternal* : 1° seule, pour donner du jeu aux organes; 2° pour donner accès au thymus. Cela n'a pas de raison d'être.

(3) *Les brûlures* qu'ils produisent, s'ils sont chauds, sont à signaler. Un enfant qui boit un liquide caustique ne se brûle pas souvent les voies aériennes; un spasme ferme immédiatement l'orifice supérieur. Dans les pays, en Angleterre particulièrement, où le thé est la boisson habituelle, les enfants ont l'habitude de boire directement au goulot de la théière et

immédiate, soit une pneumonie secondaire. En réalité, les corps solides intéressent seuls le chirurgien : et d'après une statistique d'Aronsohn, 40 p. 100 de ces corps étrangers sont observés chez l'enfant.

Leur *mode de pénétration*, par aspiration d'un objet tenu dans la bouche, est le même que pour les corps étrangers de l'œsophage ; mais des corps bien plus petits (pépin de fruit par exemple) suffisent, dans les voies aériennes, pour causer des accidents.

Les différences selon les *propriétés organiques* (solubilité, aspérités, etc.) sont les mêmes que pour les corps étrangers de l'œsophage (voy. p. 938). Bien plus que pour l'œsophage, le gonflement possible par humidité (haricot par exemple) est une condition aggravante.

Anatomie pathologique. — Les points d'arrêt, d'après la statistique de Bourdillat, sont : larynx 35, trachée 80 ; bronche droite 26, bronche gauche 15, cette prédominance de la bronche droite ayant pour cause la largeur plus grande de l'organe et sa direction presque dans le prolongement de la trachée. Un petit corps étranger s'engage jusque dans les bronches pulmonaires et y provoque des lésions de pneumonie.

Dans les CANAUX EXTRA-PULMONAIRES, les corps étrangers sont soit *mobiles*, soit *fixés*. Cette *fixation* est tantôt *primitive* (corps enclavé dans un diverticule naturel ; piqûre d'une pointe), tantôt *secondaire*, par gonflement inflammatoire de la muqueuse formant repli : de là résultent des caractères symptomatiques spéciaux. Une fois le corps fixé, l'inflammation locale a pour aboutissants l'altération, puis la perforation du conduit ; mais la rapidité de ces lésions est très variable, et certains corps étrangers sont tolérés pendant des semaines et des mois (1).

Le *larynx* supporte d'ordinaire assez bien ces contacts ; l'intubation en est la preuve. Ses corps étrangers sont le plus souvent fixés primitivement (volume, aspérités), sans quoi ou bien ils sont rejetés au dehors par la toux, ou bien ils descendent dans la trachée. Leur siège est presque toujours glottique ou sus-glottique ; quelques uns se cachent dans un ventricule. Volumineux, ils tuent par asphyxie immédiate.

La fixation dans la *trachée* est rare. Au contraire, primitive ou secondaire, elle est la règle pour les *grosses bronches*. Mais on doit savoir qu'entre trachée, bronche droite, bronche gauche, pendant une période plus ou moins longue, les déplacements sont fréquents et souvent rapides, comme nous le verrons dans l'étude clinique.

Les lésions spéciales aux corps étrangers, toujours fixés, des *petites bronches* sont l'emphysème pulmonaire, la pneumonie simple ou gangreneuse, la pleurésie adhésive, purulente ou putride.

Étude clinique. — 1° ACCIDENTS PRIMITIFS. — Au moment de l'introduction, on observe un accès plus ou moins violent de suffocation et de toux, avec angoisse, cyanose, yeux larmoyants ; cela est dû à la fois à l'obstruction mécanique et au spasme (sujet qui « avale de travers »). Quelquefois, il y a vomissement.

Par obstruction, un corps volumineux du larynx peut causer la mort immédiate. Par contre, le réflexe provoqué par le contact avec la muqueuse sus-glot-

se brûlent ainsi à la fois avec le liquide bouillant et avec la vapeur d'eau, d'où des lésions à la fois bucco-pharyngées et laryngo-trachéales. Les *accidents immédiats* sont la douleur et la dyspnée, puis la dysphagie et l'aphonie. Beaucoup de ces brûlures sont bénignes et, après quelques heures d'angoisse, s'amendent rapidement, puis guérissent en 24 à 48 heures ; d'autres, après cette amélioration, se compliquent de bronchite ou même de pneumonie. Mais il en est de très graves, suivies de mort rapide par œdème de la glotte. Dans ces formes graves, la trachéotomie d'urgence est indiquée : dans une statistique de Durham elle a donné 23 morts sur 28 cas. Pour les formes ordinaires, le traitement est à vrai dire nul. Après guérison, le rétrécissement cicatriciel du larynx est possible.

(1) Sebileau a enlevé avec succès, après 5 bronchoscopies et 2 trachéotomies, un clou resté 6 mois dans une bronche.

tique a pour conséquence fréquente le rejet au dehors, dans une quinte de toux.

2° Accidents consécutifs. — Lorsque le corps étranger reste dans les voies aériennes, il peut y être toléré sans symptômes pendant un temps variable, puis être rejeté sans cause connue, dans un accès de toux.

Presque toujours il provoque des *accidents continus* (oppression, respiration accélérée et laborieuse, voix altérée, douleur rétro-sternale et dorsale rare) avec *accès de suffocation* spasmodiques, souvent nocturnes, et périodes de calme relatif.

Ces accès sont plus marqués en cas de *corps mobile* (presque toujours trachéal), caractérisé par le bruit de grelottement ou de drapeau (Dupuytren) perçu à distance ou à l'auscultation, ou par un frémissement spécial sous la main ; la réascension vers la glotte provoque l'asphyxie. La toux, le rire, un changement d'attitude sont les causes possibles de ces déplacements.

Un corps étranger du *larynx* a comme symptômes assez spéciaux la raucité de la voix ou l'aphonie, la toux aboyante, l'œdème secondaire de la glotte.

Un corps étranger qui obstrue une *grosse bronche* se reconnaît à l'absence du murmure vésiculaire dans un poumon, où sont conservées la sonorité à la percussion et les vibrations thoraciques.

Les signes des corps *intra-pulmonaire* sont ceux d'une bronchite chronique capable de simuler la phtisie, d'une pneumonie chronique ou aiguë, d'une pleurésie (1).

Le diagnostic est souvent très difficile, car il s'agit presque toujours d'enfants trop jeunes pour donner des renseignements. On apprend seulement que pendant un accès de suffocation a disparu un objet avec lequel jouait l'enfant : et notre premier soin doit être de chercher l'objet dans la pièce. Mais que dire pour un haricot ou un caillou ? Puis viennent les accès de suffocation successifs.

S'agit-il d'un corps étranger ? On recherchera avec soin les signes des diverses causes d'accès de suffocation : laryngite striduleuse, abcès rétro-pharyngiens, hypertrophie du thymus, polypes de larynx, croup (voy. pp. 872, 922 et 930).

Si c'est bien un corps étranger avalé, est-il dans l'œsophage ou dans la trachée ? Les accidents immédiats sont identiques. Un petit corps, tel qu'un pépin d'orange, n'est sûrement pas dans l'œsophage ; un sou n'est pas dans le larynx.

On pratiquera d'abord le toucher pharyngien ; puis le cathétérisme de l'œsophage avec le crochet ou le panier (voy. p. 940). Puis on aura recours à la radioscopie et à la radiographie. De la sorte, on détermine presque toujours s'il y a un corps étranger et s'il est dans l'œsophage ou dans le tube aérien.

Restent à déterminer le siège (dans le larynx, la trachée, une bronche primitive ou pulmonaire), la fixation ou la mobilité.

A cela servent pour beaucoup les signes fonctionnels énumérés plus haut : mais ils sont tous sujets à erreur, et doivent, toutes les fois que c'est possible, céder le pas aux explorations physiques, grâce auxquelles d'ailleurs nous pouvons mener de pair diagnostic et traitement.

(1) Au bout d'un temps quelquefois fort long, la suppuration pleuro-pulmonaire peut aboutir à l'élimination du corps étranger (os de pigeon, épi de graminée) dans un abcès thoracique ou à son expulsion avec vomique ; cela peut avoir lieu après douze ans (Barnes Hugues). Mais aussi la mort est possible par hecticité, par broncho-pneumonie gangreneuse (hémoptysie, Rousseau Saint-Philippe ; par épi de blé).

La *laryngoscopie* a été réussie par Boulay sur des enfants de 18 et de 23 mois; mais on ne saurait se dissimuler ses difficultés sur les jeunes sujets. La *bronchoscopie*, qui exige l'anesthésie, a été très perfectionnée depuis quelques années par les spécialistes. La *radiographie* donne des renseignements très précieux, et permet en outre de vérifier les déplacements possibles du corps étranger ; mais tout corps étranger n'est pas opaque aux rayons X.

Traitement. — On peut, sans y trop compter, essayer le populaire et classique moyen qui consiste, sitôt après l'accident, à taper dans le dos de l'enfant suspendu par les pieds. En aucun cas on n'administrera de vomitif, aussi dangereux pour les corps étrangers de l'œsophage que pour ceux de la trachée.

Le procédé de choix est l'extraction directe à la pince, par les voies naturelles, sous le contrôle de la vue, grâce à la laryngoscopie et à la bronchoscopie : les progrès de cette dernière ont considérablement réduit le rôle du chirurgien.

En cas d'impossibilité (enfant trop jeune) ou d'échec de ces méthodes, une opération sera indiquée.

La thyrotomie permet d'atteindre les corps sous-glottiques, exceptionnels ; pour les sus-glottiques, la pharyngotomie sus-hyoïdienne est préférable.

Après trachéotomie, le corps étranger est quelquefois expulsé par la canule dans un accès de toux ; ou bien on peut l'extraire avec une pince ou (s'il est métallique) on l'attirera avec un aimant (Garel, Prota).

La bronchotomie, très difficile, très grave, ne sera entreprise qu'en désespoir de cause.

Signalons enfin les opérations tardives commandées par les abcès du poumon, pleurésies purulentes, abcès thoraciques des corps intra-pulmonaires.

B. — Rétrécissements du larynx et de la trachée.

Il y a quelques rares observations de *rétrécissements congénitaux* (1) ; mais la plupart sont *acquis* et consécutifs quelquefois à des chondrites plus ou moins aiguës, suppurées (2), quelquefois à des lésions de syphilis héréditaire, le plus souvent à des laryngites aiguës diverses, diphtériques ou non. Celles-ci ont été traitées soit par le tubage, soit par la trachéotomie : après guérison, il est impossible de débarrasser les malades de leur tube ou de leur canule.

Les lésions sont très variées, depuis le simple renversement des aryténoïdes soudés en positions diverses, jusqu'à des brides dures et saillantes, des destructions cartilagineuses plus ou moins étendues, des canaux cicatriciels inégaux, longs et étroits, et même des occlusions complètes par membrane ou par cordon fibreux.

Étude clinique. — Le symptôme fondamental est une *dyspnée* progressive, avec respiration bruyante, dite *cornage*, à l'inspiration (aux deux temps, dit-on, par

(1) Moussous, *Journ. de méd.*, Bordeaux, 17 février 1907, p. 105; et thèse de son élève L. des Ménards, 1906-1907.

(2) A. Aboulker (*Bull. de la Soc. d'obst. et de gyn.*, Paris, 1912, p. 376) ; nourrisson de 3 mois et demi ; abcès prélaryngien consécutif à une poussée d'ecthyma ; incision, cartilage dénudé. Guérison sans rétrécissement. — Les nécroses post-typhiques sont rares chez l'enfant; quelques cas exceptionnels sont consécutifs aux fièvres éruptives ; quelques autres ont pour origine des cicatrices de brûlures. — *Abcès laryngés chez l'enfant*, Descottes, Th. de Paris, 1912-1913.

rétrécissement trachéal) ; elle est d'abord intermittente, au moment des efforts, puis devient continue, de plus en plus intense, la voix est faible, puis rauque, puis nulle.

Ces enfants se développent mal, sont incapables du moindre effort.

La dyspnée devient permanente, avec *tirage* sus et sous-stermal ; des accès de suffocation surviennent, la nuit d'abord, de plus en plus rapprochés. La mort arrive souvent par asphyxie dans une de ces crises, quelquefois par apnée subite, quelquefois par pneumonie.

Le *diagnostic* est facile lorsqu'est possible l'examen au laryngoscope : on voit les lésions énumérées plus haut ; et en outre on acquiert par le cathétérisme quelques notions (d'ailleurs toujours incomplètes) sur leur disposition.

Lorsque la laryngoscopie est impossible (enfant trop jeune ou trop indocile), on détermine presque toujours assez bien la cause de cette dyspnée avec cornage et tirage. Elle ressemble de fort près à celle des papillomes, mais elle a été presque toujours précédée d'une période de laryngite aiguë, et non de la raucité ancienne caractéristique des papillomes.

Pour le stridor congénital (1) et l'hypertrophie du thymus, voyez page 922.

Un rétrécissement du larynx abandonné à lui-même est fatal.

Après trachéotomie, les sujets restent exposés à la broncho-pneumonie mortelle et à la tuberculose pulmonaire.

Traitement. — Ces sujets sont presque toujours des *trachéotomisés* : 1° s'ils l'ont été pour une laryngite et sont devenus canulards ensuite ; 2° s'ils l'ont été d'urgence, pour la dyspnée et les crises de suffocation. S'ils ne le sont pas, la trachéotomie préliminaire est souvent indispensable au traitement.

On peut, il est vrai, s'en passer quelquefois pour la *dilatation progressive* avec des mandrins spéciaux ; pour la *laryngotomie interne*, où l'on sectionne des brides au galvanocautère. Mais ces procédés ne réussissent que rarement, et dans des cas à lésions très limitées.

La *laryngofissure*, pour exciser les masses cicatricielles, est presque toujours suivie de récidive.

Depuis quelques années, on a eu quelques résultats remarquables par la *laryngostomie*, après laquelle on dilate le larynx avec des tubes de caoutchouc progressivement croissants (Kilian ; Sargnon) ; quand le calibre de l'organe est rétabli et que les tissus se sont assouplis, on ferme l'orifice laryngo-trachéal par une opération autoplastique. Mais j'ai vu des malades chez lesquels la dyspnée récidivait aussitôt.

Dans certains cas, on a été contraint à la *laryngectomie* partielle, ou même totale.

(1) J. Rothschild (*Arch. f. Kinderh.*, 1909, t. LII, p. 130) a cru à une hypertrophie du thymus (radiographiée) dans un cas de stridor congénital dû à un abcès sous-muqueux du larynx, probablement par suppuration d'un kyste. Mort de broncho-pneumonie.

C. — Papillomes du larynx (1).

De toutes les « tumeurs » du larynx, les papillomes seuls méritent d'être étudiés chez l'enfant. Après la thyrotomie, imaginée par Ehrmann en 1850, on a précisé quelques-unes des vagues notions acquises autrefois; mais la question n'a été étudiée en détail que depuis l'invention du laryngoscope, en 1858.

Anatomie pathologique. — La tumeur est unique, ou multiple, et ce dernier cas est la règle chez l'enfant, où il y a pour ainsi dire atteinte par points disséminés et très nombreux du larynx entier et même de la trachée. Ces papillomes — dont le siège d'élection est au bord pavimenteux des cordes vocales, en avant surtout — sont sessiles ou pédiculés, villeux ou mûriformes, filiformes, en chou-fleur, en crête de coq; leur coloration est tantôt grisâtre, tantôt rosée ou violacée; leur volume varie de celui d'un grain de millet à celui d'une noisette.

Leur structure histologique est celle des papillomes simples; leur pied est entouré d'une muqueuse saine, ou seulement un peu enflammée, et son point d'implantation ne dépasse pas l'épaisseur de cette muqueuse. Il est donc vicieux d'appeler diffus les papillomes multiples.

Après ablation, ce pied se cicatrise, mais en des points voisins la *repullulation* est presque constante: c'est une repullulation, non une récidive. Il est d'ailleurs très probable qu'il s'agit d'une production inflammatoire plutôt que néoplasique; elle est peut-être quelquefois congénitale.

On a parlé, chez l'adulte, de transformation épithéliomateuse: on ne l'observe en tout cas pas chez l'enfant.

Étiologie. — Le rôle étiologique d'une laryngite primitive ou secondaire (rougeole, scarlatine) est possible. Le sexe masculin est prédisposé avec évidence. L'hérédité est douteuse. Au total, nous ne savons rien de net sur les causes du mal.

Symptômes. — Le premier symptôme est la *raucité de la voix*, débutant quelquefois à l'occasion d'un rhume, puis peu à peu aggravée, jusqu'à devenir aphone. Cette raucité est d'abord sujette à des aggravations, avec alternatives de voix claire, dues soit à des poussées congestives, soit à des déplacements d'un polype pédiculé: et alors s'entend le *bruit de drapeau*. La *toux* est sèche, quinteuse, indolente, puis rauque, bitonale, et enfin croupale, éteinte.

La *dyspnée* est progressive : d'abord dyspnée d'effort, puis gêne respiratoire nocturne, à l'occasion d'enchifrènements comme ceux dont la laryngite striduleuse nous offre le type; puis diurne et continue, avec sifflement et cornage. Elle arrive à être terrible, et jamais je n'ai vu de tirage avec sifflement et cornage comparable à celui d'un enfant atteint de papillomes. Sur ce fond de dyspnée chronique s'ajoutent, sous l'influence d'accès spasmodiques, des crises de suffocation, d'asphyxie, nocturnes de préférence.

Ces sujets, qui respirent mal de façon continue, sont d'ordinaire chétifs. Quelques-uns, a-t-on dit, pourraient guérir après expulsion spontanée de la tumeur, dans un accès de toux; mais ces faits sont rares, douteux même. Un enfant atteint de papillomes du larynx est presque condamné à mort, plus encore qu'un

(1) Sur l'étude clinique, voy. Causit, Th. de doct., Paris, 1867; et sur la thérapeutique actuelle, A. Broca et Ed. Rolland, *Rev. de chir.*, mars 1911, t. XLIII, p. 281; bibliogr. dans la thèse de notre élève B. Frenkel, Paris, 1908-1909. — Fontaine, Th. de Paris, 1912-1913.

adulte, à la fois en raison de l'obstruction plus facile de la glotte et de la tendance plus grande aux spasmes. La mort peut être subite, par apnée et asphyxie blanche, avant le début du cornage ; mais le fait est rare, et elle a lieu d'habitude dans un accès de suffocation.

Diagnostic. — Le diagnostic est très facile si l'enfant est à un âge où soit possible l'examen laryngoscopique ; on voit alors la tumeur, avec les caractères physiques que je viens de décrire ; on peut déterminer et la forme, et le volume, et le nombre, et le mode d'implantation.

Si la laryngoscopie est impossible, on commet parfois des erreurs de diagnostic nombreuses : croup, corps étranger, œdème de la glotte, laryngite aiguë, abcès rétro-pharyngien, adénopathie rétro-bronchique, etc. En somme, toutes les causes de cornage et d'asphyxie brusque. Ces erreurs seront évitées à peu près à coup sûr si l'on se souvient qu'en cas de papillome il y a toujours eu une période plus ou moins longue de raucité de la voix avec toux quinteuse ; que les lésions précitées sont brusques et même souvent fébriles.

Traitement. — On a préconisé, comme pour les verrues cutanées, certains traitements médicaux, par la magnésie (0,50 par jour), par l'arsenic, par des substances diverses : peut-être cela a-t-il permis quelquefois d'attendre que d'eux-mêmes les papillomes se flétrissent, mais en réalité il ne semble pas qu'il faille espérer grand'chose de tout cela. J'en dirai autant pour les topiques locaux (nitrate d'argent, acides salicylique et lactique, ichtyol, chlorure de zinc).

Il est certain qu'après trachéotomie, on peut voir à un moment donné, sans qu'on sache pourquoi, les papillomes disparaître. Aussi quelques auteurs conseillent-ils de s'en tenir, de parti pris, à cette opération : et même de la différer tant qu'elle n'est pas justifiée par des crises asphyxiques ou une dyspnée chronique grave. C'est, je crois, une erreur.

Nous observons les malades sous deux aspects cliniques très différents : ou bien les accidents sont assez lents pour que nous puissions établir le diagnostic ; ou bien nous sommes contraints par la dyspnée à une trachéotomie d'urgence. Même en ce dernier cas, si l'on tient compte des antécédents, on établit le diagnostic causal, et c'est important, car de nos jours on traite bon nombre de ces dyspnées aiguës par le tubage, lequel est mauvais en cas de polype.

Donc, il y a des indications nombreuses à la *trachéotomie d'urgence*. Mais je ne crois pas qu'il faille ériger la trachéotomie en méthode thérapeutique à peu près exclusive. Le traitement de choix, quand on n'a pas la main forcée par l'asphyxie, est l'*ablation par les voies naturelles*, à la pince de Moritz-Schmidt, sous le contrôle du miroir laryngoscopique, après anesthésie à la cocaïne ou à la stovaïne. On est surpris du jeune âge des sujets — à deux ans même quelquefois — sur lesquels réussit un opérateur adroit et patient. Cela nécessite des séances multiples, pendant des mois et des années, pour s'attaquer à des papillomes qui repullulent incessamment. Quoi qu'on en ait dit, l'écouvillonnage (Voltolini), le brossage (Chiari), l'extraction à travers les orifices d'un tube fenêtré (Lori, Zuppinger) ou au bout d'un tube droit à éclairage direct (Kirstein, van den Windeberg), ne préviennent pas mieux cette repullulation. La méthode de Kirstein n'a d'utilité réelle que pour le déblayage rapide d'un organe obstrué, pour diminuer par conséquent les indications de la trachéotomie et de la thyrotomie.

La *thyrotomie,* avec trachéotomie préalable, a fait concevoir des espérances qui furent déçues. Quoi qu'on en ait dit, elle n'est pas grave : mes 6 opérés ont guéri ; elle ne compromet pas la phonation plus que les autres méthodes. Mais elle n'est pas souvent radicale : un seul de mes opérés a guéri sans repullulation. J'ai actuellement en traitement quelques malades auxquels j'ai établi une *laryngostomie*, pour attaquer avec facilité les papillomes, qui repoussent même au-dessous de la glotte et dans le haut de la trachée : cela me paraît préférable aux thyrotomies successives parfois pratiquées chez le même malade.

Après guérison, et quel que soit le procédé employé, un *rétrécissement* du larynx peut empêcher le décanulement si, comme cela est la règle, il y a eu trachéotomie préalable : on aura alors recours à la *laryngostomie avec dilatation progressive* (1).

D. — Pleurésie purulente.

La pleurésie purulente est fréquente chez l'enfant, surtout au-dessous de 5 ans. On l'observe même chez le *nouveau-né* (2) et c'est le plus souvent alors une lésion à streptocoques, en relation avec l'infection puerpérale de la mère (A. Couvelaire). Plus tard, c'est d'ordinaire une lésion secondaire à une pneumonie, laquelle est encore l'intermédiaire fréquent pour les pleurésies consécutives aux maladies infectieuses diverses. Cette *pleurésie méta-pneumonique* a pour agent habituel le *pneumocoque,* seul (73,86 p. 100, Netter) ou associé à d'autres microbes (6,82 p. 100), le streptocoque (13,33 p. 100) et le bacille de Koch (5,55 p. 100) étant rares, tandis que chez l'adulte ils prédominent. Les associations microbiennes sont importantes, en ce que le pronostic est celui de l'agent surajouté, plus dangereux.

Je prendrai pour type de description la pleurésie à pneumocoques.

1° *Pleurésie purulente à pneumocoques.*

Étude clinique. — Primitive (ou au moins à pneumonie initiale inconnue) dans environ la moitié des cas, dans l'autre moitié la pleurésie purulente de l'enfance survient *à la suite d'une pneumonie,* soit dès la première semaine (p. para-pneumonique), soit après la défervescence (p. méta-pneumonique). Un peu d'épanchement citrin, quelques fausses membranes pleurales accompagnent un très grand nombre de pneumonies, mais le vrai passage à la purulence ne s'observe que dans la minorité des cas, avec variations de fréquence selon les épidémies.

Ou bien la défervescence n'a pas lieu aux classiques 7e, 9e, 11e jours, ou bien elle n'est que passagère et la fièvre reprend vite. Une toux sèche, quinteuse, douloureuse se déclare, la face pâlit avec un fond de teint verdâtre ; la dyspnée est

(1) Citons la trachéocèle, tumeur gazeuse, sonore, réductible en partie, se distendant pendant les efforts ; elle est, selon le cas, médiane ou latérale. J'en ai observé deux cas, dont l'un est publié dans la très complète thèse de Koutnik (Paris, 1895-1896). L'air sort des voies aériennes par une perforation tantôt accidentelle, tantôt congénitale. Il peut être indiqué d'inciser et de disséquer la poche. Voy. une revue de Guinard et Guillaume Louis, *Gaz. des hôp.*, 1906, p. 1671.

(2) Macé, *l'Obstétrique*, 1900, p. 7 ; Roger, Th. de Paris, 1902-1903 ; D'Astros, *Péd. prat.*, 1903, p. 49.

en général modérée et le point de côté assez rare. La fièvre qui s'installe est de type assez variable : souvent continue, quelquefois rémittente, quelquefois vite terminée. Certaines *pleurésies primitives* débutent sourdement, sans fièvre, un volumineux épanchement se collectant pour ainsi dire à froid ; mais le début brusque et fébrile est le plus fréquent.

Ces symptômes correspondent à des *signes stéthoscopiques* dont le plus important est la *matité*, s'accompagnant de résistance au doigt, quelquefois de douleur à la percussion. Le thorax immobilisé subit une *ampliation* soit totale, soit partielle et siégeant alors de préférence en haut et en avant ; mais la rétraction immédiate du côté de la pleurésie est possible. Les *vibrations thoraciques* peuvent être conservées, et l'*auscultation est infidèle;* abolition du murmure vésiculaire, souffle pleurétique, égophonie sont habituels, mais non constants ; on peut entendre des râles et même (Verliac l'a noté dès 1866) des signes pseudo-cavitaires. *L'œdème de la paroi* est rare.

Ces signes sont d'autant plus difficiles à constater que dans environ un quart des cas (Netter) la pleurésie à pneumocoques est *enkystée* au niveau du foyer initial de pneumonie, au niveau du sommet, de l'interlobe (et la matité est « suspendue » entre deux zones de sonorité), du diaphragme, de la plèvre médiastine. Un épanchement diaphragmatique donne de la submatité en bas. Mais pour la pleurésie médiastine nous en serons souvent réduits aux troubles fonctionnels spéciaux (dyspnée avec accès d'oppression, tirage et parfois cornage, toux coqueluchoïde, dysphagie, altération de la voix). Et il arrive à tous les pédiatres de chercher en vain, même par la ponction exploratrice, une collection pleurale dont l'existence, rationnellement certaine, n'a été démontrée que par la vomique (1). Dans ces conditions, la *radiographie* nous rend de grands services.

Si donc presque toujours les signes physiques sont caractéristiques d'un épanchement pleural, on n'oubliera pas que chez l'enfant ils prêtent à l'erreur : d'autant plus que c'est l'âge des spléno-pneumonies à signes pseudo-pleurétiques (2).

La *ponction exploratrice* peut donc être nécessaire pour assurer le *diagnostic;* et encore saura-t-on que l'épaisseur des fausses membranes fibrineuses nous expose à d'assez fréquentes ponctions blanches, même avec un trocart assez gros.

Cette ponction est encore indispensable pour préciser la *nature du liquide* : nous savons, sans doute, qu'avant cinq ans une pleurésie est presque toujours purulente ; la pneumonie initiale, le type rémittent de la fièvre sont des arguments importants en faveur de la purulence. Mais cela ne nous donne pas la cer-

(1) La *bilatéralité* (4 sur 121, Beck) est possible, mais rare ; elle est plutôt observée chez le nourrisson. SUTHERLAND, *Lancet*, 1894, t. I, p. 937.

(2) Une pleurésie interlobaire avec vomique fétide peut être difficile à différencier de la *dilatation des bronches*. La forme habituellement observée chez l'enfant est la bronchite fétide, où la lésion est diffuse et où, malgré les signes stéthoscopiques, on ne trouve pas une cavité de quelque capacité se prêtant au drainage. J'ai opéré ainsi quelques sujets dont la plèvre pariétale était adhérente et le poumon sclérosé ; ils ont survécu, mais le résultat a été nul. *Soc. chir.*, 1905, pp. 758 et 1013 ; SOTIROFF, Th. de Paris, 1896-1897. — C. GREENE CUMSTON (*Dubl. Journ. of med. sc.*, 1907, 3e sér., n° 422, p. 84) a publié deux succès par pneumotomie (11 ans et demi, 7 ans) ; GAUDIER (*Rev. mens. mal. enf.*, 1905, p. 551) en a obtenu un par désossement de la paroi sur une fille de 9 ans chez laquelle il n'a pas trouvé de cavité. (Sur ce rôle de la thoracoplastie, cf. TUFFIER, *Soc. chir.*, 1905, p. 667).

titude. De même pour diagnostiquer la *nature bactériologique* : si la consistance crémeuse du pus, sa couleur purée de pois, les gros amas fibrineux d'apparence caséeuse appartiennent presque sûrement au pneumocoque, nous n'en sommes sûrs qu'après examen au laboratoire.

ÉVOLUTION. — La pleurésie à pneumocoques est, de beaucoup, la moins grave des pleurésies purulentes.

Abandonnée à elle-même, elle peut guérir spontanément par *résorption* (1) ou après *vomique*. Celle-ci, plus rare que chez l'adulte, se produit au bout d'un à deux mois, le plus souvent par expectoration fractionnée, sous forme de crachats d'aspect nummulaire ; elle ne s'accompagne en général pas de pneumothorax. Mais la plupart du temps, elle n'est pas curative et elle est suivie de sphacèle superficiel avec grande fétidité et septicémie chronique : et une pleurésie enkystée du sommet donne alors le change avec la tuberculose cavitaire.

L'empyème de nécessité (2) est plus fréquent que la vomique. De préférence en avant, sous le sein, rarement dans le dos, apparaissent de l'œdème, puis une tumeur fluctuante (3) qui peu à peu rougit, s'ouvre, puis se fistulise ; les côtes voisines peuvent se carier. *A la période d'abcès*, cela ressemble à un abcès froid thoracique, soit que la fièvre initiale ait été méconnue, soit même qu'elle ait été nulle ; ou bien, en cas de fièvre actuelle, à une ostéomyélite costale : et dans un cas comme dans l'autre une poche thoracique donne parfois des signes analogues à ceux d'une pleurésie (voy. pp. 326 et 378). A la *période de fistule*, les analogies sont les mêmes : et on est surpris de voir le stylet s'enfoncer dans la plèvre. On a dit que cette évacuation spontanée est favorable : c'est une erreur manifeste, car l'ouverture n'est presque jamais déclive et suffisante, et la septicémie chronique ne tarde guère.

Je signalerai la *migration lombaire*, sous forme d'abcès périnéphrétique.

Mais la majorité de ces épanchements ne sortent pas de la plèvre ; et s'ils sont relativement bénins, en ce sens qu'ils sont assez bien tolérés et restent longtemps curables par une opération, il n'en reste pas moins que *leur terminaison spontanée presque constante est la mort*. Celle-ci peut survenir dans la période aiguë (lorsque la pneumonie est grave ; lorsque la suppuration prend à la fois les deux plèvres et le péricarde), mais le plus souvent assez lentement, en quelques semaines ou quelques mois même, par hecticité.

La pleurésie gauche est plus grave, par participation possible du péricarde.

Le fait capital est qu'*après opération le pronostic est presque toujours favorable*, réserves faites pour la plus grande gravité : 1° chez les enfants au-dessous de 2 ans (mais il y a des guérisons à quelques semaines) ; 2° en cas d'épanchement bilatéral.

Une opération trop tardive est de pronostic plus mauvais, en raison de l'infection générale du sujet et de la sclérose du poumon sous-jacent. Mais il ne convient pas d'opérer trop tôt, à la période d'épanchement citrin un peu louche, « histolo-

(1) SCHWARTZSCHILD (élève de Netter), Th. de Paris, 1902-1903.

(2) A. BROCA, *Sem. méd.*, 1900, p. 43 ; CORNIL, Th. de Paris, 1897-1898 ; AUDION et BOURGEOIS, *Rev. mens. mal. enf.*, 1899, p. 385.

(3) L'empyème pulsatile est très rare.

giquement purulent» ; il faut attendre la purulence franche et les exsudats fibrineux. Il en est de même que pour la péritonite à pneumocoques : la mise à l'air exalte la virulence du pneumocoque jeune.

Traitement. — La pleurésie purulente à *pneumocoques* peut guérir par simple *ponction*, et peut être est-on autorisé à en tenter la chance une fois, en surveillant avec soin la reproduction du liquide, et aussi la formation possible d'un abcès sur le trajet du trocart. L'opération n'est, à vrai dire, pas urgente ; quelques jours d'attente sont sans inconvénient, à la fois pour l'infection et pour la sclérose pleuro-pulmonaire. Avant la 6e semaine, a montré Schede, la souplesse du poumon est bonne et la guérison a lieu dans les délais habituels. Passé ce temps il n'en est plus de même.

Je n'ai aucune expérience de la méthode du *siphon*, et malgré les publications récentes sur ce sujet, je n'ai pas envie de l'essayer.

La *pleurotomie* est en effet une opération facile, bénigne, efficace. Si l'enfant n'est pas trop dyspnéique, on lui donne quelques gouttes de chloroforme. On a beaucoup discuté sur l'opportunité de réséquer 4 ou 5 centimètres d'une côte. Je fais en principe cette résection (sauf s'il faut opérer sans anesthésie, en quelques secondes) parce qu'elle permet de mettre un drain plus gros et fonctionnant mieux, et parce qu'elle n'a aucun inconvénient. La gravité n'est pas accrue, et la cure est peut-être plus rapide; je n'ai jamais vu de déformation thoracique consécutive, et si on en parle, c'est certainement par confusion avec l'opération d'Estlander.

Pour une pleurésie de la grande cavité, le lieu d'élection est, je crois, au dixième espace, en arrière. Mais il n'y a pas de lieu d'élection pour les formes enkystées.

Le lavage immédiat de la plèvre doit être proscrit ; par exception, une infection secondaire exigera le lavage plus ou moins tardif.

Presque tous les enfants guérissent avec intégrité pleuro-pulmonaire en un à deux mois ; mais les statistiques « vierges » me laissent sceptique.

Une pleurésie purulente bilatérale sera opérée en deux séances, à quelques jours d'intervalle, quitte à ponctionner le second côté une fois ou deux avant de l'inciser.

En cas d'évacuation spontanée par vomique ou par fistule pariétale, on est peut-être en droit d'attendre un peu la possibilité de la cure spontanée ; mais presque toujours il faudra drainer largement et au point déclive. S'il y a fistule thoracique, celui-ci est facile à déterminer à la sonde cannelée. D'ailleurs, il est de règle qu'en pareille circonstance la pleurotomie simple ne suffise pas.

La *fistulisation* s'observe soit après empyème de nécessité, soit après pleurotomie trop tardive. C'est alors que peut se trouver indiquée la résection costale, soit par le procédé d'Estlander, soit avec incision et au besoin décortication de la plèvre épaissie. Mais il en résulte des déformations thoraco-rachidiennes graves, par rétraction considérable et développement insuffisant du côté opéré.

2° *Pleurésies purulentes diverses* (1).

I. **Pleurésie à streptocoques.** — Fréquente chez l'adulte, cette pleurésie est rare chez l'enfant, sauf chez le nouveau-né. Elle se produit soit par continuité (après péritonite par exemple), soit par métastase à la suite des diverses maladies et lésions infectieuses (scarlatine surtout, angines aiguës), et quelquefois alors après une pneumonie (2).

Cliniquement, elle se caractérise par son acuité : frisson, état infectieux typhoïde (et l'erreur de diagnostic avec la dothiénentérie est commise si l'on n'ausculte avec soin), température à 40° continue ou à oscillations, dyspnée vive et cyanose, production rapide de l'épanchement. La gravité est grande : la mort ne tarde guère (en 12 à 15 jours, nous ditFræntzel) par infection générale, péricardite, péritonite, septicopyohémie.

La ponction exploratrice donne issue à un liquide séreux, grisâtre, dont on fera l'examen bactériologique ; mais cet aspect nous suffit pour que nous pratiquions immédiatement la pleurotomie, car le trajet du trocart s'infecte.

La *pleurotomie* est ici *urgente.* Elle améliore le pronostic, mais le laisse encore très sombre : la statistique dressée par Hottinger (37,5 p. 100 de mortalité) est exceptionnellement favorable; et celle d'Israël (3 guérisons sur 22) me paraît plus près de la vérité.

Le lavage de la plèvre est peut-être ici indiqué.

On prescrit le traitement général par le sérum antistreptococcique, par le collargol : j'y ai une foi peu solide.

II. **Pleurésies putrides.** — D'une manière générale, on peut dire que ces pleurésies, divisées par Dieulafoy en fétide, putride et gangreneuse, sont celles où entrent en jeu des microbes anaérobies, d'ailleurs souvent mal déterminés. Leur liquide est séreux, louche, grumeleux.

Il en est de primitives, à porte d'entrée inconnue, peut-être en relation avec un foyer superficiel de gangrène pulmonaire qui passe inaperçu à la pleurotomie, et qui guérissent mieux qu'on ne le croirait à priori.

Quelques-unes sont consécutives à l'appendicite suppurée, en particulier à foyer lombaire. J'en ai incisé et guéri une qui a compliqué un kyste hydatique suppuré du foie, marsupialisé, avec fistule biliaire.

On en voit par embolies gangreneuses du poumon, parties d'une *otite chronique suppurée* (3); par perforation de l'œsophage ulcéré par un corps étranger ou sondé pour rétrécissement. Les quelques cas que j'en ai vus ont toujours été mortels.

. L'indication de la pleurotomie est formelle et urgente.

III. **Pleurésie tuberculeuse.** — L'abcès froid pleural est beaucoup plus rare que chez l'adulte. Il est à distinguer de la pleurésie séro-fibrineuse infectée par ponction.

Un épanchement se forme lentement, sans toux; il est latent pendant longtemps, et se termine souvent par abcès pariétal (empyème de nécessité). Mais il est à noter qu'une pleurésie à pneumocoques peut avoir cette évolution torpide; chez l'enfant, une pleurésie chronique est presque forcément purulente, mais pas forcément tuberculeuse. L'empyème pulsatile est presque toujours tuberculeux. Le pus est séreux, quelquefois fétide d'emblée ou le devenant après opération.

On établit le diagnostic, outre ces caractères, par les lésions concomitantes, par l'hérédité. L'examen bactériologique seul donne la certitude. Mais il y a des formes

(1) La pleurésie à staphylocoques ne diffère pas cliniquement de la pleurésie à streptocoques. — Netter a vu guérir sans opération une pleurésie à bacille de Pfeiffer.
(2) Et la pleurésie à pneumocoques est alors possible.
(3) Guillemot, Th. de Paris, 1898-1899.

mixtes, avec association du pneumocoque par exemple : est-ce alors une pleurésie purulente chez un tuberculeux ?

Dans ces formes mixtes, la *thoracotomie* est indiquée, quoique de mauvais pronostic. Mais la pleurésie tuberculeuse pure ne sera pas incisée. On a eu quelques succès par les *ponctions répétées* (1) à évacuation incomplète. On pourrait peut-être essayer le siphonage. Le traitement médical classique sera prescrit. Malgré tous nos efforts, la mort plus ou moins lente est à peu près constante.

E. — Kystes hydatiques du poumon.

Un tiers de ces kystes ont été observés chez l'enfant, presque toujours après 6 ans. Il y a prédominance de garçons. Les sièges d'élection seraient la base droite et le sommet gauche. On a contesté l'existence de la membrane adventice : elle est mince, mais constante.

Étude clinique. — Il existe une période latente, plus ou moins longue, où les troubles fonctionnels et généraux sont nuls, et où l'on peut trouver par hasard des signes physiques très accentués.

Les *troubles fonctionnels* sont la dyspnée, les poussées à rechutes de bronchite et de congestion pulmonaire, de petites hémoptysies : et l'on craint la tuberculose. A l'*examen physique*, on voit au thorax une voussure plus ou moins limitée, au niveau de laquelle la paroi est plus ou moins immobilisée ; les vibrations sont abolies, la percussion donne une matité arrondie et à limites nettes ; on n'a jamais constaté le frémissement, mais on parle d'une sorte d'ondulation spéciale à la percussion (Lorieux). Le murmure vésiculaire est affaibli ; on entend des frottements de pleurésie sèche ; l'égophonie est possible. Un kyste volumineux peut dévier le cœur. A la radiographie, on obtient une image circulaire ou, pour les kystes de la base, à bord supérieur convexe, plus large que la zone de matité à la percussion (tumeur intra-pulmonaire). Cette forme est différente de celle de la pleurésie ordinaire, dans laquelle d'ailleurs la matité ne laisse pas une zone de sonorité à la base. Mais les pleurésies enkystées seraient d'un diagnostic plus difficile, si on n'avait le commémoratif de l'évolution morbide fébrile, méta-pneumonique. On saura que la ponction exploratrice est dangereuse : elle peut provoquer une toux spasmodique, avec expectoration muqueuse, et, par ces efforts, la rupture de la poche dont le liquide inonde les bronches.

La *rupture du kyste* est d'ailleurs l'aboutissant naturel de la lésion ; elle se produit dans la plèvre (2) avec pyopneumothorax consécutif, ou bien, plus souvent, dans les bronches, avec vomique de liquide soit clair, soit purulent, contenant des vésicules filles. Cela peut causer la mort rapide par suffocation, mais la plupart du temps les accidents se calment, et même la guérison spontanée est possible. Devé pense même qu'elle est fréquente. Mais il est de règle que cette caverne s'infecte et que le sujet meure d'hecticité, d'hémoptysie, de pneumonie, de gangrène pulmonaire.

Par l'examen clinique ordinaire, le *diagnostic* ne sera jamais que soupçonné avant la vomique ou la ponction exploratrice. Les *méthodes nouvelles de laboratoire* (éosinophilie, précipito-diagnostic de Fleig et Lisbonne, déviation du complément, recherche des anticorps) conduisent souvent à la certitude. Je renvoie aux traités généraux de pathologie pour l'étude de leur technique et de leur valeur (3).

(1) A. Marfan, *Bull. méd.*, 1912, p. 27.

(2) Araos Alfarez, *Trait. des mal. enf.* (Comby), 2e éd., t. III, p. 625, Paris, 1904 ; Comby, *Arch. méd. enf.*, 1902, p. 845 ; Morquio, *ibid.*, 1908, p. 657 (12 obs.) ; Guimbellot, Th. de Paris, 1909-1910 ; Lepicard, Th. de Paris, 1911-1912. Discussion à la *Soc. de chir.*, Paris, 1913, pp. 139 et 168.

(3) Le kyste primitif de la plèvre est une rareté.

Traitement. — La pneumotomie suivie de drainage donne de bons résultats si elle est pratiquée à temps et s'il n'y a pas de kystes à la fois dans les deux poumons et dans le foie, comme chez une malade de Morquio. Cependant, d'après D.-J. Cranwell, la mortalité serait de 15 p. 100 au lieu de 8 p. 100 chez l'adulte. D'après Vincent (d'Alger) il y aurait habituellement une pachypleurite (1) obligeant à décortiquer le poumon (2).

§ 4. — Œsophage.

A. — Corps étrangers de l'œsophage et des voies digestives (3).

1° *Corps étrangers de l'œsophage.*

Des corps étrangers sont très souvent avalés par des enfants, qui ont la mauvaise habitude de tout porter à la bouche : soldats de plomb, billes, cailloux, sifflets plats, boutons, broches, épingles et surtout pièces de monnaie. Vienne, durant ce temps, un accès de rire ou de toux, une inadvertance quelconque, et l'objet est aspiré ; après quoi il passe soit (le plus souvent) dans l'œsophage, soit dans les voies aériennes. Le danger est surtout grand si on a l'imprudence de laisser l'enfant s'endormir avec un petit objet dans la bouche.

Sur les enfants du deuxième âge, il s'agit quelquefois, comme chez le vieillard, d'un bol alimentaire dégluti trop gloutonnement ; ou bien, sans pareille voracité, d'un morceau d'os, d'une arête. Quelques gamins s'amusent à lancer en l'air et à recevoir dans leur bouche de petits fruits (grains de raisin, cerises, olives, etc.), et on en a vu bloquer pharynx ou larynx si l'objet a du coup franchi l'isthme du gosier : ainsi mourut, dit-on, le fils de Claude, en villégiature à Baïa.

Variétés. — Il est capital, pour le clinicien, de préciser la nature, la forme, etc., du corps étrangers; de savoir s'il est plat, lisse, arrondi ou pointu, muni d'aspérités capables d'être offensantes ; s'il est mou ou dur, immuable ou capable de se gonfler (haricot) ou de se dissoudre par l'action de la salive; et, dans ce dernier cas, si le liquide obtenu est caustique (nitrate d'argent) ou inoffensif (sucre). De ces diverses conditions dépendent nos décisions chirurgicales : et, par exemple, on agira différemment s'il s'agit d'un morceau de viande, qui bouche, ou d'un os, qui blesse.

Anatomie pathologique (4). — Les très gros corps étrangers (morceaux de viande surtout) bloquent le pharynx. Mais la plupart passent dans l'œsophage, et s'y arrêtent, de préférence aux trois points normalement rétrécis, c'est-à-dire, par ordre de fréquence, à l'extrémité supérieure (presque toujours), au cardia, à la croisée de l'aorte.

La migration jusque dans l'estomac est loin d'être rare, même quand l'objet est d'assez grand diamètre, par exemple pour une pièce de 5 et même de 10 centimes

(1) E. et M. Vincent, *Rev. de chir.*, décembre 1911, t. II, p. 839.

(2) On cite quelques cas de *kystes dermoïdes du poumon* (Foucher, Th. de Lille, 1900-1901). Ils causent de l'irritation broncho-pulmonaire, de la toux sèche et quinteuse, quelquefois des hémoptysies. Devenus volumineux, ils compriment les organes du médiastin, s'infectent, s'ouvrent dans les voies aériennes et causent la mort ; il faut les traiter chirurgicalement par la marsupialisation.

(3) On consultera, pour le calibre de l'œsophage, les thèses de Paris, H. Mouton, 1874 ; Lesbini, 1873. Sur les corps étrangers, celles de Trividic, Bordeaux, 1901-1905 ; Driout, Nancy, 1906-1907 ; Gailhac, Toulouse, 1903-1904.

(4) Chez le nouveau-né, l'œsophage est long de 9 centimètres, commençant à 6-7 centimètres de l'arcade alvéolaire supérieure ; son calibre minimum est de 4 millimètres (Mouton); à 2 ans, il est long de 13 centimètres. Sa dilatabilité serait : 15 millimètres de 2 à 5 ans ; 16 millimètres de 5 à 8 ; 18 millimètres de 8 à 13; 19 millimètres de 13 à 15 (Lesbini). Mais des corps bien plus larges peuvent le franchir.

sur l'enfant un peu âgé. Mais trop souvent le corps étranger, même s'il ne se fiche pas dans la muqueuses par ses aspérités, s'arrête et s'enclave sous l'influence de la contracture musculaire provoquée soit par les essais de déglutition, soit par des vomissements (1). Puis, avec une rapidité variable, à son contact la muqueuse s'enflamme, s'ulcère, la paroi s'infiltre, devient friable et même se perfore, d'où des accidents presque toujours mortels de péri-œsophagite, avec phlegmon diffus, ulcérations vasculaires (carotide, aorte), etc.

Étude clinique. — Au moment de la déglutition, on observe, comme *accidents primitifs*, un état d'angoisse brusque, une douleur plus ou moins vive, des efforts de vomissement, et surtout un état de suffocation plus ou moins grave (cyanose et bouffissure de la face, yeux larmoyants, dyspnée, toux) ; exceptionnellement, si le corps étranger est rugueux ou pointu, il y a expuition d'un peu de sang.

Un corps volumineux (morceau de viande par exemple) peut, après cette crise initiale, être vomi spontanément ; dans le cas contraire, ou s'il n'est pas extrait tout de suite, il bouche l'orifice du larynx et tue par asphyxie.

Si le corps étranger franchit le pharynx et passe dans l'œsophage, les accidents immédiats se calment. Mais c'est quelquefois, lorsqu'il est volumineux, pour reprendre, à intervalles variables, sous forme de crises d'asphyxie plus ou moins rapidement mortelles.

Souvent aussi, pour les pièces de monnaie surtout, la tolérance est remarquable. On observe un peu de douleur, de raucité de la voix, de gêne de la déglutition, avec régurgitation des liquides avalés, et encore pas toujours. Gastellier raconte l'histoire d'un garçon de 16 ans chez qui un écu de six livres ne tomba dans l'estomac qu'au bout de 10 mois, et y resta 35 ans.

Dans ces cas, le retour des accidents asphyxiques est rare, mais il faut redouter l'œsophagite et la péri-œsophagite, avec toutes leurs conséquences du côté du cou et du médiastin, des gros vaisseaux, des plèvres et du poumon, du péricarde, selon le point où le corps étranger s'est enclavé. Rien n'est variable comme le temps au bout duquel commencent ces complications : tel œsophage est ulcéré en 8 jours par un sou, tel autre supporte le contact pendant des mois (2). La descente dans l'estomac est exceptionnelle passé 2 à 3 jours ; de même l'expulsion par vomissement.

Notre premier soin, pour établir le *diagnostic*, doit être de préciser les *commémoratifs*, de nous renseigner sur la *date* exacte de l'accident, lequel est plus souvent qu'on ne le pense imaginaire : un enfant qui veut dissimuler un sou dit qu'il l'a avalé ; une mère qui ne retrouve pas un objet avec lequel jouait l'enfant conclut de même. On cherchera donc avec soin cet objet dans la chambre, dans le berceau. D'autres cas difficiles sont ceux où le commémoratif est nul. Si l'accident est réel, on précisera aussi exactement que possible la *nature* du corps étranger.

Dans nos *explorations physiques*, nous commencerons par le toucher pharyn-

(1) J'ai vu s'immobiliser ainsi une pièce de 50 centimes. On vérifie par l'œsophagoscopie le gonflement inflammatoire de la muqueuse. Cf. MATTEI, *Soc. sc. méd.*, Marseille, 12 janvier 1912, *Marseille méd.*, p. 8. Sous ce bourrelet, l'extraction peut devenir impossible.

(2) DENIS (*Bull. méd. Algérie*, 1901, p. 50), accidents au bout de 9 mois.

gien, qui nous permet d'arriver jusqu'à l'orifice supérieur de l'œsophage. La palpation du cou est presque toujours de valeur nulle. Le cathétérisme de l'œsophage, avec l'explorateur en caoutchouc durci, presque toujours aussi : il m'est arrivé de passer contre une clef de commode sans la sentir; au bout de quelques semaines, dans un œsophage enflammé et friable, il peut être dangereux. A ce moment aussi, on aura méfiance de l'œsophagoscopie (1). Mais aujourd'hui nous avons la certitude grâce à la *radiographie*, car on peut dire que tous les corps étrangers enclavés dans l'œsophage sont opaques aux rayons X. Il peut être utile de vérifier de la sorte si un corps susceptible de migration, mais pointu, reste pendant un jour ou deux sans bouger.

Traitement (2). — Un corps étranger de l'œsophage doit être extrait, car abandonné à lui-même il est à peu près fatalement mortel.

Au moment de l'accident notre premier soin doit être d'introduire l'index dans la gorge de l'enfant, et souvent on extrait ainsi, séance tenante, un morceau de viande trop gros : besogne de mère ou de nourrice autant que de chirurgien.

S'il n'y a rien dans le pharynx, nous pourrons être contraints à une *trachéotomie d'urgence :* éventualité exceptionnelle.

Le *vomitif doit en principe être proscrit*, surtout si l'estomac est vide (F. Guyon), car, dans les efforts d'expulsion, le spasme de l'œsophage s'aggrave. Par exception, on peut réussir en donnant le vomitif après ingestion d'une bouillie assez abondante.

Un corps étranger, lisse ou mou, et bas situé sera, avec une éponge montée sur une baleine, *refoulé dans l'estomac* (caillou, morceau de viande).

L'*extraction* s'exécute soit par les voies naturelles, soit par une ouverture chirurgicale (œsophagostomie, gastrotomie). Par les voies naturelles, nous pouvons agir soit avec des instruments aveugles (panier de Græfe, crochet de Kirmisson), soit sous le contrôle de l'œil (œsophagoscopie). Le choix entre ces méthodes dépend : 1° de la nature du corps étranger ; 2° de l'ancienneté de l'enclavement.

1° On aura recours d'emblée à *l'œsophagotomie externe* cervicale pour les corps étrangers irréguliers (morceau d'os ; chez l'adulte, dentier) ou volumineux, ne donnant pas prise à une pince [caillou (3)]. De même quand, au bout de quelques jours (4), on craindra que l'œsophage ne soit friable : encore ai-je enlevé par les voies naturelles des pièces de monnaie avalées depuis plus d'une semaine. De même encore pour certains corps sertis dans un bourrelet de muqueuse enflammée.

Si le corps étranger est bas situé, on a parlé de *l'œsophagotomie thoracique :* je ne connais pas de succès à son actif (5), et mieux vaut alors aller au cardia par une gastrotomie (P. Segond, Richardson, Wilms, Bull). On peut alors soit

(1) Sur cette méthode, extrêmement perfectionnée depuis, un des premiers mémoires est celui de VON HACKER, *Beitr. z. kl. Chir.*, 1901, t. XXIX, p. 128.

(2) HUCHET, Rev. gén. dans *Gaz. des hôp.*, 2 mai 1907, p. 603; BÉRARD et LERICHE, *Sem. méd.*, 1905, p. 73 (plaidoyer pour l'œsophagotomie; bibliogr.).

(3) A. BROCA, *Soc. de chir.*, 1896, p. 761, 1911, p. 730.

(4) JALAGUIER (*Soc. chir.*, Paris, 1907, p. 68) après deux ans et demi de séjour.

(5) FORGUE l'a tentée, n'a pas ouvert l'œsophage, et douze jours après a enlevé au panier de Græfe le sou qu'il avait manqué une première fois (*Montpellier méd.*, 1898, p. 1197).

pincer directement l'objet, soit le refouler de bas en haut avec une éponge montée: cela dépend de la nature et de l'ancienneté.

Les indications de la *pharyngotomie sus-hyoïdienne* sont tout à fait exceptionnelles.

2° Un corps étranger petit et fiché dans la paroi, si on ne réussit pas à l'entraîner par déglutition de bouillies épaisses, sera pris directement à la pince, sous le contrôle de l'*œsophagoscope*. C'est le procédé de choix pour les épingles, arêtes, esquilles osseuses, etc. Si l'on est outillé et si la paroi n'est pas trop enflammée, il est excellent pour les pièces de monnaie.

3° Quoi qu'on en ait dit à maintes reprises depuis quelques années, pour une *pièce de monnaie*, située en haut de l'œsophage, avalée depuis moins de 8 jours, l'*extraction par les voies naturelles* avec un instrument tel que le panier de Græfe (1), le crochet de Kirmisson ou celui de Frölich, est une excellente méthode, et je n'en suis plus à compter les succès du vieux panier de Græfe, dont je n'ai eu à me plaindre qu'une fois où, l'employant à tort, j'ai poussé avec lui, à travers la paroi œsophagienne, un sou situé près du cardia. Pour un corps si bas situé, il vaut mieux passer par l'estomac : mais mon échec est antérieur à l'emploi de la radiographie, et aujourd'hui je crois que je ne l'aurais plus. Le crochet de Kirmisson a l'avantage, réel pour les enfants en bas âge, d'un calibre beaucoup moindre ; son inconvénient est de n'accrocher qu'en avant (2). Il est certain, il est vrai, que presque toujours le sou est à plat un peu au-dessous du cartilage cricoïde, contre la paroi antérieure, et qu'on passe forcément derrière lui : mais il m'est arrivé, malgré cela, de ne pas l'accrocher au retour.

A ces instruments, et surtout au panier de Græfe, on a reproché d'être dangereux : le crochet, chargé ou non du corps étranger, accrocherait le bord inférieur du cricoïde, et, en tirant pour amener le sou, on arracherait souvent le larynx, d'où accidents mortels. Cela a eu lieu dans deux conditions : 1° quand on a employé l'instrument pour extraire un corps pointu ou rugueux, ce pour quoi il n'est pas fait (3) ; 2° quand, pour enlever un corps plat et mince, ce pour quoi il est fait, on l'a manié avec maladresse. Jalaguier recommande, en arrivant au cricoïde, de dégager le bord du sou en imprimant à l'instrument un quart de tour; je conseille d'introduire l'index gauche dans le pharynx et d'y loger le bord du sou entre l'ongle et la pulpe : de la sorte on n'accroche pas le cricoïde (fig. 1153 à 1156). Si, par hasard, un opérateur peu expérimenté l'accroche, il doit avant tout ne pas tirer, et réparer tout de suite sa maladresse par une œsophagotomie externe. Quant à ériger pour ainsi dire en principe cette opération en cas de pièce de monnaie (4), tous les spécialistes en chirurgie infantile s'y opposent. Il ne

(1) Lannelongue, *Soc. de chir.*, Paris, 1880, p. 309; A. Broca, *Soc. chir.*, 1904, pp. 1075 et 1077; 1905, p. 1000; 1906, pp. 35 et 806; *Soc. péd.*, 1907, p. 87 ; *Presse méd.*, 1905, p. 236; Mage, Th. de Paris, 1895-1896.

(2) Claoué dit qu'on manque ainsi les pièces nichées derrière le cricoïde.

(3) Veau et Duverger, *Soc. péd.*, 1907, p. 81. On allait à la recherche d'une épingle, et l'odyssée fut grave. D'ailleurs, l'épingle avait passé dans l'estomac.

(4) Cannac, Th. de Lyon, 1900-1901 ; Sebileau, *Soc. chir.*, 1903, p. 43; et thèse de son élève Roddier, 1904-1905; G. Gross (*Rev. mens. mal. enf.*, 1903, p. 49), trois cas (un sou, un bouton, une broche), deux morts (bibliogr. de 57 observations). — Voir une statistique (tous âges) de Balacesco et Cohn, *Rev. de chir.*, 1904, t. II, pp. 340 et 564; 1905, p. 116.

faut pas se dissimuler en effet que, malgré toutes nos précautions, l'œsophagotomie externe reste une opération assez grave, pouvant causer la mort par bronchopneumonie, par cellulite cervicale.

4° Lorsqu'il y a des phénomènes inflammatoires péri-œsophagiens, il faut agir par incision franche, à la fois pour extraire et pour drainer. Encore ai-je observé

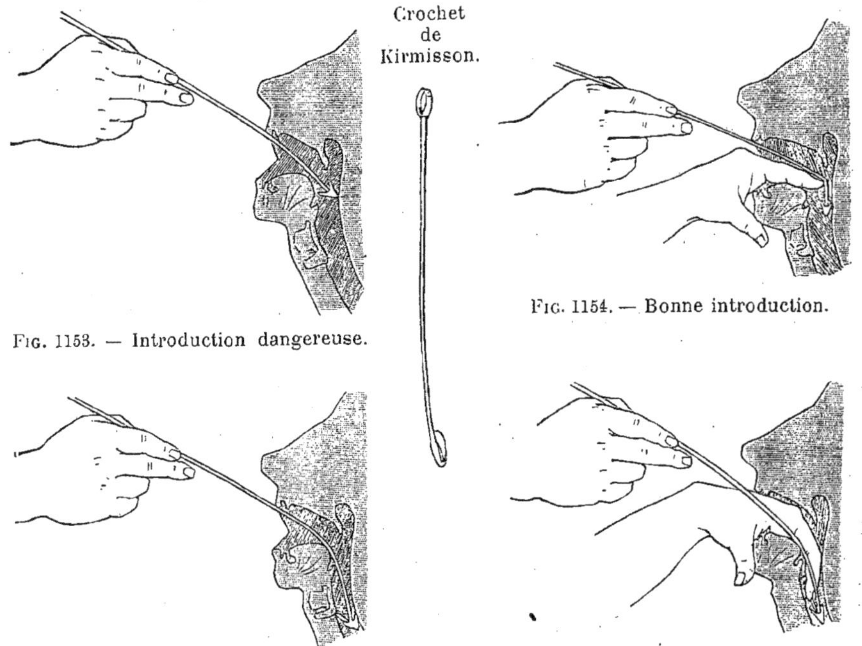

Fig. 1153. — Introduction dangereuse.

Fig. 1154. — Bonne introduction.

Fig. 1155. — Extraction dangereuse.

Fig. 1156. — Bonne extraction.

un cas où un petit éclat d'os s'accompagnait d'un gonflement cervical, léger il est vrai, que je me proposais d'inciser, lorsque tout a cessé en même temps que la radiographie démontrait la disparition du corps étranger.

2° *Corps étrangers de l'estomac et de l'intestin.*

L'origine à peu près constante de ces corps étrangers est la *déglutition* et le passage dans l'œsophage (1). Presque toujours, une fois le cardia franchi, ils n'ont plus d'histoire pathologique, et sont, avec une rapidité variable, rendus dans les selles. Cependant, s'ils sont piquants, ils peuvent se ficher en un point du trajet ; dans ce cas, on examinera attentivement les matières, et par des radiographies successives, on vérifiera s'ils se déplacent ou non. En cas de fixité, on pratiquera la laparotomie (2).

Les cailloux, pièces de monnaie, etc., n'ont jamais, à ma connaissance, causé

(1) Je signalerai un cas d'*égagropiles* observé par Zuber (*Soc. de péd.*, 1904, p. 242) chez un garçon de 5 ans qui, avec phénomènes d'entérite, sans occlusion, rendit trois petites boules de cheveux : jusqu'à l'âge de 6 à 8 mois, il avait eu le tic de se manger les cheveux. Cf. une revue de Mériel, *Gaz. hôp.*, janvier 1903, p. 117.

(2) Le Jemtel (rapport A. Broca, *Soc. chir.*, 1909, p. 293), une gastrotomie chez un enfant de 9 mois.

d'occlusion chez l'enfant, autrement qu'en arrivant à l'*anus*, où une pièce de monnaie, un bouton (j'en ai un exemple, sur l'anus cicatriciel d'un ancien imperforé) se met à plat sur l'orifice. En cette région, il faut encore tenir compte : 1° des abcès péri-rectaux résultant des piqûres et déchirures par un corps pourvu d'aspérités; 2° de quelques cas spéciaux d'introduction par en bas (embout de seringue; thermomètre cassé); cette dernière variété est tout à fait exceptionnelle chez l'enfant.

On facilite l'expulsion en donnant à l'enfant, surtout si le corps étranger est pointu, des aliments végétaux, faisant grosse masse de matières fécales enrobantes (1).

Il faut signaler les *accumulations de noyaux de cerises*, qui peuvent, par occlusion, nécessiter l'entérotomie : Frœlich en a extrait ainsi 120. Dans un cas de Jakowski (2), des noyaux avalés et cassés ont causé une perforation avec péritonite mortelle.

La question des *corps étrangers de l'appendice* sera étudiée à propos de l'appendicite (voy. p. 992).

Mentionnons encore les *corps étrangers vivants* constitués par des ascarides lombricoïdes pelotonnés en une tumeur plus ou moins grosse, dont on n'a pour ainsi dire jamais reconnu la nature à l'avance, et qu'il a fallu inciser pour mettre fin à une occlusion intestinale subaiguë (voy. p. 1019).

B. — Rétrécissements de l'œsophage.

Un rétrécissement est une diminution de calibre due à un tissu susceptible de régression sous l'influence d'un traitement approprié, et en cela il se différencie nettement des coarctations d'origine néoplasique. Celles-ci sont d'ailleurs assez exceptionnelles chez l'enfant pour que je les passe sous silence.

Je ne m'occuperai ici que des *rétrécissements cicatriciels*. On en a vu avoir pour origine des ulcérations par pustule variolique, par inflammation scarlatineuse (3) ou diphtérique, par corps étrangers. Mais les seuls importants sont dus à la *déglutition de liquides caustiques;* il s'agit quelquefois d'acides, le plus souvent de potasse caustique. Tandis que chez l'adulte une tentative de suicide est alors souvent en cause, chez l'enfant, c'est presque toujours la déglutition accidentelle d'un liquide employé pour des nettoyages domestiques ou pour certains métiers (peintres, ébénistes).

Étude clinique. — Après une période plus ou moins grave d'accidents aigus, par brûlure et ulcération de l'œsophage et de l'intestin (3), l'enfant semble se

(1) Jakowski, *Deut. med. Woch.*, 1910, n° 3, p. 126.

(2) Viannay et Bourret, *Rev. mens. mal. enf.*, 1906, p. 110 (Nové-Josserand) ; Frænkel, *Arch. f. path. An. u. Phys.*, 1902, t. CLXVII, p. 92; Boas, *Soc. méd. int.*, Berlin, 1905, p. 171 et *Deut. med. Woch.*, p. 281.

(3) Les *symptômes immédiats* sont la douleur, l'anxiété, la soif, quelquefois l'hématémèse; le sujet régurgite dès qu'il boit, la fièvre ne tarde pas à s'allumer et les lésions destructives se manifestent par le rejet de lambeaux de muqueuse, quelquefois de presque tout le tube de la muqueuse œsophagienne. La mort rapide est fréquente, par perforation plus ou moins prompte de l'œsophage à la chute des eschares (phlegmons péri-œsophagiens, fistule broncho-œsophagienne), par gastrite ulcéreuse et perforante. Ces accidents primitifs peuvent, par contre, être remarquablement bénins, se borner à un peu de dysphagie passagère, de douleur le long du conduit, sans que cela soit une indication de bénignité ultérieure pour le rétrécissement. Il est à noter que les brûlures des lèvres, de la bouche, du pharynx sont d'ordinaire légères, souvent même nulles. A cette période, on lavera l'estomac si l'on est appelé tout de suite ; mais on saura que bientôt le cathétérisme devient dangereux. On fait boire des alcalins (carbonate de potasse, magnésie) ou de l'acide (vinaigre dilué) selon que le liquide dégluti est acide ou alcalin. On alimente le malade le mieux possible et quelquefois l'emploi de la morphine rend la déglutition possible; ou bien on a recours aux lavements alimentaires, quelquefois à la gastrostomie (Frœlich) ou même à la jéjunostomie (Ashhurst) si l'estomac est profondément atteint. — Quénu et J. Petit (*Rev. de chir.*, janvier et février 1902, pp. 51 et 176) ont étudié les sténoses pyloriques consécutives à ces brûlures : leur mémoire ne contient que des observations d'adultes.

remettre, puis commencent les symptômes de rétrécissement, au bout d'un temps qui varie de quelques jours à quelques années. Quelquefois brusque, capable d'alterner avec des déglutitions faciles — ce dont le spasme intermittent nous rend compte — la *dysphagie* est la plupart du temps progressive : les solides sont arrêtés s'ils ne sont mâchés lentement et accompagnés de boisson, puis c'est le tour des bouillies, et enfin des liquides. Les aliments sont *régurgités*, d'abord en partie seulement, puis redescendent ; plus tard, la régurgitation est complète et définitive. La régurgitation retardée, en relation avec une poche par rétrodilatation, est rare. La douleur est le plus souvent nulle.

De ces difficultés d'alimentation résulte un arrêt de développement des enfants, qui restent chétifs, malingres, qui sont exposés à la tuberculose. Abandonnés à eux-mêmes, ils meurent quelquefois de complications (perforation de l'œsophage, péri-œsophagite), la plupart du temps de faim et de soif.

Ces symptômes mettent hors de doute l'*existence d'un rétrécissement*. Presque jamais le commémoratif de l'accident initial ne fait défaut, en sorte que toute discussion sur la *nature* de ce rétrécissement est oiseuse : d'autant que les autres formes sont tout à fait exceptionnelles (1). On a quelquefois observé chez l'enfant l'*œsophagisme*, rétrécissement spasmodique qui laisse sans peine passer de gros cathéters.

On doit chercher à déterminer aussi exactement que possible le siège, le nombre, le calibre, la longueur, la dureté des rétrécissements par le cathétérisme avec des olives, avec des bougies filiformes, par l'œsophagoscopie. Mais la manœuvre est dangereuse, et souvent ne donne que des notions de médiocre précision : et force nous est de nous en tenir aux données moyennes de l'anatomie pathologique.

Anatomie pathologique. Traitement (2). — Quelques rares rétrécissements (congénitaux, variole, corps étrangers) sont annulaires, à orifice assez bien centré, à virole courte et relativement souple ; cela est possible après ingestion de caustiques, avec lésion limitée en haut et en bas, c'est-à-dire aux points normalement rétrécis de l'œsophage. Mais la plupart du temps le caustique agit sur presque toute la longueur de l'œsophage, qui se transforme en un long canal plus ou moins tortueux, à calibre inégal, à orifice supérieur plus ou moins excentré. La paroi est à la fois épaisse et friable, recouverte d'une cicatrice indurée qui remplace la muqueuse sous forme de tractus plus ou moins irréguliers. La dilatation en poche au-dessus du premier rétrécissement est relativement rare et le danger de perforation par une sonde est dès lors moindre que dans les diverticules congénitaux. Mais la muqueuse est enflammée et ulcérée ; mais il y a tout autour plus ou moins de péri-œsophagite chronique ou subaiguë.

(1) Je mentionnerai les rétrécissements congénitaux, dont les symptômes se manifestent presque toujours chez l'adulte ; voy. cependant GUISEZ, *Gaz. des hôp.*, 1906, p. 1755 ; SARGNON, *Prov. méd.*, 1913, p. 65. Sur la *tuberculose*, voy. GUISEZ et ABRAND, *Rev. de chir.*, 1909, t. XL, p. 23. Sur un cas de *lymphosarcome*, voy. STEPHAN, *Jahrb. f. Kinderh.*, 1890, t. XXX, fasc. 3, p. 354 (garçon de 4 ans).

(2) GROSS et SENCERT, *Rev. de chir.*, 1907, t. I, p. 1. Disc. au *Congr. fr. de Chir.*, 1912 ; rapports de MOURE et GUISEZ, p. 571. SARGNON et ALAMARTINE, *Rev. de chir.*, 1910, t. XLVI, p. 146.

Aussi conçoit-on quelles seront les difficultés et les dangers de la *dilatation progressive* qui est le traitement de choix des rétrécissements. Cette dilatation se pratique, comme pour l'urètre, avec de longues bougies en gomme, de calibre progressivement croissant. Elle ne sera jamais entreprise moins de 5 à 6 semaines après l'ingestion du caustique : même après ce délai, elle expose à la perforation, à la déchirure de l'œsophage, la sonde passant ainsi soit dans le tissu péri-œsophagien, soit dans la plèvre. Depuis quelques années, l'œsophagoscopie (1) a diminué ces dangers, en permettant d'enfiler sous le contrôle de la vue l'orifice supérieur ; mais même ainsi il y a des morts, dont il est vrai on ne parle pas toujours. L'œsophagoscopie a encore, avec certitude, diminué le nombre des rétrécissements infranchissables.

Quand on a passé une bougie filiforme (2), on a recours à la dilatation progressive : méthode longue, ennuyeuse, laborieuse pour le chirurgien et pour le malade. On doit pendant des mois répéter les séances, et ensuite pendant des années entretenir le canal pour éviter la récidive de la coarctation.

On a cherché à gagner du temps par la *dilatation brusque*, par l'*œsophagotomie interne*, par l'*électrolyse*. Ces méthodes sont dangereuses, les deux premières surtout. On ne peut sans péril couper de dedans en dehors un canal dont le calibre et l'épaisseur présentent d'un point à un autre des variations impossibles à diagnostiquer. L'*œsophagotomie combinée* (F. Terrier, Güssenbauer), où l'on fait l'œsophagotomie interne dans un œsophage d'abord ouvert par voie cervicale, n'a pas donné de meilleurs résultats.

Quant à l'*œsophagotomie externe*, ce que nous avons dit d'anatomie pathologique explique qu'elle soit incapable, dans presque tous les cas, d'ouvrir au cou, au-dessous de l'obstacle, une bouche permettant l'alimentation.

En cas de rétrécissement infranchissable, ou assez dur pour résister à la dilatation, le seul traitement consiste dans la *gastrostomie*. Celle-ci peut être définitive. Mais parfois, supprimant le spasme, elle permet le cathétérisme (3) par une bougie filiforme, introduite soit de haut en bas par la bouche, soit de bas en haut par le cardia ; von Hacker a laissé à demeure une longue corde à boyau, passée par le cardia, et s'en est servi pour attirer des bougies progressivement croissantes.

Cela a quelquefois permis de rétablir un œsophage suffisant et de fermer la bouche stomacale. Dans ma pratique personnelle, les enfants que j'ai gastrostomisés ont dû conserver leur bouche stomacale et, au bout d'un temps variable, sont morts cachectiques (4).

C. — MALFORMATIONS DE L'ŒSOPHAGE (5).

Ces malformations sont à peu près sans intérêt pratique, sauf peut-être certains

(1) BUREL, Th. de Lyon, 1911-1912.
(2) Quelquefois on a commencé la dilatation avec une laminaire fine.
(3) BÉRARD et SARGNON, *Soc. de chir.*, Lyon, 16 novembre 1911, t. XIV, p. 278.
(4) Je signalerai les essais de reconstitution de l'œsophage avec une anse d'intestin. ROUX, *Sem. méd.*, 1907, p. 37.
(5) Un des premiers mémoires est celui de Tarnier (1866). Je renverrai pour la bibliographie à: LEGRAND, Th. de Paris, 1896-1897; DAM, *Rev. mens. mal. enf.*, 1906, p. 453 ; quelques

rétrécissements congénitaux (1), d'ailleurs encore assez mal connus (Guisez, Gross et Sencert) ; les *diverticules par dilatation congénitale* ne seront que signalés ici parce qu'ils ne se manifestent cliniquement que chez l'adulte (2). La *transposition* (Michel, Beaunis), la *duplicité* (Isidore Geoffroy Saint-Hilaire, Blasius) n'ont pas d'intérêt chi-

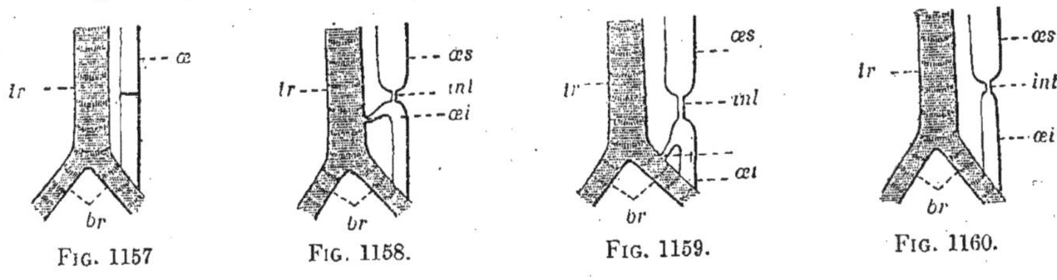

Fig. 1157 Fig. 1158. Fig. 1159. Fig. 1160.

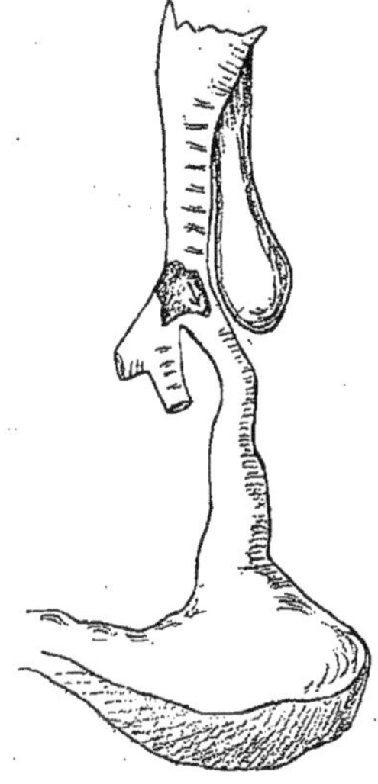

Fig. 1161.

Imperforation de l'œsophage (schémas de Dam) par cloison simple (fig. 1157) ou avec cordon fibreux entre les bouts supérieur (œs) et inférieur (œi), ce dernier pouvant soit rester indépendant des voies aériennes (fig. 1160), soit s'ouvrir dans la trachée (fig. 1158), ou dans la bronche gauche (fig. 1159). Il peut aussi (fig. 1161) être isolé du cul-de-sac supérieur.

rurgical. Quelques discussions opératoires ont été soulevées pour les *imperforations*, avec ou sans abouchement anormal.

Ces malformations sont, dans environ un tiers des cas, associées à d'autres vices de conformation, à l'anus et au rectum en particulier (3).

Formes anatomiques. — Comme pour le rectum, tous les degrés existent entre l'*absence totale* du conduit (alors, en général, représenté par un cordon fibreux) et l'oblitération par une simple *cloison* (Rossi, Marrigues), le premier degré de celle-ci

observations sont dues à Lefour et Fieux, *Gaz. hebd. sc. méd.*, Bordeaux, 1896, p. 340; Renault et Sebileau, *Bull. méd.*, 5 mai 1904, p. 479; Villemin (rapport de Demoulin), *Soc. chir.*, Paris, 12 juillet 1904, p. 745.

(1) Ils se caractérisent par leur forme diaphragmatique, avec tissus minces et souples, sans cicatrice. On en a vu à l'autopsie d'adultes souffrant depuis leur enfance de dysphagie peu à peu aggravée, mais ils n'existent guère en pathologie infantile, sauf un cas de E. Mayer, *Am. Journ. med. sc.*, 1893, t. II, p. 567.

(2) Mentionnons quelques *kystes congénitaux* ciliés (Wyss) ou dermoïdes (Watmann).

(3) H. Fossner (*Nord med. ark.*, p. chir., 1906, t. XXXVIII, fasc. 3-4, p. 1) fait remarquer que tout le long du tube digestif, après formation du tube, il y a oblitération normale par prolifération épithéliale, sauf à l'anse vitelline, et que les atrésies se produisent si la désobstruction secondaire n'a pas lieu. — Chez les sujets d'Axon, de Polaillon le radius manquait.

étant le rétrécissement en forme de diaphragme (Baillie). La cloison peut siéger soit en haut, soit en bas de l'œsophage.

Le cas le moins rare est celui où un cordon, fibreux ou musculaire, réunit deux bouts, l'un buccal, l'autre stomacal, à peu près de la partie moyenne de la trachée à la bifurcation des bronches. La règle est alors (46 fois sur 50, Legrand) que le bout stomacal ne soit pas aveuglé en cul-de-sac, mais s'abouche dans la trachée, presque toujours tout près de sa bifurcation (1) (44 cas) ou dans la bronche droite (2 cas). L'orifice de communication peut n'admettre qu'un stylet; parfois, il est assez large, en fissure ou semi-lunaire.

Avec pareil abouchement du bout inférieur, le bout buccal peut d'ailleurs être très court, et même manquer complètement, s'arrêter à une cloison derrière le voile du palais (Mathias Duval et Hervé). Le cul-de-sac supérieur peut être libre; ou, sans cordon continu avec l'inférieur, se fixer lui aussi à la face postérieure de la trachée (Ch. Perier).

Une autre forme, comparable à la précédente, mais sans absence du segment intermédiaire, consiste dans la *fistule œsophago-trachéale*, où une fissure fait communiquer plus ou moins haut avec la trachée l'œsophage perméable.

Étude clinique. — La simple fistule trachéale se manifeste à nous par des accès de toux et de suffocation survenant à chaque tétée, par passage du lait dans l'arbre bronchique. La déglutition d'ailleurs a lieu sans obstacle, et au cathétérisme l'œsophage est perméable. Il est rare que l'enfant ne succombe pas rapidement à la pneumonie par déglutition; Lamb a noté une survie de 7 semaines.

Lorsque le bout supérieur est en cul-de-sac, la déglutition est impossible : l'enfant a faim et prend le sein avec avidité, mais après quelques mouvements de succion, il se congestionne, suffoque, et régurgite en totalité, non caillé, le lait qu'il a pris, précédé de quelques spumes blanchâtres. Il peut même y avoir de vrais vomissements glaireux, où Tarnier croyait voir l'évacuation du mucus gastrique par la trachée, mais qui sont probablement constitués par la salive accumulée dans le cul-de-sac supérieur : ce signe ne permettrait donc pas de diagnostiquer avec certitude l'abouchement trachéal du bout inférieur, s'il n'y a pas mélange d'air aux matières.

Après avoir rendu son méconium normalement, l'enfant ne va plus à la selle.

Au cathétérisme, on constate l'imperforation du bout supérieur, dont on détermine la longueur en sachant que, chez le nouveau-né, il y a environ 7 centimètres de sonde entre l'arcade alvéolaire et l'orifice supérieur de l'œsophage.

La mort est rapide, par inanition. Ch. Perier a noté une survie de 8 jours et Axon une de 13 jours.

Traitement. — On peut songer, si le bout supérieur est oblitéré, à faire vivre le sujet à l'aide d'une *gastrostomie*, qu'ont pratiquée par exemple Kirmisson, Stell, Villemin, Robineau (2). Tous les opérés ont d'ailleurs succombé, en sorte que reste absolument théorique la suggestion qu'après cela on pourrait refaire l'œsophage avec une anse intestinale par le procédé de Herzen. Jusqu'à nouvel ordre, le mieux semble être de laisser mourir ces enfants et je ne vois même pas grande utilité à les faire vivre quelques jours de plus par des lavements de bouillon.

La gastrostomie éviterait le passage du lait dans les bronches en cas de fistule simple : mais non celui de la salive, et le pronostic n'en serait sans doute pas très changé.

(1) L'ouverture en haut, près du cricoïde, est notée par Foster Vince (*Brit. med. Jour.*, 3 janvier 1892, t. I, p. 177).

(2) Villemin, *Soc. de péd.*, 1904, p. 228, Tarnier redoutait la difficulté de l'opération à cause du volume du foie (?).

CHAPITRE VI

PAROIS ABDOMINALES. HERNIES

Je mentionnerai quelques absences des muscles larges, ayant pour conséquence une *laparocèle latérale congénitale* (1), et je ne décrirai que: 1° les lésions de l'ombilic; 2° les malformations du canal péritonéo-vaginal et leurs conséquences, rapprochant des hernies inguinales les tumeurs liquides des bourses; 3° les hernies diaphragmatiques.

§ 1. — **Ombilic.**

Après la chute du cordon, l'ombilic peut être le siège d'accidents infectieux plus ou moins graves (érysipèle, phlébite), aujourd'hui rares dans leurs formes accentuées. Cette plaie semble être la porte d'entrée de certaines lésions septiques à distance (arthrites et ostéomyélites des nouveau-nés) ; elle peut bourgeonner sous forme d'un *granulome* que je signalerai plus loin.

Après cicatrisation achevée, on observe : 1° des phlegmons pariétaux, sous-péritonéaux, fort rares; 2° des fistules qui sont dues à l'ouverture spontanée d'une péritonite à pneumocoques (voy. p. 1020), quelquefois d'un abcès vermineux (voy. p. 1020), fort rarement d'une péritonite appendiculaire.

Mais presque toutes les lésions intéressantes de l'ombilic chez l'enfant sont d'*origine congénitale*, en rapport avec le processus d'occlusion de cet orifice par lequel, chez l'embryon, se font les communications du tube intestinal, de l'ouraque et des vaisseaux ombilicaux avec l'extérieur. Du retard simple de cette occlusion résultent les hernies ombilicales. Des arrêts de développement du conduit vitello-intestinal d'une part, de l'ouraque d'autre part, résultent des fistules, des kystes, des tumeurs solides. Je ne décrirai ici que les hernies et les vices de développement de l'intestin : ceux de l'ouraque trouveront place parmi les lésions des voies urinaires.

A. — Hernie ombilicale (2).

Définitions et divisions. — Il est depuis longtemps classique de diviser ces hernies en deux grandes classes, suivant que les viscères restent hors de l'abdomen en raison d'un arrêt de développement, ou qu'ils sortent hors de l'abdomen complètement

(1) J'ai fait publier un fait par Audard, *Rev. de gyn.*, 1902, p. 485; Steinhardt. *Jahrb. f. Kinderh.*, 1902, t. LVI, p. 221 ; L. Trinci, *Rev. orth.*, 1910, p. 291 ; Petitjean, *Rev. méd. Franche-Comté*, 10 septembre 1906, p. 149; R. von Baracz, *Arch. f. klin. Chir.*, 1908, t. LVIII, p. 283.

(2) Cahier, *Rev. de chir.*, 1895, p. 273; Walravens, Monogr., Bruxelles, 1902.

développé; d'où la division en hernies congénitales et acquises, ces termes étant pris dans leur sens réel et non dans celui où on les emploie pour les hernies inguinales. D'autre part, les hernies congénitales, c'est-à-dire existant à la naissance, présentent plusieurs variétés : il faut, avec S. Duplay, tenir compte du développement de l'ombilic. Or on sait que ce développement passe par 4 périodes, dont 2 avant la naissance et 2 après la naissance : 1° période embryonnaire, jusqu'au 3e mois, l'ombilic n'est pas encore formé; 2° période fœtale, du 3e mois à la naissance, l'ombilic existe et donne passage seulement aux vaisseaux ombilicaux et à l'ouraque; 3° période infantile, durant en général de 4 à 5 mois, pendant laquelle l'ombilic se consolide après la chute du cordon ; 4° période du complet développement. A chacune de ces périodes répond une variété de hernie : 1° deux congénitales : *a*) embryonnaire, *b*) fœtale; 2° deux acquises : *a*) infantile, *b*) de l'adulte, celle-ci ne devant pas trouver place dans le présent article.

1° *Hernies embryonnaire et fœtale* (1).

Anatomie pathologique et pathogénie. — 1° HERNIE EMBRYONNAIRE. — Jusqu'au 3e mois de la vie intra-utérine, pendant les périodes dites ombilicale et allantoïdienne, une anse intestinale, l'anse vitelline, fait saillie au dehors; c'est sur elle que s'insère le conduit vitello-intestinal, qui à cette période traverse normalement l'ombilic. Il y a hernie embryonnaire lorsque, par suite d'un arrêt de développement, l'ombilic ne se forme pas et que les viscères abdominaux subissent un développement ectopique. (Sur ce développement, voy. les fig. pp. 1066 et 1067).

On observe tous les degrés entre une tumeur, parfois très petite, contenue dans la base du cordon, et une véritable éventration. Dans ce dernier cas, il y a tantôt arrêt de développement des parois abdominales, tantôt et le plus souvent défaut de soudure sur la ligne médiane; par cette fissure, qui peut aller de l'appendice xiphoïde au pubis, mais qui est le plus souvent sus-ombilicale seulement, sortent quelquefois presque tous les viscères de l'abdomen, même le duodénum, et quelquefois le cœur se joint à eux.

Dans les cas moins prononcés, qui seuls intéressent le chirurgien, la hernie *contient* plus ou moins d'intestin grêle, l'angle iléo-cæcal, et très souvent une partie du foie, cet organe étant chez le fœtus très volumineux et fixé à l'ombilic par la veine ombilicale. Quelquefois sur l'anse vitelline persiste le canal vitello-intestinal, ouvert ou non à l'extérieur et associé à des éventrations volumineuses; les hernies de ce diverticule seul (omphalocèle diverticulaire) sont fort rares. Dans une autre variété, l'anse vitelline, portant parfois des vestiges du canal vitello-intestinal (Jolly), reste adhérente dans la base du cordon.

On rapproche quelquefois de ces hernies les *omphalocèles urinaires*, mais ce ne sont pas des hernies, l'ouraque étant un organe à développement extra-péritonéal.

Le *cordon* s'insère ordinairement en bas de la tumeur; quelquefois latéralement et alors de préférence à gauche.

Les *enveloppes* de ces hernies sont importantes à étudier. Tantôt, quel que soit le volume de la hernie, les viscères sont entourés d'une membrane semi-transparente, continue d'une part avec la peau au niveau d'un bourrelet, d'autre part avec la gaine du cordon. Tantôt, comme dans quelques volumineuses éventrations, cette membrane se perd après un court trajet sur les viscères herniés, qui dès lors sont baignés directement par le liquide amniotique; on ne sait s'il s'agit alors d'une disposition originelle ou d'une rupture du sac.

Cette membrane n'est ni le péritoine, ni la peau, mais la membrane de Rathke.

(1) Thèses de mes élèves ARIBAT, Paris, 1900-1901 (réunit 177 cas); P. ROGIER, 1898-1899. — DULLIN, Th. de Montpellier, 1902-1903.

Il est de règle que des adhérences existent entre les viscères herniés, et entre eux et le sac; ces adhérences sont pour les uns l'indice d'une péritonite intra-utérine (Debout), pour les autres un agglutinement par vice de développement (Nicaise).

Dans les hernies diverticulaires, le péritoine se réfléchit à la base du diverticule, qui dès lors adhère, dans la base du cordon, à la face interne du prolongement amniotique. Dans les hernies de l'anse vitelline, il y a de même un point d'adhérence, le péritoine se réfléchissant autour du point où s'insérait le conduit vitello-intestinal.

Chez ces sujets, les vices de conformation concomitants sont fréquents, portant sur l'intestin, l'anus ou des organes et régions divers.

2° HERNIE FOETALE. — Le contenu de ces hernies est ordinairement l'intestin grêle, quelquefois le gros intestin, rarement le foie, ce dernier pouvant être pour ainsi dire étranglé par l'anneau sous forme d'une sorte de lobe supplémentaire (Stolz).

Le *cordon* s'insère tantôt au sommet de la tumeur, qui dissocie ses éléments; tantôt latéralement, en général à gauche, et il est déjeté de côté mais non dissocié. On note parfois l'absence d'une artère ombilicale.

Le *sac*, en général transparent, est formé par le péritoine, que la gélatine de Wharton sépare de la gaine amniotique du cordon. On a observé l'inflammation de ce sac, sa rupture lors de l'accouchement. Les adhérences sont fréquentes.

Par leur *pathogénie*, ces hernies diffèrent des hernies embryonnaires en ce qu'elles sont constituées par des viscères qui, développés dans l'abdomen, en sont sortis après la constitution de l'ombilic et en s'entourant d'un sac péritonéal, mais il faut ajouter qu'il y a des formes de transition, et que d'autre part la persistance du conduit vitello-intestinal, empêchant les lames ventrales de se bien réunir, est une cause prédisposante. On a indiqué comme causes la péritonite adhésive et la diminution de capacité de l'abdomen par rétraction des muscles ou par compression due à l'attitude vicieuse du fœtus, ou par tumeur intra-abdominale. Il est d'ailleurs à remarquer que chez le fœtus on peut facilement, par compression avec le doigt ou traction sur le cordon, produire un cul-de-sac péritonéal dans la base du cordon, d'où le rôle possible de tiraillements du cordon pendant la vie intra-utérine (Scarpa).

Signes et diagnostic. — Le volume d'une hernie ombilicale congénitale varie de celui d'une noisette à celui d'un poing, et plus; la tumeur est en général plus ou moins ovalaire ou arrondie, elle est quelquefois lobée par les vaisseaux dissociés, lorsque le cordon s'insère au sommet. La transparence des enveloppes permet quelquefois de reconnaître avec certitude la couleur du foie, qui sans cela se différencie de l'entérocèle adhérente par sa matité, par l'impossibilité de plisser le sac, par l'insertion du cordon à gauche. Les hernies fœtales, ne contenant pas le foie, sont en général réductibles, et l'irréductibilité doit faire penser à une hernie embryonnaire, diverticulaire si la tumeur est petite, de l'anse vitelline si elle a le volume d'une noix. Ajoutons que la hernie d'un diverticule petit et vide ne cause même pas un gargouillement fugace quand on comprime la base du cordon et est facilement méconnue : c'est dans ces conditions, plutôt que par ligature d'une anse intestinale, que l'on observe des fistules stercorales à la chute du cordon, le diverticule méconnu ayant été compris dans la ligature (S. Duplay), d'où le précepte de toujours lier assez loin de la base, que l'on aura en outre soin de refouler vers le ventre.

Le *diagnostic différentiel* n'est à établir qu'avec l'omphalocèle urinaire, tumeur fluctuante, transparente, souvent accompagnée de vices de conformation de l'urètre, avec rétention d'urine complète ou incomplète.

Marche. Pronostic. — L'évolution dépend de la nature de la hernie, les hernies embryonnaires étant plus graves que les fœtales, les grosses étant plus graves que les petites. Après mortification du cordon et de l'enveloppe de la hernie, si le sac péritonéal est absent le péritoine reste ouvert, et le sujet succombe ; il en est d'ordinaire de même lorsque le péritoine est à nu ; parfois pourtant, on a vu des hernies volumineuses guérir de la sorte spontanément, par cicatrisation progressive ; Stoltz, Cruveilhier ont vu se produire après cela des hernies par d'autres anneaux, ce qui tiendrait au défaut de capacité de l'abdomen (S. Duplay). Si donc les éventrations sont incompatibles avec la vie, on n'en saurait dire autant pour les hernies proprement dites, même volumineuses, et pour les petites la guérison est la règle. Une exomphale congénitale réductible n'est donc pas un motif pour ne pas opérer une imperforation anale, et d'autre part, en médecine légale, elle ne doit pas empêcher de déclarer viable un fœtus de 8 mois.

Traitement. — Pendant longtemps, on s'est borné à appliquer sur la hernie des pansements compressifs et protecteurs pour réduire lentement la tumeur et favoriser la guérison spontanée ; ou bien on a obtenu quelques succès par la réduction immédiate suivie de compression. Quant aux tentatives de suture après réduction, après rupture pendant l'accouchement, après chute du cordon et ouverture du péritoine, elles ont donné, jusqu'à l'emploi des méthodes antiseptiques, de très mauvais résultats. Actuellement il n'en est plus de même, et comme la mort est la terminaison habituelle de ces hernies abandonnées à elles-mêmes, il faut en pratiquer la cure radicale, même quelques heures après la naissance, sans craindre de chloroformiser l'enfant, car les adhérences, la présence du foie rendent souvent l'intervention laborieuse ; quelquefois il faut débrider l'anneau pour réduire les viscères. L'opération est grave, mais elle a permis de sauver les malades en proportion notable.

2° *Hernie infantile.*

Anatomie et physiologie pathologiques. — En passant le doigt derrière la ligne blanche, on constate que l'ombilic est un point faible, si bien que, s'il était situé à la partie inférieure de l'abdomen, tout le monde, a-t-on dit, aurait une hernie ombilicale ; son occlusion se fait après la naissance, en un temps évalué à 8 ou 12 semaines par Bérard et Gosselin, par S. Duplay, à 3 ou 4 mois par A. Richet.

La hernie *sort d'ordinaire par l'anneau* lui-même comme le dit J.-L. Petit, et la hernie adombilicale est rare chez l'enfant ; quelquefois elle s'engage au centre même des vaisseaux qu'elle dissocie (Jobert de Lamballe), d'où une hernie trifoliée ; quelquefois les vaisseaux sont sur un des côtés, mais ordinairement la hernie est située au-dessus d'eux, et elle sort entre la veine et l'anneau, car là il n'y a pas d'adhérences, tandis qu'il y en a entre la demi-circonférence inférieure de l'anneau et le cordon fibreux des artères ombilicales et de l'ouraque. Dans ce cas, la tumeur est en général lisse, ce que Sabatier, Bérard, Hadde ont expliqué par l'absence ou la rupture des adhérences entre le cordon vasculaire et la peau ; mais, pour Ch. Féré, cette opinion serait erronée.

Le *canal ombilical*, que l'on ne décrit guère qu'à propos de la hernie de l'adulte, a été vu chez l'enfant par Ch. Robin et chez le nouveau-né par Denis de Commercy.

Le *sac péritonéal* a été nié autrefois, puis on admit qu'il se rompait dans les hernies volumineuses. En réalité il est constant, mais il est très mince parce qu'il se forme par distension, en raison des adhérences du péritoine autour de l'anneau ombilical. Il adhère à la peau par un tissu cellulaire où rampent les vaisseaux ombilicaux oblitérés; cette peau est très mince.

Le *contenu* est presque toujours l'épiploon, souvent de très bonne heure adhérent. Dans les grosses hernies, rares, on peut rencontrer l'intestin grêle, quelquefois le côlon, exceptionnellement le cæcum, un diverticule; quant au foie, Lean de Kilmalcolm l'a signalé, mais il s'agissait bien probablement d'une hernie fœtale.

Étiologie (1). — La prédisposition est créée par un retard au travail de consolidation de l'ombilic, et on a invoqué à cet égard un cordon volumineux et mou (A. Cooper, Martin de Lyon), la prolongation de la peau sur le cordon (Underwood), le défaut d'adhérence des cordons vasculaires d'où une cicatrice en macaron. La naissance avant terme est très importante. En tout cas, il est à noter que la hernie apparaît presque toujours avant le 6e (Gosselin) et même avant le 4e mois (Desault, A. Bérard). Je crois même, comme P. Berger, que le début dans le premier mois de la vie est la règle. L'apparition de 1 à 2 ans (Gosselin, S. Duplay), de 4 à 5 ans (Pecquet), à 9 ans même (Vidal de Cassis) est exceptionnelle.

La prédominance dans un des *sexes*, masculin (Malgaigne, P. Berger) ou féminin (Girard de Lyon, Giraldès), est douteuse pour Ch. Féré. Celle des garçons est nette dans ma statistique opératoire.

Dans certaines *races*, chez les nègres par exemple, la hernie ombilicale a une fréquence spéciale, ce qui serait dû au défaut de soins donnés au cordon (2), cause prédisposante depuis bien longtemps invoquée par Sœmmering. L'hérédité a une influence réelle.

L'*état général* a de l'importance et la hernie ombilicale est fréquente chez les enfants mal nourris, faibles, rachitiques, à ventre gros (2). Signalons l'influence des efforts, des cris, de la toux, des vomissements, de la constipation, des tumeurs intra-abdominales (S. Duplay). On a encore incriminé autrefois, mais sans grande raison, la ligature du cordon trop loin de la base, les bandages trop serrés, l'habitude de coucher les enfants sur le ventre.

L'*association aux hernies inguinales* est fréquente chez le garçon, rare au contraire chez la fille (P. Berger).

Symptômes. — Le *volume* de la hernie infantile, capable d'atteindre celui d'un œuf de poule, dépasse rarement celui d'une noisette. La *forme* est arrondie, devenant cylindroïde et oblique en bas et en avant lorsque la tumeur grossit; la surface, quelquefois trilobée, est en général lisse, et on y voit un stigmate blanc marquant la place de l'ombilic déplissé et situé d'ordinaire en bas, quelquefois au centre (h. trifoliée), ou latéralement, selon les rapports indiqués plus haut entre la hernie et les vaisseaux ombilicaux. Les autres signes physiques sont ceux de toutes les hernies réductibles. Les signes fonctionnels sont en général nuls; il n'est cependant pas rare d'observer des troubles douloureux et digestifs cessant après la réduction de la hernie; ils sont cependant moins fréquents que dans les hernies de la ligne blanche.

Diagnostic. — On peut *méconnaître une hernie* très petite et dès lors ne pas

(1) Lacasse, Th. de Paris, 1905-1906.

(2) C'est surtout alors qu'on observe, avec ou sans hernie ombilicale, *l'éventration sus-ombilicale* par écartement des grands droits et distension de la ligne blanche. Cange, Th. de Paris, 1897-1898; Brau-Latapie, *Prov. méd.*, 1912, p. 445.

rapporter à leur véritable cause des douleurs, des coliques : avec un examen local attentif, les faits de ce genre sont très rares.

Le *diagnostic différentiel* est presque toujours évident; signalons, à titre de curiosité, l'analogie possible avec les tumeurs par persistance de l'ouraque (Gruget), avec la hernie d'une anse veineuse allant de la veine iliaque à la veine ombilicale (Serres). Quelquefois la peau se prolonge en une sorte de prépuce ombilical, d'où une petite tumeur cylindrique, mais irréductible (Ch. Féré).

Les *hernies de la ligne blanche* (1) sont rares chez l'enfant, mais j'en ai observé ; on les reconnaît à l'intégrité de la cicatrice ombilicale, à la forme ovalaire de l'anneau, distinct de l'anneau ombilical. J'ai vu un enfant de quelques mois chez qui la région ombilicale était soulevée par une tumeur à triple bosselure : après réduction, la pulpe des doigts sentait très nettement l'anneau ombilical et, au-dessus de lui, deux orifices de la ligne blanche.

Marche. Pronostic. — Après en avoir observé quelques exemples isolés, autrefois considérés comme rares, on a constaté que la *tendance à la guérison spontanée* est la règle, à l'âge où les enfants cessent de crier; elle est beaucoup moins grande pour les hernies ayant débuté passé la première enfance. Elle est rare pour les hernies adombilicales. D'autre part, chez les filles, la réapparition de la hernie après les grossesses paraît assez fréquente.

Les *complications* sont rares; on a cité l'ulcération de la peau, par frottement des vêtements sur une hernie volumineuse. L'étranglement est tout à fait exceptionnel, si même il existe. On a publié des cas d'engouement, d'adhérences, d'accidents douloureux intenses, de perforation intestinale, mais tout cela est bien rare : je ne l'ai jamais observé (2).

Traitement. — De ce pronostic très bénin résulte que le traitement devra rarement être actif. Presque toujours on se contentera, par la réduction et la contention, de favoriser la tendance naturelle à la guérison. A la consultation de l'hôpital, il ne se passe pour ainsi dire pas de jour où l'on n'apporte quelques enfants en bas âge atteints de hernie ombilicale. Comme tout le monde, je prescris la pose d'un bandage, et presque jamais je ne revois l'enfant. C'est qu'il est exact, comme tout le monde le dit, que par ce moyen simple la hernie a coutume de guérir.

Le bandage est difficile à maintenir bien en place, je le sais, et dès lors on en a inventé des modèles multiples. Celui que j'emploie à l'hôpital est la simple boule de ouate maintenue par des bandelettes de diachylon.

Un fait à noter est que les enfants chez lesquels la hernie ombilicale persiste passé les premiers mois sont très souvent élevés au biberon, ont le ventre gros, flasque et étalé des nourrissons dyspeptiques, avec une éventration sus-ombilicale plus ou moins large, qu'on met en évidence en les faisant asseoir. Ces enfants sont au moins des candidats au rachitisme, et si l'on veut obtenir un bon résultat, il importe de tenir compte de cet état et de régulariser l'alimentation.

(1) Formées par un petit lipome à la base duquel se déprime un cul-de-sac péritonéal. Elles sont remarquables par la fréquence relative des troubles dyspeptiques.

(2) Martin du Pan (d'après *Presse méd.*, 1913, p. 67) a vu une tumeur dure, ossifiée (?) qu'il croit être un fibrome du grand droit par myosite consécutive au port d'un bandage.

Quoi qu'il en soit, à l'aide de ces moyens on obtient d'ordinaire la guérison ; il ne faut entreprendre la cure radicale que si on les a essayés avec persévérance, et si l'enfant est arrivé vers l'âge de 2 ans porteur d'une hernie qui malgré cela continue à grossir. Mais qu'alors on n'hésite pas. La cure radicale de la hernie ombilicale est une opération facile, bénigne et efficace.

Le procédé opératoire n'a rien de spécial. Après avoir pratiqué l'omphalectomie, j'ai appris à éviter cette mutilation disgracieuse. Il suffit d'inciser en ᑕ sur un des côtés de l'ombilic, que l'on décolle en tabatière, puis on résèque le sac. De chaque côté de l'orifice abdominal, j'incise alors la gaine du muscle droit et je fais à la soie, comme pour toute laparotomie, une suture à trois étages, comprenant : 1° le péritoine; 2° la gaine des muscles droits; 3° la peau.

La seule difficulté vient de l'épiploon, qui s'insinue entre les lèvres de la suture et qu'il est très malaisé de refouler. Il faut en réséquer le plus qu'on peut, et passer les fils péritonéaux en soulevant fortement la paroi avec deux pinces hémostatiques amarrées sur la gaine des muscles droits.

S'il y a éventration sus-ombilicale, il faut inciser la gaine des muscles droits, que l'on rapproche par une suture en étages.

B. — Lésions d'origine diverticulaire (1).

Le canal vitello-intestinal, normalement voué à la résorption complète, peut persister sous forme d'un doigt de gant inséré sur le bord convexe de l'intestin grêle un peu au-dessus de la valvule iléo-cæcale; et si l'extrémité vitelline peut se libérer entièrement, dans d'autres cas, elle reste adhérente à l'ombilic. Dans d'autres encore, seule la partie ombilicale persiste. De là des lésions assez variées.

I. **Persistance complète du diverticule.** — Cette lésion rare, à laquelle le sexe masculin est grandement prédisposé (75 sur 84, Forgue et Riche), est caractérisée par un orifice fistuleux que l'on observe quelquefois dès la naissance (et même avec exomphale) qui s'ouvre quelquefois avant la chute du cordon mais presque toujours au moment de cette chute ou même (2), mais rarement, plus ou moins longtemps après.

Un mince liséré de muqueuse rouge borde cet orifice ; et il est de règle que cet état s'accentue sous forme d'un véritable *prolapsus*, soit de la muqueuse (3) seule, soit de toutes les tuniques. On voit alors une tumeur en battant de cloche, rouge vif, comme vernissée, lisse, mais avec un piqueté d'orifices glandulaires, recouverte de mucus, s'enfonçant dans l'anneau ombilical, et continue avec la peau quand le prolapsus est complet; cette tumeur devient très rapidement irréductible. Au centre est un orifice, par lequel s'écoulent d'ordinaire, mais en petite quantité, du méconium, puis des matières fécales et des gaz; par

(1) Pour tout ce qui concerne le *diverticule de Meckel*, consulter une monographie de E. Forgue et V. Riche, Paris, 1907.

(2) C'est ce qui fait souvent, mais à tort, incriminer une prise intempestive de l'intestin dans la ligature mal placée.

(3) Cette muqueuse a la structure de celle de l'intestin. Par places, cependant, on aurait trouvé celle de la muqueuse stomacale (voy. p. 956).

exception ce passage des matières est abondant, et même total, s'il y a atrésie concomitante de l'intestin en aval. Quelquefois, par contre, il ne sort que des mucosités plus ou moins claires et quelques gaz. On sent un pédicule intrapariétal.

Si dans l'orifice on introduit un stylet, celui-ci pénètre profondément, jusque dans l'intestin; sauf dans quelques cas, où il y a oblitération partielle entre ce canal extérieur et un diverticule intra-abdominal annexé au bord libre de l'intestin. Le diagnostic est par là rendu évident, abstraction faite d'un cas, qui semble unique, de fistule congénitale de l'appendice (Jordan et Lettau).

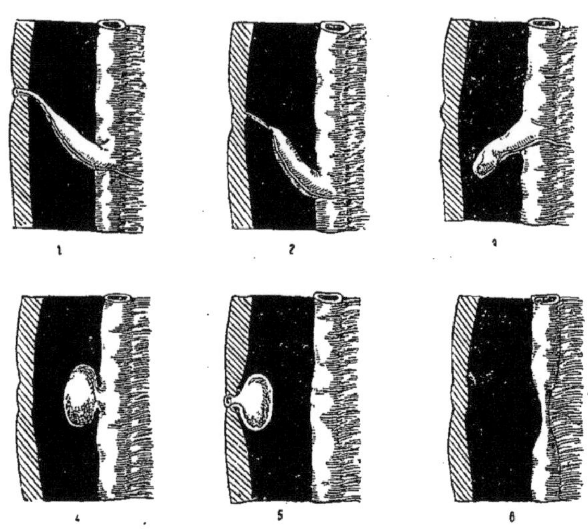

FIG. 1162 à 1167. — *Anomalies du diverticule de Meckel. Schémas de Zumwinckel.*

1, Diverticule ouvert ; — 2, Diverticule fixé à l'ombilic ; — 3. Diverticule libre ; — 4. Entérokystome juxta-intestinal ; — 5. Entérokystome juxta-ombilical sous-péritonéal ; — 6. Atrésie congénitale de l'iléon en un point correspondant à l'insertion du canal vitellin et due à son excès de régression.

Cette lésion expose à des accidents, en relation avec l'existence du tube allant de la face profonde de l'ombilic à l'intestin : cette corde est en effet la cause de troubles digestifs (coliques, alternatives de constipation et de diarrhée) par coudures temporaires de l'intestin, et même d'occlusions complètes ; et cela persiste dans les cas, rares d'ailleurs, où la fistule s'oblitère spontanément.

La complication la plus grave est le prolapsus de l'intestin à travers l'orifice, lorsque celui-ci est large. Ce prolapsus porte la plupart du temps sur les deux bouts, et l'on voit un gros boudin avec un orifice à chaque extrémité. La congestion, le gonflement et le sphacèle de cet intestin sont rapides et, opérés ou non, presque tous les enfants succombent.

Le seul *traitement* convenable est l'extirpation, poussée jusqu'à l'intestin après incision circulaire autour de l'ombilic ; on traite le pédicule intestinal comme celui de l'appendice vermiculaire. On peut, si les troubles fonctionnels sont importants, opérer avec succès des enfants de quelques jours (1) ; mais, si l'on n'a pas la main forcée, mieux vaut attendre jusqu'à 5 ou 6 mois.

II. **Persistance de l'extrémité ombilicale.** — Il en résulte :

1° Des KYSTES intra-pariétaux ou rétro-péritonéaux, presque toujours petits, à contenu mucoïde, à épithélium cylindrique, parfois cilié. Les kystes dermoïdes sont douteux.

2° Des FISTULES, qui diffèrent de la persistance complète en ce que le stylet n'y pénètre qu'à quelques millimètres de profondeur.

3° Des TUMEURS ADÉNOÏDES (2), vues seulement à la chute du cordon, sous forme d'une petite masse presque toujours arrondie, rouge vif, lisse, brillante et humide, continue avec la peau, dépourvue d'orifice, envoyant un pédicule dans l'anneau perpendiculairement à la paroi, sécrétant un liquide incolore, alcalin, visqueux, qui parfois irrite la peau et cause des démangeaisons insupportables.

Ces rares tumeurs ont été confondues jusqu'à Kolaczek (1871) avec le fréquent *granulome*, dû à une cicatrisation imparfaite et retardée de l'ombilic. Mais le granulome est une petite masse framboisée, moins rouge, plus molle, à pédicule mince inséré au fond de l'ombilic, à sécrétion muco-purulente; il guérit souvent par simple cautérisation au nitrate d'argent, ou après excision du pédicule d'un coup de ciseaux. Sa structure est celle d'un bourgeon charnu banal. Quelquefois, cependant, on rencontre des tumeurs pédiculées qui ont presque partout la structure du granulome, mais où on trouve, au microscope, quelques formations glandulaires persistantes (3).

Le diagnostic est difficile avec des tumeurs similaires par enclavement du bout ombilical de l'*ouraque*, partout ailleurs oblitéré. La tumeur semble alors être d'un rouge moins vif, et son pédicule se dirige en bas. Mais l'examen histologique seul, après ablation, tranche la question. Tous ces enclavements du bout ombilical du canal vitello-intestinal, peuvent s'accompagner (mais sans que la fréquence soit précisée) d'une *persistance intra-abdominale du diverticule de Meckel*, libre ou avec cordon fibreux plus ou moins long, adhérent derrière l'ombilic (C. Walther), d'où quelquefois les petits accidents d'occlusion mentionnés plus haut. Et les seuls cas où la cause anatomique d'une occlusion par diverticule ait été reconnue sont ceux où, à l'ombilic, on a noté la coexistence d'une des lésions précédentes (H. Hartmann).

Le *traitement* consiste dans l'ablation. Celle-ci implique l'ouverture du péritoine : d'autant plus qu'il est utile de vérifier s'il n'y a pas dans le ventre un

(1) J'ai guéri un nouveau-né, chez lequel le prolapsus ouvert à l'extérieur compliquait une hernie fœtale.

(2) FLORENTIN, Th. de Nancy, 1908-1909. J'ai fait publier des observations par CAPETTE et GAUCKLER, *Rev. orth.*, 1903, p. 271 ; BLANC et E. WEIL, *Soc. an.*, 1899, p. 439. On voit au microscope une muqueuse ayant les caractères de celle de l'intestin, avec glandes de Lieberkühn, follicules clos, villosités quelquefois (Blanc et Weil), fibres musculaires lisses. On a dit que cette muqueuse peut avoir la structure de celle de l'estomac, et l'on a parlé d'enclavement d'un diverticule gastrique, théorie aujourd'hui ruinée. — Sur ces *fistules pseudo-pyloriques*, voy. DENUCÉ, *Rev. orth.*, 1908, p. 1. — Que sont les *sarcomes congénitaux* décrits par Virchow, Lawton, O. Fried ? — Ces restes épithéliaux semblent l'origine de certains carcinomes de l'adulte.

(3) On a vu des angiomes de l'ombilic.

diverticule concomitant, utile à réséquer. On attendra donc, en principe, que l'enfant puisse supporter une laparotomie importante.

§ 2. — Arrêts de développement du canal vagino-péritonéal et troubles de la migration du testicule (1).

Le testicule se développe primitivement dans le haut de l'abdomen, au niveau où l'artère spermatique naît de l'aorte. Peu à peu il descend et vers le 6e mois de la vie intra-utérine, il est contre l'anneau inguinal interne; il s'y engage, franchit pendant le 7e et le 8e mois le trajet inguinal, et arrive un peu avant le terme jusque dans le scrotum. On a écrit des volumes sur le mécanisme de cette *migration du testicule* et sur le rôle du *gubernaculum testis :* ils n'ont guère diminué notre ignorance.

Dans le trajet terminal — inguinal et scrotal — de cette migration, il est accompagné par un diverticule du péritoine, le *canal péritonéo-vaginal.* Il semble que ce cul-de-sac séreux précède la glande dans sa descente : cette théorie, dite de la préformation de la vaginale, explique certaines dispositions anatomo-pathologiques.

A l'*état normal,* ce *canal s'oblitère* dès que le testicule est au fond des bourses, soit un peu avant ou un peu après la naissance à terme (2); la *tunique vaginale* constitue son reste définitif. La constitution du *cordon spermatique* est alors la suivante.

Sous une gaine celluleuse qui, au-dessous de l'anneau inguinal externe, fait suite à l'aponévrose d'enveloppe du grand oblique, on voit des *fibres musculaires* rouges, longitudinales, celles du *crémaster*, dont les deux faisceaux s'engagent dans l'anneau externe sans lui adhérer : l'interne se porte en dedans et se fixe derrière l'épine du pubis ; l'externe se recourbe pour ramper sur la face supérieure de l'arcade de Fallope, sous le dernier faisceau du petit oblique, qui lui est parallèle; il se termine en un petit tendon, fusionné avec l'arcade plus près de l'épine iliaque que du pilier externe.

Sous le crémaster se trouve la *fibreuse commune*, lame celluleuse mince et transparente qui entoure les organes du *cordon spermatique*, et plus bas le feuillet pariétal de la vaginale. Quoi qu'on en ait dit, la dissection la sépare sans peine du crémaster. Il y a, en somme, deux gaines au cordon : 1° la lame celluleuse sous-dartoïque, doublée à sa face profonde par le crémaster adhérent; 2° la fibreuse commune et le feuillet pariétal du canal péritonéo-vaginal.

Si l'on ouvre l'abdomen, on aperçoit *trois fossettes* à la face profonde de la région inguinale. A l'anneau interne répond la *fossette externe*, située en dehors de l'artère épigastrique; sur la paroi postérieure du trajet inguinal repose la *fossette moyenne*, située entre l'épigastrique et le cordon fibreux de l'artère ombilicale; en dedans de ce cordon est enfin la *fossette interne*, ou vésico-pubienne. Mais il faut savoir que ces dépressions sont souvent bien légères. Cela est vrai surtout de l'externe, quoi qu'on en dise fréquemment, à moins qu'il n'y ait là un reste du canal péritonéo-vaginal. Au contraire, la fossette moyenne, profonde lorsque l'artère ombilicale se détache en soulevant la petite faux du péritoine, est souvent très nette.

L'*état anormal* est constitué : 1° par des persistances anormales du canal péritonéo-vaginal; 2° par des troubles dans la migration du testicule.

Les premières existent souvent à l'état de disposition anatomique, sans consé-

(1) A. Broca, art. *Inguinal* du *Dict. encycl. des sc. méd.*, Paris, 1889.

(2) Sur 62 garçons de moins d'un mois, Féré compte : 34 oblitérations complètes et 6 incomplètes bilatérales ; il n'y avait que 8 perméabilités complètes, 3 unilatérales droites et 3 unilatérales gauches ; 12 perméabilités incomplètes, dont 7 à droite et 5 à gauche. Cette prédominance à droite est confirmée par H. Sachs.

quences pathologiques : il faut les décrire comme telles et en déduire les dispositions pathologiques (hydrocèles, hernies, kystes du cordon). Elles sont nettement prédominantes à droite.

A. — Persistance du canal péritonéo-vaginal.

Peu nous importent les discussions sur le processus de l'oblitération. Mais le point de départ de la soudure nous intéresse : on l'a mis à l'extrémité supérieure, et de là l'oblitération descendrait; ou bien en un point de la continuité (milieu, Jarjavay; anneau externe, Féré) à partir duquel elle monterait et descendrait à la fois. La vérité semble être dans l'existence de points d'oblitération multiples, simultanés, ce qui nous explique la *forme du canal péritonéo-vaginal* (1). Celui-ci, en effet, n'est pas un simple tube cylindrique, descendant le long du cordon, mais il a une forme propre, facile à étudier dans le cas d'ANOMALIE COMPLÈTE, où il y a continuité séreuse entre le péritoine et la tunique vaginale. On peut alors décrire :

1° L'abouchement dans l'abdomen; 2° la direction; 3° le calibre; 4° les rapports exacts avec les éléments du cordon (voy. les fig. 1168 et suivantes).

1° *Orifice péritonéal.* — Cet orifice est situé sous un pli valvulaire dont Ramonède a bien indiqué l'importance. Cette valvule est rétro-inguinale; elle est « dans la fosse iliaque même, en arrière de l'arcade crurale, notablement au-dessous du niveau de l'orifice du canal inguinal ». Son bord libre regarde en bas et en arrière; mince et tranchant, il s'applique sur les parties voisines et est facile à méconnaître; on le voit bien en fendant en croix la paroi abdominale et en faisant plonger le regard sur la face postérieure du quadrant correspondant, tendu en position à peu près normale. Invariablement, le canal déférent s'engage sous son extrémité externe et les vaisseaux spermatiques sous son extrémité externe. Lorsque ce pli est bien développé, il recouvrirait presque toujours un canal perméable en totalité. Cette description est exacte dans ses lignes essentielles, mais j'ai vu plusieurs fois le pli être parfaitement développé, l'anomalie étant incomplète. D'autre part, la situation n'est pas aussi invariable que le dit Ramonède, mais plusieurs fois aussi j'ai vu un pli à concavité inféro-interne partir du canal déférent, passer par-dessus l'artère spermatique et aller jusqu'à la paroi abdominale se perdre sur l'épigastrique.

2° En tout cas, il en résulte qu'il y a un *vestibule rétro-pariétal*, dont la *direction* ne prolonge pas celle du canal inguinal. Si l'on veut cathétériser le canal séreux, il faut engager sous la valvule un stylet d'abord oblique en haut et en dehors, et que l'on dirigera ensuite en bas et en dedans, une fois que la pointe aura franchi l'anneau interne (2).

3° Dans ce trajet, le *calibre* n'est pas régulier. Il y a des *points rétrécis*, qu'une injection solidifiable met bien en évidence. Ces rétrécissements peuvent avoir une assez grande étroitesse, quelquefois ils sont valvulaires; ailleurs ils sont formés par un vrai diaphragme à bord tranchant, à orifice plus ou moins étroit, central ou excentrique. Un pas de plus, et une cloison transversale divise le canal péritonéo-vaginal en deux parties indépendantes, l'une abdominale et l'autre testiculaire.

Le siège de ces rétrécissements n'est pas livré au hasard. Il y en a un à l'anneau interne, un à l'anneau externe; ces deux-là sont à peu près constants. La dissection prouve qu'ils dépendent de la seule séreuse et que les anneaux fibreux n'ont rien à y voir. Aussi bien, d'ailleurs, y en a-t-il souvent un autre au-dessous du canal inguinal, vers la tête de l'épididyme d'après Ramonède, à la limite de ce qui aurait dû

(1) Ramonède, Th. de Paris, 1883.

(2) D'après Hugo Sachs, la valvule n'est pas rétro-inguinale, mais dans le plan de l'anneau interne : il n'y aurait donc pas de vestibule. Mes dissections, à tout âge, ont confirmé celles de Ramonède : ce vestibule est rendu évident par les hernies à sac propéritonéal (voy. fig. 1173).

constituer la vaginale; j'ai souvent trouvé ce rétrécissement plus élevé. Au dire de Ramonède, la disposition en diaphragme tranchant, tendu, est surtout observée à l'anneau du *fascia transversalis*. De là donc plusieurs dilatations : *a*) le vestibule rétro-pariétal; *b*) l'ampoule intra-pariétale; *c*) l'ampoule funiculaire; *d*) la poche péri-testiculaire.

Il semble que ces rétrécissements soient la trace d'un travail incomplet d'oblitération. En outre, j'ai souvent rencontré dans la séreuse perméable des valvules irrégulières sous lesquelles s'ouvrent de véritables tunnels ascendants ou descendants qui s'enfoncent, sous une lame séreuse, sur l'un ou l'autre côté du cordon.

4° *Connexions avec le cordon*. Le tube séreux est *sous toutes les gaines du cordon:* en avant et un peu en dedans du canal déférent et de ses satellites, dans la partie extra-inguinale; au-dessus de lui dans la partie intra-inguinale. Ces dispositions sont renversées s'il y a inversion antérieure. Le cordon est, suivant les cas, plus ou moins saillant et même détaché avec un méso plus ou moins serré. Hugo Sachs a vu, au microscope, des plis séreux s'enfoncer entre les éléments du cordon, ce qui peut être de quelque intérêt anatomo-pathologique.

Toute cavité séreuse, virtuelle ou distendue par du liquide, par une hernie, qui présente ces connexions anatomiques, doit être originellement rattachée au canal péritonéo-vaginal.

Les ANOMALIES INCOMPLÈTES sont constituées par des *manques partiels de soudure* qu'il faut étudier : 1° de haut en bas; 2° de bas en haut; 3° dans la continuité.

1° *De haut en bas :* tous les degrés s'observent, depuis un court infundibulum (très fréquent) jusqu'à un canal qui va au contact de la tunique vaginale, fermée et souvent anormalement spacieuse. Un pertuis fin et en soupape dans cette cloison échappe facilement à nos investigations.

Lorsqu'il n'y a pas contact entre le fond de ce *cul-de-sac funiculaire* et le pôle supérieur de la vaginale, la *partie intermédiaire* peut : 1° disparaître entièrement ; 2° persister sous forme d'un cordon fibreux (cordon de Cloquet); 3° persister sous forme d'un tube séreux, identique à l'anomalie complète, à cela près qu'en un ou plusieurs points, au lieu de valvules et de diaphragmes, la continuité est interrompue par une cloison étanche.

2° *De bas en haut :* tous les degrés s'observent, depuis une simple élévation anormale du pôle vaginal supérieur jusqu'à un tube séreux remontant jusqu'au péritoine, au-dessous de la valvule rétro-inguinale oblitérée; ce dernier degré est, par la forme du canal, identique à l'anomalie complète, fermée en haut.

3° *Dans la continuité :* le cas le plus simple est celui où, entre deux cloisons, reste une cavité séreuse, que l'on peut imaginer indépendante et du péritoine et de la vaginale, les deux extrémités du canal ayant évolué normalement. Cette éventualité est rare et il y a presque toujours soit contact par une cloison, soit continuité par un cordon de Cloquet plein ou creux, avec un cul-de-sac péritonéo-funiculaire, assez souvent en même temps avec la vaginale.

Chez la fille, un canal séreux semblable accompagne, plus temporairement encore, le ligament rond. La persistance partielle ou totale de ce *canal de Nuck* (1), dont on a tant contesté l'existence, est la condition anatomique : 1° des hernies; 2° de kystes semblables aux hydrocèles.

B. — ECTOPIE TESTICULAIRE (2).

Lorsque le testicule n'est pas dans les bourses, il est dit en *ectopie* et deux variétés sont à distinguer selon qu'il s'est arrêté en un point de son *trajet normal* ou qu'il a suivi un *trajet anormal*.

(1) Féré, 4 persistances sur 49 filles de moins d'un mois. Il y a prédominance à droite.
(2) Rapports de VILLARD et de SOULIGOUX, *Congr. franç. de chir.*, 1906, p. 578 ; discussion.

1° Les VICES DE MIGRATION sur trajet anormal sont fort rares si l'on envisage leurs formes classiques : rétro-vésicale (Charpy et Mériel), crurale (dans le trajet de ce nom, avec hernie), cruro-scrotale (dans le pli de ce nom) ou périnéale. Ces deux dernières formes, qui sont deux degrés successifs de la même migration, sont bien moins rares que les deux premières, et elles ont un intérêt clinique réel. S'expliquent-elles par un retour atavique à une disposition normale chez certains animaux (cochon, civette) ? En tout cas (comme pour les autres déviations de la route normale) je crois indispensable une anomalie de développement, et je ne crois pas du tout, malgré certains auteurs importants, au refoulement par le bandage d'un testicule à l'anneau. On a parlé, sans preuve, d'une insertion vicieuse du gubernaculum (1).

Il est une migration anormale qui, contrairement à l'opinion classique, me paraît très fréquente : *l'ectopie pré-inguinale* où le testicule, sorti de l'anneau externe, se relève au-devant de l'aponévrose du grand oblique, où la vaginale adhère, fond en l'air. Là encore on parle de bandage refoulant : et les enfants que j'ai opérés n'en avaient presque jamais porté.

2° L'ARRÊT DE MIGRATION est exceptionnel sur la partie sus-inguinale du trajet. On a vu le testicule être dans la fosse *lombaire*, dans le haut ou dans le bas de la fosse *iliaque :* on ne sent nulle part le testicule de ces *cryptorchides* (appelés *monorchides* si la lésion est unilatérale, quoique l'absence réelle soit fort rare).

Les seules variétés fréquentes et chirurgicalement importantes sont celles de l'*ectopie inguinale* (67 p. 100 des cas) et *scrotale.* Selon la position du testicule, l'ectopie inguinale est interne, moyenne ou interstitielle, externe ; cette dernière, où la glande est tantôt dehors, tantôt dedans, s'appelle souvent « testicule à l'anneau ». L'*ectopie scrotale* n'a d'intérêt qu'en raison de la hernie concomitante : on ne la compte à vrai dire pas comme un vice de conformation (2).

Étiologie. — La proportion des ectopiques serait de 1,25 p. 1000 d'après Monod et Terrillon (3). Ce serait un « stigmate de dégénérescence », quelquefois héréditaire, les monorchides étant féconds. Le mécanisme en est quelquefois trouvé dans des adhérences anormales, probablement inflammatoires, entre le testicule et l'intestin (S iliaque, cæcum), l'épiploon, le péritoine. Mais la plupart du temps toute cause nous échappe. On a invoqué l'atrésie de l'anneau externe, la brièveté du cordon, l'insuffisance du scrotum : lésions probablement consécutives et non primitives. Le rôle des anomalies du gubernaculum est au moins douteux.

Anatomie pathologique. — Il faut étudier : 1° la structure du testicule ectopique ; 2° la hernie concomitante.

1° *Structure du testicule ectopique.* — Il est connu depuis longtemps que le sperme des cryptorchides (sauf un cas de Beigel) ne contient pas de spermatozoïdes ; et il en est de même pour l'ectopie inguinale bilatérale. On a dit, cependant, que la structure de la glande est normale (Godard), mais que les cellules mâles ne sont pas excrétées ; déjà Follin a soutenu que dans le *testicule atrophié* le parenchyme est sclérosé, les

Cette anomalie du testicule est la seule que j'étudierai, les autres étant sans intérêt pratique en chirurgie. J'énumérerai : 1° les **anomalies de nombre**, par excès (*polyorchidie* ; presque tous les faits sont douteux), ou par défaut (*anorchidie*, laquelle est à distinguer de la glande en apparence unique, par *synorchidie*, avec deux canaux déférents ; de l'*atrophie*, où il reste un rudiment de glande ; elle est impossible à diagnostiquer de la cryptorchidie) ; 2° les **anomalies de volume** : hypertrophie et atrophie ; 3° les **anomalies de migration** du testicule descendu (*inversion*, intéressante pour l'examen de certaines hydrocèles et orchites) ou non descendu (*ectopie*). Cf. LE DENTU, Th. agrég. chir., Paris, 1869.

(1) X. DELORE et G. COTTE (*Bull. méd.*, 1907, p. 293) ont vu le testicule fixé au périnée par un cordon musculaire lisse. — *Ectopie crurale*, MALDES, Th. de Montpellier, 1906-1907.

(2) Le diagnostic est à établir avec certaines *ectopies acquises* que se font les juifs russes, par un procédé inconnu, pour être réformés (GUIBÉ, *Presse méd.*, 1912, p. 803). Par exception, la réascension spontanée du testicule est possible.

(3) Des relevés au conseil de révision ont donné à Rennes (1831) 6 sur 3.600 en France ; à Marshall (1828), 11 sur 10.800 en Angleterre : mais en Angleterre il n'y a que des engagés.

tubes séminifères en dégénérescence graisseuse. D'après Monod et Terrillon (et cela est en rapport avec des examens histologiques de Félizet et Branca), la structure est d'abord normale (ils ont même vu des spermatozoïdes intra-glandulaires à 20 ans) mais peu à peu les éléments spécifiques sont étouffés par la prolifération fibreuse (1).

2° *Hernie concomitante.* — Quoi qu'on en ait dit, dans l'ectopie inguinale *la coexistence d'une perméabilité anormale est une règle à peu près sans exception :* je ne l'ai vue manquer que deux ou trois fois ; et *presque toujours la perméabilité est complète*, péritonéo-vaginale, avec séreuse très mince, où le cordon fait une forte saillie, presque même avec un petit méso. Dans ce sac, la descente d'une hernie, à une époque variable, est habituelle. Il y avait un sac avec hernie dans les trois ectopies périnéales que j'ai observées. La malformation séreuse est bien plus rare en cas de position scrotale élevée. Lorsqu'il y a une hernie concomitante, elle est *toujours* péritonéo-vaginale, testiculaire ou funiculaire.

En cas d'ectopie inguinale interne ou interstitielle, la hernie reste souvent interstitielle, mais quelquefois la séreuse franchit l'anneau externe, descendant au-dessous du testicule, et ce n'est pas dû à la poussée des viscères, car cette disposition a été vue pour des hydrocèles, pour des sacs vides même. Il est d'ailleurs à remarquer que le prolongement séreux inguinal ou scrotal peut exister dans certains cas d'ectopie abdominale (2), iliaque surtout. Ces dispositions s'expliquent par la « préformation de la vaginale ». Les variétés anatomiques et cliniques de ces hernies sont décrites page 972.

Étude clinique. — 1° *État général.* — L'influence générale de la monorchidie est nulle. L'autre testicule s'hypertrophie ; l'évolution génitale et le développement général sont normaux. L'ectopie bilatérale, même à l'état de cryptorchidie, est compatible avec tous les attributs extérieurs de la virilité, y compris une ardeur génitale, inféconde il est vrai. Mais dans d'autres cas la glande interstitielle est atrophiée en même temps que la glande séminale (3) ; et les sujets, à pénis minuscule, sont des impuissants, des infantiles eunuchoïdes (voy. p. 99), souvent gras, à seins hypertrophiés.

2° *État local.* — L'ectopie est, par elle-même, une manière d'être, sans troubles fonctionnels locaux. On voit et on sent que d'un seul ou des deux côtés le scrotum est vide, tantôt plissé, tantôt atrophié complètement. Le seul *diagnostic* différentiel est avec le *testicule oscillant.* Certains testicules, en effet, remontent facilement dans le canal et les parents déclarent quelquefois qu'ils sont toujours absents ; mais en exprimant le canal, en bas et en dedans, avec les doigts, on en fait toujours sortir les testicules. Cet état, en rapport habituel avec une perméabilité péritonéo-vaginale, est d'ordinaire bilatéral.

Si le testicule n'est pas de la sorte amené au dehors, on détermine par l'inspection (voussure du trajet inguinal), par la palpation, par la douleur spéciale à la pression, quelle est sa situation exacte : pré-inguinale, à l'anneau, dans le trajet. On peut sentir quelquefois un testicule iliaque inférieur ; jamais un testicule franchement abdominal.

(1) Sur les examens histologiques, les « cellules interstitielles », la prédisposition aux néoplasies, « l'adénome vrai » du testicule ectopique, voy. : CUNÉO et LECÈNE, *Rev. de chir.*, 1900, p. 44 ; LECÈNE et CHEVASSU, *ibid.*, 10 février 1907, t. I, p. 234 ; FELIZET et BRANCA, *Journ. de l'Anat.*, 1902, pp. 193 et 225 ; ECCLES, *Brit. med. Journ.*, 1902, t. I, p. 503.

(2) A. BROCA, *Bull. Soc. an.*, 1887, p. 232.

(3) P. ANCEL et P. BOUIN, *C. R. acad. sc.*, 1906, t. CXLII, p. 232. — On ignore d'ailleurs la part exacte des diverses glandes vasculaires sanguines dans ce syndrome (voy. p. 98).

Si on ne retrouve rien à l'aine, on passe la revue des régions à migrations anormales, cruro-périnéale, crurale.

Quand on trouve le testicule, on étudie avec soin son volume, sa consistance, sa mobilité à la traction et à l'expression du canal inguinal ; ses connexions possibles avec une hydrocèle, avec une hernie dont on étudie attentivement l'impulsion, le volume variable. Notions utiles à l'opérateur.

Reste à déterminer si c'est une ectopie vraie ou un *retard de migration :* il y a, en effet, des sujets chez lesquels à un moment donné, de préférence vers 7 à 8 ans et vers la puberté, le testicule descend en place à peu près normale ; cela se produit souvent à l'occasion d'un effort, avec hernie concomitante. On a quelques éléments d'appréciation d'après le siège du testicule près de l'anneau, son abaissement à la traction, son volume, mais cela n'a rien d'absolu. Je ne parle pas de la fréquente migration retardée au moment de la naissance, surtout chez les prématurés ; elle se complète en quelques semaines ou quelques mois.

3° Les *complications* de l'ectopie sont :

a) Des *douleurs* (1) qui, absentes pendant un temps variable, se manifestent à partir d'un moment donné, à l'occasion des jeux, des efforts, de l'ascension brusque par contraction du crémaster, des froissements auxquels est exposé le testicule ectopique. On les observe quelquefois lors de l'ascension brusque d'un testicule oscillant. C'est en général un simple pincement passager à l'aine ; quelquefois une véritable colique avec vomissements et même accidents convulsifs. Le diagnostic peut être difficile avec des crisettes répétées et apyrétiques d'appendicite ; celle-ci, cependant, se caractérise par le siège spécial de la douleur à la pression. En cas de doute, on résèque l'appendice par l'incision qui a servi à l'orchidopexie.

b) La *torsion* (voy. p. 1076).

c) L'*orchite*, à laquelle l'ectopie prédispose et que la communication péritonéo-vaginale rend assez spéciale dans ses allures cliniques et sa gravité (voy. p. 1078 ; diagnostic avec la hernie étranglée et la torsion).

d) La *prédisposition aux néoplasmes* (2) est réelle, mais ne s'exerce que chez l'adulte.

Indications thérapeutiques. — On doit, en principe, chercher à abaisser le testicule ectopique ; *l'âge auquel il convient d'opérer* est différent selon qu'il y a ou non hernie concomitante.

1° *Ectopie sans hernie.* — S'il y a une des complications précédentes, en particulier des coliques à répétition, on opère sans tarder, même s'il ne s'agit que d'un simple testicule oscillant ; éventualité rare avant l'âge des jeux un peu violents, à partir de 5 à 6 ans (pour la torsion, voy. p. 1076).

Pour une ectopie indolente, il y a intérêt à attendre la possibilité de la migration spontanée tardive (3). Presque toujours, sans doute, elle s'accompagnera de

(1) Sont-elles dues à la contusion du testicule, à sa torsion passagère, à un pincement herniaire profond intestinal ou épiploïque ? Souvent, en opérant ces sujets, on trouve en effet une pointe d'épiploon dans le haut du sac.

(2) Rareté de la tuberculose : LE DENTU, *Soc. chir.*, Paris, 1912, p. 1481.

(3) Quelques auteurs croient la favoriser par la médication thyroïdienne, à instituer dès l'âge de 12 à 18 mois (Apert ; J. BONNES, *Gaz. hebd. sc. méd.*, Bordeaux, 1910, p. 519).

hernie et par conséquent il faudra opérer ; mais l'élongation progressive du cordon est très utile. On n'attendra pas la migration possible vers la puberté, car il y a intérêt à ce que le testicule, en place normale, puisse se développer à cette époque de remaniement sexuel. On opérera donc entre 8 et 10 ans, âge d'élection.

Jusque-là, on tâchera de favoriser la descente naturelle par la traction répétée sur le testicule, si on peut le saisir à l'anneau, après l'expression du canal ; manœuvres faciles à apprendre à la mère, et à répéter plusieurs fois par jour.

On ne mettra jamais un bandage quelconque, même en fourche, sur un testicule ectopique ; ce pourra être utile pour un testicule oscillant, à condition qu'il ne se contonde pas sur la pelote, par les contractions brusques du crémaster.

On opérera de bonne heure les testicules en migration anormale, périnéale (1) surtout ; ils sont presque toujours douloureux, exposés à la compression, et leur cordon est aussi long que s'ils étaient au fond des bourses.

Faut-il opérer les cryptorchides ? S'ils le désirent nettement, oui, parce qu'on a obtenu quelques résultats favorables (2) ; mais trop exceptionnels pour qu'en principe on ne s'abstienne pas d'aller à la recherche des testicules. On n'opérera pas un monorchide.

2° *Ectopie avec hernie.* — Certains chirurgiens ont alors coutume d'opérer tout de suite, même chez le nourrisson : je suis moins précipité. Je sais que ces hernies sont impossibles à maintenir avec un bandage, qui, s'il n'est pas douloureux (chose fréquente), empêche toute migration secondaire ; que, pour l'ectopie scrotale supérieure, le bandage en fourche ne vaut pas grand'chose et ne guérit jamais la hernie ; que chez l'adulte jeune sont fréquents dans ces conditions les étranglements graves, mais chez l'enfant cet étranglement est exceptionnel. La grosse hernie du nourrisson est rarement avec ectopie, et en règle générale on peut attendre un peu. C'est d'ordinaire vers 4 à 5 ans que la hernie, sans avoir grande tendance à grossir, devient douloureuse.

Technique opératoire (3). — Quand on opère une hernie avec ectopie chez l'adulte, le mieux est d'enlever un testicule dont auparavant le porteur ignorait l'existence, dont les fonctions sont définitivement nulles, où le danger de dégénérescence néoplasique est réel. Mais malgré l'opinion de Félizet, de Bland Sutton (4), je crois que chez l'enfant la castration est mauvaise et qu'il faut tenter la descente artificielle. On a prétendu quelquefois que le mince sac testiculaire de ces hernies est impossible à disséquer sans castration : c'est une erreur inutile aujourd'hui à réfuter.

Les résultats de la *descente artificielle* sont assez infidèles, et c'est pour cela sans doute que les *procédés opératoires* sont innombrables.

(1) J'ai fait publier mes observations par KLEIN, Th. de Paris, 1905-1906. — DELORE et MOURIQUAND, *Bull. méd.*, 1907, p. 293 ; MONNIER, *Ann. org. génito-ur.*, 1910, t. II, p. 1313.

(2) Par exemple, cas remarquable de GUELLIOT, *Rev. de chir.*, 1891, p. 662 ; et deux ans plus tard le sperme était fécond (*Ann. des mal. des org. genito-ur.*, 1893, p. 180). Si, en opérant dans ces cas, on trouve des testicules impossibles à abaisser, on les refoule dans le ventre et on ne châtre pas, car leur sécrétion interstitielle est utile.

(3) Je passe sous silence l'insertion d'un « testicule moral », en celluloïd, paraffine, etc., chez les cryptorchides.

(4) BLAND SUTTON, *The Practitionner*, Lond., 1910, t. LXXXIV, p. 19.

Leurs temps sont les suivants : 1° libérer et abaisser le testicule ; 2° préparer la loge scrotale ; 3° maintenir l'abaissement du testicule dans cette loge.

1° *Libérer et abaisser le testicule.* — Le premier acte doit être de disséquer complètement le sac herniaire aussi haut que possible, et de refouler le moignon en décollant avec le doigt le péritoine au-dessus du canal déférent dans la fosse iliaque. Cela fait, on a dans la main le testicule au bout d'un cordon tantôt long, tantôt court. S'il est court, on coupe tout ce qui se tend dans les essais de traction : crémaster, puis brides fibreuses, puis même, dans certains cas, les vaisseaux spermatiques, mais je ne conseille pas, malgré Mignon (1), de réduire souvent ainsi au seul canal déférent le pédicule testiculaire. Le canal déférent, flexueux, est rarement trop court ; au besoin, on l'allonge en libérant son extrémité inférieure, et l'anse épididymaire du testicule, que l'on fait alors basculer tête en bas (2).

2° *Préparer la loge scrotale.* — On effondre avec une pince hémostatique la cloison fibreuse qui ferme la base du scrotum, et après l'avoir poussée, fermée, jusqu'au fond, on la retire ouverte (3). Je ne pense pas que l'insuffisance du scrotum soit une cause valable de récidives.

3° *Fixer le testicule.* — C'est ici que les procédés deviennent innombrables. Il est reconnu de tous les chirurgiens que la réascension du testicule est fréquente et on a cherché à l'éviter par l'*orchidopexie.* On a fixé le testicule :

a) Au *fond du scrotum*, et quand il s'est rétracté il a naturellement attiré à lui en doigt de gant, ce « point d'appui » mobile. Je ne crois pas que vaillent beaucoup mieux le passage dans le *scrotum du côté opposé* (Walther) à travers la cloison perforée, la *suture au testicule normal* (4), non moins mobile.

b) On a cherché des points d'appui plus fixes à l'*aponévrose des adducteurs* (Peyrot et Souligoux), à la région crurale (5) ; en suturant le *cordon aux piliers du canal inguinal :* j'en passe un certain nombre, exprès, sous silence.

c) On l'a attaché à un point fixe extérieur pris soit sur le malade lui-même (cuisse, périnée), soit à un appareil extérieur. Et l'on a imaginé des potences bizarres, des tractions élastiques ou à poulie : j'en passe encore. Ces procédés exposent à la suppuration.

Rien ne démontre que par ces procédés plus ou moins compliqués, on obtienne mieux que par la suture exacte du canal inguinal au-dessus du testicule descendu. C'est le procédé auquel depuis vingt ans j'ai recours, et je compte un quart d'apparences absolument normales, un quart de presque normales ; la plupart des autres opérés ont le plaisir de se sentir au haut du scrotum un testicule petit,

(1) MIGNON, *Soc. chir.*, Paris, 4 juillet 1900, p. 802 (discussion).

(2) Je crois tout à fait inutiles les opérations complexes ; celle par exemple où Gaudier façonne pour ainsi dire le scrotum pendant quelques semaines autour d'une bille, puis fait la descente artificielle (GORSE et SWYGHEDAUW, *Écho méd. Nord*, 1912, p. 285).

(3) VILLEMIN, *Soc. péd.*, Paris, 1899, p. 10. — Sur les *synorchidies*, voy. MAUCLAIRE, *Ann. des mal. des org. génito-ur.*, 1905, t. II, p. 1601 (bibliogr.).

(4) DE BEULE, *Soc. belge de chir.*, Bruxelles, novembre 1906, p. 390 (bibliogr.) ; *ibid.*, 1907, 23 février 1907, p. 118 ; ce procédé (employé aussi par Katzenstein, par Keetly) consiste à sortir l'organe du scrotum et à le fixer à un petit lambeau crural dont on coupe le pédicule lorsque les tractions ont allongé le cordon.

(5) A. BROCA, *Rev. mens. mal. enf.*, 1892, p. 494 ; Rieffel (D'HALLUIN, Th. de Paris, 1911-1912) est du même avis.

mais indolent ; l'atrophie secondaire complète est rare ; il ne m'est arrivé que trois fois d'avoir à faire la castration du testicule devenu secondairement douloureux ; je n'ai pas de renseignements sur la spermatogénèse; la cure radicale de la hernie est constante.

C. — Hydrocèle vaginale. — Kystes du cordon.

L'hydrocèle vaginale (1) est produite par l'accumulation de liquide dans la tunique vaginale. Deux formes cliniques sont à distinguer, selon que la cavité communique ou ne communique pas avec le péritoine abdominal (voy. p. 957, l'anatomie du canal péritonéo-vaginal).

I. **Hydrocèle non communicante.** — Les caractères sont ceux de l'hydrocèle ordinaire (2) : tumeur lisse, indolente, rénitente, irréductible, transparente où (sauf inversion) le testicule est situé en bas et en arrière, faisant corps avec la masse. La *forme extérieure* varie selon que la conformation de la vaginale est normale ou anormale.

En *vaginale normale*, la tumeur est arrondie, moins ovoïde en général que chez l'adulte. Cette variété, possible à tout âge, est surtout fréquente chez le *nouveau-né* (3), et souvent alors elle est bilatérale ; elle peut être congénitale. Les causes nous échappent ; on a invoqué le froissement de la région pendant l'accouchement ; quoi qu'on en ait dit, les enfants chétifs n'y sont pas prédisposés. Le clinicien doit savoir que l'hydrocèle congénitale bilatérale est quelquefois, chez le nouveau-né, symptomatique de *syphilis héréditaire précoce* du testicule ; on recherchera donc avec soin toute autre manifestation suspecte, on examinera si, après ponction, le testicule est gros, dur, indolent ; au besoin on fera la réaction de Wassermann. Presque toujours, l'hydrocèle des nouveau-nés se résorbe en un à deux mois, sans traitement. Si elle persiste, on évacue à la seringue de Pravaz 1 ou 2 centimètres cubes de liquide, que l'on remplace par autant d'alcool.

En *vaginale anormale*, le liquide distend, au-dessus de la poche péri-testiculaire, un tube funiculaire plus ou moins long, plus ou moins large, d'où ses formes très variables : un cylindre ou une véritable bosselure, séparés par un sillon de la sphère inférieure ; un bissac dont la poche supérieure est, selon le cas, inguino-superficielle, inguino-interstitielle, pro-péritonéale. C'est, en somme, un canal péritonéo-vaginal fermé en haut, à niveau variable, et distendu en bas ; sa forme, le mode de communication des poches entre elles (valvules, diaphragmes) sont la répétition, de bas en haut, de ce qu'ils sont pour les hernies, de haut en bas (voy. p. 971). Ces formes s'observent de préférence chez l'enfant du second âge. A cet âge, la résorption spontanée est rare et il faut recourir soit à l'injection iodée, soit mieux au retournement de la vaginale. En effet, on ne peut jamais

(1) Je n'ai jamais observé la complication de pachy-vaginalite ; mais quelquefois la paroi, légèrement enflammée, présente un piqueté hémorragique.

(2) Les caractères du liquide sont les mêmes. Chalot a dit à P. Reclus avoir vu chez un garçon de 6 semaines une *hydrocèle chyleuse* grosse comme un œuf. — Cf. un kyste multiloculaire, par Kirmisson et Kuss, *Rev. orth.*, 1899, p. 139.

(3) Weichselbaum, *Arch. f. kl. Chir.*, 1887, t. XXXVI, p. 626.

être sûr qu'il n'y a pas communication avec l'abdomen, et on trouve en opérant cette communication. Il est très aisé de disséquer la poche.

II. **Hydrocèle communicante.** (1) — Lorsque l'orifice supérieur, abdominal, est resté béant, il en résulte, en principe, un caractère spécial : la *réductibilité.* Celle-ci est souvent appréciée très facilement : en appuyant sur la tumeur, en général peu tendue, on la fait disparaître, en ayant parfois une sorte de sensation de crépitation amidonnée. Mais souvent aussi la pression ne fait pas diminuer le volume : un clapet valvulaire, bloqué par la pression excentrique du liquide, ferme le petit canal de communication. Dans ces conditions, il est de règle que la tumeur se détende ou disparaisse après quelques heures de repos au lit ; se reproduise peu à peu du matin au soir. Ces variations sont caractéristiques, mais elles ne sont pas obligatoires et on ne peut pas affirmer avec certitude s'il y a ou non communication. La guérison spontanée (et même par le port d'un bandage) est très rare.

Deux aspects anatomiques correspondent aux deux degrés de l'anomalie, comme pour la hernie :

L'hydrocèle péritonéo-vaginale, où le pôle inférieur entoure le testicule, situé en bas et en arrière ;

L'hydrocèle péritonéo-funiculaire, moins rare qu'on ne l'a dit, où le pôle inférieur est plus ou moins distant du testicule ; un simple sillon marque la limite lorsque le cul-de-sac descend au contact de la vaginale, mais même alors on sent presque toujours aisément le testicule souple et indépendant. S'il y a hydrocèle vaginale concomitante, le diagnostic avec la forme péritonéo-vaginale est impossible.

Une hernie diffère de l'hydrocèle communicante par sa sonorité et son gargouillement si c'est une entérocèle ; par son opacité, par l'impulsion plus nette à la toux si c'est une épiplocèle. L'hydrocèle s'accumule quelquefois au-dessous d'un bouchon épiploïque adhérent, dont le diagnostic est impossible. L'intérêt pratique est nul, car toute hydrocèle communicante doit être traitée par excision du trajet séreux, exactement comme une hernie ; le bandage, incapable d'empêcher le liquide de redescendre goutte à goutte, n'est jamais curateur ; une injection irritante risque toujours de passer dans la grande séreuse.

On a beaucoup discuté sur la source du liquide et quelques auteurs, avec Verneuil, lui attribuent comme origine une irritation de la séreuse abdominale. Cette opinion est en opposition avec ce fait que, dans la forme ordinaire, la cure radicale n'est jamais suivie d'ascite. Mais lorsqu'il y a une ascite, il est exact que le liquide puisse descendre dans les bourses, si le canal est perméable. La tuberculose est, à vrai dire, la seule cause banale d'ascite chez l'enfant, et dans ces conditions, les granulations bacillaires atteignent le canal péritonéo-vaginal (ou le canal de Nuck). Par contre, cette *tuberculose péritonéo-vaginale* (2) peut précéder celle de l'abdomen, en ayant pour point de départ un noyau épididymaire ou funi-

(1) C'est celle que, par terminologie vicieuse, on appelle *congénitale :* elle ne l'est presque jamais, tandis que la non communicante l'est souvent ; et bien des hydrocèles non communicantes se font dans une vaginale malformée.

(2) C'est une tuberculose discrète et très fibreuse. R. Petit, *Rev. de la tub.*, 1897, p. 219 ; 14 observations de mon service. G. Sicard, *Rev. mens. mal. enf.*, 1907, p. 98.

culaire. Dans cette forme, on sent le long du cordon un épaississement que l'on prend en général pour celui d'une épiplocèle adhérente. Si, en raison de l'ascite concomitante, on établit le diagnostic exact, on instituera le traitement médical classique. Si, par erreur de diagnostic, on opère, on résèque le sac comme pour une hernie, et l'on a d'excellents résultats.

III. **Kystes du cordon** (1). — Le kyste du cordon est une tumeur indolente, lisse, arrondie ou ovoïde, de volume très variable, transparente, irréductible. Il est identique à l'hydrocèle non communicante, sauf que son pôle inférieur est indépendant du testicule, et, chez l'adulte, un kyste bas situé ressemble quelquefois de très près aux kystes de l'épididyme. C'est, de préférence, une lésion de l'enfant jeune.

Chez le nourrisson, l'aspect habituel est celui d'une bille dure et tendue que, par pression entre le pouce et l'index, on chasse (comme un noyau de cerise) dans le canal inguinal où elle disparaît. C'est une disparition en masse, non une réduction, et la confusion (très habituelle) avec une hernie ne se comprend guère. A cet âge, la résorption spontanée est très fréquente et le traitement est nul ; on surveillera l'apparition ultérieure d'une hernie.

On a attribué ces kystes à la distension de restes épithéliaux du corps de Wolff. Hypothèse ruinée par ce fait que le kyste est toujours surmonté, de près ou de loin, par un sac herniaire spacieux ou petit ; qu'il est souvent en connexion, par un « cordon de Cloquet » plein ou canaliculé, avec le pôle supérieur de la tunique vaginale : cette continuité nous oblige à admettre que la cavité initiale est une persistance anormale, entre deux cloisons, du canal péritonéo-vaginal.

Cette origine nous explique les kystes multiples moniliformes (communiquant ou non entre eux), les formes en bissac interstitiel ou pro-péritonéal.

S'il y a kyste et hernie, le kyste empêche toute application de bandage et oblige à la cure radicale précoce. Celle-ci sera d'ailleurs entreprise en tout cas : le seul bon traitement est l'extirpation du kyste, et j'ai dit que toujours, même quand on ne l'avait pas reconnu cliniquement, on trouve un sac péritonéal en continuité avec la poche (2).

Chez la fille, des kystes identiques s'observent, mais rarement, dans le canal de Nuck, soit à la racine de la grande lèvre, soit dans le trajet inguinal (3).

D. — Hernie inguinale.

Il y a deux sortes de hernies inguinales : 1° *à canal fermé*, où l'intestin sort soit en refoulant la paroi abdominale, soit à travers une éraillure de cette paroi ; 2° *à canal ouvert* (4), où l'intestin s'engage dans le trajet préformé que lui offre le canal péritonéo-vaginal anormalement béant ; chez la fille, c'est le canal de Nuck.

(1) Mencière, Monogr., G. Steinheil, 1898. Delanglade, *Bull. Soc. an.*, 1894, p. 463 ; A. Broca, *Bull. Soc. An.*, 1892, pp. 23 et 145 ; *Gaz. hebd. méd. et chir.*, 1902, p. 601.

(2) Deux fois seulement je n'en ai pas trouvé. Était-ce des kystes péritonéo-vaginaux ?

(3) Sur les complications inflammatoires des hydrocèles, voy. Perrin, *Rev. orth.*, 1910, p. 397.

(4) On dit souvent *hernie congénitale :* terme prêtant à confusion, car le sac congénital peut n'être habité que chez l'adulte ou le vieillard ; terme vicieux si l'on veut, comme certains, en faire le synonyme de hernie testiculaire.

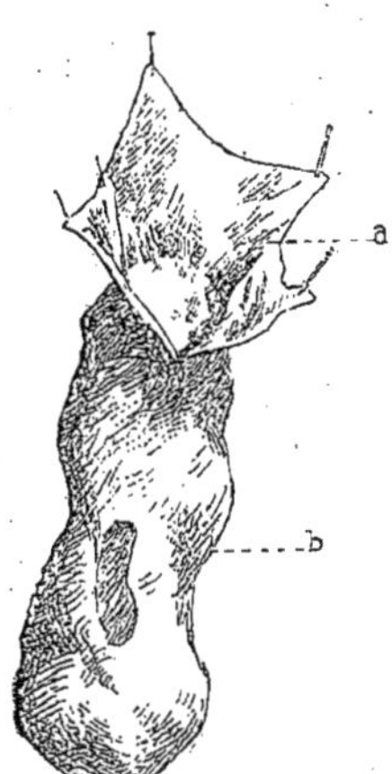

FIG. 1168.

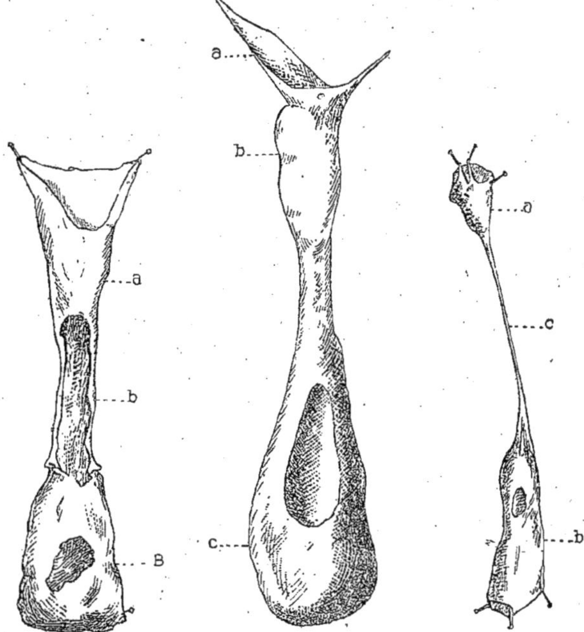

FIG. 1169. FIG. 1170. FIG. 1171.

FIG. 1168. — Kyste *b* séparé du sac *a* par une simple cloison. Figures 1169 et 1170, au-dessous du sac *a*, il y a deux kystes indépendants *b* et B (fig. 1169) ou C (fig. 1170); sur la figure 1171, on voit le kyste intermédiaire remplacé par un cordon de Cloquet, *c*. La figure 1172 représente des kystes multiples, moniliformes, et en outre un kyste intérieur (b) dont je parle plus loin (fig. 1176 et suiv.). On voit sur la figure 1173, un sac pro-péritonéal B qui dépendait du kyste et non du sac herniaire.

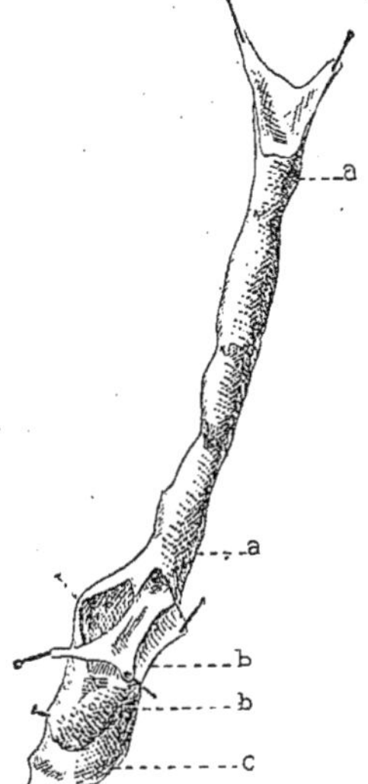

FIG. 1172.

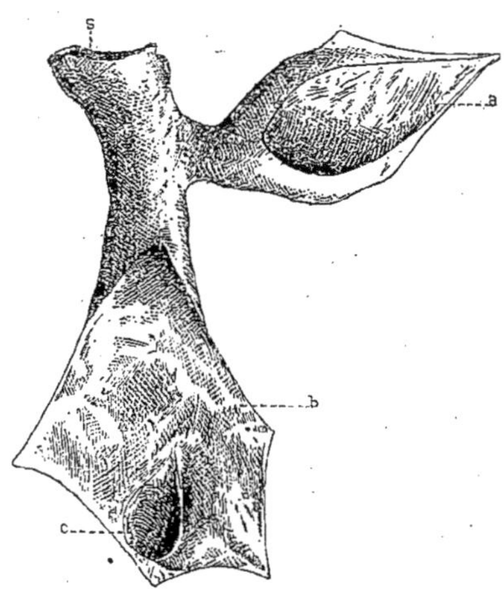

FIG. 1173.

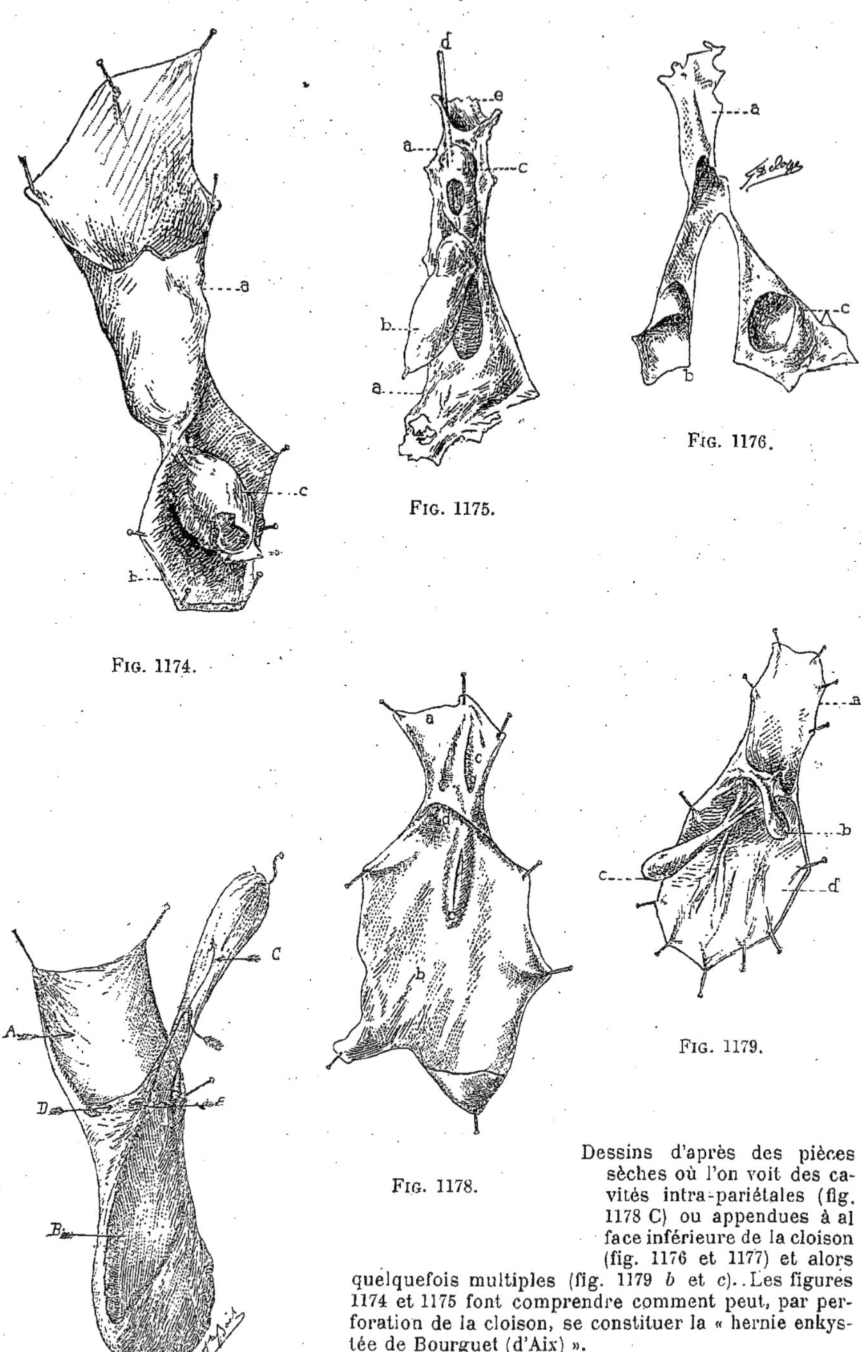

Fig. 1174.

Fig. 1175.

Fig. 1176.

Fig. 1177.

Fig. 1178.

Fig. 1179.

Dessins d'après des pièces sèches où l'on voit des cavités intra-pariétales (fig. 1178 C) ou appendues à al face inférieure de la cloison (fig. 1176 et 1177) et alors quelquefois multiples (fig. 1179 *b* et *c*). Les figures 1174 et 1175 font comprendre comment peut, par perforation de la cloison, se constituer la « hernie enkystée de Bourguet (d'Aix) ».

Deux fois seulement, chez l'enfant, j'ai trouvé, en opérant, un sac situé hors du cordon spermatique. Tous les autres sacs que j'ai disséqués étaient intra-funiculaires, affectant les connexions anatomiques du conduit péritonéo-vaginal.

Étiologie. — Comme la persistance du canal péritonéo-vaginal non habité, la hernie inguinale est, dans les deux sexes, plus fréquente à droite, puis à gauche, puis des deux côtés (1). La fille est *beaucoup* moins sujette à cette lésion.

On comprend, sans qu'il soit besoin d'insister, que les *prématurés* soient particulièrement exposés à la hernie inguinale, puisque, avant le terme, la béance du canal est normale : et il est possible qu'un devancement léger et inconnu du terme soit à invoquer plus souvent qu'on ne le pense. Quant à la cause du défaut de soudure chez l'enfant né à terme, nous l'ignorons. Nous constatons que l'hérédité entre en jeu. Malgaigne note son influence dans 1/3 environ des cas — ce qui me paraît exagéré — et il ajoute que cette hérédité, presque exclusivement paternelle, existe surtout chez les sujets jeunes, ce qui exclut l'idée de la transmission héréditaire d'un état morbide prédisposant aux hernies acquises. Un autre fait bien établi est que les malformations séreuses sont volontiers liées à des anomalies dans l'évolution du testicule, dont la migration est tardive ou incomplète; au plus léger degré, c'est le testicule oscillant qu'on observe.

Quelquefois on est en présence d'une vraie malformation, plus ou moins complexe, et c'est ainsi probablement que s'expliquent certaines hernies *congénitales* au sens propre du terme, c'est-à-dire existant dès la naissance (2). Ces faits sont rares. La plupart du temps, c'est à une époque variable après la naissance que se produit la descente. Dès lors la question se pose de la manière suivante : pourquoi, dans certains cas, le canal séreux anormal reste-t-il vide, parfois jusqu'à la plus extrême vieillesse, alors que dans d'autres l'intestin vient le distendre? Ici interviennent les *causes déterminantes*.

Pour qu'une hernie se produise, il faut qu'il y ait disproportion entre la résistance de la paroi abdominale et les efforts que doit supporter cette paroi. Si la diminution de la résistance est le fait dominant, on est en présence d'une *hernie de faiblesse;* à l'augmentation de l'effort, répond la *hernie de force*. Mais si, dans les cas extrêmes, ces deux catégories sont nettement tranchées, entre les deux types existent tous les intermédiaires, et les facteurs s'associent en proportions variables.

L'*effort est augmenté* chez les nourrissons qui crient; plus tard, par les accès de toux des bronchites, de la broncho-pneumonie, de la coqueluche, et c'est à cause de ses complications pulmonaires que la rougeole paraît avoir un rôle étiologique de quelque importance; chez l'enfant plus âgé, interviennent les stations debout prolongées, les marches, les efforts exigés par l'apprentissage. La coexistence du phimosis n'est pas rare, et toutes réserves faites sur la facilité avec laquelle, sans lien causal, peuvent s'associer deux malformations très fréquentes, les efforts de la dysurie semblent avoir une influence réelle.

Je viens de parler des complications pulmonaires de la rougeole. Mais on sait aussi combien, dans certaines conditions hygiéniques défectueuses, cette maladie est débilitante : et ici intervient le deuxième facteur étiologique, l'*affaiblissement des parois abdominales*. De là le rôle de toutes les causes de débilitation, parmi lesquelles il faut mettre au premier rang l'alimentation vicieuse et le rachitisme consécutif. On connaît le gros ventre flasque des rachitiques, avec son éventration médiane et ses saillies latérales, étalées comme celles d'un ventre de batracien : à cela sont souvent adjointes, chez l'enfant en bas âge, des hernies inguinales, volontiers volumineuses. Les petits rachitiques sont des hernieux (2) au même titre que les vieillards, mais cette *hernie de faiblesse* se produit à la faveur du canal péritonéo-vaginal resté ouvert

(1) J'ai fait un relevé de 284 droites, 156 gauches, 92 bilatérales.

(2) J'ai disséqué, par exemple, un fœtus de 7 mois, porteur d'une volumineuse hernie inguinale droite. (*Soc. an.*, 1887, p. 407.)

et si, grâce à la flaccidité des tissus, le sac peut, par glissement secondaire, acquérir des dimensions quelquefois énormes, ses rapports anatomiques restent toujours ceux du canal péritonéo-vaginal.

Ainsi, le ventre difforme des hernieux en bas âge est un ventre malade et non, quoi qu'on en ait dit, un ventre malformé. Et je crois bien plus raisonnable d'attribuer le rôle pathogénique aux muscles, organes actifs de la défense abdominale, plutôt qu'aux aponévroses, organes passifs, qui, ici comme partout, se bornent à se laisser distendre lorsqu'elles ne sont plus mises activement en tension.

Variétés anatomiques. — On doit distinguer deux cas, selon que le testicule est en position normale ou en ectopie.

1° Le testicule est en position normale. — La hernie est *funiculaire* ou *testiculaire*, selon que le sac est indépendant de la tunique vaginale, bien close, ou communique avec elle. Cette division est exacte, mais il faut pousser plus loin l'analyse. A tous les degrés de l'anomalie péritonéo-vaginale (voy. p. 958) correspond, en effet, un degré de la hernie.

a) Soit l'*anomalie du premier degré*. Une anse d'intestin s'engage dans le vestibule et le sac peut se dilater entre le péritoine pariétal et le *fascia transversalis*. Ce *sac pro-péritonéal isolé* est rare, si même il en existe des exemples probants.

b) Dans l'*anomalie du deuxième degré*, l'intestin trouve la voie frayée jusqu'à l'anneau du grand oblique. De là un sac intra-pariétal : c'est la *hernie interstitielle*.

c et *d*) Il n'est pas besoin d'insister plus longtemps sur la *hernie funiculaire extra-pariétale* et sur la *hernie testiculaire*. La première sera arrêtée à une hauteur variable. L'anse intestinale ne s'arrête pas seulement lorsqu'elle arrive à un cul-de-sac parfaitement clos ; mais aussi à un diaphragme percé d'un orifice trop petit pour la laisser continuer son chemin. Au-dessous du sac herniaire existera alors une partie non habitée du canal péritonéo-vaginal. Dans un instant, cela expliquera certains faits d'étranglement. Pour le moment, cela ne fait aucune différence.

Ces hernies ont, dans leur évolution anatomique, une particularité importante. Sous l'influence d'une poussée, l'orifice abdominal se laisse forcer, l'intestin pénètre brusquement dans le trajet préformé et va d'une traite jusqu'au fond du cul-de-sac ou jusqu'au diaphragme. *Là il y a toujours un arrêt* et le sac s'accroît d'abord par distension. Puis l'effort continuant, chronique, le glissement intervient comme dans les hernies à canal fermé, et le cul-de-sac terminal descend peu à peu.

Autre fait important. La hernie ne se borne pas à dilater l'ampoule terminale. Elle peut aussi distendre, en même temps, la ou les dilatations sus-jacentes du canal péritonéo-vaginal ; autant de rétrécissements, autant de points qui résistent. De là la fréquence, notée depuis longtemps, des *sacs à collets multiples* dans la hernie congénitale. De là aussi les *hernies en bissac*. En réalité, il est superflu d'entrer dans le détail de tous les cas observés : il suffit de se figurer tout ce qui est possible d'après la loi générale que je viens d'énoncer.

Dans la hernie testiculaire, le *testicule s'atrophie* souvent, même lorsqu'il n'est pas ectopié ; l'intestin peut lui adhérer.

Les hernies avec inversion du testicule sont remarquables par la présence du cordon en avant du sac. J'ai disséqué une pièce de ce genre où il y avait, en outre, une vraie dissociation des éléments du cordon.

e) La *hernie enkystée de la tunique vaginale* (voy. fig. 1174 et 1175) semble être un tout artificiel, composé de faits disparates. On discute encore, de temps à autre, si elle est congénitale (A. Cooper) ou acquise [Bourguet (d'Aix)].

α. — On dit qu'il y a hernie enkystée de la tunique vaginale lorsqu'un sac herniaire proémine dans la cavité d'une hydrocèle, la tunique vaginale formant comme un dernier collet. Or cela est possible de plusieurs manières. Dans une hernie, péritonéo-funiculaire ou acquise, accompagnée d'hydrocèle, le sac s'adosse à la partie postérieure de la vaginale distendue : pourquoi n'y proéminerait-il point? Cela devient surtout facile — et il semble que cela constitue la majorité des faits — lorsqu'une simple cloison séreuse, mince, est interposée entre une hernie péritonéo-funiculaire et une tunique vaginale remplie de liquide et remontant un peu, en forme de cylindre, le long du cordon spermatique : la cloison bombe sans peine dans le liquide.

β. — Dans quelques cas, enfin, eux aussi englobés dans la hernie enkystée de la vaginale, une anse intestinale proémine dans une hydrocèle et est *au contact direct du liquide péri-testiculaire ;* cela a été vu sur des hernies étranglées et l'anse était alors serrée ou pincée latéralement par l'orifice de communication entre le sac et la vaginale. On a dit que cet orifice était accidentel : le fond du sac, adossé à la vaginale, se serait rompu, et une anse, bientôt étranglée par cet anneau accidentel, aurait fait irruption dans l'hydrocèle. Nier la possibilité de cette rupture serait peut-être exagéré, mais tout le monde accordera à Trélat que presque toujours, sinon toujours, il s'agit d'une anse ayant franchi un diaphragme situé à la jonction du cordon et du testicule, aux lieu et place de la cloison complète qui existait dans l'espèce précédente.

2° TESTICULE EN ECTOPIE, ARRÊTÉ SUR SA ROUTE NORMALE. — *a*) Signalons pour mémoire les faits où le péritoine forme autour du testicule, retenu dans l'abdomen, une sorte de loge où l'intestin peut s'engager et s'étrangler. C'est une variété d'étranglement interne.

b) Le testicule est en *ectopie abdominale.* Une hernie peut cependant exister, et quoi qu'on en ait parfois dit, c'est une hernie congénitalee xpliquée par la préformation de la vaginale. Il n'y a pas de contestation lorsque, au-dessous de la glande séminale, sus-jacente à l'anneau interne, descend une anse de l'épididyme ou un méandre du canal déférent, accompagné d'un cul-de-sac séreux qui peut se transformer en hernie.

c) Dans bien des *hernies pro-péritonéales* (1), dans la majorité même, il faut invoquer encore cette préexistence de la vaginale à la migration testiculaire. Il est fréquent, en effet, le testicule restant dans la poche pro-péritonéale, que l'intestin descende dans les bourses. Et qu'on ne parle pas de locomotion, pour ces hernies qui souvent se sont constituées d'emblée. Dans un cas, même, Bazy a été frappé de voir le sac présenter les rétrécissements typiques du canal péritonéo-vaginal.

d) Dans la variété précédente, la hernie est toujours testiculaire. Dans les suivantes, Malgaigne a enseigné qu'elle peut être testiculaire ou funiculaire. Mais la funiculaire est tout à fait exceptionnelle.

L'*ectopie intra-inguinale* s'accompagne assez souvent de *hernie interstitielle* (2). Mais l'intestin peut, ici encore, franchir l'anneau du grand oblique et l'anatomie nor-

(1) On a dit que le sac pro-péritonéal est dû à un refoulement par la pression du bandage, ce qui me paraît tout à fait erroné. C'est une disposition congénitale, et même je crois une disposition normale (voy. p. 958) et non anormale, comme l'ont dit Duret, Meinhardt Schmidt.

D'après Krœnlein, sur 24 cas on trouve le diverticule 13 fois dans la fosse iliaque, 3 fois dans le bassin, près de la surface quadrilatère de l'os coxal, 8 fois entre le pubis et la vessie. La poche vésicale n'est peut-être pas d'une interprétation facile. Mais la poche iliaque se comprend bien avec la description donnée par Ramonède ou avec la valvule telle que je l'ai observée. La poche pelvienne se forme lorsque l'orifice d'entrée est loin de l'anneau interne, sur le canal déférent, ce que l'on voit assez souvent sur le cadavre. J'ai observé deux hydrocèles formées d'une poche scrotale et d'une poche pelvienne, accessible par le toucher rectal ; on se renvoyait la fluctuation de l'une à l'autre. Cela est comparable à la poche pelvienne de la hernie pro-péritonéale. Cf. p. 968, fig. 1173.

(2) La hernie interstitielle ne franchit pas l'anneau externe, le sac se dilatant entre l'arcade crurale et les muscles larges de l'abdomen refoulés, entre l'aponévrose du grand oblique et le *fascia transversalis.* Cela ne devient intéressant que si la hernie s'étrangle avant de dépasser ce degré : de là, en effet, des difficultés pour le diagnostic et des particularités opératoires. Tillaux a affirmé que cette hernie est toujours congénitale, qu'elle ne peut pas devenir scrotale parce que l'anneau du grand oblique n'existe pas, que la cause de cette malformation est l'ectopie du testicule. Cela établissait une classification absolue et par conséquent simple : aussi cette doctrine fit-elle vite son chemin. Elle est pourtant en désac-

male en rend compte. Si en effet on peut voir, au-dessous du testicule inclus, l'anneau du grand oblique, atrésié, ne donner passage qu'à un petit cordon fibreux, j'ai disséqué un sujet chez lequel un canal séreux arrivait, sans aucune hernie, à la racine des bourses. Au reste, le cordon fibreux auquel je viens de faire allusion semble bien n'être que le reste du canal péritonéo-vaginal oblitéré. Ici encore intervient donc la préformation de la vaginale.

c) Le testicule, enfin, a franchi l'anneau externe, mais il ne descend pas jusqu'au fond des bourses. Cette ectopie cruro-scrotale est fréquente, et alors l'intestin reste au-dessus du testicule, l'atteint ou le dépasse, la hernie étant, dans un cas comme dans l'autre, tantôt funiculaire et tantôt testiculaire.

En résumé, dans toutes les hernies avec ectopie, l'intestin s'arrête avec le testicule ou va plus loin que lui. Dans ce dernier cas, plusieurs mécanismes peuvent intervenir. Ici, une anse épididymaire se sera déroulée au-dessous du testicule, et contre elle existera un cul-de-sac séreux. Ailleurs, au contraire, il semble bien que la partie sous-testiculaire soit due à l'accroissement progressif du sac par locomotion. Mais ailleurs aussi il y avait un diverticule sous-jacent tout préparé, sans que la descente prématurée de l'épididyme fût en cause : la théorie de la préformation de la vaginale explique bien ces faits, souvent laissés dans l'ombre. Le départ entre tous ces mécanismes n'est pas toujours aisé à faire. Parfois cependant, la réalisation du troisième est évidente. Ainsi, Dupuytren a opéré une hernie interstitielle au-dessous de laquelle le scrotum était distendu par une hydrocèle, quoique le testicule fût dans le canal, et l'existence d'un diaphragme percé d'un petit orifice au niveau de l'anneau du grand oblique empêche d'admettre la descente progressive de la séreuse intra-inguinale distendue par le liquide.

3° Hernie suivant le testicule dans une migration anormale (voy. p. 960). — Quelques mots suffiront sur ces raretés.

a) *Ectopie crurale.* — Testicule et intestin s'engagent dans l'anneau crural ; c'est une variété de la hernie crurale.

b) Le testicule, au sortir de l'anneau externe, se porte *au-devant de la paroi abdominale.* A un degré léger, cette disposition est fréquente, la hernie descendant toutefois vers les bourses ; l'étalement de la poche au-dessus de l'arcade de Fallope est rare. On a observé de ces diverticules avec ou sans hydrocèle, avec ou sans hernie, le testicule étant ectopié soit dans le trajet, soit devant le grand oblique. Le sac peut se développer vers la racine de la cuisse. L'ectopie testiculaire est alors la règle, mais il ne faut pas, avec Küster, en faire la condition indispensable de cette *hernie inguino-superficielle.*

c) Le testicule se dévie parfois vers le périnée (1).

4° Hernie avec anorchidie. — Il y a deux espèces d'anorchidie. Dans l'une, le canal déférent lui aussi est absent : la hernie à canal ouvert est alors impossible. Dans l'autre, le canal déférent existe et descend dans les bourses avec un prolongement séreux : dans ces conditions, on cite quelques cas de hernie.

5° Sexe féminin. — Hugo Sachs décrit à l'entrée du canal de Nuck une valvule semblable à celle du canal péritonéo-vaginal. Quoi qu'il en dise, cette valvule est rétro-inguinale, comme chez l'homme, et il y a un vrai vestibule rétro-pariétal. Cette disposition explique bien la *hernie pro-péritonéale* de la femme, variété rare, mais incontestable. On a vu aussi la *hernie interstitielle.*

cord avec les faits. Il y a des observations incontestables où le testicule est dans les bourses, et cette descente du testicule ne change à peu près rien aux particularités cliniques et opératoires. D'autre part, nous avons déjà vu qu'une hernie peut fort bien exister dans le scrotum, le testicule étant en ectopie inguinale, ou même péritonéale; que l'anneau du grand oblique peut exister là où le testicule n'a pas passé. Elle existe aussi *chez la femme*, Cristini, Th. de Lyon, 1909-1910.

(1) Sur la *hernie périnéale*, voy. Klein, Th. de Paris, 1905-1906; Français, *Arch. méd., enf.*, 1913, p. 37; Clermont et Routaboule, *Toulouse méd.*, 1908, p. 69.

Tout comme les hernies péritonéo-vaginales, les hernies du canal de Nuck sont comparables à certaines hydrocèles. D'autre part, elles peuvent être associées, elles aussi, à des cavités kystiques sous-jacentes.

6° CONTENU. — Je n'ai à indiquer que quelques particularités propres à l'âge. *Chez le nourrisson*, les grosses hernies contiennent souvent le *gros intestin* : quelquefois, à gauche, l'S iliaque ; très souvent, à droite, l'angle iléo-cæcal, avec l'appendice et avec plus ou moins de la dernière anse de l'intestin grêle (1). Les *adhérences charnues naturelles*, comme disait Scarpa, s'y constituent, comme chez l'adulte, à partir du moment où le mésocôlon ascendant ou descendant glisse dans la paroi postérieure du sac et en fait partie. Les *adhérences inflammatoires* sont très rares.

Chez l'enfant du deuxième âge, on a dit que l'*épiplocèle* (2) est exceptionnelle : en réalité, elle existe dans environ 10 p. 100 des cas, parfois même avec adhérence. Celle-ci se fait presque toujours par la pointe, soit au collet, avec anse épiploïque descendant dans le sac, soit au fond, soit en un point rétréci du sac, et quelquefois alors avec hydrocèle au-dessous. La présence du côlon est plus rare que chez le nourrisson. Je n'ai jamais rencontré la vessie.

Chez la fille (3), et surtout dans le premier âge, la *hernie de l'ovaire* ou de la *trompe* ou *des deux* n'est pas rare.

Signes et diagnostic. — Je n'ai pas à insister ici sur l'étude générale des *hernies réductibles* : elle se trouve dans tous les traités classiques de pathologie externe. J'ai seulement à mettre en relief les particularités propres à l'enfance. Une première division s'impose en *sacs simples* et *sacs complexes*, ces derniers étant ceux où la hernie s'accompagne soit d'un kyste du cordon, soit d'ectopie testiculaire.

SAC SIMPLE. — *Chez le nourrisson*, les hernies à l'état de pointe ou de sac interstitiel passent inaperçues, et l'on ne reconnaît que celles dont la saillie apparaît dans les bourses ou tout au moins à l'anneau externe.

On voit alors souvent une *petite tumeur* arrondie, grosse comme une noisette, qui sort par intermittences, surtout au moment des cris. En appuyant sur elle légèrement, avec l'index, on la fait rentrer, d'ordinaire avec gargouillement, et la pulpe du doigt sent les deux piliers inguinaux, anormalement écartés, mais en général bien tendus. Après avoir obtenu la réduction, si l'on retire le doigt qui appuie sur l'anneau, on voit quelquefois la hernie se reproduire immédiatement ; en tout cas elle se reproduit si l'enfant pousse quelques cris. Parfois dès le début la hernie est volumineuse, scrotale, et cela correspond aux larges béances, aux malformations graves où la descente est très précoce, congénitale même. Mais dans la plupart des cas il n'en est pas ainsi ; la hernie, facile à maintenir par un petit bandage en caoutchouc, reste à l'état de bubonocèle, ne descend pas dans

(1) On voit aussi la hernie du cæcum à gauche, en raison de la grande mobilité du cæcum. Il est à noter que, les accolements secondaires étant d'autant moindres que le sujet est plus jeune, les hernies cæcales à sac complet sont plus fréquentes chez l'enfant et surtout chez le nourrisson. La hernie de l'appendice seul, enflammé ou non, me paraît être le plus souvent un reste, après réduction du cæcum. A. BROCA, *Soc. an.*, 1887, p. 407 ; 1891, p. 490; RENAULT, Th. de Paris, 1897-1898; HEULLY, *Rev. méd. Est*, 1909, p. 508; CAVAILLON et LERICHE, *Sem. méd.*, 1907, p. 133; LARDENNOIS, *Paris méd.*, 1911, p. 237.

(2) A. BROCA, *Journ. des prat.*, 1907, p. 801; TALANDIER, Th. de Paris, 1897-1898.

(3) P. VASSAL, Th. de Paris, 1894-1895; MENCIÈRE, *Rev. mens. mal. enf.*, 1897, p. 270. Les hernies de l'ovaire et de la trompe peuvent être, dans le jeune âge, le siège de pseudo-étranglements, avec tuméfaction énorme de la glande : GAUBIER, *Soc. de chir.*, 1906, p. 607. J'ai observé deux cas de ce genre, bien guéris par kélotomie.

le scrotum ou la grande lèvre, et si l'enfant est bien nourri, bien soigné, proprement tenu et muni d'un bandage bien surveillé, la guérison est fréquente.

Dans d'autres cas il n'en est pas ainsi, et à côté des *hernies énormes* primitivement, nous devons mentionner celles qui le deviennent chez l'enfant mal nourri, constipé ou diarrhéique, rachitique, à gros ventre flasque. C'est alors qu'on observe des distensions quelquefois étonnantes du scrotum, capable de descendre presque jusqu'au genou ; c'est alors que, surtout si la hernie est bilatérale, la verge est avalée par la tumeur et le gland disparaît au fond d'un ombilic préputial. Cette tumeur, sonore à la percussion, rentre par la pression avec des gargouillements qu'on entend à distance, et après réduction on fait pénétrer dans l'anneau large et mou un doigt (quelquefois deux et même trois) qui pénètre dans l'abdomen après avoir traversé directement une paroi abdominale amincie.

Il est assez fréquent que cette tumeur présente un rétrécissement au-dessus du testicule, un autre un peu au-dessous de l'anneau externe.

Sur l'enfant plus âgé, ayant dépassé 4 à 5 ans, on observe souvent de petites hernies, qui paraissent de temps à autre et sont, en dehors de ces périodes, fort difficiles à dépister. Un effort a coutume d'être inefficace pour les faire ressortir ; et d'ailleurs on sait combien il est difficile, dans bien des cas, de faire tousser au commandement un enfant même assez âgé. Le mieux est de faire marcher et courir l'enfant pendant un temps suffisant. D'autre part, on a un renseignement précieux si on engage l'index dans l'anneau externe anormalement large. Ces hernies n'ont pas coutume de grossir beaucoup.

Il est inutile d'insister sur le *diagnostic différentiel* (1). Des erreurs, sans doute, sont journellement commises, et tout chirurgien a vu des enfants auxquels on a prescrit le port d'un bandage sur un abcès froid de mal de Pott, sur un testicule tuberculeux, sur un kyste du cordon, sur une hydrocèle vaginale, etc., ou sur un *varicocèle* (voy. p. 1082). A vrai dire, cela démontre simplement de la part du médecin une incurie et une ignorance extrêmes.

La seule question à résoudre est de savoir si cette tumeur intermittente est une hernie au sens propre du terme, ou une *hydrocèle communicante*, funiculaire ou testiculaire. Si on ne voit pas le malade à un moment où le scrotum est distendu, le diagnostic est impossible ; si on peut examiner la tumeur produite, on la sent se réduire par la pression plus progressivement et sans gargouillement, et surtout on constate, en oblitérant l'anneau avec l'index, qu'elle est fluctuante et transparente. Ce diagnostic n'a d'ailleurs pas d'importance pratique, car dans les deux cas le traitement est le même ; et cela se comprend puisque, au contenu près, la lésion est la même.

La détermination exacte des *dimensions et des connexions du sac*, funiculaire ou testiculaire, est plus délicate. Un sac peut fort bien se laisser brusquement distendre au moment d'un effort et être en réalité petit : j'ai bien des fois opéré des enfants chez lesquels on avait vu, par moments, une hernie formant hors de l'anneau externe une saillie nette, volumineuse même, et chez lesquels j'ai trouvé

(1) Il faut savoir que la hernie crurale est rare, mais possible, chez l'enfant des deux sexes (Denoeux, Th. de Bordeaux, 1908-1909 ; contient mes observations).

un sac interstitiel, limité, lorsqu'il était vide, à la base du cordon. On est souvent surpris par ce désaccord entre la clinique et l'anatomie pathologique.

Quant à savoir si la hernie est funiculaire ou testiculaire, d'ordinaire on y devra renoncer. On a le droit de soupçonner testiculaire une hernie, que l'on examine habitée, où le testicule est de toutes parts entouré par l'intestin qui descend au-dessous de lui. Mais cela peut être simulé par un sac funiculaire très spacieux, et, d'autre part, il est impossible de dire si un sac communique ou non avec la vaginale par un pertuis plus ou moins large, par un canal plus ou moins étroit. Aussi bien ce diagnostic n'a-t-il aucun intérêt pratique.

Le *diagnostic du contenu* est en général évident : on constate l'existence de l'intestin sonore, réductible avec gargouillement, et après réduction on ne sent plus rien dans le sac. Quelquefois — mais alors il s'agit plutôt de hernies partiellement irréductibles — on sent l'appendice vermiculaire, sous forme d'un cordon isolable. L'épiploon se reconnaît à sa réduction, accompagnée d'une sorte de froissement amidonné. L'ovaire forme une tumeur ronde, mobile, peu douloureuse à la pression.

On recherchera toujours s'il s'agit d'une hernie complexe, associée à un *kyste du cordon* ou à une *ectopie testiculaire*, lésions décrites pages 961 et 967.

La *hernie périnéale* est fort gênante quelquefois, quand l'enfant, en se mettant à califourchon, contond le testicule ectopié.

Marche et pronostic. — Une hernie abandonnée à elle-même est toujours une infirmité sérieuse. Lorsque l'enfant est en âge d'analyser ses sensations, il se plaint de pesanteur, de gêne à la région inguinale, quelquefois de douleurs notables, vives, violentes même jusqu'à être syncopales. Ces symptômes ont coutume d'être légers, sans doute, mais d'être suffisants pour que le sujet ne puisse pas suivre ses camarades dans tous leurs jeux et exercices. D'autre part, les troubles digestifs ne sont pas rares, sous forme de coliques, de dyspepsie dont l'origine est facile à démontrer le jour où on les fait cesser par le port d'un bandage ou par la cure radicale. Ces accidents sont, en général, plus accentués dans les hernies avec ectopie.

Chez l'enfant du premier âge, ces renseignements circonstanciés sont impossibles à obtenir. Mais il est facile de constater que les petits enfants porteurs de hernies graduellement croissantes sont difficiles à élever, dyspeptiques, criards, et que la cure radicale peut avoir pour effet de mettre un terme à ce dépérissement. Il s'établit un véritable cercle vicieux entre l'état de dénutrition — grâce auquel la hernie devient grosse, parfois énorme — et la hernie qui à son tour augmente les troubles dyspeptiques, entrave le sommeil et aggrave la déchéance organique.

C'est dans ces conditions que le pronostic de la hernie inguinale réductible peut devenir réellement grave. En outre, il faut tenir compte des complications que nous allons passer en revue.

Complications. — Les complications des hernies sont traduites par l'*irréductibilité*, et il faut les distinguer, selon que la hernie est étranglée ou non.

Hernies adhérentes non étranglées. — Ces hernies sont rares chez l'enfant ; elles existent cependant, avec les mêmes variétés que chez l'adulte.

L'irréductibilité par *adhérence charnue naturelle* est constituée lorsque le côlon ascendant ou descendant a glissé dans la hernie (voy. p. 974). Cela est exceptionnel pour la hernie de l'S iliaque, cela est moins rare pour la hernie du cæcum. C'est dans ces conditions que l'on observe, presque toujours à droite, des hernies volumineuses, réductibles en majeure partie avec gargouillement, après quoi il reste dans le scrotum une tumeur de sonorité souvent obscure, à laquelle est parfois annexé l'appendice, que l'on sent sous forme d'un cordon cylindrique.

L'*inflammation herniaire* est rare. Elle se manifeste par de la rougeur, de la douleur, parfois une esquisse d'accidents d'étranglement. J'ai même vu deux enfants chez lesquels l'inflammation d'un kyste du cordon avait simulé presque complètement l'étranglement. Ces poussées inflammatoires ont coutume d'aboutir à la résolution, avec simple épaississement du sac, qu'on trouve rouge si on opère pendant la poussée. Une seule fois j'ai saisi en évolution une vraie hydro-épiplocèle enflammée (1), identique à celle de l'adulte, et la tumeur cylindrique, douloureuse, avec rougeur de la peau, en avait imposé à un de mes internes pour une funiculite probablement tuberculeuse. Ce que l'on rencontre assez souvent, sans un commémoratif d'une semblable netteté, c'est l'épiploon adhérent au fond du sac et un peu induré ; il y a évidemment eu une inflammation initiale, mais elle a été lente et torpide. Souvent cet épiploon, presque partout souple, échappe à la palpation ; on sent pourtant, après réduction, que le cordon reste gros.

Une erreur de diagnostic utile à connaître consiste à confondre la *tuberculose du canal péritonéo-vaginal* avec une épiplocèle adhérente, un peu épaissie, formant tumeur. Le diagnostic de cette lésion est établi quand on reconnaît l'existence de foyers tuberculeux dans le testicule et le cordon ou dans le péritoine. Mais parfois, le testicule étant normal, le péritoine paraît l'être également, et cependant il est malade (voy. p. 966).

Quelques hernies de l'S iliaque peuvent être le siège d'un *engouement par matières fécales durcies*. La tumeur est mate, peu douloureuse, un peu malléable sous les doigts ; les signes fonctionnels sont ceux d'un étranglement incomplet, à marche lente (2).

Étranglement (3). — L'étranglement herniaire est assez fréquent chez l'enfant et surtout chez l'enfant au-dessous de 18 mois.

L'*agent de l'étranglement* est certainement, comme pour la hernie congénitale de l'adulte, un anneau valvulaire rétréci, situé au collet ou en un point quelconque du sac. La preuve en est que, si on opère en fendant largement l'aponévrose du grand oblique, après cela on voit très nettement au sac une dépression circulaire due à une bride fibreuse, et l'étranglement cesse après qu'on a coupé cette bride de la pointe du bistouri. Dans un orifice diaphragmatique, le pincement latéral est possible.

(1) Je signalerai à titre de curiosité un cas de *lymphangiome kystique* enflammé du cordon, un cas de *kyste dermoïde* (*Soc. chir.*, 1909, p. 938) qui m'en imposèrent pour une épiplocèle adhérente.

(2) P. Nau, *Rev. gyn. et chir. abd.*, 1903, p. 993 ; A. Broca, *Presse méd.*, 1907, p. 346.

(3) A. Broca, *Presse méd.*, 1902, p. 531 ; *Soc. chir.*, 1905, p. 1019 ; thèses de mes élèves Tariel, 1893-1894 et Petitjean, 1899-1900. — Y. Bourhis, Th. de Paris, 1911-1912.

Les *lésions intestinales* sont les mêmes que chez l'adulte, mais moins graves. Le sillon d'étranglement est moins précoce, et moins marqué; le sphacèle, dont j'ai toutefois observé quelques exemples, est exceptionnel. Cette bénignité tient sans doute à ce que les brides valvulaires du canal péritonéo-vaginal sont encore souples et minces chez l'enfant.

Je signalerai la fréquence de la *congestion du testicule*.

L'étranglement herniaire chez l'enfant est habituellement brusque ; parfois il atteint d'emblée une hernie jusqu'alors inconnue. Ses *symptômes* (vomissements, constipation, etc.) sont les mêmes que chez l'adulte, et c'est seulement la *marche* qui présente certaines particularités.

L'acuité des accidents est presque toujours grande, mais on aurait tort d'en conclure que la gravité ultérieure soit en rapport avec ce début dramatique. Assez souvent l'état général reste bon et, pour faire cesser l'irréductibilité, il suffit d'une pression légère; ou bien la mère applique d'elle-même un cataplasme sur le scrotum devenu volumineux ou douloureux, et bientôt la hernie rentre spontanément. C'est en raison de ces étranglements légers, volontiers qualifiés d'engouement, que certains chirurgiens ont insisté sur la bénignité de cette complication chez l'enfant, et ont déclaré que toujours le taxis suffisait. Cette assertion est inexacte. A côté de ces étranglements bénins, j'en ai vu de graves, rebelles au taxis sous le chloroforme, capables d'aboutir à la gangrène, à l'intoxication mortelle du sujet. D'autre part, les crises passagères que je viens de signaler ont coutume d'être à répétition, et, après avoir donné une fausse sécurité, aboutissent un jour à un étranglement serré, sévère, mortel même. C'est pour cela que je considère ces crises préalables comme un avertissement et par conséquent comme une indication à la cure radicale.

Le *diagnostic précoce* est donc d'une haute importance, et presque toujours il est très facile; mais par contre il est des cas où il est d'une obscurité réelle. Quelquefois en effet — j'en ai observé un exemple pour un étranglement de l'appendice (1) — les symptômes d'étranglement sont incomplets, et d'autre part certaines inflammations de voisinage, portant sur un ganglion inguinal, sur un kyste du cordon ou du canal de Nuck, sur le cordon ou sur le testicule, retentissent sur le péritoine, créent un péritonisme avec des signes plus ou moins accentués d'occlusion. De tous ces faits, j'ai recueilli des observations, et l'erreur est d'autant plus aisée que, chez l'enfant en bas âge, l'étranglement s'accompagne souvent de rougeur scrotale, de signes d'inflammation. Avec un examen attentif, en comparant avec soin l'état local et l'état général, on arrive d'ordinaire au diagnostic exact : et que dans le doute on prenne le bistouri.

Le péritonisme est surtout net dans les *orchites du testicule en ectopie*, dont la vaginale en effet n'est presque jamais oblitérée. En outre, ces testicules sont sujets à l'étranglement, à la torsion du cordon, et ici on peut même noter des signes de pseudo-étranglement. Dans le doute, on fera d'urgence une cure radicale, qui en tout cas devrait être pratiquée ultérieurement.

L'examen soigné des régions herniaires évite l'erreur de diagnostic avec l'*oc-*

(1) C'est ce que l'on confond souvent avec l' « appendicite herniaire ».

clusion intestinale, avec l'*appendicite*. Cependant on peut voir, dans ce dernier cas, le canal péritonéo-vaginal persistant être distendu par du pus venant du péritoine et le diagnostic est alors à peu près impossible : on ne l'établira qu'après incision du sac herniaire.

Traitement. — Avant de se décider à opérer, il importe d'avoir déterminé jusqu'à quel point on peut espérer la *guérison par le bandage*; et si je suis opérateur, c'est parce que je suis à cet égard beaucoup moins optimiste qu'il n'est encore classique de l'être.

Il est incontestable que par le port régulier, nuit et jour, d'un bandage bien construit, bien appliqué et bien surveillé, on peut obtenir chez l'enfant des guérisons inconnues à l'adulte. Cette différence, qui est fort tranchée, a certainement entraîné trop loin nos devanciers quand elle leur a fait dire que chez l'enfant, au-dessous de 15 ans, le succès était la règle, si même il n'était à peu près constant.

Or, ce que j'ai observé ne m'a pas conduit à cette conclusion.

A maintes reprises, j'ai été consulté pour des enfants âgés de quelques jours ou de quelques mois ; j'ai conseillé le port du bandage, naturellement, et même avec une mère ou une nourrice intelligente et soigneuse, même lorsque l'enfant supportait bien le bandage, j'ai enregistré bien des échecs ; et, lorsque l'enfant fut assez âgé, j'ai dû l'opérer pour une hernie restée stationnaire, ou même progressivement accrue.

D'autres enfants, au contraire, me paraissent guéris, mais je n'ose pas dire qu'ils le sont. Car ceux-là sont nombreux, chez lesquels on croit avoir réussi, on continue le bandage par précaution, pendant quelques mois, quelques années même, puis on le retire : et, au bout d'un temps variable, avec ou sans cause déterminante connue, la hernie reparaît (1).

Il s'agit, je le sais, de la classe ouvrière, dans laquelle la régularité parfaite du bandage n'est pas toujours obtenue. Mais dans bien des cas l'enfant était proprement tenu, soigneusement surveillé, il avait porté nuit et jour un bandage en caoutchouc pendant la première enfance, puis un bandage à ressort lorsque la peau avait pu supporter la pression de la pelote. J'ai constaté le même fait chez bon nombre d'adultes, appartenant à toutes les classes de la société, soumis au bandage depuis leur plus tendre enfance.

Dans quelques cas, j'ai trouvé, en opérant, une cause d'échec : une pointe d'épiploon, assez mince pour qu'on pût croire la hernie réduite sous le bandage, adhérait au sac, et j'ajouterai que j'ai trouvé des épiplocèles adhérentes chez des adultes qui se sont fait opérer par moi après avoir inutilement porté bandage depuis leur enfance.

Donc, même lorsque le bandage peut être porté avec régularité, il échoue assez souvent ; et, quand il paraît avoir été efficace, encore faut-il faire des réserves sur l'avenir.

A côté de ces *hernies simples*, on doit réserver une place importante aux her-

(1) Pour une thèse inaugurale, sur la hernie inguinale chez la fille, mon élève Vassal a dépouillé mes registres de consultation de l'hôpital Trousseau, pour novembre et décembre 1894, janvier et février 1895 : 91 enfants des deux sexes ont été présentés à la consultation porteurs de hernies inguinales, et parmi eux 40 avaient été soumis sans résultat à l'épreuve du bandage.

nies qui, de par leur disposition anatomique, ne sont pas justiciables du bandage. Je rappelerai les hernies du cæcum et de l'appendice, avec descente du côlon et adhérence charnue naturelle. Plus fréquentes sont les hernies avec kyste du cordon ou avec ectopie testiculaire : alors le bandage est toujours inefficace, si même il n'est nuisible.

Pour les *hernies avec ectopie*, on ne discute plus guère. La pelote en fourche a vécu et l'indication est nette de pratiquer la cure radicale avec descente artificielle du testicule. Mais pour les *kystes du cordon,* on peut songer à la ponction suivie d'injection irritante : j'ai expliqué page 967 pourquoi je préférais l'extirpation du kyste.

Je viens de dire que l'étranglement de la hernie inguinale chez l'enfant cède presque toujours au taxis et qu'il ne menace pas très sévèrement la vitalité de l'intestin. Néanmoins, sauf chez les enfants très jeunes et surtout faibles d'apparence, le mieux est de toujours pratiquer la kélotomie suivie de cure radicale. Opération excellente si elle est pratiquée de bonne heure. Mieux vaut opérer que de laisser l'enfant exposé, sinon à une récidive de l'étranglement (qui est fréquente), tout au moins aux ennuis et aux incertitudes de la cure par le bandage.

A ces incertitudes, en effet, on peut opposer sans crainte les *résultats de la cure radicale.*

Le premier point, nettement établi, est que la cure radicale de la hernie inguinale est, chez l'enfant, d'une bénignité parfaite.

On ne doit faire de réserves sur ce point que pour le nourrisson, exposé (surtout à l'hôpital en salle commune), à la broncho-pneumonie ou, en été, à la diarrhée verte ; et encore ces dangers sont-ils très faibles.

C'est à cause d'eux, cependant, que je n'aime pas à entreprendre la cure radicale chez des enfants du premier âge (1) et qu'invariablement, à l'hôpital, je dis à la mère d'élever d'abord l'enfant, pour me le faire opérer, si le bandage n'a pas été efficace, vers l'âge de 15 à 16 mois, une fois bien sevré et apte, à supporter la salle commune. Si je l'opère plus jeune, en raison de la gravité du cas, je n'y consens, à moins d'avoir la main forcée, que si la mère entre en crèche avec le nourrisson.

S'il fallait admettre qu'en raison de l'âge exclusivement la cure radicale acquiert une gravité réelle pendant les premiers mois de la vie, il y aurait là un argument important pour faire préférer, en cas de hernie étranglée, le taxis à la kélotomie. Il est certain, en effet, que l'étranglement survient de préférence au-dessous de 2 ans, et même dans le cours de la première année. Et cependant, je viens de dire que je n'hésite pas à opérer.

C'est qu'alors, au point de vue de la psychologie de la mère, il y a des conditions un peu spéciales. Pour cet incident aigu, inquiétant, terrifiant même, on obtiendra des soins attentifs, des dérangements multiples. Il en est autrement chez les enfants pour lesquels on a la main forcée, au bout de quelques semaines

(1) A. Broca, *Congr. fr. de chir.*, 1897, p. 413; *Soc. de l'Internat*, 1908, p. 120; thèses de Bonnet, 1897-1898; A. Masson, 1903-1904.

ou de quelques mois, par une hernie toujours croissante. Cette évolution progressive s'observe toujours chez des enfants mal soignés, nourris au biberon et à ventre flasque, munis d'un bandage défectueux et mal surveillés, mis en garde pendant que la mère va travailler au dehors, malpropres et ulcérés par le bandage, etc. Alors la mère, qui à la misère et à la négligence joint souvent l'inintelligence et l'indocilité, veut avant tout se débarrasser d'un enfant qu'une infirmité rend difficile à élever.

Dans ces conditions, on est quelquefois obligé d'opérer et d'hospitaliser l'enfant sans sa mère : et c'est sur des cas de ce genre que l'on a quelques décès par broncho-pneumonie. J'ajouterai que souvent, dans ces circonstances, j'ai observé des accidents analogues, mais légers, dont j'ai eu raison par l'enveloppement humide du thorax.

J'ai insisté sur ces considérations, parce que d'elles résulte mon opinion sur *l'âge où il convient d'opérer*. Après avoir, au début de ma pratique, abaissé à 3 ou 4 ans une limite qu'il était classique de fixer à 8 ou 10, je suis peu à peu arrivé à opérer de parti pris à partir de 15 à 18 mois, et bien plus tôt si une complication survient.

Cela étant dit sur la gravité opératoire, reste la question *d'efficacité*. Après avoir revu, plus de 6 mois après l'opération, 250 de mes opérés, mon élève Mlle Gordon n'a constaté, en juin 1894, que deux récidives. L'un de ces enfants était à ce moment déjà réopéré et guéri depuis 8 mois ; il l'est aujourd'hui depuis 20 ans : cela prouve, je crois, que ma première opération avait été incomplète.

Je ferai remarquer que, parmi les malades revus sans récidive, deux au moins ont eu une coqueluche tout à fait caractérisée ; que plusieurs ont eu la rougeole avec broncho-pneumonie. Plusieurs même ont subi cette atteinte à l'hôpital, quelques jours après l'opération. Un enfant ayant ainsi succombé à une broncho-pneumonie 3 mois après l'opération, l'autopsie m'a permis de constater qu'il n'y avait pas trace de dépression à la région inguinale du péritoine.

Quand j'aurai ajouté que, depuis le jour de l'opération, aucun de ces enfants n'a plus jamais porté bandage, il me sera permis d'affirmer que ces résultats sont excellents. On ne saurait d'ailleurs s'en étonner si on réfléchit qu'on est en présence d'un trou congénital anormalement béant et que d'ordinaire l'enfant n'est pas à vrai dire un hernieux. Sans doute j'ai signalé la fréquence, chez l'enfant au-dessous de 4 ans, du ventre flasque, gros et mou des rachitiques, en cas de hernie inguinale aussi bien qu'en cas de hernie ombilicale. Mais le fait important, qui différencie bien cet état de la faiblesse musculaire des vieux hernieux, c'est que, par un traitement médical approprié, par les toniques, par une alimentation bien réglée, on rend presque toujours aux tissus la vigueur qu'ils ont perdue.

La conclusion de tout ce qui précède est que la cure radicale de la hernie inguinale chez l'enfant, même en bas âge, est une opération bénigne, bien plus efficace que le bandage, et que dès lors elle doit être entreprise.

Le manuel opératoire est exactement celui que j'ai décrit en 1891, au Congrès : rester au-dessus du scrotum, on fend sur 3 à 4 centimètres de long l'aponévrose du grand oblique, et sur chaque lèvre on met une pince hémostatique. Cela fait,

Technique de la cure radicale de la hernie inguinale.

Incision de la peau parallèlement au canal inguinal, pinces sur les branches des honteuses externes. On met bien à nu l'aponévrose du grand oblique et l'orifice externe du canal inguinal, d'où l'on voit sortir le cordon. Les pinces servent d'écarteur (fig. 1180). Cela fait on fend de bout en bout l'aponévrose du grand oblique (fig. 1181, *a* et *a'*) et on repère chaque lèvre avec une pince. Puis, avec l'index gauche, on soulève en masse le cordon décollé, entouré du crémaster (*c*) entre les faisceaux duquel, en haut, apparaît la gaine fibreuse commune (*f*) ; le cordon soulevé, on voit en *b* le bord des muscles petit oblique et transverse. De deux coups de pointe on raye alors : 1° le crémaster ; 2° la fibreuse commune sur toute la longueur de l'incision, et on ouvre le sac sous ces deux gaines, mais en haut seulement, de façon à garder en bas (dans la hernie funiculaire) un cul-de-sac dans lequel on introduit l'index (fig. 1183), qui, recourbé en crochet, soulève la séreuse et permet de trouver un plan de clivage où, avec l'index opposé, ongle en haut, on décolle la séreuse entre les vaisseaux spermatiques (fig. 1183, *vsp*) et le canal déférent *d*. Le décollement est poussé jusqu'au-dessus des vaisseaux épigastriques (fig. 1184, *ve*), et à ce niveau on lie le sac *s*. Après résection du sac, il reste alors à reconstituer la paroi, ce pourquoi je conseille une suture en un seul plan (fig. 1185). L'aiguille courbe est piquée aussi haut que possible sous l'aponévrose du grand oblique, contre l'arcade de Fallope ; on la fait passer, pointe en bas, au-devant du cordon, puis sous toute l'épaisseur des muscles petit oblique et transverse. On la retourne alors pointe en haut et, de la sorte elle charge toute la masse de ces muscles, que le fil va insérer solidement à l'arcade de Fallope, en avant du cordon (fig. 1185). L'examen à longue échéance prouve que la paroi est solide et que le testicule est normal.

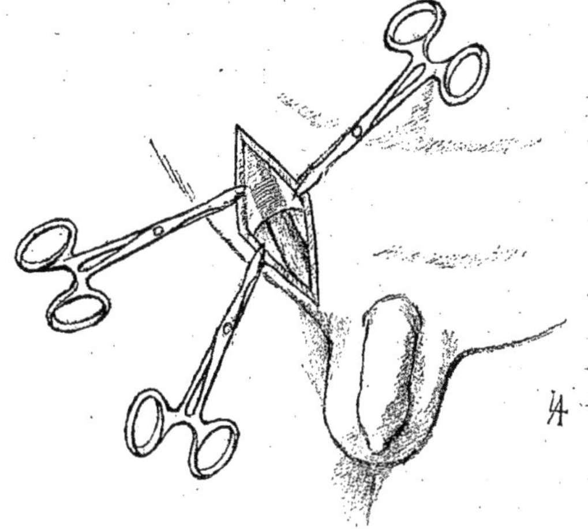

FIG. 1180.

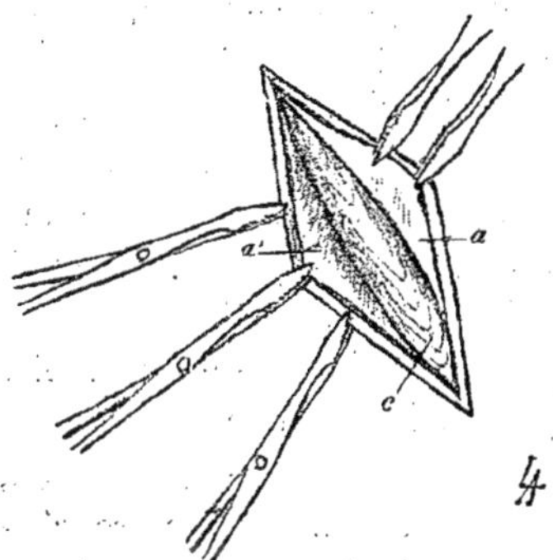

FIG. 1181.

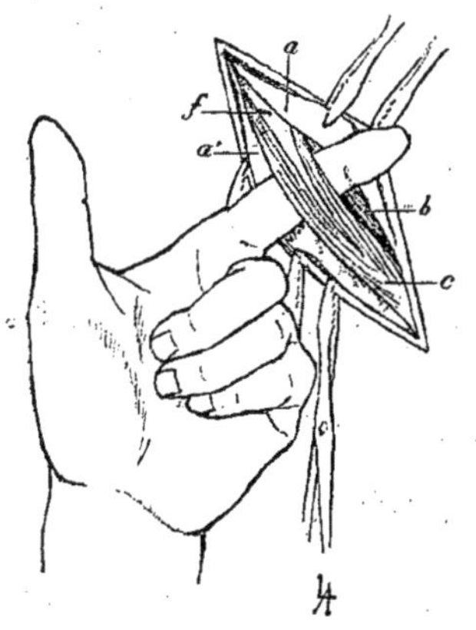

FIG. 1182.

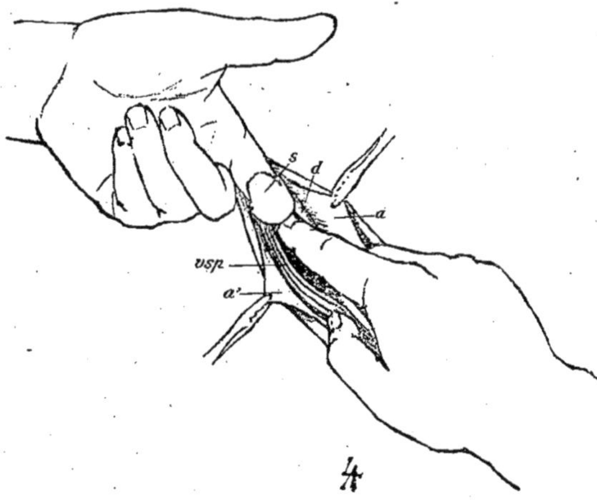

FIG. 1183.

Dans le procédé représenté par ces figures, il faut distinguer deux choses : 1° la recherche et la dissection du sac (fig. 1180 à 1184) ; 2° la suture de la paroi. J'insiste surtout sur le premier de ces points, sur la nécessité de toujours chercher le sac *dans* le cordon, de le cliver entre séreuse et fibreuse commune. Quant à la reconstitution de la paroi, je crois que la réfection isolée de la paroi postérieure est presque toujours inutile *pour la hernie oblique externe*, même chez l'adulte. Depuis quelques années, je suture de façon à me passer presque toujours de fils perdus. D'abord, au lieu de mettre une ligature sur le pédicule du sac, je fends en long le sac disséqué, et je noue l'une avec l'autre les deux lanières séreuses ainsi obtenues. Quant à la paroi musculaire, je la suture avec une anse de fil de bronze d'aluminium, sur les deux chefs sortant à 3 ou 4 centim. de la lèvre interne de l'incision, le corps de l'anse prenant la lèvre externe de l'aponévrose du grand oblique ; ce point en capiton est sevré par un bourdonnet de gaze. La manière de passer l'anse entre les muscles larges et le fascia transversalis est la même que celle de la fig. 1185.

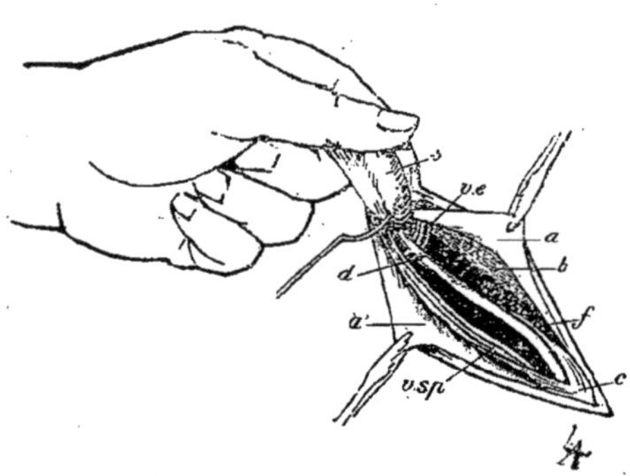

FIG. 1184.

Le pansement est fait de gaze aseptique assujettie par quelques tours de bande, sans ouate où puisse s'imbiber l'urine. Le fil de bronze est coupé au 7e ou au 8e jour. Il y a quelquefois sous le tampon une petite phlyctène par compression.

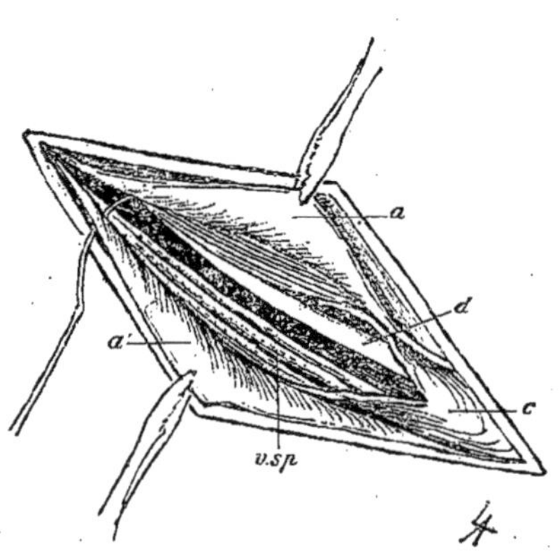

FIG. 1185.

on a sous les yeux le sac et le ligament rond chez la fille, le sac et le cordon chez le garçon.

Chez la fille, on soulève en masse sac et ligament rond, on extrait par traction le cul-de-sac qui pénètre dans la grande lèvre et après avoir relevé le tout, on voit nettement l'artère épigastrique, au niveau de laquelle on lie le sac. Ce sac a préalablement été ouvert, pour bien voir s'il n'y a pas d'intestin ou d'épiploon pris dans la ligature. En outre, on l'attire le plus possible au dehors, pour que la ligature remonte haut dans le ventre. Il est inutile de disséquer le ligament rond.

Chez le garçon, on saisit le cordon entre le pouce et l'index et on le décolle de la paroi postérieure du canal inguinal, jusqu'à bien voir les vaisseaux épigastriques. On soulève et on tend le cordon sur l'index gauche, et en trois coups de pointe qui le rayent longitudinalement, on fend : 1° le crémaster ; 2° la fibreuse commune ; 3° la séreuse, toujours facile à voir et à isoler, quoi qu'on en ait dit. Puis on trouve toujours un plan de clivage entre séreuse et fibreuse. Après y avoir amorcé le décollement avec l'ongle, en deux ou trois coups de pulpe de l'index on remonte jusqu'à la graisse jaune sous-péritonéale, jusqu'à la vessie que je vois toujours. S'il y a de l'épiploon, le mieux est de l'exciser au-dessous d'une ligature après l'avoir attiré autant que possible.

Pour suturer le canal, je crois inutile de recourir aux procédés compliqués, tels que ceux de Bassini, de Barker. Il suffit de trois ou quatre points en capiton, prenant bien toute l'épaisseur de la paroi et passant au-devant du cordon. Je suture la peau sans drainage.

Il est rare — et alors cela tient toujours au contenu de la hernie — que l'opération ainsi conduite dure plus de dix minutes. La rapidité est, je crois, un facteur important de succès chez les tout jeunes enfants, et mes résultats définitifs prouvent qu'elle n'empêche pas l'opération d'être complète.

§ 3. — **Hernie diaphragmatique congénitale** (1).

Anatomie pathologique et pathogénie. — Le diaphragme passe par deux périodes de développement, *embryonnaire* et *fœtale*. *A l'origine*, les deux cavités pleurale et péritonéale sont continues, et peu à peu elles se cloisonnent par coalescence : 1° d'une masse méso-dermique transverse partie des parois antéro-externes pour se diriger en arrière et en dedans ; 2° de lames latérales en connexion intime avec le développement des veines de la région (ombilicales, omphalo-mésentériques, sinus de Cuvier). Il reste d'abord en arrière, de chaque côté du rachis, les « trous de Bochdalek », lesquels sont fermés aux environs du 3e mois. Alors péricarde et plèvres sont tout à fait isolés du péritoine : et dans cette cloison, pendant la *période fœtale*, se constituent les fibres musculaires. C'est d'abord une lame périphérique, dont la partie centrale et postérieure s'accroît en triangle à sommet antérieur, en sorte qu'il reste un V membraneux dont les deux branches, ouvertes en arrière, vont vers les côtés du rachis ; sous l'extrémité de la branche gauche est la grosse tubérosité de l'estomac. Pendant les dernières semaines de la vie intra-utérine, la partie mem-

(1) Duguet, Th. de Paris, 1866; Luneau, Th. de Montpellier, 1910-1911; Ch. Lenormant, *Presse méd.*, 1912, n° 34, p. 350.

braneuse devient aponévrotique et la bande musculaire de chaque côté étrangle la partie antérieure des branches du V, d'où la forme en folioles.

On s'explique ainsi l'existence : 1° des *hernies embryonnaires* sans sac, par arrêt de cloisonnement ; 2° des *hernies fœtales*, avec sac, par insuffisance du développement musculaire.

1° *Hernie embryonnaire.* — Cette « hernie en croissant », comme a dit Duguet, est toujours postéro-latérale, le plus souvent à gauche (1), ce que l'on a expliqué par la présence du foie : opinion sans doute erronée, car tant que le cloisonnement n'est pas effectué, il n'y a pas de foie à ce niveau. L'orifice, ovalaire, est limité en arrière par la paroi abdomino-costale, en avant par une bande fibro-musculaire ; son pôle interne répond à l'insertion du diaphragme sur l'apophyse transverse de la 1re lombaire ; son pôle externe, au sommet de la 12e côte. Le faisceau inséré à l'arcade du carré fait défaut ; et souvent d'ailleurs avec lui d'autres faisceaux du diaphragme. Par ce trou, plèvre et péritoine sont en continuité, et il n'y a pas de sac autour des viscères.

Dans ces hernies, on a trouvé tous les organes abdominaux, sauf le rectum, la vessie, les organes génitaux. Presque toujours y entrent le foie et l'estomac : le foie, plus ou moins malformé, basculé de façon que sa face supérieure se tourne vers la droite, quelquefois enfoncé assez pour que la veine porte entre dans l'orifice ; l'estomac, se rapprochant de la direction verticale, tordu de façon que sa face antérieure devienne droite, puis postérieure, grande courbure en haut, pylore à gauche ayant tourné autour du cardia rétréci par cette torsion. La rate, souvent malformée, suit l'estomac, et quelquefois se hernie seule. Le duodénum entre dans l'orifice par ses parties terminales, avec la tête du pancréas ; l'intestin grêle, avec son mésentère souvent inséré jusque dans la cavité pleurale, et avec persistance fréquente du mésentère primitif ; le côlon transverse et l'épiploon, avec les parties voisines du côlon ascendant (rarement jusqu'au cæcum) et descendant. La présence du rein est exceptionnelle. Dans les vieilles hernies, ces organes peuvent devenir adhérents entre eux et aux bords de l'orifice.

Le poumon correspondant, souvent malformé, est atrophié, comprimé, plus ou moins imperméable ; le cœur est refoulé à droite par les hernies gauches, petit, dirigé verticalement. Les divers organes du médiastin sont déplacés, aplatis, mais en général bien conformés.

2° *Hernie fœtale.* — Cette hernie se forme, après cloisonnement complet, en refoulant une partie du diaphragme où la lame musculaire s'est mal développée. Donc, les viscères y sont entourés d'un sac qui les sépare de la plèvre : et quoi qu'on en ait pensé, l'existence d'un sac ne prouve pas que la hernie soit acquise. Elle est plus fréquente à gauche, probablement à cause de la présence du foie à droite. Très exceptionnellement médian, l'orifice est quadrangulaire, à bords tendineux et musculaires mousses, retournés vers la plèvre ; il siège la plupart du temps soit entre les faisceaux sternal et costal, soit entre les faisceaux costal et vertébral ; quelquefois les orifices naturels (œsophage, veine azygos, nerfs splanchnique et sympathique) livrent passage aux viscères.

La hernie fœtale est en général plus petite que la précédente. Elle contient les mêmes viscères, mais le foie y est plus rare.

Elle est à différencier de ce que, par un terme assez impropre, on appelle « éventration diaphragmatique », état où le diaphragme, musculaire mais de force insuffisante, se laisse refouler trop haut dans le thorax par la poussée des viscères abdominaux.

(1) Cruveilhier disait toujours ; Bowitck, 4 fois sur 5. Pour Richard, cette prédominance serait nulle (?). D'après Bochdalek, la moitié gauche du diaphragme se développe moins vite que la droite. Très exceptionnellement (Duguet l'a même nié), il y a une hernie de chaque côté.

Étude clinique. — La hernie diaphragmatique est moins rare qu'on ne l'a cru autrefois, mais la plupart du temps elle a pour origine une altération précoce et grave du développement, sur un fœtus assez souvent malformé par ailleurs, et d'autant moins viable qu'elle est, par elle-même, une cause d'accidents graves.

La majorité de ces sujets, autopsiés par les accoucheurs, sont mort-nés, ou à peu près ; et ce décès en état asphyxique, l'enfant ayant une apparence extérieure normale, peut donner lieu à des investigations médico-légales.

Sur les enfants qui survivent, on a quelquefois établi le diagnostic en constatant une voussure thoracique inférieure contrastant avec une dépression du creux épigastrique, du tympanisme thoracique, de l'obscurité des bruits respiratoires souvent remplacés par des bruits intestinaux, une déviation du cœur à droite. Dyspnée, cyanose, petitesse du pouls sont habituels, et la survie dépassant quelques jours est rare.

Elle est possible, cependant, si la hernie est petite, et quelques cas ont été observés chez l'enfant et même chez l'adulte.

D'ordinaire aucun diagnostic n'est établi avant des *accidents d'étranglement*, rapportés à une occlusion intestinale, dont on reconnaît la cause après laparotomie. D'autres malades ont été opérés comme atteint de *troubles gastriques* divers et on a vu un orifice au diaphragme.

Depuis quelques années, on a porté le diagnostic grâce à la radiologie. Les troubles attirant l'attention sont : des tiraillements épigastriques ; des régurgitations et vomissements ou même des hématémèses ; une dyspnée et une cyanose augmentant après le repas ; une voussure thoracique à la base quelquefois mate (rate et épiploon), mais en général sonore à la percussion et gargouillante à l'auscultation ; le déplacement du cœur à droite. Ces troubles s'exagèrent par l'insufflation de l'estomac et du côlon.

Par la radiographie et la radioscopie, on voit une ombre qui d'un côté remplace la transparence du poumon ; elle s'accroît si l'on distend le tube digestif, surtout avec une bouillie bismuthée.

L'aspect radioscopique n'est pas tout à fait le même dans l'éventration diaphragmatique ; le contour est net comme celui du diaphragme normal et non irrégulier ; la ligne limitante oscille régulièrement pendant la respiration tandis que celle de la hernie subit des modifications imprévues ; elle conserve sa forme dans la distension artificielle de l'estomac. Malgré ces différences, on s'y est trompé : fait important, car il faut opérer la hernie et non « l'éventration ».

Une hernie traumatique par plaie se reconnaît sans peine. Le diagnostic de la hernie acquise par effort reste toujours douteux.

Traitement. — En principe, il faut suturer l'orifice, ce qui a été fait avec succès par voie transpleurale ou par voie abdominale, soit après diagnostic exact, soit au cours d'une laparotomie pour accidents gastriques. Presque toutes les opérations ont été faites après étranglement, sans avoir établi le diagnostic causa de l'occlusion : et dans ces conditions on évalue la mortalité à 90 p. 100.

CHAPITRE VII

ESTOMAC ET INTESTIN, FOIE, PÉRITOINE, ANUS ET RECTUM. REIN ET VESSIE

I. — ABDOMEN

§ 1. — Sténose congénitale du pylore (1).

Il existe chez le nourrisson un état qui semble caractérisé anatomiquement par une hypertrophie musculaire du pylore, fonctionnellement et cliniquement par une imperméabilité plus ou moins complète de cet orifice. Des observations éparses en ont été publiées depuis celle de Beardley (1788), mais les travaux ne sont devenus importants que depuis ceux de Hirschsprung (1887), et s'ils ont été nombreux surtout dans les pays de langue anglaise, où la lésion semble plus fréquente, en France ont paru des mémoires et revues critiques dues à Weill et Péhu (1901), à Cheinisse (1903), à Sarvonat (1904), à Fredet et Guillemot (1910).

Étiologie. — C'est une lésion au total rare ; je viens de signaler la prédisposition de la race anglo-saxonne. Les garçons y sont beaucoup plus exposés; on en a recueilli quelques observations familiales. La cause réelle nous échappe. Si, dans un cas de Gaujoux la syphilis héréditaire semble en jeu, la plupart du temps on ne trouve aucune maladie autre chez ces nourrissons, ordinairement beaux, élevés au sein maternel.

Anatomie pathologique. — A l'autopsie ou en opérant, on trouve au pylore une tumeur allongée, grosse comme une olive, de dureté presque cartilagineuse, plus blanche que le reste de l'estomac, formant ressaut vers le duodénum et non vers l'estomac. En pressant sur l'estomac, on fait passer un peu de liquide à travers le canal quelquefois peu rétréci, quelquefois n'admettant plus, au contraire, qu'une épingle à cheveux (2); l'orifice pylorique est devenu un véritable tube plus ou moins long. La muqueuse stomacale, le plus souvent rouge, gonflée, érodée même, y forme des plis et valvules qui l'obstruent; la rétro-dilatation, qui peut remonter au cardia et à l'œsophage, est habituelle mais non constante.

A l'examen histologique, la lésion constatée est une hypertrophie simplement numérique des fibres musculaires circulaires (3); les altérations concomitantes de

(1) Frédet et Guillemot, *Cong. d'obst., gyn. et péd.*, d'après *Ann. gyn., obst.*, 1910, t. VIII, p. 604. Voy. aussi pour la bibliographie une monographie de M. Herrera Vegas, Buenos-Ayres, 1910.

(2) D'après G.-F. Still, le pylore du nouveau-né doit laisser passer une baguette de 4 millimètres.

(3) Des fibres longitudinales dans un cas de Finkelstein. Citons un cas de Dent où la tumeur était formée par un pancréas aberrant.

gastrite sont inconstantes. Il est à noter que la lésion a conservé ces caractères sur les sujets que l'on autopsie plus ou moins tard, pendant la deuxième enfance et même à l'âge adulte (1), alors que les symptômes remontent à la première enfance.

On a beaucoup discuté sur la *nature* de cette lésion. D'abord, est-elle congénitale? On l'a contesté, parce que souvent il y a un « intervalle libre » à fonctions normales, de deux à trois semaines environ, entre la naissance et les premiers symptômes: mais ceux-ci peuvent s'observer dès la naissance (de Bruyn Kop) et dans environ un cinquième des cas avant le quatrième jour (Ibrahim); et d'ailleurs il y a des autopsies de nouveau-nés probantes. Pfaundler a été jusqu'à dire qu'il s'agit en réalité d'un spasme fonctionnel pur et non d'une lésion matérielle, mais il a reconnu ensuite la réalité de celle-ci. Est-ce une véritable malformation (2), une hypertrophie secondaire à un spasme ou une néoformation inflammatoire (Weil et Péhu)? A cette dernière opinion on objecte l'inconstance de la gastrite concomitante. Certains auteurs admettent que, une lésion congénitale étant à l'origine de tout, les accidents ultérieurs sont dus avant tout à un mélange, en proportions variables, d'un spasme et d'une inflammation, dans la genèse desquels interviennent, sans doute, les érosions gastriques, l'hyperacidité [Fredet et Guillemot (3)].

Étude clinique. — L'enfant naît avec bonne apparence et rend bien son méconium. Puis, soit immédiatement, soit après un « intervalle libre » qui ne dépasse presque jamais 6 semaines (et pendant lequel sont fréquents quelques troubles dyspeptiques), on observe des *vomissements* (4).

Pendant une *première phase*, le vomissement est explosif, brusque et violent (ce qui le différencie de la régurgitation); il se produit très vite, et même tout de suite après la tétée, et ne s'accompagne pas de mouvements péristaltiques; il est constitué par le lait ingéré et non digéré, accru par de la salive, du mucus, par exception avec un peu de sang (5).

A cette période, l'estomac n'est pas dilaté; il le devient secondairement, et dans cette *deuxième phase* les vomissements changent de type: plus espacés et abondants, ils ne vident que deux ou trois fois par jour l'*estomac dilaté*, dont on sent, dont on voit même les mouvements péristaltiques (6). Le liquide rejeté est hyperacide, à odeur d'acide butyrique; il contient des flocons blancs: dans les traités de médecine on trouvera son étude chimique. Quatre ou 5 heures après un vomissement, on peut extraire à la sonde jusqu'à 150 grammes de résidu.

L'estomac dilaté déborde le foie: on s'en rend facilement compte, car sur le sujet émacié la paroi abdominale est aplatie. La nutrition est très compromise: les selles sont de plus en plus rares et restent dures et jaunes, sauf entérite surajoutée; l'oligurie peut aller jusqu'à l'anurie; l'hypothermie et la perte de poids se manifestent d'ordinaire au début avec une intensité extrême, puis l'amaigris-

(1) A 51 ans. P. Broca, *Soc. an.*, 1850, p. 207.

(2) Il existe des atrésies complètes de l'estomac (avec œsophage terminé en cul-de-sac) ou du pylore (avec duodénum remplacé par un cordon fibreux sur une plus ou moins grande longueur). Ashby, *Tr. des mal. de l'enfance* (de Comby), t. II, p. 178, 2ᵉ édit., Paris, 1904.

(3) Pour expliquer l'origine congénitale (rendue probable par l'association assez fréquente d'autres malformations) on a émis des théories plus ou moins bizarres, en parlant d'une névrose, d'un gigantisme local, d'un rappel atavique des édentés: en réalité, on ne sait rien.

(4) La période latente peut-elle être de plusieurs années? C'est douteux.

(5) La présence de bile est exceptionnelle, mais possible, dit-on; on en juge par la couleur des matières, or dans un cas de Guinon le liquide était jaune et chimiquement sans bile.

(6) Sur des sujets émaciés, on les a photographiés, radioscopisés, cinématographiés.

sement devient plus lent, mais il est continu et arrive parfois à un degré extrême. Lorsque le sujet est très maigre, on peut sentir une tumeur pylorique : mais c'est un signe inconstant, tardif et trompeur.

Malgré cette émaciation, il est remarquable parfois de voir que les enfants restent assez vifs ; ils ont faim, et se jettent sur le sein avec avidité. D'ailleurs, à côté de la forme grave, mortelle en quelques mois (1), que je viens de décrire, il en est de plus lentes où, avec des précautions d'hygiène alimentaire, les sujets ont vécu jusqu'à la deuxième enfance, l'adolescence et même à l'âge adulte ; il en est chez qui les accidents s'aggravent après plusieurs années d'une symptomatologie réelle, mais légère. Ces formes sont démontrées par des opérations ou par des autopsies tardives. La guérison spontanée est douteuse.

Le *diagnostic* est parfois délicat à établir. On peut faire abstraction des atrésies pyloriques ou sous-pyloriques (ces dernières causant des vomissements bilieux) où la symptomatologie est toujours immédiate, très grave d'emblée, où la mort a lieu en quelques jours.

Mais le nourrisson est sujet à des vomissements incoercibles de causes très diverses : par action toxique du lait de certaines femmes (Variot), par aérophagie (Lesage et Leven), par cardiospasme grave (Méry, Guillemot). A la première période, avant dilatation et mouvements péristaltiques de l'estomac, s'agit-il de ces troubles purement fonctionnels ou d'une lésion mécanique ? C'est en tenant compte de leur intensité, de l'inefficacité des régimes alimentaires, du début d'une dilatation gastrique que, parmi ces nourrissons vomissants et dyspeptiques, le médecin reconnaîtra les cas chirurgicaux.

Traitement. — Si la lésion abandonnée à elle-même est la plupart du temps tôt ou tard mortelle, notre action thérapeutique est efficace.

Elle sera avant tout médicale : donner très peu de nourriture à la fois, préférer au lait, qui caille, l'eau d'orge, les bouillons de légumes et même les bouillons de poulet, de veau ; laver l'estomac, s'il est dilaté, pour le débarrasser des fermentations. Pour diminuer le spasme, on a prescrit l'opium, l'antipyrine, le bromure de potassium. Je m'en tiens à ces indications, car elles concernent le médecin, non le chirurgien. Il est à retenir seulement que cette thérapeutique est efficace : les sujets restent toutefois assez fragiles de l'estomac, vomissent facilement pendant de longues années, peuvent souffrir de divers troubles nerveux.

Si ces moyens ne réussissent pas, on ne doit pas s'y entêter, et l'on aura recours au *traitement chirurgical*. Je ne ferai que nommer la pylorectomie, la jejunostomie, qui n'ont pas leur raison d'être. En principe, la *gastro-entérostomie* est l'opération de choix : mais elle est longue, souvent mal supportée par un enfant affaibli (2). Aussi a-t-on eu recours, la plupart du temps, à la divulsion du pylore ou à la pyloroplastie.

La *divulsion du pylore* (opération de Loreta) s'exécute après incision de l'estomac (et même en invaginant la paroi non ouverte) à l'aide d'un instrument analogue à celui qui sert à ouvrir les doigts de gant. C'est elle qui a les préférences

(1) Par inanition, ou par complications telles que broncho-pneumonie, diabète terminal.

(2) Cependant, à mesure qu'on a opéré davantage, le pronostic s'est amélioré (Frédet et Tixier, *Soc. méd. hôp.*, Paris, 27 sept. 1912, p. 868).

d'Ashby. Mais Frédet et Guillemot établissent par leurs tableaux que la *pyloroplastie* vaut mieux. Celle-ci consiste à inciser le pylore en long et à suturer cette incision transversalement, ce qui augmente le calibre du canal. Comme la muqueuse est saine (ou à peu près), on peut n'inciser que la musculeuse, ce qui réduit au minimum et l'hémorragie et les chances d'infection. C'est le procédé de choix.

Il semble que les sujets opérés guérissent plus vite et plus complètement que les sujets traités médicalement.

§ 2. — Sténoses tuberculeuses de l'intestin (1).

1° Certains de ces rétrécissements, par lésion entéro-péritonéale, ne sont qu'un épiphénomène dans l'histoire de la péritonite tuberculeuse fibro-caséeuse, et sont une des causes de l'occlusion intestinale au cours de cette maladie (voy. p. 1022).

2° Les ulcérations tuberculeuses (ordinairement transversales comme les vaisseaux) de l'intestin grêle, de préférence sur la deuxième moitié de l'iléon, causent des *cicatrices sténosantes* qui marquent extérieurement leur place par une induration blanche de la séreuse. Elles sont à distinguer des rétrécissements multiples (jusqu'à 7, Rotter) par *tuberculose fibreuse d'emblée*, forme peu chirurgicale (2).

Ces sujets présentent des alternatives de constipation et de diarrhée, des crises de météorisme, de coliques plus ou moins douloureuses avec gargouillements bruyants; et durant ces crises se forme, de préférence vers l'ombilic, une tumeur sonore et clapotante. Hors des crises ils ne souffrent pas. Le début est insidieux, l'évolution est lente; l'occlusion chronique, puis subaiguë, conduit à la cachexie.

Un rétrécissement unique sera traité par l'entérectomie. La multiplicité des lésions est une indication à l'entéro-anastomose, si elles ne sont pas très proches l'une de l'autre, cas auquel il faut faire l'entérectomie ou l'exclusion.

3° La *tuberculose sténosante hypertrophique* (3) a pour lieu d'élection la région iléo-cæcale; j'en ai recueilli quelques observations chez l'enfant.

Après une période de troubles digestifs vagues, de coliques sans cause, de diarrhée et de constipation, de vomissements quelquefois, on observe des symptômes de rétrécissement, des crises de coliques, d'occlusion subaiguë; et l'on sent dans la fosse iliaque droite une masse un peu sensible à la pression, mate, mal limitée, se prolongeant vers le flanc sur le trajet du côlon ascendant, lui aussi épaissi. J'ai vu un enfant chez lequel ce furent tous les signes et symptômes; un autre qui me fut présenté avec une fistule, consécutive, disait-on, à l'incision d'un abcès d'appendicite (4); un autre chez lequel il y avait sténose vraie et limitée, arrêtant plusieurs fois par jour les gaz qui distendaient l'intestin en amont puis, après quelques instants de coliques vives, s'échappaient avec gargouillement (5).

On traitera cette lésion par l'*entérectomie* par laquelle j'ai obtenu deux succès, un décès. Mais au bout de quelques années, les deux survivants furent pris de récidive.

Si l'entérectomie est impossible, on fait l'*exclusion du cæcum*.

(1) L. Bérard et R. Leriche, *Rev. de chir.*, 1904, t. XXX, p. 165.
(2) Le siège duodénal est rare, tandis qu'il ne l'est pas chez l'adulte.
(3) Hartmann, *Rev. de chir.*, Paris, février 1907, p. 170.
(4) Obs. dans la thèse de Benoit, 1892-1893; Courtillier, *Soc. an.*, 1896, p. 413.
(5) Geslin, Th. de Paris, 1908-1909; Comby, *Arch. méd. enf.*, 1904, p. 680.

§ 3. — Appendicite (1).

L'appendicite est une maladie de tous les âges. Mais elle doit être étudiée en ce livre avec quelques détails parce qu'elle est chez l'enfant d'une très grande fréquence. Rien n'égale sa variabilité anatomique et clinique; et l'on ne trouvera pas ici une description complète, mais seulement une sorte de cadre schématique. Presque toujours, c'est une lésion chronique à épisodes aigus.

A. — Étiologie. Anatomie pathologique.

Étiologie et pathogénie. — L'appendicite s'observe surtout à partir de 7 à 8 ans; mais les plus jeunes enfants, et même les nourrissons (2) n'en sont pas exempts. Et si ces cas précoces sont assez peu fréquents, encore faut-il savoir que, en raison des difficultés du diagnostic, ils paraissent plus rares qu'ils ne le sont en réalité: et de ces difficultés résulte encore que, les cas légers ne pouvant être reconnus, la mortalité est d'autant plus grande que l'enfant est plus jeune.

A l'origine, l'appendicite est une folliculite de l'organe si riche en tissu adénoïde qu'est l'appendice vermiculaire. L'analogie pathologique est grande avec les amygdalites et adénoïdites, et le lien étiologique paraît net avec les diverses angines. Les médecins d'enfants savent que leurs petits adénoïdiens sont plus exposés que les autres sujets à l'appendicite, soit qu'ils s'infectent l'intestin avec le muco-pus que constamment ils déglutissent, soit que les causes d'inflammation chronique et de poussées aiguës soient les mêmes dans des organes formés du même tissu (voy. p. 861).

Les causes sont locales et générales.

Certaines *dispositions anatomiques* semblent créer une prédisposition : tels la longueur de l'appendice, ses coudures, ses enroulements en spirale, sa torsion (3); et cela explique peut-être certains cas familiaux. Mais il convient de remarquer que souvent sont pris dans une famille, au sens propre du terme, des membres divers n'ayant entre eux aucun lien héréditaire, et qu'un rôle important revient alors, sans doute, à des habitudes communes d'alimentation.

La vraie cause locale, malgré l'opinion de Dieulafoy, est l'*entérite* (4) dans ses diverses formes, et en particulier l'entérite muco-membraneuse. Les sujets sont pour la plupart des constipés, souvent avec alternances de diarrhée. Ils mangent volontiers beaucoup et sans mâcher. Une *alimentation* vicieuse (trop grossière, trop carnée) semble prédisposante: d'où peut-être certaines influences de race, de pays.

De là provient encore l'action des *vers intestinaux* (5). Certains auteurs en ont abusé, et surtout ont eu le grand tort d'enseigner que, par le traitement vermifuge, on peut guérir une crise d'appendicite. Mais le fait est que souvent, dans l'appendice enflammé,

(1) On trouvera une bibliographie étendue dans les articles classiques de Jalaguier, *Trait. de chir.* (Duplay et Reclus), 2e édit., t. VI, Paris, 1898; Brun et Veau, *Tr. des mal. de l'enf.*, 2e édit., Paris, 1905. Un des premiers travaux sur l'appendicite chez l'enfant est la thèse que j'ai fait faire à Mlle Gordon (1896-1897) d'après mes 79 premières observations; presque partout on se documente avec cette thèse, mais souvent sans indiquer que j'y suis pour quelque chose.

(2) Stephan, Th. de Paris, 1906-1907; on trouvera une observation à 10 mois (autopsie) dans Deiss, *Centr. f. Kinderh.*, t. XIV, p. 85. — C'est différent de la hernie du cæcum et de l'appendice, quelquefois enflammés, qui n'est pas rare chez le nourrisson.

(3) J'en ai publié un bel exemple (*Gaz. heb. méd. et chir.*, 1896, p. 1026).

(4) A. Broca, *Soc. de chir.*, 1896, p. 774; 1906, p. 762; un cas avec entérite aiguë et perforation secondaire de l'intestin, *Presse méd.*, 1908, p. 212; Artault, Th. de Paris, 1906-1907.

(5) Railliet, Th. de Paris, 1910-1911; A. Broca, *Congr. franç. de chir.*, 1911, p. 186.

on trouve des oxyures ou des trichocéphales (1) qui piquent la muqueuse et y créent de petites portes d'entrée à l'infection. D'où l'importance prophylactique du traitement antihelmintique.

On a incriminé, sans preuve sérieuse, le froid, l'ingestion de boissons glacées. A chaque instant (et surtout chez l'ouvrier) on invoque une *action traumatique* (coups, effort), qui, à mon sens, peut provoquer une crise aiguë par rupture d'adhérences autour d'un appendice déjà enflammé, mais est incapable de produire une appendicite (2) : question fort importante pour les accidents du travail. De cela on peut rapprocher l'action, naguère crue assez fréquente, et en réalité fort rare, des corps étrangers (3). Les calculs sont stercoraux et nés sur place ; ils sont un effet et non une cause de l'appendicite.

La fréquence est plus grande chez le garçon. Dans le sexe féminin, il y a association possible, mais alors presque toujours chez l'adulte, à des congestions et inflammations annexielles.

Il semble que souvent *l'infection soit d'abord générale* (4), et qu'en particulier entrent en jeu la grippe, la rougeole, la scarlatine (5), ce qui nous ramène à ce que j'ai dit plus haut sur les connexions pathogéniques avec les adénoïdites et les angines (6). On doit faire une place à part à la *fièvre typhoïde* (7), soit qu'elle atteigne de façon spéciale, en période aiguë, l'importante plaque de Peyer qu'est l'appendice (appendicite typhique proprement dite), soit qu'après guérison elle laisse en ce point une inflammation chronique qui évoluera ensuite pour son compte. Il y a quelques cas par maladies infectieuses diverses (oreillons, varicelle, etc.).

C'est par certaines actions infectieuses générales (la grippe, par exemple) associées peut-être à certaines prédispositions communes créées par l'alimentation, que j'explique certains cas parfois attribués à une *contagion*, difficile à comprendre si l'on attribue à ce mot son vrai sens de transmission directe d'une maladie déterminée.

Ces diverses infections sont souvent non point créatrices, mais provocatrices d'une folliculite aiguë dans un organe déjà chroniquement enflammé.

Anatomie pathologique. — La lésion élémentaire, dont le maximum est généralement près de la pointe, est une folliculite de l'appareil lymphoïde de l'appendice (8) ; elle se complique, à des degrés variables, de périfolliculite et de lymphangite, de phlébite, de péritonite. Elle semble être le plus souvent chronique d'abord, et passer par des états aigus, très variables à la fois dans leur intensité et dans leur durée. Cet état est tout à fait comparable à celui des hypertrophies amygdaliennes.

I. Appendicite chronique. — Un appendice chroniquement enflammé peut être *extérieurement* d'aspect normal. D'ordinaire, il est dur, épais, rouge ou blanc avec des arborisations vasculaires ; quelquefois encore, à cavité large et à paroi relativement mince. Peu à peu il se sclérose et (fait relativement rare chez l'enfant) il se rétracte en un petit cordon mince, parfois moniliforme, caché dans la graisse exubérante du méso.

(1) Le rôle des ascarides est douteux.

(2) E. Jeanbrau et Anglade, *Rev. de chir.*, juillet 1907, t. XXXVI, p. 24 ; Disc. *Soc. de chir.*, 1907, pp. 191, 349 ; 1910, pp. 774, 870, 876 ; thèses de Milan (Paris, 1907-1908), Gassend et Waintraoub (Montpellier, 1907-1908).

(3) On a vu des épingles, des arêtes de poisson, des crins de brosse à dent et de petits éclats d'os, etc. Les noyaux de datte et d'olive sont imaginaires. Vignes, *Soc. an.*, 1912, p. 305 : 19 grains de plomb.

(4) Tripier et Paviot, *Sem. méd.*, 1899, p. 73.

(5) Kaufmann, Th. de Paris, 1907-1908.

(6) Lejars, *Sem. méd.*, 1904, p. 202.

(7) F. Widal, *Acad. méd.*, 8 octobre 1912, t. LXVIII, p. 280 ; un cas par bacille paratyphique B. — Sur l'élimination des microbes par l'appendice, voy. Ch. Richet fils, *Arch. mal. ub. dig.*, novembre 1912, p. 601.

(8) Les premiers auteurs auxquels est due cette étude sont Bland Sutton, Pilliet, Letulle et Weinberg. J'élimine volontairement toute étude *histologique, microbiologique ou expérimentale*.

Sa *muqueuse* est tantôt épaisse, mamelonnée, tantôt atrophiée; tantôt blanche et dure, tantôt rose couleur hortensia; et l'on y voit presque toujours quelques points de piqueté hémorragique.

Son *canal* est, selon les cas, large ou rétréci, soit uniformément, soit par des viroles scléreuses, et même par places oblitéré. Il contient soit des matières fécales jaunes et liquides (c'est la règle dans la forme vermineuse) et communique alors largement avec le cæcum; soit du muco-pus plus ou moins sanguinolent; soit même du véritable pus. Lorsqu'il y a oblitération sur une longueur plus ou moins grande, la cavité close terminale est remplie en général d'un liquide infecté, quelquefois d'un liquide clair, filant et stérile (1). Les matières fécales se concrètent assez souvent en de petits amas allongés et brunâtres, qui s'accroissent ensuite par strates successives, prenant la forme de noyaux de datte ou d'olive.

Le méso-appendice peu à peu s'épaissit et s'indure; ses ganglions s'hypertrophient. Autour de cette inflammation chronique, le péritoine voisin est en général sain, mais il peut réagir et, sans crise aiguë, des adhérences se constituent, en particulier pour accoler secondairement l'appendice au méso, où il paraît inclus.

D'ailleurs, de la gravité et de la profondeur des lésions de la paroi on ne peut conclure à l'acuité et à la gravité des accidents cliniques : on peut voir pleins de pus, ulcérés et prêts à se perforer, des appendices enlevés presque par complaisance.

II. Appendicite aigue. — A. *Lésions de l'appendice.* — Les *lésions au début* s'observent sur les malades que l'on opère dans les premières vingt-quatre heures d'une crise. Elles portent sur tout ou partie de l'appendice, et en ce dernier cas presque toujours sur l'extrémité distale, quelquefois au-dessous d'un rétrécissement, d'une coudure, d'une torsion, d'où une démarcation brusque avec la partie saine. Renflé en battant de cloche, l'organe est gros, soit rouge, soit d'un noir violacé, turgescent et dur, à séreuse dépolie par quelques adhérences glutineuses. Autour de lui, le cæcum et les anses grêles sont rouges, avec tendance à l'accolement; le mésentère voisin est infiltré, et souvent aussi ses ganglions. A la coupe, la paroi est épaisse, à muqueuse rouge, mamelonnée, souvent ecchymotique; il contient le plus souvent du muco-pus ou du pus. Les altérations de calibre par sclérose pariétale sont celles que je viens de décrire : et leur fréquence permet à l'anatomiste d'affirmer qu'un processus chronique a précédé l'inflammation aiguë.

On observe soit la résolution, soit le passage à la suppuration et à la gangrène.

Au *deuxième degré*, se produisent de petits abcès pariétaux, miliaires, par suppuration des follicules, et de là (mais rarement) certaines perforations punctiformes, à peu près sans réaction autour d'elles. Presque toujours le processus suppuratif et ulcéreux est plus étendu, et il se produit une perforation assez large, déchiquetée, entourée de fausses membranes.

L'autre forme terminale est la *lymphangite gangreneuse*, à laquelle prédisposent peut-être les calculs. L'appendice, très malodorant, est volumineux, violet foncé, avec des taches les unes noires, les autres blanches; et il se produit soit de vastes perforations, soit même une amputation complète de l'organe, qu'on trouve dans le pus sous forme d'un lambeau flasque et noir.

B. *Lésions du péritoine.* — Les *lésions de voisinage* les plus importantes sont celles du *péritoine :* leur intensité, leur gravité et leur étendue sont extrêmement variables, en raison sans doute de différences, fort mal connues de nous, dans l'abondance et

(1) Je ne veux pas reprendre la discussion, qui fut si vive entre Dieulafoy et Talamon, sur le rôle de la cavité close. Les faits aujourd'hui certains sont : 1° que les rétrécissements et viroles oblitérants de l'appendice sont la preuve d'un processus chronique et ancien; 2° que la clôture de la cavité est peut-être cause quelquefois d'exaltation de virulence, mais parfois aussi de stérilisation du liquide (voy. sur ce point la thèse de mon élève Dubos, Paris, 1905-1906); 3° que les calculs sont effet et non cause de l'appendicite chronique, mais que leur présence aggrave les poussées aiguës; 4° que les accidents les plus graves s'observent souvent sans cavité close. — Diverticules et kystes de l'appendice, Bérard et Vignard. *Prov. méd.*, 1913, p. 157.

dans la virulence des produits septiques fournis par l'appendice. Tous les degrés sont possibles, depuis la simple rougeur jusqu'à la septicémie péritonéale suraiguë.

a) Le cas favorable est celui où le liquide exsudé, peu copieux, est tout de suite limité autour de l'appendice enflammé par une *péritonite plastique*, susceptible soit de résorption, soit de suppuration (1).

L'*abcès intra-péritonéal* typique est celui de la *fosse iliaque droite*, limité en dedans et en haut, au-dessous du méso iléo-cæcal, par des adhérences entre le cæcum, les anses grêles, épaissies et rouges, l'épiploon très volumineux (2), et arrivant sur une étendue variable au contact de la paroi abdominale. Il est habituel que, dépassant un peu le détroit supérieur, il descende contre la paroi pelvienne correspondante, sans qu'on puisse cependant parler d'abcès pelvien. Il contient un pus d'odeur infecte, tantôt assez blanc, épais et bien lié, presque toujours grisâtre, fluide, grumeleux, d'abondance quelquefois considérable. Quelquefois il y a plusieurs abcès, soit directement autour du cæcum, soit à distance, entre des anses grêles où se sont enkystés des foyers au moment de la péritonite aiguë initiale. Un abcès iliaque peut descendre dans le *scrotum* si le canal péritonéo-vaginal est béant, d'où des erreurs de diagnostic.

D'autres sièges sont possibles, commandés de façon très variable par la longueur, la disposition anatomique et la direction de l'appendice.

L'*abcès pelvien* est un des plus fréquents, par simple extension du petit prolongement que je viens de signaler. Quelquefois il est primitif, avec fosse iliaque libre ou à peu près, collecté soit très bas, dans le cul-de-sac de Douglas où plonge la pointe de l'appendice; soit au-dessous et au-devant du promontoire, en relation avec un appendice long et presque horizontal. Du bassin, il peut remonter dans la fosse iliaque gauche : c'est la cause presque constante de l'*appendicite à gauche*, qui peut aussi, très exceptionnellement, avoir pour cause anatomique une inversion du cæcum.

Les *abcès rétro-cæcaux* peuvent atteindre la fosse lombaire, la région périnéphrique, passer en arrière puis au-dessus du foie : l'appendicite est une cause (la seule fréquente chez l'enfant) des abcès sous-phréniques. De l'arrêt du cæcum sous le foie, avec côlon ascendant très court ou nul, résultent les *appendicites sous-hépatiques*.

Il n'est pas rare que l'appendice se dirige en haut, en avant et en dedans, vers l'ombilic; et le foyer se constitue plus ou moins près de la ligne médiane, quelquefois même sur elle, au-dessous de l'ombilic, entre l'intestin grêle et l'épiploon.

Les *terminaisons* de ces abcès sont :

1° *La résolution*, plus fréquente qu'on ne le croirait au premier abord, si le malade est bien soigné. Elle peut être *complète;* mais assez souvent il *persiste des adhérences*, qui peu à peu s'épaississent et s'indurent, autour d'un appendice plein de pus, perforé, ayant donné passage à un calcul, amputé même et libre dans un petit abcès à pus épais. Cet appendice peut être fistulisé dans le rectum, le cæcum, la vessie.

L'épiploon est induré et hypertrophié (3). Le méso iléo-cæcal est épaissi, rouge, rempli de petits ganglions engorgés et friables qu'entoure un tissu conjonctif à artérioles volumineuses, fort gênantes pour l'opérateur. Pareil état peut se constituer par appendicite chronique, sans crises aiguës proprement dites (4).

(1) Lorsqu'on opère à chaud de parti pris, on se rend compte que l'existence d'un petit abcès au milieu des adhérences est presque constante ; et on en trouve très souvent les restes, quand on opère après refroidissement, sous forme de petites masses ocreuses, friables, d'aspect caséeux, situées autour de l'appendice adhérent.

(2) C'est sans doute à cette tuméfaction épiploïque par lymphangite qu'est dû en majeure partie le plastron submat de la fosse iliaque, ce qui explique la rapidité quelquefois remarquable de sa disparition.

(3) HALLER, Th. de Paris, 1911-1912.

(4) Je ne ferai que signaler ici la *forme néoplasique* (MÉLIKAN, Th. de Paris, 1901-1902), la « *maladie gélatineuse* » ou *pseudomyxome du péritoine* (MERCIER BELLEVUE, Th. de Bordeaux, 1911-1912; F. LEJARS, *Sem. méd.*, 1912, p. 589), lésions que l'on a décrites chez l'adulte et que je n'ai jamais rencontrées chez l'enfant. J. BOECKEL (*Acad. méd.*, Paris, 1912, t. LXVIII, p. 241 a vu un cas où, le méso ayant été perforé par la pointe de l'appendice, une grosse tumeur

2° *L'extension progressive* d'une péritonite à foyers multiples, à marche assez lente.

3° *L'infection brusque et généralisée de la grande cavité péritonéale,* qu'il y ait ou non rupture des adhérences limitant à l'origine le foyer.

4° *L'ouverture, très rare, d'un abcès iliaque à la peau;* d'un abcès antéro-interne à *l'ombilic.*

5° *L'ouverture dans un organe creux du voisinage,* dans *l'intestin* surtout : dans le cæcum ou le côlon, quelquefois dans l'intestin grêle pour les abcès iliaques et lombaires ; dans le *rectum*, pour les abcès pelviens inférieurs, dont c'est une terminaison assez fréquente. Les abcès pelviens ont coutume d'enflammer la *vessie* (1) dont la paroi s'épaissit et même se perfore; la cystite est possible par migration microbienne à travers la paroi non perforée.

b) Certains appendices sont, dans la fosse iliaque et surtout derrière le cæcum, comme inclus dans des sortes de gaines du péritoine pariétal, dues peut-être à un accolement secondaire par adhérences constituées en sourdine pendant la période chronique. De là des *abcès extra-péritonéaux* (2) se développant dans la gaine du psoas, dans le tissu graisseux périnéphrique et pouvant perforer le diaphragme, plus rarement dans la cavité de Retzius. Ces *para-appendicites*, comme disent Monod et Vanverts, sont susceptibles d'extension considérable. C'est elles qui peuvent se compliquer, exceptionnellement, d'une ulcération des vaisseaux iliaques externes ou même internes. Mentionnons encore les adénites, quelquefois suppurées, du méso.

c) La *péritonite diffuse*, à son premier degré, simplement congestif, est extrêmement fréquente à la période initiale. C'est elle que constatent et que guérissent les chirurgiens quand ils opèrent dès les premières heures de la crise, quand ils trouvent alors un peu de liquide autour de l'appendice et une rougeur de tout le péritoine. Ce feu de paille est destiné à s'éteindre de lui-même dans la grande majorité des cas, si le sujet est bien soigné.

De cette poussée initiale peuvent rester, plus ou moins loin de la région iléocæcale, de petits nids infectés situés entre les anses intestinales et susceptibles de suppuration plus ou moins tardive : d'où des *abcès multiples et à distance.*

La *vraie péritonite généralisée* se produit : 1° d'emblée, par perforation de l'appendice dans la séreuse dépourvue d'adhérences; quelquefois sans perforation, par migration microbienne à travers la paroi; 2° secondairement, après un abcès d'abord limité, rompu ou non ; d'après les lésions constatées en opérant, je crois que cette deuxième variété est la plus fréquente. Les formes anatomiques sont, par ordre de gravité : la péritonite purulente *avec adhérences*, à évolution tantôt rapide, tantôt assez lentement progressive; les péritonites *sans adhérences* (ou à peu près) à liquide abondant, tantôt nettement purulent, tantôt séreux et seulement louche; la *septicémie péritonéale* vraie, où il n'y a pour ainsi dire pas de liquide exsudé. Ces types sont ceux des péritonites par perforation, quelles que soient leurs causes.

C. *Lésions septicémiques.* — La *septicémie généralisée* a pour source la *pyléphlébite* (3) et elle a le *foie* pour première étape, y produisant des *abcès*, la plupart du temps aréolaires et diffus, quelquefois à poche unique, localisée, curable (voy. p. 1025).

Cette hépatite, suppurée ou non, est à différencier de la *stéatose diffuse aiguë*,

inflammatoire s'est développée entre les deux feuillets péritonéaux et a obligé à la résection de 1 m. 70 d'intestin.

(1) Caillet, Th. de Paris, 1911-1912; Appuhn, Th. de Nancy, 1902-1903; Aubouin, Th. de Bordeaux, 1912-1913. — Sur les divers troubles urinaires, Guyonnau, Th. de Bordeaux, 1911-1912. — Finocchiario, anal., *Ann. mal. org. génito-ur.*, 1909, t. I, p. 318; 1910, t. II, p. 2161.

(2) Cavaillon et Chabanon, *Prov. méd.*, 1907, p. 121 (Rev. gén.,) ; Chabanon, Th. de Lyon, 1906-1907 ; Lhuissier, Th. de Lyon, 1912-1913 (adénites suppurées).

(3) Thrombo-phlébite du mésentère, Tossati, *la Clinica chir.*, 1912, p. 28. Lésion toxi-infectieuse du foie, Hébert et Dupont, *Rev. mens. mal. enf.*, 1906, p. 413.

d'origine soit infectieuse, soit toxique. Celle-ci est à rapprocher de la *néphrite* (1) (albuminurie, hématurie, polyurie avec anarsaque), rare d'ailleurs ; de certaines *pleurésies purulentes* (2) qu'il faut distinguer de celles qui, à droite, séreuses ou suppurées, putrides même, sont dues à une propagation partie du foyer appendiculaire, que le diaphragme soit ou non perforé. La *pneumonie* est rare; l'abcès métastatique plus encore; de même, les atteintes du *péricarde* et de l'*endocarde*, du *cerveau*.

Chez l'enfant, j'observe très peu de *parotidites;* très peu aussi de *phlébites fémorales.* Celles-ci siègent presque toujours à gauche, surviennent sur le malade opéré (3) ou non, et expliquent certaines morts subites.

Je n'ai point vu, chez l'enfant, de *cholécystite*, de *pyélite.*

B. — Étude clinique et thérapeutique (4).

1° **Appendicite chronique.** — L'appendicite chronique est très importante à connaître, non seulement parce qu'elle est, par elle-même, la source d'ennuis réels, mais surtout parce qu'on retrouve très souvent sa symptomatologie dans les antécédents des sujets atteints de crise grave : par un diagnostic précoce et une opération bénigne, on aurait évité cet accident.

Les *troubles fonctionnels* par lesquels notre attention est attirée sont des plus variables. C'est d'abord, dans la majorité des cas, une dyspepsie flatulente, une constipation habituelle avec quelques alternatives de diarrhée, des coliques plus ou moins vives souvent rapportées aux environs de l'ombilic et s'accompagnant de pâleur subite, assez souvent une pesanteur abdominale (accrue par les efforts, par la marche), dans la fosse iliaque droite, avec irradiations possibles vers l'aine, vers les lombes (5). L'appétit est capricieux, les digestions difficiles (souvent surtout pour le lait et les œufs), la nausée habituelle et le vomissement fréquent, la langue blanche et l'haleine mauvaise. Ces enfants se développent mal, restent chétifs et maigres, toussent facilement, ont le teint jaunâtre et terreux, ont mal à la tête; de temps en temps survient un accès fébrile sans cause connue (6).

Ces symptômes s'associent entre eux de façon très variable : même quand il n'y a pas de douleurs abdominales spontanées, ils imposent l'*examen physique de*

(1) A. von Frisch, *Wien. kl. Woch.*, 1912, p. 30. L'albuminurie est rare et presque toujours passagère; deux fois, j'ai constaté pendant la convalescence une polyurie considérable accompagnée d'œdèmes, sans qu'il soit resté ensuite de troubles rénaux.

(2) Brunetière, Th. de Paris, 1911-1912.

(3) Et même après certaines opérations à froid. J'ai fait publier mes observations par Herbinet, *Pédiatrie prat.*, 1905, p. 40. E. Meriel, *Gaz. des hôp.*, 1908, pp. 471 et 507 (Revue générale sur les phlébites consécutives aux opérations abdominales). — Phlébite de la jugulaire, G. Richards, *Med. Rec.*, New-York, 1911, t. II, p. 1278.

(4) Sur les analogies avec la *diverticulite*, voy. p. 1020.

(5) Par une sorte de souffrance latente et une contracture réflexe, un appendice lombaire peut causer une scoliose; un appendice iliaque, une rétraction du psoas ressemblant à une coxalgie (voy. pp. 442 et 536).

(6) Cet ensemble symptomatique semble dû, en proportions très variables, aux troubles digestifs, à une infection chronique, à des accidents réflexes : et il n'est pas toujours facile d'y préciser ce qui revient aux végétations adénoïdes, si souvent coexistantes (voy. p. 862). Quelquefois, à l'occasion sans doute d'une poussée inflammatoire, légère, apyrétique ou à peu près, il éclate une sorte de crise où le ventre reste plat et souple, où on éveille une très légère sensibilité seulement par pression sur la fosse iliaque, tandis que l'on est inquiété par des vomissements, une céphalalgie tenace, une arythmie cardiaque qui peuvent faire craindre une méningite tuberculeuse; on assure le diagnostic par la ponction lombaire (A. Broca, *Soc. de péd.*, 1904, p. 176). L'*occlusion intestinale réflexe* est-elle possible ?

la fosse iliaque. On sent que le cæcum est gargouillant et épaissi et que la pression localisée est, sinon douloureuse, au moins sensible au « point de Mac Burney », un peu en dehors du milieu de la ligne qui joint l'ombilic à l'épine iliaque antéro-supérieure ; quelquefois même roule sous le doigt quelque chose qui est soit l'appendice, soit le méso iléo-cæcal avec des ganglions engorgés, soit les deux. Il faut palper doucement et profondément la région (voy. p. 538). Une douleur légère, que le sujet néglige ou veut dissimuler, se manifeste à nous par une légère secousse des muscles larges. Quelquefois, le foie est un peu gros.

Cet examen physique nous met presque toujours à l'abri des *erreurs de diagnostic*, très souvent commises faute d'y avoir songé. S'il n'y a pas de douleur abdominale, on parle de neurasthénie, de tuberculose pulmonaire au début (1), de congestion hépatique ; s'il y a des douleurs de ventre (2), on croit à une dyspepsie (?), à une entérite ou à une gastrite, à des coliques « venteuses », hépatiques ou néphrétiques, quelquefois à un rein flottant (3). Or ces coliques (*beaucoup* plus rares que celles de l'appendicite) ont leurs caractères spéciaux, leurs lieux propres de douleur spontanée et à la pression (4). J'en dirai autant pour la douleur ovarienne, bien plus basse (et d'ordinaire bilatérale) qui marque parfois les préparatifs de la puberté. On se méfiera des jeunes hystériques qui simulent l'appendicite. On n'oubliera pas que les pointes de hernie (inguinale et surtout épigastrique) sont une cause fréquente de dyspepsie et de coliques chez l'enfant : pour une hernie inguinale droite, le diagnostic avec l'appendicite est parfois malaisé, mais dans les cas douteux il est facile de réséquer l'appendice en opérant la hernie.

En cas de typhlocolite certaine, la difficulté est d'établir à quel moment l'appendice devient malade. On soignera attentivement l'entérite ; une fois le cæcum (et le reste du côlon) redevenus à peu près souples et indolents, on prescrira pendant quelques semaines un régime surtout végétarien : et l'on observera

(1) Les considérations sur l'appendicite chronique et la *tuberculose* sont assez complexes. Le diagnostic est rendu difficile quelquefois parce que certaines appendicites s'accompagnent de congestion de la base droite ; d'autre part, d'après Sergent, l'insuffisance alimentaire est, pour ces sujets, une prédisposition à la tuberculose ; inversement, chez les tuberculeux, l'appendicite chronique spécifique ne serait pas rare (SAINTE-MARIE DODEUIL, Th. de Paris, 1906-1907), ce qui n'est pas un motif pour que, malgré Poncet, l'appendicite soit une tuberculose inflammatoire (COTTE, d'après *Gaz. méd.*, Paris, 1912, p. 827). — FAISANS, *Soc. méd. hôp.*, janvier 1911, p. 62 ; SERGENT, *Journ. de méd. et chir. prat.*, 1912, t. I, p. 325 ; P. LEREBOULLET, *la Pédiatrie*, 1912, p. 162. — *Asthme réflexe*, M. ROCHER, Th. de Paris, 1911-1912. — *Appendicite tuberculeuse*, P. PAOLI, Th. de Montpellier, 1907-1908 (Rev. gén.).

(2) D'après F. ROST (*Münch. med. Woch.*, 17 septembre 1912, p. 2055), s'il s'agit de l'appendice ou du cæcum, on éveille la douleur par insufflation rectale.

(3) Difficultés spéciales dans les cas de douleur (aiguë ou chronique) d'un rein en ectopie sacrée : KAKELS, *Med. Rec.*, New-York, 1912, t. II, p. 1120.

(4) L'analyse du siège de la douleur n'est pas toujours facile, et la *valeur du point de Mac Burney* a donné lieu à de nombreuses discussions. On a reconnu qu'elle n'est pas absolue, car : 1° en cas d'appendicite la douleur peut y être nulle ; 2° des appendicites peuvent s'accompagner de douleur en d'autres points, soit assez près de lui, soit à distance plus ou moins grande. On trouvera dans un article de LEJARS (*Sem. méd.*, 1910, p. 529) la nomenclature et le siège exact de ces points de Lenz, de Morris, de Munro, de Clado, de Lentzmann. Cette variabilité (que l'on aurait tort de croire fréquente) s'explique en partie, mais non toujours, par des différences dans la mobilité et dans les rapports du cæcum (LEGUEU, *Soc. an.*, 1892, p. 54) ; la radioscopie et la radiographie peuvent nous donner sur ce point des renseignements utiles (GOURCEROL, Th. de Paris, 1912-1913) ; quelquefois, on voit ainsi un calcul de l'appendice.

si la douleur spontanée et provoquée persiste au point de Mac Burney, si les coliques recommencent quand on cesse le régime spécial.

L'*indication thérapeutique* est de pratiquer l'*ablation de l'appendice*, surtout chez l'enfant que l'on ne peut soumettre de façon prolongée au repos et à un régime spécial.

2° **Appendicite aiguë.** — Sur l'organe préparé par l'inflammation chronique se produisent des poussées aiguës, qui ont entre elles de grandes analogies de début, et ensuite des différences qui nous forcent à décrire séparément les formes abortives, les abcès localisés, les péritonites diffuses et les accidents septicémiques.

A. Début de la crise. — La crise débute quelquefois sur un sujet atteint d'une maladie caractérisée (entérite aiguë, fièvre typhoïde, fièvre éruptive) ou de troubles digestifs mal déterminés; mais presque toujours elle le saisit en pleine santé. La caractéristique habituelle de ce début est sa *brusquerie*, par une *douleur* abdominale, assez vive même pour être dite « en coup de pistolet » ; elle est d'abord diffuse, dans tout l'abdomen, puis se limite (mais pas toujours) à la fosse iliaque droite ; chez l'enfant, le siège péri-ombilical n'est pas rare. Peu après s'allume la *fièvre* : la température monte en quelques heures entre 39° et 40°, le pouls bat, plein et régulier, entre 90 et 100, le facies est rouge, quelquefois déjà un peu tiré ; malaise, céphalalgie sont ceux de tous les états fébriles. La *constipation* est la règle, souvent même sans évacuation de gaz ; mais la *diarrhée* prémonitoire est moins rare qu'on ne l'a cru (1). Très vite la langue est saburrale et l'haleine aigre, le ventre se ballonne, l'état devient nauséeux, et il est presque constant que se produisent des vomissements, d'abord alimentaires, puis bilieux. Les urines sont rares et foncées. Dans les cas accentués, le hoquet ne tarde pas.

Ces symptômes sont avant tout ceux d'une irritation péritonéale diffuse, plus ou moins intense. Ils doivent tout de suite nous inciter à la *palpation attentive du ventre* et, dans les cas typiques, on trouve dans la *fosse iliaque droite* des signes caractéristiques. La peau, hyperesthésiée, est douloureuse dès qu'on l'effleure ; mais, si par son excitation superficielle on ne fait plus contracter les muscles sous-jacents, c'est qu'ils sont raidis par une contracture de défense, qui met obstacle à la palpation profonde. Par pression avec un seul doigt, on localise une douleur très limitée, au niveau du point de Mac Burney ; et le sujet souffre si, ayant appuyé, on retire brusquement la main (2).

Si on ne trouve rien au point de Mac Burney, ce qui est possible, quoique rare, on explore méthodiquement tout l'abdomen, sous le foie en particulier ; systématiquement, on cherche par le toucher rectal si rien n'est douloureux et empâté en haut de la paroi pelvienne droite.

Cette recherche attentive d'un signe local précis est de la plus grande importance, surtout chez l'enfant, particulièrement exposé aux *points de côté abdominaux*, occupant de préférence la fosse iliaque droite, s'accompagnant parfois de

(1) Thèses de mes élèves L. Aumont, 1908-1909 ; G. Quintard, 1906-1907.

(2) A l'*auscultation* avec stéthoscope, d'après Unger (*Zentr. f. Chir.*, 1912, p. 1364), on entendrait toutes les 10 à 20 secondes, si l'inflammation est au début, et limitée au cæcum et à l'appendice, des bruits métalliques spéciaux.

vomissements, et provoqués assez souvent par une *pneumonie*, quelquefois par une *pleurésie*, quelquefois même par une *méningite cérébro-spinale*, par un *purpura rhumatoïde* (1). Il est de règle qu'en pareil cas quelque chose de discordant éveille notre méfiance; qu'en particulier nous soyons surpris de trouver sans hyperesthésie cutanée la fosse iliaque dont les muscles se laissent déprimer sans défense : et nous cherchons alors avec une attention toute spéciale les signes les plus légers des maladies que je viens d'énumérer. Mais il y a des appendices profondément cachés, dans la fosse lombaire surtout, qui laissent souple la fosse iliaque ; il y a des pneumonies centrales, chez l'enfant qui ne crache point, dont le diagnostic par les signes stéthoscopiques n'est possible que vers le 3e ou 4e jour.

La difficulté est plus grande encore pour quelques *maladies infectieuses à lésions abdominales :* la fièvre typhoïde, diverses péritonites aiguës.

On sait que, chez l'enfant, le début brusque de la *fièvre typhoïde* est moins rare que chez l'adulte, et que d'autre part il y a toujours une légère typhlite (gargouillement, douleur à la pression), avec engorgement des ganglions du méso iléo-cæcal; lorsque ce retentissement cæcal est anormalement accentué, il est facile de s'y tromper, car il n'y a pas de taches rosées avant le 7e ou le 8e jour, et pas davantage (surtout chez l'enfant) de réaction agglutinante; et d'ailleurs l'inflammation iléo-cæcale peut aller jusqu'à la réalisation d'une véritable appendicite « paratyphoïde », comme disait Dieulafoy, perforante ou non, plastique ou suppurée, survenant à une période très variable de la dothiénentérie (2); avec les perforations du « typhus ambulatorius », la confusion est à peu près inévitable.

Le nombre de ces diverses erreurs a certainement diminué depuis que nous savons rechercher dans les commémoratifs les symptômes de l'appendicite chronique : mais celle-ci peut exister chez un pneumonique ou un typhoïdique (3).

On trouvera pages 1020 et 1108 les caractères propres aux *péritonites* à pneumocoques et à gonocoques. Dans le doute, on conclura à l'appendicite, beaucoup plus fréquente. Il faut mentionner aussi les inflammations péritonéales consécutives à certaines orchites (voy. p. 1078), ourliennes (4) en particulier.

J'ai volontairement rapproché tout ce qui a trait aux *difficultés du diagnostic dans les premières heures de la crise*, car c'est ainsi que se pose devant nous le problème thérapeutique. Dans l'*évolution ultérieure*, nous avons à étudier successivement la résolution, la suppuration localisée, la péritonite diffuse, la septicémie générale : à propos de chacune de ces formes, j'énumérerai les quelques indices qui nous permettent de les prévoir, mais je dirai tout de suite qu'ils sont fort infidèles.

B. RÉSOLUTION. FORMES ABORTIVES. — L'épisode aigu le plus simple est celui

(1) Je l'ai vu, en particulier, pour des *pleurésies diaphragmatiques ;* pour des *pleurésies putrides* ayant pour origine une *embolie pulmonaire gangreneuse* par otite chronique (voy. p. 825). Le cas du *purpura rhumatoïde* est particulièrement embarrassant, les accidents ultérieurs pouvant ressembler à ceux d'une appendicite à septicémie hémorragique : ARDIN DELTEIL, *Montpellier méd.*, 1905, pp. 53, 93, 118; GUINON et VIEILLARD, *Congr. gyn., obst. et pæd.*, 1907, p. 437; VIEILLARD, Th. de Paris, 1907-1908. Pneumonie, DAUSSY, Th. de Paris, 1912-1913.

(2) PÉRONNE, *Rev. de chir.*, novembre 1905, p. 728 (bibliogr.).

(3) *Journ. des prat.*, 1906, p. 530 (f. typhoïde); *Gaz. des hôp.*, 1908, p. 1779 (pneumonie).

(4) FRÖLICH, *Rev. méd. Est*, 1912, p. 247. Un cas de *pancréatite ourlienne*, enfant de 9 ans ; 15e jour, tumeur transversale gauche, sus-ombilicale; résolution. — Revue gén. dans *Sem. méd.*, 1912, p. 85.

où, après un ou deux vomissements, la fièvre tombe en 2 à 3 jours, quelquefois même plus tôt. La mère croit à une *indigestion* et de son propre chef purge l'enfant. Si la fièvre est un peu plus marquée et la langue plus blanche, on conclut souvent à un *simple embarras gastrique fébrile*. Or, on n'oubliera jamais que, chez l'enfant, celui-ci est presque toujours symptomatique d'une appendicite : 1° si pendant l'accès la pression est douloureuse au point de Mac Burney ; 2° si les accès sont à répétition. Dans ce dernier cas, il faut palper avec grand soin la fosse iliaque, étudier attentivement les troubles pendant les périodes intercalaires, pour éviter la confusion souvent faite avec les *vomissements acétonémiques* (1).

Certains *accidents vermineux* ont avec ces crises quelque analogie, lorsque la colique se localise à la fosse iliaque droite : ils se jugent parfois par l'expulsion d'un ascaride, et c'est ce qui a fait admettre, à tort, la cure de l'appendicite par le traitement vermifuge.

Cette crisette constitue une courte maladie, de 2 à 3 jours, pendant lesquels l'enfant a coutume d'être constipé. Chez certains sujets elle se répète, avec fréquence très variable, toujours sous la même forme.

La résolution est possible après des crises plus intenses, où il y a eu sinon plastron, au moins léger empâtement de la fosse iliaque, où la fièvre dure, sans grande rémission, pendant 5 à 6 jours ; le problème qui se pose alors devant nous est de déterminer si l'on peut continuer à attendre le « refroidissement » ou si un abcès va se constituer dans un foyer de péritonite localisée (2).

C. Péritonite enkystée. — Le tableau est le même, mais à traits beaucoup plus accentués, dans la forme qui répond à l'*ancienne pérityphlite* (3). Les vomissements persistent, deviennent franchement porracés, le météorisme augmente, la température reste entre 39° et 40°, le pouls entre 100 et 110, et dès le 2e ou 3e jour se constitue dans la *fosse iliaque droite*, très douloureuse à la pression, un empâtement d'abord, puis un véritable plastron submat à la percussion, dont le diagnostic est en général facile.

Les limites de cet empâtement ne sont pas nettes, et c'est un élément de diagnostic important avec deux autres lésions souvent embarrassantes : la *péritonite*

(1) Comme il s'agit la plupart du temps d'enfants jeunes, on est mal renseigné sur leurs sensations abdominales. Mais si la cause est une folliculite appendiculaire, on éveille sinon de la douleur, au moins de la sensibilité par pression sur le point de Mac Burney. Je crois, comme Comby, que la confusion n'est pas rare : mais on m'a parfois prêté, à tort, l'opinion erronée que ces vomissements sont toujours symptomatiques d'une appendicite. (Disc. *Soc. de péd.*, 1905, p. 10; Comby, *Arch. méd. enf.*, 1907, p. 180 ; Granfelt, Th. de Paris, 1904-1905.)

(2) De l'*examen globulaire du sang* on tire quelques renseignements. Au début de la crise, on constate une *leucocytose* passagère et modérément intense (10.000 au lieu de 3.000); si la résolution est probable, plus marquée (20.000) dans les crises plus vives, arrivant à un chiffre élevé (jusqu'à 70.000) dans les formes suppurées. Dans les cas douteux, cela peut servir pour déterminer s'il convient ou non d'inciser un plastron; pour établir certains diagnostics avec quelques lésions non inflammatoires de l'abdomen : mais la valeur de ces données est loin d'être absolue. La leucocytose est nulle dans les formes toxiques. (Silhol, Th. de Paris, 1902-1903.)

(3) Faut-il établir un *diagnostic différentiel entre l'appendicite et la typhlite?* Je pense comme Jalaguier qu'il n'en est rien et que l'ancienne pérityphlite n'existe pas. De temps à autre, en opérant à chaud ou à froid, on trouve sur le cæcum des lésions de quelque importance, et quelquefois il est, dans un abcès, le siège d'une perforation qui se termine par anus contre nature; mais dans les cas que j'ai observés, il y avait toujours atteinte concomitante et prédominante de l'appendice. Sur la typhlite primitive, Cordero, *Clinica chir.*, 1912, n° 11, p. 2005.

à pneumocoque enkystée (voy. p. 1020) et le *kyste ovarique à pédicule tordu* (1). Dans ces deux derniers cas, en outre, on a une sensation de rénitence ou de fluctuation ici absente. De même, en cas de *rétention menstruelle* par malformation utéro-vaginale (voy. p. 1110).

L'*adénophlegmon* de la fosse iliaque est en général plus bas situé, directement accolé à l'arcade de Fallope ; il s'accompagne d'une réaction péritonéale moindre ; on trouve presque toujours au membre inférieur une lésion qui lui a servi de porte d'entrée.

Certaines *péritonites tuberculeuses* (2) débutent par une inflammation assez vive, limitée à la fosse iliaque droite : s'il n'y a pas ailleurs dans l'abdomen quelques nodosités caractéristiques, elles sont impossibles à différencier des appendicites subaiguës à refroidissement incomplet. L'erreur est encore plus inévitable, si les antécédents sont ceux d'une appendicite chronique, celle-ci ayant peut-être été d'ailleurs de nature tuberculeuse.

Il n'est pas rare que, par irritation de voisinage, le psoas contracturé mette la cuisse en flexion et abduction : d'où quelquefois on conclut, à tort, à une psoïtis. Celle-ci, d'ailleurs, est possible par appendicite (3), avec abcès descendant à la racine de la cuisse ; dans cette forme, comme dans les autres « para-appendicites », la réaction péritonéale est bien moindre (4).

La question clinique est de déterminer *s'il y a un abcès* à inciser *ou si la résolution est possible*. Anatomiquement, on peut dire qu'il y a toujours du pus (voy. p. 994), mais cela n'empêche pas la résorption de masses même très volumineuses.

Du 4e au 8e jour, la température tombe, tantôt d'un coup et définitivement, tantôt avec quelques petites reprises ; le ballonnement du ventre cesse et quelques gaz sont rendus par l'anus ; le pouls diminue de fréquence ; le plastron s'assouplit et quelquefois fond avec une rapidité surprenante ; la langue devient rose et humide ; un ou deux jours plus tard a lieu une selle, qu'il convient de provoquer alors par un peu d'huile de ricin si elle n'a pas lieu spontanément.

La formation de l'abcès s'annonce par la persistance de la tumeur et de la fièvre pendant plus de 3 à 4 jours ; les veines se dilatent sous la peau de la région iliaque ; si on laisse aller les choses, le plan sous-cutané s'œdématie, la voussure devient évidente à l'inspection ; et même, mais très tardivement, on y peut sentir de la fluctuation (5). Pendant ce temps, on observe (mais moins que dans les phlegmons proprement dits) des oscillations thermiques (sans chute au-dessous de 38°), des frissons avec sueurs ; et surtout, presque toujours, quelques légers signes d'irritation péritonéale (nausées, petits vomissements) ; le pouls, toutefois, reste aux environs de 100 à 110, en accord avec la température.

(1) Salpingite, grossesse extra-utérine sont des diagnostics d'adulte.
(2) Sotty, Th. de Lyon, 1900-1901. Discussion, *Soc. de chir.*, Paris, avril 1913.
(3) A mettre en parallèle clinique, dans les formes peu fébriles, avec certains brusques hématomes d'hémophiles.
(4) Sur la *tuberculose des ganglions iléo-cæcaux*, pouvant ressembler à l'appendicite subaiguë, B. Floderus (*Nord. med. Ark.*, p. chir., 1912, t. XLV, fasc. 2, p. 1); conseille l'ablation chirurgicale (bibliogr.).
(5) Un gros abcès est souvent gazeux et sonore à la chiquenaude.

Pour bien surveiller ces malades, il faut non seulement palper la fosse iliaque, mais pratiquer de parti pris le *toucher rectal*. Très souvent, on sent ainsi en haut et à droite, à bout de doigt, un peu d'empâtement douloureux, sans que l'on puisse parler d'*appendicite pelvienne*. Il faut réserver ce nom aux vraies collections du cul-de-sac de Douglas, la fosse iliaque restant libre ou à peu près.

L'atteinte du bassin est souvent annoncée par quelques troubles vésicaux : dysurie et même rétention nécessitant le cathétérisme, mictions fréquentes avec ténesme ; quelquefois aussi par du ténesme rectal. Mais l'exploration systématique du rectum est le seul moyen de n'être pas pris au dépourvu par une brusque diffusion péritonéale (1).

Ces abcès, chez la fille surtout, guérissent quelquefois par *ouverture spontanée*, dans le rectum (2). Celle-ci est annoncée pendant quelques jours par des phénomènes de rectite (ténesme, évacuation de glaires quelquefois sanguinolentes) ; puis brusquement, du 12e au 15e jour le plus souvent, est rendu un liquide grisâtre, grumeleux, horriblement fétide. Après cette abondante décharge, il y a pendant quelques jours un écoulement modéré, parfois avec des moments de rétention auxquels on met fin par le passage d'une sonde cannelée dans l'orifice, vu au speculum ani. En une à deux semaines, la guérison est la règle, mais la mort est possible, soit par péritonite, soit par septicémie.

Il est impossible de passer en revue toutes les erreurs de diagnostic auxquelles nous exposent les *plastrons et abcès de siège insolite* : ceux de la fosse lombaire, avec toutes les périnéphrites et, quelquefois, avec certaines pleurésies diaphragmatiques gangreneuses ; ceux de la région sous-phrénique (3) avec diverses collections d'origine intestinale ou stomacale ; ceux de la région sous-hépatique, avec toutes les inflammations de la vésicule biliaire ; ceux de l'hypogastre, avec les divers phlegmons de la cavité de Retzius. Le problème est très simplifié chez l'enfant, car les causes autres que l'appendicite sont assez rares pour qu'on soit en droit de les négliger, si on n'a un motif très spécial de les admettre.

Les abcès à gauche de la *sigmoïdite* (4) me paraissent d'un diagnostic impossible. Je crois d'ailleurs que, la plupart du temps, même quand il n'y a pas abcès pelvien concomitant, l'appendicite est plus souvent en cause que certains auteurs ne le pensent.

Le *pronostic* de ces abcès abandonnés à eux-mêmes est presque toujours mortel, par péritonite généralisée, brusque ou lente, survenant à un moment très variable. J'ai déjà signalé leur ouverture spontanée (p. 995), qui n'empêche pas toujours soit cette complication, soit la septicémie. *Après incision*, au con-

(1) Et encore certains abcès haut situés, au-devant du promontoire, nous échappent-ils facilement.

(2) Quelquefois dans le vagin. — L'*ouverture dans la vessie* est rare, et presque toujours mortelle (cystite; pyélonéphrite). — Certains abcès iliaques peuvent guérir par ouverture dans le cæcum.

(3) J'ai opéré et guéri un sujet chez lequel un abcès sous-phrénique terminé par vomique avait pour origine un foyer pelvien, par appendice descendant au fond du cul-de-sac de Douglas.

(4) Lejars, *Sem. méd.*, 1907, p. 613; L. Landais, Th. de Lyon, 1910-1911; Verdenal, Th. de Lyon, 1906-1907 (diverticules); Disc. *Soc. chir.*, Paris, 1906, p. 341.

traire, la guérison est à peu près constante ; quelques accidents, cependant, sont à craindre :

1° La continuation, fort rare, soit d'une *péritonite mortelle* plus ou moins aiguë, soit de la *septicémie*.

2° La formation d'*abcès multiples*, soit en continuité avec le foyer iléo-cæcal primitif, soit à distance ; on les incise successivement et la guérison finale n'est pas rare.

3° L'*occlusion intestinale* (1) par adhérences coudant ou serrant les anses voisines.

4° La *fistule stercorale* (2), par ulcération secondaire du cæcum ou de l'intestin grêle. Elle se produit d'ordinaire dans le courant de la première semaine, rarement après la seconde, et souvent est précédée pendant un jour ou deux d'accidents fébriles inquiétants. Une fistulette guérie vite et spontanément est fréquente. L'ulcération large, suivie d'anus contre nature, ou même de fistule pyostercorale, est grave par septicémie chronique.

5° L'*ulcération des vaisseaux* au contact du drain (3), et quelquefois sans intervention de cet agent mécanique ; l'ulcération porte en général sur l'iliaque externe, quelquefois sur ses branches.

Après guérison, l'éventration est fréquente, la plaie n'ayant pas été suturée ; la persistance de quelques accidents (coliques et même occlusion) par adhérences n'est pas rare ; il faut toujours craindre la possibilité d'une rechute, même si l'appendice gangrené a été éliminé, car il reste presque toujours un moignon plus ou moins long.

Il faut connaître les formes à *résolution incomplète* (voy. pp. 994 et 1008) où le plastron (4) diminue d'abord vite, puis il persiste une masse dure, souvent assez petite, mais redevenant douloureuse et volumineuse lorsque le sujet se lève ou lorsqu'il tente de revenir à une alimentation ordinaire. Cette appendicite à rechutes peut se constituer par appendicite chronique avec poussées à peine subaiguës : et c'est alors surtout qu'est parfois difficile le diagnostic avec la péritonite tuberculeuse.

D'autres difficultés (assez rares chez l'enfant pour que je ne me sois pas trouvé aux prises avec elles) sont créées dans cette forme par certains cancers de l'appendice (5), par l'actinomycose, par certaines variétés d'invagination (voy. pp. 1015 et 1018) et de tuberculose iléo-cæcale (voy. p. 990).

Ces foyers d'adhérences et d'épiploïte sont l'origine possible d'une *occlusion* intestinale, tantôt aiguë et tantôt subaiguë, presque toujours grave.

(1) Cette occlusion est possible avant l'incision de l'abcès : PAYAN et MOIROUD, *Gaz. hôp.*, 1911, p. 2079. Sur les occlusions par appendicite chronique, voy. p. 1004. — A. BROCA, *Gaz. hebd. méd. et chir.*, Paris, 1901, p. 145 ; MARION, *Gaz. hôp.*, 1900, p. 1439 ; DUVERGEY, *Gaz. heb. sc. méd.*, 1909, p. 208 ; LAMY, Th. de Paris, 1907-1908.

(2) BOSSELUT, Th. de Paris, 1906-1907 ; VEAU et DUVERGER, *Arch. méd. enf.*, 1908, p. 682.

(3) CH. LENORMANT, *Presse méd.*, 1912, p. 958 ; LANCE, *Gaz. hôp.*, 1912, p. 1590 ; PATEL et MURARD, *Rev. de chir.*, 1912, t. II, p. 117.

(4) On conçoit la difficulté de l'examen physique pour ces foyers de péritonite adhésive occupant la fosse lombaire et même (H. NEUHOFF, d'après *Sem. méd.*, 1912, p. 222) la région sous-phrénique.

(5) R. MASSART, Rev. gén., *Gaz. des hôp.*, 1912, p. 1355.

D. Péritonite généralisée. — Elle revêt les formes suivantes :

1° Un *envahissement de proche en proche*, de rapidité très variable, autour du foyer initial, se manifestant par des poussées successives de météorisme, vomissements, hyperthermie ; par des formations d'adhérences enkystant des abcès gros ou petits. Cette forme est très grave, mais quelquefois curable par incisions successives d'abcès multiples.

2° Une *infection, sans adhérences ou à peu près, de la grande séreuse.* — Le météorisme est considérable, les yeux sont enfoncés, le nez pincé, les lèvres minces ; la langue, tantôt sèche, tantôt humide, est souvent peu saburrale ; les vomissements sont bilieux, puis fécaloïdes, le hoquet s'installe, la température tantôt reste élevée, tantôt tombe près de la normale, tandis que le pouls, fréquent, mou, inégal, s'affole progressivement jusqu'à battre vers 160, 180 et même à devenir incomptable ; la constipation est absolue, même quelquefois les urines sont rares ; la respiration est fréquente, l'enfant est agité : et la mort survient en 3 à 5 jours, quelquefois en 36 heures. La forme suppurative peut durer une huitaine de jours.

Lorsque la septicémie péritonéale s'installe d'emblée, le *diagnostic différentiel* est à établir avec l'*occlusion intestinale*, dans les formes dès le début apyrétiques. Les caractères du pouls, qui reste à peu près normal pendant assez longtemps en cas d'occlusion, sont un des éléments les plus fidèles de ce diagnostic.

Le diagnostic est rendu difficile par ce fait que certaines appendicites chroniques se compliquent d'adhérences qui peuvent brusquement causer de l'occlusion. Mais, à vrai dire, nous diagnostiquons celle-ci et nous devons agir en conséquence, par laparotomie immédiate, en sachant qu'en raison précisément de l'appendicite chronique, la fosse iliaque droite est un des lieux d'élection de l'obstacle ; et nous réséquerons l'appendice s'il est en cause. Si d'ailleurs nous connaissons bien l'évolution clinique de l'appendicite chronique, nous faisons la plupart du temps un pas de plus dans notre diagnostic, en reconnaissant la cause de l'occlusion, et nous ouvrons l'abdomen dans la fosse iliaque droite.

Je crois que ces péritonites généralisées sont dans la majorité des cas consécutives à un foyer localisé, souvent pelvien. Leur diagnostic s'établit alors assez exactement, si l'on tient compte de cette période initiale, si l'on pratique attentivement le toucher rectal.

Il n'en est plus de même si les accidents ont été généralisés d'emblée. Le *diagnostic* est alors celui des *péritonites aiguës diffuses*, par perforation ou sans perforation (voy. p. 1019).

Quoi qu'on en dise parfois, je considère comme à peu près fatal le pronostic d'une péritonite aiguë généralisée. Nos divergences d'appréciation sur ce point tiennent d'abord à ce qu'en opérant on ne reconnaît pas toujours ce que Jalaquier a appelé les grandes péritonites enkystées ; celles-là, souvent à vaste foyer pelvien, gagnant à gauche, sont graves mais curables. Elles tiennent aussi à une question de nomenclature. Au début, la crise est à peu près toujours marquée par une irritation diffuse du péritoine ; et quand on opère dans les 24 à 48 heures, on trouve autour de l'appendice, perforé ou non, un peu de liquide louche, d'odeur infecte, on voit des anses grêles congestionnées. De ces malades, la grande majorité guérissent, et le chirurgien croit volontiers les avoir sauvés d'une péritonite généralisée, ce que rien ne démontre, car chez bon nombre on eût obtenu le refroidissement. Mais dans le type clinique décrit plus haut, la mort est à peu près constante, avec un peu d'espoir cependant, si le liquide exsudé est franchement purulent.

E. Formes septiques. — L'aspect clinique est fort différent dans certaines *formes septiques et toxiques aiguës*, où il n'y a que peu, ou même point, de retentissement péritonéal. Le ventre n'est pas ballonné, il est souple, se laisse palper sans défense, mais il y a cependant au point de Mac Burney une douleur initiale plus ou moins vive, qu'on éveille à la pression. Et cela permet de rapporter à l'appendicite certaines infections d'aspect au premier abord typhoïde ; certaines formes pyohémiques à grands frissons, à oscillations thermiques considérables, avec foie volumineux et ictère plus ou moins marqué ; certaines autres où d'emblée le sujet est prostré, où la température reste haute en plateau, où le facies est tout de suite plombé et cyanique, où le pouls est mou et inégal, mais pas très fréquent ; certaines encore où le syndrome est celui d'une septicémie hémorragique, dont le maximum est réalisé par le « vomito negro appendiculaire » décrit par Dieulafoy, et où l'infection hépatique est le fait dominant (1).

Ces atteintes hépatiques sont susceptibles de résolution. Quelquefois, elles marquent l'origine d'un *abcès du foie*, dont les signes propres n'ont rien de spécial de par cette origine (voy. p. 1025).

Il est fort difficile de pronostiquer dès le début de la crise les évolutions graves. Quelques phénomènes cependant sont susceptibles de nous inquiéter : une teinte subictérique précoce des conjonctives ; une épistaxis, une diarrhée initiale abondante. Chez certains sujets on est frappé par le facies plombé, avec cyanose des pommettes et des lèvres, par la mollesse et les inégalités du pouls (2), et quand on opère, on trouve l'appendice gangréné, entouré d'un peu de liquide fétide, sans adhérences du péritoine voisin.

Que ces accidents éclatent d'emblée ou au cours d'une crise d'abord localisée, leur pronostic est fort mauvais : non point fatal cependant.

Traitement. — Je me suis suffisamment expliqué sur la nécessité de traiter l'*appendicite chronique* par résection de l'appendice. On suivra sur les figures 1186 à 1190, la technique de cette opération. La meilleure incision me paraît être celle de Mac Burney, très facile à agrandir par débridement d'une des lèvres musculaires s'il faut chercher soit vers le bassin, soit dans la région lombaire un appendice dont les adhérences sont impossibles à prévoir cliniquement. Dans les cas simples, on écarte seulement les fibres musculaires, et l'éventration n'est pas à craindre (3). Il m'a toujours paru prudent d'enfouir par un fil sous-séreux, passé en bourse, le moignon d'appendice coupé au thermocautère.

Opération à chaud. — Le traitement de choix de la crise aiguë est l'appendi-

(1) A. Broca et P.-E. Weil, *Presse méd.*, 1909, p. 1.

(2) Mais non sa lenteur, malgré M. Kahn, *Journ. am. med. ass.*, 1906, t. XLVII, n° 24, p. 2011. A. Broca, *Presse méd.*, 1908, p. 1.

(3) Il y en aurait, dit J.-P. Hoguet (*Ann. f. Surg.*, 1912, t. LIV, pp. 151 et 673), par section des nerfs musculaires, ce que l'on éviterait par l'anesthésie locale (?).

cectomie dans les 24 ou même dans les 48 premières heures (1). Il est plus difficilement applicable chez l'enfant pour deux motifs : 1° à cause des difficultés possibles de diagnostic (voy. p. 999) ; 2° et surtout parce que la plupart du temps, croyant à une indigestion simple, la mère purge d'elle-même l'enfant et n'appelle le médecin que trop tard. On ne saurait assez répéter que *le purgatif est un traitement déplorable de la crise aiguë d'appendicite.* Passé le premier ou le second

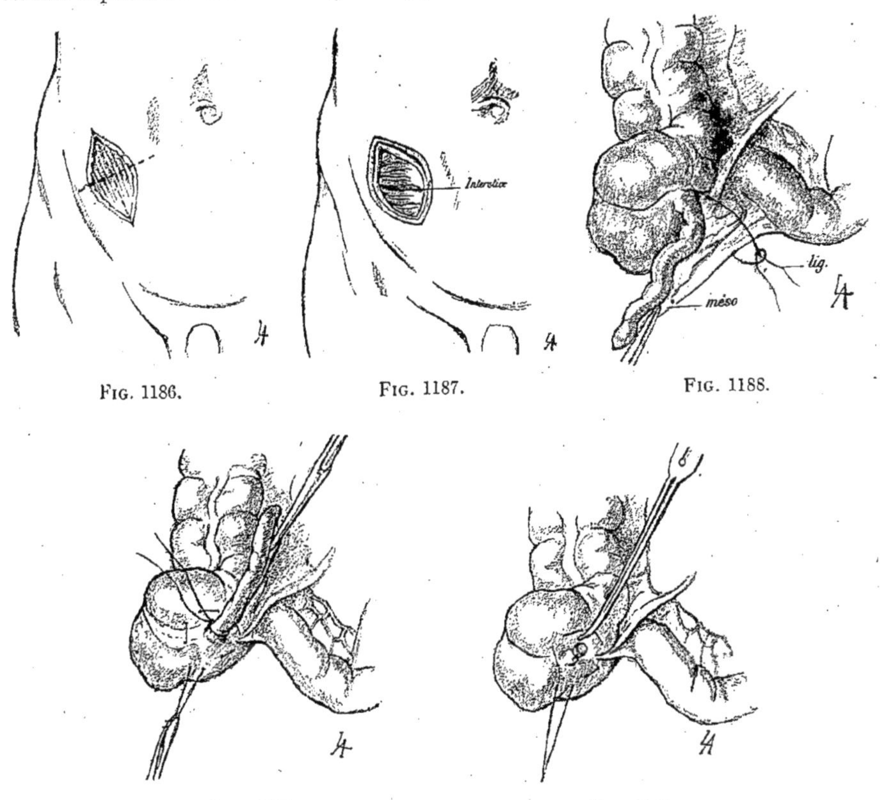

Fig. 1186. Fig. 1187. Fig. 1188.

Fig. 1189. Fig. 1190.

Fig. 1186 à 1190.—*Résection de l'appendice.*—Incision de Mac Burney (fig. 1186) et écartement des fibres musculaires (fig. 1187) ; le cæcum étant extériorisé, ligature et section du méso (fig. 1188), section de l'appendice entre deux ligatures (fig. 1189) après pose d'un fil en bourse qui sert à l'enfouissement du moignon refoulé avec une sonde cannelée (fig. 1190).

jour, le plastron s'étant constitué, je crois qu'il vaut mieux *tenter le refroidissement* et n'opérer que si un abcès se collecte, plutôt que d'opérer toujours séance tenante. On met de la glace sur le ventre, largement couvert par deux ou trois vessies de caoutchouc ; on prescrit une diète absolue, ne laissant prendre que de l'eau en petite quantité (2) ; on n'ordonne les opiacés que s'il y a des douleurs anormales. J'ai indiqué page 1001 les signes de la résolution. Après 48 heures d'apyrexie, on purge doucement, à l'huile de ricin, on fait prendre du bouillon de

(1) Sauf s'il y a dès le début des accidents de septico-toxémie hépatique.
(2) Certains médecins permettent le lait, ce qui est, je crois, une erreur.

légumes, puis des purées de légumes, puis des pâtes ; et l'on opère au bout de 15 jours à 3 semaines. Une seule crise est une indication opératoire, même s'il ne reste ni douleur ni induration ; elle peut, sans doute, ne pas se renouveler, mais un appendice qui a une fois été enflammé est une menace perpétuelle. Et si, de crisette en crisette, une sclérose bénigne est possible, on ne sait jamais si n'éclatera pas une crise mortelle en un ou deux jours.

Ces malades sont à surveiller de très près, matin et soir, avec étude attentive du volume du plastron, du pouls et de la température, des nausées et vomissements. Si la fièvre persiste passé 3 à 4 jours, tandis que l'empâtement augmente, on doit diagnostiquer un *abcès* et l'inciser. L'incision est faite au point culminant de la tumeur, quel que soit son siège ; dans la fosse iliaque, la meilleure est celle de Roux, oblique en bas et en dedans, et l'on sectionne les muscles. On est guidé, si l'abcès est profond, par l'œdème, puis par l'infiltration lardacée du feuillet pariétal du péritoine ; arrivé à ce feuillet, on quittera le bistouri et on cherchera à la sonde cannelée un point dépressible, que l'on effondrera. On élargit l'orifice de façon à y passer un gros drain, et je conseille de ne réséquer tout de suite l'appendice que s'il se présente pour ainsi dire de lui-même dansla plaie ; je crois, en effet, qu'il faut rompre le moins possible des adhérences qui protègent contre le pus la grande séreuse. Je ne suture pas, autour du drain, la plaie abdominale.

Pour un *abcès pelvien* accessible par le toucher rectal et avec plastron iliaque nul ou faible, l'incision par le rectum me paraît la meilleure ; la mise d'un drain est impossible. Dans quelques rares cas, lorsque l'on trouve le péritoine libre entre la masse enflammée et la paroi, il peut être prudent d'établir avec une mèche un drainage d'appel et d'ouvrir l'abcès après un ou deux jours.

Un abcès incisé a coutume de guérir en 3 semaines environ. Pour les complications, voyez pages 995 et 1003.

Quoique les chances de succès soient faibles, la *péritonite généralisée* (1) sera traitée par la laparotomie d'urgence. J'ai coutume de commencer par une longue incision iliaque droite et de toujours réséquer l'appendice ; s'il en est besoin pour évacuer les grandes poches, je fais une incision médiane, une à gauche, ou les deux. J'ai toujours été adversaire du lavage, des introductions de drain en tous sens, des nettoyages brutaux de l'abdomen : je mets seulement deux gros drains plongeant dans le cul-de-sac de Douglas. Il me semble que la position demi-assise (Fowler) et l'entéroclyse rectale goutte à goutte (Murphy) améliorent un peu le pronostic. Je n'ai pas essayé les injections intra-péritonéales d'huile camphrée. Rien de spécial à ces cas pour le traitement général (injections sous-cutanées d'huile camphrée ; sérum physiologique sous la peau, etc.).

Opération à froid. — Elle se pratique soit après refroidissement d'une crise aiguë, soit après incision ou évacuation spontanée d'un abcès. Dans ce dernier cas, son indication est indiscutable s'il persiste une masse indurée ou une fistule entretenues soit par un calcul, soit par l'appendice suppurant, ou s'il se produit

(1) Pour les *péritonites aiguës en général*, voy. les rapports de HARTMANN et de TÉMOIN, *Congr. franç. chir.*, 1911, pp. 373 et suiv. ; discussion. Il est beaucoup question, dans cette discussion, de la péritonite diffuse initiale : à mon sens, celle-là seule, opérée dans les 24 heures, est justiciable de la réunion sans drainage.

sous la cicatrice une éventration avec adhérences épiploïques, alors à peu près constante. On la discute s'il ne persiste aucun accident local : je répète que j'en suis en principe partisan, parce qu'une rechute est toujours possible.

Après refroidissement, même s'il y a eu plastron, même s'il y a eu incision d'abcès, on est quelquefois surpris de la souplesse des tissus, de la minceur des adhérences : et l'appendicectomie va comme celle d'une appendicite chronique. Souvent il en est autrement, et souvent sans que par la palpation ou par l'histoire clinique (1) on ait des notions anatomiques précises ; les adhérences sont nombreuses et dures, le méso est vascularisé et rempli de ganglions, l'épiploon est épais, les anses grêles sont adhérentes et friables, le cæcum lardacé se déchire, il reste de petits nids purulents, l'appendice est difficile à trouver et à sculpter dans ce magma. D'où des opérations longues et laborieuses, qui exigent le drainage au centre de mèches de gaz limitant un foyer mal désinfecté et impossible quelquefois à péritonéiser : la mortalité alors est légère, mais pas nulle (2).

Malgré quelques tentatives récentes (3), je crois que pour le traitement des *anus contre nature* il faut agir par voie franchement intra-péritonéale. Selon le siège et les dimensions de l'orifice, sur le cæcum ou sur le grêle, on agit par suture directe ou par entérectomie. S'il y a *fistule pyostercorale*, il faut d'abord faire cicatriser la poche purulente par les débridements appropriés ; on s'occupe ensuite de l'orifice intestinal. Quelquefois alors il faudra recourir à l'exclusion.

§ 4. — Mégacôlon (4).

Chez certains sujets constipés, de tout âge, on trouve à l'autopsie une dilatation parfois énorme du côlon, et on établit que les accidents remontent à l'enfance, quelquefois même à la naissance. On discute encore sur la nature de cette *dilatation idiopathique du côlon*, mais on peut en donner une description anatomique et clinique assez précise.

C'est une lésion rare (45 cas réunis par P. Duval), par exception familiale (Hirschsprung), qui atteint avec très grande prédilection les garçons.

Anatomie pathologique. — Dans la forme typique, lorsqu'on ouvre le ventre, on le voit rempli par deux énormes tumeurs parallèles, que l'on a comparées à la jambe fléchie sur la cuisse. L'une monte au-dessus de la fosse iliaque gauche jusque sous le diaphragme, en passant devant estomac et foie; en haut et à gauche, elle se coude, avec un pli qui la rétrécit et redescend jusqu'à la fosse iliaque droite. C'est le gros intestin distendu, dans lequel Formad a trouvé jusqu'à 47 livres de matières fécales.

La dilatation occupe avant tout le côlon pelvien, et de là va en remontant plus

(1) Je répète que c'est même possible après une évolution toujours chronique.

(2) Deux fois j'ai observé une péritonite mortelle, par perforation, au bout de plusieurs jours, d'une anse (grêle ; S iliaque) qui avait été amincie par libération des adhérences. Si cela se produit au cæcum, il en résulte un anus contre nature.

(3) LENORMANT (rapp. par DEMOULIN), *Soc. de chir.*, Paris, 1911, p. 1167.

(4) Après publication d'observations éparses (la première, de Banks et Favalli, remonte à 1846), cette lésion a été étudiée surtout par Hirschsprung (1880-1904) et a donné lieu depuis à de nombreux travaux, dont on trouvera l'indication dans PIERRE DUVAL, *Rev. de chir.*, 1903, t. I, pp. 332, 507, 601, 1909 ; t. II, p. 506. Voyez aussi HIRSCHSPRUNG, *Tr. des mal. de l'enf.* (Comby), 2e édit., t. II, p. 261, Paris, 1904; WEIL, Th. de Nancy, 1909-1910; GRÉGOIRE et DUVAL, rapport de PICQUÉ, *Soc. chir.*, 1913, p. 2 (bibliogr.) ; PELS, *Arch. f. kl. Chir.*, 1910, t. LXIX, p. 306 (bibliogr.) ; PATEL, *Ann. de gyn. et obst.*, 1910, p. 629.

ou moins haut; sur le gros intestin, on l'a vue soit totale, soit segmentaire, et dans ce dernier cas, un segment étroit peut exister entre deux segments dilatés; la participation du rectum ou de l'intestin grêle est exceptionnelle. Mais s'il y a autre chose que les deux gros cylindres plus haut décrits, Hirschsprung affirme qu'il ne s'agit pas de la maladie typique. A plus forte raison n'en devrait-il pas être question pour les deux dilatations « diverticulaires » vues par Berti, par Futterer et Middledorpf.

L'intestin dilaté est très gros, très épais, très allongé; ses bandes longitudinales sont effacées, ses appendices épiploïques sont petits. Le méso est long, infiltré, avec des artères dilatées et des ganglions engorgés. Presque toujours sain, le péritoine a été vu deux fois épaissi (Mya, Futterer). A l'ouverture, aucun obstacle ne rétrécit le calibre du côlon, dont la paroi est au moins doublée d'épaisseur, à la fois par hypertrophie des fibres musculaires circulaires et par infiltration de la muqueuse enflammée. Dans les cas anciens, la muqueuse est rouge, ulcérée; la paroi peut même être perforée (Concetti, Fenwick). On a vérifié, au microscope, cette inflammation chronique (Genersich, Mya, Concetti).

Cette énorme tumeur peut faire dilater par compression la vessie (Le Roy des Barres, *Gaz. des hôp.*, 28 juillet 1903, p. 871) ou les uretères (Fenwick).

Nature. — Marfan a contesté que la lésion fût congénitale : elle a cependant été vue sur le fœtus (Ammon) et d'autre part il y a des observations où les troubles fonctionnels se sont manifestés dès la sortie du méconium. Hirschsprung croit que le fait primitif est une ectasie congénitale, avec hypertrophie musculaire du côlon pelvien : de cette conformation vicieuse résulte une stase, avec rétro-dilatation et phénomènes inflammatoires secondaires (1).

Certains auteurs pensent que cette opinion est erronée, et que, sur toute la longueur de la partie ectasiée, dilatation et hypertrophie pariétale sont mécaniques, secondaires, produites en amont d'un obstacle qui serait soit une torsion du côlon pelvien trop long et trop mobile, soit un volvulus incomplet, soit un rétrécissement organique ou spasmodique. Généralisant un peu vite, Treves voudrait incriminer toujours un rétrécissement anal ou rectal congénital, constaté par Dodd, par Atkins, et Fenwick rapporterait volontiers tout à la constipation par contracture spasmodique du sphincter anal, lequel, en effet, est souvent, chez ces malades, resserré et douloureux.

Il est, je crois, vicieux de poser le problème de la sorte. Il y a, sans contredit, des dilatations du côlon en amont d'obstacles matériels, congénitaux ou acquis : j'en ai vu par exemple une, considérable, au-dessus d'un rétrécissement ano-rectal (*Journ. des prat.*, 1906, p. 449). D'autres sont d'origine atonique, comme celle vue par Abrikosoff sur un enfant atteint de spina bifida latent (voy. p. 796). Mais la question est de savoir si cela répond à tous les cas, ou s'il y en a où la cause initiale est une malformation hypertrophique du côlon pelvien.

Étude clinique. — Les symptômes débutent quelquefois dès la naissance (2), la plupart du temps dans le cours de la première enfance, par exception plus tard, sans que l'on puisse donner la cause de ce délai.

(1) E. Neter (*Arch. f. Kinderh.*, 1901, t. XXXII, p. 232) pense que normalement le côlon pelvien présente chez le nouveau-né une longueur relative anormale, et que la persistance ou l'exagération de cet état explique sans doute certaines constipations habituelles ; le degré extrême nous conduirait à la « maladie de Hirschsprung »; d'autre part, le volvulus des adultes serait sans doute en rapport avec cette disposition anatomique. Cette opinion est à peu près celle de Marfan. Le fait certain est qu'à la naissance le côlon, en particulier dans sa portion pelvienne, est en pleine évolution de forme et de dimension. Cf. la thèse de Saïas (élève de d'Astros), Paris, 1903-1904, sur la constipation chez l'enfant. — Sur le volvulus incomplet du côlon et ses relations soit avec l'atrésie du côlon soit au contraire avec le mégacôlon, voy. J. Okinczyc, *Rev. de chir.*, 1909, t. II, p. 867.

(2) Je ne parlerai pas ici, quoique certains auteurs le fassent, des accidents par rétrécis-

Dans la forme congénitale grave, Hirschsprung nous dit que l'enfant prend bien le sein, mais que le lendemain il ne rend pas son méconium, que purgations et lavements n'y font rien, quoique le doigt pénètre facilement dans le rectum et en ressorte souillé, ce qui prouve que l'intestin est perméable. Le sujet s'agite, dort mal, l'abdomen se distend et sur la peau se dessine un réseau veineux. A force de lavements, de massages, d'introduction de doigts dans le rectum, on obtient l'évacuation des matières et des gaz, et le soulagement est rapide; mais il n'est que temporaire, la récidive a lieu plus ou moins vite, et l'enfant ne tarde pas à succomber dans le marasme.

Mais souvent la gravité est moindre. Constipé depuis sa naissance, n'allant à la selle qu'avec purgatifs ou lavements, rendant — même quand il était nourrisson — des scybales brunes et dures et, par débâcles, des matières d'odeur horrible, expulsant des gaz abondants et très fétides, le sujet arrive à un état de constipation chronique qui frise l'occlusion. Peu à peu le ventre se distend, et l'on voit s'y dessiner des anses avec des mouvements péristaltiques, il devient douloureux de façon continue ou par crises de coliques, à l'auscultation on y entend des borborygmes, à la percussion on y trouve une tumeur tantôt solide, mate, gardant comme du mastic l'empreinte du doigt, tantôt donnant à la percussion et à la secousse un bruit hydro-aérique. La distension abdominale, surtout sus-ombilicale, peut arriver à être énorme à cause de la dyspnée: les selles s'espacent, deviennent de véritables accouchements; et Kary Gray parle d'un garçon de 13 ans qui toutes les 3 à 4 semaines expulsait 30 livres de matières. On cite encore cet « homme ballon » qui se montrait dans les foires.

Ces phénomènes, progressivement aggravés, ont coutume de débuter dès le courant de la première année, et s'ils sont quelquefois compatibles avec une vie prolongée jusqu'à la vieillesse, et même avec une santé et un accroissement normaux, il est de règle que ces enfants se développent mal, soient jaunâtres, que la stercorémie les conduise à la dénutrition, à la cachexie. D'après Fenwick, l'albuminurie est la règle. La plupart n'arrivent pas à l'âge adulte; et d'ordinaire ils succombent à une complication.

De ces *complications*, la plus fréquente est l'*occlusion intestinale*, d'abord chronique, passagère, puis en crises de plus en plus fréquentes et graves, très variées dans leur époque d'apparition et leur mode de répétition. Alors intervient le vomissement. Le *volvulus* peut être une cause d'occlusion brusque.

La *colite diarrhéique* existe on peut dire toujours à un léger degré, et nous rend compte des débâcles liquides qu'accompagnent les évacuations solides. Presque aussi souvent que l'occlusion, elle cause, par une crise ultime et violente, la mort rapide du sujet.

A titre d'exception, il faut mentionner: 1° la *péritonite par perforation*; 2° certaines *compressions* telles que celles de la vessie et des uretères.

sement congénital, mortels en quelques jours. Certains de ces rétrécissements du gros intestin sont compatibles avec la vie, et même sans constipation : Klippel et Feil (*Soc. an.*, 1912, p. 144), homme de 53 ans, plutôt diarrhéique, mort de pneumonie; côlon descendant et rectum n'ayant que 35 millimètres de circonférence; faits analogues de Okinczyc, Baudouin et Louis-Guillaume. — Rétrécissement du grêle et rétrodilatation ampullaire, Rousselot, *Soc. péd.*, 1912, p. 330.

Quelques erreurs de *diagnostic* ont été commises : on a parfois cru à une péritonite tuberculeuse, à une appendicite, ou même simplement au gros ventre d'un rachitique. En réalité, le diagnostic est celui de la constipation opiniâtre, de l'occlusion subaiguë, et l'on reconnaît, si l'on y songe, la dilatation spéciale du côlon, aux signes physiques spéciaux que j'ai énumérés. On a encore la ressource de la radiographie, qui, même sans injection de sous-nitrate de bismuth (1), donne des images probantes.

Mais étant donné que chez un constipé chronique on trouve dans le ventre un « coprome » plus ou moins volumineux, gardant l'empreinte du doigt, distendant une région (souvent cæcum ou S iliaque) de façon parfois énorme, s'ensuit-il qu'il s'agisse toujours du « mégacôlon » idiopathique ? La question est loin d'être résolue, et nous ne sommes pas toujours en état de préciser si l'obstacle en arrière duquel le gros intestin s'est peu à peu laissé forcer est une ectasie du côlon pelvien

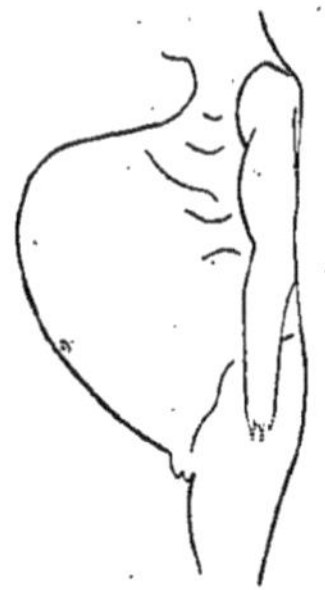

Fig. 1191.

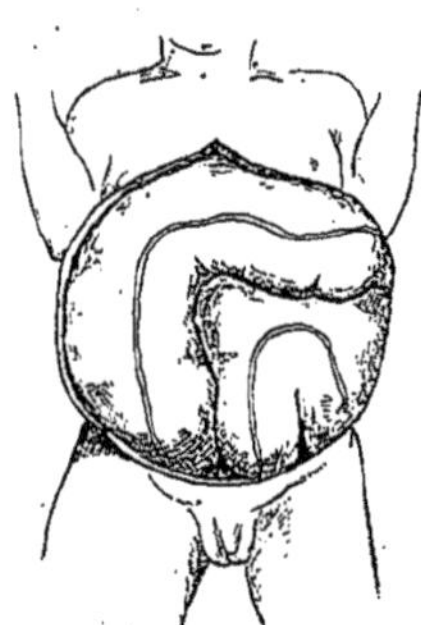

Fig. 1192.

ou un rétrécissement congénital, si même une part n'est pas à faire à la simple atonie des parois coliques.

Traitement. — Le traitement du mégacôlon sera avant tout médical. On prescrira les purgatifs, et on assurera les évacuations à l'aide de lavements, efficaces s'ils sont portés avec une longue sonde jusque près du coprome ; l'hygiène alimentaire sera rigoureuse ; muscles pariétaux et intestinaux seront excités par l'électrisation et le massage. De la sorte, on améliore peu à peu la plupart des sujets, qui vivent en bonne santé, malgré une paresse intestinale persistante.

Dans les cas qui, faute de ce traitement, arrivent à l'occlusion chronique, on a pratiqué des opérations chirurgicales :

1° La *ponction*, à rejeter, car lorsqu'elle n'a pas été mortelle (Martin), elle a été inefficace ;

2° La *colopexie*, pour empêcher la torsion qui serait, pour certains auteurs, la cause de l'obstruction ; la reposition simple de l'anse pelvienne tordue est certainement insuffisante ;

3° La *colostomie*, pratiquée d'urgence en cas d'occlusion, mais à rejeter dans d'autres conditions ;

(1) Gino Pieri (d'après *Paris méd.*, 1912, t. II, p. 93) met en garde contre la toxicité de ce produit dans ces conditions.

4° La *coloplicature;*

5° La *résection du côlon dilaté;*

6° L'*iléo-rectostomie*, avec exclusion de l'intestin dilaté.

Tous ces procédés ont même été plus ou moins associés: certains malades ont subi 5 et 6 laparotomies successives. On n'a sur aucun d'entre eux une expérience suffisante pour porter un jugement précis: et la conclusion doit être que si, dans les cas compliqués, le chirurgien agira selon les circonstances, notre but doit être, par le traitement médical, d'éviter son entrée en jeu. Si l'on doit opérer, la colectomie tend à devenir l'opération de choix.

§ 5. — **Invagination intestinale** (1).

L'invagination, dit Cruveilhier, est constituée par l'introduction d'un segment d'intestin dans celui qui lui fait suite. Par exception, elle est ascendante, le segment inférieur remontant dans celui qui le précède (2). C'est la seule forme d'occlusion intestinale spéciale à l'enfance, surtout dans sa forme aiguë.

A. — Invagination aiguë.

Anatomie et physiologie pathologiques. — Lorsqu'un segment d'intestin pénètre ainsi dans un segment voisin, il en résulte un *boudin d'invagination* où l'on trouve en dehors un *cylindre invaginant*, en dedans un *cylindre invaginé*, entre les deux un *cylindre de jonction.* Entre le cylindre de jonction et le cylindre invaginé est une rigole circulaire, plus ou moins profonde, où sont au contact deux surfaces séreuses; entre le cylindre de jonction et le cylindre invaginant sont de même au contact deux surfaces muqueuses. La plicature séreuse supérieure, dans laquelle s'engage le cylindre invaginé, s'appelle le *collier*, la plicature muqueuse intérieure, où se termine le cylindre invaginé, s'appelle la *tête* (cf. p. 1032, prolapsus du rectum).

Par exception, l'invagination est double et même triple (3), par descente d'un segment supérieur dans la lumière centrale d'une invagination préexistante: d'où des boudins à 5 et même à 7 cylindres.

Cette descente de l'intestin dans un segment sous-jacent peut dépendre d'une cause mécanique: la traction par le poids d'une tumeur pédiculée (4), la poussée des matières fécales derrière un rétrécissement ou un corps étranger. Mais ces cas sont tout à fait exceptionnels chez l'enfant, et il semble qu'il faille d'ordinaire invoquer une contracture musculaire irrégulière, une anse contractée, rétrécie et rigide, étant poussée par un mouvement péristaltique dans une anse sous-jacente immobile et dilatée (5).

(1) Grisel, Rapport au *Congr. d'obst., gyn., et péd.*, Rouen, 1904, p. 629. Landry, Th. de Paris, 1912-1913.

(2) J'ai noté la coexistence des deux formes. Sur la forme rétrograde, Catz, *Rev. de chir.*, 1913, t. I, p. 212.

(3) Duchaussoy, *Mém. Acad. méd.*, Paris, 1860, t. XXIV, p. 99.

(4) Moure et Dufourmantel, *Paris méd.*, 1912, p. 508.

(5) C'est ainsi que se produisent les fréquentes *invaginations agoniques*, faciles à reconnaître parce qu'elles n'offrent aucune trace d'inflammation péritonéale.

L'invagination dans la continuité soit du côlon (1), soit de l'iléon, se définit d'elle-même. Mais il faut préciser le mode d'invagination quand, dans le boudin, se trouvent à la fois de l'iléon et du côlon. La forme habituelle (85 p. 100 d'après la statistique de Grisel sur des enfants au-dessous d'un an) est l'*invagination iléo-cæcale*, où la tête est constituée par la valvule de Bauhin, avec le grêle derrière elle ; puis vient (11 p. 100, Grisel) la forme *iléo-colique*, où la tête est constituée par l'iléon qui franchit la valvule, celle-ci pouvant tantôt rester en place et constituer le collet, tantôt s'invaginer à son tour dans le côlon; restent 5 p. 100 d'invaginations du grêle, 2 p. 100 du gros. De 1 à 15 ans, les proportions de ces diverses variétés changent et elles seraient: iléo-cœcale, 37 p. 100; grêle, 30 p. 100; iléo-colique, 18 p. 100; colique, 7 p. 100 ; cæcale, 6 p. 100; appendiculaire, 2 p. 100. Nous voyons apparaître ici les cas où la tête est constituée soit par le cæcum, soit par l'appendice (2).

Il y a deux types d'*invagination appendiculaire :* 1° l'appendice se retourne en doigt de gant, et sur la face séreuse du cæcum on voit l'entrée d'un canal où pénètre le stylet; tout peut en rester là (3), ou bien l'appendice entraîne le cæcum en invagination cæcale ou iléo-cæcale ; dans ce dernier cas, après réduction, on voit la disposition précédente, et il convient de compléter l'opération en réséquant l'appendice avec sa base d'implantation (B. Pitts; Gowell Connor); 2° l'appendice rigide refoule le fond du cul-de-sac sans s'y retourner, et amorce une invagination iléo-cæcale (4).

Le *diverticule de Meckel* peut jouer le même rôle que l'appendice ; quelquefois, en outre, il est attiré primitivement par une tumeur (5). Dans cette forme, la tête franchit ou ne franchit pas la valvule de Bauhin; si elle la franchit, elle a coutume d'y subir des altérations rapides par étranglement.

Une invagination est arrêtée dans sa marche, à un moment donné, par la *traction du mésentère* et bientôt par la *constriction par le collier;* alors interviennent la tuméfaction du boudin enflammé et l'adhérence des séreuses. Les invaginations coliques ou entériques n'ont pas coutume de grossir beaucoup, mais les iléo-cæcales (qui sont la forme ordinaire) peuvent devenir énormes, et la tête, que forme la valvule de Bauhin, arrive souvent dans le côlon pelvien, et peut même sortir de l'anus.

La dilatation et la congestion de l'intestin au-dessus de l'obstacle, sa rétraction au-dessous seront bien moindres que dans l'invagination chronique. Par contre, il se produit des *phénomènes d'étranglement au niveau du collier.* Le cylindre externe est peu altéré, malgré quelque dépoli de la séreuse, quelque infiltration de la muqueuse, rouge, exulcérée; même, par exception, la perforation est possible. Mais les deux cylindres invaginés sont vite turgescents par stase veineuse et lymphatique, puis se sphacèlent soit par places, soit en masse ; ce gonflement est maximum vers la tête, sur le cylindre de jonction, au côté convexe; la gangrène se produit d'ordinaire en 2 à 3 jours, je l'ai vue dès la trentième heure.

Les deux feuillets séreux accolés adhèrent, et parfois de façon suffisante pour que la chute totale ou partielle (6) des cylindres invaginés ait lieu sans infection du péritoine; mais dans la grande majorité des cas, les perforations ont lieu au collet et infectent la grande séreuse.

Étiologie. — L'invagination aiguë est une *lésion du nourrisson*, dans 68 p. 100 des cas au-dessous d'un an (Grisel), dans 50 p. 100 au-dessous de 6 mois (7) ; avec grande

(1) Gaubert, Th. de Montpellier, 1912-1913.

(2) Sur des sujets de tout âge, Leichtenstern donne : iléo-cæcales ; 44 p. 100, coliques, 18 p. 100 ; iléo-coliques, 8 p. 100 ; entériques, 30 p. 100.

(3) Bide a vu cette disposition en opérant une hernie étranglée du cæcum.

(4) Haasler, *Arch. f. kl. Chir.*, 1902, t. LXVIII, p. 846 ; Ackermann, *Beitr. z. kl. Chir.*, 1903, t. XXXVII, p. 579 ; Jalaguier, *Bull méd.*, 1903, p. 856; Mc Corner, *Ann. of Surg.*, novembre 1903, t. XXXVIII, p. 690. Grisel réunit 18 cas, dont 2 personnels.

(5) Lipome (Walsham), pancréas aberrant (Grisel). Bize, *Rev. orthop.*, 1904, p. 149.

(6) Vanverts, *Soc. an.*, 1897, p. 425.

(7) Elle a été vue (avec des caractères d'ancienneté excluant l'agonique) sur le nouveau-

prédominance (70 à 75 p. 100) chez les garçons; la race anglo-saxonne semble prédisposée, et l'importance des statistiques ne s'explique pas seulement par une plus grande expérience de nos confrères anglais à ce diagnostic, car, d'après d'Arcy Power, l'invagination est plus rare aux Indes. La fréquence est très grande en Danemark (1).

On a quelquefois constaté certaines causes déterminantes, par exemple l'entérocolite causant un péristaltisme exagéré de la fin de l'iléon, et cela expliquerait le rôle possible de l'alimentation; on a incriminé l'abus des purgatifs, les efforts (toux de la coqueluche), l'ébranlement imprimé à un enfant qu'on fait sauter dans les bras (Leichtenstern) ou qu'on secoue verticalement pour calmer ses cris (Wiggin). Mais la plupart du temps, rien de cela n'existe.

La prédisposition du jeune âge s'explique par la mobilité plus grande des côlons, qui se fixent par formation d'adhérences secondaires après la migration du cæcum.

Étude clinique. — Le *début* est brusque; il a même parfois lieu pendant le sommeil. L'enfant *souffre*, s'agite, crie, refuse le sein; il peut en quelques heures tomber dans le collapsus algide, mais le fait est rare. Chez l'enfant un peu âgé, la douleur initiale est souvent localisée à la fosse iliaque droite et y garde son maximum, irradiant à partir de là en diverses directions vers l'abdomen, la vessie, le testicule. Les coliques sont paroxystiques, et pendant les crises d'exacerbation le ventre est dur, impossible à palper (2).

Quelquefois tardifs ou même absents, les *vomissements* sont presque toujours précoces (en 2 à 3 heures), immédiats même, d'abord alimentaires, puis muqueux, puis porracés, quelquefois un peu sanguinolents; ils ne deviennent que par exception fécaloïdes. Leurs paroxysmes coïncident volontiers avec ceux des coliques.

Les *selles sanguinolentes* sont à peu près constantes; les premières sont presque immédiates, précèdent souvent les vomissements; il s'agit en général de matières dysentériformes (3), ressemblant à du frai de grenouille teinté en rouge brique, rendues avec plus ou moins d'épreintes. On a vu l'hémorragie rouge, abondante et même mortelle.

La *constipation* est d'ordinaire incomplète, les matières proprement dites sont arrêtées, mais il passe quelques gaz. Lorsque, très rarement, le boudin se sphacèle et tombe, la diarrhée fait suite à la constipation, et la perméabilité de l'intestin se rétablit.

L'*oligurie* est ici ce qu'elle est dans toutes les autres occlusions, et quoi qu'on en ait cru, ne permet pas de diagnostiquer le siège de l'obstacle.

L'enfant se couche souvent en chien de fusil. Son ventre est peu ballonné; le météorisme accentué est un signe de péritonite aiguë. Pendant les crises de vomissements et de coliques, il est dur, impossible à examiner avec précision. Entre les crises il redevient assez souple; on le trouve sensible en une région circonscrite, et là, si on le déprime doucement, on sent soit une tuméfaction mal limitée, soit un *boudin* mobile, allongé, plus ou moins profond mais toujours indé-

né et même sur le fœtus (Pigné, *Soc. an.*, 1847, p. 236). — Frölich dit avoir vu à Nancy surtout des sujets de 3 à 9 ans; je n'ai vu presque que des nourrissons.

(1) Aage Koch et Oerum, *Edib. med. Journ.*, septembre 1912, t. IX, p. 227. Statistique de 400 cas danois; conseillent, au début, le traitement par le massage et l'injection rectale.

(2) Les invaginations coliques débuteraient moins brusquement (Treves) et auraient des accalmies de souffrance plus grandes.

(3) C'est ce qui a fait parler d'invagination consécutive à la dysenterie.

pendant de la paroi, se contractant sous les doigts, et changeant ainsi de forme et de consistance. Cette tumeur, rarement absente si on palpe avant le ballonnement par péritonite, fait défaut si l'invagination s'arrête sous le foie.

Au *toucher rectal*, on trouve l'anus relâché, le rectum dilaté et souvent on sent, plus ou moins haut, une tumeur plus ou moins souple, donnant une sensation analogue à celle du col utérin. En cas d'invagination iléo-cæcale, à côté du grand orifice de la valvule de Bauhin, on peut quelquefois sentir celui de l'appendice. On voit cet aspect dans les cas rares (6 p. 100, Wiggin), où l'invagination sort par l'anus, sous forme d'un cylindre violacé, assez dur, turgescent si elle n'est pas gangrenée, mou, flasque, gris, d'odeur putride si elle est gangrenée (1).

L'*état général* est vite mauvais, surtout dans les invaginations du grêle : prostration, faiblesse et accélération du pouls, respiration fréquente et anxieuse, cyanose, diminution des urines sont les signes du choc nerveux et de l'intoxication stercorale. La température, d'abord normale, s'abaisse lors du collapsus terminal ou lorsque la péritonite se déclare. Dans ce dernier cas, l'hyperthermie est possible ; on note en outre la faiblesse, l'irrégularité, la fréquence extrême du pouls.

Les selles sanguinolentes, la tumeur mobile en boudin, sont des signes de quasi-certitude. Chez le nourrisson, on n'a à vrai dire le droit de penser ni à l'*appendicite*, ni aux *autres occlusions* par bride ou volvulus. Chez l'enfant plus âgé, peu importe qu'il s'agisse d'une occlusion par autre mécanisme, puisqu'il faut opérer de même. Quant à l'appendicite, on la reconnaît à la fièvre, à la forme en plastron de la tuméfaction abdominale : chez le nourrisson, son diagnostic est presque toujours impossible.

J'ai indiqué les signes auxquels se reconnaît la complication de péritonite.

L'*évolution spontanée* est la mort à peu près obligatoire et quelquefois très rapide (24 heures, Leichtenstern ; 13 heures, Treves) ; dans 80 p. 100 des cas elle a lieu avant le 7e jour (Wiggin), soit par intoxication, soit par péritonite. La guérison par élimination du boudin sphacélé est une curiosité scientifique ; elle peut être suivie d'un rétrécissement rapide de l'intestin. Cruveilhier explique par invagination spontanément libérée en quelques heures certaines « coliques venteuses » du nourrisson : ce n'est qu'une hypothèse.

Par une laparotomie précoce, la guérison est fréquente. Souvent, les petits opérés sont atteints pendant plusieurs jours d'entérite sérieuse, avec diarrhée verte et hyperthermie.

Traitement. — 1° Le TRAITEMENT NON OPÉRATOIRE par les lavements électriques, le massage, les secousses imprimées au sujet tenu verticalement sous les bras ou par les pieds, semble avoir donné quelques succès ; Jalaguier a vu disparaître un boudin pendant qu'il palpait l'enfant chloroformisé. Depuis Hippocrate, on a tenté la distension du bout inférieur et le refoulement du boudin par lavement

(1) D'après GRISEL (*Soc. de péd.*, 1911, p. 437), l'*invagination iléo-cæcale* a pour caractères propres une tumeur petite qui, à mesure que l'invagination s'accentue, se cache sous le foie ; il y a écoulement modéré de mucosités sanguinolentes épaisses. C'est elles, ajoute OMBRÉDANNE (*ibid.*, p. 436) dont le boudin peut arriver jusqu'au rectum, qui sont cliniquement subaiguës, et qui peuvent rétrograder sous l'influence d'un lavement (Lenormant). L'*invagination iléo-colique* forme dans la fosse iliaque droite une tumeur volumineuse et mobile, et elle s'accompagne d'un écoulement sanguin abondant.

d'eau, puis par insufflations gazeuses : moyen dangereux dès que le temps écoulé permet de craindre la rupture de l'intestin malade ; et en tout cas, on n'injectera pas plus d'un demi-litre de liquide (1).

On peut essayer ces moyens pendant les 12 premières heures, tout au plus, car le fait qui ressort de toutes les statistiques est que les succès opératoires sont en raison directe de la précocité de l'opération. Kirmisson mène à juste titre la campagne sur ce point.

2° TRAITEMENT OPÉRATOIRE. — On doit pratiquer la *laparotomie* médiane, par une incision ayant la plupart du temps l'ombilic au milieu. En quelques secondes on doit avoir senti, avec deux doigts de la main droite, le boudin invaginé, qu'on cherche en suivant le trajet du côlon à partir de la fosse iliaque droite.

On l'attire au dehors, ce qui est presque toujours possible, et on pratique la *désinvagination* : celle-ci doit se faire par expression de bas en haut, exécutée sur la tête de l'invagination à travers le cylindre engainant (2), et non par traction sur l'anse au niveau du collier; car cette traction, dangereuse, expose à la déchirure.

Après désinvagination, pour éviter la *récidive* (notée par moi, par Jalaguier, par Frölich), on a fixé le cæcum à la paroi, fait une plicature au mésentère (Senn) ou à l'intestin au dessus du collier (Jalaguier), mis un point de suture sur le méso iléo-colique (L. Tait, A. Broca).

On suture la paroi abdominale sans drainage : en un seul plan, car il faut aller vite. On a dit que ces nourrissons étaient particulièrement exposés à l'éventration post-opératoire, mortelle, par issue de l'intestin dans la plaie, parce qu'ils poussent de façon incessante (3). Je n'ai pas vu cette complication sur mes opérés.

Les résultats pris en bloc sont mauvais. Les statistiques, sans doute, se sont améliorées peu à peu et l'on trouve une mortalité de 75 p. 100 en 1884 (Schramm), de 67 p. 100 en 1896 (Wiggin), de 40 p. 100 en 1904 (Grisel). Mais le fait capital est, je le répète, dans la précocité de l'acte : un enfant opéré correctement dans les premières 24 heures guérit presque toujours ; passé 48 heures, presque jamais.

Si le prolapsus est ancien et irréductible, et surtout s'il est gangrené, il faut en principe recourir à l'*entérectomie ;* lorsque le cylindre invaginant n'est pas altéré, quelques opérateurs ont conseillé de l'inciser pour réséquer à travers cette fenêtre le seul cylindre invaginé ; la plupart du temps, on a réséqué tout le boudin ; on termine par abouchement latéral. Cette opération est, chez le nourrisson et pour invagination aiguë, d'un pronostic déplorable : Grisel n'a pu trouver que deux guérisons. Presque tous les succès publiés concernent des sujets du second âge (ou des adultes) et des invaginations subaiguës ou même chroniques. L'anus contre nature, l'entéro-anastomose ne donnent que des revers.

Si donc on savait d'avance que le boudin est sphacélé, on serait en droit de

(1) Fitz (de Boston) conseille cependant une colonne de 10 pieds de haut (!). — Les statistiques sont fort discordantes. BARKER (*Arch. f. klin. Chir.*, 1903, t. LXIX, p. 1) parle de 8 guérisons sur 10 cas; dans une statistique, Grisel relève 13 guérisons sur 17 cas : mais Eve compte 0 succès sur 24 cas.

(2) COLLIER (*Lancet*, 1889, t. II, p. 551), M. MOULLIN (*Brit. med. Journ.*, 1901, t. II, p. 743) conseillent le lavement pour refouler de bas en haut : s'il réussit, à quoi sert la laparotomie ?

(3) MOUCHET (rapp. d'Ombrédanne), *Soc. chir.*, 1911, p. 489 ; SAVARIAUD (*ibid.*); BRAU-LATAPIE (élève de Denucé), *Prov. méd.*, 1912, p. 66.

s'abstenir, et de courir la chance, à peu près aussi favorable, de l'élimination spontanée. Mais ce diagnostic n'est guère possible dans bien des cas : le temps écoulé est notre seul élément de jugement. Le sphacèle du seul boudin invaginé peut se reconnaître, après laparotomie, par la couleur noire transparaissant. Il est évident qu'on ne se trompe pas à la période des selles ichoreuses et fétides, et alors on s'abstient ; de même s'il y a péritonite.

Par laparotomie, on peut arriver sur un *prolapsus à allures presque chroniques*, à occlusion incomplète, et irréductible par adhérences : mieux vaut alors, chez le nourrisson, attendre l'élimination que de réséquer ; et l'on peut pratiquer alors un anus contre nature d'attente (Grisel, 18 cas, 2 succès).

B. — Invagination chronique (1).

Statistique. — L'évolution chronique de l'invagination est exceptionnelle chez le nourrisson (2). C'est le propre des enfants du deuxième âge (âge moyen, 7 ans; Grisel) et surtout de l'adulte; le lien avec l'appendicite chronique est assez fréquent.

Anatomie pathologique. — Cette évolution ne se juge pas à la durée (1 mois, disait Rafinesque), mais aux phénomènes d'étranglement, nuls ou tout au moins tardifs, ultimes. Les tuniques intestinales peuvent même rester presque saines (un cas d'Hutchinson), mais presque toujours elles présentent de la congestion du cylindre externe (que l'on a vu perforé chez l'adulte), de la tuméfaction œdémateuse des deux cylindres intérieurs, sur lesquels la séreuse est rouge, poisseuse, dépolie, moins adhérente qu'on ne le croirait, dont la muqueuse présente des ulcérations, des eschares d'ordinaire peu étendues, capables d'aller à la perforation; le sphacèle total, avec chute du boudin, est rare; le sphacèle partiel, de préférence limité à la tête, est la règle. Ces lésions gangreneuses sont tardives : et quand elles se produisent, on entre dans la période clinique d'étranglement.

Le bout supérieur est dilaté, congestionné, épaissi, souvent ulcéré; le bout inférieur, rétracté, contient des mucosités sanguinolentes.

Étude clinique. — C'est une lésion à symptomatologie peu nette et variable, à erreurs de diagnostic fréquentes, par conséquent.

Le *début* est quelquefois aigu, par des symptômes d'occlusion, vite calmés ; d'ordinaire il est obscur, sous forme d'indigestion, de coliques vagues.

L'évolution a lieu par *poussées successives*, par *crises de douleur* alternant avec des périodes de bien-être plus ou moins prolongées, pouvant durer plusieurs semaines ; quelquefois il y a un fond de souffrance médiocre, continue.

Survenant sans cause, ou provoqués par un repas, ces paroxysmes douloureux se calment par des vomissements et des émissions de gaz.

Les *vomissements* sont à peu près constants, bien plus fréquents que chez l'adulte; alimentaires ou bilieux, parfois un peu sanguinolents, ils ne deviennent fécaloïdes que pendant la période d'étranglement.

Les *selles* ont des caractères très variables : constipation tenace, alternances de diarrhée et de constipation, diarrhée continue et fétide sont les trois états

(1) A. Broca, Moizard et Gaudeau. *Soc. péd.*, 1904, p. 373.
(2) Guinon et Fauquez (*Soc. péd.*, 1911, p. 261); 5 mois et demi, opéré au bout d'un mois, mort.

possibles (1). Dans la moitié des cas, des matières sanguinolentes, dysentériformes, sont évacuées avec ténesme. Les purgatifs causent d'ordinaire de vives coliques et des vomissements.

On conçoit que cette symptomatologie puisse faire songer à la gastro-entérite chronique, à la dysenterie, à l'appendicite chronique (de coexistence d'ailleurs possible). Mais ces erreurs de *diagnostic* sont évitées si l'on pratique *l'examen local de l'abdomen*.

La paroi a coutume d'être souple, sauf pendant les crises, et la palpation est facile. Le météorisme est intermittent, parfois même constamment nul ; la pression est la plupart du temps indolente.

On sent souvent la fosse iliaque droite anormalement vide ; on sent toujours, de préférence à gauche, une *tumeur* cylindrique (ou incurvée), mobile, changeant de forme et de consistance sous les doigts, pouvant n'être qu'une tuméfaction vague, plus ou moins profonde, appréciable pendant un accès de coliques qui distend le bout supérieur. Ces caractères rendent difficile la confusion avec la péritonite tuberculeuse.

La tumeur arrive dans un tiers des cas environ (Rafinesque : 6 iléo-cæcales ; 2 iléo-coliques, sur 20 cas) à sortir de l'anus. Accessible au toucher rectal, visible à l'extérieur, elle offre au doigt ou à l'œil les mêmes caractères objectifs que l'invagination aiguë non sphacélée (voy. p. 1015). Cela ne ressemble en rien à un polype (voy. p. 1030), mais il y a quelque analogie avec le prolapsus du rectum, où le sillon entre l'anus et la tumeur est, il est vrai, nul ou assez court pour qu'on en atteigne le fond avec une sonde cannelée. D'ailleurs, il y a des intermédiaires entre le prolapsus élevé du rectum et l'invagination basse du côlon.

Évolution. — La réduction spontanée du prolapsus est douteuse ; le sphacèle suivi d'évacuation du boudin invaginé ne procure presque jamais la guérison : et l'on peut dire que l'invagination chronique abandonnée à elle-même est fatalement mortelle par inanition, par étranglement final, par péritonite, par complication pulmonaire.

Mais cette atteinte de l'état général peut être fort lente et réduite pendant longtemps à presque rien, en dehors des crises paroxystiques. Ces sujets sont cependant des dyspeptiques, mangeant irrégulièrement, ayant volontiers soif, passant par des périodes aiguës à la suite desquelles ils restent plus affaiblis qu'avant, et arrivant ainsi peu à peu à l'amaigrissement, à la cachexie. La durée est de quelques semaines, de quelques mois, jusqu'à un an même.

Traitement. — On peut essayer les moyens non opératoires énumérés page 1015, avec un peu plus d'insistance que pour les cas aigus, mais toujours avec modération. Après *laparotomie*, on tente la *désinvagination* (voy. p. 1016), qui a pu être réussie après 9 mois par Hutchinson (1874), par Rydygier. L'intestin étant désinvaginé, on résèque l'appendice et on exécute un des compléments décrits page 1016, pour prévenir la récidive. Dans un cas opéré au bout de 7 à 8 mois, je n'ai pas osé réduire dans le ventre le côlon dépoli, distendu, rouge, enflammé et je l'ai réséqué, avec succès.

(1) D'après Rafinesque, il y a diarrhée dans l'invagination iléo-cæcale ; constipation dans l'invagination du grêle ; alternatives dans l'iléo-colique et la rectale.

L'*entérectomie* doit être pratiquée si l'invagination est adhérente, avec perforation du boudin central. Sa gravité (16 p. 100 de mortalité, Grisel) n'a rien d'excessif, par opposition à ce que nous avons vu pour les cas aigus du nourrisson.

C. — OCCLUSIONS INTESTINALES DIVERSES (1).

Leur symptomatologie n'ayant rien de spécial chez l'enfant, je signalerai seulement, en parallèle avec l'invagination, quelques formes auxquelles le jeune âge semble prédisposé :

1° L'OBSTRUCTION PAR DES CORPS ÉTRANGERS est représentée surtout chez l'enfant par les *noyaux de cerise* et par les *vers intestinaux* (2). Les ascarides pelotonnés peuvent perforer l'intestin, et être évacués au dehors par un abcès vermineux. Je mentionnerai les *copromes* et en particulier ceux du mégacôlon (voy. p. 1008).

2° Les ALTÉRATIONS STÉNOSANTES DE LA PAROI, fort rares, sont : *a*) *tuberculeuses* (voy. p. 990) ; *b*) *néoplasiques* (3), fort exceptionnelles ; *c*) *cicatricielles*, à la suite de processus soit ulcéreux, soit traumatiques (4); et il en faut rapprocher les *sténoses congénitales* à manifestations quelquefois tardives, par oblitération mécanique (Frölich, noyau de cerise).

3° Les STRICTIONS PAR BRIDE EXTÉRIEURE sont mentionnées à propos de l'appendicite (voy. p. 1003), de la péritonite tuberculeuse (voy. p. 1023). L'action du *diverticule de Meckel* (voy. p. 955), libre ou adhérent à l'ombilic, ne paraît guère plus fréquente dans l'enfance que chez l'adulte (5).

4° Les VICES DE POSITION (volvulus, torsion en masse du mésentère, torsion iléocæcale) semblent favorisés par la plus grande mobilité du côlon chez l'enfant.

§ 6. — **Péritonites.**

Les péritonites, très fréquentes chez l'enfant, sont aiguës et chroniques. Parmi les péritonites chroniques, seule est à retenir la péritonite tuberculeuse. Parmi les aiguës (6), l'appendicite étant mise à part (voy. p. 991), celle à pneumocoques seule est vraiment spéciale à l'enfance et sera décrite un peu longuement. Aux autres variétés, je ne consacrerai qu'une courte nomenclature. Pour la péritonite à gonocoques, voyez page 1108.

1° **Péritonites aiguës sans perforation** (7). — On trouve dans la littérature une dizaine de cas de *péritonite à streptocoques*, survenue soit en pleine santé, soit avec des phénomènes d'entérite, soit au cours de la scarlatine et peut-être de la rou-

(1) A. BROCA, *Soc. an.*, 1893, p. 463 et *Mercredi méd.*, 1893, p. 61 ; 1895, p. 373 (Braquehaye).

(2) RAILLIET, Th. de Paris, 1910-1911. — BAUDET, *Toulouse méd.*, 1912, p. 358; occlusion par bouchons formés d'un feutrage de trichocéphales.

(3) Thèses de Paris, ABLON, 1897-1898 ; ABOULKER, 1898-1899. — MAUCLAIRE et GODEME, *Soc. péd.*, 22 oct. 1902, p. 274. — DE BOVIS, *Rev. de chir.*, 1900, p. 673. — C. STERN, *Berl. kl. Woch.*, 1894, p. 796; nouveau-né mort en 4 jours sans avoir rendu son méconium.

(4) LEJARS, revue dans *Sem. méd.*, 1912, p. 181. Kahlden, garçon, 22 mois, écrasé par une charrette. Cas très rares après hernie étranglée, invagination.

(5) BRAU-LATAPIE, *Gaz. hebd. sc. méd.*, Bordeaux, 1912, p. 433; BÉRARD et DELORE, *Rev. de chir.*, 1899, p. 585.

(6) NOVÉ-JOSSERAND, *Congr. de gyn., obst. et péd.*, Alger, 1907, p. 117 (bibliogr.).

(7) Je signalerai les péritonites aiguës à staphylocoques (COURTIN, *Gaz. hebd. sc. méd.*, Bordeaux, 20 septembre 1903, p. 465), à bacilles de Friedländer (VILLEMIN, *Soc. de péd.*, Paris, 16 juin 1903, p. 222).

geole. Elle est presque toujours aiguë et diffuse, quelquefois localisée et même susceptible d'ouverture spontanée à l'ombilic.

Elle semble moins rare (par infection ombilicale) chez le *nouveau-né*, dont la mère est alors souvent atteinte de péritonite puerpérale; à cet âge est plus fréquente que plus tard (voy. p. 1078) la distension du canal péritonéo-vaginal par le liquide. Mentionnons encore la *péritonite fœtale* et ses relations avec l'occlusion intestinale congénitale (voy. p. 1042) : sa microbiologie est inconnue.

Plus encore que dans les autres péritonites de l'enfance, où déjà elle n'est pas rare, la diarrhée accompagne, chez le nouveau-né, les vomissements et le ballonnement du ventre. Est-ce un signe d'origine intestinale ?

2° **Péritonites per perforation.** — Elles s'observent, chez l'enfant, dans les conditions étiologiques suivantes :

a) Ulcération tuberculeuse. — Nové-Josserand n'en a trouvé que 3 cas (dont un personnel), où la perforation siégeait sur l'appendice et où la tuberculose est très probable. La péritonite généralisée par perforation est d'ailleurs à tout âge une complication rare de la tuberculose intestinale (Bérard et Patel).

b) Ulcère de l'estomac. — Tout à fait exceptionnel au-dessous de 15 ans (2 cas, de Rilliet et Barthez, de Dumun, fille de 13 à 15 ans).

c) Diverticule de Meckel. — Dans le mémoire de Cahier, on compte 10 enfants (avec prédominance considérable des garçons) sur 36 cas. L'analogie clinique [accidents chroniques ou aigus; péritonite généralisée (moitié des cas) ou localisée] avec l'appendicite est considérable; le rôle des corps étrangers est assez fréquent, ce qui se conçoit étant donné le calibre du diverticule; la mort est la règle. On peut soupçonner le diagnostic si la collection est médiane, s'il y a quelque reste diverticulaire à l'ombilic. En fait, on croit presque toujours à une appendicite; en opérant, on trouve l'appendice sain et on arrive sur un diverticule. (Bienvenüe. Th. de Paris, 1911-1912.)

d) Perforations vermineuses. — On a beaucoup discuté sur la capacité des ascarides à perforer un intestin sain. Y a-t-il une ulcération préalable? Nous n'en savons en général rien, mais le fait est que nous observons de temps à autre, soit des *péritonites enkystées* dont l'abcès vermineux s'ouvre spontanément ou est incisé, soit des *péritonites diffuses.* Dans ce dernier cas, la forme suraiguë est rare; la forme purulente (à grand enkystement?) semble l'être moins. J'ai incisé une péritonite crue à pneumocoques, et pendant la convalescence, un ascaride est sorti par la plaie (1).

e) Les *perforations typhoïdiques* semblent plus rares, quoi qu'on en ait dit, chez l'enfant que chez l'adulte. Elles prêtent aux mêmes considérations cliniques sur le diagnostic avec la péritonite par propagation; aux mêmes indications thérapeutiques (laparotomie; extériorisation de l'anse souvent préférable à l'entérorrhaphie). Au cours d'un typhus ambulatorius, on diagnostiquera presque forcément une appendicite. Sur l'appendicite paratyphoïde, voyez pages 992 et 999.

A. - Péritonite a pneumocoques (2).

La péritonite à pneumocoques est très spéciale à l'enfance ; elle survient presque toujours de 2 à 10 ans (3), et avec très grande prédominance dans le sexe

(1) Railliet, Th. de Paris, 1910-1911 (bibliogr.); A. Broca, *Rev. mens. mal. enf.*, 1904, p. 385. Schaal (*Münch. med. Woch.*, 1912, n° 48, p. 2619), enfant de 8 ans ; péritonite plastique avec poches ascitiques, crue tuberculeuse ; laparotomie ; issue secondaire d'un ascaride par un point non cicatricé de l'incision. Hüber (*ibid.*, n° 49, p. 2669), une crise pseudo-appendiculaire opérée par erreur de diagnostic ; il y avait du liquide séreux dans le péritoine.

(2) Michaut, Th. de Paris, 1900-1901; Blackburn, Th. de Paris, 1899-1900.

(3) Perrin, *Rev. mens. mal. enf.*, 1903, p. 291; fille de 3 mois.

féminin (1); tantôt elle est consécutive à une pneumonie, tantôt, et bien plus souvent, elle est primitive.

Étude clinique. — Le *début* (2) est presque toujours brusque, avec douleur vive (assez souvent localisée à droite), fièvre haute, frissons et vomissements, météorisme, sensibilité diffuse du ventre, facies grippé, pouls fréquent (120 à 160) et petit. A cette période, les signes sont ceux de n'importe quelle péritonite diffuse, avec cependant cette particularité que *la diarrhée est fréquente*, et c'est par là que l'on peut, au début, soupçonner le diagnostic, éviter, en particulier, la confusion avec l'appendicite, où cependant la diarrhée est possible (voy. p. 998).

Quelquefois, la péritonite reste diffuse ; l'épanchement n'arrive même pas toujours à être nettement purulent, et le sujet succombe en quelques jours. Mais la caractéristique habituelle est la *tendance à l'enkystement.*

Alors, après avoir durant quelques jours oscillé entre 39° et 40°, la fièvre se calme ; elle peut même disparaître complètement, la température restant à 37°, mais le fait est rare. Le météorisme tombe tandis que se collecte dans le ventre, de préférence à l'hypogastre, une tumeur limitée, fluctuante, mate, souvent symétrique. A cette période, le facies devient meilleur, le pouls se raffermit, mais l'amaigrissement et la cachexie continuent ; il y a fièvre hectique, à oscillations entre 37° et 38°,5.

Cette collection fait une voussure de plus en plus marquée et elle a tendance à *déplisser, puis à repousser l'ombilic*, lequel en 3 à 6 semaines s'ulcère ; une quantité plus ou moins grande de pus (3) s'écoule et le soulagement est rapide. L'ouverture dans un organe creux du voisinage (intestin, vagin, vessie) est possible, mais beaucoup plus rare.

Après évacuation spontanée à l'ombilic, certains enfants guérissent (4), mais presque toujours il persiste une fistule, et la mort a lieu, lentement, par septicémie chronique.

Il est des cas où l'épanchement purulent est rapide, abondant, peu tendu, mobile, et en impose pour une *ascite tuberculeuse :* j'ai vu des péritonites tuberculeuses à début aigu et, par contre, des péritonites à pneumocoques à début subaigu, entre lesquelles la confusion me paraît impossible à éviter. Mais on retiendra que même alors, quand on opère, on ne trouve pas le pus libre dans le ventre ; il est contenu dans une grande cavité enkystée.

Au début, l'analogie peut être grande, pendant quelques jours, avec la fièvre typhoïde, pour laquelle je n'aurais guère qu'à répéter ce que j'ai dit pour l'appen-

(1) Cela rend probable la fréquence de l'infection ascendante, partie du vagin. On a d'ailleurs observé des vulvo-vaginites à pneumocoques.

(2) Il est quelquefois insidieux dans les formes secondaires. D'autre part, il faut savoir qu'au début d'une pneumonie peuvent s'observer des phénomènes aigus de « péritonisme » passager, probablement dus à une infection très légère de la séreuse ; on voit d'ailleurs des « méningismes » semblables (voy. p. 824). La difficulté du diagnostic (voy. appendicite, p. 999) est alors grande en cas de pneumonie centrale, sans signes stéthoscopiques. Le point de côté abdominal de la pneumonie infantile est-il dû à une atteinte péritonéale très atténuée ?

(3) Pour l'aspect de ce pus *inodore* et des fausses membranes, voy. p. 934. Ces particularités cliniques et macroscopiques de la *péritonite suppurée des jeunes filles* sont connues depuis longtemps.

(4) Quelquefois aussi après ouverture vaginale : Pochon, *Méd. infant.*, 1895, p. 335.

dicite. Quant au diagnostic avec celle-ci, il me paraît impossible dans les premières heures.

Une fois formée la collection, surtout lorsque l'ombilic bombe, on diagnostiquera presque sans discussion la péritonite à pneumocoques, quitte à méconnaître (erreur sans importance pratique) les rares lésions capables d'en faire autant (abcès vermineux, péritonite à streptocoques, abcès appendiculaire, péritonite tuberculeuse). Je signalerai quelques phlegmons de la paroi abdominale.

Traitement. — La laparotomie et le drainage sont le seul traitement convenable, mais ils ne doivent pas être précoces ; on n'incisera qu'à la période de suppuration franche et collectée. Jusque-là, on calmera la réaction péritonéale par le repos complet, la diète hydrique, la glace sur le ventre.

On peut être embarrassé, à cette période initiale, pour ne pas laisser ainsi s'aggraver diverses autres péritonites justiciables de l'opération immédiate. Mais le fait pratique est que les péritonites aiguës diverses sont, chez l'enfant, assez rares pour être à peu près négligeables ; et assez graves, même après opération précoce, pour qu'on n'ait pas de remords en cas de diagnostic erroné. Les seules péritonites aiguës fréquentes sont : 1° la péritonite à gonocoques ; 2° la péritonite appendiculaire. La péritonite à gonocoques ne doit jamais être ouverte : la laparotomie lui donne un coup de fouet très souvent mortel, tandis que j'ai vu guérir toutes les fillettes chez lesquelles je me suis abstenu. Quant à l'appendicite, la question est plus délicate, car du diagnostic résulte une différence de thérapeutique : opération immédiate, pour l'appendicite reconnue dans les 24 heures ; opération différée, pour la péritonite à pneumocoques. On tiendra grand compte des antécédents d'appendicite chronique. En cas de doute, le danger est moindre à « refroidir » une appendicite qu'à opérer trop tôt une péritonite à pneumocoques.

A la période de collection, on incise sans tarder, presque toujours par laparotomie médiane sous-ombilicale ; et l'on constate que la cavité descend habituellement dans le petit bassin, s'étale dans les fosses iliaques, remonte plus ou moins haut vers l'estomac. Elle est limitée en avant par le péritoine pariétal, en arrière par une fausse membrane épaisse qui recouvre les anses intestinales, cachées aux yeux de l'opérateur. On place deux gros drains ; et la guérison en 3 à 4 semaines est presque constante. Le lavage de la poche est inutile.

A la période de fistule, on opère de même, au-dessous de la fistule que l'on débride ; et l'on voit renaître bon nombre de sujets gravement infectés.

Je signalerai la présence possible, sur la ligne médiane sous-ombilicale, de la vessie maintenue très haut par les adhérences du péritoine pariétal épaissi et enflammé : il m'est arrivé une fois de l'inciser ; je l'ai suturée et l'enfant a guéri.

B. — Péritonite tuberculeuse (1).

La description pathologique de la péritonite tuberculeuse appartient aux médecins. Le chirurgien en doit connaître certains côtés relatifs : 1° au diagnostic (voy. pp. 1001 et 1021) ; 2° à la thérapeutique. Celle-ci, en effet, doit être quelquefois

(1) A. Broca, *Congr. int. sc. méd.*, Lisbonne, 1906; *Ann. de gyn.*, 1906, p. 201 (bibliogr.) ; Discussion, *Soc. de chir.*, 1913, pp. 499 et suiv.

opératoire, mais moins souvent qu'on ne le croyait il y a une vingtaine d'années. Les premières opérations, déjà anciennes, ont été le résultat d'erreurs de diagnostic (Spencer Wells, 1862) ; elles ont été assez encourageantes pour que l'on arrivât à une systématisation, d'ailleurs fort exagérée, mais ayant eu l'avantage de nous démontrer dans quelles conditions notre action peut être efficace et bénigne.

Lorsque les viscères sont sains, le poumon en particulier, les cas où l'opération, aujourd'hui rare, est justifiée, sont les suivants :

1° *Forme ascitique*, mais seulement dans les cas chroniques, à l'exclusion des cas fébriles, aigus, en relation avec une poussée granulique. Si alors, *après essai patient du traitement médical*, on constate qu'il persiste de l'épanchement, on est en droit de l'évacuer par laparotomie sous-ombilicale (1). Dans le péritoine ouvert on a fait agir des substances microbicides diverses, qui semblent au moins inutiles ; le mieux est de suturer sans drainage, sans autre manœuvre que l'évacuation. On a beaucoup discuté sur le mécanisme des guérisons, d'ailleurs certaines, obtenues de la sorte, et vérifiées à longue échéance.

2° *Forme fibro-caséeuses.* — Les indications opératoires y sont très rares. Cependant, certaines poches enkystées, séreuses ou suppurées, seront drainées avec avantage. Cela nous conduit aux cas localisés, à enkystement bien limité, le reste du ventre paraissant sain. Alors sont fréquentes les erreurs de diagnostic, et les opérations qui en sont la conséquence (kyste du mésentère ; abcès froids péri-spléniques et péri-hépatiques ; abcès et fistules péri-ombilicaux, etc.). J'ai parlé (p. 1001) des similitudes possibles avec l'appendicite aiguë, subaiguë ou chronique. Dans ces derniers cas, les lésions portent soit sur la région iléo-cæcale, soit, chez la fille, sur les annexes tubo-ovariennes (2) ; ces dernières peuvent quelquefois être justiciables de l'exérèse. A ces formes se rattachent les confusions cliniques avec les kystes de l'ovaire, les fibromes de l'utérus.

3° *Complication d'occlusion intestinale.* — Celle-ci se produit dans deux conditions différentes : *a*) une occlusion subaiguë, lente, progressive, ayant pour cause une agglutination en masse des anses ; il s'agit alors d'une péritonite fibro-caséeuse, diagnostiquée d'avance avec certitude ; l'opération est laborieuse, grave et le plus souvent inefficace ; *b*) une occlusion aiguë, par bride (3), celle-ci étant le reliquat d'une péritonite fibreuse plus ou moins ancienne, souvent méconnue au moment où on opère ; l'indication chirurgicale est alors formelle, et c'est *de visu* qu'on se rend compte de la nature exacte du mal ; si l'opération est précoce, elle est facile (section de la bride), bénigne et efficace.

C. — Kystes du mésentère (4).

Ces kystes (que l'on a pu rencontrer chez l'enfant de 11 semaines) sont certainement en grande partie *congénitaux*. Le fait n'est pas discutable pour les kystes der-

(1) C'est beaucoup moins dangereux que les ponctions et injections.

(2) Celles-ci semblent être l'origine assez fréquente de « l'ascite des jeunes filles » ; on peut leur comparer les rares cas de péritonite ascitique par tuberculose testiculaire et péritonéo-vaginale (voy. p. 966).

(3) Mauclaire et Alglave (*Soc. an.*, 1899, p. 1057), un cas à 6 jours.

(4) A. Broca et C. Daniel, *Rev. de gyn. et chir. abd.*, 1905, n° 3, p. 447 (bibliogr. de 22 cas). R. Proust et R. Monod, *ibid.*, septembre 1912, t. II, n° 3, p. 225.

moïdes (1), pour ceux que l'on peut rattacher à des restes du corps de Wolf ou des diverticules de Remak; pour ceux encore, à paroi entéroïde, qui sont juxta-intestinaux (2); à mon sens, il ne l'est guère plus pour les kystes séreux, que je crois être des lymphangiomes kystiques, comme dans mes deux cas personnels de kystes multiloculaires. Il y a aussi des kystes *acquis*, hydatiques ou traumatiques et hémorragiques, qui n'ont rien de spécial à l'enfance.

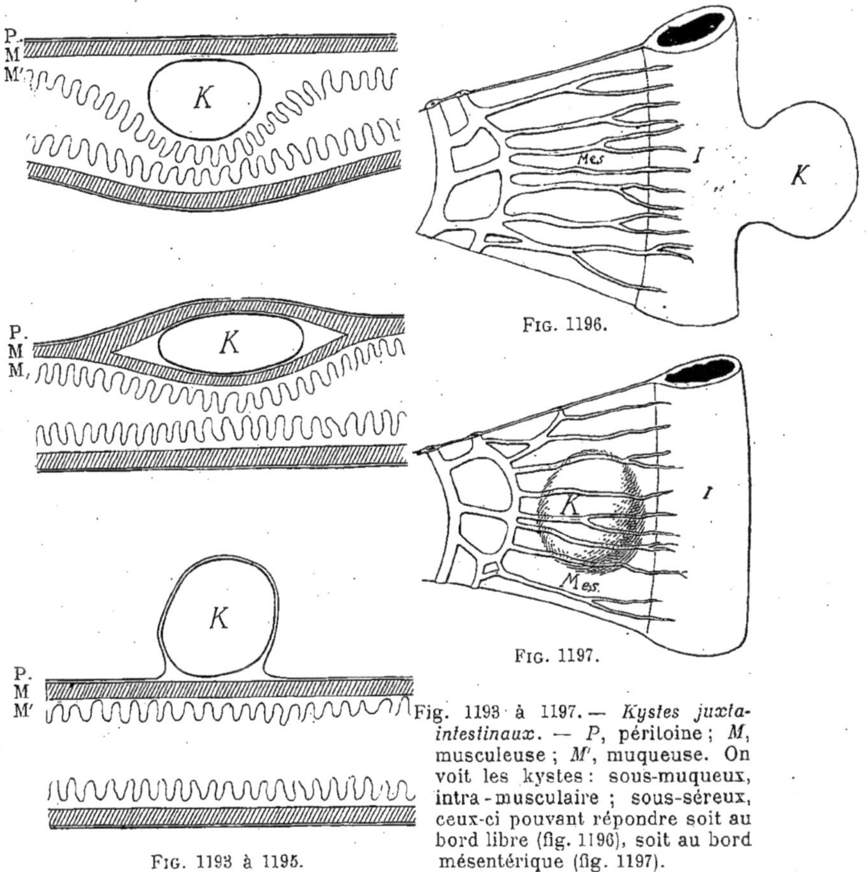

FIG. 1196.

FIG. 1197.

FIG. 1193 à 1195.

Fig. 1193 à 1197. — *Kystes juxta-intestinaux*. — *P*, péritoine ; *M*, musculeuse ; *M'*, muqueuse. On voit les kystes : sous-muqueux, intra-musculaire ; sous-séreux, ceux-ci pouvant répondre soit au bord libre (fig. 1196), soit au bord mésentérique (fig. 1197).

Les kystes séreux sont volontiers piriformes, à grosse extrémité supérieure, uni ou multiloculaires, multilobés, à contenu séreux et citrin, parfois chyleux. Les *troubles fonctionnels* par lesquels ils ont attiré l'attention, furent, selon les cas, des coliques, des vomissements et de la diarrhée, de la constipation allant même jusqu'à l'obstruction ; chez un de mes malades, il y eut des poussées inflammatoires (40°) qui firent penser soit à une péritonite enkystée, tuberculeuse peut-être, soit peut-être à un kyste ovarique à pédicule tordu : on sait que les lymphangiomes sont exposés à des

(1) SOUBEYRAN, rapp. de Kirmisson, *Soc. chir.*, Paris, 1912, p. 602 ; G. SOLARO, *Clin. chir.*, Milan, 1912, p. 2410 (bibliogr.) ; HOUZEL, *Arch. prov. chir.*, 1911, p. 193 ; FRAHIER, Th. de Bordeaux, 1912-1913 ; à comparer aux kystes périnéo-pelviens remontant dans l'abdomen : MARCILLE, *Trib. méd.*, 1907, p. 246.

(2) TERRIER et LECÈNE, *Rev. de chir.*, février 1904, p. 161 ; thèse de mon élève BOUVERET, Paris, 1906-1907, une observation chez un nouveau-né, accidents d'occlusion et de péritonite.

accidents de ce genre. La tumeur était fixe dans la fosse iliaque droite. Dans la forme habituelle, une tumeur du mésentère est médiane, mobile latéralement, à matité incomplète et variable ; quelquefois on la sent au toucher rectal (1). Malgré cette symptomatologie qui paraît assez claire, le fait est que le diagnostic n'a presque jamais été porté avant l'opération ou l'autopsie. On a noté comme terminaison la rupture dans l'intestin ou dans le péritoine, l'occlusion intestinale, l'hémorragie intrakystique.

Le traitement consiste dans l'extirpation de la tumeur. On regardera très attentivement l'intestin après cette ablation, car il m'est arrivé une fois de méconnaître un petit orifice créé en enlevant un tout petit prolongement kystique dans la paroi de l'intestin, et l'enfant est mort de péritonite (2).

§ 7. — Foie.

A. — Abcès du foie (3).

Étiologie. — Les abcès du foie sont rares chez l'enfant ; ils méritent d'être étudiés à cause de quelques particularités étiologiques. Contrairement à ce qu'on observe chez l'adulte, *l'abcès traumatique*, par choc contre un objet limité, est bien plus fréquent que l'abcès dysentérique ; Moncorvo nie même celui-ci, dont Gneftos publie un cas, à 6 mois. *L'abcès ascaridien*, contesté à tort par Cruveilhier, est propre à l'enfance (8 cas dans la thèse de Leblond) ; il est souvent formé de deux ou trois poches communiquant entre elles. C'est une conséquence rare de la *phlébite ombilicale* (Leblond, 2 cas, dont un douteux de Ruysch). Sur 26 *abcès par appendicite aiguë* réunis par Berthelin, on compte 5 enfants ; ces abcès sont le plus souvent aréolaires, mais quelquefois à poche unique, intéressant le chirurgien (4). Kohts, Bokay, Sidlo ont vu des *abcès typhoïdiques ;* les abcès par *septico-pyohémie* se localisent dans le foie bien moins souvent que chez l'adulte. Les abcès par *angiocholite* sont inconnus. J'ai observé un *abcès à tétragènes*, de cause ignorée (5).

A côté de ces abcès chauds, on doit mentionner les *abcès froids tuberculeux*, par foyer hépatique central, avec ou sans rupture entre le foie et le diaphragme ; il y a aussi des abcès par périhépatite, sans tubercule du foie (6).

Étude clinique. — Les symptômes sont, comme chez l'adulte : la douleur à l'hypocondre droit irradiée vers l'épaule, la fièvre rémittente avec frissons ; les vomissements, l'anorexie, quelquefois la diarrhée. Le foie est sensible à la pres-

(1) Dans un de mes cas, dans celui de Morton, elle était appendue à une anse herniaire.

(2) A propos de ces kystes, je signalerai de rares *kystes du pancréas* (Maxwell Telling et Dobson, *Brit. Journ. of child. dis.*, mai 1909, p. 665 ; tête) ; j'en ai observé et guéri un à la queue de l'organe.

(3) Kohts, *Jahrb. f. Kinderh.*, 1887, t. XXVII, p. 170 ; Moncorvo, *Rev. mens. mal. enf.*, 1899, p. 544 ; 1901, p. 278 ; Oddo, *ibid.*, 1901, p. 1 ; Gneftos, *Deut. med. Woch.*, 1900, p. 515.

(4) Quénu et Mathieu, *Rev. de chir.*, 1911, t. II, p. 521 ; C. Franke, *Münch. med. Woch.*, 1912, n° 39, p. 2107 ; Cabanes, d'après *Prov. méd.*, 1906, p. 282.

(5) Corvington, Th. de Paris, 1903-1904.

(6) Les premiers travaux sont ceux de Lannelongue (1887) et de son élève Canniot (Th. de Paris, 1890-1891), sur la résection du rebord costal pour aborder ces abcès. Voy. Auvray, *Rev. de chir.*, 1903, t. II, p. 305 (bibliogr.) ; Courtellemont, *Rev. de la tub.*, 1911, p. 257. L'enfance est prédisposée à cette lésion, souvent impossible à différencier du kyste hydatique, si elle ne s'accompagne d'autres manifestations tuberculeuses, dans le péritoine en particulier.

sion ; il se développe vers le thorax, l'abdomen ou les deux à la fois, repoussant les côtes saillantes, sous forme d'une tumeur localisée (surtout en cas d'abcès traumatique), tandis que les infections septiques ou vermineuses causent plutôt une hypertrophie diffuse de l'organe.

La cachexie par hecticité est d'ordinaire assez rapide ; Moncorvo, Oddo notent une sécheresse ichtyosique de la peau. Mais si certains abcès évoluent en 8 à 15 jours, les formes latentes semblent plus fréquentes que chez l'adulte.

On signale la tendance à la migration en haut, vers l'espace sous-diaphragmatique, la plèvre et le poumon (vomique).

Dans certains cas, le *diagnostic* est *méconnu*, soit dans les formes latentes, soit lorsqu'il y a une appendicite préalable, un état septicémique, une réaction à allures de méningite qui masquent l'état du foie ; le foie est hypertrophié en masse et une poche purulente centrale nous échappe facilement.

Une *voussure localisée* avec accidents fébriles ne prête guère à l'erreur. Dans les formes apyrétiques, ou à peu près, on est exposé à croire à un *kyste hydatique*. Celui-ci peut d'ailleurs suppurer, mais la réaction fébrile est moins franche et la poche est plus circonscrite que dans l'abcès proprement dit ; l'évolution est à vrai dire chronique.

L'abcès du foie abandonné à lui-même est à peu près fatalement mortel en quelques semaines, quoique Oddo ait observé la guérison par vomique.

Traitement. — L'abcès sera incisé. Je crois plus prudent d'opérer en deux temps et de n'inciser le foie qu'après avoir provoqué des adhérences, quoique Stromeyer Little ait préconisé l'incision en un seul temps.

B. — Kystes hydatiques du foie (1).

On croit volontiers que le kyste hydatique du foie est rare chez l'enfant : Trousseau n'a-t-il pas dit ne connaître que 18 hydatides chez l'enfant dont 9 du foie ? Giraldès, Guersant n'en disent que quelques mots ; Bokay n'en a vu que 5 en 15 ans (2). En réalité ce n'est pas une rareté. J'ai rendu compte à la Société de chirurgie de 23 cas que j'ai opérés ; et d'autre part, Devé fait remarquer avec raison que, de cette lésion à début inconnu, à marche lente, bien des cas de l'adulte jeune remontent sûrement à l'enfance. Cruveilhier a observé à 12 jours un kyste hydatique du foie rompu dans l'intestin.

Particularités cliniques (3). — Pontou a cru, d'après 3 observations, que

(1) A. Broca, *Sem. méd.*, 1901, p. 89; *Soc. chir.*, 1900, pp. 317 et 346; 1905, p. 762 ; 1906, pp. 49 et 183; 1909, p. 1184; thèses de Guilaine, 1899-1900; Oppenheim, 1905-1906.

(2) Pontou, Th. de Paris, 1867; 46 cas, dont 22 du foie (14 *filles*); Fenouil, Th. de Paris, 1906-1907.

(3) Ce n'est pas le lieu, à propos de pathologie infantile, de décrire les divers *procédés de laboratoire* (éosinophilie, réaction de fixation, précipito-diagnostic, anaphylaxie passive, etc.) qui peuvent servir au diagnostic d'un kyste hydatique (quel que soit son siège) et de discuter leur valeur. Il suffira de les avoir rappelés et je renvoie au numéro que le *Journal médical français* (15 décembre 1910) a consacré à diverses revues sur les kystes hydatiques du foie. Cf. L. Boidin et Guy Laroche, *Presse méd.*, 4 mai 1910, p. 329. — Quelquefois ces réactions, nulles avant l'opération, deviennent positives après: A. Broca, *Soc. méd. hôp.*, Paris, 1911, p. 673. — Paisseau et Tixier, *Presse méd.*, 1909, p. 697.

l'ictère serait plus fréquent que chez l'adulte ; je ne l'ai jamais vu. Par contre, la toux hépatique, la douleur à l'épaule droite seraient moins fréquentes.

Parmi les signes physiques, il faut noter la possibilité de déformations thoraciques, à droite, quelquefois énormes, dont l'adulte n'offre pas d'exemple. Rien de spécial, dans la forme localisée, sur la consistance, le frémissement. Mais peut-être l'enfant est-il plus exposé à la forme où l'aspect est celui d'une hypertrophie diffuse du foie. Aussi conçoit-on que certains sarcomes (1) puissent induire en erreur, quoique leur rapidité habituelle d'évolution soit caractéristique : dans le doute, on pratiquera une laparotomie exploratrice, et non une ponction, que l'hémorragie rend parfois dangereuse. La deuxième enfance, âge des kystes hydatiques, n'est pas celui du gros foie par syphilis. Mais c'est celui des gros foies des dyspeptiques : on étudiera donc avec soin les phénomènes digestifs, on recherchera en particulier l'appendicite chronique ; et l'on n'oubliera d'ailleurs point que les sujets atteints de kyste ont souvent été considérés pendant plus ou moins longtemps comme des dyspeptiques. On aura soin de faire une radiographie.

Je n'ai rien de particulier à dire sur l'*évolution thoracique* ou *abdominale*, sur l'*image radiographique* à convexité supérieure, sur la *multiplicité*, la *suppuration* du kyste.

En raison de ses chutes, des coups qu'il reçoit, en raison aussi de la souplesse de la cage thoracique, l'enfant est prédisposé à la *rupture dans le péritoine*, et à la *greffe ultérieure d'hydatides multiples*. Par contre, la *rupture dans les voies digestives* et dans les *voies biliaires* est exceptionnelle. On cite quelques cas d'ouverture à l'ombilic. J'ai opéré un enfant chez lequel une tumeur, qui ressemblait à un abcès froid costal de la région costo-vertébrale, était en réalité un kyste hydatique suppuré du foie, migrant vers la peau par une poche en bissac.

Chez deux filles que j'ai opérées, un kyste hydatique du lobe gauche avait été pris par leur médecin pour un kyste de la rate. Par contre, j'ai cru, avec Comby, à un kyste pour une tumeur droite, limitée, dure, immobile, ronde : et à la laparotomie j'ai vu une grosse rate, que d'ailleurs j'ai respectée.

Traitement. — De l'âge ne résulte aucune particularité sur les indications thérapeutiques, sur les voies d'accès. Dans ma pratique personnelle, j'ai radicalement proscrit la ponction exploratrice ou curatrice, les injections modificatrices. J'opère après formolage (2) et suis, toutes les fois que c'est possible, partisan déterminé de la réduction sans drainage après capitonnage de la poche, selon le procédé de Pierre Delbet. Mais quand on est contraint à la marsupialisation, il semble que la guérison soit bien plus rapide chez l'enfant.

(1) Des *sarcomes du foie* chez les nourrissons (âge auquel on ne pensera pas au kyste) ont été vus par E.-W.-S. Carmichael et H. Nade (*Lancet*, Lond., 4 mai 1907, t. I, p. 1217 ; 4 mois, laparotomie exploratrice, mort) ; Heaton, 8 semaines, Hewlett, 14 semaines ; Lendrop, de Haan, 4 mois. — Ces sarcomes sont indolents ; on les découvre à cause du volume de l'abdomen. Chez les nourrissons, un gros foie doit faire rechercher la *syphilis*, cas auquel la rate aussi est grosse.

(2) Devé, Des récidives hydatiques post-opératoires. *Rev. Soc. méd. arg.*, 1906, t. XIII, p. 117.

C. — Rétrécissements et oblitérations congénitaux des voix biliaires (1).

Anatomie pathologique et pathogénie. — On observe : 1° des absences plus ou moins complexes et étendues des canaux excréteurs de la bile (2); il s'agit alors sûrement d'une malformation; 2° des rétrécissements (nodules fibreux ou valvules) dont le siège habituel est à la terminaison du cholédoque; 3° des oblitérations du cholédoque et quelquefois de l'hépatique. On discute sur la cause de cette lésion par vice de développement ou par angiocholite (toxi-infection d'origine maternelle) pendant la vie intra-utérine.

La conséquence habituelle de ces obstacles est une dilatation quelquefois énorme

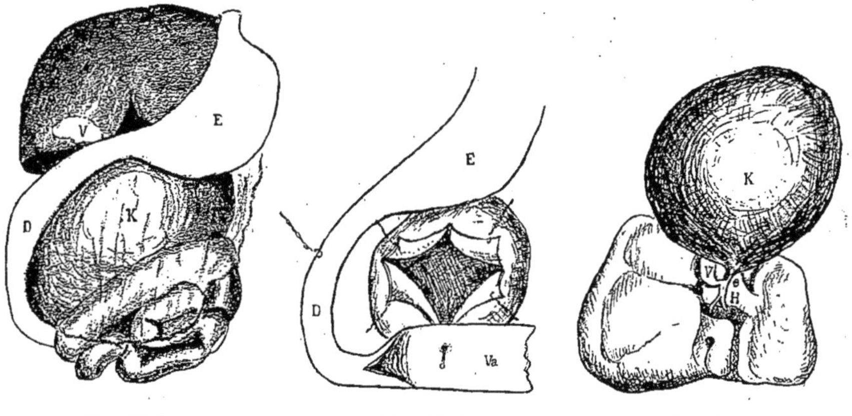

Fig. 1198. Fig. 1199. Fig. 1200.

Fig. 1198 à 1200. — *Rétrécissement congénital du canal cholédoque avec rétrodilatation kystique.* — *E*, estomac ; *D*, duodénum ; *K*, pseudokyste ; *V*, vésicule biliaire ; *Va*, ampoule de Vater ; *H*, canal hépatique.

du canal cholédoque en amont et une cirrhose biliaire. La vésicule est tantôt dilatée et tantôt atrophiée.

Étude clinique. — 1° *Il y a ictère congénital.* La plupart de ces cas sont incompatibles avec la vie. Si l'enfant survivait, il faudrait déterminer s'il s'agit d'un ictère médical ou d'un ictère mécanique : diagnostic à peu près impossible dans l'état actuel de nos connaissances sur l'ictère des nouveau-nés.

2° *Il n'y a pas ictère congénital.* Il débute alors en général vers 2 à 3 ans (3), devient rapidement foncé, ne subit, par poussées, que peu de variations de teinte. Il s'accompagne quelquefois d'une tumeur liquide sous-hépatique plus ou moins volumineuse (pseudo-kyste par dilatation du cholédoque), et alors le diagnostic peut être soupçonné. Dans le seul cas que j'aie observé (4), le ventre énorme, chez une fille cachectique, atteinte de tuberculose du genou, ressemblait à celui d'une

(1) Mathieu, *Rev. de chir.*, 1908, t. I, pp. 61 et 174.
(2) M. Ferrand et C. Robert, *Soc. péd.*, 1910, n° 27, p. 274 ; Zuber et Rousselot, *ibid.*, 1912, p. 328 ; Veau, *ibid.*, 1910, p. 289.
(3) Y a-t-il eu oblitération secondaire, inflammatoire, d'un point d'abord rétréci ?
(4) A. Broca, *Soc. chir.*, Paris, 10 mars 1897, p. 209; début de l'ictère vers 9 ans.

ascite tuberculeuse. L'angiocholite (très exceptionnelle chez l'enfant) se caractérise par la fièvre à grandes oscillations (1).

On tend actuellement à attribuer une origine congénitale à certains ictères, par rétrécissement du cholédoque, survenant chez des adultes jeunes, sans antécédents de lithiase et d'angiocholite (Moynihan, Kœrte, Quénu et Mathieu).

Traitement. — Si le diagnostic est posé soit à l'avance, soit après laparotomie exploratrice, il convient de faire la cholédoco-entérostomie, facilitée par la distension du cholédoque en amont. Quelques opérations heureuses sont dues à Brun et Hartmann (2), à Treves.

II. — ANUS ET RECTUM

§ 1. — Anus.

1° **La fissure à l'anus** (3), consécutive soit à des excoriations hémorroïdaires, soit à des exulcérations ano-fessières, existe même dans le très jeune âge, et sans aller jusqu'à l'exagération de Gautier (1863) qui la considérait comme la cause principale de la constipation chez le nourrisson, on ne songe peut-être pas assez souvent à la chercher.

Plus l'enfant est jeune et plus est difficile à préciser la chronologie des souffrances par rapport à la selle, qui est le caractère pathognomonique chez l'adulte. Mais le sujet est très constipé, plus encore que l'adulte, car ayant souffert il a peur et refuse de pousser, même après la cocaïnisation (4), il est agité, dort mal, pisse difficilement, ne s'alimente pas et maigrit, a parfois des convulsions. Svehla a décrit des contractures réflexes de la hanche (flexion, adduction, rotation en dedans) simulant la coxalgie et relevant de cette cause.

Si alors on examine l'anus, on y voit, au fond d'un pli radié, une petite fissure linéaire (quelquefois plusieurs, dit Axenfeld), douloureuse à la pression ; au toucher, on constate la contracture énergique du sphincter.

L'onction de l'anus avec une pommade cocaïnée suffit presque toujours à la cure. Si elle échoue, on aura recours à la dilatation forcée.

2° **Les hémorroïdes** (5) sont une lésion héréditaire, et les troubles qui, chez l'adulte, attirent l'attention, ont souvent été esquissés dès l'enfance. Mais il est rare que dans le jeune âge les accidents soient accentués. Quelquefois cependant leur gravité est réelle et, comme divers pédiatres, j'ai observé : la turgescence et même la phlébite d'une hémorroïde externe ampullaire ; le prolapsus d'hémor-

(1) J'en ai fait publier une observation par Rendu et David, *Arch. méd. enf.*, 1908, p. 480.
(2) Brun et Hartmann, *Soc. chir.*, Paris, 1897, p. 207.
(3) K. Svehla, *Jahrb. f. Kinderh.*, 1906, t. XIII, p. 185 ; Tixier, *Soc. chir.*, Lyon, 1900-1901, t. V, p. 66.
(4) Quénu a vu un enfant de 10 mois qui a refusé de pousser pendant un an après guérison.
(5) G. Houzel, Th. de Paris, 1902-1903 ; D.-G. Zezas, *Arch. gén. de chir.*, 1908, p. 355.

roïdes internes ; l'hémorragie pouvant anémier l'enfant au point de compromettre l'existence. Des pertes de sang par l'anus doivent toujours avoir pour conclusion le toucher rectal, l'examen au spéculum. Pour le diagnostic avec les polypes, avec le prolapsus, voyez plus loin. Le traitement est le même que chez l'adulte ; il faut réséquer après ligature les paquets d'hémorroïdes internes.

3° Les *abcès* et *fistules* sont fréquents (1), mais sans particularités dues à l'âge. Une fistule latérale à orifice situé loin de l'anus doit faire songer à la tuberculose de l'ischion (voy. p. 481) ; une fistule postérieure, à la tuberculose du coccyx (voy. p. 516) ou à la suppuration d'un infundibulum coccygien (voy. p. 800).

4° J'ai vu deux fois des *condylomes anaux* par rectite blennorragique chez des filles, celle-ci pouvant provenir de vulvo-vaginite (2).

5° On n'oubliera pas, dans certains cas, que le *chancre induré*, *la plaque muqueuse hypertrophique* sont possibles.

§ 2. — Polypes du rectum (3).

Il y a deux espèces de polypes du rectum : les polypes fibreux (4) et les *polypes muqueux*. Ces derniers sont l'apanage de l'enfance, surtout de 2 à 4 ou 5 ans (5) ; le sexe est indifférent ; dans quelques cas, deux frères ou sœurs furent atteints ; la cause est inconnue (6).

Étude clinique. — Pendant une période indéterminée, le polype reste latent ; Giraldès a décrit des phénomènes prémonitoires douteux (démangeaisons à l'anus, douleur à la défécation, suintement muco-purulent).

Le polype est reconnu quand il *sort de l'anus* au moment d'une défécation. On voit alors une tumeur ronde, rouge ou violacée, pouvant atteindre le volume d'une cerise, à surface vernissée et légèrement framboisée ; le pédicule blanchâtre s'insère sur un petit cratère.

Cette tumeur *saigne*, parfois avec assez d'abondance pour que l'enfant s'anémie. Pendant quelques instants, le sujet continue à pousser, parce qu'il a sensation de quelque chose qui reste suspendu à l'anus, mais quoi qu'on en ait dit, la défécation n'est pas douloureuse ; et sa fréquence n'est pas accrue.

Je n'ai jamais observé les troubles vésicaux dont parle Felizet ; pas plus que l'issue au dehors pendant un effort simple, pendant un accès de toux, signalée par Stoltz ; pas plus que la complication de prolapsus.

Dans certains cas, il y a des hémorragies après la défécation sans que le polype sorte (7).

(1) Les démangeaisons par oxyures provoquent des grattages, porte d'entrée possible. — FRÖLICH a relaté un cas d'abcès vermineux, à oxyures (*Rev. mens. mal. enf.*, 1897, p. 497). — Fistules chez l'enfant, E. VIGNE, Th. de Paris, 1888-1889.

(2) K. FLÜGEL, *Berl. kl. Woch.*, 1905, p. 325.

(3) FELIZET et BRANCA, *Tr. des mal. enf.* (Comby), 2e édit., 1905, t. V p. 551 (bibliogr.).

(4) Quelques cas chez l'enfant sont relatés par Macfarlane, Dotzauer, Diday.

(5) Observations de Schlegel, de Denonvilliers chez le *nourrisson*. Je n'en ai jamais vu.

(6) Cette tumeur est un *adénome*, dont on trouvera une description histologique très précise dans QUÉNU et HARTMANN, *Chir. du rect.*, Paris, 1899, t. II, p. 5 (bibliogr.).

(7) Sur les hémorragies, MOCQUOT, *Rev. chir.*, 1913, t. I, p. 474.

C'est une tumeur bénigne (1), à évolution lente, susceptible de guérison après rupture du pédicule à la suite d'une défécation : mais souvent alors il reste un petit fragment de la tumeur, qui se reconstitue. En général, elle persiste tant qu'elle n'a pas été extirpée, ce qui ne tarde guère, en raison de la perte de sang qui inquiète la famille.

La complication de rectite, avec ténesme et glaires muco-sanguinolentes, est rare.

Quand la tumeur sort de l'anus, aucun *diagnostic différentiel* n'est à vrai dire à discuter, car elle n'a aucune analogie d'aspect avec le prolapsus ni avec les hémorroïdes.

S'il n'y a pas issue au dehors, l'hémorragie peut faire songer à l'entérite hémorragique, aux hémorroïdes fluentes, à l'angiome du rectum (vu par Marsh chez une fille de 10 ans), à une tumeur maligne (2). On doit d'abord chercher à provoquer l'issue en donnant un lavement à l'enfant, qui devra n'avoir pas été à la selle depuis la veille. Si on ne réussit pas, on pratique le *toucher rectal* et on sent la tumeur, implantée sur la paroi postérieure du rectum, rarement à plus de 5 ou 6 centimètres de l'anus ; et on l'accroche avec l'index recourbé. La longueur et la gracilité du pédicule sont très variables, la tumeur est presque toujours unique. Par exception, un polype est trop haut pour être atteint par le doigt : on fait alors l'examen au spéculum.

Traitement. — Le polype étant expulsé à la suite d'une selle ou attiré au dehors par l'index qui l'a accroché, on prend le pédicule dans une pince et on le coupe au-dessous d'une ligature au fil fin. Encore faut-il savoir que, dans nombre de cas, le pédicule se rompt sous la pince avant qu'on ait pu le lier, et une seule fois j'en ai vu résulter une hémorragie qui a nécessité l'anesthésie et la ligature, au spéculum, du point saignant.

§ 3. — Prolapsus du rectum.

Définition. — Il y a prolapsus du rectum, disait Gosselin, lorsqu'il y a issue par l'anus d'une portion plus ou moins étendue d'intestin.

Cette définition est claire, mais un peu trop compréhensive, et d'ailleurs Gosselin était le premier à éliminer, comme je vais le faire, le prolapsus hémorroïdaire et les invaginations intestinales supérieures. Je n'en parlerai qu'au diagnostic, car l'étiologie, l'anatomie pathologique, la symptomatologie s'accordent à nous faire distinguer ces dernières lésions des véritables prolapsus du rectum, ceux dans lesquels il y a issue par l'anus d'une portion plus ou moins étendue du *rectum*.

Le prolapsus rectal s'observe à tous les âges : mais celui de l'enfant au-dessous de 4 à 5 ans mérite, en raison de ses allures spéciales, une description distincte.

(1) Par exception, il y a quelques petites tumeurs autour de la principale, et de là certaines récidives. C'est différent des polypes multiples pouvant occuper presque tout le côlon. Cf. Horand, *Soc. chir.*, Lyon, 1897-1898, p. 1, polypes multiples, avec phénomènes de rectite ; Quénu et Landel, *Rev. de chir.*, 1898, p. 465, polyadénome du gros intestin (adultes) ; *Rev. gynéc.*, 1898, p. 481.

(2) Observations de J.-A. Nilau, de Mayo chez des sujets de 12 ans. Félizet et Branca ont vu une *tumeur polypeuse lymphadénoïde* et citent des cas de Bull, Shattock, Quénu. Mentionnons ici les *kystes dermoïdes* de Port, de Clutton.

Anatomie pathologique. — Plusieurs degrés doivent être différenciés : dans le prolapsus *partiel*, la muqueuse seule fait issue ; dans le prolapsus *total*, c'est toute l'épaisseur de la paroi rectale.

Le *prolapsus partiel*, celui de la muqueuse seule, est facile à faire comprendre. Tout le monde sait que chez le cheval, à chaque poussée de défécation, la muqueuse, mobile grâce à la laxité du tissu conjonctif sous-muqueux, suit le bol fécal en une saillie circulaire et rose. Dans le prolapsus partiel de l'homme, la saillie est la même, mais elle est anormale : le prolapsus, presque toujours circulaire, est d'abord passager, se produit après la garde-robe et rentre facilement ; puis il s'aggrave et enfin devient permanent. Gosselin avait coutume de comparer cet état à celui d'un vieux paletot dont la doublure, distendue, dépasse la manche.

Le *prolapsus total* présente deux variétés, qu'avec Cruveilhier il convient d'appeler invaginations à trois cylindres et à deux cylindres.

Supposons un tube quelconque — dans l'espèce l'intestin — sur lequel on fait *dans la continuité* une invagination, c'est-à-dire un pli qui descend dans le tube situé au-dessous de lui : il suffit, ici encore, de manier la manche d'un paletot pour com-

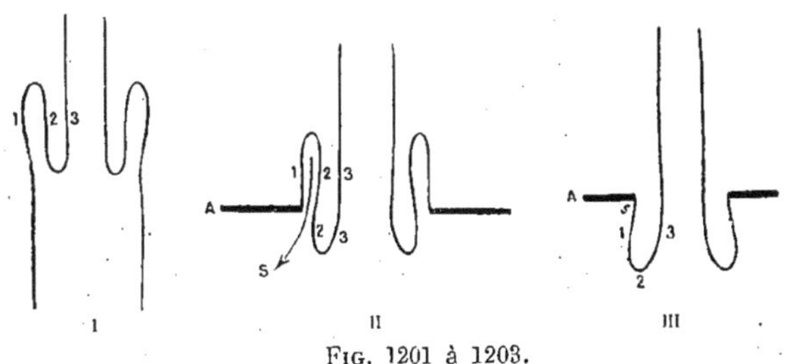

Fig. 1201 à 1203.

Fig. 1201. — Invagination à trois cylindres dans la continuité de l'intestin. Fig. 1202. — Même état au rectum, avec sillon dans lequel une sonde cannelée pénètre à une hauteur variable (3), mais si le prolapsus s'allonge, le sillon diminue de hauteur, puis disparaît, et l'on a l'invagination à deux cylindres (fig. 1203) où, à vrai dire, le cylindre 2 de la figure précédente est réduit au point de continuité entre 1 et 3.

prendre qu'une coupe transversale au niveau de la plicature rencontrera trois fois la paroi, en trois cercles concentriques, dans cette *invagination à trois cylindres.* Et si des plis successifs s'emboîtent, comme dans une lorgnette, ces invaginations seront à cinq, sept cylindres, toujours en nombre impair. Prenez maintenant la manche de votre habit, faites-y une invagination simple dans la continuité, et tirez jusqu'à ce que le pli invaginé vienne faire saillie hors du bout de la manche : vous vous rendez compte que, dans la partie ainsi prolabée, il n'y a que *deux cylindres* accolés, l'un descendant, externe, continu avec l'extrémité inférieure de la manche, au niveau d'un *sillon* circulaire, situé plus ou moins haut ; l'autre interne, ascendant, continu avec l'extrémité supérieure de la manche. Dans le *prolapsus complet à trois cylindres,* de la partie supérieure du rectum, qui se précipite, pour ainsi dire, dans la partie inférieure, les deux cylindres du pli invaginé dépassent l'anus, dont les sépare un sillon plus ou moins profond : et si la descente continue, cela peut se transformer en invagination à deux cylindres.

Immédiatement apparaît donc une différence d'aspect entre le prolapsus partiel et le prolapsus total à trois cylindres : dans le premier, il y a continuité directe entre la muqueuse procidente et la peau anale ; dans le second, elles sont séparées l'une de l'autre par un sillon circulaire. Mais ce caractère disparaît dans la variété qui nous reste à étudier, le prolapsus total à deux cylindres, lequel peut être l'aboutissant des deux variétés précédentes.

Reprenez un tube quelconque, toujours la manche de votre habit, et au lieu de faire dans la continuité la plicature invaginée, faites-la à l'extrémité inférieure : deux cylindres seulement, l'un descendant, l'autre ascendant, existent dans la tumeur prolabée. Appliquez cela au rectum, et vous verrez tout de suite que, forcément, la muqueuse procidente sera en continuité directe avec la peau de l'anus.

Comment peut se produire ce prolapsus? Par deux mécanismes : ou bien, au bout d'un temps plus ou moins long, une tumeur, d'abord constituée par la muqueuse seule, grossit jusqu'à attirer à sa suite toute l'épaisseur de la paroi rectale, et alors le sillon n'a jamais existé ; ou bien, il y a primitivement prolapsus à trois cylindres, et, à mesure que la tumeur grossit, elle attire à elle, peu à peu, le cylindre invaginant, en sorte que peu à peu la profondeur du sillon diminue, jusqu'à devenir égale à 0.

J'ai un peu insisté sur ces données anatomiques, car cette description, imitée de Cruveilhier, n'est pas assez présente à toutes les mémoires ; mais je pourrai glisser rapidement sur le reste de l'anatomie pathologique : sur les rapports, parfois mal déterminés, de la plicature rectale avec le cul-de-sac péritonéal et sur la hernie, appelée *hédrocèle*, qui se produit parfois dans ce cul-de-sac ; sur les modifications secondaires de la muqueuse, de la paroi rectale, du péritoine, plus ou moins enflammés, indurés, adhérents, ce qui peut aboutir à l'irréductibilité. Tout cela, en effet, appartient à peu près exclusivement au prolapsus de l'adulte et non à celui de l'enfant. Quant à l'existence possible d'une tumeur, d'un rétrécissement à l'extrémité de la masse prolabée, c'est en exposant la pathogénie qu'il convient d'en parler.

Étiologie et pathogénie. — Le prolapsus se produit s'il y a disproportion entre la solidité des moyens de fixité du rectum et l'importance des efforts subis par cet intestin. Voyons donc quels sont et ces moyens de fixité et ces efforts.

Le rectum doit subir la poussée dans l'effort de la défécation, et l'on sait quelle variété présente cette poussée, aussi bien dans sa fréquence que dans son intensité. Pour ne pas être expulsé à chaque effort, il est soutenu, en bas, par le plancher périnéal qu'il perfore au niveau du l'anus ; il est suspendu par le méso-rectum. D'autre part, il faut envisager, en particulier, la fixité de la muqueuse sur la musculeuse sous-jacente ; elle est plus ou moins grande selon que le tissu conjonctif interposé est plus ou moins lâche et peut-être est-il plus lâche chez l'enfant que chez l'adulte.

Exagérez l'effort, diminuez la résistance, et vous aurez des prolapsus que vous pourrez appeler, dans les cas tranchés, de force ou de faiblesse : mais en sachant bien que, dans les cas intermédiaires, ces deux facteurs s'associent en proportion très variable.

Telle est la donnée générale : il faut l'appliquer aux cas particuliers, en cherchant à faire voir les différences qui existent entre l'enfant et l'adulte. Dans les deux cas, en effet, l'étiologie, envisagée dans ses facteurs spéciaux, n'est pas la même, et d'abord il convient de noter que, sauf exception, le prolapsus de l'adulte n'est pas la prolongation de celui de l'enfant.

Un premier groupe de facteurs étiologiques est constitué par diverses *prédispositions anatomiques*, c'est-à-dire par la *diminution des moyens de fixité du rectum*. C'est sans doute par une disposition congénitale qu'il faut expliquer cette laxité considérable du méso-côlon iliaque sur laquelle insiste Ch. Nélaton dans les prolapsus de l'adulte.

Chez l'enfant, outre la rectitude du sacrum, grâce à laquelle l'extrémité inférieure du rectum subit plus directement l'assaut de la défécation, il faut admettre le rôle du relâchement sphinctérien. Je vais même plus loin, et j'incrimine la faiblesse de tout l'individu. Un enfant atteint de prolapsus rectal est toujours, autant que ce mot puisse être exact dans notre science, un *rachitique* à gros ventre, à fibres molles, à parois abdominales flasques ; c'est d'ordinaire un produit du biberon et il est âgé de moins de 5 ans, c'est-à-dire qu'il est à l'âge où le rachitisme est en évolution. C'est là, je crois, la notion étiologique capitale à retenir, car d'elle vont résulter les données prophylactiques et thérapeutiques.

Nous allons encore retrouver le rachitisme comme origine de certaines *prédispositions physiologiques*, de certaines *causes efficientes*, augmentant la violence ou la fréquence des *efforts de défécation*. Les sujets, adultes ou enfants, atteints de prolapsus rectal ont, en général, une défécation vicieuse : ils sont ou constipés, ou diarrhéiques, ou atteints alternativement de ces deux états.

Chez l'enfant, diarrhée, constipation ou alternance des deux sont habituellement le résultat de ces alimentations mal réglées — allaitement artificiel ou sevrage mal dirigé — qui aboutissent au rachitisme : et ces sujets à tonicité musculaire insuffisante ont, en outre, de par leur maladie initiale, une cause locale qui favorise le prolapsus. Ils sont plus souvent constipés que diarrhéiques, peut-être parce que l'athrepsie a préalablement emporté ceux qui avaient tendance à la diarrhée. Et, chez ces petits constipés, le prolapsus est volontiers favorisé par une coutume défectueuse : la mère de famille, pour simplifier une corvée, installe l'enfant sur le pot de nuit et vaque à ses occupations en l'invitant à pousser. Cela dure souvent fort longtemps, et l'enfant, docile, fait effort sur effort : l'objet désiré ne vient pas toujours, mais, en cas de rachitisme prédisposant, la chute de la muqueuse n'est pas rare et, la cause se reproduisant, peut aboutir à celle de la paroi rectale tout entière.

Je viens d'insister sur la défécation ; les autres efforts, en effet, sont exceptionnels chez l'enfant. Il faut rappeler, cependant, les mictions laborieuses de la lithiase vésicale — très rarement à Paris, il est vrai — et il semble qu'alors le prolapsus rectal concomitant ne soit pas exceptionnel. Enfin, on a incriminé le phimosis : mais il est rare que cette difformité provoque une dysurie d'intensité suffisante.

Jusqu'à présent, j'ai supposé que le calibre du rectum était normal : mais on conçoit combien le prolapsus va être facilité si un bol fécal, volumineux et dur, rencontre un obstacle à sa progression. C'est ainsi qu'il chasse devant lui un polype, par exemple, qui devient procident à chaque défécation : mais, chez l'enfant, aussi bien que chez l'adulte, la chute rectale en est bien rarement la conséquence.

Une mention spéciale est due, d'après Bœckel, à certains rétrécissements congénitaux, assez haut situés, qui sont refoulés hors de l'anus par le bol fécal, auquel ils ont fourni un point d'appui.

Symptômes. — Le prolapsus de la muqueuse seule constitue une tumeur rouge, en un bourrelet presque toujours complètement circulaire, se continuant directement avec la peau de l'anus, sans un sillon où puisse pénétrer le stylet ; la muqueuse a coutume d'être rouge, facilement saignante, recouverte de quelques glaires ; par une pression légère, la réduction est facilement obtenue, au moins au début.

Mais si les soins sont insuffisants, si on laisse la tumeur s'accroître et l'état général péricliter, la réduction devient de plus en plus difficile à obtenir et surtout à maintenir ; le prolapsus augmente et à celui de la muqueuse s'ajoute, à un moment donné, celui de la paroi tout entière. Alors apparaît une tumeur pouvant arriver au volume d'une mandarine, le dépasser même : tumeur perforée au sommet d'un orifice d'abord central, puis excentré et regardant en arrière, le boudin procident s'incurvant en concavité postérieure lorsque commence à résister le méso-rectum, attiré par glissement jusque dans la tumeur.

C'est alors surtout que la muqueuse est rouge, enflammée : il y a rectite manifeste, et cette rectite, par les épreintes qu'elle provoque, va contribuer à faire reproduire et à entretenir le prolapsus.

Une tumeur de semblable forme, de semblable volume, est facile à distinguer, par la simple inspection, du prolapsus de la muqueuse seule ; avec un stylet, on recherchera un sillon entre la tumeur et l'anus pour déterminer à quelle variété on a affaire, si c'est un prolapsus à trois ou deux cylindres. Par la percussion, par la pression, on déterminera s'il existe en avant une hédrocèle, sous forme d'une tumeur gargouillante, sonore, se gonflant pendant la toux : cette recherche est peu importante chez l'enfant, où l'hédrocèle est rare et où, d'autre part, on n'a pas l'occasion de traiter les prolapsus par l'excision.

Après avoir ainsi exploré la tumeur, il convient de la réduire : pour cela on couche l'enfant sur le côté, on relève la fesse supérieure et, à travers une compresse enduite de vaseline, on exécute sur le prolapsus une sorte de taxis, l'extrémité des cinq doigts appuyant tout autour, tandis qu'on exerce un véritable refoulement en masse vers l'anus. Si l'enfant crie — et cela est la règle — la réduction peut être assez laborieuse, mais si l'on a soin de réaliser une pression continue, le bassin étant bien immobilisé, on ne tarde pas à sentir, souvent entre deux cris, la tumeur qui file entre les doigts et rentre tout d'un coup. Mais l'enfant continue à crier, et si l'on n'a pas soin de bien serrer les fesses l'une contre l'autre — ce qui est facile avec les doigts d'une main, disposés en couronne autour des pôles — la chute se reproduit : on voit alors la tumeur se former par une sorte de mouvement de reptation, par le déroulement d'une série de plis transversaux qui, appartenant d'abord au cylindre interne, viennent se ranger au cylindre externe. Pour bien voir cette formation, le mieux est de faire tenir l'enfant sur le dos, les jambes écartées, dans la position dite de la taille.

Diagnostic. — L'examen précédent ne laisse pas place à une erreur de diagnostic : rien ne ressemble à un prolapsus rectal, et, par exemple, le polype du rectum, petite tumeur rouge violacée, grenue, arrondie, sans orifice central, ne ressemble pas à la chute partielle ou totale. L'erreur est souvent commise : c'est parce qu'on ne regarde pas ce qui sort de l'anus et, sans songer à vérifier s'il y a un polype, on admet, sur la foi de la mère ou de la bonne, qu'il y a un prolapsus. La vérité est qu'on n'y sera jamais trompé si, en provoquant une garde-robe par un lavement, on fait sortir la tumeur dont il est alors facile de juger. D'une manière générale, on peut dire que, chez l'enfant, la coexistence d'une hémorragie plus ou moins intense, avec quelque chose qui sort de l'anus à chaque défécation, doit faire songer au polype et non au prolapsus ; mais ne vous prononcez jamais avant d'avoir vu.

Lorsqu'on a reconnu une chute du rectum, il reste à déterminer sa variété : mais je n'ai pas besoin de répéter ce que j'ai dit précédemment sur la forme et l'aspect du prolapsus partiel et total, sur la valeur du sillon. L'exploration complète de ce sillon avec le stylet, et parfois avec le doigt, a encore, dans quelques cas, une importance réelle : certaines invaginations portant sur l'angle iléo-cæcal peuvent descendre jusque dans le rectum et même hors de l'anus ; mais alors existent des signes d'occlusion intestinale inconnus à la procidence rectale ; et pour confirmer le diagnostic, on n'a qu'à constater que nulle part le stylet ne va buter au fond du sillon.

On déterminera enfin quelle est la cause du prolapsus : si, au sommet, existe une tumeur ou un rétrécissement ; si le bourrelet muqueux n'est pas avant tout hémorroïdaire (voy. p. 1029).

Pronostic.— La chute du rectum ne doit pas être négligée et abandonnée à elle-même, car elle entraîne certains inconvénients, dont quelques-uns sont sérieux.

L'hémorragie est rare, mais par exception, elle peut, par sa fréquence et son abondance, mettre la vie en danger. La rectite cause des épreintes, des douleurs. Les digestions se font mal, et finalement l'enfant dépérit ; mais avant d'accuser le prolapsus d'être la cause du dépérissement, il faut se souvenir que plus souvent il en est l'effet.

J'ai entendu Trélat dire que quelques rétrécissements ont pour origine l'ulcération circulaire d'un prolapsus qui, toujours dehors, frotte constamment dans la culotte : et cela doit faire faire quelques réserves sur le rôle causal attribué par Bœckel à un rétrécissement congénital. Je n'ai d'ailleurs jamais rien vu de semblable.

Avec le temps, le rectum prolabé s'enflamme, s'indure, devient irréductible : il peut même s'étrangler, jusqu'à se sphacéler, ou s'accompagner d'une occlusion mortelle. Mais chez l'enfant je n'ai jamais observé ces complications, pas plus que l'étranglement de l'hédrocèle, dont on a cité quelques exemples ; et d'une manière générale je conclus, avec tous les auteurs qui se sont occupés de pédiatrie, que le prolapsus de l'enfant est bien moins grave que celui de l'adulte. L'étude du traitement va corroborer cette assertion.

Traitement. — Dans les *prolapsus primitifs*, les seuls envisagés ici, l'indication générale est de réduire — ce qui, en général, est aisé — puis de maintenir — et c'est ici que commencent les difficultés.

J'ai déjà dit comment on obtient la réduction. Au bout de quelques minutes, on peut, chez l'enfant, abandonner l'anus à lui-même, et d'ordinaire la réduction se maintiendra jusqu'à la prochaine selle : mais alors il est de règle que la chute récidive. De là l'importance majeure de surveiller avec grand soin cette fonction : on fera aller l'enfant à la selle, couché sur le côté, en recueillant les excréments dans une serviette, et on recommandera surtout à la mère de ne pas le laisser s'éterniser, tous les matins, sur le vase de nuit ; la selle, que l'on provoquera au besoin par un lavement, par un suppositoire, aura lieu tous les jours à heure régulière, le matin de préférence ; sa durée sera courte, réduite au strict minimum nécessaire à l'expulsion, et immédiatement le prolapsus sera réduit, puis maintenu pendant quelques instants, tant que l'enfant crie ; on laisse le sujet au lit pendant une demi-heure environ, puis on le lève. Une selle par jour régulièrement, ai-je dit : cela implique une surveillance attentive pour obtenir, par l'hygiène alimentaire et au besoin par les médicaments appropriés, la cessation soit de la diarrhée, soit, plus souvent, de la constipation dont ces enfants sont volontiers atteints.

Localement, on agit sur le rectum par les lavements boriqués froids qui calment la rectite, on met en usage les propriétés astringentes du ratanhia. Mais surtout, on s'occupe de l'état général : par le phosphate de chaux, l'huile de foie de morue, les bains salés, l'alimentation bien réglée et bien choisie, on traite le rachitisme dont tous ces enfants sont entachés.

Par le traitement ainsi conduit, on obtient une amélioration rapide : le prolapsus devient moins gros, puis il ne sort plus à chaque selle, puis ses chutes s'espacent notablement et enfin deviennent nulles. Si la mère obéit aux prescriptions que je viens d'énumérer, la guérison est à peu près constante : et pour mon compte personnel je n'ai jamais dû recourir aux boutons de feu de Dupuytren, aux raies de feu longitudinales sur la muqueuse rectale, etc. J'en dirai autant du cerclage sous-cutané de l'anus avec un fil métallique qu'on laisse 15 jours en place. Ces petites opérations ont été pratiquées et recommandées chez l'enfant, et certainement elles sont inoffensives ; mais je les crois presque toujours inutiles.

Deux fois, chez des rachitiques devenus cachectiques — si bien qu'ils ont succombé — j'ai vu des prolapsus énormes, toujours dehors, ayant pour ainsi dire perdu droit de domicile dans le bassin. Je n'ai même pas songé à opérer ces enfants arrivés au summum de la débilité ; de même sur un nourrisson atteint de spina bifida. D'après ce que j'ai vu, je crois donc que l'indication opératoire ne se pose guère que chez des rachitiques trop gravement atteints pour être soumis à une intervention chirurgicale : peut-être, dans ces cas, si l'on réussissait à guérir le rachitisme, resterait-il un prolapsus volumineux et justiciable de la chirurgie, mais je n'en sais rien puisque mes deux malades sont morts quelques jours après leur entrée à l'hôpital (1).

Très exceptionnellement, on a exécuté chez l'enfant l'anorrhaphie (Frölich), la colopexie (j'en ai un cas), l'ablation (Frölich), la rectopexie périnéale.

§ 4. — Vices de conformation de l'anus et du rectum (2).

Formes et pathogénie (3). — Pour comprendre les formes anatomiques des malformations ano-rectales, il faut avoir quelques *notions embryologiques* que l'on pourra suivre sur les pages 1066 et 1067.

1° Le tube intestinal est séparé de l'extérieur, en bas, par une membrane anale dans laquelle les cellules bourgeonnent en un amas, le bouchon cloacal, qui se creuse au centre pour constituer le canal anal, en sorte qu'à un moment donné, les deux culs-de-sac se continuent en un tube unique;

2° L'extrémité inférieure de l'intestin envoie en arrière un intestin post-anal, destiné à disparaître;

3° En avant de cette évagination postérieure est l'évagination antérieure ou allantoïdienne : et par là a lieu, dans le cloaque, une communication entre le tube digestif et les voies urinaires; le cloisonnement du cloaque met fin à cette communication (4).

Il y aura *imperforation* si, par arrêt léger ou grave dans le développement de l'un ou des deux, anus et rectum ne se mettent pas en continuité de calibre.

Il y a *rétrécissement* si la lumière de ces canaux se forme, mais de façon insuffisante. Ce processus semble être un degré du précédent.

Il y aura *abouchement anormal* si le cloisonnement du cloaque est imparfait.

1° L'*imperforation* se définit d'elle-même. Deux cas sont à considérer, selon que l'obstacle est constitué par une simple *cloison*, mince ou épaisse, ou qu'un cordon fibreux (parfois même nul) remplace sur une plus ou moins grande longueur le tube

(1) J'ai souvenir aussi de deux enfants chez qui un prolapsus incoercible fut un des premiers signes d'une méningite tuberculeuse.

(2) RIEFFEL, *Traité de chir.* (Duplay et Reclus), t. VI, p. 691 ; 2e édit., Paris, 1898 ; ANDERS, *Arch. f. klin. Chir.*, 1893, t. XLV, p. 489 ; STIEDA, *ibid.*, 1903, t. LXX, p. 555 ; A.-P.-C. ASHHURST, *Univ. of Pens. med. Bull.*, 1907, t. XX, p. 96. Ces articles donnent une riche bibliographie. Voir aussi quelques thèses : PASSEMARD (Montpellier, 1906-1907); GUELPA (Montpellier, 1901-1902); FOÀTA (Lyon, 1899-1900); REGNAT (Paris, 1904-1905); JOYEUX (Nancy, 1911-1912).

(3) Nous ne savons rien des causes; citons les cas familiaux de Hadra, Wutzer, Langoni; pour P. Berger, l'hérédité des rétrécissements n'est pas rare.

(4) Les malformations cloacales complexes sont pour la plupart sans intérêt pratique (cf. p. 1044).

intestinal *absent*. Ces deux états sont symptomatiquement identiques : il y a occlusion intestinale complète, mais en thérapeutique ils sont forts différents.

Les *atrésies* sont : *anales*, avec rectum terminé en cul-de-sac au-dessus d'un périnée où l'anus fait défaut ; *rectales*, avec ampoule rectale s'arrêtant à distance variable au-dessus d'un cul-de-sac anal extérieurement bien conformé (1) ; *ano-rectales*, avec ampoule terminale plus ou moins distante d'un périnée où l'anus fait

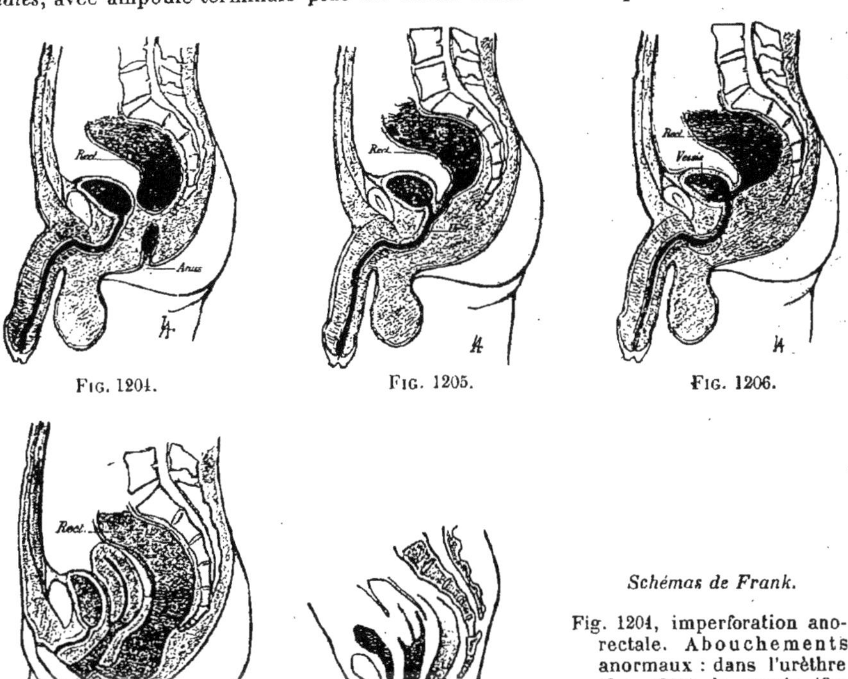

Fig. 1204. Fig. 1205. Fig. 1206.

Fig. 1207. Fig. 1208.

Schémas de Frank.

Fig. 1204, imperforation anorectale. Abouchements anormaux : dans l'urèthre (fig. 1205), la vessie (fig. 1206), le vagin (fig. 1207), à la vulve (fig. 1208, pointillé indiquant le procédé de transplantation au périnée).

défaut. L'anus étant imperforé, tantôt la peau du périnée est lisse, tantôt quelques mamelons irréguliers y marquent la place où devrait être l'anus.

Le sphincter manque lorsque l'anus manque.

On a précisé assez mal les rapports entre le rectum et le péritoine : on en est resté à peu près au vieux mémoire de Debout (1855). Le péritoine se comporterait vis-à-vis du cordon atrésié comme vis-à-vis du rectum normal. Descend-il plus bas que normalement ?

2° *Les rétrécissements* (identiques en pathogénie à une cloison mince) sont très rarement cylindriques, plus ou moins longs et serrés. Presque toujours ils sont *minces*, soit *membraneux* et perforés *en diaphragme*, soit en forme de *brides* ou de *valvules*. Celles-ci sont tantôt latérales, tantôt postérieures ; Tillaux a insisté sur ces dernières, siégeant sur le rectum proprement dit et souvent compliquées de fistule.

(1) Souvent un cordon va de cette ampoule à la région anale, à la vessie, à l'utérus, au promontoire. Le cul-de-sac terminal peut être situé plus ou moins haut, jusque dans la fosse iliaque droite, par absence d'une longueur variable du côlon.

La jonction ano-rectale est le lieu d'élection des rétrécissements, mais ils sont possibles, comme l'atrésie, sur n'importe quel point du tube digestif (1). Leur multiplicité n'est pas rare ; de même, d'ailleurs, pour certains cloisonnements, entre lesquels il y a un tube à revêtement muqueux, de calibre normal et rétréci, ce qui est pathologiquement identique aux cas où entre deux parties canaliculées du tube intestinal existe un cordon fibreux plus ou moins long.

3° Les *abouchements anormaux* sont presque toujours, sinon toujours, associés à une imperforation ano-rectale, avec ou sans trace d'anus au périnée ; et cet obstacle à l'issue des matières par les voies naturelles est probablement la cause mécanique de cette dérivation anormale (2).

A. — Les seuls sûrement typiques, par *arrêt de développement du cloaque*, sont ceux du *rectum*, et ils siègent :

a) *Dans le sexe masculin*, sur la vessie ou sur l'urèthre, ces derniers semblant, quoi qu'on en ait dit, les plus fréquents (3). Les *abouchements vésicaux* (4) s'ouvrent au bas-fond ou au col, par un orifice ordinairement très étroit, le rectum s'arrêtant au détroit supérieur. Les *abouchements uréthraux* s'ouvrent à la région prostato-membraneuse, soit par un orifice simple si l'ampoule rectale, bien développée, descend dans le bassin, soit par un canal plus ou moins long et tortueux. Cette dernière disposition serait habituelle, d'après Trélat : dans les cas de ce genre que j'ai opérés, l'ampoule était bas située.

b) Dans le *sexe féminin*, où cette malformation est beaucoup plus rare, le rectum communique avec le vagin, plus rarement avec l'utérus (5).

B. — On a interprété comme *ectopies anales* les ouvertures qui, l'anus n'existant pas au périnée, se font : *chez le garçon*, sur le raphé médian, depuis le périnée jusqu'à la face inférieure du pénis; *chez la fille* à la vulve, en avant de l'hymen. Il semble que ce soit plutôt un abouchement rectal, l'origine étant une coalescence excessive des replis génitaux en arrière, associée à une absence de cloisonnement inférieur du cloaque (défaut de soudure entre l'éperon cloacal et la lame uro-génitale). La forme typique de ces malformations empêche de les ranger à coup sûr, malgré Frank et Stieda, dans les fistules pathologiques, consécutives à la rupture par distension de l'ampoule rectale imperforée. Mais on ne peut considérer que comme des *abouchements pathologiques* (Trélat), ceux qui, très exceptionnellement, ont lieu à la région pubienne, aux fesses, sur les parties latérales du scrotum (plusieurs petits orifices à la fois, Kirmisson).

Étude clinique (6). — Ces variétés anatomiques se groupent pour le praticien en deux classes, selon qu'il y a occlusion complète (imperforation et absence) ou rétrécissement (rétrécissements et abouchements anormaux) du tube ano-rectal.

(1) Les rétrécissements et absence de l'anus semblent dus à un excès de soudure secondaire des replis génitaux ; ceux du rectum, soit à une propagation excessive du processus d'atrophie de l'intestin post-anal, soit à un excès de cloisonnement du cloaque. D'autre part, sur toute la longueur du tube digestif, depuis l'œsophage, il faut invoquer (comme nous l'avons dit pour l'œsophage, p. 946) la persistance possible, sur longueur variable, du processus d'oblitération cellulaire secondaire, qui doit disparaître pour rendre une lumière au tube intestinal (Kreuter, *Arch. f. kl. Chir.*, 1908, t. LXXXVIII, p. 303), ce qui explique le siège quelconque et la multiplicité (Villemin, *Soc. péd.*, 1899, p. 133).

(2) Il suffit de signaler les très rares ouvertures à travers le rachis (région lombo-sacrée, Fristo). C'est une persistance du canal neurentérique.

(3) Ils répondent, en effet, à un arrêt plus tardif, le cloisonnement se faisant de haut en bas.

(4) Ils s'accompagnent souvent de malformations de l'uretère, du canal déférent, de l'urèthre: ce qui se conçoit vu les connexions de la partie supérieure du cloaque avec les canaux de Wolff et de Müller. Est-ce possible chez la fille ? Rieffel admet le cas de Delasalle.

(5) Cependant, il n'y a pas communication temporaire normale entre l'intestin et les canaux de Müller.

(6) U. Trélat, art. *Anus* du *Dict. encycl. des sc. méd.*, Paris, 1866.

Les *signes fonctionnels des imperforations et absences* sont ceux de l'*occlusion intestinale complète*. Né avec bonne apparence, commençant à boire volontiers, l'enfant ne rend pas son méconium et bientôt refuse de téter. Il vomit d'abord les quelques aliments qu'il a pris ; puis les matières évacuées sont verdâtres, bilieuses, et enfin fécaloïdes. Le ventre se météorise, on y voit un réseau de veines dilatées ; le sujet souffre, crie, ses traits se tirent et il ne tarde généralement pas à succomber dans l'algidité et la cyanose par intoxication, quelquefois par péritonite. Il est rare qu'il dépasse ainsi le 7e ou 8e jour, mais quelquefois on est surpris de sa survie. La rupture de l'intestin a été observée par Esmarch.

Les *rétrécissements et abouchements anormaux* ne causent pas d'accidents immédiats s'ils sont larges ; mais ils ont pour conséquence une *occlusion incomplète, proportionnelle à leur étroitesse*, avec cette notion qu'un pertuis même fin, laissant filtrer les gaz, atténue considérablement les phénomènes de rétention et le météorisme : on a vu vivre pendant plusieurs semaines des garçons à communication vésicale ou uréthrale n'ayant jamais laissé passer qu'un peu de matières délayées dans l'urine.

Certains *rétrécissements très larges* (1) sont même latents pendant de longues années, jusqu'à être des trouvailles d'autopsie. La plupart, moins larges, laissent passer sans difficulté, ou tout au plus avec tendance à la constipation, les matières jaunes et molles des nourrissons allaités, mais deviennent peu à peu plus gênants à mesure que, à partir du sevrage, les matières deviennent plus dures. Il en est, à la partie supérieure du rectum ou inférieure de l'S iliaque, qui sont probablement la cause de certains cas de mégacôlon (voy. p. 1009). D'autres, ne s'accompagnant d'abord que d'accidents médiocres, sont un jour brusquement oblitérés par un corps étranger (noyau de cerise, haricot, etc.).

L'abouchement dans la vessie a pour conséquence plus ou moins rapide la cystite et la pyélonéphrite.

De tous les abouchements anormaux, l'*anus vulvaire* (2) est le plus compatible avec l'existence. On voit à la fourchette un orifice, à plis radiés, ressemblant à l'anus, mais de plus petites dimensions. Cet orifice est presque toujours continent et de calibre suffisant, en sorte que la malformation, à l'aide de quelques soins de propreté, est méconnue du mari ou des amants, et même de l'accoucheur ; bon nombre de ces femmes vivent vieilles (100 ans dans un cas de Morgagni), sans troubles de la défécation, du coït, de l'accouchement. Certains abouchements vaginaux sont de même sans conséquences fonctionnelles (3).

Mais certains de ces anus sont incontinents, complètement ou seulement pour

(1) Je ne fais que mentionner les travaux de Trélat, Gosselin et Reynier, Tillaux, Reclus, sur les formes qui ne se manifestent que *chez l'adulte* par des difficultés de défécation, de la rectite, des fistules souvent presque sèches. Le rétrécissement enflammé et épaissi est assez souvent confondu avec un « syphilome ano-rectal », mais presque toujours il conserve une faible hauteur, une forme valvulaire, diaphragmatique, un bord tranchant qui font faire le diagnostic. Quelquefois, d'ailleurs, des troubles légers remontent à l'enfance. L'extirpation du rétrécissement est facile. (Leçon de P. Reclus, *Presse méd.*, 1913, p. 31). Les *diverticules congénitaux du rectum* appartiennent aussi à la pathologie de l'adulte : Terrier, *Congr. chir.*, 1889, p. 401 ; Neumann, *Deut. med. Woch.*, 1896, p. 149 ; Schæffer, *Centr. f. Gyn.*, 1896, p. 790.

(2) Chalier et Plauchu, *Prov. méd.*, 1908, p. 109 (bibliogr.).

(3) On sait les débats théologiques auxquels ont donné lieu la fécondation et l'accouchement par le rectum, dans un cas d'abouchement du vagin dans le rectum.

les liquides et les gaz, ou bien donnent issue aux matières pendant le coït. Quelques-uns sont étroits et durs, d'où constipation progressive et même crises d'occlusion incomplète à partir du moment où les selles deviennent épaisses.

Diagnostic et traitement. — Le traitement doit consister à abaisser l'ampoule rectale au périnée toutes les fois que c'est possible, et si c'est impossible, à établir un anus contre nature. Il est donc nécessaire de poser un diagnostic anatomique précis. Et l'on n'oubliera pas, en outre, que la *précocité de l'intervention est une condition importante de succès.*

Le premier précepte est de *toujours examiner la région ano-périnéale dès que l'enfant vient de naître.* On reconnaît ainsi immédiatement tous les cas où il y a *imperforation de l'anus*, tout à fait absent ou remplacé par quelques inégalités du raphé. Chez la fille, on regardera alors tout de suite la fourchette vulvaire ; s'il n'y a rien, on est autorisé à attendre quelques heures la première souillure méconiale du vagin. Chez le garçon, on voit si les langes mouillés sont teintés par une urine verdâtre. Un abouchement anormal profond ne change d'ailleurs pas grand'-chose à l'indication opératoire, moins urgente cependant. De même un pertuis cutané, scrotal ou pénien.

Il est alors indispensable de se demander si l'ampoule terminale de l'intestin est située dans le bassin (rectum développé) ou dans l'abdomen (rectum atrésié). Lorsque l'ampoule est près de la peau, il est de règle que les ischions soient normalement écartés, que le périnée bombe pendant les efforts et les cris ; on a recommandé d'explorer la concavité du sacrum avec une sonde introduite dans la vessie chez le garçon, dans le vagin chez la fille, pour se renseigner sur l'épaisseur des tissus intermédiaires. Les connaissances que l'on acquiert ainsi n'ont d'ailleurs qu'une valeur relative, et très souvent l'incision périnéale sera exploratrice. Danyau n'avait rien senti de la sonde, et cependant l'ampoule remplissait le bassin.

S'il y a un abouchement vulvaire, il est à peu près certain qu'aucune opération immédiate ne sera indiquée. Dans un abouchement vaginal, on introduira une sonde et on verra si on la fait saillir au périnée, cas auquel il faudra suturer l'ampoule à la peau.

Ce cathétérisme de l'ampoule est presque toujours impossible pour les abouchements anormaux du garçon, dans les voies urinaires ou à la peau. Un abouchement dans les voies urinaires se fait-il dans la vessie ou dans l'urèthre ? S'il y a orifice vésical, toute l'urine est toujours colorée par le méconium, par les matières fécales ; s'il y a orifice uréthral, le premier jet, seul coloré, lave le canal. C'est souvent un signe plus théorique que pratique, chez un nouveau-né qui mouille ses langes. Ce serait intéressant à préciser, car un abouchement vésical correspond presque toujours à une ampoule très haut située.

Si l'*anus est bien formé*, le diagnostic immédiat est impossible, mais on doit toujours songer à une occlusion possible chez un enfant qui n'a pas évacué le méconium au bout de 24 heures. Un anus bien formé doit, en principe, exclure l'idée d'un abouchement anormal du rectum.

On commencera par introduire dans l'anus le petit doigt, bien vaseliné : et l'on diagnostiquera tout de suite les *imperforations ano-rectales*, à 3 ou 4 centimètres de hauteur. Restera à déterminer s'il y a seulement une cloison ou une absence plus ou moins haute du rectum. Aux signes précédemment indiqués, on ajoute un peu de précision en sentant si le cul-de-sac anal bombe sur le doigt introduit et se laisser déprimer: une cloison mince peut même apparaître convexe et noirâtre au bout d'un petit spéculum.

Si le doigt n'est pas arrêté à la jonction ano-rectale, on voit jusqu'où pénètre une sonde métallique de femme, une sonde en gomme; on donne un lavement, haut porté par cette sonde. Si l'eau ne ressort même pas teintée en verdâtre, on doit conclure à une *atrésie intestinale*, dont il est la plupart du temps bien difficile de reconnaître le siège (1) et de préciser la forme soit en cloisons unique ou multiples, soit en cordon plein plus ou moins long ; qu'il est même à vrai dire impossible de différencier de certains cas rares d'*occlusion intestinale congénitale* par volvulus, par coudures, par brides de péritonite fœtale, par tumeur abdominale. Presque toutes ces lésions sont au-dessus des ressources de l'art ; quelques-unes, cependant, sont curables par une opération (2) immédiate, ou plus ou moins tardive après anus contre nature (entérectomie, perforation d'une cloison, entéro-anastomose, section d'une bride, etc.). On est donc autorisé à entreprendre alors la laparotomie exploratrice, en étant bien averti que les cas sont nombreux où on ne pourra même pas établir un anus contre nature. Ces cas à rectum perméable sont à mon sens les seuls où il ne faille pas commencer par l'incision périnéale.

Technique de l'opération périnéale. — *On ne doit jamais chercher l'ampoule d'un coup de trocart aveugle.* Plus souvent qu'on ne le pense, on a ainsi perforé le péritoine et causé la mort ; ou passé à côté d'une ampoule cependant existante : et quand on a la chance de donner issue au méconium, on est exposé d'abord à l'infection du périnée, plus tard au rétrécissement de l'orifice.

La seule bonne méthode consiste à suturer à la peau la muqueuse de l'ampoule abaissée et ouverte. Il est inutile d'anesthésier l'enfant. On fait une incision exactement médiane sur toute la longueur du périnée, et on remonte avec précaution, en cherchant en arrière, contre le sacrum, si on ne voit pas une tache brune ; au

(1) Sauf pour les atrésies très hautes, duodénales, où l'enfant rend du méconium, vomit dès qu'il l'a pris du lait mélangé de bile, n'a que peu de ballonnement du ventre et meurt en 3 à 4 jours. On trouvera dans l'article de Nobécourt (*Tr. des mal. de l'enf.*, Comby, 2e édit., t. II, p. 251, Paris, 1904) une bibliographie étendue sur ces atrésies et rétrécissements autres que ceux du rectum; G. Gross et Sencert, *Rev. orthop.*, 1905, p. 399; bibliogr. d'opérations, toutes inefficaces. — Sur un cas probablement syphilitique, voy. F. van der Bogert, *Arch. of Ped.*, août 1911, p. 689. — J. Okinczyc (voy. p. 1009) a étudié en particulier l'*atrésie congénitale du côlon*, ordinairement associée à des atrésies et imperforations du grêle, qui dominent le pronostic, très sombre ; il en était ainsi chez un enfant que j'ai opéré (Ecoffet, Th. de Paris, 1899-1900, n° 267). L'atrésie limitée au côlon, très rare, est compatible avec la vie, peut-être même sans symptômes appréciables. Okinczyc se rallie à l'opinion qui fait dériver ces sténoses d'anomalies dans la torsion de l'intestin grêle, de volvulus incomplets du côlon pelvien. En cas d'accidents fonctionnels chez l'adolescent ou chez l'adulte, l'iléo-colostomie ou l'iléo-rectostomie sont les opérations de choix. Sur l'*occlusion congénitale*, voy. P. Grisel, *Rev. orth.*, 1905, pp. 159 et 253 (bibliographie) ; Henneguier, Th. de Paris, 1911-1912; Savariaud, *Rev. orthop.*, 1903, p. 333. Reynès (*Progr. méd.*, 1911, p. 483) la croit possible par paralysie intestinale (?). Ses causes habituelles sont les brides, les coudures et torsions, les compressions par tumeur.

(2) Tuffier, *Soc. chir.*, Paris, 1903, p. 206; 3 cas mortels (anus iliaque ; entéro-anastomose) entéro-anastomoses mortelles de Braun, de Franke. Cf. Bouloumié, Th. de Nancy, 1902-1903

besoin, on résèque le coccyx. Cela permet d'aller très haut, jusqu'à la terminaison de l'S iliaque en haut du bassin : et cette ampoule sera souvent abaissable, après incision du péritoine antérieur il est vrai, ce qui n'a pas d'inconvénient si l'on n'ouvre l'intestin qu'après l'avoir attiré au périnée et fixé par quelques points de suture non perforants (1). On a dit qu'il y a sous la peau, à la place de l'anus absent, les fibres musculaires d'un sphincter rudimentaire : en fait, on doit considérer que l'anus artificiel périnéal sera incontinent, au moins en cas de diarrhée (2). D'autre part, une suppuration partielle est fréquente et il faut compter avec le rétrécissement cicatriciel ultérieur, exigeant la dilatation régulière de l'orifice.

Si l'*anus est extérieurement bien formé*, et si on sent l'ampoule bomber à travers une mince cloison, on est autorisé à fendre celle-ci crucialement au fond du spéculum, pourvu qu'on soit bien décidé à ne pas pénétrer par là à plus de quelques millimètres. Sauf ce cas spécial, on va, comme dans le cas précédent, à la recherche du rectum en arrière, contre le sacrum. On peut commencer par respecter l'anus, de façon à y invaginer l'ampoule si elle est très basse, ce qui assure la continence ultérieure de l'orifice. Mais on n'hésitera pas, s'il faut aller un peu haut, à fendre la paroi postérieure de l'anus et à remonter comme il vient d'être dit ; au besoin, on reconstituera le sphincter sur l'enfant plus âgé. C'est dans cette forme bien plus que dans la précédente (et encore y est-ce rare) que l'on pourra être guidé jusqu'à l'ampoule par un cordon plein représentant le rectum atrésié.

Chez le garçon, un *abouchement vésical ou uréthral* ne change à peu près rien à l'indication opératoire immédiate, car l'orifice est toujours insuffisant : il diminue seulement l'urgence. Autrefois, on conseillait de toujours s'occuper seulement, à la première opération, d'ouvrir l'ampoule au périnée (3) ou, par pis aller (abouchement vésical), à l'abdomen ; puis, sur l'enfant un peu âgé, de s'occuper de l'orifice anormal. Par l'incision de la taille prérectale, on arrive jusqu'à la fistule dont on libère les bords, on suture séparément les deux orifices intestinal et uréthral, et on tamponne la plaie périnéale (4). Une fistule vésicale devrait être avivée et suturée par voie hypogastrique. Depuis quelques années, on a réussi l'opération en un temps (5) : libérer et suturer urèthre ou même vessie, et aboucher l'ampoule au périnée. Une ampoule abdominale peut être (mais l'opération est alors fort grave) descendue par opération abdomino-périnéale.

Un *abouchement vaginal* étroit exige l'intervention rapide, et la facilite en ce que, par une sonde cannelée introduite dans l'orifice, on repère l'ampoule rectale. Si l'on peut abaisser celle-ci à la peau, on s'occupe ultérieurement de la fistule recto-vaginale. Si on ne peut l'abaisser, on peut, par incision périnéale médiane, ouvrir un large cloaque, que l'on cloisonne plus tard par périnéorraphie, ce que j'ai fait une fois.

Malgré quelques auteurs modernes (Moskowitz, Montgomery), l'*anus artificiel*

(1) On a quelquefois eu recours à la voie abdomino-périnéale.

(2) Mauclaire (*Congr. franç. chir.*, 1895, p. 546 ; 1903, p. 80), pour rendre l'orifice continent, a conseillé de faire passer l'ampoule à travers une perforation du releveur.

(3) A. Broca, *Rev. mens. mal. enf.*, 1893, p. 80.

(4) Lejars, *Soc. de chir.*, 18 juillet 1894, p. 603.

(5) Grisel, *Rev. orthop.*, 1905, p. 449 (bibliogr.).

abdominal n'est qu'un procédé de pis aller, à employer soit après échec de la recherche périnéale, soit si le rectum est perméable à la sonde.

Si l'on est sûr que l'imperforation est rectale, il faut établir l'anus sur le côlon pelvien, dans la fosse iliaque gauche, selon le vieux précepte de Littre. L'anus lombaire sur la fin du côlon descendant (Callisen) n'a plus sa raison d'être aujourd'hui que l'ouverture du péritoine n'est plus dangereuse : et cette incision a le grave défaut de ne pas s'adapter aux nécessités si l'obstacle n'est pas rectal ou sigmoïdien (1). Or ce diagnostic anatomique préalable est presque toujours impossible : et je répète qu'il faut encore compter avec certaines occlusions de l'intestin bien conformé, en sorte que mieux vaut, peut-être, préférer la laparotomie médiane sous-ombilicale (2).

Un *anus vulvaire* n'est presque jamais à opérer qu'assez tard, à partir de 4 à 5 ans. Il faut alors le transplanter au périnée postérieur ; on le libère circulairement, et on l'attire dans une incision périnéale, précoccygienne, où l'on suture à la peau sa collerette muqueuse. Cette opération réussit souvent et donne alors un fort joli résultat : mais en raison du contact des matières fécales, la réunion immédiate échoue quelquefois, et on a alors les ennuis d'un anus à sténose cicatricielle. Aussi je crois que mieux vaut ne pas opérer, pour motif purement « esthétique », les cas où il n'y a pas de troubles mécaniques de la défécation (3).

III. — REIN ET VESSIE

§ 1. — Rein (4).

A. — Lésions diverses (5).

1° **Les lésions traumatiques**, contusions et ruptures (6), sont identiques à ce qu'elles sont chez l'adulte, mais doivent être signalées à cause de leur fréquence

(1) Læwen (*Deut. Zeit. f. Chir.*, 1910, t. CV, p. 174) a publié un cas curieux où, à 5 ans, un anus sur le côlon transverse avait, par traction, produit un aplatissement considérable de la base du thorax.

(2) Hardouin (du Havre) a étudié les résultats éloignés de ces opérations (Th. de Paris, 1907-1908) et d'après 223 opérations publiées (ponctions et incisions simples, 53; méthode d'Amussat, 73; voie périnéale, méthode inconnue, 8; méthode de Littre, 63; méthode de Callisen, 10; méthodes associées, 16), conclut que 55,20 p. 100 des opérés dépassent la 1re semaine, 44,40 le 1er mois, 28,80 sont perdus de vue pendant la première année, 13,45 dépassent un an, 5,82 dépassent 20 ans. Jeunes, ils succombent à l'athrepsie, plus tard à la diarrhée, à l'occlusion, à des accidents pulmonaires. La sténose cicatricielle après anus périnéal est la règle (42 sur 47); l'incontinence est à peu près obligatoire.

(3) P. Berger (*Rev. chir.*, 1889, p. 134) a opéré une fille à 12 ans (anus) puis à 16 ans (vagin, accidents de rétention menstruelle) pour abouchement vulvaire du rectum et imperforation du vagin ; il a reconstitué les deux canaux. Il cite à ce propos quelques cas analogues, avec cloisonnement et absence plus ou moins étendue du vagin. — Cf. Pauchet (*Soc. chir.*, février 1912, p. 263); avec bifidité du vagin et abouchement de la vessie dans le cloaque. — Schauta, *Arch. f. Gyn.*, 1891, t. XXXIX, p. 484.

(4) Aldibert, Rev. gén. dans *Rev. mens. mal. enf.*, 1893, pp. 433 et 495.

(5) Les rapports du rein sont un peu spéciaux chez l'enfant. Au-dessous d'un an, le rein est bas, touchant 3 fois sur 4 la crête iliaque ; peu à peu il remonte en même temps qu'il perd l'aspect lobulé fœtal. Certaines ectopies semblent être des arrêts de cette ascension.

(6) Voyez les relevés de Paul Delbet, *Ann. des mal. génito-ur.*, 1901, pp. 669 et 805. J'en ai

relative dans le jeune âge (chute d'un lieu élevé, écrasement par un véhicule); elles seraient plus graves à cause de la déchirure plus fréquente du péritoine, où le sang s'épanche.

L'enfant est prédisposé en particulier (13 cas sur 24 dans la statistique initiale de Ch. Monod, confirmée par celles qui l'ont suivie) à la *pseudo-hydronéphrose traumatique* (1). Après un choc léger on observe, mais de façon inconstante, quelques douleurs lombo-iliaques, une hématurie légère immédiate ou un peu retardée, ou les deux. Puis, au plus tôt 10 jours après l'accident, rarement passé 50 à 60 jours, apparaît une tumeur insidieuse, progressive, irrégulière, bosselée, immobile, peu douloureuse, exceptionnellement accompagnée de fièvre, de troubles digestifs et d'amaigrissement; elle peut grossir jusqu'à aller de la crête iliaque aux côtes et à l'ombilic. Si on la ponctionne, on en extrait un liquide très peu chargé d'urée (1 à 2 grammes par litre) et qui cependant serait de l'urine, car le salicylate de soude ingéré y passe (Ch. Monod). L'évacuation spontanée par la vessie, avec hématurie (Tuffier et Lévi), est possible, mais rare.

Quelques auteurs (Socin et Moser, Paul Delbet) admettent qu'il s'agit d'une hydronéphrose (2), par rétrodilatation en arrière d'un caillot sanguin obstruant l'uretère. Cela est tout à fait exceptionnel, de même que l'hydronéphrose derrière un rétrécissement traumatique de l'uretère rompu. Ch. Monod, P. Duval et Grégoire, Albarran ont bien montré qu'il s'agit de l'enkystement extra-rénal de l'urine sortie par une déchirure du rein, avec phénomènes inflammatoires chroniques secondaires. Dans deux cas de Nové-Josserand, il y avait rupture d'une hydronéphrose concomitante, probablement congénitale (3).

Le *traitement* par la *ponction* doit être rejeté comme d'ordinaire inefficace, et parfois dangereux par infection secondaire de la poche; la *néphrectomie* n'est presque jamais utile; et le succès est la règle après large drainage de la collection.

2° **La pyélonéphrite** s'observe moins rarement qu'on ne le pense chez l'enfant, et en particulier chez le *nourrisson dyspeptique*, soit diarrhéique, soit constipé avec selles glaireuses; son agent microbien habituel est alors le colibacille (4). D'autres cas sont secondaires à des maladies infectieuses diverses (ostéomyélite, voy. p. 311). Il faut signaler aussi les hydronéphroses infectées, et en particulier celles dont la cause est une malformation urétéro-vésicale, avec dysurie, cystite et pyélonéphrite ascendante (Haushalter, *Soc. méd.*, Nancy, 1895. p. 8). Notons encore la pyélonéphrite calculeuse (par exemple un cas mortel de A. Boureau et Gaudeau, *Arch. méd. chir. de prov.*, 1910, p. 185). — La pyélonéphrite des nourrissons cause de la fièvre à oscillations (entre 36 et 40) avec frissons, l'enfant maigrit, pâlit, refuse le sein; les urines sont purulentes, le rein est douloureux à la pression. La guérison en 2 à 3 semaines est fréquente, et on reconnaît la bénignité de la forme à l'alternance des urines troubles avec des urines claires; les cas estivaux, avec diarrhée, sont d'ordinaire mortels.

observé plusieurs cas où, après quelques jours d'hématurie, la guérison a eu lieu sans opération et sans accidents ultérieurs. — Ch.-L. Gibson (St *Luke hosp. med. a. Surg. Rep.*, 1912, t. III, p. 25) a publié 5 néphrectomies heureuses chez des enfants de 8 à 12 ans.

(1) Je n'en ai vu qu'un cas. — Ch. Monod, *Ann. des mal. génito-ur.*, 1892, p. 342; Tuffier, et Lévi, *ibid.*, 1895, p. 217; Ballivet, Th. de Lyon, 1907-1908; Gruget et Pappa, *Soc. An.*, 1906, p. 178; enfant, 2 mois 1/2; Dambrin, *Arch. méd. Toulouse*, 1912, p. 98. — Rupture de l'uretère par écrasement, garçon, 5 ans; incision au 36e jour, fistule, néphrectomie secondaire; H. W. Page, *Ann. of surg.*, mai 1894, t. XIX, p. 513.

(2) Jeannel (*Arch. méd. Toulouse*, 15 juin 1912, p. 89) a constaté par le cathétérisme la suppression fonctionnelle du rein et a conclu à 10.000 francs de dommages et intérêts (fille, 7 ans et demi).

(3) P. Navoud, *Rev. mens. mal. enf.*, 1900, p. 134 (bibliogr.).

(4) Baginsky, *Deut. med. Woch.*, 1897, p. 400; Ritchie, *Scott. med. a. surg. Journ.*, Edinb., 1902, t. XI, p. 1; Thomson, *ibid.*, p. 7; Hintner, *Münch. med. Woch.*, 1900, p. 171; W. Birk, *ibid.*, 25 juin 1912, p. 1429; Thiemich, *Jahrb. f. Kinderh.*, 1910, t. LXXII, p. 243; Comby, *Arch. méd. enf.*, 1911, p. 451.

Chez l'*enfant du second âge*, le parallèle clinique est à établir avec la tuberculose rénale (voy. p. 1049). Ordinairement les *symptômes généraux* ouvrent la scène, sous forme de fièvre intermittente, quelquefois avec aspect typhoïde; d'autant plus que le sujet est plus jeune, les signes proprement rénaux (douleur lombaire, pollakiurie douloureuse) sont peu accentués. Sur l'enfant qui ne se salit plus au lit, on reconnaît assez vite la purulence des urines. A partir de 7 à 8 ans, la séparation des urines est possible.

Le *pronostic* est meilleur que chez l'adulte. La plupart des enfants guérissent par le traitement médical (urotropine de 0 gr. 20 à 1 gr. 50, selon l'âge). Les indications de la néphrotomie (1) ou de la néphrectomie (Hollander, un cas à 8 mois) sont exceptionnelles.

3° **Phlegmon périnéphrique** (2).—Il est rare, d'autant plus que le sujet est plus jeune, parce que : 1° il y a peu de graisse périrénale ; 2° les pyélonéphrites sont rares. Mais on l'a vu à 5 semaines (Gibney) et même sur le fœtus (Weber). Il est toujours rétro-rénal. La *contusion du rein* (voy. plus haut) est assez souvent son origine. Sa cause la plus fréquente, à droite, semble être l'appendicite (voy. pp. 994 et 1002); à gauche, l'origine intestinale n'a pas été signalée chez l'enfant.

Les pyonéphroses calculeuses sont très rarement en cause. D'après Rochet, les cas attribués à des métastases par pyrexies diverses (fièvre typhoïde, oreillons, varicelle, rougeole, scarlatine) sont en réalité dus à une pyélite avec lymphangite périrénale. J'en ai observé un cas par ostéomyélite vertébrale; un autre, à gauche, dont je n'ai pu trouver la cause (pus à staphylocoque; guérison).

Le diagnostic au début est difficile, parce que l'enfant précise souvent mal le siège de la douleur. Quelquefois l'attention est attirée par l'attitude en psoïtis : il faut alors palper attentivement la fosse lombaire. Rien de particulier à l'enfance pour la marche tantôt aiguë, tantôt relativement lente.

Le traitement consiste dans l'incision large et le drainage.

4° Je ne ferai que signaler :

a) Le *rein polykystique*, congénital, mais appartenant cliniquement à l'adulte (Lejars, Th. de Paris, 1887-1888), quoiqu'on l'ait vu assez développé pour être cause de dystocie. Il y a souvent association à une dégénérescence kystique du foie, à des malformations diverses. La lésion est parfois familiale (voy. Heimann, *Arch. f. Kinderh.*, 1900, t. XXX, p. 100).

b) Le *rein mobile* est quelquefois observé chez l'enfant (3); il nous intéresse dans quelques rares cas, par des douleurs capables de faire croire à une appendicite; par sa tumeur que l'on a parfois attribuée à la coprostase (voy. p. 1011 les caractères des stercoromes); par ses relations avec l'hydronéphrose intermittente. Comby a dû une fois faire exécuter la néphropexie par Jalaguier. J'ai opéré de même un rein gauche devenu franchement abdominal chez une scoliotique à déformation extrême.

c) Les rares *néphrites* à traiter par la *décapsulation* (Caillé, *Med. Rec.*, New-York, 12 juillet 1902, t. LXII, p. 75; E. Graham, *Arch. of Ped.*, 1905, p. 64).

B. — Lithiase rénale.

On connaît depuis fort longtemps (Cless, 1841 ; J. Parrot) les *infarctus uriques des nouveau-nés*. On sait aussi, et Comby en particulier y a insisté (4), que la lithiase

(1) Kirmisson, *Ann. des mal. génito-ur.*, 1907, t. II, p. 1401. Contusion rénale 3 ans et demi auparavant; garçon, 14 ans.

(2) Negre, Th. de Montpellier, 1902-1903; Melou, Th. de Lyon, 1912-1913.

(3) Dupoux, élève de Comby, Th. de Paris, 1902-1903; Baron, *Centr. f. Kinderh.*, 1900, t. V, p. 65; R. Phillips, *Lancet*, 1903, t. I, p. 731. — Dehillotte, Th. de Montpellier, 1910-1911 ; rapports avec l'albuminurie orthostatique.

(4) Ducamp, Th. de Paris, 1896-1897; Comby, *Arch. méd. enf.*, octobre 1899, p. 577.

rénale est fréquente chez les *nourrissons dyspeptiques*, sous forme de dépôts soit uriques, soit oxaliques : il s'agit, en effet, de sédimentation d'une urine chimiquement anormale, et non d'une précipitation phosphatique, par infection (1). Il faut signaler comme cause possible une maladie infectieuse telle que la *broncho-pneumonie*. Certains malades immobilisés et suralimentés (mal de Pott, coxalgie) deviennent lithiasiques (2).

De cette lithiase résultent plus souvent qu'on ne le pense (3) des douleurs lombaires, capables de simuler le mal de Pott (Paulet), et même de vraies coliques néphrétiques et des hématuries. Je répéterai que la plupart des enfants soignés pour colique néphrétique souffrent en réalité d'appendicite chronique.

Les conséquences vraiment chirurgicales sont rares. On a constaté :

1° L'*hydronéphrose*, par dilatation d'un uretère qu'obstrue une urine boueuse (L. Bernard, élève de Comby, *Arch. méd. enf.*, juin 1898, p. 343); et peut-être est-ce l'origine de certaines hydronéphroses de l'adulte;

2° La *pyélonéphrite suppurée ;*

3° Le *phlegmon périnéphrique* par perforation du bassinet ou de l'uretère;

4° L'*arrêt de calculs* dans le bassinet ou dans l'uretère (4), avec la même symptomatologie que chez l'adulte (5). Les calculs de l'uretère peuvent être sentis assez facilement par le toucher rectal combiné au palper abdominal (Fagge, Quisy). Chez l'enfant, la fréquence de la composition oxalique rend fort important l'emploi de la *radiographie* (5); les calculs uriques sont transparents s'ils ne sont superficiellement recouverts d'un dépôt calcaire. La fréquence est plus grande à droite. Comme particularité infantile, mentionnons le début après une ostéomyélite (Nové-Josserand), après un impétigo grave (Rafin et Eynard).

De l'âge ne résulte rien de spécial pour le *traitement*. La néphrotomie est la méthode de choix et elle n'est pas grave, sauf infection préalable. On a abordé par décollement sous-péritonéal des calculs de la partie pelvienne de l'uretère (6).

C. — Hydronéphrose.

L'hydronéphrose est la dilatation du bassinet par l'urine aseptique en amont d'un obstacle urétéral.

Elle peut être *congénitale* au sens propre du terme, c'est-à-dire *exister dès la naissance à l'état de lésion constituée*, et sa cause est alors presque toujours une *malformation de l'uretère* (7) : absence, imperforation, rétrécissement valvulaire, anomalie d'abouchement ou de nombre (8). La partie de l'uretère située en amont de l'obstacle se dilate, et si l'occlusion porte sur l'orifice vésical, de cette distension peut résulter un pseudo-kyste saillant dans la vessie (9). Les sténoses et oblitérations de l'uretère ont pour siège de prédilection les deux extrémités de ce canal. Cette hydronéphrose congénitale peut, par son volume, être cause de dystocie. Elle est souvent bilatérale.

(1) M. Gérard (*Ann. des mal. des org. génito-ur.*, 1911, t. I, p. 684), néphrolithotomie à 4 ans pour calculs phosphatiques, néphrectomie secondaire.

(2) Dieulafé (rapport de Villemin), *Soc. chir.*, juillet 1907, p. 443 ; Pousson, *ibid.*, p. 829.

(3) Monsseaux, *Rev. mens. mal. enf.*, 1904, p. 205.

(4) Eynard et Rafin, *Ann. des mal. des org. génito-ur.*, 1910, t. I, p. 673 ; fille, 6 ans et demi ; 5 calculs. — Rafin, *ibid.*, 1911, t. I, p. 482 ; Albaret (élève de Jeanbrau), Th. de Montpellier, 1909-1910.

(5) Molard, Th. de Lyon, 1908-1909.

(6) Estor et Jeanbrau, *Soc. chir.*, Paris, 28 juillet 1909, p. 921 : Jeanbrau, rapp. à l'*Ass. franç. d'urol.*, 1910, p. 1.

(7) Veau, *Gaz. des hôp.*, 1897, pp. 353 et 389; Moynihan, *Brit. med. Journ.*, 1904, t. I, p. 1010.

(8) Sacquépée, *Journ. de l'an. et de la phys.*, 1906, p. 103. — E. Soukowsky, *Jahrb. f. Kinderh.*, 1er novembre 1910, t. LXXII, p. 598.

(9) T. Cohn, *Deut. med. Woch.*, 1903, p. 246 ; dans un cas d'uretère surnuméraire.

Quelques cas congénitaux sont dus à la compression de l'uretère par une tumeur extérieure : c'est fort rare ; de même que pendant l'enfance proprement dite.

L'hydronéphrose congénitale est presque toujours mortelle, quoique Baum, Heusinger signalent des guérisons; son intérêt clinique est à peu près nul.

Chez l'enfant, à des âges divers, l'hydronéphrose peut s'observer, et reconnaître comme cause une obstruction calculeuse (p.1046) ou traumatique (p. 1045). Ces causes sont rares, et il n'y a guère à tenir compte que d'obstacles congénitaux au cours de l'urine : l'obstruction est partielle, et la dilatation, lente, ne se manifeste que tard et lentement. Un phimosis, un rétrécissement congénital de l'urèthre (voy. p. 1094) peuvent constituer cet obstacle. Mais la cause habituelle est une malformation, une coudure, une stricture de l'uretère, une anomalie vasculaire du pédicule du rein avec vaisseau antérieur comprimant l'uretère. La lenteur de distension est parfois telle que, même dans des cas où la lésion est sûrement congénitale, la symptomatologie ne devient appréciable que *chez l'adulte* (1); et d'ailleurs certaines hydronéphroses de l'enfant sont des trouvailles d'autopsie (2). Bazy pense même, contrairement à Terrier et Baudouin, que l'hydronéphrose intermittente a pour cause habituelle une malformation de l'uretère et du bassinet et qu'elle n'est pas en relation avec le rein mobile dont le déplacement, coudant l'uretère, serait cause de la crise de distension (3) : pour Bazy, la ptose est consécutive à la distension.

Rien de spécial à l'enfance n'est à dire sur les variétés anatomiques d'uronéphrose ouverte ou fermée, sur la description des lésions, sur l'aspect et la composition du liquide.

Étude clinique. — Le début, quelquefois marqué par des douleurs lombo-iliaques plus ou moins sourdes, est d'ordinaire insidieux et l'on reconnaît pour ainsi dire par hasard une *tumeur* lombo-abdominale, ballottant au palper bimanuel, arrondie et lisse, mobile, fluctuante, indolente à la pression, causant quelques tiraillements lombaires ; le côlon, reconnaissable au palper et sonore à la percussion, passe au-devant d'elle. Les urines sont la plupart du temps normales de quantité et de qualité. *Une tumeur de volume moyen* est sans peine localisée dans le rein ; la fluctuation permet d'affirmer l'hydronéphrose, réserves faites pour l'uronéphrose traumatique (voy. p. 1045) et le très rare kyste hydatique, impossible à diagnostiquer à l'avance. Pour la pyélonéphrite, voy. p. 1045. Mais une *hydronéphrose volumineuse* remplit le ventre, refoule en dedans le côlon, descend dans le petit bassin, ne ballotte plus : et dans ces conditions ont été commises les erreurs de diagnostic les plus variées, sans que l'on puisse indiquer les symptômes permettant de les éviter. On a cru à un kyste de l'ovaire, à un kyste du mésentère (4) ; j'ai opéré un garçon chez lequel je pensais à une ascite probablement tuberculeuse, stationnaire, et j'ai trouvé une poche que surmontait le tissu rénal.

Lorsque l'*hydronéphrose est ouverte*, son diagnostic est facile, car elle présente un signe pathognomonique, dont le degré le plus net caractérise *l'hydronéphrose intermittente :* son volume subit des variations. Des douleurs marquent l'accroissement de la tumeur et sa diminution s'accompagne d'une excrétion urinaire

(1) RABOT et BERTHIER, *Lyon méd.*, 1er mai 1904, t. III, p. 869.
(2) PÉHU, *Soc. sc. méd. Lyon*, 14 février 1905, p. 74; à 14 mois.
(3) TERRIER et BAUDOUIN, *Rev. de chir.*, 1891, pp. 719, 833, 1055; P. BAZY, *ibid.*, 1903, p. 1.
(4) MATTEI et VERNEJOUL, *Mars. méd.*, 1912, p. 338. Garçon, opéré à 2 ans pour un « kyste du mésentère » marsupialisé; fistule urinaire ; à 6 ans et demi, néphrectomie.

anormalement abondante. Certaines pyélonéphrites en font autant ; mais alors le liquide excrété est trouble. D'ailleurs, une hydronéphrose ouverte s'infecte souvent au bout d'un temps variable ; cela peut avoir lieu chez l'adulte, par hydronéphrose de l'enfance.

L'évolution de l'hydronéphrose chez l'enfant est relativement grave, en raison de la fréquence de la bilatéralité, qu'explique la nature congénitale des lésions.

Traitement. — Les indications thérapeutiques de la néphropexie (rein abaissé et mobile), de l'urétéro-cysto-néostomie, de l'urétéro-pyélostomie (1) sont les mêmes que chez l'adulte, en principe. Mais plus souvent que chez lui, nous nous trouvons en présence d'une grosse tumeur, pour laquelle nous ferons d'abord une néphrotomie ; puis nous interviendrons plus tard pour la fistule, par une des méthodes précédentes toutes les fois que ce sera possible. La néphrectomie est une opération d'exception, de nécessité : d'autant plus que le second rein est souvent médiocre. Mais s'il n'est pas nettement distendu, son état est à peu près impossible à préciser. Elle est indiquée en cas de fistule infectée (2).

D. — Tuberculose rénale (3).

Les *formes médicales* de la tuberculose rénale (néphrite des enfants tuberculeux ; tuberculose miliaire) sont très fréquentes chez l'enfant. Les *formes chirurgicales*, au contraire, sont plus rares que chez l'adulte. La fréquence semble plus grande dans le sexe masculin et du côté droit ; la lésion a été observée même chez l'enfant très jeune. C'est une tuberculose souvent primitive (au sens clinique du terme, voy. p. 350) mais presque toujours hématogène et non point ascendante par origine vésicale, comme on le croyait naguère. Elle est souvent unilatérale, ce qui est fort important pour la thérapeutique.

Les lésions anatomiques revêtent, par ordre de fréquence, les aspects suivants :

1° De gros *tubercules caséeux*, puis caverneux, du volume d'une noisette, d'une noix, siégeant près des vaisseaux de la voûte artérielle. Secondairement, les cavernes s'ouvrent dans le bassinet et l'infectent ainsi que l'uretère ; tout le rein en vient à former une poche purulente, l'uretère est dilaté, épaissi, selon les cas oblitéré ou perméable ;

2° La *pyonéphrose tuberculeuse* ;

3° L'*infiltration caséeuse massive*, où la plupart du temps l'uretère est oblitéré.

Étude clinique. — Dans le cas habituel, l'*uretère est perméable*, et le signe initial est l'*hématurie* précoce, survenant sans cause connue, ou provoquée par un trauma (?), cédant au repos au lit, peu abondante, rarement avec caillots.

Dans d'autres cas, l'attention sera attirée par l'*incontinence d'urine* (Boursier, Hamill) ou plutôt par une *polyurie* et une *pollakiurie* avec mictions impérieuses et douloureuses. Cette dysurie indique parfois une tuberculisation secondaire de la vessie, mais elle peut fort bien être due au réflexe réno-vésical.

(1) P. Bazy, *Soc. chir.*, Paris, décembre 1904, p. 1033 ; fille de 9 ans.

(2) Le plus jeune néphrotomisé que j'aie trouvé est celui de J. Thomson Shielaw (*Brit. med. Journ.*, 16 novembre 1901, t. II, p. 1462) ; garçon de 6 semaines ; 850 grammes de liquide ; guérison.

(3) Vignard et Thévenot, *Journ. d'urol.*, 1912, t. I, p. 323. Mes observations sont publiées *in* Mme Dalayrac, Th. de Paris, 1909-1910.

Certaines formes se manifestent d'abord par de la pyurie, et sont alors susceptibles — surtout chez les enfants jeunes qui urinent sous eux — de passer inaperçues jusqu'à l'autopsie, si on ne songe pas à examiner les urines, dont le dépôt est purulent, avec de petits débris caséeux; et quelquefois (mais c'est un signe infidèle) on y met en évidence le bacille de Koch par le microscope ou par l'inoculation.

Le sujet présente des oscillations fébriles à maximum vespéral; il maigrit, se cachectise, et peut souffrir d'accidents urémiques.

La région lombaire est douloureuse spontanément et à la pression; puis le rein devient assez gros pour être accessible à la palpation.

Avant la formation d'une tumeur proprément dite, hématurie, pollakiurie douloureuse, mictions impérieuses, incontinence doivent d'abord nous faire songer à la *lithiase*, rénale ou vésicale. L'examen de la vessie (voy. p. 1055), l'analyse chimique des urines, nous donneront des renseignements. Je rappellerai que les calculs oxaliques, fréquents chez l'enfant, sont opaques aux rayons X; de même les incrustations phosphatiques secondaires à la purulence des urines.

La *tuberculose vésicale* (voy. p. 1058) se reconnaît à l'indolence du rein non augmenté de volume. Mais s'il y a tuberculose rénale, les troubles vésicaux sont-ils réflexes, ou en relation avec des lésions de la vessie? S'ils sont très intenses, l'atteinte vésicale est très probable. S'ils sont légers, on restera presque forcément dans le doute si le sujet est trop jeune pour subir la cystoscopie, laquelle d'ailleurs est rendue fort difficile par l'intolérance de la vessie tuberculeuse; mais un peu de tuberculose vésicale n'est pas une contre-indication à la néphrectomie.

Quand on a reconnu que la suppuration est rénale, il faut savoir si *cette pyélonéphrite est tuberculeuse ou non*. L'unilatéralité, l'absence des causes habituelles de pyélonéphrite simple (voy. p. 1045), les lésions concomitantes, l'examen histologique et bactériologique des urines permettent la plupart du temps de préciser cette nature.

Si L'URETÈRE EST OBLITÉRÉ, et si le second rein est sain, l'urine est normale de quantité et de qualité, et le diagnostic comporte les étapes suivantes:

1° La *tumeur est-elle rénale?* On trouvera page 1053 les caractères de ces tumeurs. Si la séparation des urines est possible, et si l'écoulement est nul d'un des côtés de la cloison, le diagnostic de siège est certain.

2° *Quelle est la nature de la tumeur rénale?* Si la tumeur est solide, le cancer se reconnaît au très jeune âge habituel du sujet, au volume presque toujours considérable dès le premier examen, aux bosselures, aux variations de la consistance d'un point à un autre, à la rapidité d'accroissement.

Si la tumeur est liquide, on peut négliger le très rare kyste hydatique. L'*hydronéphrose* est reconnaissable à sa lenteur d'évolution, à son indolence, à son grand volume, à sa fluctuation franche. La *pyonéphrose* est caractérisée par les accès de fièvre; il est en outre fort rare que l'autre rein soit absolument sain, avec urines claires; on peut dire d'ailleurs que la tuberculose est une pyélonéphrite dont on dépiste la nature tuberculeuse par les moyens habituels (état général, lésions concomitantes, cuti-réaction).

Une forme importante chez l'enfant est celle où bombe dans la région lombo-iliaque un *gros abcès froid rénal ou péri-rénal.* Si l'urine est claire, notre premier mouvement sera de croire à un mal de Pott lombaire, d'autant que pareille collection ne va pas sans une certaine rigidité du rachis. De même, après fistule établie (1). La radiographie des corps vertébraux fera éviter cette erreur.

Il est en général assez facile de déterminer quel rein est le plus atteint. Mais avant de prendre une décision opératoire, il faut préciser *quel est l'état du second rein.* Le problème est rendu difficile chez l'enfant, d'autant plus qu'il est plus jeune, par l'impossibilité habituelle de la cystoscopie, du cathétérisme des uretères; à partir de 6 à 7 ans, Luys a réussi sur mes malades la séparation des urines (2). Celle-ci est, en particulier, fort importante pour démontrer qu'une tumeur du rein s'accompagne d'occlusion d'un uretère.

Traitement. — Les essais récents de traitement *médical*, par la tuberculine en particulier, n'ont, au total, pas donné grand résultat et peut-être même sont-ils dangereux (3), en sorte que le traitement reste *chirurgical*, avec la *néphrectomie lombaire* pour procédé de choix (4). Quelquefois, par exemple, en cas de phlegmon périnéphrique, on recourra d'abord à la *néphrotomie*, puis, après fistulisation, à la néphrectomie secondaire. D'après les relevés de Vignard et Thévenot, la néphrectomie donne 16 p. 100 de mortalité. Ses résultats définitifs sont bons, ce qu'explique l'intégrité habituelle et du poumon et du second rein.

E. — Cancer du rein (5).

Statistique. — Le rein est, de beaucoup, l'organe sur lequel le cancer se localise de préférence chez l'enfant : il fournit à lui seul environ la moitié du total des tumeurs malignes. Les trois quarts des sujets ont moins de 3 ans ; et il y a une prédilection marquée pour la première année : on a même observé des cancers congénitaux, soit sur des mort-nés, soit sur des fœtus à terme (Jacobi, Kocher), ou avant terme. D'après les relevés d'Albarran et Imbert, le sexe masculin est prédisposé (80 sur 135); le côté est indifférent, la bilatéralité n'est pas exceptionnelle.

Nous ne savons rien sur l'étiologie. L'hérédité semble nulle; le rôle du trauma est plus que douteux.

Anatomie pathologique. — 1° *Examen à l'œil nu.* On cite quelques cas de *tumeurs péri-rénales* qui, parties de la capsule ou du hile, refoulent la substance glandulaire parfois sans l'envahir. La plupart des cas concernent des *tumeurs du rein* proprement dites, où elles prendraient volontiers origine dans le pôle inférieur. Tantôt elles sont diffuses, prenant en bloc le rein qui d'abord garde sa forme, et tantôt nodulaires, capables même d'être séparées du parenchyme par une couche conjonctive.

Ces tumeurs acquièrent un développement rapide et souvent énorme : elles pèsent

(1) Chazet, Th. de Paris, 1899-1900.

(2) Je n'ai pas l'expérience du cathétérisme urétéral après cystotomie sus-pubienne, ni de « l'exclusion temporaire du rein ». Voy. une Revue générale de Lenormant, *Presse méd.*, 1912, p. 539.

(3) Gaïdovitch, d'après *Ann. des mal. des org. génito-ur.*, 1911, t. I, p. 567; Castaigne, *Presse méd.*, 20 janvier 1912, p. 57, et thèse de son élève Lelongt, Paris, 1910-1911.

(4) Léon Bernard, *Presse méd.*, 8 juillet 1911, p. 569.

(5) Albarran et Imbert, *les Tumeurs du rein*, Paris, 1903; Imbert, Rev. gén. dans *Gaz. des hôp.*, 1903, p. 631; A. Mouchet, Rapp. au *Congr. d'obst., gyn. et péd.*, d'après *Ann. des mal. génito-ur.*, 1907, p. 342; R. Fabien, Th. de Paris, 1910-1911.

jusqu'à 3 et 4 kilogrammes sur des enfants au-dessous de 2 ans. En grossissant, elles passent dans l'abdomen et même quittent la fosse lombaire. A droite, elles montent sous le foie, qui bascule plus ou moins en avant, sans zone sonore de séparation; l'angle du côlon reste en bas et en dedans. A gauche, elles refoulent en haut rate et diaphragme; le côlon, dont l'angle est assez élevé, encadre souvent leur face antérieure.

La tumeur est bosselée, elle se substitue au tissu rénal dont bientôt on ne voit plus trace. La consistance est molle, encéphaloïde ; la coupe est marbrée de taches grisâtres, rosées, par places hémorragiques, on y voit des masses ramollies et même des kystes. Elle tend à adhérer rapidement aux organes voisins (péritoine, intestins, veines cave et rénale, capsule surrénale) et à les envahir. L'engorgement ganglionnaire ne semble pas très précoce, mais à un moment donné est constant.

La généralisation est à peu près constante, les noyaux secondaires dans le second rein sont fréquents. La dissémination par voie veineuse (thrombose cancéreuse des veines cave et rénale) a pour siège de prédilection le poumon.

2° *Histologie. Pathogénie.* — Le *sarcome* vrai existe sûrement chez l'enfant dans ses diverses modalités : globo-cellulaire ou fuso-cellulaire, angiosarcome aux dépens de l'endothélium ou du périthélium vasculaires. De même l'*épithéliome* pur, dérivant soit de débris surrénaux aberrants (hypernéphromes de Grawitz) ou de canalicules embryonnaires pararénaux persistant dans le rein adulte (Albarran).

Mais tandis que chez l'adulte l'hypernéphrome est la règle (1), chez l'enfant il s'agit presque toujours de *tumeurs mixtes*, à stroma sarcomateux et plus ou moins muqueux, mais avec des fibres élastiques, de la graisse, du cartilage, des fibres musculaires striées et lisses, des tubes épithéliaux adénomateux avec formations kystiques. Cela peut-il dériver des éléments normaux du rein comme le pensent Grawitz et Busse ? Presque tous les auteurs invoquent aujourd'hui, comme le voulait Eberth dès 1872, la dégénérescence d'inclusions embryonnaires voisines, provenant du sclérotome (protovertèbres, amas cartilagineux), du mésenchyme proprement dit (éléments conjonctifs), du myotome (fibres musculaires), du néphrotome (corps de Wolff, éléments épithéliaux) (2). Birch-Hirschfeld, Wilms sont les principaux défenseurs de cette théorie.

Dans le cerveau de ces sujets, on trouve quelquefois des noyaux gliomateux tubéreux, blanc jaunâtre, assez mous, gros comme une noisette ou même comme une noix.

Symptômes. — Dans les trois quarts des cas, le début est latent et on ne reconnaît la tumeur qu'en examinant, par hasard pour ainsi dire, le ventre volumineux. L'attention est attirée dans 20 p. 100 des cas par la douleur, dans 5 p. 100 seulement par l'hématurie.

Le ventre est globuleux, quelquefois énorme, et l'on y voit un réseau veineux; mais le varicocèle des tumeurs droites est exceptionnel. Le thorax refoulé peut devenir globuleux. Dans le ventre, on sent une tumeur, qui souvent perd vite le contact lombaire, en sorte qu'elle ne ballotte pas. Grosse, adhérente, elle ne suit souvent pas les mouvements respiratoires. Elle est arrondie, bosselée, de consistance inégale, capable d'aller du niveau du mamelon à la fosse iliaque, en dépassant la ligne médiane. Presque jamais on ne voit les petites tumeurs auxquelles

(1) 69 sur 103 tumeurs enlevés par Israël (H. Neuhauser, *Arch. f. kl. Chir.*, 1906, t. LXXVII, p. 468). Voy. aussi P. Albrecht, *ibid.*, p. 1073. — Tumeur surrénale primitive chez l'enfant : Tileston et Woldach, *Am. Journ. med. sc.*, juin 1908, t. CXXXV, p. 871.

(2) Lecène et Legros (*Soc. an.*, 1902, p. 764) ont produit chez le cobaye adulte des tumeurs analogues par greffe de fragments embryonnaires.

conviennent les modes de recherche préconisés par Guyon, Israël, Glénard.

A la percussion, la matité des tumeurs droites se continue avec celle du foie, et on a en bas et en dedans la sonorité colique ; à gauche, cette sonorité remonte plus haut et on peut la rendre plus nette par insufflation. C'est un signe de tumeur rétro-péritonéale, existant, par exemple, aussi dans les tumeurs du pancréas.

Les urines sont presque toujours normales de quantité et de qualité ; on y trouve quelquefois un peu d'albumine. L'hématurie n'existe que dans 16 p. 100 des cas ; elle est totale, uniforme, spontanée, alternant avec des urines claires ; la plupart du temps indolente, quoique la migration du caillot dans l'uretère et dans la vessie puisse provoquer des coliques hépatiques et de la rétention. L'élimination des fragments néoplasiques est exceptionnelle.

Sauf cela, les tumeurs rénales de l'enfant sont d'ordinaire indolentes ; on peut noter des souffrances lombaires sourdes.

Il n'y a pendant longtemps que peu de troubles de compression : constipation, dyspnée, ictère par compression du cholédoque, œdème des membres inférieurs par compression de la veine cave, ascite séreuse ou sanglante par envahissement du péritoine. Ils viennent cependant, à la fin, avec les signes de cachexie et de généralisation, avec une fièvre ultime où la température monte vers 39°.

Walker a observé la propagation au rachis avec paraplégie et incontinence d'urine.

La marche est progressive et rapide, sans les rémissions constatées chez l'adulte. La mort vient en 7 à 8 mois, les survies de quelques années sont tout à fait exceptionnelles. Elle est causée par cachexie, par urémie (rare, même si la tumeur est bilatérale), par généralisation au foie, au second rein, au poumon.

Diagnostic. — Le *diagnostic précoce* est exceptionnel, car il n'est à discuter qu'en cas d'*hématurie initiale*. Aux caractères énumérés plus haut on reconnaît que le sang vient du rein. L'impossibilité habituelle de la cystoscopie et même, chez l'enfant jeune, de la séparation des urines, rend plus difficile que chez l'adulte la détermination du côté malade : on sent cependant presque toujours que le rein est gros, que la région lombaire est sensible à la pression. Les seules discussions chez l'enfant concernent la tuberculose rénale (voy. p. 1049), et la lithiase (voy. p. 1046), et deux diagnostics médicaux : la néphrite hémorragique, l'hématurie de certains hémophiles.

Le cas habituel est celui où on trouve dans le ventre une *tumeur*, et même une tumeur déjà volumineuse.

On déterminera d'abord si la tumeur siège dans le rein. Chez l'enfant, on n'a à tenir compte, au *foie*, que du kyste hydatique, limité, rond, lisse, rénitent : les raretés comme le sarcome du foie sont négligeables et j'en dirai autant des tumeurs de la *rate*, du *pancréas*. Je n'ai pas vu de *péritonite tuberculeuse*, de *carreau* ressemblant à une tumeur du rein, ou inversement. Les tumeurs du *mésentère* sont médianes, mobiles transversalement, saillantes vers l'ombilic. Les *tumeurs de l'ovaire*, quand elles sont volumineuses, peuvent prêter à l'erreur, car certaines tumeurs rénales tombent, pour ainsi dire, dans la fosse iliaque :

dans le doute, chez un enfant jeune, on pensera de préférence au rein (1).

Le *siège rénal* étant reconnu, la tuberculose, l'hydronéphrose ayant les caractères et la marche décrits pages 1047 et 1049, on peut dire que le cancer est à peu près seul à prendre en considération. Les kystes congénitaux sont des raretés ; les kystes hydatiques (2) ne sont guère que des trouvailles d'autopsie et atteignent presque toujours des enfants au-dessus de 9 à 10 ans.

Il faut le hasard du syndrome addisonien pour que l'on puisse différencier les tumeurs rénales et surrénales (3).

Avant de prendre une détermination opératoire, il serait bon de pouvoir préciser l'*état du second* rein. Les procédés indirects (taux de l'urée et des chlorures, épreuve du bleu de méthylène, cryoscopie) sont infidèles ; les procédés directs (cystoscopie, séparation) sont inapplicables avant 7 à 8 ans : aussi les déboires, de ce chef, ne sont-ils pas rares.

De même, l'état des ganglions, des métastases, des adhérences est souvent impossible à diagnostiquer.

Traitement. — Le seul traitement convenable est la *néphrectomie*. Chez l'enfant, elle sera à peu près toujours faite par incision abdominale latérale et par voie transpéritonéale.

J'ai observé un cas où la friabilité fut telle que l'opération ne put être achevée ; des accidents immédiats peuvent encore être dus aux adhérences intestinales ou veineuses, à l'envahissement du second rein. Au total, la mortalité opératoire serait de 15 à 20 p. 100, mais surtout, malgré quelques survies prolongées (9 et 15 ans, Israël ; j'en ai un cas de 5 ans), on peut dire que la récidive et la généralisation sont à près inévitables et rapides. Ce n'est pas un motif pour s'abstenir, car on n'a rien à perdre à une tentative, et par hasard le succès est possible.

F. — Anomalies du rein et de l'uretère.

I. **Anomalies du rein** (4). — Elles sont, assez rarement d'ailleurs, l'occasion de surprises plus ou moins désagréables au cours de certaines opérations chez l'adulte (ectopies ; reins uniques ou fusionnés) ; il est évident qu'il peut en être de même chez l'enfant, mais, vu la rareté de ces cas, je crois suffisant de renvoyer aux sources où les spécialistes se sont occupés du sujet.

II. **Anomalies de l'uretère** (5). — Elles sont importantes pour la pathogénie de l'hydronéphrose (voy. p. 1047) ; pour l'étude de certains aspects cystoscopiques, voyez p. 1047 ; je ne ferai que nommer la multiplicité, les abouchements vésicaux anormaux, etc.

Les ABOUCHEMENTS ANORMAUX EXTRA-VÉSICAUX (6) s'observent soit sur les deux uretères habituels, soit (souvent) sur un uretère supplémentaire, dont le rein est d'ailleurs souvent atrophié.

(1) Il y a de fort rares tumeurs embryonnaires rétro-péritonéales de diagnostic à vrai dire impossible. — A. NEUMANN, *Arch. f. kl. Chir.*, 1905, t. LXXVII, p. 411 ; un cas de lipome périrénal.
(2) NICAISE, Th. de Paris, 1904-1905 ; 23 cas chez l'enfant sur 374.
(3) HARTMANN et LECÈNE, *Trav. de chir.*, 2e sér., 1904, p. 15.
(4) PAPIN et PALAZZOLI, *Ann. des mal. des org. génito-ur.*, 1909, t. II, pp. 1682 et 1841 ; 1910, t. II, p. 1153 ; CARLIER et GÉRARD, Anat. chir. du rein en fer à cheval, *Rev. de chir.*, 1912, t. XLVI, p. 8.
(5) J. et P. DELMAS, *Ann. des mal. des org. génito-ur.*, 1910, t. I, pp. 769, 865, 984 (bibliogr.).
(6) Ces orifices sont souvent étroits, d'où hydronéphrose du rein correspondant.

Dans le *sexe masculin*, ils se font : 1° dans l'urèthre, presque toujours au veru montanum, quelquefois au-dessus, jamais au-dessous ; ces sujets sont souvent viables et continents ; 2° dans les voies génitales (utricule, vésicule séminale, canal déférent) ; ces sujets souvent ne sont pas viables ; le rein correspondant est en général atrophié.

Dans le *sexe féminin*, ils se font : 1° dans l'urèthre (1), avec vessie soit normale (uretère surnuméraire), soit absente ; 2° dans le canal salpingo-utérin (Tuffier en cite deux cas de Fœrster, de Frölich) ; 3° plus ou moins haut sur la face latérale du vagin (2). Ces abouchements au-dessus du sphincter vésical ont pour conséquence l'incontinence d'urine continue (laquelle cependant peut ne débuter que plus ou moins tard, sans qu'on explique le fait), le sujet ayant d'ailleurs des mictions normales (abouchement d'un ou de deux uretères dans la vessie) ; de même s'il y a abouchement vaginal d'une branche d'un uretère bifurqué. Ces malformations sont à traiter par l'urétéro-cysto-néostomie.

Dans les deux sexes sont possibles des abouchements, presque toujours sur sujet non viable, dans l'intestin, à la paroi abdominale, au cloaque persistant.

§ 2. — Vessie (3).

A. — Calculs de la vessie.

Étiologie. — La lithiase urinaire se produit dans deux conditions :

1° Par *sédimentation d'une urine acide* qui, trop concentrée, laisse déposer un produit tel que l'acide urique ou l'urate de soude, l'acide oxalique, par exception de la cystine (4) ou de la xanthine ; cette *lithiase primitive* est presque toujours d'origine rénale et un gravier arrêté dans la vessie, après migration le long de l'uretère, s'y accroît peu à peu par strates successives ;

2° Par *sédimentation d'une urine alcaline*, qui laisse déposer du phosphate de chaux, du phosphate ammoniaco-magnésien ; c'est donc un résultat de la cystite ou de la pyélonéphrite ; cette *lithiase secondaire* peut avoir pour origine un calcul primitif qui cause de l'infection et s'entoure d'une couche phosphatique.

La lithiase primitive est seule à prendre en considération chez l'enfant, où les incrustations phosphatiques périphériques sont même rares. Les dépôts oxaliques sont de beaucoup les plus fréquents, tandis que chez l'adulte les calculs dyscrasiques sont d'ordinaire uratiques ; les calculs oxaliques sont blancs, très durs, mamelonnés, mûriformes.

On ne sait pas grand'chose sur leur pathogénie. Il semble pourtant que la cause de la dyscrasie urinaire doive être cherchée dans l'alimentation trop végétale des enfants pauvres, tandis que les calculs uratiques sont ceux des adultes riches. Mais quant à préciser la nature de cette alimentation, nous ne le pouvons guère. Nous savons, cependant, que l'influence du pays (5), de la race est considérable, et qu'à

(1) Dans un cas de Schwartz (*Beitr. z. kl. Chir.*, 1896, t. XV, p. 159) la dilatation de la partie sous-uréthrale était telle que l'opérateur la prit pour la vessie.

(2) Spaletta, Th. de Paris, 1895-1896 ; E. Desnos, *Ann. mal. org. génito-ur.*, 1907, t. II, p. 1855.

(3) Les corps étrangers de la vessie, si fréquents quand, après la puberté, la masturbation entre en jeu, sont fort rares chez l'enfant : je n'en ai jamais observé. Ils sont possibles cependant (Duvard, Th. de Bordeaux, 1903-1904, n° 43). Rocher (*Journ. de méd.*, Bordeaux, 1904, p. 468) a vu chez une fille de 5 ans un calcul autour d'une épingle à cheveux. Mentionnons aussi le passage de séquestres (coxalgie, pubis) dans la vessie, et leur incrustation calculeuse possible (*Ann. des mal. génito-ur.*, 1907, p. 1281) ; le sujet est étudié par Gayet (*Arch. prov. chir.*, 1er octobre 1895, p. 621). — **Rupture traumatique** : J. Crapper, *Lancet*, 1905, t. I, p. 639 ; Bralson Cates, *Bost. med. a. surg. Journ.*, 25 oct. 1906, p. 472 (trauma ?).

(4) Loumeau, *Prov. méd.*, 9 avril 1910, p. 163.

(5) Serguiensky, *Ann. des mal. des org. génito-ur.*, 1902, p. 258.

cela s'associent sans doute et l'alimentation et le climat. En Russie, en Perse, dans l'Inde, chez les Malgaches, en Hongrie (1), et aussi jusqu'à certain point en Angleterre (2) et en Amérique du Nord la fréquence est grande, tandis qu'elle est très faible en France ; je n'ai observé qu'une dizaine de calculs vésicaux en 20 ans de chirurgie infantile, dans des services fort actifs, et en 30 ans, Mayet n'en a relevé que 20 sur les registres de l'hôpital Necker. L'hérédité est possible.

Il semble, cependant, que la lithiase rénale des nourrissons (voy. p. 1046) ne soit pas rare dans notre pays : mais elle est probablement de cause pathologique et passagère et les petites concrétions ne s'arrêtent guère ni dans l'uretère ni dans la vessie. D'ailleurs il est bien démontré que la plupart des calculs oxaliques de l'adulte jeune ont débuté dans l'enfance, mais ont subi un accroissement très lent.

La prédominance du sexe masculin (96 p. 100, Bókay) s'explique par la grande difficulté de la migration urétrale (voy. p. 1090), pour un gravier même petit, tandis que le passage par l'urètre large et droit de la fille est facile. La difficulté des mictions, en cas de phimosis par exemple, est prédisposante.

L'âge d'élection serait de 3 à 4 ans pour Bókay.

Étude clinique. — Le calcul est d'origine rénale, et par un interrogatoire attentif on trouve qu'une ou plusieurs coliques néphrétiques ont marqué bien plus souvent qu'on ne le croit la descente le long de l'uretère.

Une fois dans la vessie, il peut y rester latent pendant un temps variable, s'y accroître lentement et ne manifester réellement sa présence que chez l'adulte. Ce n'est souvent qu'avec l'installation de la cystite calculeuse que la symptomatologie devient nette. Les caractères cliniques propres à l'enfance sont les suivants :

L'*hématurie* est beaucoup plus rare que chez l'adulte.

L'*incontinence d'urine*, au contraire, est la règle, à la fois diurne (besoin impérieux et subit) et nocturne.

Les *douleurs* surviennent sous forme de véritables crises abdominales avec vomissements. La *miction* est douloureuse, surtout au début, avec irradiation au bout de la verge, que l'enfant se tiraille, d'où *allongement permanent du prépuce ;* elle est difficile et s'accompagne de cris, deux causes d'efforts telles que la complication par *prolapsus du rectum* n'est pas rare.

L'absence de cul-de-sac rétro-prostatique explique que, le calcul reposant sur le col, l'*interruption du jet d'urine* s'observe plus souvent que chez l'adulte.

Ces divers symptômes, diversement associés, peuvent évoquer en notre esprit des diagnostics multiples : incontinence essentielle (qui ne doit être que nocturne), cystite, tuberculeuse surtout (où la douleur est maxima à la fin et non au début de la miction), dysuries diverses (rétrécissement congénital de l'urèthre, phimosis). Mais on recherchera les signes et symptômes propres à ces diverses lésions et maladies, et surtout on pratiquera l'*exploration physique de la vessie* si les troubles fonctionnels, même légers, sont un peu suspects, en particulier, s'ils sont aggravés par le mouvement.

Chez l'enfant, la petitesse de la prostate fait qu'un calcul vésical est presque toujours senti par le *toucher rectal*, combiné avec le palper abdominal. S'il y a

(1) Près du Danube et de la Theiss (Bókay).
(2) Les statistiques de Thompson, de Th. Bryant contiennent environ moitié d'enfants.

du liquide dans la vessie, le calcul retombe, en une sorte de ballottement, sur le doigt rectal qui le soulève d'une secousse.

L'exploration avec le *cathéter métallique* à petite courbure, dite béquille, calibre 10, se pratique exactement comme chez l'adulte ; on saura que la vessie est spacieuse, à col mal constitué. La vessie doit être modérément distendue ; quand on ouvre le robinet de l'instrument, il est bien rare que le calcul ne vienne pas choquer le bec de l'explorateur. On associe le cathétérisme au toucher rectal.

On peut souvent éviter cette exploration, pour laquelle il faut chloroformiser les enfants jeunes, si l'on se souvient que *les calculs oxaliques et les calculs encroûtés de phosphates sont opaques aux rayons X*. Si l'on soupçonne un calcul, on fera donc faire une radiographie (1).

Traitement. — Dans les pays où les calculs vésicaux sont rares, on a recours à la *taille hypogastrique*, rendue plus facile par la situation abdominale de la vessie chez l'enfant. Je la pratique sans ballon de Petersen, sans distension préalable de la vessie. S'il n'y a que peu ou pas de cystite, je fais la suture vésicale au catgut fin, en deux plans, avec un petit drain derrière les muscles droits, et je mets pour deux ou trois jours une sonde à demeure (2).

Les divers procédés de taille périnéale, sur lesquels on a tant discuté autrefois, sont abandonnés.

Dans les pays où la lithiase vésicale de l'enfant est fréquente, où par conséquent les chirurgiens peuvent avoir un outillage spécial et acquérir une expérience notable de son maniement, la *litholapaxie* est la méthode de choix, malgré les difficultés spéciales qui sont créées ici par le petit calibre obligatoire des instruments (3) et par la grande dureté des calculs oxaliques, ou même uratiques.

Chez la fille, ces deux méthodes cèdent presque toujours le pas à l'extraction par l'urèthre dilaté.

B. — Cystites. Tumeurs

1° Cystite aiguë. — Rare, elle présente les variétés suivantes :

a) Cystite a colibacilles (Escherich) survenant soit chez les *garçons*, par colite ou rectite (migration des microbes à travers les parois intestinales ; exceptionnellement contage direct : L. V. Levi, *Arch. of ped.*, mai 1903, p. 348, garçon de 14 ans qui se fit une injection uréthrale avec une canule à lavements) ; soit chez les *filles*, à la suite de vulvo-vaginite et d'urétrites (cystites vaginales de F. Guyon), la diarrhée souillant facilement la vulve. Elle est rare après 10 ans. C'est une cystite presque toujours bénigne dans l'acuité de ses symptômes et dans son évolution ; elle se manifeste par des mictions, très fréquentes, de quelques gouttes d'urine trouble, mais qui reste acide (Escherich), et rarement sanglante ; quelquefois par des accès ressemblant à ceux de la fièvre intermittente (Petrucci, *Policlinico*, sez. Chir., 18 avril 1911, p. 636). Pour la forme grave, avec pyélonéphrite, voy. p. 1045. Le passage à la chronicité est très rare.

(1) Jourdan, *Arch. d'électr. méd.*, Bordeaux, 1903, t. XI, p. 257 ; radiographie.

(2) Pacheco Mendes (*Ann. des mal. des org. génito-ur.*, 1906, t. II, p. 1376) a obtenu un succès sur un garçon de 5 mois.

(3) D'après Popow, de 2 à 4 ans on peut faire passer un instrument de calibre 20. — Dans les journaux anglais, on trouve des statistiques très nombreuses et très bonnes, venant surtout des Indes (Mac Keegan, Freyer, E.-H. Fenwick). — Carlier, *Echo méd. Nord*, 1900, p. 1.

On met le sujet au lit, avec compresses chaudes sur le ventre, régime lacté, boissons diurétiques. En cas de douleur, Hutinel conseille les lavages de la vessie au permanganate de potasse (1 pour 5.000).

b) Cystite a gonocoques, analogue symptomatiquement à la précédente, exceptionnelle chez les garçons et même rare chez la fille atteinte de vulvo-vaginite (voy. p. 1107).

c) Cystite uricémique, par urine trop acide chez des enfants qui ont un régime alimentaire trop azoté (Comby, Henoch). On en vient vite à bout par le régime végétarien et les boissons diurétiques.

2° **Tuberculose.** — Moins rare chez la fille, elle est le plus souvent d'origine rénale; elle peut se greffer sur une cystite aiguë et sa marche est alors plus rapide. Elle ressemble cliniquement à la cystite calculeuse, mais l'hématurie y est spontanée, capricieuse, sans relation avec les mouvements. Elle devient très douloureuse, à partir du moment où se surajoute une cystite par infection pyogène, avec urines troubles. Quelques cystites blennorragiques devenant chroniques peuvent lui ressembler. On aura donc soin d'examiner les urines (recherche des microbes, inoculations) tout en sachant que le renseignement est souvent médiocre. En principe, le calcul étant mis de hors de cause, une cystite chronique est plus que suspecte. On recherchera avec soin s'il n'y a rien dans un des reins (voy. p. 1049). Outre le traitement médical classique, on prescrira les injections d'huile goménolée (20 p. 100, 4 à 5 cmc. par jour), et par exception, on fera la cystostomie sus-pubienne.

3° **Tumeurs** (1). — Concetti a pu réunir 42 cas de cette lésion rare, que je n'ai jamais observée. Il s'agit presque toujours de tumeurs conjonctives (sarcomes purs ou mixtes), habituellement polypeuses, multiples, très vasculaires, occupant de préférence le bas-fond, mais rencontrées sur n'importe quelle paroi, pouvant tapisser presque toute la surface vésicale, susceptibles de se prolonger dans l'urèthre, se propageant peu à peu aux parties voisines (utérus, vagin, prostate, pubis, paroi abdominale).

Étude clinique. — Le début est marqué plus souvent par les troubles de la miction (dysurie ou incontinence) et les douleurs irradiées dans l'abdomen que par l'hématurie. Mais celle-ci est habituelle à la période de cystite secondaire ; abondante, spontanée, rebelle, elle doit alors faire penser bien plus au néoplasme qu'à la lithiase ou à la cystite, où elle est rare, qu'à la tuberculose où elle est peu abondante. On a noté l'expulsion avec l'urine de fragments néoplasiques.

Chez le garçon, une tumeur est, à vrai dire, la seule cause des épaississements que l'on sent au toucher rectal : les péricystites qui, chez l'adulte, donnent le change, n'existent pas dans l'enfance.

Chez la fille, un champignon néoplasique peut s'extérioriser par l'urèthre. Le diagnostic (sans intérêt pratique réel) est difficile avec les rares sarcomes de l'utérus, de la vulve, du vagin.

Presque toutes ces tumeurs sont malignes, et tuent en quelques mois (distension et infection des reins, péritonite par perforation). Mais on cite quelques cas de tumeur bénigne avec guérison définitive : aussi est-on autorisé à tenter l'extirpation par taille hypogastrique, une tumeur bénigne abandonnée à elle-même étant presque toujours mortelle (hématurie, complications rénales).

(1) Concetti, *Trait. des mal. de l'enf.* (Comby), 2e édit., t. II, p. 951; *Arch. méd. enf.*, mars 1900, p. 129. — Steinmetz, *Deut. Zeit. f. Chir.*, novembre 1895, t. XXXIX, p. 313 ; R.-F. Müller, Th. de Leipzig, 1904 (tumeurs mixtes).— On trouvera des cas de *kystes dermoïdes* dans la thèse de Clado, Paris, 1886-1887 ; G. Block et F.-G. Hall, *Am. Journ. med. sc.*, 1905, t. 129, p. 651. — Savory signale (à 13 mois) un fibrosarcome implanté sur un reste de l'ouraque. — Irvin S. Koll (*Ann. of surg.*, novembre 1911, t. 54, p. 588) a guéri par cystostomie un « polype simple » faisant clapet sur l'orifice uréthral, d'où rétentions brusques et répétées. — Hadda, *Arch. f. kl. Chir.*, 1909, t. LXXXVIII, p. 861 ; autopsie à 19 ans ; avait été opéré pour calcul à 13 ans ; Phocas, *Congr. franç. de chir.*, 1892, p. 637, et thèse de son élève Chivorré, Lille, 1891-1892. — Kyste hydatique, Nicolich, *Ann. des mal. org. génito-ur.*, 1908, t. II, p. 1773 ; Kalliontzis, *ibid.*, 1909, t. I, p. 397.

C. — Incontinence d'urine dite essentielle (1).

Il y a des incontinences d'urine qui ne relèvent d'aucune cause actuellement bien précisée et que dès lors on appelle *essentielles*. Leur caractère principal est d'être *nocturnes*.

Cette incontinence nocturne, ou énurésis, est une affection de l'enfance et de l'adolescence : elle fait suite à l'incontinence physiologique des nourrissons, qui se salissent à toute heure, et, comme elle, est caractérisée non point par un écoulement continu, goutte à goutte, mais par des *mictions proprement dites*, inconscientes et involontaires, survenant deux ou trois fois par nuit.

La fréquence semble la même, à l'origine, dans les deux sexes, mais vers la puberté les filles se corrigent mieux, d'où prédominance des garçons. La cessation du symptôme vers l'adolescence — sans cause connue, après une maladie grave, ou une émotion vive — est un caractère important, mais non absolu.

Il s'agit, sans doute, d'un trouble névropathique, observé sur des sujets présentant une hérédité nerveuse plus ou moins chargée, des tares personnelles, des dégénérescences ou des malformations plus ou moins accentuées, et cela explique certaines causes bizarres provoquant par intervalles le symptôme : tel sujet, devenu propre par périodes, recommence à pisser au lit s'il mange des pommes de terre, couche dans des draps blancs, change de chemise de nuit. Le jour, ces enfants ne pissent pas dans leur culotte, mais la plupart d'entre eux ont des envies d'uriner impérieuses (2).

J.-L. Petit a divisé ces névropathes en trois catégories :

1° Ceux qui sont trop paresseux pour se lever dès qu'ils sentent le besoin d'uriner ;

2° Ceux qui rêvent qu'ils sont en un lieu propice ;

3° Ceux qui dorment trop profondément pour sentir le besoin ; et en fait, une journée de fatigue aggrave le symptôme.

La sensibilité vésicale à la distension ne semble pas accrue. Guyon a pensé qu'il fallait incriminer une atonie du sphincter uréthral, mais cette opinion est aujourd'hui contestée.

L'étude clinique de cette incontinence intéresse le chirurgien, surtout pour le diagnostic avec certaines *incontinences symptomatiques*, que nous énumérerons seulement ici, car elles sont indiquées à propos de la lésion causale (3).

1° On explorera avec soin les *voies urinaires*, dont l'irritabilité anormale peut être en jeu. Non seulement certaines dysuries avec rétention peuvent causer une incontinence vraie, par rengorgement, mais le phimosis (surtout avec un peu de posthite), les rétrécissements congénitaux du méat ou de l'urèthre proprement dit (voy. p. 1094), les polypes de l'urèthre s'accompagnent parfois d'énuresis. De même

(1) Bazy et Deschamps, Rapp. à l'*Ass. fr. d'urol.*, 1908, p. 1 (Discussion).

(2) Freud (d'après *Sem. méd.*, 11 nov. 1893, p. 520) note chez ces sujets une tonicité musculaire exagérée des membres inférieurs.

(3) Voir Spina bifida, p. 797 ; Abouchement anormal de l'uretère, p. 1054.

les cystites, les calculs, les tumeurs, quoique en pareille occurrence les mictions diurnes aient coutume d'être, elles aussi, anormales.

Chez la fille, la vulvo-vaginite, les adhérences clitoridiennes seront recherchées avec soin.

Enfin l'*examen de l'urine* et des reins s'impose. Non seulement parce que certaines incontinences — auxquelles on met fin par le régime végétarien — relèvent de l'irritation de la vessie par une *urine trop acide*, mais parce que l'énuresis peut être révélatrice d'une *pyélonéphrite*, tuberculeuse surtout.

Nombre de ces incontinents symptomatiques ont été propres pendant plus ou moins longtemps, jusqu'au début de la lésion causale; et l'énuresis est moins nettement nocturne.

2° On cherchera à distance certaines causes d'*irritation réflexe* dans la zone ano-génitale (ectopie testiculaire, polypes du rectum, fissure à l'anus, oxyures) ou même à distance (végétations adénoïdes du naso-pharynx, par exemple) dont la suppression est curatrice.

3° On examinera le *système nerveux central*, où l'on a quelquefois trouvé des lésions telles que myélite pottique ou syphilitique héréditaire au début (voy. pp. 542 et 546), sans paraplégie encore déterminée (mais avec exagération des réflexes), ataxie locomotrice de l'enfance, spina bifida avec tumeur ou latent.

4° L'*hystérie* est une cause possible, soit par paralysie du sphincter uréthral, soit par spasme de ce sphincter, d'où rétention et regorgement (Rochet).

Les *épileptiques* à crises larvées, nocturnes, pissent au lit, mais pas toutes les nuits ; au réveil ils sont abattus ; souvent ils se sont mordu la langue ; souvent aussi ils ont quelques accès diurnes.

Après ces diverses éliminations seulement, on conclura à l'incontinence « essentielle » ; et encore la différenciera-t-on de la simple malpropreté des idiots et arriérés qui, par impossibilité d'éducation, sont restés à l'état du nourrisson. C'est peut-être un léger degré d'insuffisance mentale, curable par le traitement thyroïdien, qui fait de l'énuresis un des signes du myxœdème fruste.

Traitement (1). — Le nombre des médicaments préconisés est énorme : à peu près tous les antispasmodiques — et quelques excitants — y ont passé. La règle actuelle semble être de les proscrire tous.

L'électrisation, locale ou générale, faradique, statique ou galvanique, n'est peut-être qu'un mode de suggestion.

C'est en effet le traitement psychique, sur lequel je n'ai pas à m'étendre ici, qui joue le principal rôle. On a, sans doute, imaginé quelques petites opérations chirurgicales, destinées à agir sur les nerfs sympathiques de la vessie ou sur le système nerveux central. Les injections épidurales de sérum simple ou cocaïné, la ponction lombaire, les injections de sérum ou l'insufflation d'air dans le tissu

(1) On a imaginé des compresseurs spéciaux soit de la verge, soit du prépuce : les parents, les enfants eux-mêmes y recourent quelquefois instinctivement en se liant le pénis avec une ficelle, et c'est l'origine possible d'une fistule par sphacèle de la paroi sous-uréthrale. On peut être appelé à couper ce fil en avant duquel la verge s'est œdématiée, et ce n'est pas toujours facile : cependant sur la ligne médiane dorsale, on peut débrider sans crainte. Je signalerai encore les appareils électriques plus ou moins compliqués, où une sonnerie éveille l'enfant dès que devient humide de l'ouate maintenue contre le méat.

conjonctif rétro-rectal ont été recommandées ; mais leurs résultats sont fort infidèles et peut-être elles aussi sont-elles des manières de suggestion.

A mon sens, le chirurgien consulté pour un incontinent doit par un examen complet rechercher toutes les causes locales contre lesquelles il peut agir, et confier au médecin le traitement de l'incontinence dite essentielle.

D. — Malformations de l'ouraque et de la vessie (1).

Quelques **malformations de la vessie**, sans intérêt chirurgical, ne méritent qu'une énumération, d'autant que dans bien des cas le fœtus n'est pas viable. Telles sont :

1° L'*absence;*

2° La *dualité*, contestée à tort par Cruveilhier (2).

Quelques autres, fort importantes pour l'urologiste qui doit pratiquer soit la cystoscopie, soit le cathétérisme des uretères, et être familiarisé dès lors avec divers aspects anormaux intra-vésicaux, n'ont pas d'intérêt chez l'enfant.

Je mentionnerai les *diverticules*, différents des vessies bipartites diverses en ce qu'il n'y a pas d'uretère implanté dans la cavité accessoire. La plupart sont acquis, sont un degré extrême de la vessie à colonnes. Quelques-uns sont congénitaux (3). Je ne fais que les mentionner parce qu'ils ne se sont presque jamais manifestés cliniquement que chez l'adulte, à l'occasion d'une rétention, d'une cystite. On en a extirpé avec succès, après avoir au besoin réséqué le sacrum pour les aborder (Pagenstecher).

Pour les *dilatations kystiques*, saillantes dans la vessie, d'uretères imperforés, surnuméraires ou non, voy. p. 1047.

1° *Malformations de l'ouraque* (4).

L'ouraque est le canal par lequel l'évagination allantoïdienne (voy. p. 1066) s'ouvre primitivement à l'ombilic ; il prolonge en haut, après cloisonnement du cloaque, le sinus uro-génital. Il s'oblitère vers le 2e mois, marquant sa trace par des faisceaux fibreux étalés, flanqué de chaque côté, au-dessous de l'ombilic, par le cordon fibreux de la veine ombilicale, et à l'état normal la vessie, organe d'abord abdominal, s'en libère complètement. Les anomalies observées sont les suivantes :

1° Sans perméabilité du canal, une *petite surface muqueuse suintante* persiste à l'ombilic : sa structure histologique permet la distinction avec les productions semblables d'origine intestinale. J'ai pratiqué l'extirpation dans un cas de ce genre.

2° La *perméabilité*, complète ou partielle ; en cas de perméabilité partielle, on constate :

a) Un canal borgne externe ouvert à l'ombilic ;

b) Un kyste intermédiaire à deux points oblitérés ;

c) Un canal plus ou moins irrégulier prolongeant derrière la paroi abdominale le sommet de la vessie.

(1) Paul Delbet, *Ann. des mal. des org. génito-ur.*, 1907, t. I, p. 641.

(2) Cathelin et Sempé, *Ann. des mal. des org. génito-ur.*, 1903, p. 339.

(3) Pagenstecher, *Congr. de la Soc. all. de chir.*, 1904, t. XXIII, p. 240 ; P. Wulff, *Münch. med. Woch.*, 1904, p. 1055.

(4) Wutz, *Arch. f. path. An. u. Phys.*, 1883, t. XCII, p. 387 ; Wasilieff, *Med. obozr.*, 1904, p. 229 ; H. Stiles, *Scol. m. a. s. Journ.*, Edinb., 1903, t. XII, p. 133 ; Imbert, *Montp. méd.*, 1902, p. 121 ; A. Santucci, *La Settimana med.*, 1899, n°s 23 et 24, pp. 265 et 277. (Bibliogr.) ; J. Monod, Th. de Paris, 1899-1900 (Bibliogr.) ; P. André et A. Bœckel, *Journ. d'urol.*, 1912, p. 673.

I. **Perméabilité complète.**—Dans la plupart des observations, la lésion n'a été reconnue que plus ou moins tard, et même chez l'adulte, presque toujours à l'occasion d'une *rétention d'urine aiguë ou chronique :* et l'urine se met à couler par l'ombilic (1). Le cas est analogue lorsqu'il existe un obstacle préputial ou uréthral dès la naissance (occlusion) ou quelques années plus tard (rétrécissement).

L'écoulement d'urine peut commencer *dès la naissance, les voies inférieures étant libres*, et il se produit au moment des mictions soit par un simple petit orifice ombilical, soit par un petit mamelon perforé au centre d'un champignon rouge (Kirmisson). Peu a vu cette fistule succéder à l'incision d'une tumeur grosse comme un œuf de pigeon (2).

Le diagnostic avec le suintement d'un granulome, avec une fistule intestinale ou biliaire (3), n'est à vrai dire pas à débattre : l'issue en jet d'un liquide ayant les propriétés physiques et chimiques de l'urine ne peut être méconnue. La radiographie après injection de collargol est pathognomonique.

Traitement (4). — Il faut d'abord rétablir, si besoin, la perméabilité de l'urèthre.

Cela fait, on aurait eu quelques succès par la compression, la cautérisation au nitrate d'argent ou au thermocautère. En réalité, il faut extirper le trajet, suturer le sommet de la vessie et refermer la paroi.

II. **Perméabilité de l'extrémité vésicale.** — Une forme sans importance clinique est celle où, au sommet de la vessie, persiste un petit prolongement cylindrique : Wutz prétend même qu'on en voit l'amorce sur les deux tiers des vessies.

Le cas pratiquement intéressant est celui où ce canal se dilate en un *pseudo-kyste* (5) où l'urine s'accumule ; et, malgré sa communication avec la vessie, le diverticule peut ne se vider ni par la miction volontaire, ni par le cathétérisme ; en sorte que la tumeur distendue devient énorme, remplit le petit bassin et s'étale plus ou moins derrière la paroi abdominale. Chez le malade de Patel, il y avait incontinence diurne et nocturne, goutte à goutte. On établit le diagnostic si l'on constate des variations de volume en rapport avec l'abondance des mictions. On a vu des calculs dans ces diverticules.

III. **Kystes.** — Ceux-ci se constituent par accumulation d'un liquide [qui n'est plus de l'urine (6)] entre deux points oblitérés (cf. Kystes du cordon, pp. 967 et 968). La tumeur (qui se distend à un âge quelconque, à 66 ans même, Trendelenburg) est à l'origine petite, fusiforme, mate, accolée à la paroi abdominale au-dessous de l'ombilic ; elle se développe soit peu à peu, soit par à-coups successifs et quelquefois en vient à distendre l'abdomen (17 litres, L. Tait ; 18 et demi, Free ; 75, Hoffmann). Le ventre grossit tandis que le sujet se cachectise. Ces tumeurs énormes sont de diagnostic à peu près impossible ; on les a prises, en particulier, pour des kystes de l'ovaire, du parovaire, pour de l'ascite : et en opérant on leur a trouvé une adhérence à l'ombilic,

(1) Dans un cas de Bramann, la fistule s'ouvrit à 9 ans et à partir de là donna issue à toutes les urines ; il avait existé une tumeur rétropérinéale ; les voies inférieures étaient perméables, car une sonde introduite à l'ombilic sortait par l'urèthre.

(2) H.-E. Pearse et E.-L. Miller (*Journ. of the Am. med. Ass.*, 1912, t. LVIII, p. 1684) : femme de 26 ans ; fistule ombilicale suppurante et tumeur ; hématurie ; tuberculose limitée à l'ouraque dilaté.

(3) Cependant Bramann attribue à l'ouraque une fistule d'où, chez une femme de 63 ans, sortirent des calculs de cholestérine (?).

(4) Delagénière, *Arch. prov. chir.*, 1892, t. I, p. 222.

(5) Patel, *Rev. mens. mal. enf.*, 1904, p. 77 (enfant, 13 ans) ; Freer, *Ann. of surg.*, janv. 1887, t. V, p. 107 (adulte).

(6) On l'a cependant trouvée quelquefois ammoniacale. N'y avait-il pas alors (au moins originellement) pseudo-kyste (?). — Voy. sur ce sujet Delore et Cotte, *Rev. chir.*, 1906, t. XXXIII, p. 77 ; bibliogr. — Certains auteurs (Robinson et L. Tait par exemple) ont exagéré probablement la fréquence de cette lésion, et beaucoup d'observations sont douteuses. — La structure de ces kystes est : une paroi conjonctive et la plupart du temps musculaire, avec un revêtement épithélial de type vésical, qui se déforme et même disparaît si la suppuration intervient.

à la vessie, ou aux deux. Selon la disposition du méso, elles restent sous-péritonéales ou deviennent intra-péritonéales. Leur traitement consiste dans l'extirpation.

2° *Exstrophie de la vessie* (1).

L'exstrophie vésicale est un vice de conformation, caractérisé par l'ouverture de la vessie à la paroi abdominale antérieure; on ne l'observerait, d'après Neudörfer, qu'une fois sur 100.000 naissances (2). Elle est caractérisée par l'absence de la paroi abdominale sous-ombilicale, de la paroi antérieure de la vessie, et de la paroi antérieure du bassin; la paroi postérieure de la vessie se continue bord à bord avec la brèche abdominale et est, dans cette brèche, refoulée en avant; l'urèthre est épispade et largement étalé (3).

Anatomie pathologique (4). — La plupart des lésions sont bien décrites depuis longtemps; mais quelques-unes, quoique d'importance thérapeutique majeure, ne sont connues que depuis peu.

Paroi abdominale. — Les muscles droits, presque au contact en haut, s'écartent au-dessus de la vessie pour aller au pubis; la gaine aponévrotique est faible; les arcades de Douglas semblent ne pas exister. La ligne blanche est large et faible au-dessus de la vessie et se bifurque de chaque côté de celle-ci; l'ombilic est en croissant et très bas situé. Le canal inguinal est très fortement porté en dehors.

Bassin. — Le *sacrum* est plat. L'angle formé par *la première et la deuxième pièces coccygiennes* est beaucoup plus marqué que normalement ; le coccyx est donc très fortement ramené en avant, d'où une grande diminution de l'étendue du périnée. L'*os iliaque* est très modifié. La crête iliaque est très épaisse, le tubercule du fascia lata, très développé; la bandelette de Maissiat est très épaisse, ce qui est probablement en rapport avec les lésions de la partie antérieure du squelette. Il est classique de signaler le déjettement en dehors de la tubérosité ischiatique, ce que n'ont pas vérifié Gusserow, Passavant, Hovelacque.

Les *pubis* sont écartés, quelquefois considérablement (14 cm., Hovelacque) mais non atrophiés comme on l'a dit. Potherat (*Soc. chir.*, 1912, pp. 734 et 955) les a même cru absents, ce qui est une erreur d'interprétation radiographique (A. Broca, *ibid.*, p. 813); ils sont bien développés, mais se portent directement en avant, d'où leur écartement. La distance entre les épines iliaques antérieures est assez notablement accrue, par déjettement en dehors des ailes iliaques et non par agrandissement du bassin supérieur, car l'écartement des épines iliaques postérieures reste normal.

Les *ligaments sacro-iliaques postérieurs* sont très hypertrophiés, les antérieurs un

(1) Je remercie M. Hovelacque de son utile collaboration à ce chapitre.

(2) Elle atteint 7 garçons pour 1 fille.

(3) Cela est la forme habituelle. M. Hache (*Rev. de chir.*, 1888, p. 218) donne les degrés suivants : 1° épispadias simple; 2° épispadias avec amincissement et aspect cicatriciel de la peau prépubienne ; 3° absence des plans profonds de la paroi pelvienne antérieure et de l'hypogastre; une mince lame cicatricielle recouvre les viscères ; 4° cette membrane manque et il y a hernie de la vessie; 5° la paroi antérieure de cette vessie herniée est mince et cicatricielle; 6° la fissure de l'épispadias se prolonge sur sa partie inférieure ; 7° elle se prolonge presque jusqu'au sommet ; 8° elle se prolonge jusqu'au sommet, et cela correspond à la forme habituelle ; 9° il y a des *malformations concomitantes de l'intestin* qui s'abouche à la vessie par un segment variable : rectum ; persistance du cloaque (Revolat, Nunez); ordinairement angle iléo-cæcal (A. Broca, *Soc. an.*, 1887, p. 791 ; cf. Depaul, *Soc. an.*, 1842, p. 213 ; Nunez, Th. de Paris, 1882; Hergott, Th. de Nancy, 1874; Mauclaire, *Congr. franç. chir.*, 1895, p. 546). A cette nomenclature de Hache, il faut ajouter l'*ectopie vésicale*, où la vessie normale est recouverte par une peau d'aspect muqueux, et de fort rares *fissures supérieures* (Durand, Th. de Lyon, 1893-1894) siégeant juste au-dessous de l'ombilic, la partie sus-pubienne étant normale sur une hauteur variable, symphyse et urèthre étant normaux.

(4) Hovelacque, *Journ. d'urol. méd. et chir.*, 1912, pp. 43 et 205.

peu moins : et cette solidité des symphyses sacro-iliaques explique en partie que, malgré la disjonction des pubis, la marche est bien moins troublée que chez les femmes ayant subi la symphyséotomie. Mais dans cette stabilité, le rôle principal revient à une lame fibreuse, interposée aux branches ischio-pubiennes dont elle empêche l'écartement.

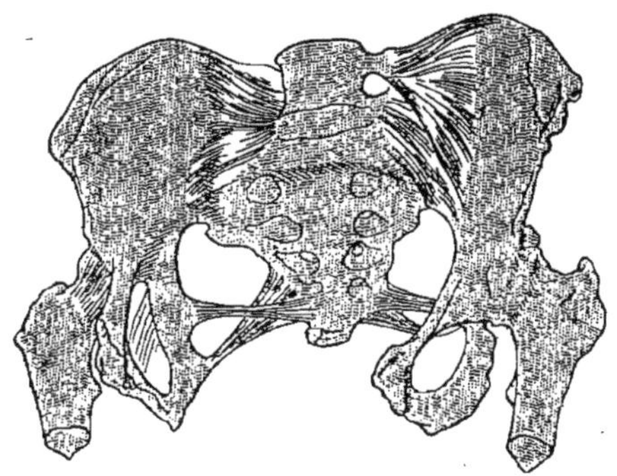

Fig. 1209.

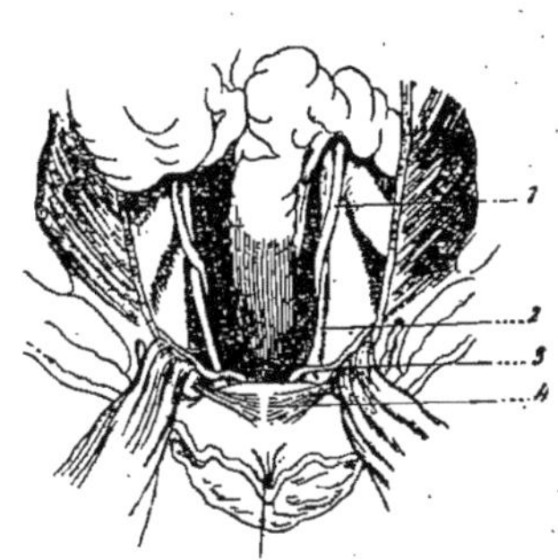

Fig. 1210.

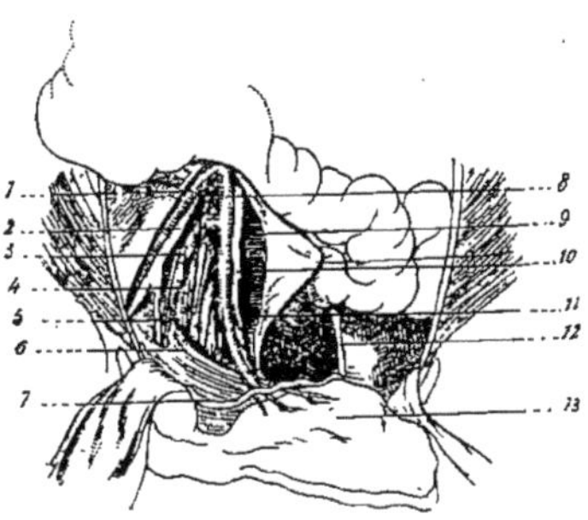

Fig. 1211.

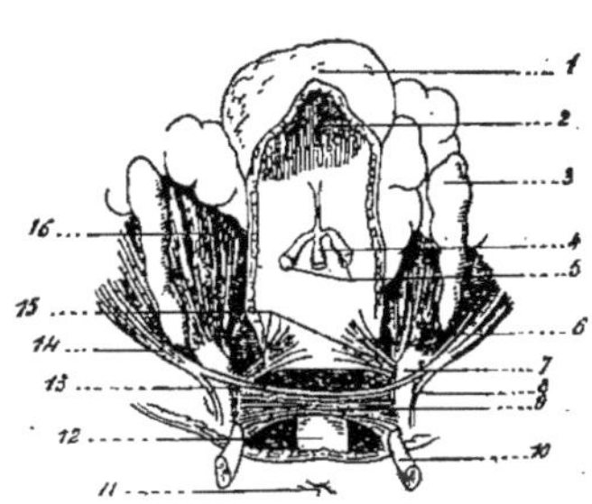

Fig. 1212.

Fig. 1209. — Les pubis, bien conformés mais dirigés en avant, sont écartés de 13 centimètres. Le sacrum est plat ; les ligaments sacro-iliaques antérieurs forment un plan continu.

Fig. 1210. — 1, Uretère ; — 2, artère ombilicale soulevant le péritoine en une faux ; — 3, Canal déférent ; — 4, Ligaments pubo-vésicaux se fixant à la face postérieure de la vessie rabattue en avant. De part et d'autre de la vessie, les muscles droits, également rabattus en avant. (Hovelacque.)

Fig. 1211. — 1, Artère iliaque externe ; — 2, Veine iliaque externe ; — 3, Muscle obturateur interne ; — 4, Artère obturatrice ; — 5, Nerf obturateur ; — 6, Muscle releveur de l'anus ; — 7, Canal déférent ; — 8, Artère ombilicale ; — 9, Sacrum ; — 10, Uretère ; — 11, *Idem* ; — 12, Faux de l'ombilicale ; — 13, Vessie. (Hovelacque.)

Fig. 1212. — 1, Scrotum ; — 2, Sa cavité ; — 3, Testicule ; — 4, Bulbe ; — 5, Corps caverneux ; — 6, Canal inguinal ; — 7, Pubis ; — 8, Pilier externe du canal inguinal ; — 9, Aponévrose moyenne ; — 10, Corps caverneux ; — 11, Anus ; — 12, Rectum ; — 13, Fibres du pilier externe allant à l'aponévrose moyenne ; — 14, Pilier externe du canal inguinal ; — 15, Ligaments pubovésicaux ; 16, Muscles droits. (Hovelacque.)

On a considéré la partie antérieure, interpubienne, de cette lame comme un *ligament interpubien* formé par élongation des ligaments pubo-vésicaux : opinion erronée, car cette bande est certainement rétro-uréthrale (Passavant, A. Broca), sans quoi la réduction de la vessie derrière elle, par le procédé de Trendelenburg, serait impossible. Elle est formée par le bord antérieur de l'*aponévrose périnéale moyenne*, celle-ci manquant dans sa partie pré-uréthrale, tandis que sa partie rétro-uréthrale et le transverse profond sont très hypertrophiés (4 mm. d'épaisseur); aussi, quoi qu'en aient dit Curtillet, Flachs et récemment Stefanesco-Galazzi (*Ann. mal. génito-ur.*, nov. 1910, t. II, p. 1921), la résistance du périnée est accrue et non diminuée. Les muscles de la loge superficielle (en rapport avec les organes caverneux, atrophiés) sont de forme normale, mais peu développés.

Les muscles *releveurs de l'anus* sont bien conformés; leurs extrémités antérieures s'écartent l'une de l'autre.

La *vessie* (dont l'aspect extérieur est décrit p. 1068) est très épaisse (jusqu'à 10 mm.), et sa surface postérieure est blanche, comme aponévrotique, très dure à couper dans le sens vertical, mais non dans le sens transversal, parallèlement aux fibres musculaires; quoi qu'on en ait dit, elle est facile à séparer par dissection du péritoine, mais sa surface saigne alors abondamment. Le sphincter (que Thierfelder, Albarran auraient trouvé) est généralement absent.

Pour l'aborder, les *uretères*, normalement arrivés au bassin, à partir de là décrivent une grande courbe à concavité supéro-antérieure, descendant jusqu'à 3 ou 4 millimètres seulement du releveur : cette courbe favorise la stase, donc l'infection ascendante, et de très bonne heure (même à 23 jours) le segment terminal est dilaté et infecté; la partie intra-pariétale est en général sténosée.

La *pyélonéphrite* est précoce.

Pour la *verge* et le *scrotum* (1), voy. p. 1068; les *testicules* sont moins souvent en ectopie qu'on ne l'a dit. Le *canal déférent* se porte transversalement de l'anneau inguinal interne à la face postérieure de la vessie, en surcroisant les vaisseaux ombilicaux et la terminaison de l'uretère. Les *vésicules séminales* sont bien développées chez l'adulte; la prostate est généralement absente.

Chez la *femme*, on a signalé la bifidité du vagin et de l'utérus, l'absence des organes internes (Curtillet).

L'*intestin* n'est que rarement malformé (voy. p. 1063, note); le transport de l'anus en avant impose au rectum un trajet antéro-postérieur, couché sur le plancher pelvien.

Le *cul-de-sac de Douglas* est très profond; il descend au contact du plancher pelvien, et on l'ouvre forcément quand on veut faire une fistule vésico-rectale; les anses du grêle s'y accumulent, au point même de comprimer les uretères.

Très exceptionnellement, il n'y a qu'une artère ombilicale; presque toujours il y en a deux, qui, avec l'iliaque externe, constituent la branche principale de bifurcation de l'iliaque primitive; comme dans la disposition embryonnaire, l'hypogastrique est une collatérale de l'ombilicale. Celle-ci n'est pas accolée à la paroi pelvienne latérale, mais elle se porte directement de l'aileron sacré à la vessie, soulevant un repli péritonéal falciforme à concavité supéro-interne; ces deux replis cloisonnent le bassin en deux cavités, supérieure et inférieure; au seul segment qui repose sur l'aileron sacré est annexée une veine satellite, formée par les veinules satellites des collatérales. L'artère ombilicale fournit en arrière les collatérales qui devraient venir de l'hypogastrique; plus en avant naissent des branches pour l'uretère.

Les vices de conformation concomitants (bec-de-lièvre, spina bifida, pied bot, volumineuses hernies congénitales) ne sont pas rares. L'*imperforation anale*, quelquefois coexistante, est le premier degré des malformations intestinales dont le degré extrême est ce que Recklinghausen appelle la fente abdomino-vésico-intestinale (voy. p. 1063, note).

Pathogénie (2). — On doit expliquer l'exstrophie vésicale par un *arrêt de dévelop-*

(1) Le scrotum peut être bipartite et la verge rudimentaire, grosse comme un haricot (Stefanesco Galeazzi); la verge épispade pourrait être au-dessus de la vessie (Rombeau, *Soc. an.*, 1851, p. 101).

(2) Je passe volontairement sous silence les théories où l'on a admis la *destruction méca-*

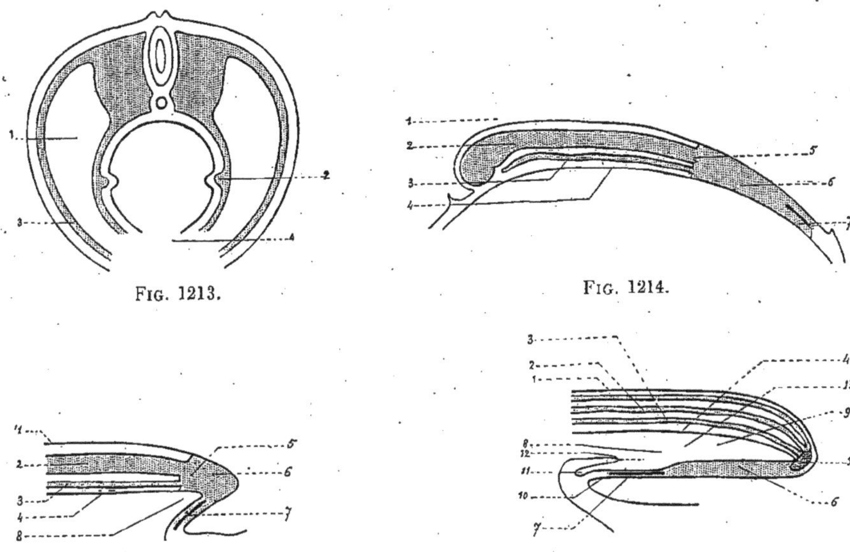

FIG. 1213.

FIG. 1214.

FIG. 1215.

FIG. 1216.

FIG. 1213. — (D'après RETTERER.) — Coupe transversale : 1, Cavité cœlomique ; — 2, Repli de Rathke ; — 3, Somatopleure ; — 4, Les deux lèvres de la splanchnopleure ne se sont pas encore réunies sur la ligne médiane.

FIG. 1214. — (D'après VIALLETON.) — L'embryon n'a pas encore de paroi ventrale ; il est étalé à la surface de l'œuf. Sur la coupe sagittale et médiane, dans ses deux tiers antérieurs on voit l'ectoderme (1) ; le tube médullaire (2) ; la chorde dorsale (3) et l'endoderme (4) nettement différenciés. Plus en arrière, une région ou les trois feuillets sont complètement fusionnés ; on ne peut reconnaître ce qui appartient à chacun des feuillets: c'est la ligne primitive (6) dont l'extrémité antérieure porte le nom de nœud de Hensen (5). Tout à fait en arrière, une région où l'endoderme et l'ectoderme existent seuls, c'est la membrane anale (7).

FIG. 1215. — (D'après VIALLETON.) — L'embryon s'est allongé; la membrane anale (7) *semble avoir pivoté sur elle-même,* elle s'est rabattue en avant, formant une ébauche de paroi ventrale. L'intestin postérieur ou cloaque interne est formé (8).

FIG. 1216. — L'embryon s'est encore plus allongé; la ligne primitive (6) fait maintenant partie de la paroi ventrale, le nœud de Hensen (5) représente le point le plus postérieur de l'embryon. L'appendice caudal est formé, sa paroi antérieure est constituée par la ligne primitive (6). Dans l'appendice caudal on trouve : α) l'intestin post-anal (9) représenté par tout le segment intestinal qui déborde en arrière la membrane anale (7) ; β) l'extrémité postérieure du tube médullaire (2) ; tout au début, cette extrémité postérieure communique avec la cavité blastodermique par le canal neurentérique qui traverse le nœud de Hensen; il est déjà oblitéré chez les embryons de 2 millimètres (15 jours); γ) l'extrémité postérieure de la chorde dorsale (3), un amas cellulaire indifférencié occupant le sommet de l'appendice et répondant au nœud de Hensen (5). Cet amas cellulaire a perdu ses connexions avec l'ectoderme, il est resté intimement uni aux extrémités du tube médullaire, de la chorde et de l'intestin caudal.

La paroi ventrale de l'embryon est constituée en avant de l'appendice caudal par la membrane anale (7) prolongée en avant par l'ectoderme (10), doublé d'une couche mésodermique formant un rudiment de paroi primordiale. L'allantoïde (11) apparaît comme une évagination de l'endoderme juste en avant de la membrane anale. L'allantoïde est séparée de la vésicule ombilicale par un sillon (12) qui, s'enfonçant dans l'intestin postérieur ou cloaque interne, formera l'éperon périnéal. L'éperon périnéal serait rejoint par les replis de Rathke, dont l'existence est formellement niée par de nombreux auteurs (Tourneux) et qui se détacheraient des faces latérales du cloaque ; il sépare ce cloaque en deux régions, un canal dorsal, le rectum, un canal ventral, le sinus uro-génital limité dorsalement par l'éperon périnéal, ventralement par la membrane anale.

pement, portant à la fois sur la paroi antérieure de l'abdomen et sur celle de la vessie. On a émis diverses théories, en rapport avec les opinions des embryologistes sur le développement de l'extrémité caudale de l'embryon.

Théorie de Retterer (*Journ. de l'An.*, 1890, p. 126). — L'intestin postérieur n'est d'abord qu'une gouttière ouverte en bas, cloisonnée ensuite en deux cylindres (rectum en arrière, allantoïde en avant) par deux replis transversaux et verticaux (replis de Rathke). La paroi antérieure de la vessie est formée par la coalescence des deux bords de la gouttière allantoïdienne; celle de l'abdomen, par la coalescence des bords des somatopleures droite et gauche. Du défaut de cette coalescence résulte l'exstrophie (fig. 1213). Cette opinion n'est plus admise.

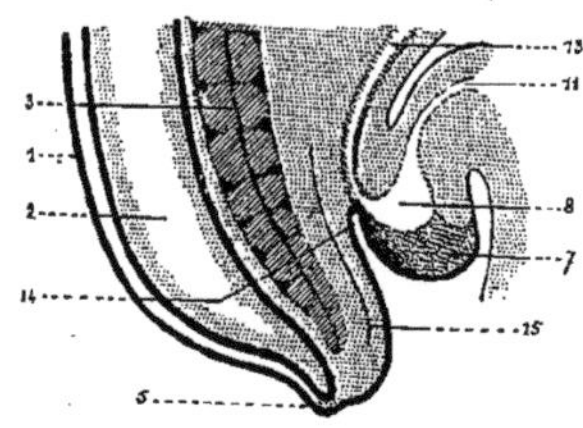

Fig. 1217.

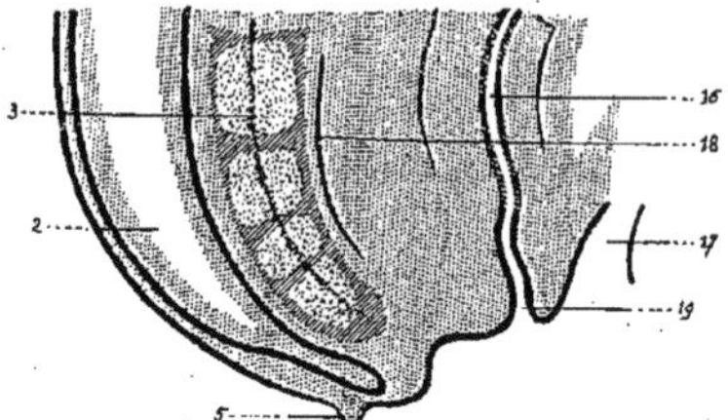

Fig. 1218.

Fig. 1217. — (D'après Hermann et Tourneux.) — Sur l'embryon de 14 millimètres (35 jours) l'intestin post-anal s'est complètement résorbé (1), le tube médullaire (2) et la chorde dorsale (3) ont perdu leurs connexions avec l'amas résidual, ancien nœud de Hensen (5) qui forme maintenant le nodule ou filament caudal. La chorde s'est entourée de tissu mésenchymateux, ébauche des vertèbres; le nombre des vertèbres s'est réduit, d'où élargissement de la base de l'appendice caudal qui devient l'éminence coccygienne (15). L'éminence coccygienne est séparée de la membrane anale (7) par une dépression sous-caudale (14). La membrane anale (7) s'est épaissie et est devenue le bouchon cloacal de Tourneux, qui va se désagréger. La partie qui répond au sinus uro-génital se désagrégera sur l'embryon de 16 millimètres (38 jours), la partie qui répond à l'anus ne se désagrégera que plus tard, sur l'embryon de 22 à 23 millimètres (*Journ. de l'An.*, 1905, p. 118).

Fig. 1218. (—Herrmann et Tourneux.)—La partie inférieure du rachis, en s'allongeant, s'est portée en avant, entraînant l'éminence coccygienne qui vient surplomber la membrane anale. L'extrémité molle de l'appendice caudal ne subit pas un mouvement en avant; elle semble donc remonter sur la face dorsale de l'éminence coccygienne. Cette extrémité molle semble disparaître au début du troisième mois. Sur le schéma, on voit l'artère caudale (18); le bouchon cloacal s'est résorbé, l'anus (19) est ouvert, le rectum (16) communique avec l'extérieur, le sinus uro-génital (17) est également ouvert.

Théorie de Vialleton (*Arch. prov. chir.*, 1892, p. 233; fig. 1214 et 1215, en faisant abstraction de l'appendice caudal, disparu à la période qui nous intéresse). — La paroi sous-ombilicale primordiale reste rudimentaire, tandis qu'au contraire la membrane anale s'accroît outre mesure, sans toutefois que la suppléance soit suffisante : d'où à la fois abaissement de l'ombilic et transport de l'anus en avant; et la paroi abdominale, de l'ombilic à l'anus, fait défaut lorsque le bouchon cloacal se creuse. Si le défaut est partiel, il reste en haut une partie de paroi sous-ombilicale; s'il est excessif, il y a manque de l'éperon périnéal et persistance d'un véritable cloaque.

Théorie de Keibel. — Cet auteur ne tient pas compte de ces régions, envahies secondairement par les lames proto-vertébrales. L'exstrophie serait due à la persistance du blastopore, situé au niveau de la ligne primitive (*Anat. Anz.*, 1891, p. 186).

Théorie de Gilis (*Sem. méd.*, 1894, n° 12, p. 92). — La membrane anale remonte

nique (rupture par occlusion de l'urèthre et rétention d'urine) ou *pathologique* de la paroi vésicale antérieure. On a invoqué, sans preuves, les adhérences amniotiques.

normalement jusqu'à l'ombilic et on peut mettre d'accord la théorie de Keibel et celle de Vialleton, en admettant simplement la désagrégation de toute la membrane anale. Mais récemment, Venglovsky a soutenu, au contraire, que la membrane anale ne prend aucune part à la formation de la paroi abdominale; l'exstrophie serait due à des adhérences entre l'amnios qui couvre le cordon et la paroi abdominale ; il y aurait arrachement de la paroi par ces adhérences au deuxième mois, alors que se fait le redressement de l'embryon.

Étude clinique. — *Signes physiques.* — A l'hypogastre fait saillie une tumeur qui, grosse à la naissance environ comme une noix, s'accroît peu à peu jusqu'au volume du poing et même plus. Elle est sessile (1), rouge, ovoïde à grand axe transversal, en général mamelonnée, quelquefois cependant comme lobée par des sillons plus ou moins profonds. Sa surface, lisse, a les caractères de la muqueuse vésicale et se continue avec la peau abdominale, une ligne sinueuse mais nette, marquant la limite des deux épithéliums (2). En bas, on voit deux petites saillies arrondies : les orifices urétéraux, d'où s'écoule l'urine par éjaculations successives (3).

La tumeur, douloureuse au toucher, saigne au moindre contact. Elle subit des mouvements d'expansion, se gonflant et se projetant en avant pendant l'expiration, et surtout pendant les cris et l'effort. Par pression douce, elle est réductible presque complètement et avec gargouillement ; donc elle est distendue par une hernie intestinale. Après réduction, on sent de chaque côté le bord tranchant de la ligne blanche ; en bas, les deux saillies latérales des pubis, écartés de plusieurs centimètres.

Au-dessus de la tumeur, l'ombilic est abaissé ; déplissé, déformé, en un croissant dont la concavité inférieure est souvent au contact de la muqueuse. Le pôle inférieur de la vessie se continue avec l'urètrhe, dont il n'est séparé que par un sillon transversal ; la verge est courte (4 à 5 centimètres au plus), aplatie, de même que le gland au-dessous duquel pend en tablier le prépuce presque toujours volumineux (4), à frein hypertrophié. Je n'insiste pas sur cet aspect, qui est celui de l'épispadias (voy. p. 1108). Le scrotum, étalé à cause de l'écartement du pubis, est bien développé ou atrophié selon que les testicules sont descendus ou en ectopie ; il se prolonge loin en arrière, jusqu'à l'anus toujours très reporté en avant, dont il n'est séparé que par un sillon transversal (5).

Par le *toucher rectal*, on apprécie la force du périnée ; on se rend, jusqu'à un certain point, compte de l'état des organes génitaux (voy. p. 1065).

Chez la femme, les grandes lèvres écartées laissent la vulve transversale ouverte en haut ; l'urèthre est épispade, le clitoris est divisé en deux petits tubercules.

(1) La pédiculisation n'est possible que dans les formes incomplètes, à écartement faible de la fissure abdominale (p. ex., 7e variété de Hache ; voy. p. 1063).

(2) Des prolongements épidermiques peuvent s'étendre assez loin sur la muqueuse (Dastre) ; d'autre part, il y a quelquefois autour de la tumeur des cicatrices cutanées irrégulières, qui seraient des reliquats de l'allantoïde.

(3) Ces orifices sont plus rapprochés que normalement, par atrophie du trigone ; ils peuvent être superposés et non côte à côte.

(4) Hypertrophie assez constante pour permettre l'emploi systématique du prépuce dans certains procédés opératoires.

(5) Quelquefois il est fendu sur la ligne médiane et écarté, d'où difficulté possible pour préciser le sexe des sujets.

Les *troubles fonctionnels* sont sérieux. Si la tumeur n'est protégée, elle est, par frottement, la cause de douleurs quelquefois vives. Autour d'elle, l'écoulement constant de l'urine irrite la peau ; les poils sont incrustés de dépôts uratiques, l'épiderme est excorié, la peau est rouge et prurigineuse ; et cela peut servir de porte d'entrée à des inoculations graves. Les désirs vénériens de l'homme sont en général nuls, mais pas toujours ; on note quelquefois des érections douloureuses ; un sujet observé par Gerdy se livrait au coït. Certaines femmes ont coïté et accouché (1). Cependant ces sujets sont, par l'écoulement constant de l'urine et l'odeur qu'ils exhalent, un objet de dégoût.

Pronostic (2). — La plupart des sujets meurent quelques jours après la naissance ; des autres, la plupart succombent jeunes, par pyélonéphrite ascendante, celle-ci ayant sans doute pour point de départ l'infection obligatoire de la muqueuse vésicale excoriée par frottement, de la peau exulcérée par l'urine. La courbe décrite par l'uretère pour aborder la vessie (voy. p. 1065) favorise la stagnation de ce segment et l'infection, d'autant plus qu'il est comprimé par les anses intestinales et qu'il est dilaté en conséquence de la sténose subie par la terminaison du canal dans la paroi vésicale épaissie et indurée. Aussi de bonne heure les urines sont-elles troubles et on observe des accès de fièvre irréguliers. Certains sujets, cependant, vivent vieux (3).

Traitement (4). — Le traitement de l'exstrophie vésicale donne des résultats la plupart du temps très médiocres : d'où la multiplicité extrême des procédés, que l'on peut diviser en deux grandes classes : 1° on cherche à reconstituer sur place une cavité vésicale, les urines s'écoulant par la verge qui sert à l'application d'un urinal (5) ; 2° on dérive le cours des urines.

I. Reconstitution d'une cavité vésicale. — Ces sujets sont voués au port d'un urinal, car je répète que le sphincter est toujours pratiquement absent, sinon anatomiquement.

1° On a d'abord eu l'idée de *suturer directement sur la ligne médiane les bords avivés de la vessie*. Quelques essais ont été tentés par Billroth, Rigaud, Lejars, etc.,

(1) Chaigneau (Th. de Bordeaux, 1904-1905) en a réuni 9 cas ; l'accouchement a pu nécessiter un débridement vulvaire, et même une opération césarienne. — *Procédés opératoires chez la femme*, Dagneaud, Th. de Bordeaux, 1906-1907.

(2) Dès 1866, Vigneau (Th. de Montpellier) trouve sur 71 cas : 4 mort-nés ; 12 morts avant 1 mois ; 15 avant 1 an ; 7 avant 10 ans ; 10 avant 20 ans ; 17 avant 40 ans ; 5 avant 50 ans ; 1 à 70 ans.

(3) Lecène et Hovelacque (*Journ. d'urol. méd. et chir.*, avril 1912, n° 4, p. 493) ont réuni 10 cas de *cancer surajouté*, proportion considérable vu la rareté des sujets qui deviennent adultes (sujets de 35 à 66 ans ; 7 hommes et 2 femmes). C'est un cancer limité à la muqueuse ; son type est quelquefois celui de l'épithélioma pavimenteux à globes cornés ou muqueux ; plus souvent celui de l'adéno-carcinome pseudo-glandulaire à type intestinal. Ce fait s'explique parce que le type de la muqueuse de la vessie exstrophiée comporte un mélange d'épithélium pavimenteux pluristratifié (évoluant même jusqu'à formation d'éléidine et de kératine par places) et d'îlots d'épithélium cylindrique avec cellules caliciformes et invaginations pseudo-glandulaires ; cela se comprend, étant donné le développement de la vessie en majeure partie aux dépens du cloaque endodermique (Enderlen, *Ueber Blasenektopie*, 1 vol., Wiesbaden, 1904, p. 8). Les deux formes également peuvent coexister dans le cancer.

(4) Documentation générale et bibliographie dans Katz, Th. de Paris, 1902-1903 ; Daniel, Th. de Heidelberg, janv. 1910 ; Estor, *Montpellier méd.*, 1909, n° 51, p. 577.

(5) La prothèse directe est à peu près impossible : l'appareil s'applique mal et, d'autre part, il appuie douloureusement sur la vessie. Les hommes qu'on n'opère pas sont à peu près forcés de s'habiller en femme.

avec des résultats le plus souvent médiocres : l'écartement de la symphyse et des muscles droits est presque toujours trop grand pour que la tension des tissus ne fasse pas échouer la suture.

D'où l'idée, émise déjà par Dubois et Dupuytren, de *mobiliser les os iliaques* en arrière pour permettre le rapprochement de la symphyse. De ces procédés, on a surtout étudié celui de Trendelenburg : sur l'enfant jeune, on applique un appareil spécial qui, par pression latérale sur les ailes iliaques, tend à fermer en avant l'hiatus pelvien ; plus tard, on achève la mobilisation par arthrotomie de la symphyse sacro-iliaque (1). On arrive au même résultat par l'ostéotomie (Berg) ou l'ostéoclasie (Koch) de l'os iliaque ; ostéotomie que l'on peut limiter à la mobilisation du fragment pubien où s'insère le muscle droit (Schlange, Albarran). Le principe est, qu'une fois les pubis mis au contact, l'urèthre est par cela même reconstitué en arrière d'eux : et l'on a même cru que l'on pourrait réparer autour de lui, par suture sur la ligne médiane, un sphincter utile, avec le « ligament interpubien » (voy. p. 1065) ; espoir qui, d'ailleurs, a été déçu. Ces procédés sont aujourd'hui à peu près aussi délaissés que l'ancienne suture directe.

2° *Formation d'une cavité par autoplastie cutanée* (2). — Le but de ces procédés est de reconstituer une paroi vésicale antérieure à l'aide de lambeaux pris à la peau des régions voisines ; presque tous les opérateurs tournent la face épidermique de ces lambeaux vers la future cavité vésicale.

L'idée première semble appartenir à Jules Roux (de Toulon) qui en 1852 mit au-devant de la vessie un pont cutané, pris à la région périnéo-scrotale, qui fut suturé par son bord supérieur, face cruentée à l'air, à un petit lambeau abdominal disséqué juste assez pour permettre l'affrontement. D'autres chirurgiens ont pris le lambeau sur l'abdomen.

Même quand on tourne vers la vessie la face épidermique, la rétraction cicatricielle du lambeau peut être la source d'ennuis : aussi Billroth, Thiersch ont-ils opéré en deux temps, en disséquant d'abord le lambeau, puis en le mettant en place après cicatrisation de sa surface cruentée.

Mais on n'a pas tardé (Sédillot ; Richard, 1853) à penser que le mieux était de recouvrir cette surface par celle d'un second lambeau, de couverture. Les procédés de cette méthode furent très nombreux, les chirurgiens ayant pris les lambeaux de façon fort variée sur les régions voisines. Un des plus répandus fut celui de Wood : un grand lambeau carré, abdominal supérieur, rabattu au-devant de la vessie ; deux lambeaux latéraux, à base inguinale amenés au-devant de lui par glissement et suturés sur la ligne médiane. Après quelques essais de Wood en ce sens, Le Fort (1876) régularisa l'emploi du prépuce pour reconstituer la paroi supérieure de l'urèthre et la jonction uréthro-vésicale : on fait passer le gland à

(1) C'est une opération grave, que l'on ne peut guère pratiquer passé 8 ans. Sur 23 cas, Katz compterait 3 cas de sphincter continent, mais dont un au moins (Delagénière) où ce ne fut que passager. D'ailleurs, Trendelenburg a renoncé à son procédé.

(2) **Autoplastie muqueuse.** — Mundel propose de recouvrir la vessie par un lambeau provenant de la vessie d'un animal. Von Mikulicz isole une anse intestinale, dont les bords sont suturés aux bords de la vessie ; puis deux lambeaux cutanés sont amenés en avant du tout. Mikulicz pense que le suc intestinal sécrété exerce un pouvoir antiseptique, qui lutte contre l'infection ascendante. Rosenberg a constaté chez le chien que les glandes intestinales s'éliminent et que les papilles se couvrent d'épithélium vésical.

travers le prépuce incisé transversalement à sa base et dédoublé ; le prépuce ainsi devient dorsal et, comme il est toujours hypertrophié, peut servir de lambeau suffisant (1).

Ces procédés autoplastiques ont l'inconvénient de n'être réalisables que par séances opératoires multiples. Ils ont l'avantage d'être bénins (depuis l'antisepsie) et d'exécution facile. Mais la vessie reste infectée et dans la cavité artificielle se forment des concrétions calculeuses, facilitées par l'incrustation des poils qui poussent sur la face vésicale du lambeau cutané.

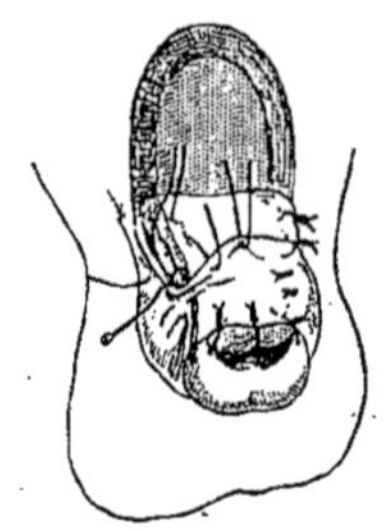

Fig. 1219. — Procédé de P. Segond. La vessie est rabattue, et le capuchon préputial relevé par-dessus la verge.

P. Segond (2) a espéré que si on mettait partout l'urine en contact avec la muqueuse vésico-uréthrale, cela ne se produirait pas. Aussi a-t-il disséqué de bas en haut la vessie qu'il a rabattue, la base du trigone formant charnière, au-dessus de l'urèthre ; il a suturé ses bords à ceux de l'urèthre épispade avivés, et a recouvert sa face cruentée par le prépuce, ramené sur la face dorsale par le procédé de Le Fort. La plaie abdominale est fermée par rapprochement des droits et autoplastie cutanée. L'opération est bénigne, mais : 1° les échecs partiels ne sont pas rares (4 sphacèles de lambeaux sur 17 cas ; 5 désunions partielles ; 1 mort en 8 mois par pyélonéphrite) ; 2° malgré l'espoir théorique, des calculs se forment habituellement dans la cavité vésico uréthrale ; 3° l'érection peut être très douloureuse (3).

II. Dérivation du cours des urines. — Quelques tentatives ont été faites pour *dériver l'urine vers le vagin* (4), où l'on implante soit les uretères (Pawlick), soit la vessie (Lorthioir); la formation de calculs est à peu près constante. Je mentionnerai encore quelques essais de *dérivation cutanée*, soit par abouchement des uretères à la région lombaire (Harrisson, Rovsing, Yung), soit par abouchement de la vessie au périnée (5). La dérivation lombaire, suivie d'extirpation de la vessie, permettrait d'améliorer la pyélonéphrite.

Ces procédés ne jouissent pas actuellement de la faveur chirurgicale, qui va à la *dérivation intestinale*. Le contact de l'urine avec la muqueuse intestinale peut, sans doute, causer une irritation grave : mais le fait est rare et le contact est presque toujours supporté. L'avantage principal est de rendre les malades continents, la garde des urines étant confiée au sphincter anal.

(1) Ayres (1859) a employé avec succès un procédé à lambeau abdominal assez long pour être doublé sur lui-même. Pozzi, ayant rabattu au-devant de la vessie 3 lambeaux, désinséra du pubis les muscles droits pour pouvoir les mobiliser et suturer leurs gaines sur la ligne médiane ; des incisions libératrices lui permirent de suturer au-devant d'eux la peau sur la ligne médiane. Le résultat fut assez bon : pas assez cependant pour que la malade n'ait pas été ensuite opérée par le procédé de Heitz-Boyer et Hovelacque.

(2) P. Segond, *Ann. des mal. des org. génito-ur.*, 1890, p. 193.

(3) L'idée de ce procédé a été suggérée à Segond par celui de Sonnenburg (*Berl. kl. Woch.*, 1881, p. 429 ; 1882, pp. 356, 373, 471) : disséquer et réséquer la vessie, douloureuse et dangereuse, et faire déboucher ainsi directement les uretères à l'origine de l'urèthre, à la base de la verge, dont le canal est reconstitué par avivement.

(4) Lorthioir, *Ann. Soc. belge chir.*, 1912, t. XX, n° 8, p. 468.

(5) Lorthioir fait une taille périnéale, met un drain du périnée à la vessie ; une fois le trajet de dérivation ainsi constitué, il recouvre la tumeur vésicale par un procédé autoplastique et ampute la verge. Le sujet est incontinent, et la vessie infectée persiste.

Deux principes ont été appliqués: aboucher soit les uretères isolés ; soit le bas-fond vésical, porteur des uretères laissés intacts. Tuffier surtout s'est fait le champion de cette deuxième méthode, en soutenant que, le sphincter urétéral étant conservé, on est ainsi à l'abri de l'infection ascendante d'origine intestinale ; en réalité, nous avons dit (p. 1065) que le segment terminal de l'uretère est presque toujours malade à l'avance, que par conséquent le rôle protecteur de ce sphincter est plus que douteux; que dès lors il y a intérêt à réséquer avant implantation intestinale et le bas-fond vésical et la fin de l'uretère, tous deux préalablement infectés ; en outre, on supprime toute coudure de l'uretère.

1° L'*anastomose directe du bas-fond de la vessie au rectum*, entre les deux

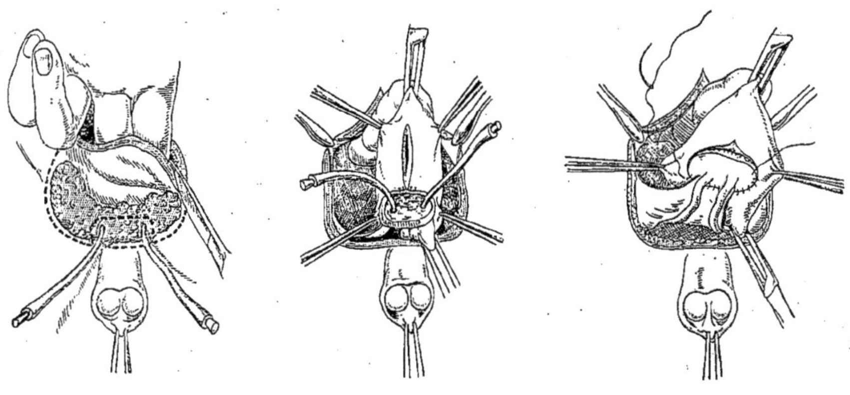

Fig. 1220. Fig. 1221. Fig. 1222.

Fig. 1220, 1221 et 1222: *Procédé de Maydl* (d'après Katz).— Fig. 1220 : La vessie est disséquée, le péritoine est incisé en même temps qu'elle. Le pointillé indique le contour du lambeau qui sera conservé. — Fig. 1221 : L' S iliaque est incisé le long de son bord libre. Un surjet séroséreux fixe le péritoine du lambeau vésical à la séreuse de l'S iliaque. — Fig. 1222 : Le lambeau vésical est insinué dans la plaie intestinale et fixé à ses lèvres.

uretères, a été pratiquée autrefois par une pince à pression comparable à l'entérotome de Dupuytren (Lloyd, 1851), ou par dissection et suture (Pousson, Tuffier); Rose a établi à la fois une fistule vésico-vaginale, une fistule recto-vaginale et une fermeture de la vulve. Ces anastomoses sont presque forcément suivies de pyélonéphrite ascendante.

De même l'*anastomose dans l'S iliaque*, selon le procédé de Maydl (1) : la vessie est disséquée (sans ouvrir le péritoine), puis réséquée en ne conservant qu'un lambeau elliptique où s'insèrent les uretères, le bord du lambeau étant à environ 1 centimètre de ces orifices ; puis les uretères sont disséqués, d'assez loin pour éviter la nécrose ; quand ils sont mobilisés, on implante le lambeau vésical dans l'S iliaque attiré dans la plaie et fendu longitudinalement ; on fait trois plans de sutures : muco-muqueux, musculo-musculo-séreux, séro-séreux ; on réduit après fixation de l'S iliaque à la paroi (2). Ce procédé n'est plus guère employé, car :

(1) Maydl, *Wien. med. Woch.*, 1894, pp. 1114, 1170, 1210, 1258 ; 1899, p. 250. — P. Duval et R. Tesson, *Ann. des mal. des org. génito-ur.*, 1900, p. 269. Pour les statistiques, voir Orlow, *Rev. gyn.*, Paris, 1903, p. 795; Buchanan, *Surg., Gyn. and Obst.*, 1909, t. VIII, p. 146.

(2) De ce procédé dérivent l'implantation du trigone dans le côlon (Park); du trigone ou

1° la mortalité immédiate est élevée (de 15 à 27 p. 100, selon les statistiques), 2° la mortalité secondaire, par pyélonéphrite, est considérable, presque constante même sur les malades revus à échéance suffisamment lointaine, ce qui démontre l'inefficacité du prétendu sphincter urétéral.

2° *L'anastomose dans un segment intestinal exclu* a fourni de meilleurs résultats et de nos jours est tout particulièrement à l'étude ; son but est de séparer l'un de l'autre le cours des urines et celui des matières fécales. L'idée première semble remonter à Giordano (1900). Des essais furent faits par Marion (anse grêle quelconque), par Verhoogen (exclusion du cæcum et appendicostomie, dans deux cas de cystectomie pour cancer) et quelques opérations heureuses ont été pratiquées. Mais ces procédés initiaux, où l'anse exclue est fistulisée à la paroi, n'assurent pas la continence (1). Celle-ci au contraire est en partie obtenue par les procédés où l'on fait ouvrir le nouveau réservoir urinaire à travers le sphincter, à côté de l'orifice rectal.

C'est pour sa valeur historique seulement que je mentionnerai ici le procédé de Soubbotine (1901), ce dernier chirurgien ayant fait subir à sa technique de nombreuses et importantes modifications, et y ayant finalement renoncé (fig. 1223).

Deux procédés sont actuellement bien mis au point : celui de Cunéo ; celui de Heitz-Boyer-Hovelacque (fig. 1224 à 1229).

Cunéo (2), sans dérivation préalable des urines, commence par disséquer sur 4 à 5 centimètres de haut la muqueuse de la paroi rectale antérieure; puis par une laparotomie médiane sus-vésicale, il exclut une anse grêle (près de la fin de l'iléon) longue de 18 à 20 centimètres, et en oblitère le bout supérieur. Le bout inférieur, béant, est attiré par une pince à travers une boutonnière faite à la paroi rectale, au niveau du décollement de la muqueuse; et il est suturé à la peau de l'anus. Six semaines plus tard, on implante dans l'intestin exclu soit le trigone, soit les uretères séparés.

Heitz-Boyer et Hovelacque (3) conseillent de commencer par une dérivation lombaire des urines (néphrostomie double) pour améliorer la pyélo-néphrite et pour mieux aseptiser le champ opératoire. Leur procédé, qu'on peut exécuter en plusieurs, mais aussi en une seule séance, comprend les temps suivants (4) :

1° *Par l'abdomen* on commence par *extirper la vessie*, en sacrifiant le trigone, et en réséquant assez de longueur des uretères pour qu'ils soient rectilignes après abouchement dans l'intestin ; puis *on sectionne le rectum* (repéré par un mandrin

des uretères isolés dans le rectum. On peut en rapprocher celui où Peters résèque la vessie après avoir repéré les uretères par une sonde qu'il y fixe par un point de suture; puis, à travers le tissu cellulaire pelvien, les faces latérales du rectum sont mises à nu et par une incision longitudinale on y fait passer, avec leur sonde, les uretères mobilisés ; on ne suture pas les uretères au rectum, mais on les laisse s'y fixer par adhérences ; les sondes sortent par l'anus et restent à demeure pendant 2 ou 3 jours. Cela dérive du procédé de Bergenhem (1895), où les uretères, passés de façon analogue à travers le sphincter anal, sont suturés à la peau de la marge de l'anus.

(1) Implantation dans le cæcum, TADDÉI, *Rev. de chir.*, 1913, t. I, p. 37.

(2) CUNÉO, *Soc. chir.*, Paris, 1912, p. 2, et *Trav. de chir.*, publiés par HARTMANN, 4e série, 1913, p. 225. Deux opérés guéris ; continents le jour pendant 2 à 3 heures ; incontinents la nuit.

(3) HEITZ-BOYER et HOVELACQUE, *Soc. de chir.*, Paris, 1912, p. 2; *Journ. d'urol.*, février 1912, p. 237. Ce procédé est inspiré de celui de GERSUNY (*Wien med. Woch.*, 1898, p. 990), duquel dérive également le procédé, purement cadavérique d'ailleurs, de DESCOMPS (*Arch. gén. chir.*, 1909, p. 892), cet auteur ayant le tort de faire ouvrir la nouvelle vessie au-dessus du sphincter.

(4) Appliqué sur le vivant par MARION, *Soc. chir.*, Paris, 20 déc. 1911, p. 1364 ; GOSSET, *ibid.*, 5 févr. 1913, p. 229. Guérison opératoire; continence diurne de 3 heures, mais incontinence nocturne.

anal) à hauteur de la 3e sacrée, entre deux ligatures ; le bout inférieur est définitive-

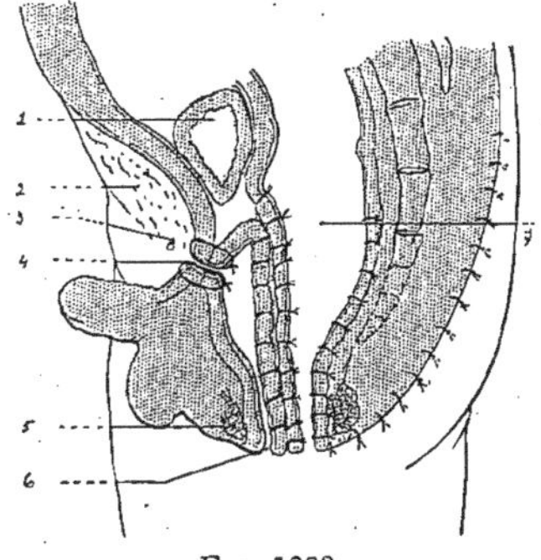

FIG. 1223.

FIG. 1223. — *Procédé de Soubottine* (d'après KATZ). — Coupe sagittale de la région après création de l'urèthre rectal ; — 1, Intestin grêle ; — 2, Vessie ; — 3, Orifice urétéral ; — 4, Fistule vésico-rectale ; — 5, Sphincter ; — 6, Urèthre rectal ; — 7, Rectum. Après résection du coccyx, la paroi postérieure du rectum est incisée verticalement, les sphincters sont également sectionnés verticalement. Une fistule vésico-intestinale est établie, la paroi antérieure du rectum est isolée par une incision en V renversé dont la branche intermédiaire passe au-dessus de la fistule. Les deux lèvres du lambeau antérieur sont suturées, ainsi est formé un urèthre. Le rectum est reconstitué par suture des deux lèvres antérieures, et par suture de la brèche postérieure.

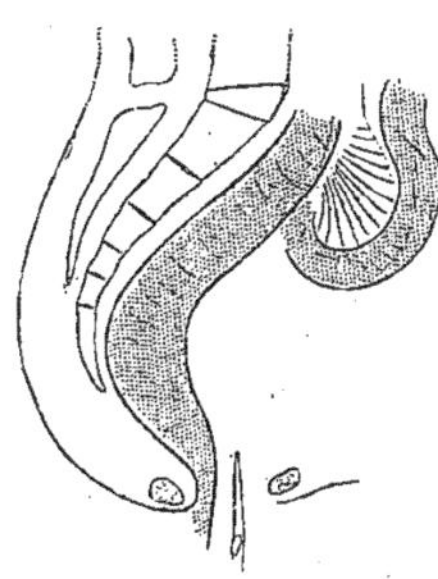

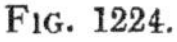

FIG. 1224.

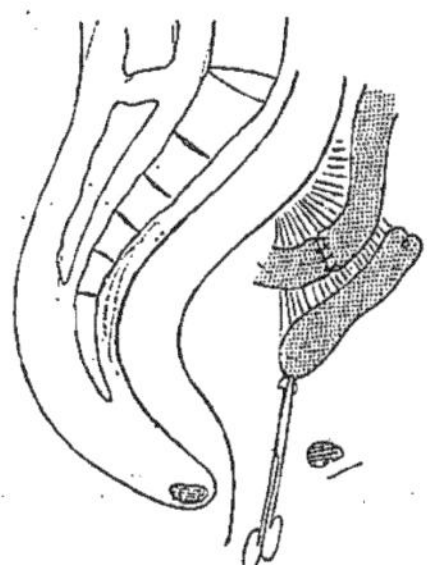

FIG. 1225.

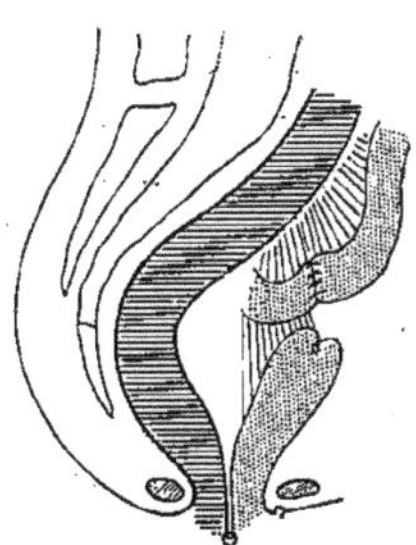

FIG. 1226.

FIG. 1224, 1225 et 1226. — (*Procédé de Cunéo.*) — Après décollement de la muqueuse rectale (fig. 1224), on attire au dehors dans le décollement le bout inférieur d'une anse grêle exclue (fig. 1225 et 1226) prête à recevoir ensuite l'implantation urétérale.

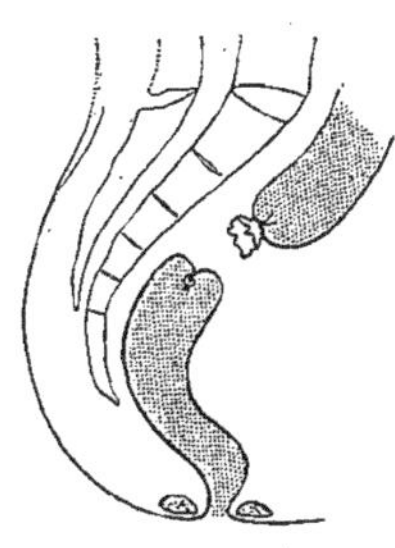

FIG. 1227.

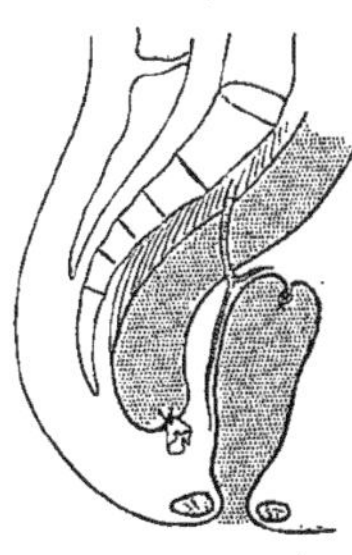

FIG. 1228.

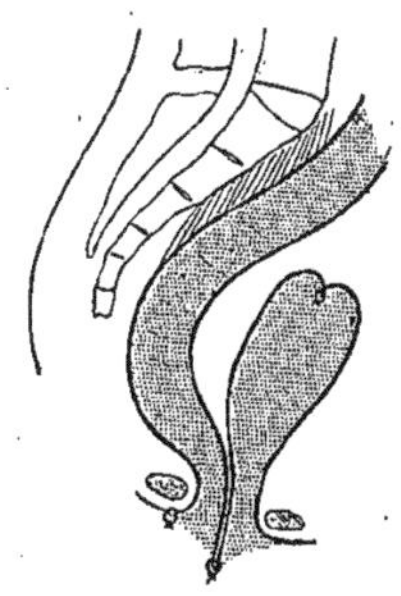

FIG. 1229.

FIG. 1227, 1228 et 1229. — (*Procédé Heitz-Boyer-Hovelacque.*) — Après section du côlon pelvien, on exclut le bout inférieur (fig. 1227) en arrière duquel on attire le bout supérieur, en dedans du sphincter (fig. 1228) et on le fixe à la peau (fig. 1229), le bout exclu étant alors prêt à recevoir l'implantation urétérale.

ment suturé ; le bout supérieur, qui reste ouvert, est mobilisé, s'il est nécessaire, par incision paracolique, pour pouvoir être abaissé au niveau de la pointe du coccyx ; on implante les uretères dans le bout inférieur, chacun dans un orifice particulier ; cela fait, on péritonéise les surfaces cruentées et on referme la paroi abdominale ;

2° *Par le périnée* on clive le rectum entre muqueuse et musculeuse sur les 4/5 de la circonférence, en arrière, et sur 5 centimètres de hauteur ; puis par une incision rétro-anale, on va à la recherche du bout postérieur, qu'on engage à travers une boutonnière faite à la musculeuse décollée ; on suture ce bout au rectum, là où les deux canaux sont accolés, et son orifice à la peau ; on draine par la plaie rétro-anale.

CHAPITRE VII

ORGANES GÉNITAUX

I. — SEXE MASCULIN

§ 1. — Testicule (1).

A. — Torsion du testicule (bistournage spontané).

Quelquefois le testicule subit une *torsion spontanée*, sous deux formes anatomiques différentes : ou bien il s'agit d'un *volvulus intra-vaginal* de la glande; ou bien d'une torsion en masse, extra-vaginale, portant par conséquent non plus sur l'épididyme mais sur le cordon, comme dans le *bistournage* des vétérinaires (2).

Étiologie. Pathogénie. — La torsion — de un demi à trois tours — se fait presque toujours dans le sens des aiguilles d'une montre, tantôt sans cause connue, tantôt à l'occasion d'un effort (3), d'un coup, d'un spasme vénérien; surtout lorsque sort ainsi brusquement de l'anneau un testicule ectopié. La torsion est dans ce dernier cas plutôt extra-vaginale : et d'ailleurs, si l'ectopie est aux deux formes une prédisposition d'importance capitale (puisqu'elle existe dans la moitié des cas), elle est compagne à peu près constante du bistournage vrai. Quant aux cas où le testicule est en place normale, encore en faut-il compter bon nombre où il est descendu tardivement, où il est oscillant, où (comme le cordon) il est anormalement aplati, où même le cordon bifide aborde par deux faisceaux les extrémités de la glande horizontale : aussi bien une laxité anormale du méso est-elle la condition anatomique nécessaire du volvulus intra-vaginal, et avec elle, une dimension exagérée de la séreuse, remontant le long du cordon. Par ces malformations, la torsion du testicule intéresse le pédiatre quoique, rare en tout état de cause, elle ne se voie guère avant la puberté. Le côté est indifférent.

Étude clinique. — On explique peut-être par une torsion passagère (4) cer-

(1) L'ectopie et les hydrocèles sont étudiées pp. 959 et 965, avec les malformations péritonéo-vaginales. — Je citerai un cas de cancer de la verge, à 2 ans : Creite, *Deut. Zeit. f. Chir.*, 1905, t. lxxix, p. 299.

(2) C. Rigaux, Th. de Montpellier, 1903-1904; Lapointe, Monogr., Paris, 1904; Vanverts, *Ann. des mal. des org. génito-ur.*, 1904, p. 401; Chevassu, *Arch. gén. chir.*, 1908, p. 225.

(3) N'y a-t-il pas un lien avec la prétendue orchite par effort? — Citons un cas d'Helferich où il y avait tumeur concomitante.

(4) Lejars, *Sem. méd.*, 1904, p. 363. — Le diagnostic est à peu près impossible avec les pincements passagers d'une hernie dans un sac intra-pariétal.

taines attaques de douleur inguinale passagère, avec un peu de gonflement, durant quelques heures, se reproduisant à intervalles variés ; en fait, elles cèdent souvent à une manipulation par laquelle le patient semble obtenir lui-même la détorsion ; et d'autre part, elles sont fréquentes dans les antécédents de la torsion vraie.

Celle-ci se manifeste par une *crise :* la douleur a pour maximum le siège du testicule, scrotal ou ectopié, avec des irradiations dans le ventre, les reins, la hanche ; quelquefois lente, débutant quelques heures après l'effort incriminé, elle est d'habitude brusque et violente. Le pouls est normal ou un peu rapide ; la température peut monter à 38°, la face est pâle, on note de l'agitation, des convulsions même, de la sécheresse de la langue saburrale. Bientôt apparaissent nausées, constipation, météorisme ; mais les gaz sont émis, les vomissements ne sont jamais fécaloïdes, et dès lors on n'est pas en droit de rapporter à une *entérocèle étranglée* la tumeur inguinale ou scrotale, ronde ou bilobée, grosse parfois comme une orange, douloureuse à la pression, mate, dure ou fluctuante (s'il y a un peu d'hydrocèle), sans impulsion à la toux, que recouvre une peau normale ou rosée.

Si le testicule est dans les bourses, cette tumeur est séparée du trajet inguinal : entre les deux on sent le cordon souple, et cela évite la confusion avec l'épiplocèle enflammée, à étranglement partiel ; diagnostic à peu près impossible en cas d'ectopie.

Et, aux deux sièges, la confusion ne s'évite guère avec une orchite aiguë (voy. p. 1078), simple ou tuberculeuse ; avec une contusion (quoique celle-ci soit fort rare dans l'étiologie de la torsion) : en fait, trois fois seulement le diagnostic a été soupçonné.

Évolution. — L'intensité des phénomènes locaux et généraux suit toute une gamme de gravité. Même les formes les plus violentes peuvent se calmer, soit par détorsion (et la récidive est à craindre), soit par atrophie progressive. Cette cure spontanée est rare, dit-on, et on parle de suppuration, de sphacèle de la glande : c'est fréquent, après opération, le testicule bistourné étant particulièrement sensible à toute infection de cause externe et même interne. Mais cela ne prouve pas le moins du monde que la nécrobiose aseptique du bistournage vétérinaire ne soit pas également le terme naturel du bistournage spontané, sous-cutané (1).

Traitement. — Après certaines détorsions précoces, on a obtenu le retour à l'état normal ; mais les opérations, presque toutes entreprises en crainte de l'étranglement herniaire, nous ont appris : 1° que la moindre infection de la plaie a pour conséquence le sphacèle et l'élimination de la glande ; 2° que l'atrophie consécutive n'est pas rare ; 3° que la récidive est à craindre. Le succès complet n'est à

(1) On a constaté, au-dessous du point tordu, que testicules et cordon sont violacés, turgescents (jusqu'à éclater, Vanverts); un liquide séro-hématique s'épanche dans la vaginale; on constate au microscope un épanchement sanguin interstitiel, une dégénérescence des cellules glandulaires. Sur le bistournage expérimental, on n'a fait que confirmer les anciennes expériences de Chauveau (1873). Cunéo, Mauclaire et Magitot (*Ann. des mal. des org. génito-ur.*, 1905, t. I, p. 184) ont vu ces accidents anatomiques et cliniques sans trouver de torsion en opérant.

espérer qu'après opération très précoce ; mais alors il semble que les manœuvres externes (souvent réussies par le sujet lui-même) soient efficaces.

Si donc on élimine avec certitude toute crainte d'étranglement herniaire, comme c'est la règle *si le testicule est en place normale*, le mieux est de s'abstenir, d'autant plus que la confusion possible est avec des orchites, elles aussi à respecter. En cas d'opération par erreur de diagnostic, on tentera la détorsion.

Si le testicule est en ectopie, on opère, parce que l'absence de hernie n'est jamais certaine ; et si on arrive sur un testicule tordu, on enlèvera l'organe, déjà médiocre pour le moins avant la torsion.

B. — Lésions inflammatoires.

On sait aujourd'hui que les prétendues orchites par effort ou par masturbation ne peuvent exister que lorsqu'il y a une infection antérieure des voies génitales.

La plupart du temps, c'est à la suite de maladies infectieuses (1) que survient l'inflammation de l'appareil épididymo-testiculaire.

Dans l'enfance, c'est rarement au *cours des oreillons* que le testicule est atteint, l'orchite ourlienne ne s'observant guère qu'à partir de la puberté. Elle est glandulaire et non épididymaire, frappe le plus souvent un seul testicule et se termine fréquemment par l'*atrophie*.

Au contraire, l'*orchite variolique*, bien décrite par Béraud en 1859, est fréquente chez l'enfant, mais souvent elle passe inaperçue. Elle peut porter sur les éléments qui entourent la glande, c'est-à-dire sur la vaginale et l'épididyme ; c'est le cas le plus fréquent, et l'orchite se termine alors par la résolution. L'orchite variolique vraie se caractérise par l'atteinte du parenchyme testiculaire, et aboutit à la suppuration.

L'*orchite de la varicelle*, rare, dont Girode a rapporté des exemples, est à rapprocher de l'orchite variolique. L'orchite scarlatineuse est tout à fait exceptionnelle.

Il est rare que l'urétrite *gonococcique* s'accompagne d'orchite chez l'enfant.

En résumé, on peut dire que les lésions inflammatoires du testicule sont très rares avant la puberté ; le fait s'explique aisément par l'inactivité de cette glande dans le jeune âge. Lorsqu'elles surviennent, elles sont rarement compliquées et ont coutume d'aboutir à la résolution.

Une orchite, ourlienne surtout, s'accompagne quelquefois de signes péritonéaux plus ou moins graves, par exception même mortels, si une communication péritonéo-vaginale permet la propagation de l'inflammation à la grande séreuse ; et c'est alors qu'en cas d'ectopie surtout, où cette communication est à peu près constante, le diagnostic avec une hernie étranglée peut être difficile.

Lymphangite gangreneuse du scrotum (2). — Étiologie. — Encore plus rare que chez l'adulte, la lymphangite gangreneuse du scrotum est propre aux nourrissons de quelques mois. Elle a pour portes d'entrées les petites excoriations péri-anales et scrotales si fréquentes à cet âge, même chez les enfants bien portants et nourris au sein, ce qui est ici le cas habituel.

Étude clinique. — Sur le scrotum, souvent dans l'angle péno-scrotal, apparaît une tache tantôt blanche, tantôt rouge violacé ; et très rapidement bourses et verge deviennent volumineux, chauds, rouges, œdémateux, tandis que l'enfant a une fièvre élevée, la langue sèche, est abattu, refuse de téter. Très vite, la plaque de sphacèle devient noire, s'étend à tout le scrotum et le phlegmon diffus gagne les parties voi-

(1) Guérin-Valmale et Pagan (*Journ. de méd. de Paris*, 1913, p. 79) ont publié un fait d'orchite suppurée métastatique, par infection ombilicale, chez un enfant de 8 jours.

(2) Fourré, Th. de Paris, 1898-1899 ; A. Broca, *Leç. clin.*, t. I, p. 439 ; E. Rousseau, Th. de Lyon, 1905-1906.

sines de la cuisse, de l'abdomen. Cela ne ressemblerait qu'à l'infiltration d'urine, dont j'ai vu un cas chez le nourrisson, un calcul ayant perforé l'urèthre.

Il est tout à fait exceptionnel que l'eschare se limite d'elle-même; sauf traitement, la mort en quelques jours est à peu près constante. Après incision, la guérison a lieu dans les trois quarts des cas.

Traitement. — Il faut d'urgence fendre à fond le scrotum sur la ligne médiane, au thermocautère; débrider largement les régions infiltrées et phlegmoneuses; faire des pointes de feu perforant le derme dans la zone œdémateuse périphérique; pansement humide.

Après la chute des eschares, il reste une vaste perte de substance au milieu de laquelle pendent les testicules : et l'on est étonné de la rapidité de la cicatrisation.

C. — Tuberculose du testicule (1).

Statistique. — Sans être fréquente, la tuberculose testiculaire infantile n'est pas rare; en 1902, j'en comptais 44 cas (sur 46.000 enfants examinés). Toutes les statistiques s'accordent à constater une *prédisposition du nourrisson* (13 cas avant 2 ans; 25 cas avant 5 ans); on a parlé d'une prédominance à gauche et j'ai trouvé personnellement : à droite 15, à gauche 7, bilatéral 5, non précisé 17. Un testicule ectopique est rarement atteint. La localisation testiculaire est rare chez les sujets porteurs déjà de lésions importantes au squelette; le trauma, d'influence nulle en bas âge, est quelquefois révélateur chez l'adolescent, mais il n'a, d'après ce que j'ai vu, aucune valeur étiologique; il est même souvent imaginaire.

Anatomie pathologique. — La tuberculose massive et dure, limitée à la glande, est moins rare que chez l'adulte, mais on a eu tort d'en faire la règle; le début et la prédominance à l'épididyme sont habituels, avec atteinte concomitante du testicule lui-même, surtout chez le nourrisson. Rien de particulier pour les lésions de la vaginale. Prostate, vésicules et même canal déférent sont ordinairement sains.

Étude clinique. — Les caractères propres à l'enfance sont les suivants :

1° La *forme aiguë* (2) de l'épididymite tuberculeuse est relativement fréquente, sans que d'ailleurs nous puissions affirmer s'il y avait ou non un noyau préalable, indolent et latent. Le début est brusque, quelquefois avec fièvre et inappétence, gonflement, rougeur et œdème du scrotum, hydrocèle souvent ; à la palpation, très douloureuse, on sépare mal épididyme et testicule.

A cette période, le *diagnostic* n'est guère à discuter : l'épididymite blennorragique ne s'observe qu'à la fin de l'adolescence ; l'orchite dite par effort est soit une lésion tuberculeuse soit une torsion du testicule. La seule confusion possible est avec l'*épiplocèle enflammée*, lorsqu'à la faveur d'une perméabilité périonéo-vaginale se produit un peu d'irritation abdominale ; le diagnostic est fort obscur, soit quand le testicule est en ectopie, soit quand la tuberculose infiltre le cordon en une masse qui remonte dans le canal inguinal ; mais ces cas sont rares, et l'inflammation épiploïque nous laisse le temps de la réflexion avant d'opérer.

Il est de règle qu'au bout de 5 à 6 jours l'inflammation s'éteigne ; et l'on est

(1) Rocher, *Journ. de méd.*, Bordeaux, 1904, n°s 4 et 5, pp. 61 et 84. P. Vignard et Thévenot, *Prov. méd.*, 8 juillet 1911, p. 282. A. Broca, *Gaz. des hôp.*, 1902, p. 313; *Journ. de méd. et de chir. prat.*, 1905, p. 94 ; *Rev. prat. obst. et péd.*, 1909, p. 33. — Dreschfeld a vu la lésion être congénitale. Hochsinger, *Wien. med. Woch.*, 1907, p. 693 ; Poissonnier, *Gaz. hop.*, 1907, p. 305 ; R. J. Howard, *Brit. Journ. childr. dis.*, 1907, t. IV, p. 181 ; Fano, *Clin. Chir.*, 1907, p. 181.

(2) Prosper Merklen a noté sa coexistence avec la bacillose aiguë.

surpris de la rapidité avec laquelle les tissus s'assouplissent; très vite la région redevient normale, avec toutefois un petit noyau dur dans l'épididyme; et même il n'est pas exceptionnel que bientôt on ne sente plus rien.

A tout âge la *suppuration* est possible, mais rare, sauf *chez le nourrisson où elle est la règle*. Elle se produit très vite, avec des allures phlegmoneuses, sous forme d'un abcès très souvent antérieur et inférieur, d'origine glandulaire et non épididymaire ; et presque toujours la cicatrisation se fait vite. Mais le testicule peut s'être ainsi vidé, et si l'on observe les enfants plus tard, on les croirait volontiers monorchides ou même cryptorchides, n'était une petite cicatrice adhérente à un noyau induré. Jullien a vu deux fois l'atrophie testiculaire, sans suppuration.

Chez l'enfant du deuxième âge, la fistulisation se prolonge un peu plus ; je ne l'ai jamais vue durer comme chez l'adulte. La tuberculose est la seule cause, à cet âge, de fistules scrotales.

2° La *forme subaiguë ou chronique* est presque toujours identique à celle de l'adulte, étant mise à part l'intégrité habituelle des voies séminales profondes. Elle est tantôt initiale, tantôt consécutive à la forme aiguë. Elle aboutit en général à la résorption presque complète. Les poussées aiguës successives sont rares.

Le cas assez spécial à l'enfant du deuxième âge est celui (rare, il est vrai ; je ne l'ai vu que deux fois) de la *tuberculose glandulaire massive*, hypertrophique, en une tumeur ronde, dure, indolente ou à peu près, sans adhérence aux bourses, sans hydrocèle, sans infiltration du cordon. Le diagnostic est à discuter avec la *syphilis* (1), mais celle-ci n'atteint que très rarement le testicule chez l'enfant du second âge et, comme chez l'adulte, l'organe est aplati en galet, grenu. Quant aux *tumeurs* (2) proprement dites, leur diagnostic semble à peu près impossible avant la période de bosselures inégales, d'accroissement rapide, d'infiltration diffuse du cordon ; dans le doute, on pratique la castration, et c'est ainsi que j'ai obtenu mes deux pièces.

La propagation des lésions au péritoine abdominal est possible par envahissement du canal périnéo-vaginal béant (voy. p. 966).

C'est une des moins mauvaises localisations de la tuberculose infantile.

Traitement. — Le traitement sera résolument conservateur : hygiène, médication générale, port d'un suspensoir, repos au lit pendant les poussées aiguës, incision des abcès, injections modificatrices et, au besoin, pointes de feu dans les trajets fistuleux, s'ils tendent à passer à la chronicité. La castration n'est indiquée que pour la forme massive glandulaire.

(1) SERINGE, Th. de Paris, 1898-1899. — Voy. pour la *syphilis précoce*, p. 573; pour la *syphilis tardive*, p. 588.

(2) Je m'en tiens à cette mention sur le *cancer des testicules*, dont on a publié quelques observations, mais que je n'ai jamais vu. Il est d'une malignité extrême (comme chez l'adulte d'ailleurs). — Tumeur congénitale. T. CAVAZZANI, *Beitr. z. path. An. u. Allg. Path.*, 1907, t. XLI, p. 413. — Maladie kystique, voy. p. 1106.

D. — Kystes dermoïdes et tératomes des bourses (1).

Dans le mémoire (1855) où il a le premier décrit avec soin les inclusions scrotales, Verneuil a soutenu que ces tumeurs sont toujours situées hors de l'albuginée, le testicule lui-même étant sain ; c'est la règle, en effet, mais elle souffre des exceptions plus nombreuses qu'on ne l'a cru. Ces tératomes sont rares.

I. Tumeurs péritesticulaires (2). — Le kyste dermoïde simple, pilifère (P. Reclus, A. Guinard) est exceptionnel, et presque toujours il s'agit d'un *tératome complexe*, dont les tissus multiples se rencontrent soit dans toute la paroi, soit seulement sur un bourgeon limité (V. Cornil et P. Berger), comme cela se voit souvent aux kystes de l'ovaire. Parmi ces tissus, os et cartilage sont presque constants; dents, tissu nerveux à des états divers, cavités et amas épithéliaux dermoïdes ou mucoïdes, éléments mésodermiques variés, contenus séreux, muqueux ou sébacé sont très fréquents. Mais les formations d'organes proprement dits (segment d'intestin caractérisé, fragments de membres, de squelette) sont fort rares; alors il s'agit peut-être de diplogénèse, mais, comme à l'ovaire, la question est fort obscure.

Cette tumeur est située sous le dartos, à la face externe de l'albuginée tantôt libre, facile à disséquer (P. Berger), tantôt intimement adhérente (Le Dentu); Reclus put même enlever un kyste dermoïde sans ouvrir la vaginale.

Étude clinique. — La tumeur, plus fréquente à droite, est reconnue quelquefois dès la naissance, en général avant 3 à 4 ans, quelquefois chez l'adulte jeune seulement. On l'a vue accompagner la migration tardive d'un testicule ectopique. Elle est indolente, bosselée, inégale de forme et de consistance, par places fluctuante, parfois séparable du testicule par la palpation : et presque toujours — surtout parce qu'on ne songe pas aux lésions rares — on pense à une pachy-vaginalite, à un enchondrome. Mais chez l'enfant ces tumeurs sont plus rares encore que le tératome. Le kyste vu par Reclus était lisse et pâteux, ce qui conduisit au diagnostic exact.

Ces kystes sont exposés, vers la puberté surtout, à une infection qui cause un gonflement rapide et douloureux, puis l'ouverture de fistules par lesquels sortent des poils, des fragments d'os.

L'évolution maligne est-elle possible ? Quelles sont les relations entre les tératomes et le cancer du testicule, lequel est actuellement considéré comme une tumeur mixte d'origine embryonnaire? La réponse n'est pas nette.

On traitera ces tératomes par l'*extirpation* et, si l'on opère de bonne heure, on peut la plupart du temps conserver le testicule ; s'il est intimement adhérent, on le sacrifie.

II. Tumeurs intratesticulaires (3). — Ces kystes à tissus multiples, où il y a des cavités dermoïdes et pilifères associées à des cavités mucoïdes, sont rares, on a même contesté leur existence. Quelques exemples, cependant, sont hors de doute.

(1) Pabeuf, Th. de Paris, 1902-1903 ; L. Churchmann, *John. Hopk. hosp. Bull.*, 1905, p. 264.

(2) Signalons ici le *kyste dermoïde du cordon*, que j'ai rencontré une fois, en croyant opérer une épiplocèle adhérente (*Soc. chir.*, 1909, p. 938). Voy. sur ce sujet Wrede, *Beitr. z. kl. Chir.*, 1906, t. XLVIII, p. 273; Guinard et Cambessedès, *Gaz. des hôp.*, 1909, n° 22, p. 263; Faisant, *Lyon méd.*, 1905, t. CV, p. 378. J'en rapprocherai les *kystes dermoïdes du ligament rond et du canal de Nuck*. — *Kystes du raphé ano-périnéal*, voy. p. 1083.

(3) A. Broca et Manson, *Soc. an.*, 1892, pp. 140 et 160; Picqué, *Soc. de chir.*, 2 févr. 1898, pp. 74 et 137; A. Vecchi *la Clinica chirurgica*, 1912, p. 207; Barrington, *Lancet*, 1910, t. II, p. 460.

J'en ai observé deux. Le testicule était lisse, gros, dur, indolent, sans caractères spéciaux, et le diagnostic ne fut fait qu'après castration. La masse remplaçait tout le tissu testiculaire. Elle peut être indépendante de la glande, sous l'albuginée, et possible à enlever en conservant le testicule (Chevassu).

E. — Varicocèle.

Le varicocèle ne se manifeste en général par des accidents que chez l'adulte jeune; mais c'est avec certitude une lésion de l'enfance (peut-être même congénitale), et quelquefois gênante dès le moment de la puberté. Chez l'enfant, on n'observe que le varicocèle antérieur, intrafuniculaire, siégeant toujours à gauche, quelquefois (4 p. 100) à droite en même temps (1).

Étude clinique. — Le scrotum pend anormalement à gauche; on n'y voit presque jamais, chez l'enfant, de veines variqueuses. On y sent une tumeur molle, pâteuse, bosselée, en paquet de ficelles, diminuant par la pression, augmentant par la station debout et par l'effort, ne recevant pas l'impulsion de la toux (sauf sac herniaire concomitant), se reproduisant de bas en haut, quand, après réduction, on maintient l'index dans le trajet inguinal.

Les symptômes fonctionnels sont une gêne, une pesanteur qui peu à peu s'aggravent : je ne les ai jamais vus, chez l'enfant, arriver à la douleur vraie, si importante parfois chez l'adulte. De même n'existe pas la neurasthénie sexuelle.

On ne peut confondre, d'après les signes physiques précédents, un varicocèle avec une hernie; le seul cas ambigu (épiplocèle adhérente ou phlébite) ne se présente pas chez l'enfant, dont je n'ai jamais vu le varicocèle s'enflammer.

J'ai dit (p. 1052) que des tumeurs du rein n'accompagnent pas, chez l'enfant, de varicocèle symptomatique. Par prudence, cependant, un varicocèle doit faire examiner la fosse lombaire correspondante.

Traitement. — Avant l'âge adulte, les indications opératoires sont exceptionnelles. Quelquefois, cependant, le suspensoir ne soulage pas la gêne; d'autre part, certaines administrations publiques refusent d'employer les jeunes varicocéleux. On a beaucoup discuté sur le procédé opératoire à employer. Après avoir eu le pas sur l'excision veineuse, la résection large du scrotum (suspensoir naturel) semble perdre du terrain : j'ai toujours eu coutume d'associer les deux actes.

§ 2. — Malformations de la verge et du prépuce.

A. — Malformations diverses.

1° Malformations de la verge (2). — Il faut mentionner :

a) L'*absence*, très exceptionnelle, observée sur quelques fœtus non viables, atteints

(1) P. Reclus a enlevé à un garçon de 15 ans une tumeur, prise pour une épiplocèle irréductible, et constituée par une sorte de varicocèle des vaisseaux lymphatiques.

(2) Monod et Brun, art. *Pénis* du *Dict. enc. des sc. méd.*, Paris, 1886.

d'une ouverture du cloaque au-dessous de l'ombilic. Un sujet observé par Demarquay serait cependant arrivé à l'âge adulte.

b) La *duplicité*, où les deux organes sont juxtaposés ou superposés; il y a quelquefois *bifidité*, en avant d'une racine unique. On peut rapprocher de cela le gland supplémentaire, inséré sur la couronne, décrit par Daunic [de Toulouse (1)]. On en distinguera les cas, comme celui de Goire et Velpeau, où en outre s'insérait entre l'anus et le scrotum un membre inférieur supplémentaire : il s'agit alors d'un monstre double. Dans le cas de G. Sangalli (*Ann. des mal. des org. gén.*, 1895, p. 478), la vessie aussi était double.

c) La verge peut être *palmée* par une cloison cutanée plus ou moins longue, plus ou moins haute, fixant son raphé à celui du scrotum : la libération, par section de la palmure et suture, est facile. Le degré extrême de cette malformation est *l'inclusion dans le scrotum*, parfois appelée vicieusement absence apparente : au palper, on sent l'organe, derrière un petit orifice par où sort l'urine. On dégage la verge par incision médiane, puis on l'entoure avec deux petits lambeaux pris au scrotum.

La flexion de la verge, sa torsion, accompagnent en général l'hypospadias ou l'épispadias.

2° **Malformations diverses du prépuce** (2). — De ces malformations, seuls ont de l'intérêt le phimosis (voy. p. 1084) et les difformités associées à celles du gland et de l'urèthre (voy. pp. 1092 et suiv.).

a) L'*absence congénitale*, fort rare, a donné lieu à quelques tentatives de restauration (Celse, J.-L. Petit, Dieffenbach) aujourd'hui abandonnées. Est-elle plus fréquente dans les peuplades soumises à la circoncision rituelle ?

b) Quelques *développements irréguliers* sont faciles à régulariser chirurgicalement.

c) La *division congénitale* est presque toujours médiane, supérieure ou inférieure, et associée à l'épispadias ou à l'hypospadias. Une fente inférieure, complète ou incomplète, est cependant possible avec urèthre normal ; les fentes latérales sont très rares. On a conseillé de reconstituer le prépuce par avivement et suture des lambeaux (J.-L. Petit) : de nos jours, on pratique la circoncision si la malformation est disgracieuse ou gênante pour le coït.

d) La *brièveté du frein*, la plupart du temps associée au phimosis, ne gêne pas l'enfant avant les premières érections qui s'accompagnent d'incurvation du gland et parfois de douleurs ; lors du coït, ce frein se déchire aisément, d'où hémorragie notable, douleur, facilité des infections. Aussi faut-il remédier à cette petite difformité par une incision transversale que l'on suture longitudinalement.

3° **Kystes congénitaux.** — 1° Kystes du prépuce (3). — Ils sont presque toujours médians et inférieurs, plus souvent mucoïdes (et transparents) que dermoïdes, modérément tendus, indolents. On les excise, en pratiquant la circoncision.

2° Raphé médian ano-périnéal (4). — Ces kystes, rares, s'expliquent par un enclavement anormal pendant la soudure des replis génitaux (voy. p. 1093). Leur contenu est tantôt mucoïde, tantôt dermoïde (et plus souvent mucoïde) ; leur forme est parfois canaliculée ; assez souvent ils sont multiples, échelonnés sur le raphé périnéal et scrotal. Leur volume varie de celui d'une noisette à celui d'une noix ; ils sont mobiles sous la peau et sur les parties profondes ; leur consistance est molle, fluctuante, souvent mal tendue, quelquefois butyreuse.

Comme tous les kystes congénitaux, ils peuvent n'être reconnus que plus ou moins tard après la naissance ; s'infecter secondairement, s'ouvrir et se fistuliser.

Ils sont à traiter par l'extirpation.

(1) Daunic, *Arch. prov. chir.*, 1894, p. 519.

(2) F. W. Jones, *Brit. med. Journ.*, 1910, t. I, p. 137.

(3) Veau et Renaud, *Rev. orthop.*, 1910, p. 261; Mouchet et Pizon, *ibid.*, 1911, p. 188; H. Edington, *Glasg. med. Journ.*, juin 1898, p. 422 (Bibliogr.); Caubet, Th. de Lyon, 1902-1903.

(4) Mermet, *Rev. de chir.*, 1895, p. 382.

B. — Phimosis.

On appelle phimosis l'*étroitesse* de l'orifice préputial : d'où impossibilité (phimosis complet) ou tout au moins difficulté (phimosis incomplet) d'amener le prépuce en arrière du gland (1). Cette malformation est souvent une gêne pour la miction et pour le coït.

La *longueur* du prépuce n'entre pas dans cette définition : elle est souvent exagérée, mais parfois normale ou même diminuée : phimosis hypertrophique ou atrophique, disait Vidal (de Cassis).

L'étroitesse de l'orifice est congénitale ou acquise, cette dernière ne s'observant guère que chez l'adulte (balanoposthites ; diabète). Cependant on doit tenir compte dans le jeune âge de certains phénomènes consécutifs à la longueur exagérée du prépuce. Les enfants naissent presque tous avec un prépuce relativement long : l'organe s'adapte plus tard, lors de la puberté, à l'accroissement de la verge et du gland, et la circoncision est inutile ; mais il est fréquent que la peau flasque et plissée de ce véritable canal s'irrite par stagnation de quelques gouttes d'urine ; en outre, elle frotte dans les langes, sur la culotte : et c'est alors qu'on voit un nourrisson dont le prépuce, très long, se termine par une sorte de rondelle rouge, dure, légèrement excoriée, ou même ulcérée (2), dont l'orifice central se rétrécit par sclérose (3).

On confond souvent avec le phimosis les *adhérences du prépuce au gland ;* le prépuce étant de longueur et de calibre normaux. Elles sont normales chez le fœtus et consistent dans l'accolement des deux feuillets épithéliaux, qui se libèrent peu à peu. Il est fréquent que cela persiste dans la rainure du gland jusqu'aux premiers « décalotages » pour soins de propreté, masturbation ou coït. Quelquefois, les lèvres très minces du prépuce sont intimement unies de la sorte à celles du méat, le gland étant couvert par un prépuce moulé sur lui.

Ces adhérences sont une cause possible d'incontinence d'urine (4), et surtout de malpropreté par rétention du smegma en certains points ; elles sont très souvent associées au phimosis et alors surtout prédisposent à la posthite.

Il suffit de les décoller avec le bout d'un stylet, tout en ramenant le prépuce en arrière, et en allant avec soin jusqu'au sillon du gland. Cela fait, la surface balanique est très légèrement excoriée, et de fines gouttelettes de sang y perlent. On évite la récidive en décalotant à fond deux ou trois fois par jour le gland que l'on oint de vaseline.

Symptômes et complications (5). — 1° Lorsqu'un prépuce est étroit et court, son orifice peut être ourlé par de fines adhérences à celui du méat : il n'en résulte alors aucun *trouble de la miction.* Mais celle-ci devient difficile si, accolé ou non au gland, l'orifice préputial est hors de l'axe du méat et plus étroit que lui. Il faut

(1) On signale quelques cas d'occlusion (?).
(2) J'ai vu des enfants chez lesquels on a pour cela diagnostiqué un chancre (!).
(3) J'en ai vu un cas, avec orifice punctiforme, consécutivement à la cicatrisation d'une pustule de varicelle.
(4) Bordes, Th. de Montpellier, 1902-1903.
(5) L.-E. Berger, Th. de Paris, 1889-1890.

alors que l'enfant pousse (1) et l'urine s'écoule en mince filet, ou même goutte à goutte, avec douleurs et cris, après avoir distendu en une petite poche sphérique le prépuce, s'il n'y a pas d'adhérences entre celui-ci et le gland. Ces cas extrêmes sont rares ; plus rares encore ceux où il y aurait rétro-dilatation de l'urèthre et de la vessie (2) ; un peu de dysurie est fréquente.

2° D'un léger degré de *posthite* résultent des démangeaisons, qui peuvent être un motif d'érection et de masturbation précoces. L'inflammation est quelquefois vive, avec gonflement œdémateux de tout le fourreau, et du pus s'accumule sous le prépuce, surtout s'il y a entre les adhérences (surtout autour de la couronne du gland) des amas de smegma qui s'infectent ; et l'on a observé la propagation à l'urèthre, à la vessie même. Chez le sujet assez âgé pour contracter une blennorragie, la balanoposthite aggrave notablement celle-ci, dont le traitement n'est efficace qu'après circoncision. Cette posthite a pour conséquence possible le phlegmon gangreneux des bourses.

3° Dans le prépuce dilaté et enflammé on a rencontré des *calculs* (23 gr. en 3 calculs ; Pineau, d'Orléans), mais très exceptionnellement chez l'enfant (3).

4° On a décrit divers *troubles réflexes*, parmi lesquels l'incontinence nocturne de l'urine : et en fait, quelquefois on met fin à celle-ci par la circoncision. Mais je crois qu'on a eu tort de généraliser et que les cas d'incontinence curables de la sorte sont la minorité. Quant aux accidents variés et bizarres décrits, en Amérique surtout, à la suite de L.-A. Sayre (caractère mélancolique, convulsions, crises gastralgiques, parésies et contractures réflexes simulant la coxalgie, causant du pied bot, du strabisme, etc.), je n'ai jamais rien observé de ce genre. De même pour l'incontinence fécale (Rosenberg), pour la dyspepsie (J.-W.-S.-M. Cullough).

5° De l'impossibilité de « décaloter » résultent, à partir de la puberté, une gêne et même parfois une impossibilité du coït. En outre, si l'orifice est très étroit, le sperme coule en bavant, et c'est une cause de stérilité. Enfin, le nettoyage difficile prédispose aux inoculations vénériennes (et, ajoutent les Anglais, au cancer du prépuce).

Le décalotage étant possible, lors d'un coït et surtout d'une masturbation, le retour en avant de l'orifice trop étroit, étranglant le gland, est parfois impossible : et ainsi se constitue le *paraphimosis*. Au bout d'une verge contournée en spirale, on voit un gland découvert et gonflé, en arrière duquel sont deux gros bourrelets œdémateux que sépare un sillon constricteur circulaire ; au-dessous du frein pend un véritable jabot. Comme troubles fonctionnels, on peut noter la dysurie, le priapisme douloureux. Le sujet le plus jeune chez lequel j'aie observé cette lésion avait 4 ans et demi, et je ne suis pas remonté à la cause.

Le paraphimosis abandonné à lui-même se termine par gangrène du prépuce,

(1) D'où possibilité de hernies, de prolapsus du rectum. Mais on a exagéré le rôle étiologique du phimosis dans la genèse des hernies.

(2) WITZENHAUSEN (*Münch. med. Woch.*, 28 mai 1907, p. 1082), rétention incomplète avec distension (vessie à l'ombilic) et regorgement, d'où consécutivement abdomen distendu et occlusion post-paralytique ; 2 enfants, opérés par Roth comme atteints de mégacôlon, avaient en réalité une distension vésicale de cette cause. Dans ces cas de phimosis extrême, il faut tenir compte de l'étroitesse concomitante du méat.

(3) ZELLER, *Arch. f. kl. Chir.*, 1890, t. XLI, p. 240 ; KERMORGANT, *Acad. méd.*, Paris, 1905, 3 s., t. LIII, p. 29.

mais le sphacèle est limité et, sauf chancrelle concomitante, ne gagne pas le gland. D'où certains auteurs ont conclu qu'il convenait d'attendre, sous des pansements humides, cette évolution spontanée : je n'ai jamais suivi ce conseil.

Traitement. — On a cherché, avant l'ère antiseptique, à traiter le phimosis par la *dilatation*. Quoi qu'on en ait dit, c'est une méthode infidèle, à récidive fréquente, et très inférieure à la *circoncision* (1).

On a décrit pour celle-ci des procédés dont le nombre est déconcertant, des instruments spéciaux dits pinces à phimosis dont la multiplicité étonne. Sans doute, pour obtenir un bon résultat esthétique, il ne faut pas enlever trop de peau ; mais ce n'est pas difficile à réaliser.

A certains phimosis courts convient la simple *fente dorsale*, que l'on ne pousse pas sur la muqueuse jusqu'à la rainure du gland ; et l'on met un point de catgut très fin sur les deux angles de peau et de muqueuse. Avant de couper le

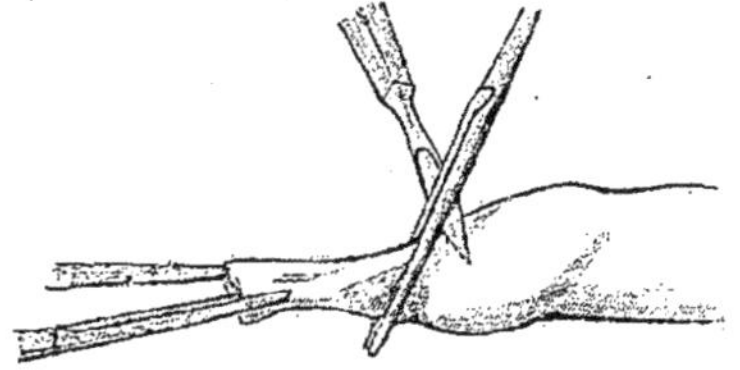

Fig. 1230.

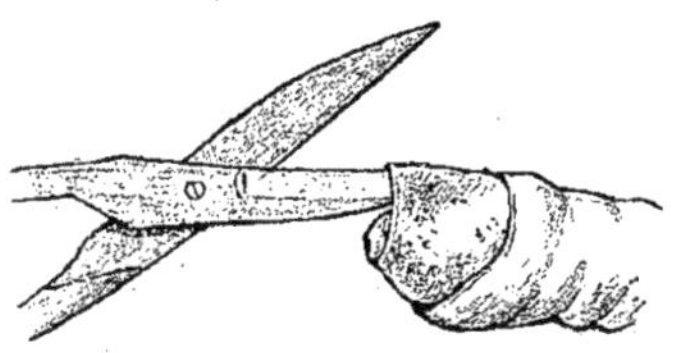

Fig. 1231.

Fig. 1230 et 1231. — *Circoncision*. Au ras d'une pince (dont on peut se passer) on coupe peau et muqueuse, un peu obliquement ; la muqueuse n'est alors trouée que d'un petit orifice et derrière elle la peau se rétracte ; on la fend donc d'un coup de ciseaux sur la ligne dorsale, pas tout à fait jusqu'à la couronne du gland et on la suture à la peau.

prépuce, il faut avoir soin de glisser une sonde cannelée sous lui pour détacher les adhérences et être sûr de ne pas entamer le gland ; puis on coupe d'un coup de ciseaux.

Si après cela il reste de chaque côté des « oreilles » un peu disgracieuses, il est très facile de les rogner, puis de suturer peau à muqueuse ; mais on saura que d'elles-mêmes elles se rétractent souvent peu à peu de façon très suffisante.

Si le prépuce est long, on le *coupe circulairement* d'un coup de ciseaux en avant du gland bien repéré ; et la peau se rétracte (fig. 1231), laissant un cône de muqueuse qui recouvre le gland. Alors on libère les adhérences comme il vient d'être dit, on fend la muqueuse sur la ligne dorsale médiane, on nettoie soigneusement le smegma du sillon, on rabat les oreilles, et l'on suture peau et muqueuse avec du catgut 00 ; quelques opérateurs emploient les serres fines, laissées 48 heures en place.

On aura toujours soin de libérer le frein trop court (voy. p. 1085).

On peut se contenter, comme pansement, de compresses humides, renouvelées au moment des mictions. J'ai coutume d'entourer le gland avec une lanière de gaze aseptique, fixée par une bandelette circulaire de diachylon. Au bout de

(1) Je rappellerai les dangers relativement grands de la *circoncision rituelle*, en particulier si le mohel, tuberculeux, inocule la plaie par succion. On a aussi observé des maladresses opératoires, telles que la section de l'urèthre et du corps spongieux (F. Bierhoff, *N. Y. med. Journ.*, 18 mai, 1912, t. I, p. 1037).

4 à 5 jours, la réunion est obtenue et les fils résorbés. Ce procédé a l'avantage que l'enfant se lève et marche dès le lendemain de l'opération.

Quelquefois, le méat s'enflamme un peu, s'exulcère et peut secondairement se rétrécir, d'où nécessité d'une dilatation secondaire, indiquée également si le méat est congénitalement étroit (1).

En cas de posthite de quelque intensité, le mieux me semble être de faire d'urgence la fente dorsale, d'appliquer un pansement humide ; puis, l'inflammation guérie, on rectifie les « oreilles », s'il y a lieu.

Le *paraphimosis* se réduit de la manière suivante, à la période initiale : on serre solidement la verge, en arrière du 2e bourrelet, entre l'index et le médius perpendiculaires à l'organe, et l'on tire le bourrelet en avant en même temps que du pouce on appuie d'avant en arrière sur le gland. S'il y a déjà début d'ulcération et de sphacèle, mieux vaut endormir le sujet et réduire après avoir coupé sur la ligne médiane dorsale l'anneau constricteur.

Quelques jours plus tard, on opère le phimosis.

§ 3. — **Urèthre** (2).

A. — RUPTURES DE L'URÈTHRE (3).

Les ruptures de l'urèthre pénien sont inconnues chez l'enfant (4). Celles de l'urèthre membraneux par fracture du bassin sont possibles, mais exceptionnelles (5). Celles de l'*urèthre périnéal* sont au contraire assez fréquentes pour que je doive les décrire, quoi qu'elles soient pareilles à celles de l'adulte.

Elles se produisent par chute à califourchon (sur un cadre de bicyclette, sur un dossier de banc, sur une branche d'arbre) ou par coup de pied au derrière (correction, bataille, jeu).

Sans vouloir entrer dans les détails de mécanisme et d'anatomie pathologique, je rappellerai les faits principaux.

Lorsque la barre sur laquelle a lieu la chute n'est pas trop grosse, elle s'engage entre les deux branches ischio-pubiennes et, un peu obliquement dirigée, va comprimer contre l'une d'elles l'urèthre, qui s'y coupe en commençant par une face inféro-latérale ; en sorte que la paroi supérieure, qui ne va pas au contact de l'angle inter-pubien, est la dernière atteinte. Par contre, si la barre est trop volumineuse pour s'engager dans l'ogive ischio-pubienne, l'urèthre se trouve écrasé, face antérieure d'abord, contre la face antérieure de la symphyse. Dans le premier cas, de beaucoup le plus fréquent, la rupture siège à la région bulbeuse ; dans le second, nettement en avant d'elle.

La rupture présente les degrés suivants : 1° *rupture interstitielle* de trabécules spongieuses, entre les tuniques fibreuse et muqueuse toutes deux conservées ; 2° *rupture partielle*, respectant la fibreuse mais déchirant la muqueuse ; 3° *rupture des trois*

(1) DANIEL, Th. de Montpellier, 1906-1907 ; EYBERT, Th. de Lyon, 1904-1905 ; NICOLAS, Th. de Lyon, 1890-1891.

(2) Citons un cas curieux de FORGUE et JEANBRAU (*Montpellier méd.*, 1906, p. 585) : Garçon, 14 ans, uréthrorragies par un *angiome* vu à l'uréthroscope et guéri par électrolyse.

(3) A. BROCA, *Ann. mal. org. génito-ur.*, 1906, t. II, p. 321 ; Disc. *Soc. de chir.*, 1906, p. 821.

(4) Striction par une ficelle, voy. p. 1060.

(5) CH. STEEG, *Rev. méd. norm.*, 1907, p. 264 ; FRÖLICH, *Rev. méd. Est.*, 1910, p. 598.

tuniques, où il y a, par conséquent, communication entre le canal de l'urèthre et le tissu cellulaire du périnée inférieur. C'est alors que la circonférence du canal peut être déchirée soit en totalité, soit en partie : dans ce dernier cas, la conservation de la paroi supérieure intéresse l'opérateur, mais la différence est nulle pour l'infiltration d'urine dans l'hématome qui distend la loge périnéale inférieure.

Étude clinique. — Les *ruptures interstitielles* ont pour conséquence une dysurie n'allant presque jamais jusqu'à la rétention. Il n'y a pas d'uréthrorragie, ce qui d'ailleurs est peut-être compatible avec quelques petites éraillures de la muqueuse. Le diagnostic est intéressant à établir avec une contusion périnéale simple, en raison du pronostic, car même ces ruptures légères peuvent aboutir au rétrécissement : on reconnaît la lésion uréthrale à l'existence d'une virole ovoïde, douloureuse à la pression, occupant la ligne médiane du périnée.

Les TROIS SYMPTÔMES des *ruptures intéressant les trois tuniques* sont : 1° *l'uréthrorragie*, écoulement continu de sang rouge, qu'il ne faut pas confondre avec une miction sanglante, laquelle est intermittente ; 2° la *tumeur périnéale*, par épanchement de sang qui distend la région, douloureuse à la pression ; 3° la *dysurie*, depuis la difficulté simple de la miction, jusqu'à la rétention complète.

L'ÉVOLUTION IMMÉDIATE est différente, comme l'a dit Guyon, dans trois formes : légère, moyenne, grave.

Les *cas légers* sont ceux où il y a peu d'uréthrorragie, pas de tumeur périnéale, où la miction est douloureuse, mais possible, ainsi que le cathétérisme (que d'ailleurs il ne faut pas faire, en principe). Il est probable que la gaine fibreuse est intacte. J'ai vu plusieurs cas de ce genre, par coup de pied dans le derrière, et tous les enfants ont guéri en quelques jours, sans infiltration d'urine : cette bénignité habituelle s'explique par l'asepsie de l'urine chez l'enfant, mais elle n'est évidemment pas obligatoire.

Les *cas moyens* diffèrent des précédents par l'abondance de l'uréthrorragie (souvent à rechutes), par l'existence d'une tumeur périnéale peu volumineuse, par l'intensité de la dysurie. Le cathétérisme est difficile et fait saigner, mais il est souvent possible, en suivant avec une sonde béquille fine la paroi supérieure, conservée, de l'urèthre. Dans ces cas, abandonnés à eux-mêmes, l'infiltration d'urine est presque constante.

Dans les *cas graves* — ceux où l'urèthre est complètement coupé — la rétention d'urine est complète, la tumeur périnéale est volumineuse; l'infiltration d'urine consécutive est obligatoire. Mais, comme dans le cas précédent, l'asepsie de l'urine chez l'enfant fait que cette complication est plus lente dans son apparition et dans sa marche que chez l'adulte.

Si le traitement est bien dirigé, le *pronostic immédiat* est presque toujours favorable. Si l'opération n'est pas pratiquée à temps, le sujet est exposé à tous les dangers de l'infiltration d'urine et du phlegmon urineux diffus, septique : malgré les larges débridements, la mort est possible ; quand on obtient la guérison, c'est au prix d'une maladie grave et de délabrements cutanés, qui, il est vrai, se réparent remarquablement bien.

Mais, même dans les cas légers, *le pronostic ultérieur est mauvais*, car la formation d'un rétrécissement est à peu près fatale. Ces *rétrécissements traumatiques* sont durs, à lumière très étroite et excentrique ; ils sont difficiles à franchir, difficiles à dilater ; se compliquent vite de dysurie et même de rétention, de phlegmons périnéaux avec fistules et indurations calleuses, de cystite et de pyélonéphrite. Il peut même se constituer une oblitération complète de l'urèthre en avant d'une fistule.

Traitement. — Dans les *cas légers* l'abstention du chirurgien sera complète : il se bornera à surveiller le périnée, pour le fendre à la moindre alerte de tumeur urineuse, chose rare, mais possible. Par exception, un enfant refuse de pisser si la miction est douloureuse, et on est autorisé à sonder avec une fine sonde molle, de caoutchouc rouge.

Dans les *cas moyens*, certains auteurs conseillent de mettre à demeure une sonde béquille et de surveiller le périnée. Or, l'infiltration d'urine est à peu près obligatoire, et je préfère inciser de parti pris, après avoir passé une sonde, ce qui facilite l'opération ultérieure.

Dans les *cas graves*, il ne faut pas essayer le cathétérisme, mais inciser d'emblée le périnée sur la ligne médiane et évacuer l'hématome. Cela fait, on cherche les deux bouts, ce qui est facile pour le bout antérieur repéré avec une sonde passée par le méat, ce qui est difficile pour le bout postérieur. Dans la plaie bien détergée, on examinera attentivement si du bout antérieur ne part pas une languette gris rosé d'urèthre supérieur : cas auquel, en la suivant avec le bec de la sonde, on arrive au bout postérieur, toujours difficile à voir parce qu'il est à la fois contracté et rétracté. Si cette languette fait défaut, on réussit souvent à enfiler le canal avec un stylet manié doucement : chez l'adulte, on conseille d'opérer sans anesthésie pour que, le sujet pissant au commandement, le jet d'urine marque la place où l'on poussera la sonde ; mais chez l'enfant, c'est impossible. Il n'est pas rare que l'on ne trouve pas le bout postérieur. Certains chirurgiens ont alors conseillé de le chercher par cathétérisme rétrograde, après taille hypogastrique. Ils ont raison pour les déchirures de l'urèthre membraneux avec plicature qui compliquent les fractures du bassin ; ils ont tort pour les ruptures par chute à califourchon. Dans celles-ci, en effet, la cause de la rétention est primitivement le spasme du bout postérieur rompu, puis la compression de ce bout par la tumeur périnéale ; le spasme protège d'abord l'hématome contre l'infiltration urineuse, puis il cesse et l'infiltration se produit, en même temps que le sujet se trouve mieux à son aise : et si on a incisé le périnée, supprimé par conséquent l'obstacle mécanique, il est constant qu'au bout de quelques heures, après avoir au besoin soulagé le blessé par une ponction vésicale (1), le cours des urines se rétablisse de lui-même. Quelques jours plus tard, on recommence l'exploration, sans anesthésie, presque toujours avec succès ; et si par hasard on échoue, on a la ressource du cathétérisme rétrograde.

Les deux bouts étant trouvés, on a tenté de les suturer, puis de réunir le périnée, à condition, bien entendu, que l'on ait pu opérer avant le début du phlegmon périnéal. Même ainsi exécutée, cette suture échoue presque toujours,

(1) Ce qui ne doit pas être considéré comme un procédé thérapeutique à répéter.

au moins en partie ; et elle ne semble pas diminuer la fréquence et la gravité du rétrécissement ultérieur.

La méthode ancienne consistait à mettre dans la vessie, les deux bouts étant repérés *et les lésions septiques du périnée étant guéries*, une sonde à demeure autour duquel le canal se cicatrise : le rétrécissement ultérieur est obligatoire.

Un progrès considérable me semble avoir été réalisé par Guyon et ses élèves Pasteau et Iselin (1) : au lieu de réunir les deux bouts, on les mobilise de façon à les suturer à la peau, et on crée de la sorte une sorte de vulve uréthro-périnéale. A mesure que la cicatrisation se produit, cette vulve se rétracte en entonnoir, attirant la peau dans la profondeur, et au bout de quelques mois il persiste soit une fistule, soit une large fente que l'on ferme par une autoplastie. Il peut y avoir besoin de plusieurs opérations successives pour que les deux bouts restent largement ouverts dans le fond de l'entonnoir cutané : mais j'ai mené à bien de la sorte un cas où il y a eu oblitération complète du bout antérieur (2). *Le canal cutané ainsi reconstitué reste souple et large.*

S'il y a *infiltration d'urine*, on la traite par les incisions larges, après avoir ouvert le périnée sur la ligne médiane. On s'occupe de l'urèthre lorsque les phénomènes phlegmoneux sont calmés.

A la période de *rétrécissement*, il faut être averti que le cathétérisme est dans cette forme souvent difficile, que la dilatation est fort aléatoire, que l'uréthrotomie interne est rendue dangereuse par la coudure du canal et les adhérences périnéales. Même s'il n'y a pas de fistule, ces cas sont de ceux où l'uréthrotomie externe est souvent indiquée. Il semble que le procédé de choix soit de réséquer le rétrécissement et les callosités périnéales, et d'agir avec les deux bouts comme il vient d'être dit pour l'opération immédiate.

B. — Calculs de l'urèthre (3).

L'enfant, du sexe masculin exclusivement (4), semble plus exposé que l'adulte à l'enclavement dans l'urèthre d'un calcul venu du rein (5). S'il est volumineux, le calcul s'arrête au cul-de-sac du bulbe ; moins gros, vers la fosse naviculaire. Ces lieux d'élection ne sont pas exclusifs, même en tenant compte de l'arrêt possible derrière un rétrécissement congénital. L'arrêt prostatique (6) est très rare. Bókay a vu s'arrêter deux ou trois calculs à la fois. Cet accident peut survenir dès le plus jeune âge : un malade de Troiski avait un mois.

Symptômes. — La symptomatologie peut être très atténuée, au point même

(1) Pasteau, *Ann. des mal. des org. génito-ur.*, 1906, pp. 1601, 1697, 1768, 1850. Wojlansky, Th. de Paris, 1906-1907.

(2) L'enfant m'a été amené ayant une infiltration d'urine consécutive à une tentative de suture immédiate.

(3) Spiridonoff, Th. de Montpellier. (univ.), 1901-1902 ; J. Speese, *Arch. of Ped.*, juillet 1912, p. 27. J'ai fait publier deux observations par R. Dupont, *Ann. des mal. des org. génito-ur.*, 1905, p. 538 ; j'en ai observé deux autres, un de sable uratique très épais chez un nourrisson de 15 mois, convalescent de broncho-pneumonie ; un, avec infiltration d'urine, chez un garçon de 22 mois. Sur cette perforation, thèse de M. Weissberg, Bâle, 1906-1907. — Les Corps étrangers autres que les calculs sont très rares ; Cathelin, *Clin. infant.*, 1908, p. 70.

(4) Mikhaïloff (*Vratch*, 1896, p. 116) a cependant observé un cas chez une fille de 13 ans.

(5) 471 cas contre 1.150 calculs vésicaux dans la statistique de Bókay.

(6) Durrieux, *Ass. franç. urol.*, 1905, p. 329 ; refoulé dans la vessie, puis taillé.

que le calcul soit méconnu. Ou bien il y a une diminution du jet avec douleur à la miction. Le plus souvent, les souffrances (pesanteur continue, douleur surtout à la fin de la miction, cuisson au bout de la verge tuméfiée et rouge) sont notables, l'enfant est agité, et souffre d'une dysurie continue et intermittente assez variable d'intensité. Tantôt il n'y a que des mictions fréquentes et pénibles, tantôt une issue de l'urine goutte à goutte avec forte poussée, tantôt une rétention complète (1), avec distension vésicale même et quelquefois regorgement.

Certains de ces calculs séjournent pendant des années dans l'urèthre sans accidents notables (2). La plupart, ou bien sont expulsés par les voies naturelles (13 cas dans le relevé de Bókay), ou bien sont extraits assez vite. Abandonnés à eux-mêmes, ils se compliquent habituellement d'une poche urineuse par rétro-dilatation, de perforation avec abcès urineux et même infiltration d'urine diffuse. J'ai observé un cas de cette dernière complication, sur un nourrisson auquel au bout de quatre ans j'ai restauré l'urèthre, largement détruit à la racine de la verge.

Le diagnostic s'établit par la palpation de la verge, et surtout par le cathétérisme avec un stylet ou avec une bougie.

Traitement. — L'*extraction par les voies naturelles*, avec des pinces spéciales très fines, disposées de façon à prendre le calcul en arrière, est de réussite fréquente (63 cas, Bókay), mais souvent elle est impossible. *Le débridement du méat* suffit toujours pour atteindre les calculs de la fosse naviculaire. Pour ceux de la partie bulbo-membraneuse, compliqués ou non d'inflammation, on a recours à l'*uréthrotomie externe*. Un calcul peu engagé pourra être refoulé dans la vessie et broyé.

L'*infiltration d'urine* exige de *larges débridements*. La fistule consécutive est habituelle, mais non obligatoire (3).

C. — Uréthrites (4).

I. Il y a chez le garçon des *uréthrites non gonococciques*, dont les microbes ne sont pas toujours bien déterminés et sont probablement des hôtes habituels de l'urèthre, à virulence exaltée par certaines maladies infectieuses (fièvre typhoïde, oreillons, varicelle), par certaines modifications chimiques de l'urine sous l'influence d'ingestions alimentaires (asperges, bière) ou médicamenteuses (potasse, arsenic) ; on note aussi des causes traumatiques (cathétérisme septique, corps étranger de l'urèthre), mais l'action de la masturbation, du frottement de la verge contre des vêtements trop serrés, de la bicyclette semble douteuse. Une balanoposthite par phimosis peut se propager à l'urèthre. L'écoulement, enfin, est quelquefois associé à de l'impétigo, à de l'eczéma des téguments.

Ces uréthrites sont presque toujours aiguës, à début brusque, à évolution rapide ;

(1) Observations récentes avec rétention complète : Vignard, *Gaz. méd.*, Nantes, 1905, p. 97 ; P. Fabre, *Péd. prat.*, 1912, p. 318.

(2) Tesjakow, *Ann. des mal. des org. génito-ur.*, 1887, p. 417 ; de 15 à 18 ans, 20 pierres phosphatiques dans un abcès périnéo-scrotal ; Legueu, de 14 à 17 ans. — Pluyette, *ibid.*, 1901, p. 1115 ; 13 ans de séjour.

(3) Lieblein, *Beitr. z. kl. Chir.*, t. XVII, fasc. 1, p. 140. Garçon de 15 mois ; guérison sans fistule ; le calcul était sorti par le méat.

(4) Genevoix, Th. de Paris, 1903-1904.

leur pus est plus séreux que celui de l'uréthrite blennorrhagique, le méat est moins rouge et gonflé, la douleur à la miction est moindre. Mais l'examen bactériologique donne seul la certitude.

Le pronostic est bénin, car, tout en étant possible, la propagation de l'infection à l'urèthre postérieur, à la vessie et au rein est fort rare. De même le passage à la chronicité et le rétrécissement ultérieur.

II. **L'uréthrite blennorrhagique** est plus fréquente que les formes précédentes. Encore est-elle rare, bien différente en cela de la vulvo-vaginite (voy. p. 1107). Elle en diffère encore par la rareté des origines avouables (contact de draps, de caleçons souillés) et par la contagion presque toujours vénérienne. Souvent il s'agit de femmes dépravées se frictionnant la vulve avec la verge d'un enfant dont la jeunesse (4 et 5 ans) est souvent surprenante; mais souvent aussi, à partir de 10 à 12 ans, des enfants précoces s'infectent par coït avec des petites filles ou avec des adultes.

La symptomatologie est calquée sur celle de l'adulte, avec un peu moins d'acuité peut être et moins d'érections pénibles. Quelques phénomènes sont assez particuliers à l'enfance; l'incontinence ou au contraire la rétention d'urine, d'abord, quelquefois observées; ensuite, la fréquence de la rougeur et de l'œdème du prépuce, toujours relativement long chez l'enfant; et cela peut aboutir à un rétrécissement définitif de l'organe. La lymphangite de la verge, l'adénite inguinale sont rares.

Les *complications* par propagation (cystite, épididymite), par contamination à distance (ophtalmie), par infection générale (arthrites) sont beaucoup plus rares que chez l'adulte.

Le passage à la chronicité et le rétrécissement (1) ultérieur ont été observés, et même le rétrécissement compliqué d'abcès urineux et de fistules (2). Mais il est de règle que la guérison ait lieu vite et sans trace.

Le *traitement* (régime alimentaire, balsamiques, lavages au permanganate de potasse) est le même que chez l'adulte. La circoncision en sera souvent le préliminaire indispensable.

III. **L'uréthrite tuberculeuse**, avec écoulement grisâtre, peu abondant, presque indolent, accompagne quelquefois, mais rarement, les lésions de même nature du testicule, de la vessie, du rein. Isolée, elle est tout à fait exceptionnelle; on cite quelques cas de fistule, de rétrécissement. Le diagnostic est facile, car c'est à peu près la seule forme d'uréthrite d'emblée chronique.

D. — Malformations de l'urèthre (3).

Les malformations de l'urèthre sont rares, si l'on met à part l'hypospadias, et surtout ne se manifestent guère pendant l'enfance : il est habituel que leurs symptômes soient reconnus à l'occasion d'une complication inflammatoire survenue chez l'adulte.

Développement. — L'urèthre se développe en trois segments : *postérieur*, ou prostato-membraneux; *moyen*, ou spongieux; *antérieur*, ou balanique. Le premier va de pair avec les organes génitaux internes, les deux derniers, avec les organes génitaux externes.

(1) Kammer, 6 mois après l'atteinte aiguë, chez un garçon de 2 ans 1/2 auquel il fallut faire l'uréthrotomie interne. Rona se demande si certains rétrécissements de l'adulte n'ont pas pour origine une blennorrhagie de l'enfance.

(2) Alapy, *Centr. f. Kr. der Harn- u. Sex.-org.*, 1898, t. IX, p. 67.

(3) Guyon, Thèse d'agr., chir., Paris, 1863. Sur les *anomalies du méat*, voy. Forgue, *Montp. méd.*, 1893, p. 200. — *Kyste congénital du méat*, G. Worms et A. Boeckel, *Soc. an.*, Paris, 1912, p. 309.

L'urèthre prostato-membraneux est formé, après cloisonnement du cloaque (voy. p. 1066), par l'extrémité inférieure du *sinus uro-génital*. La cloison entre ce sinus et le rectum s'épaissit à partir du 4e mois pour devenir le périnée ; et c'est alors que l'anus devient postérieur. En bas et en avant le sinus uro-génital, calibré pour ainsi dire en urèthre, s'ouvre par la *fente uro-génitale*, antéro-postérieure, limitée en avant par une commissure et par le tubercule génital (futur pénis et clitoris), de chaque côté par le repli génital (grandes lèvres ou scrotum). Cela se passe du 2e au 3e mois de la vie fœtale ; et jusque-là les organes externes sont à l'état hermaphrodite.

Puis, *chez l'homme*, le tubercule génital s'allonge et entraîne ainsi une partie du bouchon cloacal (voy. p. 1067) sous forme d'une cloison médiane verticale, la *lame uréthrale*, dont le bord libre adhère au revêtement épidermique de la face inférieure de la verge ; celle-ci forme d'abord une gouttière, qui prolonge jusqu'à la base du gland la fente uro-génitale ; cette gouttière, se ferme en canal par soudures des replis génitaux, réunis en arrière pour constituer le scrotum, et ses éléments mésodermiques donnent les corps caverneux et spongieux. Vers le 4e mois se dessine tout à fait en avant le gland, dans lequel la lame uréthrale envoie un prolongement, le *mur épithélial du gland*, qui forme une crête médiane inférieure et, en avant, se termine en houppe. Cette crête se creuse en gouttière, puis en canal.

Il y a donc continuité de formation épithéliale entre les urèthres pénien et balanique, mais le canal s'y fait en deux temps.

Malformations diverses. — 1° L'ABSENCE, peut-être un peu moins rare dans le sexe féminin, ne mérite qu'une mention. Elle est associée à la persistance du cloaque.

2° DILATATION CONGÉNITALE (1). C'est une malformation rare, dont R. Le Fort a réuni 14 cas. On en peut citer depuis quelques-uns.

La poche siège à la face inférieure de l'urèthre pénien, de préférence assez en avant, tantôt en aval d'un point rétréci ou d'un repli valvulaire (Heindricz), tantôt sans obstacle au cours des urines ; en ce dernier cas, l'absence de la gaine spongieuse n'est pas obligatoire (Durand et Paviot), quoi qu'on en ait dit. L'orifice de communication est habituellement large. Après la miction, l'urine accumulée dans la poche en coule goutte à goutte, si on ne la vide par expression ; et de la stagnation peut résulter la formation de calculs (2).

Le volume est d'abord petit, en sorte que la lésion n'est souvent reconnue qu'à un âge plus ou moins avancé, quelquefois à l'occasion d'une autre lésion uréthrale (blennorrhagie, rétrécissement ; et le diagnostic avec une dilatation acquise, rétrograde, peut devenir délicat.

On traite ces poches par l'extirpation suivie de suture ; la formation d'une fistulette n'est pas rare.

3° LES URÈTHRES ACCESSOIRES (3) sont des fistules péniennes qui s'ouvrent à l'extérieur par un orifice généralement étroit, ovalaire, situé sur la ligne dorsale médiane, dans la rainure du gland. De là part un canal, qui a la structure d'un urèthre, et qui va plus ou moins loin vers le pubis : ce canal est presque toujours borgne, quelquefois branché sur l'urèthre, quelquefois même il va jusqu'à la vessie, ce que j'ai vu chez un épispade. L'intérêt clinique de ces malformations est nul chez l'enfant ; il peut être réel chez l'adulte, en cas de blennorrhagie qui persiste jusqu'à ce qu'on ait détruit par électrolyse, ou mieux par incision dorsale ou par dissection, ces « repaires microbiens de l'urèthre » (Janet).

(1) DURAND, *Soc. chir.*, Lyon, 1900-1901, t. IV, p. 23 ; CABREZAS, Th. de Lyon, 1902-1903.

(2) CHEVASSU père, *Soc. chir.*, Paris, 5 juillet 1905, p. 682 ; il y avait hypospadias pénien. — O. ROITH, *Beitr. z. klin. Chir.*, 1908, t. 57, p. 267.

(3) ENGLISCH, *Centr. f. Krank. d. Harn- u. Sex.-org.*, 1895, t. VI, p. 65 ; R. LE FORT, *Annal. des mal. des org. génito-ur.*, 1896, pp. 618 à 1095 ; DUHOT, *ibid.*, 1902, p. 76 ; JANET, *ibid.*, 1901, p. 898 ; LE BRUN, Th. de Paris, 1911-1912. — RONA, d'après *Ann. mal. org. génito-ur.*, 1909, t. I, p. 139 ; canal accessoire inférieur.

On explique ces malformations par une anomalie de la lame uréthrale (voy. p. 1093), entrant en série avec la formation de l'épispadias.

On peut observer aussi de très rares *fistules sous-péniennes* dont les unes communiquent avec l'urèthre, les autres sont consécutives à l'ouverture secondaire de kystes congénitaux du raphé (voy. 1083).

1° *Occlusion congénitale de l'urèthre.*

C'est une malformation rare, sur les fœtus viables.

La muqueuse peut passer en pont sur le méat (F. Guyon), ou bien il y a une cloison, plus ou moins mince et un peu déprimée, obstruant le canal en un point variable, de préférence vers la région bulbaire. Dans le degré extrême, le canal est, sur tout ou partie de sa longueur, transformé en cordon plein.

Quelques-unes de ces pièces ont été recueillies sur des enfants n'ayant pas vécu. Chez quelques-uns, atteints de *rétention d'urine congénitale* on a effondré une cloison en passant dans l'urèthre une bougie filiforme : je l'ai vu une fois (1). Le cathétérisme permet de distinguer ce cas de celui où il y a rétention congénitale sans obstacle appréciable : j'ai observé la chose une fois chez la fille; Durante parle d'un cas analogue chez le garçon.

En clinique, ces faits se présentent à nous sous deux formes, selon qu'il y a ou non un canal de dérivation en amont de l'obstacle.

1° *Il y a un canal de dérivation:* celui-ci peut être *vésical*, avec persistance de l'ouraque ouvert à l'ombilic (voy. p. 1062); ou bien *uréthral* (2), sous forme de fistule rectale ou pénienne (voy. p. 1093). Dans ces conditions, le fœtus est viable et l'on peut secondairement restaurer l'urèthre, même s'il est oblitéré sur une grande longueur; on emploiera les mêmes procédés que pour l'hypospadias.

2° *Il n'y a pas de canal de dérivation* et l'on se trouve en présence d'une *rétention d'urine congénitale* (3), incompatible avec la vie, sauf intervention immédiate. On examinera alors avec soin le méat, pour voir s'il est formé par une membrane facile à inciser ou à perforer au trocart. S'il n'y a rien au méat, on passe doucement une bougie fine, dans l'espoir qu'il s'agisse soit d'une rétention sans obstacle, soit d'une cloison que l'on effondre : après quoi il faut entretenir l'orifice par le passage de fines bougies.

S'il y a oblitération uréthrale sur une certaine longueur, on ne peut réussir ainsi : on n'insistera donc pas si on sent une résistance importante au bout de la sonde. On pourrait alors tenter la cystostomie sus-pubienne ?

L'enfant succombe quelquefois après rupture de la vessie.

2° *Rétrécissements congénitaux de l'urèthre.*

Ils peuvent porter : sur le méat; sur l'urèthre proprement dit.

Une mention suffira pour les *rétrécissements du méat* (4), abstraction faite du méat hypospade. Ils sont étudiés depuis fort longtemps dans leurs divers aspects anatomiques : c'est souvent une simple valvule à la commissure inférieure, souvent une exagération de la valvule de Guérin à 3 ou 4 millimètres derrière le méat, parfois

(1) Revol, *Lyon méd.*, 1905, t. CIV, p. 156. Mort au 3e jour.

(2) Ces fistules sont-elles alors produites par malformation ou par éclatement derrière l'obstacle ?

(3) La distension de la vessie peut être cause de dystocie (Depaul, Lefour); Simpson a vu la rupture de cette vessie.

(4) Voy. dans le rapport de Minet, (*Soc. franç. d'urol.*, 1910, p. 161), les travaux sur les rétrécissements inflammatoires, non blennorrhagiques, consécutifs à l'étroitesse du méat et au phimosis.

un véritable rétrécissement annulaire plus ou moins dur. On accuse parfois ce rétrécissement d'être l'origine de troubles réflexes variés; mais les troubles fonctionnels qu'il provoque ne s'observent guère que chez l'adulte. Alors un méat rétréci empêche de soigner convenablement soit un blennorrhagique, soit un rétréci, soit un prostatique, quand il met obstacle au passage d'une bougie n° 18. On peut en venir à bout par la dilatation, mais souvent il vaut mieux *débrider le méat*. Cela se fait avec un instrument spécial, le méatotome appelé « bascule », constitué par une lame que l'on introduit dans le gland cachée dans une rainure métallique et que l'on fait ressortir tranchant à nu, comme on maniait les anciens lithotomes. La section se fait un peu à gauche ou à droite du frein, pour éviter l'hémorrhagie. Quelques auteurs agissent au galvanocautère, ce qui m'a toujours paru inutile. Après incision, il faut entretenir le calibre par la dilatation (1).

Les *rétrécissements congénitaux de l'urèthre* proprement dit (2) ont été très rarement étudiés sur des mort-nés ou sur des enfants ayant peu vécu. Leur siège d'élection est alors l'urèthre profond, membraneux ou prostatique, et ils se présentent sous forme de valvules, de petits hymens perforés en diaphragme. Dieulafé et Gilles ont décrit une pièce de rétrécissements multiples, échelonnés le long du canal.

La plupart du temps, il s'agit de sujets plus âgés, d'ordinaire même adultes, chez lesquels les formes anatomiques sont les suivantes :

1° *Rétrécissements annulaires*, courts ou longs (cylindriques), capables d'occuper même toute la longueur du canal (Chopart, Stein, Oraison); leur tissu est tantôt souple, tantôt dur;

2° *Rétrécissements diaphragmatiques*, à un ou à plusieurs pertuis, entrant en série avec les imperforations étudiées ci-dessus ;

3° *Valvules* simples ou en nid de pigeon, transversales ou obliques;

4° *Brides* plus ou moins dures, ne prenant pas toute la circonférence du canal.

Les sièges d'élection sont la racine du gland, la région bulbaire; mais on peut en observer partout. D'après Minet, la multiplicité est plus fréquente que ne le pense Foisy.

Il y a souvent des malformations concomitantes de l'appareil génito-urinaire (phimosis, hypospadias, dilatation et diverticules de l'urèthre, fistules péniennes, persistance de l'ouraque, ectopie testiculaire) ou de l'anus, et c'est l'argument important pour ceux qui voient dans la lésion de l'urèthre une malformation (Bazy) et non le résultat d'une uréthrite intra-utérine ou acquise en bas âge (de Smet). On a aussi noté la coexistence chez deux frères (Oraison, Gallois).

Les lésions de rétro-dilatation uréthrale, vésicale, rénale, avec ou sans infection secondaire, sont identiques à celles des rétrécissements acquis.

Peut-être la syphilis des parents est-elle cause assez fréquente de la malformation (Bazy).

Étant donné ce que j'ai dit page 1093 sur le développement de l'urèthre en trois parties, on comprend que s'il y a résorption nulle ou imparfaite soit du mur épithélial du gland, soit du bouchon cloacal, aux deux bouts de l'urèthre spongieux, il se produise en ces lieux d'élection des imperforations ou des rétrécissements.

Symptômes — I. Les cas les plus rares, mais les seuls qui nous intéressent réellement ici, sont ceux où *dès l'enfance existe une dysurie* peu à peu aggravée

(1) Chez un névropathe de 28 ans, incapable de se soumettre à la dilatation, LERICHE et COTTE (*Soc. chir.*, Lyon, 26 janvier 1911, p. 47) ont fait une greffe « à la Nové-Josserand ».

(2) Depuis la publication initiale d'Englisch (1874), d'assez nombreuses observations ont été publiées. On trouvera les documents dans : FOISY (élève de Bazy), Th. de Paris, 1904-1905 ; MINET, *Rapp. à l'Ass. franç. d'urol.*, 1910, p. 1 et discussion ; LOUMEAU, *Gaz. hebd. des sc. méd.*, Bordeaux, 1912, p. 460. — Il y a un cas douteux de PÉRARD (*Ass. fr. urol.*, 1910, p. 306) chez la femme.

miction fréquente et lente, à jet filiforme, puis goutte à goutte, quelquefois avec hématurie légère (1), et enfin rétention complète ou incomplète.

L'*incontinence* est un des symptômes révélateurs les plus habituels, sous des formes variées : incontinence continue, par regorgement, pollakiurie et incontinence diurne, de préférence à l'occasion de cris, de secousses de rire ; et surtout Bazy a attiré l'attention sur la valeur diagnostique de l'incontinence nocturne, souvent crue à tort « essentielle », en cas de « rétrécissement large ».

Quelques *troubles réflexes* sont possibles, tels que le priapisme avec masturbation précoce, les accès épileptiformes (Demme).

Les *signes physiques* fournis par la palpation (induration plus ou moins étendue) sont peu importants. Avec un *explorateur à boule* on sent le ressaut d'un retrécissement large, la striction d'un rétrécissement étroit ; une valvule se laisse parfois aplatir et franchir sans arrêter à la sonde. Jeanbrau a vu à l'uréthroscope un rétrécissement diaphragmatique.

Rien de spécial à l'enfance n'est à noter pour les *complications* (rétro-dilatation, poches urineuses, infiltration d'urine, etc.).

Le *diagnostic de la sténose* est établi tout de suite, pourvu que l'on songe à pratiquer le cathétérisme. Reste alors à déterminer la *cause de cette sténose*. Par l'interrogatoire, on élimine vite le rétrécissement traumatique ; quelques raretés telles que la tuberculose (dont Minet cite quelques cas chez l'enfant dans les tableaux de son rapport) ou la cicatrice d'une pustule de varicelle (2). On n'oubliera pas que le *rétrécissement blennorrhagique* existe chez l'enfant (voy. p. 1092); mais alors le problème se complique de ce fait que certains rétrécissements congénitaux peuvent être latents jusqu'au moment où une balanoposthite, une uréthrite les aggravent.

II. C'est d'ailleurs ainsi que le problème se pose la plupart du temps, *chez l'adulte*. Ces rétrécissements sont d'ordinaire *latents*, et si on peut les reconnaître chez l'enfant, au hasard d'un cathétérisme pour rétention accidentelle (Sikora, au cours d'une appendicite), c'est presque toujours à l'occasion d'une blennorrhagie qu'ils se manifestent. Pour établir alors qu'il s'agit d'un rétrécissement congénital et non d'un rétrécissement blennorrhagique ordinaire, nous pouvons nous fonder sur certains vices de conformation concomitants, sur la forme anatomique de la sténose et sur ce fait, aussi, que par un interrogatoire précis, on trouve quelques troubles dysuriques remontant à l'enfance.

Traitement. — Comme pour tous les rétrécissements, le procédé de choix est la *dilatation progressive*, mais il semble que l'*uréthrotomie interne* soit ici d'une indication relativement fréquente, à cause de la dureté de la sténose. On a pu traiter par l'excision certains replis valvulaires.

Les indications de l'uréthrotomie externe, le traitement des complications sont les mêmes que chez l'adulte.

(1) Et même grave, avec caillots ; CHURCHMAN, *John Hopk. hosp. Bull.*, juillet 1905, t. XVI, p. 256.

(2) MONIÉ, *Ann. des mal. des org. génito-ur.*, 1905, p. 358.

3° *Hypospadias.*

L'hypospadias est constitué par l'ouverture congénitale d'un orifice anormal à la face inférieure de l'urèthre. Il est presque constant, mais non constant, qu'en avant de cet orifice le canal soit resté à l'état de gouttière.

D'après le siège de cet orifice, l'hypospadias est dit balanique (racine du gland), pénien et péno-scrotal, périnéo-scrotal et périnéal, vulviforme, disait Dugès (1).

La fréquence de ces malformations est d'autant plus grande que l'orifice est plus antérieur. Elle est notable pour le balanique, tandis que le vulviforme est exceptionnel. L'hérédité est fréquente pour le balanique, seul compatible ou à peu près avec la fécondation; elle se manifeste par certains cas familiaux remarquables pour le périnéo-scrotal. L'ectopie testiculaire concomitante est fréquente.

Pathogénie. — Dans ces dernières années, Kaufmann a repris l'hypothèse de Haller, que l'hypospadias serait dû à la rupture du canal distendu en arrière d'une oblitération. Cette malformation est cependant une de celles qui s'expliquent le mieux par un *arrêt de développement*, de cause d'ailleurs inconnue, la soudure des replis génitaux ne se faisant pas.

Variétés et symptômes. — 1° Hypospadias balanique (2). — A la base du gland, sur la face dorsale duquel s'étale en tablier le prépuce fendu sur la ligne médiane inférieure (3), on voit un orifice souvent étroit, très étroit même. En avant de lui, il n'y a pas de frein, et presque toujours le gland, élargi, présente une gouttière dont la muqueuse est plus lisse; cette gouttière aboutit à une commissure antérieure, au-dessus de laquelle est une petite dépression, amorce possible d'un véritable petit canal borgne. Deux formes exceptionnelles sont celles où il y a : 1° un gland plein, de forme normale et sans gouttière; 2° un canal glandaire en avant de l'orifice anormal.

Même à cette malformation légère peut être associée une coudure, ou même une torsion de la verge; et alors peuvent être gênés érection et coït. La plupart du temps, il n'en est rien : le sujet peut pisser debout (avec *dysurie parfois* si l'orifice est étroit) en prenant la précaution de relever la verge; il peut coïter sans gêne, mais souvent sans résultat fécondant parce que le sperme est dirigé, sans force, vers la paroi vaginale postérieure. L'hérédité est là, cependant, pour prouver que la fécondation est possible, de préférence en position *more ferarum*, ainsi que déjà Fernel l'enseigna à Henri II.

2° Hypospadias pénien et pénoscrotal. — Il n'y a entre ces deux formes qu'une différence de degré, l'orifice pouvant siéger n'importe où, entre la racine du gland et l'angle péno-scrotal de préférence. Cet orifice est allongé d'avant en arrière et limité en dessous par un mince bord cutanéo-muqueux; il est presque toujours assez large pour qu'il n'y ait pas dysurie. J'ai vu se résorber peu à peu une véritable paroi inférieure très mince, translucide, triangulaire, qui à la naissance allait de l'orifice jusqu'au gland.

(1) Je ne décrirai que l'hypospadias de l'homme, me bornant à signaler quelques cas, étudiés par Teller (*Zeit. f. Geb. u. Gyn.*, t. LXII, 1908, p. 1), où chez la femme on observe l'incontinence associée à la fente (pouvant aller au sphincter) de la paroi uréthrale inférieure; à traiter par avivement et suture.
(2) Loumeau, *Arch. prov. chir.*, 1903, p. 500.
(3) Il est très rarement intact; Veau et Montet, *Soc. péd.*, 1913, p. 2.

En avant de l'orifice, la verge est presque toujours assez petite, coudée par une bride et en avant de celle-ci déprimée en gouttière.

Par exception, elle est de forme à peu près normale, et on y trouve, en avant de l'orifice hypospade, un véritable canal tantôt borgne, tantôt quelquefois percé d'un deuxième orifice hypospade soit pénien, soit balanique. Dans cette variété, très rare, est possible une erreur de diagnostic avec la fistule pénienne par striction de la verge (voy. p. 1060).

Quelques-uns de ces sujets peuvent pisser debout, en relevant attentivement la verge qui sans cela étale le jet en éventail ; quelques-uns aussi sont capables de copulation (1), mais sont stériles. La plupart sont dans l'état fonctionnel des hypospades complets.

3° Hypospadias complet (scrotal et périnéo-scrotal, vulviforme). — Le scrotum est divisé en deux saillies qui ressemblent à des grandes lèvres, et dans lesquelles le plus souvent il n'y a pas de testicules. En avant se coude une verge petite, flasque, ressemblant à un gros clitoris ; en la relevant, on voit un méat assez large, uni par une bride à ce clitoris ; en dedans des replis scrotaux sont deux minces replis ressemblant à des petites lèvres, et le fond de la fente est constitué par un infundibulum ayant l'apparence d'un vagin. La miction accroupie est obligatoire ; le coït est impossible, ou plutôt il a quelquefois lieu en femme.

Ces sujets, en effet, sont le plus souvent, à la naissance, déclarés comme filles, et parfois fonctionnent comme tels pendant toute leur vie ; ou bien, quand ils ont verge et testicules, on les traite d'hermaphrodites et ils agissent en conséquence. Les hermaphrodites sont presque tous des hypospades mâles (2).

L'aspect des organes extérieurs peut être tel que la détermination du sexe soit impossible; la recherche d'utérus et ovaires par le toucher rectal est souvent incertaine.

Traitement (3). — Tous les procédés anciens pour tunnelliser un canal au trocart ou au fer rouge sont d'effet nul : *un canal non épidermisé est voué à l'oblitération rapide.*

Quelle que soit la variété (mais ce sera très exceptionnel pour la balanique), *si la verge est coudée* il faut la redresser : une incision transversale coupe la bride à fond, entamant au besoin les corps caverneux, et on la suture longitudinalement. Cette opération, indispensable pour que la verge se développe bien, sera pratiquée sur l'enfant âgé de quelques mois (fig. 1237).

Pour refaire le canal, il faut distinguer l'hypospadias balanique, pénien, périnéo-scrotal.

1° Hypospadias balanique (4). — Le seul procédé à conserver est celui de Beck-von Hacker, lorsque l'orifice est au plus à 15 millimètres du sommet du gland.

Par une incision elliptique, en gardant en arrière de l'orifice une collerette large

(1) Ceux qui en sont incapables peuvent verser dans la neurasthénie sexuelle et aboutir au suicide.

(2) Je signalerai à titre de curiosité les cas où, le sujet ayant l'apparence extérieure d'un homme, on s'aperçoit, en opérant une tumeur du ventre, qu'il s'agit d'une lésion utérine ou ovarienne. Par exemple, Bégouin, *Soc. chir.*, 1909, p. 291 ; Chauvel, *ibid.*, 31 juillet 1907, p. 947.

(3) G. Calvet, Th. de Lyon, 1902-1903. Les procédés sont extrêmement nombreux. Je me borne à indiquer ici ceux que l'on emploie couramment.

(4) E.-C. Beck, *Med. Rec.*, N. Y., 1911, t. II, p. 724; Soubeyran, *Arch. gén. chir.*, 1907, p. 497.

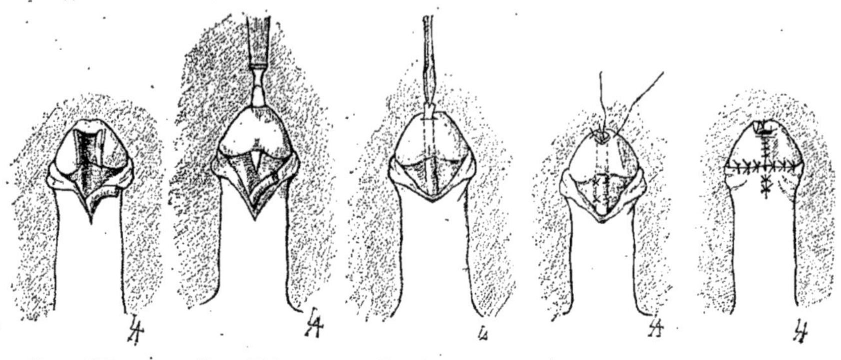

FIG. 1232. FIG. 1233. FIG. 1234. FIG. 1235. FIG. 1236.

FIG. 1232 à 1236. — *Procédé de Beck-von-Hacker.* L'urèthre, dont l'orifice est circonscrit par une incision circulaire, est libéré de toutes ses attaches sur 15 à 20 mm. de long (fig. 1232); le mieux est de le prolonger par la languette de muqueuse qui tapisse la gouttière balanique, qui se trouve ainsi avivée, et l'on peut insérer l'urèthre dans cette gouttière, suturée autour lui. Mais mieux vaut tunnelliser le gland (fig. 1233) et dans le tunnel attirer le canal uréthral (fig. 1234) que l'on suture au gland, avivé circulairement autour de l'orifice de ponction (fig. 1235). Résultat (fig. 1236).

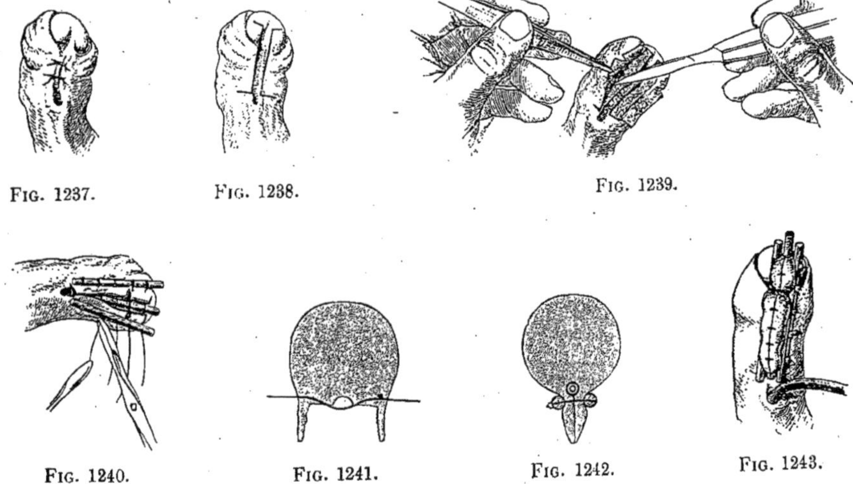

FIG. 1237. FIG. 1238. FIG. 1239.

FIG. 1240. FIG. 1241. FIG. 1242. FIG. 1243.

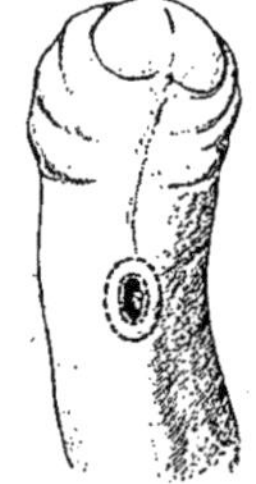

FIG. 1244.

FIG. 1237 à 1244. — *Procédé de Duplay.* Si la verge est coudée, on coupe la bride transversalement, et on redresse par suture de la plaie longitudinalement (fig. 1237). Cela cicatrisé, on reconstitue d'abord le canal en avant de la fistule. On voit, fig. 1238, le tracé des lambeaux ; fig. 1239, leur dissection ; fig. 1240, leur affrontement autour d'un bout de sonde calibrant l'urèthre, affrontement large avec des tubes de Galli, dont les fig. 1240 à 1242 font comprendre : 1° le passage des fils ; 2° la position des tubes sur lesquels on serre ces fils. Il reste alors un orifice fistuleux qu'on oblitère après avivement en collerette (fig. 1244).

3 à 4 millimètres, on circonscrit à la fois l'orifice hypospade et la gouttière balanique ; puis aux ciseaux courbes fins, on libère le canal et des corps caverneux et de la peau sur une longueur de 2 centimètres environ. Il faut avoir grand soin de ne pas percer le canal en opérant, ce que sa grande minceur rend facile. On le repère en y introduisant un stylet (fig 1232 à 1236).

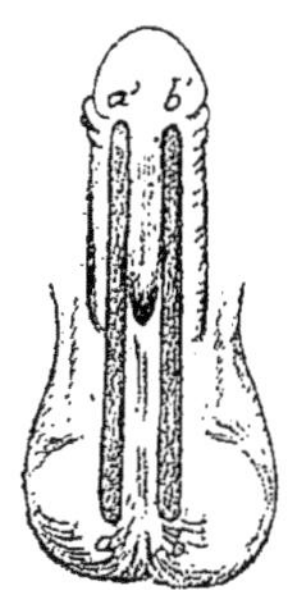

Fig. 1245.

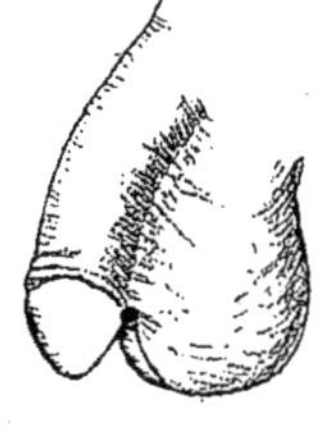

Fig. 1246.

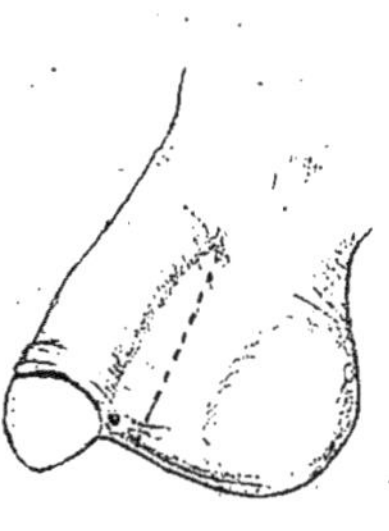

Fig. 1247.

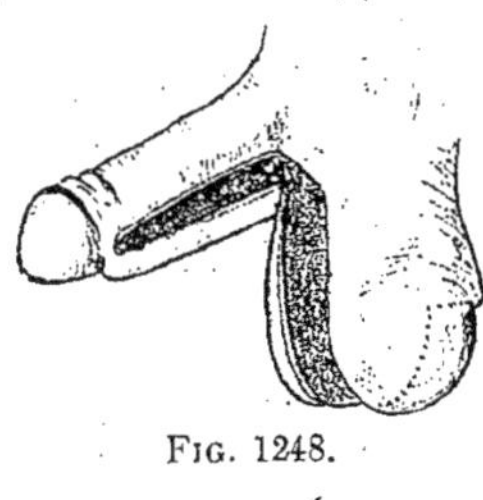

Fig. 1248.

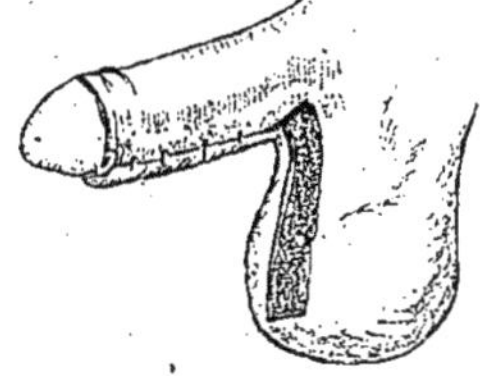

Fig. 1249.

Fig. 1245 à 1249. — *Procédés à lambeau scrotal.* Dans ces procédés, dérivés de celui de Bouisson, on avive comme il est montré fig. 1245, et suturant *a a'*, *b b'*, on rabat la verge dans l'attitude la fig. 1246 ; puis, après réunion, on la libère soit par section simple de la palmure (Landerer, fig. 1247), soit en libérant un lambeau scrotal rectangulaire (Bidder, fig. 1248) que l'on peut, pour plus de solidité, enfouir sous le prépuce soulevé (Link, fig. 1249). Il y a quelque ressemblance avec la modification apportée par Rochet au procédé de Nové-Josserand (fig. 1250), et où on introduit dans la verge tunnellisée un tube cutané pris au scrotum et suturé autour d'un bout de sonde.

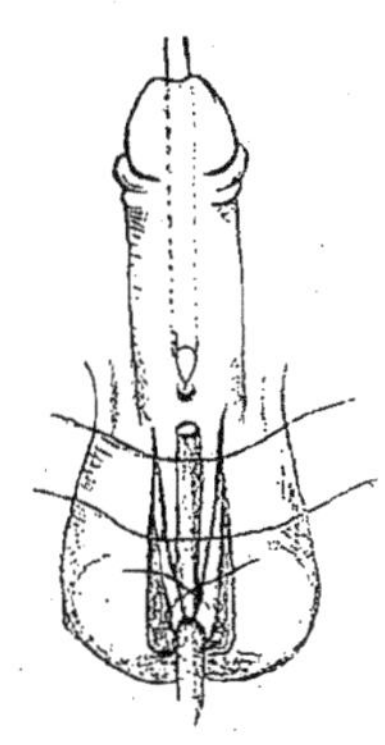

Fig. 1250.

Fig. 1251 à 1259.— *Procédé d'Ombrédanne.* Après avoir passé un fil de catgut en bourse comme il est montré fig. 1251, on taille en arrière de la fistule, un lambeau scrotal qui, après dissection d'arrière en avant, est amené quand on serre le fil dans la position de la fig. 1252 ; cela fait, on dédouble le prépuce (fig. 1253), on le fait traverser par le gland

Cela fait, on peut le transplanter dans la gouttière cruentée, qu'ensuite on suture autour de lui. Mieux vaux tunnelliser le gland au bistouri, dans le tunnel insinuer le canal et suturer sa collerette au pourtour, avivé, de ce méat artificiel. Puis on suture en long la face inférieure du gland et de la verge.

La sonde à demeure n'est pas indispensable ; j'ai coutume d'en mettre une, de petit calibre, pour 24 heures, parce que certains enfants se refusent à une première miction douloureuse et j'en ai vu deux qu'il a fallu sonder, au grand dommage de la suture.

On opère ainsi des enfants de 2 à 3 ans ; le succès est presque constant. En cas d'échec, le canal se rétracte jusqu'à la racine du gland, et presque toujours le procédé reste applicable une seconde fois.

Le canal glandaire est exposé à un rétrécissement, d'ailleurs facile à dilater.

2° HYPOSPADIAS PÉNIEN OU SCROTAL. — Deux procédés principaux sont ici appli-

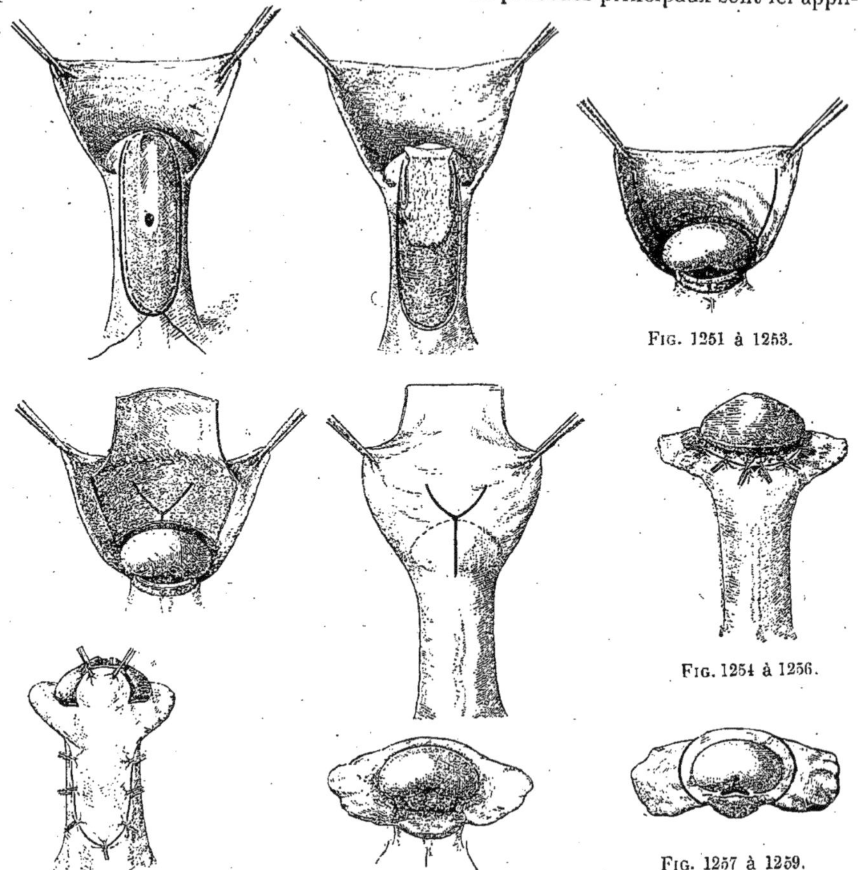

FIG. 1251 à 1253.

FIG. 1254 à 1256.

FIG. 1257 à 1259.

à travers une incision en Y représentée, sur les deux faces, fig. 1254 et 1255 ; on suture la muqueuse juxta-balanique à la boutonnière préputiale (fig. 1256), puis on rabat le prépuce au-devant de la verge (fig. 1257). Il reste secondairement : 1° à fermer deux petits orifices contre le gland (fig. 1258) ; 2° à rabattre les oreilles préputiales (fig. 1259).

cables, celui de Duplay et celui de Nové-Josserand. On opère entre 8 et 12 ans de préférence, car les érections sont une cause d'échec.

On est à peu près d'accord aujourd'hui pour commencer, dans l'un comme dans l'autre, par la *dérivation des urines* (1), à l'hypogastre, ou mieux au périnée. Chez les enfants, en effet, la sonde à demeure s'incruste très vite, est mal supportée. Après la dérivation, la prise des sutures est bien mieux assurée, et on peut opérer des enfants notablement plus jeunes.

(1) MARION, *Soc. chir.*, Paris, 7 février 1912, p. 212 ; GUILLAUME, Th. de Paris, 1911-1912.

A. *Procédé de Duplay.* — Pour *restaurer le canal balanique*, on avive les deux bords du gland étalé, et on les suture l'un à l'autre, autour d'un bout de sonde qui refoule la gouttière uréthrale conservée. Si cette gouttière est trop étroite, on la débride soit par une incision médiane, soit par deux incisions latérales.

Le *canal pénien* est restauré par deux petits lambeaux rectangulaires pris au pénis, taillés le long de la gouttière uréthrale (qui refera le canal) et adhérents par leur bord éloigné de cette gouttière. On peut suturer en deux plans, au catgut fin, les bords de la gouttière d'abord (avec fils non perforants, mis comme dans le procédé de Lembert pour l'intestin), puis les deux lambeaux qui recouvrent ainsi la surface cruentée. Duplay a montré l'avantage de l'affrontement large par deux tiges de plomb perforées, où les fils sont fixés par des tubes de Galli (fig. 1234 à 1248).

La règle formelle posée par Duplay est la réparation en deux temps, sans s'occuper d'abord de l'orifice hypospade, où l'on met pendant 8 jours une sonde à demeure; et plus tard on ferme la fistule, selon le procédé habituel, en disséquant autour d'elle une collerette qu'on rebrousse dans le canal. C'est le moment des déboires, et les sujets sont nombreux, qui ont subi des échecs multiples. D'où le progrès réalisé par la dérivation des urines et l'opération complète en un temps.

B. Le *procédé d'Ombrédanne* (1), applicable aux cas où la fistule est au pénis, mais cependant pas tout contre le scrotum, consiste à rabattre d'arrière en avant un lambeau scrotal, dont la face cutanée devient ainsi uréthrale ; on recouvre la face cruentée avec le prépuce traversé par le gland et dédoublé ainsi qu'il est dit pour l'exstrophie de la vessie, p. 1070 (fig. 1251 à 1259).

Il y a quelque analogie avec les procédés où l'on suture à deux incisions scrotales verticales les bords avivés de la gouttière uréthrale, la verge pendant devant le scrotum, et où on libère secondairement verge et lambeau (fig. 1245 et suiv.).

C. *Procédé de Nové-Josserand* (2). — Ce procédé a pour principe de tapisser avec une greffe épidermique un canal tunnellisé dans le pénis.

La verge ayant été préalablement redressée, le *premier temps* consiste à créer une uréthrostomie périnéale aussi en arrière que possible, avec suture à la peau ; puis on dissèque circulairement l'orifice hypospade, on le ferme par une ligature au catgut, et l'on enfouit ce moignon sous une suture cutanée. On a ainsi créé en avant de la fistule de dérivation un cul-de-sac plus ou moins long.

Au bout de 6 semaines à 2 mois, la cicatrisation étant parfaite, on procède au *second temps*. On fend d'un coup de ciseaux la commissure antérieure de l'uréthrostomie, ce qui ouvre la partie postérieure du cul-de-sac uréthral, et par là on enfile le cul-de-sac avec un trocart, poussé ensuite dans l'épaisseur du pénis jusqu'au bout du gland. Ce tunnel est élargi et assoupli avec un dilatateur spécial. Puis on y introduit un bout de sonde en gomme (n°s 16 à 18) autour duquel on a soit enroulé (avec quelques ligatures circulaires de catgut oo), soit mieux suturé

(1) Ombrédanne, *Presse méd.*, 1911, p. 843.

(2) Je passe sous silence le premier procédé, où on n'enfouissait pas l'orifice hypospade qu'il fallait fermer ensuite, et ce raccord entre le canal ancien et le canal nouveau échouait souvent. Voy. Papadoulo, Th. de Lyon, 1907-1908; Nové-Josserand, *Arch. gén. de chir.*, 1909, p. 331.

bord à bord (si elle est assez large) une greffe dermo-épidermique longue de 15 centimètres, large de 4, prise à la face antérieure de la cuisse selon le procédé d'Ollier-Thiersch (1). Au 8e jour, la greffe a pris et, sans brusquerie, on enlève la sonde ; une dizaine de jours plus tard, on calibre le canal par dilatation aux Beniqué, avec uréthrotomie interne au besoin quelques semaines après (2).

On termine, quand l'urèthre est souple, par la fermeture, facile, de l'uréthrostomie périnéale.

4e *Épispadias.*

L'épispadias est constitué par l'abouchement congénital de l'urèthre à la face dorsale de la verge ; il est habituellement associé à l'exstrophie de la vessie ; limité à la verge, c'est une malformation très rare ; il est possible chez la femme (3).

Variétés. — Le type habituel est l'*épispadias complet* ou *péno-pubien.*

Sexe masculin. — Un pénis court et large se relève en avant du pubis, et quand on le rabat on voit une gouttière lisse, à muqueuse violacée, foncée en arrière surtout, qui se continue au fond d'un entonnoir avec un orifice ouvert sous un repli cutané transversal, à concavité inférieure. Cette rigole est rétrécie au méat et à la couronne du gland ; celui-ci est très développé, le pénis proprement dit est très court. L'orifice postérieur est très large, admet quelquefois le doigt. En avant pend en tablier un prépuce souvent exubérant ; le frein est conservé.

La torsion concomitante de la verge est fréquente ; la cryptorchydie est habituelle.

Presque toujours le sphincter vésical est malformé, la radiographie prouve que la symphyse pubienne est disjointe, et il y a incontinence d'urine ; quelques sujets, cependant, peuvent garder leurs urines en position horizontale (4). Le coït est impossible.

Les degrés *incomplets, balanique* (5) et *pénien*, ne diffèrent des précédents que par la longueur de la gouttière étalée. Dans ces formes, l'incontinence d'urine n'est pas obligatoire : encore est-elle fréquente, presque constante même pendant les efforts. La gêne est grande pour pisser avec cette verge qui, relevée en avant, brise le jet. La possibilité du coït (presque toujours non fécondant) est en rapport avec la longueur de la verge.

Sexe féminin (6). — L'épispadias de la femme sans exstrophie a été contesté

(1) Caubet (*Toulouse médical*, 1910, p. 145) préfère, parce que c'est plus facile, tailler au scrotum une greffe comprenant toute l'épaisseur de la peau. Qu'y feront les poils ?

(2) Il faut considérer comme de simples dérivés de ce procédé ceux où l'on a garni la sonde d'une greffe constituée par un cylindre veineux, sain ou variqueux (Tanton, rapp. de Legueu, *Soc. chir.*, Paris, 1910, p. 501), par un lambeau de muqueuse vaginale, etc.

(3) Il n'y a de cette malformation aucune explication pathogénique claire. On admet un développement ectopique de la lame urétrale. La théorie mécanique de Kaufmann (voy. p. 1097) ne semble guère probable.

(4) Sa cessation possible après la restauration du canal (Dolbeau, S. Duplay) a fait admettre une action réflexe.

(5) Katzenstein, *Deut. med. Woch.*, 1904, p. 769. — J'en ai observé un cas (*Soc. chir.*, 1912, p. 1501) avec urèthre supplémentaire complet ouvert dans la rainure du gland.

(6) Nunez, Th. de doct., Paris, 1882 ; Mercier, *Rev. d'orthop.*, 1895, p. 352 ; H. Anacker, Diss. inaug., Strasbourg, septembre 1903.

à tort par Dolbeau. Les deux grandes lèvres s'écartent sans commissure en avant, quelquefois aussi en arrière, et entre elles on voit l'urèthre fendu, large, violacé, où la muqueuse vésicale peut faire hernie pendant les efforts ; au-dessus et en avant de cet orifice, on aperçoit de chaque côté un demi-clitoris, au bout de petites lèvres divergentes ; entre les deux est une assez large dépression, remontant jusqu'à la partie médiane du mont de Vénus. Dans les cas complets, la fente va jusqu'au sphincter vésical, la symphyse pubienne est disjointe et il y a incontinence complète d'urine. Celle-ci est non plus obligatoire, mais fréquente, en cas de division incomplète de l'urèthre : et cela entre en série avec les cas où, sans malformation extérieure appréciable, il y a incontinence avec écartement du pubis. J'ai vu le prolapsus de la vessie par cet orifice.

La copulation, la fécondation, l'accouchement sont possibles. On a noté, après l'accouchement, le prolapsus utérin.

Traitement. — Le procédé de choix est celui de Duplay : la verge ayant été préalablement redressée, on avive de chaque côté, en rectangle, les deux bords de la gouttière uréthrale et on les suture sur la ligne médiane supérieure autour d'un bout de sonde. Si la verge n'est pas très large, on pratique une incision médiane inférieure qui sépare l'un de l'autre les deux corps caverneux, que l'on peut alors faire tourner pour les amener au-dessus de l'urèthre.

On procède en deux temps, en laissant d'abord en arrière l'orifice épispade, dont on s'occupe plus tard : et, comme pour l'hypospadias, il faut souvent s'y reprendre à plusieurs fois.

Lorsqu'on n'a pas à la verge l'étoffe suffisante (ce qui est rare), on a recours au procédé autoplastique de Thiersch, de préférence après dérivation périnéale des urines. En voici les temps successifs (1) :

1° Reconstitution du gland, divisé par deux incisions longitudinales, en trois segments dont le moyen, cunéiforme, descend pour ainsi dire entre les deux latéraux, avivés sur leurs bords et suturés sur la ligne médiane supérieure ;

2° Reconstitution de l'urèthre pénien par deux lambeaux rectangulaires, dont l'un, adhérent par son bord interne, est rabattu en volet, épiderme en bas, sa face cruentée étant recouverte par celle de l'autre, adhérent par son bord externe ;

3° Fermer l'orifice balano-pénien à l'aide du prépuce que l'on amène à la face dorsale en faisant passer le gland à travers une fente transversale pratiquée à sa base ;

4° Fermer l'orifice sous-pubien par deux lambeaux abdominaux superposés, comme dans l'exstrophie de la vessie (voy. p. 1070).

Chez la femme, s'il y a une difformité vulvaire importante, on peut y remédier par l'avivement et la suture ; de même pour rétrécir l'urèthre très largement fendu. Mais cela ne porte pas remède à l'incontinence des urines : et dans deux cas, peu difformes extérieurement, que j'ai observés, je n'ai pas opéré.

Pour mettre fin à l'incontinence, Boiffin (2) a pratiqué avec succès la reconstitution du sphincter par suture médiane, après symphyséotomie.

(1) Krönlein, Israël, ont réussi en un temps.
(2) Boiffin, *Congr. franç. chir.*, 1895, p. 576.

III. — SEXE FÉMININ

§ 1. — Lésions diverses des organes génitaux proprement dits.

1° **Vulve.** — J'énumérerai : *a*) Les *plaies* par vase de nuit brisé;

b) Les *phlegmons* (1) compliquant la vulvo-vaginite, survenant à la suite d'ulcérations varicelleuses, au cours de diverses maladies infectieuses, coïncidant avec l'impétigo. La symptomatologie est banale. Il faut signaler la *forme gangreneuse*, laquelle s'observe dans deux conditions : comme le noma, à la suite de la rougeole surtout; comme lésion isolée, comparable à la gangrène scrotale des nourrissons, mais encore plus rare. Le traitement consiste en une longue incision antéro-postérieure, au thermocautère s'il y a des phénomènes gangreneux ;

c) Quelques rares *angiomes*, rouges, facilement ulcérés en cette région humide; à traiter par l'extirpation ou la brûlure au thermocautère. J'en ai détruit un, énorme, par l'air chaud;

d) Quelques *kystes dermoïdes* (2), avec poils et dents, vus dans la grande lèvre, et comparables à ceux du scrotum; quelques *kystes congénitaux de l'hymen*, ayant l'aspect d'une grosse perle brillante (Winckel, Dœderlein, Lannelongue).

2° **Vagin.** — *a*) Les *lésions traumatiques* par viol, pouvant s'accompagner de fistule vésico-vaginale (3). — *b*) Les *kystes* (4) s'implantent le plus souvent sur la paroi postérieure, vers son tiers supérieur; on peut les voir se pédiculiser. Ils sont développés aux dépens de restes embryonnaires (corps de Wolff, peut-être canal de Müller), mais malgré cette origine embryonnaire passent presque toujours inaperçus dans l'enfance. La grossesse imprime de la rapidité à leur développement. On les a cependant constatés même chez le nouveau-né (de Sinéty).

c) Les *tumeurs malignes* (5) sont des sarcomes, par exception des épithéliomes, observés la plupart du temps chez le nourrisson et quelquefois congénitaux. Elles débutent presque toujours par la paroi antéro-latérale. Leur aspect, leur évolution, la compression et l'envahissement du rectum, de l'urèthre, de la vessie n'ont qu'à être mentionnés. L'évolution est très rapide. La plupart du temps, on voit les enfants à une période où l'ablation est impossible; quand elle est possible, elle est presque toujours suivie de récidive : on cite cependant deux guérisons dites définitives (?).

3° **Utérus et ovaires.** — *a*) Le *prolapsus* (6) peut être congénital (accompagnant le spina-bifida et le prolapsus du rectum, Krause) ou survenir brusquement chez des filles vierges au moment d'un effort; il serait à traiter par l'hystéropexie.

b) La *métrite hémorragique*, probablement consécutive aux vulvo-vaginites, est capable de résister au curettage et de nécessiter l'hystérectomie, comme je l'ai observé une fois.

c) Les *salpingo-ovarites* sont intéressantes seulement par leurs rapports avec les *péritonites gonococciques* (voy. p. 1108) ou *tuberculeuses* (voy. p. 1023).

(1) J. HALLÉ, *Arch. méd. enf.*, 1905, p. 671 ; phlegmon gazeux après varicelle. — J. BRAULT, *Gaz. hôp.*, 27 février 1912, p. 333; phagédénisme tuberculeux, à microbes associés, fille de 7 ans.—PARROT, *Rev. méd.*, 1881, p. 177 ; vulvite ulcéreuse des fièvres éruptives.—CARRIÈRE, *Bull. méd.*, 27 décembre 1902, p. 1105 ; vulvite impétigineuse.

(2) LANNELONGUE et ACHARD, *Traité des kystes congénitaux*, p. 4410 ; PAYRE-FRICOT, Th. de Montpellier, 1902-1903, n° 47 ; DUMAS, Th. de Montpellier, 1911-1912 ; FRÖLICH, *Rev. mens. mal. enf.*, 1907, p. 170, tumeur congénitale, à tissus multiples, de la grande lèvre.

(3) PASQUEREAU, *Ass. franç. urol.*, 1910, p. 718.

(4) POUPINEL, *Rev. de chir.*, 1889, pp. 553 et 657.

(5) RABÉ, *Arch. méd. enf.*, 1902, p. 534 ; 16 mois. BERNARD, Th. de Paris, 1894-1895; PEYRACHE, Th. de Paris, 1904-1905 ; BARRÈRE, Th. de Bordeaux, 1901-1902.

(6) VILLEMIN, *Soc. de péd.*, Paris, 1900, p. 51 ; RADOVARSKY, *Münch. med. Woch.*, 1898, p. 53.

d) Les *tumeurs de l'ovaire* (1), kystes dermoïdes ou sarcomes, fort rares, sont identiques cliniquement et opératoirement à celles de l'adulte. Quoique sûrement congénitaux, les kystes dermoïdes ne sont presque jamais connus dans l'enfance ; il est bon de retenir que les accidents brusques, par torsion du pédicule, peuvent simuler l'appendicite aiguë, mais en diffèrent par la formation rapide d'une tumeur volumineuse, à contours nets. L'analogie clinique peut être grande avec l'hydronéphrose (p. 1048) ou le cancer du rein (p. 1053). Je rappellerai l'évolution maligne possible de certains tératomes. La marche des sarcomes de l'ovaire chez l'enfant est particulièrement rapide et la récidive à peu près obligatoire.

e) Quelques *troubles fonctionnels de la menstruation* sont à citer. La *précocité des règles* (2), observée même chez des enfants de quelques mois, n'est pas à vrai dire d'ordre pathologique. Les *retards de la menstruation*, l'*irrégularité* de cette fonction pendant les premiers mois ou les premières années, les *douleurs* souvent en rapport avec une antéflexion congénitale, ne justifient pas, à cet âge, l'intervention du chirurgien. Les *ménorrhagies de la puberté* (3) semblent être souvent un signe de petite hémophilie chez la femme et indiquent par conséquent l'examen du sang : à plusieurs reprises, j'ai obtenu de bons résultats par l'injection de sérum de cheval frais.

§ 2. — Vulvo-vaginite (4).

Quoi qu'on en ait pensé autrefois, l'infection vulvaire des petites filles se propage le plus souvent au vagin, et souvent aussi à l'urèthre. Elle est fréquente, tandis que l'uréthrite des petits garçons est rare : affaire de conformation (5).

Je passerai volontairement sous silence les discussions anciennes sur le rôle de la syphilis, de l'hérédité, des diathèses diverses, des maladies aiguës, du printemps. Les quelques remarques de nos devanciers sur ces points s'expliquent en réalité par certains faits de contagion, de reviviscence microbienne ; mais la seule notion étiologique générale aujourd'hui à retenir est que les microbes sont apportés par contact direct. D'où la plus grande fréquence de la vulvo-vaginite dans les classes pauvres et sales (mais ne la croyez pas rare dans les classes dites dirigeantes), d'où les poussées inflammatoires par le frottement, durant la marche, des plis vulvaires et cruraux, d'où le rôle possible de la masturbation. Quant à l'action des maladies aiguës, ne s'explique-t-elle pas par des soins de propreté négligés durant ce temps, ou par certains contages directs, plutôt que par la débilitation du sujet ? Le fait est que, dans un service hospitalier bien tenu, ces faits ne s'observent plus.

On distingue *deux sortes de vulvo-vaginites :* catarrhale, blennorrhagique :

1° On appelle **vulvo-vaginite catarrhale**, celle qui est due à l'entrée en activité

(1) APPERT, *Arch. d'obst. et gynéc.*, 1894, p. 16; BRUN, Th. de Bordeaux, 1911-1912. Quelques ovariotomies pour kyste ont été pratiquées chez des nourrissons par Rohmer (20 mois), De Sant'Antona (1 an), D'Arcy Power (4 mois). BIANCHI (d'après *Ann. des mal. des org. génito-ur.*, 1891, p. 271) a enlevé à une fille de 8 ans un fibrome avec fibres musculaires lisses KIRMISSON; (*Bull. méd.*, 1913, p. 71), un kyste chez une fille dont il a opéré le frère plusieurs années auparavant pour *maladie kystique du testicule* (JUNIEN LAVILLAUROY, Th. de Paris, 1897-1898). — Sarcome chez le nourrisson, LESAGE et GIRAULT, *Arch. méd. enf.*, 1913, p. 207.

(2) Voy. la bibliographie dans COMBY, *Traité*, t. II, p. 925, 2e éd., Paris.

(3) P.-E. WEIL, *Bull. méd.*, 1912, p. 657.

(4) Pour la bibliographie, voyez l'article d'EPSTEIN, dans le *Traité de Comby*, 2e éd., t. II, p. 864, Paris, 1904.

(5) De la vulvo-vaginite (à laquelle il prédispose) il faut distinguer le *processus intense de desquamation* qui, à la naissance, se manifeste parfois par un écoulement blanchâtre, comme gélatineux. STROGONOFF (*Wratch.*, 1892, pp. 771 et 801) a constaté qu'à la naissance le canal génital est aseptique, sauf après certains accouchements par le siège ; il s'infecte dès le premier bain. On trouvera des renseignements sur la flore bactérienne vulvaire des enfants dans la thèse de J. LABORDE, Paris, 1895-1896.

des saprophytes habituels de la région : streptocoques, staphylocoques, colibacilles. Pourquoi leur virulence s'exalte-t-elle ? Quelquefois par frottement, parce que l'enfant se gratte pour des démangeaisons : et de là le rôle possible des oxyures, d'une atteinte eczémateuse légère ; par malpropreté surtout ; peut-être par action d'une fièvre éruptive. Cette forme peut, mais bien moins que la gonococcique, se manifester en petites épidémies. Un peu de rougeur et de suintement, sans gonflement ni douleur, sont en général les seules manifestations de cette vulvite ; on a dit qu'elle se différencie de la blennorrhagique par l'intégrité constante de l'urèthre. On l'évite et, si elle existe, on la guérit en quelques jours par la simple propreté : lavages à l'eau bouillie et poudre de talc.

2° **La vulvo-vaginite blennorrhagique** est la seule importante, en raison de sa fréquence, de sa ténacité, de ses complications. Après la découverte du gonocoque, on s'est rendu compte qu'il est l'agent habituel de ces écoulements et que sa présence n'exige pas du tout un contage direct, sexuel, par viol ou par coït consenti (1). La cause habituelle est une contamination indirecte, par des linges, des éponges, des objets tels qu'un vase de nuit ou un thermomètre : et de là certaines *épidémies familiales ou hospitalières* que l'on a supprimées depuis qu'on connaît leur mode de production. L'âge d'élection est de 2 à 6 ans.

Étude clinique. — La vulvo-vaginite s'installe tantôt peu à peu, tantôt, et plus souvent qu'on ne le croit, de façon subaiguë ou même aiguë, quelques jours après le contage.

En ce dernier cas, les grandes et petites lèvres, les plis génito-cruraux sont rouges et gonflés, excoriés par de petites ulcérations, et plus loin on voit, à la racine des cuisses, une éruption d'aspect eczémateux. Sur ces régions sont des croûtes brunâtres, adhérentes, qui accolent les grandes lèvres ; et il s'écoule un pus abondant, épais, vert pistache. La région exhale une odeur spéciale. Les ganglions inguinaux sont engorgés (2). En écartant les lèvres, on voit l'urèthre rouge et saillant, saignant même ; la miction est douloureuse ; on a observé l'incontinence, la cystite (voy. p. 1057) est exceptionnelle. Par pression sur le périnée, on fait sourdre du pus hors du vagin. L'enfant a de la fièvre, souffre, dort mal, est agitée, marche les jambes écartées (3).

Au bout d'une quinzaine de jours, ces accidents se calment ; l'écoulement devient séreux, la souffrance disparaît. Mais il reste quelque rougeur génito-crurale, de l'odeur, un suintement qui tache un peu le linge en jaune, une tendance aux excoriations eczémateuses quand viennent la saison chaude et la sueur pendant la marche : ce passage à la *chronicité*, avec reviviscences, est fréquent, et cela dure pendant des années quelquefois.

Il est exceptionnel qu'il se produise des *condylomes* vulvaires et ano-périnéaux.

(1) Question importante, car les parents (même sans désir de chantage) ont souvent tendance à croire à une étiologie « masculine » et à déposer une plainte en justice. Le médecin doit être très réservé dans ses questions, et plus encore dans ses certificats. Le contage direct est d'ailleurs possible, et l'on sait le préjugé populaire : que l'on guérit la chaudepisse par coït avec une vierge. J'y insiste, parce que Vibert et Bordas ont écrit que « si l'expert pouvait démontrer que la vulvite est blennorrhagique, il prouverait ainsi qu'elle résulte très probablement d'un crime ». Après contact sexuel, l'incubation paraît être de 3 à 4 jours.

(2) Cette adénite peut suppurer.

(3) La *propagation au rectum* semble bactériologiquement fréquente (K. Flügel, *Berl. kl. Woch.*, 1905, p. 325) ; mais cliniquement elle me semble très rare.

L'engorgement de la *glande de Bartholin* est fréquent, la suppuration exceptionnelle.

L'*examen bactériologique* est inutile au diagnostic dans la forme aiguë : la vulvite « catarrhale » n'a jamais ces allures. Dans la forme chronique, il permet seul un diagnostic précis.

Les *complications* de la vulvo-vaginite blennorrhagique sont :

1° L'ophtalmie purulente, rare (1) ;

2° Les arthrites, auxquelles on ne pense pas assez (voy. p. 271) ;

3° Le prolapsus de la muqueuse uréthrale ;

4° Les *propagations tubo-ovariennes*. Celles-ci ne constituent pour ainsi dire jamais des lésions de métro-salpingo-ovarite contre lesquelles le chirurgien ait à intervenir localement, mais l'infection de ces organes rouges, quelquefois suppurés (2), est l'origine de la *péritonite gonococcique* (3). Celle-ci est aiguë, à début brutal, avec douleur iliaque localisée, simulant soit une péritonite à pneumocoques (voy. p. 1020), soit une appendicite (voy. p. 998). On peut la soupçonner, au premier coup d'œil, parce qu'elle s'accompagne d'un météorisme plus léger que celui des deux formes précédentes et, par contre, d'une altération plus considérable des traits avec cyanose des lèvres ; et l'on établit le diagnostic si l'on songe à examiner la vulve, car c'est la plupart du temps une complication de la période aiguë. Diagnostic de très grande importance car, quoi qu'on en dise parfois, la *péritonite gonococcique des petites filles ne doit pas être traitée par laparotomie* (4) : par le traitement médical (diète, repos, glace sur le ventre), elle guérit presque toujours (5) ; par laparotomie, la mortalité est de 2 sur 7 dans une statistique dressée en faveur de la méthode (6) ;

5° Très rarement l'*infection générale*, l'endopéricardite, la pleurésie.

TRAITEMENT. — La *prophylaxie* résulte des notions étiologiques précédentes.

Le *traitement local* consiste à faire trois ou quatre fois par jour des lavages avec une solution de permanganate de potasse à 1/3000 ; non seulement on lave attentivement les lèvres et leurs plis, mais aussi le vagin, avec une canule fine. A la période de chronicité, il suffit de laver les organes externes ; puis, pour éviter les frottements et suintements, on oint la région avec une pommade épaisse à l'oxyde de zinc et on poudre au talc.

§ 3. — **Prolapsus de la muqueuse uréthrale** (7).

Étude clinique. — Le prolapsus de la muqueuse uréthrale est une lésion de la

(1) Je ne l'ai jamais observée pendant les 9 ans où j'ai exercé à l'hôpital Trousseau, où il n'y avait pas de service spécial d'ophtalmologie et où je soignais les ophtalmies purulentes.

(2) Cette forme, qui serait très grave, paraît fort rare, malgré l'opinion de RIEDEL, *Arch. f. kl. Chir.*, 1906, LXXXI, p. 186.

(3) R. MEJIA, Th. de Paris, 1897-1898 ; SMOLIRANSKY, Th. de Paris, 1908-1909.

(4) Discussion à la *Soc. de péd. Paris*, 1905.

(5) Toutes les enfants que j'ai soignées ont guéri, sauf une que j'ai opérée à mon corps défendant (*Journ. des prat.*, 1909, p. 529).

(6) MAUCLAIRE, *Soc. péd.*, 1905, p. 104.

(7) A. BROCA, *Gaz. hebd. méd. chir.*, 1893, p. 313 ; BLANC, *Ann. des mal. des org. génito-ur.*, 1895, p. 523 ; POURTIER, Th. de Paris, 1896-1897 ; LAMBLIN, Th. de Paris, 1902-1903.

petite fille et de la femme âgée. Chez la petite fille, c'est habituellement une *complication de la vulvo-vaginite :* la muqueuse enflammée s'œdématie et sort en une sorte de champignon. Cette issue, habituellement lente et progressive, produite sous l'influence des efforts de miction, peut être brusque, au moment d'un effort de toux par exemple.

Nous sommes consultés tantôt parce que l'on a aperçu la tumeur par hasard; tantôt parce qu'il y a un suintement vulvaire séro-purulent avec démangeaisons ; tantôt et surtout parce qu'il y a un *écoulement sanguin.* Dans ce dernier cas, la mère nous parle habituellement de « règles précoces » ; quelquefois elle est persuadée que sa fille a été violée. La miction est douloureuse.

On voit à la région du méat, sous le clitoris, un bourgeon le plus souvent rouge violacé, quelquefois grisâtre, pseudo-membraneux, presque d'aspect sphacélique même ; son volume peut atteindre celui d'une noix et l'on aperçoit alors la saillie entre les grandes lèvres. Au début, la tumeur est réductible, mais bien vite elle cesse de l'être ; si on l'abandonne à elle-même, par exception elle se réduit, presque toujours elle persiste en s'aggravant, en s'excoriant, en suppurant, en se sphacélant même.

J'ai connu, à propos de cette lésion, des erreurs de diagnostic invraisemblables : bien faciles à éviter si, vers le centre de la tumeur, sous les plis, on cherche avec un stylet un orifice central, par lequel on pénètre dans la vessie ; si on constate que la muqueuse, à la base, se continue avec celle du vestibule. Cela ne ressemble pas à un *papillome,* qui sort en chou-fleur sur un des côtés et se fixe par un pédicule profond. Cela ne ressemble pas beaucoup plus à la *hernie de la vessie à travers l'urèthre* (1), lésion dont on a quelques exemples chez la fille jeune (9 mois à 2 ans dans les faits de Weinlechner, Olivier, Immerwohl, Dervaux) ; la tumeur, sortie dans un effort de toux (coqueluche par exemple), est violacée, douloureuse au contact, séparée par un sillon du pourtour du méat ; on voit à sa partie inférieure l'urine sourdre par deux petits pertuis, mais il n'y a pas d'orifice central ; après réduction, le doigt pénètre dans l'urèthre élargi.

Traitement. — Au premier degré, qui n'est à vrai dire qu'une uréthrite accentuée avec œdème, on obtient la guérison en quelques jours, par des cautérisations au nitrate d'argent. Quand il y a tumeur proprement dite, on l'excise circulairement et on suture la muqueuse uréthrale à celle du vestibule ; on fend la tumeur de l'orifice à la base sur la ligne médiane et on coud point par point, en coupant à petits coups la base de chaque moitié, de façon que la muqueuse ne remonte pas le canal. Quelques jours de sonde à demeure.

On traite la vulvo-vaginite et on évite la constipation, cause d'efforts.

(1) Immerwohl, *Arch. mal. enf.*, 1909, p. 115 ; Dervaux, *Ann. des mal. des org. génito-ur.*, 1911, t. I, p. 673. Après réduction, on a réussi simplement en liant les jambes à empêcher la récidive (Immerwohl, Dervaux); quelquefois on a opéré pour rétrécir l'urèthre, ou bien on a pêché pour ainsi dire, par incision hypogastrique, le prolapsus irréductible. Ces opérations concernent des adultes.

§ 4. — Malformations (1).

Les malformations des organes génitaux féminins sont très variées, mais la plupart d'entre elles n'acquièrent d'importance clinique que durant la vie sexuelle, pour le coït ou pour l'accouchement. C'est le cas, par exemple, pour les rétrécissements et les cloisonnements partiels du vagin, pour la duplicité des voies génitales et l'utérus bicorne, etc.

D'autres sont des bizarreries d'aspect extérieur, sans intérêt pratique. Qu'importe si un enfant d'aspect masculin a des ovaires dans le ventre ; si un autre, d'aspect féminin, a des testicules ? Nous n'avons qu'à enregistrer notre surprise quand nous faisons ces constatations en opérant soit pour une hernie, soit pour une tumeur abdominale : et je crois suffisant de mentionner ces faits (voy. note p. 1098).

1° **L'hypertrophie du clitoris** (2), en forme de pénis, avec vulve et vagin normaux (les organes internes étant d'ailleurs en général non vérifiés) peut être une indication à l'amputation de l'organe.

2° **Les adhérences des petites lèvres** par une membrane pellucide, sur tout ou partie de leur étendue, sont fréquentes; c'est comparable aux adhérences du prépuce. La malformation, qui passe souvent inaperçue, est reconnue surtout lorsque, la coalescence étant prolongée très en avant, il existe devant le méat une sorte de barrage qui fait diverger en éventail le jet d'urine; en outre, il y a un peu d'irritation si quelques gouttes d'urine stagnent entre la membrane et l'hymen. J'ai lu qu'il fallait diviser l'adhérence, sur la ligne médiane, au bistouri : il est même inutile de prendre la sonde cannelée. De chaque côté mettez le pouce, bout en l'air, contre la face externe des grandes lèvres, et brusquement écartez-les, en appuyant sur la peau : la membrane se déchire avec un infime suintement sanguin. Pansez deux ou trois fois par jour avec un peu de vaseline. La récidive est possible : vous n'aurez qu'à recommencer.

3° **Imperforation du canal utéro-vaginal.** — Les imperforations du canal utéro-vaginal sont reconnues au moment de la puberté, car, quel que soit leur siège, elles ont pour conséquence la *rétention du sang des règles au-dessus de l'obstacle*.

Quel que soit le siège de cet obstacle, les *symptômes fonctionnels* sont les mêmes. Lorsque apparaissent les poils pubiens, lorsque les seins commencent à se développer, la fille, jusque-là considérée comme normale, ressent des coliques, d'abord peu intenses, dont on méconnaît d'abord la cause, et les diagnostics les plus divers sont portés. Puis, on est frappé par le retour mensuellement périodique des crises, de plus en plus douloureuses et durables, bientôt accompagnées d'une réaction péritonéale plus ou moins nette, et en même temps apparaît une tumeur abdominale inférieure, de plus en plus volumineuse à chaque crise. La rupture,

(1) Sur les malformations utérines justiciables de la laparotomie, voy. GOUILLIOUD, Th. de Lyon, 1911-1912 ; et *Ann. de gyn.*, 1912, pp. 595, 691, 727.— Hématosalpinx unilatéral par duplicité utéro-vaginale, VAUTRIN, *Ann. de gyn.*, août 1912, p. 449. — Atrésie du vagin, JANICOT, Th. de Bordeaux, 1903-1904; MARCHAT, Th. de Montpellier, 1905-1906; BRESARD, Th. de Paris, 1906-1907; PETIT-LARDIER, Th. de Paris, 1907-1908. — Imperforation de l'hymen, LAPORTE, Th. de Lyon, 1907-1908. — Duplicité, DUVAL, Th. de Bordeaux, 1905-1906.

(2) A. BROCA, *Ann. de gyn. et obst.*, 1908, p. 82.

avec hémorragie intrapéritonéale mortelle, est rare, car ces accidents ont coutume de durer, avant d'en arriver là, pendant des mois, des années même, et presque toujours ils sont diagnostiqués et traités.

L'obstacle peut être : 1° une imperforation de l'hymen ; 2° une cloison du vagin ; 3° une absence totale ou partielle du vagin ; 4° une imperforation ou une absence du canal utérin. Par les signes physiques, nous pouvons quelquefois diagnostiquer avec précision la variété anatomique de la lésion ; en tout cas établir un plan opératoire à la fois conservateur et efficace.

D'abord, *on regardera les organes génitaux externes :* ils sont presque toujours d'apparence normale. En écartant les lèvres, on peut voir bomber entre elles un *hymen imperforé et épaissi*, qui n'a pu se rompre sous la pression du liquide retenu, mais laisse transparaître sa couleur violacée.

Une *cloison vaginale* bombe au-dessus de l'hymen, mais, abaissée, s'accole à lui.

Dans ces deux cas, le sang s'accumule dans le vagin ou dans sa partie supérieure et cet *hématocolpos*, après avoir rempli le bassin, remonte dans l'abdomen en un dôme symétrique, ou légèrement dévié vers un des côtés. En général, l'utérus n'est pas distendu et, au pôle supérieur de la tumeur liquide, fluctuante, forme une petite masse dure, ovoïde, quelquefois mobile en battant de cloche ; je l'ai sentie une fois sous le foie. Ce signe, quand il existe, permet d'affirmer qu'il s'agit d'un hématocolpos et non d'une *hématométrie ;* la distension de l'utérus ne s'observe guère que par imperforation du canal cervical, et dans ce dernier cas, en outre, la tumeur n'a pas coutume de faire saillie à la vulve.

Une oblitération de toute la cavité utérine a pour conséquence un hématosalpinx unilatéral ou bilatéral.

Après avoir palpé le ventre, on explore attentivement la tumeur par le toucher rectal et le palper bimanuel ; on fait le cathétérisme du vagin, et cela permet d'apprécier à peu près l'état du vagin, de l'utérus, des trompes.

L'*indication thérapeutique* est d'évacuer le sang, puis de rétablir, si possible, la perméabilité des voies génitales.

Une *collection qui bombe à la vulve* sera ouverte par un coup de bistouri médian ; toutes les discussions anciennes sur le danger de la suppuration ultérieure n'ont plus leur raison d'être.

Un hymen imperforé, une cloison vaginale mince restent après cela presque toujours ouverts. On aborde de même sans peine un hématocolpos supérieur, par absence de la partie inférieure du vagin ; mais la cloison obturante est alors épaisse et la récidive des accidents n'est pas rare, par rétraction cicatricielle qui oblitère l'orifice ou le réduit à un pertuis insignifiant. La dilatation échoue en général ; la création d'un vagin souple et béant n'est pas toujours possible, et, après diverses tentatives, on aboutit souvent à la castration.

Hématosalpinx et hématométrie sont justiciables de l'hystérectomie abdominale totale.

§ 5. — Mamelle.

A. — Mammites.

Embryologie. — La première ébauche, sous forme de bourgeons pleins qui se détachent de la « plaque de Lager », apparaît au troisième mois de la vie intra-utérine. Nés aux dépens du corps de Malpighi, les bourgeons s'enfoncent vers le dixième mois dans le tissu sous-dermique, se creusent d'une cavité et émettent des bourgeons secondaires ; les lobes, ouverts au dehors par les canaux galactophores, se constituent de la sorte. Autour de ces éléments épithéliaux, le tissu conjonctif se condense, et de là une « plaque mammaire » (Tourneux), jusqu'à la naissance identique dans les deux sexes.

Au moment de la naissance, et pendant une semaine environ, la glande ains constituée entre en activité physiologique. Les bourgeons épithéliaux se ramifient et se creusent ; les cellules centrales liquéfiées sont expulsées au dehors et constituent le lait des nouveau-nés ; peut-être même y a-t-il véritable sécrétion lactée, semblable à celle de l'adulte.

Après cette impulsion de la naissance, la glande s'endort jusqu'à la puberté ; elle s'éveille alors en même temps que le sens génital et subit une poussée de croissance, par ramification nouvelle des bourgeons épithéliaux. Mais à ce moment le développement est infiniment plus accentué dans le sexe féminin ; et la mamelle s'accroît, en restant il est vrai au repos fonctionnel, jusqu'au moment où elle entre en activité de lactation sous l'influence de la puerpéralité.

C'est à ces deux poussées de développement que correspondent les deux sortes de mammites que nous observons.

1° *Mammite des nouveau-nés.*

Symptômes. — Il est à peu près constant que, chez les nouveau-nés des deux sexes, les mamelles s'engorgent et donnent quelques gouttes d'une sécrétion d'apparence laiteuse. On a discuté sur le moment précis où apparaît cette sécrétion : dès la naissance, presque toujours, et au plus tard au troisième jour, d'après Depaul; à la chute du cordon (troisième ou sixième jour), pour durer de sept à douze jours, d'après Natalis Guillot; du huitième au douzième jour, d'après Variot.

Il n'y a pas de corpuscules de colostrum dans ce lait, fort analogue chimiquement au lait de femme (1).

Peu à peu la sécrétion diminue ; mais assez souvent on peut encore, pendant quatre à cinq mois, faire sourdre de la sérosité.

(1) L'analyse du liquide a donné à Lecoq :

Beurre	14 à 15	gr.	p. 100
Caséine	11 à 25	—	—
Sucre de lait	42 à 46	—	—

Les chiffres d'Apert et de Bucaille sont :

Beurre	32 gr. 93
Lactose	60 gr. 84
Matières azotées	25 gr. 22

A cela correspond une mamelle dure, un peu bosselée et comme grenue, formant sous l'aréole une plaque qui dépasse rarement le diamètre d'une pièce de 2 francs ; le gonflement est d'ordinaire bilatéral, mais pas toujours égal des deux côtés. Cette plaque, fixée sous l'aréole, n'adhère ni à la peau voisine, ni aux plans profonds. Elle est d'ordinaire indolente à la pression : il n'y a aucun signe local ou général d'inflammation.

Mais il ne faut pas grande infection pour qu'à cette fluxion normale s'ajoute l'inflammation, et c'est alors qu'intervient à vrai dire la mammite des nouveau-nés, devant laquelle les deux sexes sont égaux, comme devant l'engorgement physiologique.

L'infection semble se produire par la voie des canaux galactophores. Les causes secondes peuvent être les pressions et malaxations par lesquelles on cherche parfois à combattre l'engorgement laiteux, un emmaillotage trop serré, des applications de cataplasmes ou de compresses malpropres, quelquefois la succion.

C'est, en réalité, une complication rare, que Depaul disait observer 1 fois sur 700 à 800 accouchements ; elle est rarement bilatérale dès le début, mais il n'est pas rare qu'elle le devienne.

Très vite l'enfant souffre, crie quand on l'emmaillote ; il est malade, agité, a de la fièvre, et de cela on trouve l'explication dans une mamelle grosse comme une noisette, que recouvre une peau rouge, puis violacée, douloureuse à la m oindre pression, mobile d'abord sur les parties profondes, puis fixée par l'empâtement phlegmoneux.

Il est de règle que l'inflammation se termine par résolution en peu de jours, si l'on n'irrite pas la région, et c'est à peine si alors l'enfant a périclité. Mais la suppuration toutefois n'est pas très rare ; presque toujours elle est bénigne et circonscrite, sous forme d'une bosselure fluctuante et limitée, dont la peau amincie s'ulcère si on n'opère pas en temps voulu. Avec cela peuvent exister de la lymphangite et de l'adénite axillaire. Les signes généraux d'infection ont coutume de rester médiocres.

Par exception, les phénomènes locaux et généraux s'aggravent, soit sous forme de décollement plus ou moins profond et plus ou moins étendu, soit même sous forme de vrai phlegmon diffus, mortel.

Il y a peut-être des cas de suppuration intraglandulaire sous forme de galactophorite.

Ces phlegmons peuvent avoir pour l'avenir quelques inconvénients. Depaul leur attribue pour conséquence possible une rétraction des mamelons, qui peut rendre l'allaitement difficile ou même impossible. On pourrait aussi observer l'atrophie définitive des éléments glandulaires.

Traitement. — Le traitement sera avant tout prophylactique : appliquer de la ouate sur les seins engorgés des nouveau-nés et comprimer légèrement; proscrire toutes les applications médicamenteuses, les expressions manuelles, les succions, les cataplasmes. Nous ne croyons même pas devoir conseiller, avec Comby, l'application d'une rondelle d'emplâtre de Vigo.

Quand a commencé l'inflammation, on aura recours aux compresses chaudes d'eau bouillie, recouvertes d'un taffetas gommé.

Dès qu'on percevra la fluctuation, on incisera largement, dans le sens des rayons de l'aréole.

2° *Mammites de la puberté.*

Causes et symptômes. — Les mammites sont tout à fait exceptionnelles pendant l'enfance : de la poussée de la naissance à celle de la puberté, la glande reste silencieuse; c'est à peine si l'on peut trouver de-ci, de-là, dans la littérature médicale, quelques observations éparses, comme celle de H. Moreau (cité par Comby) chez une fille de 6 mois dont les seins devinrent gros comme un œuf de pigeon; comme celle aussi de Galletta, au cours d'une angine diphtérique. — Nous n'avons pas souvenir de faits semblables dans notre pratique personnelle.

A la puberté, au contraire, — et cela va chez les filles avec les variations d'âge constatées pour l'établissement des règles, — ces fluxions mammaires sont d'une très grande fréquence, et devant elles les deux sexes sont égaux, avec légère prédominance peut-être pour le sexe féminin. La glande grossit, forme sous l'aréole une petite masse dure, indolente à la pression ; le mamelon se gonfle, s'érige, devient prurigineux, et ses frottements contre la chemise causent une sensation désagréable. Sous l'aréole légèrement rosée, on sent une sorte de galette, large comme une pièce de 5 francs quelquefois, mobile sur les plans profonds. Du mamelon on fait sourdre par pression une gouttelette claire ou blanchâtre. Dans le sexe masculin, l'atrophie ne tarde point, tandis que, chez les filles, c'est l'origine d'un développement progressif.

Cet état ne doit point s'appeler mammite : c'est de la congestion de développement et non de l'inflammation : celle-ci n'entre en jeu que s'il y a, comme chez le nouveau-né, adjonction d'un processus microbien. Y a-t-il inflammation vraie dans certains cas, assez rares d'ailleurs, où l'induration persiste pendant assez longtemps ? Nous n'en savons rien. Elle est incontestable quand surviennent des signes phlegmoneux capables d'aboutir à l'abcès rouge, saillant, fluctuant.

Mais c'est une complication tout à fait exceptionnelle, plus encore, nous semble-t-il, que chez le nouveau-né. Nous ne l'avons observée qu'une seule fois, chez une fille de 15 ans, d'une saleté repoussante. Quoi qu'en pense Tellier, d'après qui l'infection peut être hématogène, nous la croyons toujours externe, par voie des canaux galactophores.

Rien de spécial à dire soit sur les abcès très limités, soit sur les lymphangites avec adénite axillaire, soit sur les diffusions possibles. État local, état général sont ceux de toutes les suppurations.

Diagnostic et traitement. — Aucune de ces lésions ne prête à des considérations de *diagnostic* différentiel : il faudrait quelque bonne volonté pour faire confusion avec un abcès froid sous-mammaire.

Le *traitement* est identique à celui des mammites du nouveau-né.

B. — Lésions diverses.

1° **Les difformités congénitales** sont rares, intéressantes parfois pour l'allaitement, mais de thérapeutique nulle. Aussi n'en dirons-nous que quelques mots.

A. Anomalies par défaut. — *L'absence de mamelle* peut être bilatérale ou unilatérale.

L'amastie *bilatérale*, extrêmement rare, s'accompagne la plupart du temps de malformations rendant le fœtus non viable. Elle peut cependant être isolée.

Unilatérale, parfois aussi avec elle s'accompagne d'autres arrêts de développement portant sur l'ovaire correspondant (Scanzoni) ou, plus souvent, sur la paroi thoracique. Une forme assez typique est celle où font défaut à la fois le mamelon, la glande et le grand pectoral (1). Froriep a noté l'absence des cartilages costaux sous-jacents.

Velpeau niait l'absence du mamelon ou *athélie*, sans amastie : mais Puech en rapporte des exemples certains.

L'*imperforation du mamelon* est intéressante par l'obstacle qu'elle met à l'allaitement.

On ignore la cause de ces arrêts de développement, héréditaires dans des cas de Lourier, de Geoffroy Saint-Hilaire.

Anomalies par excès (2). — La *polymastie* et la *polythélie* sont moins rares que les anomalies par défaut. D'après Mitchell Bruce, on les rencontrerait chez 9,11 p. 100 des hommes et 4,80 p. 100 des femmes, ce qui nous paraît exagéré. L'influence héréditaire y serait notable.

Les variétés sont :

1° Une mamelle surnuméraire sans mamelon, dont le lait s'écoule par un pore ordinaire de la peau;

2° Plusieurs mamelons sur une aréole;

3° Une mamelle surnuméraire, la plupart du temps assez rudimentaire, pourvue d'un mamelon. Bland Sutton a vu quatorze paires de mamelons surnuméraires.

En paires, les glandes sont d'ordinaire symétriques, à la face antérieure du tronc, au-dessous des mamelles normales. Situées quelquefois au même niveau que celles-ci, elles sont alors le plus souvent en dehors d'elles, vers l'aisselle.

Unilatérale, la polymastie est plus fréquente à gauche qu'à droite (34 contre 16, Leichtenstern). La mamelle surnuméraire a été vue sur la ligne médiane, dans l'aisselle, au dos, à l'acromion, à la cuisse, à la grande lèvre.

L'intérêt clinique est nul pendant l'enfance.

2° **Tumeurs.** — Il suffit d'énumérer :

a) Les *épithéliomas*, dont Lyford, Carmichael, Cooper donnent des observations sans examen histologique;

b) Les *tumeurs conjonctives* ou *adéno-conjonctives* mentionnées par Venot (fille de 13 ans), par Chambers (fille de 3 mois), par Milian et Ravanier (jeune garçon). Citons quelques cas de lipome, de myxolipome;

c) Les *angiomes* de la peau et de la glande;

d) Les *lymphangiomes*, qu'on ne semble pas avoir observés dans la glande elle-même;

e) Gerdy parle d'un *kyste hydatique;*

f) Les *kystes dermoïdes* de la région sont péri-mammaires. Du siège anatomique ne résulte rien de particulier pour la symptomatologie et le traitement.

(1) Dans un cas de Viannay (*Rev. orth.*, 1908, p. 459), il y avait une bride profonde, gênant l'abduction, qui fut extirpée.

(2) Bonnet-Laborderie, *Journ. sc. méd. Lille*, 1911, p. 529.

C. — Hypertrophie mammaire de la puberté (1).

Une hypertrophie, quelquefois monstrueuse (appelée encore adéno-fibrome diffus ou fibrome éléphantiasique), peut débuter vers la puberté, de 11 à 16 ans, sans cause connue : et ainsi se constituent des masses pouvant avoir jusqu'à 75 centimètres de circonférence et 8 kilogrammes de poids.

L'hypertrophie porte sur les deux glandes à la fois et à peu près également, très exceptionnellement sur une seule.

La lésion consiste dans une hypertrophie générale atteignant tous les tissus, tissu conjonctif et tissu glandulaire, avec œdème passif.

On a vu des cas à début aigu, l'hypertrophie ayant déjà pris en 24 heures un volume effrayant. Mais presque toujours, le début passe inaperçu ; il n'y a aucune douleur ; la jeune fille s'aperçoit seulement, suivant l'expression de Velpeau, qu'elle *prend de la gorge*. Cependant l'affection a toujours une marche rapide ; les seins grossissent d'une façon ininterrompue, et la malade ne tarde pas à se préoccuper de cette difformité, qu'elle ne peut plus dissimuler.

Pendant une première période, les seins conservent leur forme normale ; ils sont saillants et globuleux, fermes et élastiques ; la peau qui les recouvre a sa couleur et son aspect normaux. Le volume est exagéré, mais l'esthétique des organes est conservée.

A mesure que l'hypertrophie augmente, l'aspect ne tarde pas à changer. Le volume et le poids croissent sans cesse et distendent la peau ; les seins s'affaissent de plus en plus, deviennent flasques et pendent au-devant du thorax et de l'abdomen, suspendus par un pédicule qui s'amincit de plus en plus. Le mamelon s'étale et finit par n'être plus indiqué que par une tache pigmentée, occupant généralement le sommet de la tumeur. Les seins peuvent atteindre des proportions fantastiques, recouvrir de leur masse tout l'abdomen, descendre jusqu'aux épines iliaques, jusqu'au pubis.

A cette période, la peau est amincie, parcourue de veines volumineuses ; mais sa coloration reste normale.

La palpation donne, en général, des renseignements caractéristiques. La peau se laisse plisser aisément ; il n'y a nulle part d'adhérence à la masse sous-jacente. La consistance est égale dans tous les points ; elle est ferme, élastique, plus dure assurément qu'un sein de jeune fille, mais rappelant à peu près la consistance d'un sein de femme adulte. Pas de ganglions ; pas d'écoulement par le mamelon.

Les phénomènes fonctionnels sont peu prononcés. Il n'y a pas de douleur. Mais bientôt cependant l'état général ne tarde pas à s'altérer.

La marche est le plus souvent rapide. Les seins acquièrent des dimensions souvent considérables dans l'espace de trois à quatre mois.

L'hypertrophie de la puberté n'a aucune tendance à la régression spontanée ni à la guérison, ce qui la distingue de l'hypertrophie gravidique, qui rétrocède normalement après l'avortement ou l'accouchement.

(1) H. Caubet, *Arch. méd. enf.*, 1911, n° 3, p. 172 ; Pasquier, Th. Paris, 1912-1913.

TABLE ANALYTIQUE

Abcès chauds multiples *de la peau*, 748.
— **douloureux** *des os*, 318.
— **encéphaliques**, *complication d'otite*, 825. Variétés, 827. Traitement, 828.
— **du foie**. Étiologie. Étude clinique, 1025. Traitement, 1026.
— **du mal de Pott**, 534. Migration, 537. Traitement, 552. — *sous-occipital*, 560.
— **froid** *intra-articulaire*, 361.
— — *de la tuberculose osseuse*, 368, 369, 370. Ponction et injections modificatrices, 373.
— — *dans la tuberculose ostéo-articulaire*, 409.
— — *dans la coxalgie*, 461. Traitement, 477.
— — *dans la sacro-coxalgie*, 484.
— **pharyngiens** et péripharyngiens, 869.
— **rétropharyngiens**. Anatomie pathologique, 871. Étiologie. Étude clinique. Forme aiguë, 872. Forme suraiguë. Pronostic, 874. Traitement, 875.
— **latéro-pharyngiens**. Siège anatomique. Étiologie, 875. Étude clinique, 876. Traitement, 877.
— *tubéreux de l'aisselle*, 749.
Abdomen. Maladies, 987. — de la paroi, 948.
Abouchements anormaux extra-vésicaux *de l'uretère*, 1054. — *du rectum*, 1040. Opération, 1043.
Absence congénitale *du cubitus*, 687.
— — *du fémur*, 675. Traitement, 676.
— — *du péroné*. Étiologie. Anatomie pathologique. Étude clinique, 679. Traitement, 680.
— — *du radius*, 686.
— — *du tibia*. Étiologie, 676. Anatomie pathologique. Étude clinique, 677. Traitement, 678.
— — *de l'urèthre*, 1093.
Ablation *des amygdales*. Technique opératoire, 865. — des végétations adénoïdes, 867, 868.
Accroissement *du squelette*, 5. Ses troubles. Inégalité de longueur des membres. — des os dans un segment de membre, 9.
Achondroplasie, 101. — nanisme avec brièveté des membres, 103. — comparaison avec le nanisme rachitique, 104.
Acromégalie et gigantisme, 100.
Adénites simples, 738. Variétés, 739.
— **tuberculeuses**. Étiologie, 739. Anatomie pathologique, 740. Étude clinique, 741. Traitement, 743.
— — *caséo-fongueuses*, 741.
Adénoïdes (Végétations —), 866.
Adénophlegmon, 739. — *rétro-pharyngien*, 871.
Adhérences et perforations *du voile du palais*, 878.
— *des petites lèvres*, 1110.
Agents physiques dans le traitement des tuberculoses chirurgicales, 357.
Alimentation et système dentaire, 3. — *vicieuse* et rachitisme des nourrissons, 131. — *artificielle* et scorbut des nourrissons, 158.
Amputation *dans l'ostéomyélite*, 307.
— *dans la tuberculose ostéo-articulaire*, 409.
— *dans les ostéo-sarcomes*, 609.
— **congénitales**. Sillons congénitaux et brides amniotiques, 675.
Amygdales. Hypertrophie, 863. Ablation, 865.
Anévrisme cirsoïde, 731. — *du cuir chevelu*, 727.
— **traumatique**, 727.
Angines. Abcès pharyngiens et péripharyngiens, 869.
— **phlegmoneuses**. Anatomie pathologique. Étude clinique, 870. Traitement, 871.
Angiomes. Anatomie pathologique, 728. Étude clinique, 729. Traitement, 732.
— *de la langue*, 844.
— *des lèvres*, 831.
Ankyloglosse, 839.
Ankyloses. Étude clinique, 274. Traitement. Procédés, 276. Rectification d'attitude. Retour des mouvements, 277. Indications, 278.
— *dans la coxalgie*. Traitement, 475.
— *du genou*. Traitement, 435.
— *du rachis*, 329.
— *temporo-maxillaire*, 847. Traitement, 849.
— *dans la tuberculose ostéo-articulaire*, 396, 403, 411.
Anus. Maladies, 987, 1029. Fissure, 1029. Vices de conformation, 1037.

Anomalies *de la mamelle*. Par défaut. Par excès, 1115.
— *du rein*, 1054.
— *de l'uretère*, 1054.
Anorchidie et hernie inguinale, 973.
Antre mastoïdien. Trépanation, 815, 817.
Appareil plâtré dans la coxalgie, 471.
Appendices fibro-cartilagineux *de la face et du cou*, 917. Anatomie pathologique, 918.
Appendicite. Étiologie et pathogénie, 991. Anatomie pathologique, 992. Étude clinique et thérapeutique, 996.
— **aiguë**, 993. Péritonite, 994, 995. Septicémie, 995. Étude clinique. Début de la crise, 998. Résolution. Formes abortives. 999. Péritonites, 1000, 1004. Formes septiques, 1005. Opération à chaud, 1005. Opération à froid, 1007.
— **chronique**, 992. Étude clinique, 996. Traitement, 1005.
Arcs branchiaux, 906.
Arrêt de développement du canal vagino-péritonéal et troubles de la migration du testicule, 957.
Arthrites aiguës. Période d'activité. Étiologie, 263. Anatomie pathologique, 264. Étude clinique, 265. Diagnostic différentiel, 266. Diagnostic de suppuration, 267. Terminaisons, 267. Traitement, 272.
— — Formes cliniques. — par inoculation directe, 268. — métastatiques, 269. — des nourrissons, 272.
— **temporo-maxillaires**, 847. Étude clinique, 848. Traitement, 849.
Arthrectomie dans la tuberculose du genou, 433.
Arthrodèse dans le traitement du pied bot paralytique, 715.
Articulations. Maladies, 1. Lésions traumatiques, 11. Ankylose, 274. Syphilis héréditaire, 566. — *précoce*, 568. — *tardive*, 575.
— Malformations, 611.
— **à ressort**, 563.
Astragale (Tuberculose simultanée de l' — et du calcanéum), 496.
Astragalectomie dans la tuberculose du pied, 499.
Atrésie *de l'orifice buccal*, 833.
Atrophie cérébrale *infantile*, 774.
— **congénitale** *de la mâchoire inférieure*, 848.
— **des membres** *dans la tuberculose de la hanche*, 439.
Attique. Suppuration, 818.
Attitude *des écoliers* et scoliose, 249.
— **vicieuses** et déformations du squelette, 163.
— — *dans la tuberculose du genou*, 424. Traitement, 434.
— *dans la coxalgie*, 449, 450. Traitement, 473.
Avant-bras. Fractures. Aspect classique, 33. Fractures *en bois vert*, 32.

Bacilles *d'Eberth* (Ostéomyélite à —), 336.
Bandage dans la hernie inguinale, 977.
Bassin *des scoliotiques*, 237.
— *dans la coxalgie*, 461.
Bec-de-lièvre. Étiologie. Pathogénie, 887. — *simple de la lèvre supérieure*, 887. Fissure complexe, 889. Symptômes. Pronostic. Traitement, 892.
— **unilatéral**. Restauration des parties molles, 893.
— **bilatéral**. Restauration des parties molles, 895.
— **médian supérieur**, 901.
Biliaires (Voies). Rétrécissements, 1028.
Bistournage *spontané*, 1076.
Blennorragie (Arthrites de la —), 271. — et ostéomyélite, 339.
Bouche. Plaies, 830.
Bourses. Kystes et tératomes, 1081.
Brachydactylie, 688.
Brûlures, 746.
Buccal (Orifice). Atrésie, 833.
— (**Plancher**). Maladies, 857. Kystes, 859.

Cachexie *strumiprive*, 921.
Calcanéum. Ostéomyélites, 326. Ostéites, 487. Tuberculose simultanée de l'astragale et du —, 496.
Calculs de l'urèthre. Symptômes, 1090. Traitement, 1091.
— **de la vessie**. Étiologie, 1055. Étude clinique, 1056. Traitement, 1057.
Cals soufflés. Gros cals, 40, 384.
Camptodactylie, 669.
Cancer *du rein*. Statistique. Anatomie pathologique, 1051. Symptômes, 1052. Diagnostic, 1053. Traitement, 1054.
Carpe. Ostéomyélite, 321.
Cartilage de conjugaison dans l'accroissement du squelette, 5, 7. Fertilité au membre supérieur, au membre inférieur, 8.
— — Ponction compromise par le traumatisme, 46.
— — (Troubles du —). Déviations ostéogéniques du coude, 82, 83.
Céphalématome. Étude clinique, 764. Nature, traitement, 765.
Céphalhydrocèle *traumatique*, 770. — des nourrissons, 771. — des enfants du deuxième âge, 773.
Cerveau. Abcès. Complication d'otite, 825.
— **Atrophie** *infantile*, 774.
— **Lésions** *diverses*, 774.
— **Tumeurs**, 775.
Chondromes multiples, 118. — — *des doigts*, 119, 121. — — *de la main*, 120.
— **purs**, 601.
Chondro-myxo-sarcome, 601.
Cicatrices *vicieuses* des lèvres, 833.
Clavicule. **Décollements** *épiphysaires*, 58.
— **Fractures** *méconnues*. Fractures en bois vert, 37.
— **Ostéomyélite**, 321.
Clinodactylies *latérales*, 671.
Clitoris. Hypertrophie, 1110.
Cœur. Plaies, 727.
— Symphyse, 727.
— Ectopie, 727.
Colobome *facial*, 900.
Côlon. Dilatation idiopathique, 1008.

Complications *des otites aiguës*. Étude clinique, 811. Traitement, 815.
— **intra-craniennes** *des otites*, 824.
— **nerveuses** *des fractures* de l'extrémité inférieure *de l'humérus*, 93.
Compression de la moelle *dans le mal de Pott*, 541. — *sous-occipital*, 561.
Condyle *de l'humérus*. Fracture, 78, 83.
Conicité *physiologique des moignons*, 9.
Cordon. Kystes, 965, 967.
Corps étrangers *de la peau* et du tissu souscutané, 745.
— — *de l'oreille*, 806.
— — *des voies aériennes*, 925. Anatomie pathologique. Étude clinique, 926. Traitement, 928.
— — *des voies digestives*, 938, 942.
— — *de l'œsophage*. Anatomie pathologique, 938. Étude clinique, 939. Traitement, 940.
— — *de l'estomac*, 942.
— — *de l'intestin*, 942.
Corsets dans le traitement de la scoliose, 258.
— **plâtrés** *dans le mal de Pott*, 549.
Côtes. Ostéomyélite, 326. Tuberculose, 377.
— **supplémentaires**, 702. Anatomie pathologique. Étiologie. Diagnostic, 703. Traitement, 704.
Cou. Embryologie, 906.
— Kystes *branchiaux* et fistules, 906. Kystes *dermoïdes* médians, 908. Kystes *mucoïdes*, 909. Kystes *latéraux*, 915.
— Appendices *fibro-cartilagineux*, 917.
— Maladies diverses, 830.
Couche ostéogène *sous-périostée*, 7.
Coude. Décollements épiphysaires, 73. — *du condyle externe*, 78, 82.
— **Déviations ostéogéniques** *tardives*, 82.
— **Entorse**, 13.
— **Exploration et radiographie**, 506.
— **Fractures** et décollements épiphysaires. Variétés, 73. Caractères généraux, 74. Pronostic. Traitement, 75. Troubles fonctionnels permanents, 76.
— — *du condyle externe*, 78. Particularités cliniques, 80.
— — *supra-condyliennes*. Étude clinique, 83. Traitement, 88.
— — *de l'épitrochlée*, 90.
— — *de l'épicondyle*, 92.
— — *de l'olécrane*, 95.
— — *du col du radius*, 96.
— **Lésions traumatiques**. Caractères généraux, 74.
— **Luxations**. Variétés, 18.
— — *récentes en arrière*, 18. Étude clinique, 20. Réduction, 21.
— — *anciennes*, 22.
— — *isolées du radius*. Récentes en avant, 24. En arrière. En dehors, 25. Anciennes, 26.
— — *subluxation du radius par élongation*. Description clinique. Étiologie, 27. Explication anatomique, 28.
— **Ostéo-arthrite** *tuberculeuse*, 505.
— **ballant** *dans la paralysie infantile*, 717.
Courbures congénitales *de la jambe*, 681.
Coxalgie, 437. Attitudes vicieuses, 540. Leur compensation rachidienne, 451. Changements apparents de longueur, 453. Leur compensation pelvi-rachidienne, 455. Le pied et le genou, 456. Pseudo-luxations, 449, 457. Abcès antérieurs ou cruraux, 461. Abcès postérieurs ou fessiers. Abcès pelviens, 463. Fistules, 465.
— **Traitement**. — au début, 469. Extension, 470. Appareil plâtré, 471. Correction des attitudes vicieuses, 473. Traitement des ankyloses, 475. Traitement des abcès, 477. Traitement des fistules, 478.
Coxa valga, 209.
— **vara**, 161, 200. Étude clinique, 200. Attitudes, 202. Anatomie et physiologie pathologiques, 206. Traitement, 208.
— — *des ostéomyélites*, 291.
— — *par coxalgie*, 457.
Coxo-tuberculose, 437. Lésions initiales, 438. Signes de début, 443. Radiographie, 446. Abcès, 461.
Crâne. Ostéomyélite, 330.
— Tuberculose, 375.
— Lésions traumatiques, 764.
— Fractures obstétricales, 764.
— Vices de développement, 782.
— *des scoliotiques*, 237.
Craquement *sous-scapulaire*, 565.
Croissance et ses phases. Nourrisson, 3. Première enfance, seconde enfance, 4.
— et glandes vasculaires sanguines, 98.
— (Douleurs et fièvre de —), 279, 281.
— (Méfaits de la résection du genou avant la fin de la —), 433.
Cubitale (Hémimélie), 687.
Cubitus. Décollements *épiphysaires*, 58.
— Absence *congénitale*, 687.
— **varus** et **valgus**, 83, 214.
Cuti-réaction dans le diagnostic des tuberculoses chirurgicales, 354.
Cypho-lordose, 229.
Cyphose, 215, 229.
— *traumatique* et mal de Pott, 533.
Cystites aiguës, *à colibacilles*, 1057. — *à gonocoques*, — *uricémiques*, 1058.

Déchirure *de la dure-mère* dans les fractures du crâne, 770.
Décollements épiphysaires. Étude générale, 44. Mécanisme, 47. Étude clinique, 55. Traitement, 56.
— — de divers os, 57. — — de l'extrémité supérieure de l'humérus, 59. — — de l'extrémité inférieure du radius, 63. — — de l'extrémité supérieure du fémur, 65. — — de l'extrémité inférieure du fémur, 68. — — du coude, 73, 90, 95, 96.
— *dans l'ostéomyélite aiguë*, 286.
Dentition et phases de la croissance, 3. Date de l'éruption des dents, 4.
Dents. Développement, 851.
— Lésions dans la syphilis héréditaire tardive. — d'Hutchinson, 582.
Dépressions *de la région sacro-coccygienne*, 800.
Désarticulation *dans les ostéo-sarcomes*, 609.
Développement *des dents*, 851.
— *de la face*, 885.

Déviations congénitales *des doigts*, 669. Symptômes, 670. Traitement, 671.
— — *des orteils*, 669, 672.
— ostéo-articulaires des adolescents. Généralités, 161.
— ostéogéniques tardives *du coude*, 82.
— — de *l'ostéomyélite*, 291.
— — *dans la tuberculose du genou*, 427.
— secondaires à la résection *du genou* dans la période de croissance, 432, 433.
Difformités congénitales *de la mamelle*, 1115.
— consécutives aux maladies *du système nerveux*, 705.
Dilatation congénitale *de l'urèthre*, 1093.
Diphtérie. Arthrites, 270.
Diplogénèse faciale, 904.
Disjonction des sutures *du crâne*, 770.
Diverticule de Meckel. Persistance, 954.
Doigts. Déviations, 669.
— Hypertrophie *congénitale*, 690.
— Luxations, 17.
— Malformations, 688.
— Tuberculose *des os*, 386.
Douleurs *de croissance*, 279.
Dysostose cléido-cranienne, 102.
Dysplasie *périostale*, 101, 102.
Dystrophies osseuses *congénitales*, rachitisme congénital, dysplasie périostale et fractures multiples, achondroplasie, 101.

Écriture *droite* et prophylaxie de la scoliose, 253.
Ectopie cardiaque avec fissure du sternum, 727.
— testiculaire, 959. Étiologie. Anatomie pathologique, 960. Étude clinique, 961. Indications thérapeutiques, 962. Technique opératoire, 963.
— — et hernie inguinale, 973.
Ectrodactylie, 688, 689.
Ectropion *des lèvres*, 833. — muqueux *des lèvres*, 834.
Élévation congénitale *de l'omoplate*. Définition, étude clinique, 697. Aspect extérieur, 698. Évolution. Anatomie pathologique, 700. Étiologie et pathogénie, 701. Traitement, 702.
Embryologie *de l'extrémité caudale*. Pathogénie de l'exstrophie de la vessie, 1066.
Encéphaliques (Abcès). Complication d'otite, 825.
Encéphalocèle, 782. Anatomie pathologique, 783. Signes et diagnostic. Pathogénie, 784. Traitement, 786.
Endothéliomes, 601.
Enfoncements du crâne *fœtal*, 766.
— sans plaie du crâne *des enfants*, 770.
Engelures, 747.
Entorses, 11. Lésions extra-articulaires. Lésions intra-articulaires, 12.
— *tibio-tarsiennes*, 12. — *du coude, du poignet*, 13. — *de la hanche, du genou*, 14.
Épaule. Exploration, 502.
— Luxation *congénitale*, 664.
— Ostéo-arthrite tuberculeuse, 500.
Épicondyle. Fractures, 92.
Épiphysaires (Points osseux —), 6, 8.
— (Décollements —), 44.
Épiphyses et accroissement du squelette, 6.
Épispadias. Variétés, 1103. Traitement, 1104.
Épithéliome *adamantin*, 851, 852.
— *calcifié de la peau*, 751.
Épitrochlée. Fracture, 90.
Épulis, 849. Étude clinique. Traitement, 850.
Estomac. Corps étrangers, 942.
— Maladies, 987.
Étranglement de la hernie inguinale, 977.
Eunuchisme. Disproportions squelettiques 99.
Évidement, *dans l'ostéomyélite*, 312.
— *pétro-mastoïdien*, 821.
Exencéphalie, 784.
Exercices dans le traitement de la scoliose au début, 255. — de détorsion pour scoliose confirmée, 260.
Exostoses ostéogéniques, 110. — des os à ébauche cartilagineuse. Définition. Nature. Pathogénie, 111. Étude clinique. Caractères physiques, 115. Symptômes fonctionnels, 116. Traitement, 120.
— — des os à ébauche conjonctive. Ostéomes des fosses nasales et des sinus, 122.
— — *multiples*, 111. — — *solitaires*, 114. — *du pied*, 117. — *des cavités viscérales*, 118. — *de la tête du péroné*, 119. — *de la face*, 122.
Exstrophie des lèvres, 834.
— de la vessie. Anatomie pathologique, 1063, 1064. Pathogénie, 1065, 1066. Étude clinique, 1068. Traitement. Reconstitution d'une cavité vésicale, 1069. Dérivation du cours des urines, 1071.
Extension continue *dans la coxalgie*, 469, 470.
— *dans la luxation congénitale de la hanche*, 627.
Face. Appendices fibro-cartilagineux, 917.
— Développement, 885.
— Kystes dermoïdes et fistules, 903.
— Maladies, 830.
— Ostéomyélite, 331.
— Tératomes, 904.
— (Tuberculose des os de la —), 375, 377.
— Vices de développement, 884.

Faciale. Diplogénèse, 904.
Fémur. Absence *congénitale*, 675.
— Décollement épiphysaire *de l'extrémité supérieure*. Étiologie et mécanisme, 65. Étude clinique, 66. Traitement, 68.
— — *de l'extrémité inférieure*, 68. Anatomie pathologique, 69. Étude clinique, pronostic, 70. Traitement, 71.
— Ostéomyélite, 323, 324.
Fibromes et lipomes *des os*. Anatomie pathologique, 591. Étude clinique, 592.
Fièvre *de croissance*, 279, 281.
— *de Malte* et ostéomyélite, 336.
— *ganglionnaire*, 739.
Filet *de la langue*. Section, 839.

Fissure *à l'anus*, 1029.
Fissures de la voûte *du crâne*, 767.
— **faciales**, 784, 886. — *rares*, 900, 901, 902.
— **labiales** *simples*, 887. — *complexes*, 889.
— **palatines**, 889.
— **vélo-palatines**. Traitement, 896.
Fistules *dans la coxalgie*, 465. Traitement, 478.
— *dans la sacro-coxalgie*, 484.
— *de la tuberculose osseuse*, 371, 374. — — et ostéo-articulaire, 395, 402, 409.
— *de la région sacro-coccygienne*, 800. Traitement, 801.
— *de la face*, 903, 904.
— *du cou*, 906.
— *thyro-hyoïdiennes*, 909.
— *d'origine diverticulaire*, 956.
— **congénitales** *pharyngiennes*. Aspect extérieur, 910. — *complète*, 910. — *borgne*. Signes fonctionnels, 912. Diagnostic. Étiologie, 913. Traitement, 914.
Foie, Abcès, 1025. Kystes hydatiques, 1026.
Forster (Opération de —) dans le syndrome de Little, 723.
Fractures, 30. Particularités des — chez l'enfant, 31. Inflexions des os, 31. — *en bois vert*, 32. — — *incomplètes*, *sous-périostées*, infractions, 33. Absence de déplacement dans les — de l'enfance, 34. — — *méconnues*, 34, 37. Rapidité de la consolidation, 38. Rareté des pseudarthroses, 39. — *itératives*. Gros cals, 40. Paralysie radiale, *ulra-utérines* et *obstétricales*, 30, 41. 41. — Paralysie ischémique, 43.
— *chez les rachitiques*, 135, 143.
— *du coude*, 73, 78, 83, 90.
— *du crâne après la naissance*. Particularités anatomiques et cliniques, 767. Formes principales, 768, 769.
— *obstétricales du crâne*, 764.
— **multiples** *intra-utérines*. Dystrophie osseuse, 101, 102.
— **spontanées** et kystes des os, 599.
Fragilité osseuse dite *symptomatique*, 106.
— dite *essentielle*, 107.
Furoncles, 748.
— *de l'oreille externe*, 808.

Ganglions lymphatiques. Inflammations, 738.
Gencives. Maladies, 847.
Genou *à ressort*, 564.
— *ballant* dans la paralysie infantile, 716.
— *dans la coxalgie*, 456.
— **Entorse**, 14.
— **Malformations** *congénitales*, 639.
— **Tuberculose**, 412. Forme avec épanchement, 414. Ostéo-arthrite fongueuse, 417. Forme hyperostosante, 422. Déviations, 424, 427.
Genu recurvatum, 149. Signes, 640. Anatomie pathologique. Nature. Traitement, 641.
— — *des ostéomyélites*, 291.
— après résection, 432.
— *de la coxalgie*, 456.
— *dans la paralysie infantile*, 716.
Genu valgum, *rachitique*. Ostéotomie, 145, 146, 147.
— — *des adolescents*, 161. Étude clinique, 190. Anatomie pathologique, 193. Traitement, 196.
— — *des ostéomyélites*, 291.
Genu varum, 149.
— des ostéomyélites, 291.
Gibbosité *du mal de Pott*, 523. Radiographie, 524. Anatomie pathologique, 525. Étude clinique, 526. Aspects divers, 530. Diagnostic différentiel, 532. Traitement, 550.
Gigantisme. Retard de soudure des épiphyses. Disproportions squelettiques, 99, 100.
Glandes vasculaires *sanguines* et croissance du squelette, 98.
Glossite *exfoliatrice marginée*, — *parenchymateuse*, 838.
Goitre. Étiologie, 919. Étude clinique, 920. Traitement, 922.
Gommes *des os*. Circonscrites, 575. Ostéomyélite gommeuse, 576.
Greffe *dans l'ostéomyélite*, 315.
Grenouillette, 857. — *ordinaire*, — *congénitale*, — *sus-hyoïdienne*, 859.
Gymnastique dans le traitement de la scoliose, 257, 260.
— respiratoire préventive des scolioses, 247.
— suédoise. Principes, 168. Exercices, 170.

Hallux *valgus*. — *varus* congénital, 673.
Hanche *à ressort*, 563.
— **Entorse**, 14.
— **Exploration**. Technique, 441.
— **Luxations** *par arthrite* au cours des maladies aiguës, 449.
— — *dans la paralysie infantile*, 716.
— — congénitale, 611.
— **Ostéomyélite**, 323.
— **Péri-arthrites**, 479.
— **Tuberculose**, 437.
Hémarthrose dans l'entorse du genou, 15.
— des hémophiles, 17.
Hémimélie, 674.
— **cubitale** et absence congénitale du cubitus. Étiologie. Anatomie pathologique. Étude clinique, 687.
— **radiale** et absence du radius, 686.
Hémophiles (Hémarthrose des —), 17.
Hémorroïdes, 1029.
Hernies, 949.
— **diaphragmatiques congénitales**. Anatomie pathologique et pathogénie, 984. Étude clinique. Traitement, 986.
— **inguinales**, 967. Étiologie, 970. Variétés, 971. Signes et diagnostic, 974. Marche et pronostic, complications, 976. Traitement, 979.
— — Sacs herniaires, 968. Sac simple, 974. — adhérente non étranglée, 976. — étranglée, 976.
— — Cure opératoire, 980. Technique de la cure radicale, 982, 983.

Hernies ombilicales. Définition et divisions, 949. — *congénitale*. Anatomie pathologique, 949. Signes, 950. Pronostic. Traitement, 951.
— — *infantile*. Anatomie et physiologie pathologiques, 951. Étiologie. Symptômes. Diagnostic, 952. Pronostic. Traitement, 953.
— pro-péritonéales. — interstitielles, 973.
Hirschprung (Maladie de —), 1008.
Humérus. **Décollement épiphysaire** *de l'extrémité supérieure*. Étiologie. Anatomie pathologique, 59. Étude clinique, 60. Pronostic. Traitement, 62.
— **Fractures** *de l'extrémité inférieure*, 73, 78, 83, 90. Complications nerveuses, 93.
— **Ostéomyélite**, 321.
Hutchinson (Triade d'—). Dents, œil, oreille syphilitiques, 582.
Hydarthrose *tuberculeuse*, 414.
Hydrocèle vaginale. — *non communicante*, 965. — *communicante*, 966.
Hydrocéphalie. Variétés étiologiques, 781. Indications thérapeutiques, 782.
Hydronéphrose, 1047. Étude clinique, 1048. Traitement, 1049.
Hygroma *trochantérien profond*, 481.
Hyperostoses *syphilitiques*, 576, 577.
Hypertrophie *des amygdales*. Signes physiques, 863. Symptômes fonctionnels, 864. Traitement, 865.
— *du tissu lymphoïde péripharyngien*. Étiologie, nature, 860. Anatomie pathologique. Étude clinique, 861. Indications thérapeutiques générales. Évolution. Résultats, 862.
— *du clitoris*, 1110.
— *du thymus*. Étude clinique, 923. Traitement, 925.
— *mammaire de la puberté*, 1116.
— **congénitale** *des doigts* et des orteils, 690.
— — *des lèvres*, 832.
Hypospadias. Pathogénie. Variétés. — *balanique*. — *pénien* et *pénoscrotal*, 1097. — *complet*, *vulviforme*. Traitement, 1098. Procédés de Beck, de Duplay, 1099. — à lambeau scrotal, d'Ombrédanne, 1100. — de Nové-Josserand, 1102.

Ilion. Tuberculose, 481.
Immobilisation *dans la luxation congénitale* de la hanche, 631.
Imperforation *de l'anus*, 1040. Opération, 1042.
— *du canal utéro-vaginal*, 1110.
Incontinence d'urine *dite essentielle*, 1059. Traitement, 1060.
Incurvations osseuses *dans les ostéomyélites*, 291.
Infectieuses (Lésions —), 263.
— (**Ostéomyélite** *secondaire* aux maladies —), 335.
Inflammations *de l'oreille externe*, 808. — *de l'oreille moyenne*, 810.
Infractions, 33.
Injections *de tuberculine* dans le diagnostic des tuberculoses chirurgicales, 353.
Intestin. Corps étrangers, 942.
— Invagination, 1012. Occlusions diverses, 1019.
— Maladies, 987.
— Sténoses *tuberculeuses*, 990.
Intradermo-réaction dans le diagnostic des tuberculoses chirurgicales, 354.
Intra-utérines (Fractures —), 30, 41.
Invagination intestinale *aiguë*. Anatomie et physiologie pathologiques, 1012. Étiologie, 1013. Étude clinique, 1014. Traitement non opératoire, 1015. Traitement opératoire, 1016.
— — *chronique*. Étude clinique, 1017. Traitement, 1018.
Ischémique (Paralysie —), 43.
Ischion. Tuberculose, 481.

Jambe. Courbures et pseudarthroses congénitales, 681.
Kystes *des os*, 597. Radiographies, 598. Fractures spontanées, 599. Traitement, 600.
— *des lèvres*, 832.
— *du cordon*, 965, 967. — et sacs herniaires, 968.
— *du mésentère*, 1023. — juxta-intestinaux, 1024.
— *de l'ouraque*, 1062.
— **branchiaux** *du cou*, 906. — latéraux. Étude clinique. Anatomie pathologique, 915. Traitement, 916.
— **congénitaux** et tératomes *sacro-coccygiens*, 797.
— — *du prépuce*, 1083.
— **dentifères**, 851. Étude anatomique et clinique, 855. Traitement, 857.
— **dermoïdes** *de la région sacro-coccygienne*, 797.
— — et mucoïdes *de la langue*, 846.
— — *du plancher buccal*. Étude clinique, 859. Traitement, 860.
— — *de la face*, 903.
— — *médians du cou*, 908.
— — *des bourses*, 1081.
— **hydatiques** *des os*, 599.
— — *du poumon*. Étude clinique, 937. Traitement, 938.
— — *du foie*. Particularités cliniques, 1026. Traitement, 1027.
— **mucoïdes** thyro-hyoïdiens. Étude clinique. Anatomie pathologique et pathogénie, 909. Traitement, 910.
— **rétropéritonéaux** *d'origine diverticulaire*, 956.
— **salivaires**. — **séreux congénitaux** *de la langue*, 845.
— **séreux** *multiloculaires*. Anatomie pathologique, 735. Étude clinique, 736. Traitement, 737.

Langue. Lésions diverses, 837. Plaies, 837. Tumeurs, 844.
Larynx. Rétrécissements, 928. Papillomes, 930.
Latéro-pharyngiens (Abcès —), 875.
Leontiasis ossea, 123.

Lésions *cérébrales* diverses, 774.
— *dentaires* de la syphilis héréditaire tardive, 582.
— *d'origine diverticulaire*, 954.
— diverses *de la langue*, 837.
— **dystrophiques**, 98.
— **infectieuses**, 263.
— **inflammatoires** et néoplasiques *de la peau*, 748.
— — et néoplasiques *des lèvres*, 830.
— — et néoplasiques *de la face et du cou*, 830.
— — du testicule, 1078.
— **traumatiques** *des articulations*, 11.
— — *des os*, 11.
— — *de la peau* et du tissu sous-cutané, 745.
— — *des muscles*, 756.
— — *du crâne*, 764.
— — *du rachis*, 764.
— — *du rein*, 1044.
— **tuberculeuses**, 346.
— Voy. aussi les *organes, régions, appareils*.
Lèvres. Cicatrices vicieuses, 833.
— Lésions inflammatoires et néoplasiques, 830.
— **(Petites)**. Adhérences, 1110.
Lipome *arborescent*, 414.
Lipomes *des os*, 591. — *périostiques des membres*. Traitement, 593.
Lithiase *rénale*, 1046.
Little (Syndrome de —), 717.
Lordose, 215, 229.
Lupus exedens *des lèvres*, 831.
Luxations, 17. — *temporo-maxillaires*. — *des doigts*, 17. — *du coude*, 18. — *du pouce*, 29.
— *obstétricales*, 42.
— *de la hanche* par arthrite au cours des maladies aiguës, 449.
— **congénitales** *de la hanche*. Étiologie et pathogénie, 611. Anatomie et physiologie pathologiques, 613. Lésions osseuses, 614. Lésions des parties molles, 617. Étude clinique, 618. Formes, 622. Évolution. Pronostic, 624. Traitement, 626. Résultats, 635. Age où il convient d'opérer, 637.
— — — *irréductibles*. Opérations sanglantes, 638.
— — *de la rotule*. Fréquence. Causes, 642. Caractères anatomiques. Symptômes, 643. Diagnostic, 644. Traitement, 645.
— — *de l'épaule*, 664.
— — *de la tête du radius*. Anatomie pathologique, 665. Symptômes. Traitement, 666.
Lymphangiomes. Définition, formes, 734 Anatomie pathologique du lymphangiome kystique, 735. Étude clinique, 736. Traitement, 737.
— *de la peau*, 751.
Lymphangite *péri-auriculaire*, 809. — *rétro-auriculaire*, 812.
— *chronique des lèvres*, 831.
— *gangreneuse du scrotum*, 1078.
Lymphome *tuberculeux hypertrophique*, 741.
Mâchoires. Ostéomyélite, 331.
— Maladies, 847.
Macrocheilie, 832.
Macroglossie. Étude clinique, 840. Marche. Anatomie pathologique et nature, 842. Traitement, 843.
Macrostomie, 901.
Madelung (Maladie de —), 210.
Main (Tuberculose des os de la —), 385.
— **bote congénitale**. Description, 668. Traitement, 669.
— — *dans la paralysie infantile*, 717.
Maladies chez les enfants et — des enfants, 5.
— *des articulations*, 1.
— *de la face* et du cou, 830.
— *des gencives* et mâchoires, 847.
— *des muscles*, 727, 756.
— *des ongles*, 753.
— *des os*, 1.
— *de la peau* et du plan sous-cutané, 727, 745.
— *du pharynx* et du nasopharynx, 860.
— *du plancher buccal*, 857.
— *des régions*, 725.
— *des systèmes organiques*, 725.
— *du système nerveux*, difformités consécutives, 705.
— *du système vasculaire*, 727.
— Voy. aussi les *organes, régions, appareils*.
Malaria et ostéomyélite, 336.
Mal de Pott, 516. Étude clinique, période de début, 517. Période d'état. Gibbosité. 523. Abcès, 534. Paraplégie, 540. Marche. Durée. Pronostic, 547. Traitement, 548. Convalescence, 553.
— — Variétés d'après le siège, 553. — — *lombaire*, — — *dorsal*, — — *cervical*, 554,
— — sous-occipital. Anatomie pathologique. 557. Étude clinique, 558. Accidents nerveux, 561. Pronostic. Évolution. Terminaison. Traitement, 562.
Malformations *des articulations*, 611.
— *des doigts*, 688.
— *du genou*. Traitement, 689.
— *des membres*, 674.
— *de l'œsophage*, 945. Formes anatomiques, 946. Traitement, 947.
— *des organes génitaux* féminins, 1110. — — mâles, 1082.
— *des os*, 611, 674.
— *de l'ouraque*, 1061. Perméabilité. Kystes, 1062.
— *du prépuce*, 1082.
— *de l'urèthre*, 1092.
— *de la verge*, 1082.
— *de la vessie*, 1061.
Mamelle. Embryologie et maladies, 1112. Anomalies. Tumeurs, 1115. Hypertrophie de la puberté, 1116.
Mammite *des nouveau-nés*. Symptômes, 1112. Traitement, 1113. — *de la puberté*. Causes. Symptômes. Traitement, 1114.
Mastoïdien (Trépanation de l'antre —), 815, 817.
Mastoïdienne (Trépanation —) pour abcès encéphaliques d'origine otique, 828.

Mastoïdite, *complication d'otite aiguë*, 811. — sans otorrée. — de Bezold, 813. Traitement. Manuel opératoire, 815. Pansement, Résultats, 816.
— *complication d'otite chronique*, 819. Évidement pétro-mastoïdien, 821.
Mégacôlon. Anatomie pathologique, 1008. Nature. Étude clinique, 1009. Traitement. 1011.
Membres. Malformations diverses, 674.
Méningite. Complication d'otite, 824.
— **cérébro-spinale** *épidémique*. Diagnostic, 780. Traitement, 781.
Méningites aiguës, 780.
Méningocèle, 788, 793.
Mésentère. Kystes, 1023.
Métacarpe. Ostéomyélite, 322.
— Tuberculose, 388.
Métacarpo-phalangienne (Luxation — du pouce), 29.
Métatarse. Tuberculose, 388.
Métatarsus *varus*, 663.
Micro-polyadénopathies, 739, 741.
Migration *du testicule*. Troubles, 957.
Mobilier *scolaire* et prophylaxie de la scoliose, 249.
Moelle. Compression dans le mal de Pott, 541. — — dans le mal de Pott sous-occipital, 561.
— Malformations dans le spina-bifida, 788.
Moignons. Conicité physiologique, 9.
Molluscum contagiosum, 750. — **fibreux**, 751. — *pendulum*, — *généralisé*, 752.
Muscles. Maladies, 727, 756.
Myélocystocèle, 788, 793.
Myélo méningocèle, 788, 792.
Myéloplaxes (Tumeurs à —), 593.
Myosite ossifiante *progressive*. Étude clinique, 756. Traitement, 757.
Myxome, 600.

Nacriers (Ostéite des —), 343.
Nævi pigmentaires *congénitaux*, 751.
Nanisme *achondroplasique*, 103, — et — *rachitique*, 104.
Naso-pharyngiens (Polypes —), 880.
Nasopharynx. Maladies, 860.
Néphrites, 1046.
Nerveuses (Complications —) des fractures de l'extrémité inférieure de l'humérus, 93.
Nerveux (Maladies du système —). Difformités consécutives, 705.
Neurofibromatose, 752.
Nez *syphilitique*, 580.
Noma, 835.
Nourrisson, état d'édenté, 3.

Oblitérations *congénitales* des voies biliaires, 1028.
Obstétricales (Fractures —), 30, 41.
— (Luxations), 42.
Occlusions *congénitales de l'urèthre*, 1094.
— *intestinales diverses*, 1019.
Odontomes, 851. Étude anatomique, 853. — Étude clinique, 854.
Œil *dans la syphilis héréditaire*, 585.
Œsophage, 919. Corps étrangers, 938. Rétrécissements, 943. Malformations, 945.
Olécrane. Fractures, 95.
Ombilic, 948.
Omoplate. Élévation congénitale, 697.
— Ostéomyélite, 321.
Ongles. Maladies, 753.
— **incarnés**, 753. — Symptômes, 754. — Traitement, 755.
Ophtalmo-réaction dans le diagnostic des tuberculoses chirurgicales, 354.
Oreille *de la syphilis héréditaire*, 587.
— Corps étrangers, 806.
— **externe**. Inflammations et furoncles, 808.
— **moyenne**. Inflammations, 810.
Organes génitaux *féminins*. Maladies, 1105. Malformations, 1110.
— — *mâles*. Maladies, 1076.
Orteils. Déviations, 669, 672.
— Hypertrophie *congénitale*, 690.
— **en marteau**. Traitement, 672.
Orthopédie dans le syndrome de Little, 721.
Os. Maladies, 1. Lésions *traumatiques*, 11. — Flexibilité des — chez l'enfant et particularités des fractures, 31
— Dystrophies, 101.
— Fragilité *essentielle*, 106.
— Incurvations dans les ostéomyélites, 291, 292.
— Abcès *douloureux*, 318.
— Tuberculose, 365.
— Syphilis *héréditaire*, 566. — précoce, 568. — tardive, 575.
— Gommes, 575.
— Tumeurs, 590.
— Fibromes et lipomes, 591.
— Kystes, 597.
— Malformations, 611, 674.
— **iliaque**. Ostéomyélite, 322.
— **longs** *des rachitiques*, anatomie pathologique, 136. — Histologie, 139.
Ostéite *des nacriers*, 343.
— *du calcanéum*, 487.
— *du tarse*, 487. Étude clinique, 488. Traitement, 489.
— **apophysaire**, 279, 280.
— **raréfiante** dans l'ostéomyélite, 289.
Ostéo-arthrites tuberculeuses *du pied*. Statistique, 485. Origine des lésions, 486.
— — *du tarse*. Exploration des mouvements, 490. Signes et diagnostic, 491. Évolution. Terminaison. Pronostic, 496. Traitement, 497.
— *de l'antétarse*, 491. — *sous-astragalienne*, 492. — *tibio-tarsienne*, 493.
— — *de l'épaule*, 500. Étude clinique, 501. — Évolution. Pronostic. Traitement, 504.
— — *du coude*. Étiologie. Anatomie pathologique, 505. Étude clinique, 505. Traitement, 509.
Ostéo-articulaire (Tuberculose —), 391.
Ostéo-articulaires (Déviations —) des adolescents, 161.
Ostéoclasie chez les rachitiques, 143, 144. — *dans le genu valgum* des adolescents, 197. — *dans les ankyloses*, 277. — *dans l'ankylose du genou*, 435. — *dans la coxalgie*, 475.

Ostéogéniques (Exostoses —), 110.
— (Déviations —) de l'ostéomyélite, 291.
Ostéomalacie, 150. — des nourrissons, 152.
Ostéomes *de la face*, — des fosses nasales, — *des sinus*, 122.
Ostéomyélites, 263, 279. Douleurs et fièvre de croissance, 279, 281. Ostéite apophysaire, 279, 280.
— Particularités dues au siège de l'affection, 321. Os iliaque, 322. Hanche, 323. Fémur. Tibia. Rotule, 325. Calcanéum. Sternum. Côtes. Vertèbres, 326. Crâne, 330. Face, mâchoires, 331.
— Variétés d'après l'étiologie et le microbe causal, 335. — à pneumocoques, streptocoques, 335. — secondaire aux maladies infectieuses, 335. — à bacilles d'Eberth, 336. — de la blennorragie, 339.
— **aiguës spontanées**. Étiologie, 292. Bactériologie. Expérimentation, 294. Étude clinique. Forme commune, limitée, 296. Forme dite infectieuse, 299. Complications articulaires, 300. Forme à foyers multiples, forme pyohémique, 302. Traitement, 303.
— **chroniques d'emblée**, 316. Forme ordinaire, hyperostosante et nécrosante, 317. Abcès douloureux des os, 318. Périostite albumineuse, 320.
— des nourrissons, 339. Multiplicité des foyers, 341. Gravité, 343.
— **gommeuses** *diffuses* et hyperostosantes, 576.
— **prolongée**, 288. Séquestres, 288. Hyperostose, grandia foramina, ostéite raréfiante, 289. Déviations ostéogéniques secondaires, 291.
— — Symptômes, 308. Diagnostic, 309. Pronostic, 311. Traitement, 312.
— **suppurées**, 283. Anatomie pathologique et étiologie, 284.
Ostéopathie hypertrophiante *pneumique*, 336, 390.
Ostéoplastie *dans l'ostéomyélite*, 314.
Ostéopsathyrosis, 106.
Ostéo-sarcomes *des membres*. Anatomie pathologique, 600. Étiologie. Étude clinique 603. Diagnostic, 606. Pronostic, 608. Traitement, 609.
Ostéotomie chez les rachitiques, 144, 145. — *dans le genu valgum* des adolescents, 198. — *dans la coxa vara*, 208. — *dans les ankyloses*, 277. — *dans l'ankylose du genou*, 435. — *dans la coxalgie*, 475, 476.
Otites moyennes *aiguës*. Prophylaxie, 810. — Complications, 811.
— — *chroniques*. Formes anatomo-pathologiques. Étude clinique. Suppuration de l'attique, 818. Mastoïdites, 819. Complications intra-craniennes, 824.
Ouraque. Malformations, 1061.
Ovaires. Lésions, 1105.

Pachyméningite dans le mal de Pott, 540; *sous-occipital*, 561.
Palais. Fissure, 891.
Palatoplastie, 896. Résultats, 897. Technique, 898.
Panaris osseux, 322.
Papillomes *du larynx*. Anatomie pathologique. Symptômes, 930. Traitement, 931.
Paralysie *des quatre membres* dans le mal de Pott sous-occipital, 561.
— **infantile**. Généralités, 705. Indications thérapeutiques générales, 706. Nomenclature des opérations, 707. Ténotomie, transplantations tendineuses, périostales, 708. — Opérations sur les nerfs, 709. — Opérations sur les os. But des opérations, 710.
— — Pied bot paralytique. Traitement, 711, 713. Paralysies d'articulations diverses, 716.
— — **ischémique**, 43.
— **radiale** dans les fractures, 41.
Paraplégie dans le mal de Pott. Anatomie et physiologie pathologiques, 540. Étude clinique, 542. Diagnostic, 545. Traitement, 551.
Parathyroïdes, 907.
Parois abdominales, 948.
Peau et tissu sous-cutané. Lésions traumatiques, 745.
— Maladies, 727, 745.
— Lésions inflammatoires et néoplasiques, 748.
— Tuberculose, 749.
Perforations *du voile du palais*, 878.
Péri-arthrites *de la hanche*, 479.
Périoste dans l'accroissement du squelette, 7.
Périostite *albumineuse* de l'ostéomyélite, 320.
Péripharyngiens (Abcès —), 869.
Péritoine. Maladies, 987.
Péritonites, 1019.
— **à pneumocoques**, 1020. Étude clinique, 1021. Traitement, 1022.
— **aiguës** *sans perforation*, 1019. — — *par perforation*, 1020.
— **diffuses** par appendicite aiguë, 995, 1004.
— **enkystées** par appendicite aiguë, 994, 1000.
— **généralisées** dans l'appendicite, 1004. Traitement, 1007.
— **tuberculeuse**, 1022. — Formes, 1023.
Pérityphlite. Péritonite enkystée, 1000.
Péroné. Décollements épiphysaires, 57.
— **Absence** *congénitale*, 679.
Persistance *complète* du diverticule de Meckel, 954. — *de l'extrémité* ombilicale, 956. — *du canal périlonéo-vaginal*, 958.
Pétro-mastoïdien (Évidement —), 821.
Phalanges. Ostéomyélite, 322.
— Tuberculose, 386.
Pharynx. Maladies, 860.
— Abcès, 869.
— Rétrécissements, 878.
Phelps-Kirmisson (Opération de —) pour pied bot invétéré, 659.
Phimosis. Symptômes et complications, 1084. Traitement, 1084.
Phlébite *des sinus*, complication d'otite, 825.

Phlegmon *périnéphrique*, 1046.
Phocomélie, 674.
Pied *dans la coxalgie*, 455.
— (Tuberculose des os du —), 385.
— (Ostéo-arthrites tuberculeuses du —), 485.
Pied bot, *congénital*. Nomenclature, 645. — *équin*. — *talus*. — *varus*. — *valgus*. Formes mixtes, 646. — Variétés rares : — *équin*. — *creux*. — *plat valgus*, 662. — *talus*, 663.
— — *varus équin*. Étiologie et pathogénie. 646. Signes physiques, 647. Diagnostic, 649. Anatomie pathologique, 650. Traitement, 653.
— — *invétéré*. Traitement, 659.
— — *paralytique*. Formes anatomiques, 711. Traitement. Pied *équin*, 713. — *varus talus*, 714. Arthrodèse, 715.
— plat *valgus*, 161, 174. Étude clinique, 175.
— Appui du pied, 179. Étiologie, 181. Pathogénie, 183. Traitement, 185.
Plaies *du cœur*, 727. — *de la bouche*, 830. — *de la langue*, 837.
Plancher buccal (Maladies du —), 857.
Pleurésie purulente. — — *à pneumocoques*. Étude clinique, 932. Évolution, 934. Traitement, 935.
— — *à streptocoques*. — *putrides*. — *tuberculeuses*, 936.
Plombage dans l'ostéomyélite, 316.
Pneumococcie (Arthrites de la —), 270.
Pneumocoques (Ostéomyélite à —), 335. (Péritonite à —), 1020.
Poignet. Entorse, 13.
— Tuberculose, 510.
— Exploration, 513.
Polydactylie, 691. Traitement, 693.
Polypes fibreux naso-pharyngiens. Anatomie pathologique, 880. Étiologie. Symptômes, 881. Diagnostic, 882. Pronostic. Traitement, 883.
— **du rectum**. Étude clinique, 1030. Traitement, 1031.
Ponction lombaire, 780, 781.
Pott (Mal de —), 516.
Pouce. Luxation *métacarpo-phalangienne*, 29.
Poumon. Kystes hydatiques, 937.
Prépuce. Malformations, 1082, 1083.
Prolapsus de la muqueuse uréthrale. Étude clinique, 1108. Traitement, 1109.
— **du rectum**. Définition, 1031. Anatomie pathologique, 1032. Étiologie et pathogénie, 1033. Symptômes, 1034. Diagnostic. Pronostic, 1035. Traitement, 1036.
Pseudarthroses. Rareté chez l'enfant, 39.
— **congénitales** *de la jambe*, 681, 683. Traitement, 685.
Pseudo-luxations *dans la tuberculose* de la hanche, 449, 457, 458.
Pubis. Ostéomyélite, 323.
— Tuberculose, 482.
Pyélonéphrites, 1045.
Pylore. Sténose congénitale, 987.
Rachis. Décollements épiphysaires, 57.
— Inflexions. Nomenclature, 215.
— Rotation générale, 230.
Rachis. Ostéomyélite, 326, 328.
— Ankyloses, 329.
— Tuberculose, 516.
— (Exploration des mouvements du —), 520.
— Lésions traumatiques, 764.
— Vices de développement, 782.
Rachitisme congénital, 101.
— **des nourrissons**. Définition, 124. Description clinique, 125. Déformations, 127, 129. Diagnostic, 130. Étiologie, 131. Marche, complications, 134. Anatomie pathologique, 135. Histologie, 139. Nature, 140. Traitement, 141.
— **tardif**. Ostéomalacie, 150. — et déformations du squelette, 165, 167.
Racines rachidiennes (Opérations sur les —) dans le syndrome de Little, 723.
Radiale (Paralysie — dans les fractures), 41.
— (Hémimélie —), 686.
Radio-cubitale (Synostose —), 667.
Radiothérapie dans les adénites tuberculeuses, 743.
Radius. Absence congénitale, 686.
— (Décollement épiphysaire de l'extrémité inférieure du —). Étiologie. Anatomie pathologique, 63. Étude clinique. Pronostic. Traitement, 64.
— (Fractures et décollements du col du —), 96. Signes et diagnostic. Traitement, 97.
— (Luxation du — au coude), 24. Subluxation au coude par élongation, 27.
— (Luxation congénitale de la tête du —), 665.
— **curvus**. Étude clinique, 210. Anatomie pathologique, 212. Traitement, 213.
Rectum. Maladies, 1029. Polypes, 1030. Prolapsus, 1031. Vices de conformation, 1037.
Redressement dans la tuberculose ostéo-articulaire, 410.
— **brusque** sous chloroforme *dans les ankyloses*, 277.
— — *dans la coxalgie*, 473, 475.
— — *dans le mal de Pott*, 550.
— — *dans la maladie de Little*, 721.
— *modelant du pied bot congénital*, 656, 657.
Réduction *dans la luxation congénitale* de la hanche, 627.
Rein. Maladies, 987, 1044. Lésions traumatiques, 1044. Phlegmon péri-néphrique, 1046. Lithiase, 1046. Tuberculose, 1049. Cancer, 1051. Anomalies, 1054.
— **mobile**, 1046.
— **polykystique**, 1046.
Résection *dans les ankyloses*, 277. — *dans l'ostéomyélite*, 307. — *dans la tuberculose ostéo-articulaire*, 405, 409. — *dans la tuberculose du genou*. Ses méfaits, 432. — *du genou* après la croissance, 436. — dans la coxalgie, 477. — *dans les ostéo-sarcomes*, 609.
Rétrécissements du larynx et de la trachée. Étude clinique, 928. Traitement, 929.
— **du pharynx**. Étiologie. Étude clinique, 878. Traitement, 879.
— de l'œsophage. Étude clinique, 943. Anatomie pathologique. Traitement, 944.

Rétrécissements congénitaux des voies biliaires. Anatomie et clinique, 1028. Traitement, 1029.
— — **du rectum**, 1040.
— — **de l'urèthre**, 1094. Symptômes, 1095. — Traitement, 1096.
Rétro-pharyngiens (Abcès —), 871.
Rhumatisme *vertébral*, 329.
Riga (Maladie de —), 838.
Rigidité *du rachis* dans le mal de Pott, 519.
Rotation générale *du rachis scoliotique*, 230.
Rotule. Ostéomyélite, 325.
— Luxations congénitales, 642.
Rougeole et ostéomyélite, 335.
Ruptures de l'urèthre, 1087. — Étude clinique, 1088. Traitement, 1089.

Sacro-coccygiens (Kystes congénitaux et tératomes —), 797.
Sacro-coxalgie, 482. Étude clinique, 483. Pronostic. Traitement, 485.
Sacs herniaires et **kystes du cordon**, 968.
— contenu, 974. Sac simple, 974.
Scapulalgie, 502. Étude clinique, 503. Traitement, 504.
Scarlatine (Arthrites aiguës de la —), 269.
— et ostéomyélite, 335.
Scoliose congénitale, 227. Anatomie pathologique, 229.
— **des adolescents**, 161, 215. Nomenclature, 215. Courbures de compensation, 216. Étude clinique, 218. Schémas, 219. Diagnostic, 223. Pathogénie et évolution, 238. Principes de prophylaxie et de traitement, 246. - Prophylaxie scolaire, 247. Traitement, 254.
— **physiologique** des droitiers, position hanchée, 241.
— **rachitique**, 128.
Scoliotique (Rotation générale du rachis —), 230.
Scorbut des nourrissons. Description clinique, 154. Diagnostic, 156. Étiologie et pathogénie, 158. Traitement, 160.
Scrotum. Lymphangite gangréneuse, 1078. Kystes et tératomes, 1081.
Septicémie dans l'appendicite, 995, 1005.
Séquestres d'ostéomyélite, 288, 289.
Séro-réaction dans le diagnostic des tuberculoses chirurgicales, 353.
Sérothérapies *spécifiques* dans le traitement des tuberculoses chirurgicales, 356.
Sinus (Phlébite des —), complication d'otite, 825.
Spina bifida. Variétés anatomiques et pathogénie, 787. Variétés cliniques, 792. — — *avec tumeur*, 792. — Traitement, 793. — — *latent*, 795.
— **ventosa**, 387, 389.
Spondylose *rhizomélique*, 330.
Sporotrichose, 390.
Squelette, accroissement, 5. Rôle du cartilage de conjugaison, 5, 7. — du périoste, 7. Troubles de cet accroissement, 9.
— (Croissance du —) et glandes vasculaires sanguines, 98.
Stacke (Opération de — dans les otites chroniques), 821, 822.
Sténose congénitale *du pylore*. Étiologie. Anatomie pathologique, 987. Étude clinique, 988. Traitement, 989.
— **tuberculeuse** *de l'intestin*, 990.
Sterno-cléido-mastoïdien (Tumeur du —), 758.
Sternum. Ostéomyélite, 326. Tuberculose, 380.
Stigmates de la syphilis *héréditaire tardive*, 582.
Stomatites. — *ulcéro-membraneuse*. Symptômes, 834. Étiologie. Traitement, 835.
— *gangréneuse* ou noma. Étiologie, 835.
— Symptômes et marche, 836. Traitement, 837.
Streptocoques (Ostéomyélite à —), 335.
Substitution *dans l'ostéomyélite*, 316.
Suspension *latérale* pour scoliose, 262.
Symphyse *cardiaque*, 727.
Syndactylie, 693. Traitement, 695.
Syndrome de Little. Étude clinique, 717. Traitement, 720. Opérations sur les muscles et les tendons, 721. **Opérations sur le système nerveux**, 723.
Synostose radio-cubitale. Étude clinique, 667. Traitement, 668.
Synoviales *articulaires*. Tuberculose, 359.
— *tendineuses*. Tuberculose, 362.
Syphilis et **rachitisme** *des nourrissons*, 133.
Syphilis héréditaire *des os* et *des articulations*. Généralités, 566. Antécédents héréditaires, 567. Recherches de laboratoire, 563. Mode d'action de la syphilis héréditaire, 568.
— — *précoce des os*. Anatomie pathologique, 568. Étude clinique, 570. Évolution. Traitement, 574.
— — *tardive des os*. Anatomie pathologique. Étude clinique, 575. Diagnostic, 581. Lésions dentaires, 582. Stigmates oculaires, 585. Oreille, 587. Traitement, 589.
— — *des lèvres*, 831.

Taches *de vin*, 729.
Tarsalgie *des adolescents*, 175. Traitement orthopédique, 186. Traitement opératoire, 187.
Tarsectomie pour pied bot invétéré, 660.
Tarse. Ostéites, 487. Ostéo-arthrites, 490.
— (Exploration des mouvements du —) 490.
Télangiectasies, 730.
Temporo-maxillaire. Luxations, 17.
— Arthrites et ankyloses, 847.
Ténotomie *dans la paralysie infantile*, 707. — *dans le syndrome de Little*, 721.
Tératomes de la face, 904, 905.
— des bourses, 1081.
— sacro-coccygiens. Généralités, 797. Signes physiques, 801. Évolution. Anatomie pathologique, 802. Diagnostic, 804. Traitement, 805.
Testicule. Ectopie, 959, 972.
— (Troubles de la migration du —), 957, 972.
— Maladies, 1076. Torsion, 1076. Lésions inflammatoires, 1078. Tuberculose, 1079. Tumeurs, 1081.

Testicule et hernie inguinale, — en position normale, 971. — en ectopie, arrêté sur la route normale, 972. Migration anormale. Absence du —, 973.
Thorax *des scoliotiques*, 237.
Thymus, 919. Hypertrophie, 922.
Thyro-hyoïdiens. Kystes mucoïdes et fistules, 909.
Thyroïde. Goitre, 919.
Tibia. Fractures sans déplacement, 34.
— (Points épiphysaires du —). Ages d'ossification, 57.
— Décollements épiphysaires, 58.
— Ostéomyélite, 325.
— *en lame de sabre*, 576, 578.
— Absence congénitale, 676.
Tibio-tarsienne. Entorse, 12.
— Ostéo-arthrite, 493.
Tissu sous-cutané. Lésions traumatiques, 745.
Torsion du testicule. Étiologie et clinique, 1076. Traitement, 1077.
Torticolis *des nouveau-nés*. Étiologie et pathogénie, 758. Étude clinique, 760. Diagnostic, 761. Traitement, 762.
Tourniole, 753.
Trachée. Rétrécissements, 928.
Transplantation *du couturier* et des fléchisseurs pour éviter les déviations après résection du genou, 433.
— *tendineuse* dans la paralysie infantile, 707.
— *périostale* dans la paralysie infantile, 707.
— *musculo-tendineuse* dans le syndrome de Little, 722.
Traumatismes. Voy. *Lésions traumatiques*.
Trépanation *dans l'ostéomyélite*, 305.
— *de l'antre mastoïdien*, 815, 817.
— *mastoïdienne* pour abcès otiques intracraniens, 828.
Trochantérite, 481.
Tubercules cérébraux, 776.
Tuberculeuses (Lésions —). Généralités, 346.
Tuberculine dans le diagnostic des tuberculoses chirurgicales, 353.
Tuberculose chirurgicale. Généralités. Valeur anatomique des lésions, 346. Étiologie, 347. Localisations, 348. Ages, 349. Origine hématogène. Rôle des infections, 351. Éléments généraux de diagnostic, 353. Pronostic. Traitement, 355.
— **des synoviales articulaires**. Anatomie pathologique, 359. Étude clinique, 360.
— — **des synoviales tendineuses**. Étiologie. Anatomie pathologique, 362. Étude clinique, 363. Diagnostic, 364. Traitement, 365.
— **osseuse**, 365.
— — *des épiphyses* et du tissu spongieux *des os courts*. Anatomie pathologique, 365. Étude clinique, 367. Diagnostic, 369. Traitement, 372.
— — *des os plats* du crâne, 375. — — de la face, des côtes, 377. — — du sternum, 380.
Tuberculose osseuse *des diaphyses*. Anatomie pathologique, 380. Étiologie, 381. Étude clinique, 383.
— — *des os longs* de la *main* et du *pied*, 385.
— — des phalanges, 386. — — du métacarpe et du métatarse. Difformités consécutives, 388.
— **ostéo-articulaire**. Évolution générale. Anatomie pathologique, 391. Lésions des parties molles, 392. Lésions osseuses, 393. Évolution des lésions, 395. Étude clinique. Période de début, 396. Période d'état, 400. Période de suppuration, 401. Marche. Durée. Terminaison, 403. Traitement, 404.
— — Localisations spéciales. Genou, 412. Hanche, 437. — — juxta-coxale, 479. Sacro-coxalgie, 482. Pied, 485. Épaule, 500. Coude, 505. Poignet, 510. Rachis, 516.
— **du genou**. Étude clinique. Forme avec épanchement, 414. Examen, 415. Ostéo-arthrite fongueuse, 417. Forme hyperostosante, 422. Radiographies, 423. Attitudes vicieuses, 424. Déviations ostéogéniques. 427. Pronostic, traitement, 431.
— **de la hanche**, 437. Étude clinique. Début, 439. Attitudes vicieuses, 449. Changements apparents de longueur, 453. Abcès, 461. Fistules, 465. Évolution. Pronostic, 468. Traitement, 469.
— **juxta-coxale**, 479. Étude clinique, 480, Hygroma trochantérien profond, trochantérite, ischion, ilion, 481. Pubis, 482.
— **du pied**, 485.
— **du tarse**, 487. — simultanée de l'astragale et du calcanéum, 496.
— **de l'épaule**, 500.
— **du coude**, 505.
— **du poignet**. Statistique. Origine, 510. Anatomie pathologique, 511. Étude clinique, 513. Évolution, 514. Pronostic, traitement, 515.
— **vertébrale**, 516. Étude clinique, 517. Diagnostic, 538. Traitement, 548.
— **de la peau**, 749.
— **rénale**. Étude clinique, 1049. Traitement, 1051.
— **de la vessie**, 1058.
— **du testicule**. Statistique. Étude clinique, 1079. Traitement, 1080.
Tumeurs à myéloplaxes. Anatomie pathologique. Nature, 593. Étude clinique, 594. Radiographies, 595. Pronostic. Traitement, 596.
— **adénoïdes** *d'origine diverticulaire*, 956.
— **de la langue**, 844. — *mixtes* de la langue, 846.
— **d'origine dentaire**. Classification. Variétés, 851.
— **de la mamelle**, 1115.
— **des os**, 590. — *bénignes*. Fibromes et lipomes, 591. — *malignes*. Ostéo-sarcomes des membres, 600.
— **du sterno-cléido-mastoïdien** chez les nouveau-nés, 758.
— **de la vessie**, 1058.
— **érectiles**, 730.
— **intra-craniennes**. Définition. Étude cli-

nique. Symptômes diffus. Symptômes de localisation, 775. Traitement curatif, 777. Traitement palliatif, 779.
— muqueuse *des lèvres*, 884.
— péritesticulaires. — intratesticulaires, 1081.
— pulsatiles, 596. Traitement, 597.
Typhoïde (Arthrites de la —), 270.
— et ostéomyélite, 336, 338.

Uretère. Anomalies, 1054.
Urèthre. Maladies, 1087. Ruptures, 1087. Calculs, 1090. Malformations, 1092. Occlusions. Rétrécissements, 1094. Prolapsus de la muqueuse, 1108.
Urèthres *accessoires*, 1093.
Uréthrites *non gonococciques*, 1091. — *blennorrhagiques*, — *tuberculeuses*, 1092.
Urine (Incontinence d' —), 1059.
Utéro-vaginal (Canal —). Imperforation, 1110.
Utérus. Lésions, 1105.
Vagin. Lésions. Tumeurs, 1105.
Vagino-péritonéal (Canal —). Arrêts de développement, 957. Persistance, 958.
Varicelle (Arthrites de la —), 270.
Varicocèle. Étude clinique. Traitement, 1082.
Vasculaire (Système —). (Maladies du —), 727.

Végétations adénoïdes. Topographie. Étude clinique. Accidents mécaniques, 866. Signes physiques. Formes. Technique opératoire, 867.
Verge. Malformations, 1082.
Verrues, 749.
Vertèbre *culminante* et *cunéiforme* des scoliotiques, 231. — lozangoïde, 236.
— Ostéomyélite, 326, 327.
— Rhumatisme, 329.
— Tuberculose, 516.
Vessie. Maladies, 987, 1044, 1055. Calculs, 1055. Tumeurs, 1057, 1058. Tuberculose, 1058. Malformations, 1061.
— Exstrophie, 1063.
Vices de développement *du crâne*, 782.
— — *du rachis*, 782.
— — *de la face*, 884, 885. — — *du cou*, 906.
— de conformation *de l'anus* et *du rectum*. Formes et pathogénie, 1037. Étude clinique, 1039. Diagnostic et traitement, 1041. Technique de l'opération périnéale, 1042.
Voies aériennes, 919. Corps étrangers, 925. Rétrécissements, 928.
— biliaires. Rétrécissements et oblitérations, 1028.
— digestives. Corps étrangers, 938, 942.
Voile du palais. Adhérences et perforations, 878.
— — Fissures. Traitement, 896.
Volkmann (Paralysie ischémique de —), 43.
Voûte palatine (Fissure de la —), 889.
Vulve. Lésions diverses, 1105.
Vulvo-vaginales (Inflammations —), 1106.
Vulvo-vaginite *catarrhale*, 1106. — *blennorrhagique*, 1107. Traitement, 1108.

Xeroderma *pigmentosum*, 750.

TABLE DES MATIÈRES

PREMIÈRE PARTIE

MALADIES DES OS ET DES ARTICULATIONS

CHAPITRE PREMIER. — **La croissance.**

Accroissement du squelette, 5. — Bibliographie, 10.

CHAPITRE II. — **Lésions traumatiques.**

I. **Entorses.** — Entorse tibio-tarsienne, 12 ; du coude, 13 ; du poignet, 13 ; de la hanche, 14 ; du genou, 14.

II. **Luxations.** — Luxations du coude, récentes, en arrière, 18 ; réduction, 21 ; luxations anciennes, 22 ; luxations isolées du radius, 24. — Subluxation du radius par élongation, 27. — Luxation métacarpo-phalangienne du pouce, 29.

III. **Fractures.** — Généralités, 30 ; fractures itératives, gros cals, 40 ; fractures intra-utérines et obstétricales, 41 ; paralysie ischémique, 43.

IV. **Décollements épiphysaires.** — Étude générale, 44 ; mécanisme, 47 ; étude clinique, 55. — Décollement des divers os en particulier, 57. — *Extrémité supérieure de l'humérus*, 59. — *Extrémité inférieure du radius*, 63. — *Extrémité supérieure du fémur*, 65 ; coxa vara traumatique, 67. — *Extrémité inférieure du fémur*, 68. — *Fractures et décollements épiphysaires du coude*, 73 ; fracture du condyle interne, 79 ; fracture supra-condylienne, 83 ; arrachement des épiphyses latérales, 90 ; complications nerveuses des fractures de l'extrémité inférieure de l'humérus, 93 ; décollement et fracture et de l'olécrane, 95 ; fractures et décollements du col du radius, 96

CHAPITRE III. — **Lésions dystrophiques.**

La croissance du squelette et les glandes vasculaires sanguines, 98.

I. **Dystrophies osseuses congénitales.** — Rachitisme congénital, dysplasie périostale et fractures multiples ; achondroplasie, 101. — Ostéo-psathyrosis ou fragilité osseuse dite essentielle, 106. — Exostoses ostéogéniques, des os à ébauche cartilagineuse, 111 ; des os à ébauche conjonctive, 122 ; leontiasis ossea, 123.

II. **Rachitisme.** — Rachitisme des nourrissons, 124 ; genu valgum, 147 ; genu varum, 149. — Rachitisme tardif, ostéomalacie, 150.

III. **Scorbut des nourrissons**, 154.

IV. **Déviations ostéo-articulaires des adolescents.** — Généralités, 161 ; gymnastique suédoise, 168. — Pied plat valgus, 174 ; genu valgum, 190 ; coxa vara, 200 ; coxa valga, 209 ; radius curvus, 210 ; cubitus valgus et varus, 214.

Scoliose: nomenclature, 215; étude clinique, 218; diagnostic, 223 ; anatomie pathologique, 229 ; vertèbre cunéiforme, 231 ; vertèbre d'inflexion, 236 ; pathogénie et évolution, 238 ; prophylaxie scolaire, 247 ; traitement, 254.

CHAPITRE IV. — **Lésions infectieuses (tuberculose et syphilis exceptées).**

I. **Arthrites aiguës et leurs conséquences.** — Période d'activité, 263 ; étiologie, 263 ; étude clinique, 265 ; formes, 268. — Ankylose, 274.

II. **Ostéomyélites.** — Douleurs et fièvre de croissance, 279 ; ostéite apophysaire, 280. — Ostéomyélite suppurée, 283 ; période aiguë, 296 ; forme dite infectieuse foudroyante 299 ; complications articulaires, 300 ; forme pyohémique, 302 ; traitement, 303. — Ostéomyélite prolongée, étude clinique, 308 ; traitement, greffe, plombage, 314. — Ostéomyélite chronique d'emblée, forme ordinaire, 317 ; abcès douloureux des os, 318. — Particularités dues au siège de l'ostéomyélite, 321. — Variétés d'après l'étiologie et le microbe causal, 335. — Ostéite des nacriers, 343.

CHAPITRE V. — **Lésions tuberculeuses.**

I. **Généralités.** — Étiologie générale, 347 ; éléments de diagnostic, 353 ; pronostic, traitement, 355.

II. **Tuberculose des membranes synoviales.** — Synoviales articulaires, 359. — Synoviales tendineuses, 362.

III. **Tuberculose osseuse.** — Épiphyses et tissu spongieux des os courts, 365 ; étude clinique, 367 ; diagnostic, 369 ; traitement des abcès froids, extirpation, ponction, injection, 372. — Os plats, 375 ; os de la face, 377 ; côtes, 377. — Diaphyses, 380 ; os longs de la main et du pied, 385.

IV. **Tuberculose ostéo-articulaire.** — Évolution générale, 391. — Étude clinique, 396. — Marche, durée, terminaisons, 403. — Traitement, lésions non suppurées, 404 ; abcès, 409 ; fistules, 409 ; attitudes vicieuses, 410 ; ankylose, 411.

Genou, 412 : hydarthrose, 414 ; ostéoarthrite fongueuse, 417 ; forme hyperostosante, 422 ; étude radiographique, 423; attitudes vicieuses, 424 ; résection, 431.
Hanche: lésion initiale, 437 ; étude clinique, début, 439 ; attitudes vicieuses, pseudo-luxations, 449 ; changements apparents de longueur, 453 ; abcès cruraux, 461 ; fessiers, 463 ; pelviens, 463 ; fistules, 465 ; traitement, au début, 469 ; traitement des attitudes vicieuses, 473 ; traitement de l'ankylose, 475 ; traitement des abcès, 477. — Périarthrites de la hanche, 479.
Sacro-coxalgie, 483.
Pied, 485 : ostéites du tarse, 487 ; ostéoarthrites, de l'antétarse, 490 ; sous-astragalienne, 491.
Épaule, 500. — Ostéoarthrite du *coude*, 505. — *Poignet*, 510.
Mal de Pott : étude clinique, 517 ; début, 517 ; période d'état, gibbosité, 523 ; abcès, 534 ; paraplégie, 540 ; marche, durée, terminaisons, 547 ; traitement, 548 ; variétés d'après le siège, mal lombaire, dorsal, cervical, 554 ; mal de Pott sous-occipital, 557.

Articulations à ressort, 563.

CHAPITRE VI. — **Syphilis héréditaire des os et des articulations.**

Généralités, 566.

Syphilis héréditaire précoce, 568. — Étude clinique, 570 ; évolution, traitement, 574. — Syphilis héréditaire tardive, 575 ; lésions du nez, 579 ; des dents, 582 ; de l'œil, 585 ; de l'oreille, 587.

Syphilis acquise en bas âge, 588 : lésions cutanées, 588 ; traitement, 589.

CHAPITRE VII. — **Tumeurs des os.**

Tumeurs bénignes. — Fibromes et lipomes, 591. — Tumeurs à myéloplaxes, 593. — Tumeurs pulsatiles, 596. — Kystes des os, 597 ; kystes hydatiques, 599.

Tumeurs malignes, ostéo-sarcomes des membres, 600.

CHAPITRE VIII. — **Malformations des os et articulations.**

I. MALFORMATIONS ARTICULAIRES.

Luxation congénitale de la hanche. — Étiologie, 611. — Anatomie et physiologie pathologiques, 613 ; évolution, 613 ; lésions osseuses, 614 ; muscles, 617 ; étude clinique, avant la marche, 618 ; après la marche, 619. — Formes, 622. — Évolution, pronostic, 624. — Réduction par manœuvres externes, extension préliminaire, 627 ; réduction, 627 ; immobilisation, 631 ; reprise de la marche, 634. — Luxations irréductibles, 638.

Malformations congénitales du genou, 639. — Genu recurvatum, 640. — Luxations congénitales de la rotule, 642.

Pied bot congénital, 645. — Pied bot varus équin, 646. — Signes physiques avant la marche, 647 ; après la marche, 648. — Anatomie pathologique, 650. — Traitement, âge où il convient d'opérer, 653 ; manipulations sur le nouveau-né, 654 ; redressement modelant, 656 ; pied bot invétéré, 659. — Variétés rares, 662. — Metatarsus varus, 663.

Luxation congénitale de l'épaule, 664.

Luxation congénitale de la tête du radius, 665.

Synostose radio-cubitale, 667.

Main bote congénitale, 668.

Déviations des doigts et des orteils, 669. — Déviations congénitales des doigts, camptodactylie, 669 ; clinodactylies latérales, 671. — Déviations congénitales des orteils, 672 ; orteil en marteau, 672 ; hallux valgus, 673.

II. MALFORMATIONS DIVERSES DES MEMBRES.

Absence congénitale du fémur, 675.

Absence congénitale du tibia, 676.

Absence congénitale du péroné, 679.

Courbures et pseudarthroses congénitales de la jambe, 681.

Hémimélie radiale et absence du radius, 686.

Hémimélie cubitale et absence du cubitus, 687.

Malformations des doigts, 688. — Ectrodactylie, 688. — Polydactylie, 691. — Syndactylie, par bride amniotique, 693 ; par vice de développement, 694 ; traitement, 695.

Élévation congénitale de l'omoplate, 697. — Élévation unilatérale, 697. — Élévation bilatérale, 700. — Traitement, 702.

Côtes supplémentaires, 702.

CHAPITRE IX. — **Difformités consécutives aux maladies du système nerveux.**

I. PARALYSIE INFANTILE, 705.

Généralités. — Indications thérapeutiques générales, 706. — But des opérations, 710.

Pied bot paralytique, 711.

Articulations diverses, 716.

II. Syndrome de Little, 717.

IIe PARTIE

MALADIES DES DIVERS SYSTÈMES ORGANIQUES ET DES RÉGIONS

Chapitre premier. — **Système vasculaire. Peau et plan sous-cutané. Muscles.**

I. Système vasculaire, 727.

Angiomes, 728. — Taches, 729 ; tumeurs érectiles, 730 ; traitement, 732.

Lymphangiomes, 734. — Lymphangiome kystique, kystes séreux multilombaires, 735.

Adénites. — Adénites simples, 738. — Adénites tuberculeuses, 739 ; lymphome tuberculeux hypertrophique, 741 ; formes caséo-fongueuses, 741 ; traitement, 743.

II. Peau et tissu sous-cutané, 745.

Lésions traumatiques, 745. — Brûlures, 746. — Engelures, 747.

Lésions inflammatoires et néoplasiques, 748. — Furoncles, 748. — Verrues, 749. — Molluscum contagiosum, 750. — Xeroderma pigmentosum, 750. — Épithéliome calcifié, 751. — Lymphangiome, 751.

Nævi pigmentaires congénitaux, molluscums, 751.

III. Ongles.

Ongle incarné, 753.

IV. Muscles.

Myosite ossifiante progressive, 756.

Tumeur du sterno-cléido-mastoïdien chez le nouveau-né, 758.

Torticolis des nouveau-nés, 758 ; traitement, 762.

Chapitre II. — **Crâne et rachis.**

I. Lésions traumatiques.

Fractures obstétricales du crâne, 764. — Céphalématome, 764. — Enfoncements, 766.

Fractures du crâne après la naissance, 767. — Fissures de la voûte, 767. — Céphalhydrocèle, traumatique des nourrissons, 771 ; des enfants du 2e âge, 773.

II. Lésions cérébrales diverses.

Tumeurs intra-craniennes, 775. — Étude séméiologique, 775. — Indications thérapeutiques 777 ; traitement curatif, 777 ; traitement palliatif, 779.

Méningites aiguës, 780. — Méningite cérébro-spinale épidémique, 780.

Hydrocéphalie, 781.

III. **Vices de développement du crâne et du rachis**, 780.

Encéphalocèle, 780. — Traitement, 786.

Spina bifida, 787. — Variétés anatomiques, 787. — Variétés cliniques, spina bifida avec tumeur, 792; spina bifida latent, 795.

Kystes congénitaux et tératomes sacro-coccygiens, 797 : kystes dermoïdes et mucoïdes, 797; dépressions, kystes et fistules de la région sacro-coccygienne, 800; tératomes sacro-coccygiens, 801.

CHAPITRE III. — **Oreille.**

Corps étrangers, 806.

Inflammations et furoncles de l'oreille externe, 808.

Inflammations de l'oreille moyenne, 811. — Complications mastoïdiennes des otites aiguës, 811 ; traitement, 815. — Otites et mastoïdites chroniques, 818; suppuration de l'attique, 818; mastoïdites, 819 ; traitement, 821 ; complications intracraniennes des otites, 824 ; méningite, 824; phlébite des sinus, 825; abcès encéphaliques, 825.

CHAPITRE IV. — **Face et cou.**

Plaies de la cavité buccale, 830.

I. LÉSIONS INFLAMMATOIRES ET NÉOPLASIQUES.

Lèvres. — Froidures, 830; éruptions, érosions, 831 ; syphilis héréditaire, 831 ; lupus exedens, 831; angiomes, 831; kystes, 832; macrocheilie, 832 ; cicatrices vicieuses, atrésie, 833; ectropion muqueux, 834.

Stomatites. — Stomatite ulcéro-membraneuse, 834. — Stomatite gangreneuse ou noma, 835.

Langue. — Lésions diverses; plaies, 837; glossite exfoliatrice marginée, 838; glossite parenchymateuse, 838; maladie de Riga, 838; ankyloglosse, 839. — Macroglossie, 840. — Tumeurs, angiomes, 844; kystes salivaires, 845; kystes séreux congénitaux, 845; tumeurs mixtes, 846; kystes dermoïdes et mucoïdes, 846.

Gencives et mâchoires, 847. — Arthrites et ankyloses temporo-maxillaires, 847. — Épulis, 849. — Tumeurs d'origine dentaire, odontomes, kystes, épithéliomes, 851. — Kystes dentifères, 853.

Plancher buccal, 857. — Grenouillette, 857. — Kystes dermoïdes, 859.

Pharynx et nasopharynx, 860. — Hypertrophie du tissu lymphoïde péripharyngien, 860; caractères généraux, 860; hypertrophie des amygdales, 863; végétations adénoïdes, 866. — Angines, abcès pharyngiens et péripharyngiens, 869; angine phlegmoneuse, 870; abcès latéropharyngiens, 871. — Adhérences et perforations du voile du palais, rétrécissements du pharynx, 878. — Polypes fibreux naso-pharyngiens, 880.

II. VICES DE DÉVELOPPEMENT.

Vices de développement de la face, 885. — Embryologie normale, 885. — Absence de parties, 886. — Fissures faciales, bec-de-lièvre vulgaire de la lèvre supérieure, 887 ; bec-de-lièvre unilatéral, 893; bec-de-lièvre bilatéral, 895; fissure vélo-palatine, 896; colobome facial, 900; fissure médiane supérieure, 901; macrostomie, 901. — Kystes dermoïdes et fistules, 903. — Diplogénèse faciale et tératomes, 904.

Kystes branchiaux et fistules du cou, 906. — Embryologie normale, 906. — Kystes et fistules médians, 908; kystes dermoïdes, 908; kystes mucoïdes et fistules thyrohyoïdiens, 909. — Fistule et kystes latéraux, 910; fistules congénitales pharyngiennes, 910; kystes latéraux, 915.

Appendices fibro-cartilagineux de la face et du cou, 917; malformations de l'oreille externe, 918.

CHAPITRE V. — **Corps thyroïde. Thymus. Voies aériennes. Œsophage.**

Corps thyroïde, goitre, 919. — Cachexie strumiprive, 921.

Hypertrophie du thymus, 922.

Voies aériennes, 925. — Corps étrangers, 925. — Rétrécissements du larynx et de la trachée, 928. — Papillomes du larynx, 930. — Pleurésie purulente à pneumocoques, 930; pleurésies purulentes diverses, 936. — Kystes hydatiques du poumon, 937.

Œsophage, 938. — Corps étrangers, 938; corps étrangers de l'estomac et de l'intestin, 942. — Rétrécissements de l'œsophage, 943. — Malformations de l'œsophage, 945.

CHAPITRE VI. — **Parois abdominales. Hernies.**

Ombilic, 958. — Hernie ombilicale, 948; embryonnaire et fœtale, 949; infantile, 951. — Lésions d'origine diverticulaire, 954; persistance complète du diverticule, 954; persistance de l'extrémité ombilicale, 956.

Arrêts de développement du canal vagino-péritonéal et troubles de la migration du testicule, 957. — Persistance du canal vagino-péritonéal, 958. — Ectopie testiculaire, 959; anatomie pathologique, structure du testicule, 960; hernie concomitante, 961; étude clinique, 961; indications thérapeutiques, 962. — Hydrocèle vaginale, kystes du cordon, 965; hydrocèle non communicante, 966; kystes du cordon, 967.

Hernie inguinale, 967; variétés anatomiques, 971; signes et diagnostic, 974; complications, hernies adhérentes non étranglées, 976; étranglement, 977; traitement, 979.

Hernie diaphragmatique congénitale, 984.

CHAPITRE VI. — **Estomac et intestin. Foie. Péritoine. Anus et rectum. Rein et vessie.**

I. ABDOMEN.

Sténose congénitale du pylore, 987.

Sténoses tuberculeuses de l'intestin, 990.

Appendicite. — Étiologie, anatomie pathologique, 991. — Étude clinique et thérapeutique, 996; appendicite chronique, 996; appendicite aiguë, 990; début, 998; résolution, formes abortives, 999; péritonite enkystée, 1000; péritonite généralisée, 1004; formes septiques, 1005; traitement, 1005.

Mégacôlon, 1008.

Invagination intestinale, 1012. — Invagination aiguë, 1012; invagination chronique, 1017. — Occlusions intestinales diverses, 1019.

Péritonites, 1019. — Péritonites aiguës avec ou sans perforation, 1019. — Péritonite à pneumocoques, 1020. — Péritonite tuberculeuse, 1022.

Kystes du mésentère, 1023.

Foie, 1025. — Abcès du foie, 1025. — Kystes hydatiques du foie, 1026. — Rétrécissements et oblitérations congénitales des voies biliaires, 1028.

II. ANUS ET RECTUM.

Anus, 1029. — Fissures, 1029. — Hémorroïdes, 1029.

Polypes du rectum, 1030.

Prolapsus du rectum, 1031.

Vices de conformation de l'anus et du rectum, 1037. — Formes et pathogénie, 1037. — Étude clinique, 1039. — Diagnostic et traitement, 1041.

III. Rein et vessie.

Rein, 1044. — Lésions diverses, 1044; pyélonéphrite, 1045 ; phlegmon périnéphrique, 1046. — Lithiase rénale, 1046. — Hydronéphrose, 1047. — Tuberculose rénale, 1049. — Cancer du rein, 1051. — Anomalies du rein et de l'uretère, 1054.

Vessie, 1055. — Calculs de la vessie, 1055. — Cystites, tumeurs, 1057. — Incontinence d'urine dite essentielle, 1059. — Malformations de la vessie et de l'ouraque, 1061 ; malformations de l'ouraque, 1061 ; exstrophie de la vessie, 1063 ; traitement, 1069.

Chapitre VII. — **Organes génitaux.**

I. Sexe masculin.

Testicule, 1076. — Torsion du testicule, 1076. — Lésions inflammatoires, 1078. — Tuberculose, 1079. — Kystes dermoïdes et tératomes des bourses, 1081 ; tumeurs intra-testiculaires, 1081. — Varicocèle, 1082.

Malformations de la verge et du prépuce, 1082. — Malformations diverses, 1082 ; kystes congénitaux de la verge et du raphé périnéal, 1083. — Phimosis, 1084 ; circoncision, 1086.

Urèthre, 1087. — Ruptures, 1087. — Calculs de l'urèthre, 1090. — Uréthrite, 1091. — Malformation de l'urèthre, 1092 ; occlusion congénitale, 1094 ; rétrécissement congénital, 1094 ; hypospadias balanique, 1097 ; hypospadias complet, 1098 ; traitement, 1098 ; épispadias, 1103.

II. Sexe féminin.

Lésions diverses des organes génitaux proprement dits, 1105. — Vulve, vagin, utérus et ovaires, 1105.

Vulvo-vaginites, 1106.

Prolapsus de la muqueuse uréthrale, 1108.

Malformations, 1110.

Mamelle, 1112. — Mammites des nouveau-nés, 1112 ; de la puberté, 1114. — Lésions diverses, 1115. — Hypertrophie mammaire de la puberté, 1116.

2436. — Tours, imprimerie E. Arrault et Cie.

www.ingramcontent.com/pod-product-compliance
Ingram Content Group UK Ltd.
Pitfield, Milton Keynes, MK11 3LW, UK
UKHW020145250726
13967UKWH00002B/885